肿瘤放射治疗学

（第五版）

上　册

名誉主编　殷蔚伯　余子豪　徐国镇　胡逸民

主　　编　李晔雄

副主编　王绿化　高　黎　金　晶　戴建荣　周宗玫

编　　委　（按姓氏笔画为序）

王小震	王　凯	王淑莲	王维虎	王绿化	田　源	冯宁远
冯勤付	毕　楠	曲　媛	任　骅	刘跃平	刘新帆	安菊生
李　宁	李明辉	李晓光	李晔雄	李　斌	杨伟志	肖泽芬
肖建平	吴令英	宋永文	张　可	陈　波	易俊林	罗京伟
金　晶	周宗玫	房　辉	徐英杰	徐　波	高　黎	黄晓东
黄曼妮	符贵山	惠周光	戴建荣			

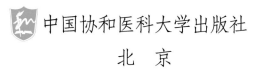

中国协和医科大学出版社

北　京

图书在版编目（CIP）数据

肿瘤放射治疗学／李晔雄主编．—5 版．—北京：中国协和医科大学出版社，2018.5（2024.6 重印）
ISBN 978-7-5679-1001-0

Ⅰ．①肿…　Ⅱ．①李…　Ⅲ．①肿瘤-放射治疗学　Ⅳ．①R730.55

中国版本图书馆 CIP 数据核字（2017）第 324875 号

肿瘤放射治疗学（第五版）（上、下册）

主　　编：李晔雄
责任编辑：王朝霞
封面设计：邱晓俐
责任校对：张　麓
责任印制：黄艳霞

出版发行：中国协和医科大学出版社
　　　　　（北京市东城区东单三条 9 号　邮编 100730　电话 010-65260431）
网　　址：www.pumcp.com
经　　销：新华书店总店北京发行所
印　　刷：北京联兴盛业印刷股份有限公司

开　　本：889×1194　　1/16
印　　张：120
字　　数：3500 千字
版　　次：2018 年 5 月第 5 版
印　　次：2024 年 6 月第 4 次印刷
定　　价：680.00 元（上、下册）

ISBN 978-7-5679-1001-0

主 编 简 介

李晔雄 博士，主任医师，教授，博士生导师

/学　　历/
    学士：湖南医科大学医疗系，1984
    硕士：中国协和医科大学，1990
    博士：瑞士洛桑大学医学院，1997
    博士后：美国德克萨斯大学 M. D. Anderson 癌症中心，1999

/工作经历/
    住院医师：中国医学科学院肿瘤医院放疗科，1984.8~1991.8
    主治医师：中国医学科学院肿瘤医院放疗科，1991.9~1999.8
    副主任医师：中国医学科学院肿瘤医院放疗科，1999
    主任医师：中国医学科学院肿瘤医院放疗科，2003
    科主任：中国医学科学院肿瘤医院放疗科，2000

/学术兼职/
中华医学会放射肿瘤学会（第6~8届），候任、现任和前任主委
北京医学会肿瘤学分会，副主任委员
《中华放射肿瘤学杂志》，主编
International Lymphoma Radiation Oncology Group（ILROG），常委

/荣誉和获奖/
◆ 国务院政府特殊津贴
◆《新世纪百千万人才工程》国家级人选
◆ 卫生部突出贡献中青年专家
◆ 第十五届吴阶平-保罗·杨森医学药学奖
◆ 中华医学科技奖二等奖
◆ 北京市科学技术奖二等奖

/研究课题/
◆ 卫生部临床学科重点项目

◆ 国家重大研发计划

◆ 国家自然科学基金面上项目

/论　文/

发表论文和综述 200 余篇，第一作者或责任作者 100 余篇，SCI 论文 80 余篇，总影响因子 200 余分，影响因子最高为 24.008，8 篇大于 10 分，代表性论文：

◆ Radiotherapy as primary treatment for stage IE and IIE nasal NK/T-cell lymphoma. J Clin Oncol，2006，24：181-189.

◆ Clinical features and treatment outcome of nasal-type NK/T-cell lymphoma of Waldeyer ring. Blood，2008，112：3057-3064.

◆ Primary radiotherapy showed favorable outcome in treating extranodal nasal-type NK/T-cell lymphoma in children and adolescents. Blood，2009，114：4771-4776.

◆ Unfavorable prognosis of elderly patients with early-stage extranodal nasal-type NK/T-cell lymphoma. Ann Oncol，2011，22：390-396.

◆ Clinical implications of plasma Epstein-Barr virus DNA in early-stage extranodal nasal-type NK/T-cell lymphoma patients receiving primary radiotherapy. Blood，2012，120（10）：2003-2010.

◆ Prognostic nomogram for overall survival in previously untreated patients with extranodal NK/T-cell lymphoma，nasal-type：a multicenter study. Leukemia，2015，29：1571-1577.

◆ Risk-adapted therapy for early-stage extranodal nasal-type NK/T-cell lymphoma：analysis from a multicenter study. Blood，2015，126：1424-1432.

◆ Association of improved locoregional control with prolonged survival in early-stage extranodal nasal-type NK/T-cell lymphoma. JAMA Oncol，2017，3：83-91.

/书和章节/

◆ 李晔雄主编：肿瘤放射治疗学，第五版，中国协和医科大学出版社，2018.

◆ Li YX：Extranodal NK/T-cell lymphoma, nasal type. In Belkacemi Y，Mirimanoff RO and Ozsahin M，eds：Management of Rare Adult Tumours. Springer，2010：73-85.

◆ Li YX and Lu J：Cutaneous T-cell and extranodal NK/T-cell lymphoma. In：Jiade Lu and Luther Brady，eds：Radiation Oncology：An Evidence-Based Approach，Springer，2008：445-460.

◆ Li YX：Extranodal NK/T-cell lymphoma, nasal type. In Dabaja BS and Ng AK，eds：Radiation Therapy in Hematologic Malignancies. Springer，2017：157-180.

谨以此书献给我国放射肿瘤学奠基人
吴桓兴教授和谷铣之教授

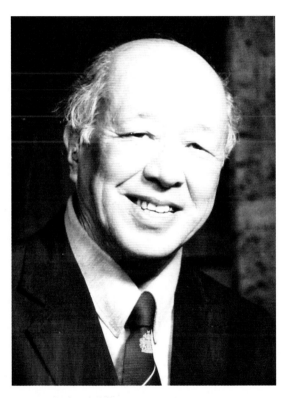

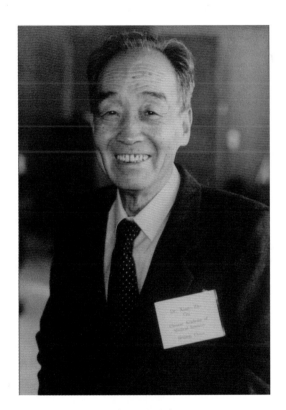

吴桓兴教授
（1912~1986）

谷铣之教授
（1919~2012）

谨以此书献给我们的老师
殷蔚伯教授、余子豪教授、徐国镇教授和胡逸民教授

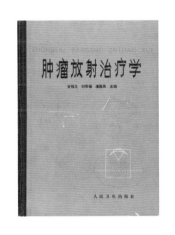
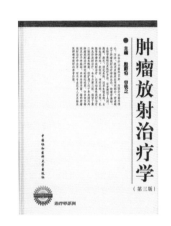
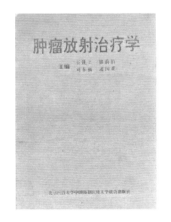
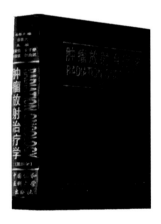

前　　言

　　《肿瘤放射治疗学》第一版至第四版出版至今，历时 34 年，一直是肿瘤放射治疗专业人员的经典教科书。该书系统全面地阐述了肿瘤放射治疗物理和生物学基础、循证医学和放射肿瘤学证据，推广应用放射治疗新技术，介绍最新知识和研究成果，指导临床实践。系列书籍的出版凝聚了历代放射肿瘤学家的心血，从吴桓兴教授、谷铣之教授、刘泰福教授、殷蔚伯教授、余子豪教授、徐国镇教授和胡逸民教授等，为中国放射肿瘤学事业的发展作出了杰出贡献。

　　最近二十多年，放射治疗新技术日新月异，调强放疗、立体定向放疗、旋转调强放疗和螺旋断层放疗等技术在临床得到了广泛应用，循证医学证据不断更新。放射治疗真正进入了精确放疗年代，跨入了新纪元。放射肿瘤学专家们承载着放射治疗的未来，病人的希望。《肿瘤放射治疗学》第五版的出版将承上启下，继往开来，期望该书对广大专业人员有较好的指导作用。放射治疗涉及范围广，知识更新快，新技术层出不穷，本书作者花费了大量的时间和精力，但局限性和错误在所难免，请大家批评指正。

　　在此衷心感谢老一辈放射肿瘤学家、作者和协和出版社对本书出版所作的贡献！

李晔雄

2018 年 4 月

第四版前言

众所周知，近十多年来肿瘤放射治疗学飞速发展，知识、技术迅速更新。在我国，特别是近五年来放射肿瘤事业发展的更快，无论在人员、设备以及技术都有了显著进步。据调查，截至 2006 年 6 月 30 日，我国拥有放射治疗单位952 个，电子直线加速器918 台；开展三维适形放射治疗的单位579 个，开展调强放射治疗单位115 个，开展立体定向放射治疗单位488 个，影像引导放射治疗约15 个。第三版至今已出版四年多，一些新技术未能包括，因此，必须再版。

为了保证实时性及实用性，著者全部是本科人员，并且均为临床第一线的工作人员。但是由于时间有限，难免遗漏一些重要内容以及产生一些错误。希望读者给予指正。

在这里要感谢陈波医生给予的帮助。

殷蔚伯

2007 年 7 月

第三版前言

《肿瘤放射治疗学》第二版于 1993 年出版,至今已近 10 年。在这 10 年中,放射肿瘤学飞速发展,知识、技术迅速更新。在我国,特别是近 5 年来放射肿瘤事业发展得更快,无论在人员、设备以及技术都有了显著进步,原有论述已不能反映当前世界真实情况,不能满足临床工作的需要。因此,我们邀集有专长的技术人员,编撰本书的第三版。

为了保证及时出版,作者全部是中国医学科学院中国协和医科大学肿瘤医院的临床第一线专业人员,以保证其实用性。

因为临床医师工作繁忙,撰稿拖了一些时间;更重要的是因为时间仓促,难免遗漏一些重要内容以及产生一些错误,希望读者给予指正。

田凤华、惠周光、吴君心、关莹等同志对本书给予了热忱帮助,特致衷心的感谢。

殷蔚伯
2002 年 10 月

再版前言

肿瘤放射治疗学自第一版发行以来的十多年间，放射肿瘤学科得到了迅速的发展。国内的放疗临床、物理、生物均有长足的进展。设备、人员不断增多，积累了更多的新鲜的经验，肿瘤放射治疗学的再版适应了发展中新形势的要求。

新版肿瘤放射治疗学基本上保持了原版的写作风格，以自己的材料为主，结合国内实际情况及国外先进经验，强调理论基础与临床实践的结合。与第一版的相比，再版的内容有较大的改动，如淋巴系统肿瘤和乳腺癌都重新改写，均按国际最近的分类法和治疗原则进行分析，并加入国内情况介绍。放射物理改动较大，就肿瘤放射治疗计划设计与执行中的有关物理问题进行了较详细的叙述和讨论，重点将放射物理应用于临床实践。放射治疗的质量保证和质量控制是新增加的一篇，分析、讨论了整个放射治疗过程中误差的可能来源及其对治疗结果的影响，提出了保证和提高靶区剂量准确性的措施，是从事放射治疗的各类工作人员必读的一篇，对提高我国放射治疗事业将起到很大作用。放射生物篇也基本作了重写，在较全面地介绍临床放射生物基本知识的同时，增加了自第一版以来在该领域的新知识和新概念，为放射治疗工作者掌握有关基础理论及设计新的放射治疗方案提供参考。本书也会有不少不足之处，希望得到读者们的批评和建议，以便今后再版时加以改进。

本书得以再版要感谢香港谭荣佳先生和全国肿瘤防治办公室的资助，并感谢田凤华、张春利、熊京红等同志协助完成全书的打字、绘图及整理工作。

谷铣之　胡逸民

1991 年 8 月于北京

前言（第一版）

我国解放以来，放射治疗事业有了迅速的发展。我们的老前辈，谢之光教授和梁铎教授，生前在放射治疗学中作了大量工作，为我国放射治疗事业作出了卓越的贡献，给我们留下了宝贵的经验。《肿瘤放射治疗学》的出版，正是由于这两位教授给我们的工作打下了良好的基础。本书是我国第一部较全面的放射治疗专业书籍，它的出版，实现了谢、梁两位教授生前的心愿。

目前，在恶性肿瘤的治疗中，放射治疗仍然是主要的疗法之一。这是一个专业性很强的医学学科，而并非有些人所认为的只是机械地执行一个处方。从事放射治疗，不但要懂得照射技术，还要懂得根据不同的情况予以最合适的处理。我们在编写中，强调了放射治疗学的理论基础及临床实施方面，尽量避免重复《实用肿瘤学》的内容。

国内肿瘤防治工作的发展极需要这样一本放射治疗的专业书籍，以解决实际工作中的许多问题。本书较详细地介绍了放射物理学和放射生物学的基本概念，也叙述了这些学科的发展动向。在各论方面，以自己的材料为主，结合国内实际情况及国外先进经验，提供了各种恶性肿瘤的具体治疗方案。因此，放射治疗技术写得较具体，包括放射线的选择、野的设计、剂量的分布、疗前准备、疗中疗后处理等等。在"个别对待"方面，也有较全面的探讨。

我们希望放射治疗专业医师看了本书以后，能够初步掌握恶性肿瘤的放射治疗。

张去病　吴桓兴

目 录

上 册

第三篇 临床放射生物学

第四篇 热疗

第五篇 头颈部肿瘤

下　册

第七篇　恶性淋巴瘤

第八篇　乳腺癌　　　　　　　　　　　　　　　　　　　　　　王淑莲

第九篇　消化道肿瘤

第十篇 泌尿生殖系统肿瘤

第十一篇 女性生殖系统肿瘤

第十二篇　骨和软组织肿瘤

第十三篇　中枢神经系统肿瘤

第十八篇 术中放射治疗
冯勤付

附　录

索　引

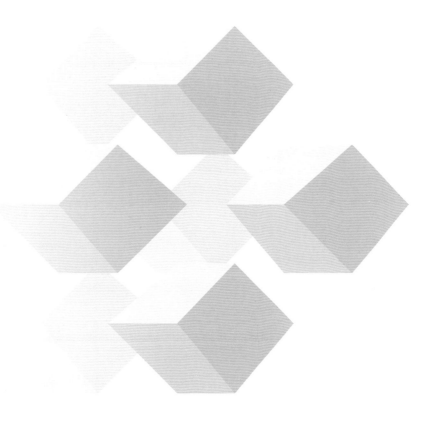

·第一篇·
总 论

第一章 — 学科定位和发展史

李晔雄

放射治疗（radiation therapy）是恶性肿瘤的主要治疗手段之一，同样可以应用于良性疾病或低度恶性肿瘤的治疗。放射治疗（放疗）和外科治疗（手术治疗）、化学治疗（化疗）、靶向治疗和免疫治疗构成了恶性肿瘤的主要治疗手段。50%~70%的恶性肿瘤患者需要接受放疗，约有一半的患者接受了根治性放疗。

1895 年 12 月伦琴发现 X 射线，标志着放射诊断和放射治疗两个学科的诞生。放射治疗已有 120多年的历史，放射肿瘤学（radiation oncology）成为独立学科，建立在临床肿瘤学、放射治疗学、放射物理学和放射生物学基础之上。前 100 年间，放射肿瘤学停留在二维照射年代，最近 20 多年，依赖于计算机技术的广泛应用、医学影像技术及仪器设备的进步，放射治疗技术得到了迅速发展，从二维时代跨入了三维精确放疗年代。

第一节 学科定位

放射肿瘤学是一门临床学科，放射治疗科是一个临床科室，放射肿瘤学家是临床专科医师和物理师。放射肿瘤医师和肿瘤外科医师、肿瘤内科医师一样，都是临床医师。放射肿瘤医师需要全面独立地对病人负责，亲自询问病史、检查病人、阅读病理结果和诊断资料，必要时取活体组织送检，然后做出临床诊断和分期，再进行治疗，判断预后。放射肿瘤医师通过全面检查和诊断，制定出临床治疗方案及放射治疗计划。治疗期间直接处理病人以及任何时间发生的急症和并发症，包括放疗引起的毒副作用，取得病人签字的知情同意书。在放射治疗过程中亲自观察病人并做出相应的处理，治疗结束时书写总结，随诊病人，定期总结经验。如果放射治疗科被错误地定位为辅助科室或诊断科室而非临床科室进行学术管理和运营，在某种程度上妨碍了学科发展。

第二节 学科发展简史

放射肿瘤学已经有 120 多年历史。1895 年伦琴发现 X 射线，很快认识到了辐射的生物学效应，1896 年开始应用 X 射线治疗良性病变、胃癌和皮肤癌，1898 年居里夫妇发现了放射性镭，1899 年在瑞典成功地应用 X 射线治愈了皮肤癌病人。1913 年 Coolidge 研制成功了 X 线球管，1922 年生产了深部 X 线机，同年在巴黎召开的国际肿瘤大会上 Coutard 及 Hautant 报告了放射治疗可治愈晚期喉癌，且无严重的合并症。1934 年 Coutard 发明了常规分割照射，并沿用至今。20 世纪 30 年代建立了物理剂量单位——伦琴（r），50 年代制造了 ^{60}Co 远距离治疗机，可以治疗深部肿瘤。放射治疗从放射诊断科逐步分离，成为独立的临床学科。60 年代有了电子直线加速器，70 年代建立了镭疗巴黎系统，80 年代发展了现代近距离治疗，90 年代广泛开展了三维适形放疗、调强放疗和图像引导放疗等，放射治疗有了质的飞跃（表 1-1-1）[1]。

近代放射肿瘤学的发展依赖于临床肿瘤学、影像诊断技术、计算机技术的飞速发展。在此基础上，放射治疗由二维年代跨入了三维放射治疗年代，从粗放式的常规照射进入了精确放疗年代。靶区得到更准确照射，而正常组织照射剂量减少，疗效提高，毒副作用明显减少。

表 1-1-1　世界放射肿瘤学发展里程碑事件

时间（年）	主要事件	单　　位
1895	X 射线发现	伦琴
1896	X 射线治疗癌症	VictorDespeignes
1898	镭发现	居里和居里夫人
1928	分次照射治愈头颈部癌	法国
1950	^{60}Co 治疗恶性肿瘤	
1954	质子治疗	美国伯克利
1961	直线加速器	美国斯坦福大学
1968	g 刀：放射外科	瑞典
1975	TCP/NTCP 模型	William D Bloomer
1980	多叶光栅	美国
1988	调强放疗	美国纽约

第三节　中国学科发展史

一、学科发展史

（一）中国大陆

在中国，1921 年北平协和医院成立，协和医院放射科包括 X 线诊断和放射治疗两个部门，安装了第一台浅层 X 线治疗机，梁铎教授在此工作，为中国最早开展放射治疗的医院。1923 年上海圣心医院有了 200kV 深层 X 线治疗机，协和医院还有了 500mg 镭及放射性氡发生器。1927 年谢志光教授担任北平协和医院放射科主任，添置了放射治疗设备，并聘用了美籍放射物理师，中国第一次有了专业的放射物理师。1931 年成立中比镭锭治疗院（上海肿瘤医院前身），1946 年 10 月吴桓兴教授任该院院长。1932 年梁铎教授在北京大学附属医院建立了独立的放射治疗科。1949 年前，全国在北京、上海、广州、长沙和沈阳等地有 5 家医院拥有放射治疗设备[2]。

1949 年新中国成立后，中国放射肿瘤学事业得到了迅速发展。1958 年，成立了中国医学科学院肿瘤医院，吴桓兴教授任第一任院长，谷铣之教授担任放射治疗科主任。在吴桓兴和谷铣之教授等老一辈放射肿瘤学专家主导下，1986 年成立了中华医学会放射肿瘤治疗学分会，同年 11 月在西安举办了第一届全国放射肿瘤学学术会议。谷铣之教授担任中华医学会放射肿瘤治疗学分会第 1~3 届主任委员，此后，殷蔚伯教授、余子豪教授、于金明教授、李晔雄教授、郎锦义教授和王绿化教授分别担任第 4~9 届主任委员。中华医学会放射肿瘤治疗学会的成立，极大地促进了中国放射肿瘤事业的发展，各省直辖市地方分会不断成立，至 2016 年，全国除西藏自治区外，逐步组建了省级放射肿瘤学分会。此后，在中国抗癌协会、中国医师协会和中国医疗保健促进会等社团组织内相继成立了放射肿瘤学分会（表 1-1-2）。

1987 年以中国医学科学院肿瘤医院放疗科和中华医学会放射肿瘤治疗学分会为依托创办了全国唯一的放疗专业杂志《中国放射肿瘤学》，1992 年更名为《中华放射肿瘤学杂志》，成为中华医学会系列杂志，谷铣之教授为首任主编，此后，殷蔚伯教授、徐国镇教授和李晔雄教授担任总编辑。2005 年《中华放射肿瘤学杂志》由季刊改为双月刊，2016 年改为月刊，年发表论文 300 余篇。放疗专业杂志的建立，极大地促进了学术交流，传播了放疗知识，成为广大放疗医务工作者的交流平台[3]。

表 1-1-2　中国放射肿瘤学发展里程碑事件

时间（年）	主要事件	单位和参与人	备　注
1921	第一台浅表 X 线机安装	北京协和医院	第一次拥有放疗
1923	200kV X 线机安装	上海圣心医院	现上海肿瘤医院
	设立放射物理和放射生物室	北京协和医院	学科亚专业
1932	第一个独立的放射治疗科成立	北京大学第一医院	独立科室
	硫酸镭放射性氡气装置	北京协和医院	氡粒子治疗
1962	北京型镭容器	吴桓兴教授发明	治愈大部分宫颈癌
1958	日坛医院放疗科成立	现中国医学科学院肿瘤医院	
1969	第一台国产 800 居里 ^{60}Co 机	山东新华	打破国外垄断
1974	25MeV 电子感应加速器	保定变压器厂生产	安装在中国医学科学院肿瘤医院和保定
1983	《肿瘤放射治疗学》第一版出版	谷铣之教授等主编	第 1~5 版陆续出版，经典教科书
1985	国产 4MeV 直线加速器	北京医疗器械研究所生产	北京市肿瘤研究所
1986	中华医学会放射肿瘤治疗学分会成立	主委谷铣之教授	独立分会
1986	中法放疗培训班	杨天恩教授主持，和法国放射肿瘤教育委员会举办	培训了国内放疗骨干
1987	《中国放射肿瘤学》杂志出版	1992 年更名《中华放射肿瘤学杂志》	国内唯一专业杂志
1990	三维适形和立体定向放疗	全国范围内	临床应用
2000	调强放疗和图像引导放疗	全国范围内	全面应用
2005	质子治疗	山东淄博	临床治疗
2008	中美放射肿瘤学会（SANTRO）成立	孔凤鸣教授首任会长	促进中美国际交流
2015	重离子治疗	上海质子重离子医院	临床应用

（二）香港地区

1937 年香港玛丽医院安装了专门用于治疗癌症的深部 X 射线治疗机。从 1995 年至今，香港地区放疗专业发展迅速，拥有了先进的放疗设备，并且有放疗专业人员培训中心。至 2015 年，香港有放疗中心 11 个，医师 115 人，物理师 75 人，技师 314 人，放射生物学家 1 人。以同期香港总人口 729.8 万人计算，每百万人口拥有的临床肿瘤科医师和医学物理师分别为 16 人和 10 人。香港现有直线加速器 36 台，包括 5 台螺旋断层放疗机（tomotherapy），高能加速器设备拥有量达到 5.2 台/百万人口，达到了发达地区水平。高剂量率后装治疗机 8 套，CT 模拟机 10 台，MR 模拟机 1 台。可以开展所有现代放疗技术[4]。

（三）澳门地区

澳门回归之前无放疗设备，2003 年澳门镜湖医院放疗中心成立。放疗中心现有医生 5 名，物理师 2 名，技师 6 名。现有直线加速器 2 台，CT 模拟定位机 1 台，治疗计划系统 2 套。可以开展调强放疗、立体定向放疗、图像引导放疗等技术。目前每年接受放疗病人 400 多例，包括肺癌、乳腺癌、结直肠癌、头颈部肿瘤和淋巴瘤等[6]。

（四）台湾地区

1911 年台湾总督府医院设有 X 线治疗的理学治疗科，1937 年台北帝大（台大前身）医学部附属医院成立后，改称放射线科，后增设了放射治疗及同位素室。1947 年国防医学院于上海成立时设放射学室，在医事技术科专技学系下有放射学组，在卫生装备试验所则有放射试验室。1949 年国防医学院迁至台湾，在物理医学系下设放射学组与理疗组。台北市大直地区于同期设立原子研究院。1968 年国防医学院的另一教学医院三军总医院设置放射治疗科[5]。

到 2014 年为止，台湾地区共 61 家放射治疗单位，直线加速器 179 台，每百万人口拥有直线加速器 7.8 台，后装机约有 50 台，伽马刀 7 台，螺旋断层放疗机 8 台；调强治疗占放疗的比率约在 70% 左右[5]。1951 年创办了"中华民国"放射医学会（The Radiological Society of Republic of China，简称 RSROC）。

二、人员和设备

（一）放疗中心、人员和设备

最近 30 年放射治疗事业在大陆地区得到了迅速发展，结构日趋合理，但局部地区仍存在放疗设备不足、专业人员缺乏等问题。在中华医学会放射肿瘤治疗学分会主导下，开展了 7 次全国大规模放疗人员和设备调研[7~13]，至 2016 年，全国 31 个省直辖市和自治区均已有放射治疗科或放射治疗中心，部分发达地区的市县也已有放疗专业。放射治疗科从新中国成立前的 5 家单位增加至 1986 年的 264 个，2015 年的 1431 个。医生、物理师、技师和护师等专业人员大幅增长，现有从业人员 52496 人，部分肿瘤科医生既从事放疗也从事化疗，近 10 年医生和物理师比例维持在 4~5∶1（表 1-1-2）。

全国放疗设备迅速增长。1986 年统计全国仅有直线加速器 71 台，^{60}Co 远距离治疗机 224 台。此后，直线加速器、治疗计划系统、模拟定位机逐年增长，加速器数量大幅上升（表 1-1-3）。截止到 2015 年，全国共有直线加速器 1931 台，CT 模拟定位机 1353 台。^{60}Co 和后装治疗机长期维持在 300 台左右水平，但近年 ^{60}Co 治疗机迅速下降至 96 台。CT 模拟定位机增长迅速，绝大部分放疗中心拥有了自己科室专用的 CT 模拟定位机，2015 年 CT 模拟机数量超过了常规模拟机数量，北京和广州等大的放疗中心已拥有 MR 模拟定位机。

中国大陆地区放疗设备仍不能满足肿瘤患者治疗的需求，设备和人员严重短缺。世界卫生组织推荐每百万人口加速器 2~3 台（最基本需求），发达国家百万人口的加速器数量显著高于发展中国家，如美国和法国分别为 12.4 台和 7.5 台。至 2015 年我国每百万人口加速器拥有量仅为 1.42 台，虽有较大幅度增高，但仍然落后于最低要求。放疗设备区域分布差别大，仅北京、天津、山东、江苏、上海和山西等全国每百万人口超过 2 台加速器。据估计，至 2020 年，我国至少需要增加 3808 台加速器，放疗医师 2515 人，物理师 4102 人，技师 11235 人[14]，随着放射肿瘤事业的迅猛发展，放射治疗专业存在严重的设备和人员短缺，在短期内难以缓解。

我国主要放疗设备仍依赖于国外进口产品，如直线加速器、计划系统、CT 和 MR 模拟机等。目前我国能制造中低能直线加速器、^{60}Co 治疗机、模拟定位机、遥控后装近距离治疗机、剂量仪、治疗计划系统及立体定向放疗设备等。由中国科学院近代物理研究所生产的重离子加速器已初步投入临床应用中。

表 1-1-3　1986~2016 年中国大陆地区放疗基本情况

年　代	地区（个）	中心（个）	人员（名）			设备（台）			
			医生	物理师	技师	加速器	⁶⁰Co	后装	模拟定位机
1986	24	264	1715	180	1410	71	224	78	100
1994	29	369	2764	—	2212	164	304	217	170
1997	29	453	3440	423	2245	286	381	282	332
2001	30	715	5113	619	3465	542	454	379	577
2006	31	952	5247	1181	4559	918	472	400	1041
2011	31	1162	9895	1887	6103	1296	286	317	1703
2015	31	1431	15841	3294	8454	1931	96	439	1051（常规） 1353（CT）

（二）放疗技术

最近 20 年，三维适形放疗、调强放疗和图像引导放疗等新技术在全国范围内得到广泛应用。1995 年中国医学科学院肿瘤医院放疗科自行研制了国产立体定向放疗设备，首次开展了立体定向放疗，并率先开展了系列先进放疗技术，包括三维适形放疗（1996 年）、CT 模拟定位（1996 年）、调强放疗（2001 年）、IGRT（2007 年）、四维 CT 定位（2008 年）、旋转调强放疗（2010 年）、螺旋断层放疗（tomotherapy，2013 年）、MRI 模拟定位（2015 年）。2016 年中国医学科学院肿瘤医院放疗科共治疗 5600 余例新病人，80% 以上的病人接受了三维适形和调强放疗等精确放疗技术。

从 21 世纪开始，调强放疗在全国范围内逐步得到推广应用。至 2016 年，全国约 71% 的放疗单位可以开展三维适形放疗，50% 的单位可以开展调强放疗，31.5% 的单位可以开展 IGRT。但能完成旋转调强放疗和立体定向放疗的单位仅占 7.9% 和 16.3%[13]。2005 年山东淄博开展了全国首例质子治疗，2006 年中国科学院近代物理研究所应用重离子加速器尝试用碳离子治疗病人，开展了临床和基础研究，2015 年上海质子重离子医院的医用质子重离子加速器投入使用，开创了碳离子治疗的广泛临床应用（表 1-1-4）。

表 1-1-4　中国开展放疗新技术时间表

时间（年）	技　术	单　位	备　注
1995	立体定向放疗（SRT）	中国医学科学院肿瘤医院	临床应用和研发
1996	三维适形放疗（3D-CRT）	中国医学科学院肿瘤医院	临床应用和研发
1999	CT 模拟定位	中国医学科学院肿瘤医院	临床应用
2001	调强放疗（IMRT）	中国医学科学院肿瘤医院 北京医院	临床应用
2005	质子治疗	山东淄博	临床应用
2006	重离子治疗	中国科学院近代物理研究所	临床应用研究
2007	图像引导放疗（IGRT）	中国医学科学院肿瘤医院	临床应用
2007	螺旋断层放疗（tomotherapy）	中国人民解放军总医院	临床应用
2009	旋转调强放疗（IMAT/VMAT）	中国医学科学院肿瘤医院	临床应用
2015	质子重离子治疗	上海质子重离子医院	临床应用
2015	MRI 模拟定位	中国医学医科院肿瘤医院	临床应用

三、教育和学术交流

通过各个放疗中心自我培养、研究生教育、进修生培训、国际合作和学术交流等形式，在全国开展了放疗专业医生、物理师和技师的培养。改革开放后，通过国际合作，分别和法国、美国开展了放射治疗医师和物理师的培训。与此同时，全国和各地广泛开展的学术会议、国际会议，为培养人才和知识更新提供了平台。

（一）教学和培训

放射治疗科医师和物理师的培养主要在全国大的放疗中心进行，中国医学科学院肿瘤医院、上海肿瘤医院和中山肿瘤医院每年接受长期培训的进修医师和物理师，为全国培养了大批放疗专业人才。1958~2016年中国医学科学院肿瘤医院放疗科共接收培训1年期进修医师1271人，物理师486人。最近10年，每年短期参观学习的人员达到50~100人，大部分人员已成为全国各地的放疗专家和骨干。从2015年开始，全国各地着手开展放疗住院医师规范化培训，北京、上海和广东等地相继开展了住院医师规范化培训，但这些人员培训远远不能满足迅速增长的人员需求。

改革开放后，硕士和博士生计划培养和造就了一大批放射治疗专家和骨干。1984年，中国医学科学院肿瘤医院放疗科成为首批放射治疗专业博士研究生培养基地，在当时，放射治疗专业是Ⅱ级学科。放射治疗专业成为肿瘤学下的Ⅲ级学科后，各大医院和放疗中心逐步成为硕士和博士培养基地，培养了大批硕士和博士研究生。最近10年，在清华大学和武汉大学开始医学物理硕士培训班，培养了一批合格的物理师。

通过国际合作——中法和中美培训项目的实施为放疗界培养了大批人才。1987年11月第一批中法合作国际放疗培训班15名学员启程赴法学习，连续举办了3届医师和2届物理师培训班，共约30人参加培训，大部分留法学习人员学成归国。2000年开始，10余人前往美国M. D. Anderson癌症中心进修学习。法国著名肿瘤放疗专家贝尔纳·皮尔根教授、美国Cox教授、廖仲星教授和国内杨天恩教授、蒋国梁教授对中法和中美放疗界之间成功的国际合作做出了重要贡献。最近10余年，随着国家经济的发展，全国各个放疗中心选送了大批医师和物理师到国外学习。这些培训项目的医学人才，已成为我国放疗骨干和中坚力量。

（二）学术交流

1986年中华医学会放射肿瘤治疗学分会成立，定期举办全国学术会议，至今已达13届。参会人数从最初的200余人到现在的2000余人。1988年学会召开了首届国际三维适形和调强放疗技术讲习班，谷铣之教授亲自主持。1992年在福州召开全国鼻咽癌专题学术研讨会，形成鼻咽癌福州"92分期"。1997年首次在北京召开了国际放射肿瘤学术大会（ICRO97）。

2003年，中国医学科学院肿瘤医院和国际原子能机构（IAEA）首次合作举办了放疗进展学习班。2005年，与欧洲放射肿瘤学会（ESTRO）合作举办了首次循证医学学习班，此后，与ESTRO合作，每年举办一次各项专题学习班，包括放射生物、靶区勾画、直肠癌、放疗新技术、妇科肿瘤、头颈部肿瘤等。培训班老师由欧洲放射肿瘤学会邀请全世界专业领域内顶尖的专家担任。

2008年，孔凤鸣教授等发起和成立了美国华人放射肿瘤医师与物理师联合会（SANTRO），并在北京成功举办了第一届学术会议，此后，与中华医学会放射肿瘤治疗学分会合作，定期举办学术会议和学术交流。

这些学术活动为国内和国外专业人士提供了难得的交流平台，学员们受益匪浅，得到一致好评，促进了放疗界国际性协作，为广泛和深入的国际合作打下了良好基础，使我国放疗事业蓬勃发展。

（三）教科书

国内肿瘤放射治疗学教材短缺，特别是放射物理和放射生物学教材严重缺乏，远不能满足临床需求。1959年由梁铎教授和汪绍训教授主编的《X线治疗学》是我国第一本放射治疗学教材。1983年，谷铣之教授、刘泰福教授和潘国英教授主编出版了中国第一部现代放射肿瘤学教科书《肿瘤放射治疗学》[15]，此后，在谷铣之教授、殷蔚伯教授、余子豪教授、徐国镇教授和胡逸民教授主持下，于1993年、2002年和2008年又先后出版了第二版、第三版和第四版[16~18]，第五版由李晔雄教授主编。每一版的重新编写都源于肿瘤治疗理念和循证医学证据的更新，新设备的出现和放疗技术的进步，增加了许多新知识、新概念、新经验，以适应肿瘤放射治疗学发展的新形势。1999年由胡逸民教授主编了国内第一本放射物理专业教科书《肿瘤放射物理学》[19]，2002年沈瑜和糜福顺教授主编了《肿瘤放射生物学》[20]。这些书籍是放疗专业经典教科书，对我国肿瘤放疗事业的发展起到了极大的指导和推进作用。

参 考 文 献

1. DeVita VT, Rosenberg SA. Two hundred years of cancer research. N Engl J Med, 2012, 366 (23): 2207-2214.

2. 早期放疗史写作组. 放射治疗学在中国大陆的早期建立和发展（一）. 中华放射肿瘤学杂志, 2006, 15 (5): 351-354.

3. 早期放疗史写作组. 放射治疗学在中国大陆的早期建立和发展（二）. 中华放射肿瘤学杂志, 2006, 15 (6): 433-435.

4. 张建贤, 蔡洁仪, 李咏梅, 等. 香港地区肿瘤放射治疗发展简史. 中华放射肿瘤学杂志, 2016, 25 (1): 1-3.

5. 吴嘉明. 台湾地区肿瘤放射治疗发展简史. 中华放射肿瘤学杂志, 2016, 25 (2): 93-94.

6. 肖光莉. 澳门地区肿瘤放射治疗发展简史. 中华放射肿瘤学杂志, 2016, 25 (3): 195-196.

7. 谷铣之, 冯宁远, 余耘. 关于我国放射治疗队伍的组成、设备和技术水平的调查报告. 中国放射肿瘤学, 3 (1): 41-43, 1989. 谷铣之1989, 殷蔚伯1995, 1998, 2002, 2007, 2011, 2016.

8. 殷蔚伯, 陈冰, 谷铣之. 我国放射肿瘤学概况. 中华放射肿瘤学杂志, 1995, 4 (4): 271-275.

9. 殷蔚伯, 田凤华, 谷铣之. 我国放射治疗人员及设备调查报告, 1998, 7 (2): 131-133.

10. 殷蔚伯, 田凤华. 2001年全国放射治疗人员及设备调查报告, 2002, 11 (3): 145-147.

11. 殷蔚伯, 余耘, 陈波, 等. 2006年全国放射治疗人员及设备调查报告—纪念中华放射肿瘤学会成立20周年, 2007, 16 (1): 1-5.

12. 殷蔚伯, 陈波, 张春立, 等. 2011年中国大陆地区第六次放疗人员及设备调查, 2011, 20 (6): 453-457.

13. 郎锦义, 王培, 吴大可, 等. 2015年中国大陆放疗基本情况调查研究. 中华放射肿瘤学杂志, 2016, 25 (6): 541-545.

14. Data NR, Samiei M, Bodis S. Radiation therapy intrastructure and human resources in low-and middle-income countries: present status and projections for 2020. Int J Radiat Oncol Biol Phys, 2014, 89: 448-457.

15. 谷铣之, 刘泰福, 潘国英. 肿瘤放射治疗学. 北京: 人民卫生出版社, 1983.

16. 谷铣之, 殷蔚伯, 刘泰福, 等. 肿瘤放射治疗学. 第二版. 北京: 北京医科大学中国协和医科大学联合出版社, 1993.

17. 殷蔚伯, 谷铣之. 肿瘤放射治疗学. 第三版. 北京: 中国协和医科大学出版社, 2002.

18. 殷蔚伯, 余子豪, 徐国镇, 等. 肿瘤放射治疗学. 第四版. 北京: 中国协和医科大学出版社, 2008.

19. 胡逸民. 肿瘤放射物理学. 北京: 原子能出版社, 1999.

20. 沈瑜, 糜福顺. 肿瘤放射生物学. 北京: 中国医药科技出版社, 2002.

第二章 放射肿瘤学基础

李晔雄

第一节　学科基本构成

放射肿瘤学是肿瘤学的重要组成部分，放射肿瘤学由临床肿瘤学、放射治疗学、放射物理学和放射生物学组成，还涉及计算机、影像诊断和解剖等重要学科，是一门专业性和技术性很强的临床学科。合格的放射肿瘤医师首先是一位肿瘤学家，要掌握肿瘤流行病学、病因、病理、诊断、临床分期、预后和治疗，对疾病做出明确的诊断和分期，最终应用放射物理、放射生物和放射治疗相关知识对疾病进行放射治疗。

一、临床肿瘤学

放射治疗作为一门临床学科，主要用于肿瘤的诊断、分期和治疗，因此，临床肿瘤学是放射肿瘤学的基础学科。临床肿瘤学知识包括流行病学、病因、发病机制、病理、影像诊断、分期、治疗和预后等，是放射肿瘤学最基本的知识。放射治疗医师需要了解不同肿瘤的生物学行为、转归，掌握各种肿瘤的诊断分期和不同临床期别的治疗原则，放射治疗在不同肿瘤和临床分期治疗中的作用等，以循证医学为依据，开展临床诊断、治疗和预后判断。

二、放射治疗学

放射治疗学以临床肿瘤学、放射物理和生物学为基础，对病人做出最基本的临床诊断和分期后，确定综合治疗原则和放射治疗原则。在具体实施放疗方案时，定义照射靶区、处方剂量、正常组织限制剂量，执行放疗治疗计划。从事放射治疗的人员包括放射肿瘤医师、物理师、放射生物学家、技师和护师，在整体放射治疗流程中，分工不同，最终保证放疗的顺利实施。放射治疗是临床学科，放疗医师是临床医师。放射肿瘤医师直接接诊患者，开展诊断及治疗，必须具有一般的临床知识及经验，并能处理放射治疗前后的临床问题，观察疗效和毒副作用，判断预后。

三、放射物理学

放射物理学是放射肿瘤学的学科基础，需要将放射物理知识应用于临床治疗中。放射物理研究各种射线的物理特征、临床剂量学和放疗设备的质量控制和保证。放射物理专业性强，物理师需要掌握各种射线的特点和应用原则，掌握各种设备的性能及临床剂量学、剂量计算，治疗计划设计，对放疗设备和治疗计划设计开展质量保证和质量控制，落实辐射防护和应急措施。放射物理师是放疗科必不可少的人员，放射物理学知识对放射肿瘤医师同样重要，只有充分熟悉了放射物理学知识才能成为一名合格的放射肿瘤学专家。

四、放射生物学

放射生物学同样是放射肿瘤学的学科基础，需要将放射生物和分子生物学知识应用于临床治疗中。肿瘤放射生物学的最基本目的是阐述辐射产生的分子和细胞生物学机制，制定放射治疗的基本策略，从 3 个方面为放射治疗学发展提供了基本概念、治疗策略以及研究方案。

放射生物学基本知识包括照射后正常组织及肿瘤效应的过程及机制，如 DNA 损伤和修复、乏氧、再氧合、肿瘤细胞再增殖。通过放射生物学知识，可以开展放射治疗新方法研究，如乏氧细胞增敏剂、高 LET 射线照射和不同剂量分割模式等。同时，可为临床放射治疗研究方案的设计提供理论基础。现代放射生物学包括了基因组学、蛋白质组学、代谢组学和免疫组学，应用这些知识用以指导临床预后和分层治疗。放射肿瘤医师必须具备肿瘤放射生物知识，形象地说，肿瘤放射生物学就是肿瘤放射治疗的"药理学"。

第二节　循证放射肿瘤学

一、循证医学

循证医学（evidence-based medicine）定义为"将最好的医学研究证据、临床专门技术和病人评估应用于临床诊断和治疗中"。循证放射肿瘤学（evidence-based radiation oncology）则定义为"将最好的放射肿瘤学临床研究证据、放射治疗技术和病人评估应用于临床诊断和治疗中"。循证医学与传统医学有明显差别（表 1-2-1）。传统医学常常以中间指标为疗效判断指标，而不是生存率为观察终点，治疗方法主要依据基础研究、理论推导或个人经验，病人通常不参与诊断和治疗。循证医学所要求的临床研究证据必须是设计好的、观察指标可靠和研究方法正确，以社会医学模式，病人参与到诊断和治疗中。

表 1-2-1　循证医学与传统医学的差别

	循证医学	传统医学
判断疗效指标	最终指标，如生存和死亡	中间指标，如近期疗效和无病生存率等
治疗方法依据	可得到的最佳研究证据	基础研究，理论推导或个人经验
病人治疗选择	参与	不参与

二、证据类型

创造一种为医学证据分级方法学，据此制定不同的临床推荐等级十分必要。循证医学以现代医学研究证据为前提，在信息爆炸时代，医学信息增长非常迅速。每年有大约 2 万多种生物医学出版物，截止到 2017 年 3 月美国国家医学图书馆的 Medline 医学文献数据库已收录有关肿瘤相关文章 345 万余篇，其中治疗相关文章 181 万余篇，放射治疗相关文章 25.5 万余篇，预后相关文章 53.7 万余篇。在日常临床工作中，医务工作者要阅读海量有价值的论文，获得足够的、有价值的医学研究证据，及时更新知识。因此，有必要对医学研究证据的可靠性进行分类，临床研究方法包括随机对照研究、回顾性分析、大样本数据分析、个案报道或经验。随机对照研究目前仍是最可靠的临床研究方法，得出的结果较为可靠。根据这些证据来源，可以将临床研究证据分为 5 类，可靠性逐步递减（表 1-2-2）。Ⅰ~Ⅱ期临床研究的样本量小，是为临床Ⅲ期研究做前期准备，其临床研究证据级别较低，最多只能属于Ⅲ级。小样本回顾性研究仅属于Ⅳ级，个案报道或个人经验是最不可靠的证据级别，因为每位医生所接诊的患者群体都是经过选择性的，个人经验常不可靠。

表 1-2-2 证据类型和定义

证据分类	定 义
Ⅰ	多项设计好的随机对照研究，随机研究假阳性及假阴性误差小，结果基本相同；荟萃分析中所包含的多项随机对照研究异质性小
Ⅱ	至少有一项设计好的随机对照研究，随机研究假阳性及假阴性误差较高
Ⅲ	设计好的非随机对照研究或回顾性分析
Ⅳ	设计好的非实验研究，小样本回顾性分析
Ⅴ	个案报道或临床经验

三、诊断和治疗建议分级

任何治疗原则的制订都应遵照现有的最佳的循证医学证据，根据证据级别来制订诊疗方案。根据临床研究证据类型，可以将诊断和治疗建议分为四级：A 级、B 级、C 级和 D 级（表 1-2-3）。根据高级别证据类型做出的 A 级诊治建议是临床医生必须遵守的治疗原则，例如，多项随机对照研究和荟萃分析证明了早期乳腺癌保乳术后放疗提高了局部控制率和长期生存率[1,2]，为Ⅰ类证据，根据这一证据类型，早期乳腺癌保乳术后放疗的治疗建议为 A 级，是标准治疗原则，是临床医生必须遵守的治疗建议，在临床已成为一个常规治疗。缺乏循证医学证据或没有好的证据时，诊断和治疗的建议为 B 或 C 级时，可以保留不同的治疗原则或方法。例如，有两项随机对照研究显示[3~4]，早期乳腺癌术后区域淋巴结照射改善了无病生存率，但未显著提高总生存率，无病生存率获益的绝对值仅约 5%。大的人群数据研究显示，腋窝淋巴结阳性时，内乳照射可提高总生存率和无病生存率[5]，但早期的随机对照研究则显示，内乳照射未提高总生存率[6]，这些证据类型的不一致性，应考虑为Ⅱ类证据，因此，早期乳腺癌腋窝淋巴结清扫术后的内乳区和腋窝照射属于 B 级或 C 级建议，区域淋巴结照射是高危病人的治疗选择，并非所有乳腺癌病人都需要照射内乳或腋窝，但胸壁和同侧锁骨上是早期乳腺癌改良根治术后腋窝淋巴结阳性病人的常规照射靶区。

表 1-2-3 诊断或治疗的建议分级

分 级	证据来源和类型
A 级	Ⅰ类证据或多项Ⅱ，Ⅲ，Ⅳ类证据，结论相同
B 级	Ⅱ，Ⅲ或Ⅳ类证据结论基本相同
C 级	Ⅱ，Ⅲ或Ⅳ类证据结论不相同
D 级	无系统证据或经验

诊疗方案或指南的制订不应仅仅依靠专家的意见或共识。在专家共识或各种指南的制订中，如果为Ⅰ或Ⅱ类证据，诊断和治疗建议就比较可靠，否则，存在争议或不可靠。即使是临床得到大家公认的指南，如 NCCN 指南，大部分治疗建议是正确的，临床必须执行，但约有 10% 左右的治疗建议建立在低级别证据或不可靠的临床研究证据之上，因此，少部分内容并不适用于临床实践。在 NCCN 指南

的制订中，对化疗药物更新很快，且常常依赖于小样本量的回顾性研究或前瞻性Ⅰ~Ⅱ期临床研究证据类型来建议化疗方案。某些临床研究证据的观察终点不是总生存率，而是无病生存率或无进展生存率，甚至用临床获益率作为观察终点，导致化疗方案在指南中频繁变更。例如，在早期结外鼻型NK/T细胞淋巴瘤的治疗中，同步放化疗是治疗选择之一，但其证据来源主要依靠两项Ⅱ期临床研究[7,8]，但两项研究的样本量均小于33例，并且是高度选择的病人。事实上，许多大样本回顾性研究均显示，序贯放疗和化疗可以取得和同步化放疗同样的疗效。因此，早期结外鼻型NK/T细胞淋巴瘤同步放化疗的治疗建议缺乏充分的循证医学证据，建议类型应为C或D级。

影响因子高的杂志，发表论文的证据通常较为可靠，证据级别较高，但并非所有的论文都如此。发表论文同样存在选择性偏移，阳性结果更容易发表在影响因子高的杂志，而阴性结果常常被拒绝发表或发表在影响因子较低的杂志上。例如，内乳区照射的随机对照研究，阳性结果发表在《新英格兰医学杂志》上[3-4]，而阴性结果则发表国际放射肿瘤学杂志上[6]。同样，2013年《新英格兰医学杂志》发表了一项临床Ⅱ期研究，51例原发纵隔B细胞淋巴瘤接受利妥昔单抗联合高剂量化疗（DA-EPOCH-R）取得了较高的生存率[6]，而这项Ⅱ期研究包括了经过高度选择的年轻病人，样本量小，之所以发表在高质量的《新英格兰医学杂志》上，在某种程度上迎合了主编拒绝放疗的倾向，存在明显的选择性偏倚，并不代表高级别的循证医学证据。事实上，在该文发表前后，均有大量的回顾性研究证明，R-CHOP化疗加放疗可取得同样的疗效，未选择病人的5年生存率约为90%[10-13]。临床Ⅰ~Ⅱ期研究的目的仅在于为Ⅲ期临床研究做前期准备，并非高级别研究证据。

一位高水平的临床放射肿瘤学专家，应不断阅读发表的研究论文，判断证据类型和可靠性，根据最新的临床研究证据和病情制订治疗方案，指导病人治疗，而不是照搬指南或专家意见，指南的应用仅适用于中初级学习阶段或自己不熟悉的疾病或领域。

第三节 综合治疗

多学科综合治疗（multidisciplinary treatment，MDT）是恶性肿瘤的基本治疗原则，特别是对于中晚期恶性肿瘤，单一治疗手段的治疗效果较差，需要综合治疗才能进一步提高疗效。循证医学证据表明，许多中晚期恶性肿瘤综合治疗的疗效优于单一治疗手段。在中国，综合治疗理念逐步深入人心，但具体实施还存在一定的难度，多学科联合查房是落实和推广综合治疗理念的有效途径。

一、综合治疗手段

综合治疗是指对恶性肿瘤开展手术、放疗、化疗、靶向治疗和免疫治疗等多种治疗手段的联合治疗，目的在于提高生存率和生活质量。手术、放疗和化疗仍是恶性肿瘤的主要治疗手段，某些恶性肿瘤早期单一治疗手段就可以得到很高的治愈率，不需要联合其他治疗方法，然而，对于大部分中晚期患者，多学科综合治疗是进一步提高生存率的重要手段。综合治疗不是简单的先手术，手术失败后行挽救性放疗或化疗，放疗失败后挽救性化疗，或者化疗失败后挽救性放疗，而是以循证医学为基础，在首程治疗中，开展有计划且合理的综合治疗。

（一）放疗与手术

放疗和手术的综合治疗包括术前放疗和术后放疗两种主要模式，也包括术中放疗。接受术前或术后放疗的大部分恶性肿瘤均以手术为主要治疗手段，放疗的主要作用为进一步提高生存率或保留器官功能。

1. 术前放疗 术前放疗的优点是照射可使肿瘤缩小，减少手术野内癌细胞的污染，减少手术切除范围。术前放疗适应证主要包括头颈部癌、软组织肉瘤、肺尖癌等。术前放疗的作用主要是进一步提高可手术切除肿瘤的生存率，或者使不可手术切除肿瘤转化为可手术切除肿瘤，同时也是保留器官功能治疗的手术，如肢体软组织肉瘤的术前放疗和手术。

2. 术后放疗 术后放疗的优点是大部分肿瘤已被切除，对于放疗相对抗拒的肿瘤，肿瘤负荷减少，可以提高放疗的局控率，进一步提高生存率。术后放疗适应证包括肺癌、早期乳腺癌保乳术后、早期乳腺癌腋窝淋巴结转移改良根治术后、软组织肉瘤的术后放疗等。

3. 术中放疗 术中放疗的优点是在直视下进行照射，靶区清楚，可很好保护周围正常组织。适应证包括早期乳腺癌保乳手术中的术中放疗、局部晚期胰腺癌的术中放疗、局部晚期结直肠癌的术中放疗和软组织肉瘤的术中放疗，术中放疗可以作为补量照射或单纯放疗手段。

（二）放疗与化疗

恶性肿瘤放疗与化疗联合的综合治疗，可以采用序贯放化疗或同步放化疗模式。放疗和化疗联合应用有空间协同效应，放疗主要控制局部病灶，而化疗主要控制远处亚临床病灶或转移病灶。同步化放疗时，化疗有增敏作用，可提高局控率。对于化疗敏感的肿瘤，放疗起辅助治疗作用，例如，弥漫性大 B 细胞淋巴瘤和霍奇金淋巴瘤，放疗在化疗后进行。而放疗敏感的肿瘤，放疗起主要作用，化疗通常起辅助治疗作用，如早期结外鼻型 NK/T 细胞淋巴瘤。

同步放化疗是某些恶性肿瘤的标准治疗原则，对于放疗可以根治的恶性肿瘤，同步化放疗可以进一步提高生存率和局部区域控制率，如早期肛管癌和局部晚期鼻咽癌。同步放化疗适应证包括局限期肛管癌、局部晚期鼻咽癌、早期小细胞肺癌、Ⅲ期非小细胞肺癌、不可手术切除局部晚期食管癌等。

（三）手术、放疗与化疗

手术、放疗和化疗三种治疗手段的联合应用是许多中晚期恶性肿瘤的标准治疗方法。放疗和化疗在其中起到的作用多为辅助治疗，例如，早期乳腺癌改良根治术后或保乳术后放疗和化疗，直肠癌术前或术后放化疗等。

（四）放疗与内分泌治疗

放疗和内分泌治疗的综合治疗主要适用于对内分泌治疗敏感的肿瘤，如前列腺癌和乳腺癌等。局限中危前列腺癌的标准治疗为短疗程内分泌治疗和放疗，而局限高危、局部晚期前列腺癌或前列腺癌术后复发的标准治疗为长疗程内分泌治疗和高剂量放疗。

（五）放疗与靶向治疗或免疫治疗

放疗和靶向治疗的综合治疗主要适应证为局部晚期头颈癌，放疗和西妥昔单抗的联合应用优于单纯放疗。大分割照射时和免疫治疗联合应用对某些恶性肿瘤有协同作用，产生远隔效应或旁观者效应。

（六）手术与化疗

手术和放疗的综合治疗模式包括术前新辅助化疗和术后化疗，术前新辅助化疗可以减少肿瘤负荷，保留器官功能，或者使某些不能手术切除或边缘可切除的肿瘤转化为可手术切除，达到根治目的，适应证主要包括早期乳腺癌和胃癌等。术后化疗是最常见的综合治疗模式之一，旨在提高生存率，主要适应证包括肺癌、食管癌、膀胱癌、卵巢癌等。

二、综合治疗的建立

综合治疗首先以循证医学为基础，更新知识，在制度上保证综合治疗的顺利实施。要建立专科医生培训制度，在合格的培训机构培养合格的专科医生。专科医生首先是一位合格的肿瘤学家，对肿瘤的发生发展规律和诊治有全面的了解，然后才是一位合格的专科医生。为了保证循证医学为基础的综合治疗在患者治疗上正确实施，需要开展多学科综合查房。

（一）专科医生培养制度

在中国，最近几年逐步建立住院医师规培制度，并实现住院医师规培和专科医师培养并轨。既往由于没有专科医生培养制度，医学生大学毕业后直接分配到综合医院或者专科医院，在这些医院接受住院医师培训，或接受肿瘤专科医师的培训，然后晋升为主治医师、副主任医师/副教授和主任医师/教授。各个医院受人员、设备和学术水平的限制，缺乏严格的专科医生培养，整个培养过程缺乏连贯性和系统性，专科医生学术水平和临床能力存在较大的差别。

在欧美等发达国家，医学生毕业后，需要到有资质的专科医院或大学医院接受 3~5 年的专科医生培养，培训结束，经过资格考试后，得到专科医生资格证书，才有资格当专科主治医生（attending）。培训结束后，需要重新找工作。这种培养制度和我国的现有制度有很大的差别。首先，只有具有一定资质的大学医院或专科医院才能培养住院医生或专科医生，不是任何医院都有资格培养专科医生，保证了培训基地和人才培养的质量；其次，需要有一套专科医生培养制度。这种培养制度，保证了专科医生在经过严格的培训后，成为一名高水平、合格的专科医生；第三，住院医生和专科医生培养结束后，还需要有一套组织和人事机制，以保证人才的流动。通常情况下，经过专科医生培训的肿瘤专科医生具备了多学科综合治疗理念，并应用于临床实践中。以循证医学为基础的标准治疗原则才能得到广泛应用。

医院规模、手术量、放疗病人数量、设备和是否受过专科培训是影响疗效的重要因素[14~17]。已有充分证据表明，手术量大和手术量小的医院比较，生存率和并发症的发生率存在显著差别[14~15]，手术量大的医院在结直肠癌和肺癌手术后的生存率优于手术量低的医院[14~17]。在非霍奇金淋巴瘤的治疗中，每年治疗新病人数量超过 33 例的单位，疗效优于治疗量低的单位[18]。一名普通外科医生没有经过肿瘤学训练，不等同于一位合格的肿瘤外科医师。如泌尿肿瘤外科医生所做膀胱癌切除术的生存率高于普通泌尿外科医生所做手术的生存率[17]。

放疗治疗水平的高低同样影响疗效。美国的大数据显示[19]，在头颈部肿瘤接受常规放疗时，年治疗量和病人生存率、毒副作用无明显相关性，而病人接受调强放疗时，治疗病人数量多的放疗医生和数量少的医生比较，显著提高了病人生存率，死亡风险降低了 21%，并降低了肺炎的发生率。

医院医疗水平之间的差异，造成了目前大医院看病难和住院难的困境。要解决这一问题，只有逐步建立起有效的专科医生培训制度，缩小医院和医院之间医疗水平的差异，使患者在各个医院都能接受相对规范的诊断和治疗。

（二）肿瘤专科医生首先是肿瘤学家

肿瘤专科医生首先应该是一名合格的肿瘤专家，然后才是肿瘤外科、放射治疗或肿瘤内科的专家。具体来讲，在经过严格的专科医生培养后，医生对不同临床分期恶性肿瘤的病理、预后和治疗原则应有全面的了解和掌握，特别是对不同临床分期恶性肿瘤的总体治疗原则有全面的了解，指导多学科综合治疗，而不是仅仅局限于本专业的知识。例如，Ⅱ~Ⅲ期中低位直肠癌的标准治疗原则是术前同步化放疗，而在相当多的医院，由于对多学科综合治疗缺乏了解，这些病人在手术前或术后未接受放疗或仅接受了术后化疗。如果仅仅知道本专业的知识，对肿瘤的多学科综合治疗原则缺乏全面了解，或者出于门户之见而不愿意接受综合治疗理念，将造成诊断和治疗的不规范，影响疗效。

在中国，每年有许多应该接受放疗的病人未接受放疗。根据 2011 年殷蔚伯教授的统计数据[20]，当年约有 282 万新发癌症病人，以 50%~70% 的病人需要接受放射治疗计算，至少有 141 万病人需要接受放疗，但实际上，仅 57 万患者接受了放疗，仅占需要接受放疗病人的 40%，大部分病人未接受放疗。未接受放疗的原因是多方面的，如经济因素、人员和设备短缺等；另一方面，与肿瘤专科医生缺乏多学科综合治疗观念也有相关性，不了解放疗适应证，未推荐该做放疗的病人做放疗。

（三）综合治疗的制度建设

以循证医学为基础的综合治疗的实施需要一系列的制度建设。国内多学科综合治疗的欠缺并非以治疗手段分科之故，在于管理制度的缺失，并和其他因素有关，如晋升、人才流动和经济等。按治疗手段分科室，有利于手术、放疗和化疗等专科的发展和壮大。这些年来，有效化疗药物、三维适形放疗/调强放疗和外科技术的进步无不与相关专科的发展密切相关。国内外均以治疗手段分科，欧美也依然如此。和我国不同的是，在国外，除了上述所说的专科医生培养制度保证了高素质的、合格的医学人才以外，更重要的是，在医院有一个以肿瘤疾病分类为基础的多学科综合治疗组。多学科综合治疗组包括了病理、诊断、外科、内科和放疗科等各方面的专家，每周定期召开临床工作会议，在病人接受治疗前，进行讨论，明确诊断和确定有计划的多学科综合治疗原则。这样，避免了专科医生因知识局限对病人进行片面的诊治，病人会得到更好的、以循证医学为证据的多学科综合治疗。

以疾病进行分科，虽然可能有利于在同一科室内开展手术、化疗和放疗，但不利于手术、化疗或放疗为治疗手段的进步。肿瘤医生崇尚手术，更愿意化疗，对技术复杂、仪器设备要求高的放疗常常未得到高度重视，导致以疾病分科科室的放疗技术相对滞后。在已经进入以 CT 和计算机技术为基础的三维适形放疗和调强放疗的时代，需要更加专业化的医生。此外，常见的恶性肿瘤有几十种，如果分成几十个科室，而每个科室必须配备有外科、内科和放疗科医生，不利于资源的合理分配和集中管理，造成资源的浪费。

总之，多学科综合治疗的制度建设任重而道远，摒弃以经济利益为导向的制度建设，更新观念，以制度为保证，才能有效地开展多学科综合治疗，使肿瘤的多学科综合治疗造福于肿瘤病人。

第四节　放疗标准操作规程

放射治疗流程涉及每一位患者的诊断分期、靶区勾画、剂量定义、放疗计划设计、执行和治疗，质量保证和控制，疗效和毒副作用观察等一系列事件，也涉及新的放疗技术的实施。放射工作人员如放疗医师、物理师、技师和护师等在放射治疗过程中担负着不同的任务，既分工合作，也密切配合（表 1-2-4）。

表 1-2-4　放射治疗标准化流程

标准放疗流程	内　　容	执行人员
病史和体检	判定临床特征和肿瘤范围	放射肿瘤医师
临床分期	标准分期检查	放射肿瘤医师
临床诊断	确定临床和病理诊断，进行临床分期	放射肿瘤医师
确定总治疗原则	单一治疗或综合治疗	放射肿瘤医师
确定放疗原则	根治、姑息或挽救性放疗	放射肿瘤医师
确定放射技术	选择照射技术：常规照射、三维适形照射、调强放疗，近距离照射等	放射肿瘤医师和物理师
模拟定位	体位固定，模拟机拍片或 CT/MRI 模拟扫描	技师和医师
治疗计划制订	靶区正常组织勾画，确定 GTV、CTV 和 PTV，处方剂量和正常组织限制剂量	放射肿瘤医师
治疗计划设计	设计照射野，优化治疗计划，选择合适的照射技术并计算选择最佳方案	物理师和医师
治疗计划验证	模体验证或其他验证计划的准确性	物理师和技师
治疗计划执行	加速器摆位、拍摄验证片、核对治疗单	物理师和技师
加速器治疗	加速器照射病人，每周体位验证	技师
疗中观察	每周核对治疗单，检查病人，观察疗效和记录毒副作用	医师、技师和护师
质量控制和保证	对仪器设备进行质量保证和质量控制	物理师和技师
随诊	制订随访计划，治疗后定期随诊病人	放射肿瘤医师
长期疗效和毒副作用观察	建立临床和物理数据库，计算生存率和观察毒副作用，不断改进治疗方法和技术	放射肿瘤医师

　　放疗标准操作规程（radiotherapystandard operating procedure，R-SOP）就是将放疗流程中每一事件和放疗技术的标准操作步骤和要求以统一的标准化格式描述出来，指导和规范日常的放疗工作，减少各种不规范操作所带来的误差，提高放疗的精确性和准确性，最大限度地提高肿瘤照射剂量，降低正常组织照射剂量，保证安全顺利地执行整个放疗过程。放疗标准操作规程是经过不断实践总结出来的、在当前条件下可以实现的、最优化的操作规范。R-SOP 的精髓在于把每一个岗位应该做的放疗诊治工作进行细化、量化和优化，尽可能地将相关操作步骤进行流程化和精细化，使大家都能理解而不产生歧义，使任何从业人员处于这个岗位上，经过合格培训后都能很快胜任该岗位。

　　每个放疗单位应根据实际情况制订自己的放疗标准操作规程，内容包括常见恶性肿瘤的诊断和治疗流程，各种放疗技术的操作规程，后者包括模拟定位、计划设计、立体放射治疗、图像引导放疗、旋转调强放疗等。放疗标准操作规程需要明确员工职责，包括负责者、制定者、审定者和批准者，逐步在本单位实施和推广应用，并定期更新和修订。

参 考 文 献

1. Clarke M，Collins R，Darby S，et al. Effects of radiotherapy and of differences in the extent of surgery for early breast cancer on local recurrence and 15-year survival：an overview of the randomised trials. Lancet，2005，366（9503）：2087-106.

2. Darby S，McGale P，Correa C，et al. Effect of radiotherapy after breast-conserving surgery on 10-year recurrence and 15-year breast cancer death：meta-analysis of individual patient data for 10，801 women in 17 randomised trials. Lancet，2011，378（9804）：1707-16.

3. Whelan TJ，Olivotto IA，Parulekar WR，et al. Regional Nodal Irradiation in Early-Stage Breast Cancer. N Engl J Med，2015，373（4）：307-16.

4. Poortmans PM，Collette S，Kirkove C，et al. Internal Mammary and Medial Supraclavicular Irradiation in Breast Cancer. N Engl J Med，2015，373（4）：317-27.

5. Thorsen LB，Offersen BV，Danø H，et al. DBCG-IMN：A Population-Based Cohort Study on the Effect of Internal Mammary Node Irradiation in Early Node-Positive Breast Cancer. J Clin Oncol，2016，34（4）：314-20.

6. Hennequin C，Bossard N，Servagi-Vernat S，et al. Ten-year survival results of a randomized trial of irradiation of internal mammary nodes after mastectomy. Int J Radiat Oncol Biol Phys，2013，86（5）：860-6.

7. Yamaguchi M，Tobinai K，Oguchi M，et al. Phase Ⅰ/Ⅱ study of concurrent chemoradiotherapy for localized nasal natural killer/T-cell lymphoma：Japan Clinical Oncology Group Study JCOG0211. J Clin Oncol，2009，27：5594-5600.

8. Kim SJ，Kim K，Kim BS，et al. Phase Ⅱ trial of concurrent radiation and weekly cisplatin followed by VIPD chemotherapy in newly diagnosed，stage ⅠE to ⅡE，nasal，extranodal NK/T-cell lymphoma：consortium for improving survival of lymphoma study. J Clin Oncol，2009，27：6027-6032.

9. Dunleavy K，Pittaluga S，Maeda LS，et al. Dose-adjusted EPOCH-rituximab therapy in primary mediastinal B-cell lymphoma. N Engl J Med，2013，368（15）：1408-16.

10. Rieger M，Osterborg A，Pettengell R，et al. Primary mediastinal B-cell lymphoma treated with CHOP-like chemotherapy with or without rituximab：results of the Mabthera International Trial Group study. Ann Oncol，2011，22（3）：664-70.

11. XuLM，Fang H，Wang WH，et al. Prognostic significance of rituximab and radiotherapy for patients with primary mediastinal large B-cell lymphoma receiving doxorubicin-containing chemotherapy. Leuk Lymphoma，2013，54：1684-1690.

12. Pinnix CC，Dabaja B，Ahmed MA，et al. Single-institution experience in the treatment of primary mediastinal B cell lymphoma treated with immunochemotherapy in the setting of response assessment by 18fluorodeoxyglucose positron emission tomography. *Int J Radiat Oncol Biol Phys*，2015，92：113-121.

13. Ceriani L，Martelli M，Zinzani PL，et al. Utility of baseline 18FDG-PET/CT functional parameters in defining prognosis of primary mediastinal（thymic）large B-cell lymphoma. Blood，2015，126：950-956.

14. Meyerhardt JA，Tepper JE，Niedzwiecki D，et al. Impact of Hospital Procedure Volume on Surgical Operation and Long-Term Outcomes in High-Risk Curatively Resected Rectal Cancer：Findings From the Intergroup 0114 Study. J Clin On-

col，2004，22：166-174.

15. Schrag D，Cramer LD，Bach PB，et al. Influence ofHospital Procedure Volume on outcomes following surgery for colon cancer. JAMA，2000，284：3028-3035.

16. Luchtenborg M，Riaz SP，Coupland VH，et al. High procedure volume is strongly associated with improved survival after lung cancer surgery. J Clin Onco，2013，131：3141-3146.

17. Barbieri CE，Lee B，Cookson MS，et al. Association of procedure volume with radical cystectomy outcomes in a nationwide database. J Urol，2007，178：1418-1421.

18. Go RS，Al-Hamadani M，Shah ND，et al. Influence of the treatment facility volume on the survival of patients with non-Hodgkin lymphoma. Cancer，2016，122：2552-2559.

19. Boero IJ，Paravati AJ，Xu B，et al. Importance of radiation oncologist experience among patients with head-and-neck cancer treated with intensity-modulated radiation therapy. J Clin Oncol，2016，34：684-690.

20. 殷蔚伯，陈波，张春立，等. 2011 年中国大陆地区第六次放疗人员及设备调查，2011，20（6）：453-457.

第三章 — 放疗的地位和作用

李晔雄

第一节　地位和作用

放射治疗是恶性肿瘤的三大主要治疗手段之一，45%的恶性肿瘤可治愈，其中手术治愈约22%，放射治疗治愈约18%，化疗治愈约5%[1]。在美国每年约有60%的癌症患者接受过放疗。在中国，50%~70%的肿瘤患者在病程中需要接受放射治疗，包括根治性放疗，辅助治疗或姑息治疗。

放射治疗的适应证主要决定于病理类型、肿瘤分期、预后因素和病人耐受情况。部分肿瘤对放射治疗敏感，放疗可以根治，某些恶性肿瘤通过放疗和手术、化疗联合可以得到根治。约50%的放射治疗患者为根治性放疗。另一方面，放疗可以提高晚期病人的生存质量，并延长生存期。随着放疗新技术的应用，放疗的适应证更为广泛和有效。

放射治疗是给一定的肿瘤体积准确的、均匀的剂量，而周围正常组剂量很小，因此在正常组织损伤很小的情况下，根治了恶性肿瘤，这样既保证了患者的生存又保证了患者的生存质量。根治性放射治疗是放射治疗的主要任务，但也不可忽视其姑息治疗的作用，姑息治疗的目的在于缓解症状、延长生存期，并在一定程度上控制肿瘤。放射治疗的剂量较低，通常不会产生严重的毒副作用，放疗应以不增加病人痛苦为原则。但有时在姑息治疗中肿瘤缩小较好，患者一般情况改善，可将姑息治疗改为根治性放射治疗。

一、根治性放疗

根治性放射治疗是指在足够剂量的放射治疗后肿瘤可治愈，患者可获得长期生存，在治疗过程中或治疗后可发生放射治疗毒副作用是不可避免的，但应控制在可接受的范围内。根治性放疗的适应证包括鼻咽癌、头颈部肿瘤、前列腺癌、恶性淋巴瘤、宫颈癌、精原细胞瘤、肛管癌、皮肤鳞癌、肺癌和食管癌等（表1-3-1）。治疗方法包括单纯放疗，同步放化疗，放疗联合内分泌治疗等。部分良性或低度恶性肿瘤也可以通过放射治疗达到根治，如骨巨细胞瘤、侵袭性纤维瘤病、朗格汉斯组织细胞增生症和瘢痕等，通常采用单纯放疗模式。

表 1-3-1 部分恶性肿瘤根治性放射治疗结果

病理类型	临床分期	治疗方法	5 年生存率（%）
鼻咽癌	I～IV期，无远处远移	放疗±化疗	>80
头颈部鳞癌	局部晚期	同步放化疗	30～50
声门型喉癌	$T_{1\sim2}N_0M_0$	放疗	>90
肺癌	$T_{1\sim2}N_0M_0$	立体定向放疗	50～70
	$T_{1\sim3}N_2M_0$	同步放化疗	10～16
食管癌	局部晚期	放疗±化疗	8～16
精原细胞瘤	I 期	放疗	>98
前列腺癌	$T_{1\sim4}N^+M_0$	放疗±激素	75～95
肛管癌	$T_{1\sim4}N^+M_0$	同步放化疗	64
宫颈癌	I～II期	放疗±化疗	60～80
	III～IV期	放疗±化疗	10～50
结外黏膜相关淋巴组织淋巴瘤	I～II期	放疗	>95
I～II级滤泡淋巴瘤	I～II期	放疗±化疗	50～83
结外鼻型 NK/T 细胞淋巴瘤	I～II期	放疗±化疗	50～90
皮肤间变性大细胞淋巴瘤	I～II期	放疗	>90
皮肤蕈样霉菌病（蕈样肉芽肿）	IE 期	放疗	>85
霍奇金淋巴瘤	I～II期	放疗	80～90

二、辅助放疗

辅助放疗是指某些恶性肿瘤以手术或化疗为主要治疗手段，放疗和手术、化疗联合应用，放疗起辅助治疗作用，可以进一步提高肿瘤的治疗效果。序贯放疗和化疗、手术和放疗或者同步放化疗在部分恶性肿瘤的治疗中已成为标准治疗原则。表 1-3-2 总结了常见恶性肿瘤辅助性放疗的结果，放疗可以提高生存率 5%～10%，局部区域控制率提高 10%～30%。

表 1-3-2 常见恶性肿瘤辅助放疗结果

病理	临床分期	主要治疗	辅助治疗	生存率提高（绝对值%）	局控率提高（绝对值%）
头颈部肿瘤	局部晚期	根治术	同步放化疗或放疗	10	10～20
脑胶质母细胞瘤	可切除	切除术	放疗+替莫唑胺	8	—
小细胞肺癌	局限期	化疗	放疗	5.4	25～40
食管癌	III期	根治术	放疗	10～15	15～20
乳腺癌	早期（N^+）	根治术	放疗	5～10	20～30
	早期	保乳术	放疗	3～7	10～40
直肠癌	II～III期	根治手术	同步放化疗	5～10	10～20
霍奇金淋巴瘤	I～II期	化疗	放疗	15（DFS）	3～5
弥漫性大 B 细胞淋巴瘤	I～IV期	免疫化疗	放疗	15	5～10
前列腺癌	pT_3 或切缘阳性	根治术	放疗	20～40（DFS）	10～15
Wilms 瘤	$T_{3\sim4}$	手术+化疗	放疗	10～20	30
软组织肉瘤	$T_{2\sim4}$	根治术	放疗	—	30～40

注：DFS—无病生存率。

三、姑息放疗

放射治疗是恶性肿瘤的重要姑息治疗手段，放疗可以减轻症状，提高生活质量，对某些病人可以延长生存期。恶性肿瘤脑转移、肺转移、脊髓压迫、骨转移等可以通过放疗得到姑息性治疗效果。例如，放疗可以使80%的骨转移引起的疼痛得到缓解，生活质量得到明显改善；立体定向放疗可以使单发脑转移病人生存期得到延长；放疗可缓解肿瘤引起的脊髓压迫综合征。新的研究表明，在寡转移的Ⅳ期非小细胞肺癌全身治疗后无进展的病人，局部治疗（放疗、手术或消融）和维持治疗比较，显著延长了无进展生存期[2]。

四、挽救性放疗

某些恶性肿瘤在首程化疗或化疗后可以接受挽救性放疗，挽救性放疗的作用可以是根治性，也可以为姑息性放疗。例如，早期霍奇金淋巴瘤标准治疗为化疗后放疗，如果对化疗不能耐受或原发抗拒，应考虑挽救性放疗，此时，放疗可以达到根治目的。又例如，前列腺癌根治术后生化失败，可采用挽救性瘤床照射，达到治愈目的。

第二节　先进放疗技术的作用

最近20多年，放射治疗进入了精确放疗年代，广泛开展了立体定向放疗、调强放疗（IMRT）、图像引导放疗（IGRT）、旋转调强放疗（VMAT）或螺旋断层放疗（tomotherapy）等。新的放疗技术建立在现代影像诊断技术和计算机技术的基础之上，依靠最先进的仪器设备，在物理上通过调节剂量强度分布，使照射剂量范围最大限度地适合于肿瘤形状，使肿瘤得到最大照射剂量，而最大限度地降低正常组织照射剂量，有效地保护了正常组织，提高肿瘤治疗的增益比。

从临床角度，通过先进放疗技术，可实现下列目的。第一，提高肿瘤照射剂量，达到提高局部控制率和生存率的目的，如前列腺癌、鼻咽癌和头颈部肿瘤的治疗；第二，降低正常组织照射剂量，可以降低毒副作用，达到保护重要器官的目的，如鼻咽癌、头颈部肿瘤、头颈部淋巴瘤、胰腺癌、肝癌、颅内肿瘤等的治疗；第三，新技术的应用改变了某些肿瘤的分割照射模式，可以提高单次照射剂量，进行大分割照射；第四，扩大了放疗的适应证，某些在临床上不能用常规照射实施治疗的肿瘤可以通过调强适形放疗来完成，如肝癌、脑转移瘤、腹盆腔淋巴结转移等的治疗。

一、提高生存率

放射治疗是鼻咽癌和前列腺癌等恶性肿瘤的根治性治疗手段，对于这些肿瘤，通过应用IMRT等新技术，提高照射剂量，可以提高局部区域控制率，并提高总生存率。

放疗是局限早期前列腺癌的根治性治疗手段之一，常规三野或四野照射时，受周围正常组织直肠和膀胱照射剂量的限制，前列腺只能给予最高剂量DT66~70 Gy的外照射。三维适形放疗和调强放疗的开展，提高了肿瘤局部控制率和无生化复发生存率，但未显著增加对正常组织的毒副作用。多项随机研究证明[3~6]，应用IMRT或质子等新技术，将照射剂量提高至74~80 Gy，显著提高了5~10年的无进展生存率或无生化失败生存率，但总生存率的提高需要更长期随访。美国 M. D. Anderson 癌症中心最早开展了提高照射剂量的前瞻性随机对照研究[3]，301例 T_{1-3} 前列腺癌分别接受70 Gy常规照射或78 Gy照射（常规+三维适形放疗），10年无PSA复发生存率分别为50%和73%（$P=0.004$）。在PROG95-09的随机对照研究中[4]，392例 T_{1b}~$T_{2b}N_0M_0$，PSA≤15 ng/ml，接受质子和光子混合照射，分别为70.2 GyE和79.2 GyE，10年的无生化进展生存率分别为67%和83%（$P<0.001$）。

鼻咽癌IMRT可以使原发肿瘤区得到更高的照射剂量，局部控制率有所提高，5年局部控制率约

90%，5 年总生存率达 80%以上[7~11]。在 IMRT 年代，鼻咽癌的分期原则有所变化。

二、降低毒副作用

应用 IMRT 和 IGRT 技术，可以更好地保护周围正常组织，降低正常组织急性和长期毒副作用，急性毒副作用的降低可以提高放疗耐受性，扩大了放疗适应证，并且提高了生存质量。长期毒副作用的降低，如心血管疾病和第二原发肿瘤死亡率的降低，进一步提高了总生存率，如早期淋巴瘤化疗后放疗。

头颈部恶性肿瘤是 IMRT 最主要的适应证。头颈部结构复杂，肿瘤邻近重要的周围正常组织如脊髓、脑干、眼球、视交叉和腮腺等，提高照射剂量受到周围正常组织耐受剂量的限制。常规照射后，腮腺等重要器官受到照射，出现严重口干等症状，影响生存质量。多项随机对照研究证明，在鼻咽癌等头颈部恶性肿瘤，IMRT 与常规照射或三维适形照射比较，显著降低了腮腺的照射剂量，长期口干明显减轻，生活质量得到明显提高[12~14]。腮腺平均照射剂量和≥2 级严重口干发生率呈线性相关[15]，常规照射时，腮腺平均照射剂量超过 DT60 Gy，≥2 级口干发生率达到 80%以上，如果应用 IMRT 使腮腺平均照射剂量降低到 30 Gy 以下，≥2 级口干发生率则低于 30%（图 1-3-1）。在大部分并连器官如腮腺、心脏和肺等，正常组织平均照射剂量和长期毒性存在线性相关[16~18]，因此，在治疗计划设计时，要根据不同肿瘤和病人的情况，尽量降低正常组织照射剂量。

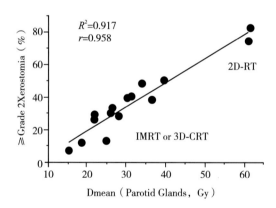

图 1-3-1 腮腺平均照射剂量和≥2 级口干呈线性相关（IMRT=调强放疗，3D-CRT=三维适形放疗，2D-RT，二维常规照射）[15]

局部晚期非小细胞肺癌 IMRT 和三维适形放疗随机对照研究（NRG Oncology RTOG 0617）显示，IMRT 显著降低了≥Ⅲ级急性放射性肺炎的发生率（7.9% vs 3.5%，$P=0.039$），并降低了心脏照射剂量（$P<0.05$）[19]，肺 V20 和≥Ⅲ级急性放射性肺炎的发生率显著相关（7.9% vs 3.5%，$P=0.026$），但与 V5 无关。在早期乳腺癌保留乳腺手术后，有多项随机对照研究显示，IMRT 技术可以显著降低局部皮肤湿性反应，并降低远期并发症，提高美容效果[20~22]。

三、改变剂量分割照射模式

IMRT 和 IGRT 使照射更加精确，在提高靶区照射剂量的同时，未增加或降低了正常组织的毒副作用，使大分割照射成为可能。大分割照射和常规分割照射比较，单次照射剂量提高，治疗时间缩短，节约了资源，对此类肿瘤，大分割照射已成为根治性放疗手段。大分割照射还可以产生远隔效应[23]。

在早期肺癌（$T_{1-2}N_0M_0$），大分割立体定向放射治疗可以取得和手术治疗同样的疗效[24-26]。分割剂量在 12~20 Gy/次，共 4~6 次，局部区域控制率达到 90% 左右，5 年总生存率为 50%~70%。

在局限期前列腺癌，多项随机对照研究显示，应用 IMRT 技术 2.5~3.5 Gy 单次大分割照射和常规分割照射（2 Gy/次）比较，疗效相同，毒副作用未增加[27-31]。HYPRO 研究显示[30]，$T_{1b-4}N_xM_0$ 前列腺癌分别接受 IMRT 总量 78 Gy/（39 次·8 周）（单次剂量 2 Gy，常规分割）和 64.6 Gy/（19 次·6.3 周）（大分割，3.4 Gy/次）照射，5 年无生化失败生存率分别为 77.1% 和 80.5%（$P = 0.36$），两组疗效相同。

乳腺癌保乳手术后的较大分割照射（2.6~3.3Gy/次）取得了和常规分割照射同样的效果，正常组织毒副作用相似[32-34]。在英国 START-B 研究中[33]，乳腺癌保留乳房手术后分别接受 50 Gy/（25 次·5 周）（单次剂量 2 Gy，常规分割，465 例）、39 Gy/（13 次·5 周）（大分割 3Gy/次，456 例）和 42.9 Gy/（13 次·5 周）（大分割 3.3 Gy/次，459 例）照射，10 年的同侧肿瘤复发率分别为 12.1%、14.8% 和 9.6%，39 Gy 和 42.9 Gy 比较有显著差别（$P = 0.027$），而毒副作用无差别。在 CONSORT 研究中[34-35]，1234 例早期乳腺癌接受保留乳房手术后的放射治疗，分别接受 50 Gy/（25 次·35 天）（单次剂量 2 Gy，622 例）和 42.5 Gy/（16 次·22 天）（大分割 2.656 Gy/次，612 例）照射，10 年局部复发生存率分别为 6.7% 和 6.2%，无病生存率和总生存率两组无显著差别，乳腺美容效果达到很好和好的比例分别为 77.4% 和 76.8%（$P = 0.78$）。

四、扩大放疗适应证

治疗常规照射技术不能实施的肿瘤，通过立体定向放疗或 IMRT 技术，可以使肿瘤得到高剂量照射，使以前不能常规放疗的患者得到治疗。例如，早期非小细胞肺癌立体定向放疗，脑转移和肝转移的放疗，小肝癌的放疗等。

IMRT 技术可以使不同靶区接受不同剂量梯度的照射，实行同步补量照射。照射野内不同靶区接受不同的分次剂量，例如，鼻咽癌原发灶可以接受 2~2.4 Gy 或更高的分次剂量，而颈部得到相对低的分次剂量（1.5~2 Gy）。这样，GTV 和预防照射区接受不同的总照射剂量，应用面颈部全程调强放疗技术，一次完成鼻咽和颈部照射。在其他肿瘤存在多靶区的情况下，IMRT 可以覆盖多个靶区，使靶区剂量分布均匀。例如，前列腺癌存在腹腔淋巴结转移和邻近部位肝转移时，应用 IMRT 技术可同时照射两个靶区。肿瘤邻近重要器官如胸腰椎的骨巨细胞，可以应用 IMRT 技术，使肿瘤得到高剂量照射，而脊髓在耐受剂量以下。

五、风险

在常规放疗年代，照射体积较大，放疗技术、病人治疗量对生存率的影响相对较小，在 IMRT 年代，放疗精确性要求高，对技术要求更高，放疗技术和病人治疗量可能会对生存率产生一定的影响。美国的一项研究显示[36]，6212 例头颈部癌接受常规放疗时，治疗量和病人生存率、毒副作用无明显相关性，而病人接受调强放疗时，治疗病人数量多的放疗医生和数量低的医生比较，显著提高了病人生存率，死亡风险降低了 21%，并显著降低了癌症相关死亡率和吸入性肺炎的发生率。因而，应用正确的放疗新技术显得尤为重要。

肿瘤在照射过程中体积及位置的变化、摆位误差、器官运动特别是呼吸运动带来肿瘤位置的变化，给精确治疗造成困难。随之而发展起来的图像引导下放疗（IGRT），剂量引导放射治疗及自适应放射治疗可较好地减少各种治疗误差。

总之，放疗新技术在肿瘤治疗中起到越来越重要的作用，是现代精确放疗的基石。在放射物理方面，已能做到提高肿瘤照射剂量，减少周围正常组织照射剂量。进而在临床上提高了局部区域控制率及生存率，改善了生活质量，扩大了放疗适应证，使更多的患者获益。

参 考 文 献

1. Tubiana M. The role of local treatment in the cure of cancer. Eur J Cancer, 1992, 28A：2061-2069.

2. Gomez DR, Blumenschein GR, Lee J, et al. Local consolidative therapy versus maintenance therapy or observation for patients with oligometastatic non-small-cell lung cancer without progression after first-line systemic therapy：a multicentre, randomised, controlled, phase 2 study. Lancet Oncol, 2016, 17 (12)：1672-1682.

3. Pollack A, Zagars GK, Starkschall G, et al. Prostate cancer radiation dose response：results of the M. D. Anderson phase Ⅲ randomized trial. Int J Radiat Oncol Biol Phys, 2002, 53 (5)：1097-1105.

4. Zietman AL, Bae K, Slater JD, et al. Randomized trial comparing conventional-dose with high-dose conformal radiation therapy in early-stage adenocarcinoma of the prostate：long-term results from proton radiation oncology group/american college of radiology 95-09. J Clin Oncol, 2010, 28 (7)：1106-1111.

5. Peeters ST, Heemsbergen WD, Koper PC, et al. Dose-response in radiotherapy for localized prostate cancer：results of the Dutch multicenter randomized phase Ⅲ trial comparing 68 Gy of radiotherapy with 78 Gy. J Clin Oncol, 2006, 24 (13)：1990-1996.

6. Dearnaley DP, Jovic G, Syndikus I, et al. Escalated-dose versus control-dose conformal radiotherapy for prostate cancer：long-term results from the MRC RT01 randomised controlled trial. Lancet Oncol, 2014, 15 (4)：464-473.

7. Yi JL, Gao L, Huang XD, Li SY, et al. Nasopharyngeal carcinoma treated by radical radiotherapy alone：Ten-year experience of a single institution. Int J Radiat Oncol Biol Phys, 2006, 65 (1)：161-168.

8. 易俊林, 高黎, 黄晓东, 等. 416 例鼻咽癌调强放疗远期疗效与影响因素分析. 中华放射肿瘤学杂志, 2012, 21：196-200.

9. Yi JL, Huang XD, Gao L, et al. Intensity-modulated radiotherapy with simultaneous integrated boost for locoregionally advanced nasopharyngeal carcinoma. Radiat Oncol, 2014, 9：56.

10. 潘建基, Ng WT, 宗进风, 等. 基于 IMRT 时代的第八版 AJCC/UICC 鼻咽癌临床分期建议. 中华放射肿瘤学杂志, 2016, 25：197-206.

11. 区晓敏, 史琪, 周鑫, 等. 鼻咽癌 IMRT 远期疗效和不良反应分析. 中华放射肿瘤学杂志, 2016, 25：304-309.

12. Pow EH, Kwong DL, McMillan AS, et al. Xerostomia and quality of life after intensity-modulated radiotherapy vs. conventional radiotherapy for early-stage nasopharyngeal carcinoma：initial report on a randomized controlled clinical trial. Int J Radiat Oncol Biol Phys, 2006, 66 (4)：981-991.

13. Kam MK, Leung SF, Zee B, Chau RM, et al. Prospective randomized study of intensity-modulated radiotherapy on salivary gland function in early-stage nasopharyngeal carcinoma patients. J Clin Oncol, 2007, 25 (31)：4873-4879.

14. Nutting CM, Morden JP, Harrington KJ, et al. Parotid-sparing intensity modulated versus conventional radiotherapy in head and neck cancer (PARSPORT)：a phase 3 multicentre randomised controlled trial. Lancet Oncol, 2011, 12 (2)：127-136.

15. Xu YG, Qi SN, Wang SL, et al. Dosimetric and clinical outcomes with intensity-modulated radiation therapy after chemotherapy for patients with early-stage diffuse large B-cell lymphoma of Waldeyer's ring. Int J Radiat Oncol Biol Phys, 2016, 96 (2)：379-386.

16. Darby SC, EwertzM, McGale P, et al. Risk of ischemic heart disease in women after radiotherapy for breast cancer. N Engl J Med, 2013, 368：987-998.

17. van Nimwegen FA, Schaapveld M, Cutter DJ, et al. Radiation dose-response relationship for risk of coronary heart disease in survivors of Hodgkin lymphoma. J Clin Oncol, 2016, 34：34-235-243.

18. van Nimwegen FA, Ntentas G, Darby SC, et al. Risk of heart failure in survivors of Hodgkin lymphoma：effects of cardiac exposure to radiation and anthracyclines. Blood, 2017, 129 (16)：2257-2265.

19. Chun SG, Hu C, Choy H, et al. Impact of intensity-modulated radiation therapy technique for locally advanced non-small-cell lung cancer：A secondary analysis of the NRG Oncology RTOG 0617 randomized clinical trial. J ClinOncol, 2017, 35：56-62.

20. Donovan E, Bleakley N, Denholm E, et al. Randomised trial of standard 2D radiotherapy (RT) versus intensity modulated radiotherapy (IMRT) in patients prescribed breast radiotherapy. Radiother Oncol, 2007, 82 (3): 254-264.

21. Pignol JP, Olivotto I, Rakovitch E, et al. A multicenter randomized trial of breast intensity-modulated radiation therapy to reduce acute radiation dermatitis. J Clin Oncol, 2008, 26 (13): 2085-2092.

22. Mukesh MB, Barnett GC, Wilkinson JS, et al. Randomized controlled trial of intensity-modulated radiotherapy for early breast cancer: 5-year results confirm superior overall cosmesis. J Clin Oncol, 2013, 31 (36): 4488-4495.

23. Golden EB, Chhabra A, Chachoua A, et al. Local radiotherapy and granulocyte-macrophage colony-stimulating factor to generate abscopal responses in patients with metastatic solid tumours: a proof-of-principle trial. Lancet Oncol, 2015, 16 (7): 795-803.

24. Senthi S, Lagerwaard FJ, Haasbeek CJ, et al. Patterns of disease recurrence after stereotactic ablative radiotherapy for early stage non-small-cell lung cancer: a retrospective analysis. Lancet Oncol, 2012, 13 (8): 802-809.

25. Nanda RH, Liu Y, Gillespie TW, et al. Stereotactic body radiation therapy versus no treatment for early stage non-small cell lung cancer in medically inoperable elderly patients: A National Cancer Data Base analysis. Cancer, 2015, 121 (23): 4222-4230.

26. Chang JY, Senan S, Paul MA, et al. Stereotactic ablative radiotherapy versus lobectomy for operable stage I non-small-cell lung cancer: a pooled analysis of two randomised trials. Lancet Oncol, 2015, 16 (6): 630-637.

27. Lukka H, Hayter C, Julian JA, et al. Randomized trial comparing two fractionation schedules for patients with localized prostate cancer. J Clin Oncol, 2005, 23 (25): 6132-6138.

28. Arcangeli G, Saracino B, Gomellini S, et al. A prospective phase III randomized trial of hypofractionation versus conventional fractionation in patients with high-risk prostate cancer. Int J Radiat Oncol Biol Phys, 2010, 78 (1): 11-18.

29. Lee WR, Dignam JJ, Amin MB, et al. Randomized Phase III Noninferiority Study Comparing Two Radiotherapy Fractionation Schedules in Patients With Low-Risk Prostate Cancer. J Clin Oncol, 2016, 34 (20): 2325-2332.

30. Aluwini S, Pos F, Schimmel E, et al. Hypofractionated versus conventionally fractionated radiotherapy for patients with prostate cancer (HYPRO): late toxicity results from a randomised, non-inferiority, phase 3 trial. Lancet Oncol, 2016, 17 (4): 464-474.

31. Dearnaley D, Syndikus I, Mossop H, et al. Conventional versus hypofractionated high-dose intensity-modulated radiotherapy for prostate cancer: 5-year outcomes of the randomised, non-inferiority, phase 3 CHHiP trial. Lancet Oncol, 2016, 17 (8): 1047-1060.

32. Bentzen SM, Agrawal RK, Aird EG, et al. The UK Standardisation of Breast Radiotherapy (START) Trial A of radiotherapy hypofractionation for treatment of early breast cancer: a randomised trial. Lancet Oncol, 2008, 9 (4): 331-341.

33. Owen JR, Ashton A, Bliss JM, et al. Effect of radiotherapy fraction size on tumour control in patients with early-stage breast cancer after local tumour excision: long-term results of a randomised trial. Lancet Oncol, 2006, 7 (6): 467-471.

34. Whelan T, MacKenzie R, Julian J, et al. Randomized trial of breast irradiation schedules after lumpectomy for women with lymph node-negative breast cancer. J Natl Cancer Inst, 2002, 94 (15): 1143-1150.

35. Whelan TJ, Pignol JP, Levine MN, et al. Long-term results of hypofractionated radiation therapy for breast cancer. N Engl J Med, 2010, 362 (6): 513-520.

36. Boero IJ, Paravati AJ, Xu B, et al. Importance of radiation oncologist experience among patients with head-and-neck cancer treated with intensity-modulated radiation therapy. J Clin Oncol, 2016, 34: 684-690.

第四章 — 肿瘤的同步放化疗

惠周光　王绿化

第一节　同步放化疗机制和药物

肿瘤是严重危害人类健康的一类疾病，手术、放疗、化疗为治疗肿瘤的主要手段，其中手术为局部治疗手段，化疗为系统性治疗手段，放疗为局部区域治疗手段。据统计，约有45%的肿瘤患者可被治愈，其中通过手术、放疗、化疗治愈的比例分别为22%、18%和5%。但单一治疗手段均存在一定的不足。例如，放疗作为局部区域治疗手段，对微转移灶、靶区外的病灶几乎无治疗作用，肿瘤乏氧区域的存在将影响放疗敏感性，以及肿瘤固有或获得性的放疗抵抗作用均会影响放疗疗效，此外，由于危及器官耐受剂量的限制，可能导致给予根治剂量难度增大。现代肿瘤治疗倡导综合治疗，其中放疗与化疗的联合应用已成为多种肿瘤的标准治疗方案。

近20年来，同步放化疗，无论术前同步放化疗、根治性同步放化疗，还是术后同步放化疗，均使得肿瘤患者生存获益。几乎在所有的实体瘤中，同步放化疗均占据着重要地位，如高级别脑胶质瘤、局部晚期头颈部肿瘤、局部晚期非小细胞肺癌、局限期小细胞肺癌、食管癌、乳腺癌、胃癌、胰腺癌和直肠癌等。另外，在乳腺癌、喉癌、肛管癌、膀胱癌以及四肢软组织肉瘤中，同步放化疗的应用使得器官功能得以保留。

尽管同步放化疗的应用提高了肿瘤的治疗效果，但同时也使得治疗毒性增大[1,2]。所以，值得注意的是，同步放化疗的疗效获益是在肿瘤治疗疗效的提高大于正常组织毒性反应的增加的前提下获得的。治疗比是指整合了肿瘤控制和正常组织毒性后，联合治疗获得的相对益处，是达到同样（通常为50%）的肿瘤控制和毒性时的剂量范围。1979年，Steel和Peckham[3]提出联合治疗提高治疗比的4种途径：独立毒性、正常组织保护、空间合作以及细胞毒作用的增强。对于同步放化疗的联合主要基于后两种途径。

空间合作是指放疗与化疗分别作用于不同的解剖部位，放疗主要作用于局部区域病灶，足量的放疗可有效控制局部肿瘤，而对于射野范围外则无作用；而化疗则作用于全身，对于远处微转移灶具有杀灭作用，而其局部肿瘤控制作用相对较弱。因此，放化疗联合治疗可以使得局部控制率提高的同时，远处转移率亦有所降低。

如果仅基于空间合作的原理，为了避免放疗与化疗毒副作用的叠加，那么放化疗结合起来的最佳方式应为序贯放化疗，而非同步放化疗。但是，有关序贯放化疗疗效的临床试验结果却令人失望，而包括荟萃分析在内的许多临床试验结果显示同步放化疗的肿瘤局部控制率以及患者生存较序贯放化疗更佳，且尽管同步放化疗较序贯放化疗的急性毒性反应发生率更高，但晚期毒性反应并未增加。解释这一试验结果的可能原因主要有以下两点：化疗杀伤肿瘤细胞，使肿瘤体积缩小，这种细胞氧合和肿瘤微环境的改善，以及序贯治疗导致治疗时间的延长，均可能加速肿瘤细胞再增殖[2]；而化疗与放疗具有协同作用，大部分化疗药物具有放疗增敏作用，那么放疗的同时应用化疗药物，可以提高治疗导致的细胞毒作用，使肿瘤反应性增强。

化疗药物的放疗增敏作用主要通过以下几个途径：①直接损伤 DNA；②抑制 DNA 损伤修复；③对细胞周期的影响；④抑制细胞增殖；⑤减少肿瘤细胞乏氧。

一、直接损伤 DNA

DNA 是放射线诱导细胞死亡的主要靶点。放疗可导致多种形式的 DNA 损伤，包括单链断裂（SSBs）、双链断裂（DSBs）、DNA-DNA 交联、DNA-蛋白质交联等。DSBs 是导致细胞死亡的主要损伤[4]。任何导致 DNA 更易受到放射线损伤的药物均能增强放疗敏感性。典型的药物主要包括 5-FU 和顺铂等。

二、抑制 DNA 损伤修复

潜在致死性损伤和亚致死性损伤可被机体修复[5,6]，放疗导致的 DSBs 可在放疗间期进行修复。可快速有效进行 DNA 损伤修复的肿瘤细胞对放射线抵抗，那么干扰 DNA 损伤修复信号转导通路的药物则可达到放疗增敏作用。许多化疗药物，尤其是破坏核苷酸合成和利用的药物，可通过此方式增加肿瘤对放疗的敏感性，如 5-FU、依托泊苷、吉西他滨、氟达拉滨、甲氨蝶呤、顺铂等。

三、对细胞周期的影响

早在 50 年前，Terasima 和 Tolmach[7] 即提出细胞处于不同的细胞周期时相具有不同的放射敏感性，处于 G_2/M 期的细胞较 S 期细胞对放疗的敏感性高 3 倍。许多化疗药物具有细胞周期特异性，所以，化疗后存活的细胞将被细胞周期时相同步化。如果这些细胞同步到放射敏感的细胞周期时相，那么放疗的效应将提高。例如，紫杉烷类可抑制有丝分裂期的纺锤体的形成，导致细胞停留于 G_2/M 期；清除 S 期细胞亦可增加肿瘤放疗敏感性，如核苷酸类似物氟达拉滨、吉西他滨等，可抑制参与 DNA 合成和修复 S 期细胞的各种酶，导致处于 S 期的肿瘤细胞减少，从而提高放疗敏感性。

四、抑制细胞再群体化

在正常组织中，细胞数量处于动态平衡中。但在肿瘤中，细胞的增殖速度远远高于凋亡速度。细胞凋亡是化疗药物诱导细胞死亡的常见机制。放疗同时应用细胞毒性化疗药物可以抑制肿瘤细胞再群体化，提高治疗疗效。

五、减少肿瘤细胞乏氧

几乎所有的恶性实体瘤中无论肿瘤大小均存在乏氧细胞。尽管有些肿瘤自身可诱导血管生成的细胞因子，从而形成新生血管，但这些血管的结构是紊乱的，功能异于正常血管。这些导致实体瘤中包含有乏氧区域，最终形成坏死区。在富氧状态下，由于分子氧的存在而把应在照射中能得到修复的损伤固定下来，不再进行修复，相反的，在乏氧状态下，照射造成的损伤可以得到修复，这无疑增加了肿瘤对放射线的抵抗，研究证实杀灭同等的乏氧细胞所需的放疗剂量是杀灭富氧细胞所需剂量的 2.5~3 倍，这就提示肿瘤细胞乏氧会导致其放射敏感性的降低，从而影响治疗疗效。许多临床研究已证实血红蛋白的减低以及肿瘤乏氧与高治疗失败率相关。而化疗药物可以通过减少肿瘤细胞乏氧来增强放射敏感性。首先，化疗可以使瘤体缩小，且由于化疗药物主要作用于快速增殖细胞，而这类细胞多靠近血管，化疗药物清除快速增殖细胞后，就使得乏氧区域更接近血管，氧就更易扩散至乏氧区域，有利于改善其乏氧状态，典型的药物有紫杉烷类[8]，如紫杉醇等。其次，可作用于乏氧细胞的药物，如替拉扎明，它是一种新型的生物还原活性物，对乏氧细胞具有特异的细胞毒性，其在肿瘤组织乏氧细胞内被还原成一种具有细胞毒性作用的代谢产物，而这种代谢产物对乏氧细胞的杀伤作用显著超过它的母体化合物，使肿瘤组织内乏氧细胞死亡，并可同时显著增加肿瘤放射敏感性。

第二节 同步放化疗临床应用

同步放化疗目前已成为多种肿瘤的标准治疗模式，如局部晚期头颈部肿瘤、局部晚期非小细胞肺癌、局限期小细胞肺癌、食管癌、直肠癌及膀胱癌等。

一、鼻咽癌

同步放化疗±辅助化疗是局部晚期鼻咽癌的标准治疗模式。早在 1998 年 INT0099 结果显示同步放化疗与单纯放疗相比，提高了 5 年 OS 和 DFS。该研究共 147 例Ⅲ~Ⅳ期鼻咽癌患者入组，随机分为单纯放疗组和同步放化疗（顺铂 $100mg/m^2$ 三周方案）+辅助化疗组，两组 5 年 OS 分别为 37% 和 67%，5 年 DFS 分别为 29% 和 58%，P 值分别为 0.005、<0.001，两者具有显著统计学差异[9]。此后，Wee 等[10]使用同样的临床试验方法，进一步证实了此结果，其结果显示两组的 3 年 OS 分别为 65% 和 80%，P 值为 0.01，3 年 DFS 分别为 62% 和 72%，P 值为 0.027。2002 年 Chan 等[11]将同步化疗方案改为顺铂 $40mg/m^2$ 每周方案，结果同样显示同步放化疗优于单纯放疗，5 年 OS 分别为 70% 和 59%，P 值为 0.048。Lin 等亦对比了单纯放疗与同步放化疗的疗效，不同的是，其同步化疗方案选用 PF 方案，两组 5 年 OS、DFS 分别为 54%、72% 和 53%、72%，P 值分别为 0.0022 和 0.0012。2006 年 Baujat 等[12]进行的 meta 分析中，包含有 8 项比较单纯放疗与同步放化疗的临床研究，共入组 1753 例患者，结果显示同步放化疗组较单纯放疗组 5 年 OS 绝对获益为 6%（62% vs 56%），5 年 DFS 绝对获益 10%（52% vs 42%）。尽管目前对于同步放化疗中最佳化疗药物和方案尚有争论，且诱导化疗和辅助化疗的作用也处于进一步研究验证中，但同步放化疗在局部晚期鼻咽癌患者中的地位是明确的。

二、局部晚期非小细胞肺癌

对于不可手术切除的ⅢA/ⅢB 期非小细胞肺癌，放化疗综合治疗优于单纯放疗，且同步放化疗优于序贯放化疗。最早的有关同步放化疗的研究是 EORTC 进行的一项Ⅲ期随机分组临床研究，该研究将入组患者分为三组：放疗+顺铂（$30mg/m^2$）每周方案组；放疗+顺铂（$6mg/m^2$）每天方案组；单纯放疗组。结果显示放疗+顺铂每日方案组较单纯放疗组提高生存率（$P=0.009$），两组 3 年 OS 分别为 16% 和 2%，放疗+顺铂每日方案组和放疗+顺铂每周方案组的无局部复发生存显著优于单纯放疗组（2 年 LRFS：31% vs 30% vs 19%，$P=0.003$）[13]。该研究结果提示同步放化疗的局部控制率和生存率均显著优于单纯放疗，奠定了同步放化疗在局部晚期非小细胞肺癌中应用的基础。2004 年 Rowell 等[14]进行的一项荟萃分析中，包含 14 项临床研究 2393 例患者，结果显示同步放化疗组与单纯放疗组相比，2 年死亡风险降低 7%，两组间有统计学差异（RR=0.93，$P=0.01$），且同步放化疗组的 2 年 LRFS 及 PFS 亦均显著优于单纯放疗组（RR=0.84，$P=0.03$；RR=0.90，$P=0.005$）。2010 年研究者对此荟萃分析的结果进行更新，纳入 19 项临床研究 2728 例患者，结果同样显示同步放化疗组的生存显著优于单纯放疗组，同步放化疗组 2 年死亡风险及 PFS 的 HR 分别为 0.71、0.69[15]。目前，已有多项研究结果显示同步较序贯放化疗更有生存优势。1999 年日本的一项比较序贯放化疗与同步放化疗比较的Ⅲ期随机对照临床研究中，共入组 320 例患者，同步放化疗组与序贯放化疗组的中位生存分别为 16.5 个月和 13.3 个月，两组间具有统计学差异（$P=0.03998$），同步放化疗组较序贯放化疗组提高 3 年 OS 7.6%（22.3% vs 14.7%）、5 年 OS 6.9%（15.8% vs 8.9%）[16]。RTOG 9410 将不可手术的 II 期及 III 期 NSCLC 患者随机分为 3 组，分别为序贯放化疗组、同步化疗+常规分割组和同步化疗+超分割放疗组，该研究结果显示同步化疗+常规分割组较序贯放化疗组显著提高了中位生存时间（17 个月 vs 14.6 个月）及 5 年 OS（15% vs 10%），而超分割组生存并不优于常规分割组[17]。2004 年 Rowell 等[14]的荟萃分析中，同样对比了同步放化疗与序贯放化疗的疗效，结果显示同步放化疗组的 2 年死亡风险显著低于序贯放化疗组，同步放化疗组的 LRFS 显著优于序贯放化疗组（RR=0.86，$P=0.003$），在 2010 年的更新结果显示同步放化疗组较序贯放化疗具有更好的总生存（HR=0.74），2 年的绝对生存获益为 10%[15]。2010 年一项对局部晚期 NSCLC 同步与序贯放化疗的 meta 分析研究，共纳入 6 项随机分组研究，1205 例患者，中位随访 6 年，结果显示同步放化疗较序贯放化疗的 OS 明显提高（HR=0.84，$P=0.04$），3 年及 5 年的总生存获益绝对值分别为 5.7%（23.8% vs 18.1%）和 4.5%，同步较序贯放化疗降低了局部复发（HR=0.77，$P=0.01$），倾向于提高 PFS（$P=0.07$），但是也应该看到，同步放化疗组部分毒副作用有所增加，特别是 3~4 级急性食管炎由序贯组的 4% 提高到同步组的 18%（$P<0.001$），而急性肺损伤没有显著差异[18]。综上所述，同步放化疗是当前局部晚期 NSCLC 治疗的标准模式。

三、局限期小细胞肺癌

对于局限期小细胞肺癌，指南中将同步放化疗作为 I 类证据进行推荐。有两项 *Meta* 分析结果显示，接受联合放化疗的患者生存明显优于单纯化疗者。1992 年 Pignon 等[19]进行的荟萃分析，共纳入 13 项随机对照研究，入组患者 2140 例，结果显示放化综合治疗组的 3 年生存显著高于单纯化疗组，分别为 14.3% 和 8.9%，提高了 5.4%，$P=0.001$，2 年局部复发率分别为 23% 和 48%，$P=0.0001$。自此确立了放化联合治疗在局限期小细胞肺癌中的地位。一项来自 JCOG 的 III 期临床试验，将局限期小细胞肺癌患者随机分为序贯放化疗组和同步放化疗组，结果显示同步放化疗组患者生存优于序贯放化疗组[20]。且多项临床研究结果显示，早期进行同步放化疗较晚开始有生存获益。对于局限期小细胞肺癌患者，目前指南推荐 1~2 周期化疗后行同步放化疗治疗。

四、食管癌

虽然手术仍是治疗可切除食管癌的首选方法，但是目前许多临床研究显示，术前同步化放疗可以显著改善可切除食管癌的生存期、R0 切除率和 pCR 率，围手术期患病率和死亡率与单纯手术组无显著差别，术前同步化放疗可显著降低腺癌和鳞癌患者的死亡风险。早在 2003 年，Urschel 和 Vasan 等[21]的 *Meta* 分析，共纳入 9 个随机对照试验，包含 1116 例患者，结果显示术前同步放化疗组提高了手术切除率，使 21% 的患者达到完全缓解，降低了局部区域复发率，术前同步放化疗联合手术组与单纯手术组相比，提高了 3 年生存率，研究还显示术前同步放化疗比序贯放化疗有更明显获益。2007 年，Gebski 等[22]的 *Meta* 分析，共纳入 10 个随机对照试验，包含 1209 例患者，术前放化疗联合手术组较单纯手术组提高了患者的 2 年生存率 13%，且食管鳞癌、腺癌均能获益，HR 分别为 0.84 和 0.75。近期的两组荟萃分析显示，与单纯手术相比，对于可切除食管癌患者术前同步放化疗+手术组的死亡危险度分别为 0.78 和 0.81（$P=0.005$，$P=0.008$），无论对于食管鳞癌还是腺癌，术前同步放化疗都能显著改善患者的总生存（HR=0.80，$P=0.004$；HR=0.75，$P=0.02$）[23,24]。最新发表的荷兰 CROSS 随机分组研究显示，术前同步放化疗能够显著提高 R0 切除率（92% vs 69%，$P<0.001$），延长中位生存时间（49.4 个月 vs 24.0 个月），使 5 年生存率的绝对值提高 13%（47% vs 34%，$P=0.003$）[25]。综上所述，IA 级证据显示术前同步放化疗与单纯手术相比显著改善可手术切除食管癌患者的总生存，是标准的治疗方法。中国是食管癌高发国家，由于术前放化疗应用较少，因此可手术食管癌患者的术后辅助治疗在中国就显得尤为重要，回顾性资料显示，食管癌术后同步放化疗与单纯术后放疗相比显著改善了淋巴结转移患者的生存率[26]，因此应在中国进一步开展相关的随机分组

研究。目前局部晚期食管癌患者的预后仍不尽人意，多数患者在术后 3 年内出现进展，局部复发率高达 40%～60%，5 年生存率仅为 20.6%～34.0%。对于不可手术切除的局部晚期，同步放化疗为标准治疗。RTOG 85-01 中，将患者随机分组至同步放化疗组和单纯放疗组，结果显示同步放化疗组患者的 5 年生存显著优于单纯放疗组，两组 5 年总生存分别为 26% 和 0，$P=0.0001$。荟萃分析结果同样显示，同步放化疗组具有生存获益（$HR=0.73$，95%CI 0.64～0.84，$P<0.0001$）[27]，进一步肯定了同步放化疗在局部晚期食管癌治疗中不可替代的地位。

五、直肠癌

同步放化疗在直肠癌的治疗中具有广泛的应用。对于 Ⅱ～Ⅲ 期直肠癌患者，目前标准治疗为术前同步放化疗+手术或手术+术后同步放化疗。术前同步放化疗与术前放疗相比，可以更进一步降低局部复发率，降低分期，提高病理无瘤率。FFCD9203 是一项比较术前放疗与术前同步放化疗的随机分组研究，733 例 $T_{3～4}N_xM_0$ 的直肠癌患者入组，随机分为术前放疗组与术前同步放化疗组，术后均接受 4 周期辅助化疗，研究终点为 OS，结果显示两组的 5 年 OS 无统计学差异，但同步放化疗组患者具有更高的 pCR 率（11.4% vs 3.6%，$P<0.0001$）以及更低的局部失败率（8.1% vs 16.5%，$P=0.004$）[28]。EORTC 进行了一项类似的临床研究-EORTC22921，该研究将患者随机分为术前放疗组、术前同步放化疗组、术前放疗+术后化疗组和术前同步放化疗+术后化疗组，其结果与 FFCD9203 类似，术前同步放化疗与术前化疗相比，降低了 5 年局部复发率（8.7% vs 17.1%，$P=0.002$）、肿瘤分期（14% vs 5.3%，$P=0.0001$），但总生存并未显示出差异[29]。该项研究的 10 年更新结果同样显示，在 OS、DFS 上四组无统计学差异，而四组相比 10 年局部复发率分别为 22.4%、11.8%、14.5% 和 11.7%，$P=0.0017$[30]。2009 年 Ceelen 等[31] 发表的一篇关于 Ⅱ～Ⅲ 期直肠癌患者术前同步放化疗与术前放疗的荟萃分析中，纳入 4 项临床研究，与术前放疗相比，术前同步放化疗显著提高了 pCR 率（OR 2.52～5.27，$P<0.001$），并且显著降低了局部复发率（OR 0.39～0.72，$P<0.001$）。2013 年 Ceelen 等[32] 更新了荟萃分析结果，纳入 5 项临床研究，同样的，术前同步放化疗较术前放疗显著提高了 pCR 率（OR 2.12～5.84，$P<0.00001$），显著降低了局部复发率（OR 0.39～0.72，$P<0.001$）。关于 Ⅱ～Ⅲ 期直肠癌术后同步放化疗的研究结果主要有 GI-7175 和 Mayo-NCCTG 794751。GI-7175 共入组 227 例患者，随机分为单纯手术组、术后化疗组、术后放疗组及术后同步放化疗组，此研究因术后同步放化疗组明显获益而提前终止，研究结果显示术后同步放化疗组较单纯手术组显著提高 10 年 OS（45% vs 27%，$P=0.01$），延长局部复发时间，降低局部复发（33% vs 55%），局部失败率亦降低（10% vs 25%）[33]。Mayo-NCCTG 794751 对比术后放疗与术后同步放化疗，共 204 例 $T_{3～4}N^+$ 患者入组，中位随访超过 7 年，术后放疗组的 5 年局部区域失败高于术后同步放化疗组（25% vs 13%），5 年 OS 低于术后同步放化疗组（40% vs 55%），术后同步放化疗组与术后放疗组相比，降低复发 34%（$P=0.0016$），局部复发降低 46%（$P=0.036$），远处转移降低 37%（$P=0.011$），此外，同步放化疗降低肿瘤相关死亡 36%（$P=0.0071$）及总死亡 269%（$P=0.025$）[34]。德国的 CAO/ARO/AIO-94 研究直接对比了直肠癌术前同步放化疗与术后同步放化疗的疗效，全组共 823 例 $T_{3～4}$ 或 N^+ 的患者，随机分为术前同步放化疗组（$n=421$）和术后同步放化疗组（$n=402$），两组 5 年总生存分别为 76% 和 74%，组间无统计学差异（$P=0.8$），DFS 亦未达统计学差异（68% vs 65%，$P=0.32$），术前同步放化疗组较术后同步放化疗组具有更低的局部区域复发率（6% vs 13%，$P=0.006$），术前同步放化疗组的实际保肛率显著高于术后同步放化疗组（39% vs 19%，$P=0.004$），但术前同步放化疗组的 3～4 级急性毒性反应及晚期毒性反应均显著低于术后同步放化疗组[35]。2012 年该项研究的更新结果中，两组的 10 年 OS、DFS 及远转率均无统计学差异，术前同步放化疗组的局部复发率仍显著低于术后同步放化疗组，两组 10 年局部复发率分别为 7.1% 和 10.1%，$P=0.048$[36]。术前同步放化疗可以获得与术后同步放化疗相似的长期生存，并可进一步降低局部复发率，毒副作用显著低于术后同步放化

疗，亦为指南中推荐的可手术直肠癌的标准治疗模式。

六、膀胱癌

既往对于肌壁浸润型膀胱癌，标准治疗方案为根治性全膀胱切除术+盆腔淋巴结清扫术+尿流改道术，5 年生存率约为 50%，但这种治疗模式创伤大，器官功能无法保全，严重影响患者生活质量。近年来，随着手术、放疗以及化疗的不断进步，对于此类患者可行 TURBT 术+术后同步放化疗，这使得 40%~80% 的患者保存了膀胱功能，而患者生存也与根治性膀胱切除相似。

总之，放疗与化疗联合应用具有抗肿瘤协同作用，为综合治疗模式中不可缺少的类型。在临床实践中，合理应用同步放化疗可以提高治疗效果，增加器官功能保留的机会，同时也可以节约医疗资源，降低医疗费用。同步放化疗已成为多个肿瘤指南推荐的标准治疗。但是也应当看到，同步放化疗并不能使所有患者均获益，与单纯放疗或序贯放化疗相比，同步放化疗毒副作用特别是急性毒副作用相应增加。因此，如何预测同步放化疗疗效和毒副作用，以及有效筛选获益人群是同步放化疗的重要研究方向。

参 考 文 献

1. Vokes, E. E. and R. R. Weichselbaum. Concomitant chemoradiotherapy: rationale and clinical experience in patients with solid tumors. J Clin Oncol, 1990, 8 (5): 911, 934.

2. Tannock, I. F., Treatment of cancer with radiation and drugs. J Clin Oncol, 1996, 14 (12): 3156-3174.

3. Steel, G. G. and M. J. Peckham. Exploitable mechanisms in combined radiotherapy-chemotherapy: the concept of additivity. Int J Radiat Oncol Biol Phys, 1979, 5 (1): 85-91.

4. Asea, A., et al. HSP70 stimulates cytokine production through a CD14-dependant pathway, demonstrating its dual role as a chaperone and cytokine. Nat Med, 2000, 6 (4): 435-442.

5. Sapareto, S. A. and W. C. Dewey, Thermal dose determination in cancer therapy. Int J Radiat Oncol Biol Phys, 1984, 10 (6): 787-800.

6. Morano, K. A. and D. J. Thiele, Heat shock factor function and regulation in response to cellular stress, growth, and differentiation signals. Gene Expr, 1999, 7 (4-6): 271-282.

7. TERASIMA, T. and L. TOLMACH, Variations in several responses of HeLa cells to x-irradiation during the division cycle. Biophys J, 1963, 3: 11-33.

8. Milas, L., et al. Tumor reoxygenation as a mechanism of taxol-induced enhancement of tumor radioresponse. Acta Oncol, 1995, 34 (3): 09-12.

9. Al-Sarraf, M., et al. Chemoradiotherapy versus radiotherapy in patients with advanced nasopharyngeal cancer: phase III randomized Intergroup study 0099. J Clin Oncol, 1998, 16 (4): 1310-1317.

10. Wee, J., et al. Randomized trial of radiotherapy versus concurrent chemoradiotherapy followed by adjuvant chemotherapy in patients with American Joint Committee on Cancer/International Union against cancer stage III and IV nasopharyngeal cancer of the endemic variety. J Clin Oncol, 2005, 23 (27): 6730-6738.

11. Chan, A. T., et al. Overall survival after concurrent cisplatin-radiotherapy compared with radiotherapy alone in locoregionally advanced nasopharyngeal carcinoma. J Natl Cancer Inst, 2005, 97 (7): 536-539.

12. Baujat, B., et al. Chemotherapy in locally advanced nasopharyngeal carcinoma: an individual patient data meta-analysis of eight randomized trials and 1753 patients. Int J Radiat Oncol Biol Phys, 2006, 64 (1): 47-56.

13. Schaake-Koning, C., et al. Effects of concomitant cisplatin and radiotherapy on inoperable non-small-cell lung cancer. N Engl J Med, 1992, 326 (8): 524-530.

14. Rowell, N. and N. O'rourke, Concurrent chemoradiotherapy in non-small cell lung cancer. Cochrane Database Syst Rev, 2004, 18 (4): CD002140.

15. O'Rourke, N., et al. Concurrent chemoradiotherapy in non-small cell lung cancer. Cochrane Database Syst Rev, 2010,

（6）：CD002140.

16. Furuse, K., et al. Phase Ⅲ study of concurrent versus sequential thoracic radiotherapy in combination with mitomycin, vindesine, and cisplatin in unresectable stage Ⅲ non-small-cell lung cancer. J Clin Oncol, 1999, 17（9）：2692-2699.

17. Curran, W. J., Jr., et al. Sequential vs. concurrent chemoradiation for stage Ⅲ non-small cell lung cancer: randomized phase Ⅲ trial RTOG 9410. J Natl Cancer Inst, 2011, 103（19）：1452-1460.

18. Aupérin A, L. P. C., Rolland E, et al. Meta-analysis of concomitant versus sequential radiochemotherapy in locally advanced non-small-cell lung cancer. J Clin Oncol, 2010, 28（13）：2181-2190.

19. Pignon, J. P., et al. A meta-analysis of thoracic radiotherapy for small-cell lung cancer. N Engl J Med, 1992, 327（23）：1618-1624.

20. Takada, M., et al. Phase Ⅲ study of concurrent versus sequential thoracic radiotherapy in combination with cisplatin and etoposide for limited-stage small-cell lung cancer: results of the Japan Clinical Oncology Group Study 9104. J Clin Oncol, 2002, 20（14）：2054-2060.

21. Urschel, J. D. and H. Vasan, A meta-analysis of randomized controlled trials that compared neoadjuvant chemoradiation and surgery to surgery alone for resectable esophageal cancer. Am J Surg, 2003, 185（6）：538-543.

22. Gebski, V., et al. Survival benefits from neoadjuvant chemoradiotherapy or chemotherapy in oesophageal carcinoma: a meta-analysis. Lancet Oncol, 2007, 8（3）：226-234.

23. Sjoquist, K. M., et al. Survival after neoadjuvant chemotherapy or chemoradiotherapy for resectable oesophageal carcinoma: an updated meta-analysis. Lancet Oncol, 2011, 12（7）：681-692.

24. Kranzfelder, M., et al. Meta-analysis of neoadjuvant treatment modalities and definitive non-surgical therapy for oesophageal squamous cell cancer. Br J Surg, 2011, 98（6）：768-783.

25. van Heijl, M., et al. Neoadjuvant chemoradiation followed by surgery versus surgery alone for patients with adenocarcinoma or squamous cell carcinoma of the esophagus（CROSS）. BMC Surg, 2008, 8：21.

26. Chen J, P. J., Liu J, et al. Postoperative radiation therapy with or without concurrent chemotherapy for node-positive thoracic esophageal squamous cell carcinoma. Int J Radiat Oncol Biol Phys, 2013, 86（4）：671-677.

27. Cooper, J. S., et al. Chemoradiotherapy of locally advanced esophageal cancer: long-term follow-up of a prospective randomized trial（RTOG 85-01）. Radiation Therapy Oncology Group. JAMA, 1999, 281（17）：1623-1627.

28. Gerard, J. P., et al. Preoperative radiotherapy with or without concurrent fluorouracil and leucovorin in T3-4 rectal cancers: results of FFCD 9203. J Clin Oncol, 2006, 24（28）：4620-4625.

29. Bosset, J. F., et al. Chemotherapy with preoperative radiotherapy in rectal cancer. N Engl J Med, 2006, 355（11）：1114-1123.

30. Bosset, J. F., et al. Fluorouracil-based adjuvant chemotherapy after preoperative chemoradiotherapy in rectal cancer: long-term results of the EORTC 22921 randomised study. Lancet Oncol, 2014, 15（2）：184-190.

31. Ceelen, W., et al. Preoperative chemoradiation versus radiation alone for stage Ⅱ and Ⅲ resectable rectal cancer: a systematic review and meta-analysis. Int J Cancer, 2009, 124（12）：2966-2972.

32. De Caluwe, L., Y. Van Nieuwenhove, W. P. Ceelen. Preoperative chemoradiation versus radiation alone for stage Ⅱ and Ⅲ resectable rectal cancer. Cochrane Database Syst Rev, 2013, 2：CD006041.

33. Thomas, P. R. and A. S. Lindblad. Adjuvant postoperative radiotherapy and chemotherapy in rectal carcinoma: a review of the Gastrointestinal Tumor Study Group experience. Radiother Oncol, 1988, 13（4）：245-252.

34. Gunderson, L. L., M. G. Haddock, S. E. Schild. Rectal cancer: Preoperative versus postoperative irradiation as a component of adjuvant treatment. Semin Radiat Oncol, 2003, 13（4）：419-432.

35. Sauer, R., et al. Preoperative versus postoperative chemoradiotherapy for rectal cancer. N Engl J Med, 2004, 351（17）：1731-1740.

36. Sauer, R., et al. Preoperative versus postoperative chemoradiotherapy for locally advanced rectal cancer: results of the German CAO/ARO/AIO-94 randomized phase Ⅲ trial after a median follow-up of 11 years. J Clin Oncol, 2012, 30（16）：1926-1933.

第五章 放射治疗中的辐射防护及应急

田　源　李晔雄

一、辐射防护概述

电离辐射已在我国工业、农业、医疗、国防和科研等领域得到了广泛应用，其中医疗照射又是人类接触电离辐射的主要来源。联合国原子辐射影响问题科学委员会（United Nations Scientific Committee on the Effects of Atomic Radiation，UNSCEAR）2000年发表的一份报告指出[1]，在全世界人口遭受的由自然或人为因素导致的各种辐射中，来自于医疗辐射的占近20%，是仅次于天然本底辐射的第二大辐射来源；而在所有人为因素导致的辐射中，医疗辐射所占的比例高达98%。这些电离辐射的应用在创造技术财富，推动经济和社会发展的同时，也存在对人类健康造成一定程度的影响和危害的可能性。因而作为职业人员，有必要了解辐射防护相关知识和法律法规，加强辐射安全管理，更好地保护职业人员和公众的健康。

（一）辐射照射分类

按照照射对象的不同，放射源产生的照射可分为职业照射、医疗照射和公众照射。

1. 职业照射（occupational exposure）　指除了国家有关法规和标准所排除的照射以及根据国家有关法规和标准予以豁免的实践间或源所产生的照射以外，工作人员在其他工作过程中所受的所有照射。

2. 公众照射（public exposure）　包括获准的源和实践所产生的照射和在干预情况下受到的照射，但不包括职业照射、医疗照射和当地正常天然本底辐射的照射。

3. 医疗照射（medical exposure）　指患者（包括不一定患病的受检者）因自身医学诊断或治疗所受的照射、知情但自愿帮助和安慰患者的人员（不包括施行诊断或治疗的执业医师和医技人员）所受的照射，以及生物医学研究计划中的志愿者所受的照射。

按照放射源与人体的相对位置关系，放射源产生的照射可分为外照射和内照射。

（1）外照射（external exposure）　是指辐射源位于人体外对人体造成的辐射照射，如常规放射治疗用X射线、电子束加速器、放射治疗模拟定位机等。外照射可以是全身受照或局部受照。如将位于人体外的辐射源关闭或移走，则不会有进一步的辐射损伤发生。

（2）内照射（internal exposure）　是指进入人体内的放射性核素作为辐射源对人体的照射，如放射性核素经饮食、呼吸进入人体，在未被排出体外之前，持续释放的放射线或放射性粒子。

（二）电离辐射的生物效应

辐射现象被发现后不久，临床资料就显示电离辐射对人体是有害的。经过长期不懈的研究，目前对电离辐射生物效应机制的理解是，电离辐射与生物体相互作用，在生物体内沉积的能量会引起生物体内活性分子（如核酸、酶类、蛋白质）的电离和激发，改变机体内重要类分子的结构。以辐射损伤最主要的目标——染色体内的 DNA 分子为例，研究表明，哺乳动物细胞在受到低传能线密度（linear energy transfer，LET）辐射后，每 Gy 剂量产生 1000 个左右的单链断裂（single strand break，SSB）和 40 个左右的双链断裂（double strand break，DSB）。这些活性分子结构的改变，如不能被体内修复系统所正确修复，将会丧失其生物活性，引起细胞的损伤、变异或死亡[2]。

1. 随机性效应（stochastic effects）　即使照射剂量很小，电离辐射也有可能在细胞关键体积内沉积足够能量，改变其结构和生物活性（表 1-5-1）。少数细胞的损伤或死亡在组织中通常不会产生影响，体内正常细胞会通过增殖或修复来对这一损伤进行补偿。但这些损伤如果不能被正确修复，其细胞就会发生变异，这一小部分变异可诱发癌症形成。如果这类损伤发生在生殖细胞上，那么这类生殖细胞的变异将被传至受照个体的子孙后代，直接产生显性遗传性疾病或通过与其他因素（基因、生活方式、环境）的交互作用，产生慢性多因素疾病，导致子女存在出生缺陷。这类有害健康的电离辐射生物学效应称为随机性效应，其发生概率与照射剂量的大小有关，而严重程度与照射剂量并无多大关系。这类效应不存在剂量阈值，即使在剂量很小的情况下也存在一定的发生概率。因而，从辐射防护的角度上说，必须强调尽可能地避免一切不必要的照射，尽量合理降低群体剂量，以限制随机性效应的发生。

表 1-5-1　随机性效应标称概率系数（10^{-2}/Sv）[3]

受照人群	癌　症	遗传疾病	合　计
全部	5.5	0.2	5.7
成年	4.1	0.1	4.2

2. 确定性效应（deterministic effects）　当受照剂量较大时，受照组织中大量关键细胞群的辐射损伤（严重的功能丧失或死亡）持续存在，体内正常细胞的增殖和修复无法补偿这些损伤，从而表现为临床可以检测到的相关表征。这类存在剂量阈值（表 1-5-2）、高于剂量阈值时损害的严重程度（包括组织恢复能力的损害）随剂量的增加而增加的电离辐射生物效应称为确定性效应（以前也称为非随机性效应）。因而，从辐射防护的角度上说，必须设法将照射剂量控制在相应的剂量阈值以下，以防止确定性效应的发生。

表 1-5-2　确定性效应剂量阈值（Sv）[3]

组织和器官	确定性效应	单次吸收剂量阈值
胎儿	致畸	0.1
全身	呕吐	0.5
骨髓	造血功能障碍	0.5
睾丸	不育	3.5~6.0
卵巢	不育	2.5~6.0
皮肤	红斑及脱毛	3.0
眼晶状体	白内障	5.0
甲状腺	功能减退、黏液水肿	10.0

（三）电离辐射防护的目的

辐射防护的目的是试图通过一系列法律、法规和限制性技术手段，在使得电离辐射对人类的照射低于可以被接受水平的前提下，利用和开发各种类型的辐射技术，为人类生活和社会发展创造最大的效益。虽然电离辐射对人体健康有危害，但电离辐射防护不是禁止所有电离辐射实践活动，而是禁止那些可能引起的辐射危害大于其对受照个人或社会带来的利益的电离辐射实践活动；也不是无限制、不计成本的将潜在的电离辐射照射完全消除，而是将电离辐射的危害保持在可合理达到的尽量低的水平。

简单地说，电离辐射防护就是在保证不对伴随辐射照射的有益实践造成过度限制的情况下为人类提供合适的保护。具体来说，就是防止电离辐射所造成的有害的确定性效应，限制随机性效应的发生概率，使之合理达到尽可能低的水平。

（四）电离辐射防护的基本原则[4]

辐射实践的正当性、辐射防护与安全的最优化以及剂量限制和剂量约束构成了电离辐射防护最重要的三原则。

1. 辐射实践的正当性（justification）　根据前文所述的电离辐射防护的目的，只有电离辐射的有益实践才是正当的，被允许的。这里所说的有益实践指的是：在考虑了社会、经济和其他有关因素之后，对受照个人或社会所带来的利益足以弥补其可能引起的辐射危害的辐射照射实践。该原则强调采取任何可能接受电离辐射照射的行动前，都要经过事先论证，进行正当化分析，要使个人和社会得到的利益大于辐射造成的危害。否则就不能采取这样的行动。比如，对于儿童患者，当常规模拟技术能够满足临床需要时，不应采用 CT 模拟技术。因为 CT 模拟技术单次照射剂量远高于常规模拟技术，会大大提高儿童辐射致癌和发育畸形的风险。

2. 辐射防护与安全的最优化（optimisation）　任何一项辐射实践被确认为正当，付诸实施前，应考虑采取适当的措施来降低个人与公众的电离辐射危险，使得在考虑了经济和社会因素之后，个人受照剂量的大小、受照射的人数以及受照射的可能性均保持在可合理达到的尽量低的水平。这种最优化应以电离辐射实践所致个人剂量和潜在照射危险分别低于剂量约束和潜在照射危险约束为前提条件。有时也被称为 ALARA 原则（As Low As Reasonable Achievable）。该原则强调的是“可合理达到的尽量低的水平”。虽然从理论上个人和公众的受照剂量越低越好，但在实践中，往往会出现辐射防护所涉及人群已经得到充分保护，进一步降低可能受照剂量需消耗大量的人力和物力，这将不符合社会及经济效益，不被视为“可合理达到的”尽量低的水平。

3. 个人剂量限值（dose Limits）　个人剂量限值是指通过规定具体的剂量限值，对个人所受的正常照射剂量（医疗照射除外）加以限制，使得来自各项获准辐射实践的所有照射所致的个人总有效剂量和有关器官或组织的总当量剂量不得超过国家标准中规定的要求。针对不同类型的辐射相关的职业，经了解工作人员的剂量水平资料后，由国家及地方部门依据健康考虑和社会因素的判断，按照最优化的结果提出制定剂量限值。这种明确的剂量限值，适用于对电离辐射实践的具体判断与控制。需要强调的是，剂量限值可理解为这一剂量水平所致的危险度（用年死亡率定义各种职业本身所构成危险的可能性）与一般工业部门的平均危险度相仿（～10^{-4}），而不能简单地将个人剂量限值理解为“安全”与“危险”间的界限。

需要特别注意的是，在辐射防护领域中使用的表示辐射剂量大小的物理量是当量剂量和有效剂量，单位均为 Sv。这两个辐射防护物理量与常规的吸收剂量之间既有联系，又有差别。

（1）吸收剂量　吸收剂量是电离辐射在物质单位质量中的沉积能量，是研究辐射作用于物质引起各种变化的一个重要物理量。

$$D = \frac{\Delta E}{m} \tag{1-5-1}$$

吸收剂量的国际制单位为 J/kg，专用单位为"戈瑞"，简写为"Gy"，它定义为：

$$1Gy = 1J/kg \qquad (1-5-2)$$

（2）当量剂量 吸收剂量说明各种物质受照时吸收能量的多少，适用于各种辐射类型。但不同类型及不同能量的辐射引起的电离密度有很大差异。α 粒子在机体中 1mm 径迹所产生的离子对数目大约为 10^6，β 粒子在机体中 1mm 径迹所产生的离子对数目约为 10^4。由于电离密度不同，使机体损伤的程度和机体自身恢复的程度也不同。使用当量剂量来量化组织或器官中由于不同类型辐射而产生的不同损伤，它是该组织或器官中平均吸收剂量与描述该类型辐射电离能力的辐射权重因子（W_R）（表 1-5-3）的乘积。

$$H_{T,R} = D_{T,R} \times W_R \qquad (1-5-3)$$

当同时存在多种类型的辐射时，当量剂量为：

$$H_T = \sum_R W_R \times D_{T,R} \qquad (1-5-4)$$

当量剂量的国际制单位为 J/kg，专用单位为"希沃特"，简写为"Sv"

表 1-5-3 辐射权重因子[5]

辐射类型	能量范围	辐射权重因子 W_R
光子	所有能量	1
电子及介子	所有能量	1
中子	<10keV	5
	10keV~100keV	10
	100keV~2MeV	20
	2Mev~20MeV	10
	<20Mev	5
质子（不包括反冲质子）	>2MeV	5
α 粒子、裂变碎片、重核		20

（3）有效剂量 如前所述，不同组织和器官对电离辐射的敏感性不同。当机体全身受到非均匀性照射时，受照组织或器官当量剂量（H_T）与相应的组织权重因子（W_T）（图 1-5-1）的乘积的总和即为有效剂量。它反映的是机体整体受到一定量非均匀性照射后的总的损伤。组织权重因子反映的是器官或组织 T 的危险度对全身总危险度的贡献。

$$E = \sum_T W_T \times H_T \qquad (1-5-5)$$

有效剂量的国际制单位为 J/kg，专用单位为"希沃特"，简写为"Sv"。

表 1-5-5 比较了吸收剂量、当量剂量和有效剂量这三个物理量的异同。辐射防护领域中给出的个人剂量限值都是用当量剂量（针对组织或器官，如眼晶体、皮肤等）或有效剂量（针对机体全身）。

表 1-5-4　组织权重因子

组织或器官	组织权重因子（W_T）
性腺	0.20
红骨髓	0.12
结肠	0.12
肺	0.12
胃	0.12
膀胱	0.05
乳腺	0.05
肝	0.05
食管	0.05
甲状腺	0.05
皮肤	0.01
骨表面	0.01
其余组织或器官	0.05

表 1-5-5　吸收剂量、当量剂量和有效剂量的比较

	吸收剂量 D	当量剂量 H_T	有效剂量 E
定义	电离辐射在单位质量体积内沉积的能量	某一组织或器官内平均吸收剂量与该类型辐射权重因子的乘积	机体全身各组织或器官当量剂量与相应组织或器官组织权重因子的乘积之和
计算公式	$D = \dfrac{\Delta E}{m}$	$H_T R = D_T R \times W_R$	$E = \sum\limits_{r} W_T \times H_T$
对象	组织或器官	组织或器官	机体整体
单位	Gy	Sv	Sv
用途	物理测量	辐射防护	辐射防护

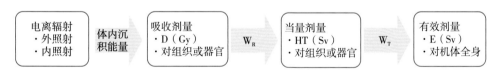

图 1-5-1　吸收剂量、当量剂量和有效剂量的比较

（4）现行个人剂量限值　2002 年，我国参考国际电离辐射防护委员会（International Commission on Radiological Protection，ICRP）60 号出版物以及由联合国粮食与农业组织、国际原子能机构（International Atomic Energy Agency，IAEA）、世界卫生组织等六个国际组织共同倡议并由 IAEA 发布的安全丛书《International Basic Safety Standards for Protection Against Ionizing Radiation and for the Safety of Radiation Sources. IAEA Safety Series No. 115》（图 1-5-2），发布了我国现行的辐射防护基本标准《电离辐射防护与辐射源安全基本标准》（GB18871-2002）（图 1-5-3）。该标准明确了职业照射和公众照

射的剂量限值，如表1-5-6所示，这些剂量限值不包含天然本底辐射的贡献，并对医疗照射的控制做了特别考虑。

表1-5-6　《电离辐射防护与辐射源安全基本标准》（GB18871-2002）中规定的个人剂量限值[4,5]

应用	剂量限值	
	职业照射	公众照射
有效剂量	20mSv-a^{-1}（连续五年内平均） 50 mSv-a^{-1}（在任一年）	1mSv-a^{-1}
年当量剂量		
眼晶体	150mSv	15mSv
皮肤	500mSv	50mSv
手和足	500mSv	

注：附加限值及特殊情况请参见 GB18871-2002《电离辐射防护与辐射源安全基本标准》附录B。

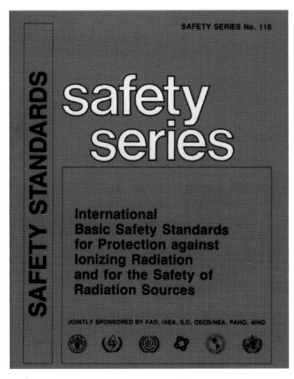

图 1-5-2　《International Basic Safety Standards for Protection Against Ionizing Radiation and for the Safety of Radiation Sources. IAEA Safety Series No. 115》

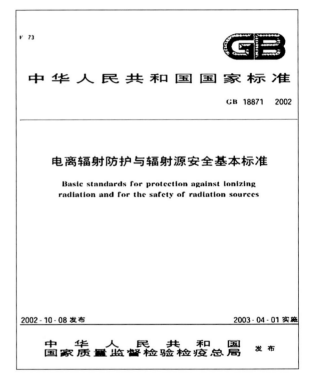

图 1-5-3　GB18871-2002《电离辐射防护与辐射源安全基本标准》

　　需要特别强调的是，个人剂量限值不适用于患者的医疗照射，不应将个人剂量限值应用于获准实践中的医疗照射。医疗照射中患者的防护问题将在本章详细阐述。

　　上述电离辐射防护三原则是互相关联的有机整体，应用时应综合考虑。随着科学技术的发展水平和人类对电离辐射现象的认识水平提高，辐射防护体系也在不断地发展。例如，与以前的标准相比，国际电离辐射防护委员会（International Commission on Radiological Protection，ICRP）60号出版物[5]将职业照射和公众照射的年平均有剂量限值分别从50mSv 和5mSv 降低至20mSv 和1mSv。因而需要注意及时掌握国际和国家相关标准的更新。

二、放射治疗中涉及的电离辐射

20 世纪 90 年代以来，各种放射诊疗设备的快速发展和临床应用促使肿瘤放射治疗水平得到了很大的提高。电离辐射现已在肿瘤的诊断、治疗和研究等领域发挥着至关重要的作用。肿瘤放射治疗领域所涉及的放射源（包括放射性同位素和射线装置）主要有以下几类。

1. 产生各种千伏级 X 射线的 X 射线影像诊断设备，如普通模拟机、CT 模拟机、锥形束 CT（Cone Beam Computer Tomography，CBCT）。

2. 产生各种能级 X 射线或电子线的治疗设备，如直线加速器、Tomo。

3. 发射 α、β、γ 射线或中子射线的放射性同位素源，如后装治疗使用的 ^{192}Ir 或伽马刀治疗使用的 ^{60}Co 源。

4. 产生质子束、中子束以及其他重离子束的各类重离子加速器。

（一）放射治疗中涉及的同位素放射源

其中放射性同位素多为密封在包壳或紧密覆盖层里的密封源，包壳或覆盖层有足够的强度，使之在设计的使用条件正常磨损下，不会有放射性物质泄漏（如后装治疗使用的 ^{192}Ir 或伽马刀治疗使用的 ^{60}Co 源）；根据国家环境保护总局 2005 年第 62 号公告[6]，按照对人体健康和环境的潜在危害程度，将放射性同位素从高到低分为 Ⅰ 类、Ⅱ 类、Ⅲ 类、Ⅳ 类和 Ⅴ 类。详细分类详见表 1-5-7。

表 1-5-7　放射治疗常见同位素源的分类

分　类	放射源	活　度	放射治疗常见同位素源
Ⅰ 类	^{60}Co	$\geq 3 \times 10^{13}$	固定多束远距放射治疗机（γ 刀）
	^{137}Cs	$\geq 1 \times 10^{14}$	
	^{192}Ir	$\geq 8 \times 10^{13}$	
Ⅱ 类	^{60}Co	$\geq 3 \times 10^{11}$	高/中剂量率近距放射治疗机
	^{137}Cs	$\geq 1 \times 10^{12}$	
	^{192}Ir	$\geq 8 \times 10^{11}$	
Ⅲ 类	^{60}Co	$\geq 3 \times 10^{10}$	
	^{137}Cs	$\geq 1 \times 10^{11}$	
	^{192}Ir	$\geq 8 \times 10^{10}$	
Ⅳ 类	^{60}Co	$\geq 3 \times 10^{8}$	低剂量率近距放射治疗（治眼源与永久植入源除外）
	^{137}Cs	$\geq 1 \times 10^{9}$	
	^{192}Ir	$\geq 8 \times 10^{8}$	
Ⅴ 类	^{60}Co	$\geq 1 \times 10^{5}$	低剂量率近距放射治疗仪（如治眼源与永久植入源）
	^{137}Cs	$\geq 1 \times 10^{4}$	
	^{192}Ir	$\geq 1 \times 10^{4}$	

1. Ⅰ 类同位素放射源为极高危险源　没有防护的情况下，接触这类源几分钟到 1 小时就可致人死亡。

2. Ⅱ 类同位素放射源为高危险源　没有防护的情况下，接触这类源几小时至几天可致人死亡。

3. Ⅲ 类同位素放射源为危险源　没有防护的情况下，接触这类源几小时就可对人造成永久性损伤；接触几天甚至几周也可致人死亡。

4. Ⅳ 类同位素放射源为低危险源　基本不会对人造成永久性损伤，但对长时间、近距离接触这些放射源的人可能造成可恢复的临时性损伤。

5. Ⅴ类同位素放射源为极低危险源　不会对人造成永久损伤。

（二）放射治疗中涉及的射线装置

肿瘤的放射治疗中涉及的辐射源最常见的是各种类型的射线装置。这类射线装置在通电运行的情况下能产生不同能量的电子束或 X 射线束；在断电的情况下辐射源能被迅速关闭或终止。根据国家环境保护总局 2006 年第 26 号公告[7]，按照射线装置对人体健康和环境的潜在危害程度，从高到低，将射线装置分为Ⅰ类、Ⅱ类和Ⅲ类。详细分类见表 1-5-8。

Ⅰ类射线装置为高危险射线装置，事故时可以使短时间受照射人员产生严重放射损伤，甚至死亡，或对环境造成严重影响。

Ⅱ类射线装置为中危险射线装置，事故时可以使受照人员产生较严重的放射损伤，大剂量照射甚至导致死亡。

Ⅲ类射线装置为低危险射线装置，事故时一般不会造成受照人员的放射损伤。

表 1-5-8　放射治疗常见射线装置的分类

射线装置类别	医用射线装置
Ⅰ类射线装置	能量大于 100 兆电子伏的医用加速器
Ⅱ类射线装置	放射治疗用 X 射线、电子束加速器； 重离子治疗加速器； 质子治疗装置； 制备正电子发射计算机断层扫描显像装置（PET）用放射性药物的加速器； 其他医用加速器； X 射线深部治疗机； 数字减影血管造影装置
Ⅲ类射线装置	医用 X 射线 CT 机； 放射诊断用普通 X 射线机； X 射线摄影装置； 牙科 X 射线机； 乳腺 X 射线机； 放射治疗模拟定位机； 其他高于豁免水平的 X 射线机

（三）放射治疗中涉及的辐射照射分类

肿瘤放射治疗实践中，肿瘤患者所受照射属于医疗照射，医技人员所受照射为职业照射，诊疗区域附近驻留的其他公众所受照射属于公众照射。三种人群在辐射防护原则和个人剂量限值上有较大差异，详见表 1-5-6 及本章第四节。

另一方面，肿瘤放射治疗多使用的是射线装置和密封放射源，所涉及的防护主要是外照射的防护。它与内照射的防护方法有很大区别。本节主要介绍外照射的防护方法。

三、外照射防护的基本方法

外照射指辐射源位于人体外对人体造成的辐射照射，其防护的基本原则是在满足辐射实践正当性的前提下，尽量减少或者避免从外部对人体进行照射，保证所受照射不超过国家标准规定的剂量限值。

（一）外照射防护措施

根据电离辐射的基本特性，外照射防护主要采取 3 种手段：①尽量缩短照射时间；②尽量增大与辐射源的距离；③在受照者与辐射源之间设置合适的屏蔽。一般将时间、距离和屏蔽称为外照射防护的三要素。可以采取其中一种或综合采取几种手段来实现辐射防护的最优化，满足个人剂量限值的要求。

1. 减少受照射的时间　人体所受辐射剂量的大小与接受照射的时间长短成正比。因而外照射辐射防护最简便有效的方法就是尽量缩短职业人员和公众的受照时间。职业人员在从事辐射相关工作时，应尽量合理安排工作，以便减少受照时间；对于公众，应在辐射工作场所设置警示标识，尽可能减少公众在辐射工作场所的驻留。

2. 增大与辐射源的距离　根据距离平方反比定律，如忽略电离辐射在空气中的吸收和散射，那么辐射强度与距离平方成反比。增大与辐射源的距离将很快地降低辐射强度。在从事辐射相关工作时，距离辐射源应该尽量远，以减少受照剂量。

3. 设置屏蔽　电离辐射通过屏蔽材料时其辐射强度会随之减弱。以放射治疗中最常见的 X（γ）光子辐射为例，经过屏蔽材料时其强度的变化遵从指数衰减规律。放射治疗中涉及的 X（γ）光子辐射往往能量很高（千伏级甚至兆伏级），仅仅通过控制职业人员的操作时间或增大与辐射源的距离通常仍不能达到安全防护的要求，必须采取适当的屏蔽措施。放射治疗射线装置机房的设计中均涉及利用屏蔽对辐射的吸收问题。

（二）各种射线的一般防护方法

不同类型的电离辐射特性不同，其防护方法也有所区别。下面列举了放射治疗中几种常见类型的电离辐射的一般防护方法。

1. γ射线　放射治疗中使用的 γ射线（如伽马刀）通常具有很高（兆伏级）的能量，其穿透能力较强，仅仅通过控制职业人员的操作时间或增大与辐射源的距离通常仍不能达到安全防护的要求。因此可以利用其在物质中的衰减服从指数衰减规律，通过理论计算和试验来得到一个合适的屏蔽体厚度，使得 γ射线的强度减弱到可以接受的水平。

2. X 射线　肿瘤放射治疗中使用的大部分射线装置（如 CT、直线加速器等）都能产生 X 射线。对于 X 射线的屏蔽与 γ射线类似，均采用合理设置屏蔽的方法将 X 射线的强度降低到可以接受的水平。

3. β 粒子　能量为 2MeV 的 β射线，在水中最大射程约为 0.8cm，在铅最大射程约为 0.5cm，因而能较为方便地使用合适厚度的屏蔽材料将其强度降至可以接受的水平。但是需要注意的是，用高原子序数的重金属屏蔽 β射线将产生更为难以屏蔽的韧致辐射。对于能量大于 1MeV 的 β射线，用铅屏蔽时将有 3% 的能量转化为韧致辐射，用铝屏蔽时仅有 0.4% 转化为韧致辐射。因此实践中通常使用铝、有机玻璃、塑料等低原子序数物质屏蔽 β射线。

4. 中子　当医用加速器的 X 射线能量高于 10MV 时，高能 X 光子会与治疗头中的多种高原子序数的材料（如铅和钨等）发生（γ，n）反应，产生中子辐射。虽然其最大强度仅为 X 射线输出剂量的 0.5%[8]，但中子穿透能力很强，LET 也很高，也必须加以重视。中子在物质中的衰减过程也是服从指数衰减规律。因此对中子的屏蔽层厚度计算也采用半值层法。

对中子的屏蔽一般分为两步[9]：①用重金属物质对快中子进行减速后，还需使用含氢较多的材料（如水或石蜡等）来进一步减速比较慢的中子；②需要使用含锂或含硼的材料（如硼酸等）吸收慢中子。由于在第一步中会产生很强的 γ射线，因此在外层还需要使用铅等重金属屏蔽 γ射线。混凝土中同时含有高原子序数的金属元素和含氢丰富的水，适合屏蔽中子和 γ射线，而且价格便宜，比较坚固，在中子防护中得到广泛应用。

四、放射治疗涉及的辐射防护相关法规及标准

为促进放射性同位素与射线装置的安全应用，保障人体健康，保护环境，我国于 2003 年 10 月 1 日颁布实施了《中华人民共和国放射性污染防治法》[10]。该法案是目前我国核领域唯一的法律。国务

院针对该法律的各个方面进行了细化，颁布实施了一系列国务院条例（如《放射性同位素与射线装置安全和防护条例》[11]、《放射性物品运输安全管理条例》[12]、《放射性废物安全管理条例》[13]等）具体规定了该方面的法律要求。国务院各部委（包括环境保护部、卫生与计划生育委员会等相关部委）在此基础上制定了大量部门规章，规范了针对相关国务院条例的实施细节以及行政管理规定等（如环境保护部制定并批准发布实施的《放射性同位素与射线装置安全许可管理办法》[14]、《放射性同位素与射线装置安全与防护管理办法》[15]等）。这些国家法律、国务院条例和部门规章构成了我国辐射安全法律法规体系。

另一方面，各相关机构在我国现行的辐射防护基本标准《电离辐射防护与辐射源安全基本标准》（GB18871-2002）的基础上，针对不同的电离辐射实践活动，制定了若干国家或行业技术标准。与放射治疗相关的包括《放射事故医学应急预案编制规范》（WST 328-2011）、《X 射线计算机断层摄影放射防护要求》（GBZ 165-2012）、《放射治疗机房的辐射屏蔽规范》（GBZT 201-2007）、《电子加速器放射治疗放射防护要求》（GBZ 126-2011）、《远距治疗患者放射防护与质量保证要求》（GB 16362-2010）、《后装 γ 源治疗的患者防护与质量控制检测规范》（WS 262-2006）等。

电离辐射在医疗领域中的应用受到以环境保护部门为主的多部门的监管。以北京为例，根据北京市政府办公厅《关于调整本市放射性同位素与射线装置安全和防护监管部门职责分工的通知》（京政办发〔2006〕8 号文件）[16]的要求：

• 环保行政主管部门对行政区内放射性同位素与射线装置的安全和防护工作实施统一监督管理，主要负责放射性同位素与射线装置的生产、进出口、销售、使用、转让、贮存及废弃处置安全和防护的监督管理；拟定放射性同位素与射线装置安全和防护方面的地方性法规草案、规章草案和有关标准规范，并组织实施；按照职责权限，负责核发生产、销售使用放射性同位素与射线装置的辐射安全许可证，并通报同级公安部门、卫生行政主管部门；负责从事辐射安全关键岗位工作专业技术人员的资格管理；负责辐射事故的应急响应、调查处理和定性定级工作，协助公安部门监控追缴丢失、被盗的放射源。

• 卫生行政主管部门主要负责放射性同位素与射线装置的职业病危害评价管理工作；负责放射源诊疗技术和医用辐射机构的准入管理；参加辐射事故应急工作；负责辐射事故的医疗应急。

• 公安部门主要负责放射性同位素与含源射线装置的安全保卫和道路运输安全的监管；负责丢失、被盗放射源的立案侦查和追缴；参与辐射事故应急工作。

这一整套法律法规和标准体系及辐射安全监管体系，对放射治疗辐射项目整个流程的各个环节（包括新建、改建和扩建辐射项目前的辐射安全许可的申领、机房屏蔽设计、环境影响预评价，竣工验收前的控制效果评价，项目运行时设备的操作规程、质量控制和质量保证、职业人员的培训考核以及个人剂量监测、辐射工作场所的剂量监测、辐射事故的应急与演练、患者的辐射防护，项目终止时放射性废物的处理等）进行了详细规定。本节将以医疗单位新建医用加速器机房为患者提供放射治疗为例，从职业人员与公众的辐射防护要求、患者的防护要求以及事故应急与演练 3 个方面进行详细介绍。

（一）职业人员与公众的防护

1. 机房屏蔽设计 加速器机房的设计，除需考虑合适的面积大小和布局，满足使用需求外，更重要的是辐射防护的屏蔽设计，它是保证职业人员（医师、技师、物理师及工程师等）和公众（患者家属及陪护人员等）辐射安全的基本保障。加速器机房的屏蔽设计应遵循外照射防护的基本原则——在满足辐射事件正当性的前提下，尽量减少或避免从外部对人体进行照射。在进行加速器机房屏蔽设计时，通常在机房外、距离机房外表面 30cm 处，选择人员受照的周围剂量当量可能最大的位置作为关注点。加速器机房屏蔽设计的目的就是通过使用合适厚度的屏蔽材料，将所有这些关注点的剂量降到所要求的水平。

在进行加速器机房屏蔽设计时，通常使用的方法如下：

（1）先根据关注点使用屏蔽前的剂量率水平 H 与该点的剂量率参考控制水平 $\dot{H}_c$ 的比值来确定该关注点设计的屏蔽所需要的屏蔽透射因子 B：

$$B = \frac{\dot{H}_c}{H} \qquad\qquad (1\text{-}5\text{-}6)$$

（2）再利用所使用屏蔽材料的什值层（定义为射线在物质内，将辐射剂量率减少至某处初始值 1/10 的路段上的物质的厚度，Tenth Value Layer，TVL，见表 1-5-9），根据下式估算该点所需的有效屏蔽厚度：

$$X_e = TVL \times \log B^{-1} + (TVL_1 - TVL) \qquad\qquad (1\text{-}5\text{-}7)$$

表 1-5-9　有用线束和漏射线在混凝土中的什值层[17]

能量（MV）	有用线束		90°漏射线	
	TVL$_1$（cm）	TVL（cm）	TVL$_1$（cm）	TVL（cm）
4	35	30	33	28
6	37	33	34	29
10	41	37	35	31
15	44	41	36	33
18	45	43	36	34

在进行具体计算时，应根据不同关注点所处的位置不同，将下列因素考虑到计算中。

1）距离因子 d：不论对于有用线束还是散射线、漏射线均遵循距离平方反比规律。不同点位距加速器靶点的距离不同，使得屏蔽前不同点位的剂量率水平 H 也不相同。通常情况下，加速器机房一般都设有迷路，利用射线的反射、折射和散射，增加射线的实际行程，利用距离反平方规律降低治疗时迷路口部分的辐射剂量，从而降低机房门的屏蔽厚度要求。

2）工作负荷 W（Workload）：工作负荷定义为距加速器靶点 1m 处的有用线束或漏射辐射的周累积剂量。它与加速器每周内治疗的患者人数和野次数，以及患者每次所接受的平均剂量有关。显然，工作负荷越大，所需的屏蔽厚度越大。

3）使用因子 U（Use Factor）：在放射治疗过程中，由于机架的旋转，不是所有方向都受到有用线束的照射。因而无需将所有的工作负荷完全纳入防护屏蔽的设计计算中。使用因子定义了有用线束或散射线、漏射线向各关注点方向的照射的时间占总照射时间的份额。该因子取决于放射治疗所使用的技术和相应技术所使用的频率。常用的使用因子见表 1-5-10。

表 1-5-10　常用使用因子示例

U	示　例
0.25	有用线束水平照射或向顶照射
1	漏射辐射没有受到迷路内墙的屏蔽
0.25	漏射辐射受到迷路内墙的屏蔽
0.1	旋转调强治疗时，向墙照射或向顶照射

4）调强因子 N（IMRT Factor）：另一方面，调强放疗技术在我国已广泛开展，由于调强放疗技术通过多子野照射的方式实现，因而与常规放疗相比，若要在加速器有用线束中心轴上距靶 1m 处的剂量率相同，其照射时间与常规放疗所需照射时间的比值（调强因子，N）通常为 5。因而在计算工作负荷时，还需区分常规放疗和调强放疗的工作量，并使用调强因子对相关漏射照射的工作负荷加以修正。

5）剂量率参考控制水平 $\dot{H}_c$：根据工作目的的不同，所选择的关注点应覆盖以下不同的区域。①控制区：指直接与机房相连接的，与机房内加速器相关的放射工作人员的工作区，如加速器控制室、设备机房等（图 1-5-4）；②非控制区：机房外，除控制区以外的其他区域，包括患者候诊区等。

显然，控制区以职业人员驻留为主，非控制区以公众成员驻留为主。如前所述，两种人群的个人剂量限值不同。因而由个人剂量限值推导出的不同区域的剂量控制参考水平也有所不同。

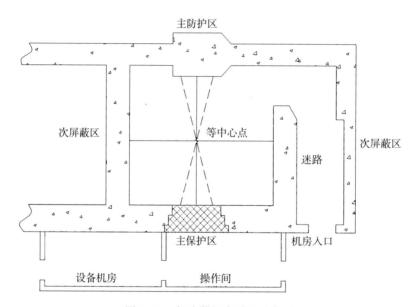

图 1-5-4 加速器机房平面示意图

即使在同一区域（控制区或非控制区）内，相关人员在不同点位的驻留时间也不尽相同。实践中使用居留因子 T 来量化相关人员的驻留时间。居留因子定义为在辐射源开束时间内，在区域内最大受照射人员驻留的平均时间占开束时间的份额。不同场所的常用的居留因子如表 1-5-11 所示。

表 1-5-11 常用居留因子示例

场 所	居留因子（T）		示 例
	典型值	范围	
全居留	1	1	管理人员或职员办公室、治疗计划、治疗控制室、护士站、咨询台、有人护理的候诊室以及周边建筑物中的驻留区
部分居留	1/4	1/2～1/5	1/2：相邻的治疗室、与屏蔽室相邻的病人检查室； 1/5：走廊、雇员休息室、职员休息室
偶然居留	1/16	1/8～1/40	1/8：各治疗室房门； 1/20：公厕、自动售货机、储藏室、设有座椅的户外区域、无人护理的候诊室、病人滞留区域、屋顶、门岗室； 1/40：仅有来往行人车辆的户外区域、无人看管的停车场、车辆自动卸货/卸客区域、楼梯、无人看管的电梯

国家职业卫生标准《放射治疗机房的辐射屏蔽规范第二部分：电子直线加速器放射治疗机房》（GBZ/T 201.2-2011）[18]对剂量控制要求的规定摘录如下：

机房墙和入口门外关注点的剂量率应不大于下述1）、2）和3）所确定的剂量率参考控制水平。

1）使用放射治疗周工作负荷、关注点位置的使用因子和居留因子，由以下周剂量参考控制水平 Hc 求得关注点的导出剂量率参考控制水平 $\dot{H}_{c,d}$（μSv/h）：①机房外控制区的工作人员：$H_c \leqslant 100$ μSv/周；②机房外非控制区的人员：$H_c \leqslant 5$μSv/w。

2）按照关注点人员居留因子的不同，分别确定关注点最高剂量率参考控制水平 $\dot{H}_{c,max}$（μSv/h）：①人员居留因子 $T \geqslant 1/2$ 的场所：$\dot{H}_{c,max} \leqslant 2.5$μSv/h；②人员居留因子 $T < 1/2$ 的场所：$\dot{H}_{c,max} \leqslant 10$μSv/h。

3）由上述1）中的导出剂量率参考控制水平 $\dot{H}_{c,d}$ 和2）中的最高剂量率参考控制水平 $\dot{H}_{c,max}$，选择其中较小者作为关注点的剂量率参考控制水平 $\dot{H}_c$。

机房室顶的剂量应不大于如下确定的该点的剂量率参考控制水平。

1）在机房正上方已建、拟建建筑物或机房旁邻近建筑物的高度超过自辐射源点到机房顶内表面边缘所张立体角区域时，距机房顶外表面30cm处和（或）在该立体角区域内的高层建筑物中人员驻留处，可将其作为机房外非控制区的人员（$H_c \leqslant 5$μSv/周）和人员居留因子 $T \geqslant 1/2$ 的场所（$\dot{H}_{c,max} \leqslant 2.5$μSv/h），按照前述方法分别导出剂量率参考控制水平 $\dot{H}_{c,d}$ 和最高剂量率参考控制水平 $\dot{H}_{c,max}$，选择其中较小者作为关注点的剂量率参考控制水平 $\dot{H}_c$。

2）天空散射和侧散射辐射对机房外的地面附近和楼层中公众的照射，以相当于机房外非控制区人员周剂量率控制指标的年剂量250μSv加以控制。

3）对不需要人员到达并只有借助工具才能进入的机房顶，考虑上述1）和2）后，机房顶外表面30cm处的剂量率参考水平可按100μSv/h加以控制（可在相应处设置辐射告示牌）。

加速器机房的防护墙需考虑屏蔽以下三种射线：

1）原射线（主射线或有用线束）：指由加速器机头准直后直接辐射出来的用于患者放射治疗用的射线束，其特点是强度远大于散射线和漏射线。其所面对的是主屏蔽区。

2）散射线：指由原射线照射到机房内的物体（如患者和治疗床等），被这些物体所散射而产生的射线。

3）机头漏射线：指从机头泄漏出来，未经准直的直射线。

散射线和机头漏射线向四面八方照射，直接面向所有屏蔽区。

对于处于机房不同位置的关注点，在计算屏蔽厚度时所应考虑的射线来源有所不同（表1-5-12）。各成分的屏蔽与计量估算请参见《放射治疗机房的辐射屏蔽规范 第二部分：电子直线加速器放射治疗机房》（GBZ/T 201.2-2011）。

表 1-5-12　计算机房不同位置的关注点屏蔽厚度时需考虑的辐射射线来源

区　　域	所需考虑的射线来源
主屏蔽区	有用线束（原射线）的贡献
与主屏蔽区直接相连的次屏蔽区	有用线束水平照射或向顶照射时人体的散射线以及加速器的漏射线的贡献
侧屏蔽墙	漏射线的贡献
迷路外墙	有用线束不向迷路内墙照射时，仅需考虑漏射线的贡献
迷路入口	有用线束不向迷路内墙照射时，需考虑患者散射、原射线和漏射线经防护墙二次散射后对迷路入口的贡献以及漏射线穿透迷路内墙对迷路入口的贡献。对于能量大于10MV的加速器，还应考虑散射中子和中子俘获γ射线在迷路入口的贡献

除此以外，治疗室外防护门上方应配置有与控制台出束开关系统连锁的辐射灯光警示信号灯，警

示工作人员或患者家属在治疗过程中误入治疗室；治疗室门应与控制台出束开关系统连锁。当治疗过程中治疗室门被误打开时，能迅速终止照射；控制区或非控制区应设有醒目的"当心电离辐射"警示标志，尽量避免无关人员在辐射工作场所驻留。

2. 辐射工作场所剂量监测　《电子加速器放射治疗放射防护要求》（GBZ 126-2011）[19] 中规定，加速器正常运行情况下，应每年对其工作场所和周围区域的辐射水平至少进行一次监测。辐射工作场所剂量监测的目的是测定职业人员和公众所在处的辐射水平，检查屏蔽防护的效果和发现屏蔽防护以及操作过程中存在的问题。

具体方法是将探测器置于距离墙面 30cm 且距地面 1m 位置，在工作人员操作位、房间四周、门口以及周围其他人员活动频繁的重点场所等关键点位附近缓慢移动，在关机及开机正常运行时分别测量辐射水平数据。特别注意测量门口是否存在辐射泄漏，在巡测结果最大处进行定点多次测量。

3. 职业人员的辐射防护管理　除通过上述两点保证职业人员和公众所受辐射剂量水平不超过相关要求外，国家针对从事放射工作的职业人员还制定了一系列的措施，从培训考核、剂量监测、健康管理等方面详细规定了辐射工作单位及其放射工作职业人员应遵守的要求。

（1）职业人员的培训考核　《放射工作人员职业健康管理办法》（卫生部 2007 年第 55 号令）[20] 规定，放射工作职业人员在上岗前应当接受不少于 4 天的放射防护和有关法律知识培训，考核合格方可参加相应工作。同时辐射工作单位应当定期组织本单位的放射工作职业人员接受放射防护和有关法律知识的培训。放射工作职业人员两次培训的时间间隔不得超过 2 年，每次培训时间不少于 2 天。放射工作人员接受放射防护和有关法律知识的培训情况应及时记录在各自的《放射工作人员证》中。

（2）职业人员的个人剂量监测　《职业性外照射个人监测规范》（GBZ 128-2002）[21] 规定，辐射工作单位应委托有资质的机构对本单位所有从事或涉及放射工作的个人，进行职业外照射个人剂量监测。常规监测周期最长不得超过 3 个月。

对于放射治疗相关职业人员，弱贯穿辐射在其所接受的辐射场中通常不明显，因而一般可只监测 H_p（10）（即在体表下 10mm 深处所测得的个人剂量当量，在特定条件下适用于有效剂量的评价）。此时利用个人所佩戴的热释光剂量计，测量个人在一段时间内的受照剂量，对受照射的主要器官或组织所接受的平均当量剂量或有效剂量做出估算，确定工作人员所接受的剂量是否符合有关标准的要求，所得结果须保存在职业人员个人健康档案中，直至其年满 75 岁（或在职业人员停止放射工作后至少保存 30 年），它是辐射防护评价和辐射健康评价的基础。同时，个人剂量监测还能提供工作人员所受剂量的变化趋势、工作场所的防护条件以及事故照射情况下工作人员的辐射剂量等有关资料。根据所测量的结果评价工作场所的安全情况和操作规程是否适当。

在肿瘤放射治疗中，入射辐射通常来自于前方，剂量计应佩戴在躯干前方中部位置，一般在左胸前。

当职业人员的年受照剂量小于 5mSv 时，只需记录个人剂量监测的结果。当职业人员年受照剂量达到大于 5mSv 时，除应记录个人剂量监测结果外，还应进一步调查。当职业人员的年受照剂量大于 20mSv 时，除应记录个人剂量监测结果外，还应估算人员主要受照器官或组织的当量剂量。必要时需估算人员的有效剂量，以进行安全评价，并查明原因，改进防护措施。

（3）职业人员的职业体检　放射工作职业人员在上岗前应当进行上岗前的职业健康检查（岗前体检），符合放射工作职业人员健康标准的，方可参加相应的放射工作。在上岗后，辐射工作单位应当定期组织放射工作职业人员进行职业健康检查（岗中体检），两次检查的时间间隔不超过 2 年。放射工作职业人员因退休、离职或其他原因脱离放射工作岗位时，辐射工作单位应当对其进行离岗前的职业健康检查（离岗体检）。体检费用由所在的辐射工作单位承担。从事放射工作职业人员职业健康检查的医疗机构应当由省级卫生行政部门批准。职业健康检查机构应在自体检工作结束 1 个月内，将职业健康检查报告送达辐射工作单位。辐射工作单位应在收到职业健康检查报告 7 日内，如实告知放射工作职业人员，并将结果记录在各自的《放射工作人员证》中。辐射工作单位对职业体检中发现的不宜继续从事放射工作的人员，应当及时调离放射工作岗位并妥善安置。历次职业健康检查结果应保存在放射工作人员的职业健康监护档案中，供放射工作职业人员无偿查阅、复印。

（二）放射治疗的患者防护

1. 加速器技术要求　为防止患者受到意外照射，所使用的医用加速器，其辐射安全设计、电气安全、机械安全和测试检验等应满足《电子加速器放射治疗放射防护要求》（GBZ 126-2011）[19]的所规定的加速器基本要求。

除此以外，为防止对患者的意外照射，还需满足以下基本要求：

（1）控制台显示器应当能显示预设的辐射类型、标称能量、治疗方式、剂量率、楔形板类型和方向、射野形状等参数。

（2）完整设置照射参数并确认前，不能启动对患者的照射。

（3）配置两套独立的辐射剂量测量系统，每套系统都单独地在机器跳数超过预设值时终止照射。

（4）配置有剂量率连锁装置，剂量率超过预设值 2 倍时自动终止照射。

（5）配置有射野形状连锁装置，当射野形状与预设值误差超过阈值时，不能启动对患者的照射。

（6）控制台、机房内、机架上以及治疗床上应设有急停按钮，能迅速终止意外照射。

（7）控制台设有监控和对讲系统，能随时监视机房内患者的状况。

2. 患者治疗防护要求　患者在进行治疗前应首先进行正当性判断。只有确定为放射治疗的适应证并不大可能引起明显的并发症的情况下才能进行放射治疗。合理设计放疗计划，在对计划靶区施与处方剂量的同时，对靶区以外的正常组织（特别是对辐射敏感的性腺、骨髓、眼晶体等组织）应进行合理的屏蔽（如使用阴囊屏蔽器、卵巢屏蔽器、防护眼镜、铅围裙等），使其达到可合理达到的尽可能低的水平。除有明显临床指征外，尽量避免对怀孕或可能怀孕的妇女进行腹部或盆腔部位的放射治疗。对儿童的放射治疗也应格外慎重[22]。

3. 操作规程和质量控制　历史上发生的放射治疗中患者超剂量照射的事故，基本都与设备的操作规程不完善和质量控制不到位有关。因而医用加速器使用单位应配备有合格的放射治疗医生、物理师、技师和工程技术人员。相关工作人员必须经过辐射安全和防护知识的培训，经考核合格后方可上岗[23]。同时应制定各项操作规程，操作人员必须严格遵守如下基本操作规程。

（1）治疗期间必须两名操作人员同时在岗，认真做好当班记录，严格执行交接班制度。

（2）照射期间禁止除患者外的人员驻留治疗室内。

（3）治疗前对患者身份予以确认。

（4）治疗前核对放疗计划剂量与执业医师开具的照射处方一致。

（5）治疗患者前应对患者进行准确摆位，确保分次照射时体位的一致性。

（6）定期拍摄射野验证片，确保照射治疗部位的准确。

（7）及时向负责人报告治疗过程中设备性能出现的问题，向主管医生报告治疗中出现的不可忽略的偏差。

（8）操作过程中除佩戴常规个人剂量计外，还应当携带报警式剂量计[20]，防止意外进入高强度辐射场，受到超剂量照射。

此外，医用加速器使用单位应配备所需的剂量仪、水箱等质量保证设备，建立完善的设备质量控制规程（参照 American Association of Physicisit in Medicine，AAPM TG-142 号报告），严格规定设备质量控制的内容（表 1-5-13）、检测方法和频率，并有强有力的监督机制保证设备质量控制规程得以有效实施，所得检测结果须详细记录存档。同时建立明确无误的故障处理程序。禁止医用加速器"带病治疗"。当设备故障修复后，应由称职的工程技术人员和物理师共同检测加速器的各项功能和运行状况，确认无误后方可重新投入治疗。

表 1-5-13　医用加速器质量控制常规内容和容许误差

检测项目	容许误差
• 机械部分	
机架选装同心度	<1 mm
激光灯准确性	<2 mm
光距尺准确性	<2 mm
机架旋转角度数字指示	<1 度
准直器旋转角度指示	<1 度
治疗床平移运动精度	<2 mm
治疗床旋转角度指示	<1 度
射野大小指示	<2 mm
光野射野一致性	<2 mm
多叶准直器运动精度	<2 mm
• 影像系统——kV 和 MV 成像	
探测板到位精度	<2 mm
影像中心与治疗中心的一致性	<2 mm
缩放比例精度	<2 mm
空间分辨率	基准值
对比度	基准值
均匀性和噪声	基准值
影像系统——Cone Beam CT	
影像中心和治疗中心一致性	<2 mm
几何失真	<1 mm
空间分辨率	基准值
对比度	基准值
CT 值稳定性	基准值
均匀性和噪声	基准值

加速器初次安装和维修后，使用单位应委托有资质的机构对加速器的状态和稳定性进行验收检验，在初次安装时应会同制造方一起进行验收检测。当加速器设备正常工作中，使用单位应自行进行稳定性检测并委托有资质的机构定期对加速器进行状态检测。稳定性检测和状态检测的项目内容及周期请参见《电子加速器放射治疗放射防护要求》（GBZ 126-2011）[19]。

（三）辐射事故的应急与演练

1. 辐射事故及分类　辐射事故（事件）是指除核设施事故外，放射性物质丢失、被盗、失控、或者放射性物质造成人员受到意外的异常照射或环境放射性污染的事故（事件）。对于肿瘤的放射治疗来说，由于所用的辐射源多为射线装置，因而可能发生的辐射事故主要（但不限于）为患者、职业人员或公众超剂量照射事故（事件）。

根据环境保护总局文件（环发〔2006〕145 号）《关于建立放射性同位素与射线装置辐射事故分级处理和报告制度的通知》[24]，按照辐射事故的性质、严重程度、可控性和影响范围等因素，从重到轻，将辐射事故分为特别重大辐射事故、重大辐射事故、较大辐射事故和一般辐射事故四个等级。

（1）特别重大辐射事故，是指 I 类、II 类放射源丢失、被盗、失控造成大范围严重辐射污染后果，或者放射性同位素和射线装置失控导致 3 人（含）以上急性死亡的事故。

（2）重大辐射事故，是指Ⅰ类、Ⅱ类放射源丢失、被盗、失控，或者放射性同位素和射线装置失控导致 2 人（含）以下急性死亡或者 10 人（含）以上急性重度放射病、局部器官残疾的事故。

（3）较大辐射事故，是指Ⅲ类放射源丢失、被盗、失控，或者放射性同位素和射线装置失控导致 9 人（含）以下急性重度放射病、局部器官残疾的事故。

（4）一般辐射事故，是指Ⅳ类、Ⅴ类放射源丢失、被盗、失控，或者放射性同位素和射线装置失控导致人员受到超过年剂量限值照射的事故。

2. 辐射工作单位的职责　辐射工作单位的法定代表人或负责人是本单位辐射安全管理的第一责任人。辐射工作单位应采取以下手段，切实有效地防止辐射事故（事件）的发生。

（1）组织建立强有力的辐射安全管理领导机构，制定相应的辐射安全管理规章制度，负责本单位辐射安全（包括辐射环境、放射性废物及放射工作职业人员）的管理。

（2）编制和定期修订本单位辐射事故（事件）应急预案。

（3）建立本单位的应急指挥体系和应急人员队伍，并购置必要的应急装备器材。

（4）定期组织本单位辐射事故（事件）相关应急知识和应急预案的培训，在环境保护行政主管部门的指导下或自行组织演练；若不幸发生辐射事故（事件），辐射工作单位还应负责以下工作。

1）负责本单位辐射事故（事件）的紧急处置和信息报告。

2）将受到或可能受到辐射损害的人员送到指定医院进行救治。

3）负责本单位辐射工作场所和环境的应急监测。

4）负责本单位辐射事故（事件）恢复重建工作，并承担相应的处置经费。

5）积极配合行政主管部门的调查处理和定性定级工作。

3. 辐射事故的应急与报告　根据环境保护总局文件（环发〔2006〕145 号）《关于建立放射性同位素与射线装置辐射事故分级处理和报告制度的通知》[24] 的规定，发生辐射事故时，事故单位应当立即启动本单位的辐射事故应急方案，采取必要防范措施（图 1-5-5），并在 2 小时内填写《辐射事故初始报告表》，向当地环境保护部门和公安部门报告。造成或可能造成人员超剂量照射的，还应同时向当地卫生行政部门报告。

对于肿瘤放射治疗领域，所使用的辐射源多为射线装置，潜在事故多为患者、职业人员或公众受到超剂量的意外照射。其前期应急处置相对较为简单。当超剂量事故（事件）发生时，应：

1）首先需迅速切断电源，终止照射，防止辐射伤害进一步增大；

2）迅速向相关负责人和应急人员报告，启动报告程序并获取援助；

3）安抚受照人员，送至指定医院进行救治；

4）保护现场，记录事件经过和受照时间，初步估算受照剂量，为行政部门和专家决策提供依据。

4. 辐射应急预案的制定　为有效控制事故发生时对公众健康与安全造成的危害，减少事故的社会影响与经济损失，避免事故发生时惊慌失措、盲目行动造成更大的事故，辐射工作单位应遵照有关规定，依据所使用的辐射源的性质以及潜在事故的特性和可能后果，有针对性地制定辐射事故应急预案，并按规定报当地政府有关部门审查批准或备案。事故应急预案是辐射单位申领辐射工作许可证的必要条件之一。

需要强调的是，辐射应急预案中，应针对潜在事故的发生类型、地点、影响范围等，划分事故严重程度明确所需应急反应的级别；明确应急反应体系中各人员（如第一发现人、科室负责人等）和单位的职责；明确应急处置的流程和方法以及所需使用的应急设备；明确应急报告的流程和方法；明确应急反应总负责人以及各成员间的通讯方式，保证通讯顺畅。

同时，应急预案中还应包括对人员的定期培训和考核、对应急设备功能完好性和储备数量的定期检查、对通讯报告系统可靠性的检查等监督检查工作的内容、周期和责任人，以保证应急预案的施行

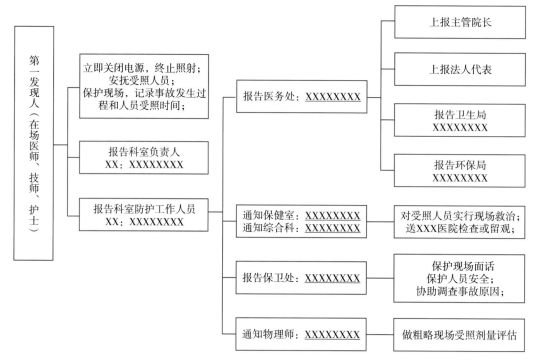

图 1-5-5 某单位超剂量辐射事故（事件）应急流程图

效果。另外，应急预案中还应包括应急预案更新、完善和修订的方法、周期和责任人。

5. 应急工作培训和演练 辐射工作单位应按照本单位辐射安全管理规定和辐射事故应急预案的要求，定期进行辐射应急相关人员培训与再培训，以确保其能力能满足其在应急响应中所承担的任务和职责。培训主要包括以下内容：①辐射危害与防护的基本知识；②可能发生的辐射事故及应急处理措施；③实际发生的典型辐射事故及其应急处理经验教训；④所涉及的预案；⑤急救和消防基本知识和操作技能；⑥有关辐射检测仪表的性能和操作。

辐射工作单位应按照本单位辐射安全管理规定和辐射事故预案的要求，每年至少开展一次应急演练，针对应急预案中可能发生的各种类型的辐射事故进行演练，使应急人员熟悉应急响应计划和程序，检验应急队伍的应急能力，检验应急预案的可行性和有效性，发现应急预案和应急准备中的不足之处，予以完善和改进。

（四）需完成的行政审批或许可

在加速器机房设计完成后，正式开工建设加速器机房前，需取得一系列行政审批和许可（表1-5-14）。包括项目动工前需完成的建设项目环境影响报告表的编制和审批、辐射安全许可证的申领、职业病危害放射防护预评价报告的编制和放射诊疗许可证的申领，以及项目竣工验收前需完成的职业病危害放射防护控制效果评价报告的编制等。这些行政审批或许可的相关要求及所需提交的申请材料请参见表1-5-14中"审批或许可依据"一栏中列出的相关法律法规。

这些行政审批或许可对开展放射治疗项目单位的辐射安全管理制度、辐射工作人员的培训和考核、辐射工作人员的健康管理、剂量监测、辐射事故应急、质量控制和质量保证等方面提出了明确的要求。

表 1-5-14　新建加速器机房需完成的行政审批或许可

行政审批项目	完成时间	行政主管部门	审批或许可依据
建设项目环境影响报告表	动工前	环境保护行政主管部门	《中华人民共和国环境影响评价法》[25] 1998 年国务院第 253 号令《建设项目环境保护条例》[26] 《放射性同位素与射线装置安全许可管理办法》[14]
辐射安全许可证	动工前	环境保护行政主管部门	《放射性同位素与射线装置安全和防护条例》[11] 《放射性同位素与射线装置安全和防护管理办法》[15]
职业病危害放射防护预评价报告	动工前	卫生行政主管部门	《中华人民共和国职业病防治法》[27] 《建设项目职业病危害放射防护评价报告编制规范》（GBZ/T 181-2006）[21] 《建设项目职业病危害控制效果评价技术导则》（GBZ/T 197-2007）[28]
放射诊疗许可证	动工前	卫生行政主管部门	《放射诊疗管理规定》[29] 《卫生行政许可管理办法》[30] 《放射诊疗许可证发放管理程序》[31]
职业病危害放射防护控制效果评价报告	竣工验收前	卫生行政主管部门	《中华人民共和国职业病防治法》[27] 《建设项目职业病危害放射防护评价报告编制规范》（GBZ/T 181-2006）[32] 《建设项目职业病危害控制效果评价技术导则》（GBZ/T 197-2007）[28]

参　考　文　献

1. SOURCES AND EFFECTS OF IONIZING RADIATION, in UNSCEAR 2000 REPORT. 2000, United Nations Scientific Committee on the Effects of Atomic Radiation.

2. 中国科学院. 放射生物效应简介. Available from: http://www.cas.cn/zt/sszt/kxjdrbqz/qwjd/201103/t20110322_3091708.html.

3. ICRP, The 2007 Recommendations of the International Commission on Radiological Protection. ICRP Publication 103, in Ann. ICRP 37 (2-4), 2007.

4. GB18871-2002, 电离辐射防护与辐射源安全基本标准, 2002.

5. ICRP, 1990 Recommendations of the International Commission on Radiological Protection. ICRP Publication 60, in Ann. ICRP 21 (1-3), 1991.

6. 国家环境保护总局, 关于发布放射源分类办法的公告. 国家环境保护总局公告, 2005. 第 62 号.

7. 国家环境保护总局, 关于发布射线装置分类办法的公告. 国家环境保护总局公告, 2006. 第 26 号.

8. 胡逸民, 张红志, 戴建荣. 肿瘤放射物理学. 北京: 原子能出版社, 1999.

9. 王志伦, 寇海英, 中子的防护. 中国个体防护装备, 2006, 5: 26.

10. 中华人民共和国放射性污染防治法, 2003.

11. 放射性同位素与射线装置安全和防护条例, 2005.

12. 放射性物品运输安全管理条例, 2010.

13. 放射性废物安全管理条例, 2012.

14. 放射性同位素与射线装置安全许可管理办法, 2008.

15. 放射性同位素与射线装置安全和防护管理办法, 2011.

16. 关于调整本市放射性同位素与射线装置安全和防护监管部门职责分工的通知, 北京市政府办公厅, 2006.

17. NCRP，Structural shielding design and evaluation for megavoltage X-and Gamma-ray radiotherapy facilities. NCRP Report No. 151 2005.

18. GBZ/T201.2-2011，放射治疗机房的辐射屏蔽规范 第二部分：电子直线加速器放射治疗机房，2011.

19. GBZ126-2011，电子加速器放射治疗放射防护要求，2011.

20. 卫生部，放射工作人员职业健康管理办法（中华人民共和国卫生部2007年第55号令），2007.

21. GBZ128-2002，职业性外照射个人监测规范，2002.

22. GBZ179，医疗照射放射防护基本要求.

23. 国家环境保护总局，建设项目环境影响评价资质管理办法（国家环境保护总局第449号令），2005.

24. 国家环境保护总局，关于建立放射性同位素与射线装置辐射事故分级处理和报告制度的通知. 国家环境保护总局文件，2006. 第145号.

25. 中华人民共和国环境影响评价法，2003.

26. 建设项目环境保护条例，1998.

27. 中华人民共和国职业病防治法，2011.

28. GBZ/T197-2007，建设项目职业病危害控制效果评价技术导则，2007.

29. 卫生部，放射诊疗管理规定，2006.

30. 卫生部，卫生行政许可管理办法，2004.

31. 卫生部，关于印发放射诊疗许可证发放管理程序的通知. 卫监督发〔2006〕479号，2006.

32. GBZ/T181-2006，建设项目职业病危害放射防护评价报告编制规范，2006.

第六章 发展方向

李晔雄

放射治疗新技术、生物组学和功能影像的进展，使放射治疗进入了全新领域。放疗新技术的应用已经能做到精确定位、精确计划设计和精确治疗，可以开展不同剂量分割模式和多线束治疗。生物组学功能影像组学的发展实现了肿瘤的分子分型、生物和功能影像特征谱，可以开展以此为基础的精准放疗，例如，生物影像临床综合风险预后模型和分层治疗，多模态功能影像指导下自适应放疗，实现多线束精准放疗方案和优化。

第一节 剂量分割模式

放疗新技术的应用可以更好地保护正常组织，实现靶区剂量的描绘，因而可以对肿瘤实行大剂量高分割照射，同时也可以实现同步加量照射。大分割照射已广泛应用于临床，如早期非小细胞肺癌、早期前列腺癌、肺转移、脑转移、单发椎体转移和寡转移等。大分割照射可以节约社会资源，和免疫治疗联合应用可以产生旁观者效应或远隔效应。突破常规分割照射模式，开展大分割高分次照射是未来放疗的发展方向之一。

第二节 质子重离子治疗

放射线分为低线性能量传递（LET）射线和高 LET 射线，前者包括光子（X 线、伽马射线）和电子线，后者包括快中子、质子、负 π 介子、重离子等。目前在临床上主要应用低 LET 射线治疗肿瘤，质子的生物效应和低 LET 射线相似，但质子具有低 LET 射线没有的 Bragg 峰，运用自动化技术控制质子能量释放的方向、部位和射程，可将 Bragg 峰控制在肿瘤靶区的边界，实现肿瘤的精确照射。重离子如碳离子既具有生物优势，也具有物理优势（Bragg 峰），对于低 LET 射线抗拒的肿瘤，碳离子治疗具有明显的优势，可以提高这部分病人的生存率。

质子治疗在国内外已经得到较为广泛的应用，随着质子小型化和技术上的突破，设备更加便宜，治疗性价比提高，质子治疗将更广泛应用于临床。在我国，质子设备的研发和治疗方兴未艾。碳离子治疗在日本、德国和中国已有设备投入临床应用，但因设备昂贵，维护成本高，其应用受到很大的限制，但碳离子治疗的生物和物理优势，使部分病人治疗获益，同样将得到更为广泛的临床应用。

第三节 精准医学

以生物标志物特征谱和放疗专用多模态功能影像为基础，开展以精准分型分类为指导的放疗新模式，是放疗精准医学的发展方向。通过精准化解决放射抗拒和放疗相关毒性高危患者界定、多线束放疗方案优选、治疗效果动态监测、精准化靶区范围确定、自适应放疗优化体系建立等关键问题，形成系统的精准放疗方案，建立高效的临床路径和放疗标准操作规程，推动精准放疗模式的临床应用和实践。

一、生物·影像·临床综合风险预后模型和分层治疗

既往肿瘤的治疗主要依赖于病理临床特征，根据临床分期和预后相关的临床病理特征进行风险分层和治疗，选择不同的治疗方法和综合治疗模式。随着分子生物学和功能影像的发展，建立以基因组学、转录组学、蛋白质组学和免疫组学为基础的分子预后指标和分子分型，建立以影像组学如PET/CT、fMRI，MRS和PET/MR的靶区勾画及疗效预测模型，通过分辨肿瘤内生长活跃区域、坏死区或乏氧区，进而给予不同的照射剂量，使生物调强放疗成为可能。与此同时，深入了解肿瘤细胞的分子特点和微环境，发展新的放射治疗策略，例如，抗血管生成治疗、表皮生长因子抑制剂、DNA修复抑制剂和放射治疗的结合。

二、多模态功能影像指导下自适应放疗

建立基于多模态多参数影像手段的靶区勾画及疗效预测模型，为自适应放疗提供参考依据。通过对患者治疗前后PET-CT、PET-MRI、MRI及CT等影像相关参数的分析，建立基于影像的靶区勾画及疗效预测模型。通过影像-生物标志物-表型关联研究，研究功能分子显像显示相应分子分型、临床表型的参数和阈值，构建基于分子影像特征和组学特征谱的新分型分类体系框架。

三、多线束精准放疗方案和优化

建立基于生物组学特征的质子重离子相对生物学效应模型，实现精准质子重离子放疗方案的设计，建立基于生物功能影像引导的质子重离子调强放疗方案设计和自适应放疗方法，进一步提高质子重离子放疗的精准程度。针对不同放射敏感性肿瘤，开展多线束放疗方案的研究，优化质子重离子精准放疗方案。

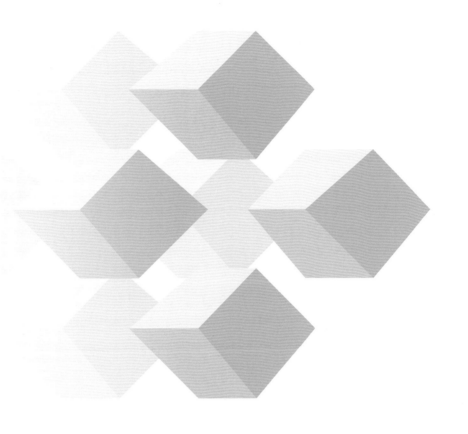

第二篇
放射物理学基础

第一章 外照射野剂量学

符贵山

放射治疗中患者接受的辐射剂量不容易在人体内直接测量得到，通常是用人体组织的替代材料（如水模体）对治疗机进行剂量校准并测量剂量分布，然后将水模体中的吸收剂量转换为患者所接受的剂量，照射野剂量学是实现这一转换的工具。

第一节　照射野及描述

以下是国际辐射测量和单位委员会（ICRU）、英国生物医学工程和物理研究所（BIPEMB）及英国放射学研究所（BIR）等文献定义关于放射治疗照射野的一些术语和参数[1~2]。

一、常用名词的定义

射线束（beam）　从放射源发出的光子或电子等辐射粒子，在其传输方向上的横截面空间范围称为射线束。

射线束中心轴（beam axis）　定义为射线束的对称轴，此轴与由光阑所确定的几何中心、准直器旋转轴、放射源的中心轴同轴。

等中心（isocenter）　指治疗机的机架旋转轴、准直器旋转轴和治疗床旋转轴的三轴交点。

照射野（field）　垂直于射线束中心轴的射线束平面内，由准直器确定的射线束区域称为照射野。

源皮距（SSD）　从放射源前表面沿射线束中心轴到受照物体表面的距离。

源轴距（SAD）　从放射源前表面沿射线束中心轴到等中心的距离。

参考点（reference point）　模体中沿射线束中心轴方向上相对剂量确定为100%的位置。对于势能低于400kV的X射线，该点定义为模体表面。对于高能X（γ）射线，该点定义为最大剂量点。

校准点（calibration point）　国家技术监督部门颁布的剂量规程所规定的，对放射治疗机进行剂量校准时的测量点。

射线质（beam quality）　表征射线束在水模体中穿射本领的术语，该参数是带电或非带电粒子能量的函数。

二、射野剂量学参数

（一）平方反比定律（inverse square law，ISL）

放射源在空气中放射性强度（可表示为照射量率和吸收剂量率）与源到测量点，图 2-1-1 中 X′点或 Y′点的距离的平方成反比：

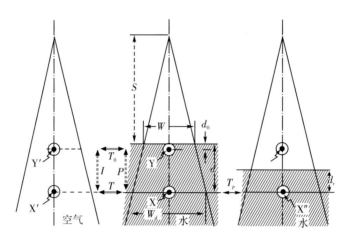

图 2-1-1　射野剂量学参数定义

$$ISL(d,d_0d,S)=\frac{D'_x}{D'_y}=\left(\frac{S+d_0}{S+d}\right)^2 \tag{2-1-1}$$

由于射线在空气中的有一定的衰减，同时射线束引出系统（准直器、均整器等）也会对放射性强度有所影响，实际情况会与平方反比定律出现一定的偏离（特别在距离变化较大时）。

（二）百分深度剂量（percentage depth dose，PDD）

水模体中，射线束中心轴上，以百分数表示的特定点的吸收剂量与参考深度处的吸收剂量的比值。在图 2-1-1 中，Y 点为参考点，X 点的 PDD 表示为：

$$PDD(E,S,W,d)=\frac{D_x}{D_y}\times100\% \tag{2-1-2}$$

E 表示射线束的能量；S 指 SSD；W 是水模体表面的照射野大小；d 是深度。参考深度的选择依赖于射线束的能量。

（三）组织空气比（tissue air ratio，TAR）

指水模体中，射线束中心轴上某点的吸收剂量与空气中距放射源相同距离处的一个刚好建立电子平衡的模体中的吸收剂量的比值，参照图 2-1-1，x 点的组织空气比表示为：

$$TAR(E,W_d,d)=\frac{D_x}{D_{x'}} \tag{2-1-3}$$

其中 X′点的剂量是指电离室在空气中带建成帽测量得到的结果，照射野大小是定义在深度 d 处（百分深度剂量的照射野大小定义在水模体的表面）。TAR 的物理意义是指空间同一点在不同散射条件下（即水模体和空气中）的吸收剂量比值，组织空气比不受源皮距的影响。

（四）组织模体比（tissue phantom ratio，TPR）和组织最大剂量比（tissue maximum ratio，TMR）

组织模体比定义为水模体中，射线束中心轴上某一深度处的吸收剂量与距放射源相同距离的同一位置，校准深度处吸收剂量的比值（参考图 2-1-1），表示为：

$$TPR(E,Wd,d)=\frac{D_x}{D_{x'}} \tag{2-1-4}$$

校准深度的选择依赖于光子射线的能量，通常能量低于 10MV 的光子射线，校准深度为 5cm，10MV 至 25MV 为 7cm。如果校准深度选择在最大剂量深度，TPR 也称为 TMR，即 TMR 是 TPR 的一个特例。与 TAR 类似，TPR 和 TMR 也不受 SSD 的影响。

（五）准直器散射因子（collimator scatter factor，Sc）和模体散射因子（phantom scatter factor，Sp）

准直器散射因子也称为输出因子（output factor），定义为空气中不同大小的照射野的输出剂量与参考照射野（通常为 10×10cm）的输出剂量之比。

（六）模体散射因子

指准直器位置不变，模体中射束中心轴上最大剂量深度处的吸收剂量与参考野的吸收剂量之比。它表示准直器开口固定时，吸收剂量随模体受照体积的变化而变化。Sc 和 Sp 的乘积称为总散射因子（total scatter factor，Sc，p），它表示模体中参考深度处某一照射野吸收剂量与参考照射野吸收剂量的比值[1]。实际应用中，通常用是直接测量 Sc 及 Sc，p（图 2-1-2），然后以下公式计算得到 Sp，即：

$$Sp(w) = \frac{Sc,p(W)}{Sc(W)} \qquad (2\text{-}1\text{-}5)$$

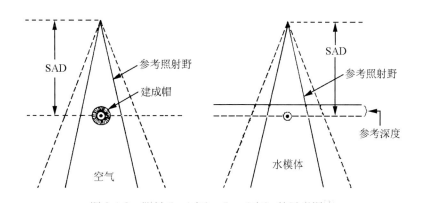

图 2-1-2　测量 Sc（左）、Scp（右）的示意图[3]

第二节　X（γ）射线射野剂量分布

一、X（γ）射线百分深度剂量的特点

如上一节所介绍，百分深度剂量受到射线能量、模体深度、照射野大小和源皮距的影响，不同类型的放射线，受影响的程度不同。

（一）能量和深度的影响

图 2-1-3 显示不同能量的 X（γ）射线百分深度剂量分布。射线能量增加，表面剂量降低，最大剂量点变深，最大剂量点后的百分深度跌落变缓。高能 X（γ）射线，表面剂量比较低，随着深度的增加，深度剂量逐渐增加，直至达到最大剂量点，然后才随着深度增加逐渐下降，这种最大剂量点出现在表面以下的效应称为剂量建成效应。它可以让深部的肿瘤得到较高剂量的同时，皮肤只接受较低的剂量，起到保护皮肤的作用。

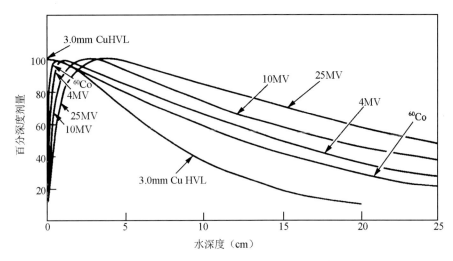

图 2-1-3　不同能量 X 射线的深度剂量比较

（二）照射野大小的影响

模体内的剂量是原射线和散射线共同作用的结果，散射线的贡献随照射野和深度的增加而增加（图 2-1-4），因而同一个深度上的百分深度剂量值会随照射野的增大而增加，更深的地方表现得更明显。此外，中低能 X 射线的百分深度剂量随照射野变化要比高能 X（γ）射线显著。

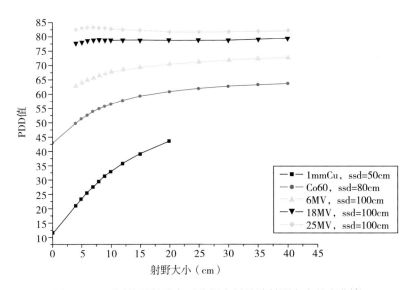

图 2-1-4　不同能量射线束百分深度剂量随射野大小的变化[3]

等效方野：如果某长方形或不规则形状照射野的百分深度剂量曲线可以用一个正方形照射野等效，则称这一正方形照射野是该长方形或不规则形状照射野的等效方野。目前临床比较常用的射野等效法是由 Sterling 等发展的一种经验方法[4]，即如果一个长方形照射野与一个正方形照射野具有相同的面积与周长比值，则它们之间等效。设长方形照射野边长分别为 a 和 b，等效正方形的边长为 c，则有：

$$c = 2 \times \frac{a \times b}{(a+b)} \qquad (2\text{-}1\text{-}6)$$

（三）源皮距的影响

百分深度剂量随源皮距（SSD）的变化，主要源于平方反比定律的影响。如图 2-1-5 所示，随距离的改变，任一点实际剂量随距放射源距离增加而减小。但近源处剂量减小的速率要大于远源处，从而百分深度剂量随源皮距离增加而增加。

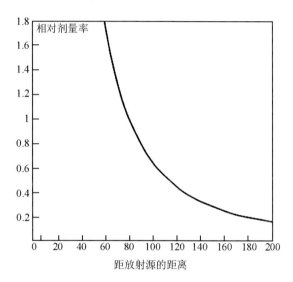

图 2-1-5　平方反比定律示意图

源皮距 f，射野大小为 r，深度 d 处的百分深度剂量可以表示为[5]：

$$PDD(d \text{、} r \text{、} f) = 100 \cdot \left(\frac{f+d_m}{f+d}\right)^2 * e^{-\mu(d-d_m)} * K_s \qquad (2\text{-}1\text{-}7)$$

式中 μ 为线性吸收系数，K_s 为散射线剂量影响。当源皮距离从 f_1 变化至 f_2 时，用 2-1-7 可以推导出 PDD 的变化为：

$$\frac{PDD(d \text{、} r \text{、} f_2)}{PDD(d \text{、} r \text{、} f_1)} = F = \left(\frac{f_2+d_m}{f_1+d_m}\right)^2 * \left(\frac{f_1+d}{f_2+d}\right)^2 \qquad (2\text{-}1\text{-}8)$$

上述计算不同源皮距时的 PDD 的方法称为 F 因子法，它是一种较为近似的方法。对于低能 X 射线，在照射野、深度和源皮距较大时，散射线相对较大，计算结果会有明显偏差。此时用组织空气比或组织最大剂量比方法可给出更为准确的结果。

在放射治疗临床实践中，源皮距是一个重要参数，选择较小的源皮距离可以得到较高的输出剂量，但百分深度剂量会较小。应用高能量的 X（γ）射线治疗较深部的病变，最小源皮距离一般为 80cm。

二、等剂量曲线

等剂量曲线是检查靶区及器官受照剂量的常用工具，图 2-1-6 给出了在正方形射野中测量的射线束中心轴平面和垂直于射线束中心轴平面上的等剂量曲线[1]。

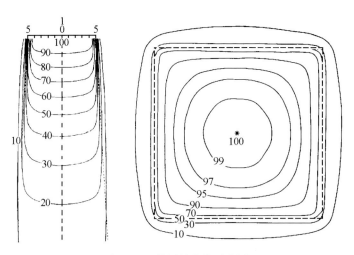

图 2-1-6　等剂量曲线示意图

（一）照射野离轴比和半影

在垂直于射线束中心轴的平面内沿照射野 X 或 Y 轴方向测量剂量分布，可以得到照射野离轴剂量分布曲线，即离轴比（OAR）曲线，如图 2-1-7 所示[3]。照射野内剂量分布相对均匀，照射野边缘剂量变化剧烈，迅速跌落，80%与20%等剂量曲线之间的距离（宽度）称为照射野半影。半影分为几何半影、穿射半影和散射半影。几何半影主要指[60]Co 治疗机由放射源的大小、源到准直器的距离和源皮距离形成的，穿射半影受准直器漏射线影响，散射半影由准直器和模体内的散射线形成。

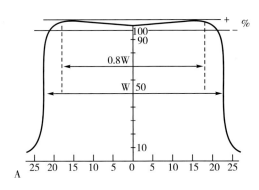

图 2-1-7　线束离轴比的定义

（二）平坦度和对称性

平坦度定义为标准源皮距条件或等中心条件下，模体中 10cm 深度处，照射野宽度的 80%以内，最大或最小剂量相对于中心轴剂量的偏差值，应在±3%。照射野对称性定义为与平坦度同样条件下，对称分布于中心轴两侧的任意两点的剂量差值与中心轴剂量的比值，应在±3%。

（三）等剂量曲线

等剂量曲线受射线束的能量、放射源的尺寸、准直器、照射野大小、源皮距离和源到准直器距离等诸多因素的影响，图 2-1-8 给出不同能量等剂量曲线的分布。

首先，同一数值的等剂量曲线随能量的增加而往更深处移动，表示穿透能力随能量的增加而增加。其次，低能射线束的等剂量曲线较为弯曲，高能平直，这是由于高能射线的散射线方向更趋于向前（沿入射方向）。第三，低能射线束的等剂量曲线在边缘中断，形成断续的分布，而高能线束穿透力比较强，准直器不能完全吸收，等剂量曲线基本是连续分布。第四，在照射野边缘，低能射线束的旁向散射份额多，使低值等剂量曲线向外膨胀。第五，由于源有效尺寸、源到准直器的距离、源皮距等因素的影响，^{60}Coγ 射线比高能 X 射线具有更大的半影区。

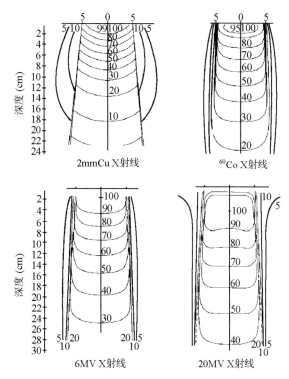

图 2-1-8　不同能量 X 射线的等剂量曲线比较

三、挡块和多叶准直器

加速器和^{60}Co 治疗机的常规准直器只能形成正方形野或矩形野，但靶区在射野方向的投影形状通常是不规则的，因而需要工具来形成不规则的、适合靶区形状的射野。

标准挡块是预先制作成一组标准形状（比如长条、方块、三角等）的挡块，治疗时从这一组标准形状里面选择最接近的形状，以使照射范围尽量适合靶区。标准挡块只能拼接出简单的不规则形状，并且射野半影较大（由于标准挡块的边缘是直立的）。

改进的办法是用低熔点铅为每一个患者定制出适合靶区的形状，定制挡块边缘可以沿射线发散，所以射野半影较小。挡块遮挡射线的能力可以用半价层或者衰减系数（表 2-1-1）表示，临床通常要求将有效原射线的剂量减低到 3% 左右，因而需要挡块厚度至少为 5 个半价层。

表 2-1-1　X（γ）射线窄束和宽束在低熔点铅中的线性衰减系数（cm^{-1}）和半价层（cm）[6]

射线质	线性衰减系数/半价层	
	窄　束	宽　束
^{60}Coγ 射线	0.578/1.20	0.520/1.34
4MV X 射线	0.578/1.20	0.459/1.51
6MV X 射线	0.488/1.42	0.419/1.65
10MV X 射线	0.420/1.65	0.399/1.74

挡块制作比较费时费力，并且在制作挡块过程中产生的蒸发气体和铅粉尘会影响工作人员健康。此外，射野挡块较重，治疗时为每一个射野更换挡块会导致患者治疗时间拉长，工作人员劳动强度大，而且可能发生挡块砸伤患者或工作人员的事故。

多叶准直器（multileaf collimator，MLC）最初被设计于替代挡块完成靶区适形，它一般由数十对叶片组成，每个叶片在等中心的投影宽度为数毫米至数厘米，通过每个叶片的独立运动可以形成边缘呈台阶状的不规则射野，图 2-1-9 所示为用 Varian 公司的 Millium MLC 适形靶区的示意图，它的中央为 40 对宽度为 0.5cm 的叶片，上下两侧各有 10 对宽度为 1cm 的叶片，一共是 60 对叶片。随着计算机控制技术的发展，目前的 MLC 已经远远超越了替代挡块的功能，成为调强放疗最重要的实施方式手段[7]。

四、楔形滤过板

楔形滤过板的作用是使吸收剂量发生倾斜（图 2-1-10），以补偿人体曲面的变化，提高靶区剂量均匀性。

楔形角（图 2-1-11）定义为模体内过射野中心轴 10cm 深处的等剂量线与 1/2 射野边界的交点连线 AA' 与射野中心轴的垂线 BB' 的夹角（IEC 976）。由于随着深度的改变，楔形野的等剂量曲线的倾斜角度会有所变化，特别是较低能量的 X 射线变化更明显，在临床选用楔形板时需要注意。

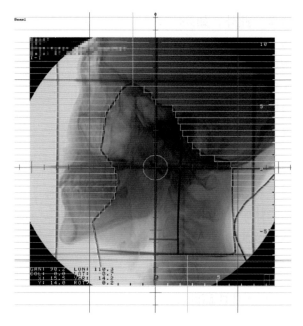

图 2-1-9 用 MLC 适形靶区

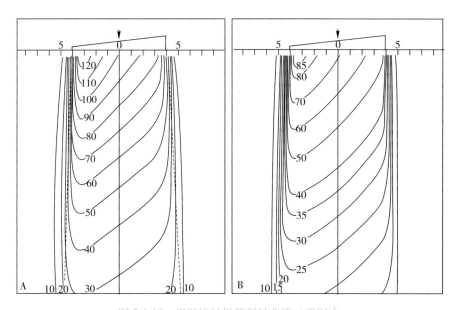

图 2-1-10 楔形滤过板等剂量曲线示意图[3]

A：以中心轴上最大剂量归一；B：以开放野最大剂量归一

楔形因子（Fw）定义为模体内射线束中心轴上某一深度 d 处，在相同机器跳数时，楔形照射野和开放照射野的吸收剂量比值。即：

$$F_w = \frac{D_w}{D_0} \tag{2-1-9}$$

式中：D_w 表示楔形照射野的吸收剂量；D_0 表示开放照射野的吸收剂量。

目前的楔形板主要有物理楔形板和虚拟楔形板。物理楔形板的楔形角通常有 4 种：15°、30°、

45°和60°。此外，如果将60°物理楔形板和开放照射野按照不同的剂量比例依次照射，则可形成0~60°的任一楔形角效果，这一用法称为"一楔合成"。虚拟楔形板也称为动态楔形板，是在照射时控制准直器的运动来调节射线束的强度，使等剂量曲线形成一定的楔形分布，从而达到与使用物理楔形板相同的效果。

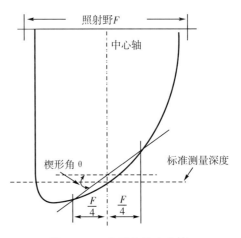

图2-1-11 楔形角的定义[1]

五、人体曲面和不均匀组织的影响

以上介绍的X（γ）射线剂量分布的特点，都是在标准模体中，射线束垂直入射时的情况。而临床实践中人体曲面和人体内不均匀组织的存在，会改变原射线、散射线的分布以及次级电子的注量，剂量分布会出现变化。

（一）人体曲面的校正

人体曲面的校正通常可采用以下3种方法，组织空气比[8]（或组织最大剂量比）法、有效源皮距法和等剂量曲线平移法，如图2-1-12所示，计算B点的剂量，S-S为人体曲面，S'S'为标准平面（即S'S'到源的距离为此时照射野的SSD），S"S"为相对于B点的标准平面。S'S'与S"S"相距h。用组织空气比或组织最大剂量比法时，校正因子CF为：

$$CF = \frac{TAR(d-h, w_d)}{TAR(d, w_d)} \qquad (2\text{-}1\text{-}10)$$

式中 W_d 为d深度处的照射野边长。

应用有效源皮距法，B点修正后的百分深度量为：

$$PDD'_B = PDD_B(f, FSZ, d-h) \cdot \left(\frac{f+d_m}{f+h+d_m}\right)^2 \qquad (2\text{-}1\text{-}11)$$

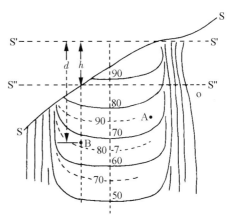

图2-1-12 人体曲面校正示意图[3]

应用等剂量曲线移动方法，考虑组织缺损值为 h，致使B点剂量有所增加，即过B点等剂量曲线移动，移动距离为d：

$$d = k \cdot h \qquad (2\text{-}1\text{-}12)$$

式中 k 为移动系数，此系数与能量有关，表2-1-2给出相对不同能量的移动系数值。

表2-1-2 不同能量射线等剂量曲线移动表

辐射能量	K
150kV~1MV	0.8
1~5MV	0.7
5~15MV	0.6
15~30MV	0.5

（二）组织不均匀性的校正

如图 2-1-13 所示，由于组织不均匀性的影响，X（γ）射线的剂量分布将会有所改变，校正方法通常采用组织空气比（组织最大剂量比）方法，有效吸收方法、等剂量曲线移动法。

应用组织空气比方法，校正因子 CF 为：

$$CF = \frac{TAR(d', w_d)}{TAR(d, w_d)} \qquad (2\text{-}1\text{-}13)$$

有效吸收方法校正系数 CF：

$$CF = e^{-\mu(d-d')} \qquad (2\text{-}1\text{-}14)$$

d 为实际厚度，d′ 为等效组织厚度，$d' = d_1 + \rho_e d_2 + d_3$，$\rho_e$ 是不均匀性组织相对于水的电子密度。式中 μ 为射线束的有效线性吸收系数（表 2-1-3），此外，如果计算点邻近不均匀组织（$d_3 < 10\text{cm}$），还需要加入额外的修正系数 P（表 2-1-4）。

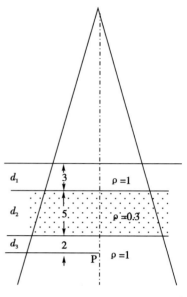

图 2-1-13　组织不均匀性校正示意图[1]

表 2-1-3　不同能量射线的有效线性吸收系数

辐射质	μ（1/cm）
铯-137γ 射线	0.06
^{60}Coγ 射线	0.05
4MV X 射线	0.05
22MV X 射线	0.02

表 2-1-4　位置修正系数

d（cm）	0	2	5	>10
P	0.92	0.95	0.97	1.00

应用等剂量曲线移动方法，即不均匀组织的存在，致使等剂量曲线产生移动，移动方向视不均匀组织密度的不同而改变，对于骨组织，等剂量曲线向表面方向移动，肺及气腔则反之。移动的距离由系数 n 乘以不均匀组织的厚度，表 2-1-5 列出几种常见不均匀组织的 n 值。

表 2-1-5　不均匀组织的 n 值

不均匀组织	n
气腔	-0.6
肺	-0.4
密质骨	0.5
松质骨	0.25

第三节　高能电子束剂量分布特点

高能电子束有不同于 X（γ）射线束的特点，其在入射面至一定深度范围形成较均匀的剂量分布，而在此深度以后剂量迅速跌落。因此用高能电子束单野治疗浅表肿瘤，可以有效地保护肿瘤后的正常组织。高能电子束一般由医用电子直线加速器产生。临床常用能量范围是 6~20 MeV，用于治疗深度不超过 5cm 的浅表肿瘤，包括皮肤癌、舌癌、乳腺胸壁和浅表淋巴结等，总体上，在接受放射治疗的患者中约 15% 要应用高能电子束。

一、电子束百分深度剂量

（一）基本特点

图 2-1-14 是模体内中心轴上的电子束百分深度剂量曲线及有关参数[3]。D_s 为表面剂量，以表面下 0.5mm 处的剂量表示；D_m 为最大剂量点的剂量；R_{100} 为 D_m 点所在的深度（最大剂量深度）；D_x 为电子束中残余的 X 射线剂量（X 射线污染）；R_t 为有效治疗深度，即治疗剂量规定值（如 0.85 或 0.90D_m）处的深度；R_{50} 为半峰值深度，即吸收剂量为 0.5D_m 时的深度；R_p 为电子束的射程；R_q 指百分深度剂量曲线上，过剂量跌落点的切线与 D_m 水平交点的深度。剂量梯度 $G = R_p/(R_p-R_q)$，该值一般在 2.0~2.5 之间。

电子束在经过散射箔、监测电离室、X 射线准直器和电子限光筒装置时，与这些物质相互作用，

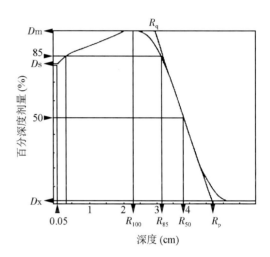

图 2-1-14　电子束百分深度剂量曲线

会产生 X 射线，这些 X 射线与电子线同时从治疗机头出射并在介质中引起剂量吸收，这一效果称为 X 射线污染，它在 PDD 曲线上表现其后部有一长长的"拖尾"。X 射线污染会增加靶区后正常组织的吸收剂量，劣化电子束治疗的临床剂量学优点。

对采用散射箔系统的医用直线加速器，对于 6~12MeV 电子束，X 射线污染为 0.5%~2.0%；对于 12~20MeV 电子束，为 2.0%~5.0%。

高能电子束的百分深度剂量分布，大致可分为 4 部分：剂量建成区、高剂量坪区、剂量跌落区和 X 射线污染区。电子束在其运动径迹上，很容易被散射，形成单位截面上电子注量的增加，所以高能电子束的剂量建成效应不明显。

（二）能量对电子束百分深度剂量的影响

从图 2-1-15 可以看出，电子束百分深度剂量分布随电子束能量的改变有很大变化。基本特点是：随着射线能量的增加，表面剂量增加，高剂量坪区变宽，剂量梯度减小（剂量跌落速度变小），X 射线污染增加，这些变化导致电子束的临床剂量学优点逐渐消失，临床中应用的高能电子束能量一般都在 4~25MeV 范围。

由于电子束易于散射，造成电子束的表面剂量 Ds 随电子束能量增加而增加，4~6MeV 电子束，表面剂量约为 75%；而 20~25MeV 电子束，表面剂量会高于 90%（图 2-1-16），并且高剂量坪区变宽。

（三）照射野对百分深度剂量的影响

当照射野较小时，电子会被散射到照射野外，导致中心轴剂量随射野迅速减小。当照射野增大

时，中心轴上较浅部位的电子散射损失被射野边缘的散射电子补偿，达到电子平衡后，百分深度剂量不再随射野的增加而变化。图 2-1-16 分别给出 8MeV 和 32MeV 电子束百分深度剂量随照射野大小变化的情况。一般条件下，当照射野的直径大于电子束射程的 1/2 时，百分深度剂量基本不再随照射野的增大而变化。

（四）源皮距对百分深度剂量的影响

医用直线加速器中电子束限光筒一般紧贴皮肤表面或仅留有 5cm 左右的空隙。但有些特殊照射技术（如全身皮肤照射）需要使用不同的源皮距，这会直接影响到百分深度剂量及剂量分布。

当限光筒至皮肤表面的距离增加时，表面剂量降低，剂量梯度变陡，X 射线污染略有增加，而且高能电子束比低能电子束变化显著。所以临床应用中，如果不是特殊要求，一般都会保持源皮距不变，否则要根据实际的临床使用条件，具体测量百分深度剂量有关参数的变化。

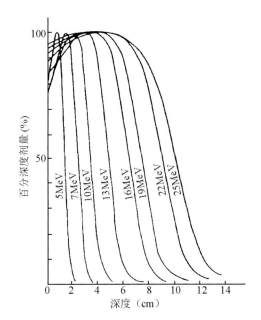

图 2-1-15　不同能量电子束的百分深度剂量曲线[9]

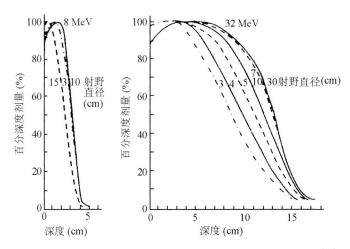

图 2-1-16　不同能量电子束百分深度剂量随射野大小的变化[10]

如前所述，电子束的表面剂量较高，很快到达最大剂量点深度后，进入剂量"坪区"，至射程末端，剂量急剧跌落，不同能量的电子束具有不同的有效治疗深度（R_{85}）。这一剂量分布特点决定了电子束更适合治疗表浅的、偏体位一侧的病变：单野照射，靶区剂量均匀，靶区后正常组织和器官剂量很小。

电子束的有效治疗深度（cm）一般为 1/3～1/4 电子束的能量（MeV）。临床中一般根据靶区深度，靶区剂量的最小值及危及器官可接受的耐受剂量等因素综合考虑来选择电子束能量。

如果靶区后部的正常组织的耐受剂量较高，可以 90% 等剂量曲线包括靶区来选择电子束的能量；如果靶区后部的正常组织的耐受剂量低，如乳腺癌的术后治疗，往往以保证胸壁和肺的界面处百分深度剂量不超过 80%（甚至 70% 左右）来选择射线能量，以尽量减少肺组织的受量。

二、电子束的等剂量分布

高能电子束等剂量分布的显著特点为：随深度的增加，低值等剂量线向外侧扩张，高值等剂量线向内侧收缩，并会随能量变化，特别是能量大于 7MeV 以后更为突出。例如 10MeV 的电子束，表面射野为 7cm×7cm，模体下 3cm 深度处，90% 等剂量曲线的宽度仅有 4cm 左右（图 2-1-17），即在这个深度上，有效治疗区域远远小于实际射野大小，在确定电子束照射的射野大小时，要特别注意这一效果的影响，以保证全部靶区都接受到足够的剂量。除能量的影响外，照射野大小也对高值等剂量曲线的形状有所影响。如图 2-1-18 所示，13MeV 的电子束，照射野从 20cm×20cmm～3cm×3cm，其 90% 等剂量线的底部形状由平直逐渐变成弧形，在治疗直径较小的靶区时，如果选择的射野过小，可能导致靶区底部在靠近射野边沿的地方出现欠量。

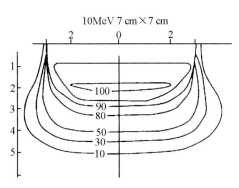

图 2-1-17 10MeV 电子束等剂量曲线

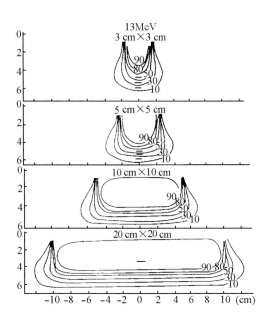

图 2-1-18 13MeV 电子束等剂量曲线随射野大小的变化[11]

三、电子束射野均匀性及半影

电子束的均匀性、平坦度及半影等参数通过 $1/2\ R_{85}$ 深度与射野中心轴垂直的平面［图 2-1-19（a）中的 B-B 截面］上的剂量分布定义。ICRU 建议用均匀性指数描述电子束射野的均匀性[12]，其数值等于特定平面内 90% 与 50% 等剂量分布曲线所包括的面积之比（$U_{90/50}$），对 100cm² 以上的照射野，此比值应大于 0.7（相当于要求沿射野边和对角线方向上 90% 与 50% 等剂量线的边长之比 $L_{90}/L_{50} \geqslant 0.85$），同时要求在该平面内峰值剂量超过中心剂量的 3% 的剂量"热点"所包括的面积即图 2-1-19（b）中的面积（a）的直径应小于 2cm。

电子束的物理半影 $P_{80/20}$ 由特定平面内 80% 与 20% 等剂量曲线之间的距离确定。一般条件下，当限光筒到表面距离在 5cm 以内，能量低于 10MeV 的电子束，半影为 10～12mm；能量为 10～20MeV 的电子束，半影约为 8～10mmm；而当限光筒到表面距离超过 10cm 时，半影可能会超过 15mm。

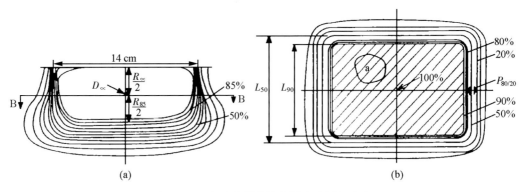

图 2-1-19 电子束射野均匀性和半影的定义

注：（a）电子束等剂量曲线与 1/2 R_{85} 深度定义；（b）a 中 B-B 位置，垂直于射野中心轴特定平面的剂量分布与射野均匀性指数及半影定义[12]。

四、电子束的输出剂量

X（γ）射线射野的输出剂量随射野增大而单调增加，但电子束输出剂量的变化却没有很好的规律性。图 2-1-20 给出了 Elekta Precise 加速器，限光筒的几何尺寸由 6cm×6cm～25cm×25cm 变化时，相对输出剂量的比较。可以看出电子束输出剂量的变化规律性不像 X 射线那样明确，且变化幅度要大于 X 射线（此处最大变化超过 20%），临床应用时，应对所配置的电子束限光筒进行实际测量。

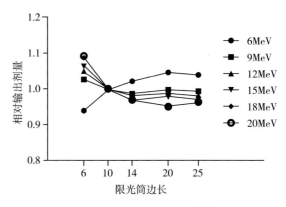

图 2-1-20 Elekta Precise 加速器电子束相对输出剂量

影响电子束输出剂量的另一因素是限光筒与患者皮肤表面（或测量模体表面）间的空气间隙，即源皮距的改变。图 2-1-21 示出 7MeV 电子束在不同限光筒时，空气间隙对输出剂量的影响；以及 7～18MeV 电子束，6cm×6cm 限光筒，不同能量时，输出剂量随空气间隙的变化。从这两种情况可以

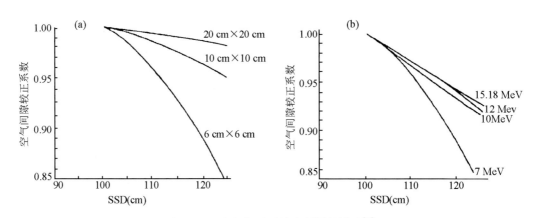

图 2-1-21 空气间隙对输出剂量的影响[9]

注：（a）7MeV，不同限光筒；（b）6cm×6cm 限光筒，不同能量。

看出，空气间隙对电子束输出剂量的影响，低能量、小照射野时较大，高能量、大照射野时较小。

五、组织不均匀性校正

在不均匀性组织如骨、肺和气腔中，电子束的剂量分布会发生显著变化，假设某种不均匀组织的厚度为 Z，则它对电子束吸收的等效水的厚度为 Z×CET（coefficient of equivalent thickness），其中 CET 由不均匀性组织对水的相对电子密度求得，这一方法称为等效厚度系数法。假设某点的深度为 d，从表面到该点所经过的不均匀性组织的厚度为 Z，则该点的剂量为：

$$D(d,Z) = D(d_{eff}) \times \left(\frac{f+d_{eff}}{f+d}\right)^2 \qquad (2-1-15)$$

其中 f 为有效源皮距，$d_{eff} = d+Z\times(CET-1)$ 为等效深度，$\left(\frac{f+d}{f+d_{eff}}\right)^2$ 为平方反比定律修正。

人体骨组织的 CET 值的范围为 1.1（疏松骨）~1.65（致密骨）；肺组织的 CET 与计算点在肺组织中的深度有关，平均值约为 0.25。图 2-1-22 给出水/软木（模拟胸壁与肺）模体中，电子束百分深度剂量变化的示意图。由于低密度软木的散射减小，水与软木交界处的剂量略有减少；随着深度再增加，由于软木的衰减能力较低，穿射弥补了散射的减小，使得软木中的剂量增加。图 2-1-23 示出了利用笔形束模型计算得到的电子束照射胸壁时，作肺修正和不作肺修正时的剂量分布。

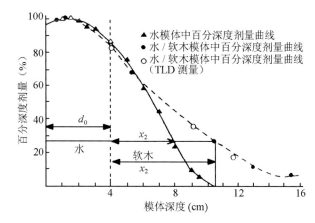

图 2-1-22　18MeV 电子束在水模体和水/软木中深度剂量的变化[13]

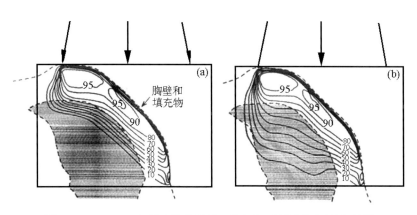

图 2-1-23　10Mev 电子束胸壁照射，肺组织对剂量分布的影响[13]

注：（a）未作肺修正；（b）作肺修正。

六、电子束的补偿技术

电子束的补偿技术用于：①补偿人体不规则的外轮廓；②减弱电子束的穿透能力；③提高皮肤剂量。图 2-1-24 示出胸壁照射的示例：不加补偿时，肺前缘的剂量较高（80%），并且有一个高剂量区（139%）；沿胸壁添加补偿材料，并有意增加高剂量区位置处补偿材料的厚度，既降低了肺前缘的受量，又减弱了高剂量区的剂量。

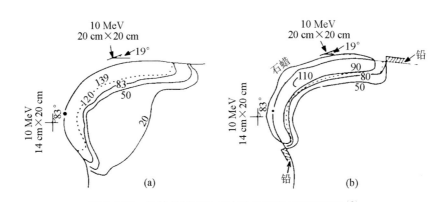

图 2-1-24　补偿材料对电子束胸壁照射的剂量影响[3]

临床常用的补偿材料有石蜡、凡士林、聚苯乙烯和有机玻璃，其密度分别为 $0.987g/cm^3$，$0.822g/cm^3$，$1.026g/cm^3$ 和 $1.11g/cm^3$。石蜡易于成型，能紧密敷贴于人体表面，常被用作类似胸壁照射时的补偿材料。当需要的补偿物比较薄时，用石蜡成型后比较容易碎，此时可以考虑将凡士林涂抹于纱布上制成补偿物，然后再将补偿物粘到患者皮肤表面。聚苯乙烯和有机玻璃可制成不同厚度的平板，用作电子束能量的衰减材料，其有效原子序数较低，不会增加因韧致辐射产生的 X 射线成分。

硅胶是近年研发的一种由凝胶材料制成补偿材料，其密度 $\sim 1.03g/cm^3$，硅胶材质柔软，用其制成的补偿器比较容易与皮肤形成紧密贴合，可以有效避免用其他硬质补偿材料时引入空气间隙而导致的剂量不均匀的问题。此外，硅胶还具有均匀性好、使用过程中不会发生凹陷、便于清洗、长期使用不易硬结老化等优点，目前已经广泛在临床中应用。

硅胶作为补偿器使用时，通常是将其预制成大小约为 30×30cm，厚度为 0.3cm、0.5cm、1cm、1.5cm、2cm 的薄片，供临床选用，固定尺寸的硅胶仅适用于对整个照射野范围内进行补偿。近年来，一次性使用的硅胶也开始在临床开始应用，这种硅胶也是在生产时预制成不同厚度的方块，但比传统的硅胶更柔软，贴合性更好。在实际给患者使用时，并不是整块使用，而是根据每一个患者的需要，把硅胶裁成与需要补偿部位的几何外形一致，然后在模拟定位时将硅胶敷贴于需要补偿的部位，硅胶与患者一同参与模拟定位及剂量计算，可极大提高剂量准确性。

七、电子束照射的衔接技术

对一些特殊部位的病变照射时，如全脑全脊髓照射中的脊髓野，乳腺癌术后的胸壁照射野等，需要采用多个野相邻衔接构成大野进行照射。由于等剂量曲线随入射深度的变化会有外凸或内凹，相邻野衔接时，等剂量曲线在不同深度上的重合程度不同，因而通常只能在某个深度得到相对均匀的剂量分布，其他深度上的剂量会有一定程度的偏高或偏低，这种不均匀性还与能量相关。

图 2-1-25 示出了 7MeV 和 16MeV 电子束以不同方式衔接时，等剂量曲线分布的情况。由图可以看出，相同的衔接方式，对于不同能量的电子束，剂量分布会有很大的不同。另外值得注意的是，测

量等剂量曲线时，一般是在均匀模体内进行，而在实际治疗中，由于患者表面弯曲及体内组织的影响，剂量分布的变化会更复杂。相邻野衔接必须将靶区内超量、欠量的程度控制在临床可接受范围内。临床治疗中，如果可以在不同治疗分次中经常变换衔接位置，也能降低衔接处的超量、欠量的累积效果。

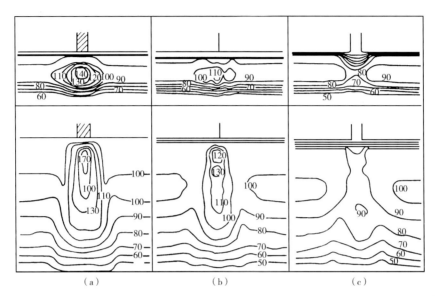

图 2-1-25　7MeV（上图）和 16MeV（下图）电子束照射野不同衔接方式的剂量分布[14]

注：（a）相邻野重叠 0.5cm；（b）共线衔接；（c）间隔 0.5cm。

临床中，特别是在头颈部肿瘤的治疗时，会遇到电子束和 X（γ）射线照射野的衔接问题。如果使两照射野在皮肤表面共线。由于电子束照射野产生的侧向散射会使得 X（γ）射线一侧出现剂量热点，电子束一侧出现剂量冷点。图 2-1-26 显示 9MeV 电子束和 6MV-X 射线照射野在皮肤表面共线衔接时的剂量分布。图 2-1-26（a）为标称源皮距情况，图 2-1-26（b）为源皮距延长至 120cm 时的情况，拉长源皮距时，冷、热点剂量区域变宽。

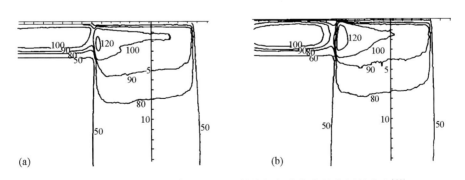

图 2-1-26　9MeV 电子束和 6MV X 射线相邻共线衔接的剂量分布[14]

注：（a）电子束为标称源皮距照射；（b）电子束源皮距延长至 120cm。

如上所述，决定相邻照射野衔接是否共线或是留有间隙，应根据靶区剂量均匀性要求为前提。由于电子束治疗的肿瘤大多位于表浅部位，治疗的深度较浅，同时在治疗区域内往往没有重要的敏感器官存在，在注意了可能会出现的剂量热点的位置、范围后，如若临床可以接受，则电子束的相邻照射野［包括与 X（γ）射线照射野相邻］，就可在皮肤表面共线衔接。

八、电子束照射野的挡铅技术

临床应用中，一般用附加铅挡将限光筒的标准照射野改变为不规则野，以适合靶区的形状，同时保护周围的正常组织。附加铅挡块可固定在限光筒的末端，也可直接放在患者体表被遮挡的位置。

（一）挡铅厚度的确定

图 2-1-27 示出电子束在铅介质中的衰减情况，图 2-1-28 给出完全阻止穿射电子所需要铅的厚度与入射电子束最大能量的关系。最低的挡铅厚度（以 mm 为单位）应是电子束能量（以 MeV 为单位）数值的 1/2。同时从安全考虑，可将挡铅厚度再增加 1mm。

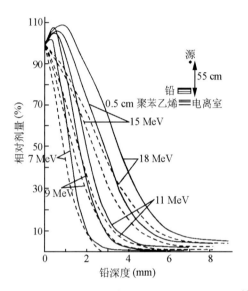

图 2-1-27　不同能量电子束在铅介质中的衰减曲线[13]

注：平行板电离室测量，照射野分别为 10.5cm×10.5cm（实线）和 6.3cm×6.3cm（虚线）。

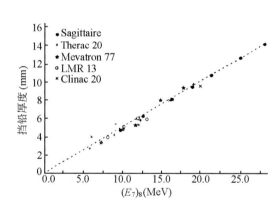

图 2-1-28　完全阻止不同能量电子束所需要挡铅厚度[13]

注：图中左上角文字表示不同型号的加速器。

但在有些情况下，特别在射野内遮挡时，如照射眼睑部位的肿瘤，为保护晶体，挡铅过厚使用起来不方便，因而要使用接近临界值的厚度，由于 1~2mm 的厚度变化都可能会失去对正常组织的保护作用，所以临床实际中对于这种情况，通常要在实际治疗之前通过测量数据来对挡铅厚度进行验证。

（二）电子束的内遮挡

用电子束治疗某些部位的病变，如嘴唇、耳翼等，常需要用内遮挡（如图 2-29）以保护靶区后部的正常组织。内遮挡会在铅挡前表面和组织接触的界面处产生电子束的反向散射，使其界面处的剂量增加 30% ~ 70%（在 4 ~ 20MeV 的能量范围内）[13]。电子束反向散射的强弱用电子反向散射因

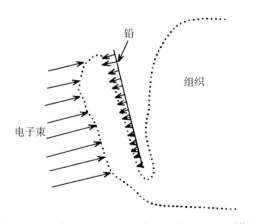

图 2-1-29　内遮挡引起电子束反向散射示意图[15]

子 EBF（electron backscatter factor，EBF）表示，定义为组织-遮挡界面处的剂量与均匀组织中同一位置的剂量之比。

图 2-1-30 显示不同能量和遮挡介质的电子反向散射因子。它随着遮挡介质的有效原子序数 Z 的增高而增大，随界面处电子平均能量的增加而减小。为了在内遮挡中削弱反向散射的影响，可在铅挡与组织之间插入一层低原子序数材料（如有机玻璃等），以吸收铅挡所产生的反向散射，吸收材料的厚度应根据反向散射电子在材料中的射程（如图 2-1-31 所示为由铅挡产生的反向散射电子在聚苯乙烯材料中的衰减曲线）来进行选择。

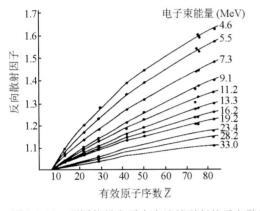

图 2-1-30 不同能量电子束内遮挡引起的反向散射因子随遮挡材料有效原子序数的变化[3]

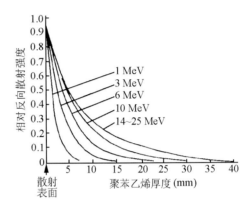

图 2-1-31 不同能量的电子束内铅挡产生的反向散射电子在聚苯乙烯中的衰减曲线[16]

（三）射野大小对剂量参数的影响

图 2-1-32 是 Philips SL75-15 直线加速器上测得的电子束的治疗深度随射野大小的变化[9]，图 2-1-33 是 Elekta Precise 直线加速器上测得的不同照射野大小的电子线输出因子，由图可知：①标准电子束限光筒足够大（如>6cm×6cm）时的百分深度剂量基本不受限光筒大小的影响；②在限光筒上加铅挡时，对于高能量（12~14MeV）电子束，若铅挡形成的照射野过小（如小于8cm×8cm），则治疗深度变浅，剂量梯度变小，低能量（≤10MeV）时没有显著变化；③标准电子束限光筒的输出因子，

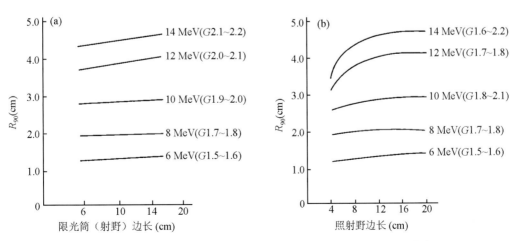

图 2-1-32 不同能量的电子束的治疗深度 R_{90} 随射野边长的变化[10]

注：（a）标准限光筒；（b）在限光筒下附加挡铅。

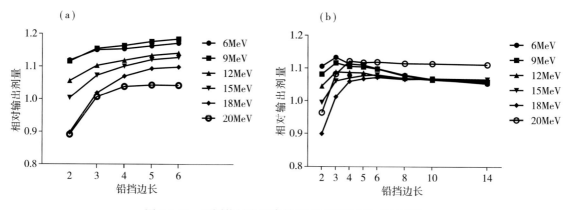

图 2-1-33　不同能量电子束输出因子随挡铅边长的变化

注：（a）6cm 限光筒；（b）14cm 限光筒。

在不同能量条件下会有很大变化，但没有规律性；④在限光筒下附加挡铅时，输出因子的变化具有一定的规律性，对于较大的限光筒，附加挡铅使有效射野变小时，输出因子会变大，当射野小到一定程度，引起电子侧向散射的缺失，输出因子又会减小。而对于较小的限光筒（如 6cm×6cm），附加挡铅通常会使输出因子变小；⑤对较高能量的电子束，当使用不同的限光筒时，即使铅挡确定的照射野相同，输出因子、R_{90} 和剂量梯度会有较大差别。

对不同类型及厂家的加速器，上述铅挡的剂量学效应呈类似的规律性，但变化幅度会有差别，临床应用时，应对其规律和变化进行实际测量。

第四节　射野剂量计算

一、治疗机输出量校准

在外照射治疗机中，^{60}Co 治疗机是通过射线照射时间，加速器是通过监测电离室的跳数（monitor unit，MU）来控制照射量的多少。由于 ^{60}Co 源的活度或加速器的输出剂量率会有差别，因而相同时间或相同 MU 数所对应的实际照射量也会有差别，因而在使用治疗机之前，需要对输出量进行校准。

治疗机输出量校准就是在参考条件下用校准电离室测量 ^{60}Co 治疗机每单位照射时间的最大剂量点剂量 D_m，或者加速器每个 MU 时的最大剂量点剂量 D_m。所使用的校准电离室应该经过国家剂量标准实验室校准过，且在校准有效期内。校准的参考条件是标称 SSD 或 SAD 技术，参考射野 $10×10cm^2$，参考深度 5cm（射线质 $TPR_{10}^{20}≤0.70$）或 10cm（射线质 $TPR_{10}^{20}>0.70$）。对于加速器，还可以通过调整监测电离室增益，使每个 MU 的 D_m 正好是 1cGy。

临床上使用的照射技术可分为三种：源皮距（SSD）、等中心照射（SAD）、旋转照射（Arc）。SSD 技术首先固定射野方向，然后根据 SSD 的大小和患者体表的标记线摆位。其优点是简单直观，可根据测量的 PDD 计算剂量，拉长 SSD 可获得大面积的照射野，对机器等中心精度没有要求，不需要激光灯；缺点是每个照射野需要分别核对 SSD，并移动患者身体以对齐摆位标记，摆位时间长；另外，由于机器等中心不在靶区中心，射野角度误差会显著影响射线束对准靶区的程度。

SAD 技术根据患者体表的标记线摆位，以将机器等中心置于患者体内某个固定位置（一般为肿瘤中心）。它可以克服 SSD 技术的缺点，提高治疗摆位的效率和精确度，目前已基本取代 SSD 技术，成为最常用的技术。使用 SAD 技术要求机器等中心精度高（至少应能满足国家标准规定的±2mm）；激光灯指示的等中心位置准确。

旋转照射技术是 SAD 固定野照射技术的延伸，它的摆位方式与 SAD 技术相同，特点在于患者治疗时，机器是边旋转边实施照射。该技术主要用于小野的立体定向放疗；与 MLC 配合，可开展动态旋转适形放疗（dynamic arc）或者容积旋转调强放疗（volumetric modulated arc therapy，VMAT）[17]。

二、X（γ）射线射野剂量计算

治疗机经过校准后，即得到了在参考条件下，每单位时间或每 MU 所对应的（最大剂量点）输出剂量，由于实际治疗通常并不是在参考条件下进行，因而需要应用相关的转换参数，由参考条件下的输出剂量得到实际治疗条件下的输出剂量，然后即可计算欲达到实际的靶区剂量所需的出束时间（^{60}Co 治疗机）或 MU 数（加速器），以下通过一个例子对此过程进行说明。

例 1：用 6MV X 射线治疗一位头颈部肿瘤患者，铅门形成的照射野大小为 5×8 cm^2，为使照射区的形状与靶区形状一致，用铅挡形成了等效面积~5×5 cm^2 的照射区，此外，为了补偿患者体表曲面的影响，附加了一个 30°楔形板，射野的源皮距 SSD=93 cm，靶区剂量参考点深度 9.0cm，该照射野拟给予靶区剂量 120cGy，求应照射的机器跳数。

计算过程：

1. 设治疗机经过校准后，在射野 10×10 cm^2，SSD=100，最大剂量点深度为 1.5cm 时的输出剂量为：

$$DR_0 = 1cGy/MU \tag{2-1-16}$$

2. 将参考条件下的铅门射野大小由 10×10 cm^2 改为治疗时的 5×8 cm^2 时，会引起准直器散射因子的变化。

根据等效野公式，5×8 cm^2 的等效方野边长为：$FSZ = 2ab/(a+b) = (2×5×8)/(5+8) = 6.6$，查表得到等效方野的准直器散射因子：

$$Sc(6.6) = 0.968 \tag{2-1-17}$$

3. 外加铅挡适形靶区形状时，一方面，铅挡需要用托架承载，而托架会对射线有衰减，此效果用托架因子表示，查表得到治疗机的铅挡托架因子为：

$$T_f = 0.946 \tag{2-1-18}$$

4. 铅挡会阻挡部分射线，使到达患者身体的射线量减少，于是患者体内的散射线的量也会减少，这一效果用模体散射因子来表示：铅挡形成了~5×5 cm^2 的照射区，查表得到模体散射因子：

$$Sp(5) = 0.977 \tag{2-1-19}$$

5. 参考条件下的 SSD=100，深度 1.5cm 时，源到测量点的距离为 100 cm+1.5 cm=101.5cm；治疗条件时 SSD=93，深度 9cm，源到测量点的距离为 93 cm+9 cm=102cm，由此得到平方反比因子：

$$Invsq = (100+1.5)^2/(93+9)^2 = 0.99 \tag{2-1-20}$$

6. 由参考条件到治疗条件，源到测量点的距离变化引起的剂量率的变化用平方反比定律表示，而深度的变化可以用 TMR 进行转换，查表得到治疗条件（射野大小为 5cm，深度为 9cm）下的 TMR：

$$TMR(5,9) = 0.972 \tag{2-1-21}$$

7. 附加楔形板后，对输出剂量有一定的衰减使用，其效果用楔形因子表示，查表得射野大小为 5cm 时的楔形因子：

$$W_f(5) = 0.544 \tag{2-1-22}$$

8. 考虑到上述所有效果后，由参考条件推算得到实际治疗条件下的机器输出剂量 DR_t 为：

$$
\begin{aligned}
DR_t &= DR_0 \times Sc \times Sp \times T_f \times invsq \times TMR \times W_f \\
&= 1cGy/MU \times 0.968 \times 0.977 \times 0.946 \times 0.99 \times 0.972 \times 0.544 \\
&= 0.4777cGy/MU
\end{aligned}
\tag{2-1-23}
$$

9. 所以，在实际治疗条件下，当靶区剂量需要 120cGy 时，实际需要的 MU 数为：

$$MU = 120cGy/(0.4777cGy/MU) = 251.2MU \tag{2-1-24}$$

对于 ^{60}Co 治疗机，输出量校准得到的结果 DR_0 为 cGy/min，所以最后计算得到的结果为所需要的治疗时间（min）。此外，^{60}Co 治疗机还要考虑放射源的衰变，在计算 DR_t 时还要乘以一个放射源衰变修正因子 F_{decay}：

$$F_{decay} = \exp\left(-\frac{0.693t}{T_{1/2}}\right) \tag{2-1-25}$$

式中 t 是自输出量校准至今所经历的时间；$T_{1/2}$ 是 ^{60}Co 的半衰期，等于 5.27 年。

需要指出的是，上述计算过程仅适用于靶区剂量参考点在射野中心轴上的情况，当剂量参考点偏离射野中心轴，但仍在与中心轴垂直的平面内时，在上述计算的基础上，还需要考虑离轴比（图 2-1-7）的影响，临床中通常用原射线离轴比来完成修正。鼻咽癌的经典半野照射技术就是一个典型例子，采用该技术时，面颈联合野和下颈切线野均是半野，鼻咽部的靶区剂量参考点在面颈联合野的等中心平面，但偏离等中心点一定距离。

三、电子束射野剂量计算

高能电子束易于散射，皮肤剂量相对较高，且随电子束能量的增加而增加；随着电子束限光筒到患者皮肤距离的增加，射野的剂量均匀性迅速变劣、半影增宽；百分深度剂量随射野的大小变化较明显；不均匀组织对百分深度剂量有显著影响；拉长源皮距照射时，输出剂量不严格遵循平方反比定律变化，因而剂量难于准确计算；不规则射野输出剂量的计算，仍存在问题。基于高能电子束的上述特点，它主要用于治疗表浅病变或偏中心的肿瘤和侵袭的淋巴结。

实际临床应用电子束治疗时，需要先在规定 SSD（由厂家根据治疗机性能预先定义好，不一定与机器的 SAD 一致）下测量射线 PDD、输出因子等参数用于射野剂量计算，在实际治疗病人时，应尽量在上述规定源皮距处治疗，以保证剂量计算的准确性。如果由于某些原因（例如患者体表弯曲）而不能在规定 SSD 下治疗，则应该对实际 SSD 时的输出剂量进行测量，也可以预先对一组或几组非规定 SSD 下的数据进行测量并保存，以备临床需要时直接查表得到。

治疗机在电子线模式工作时，通常是先安装电子线限光筒（如 $6 \times 6cm^2$，$10 \times 10cm^2$，$14 \times 14cm^2$，$20 \times 20cm^2$，$25 \times 25cm^2$，$10 \times 14cm^2$）来定义出标准的射野，同时，由于这些标准射野不能适合实际靶区的形状，因而还需要在限光筒下附加铅挡来使射野形状与靶区形状一致。

附加的挡铅在改变射野形状和大小的同时，也对射野的输出因子、R_{90} 都有影响，尤其是在挡铅形成的射野较小时，这种影响变得很显著，对于不同的治疗机，影响的程度会有较大差别（图 2-1-32、2-1-33），所以临床实际中需要测量每一台治疗机的实际数据，用于临床剂量计算。

用电子束进行患者治疗时，通常按如下过程计算剂量：

1. 确定照射源皮距 SSD：通常选择在规定 SSD 处治疗。

2. 根据治疗深度选择电子线能量：

（1）确定靶区距离皮肤表面的最大深度 D_{max}；

（2）根据依据 PDD 曲线（或 PDD 表格）选择能量 E，使得电子束的治疗深度 R_t（视情况取 R_{80} 或 R_{90}）不低于 D_{max}；或者也可以用下式估算能量：

$$E = (3 \sim 4) \times D_{max} \qquad (2\text{-}1\text{-}26)$$

其中能量 E 的单位为 MeV，深度 D_{max} 的单位为 cm

3. 根据靶区形状，确定电子线铅挡形状 电子线铅挡形状需要在靶区形状的基础上外放一定边界，以保证整个靶区的剂量都达到处方剂量，通常可以按下式计算需要的挡铅尺寸：

$$挡铅尺寸 = 靶区尺寸 \times 1.18 + (0.5 \sim 1cm) \qquad (2\text{-}1\text{-}27)$$

由于电子束的射野大小是用50%的离轴比定义的，也就是说，当射野大小与靶区大小一样时，靶区边沿处的剂量大约是中心点剂量的50%，所以此时的靶区是欠量的。

另外，按照电子线均匀性要求，在垂直于中心轴的平面内，中心点到90%与50%的距离的比值不得低于0.85，所以如果要使靶区边沿处的剂量为中心点剂量的90%，实际的射野大小应该是靶区尺寸/0.85，即射野大小 = 靶区尺寸 × 1.18。

此外，由于电子线高值等剂量曲线会向内部收缩，如果实际的靶区形状并没有像电子线等剂量曲线一样内收（图2-1-17、图2-1-18），则严格按照1.18倍计算得到的射野大小将会导致这部分靶区欠量，所以，射野大小还要根据等剂量线内收情况及靶区最深部分的情况适当外放0.5~1cm。

另外，挡铅射野尺寸较小时，电子线的治疗深度会受到射野尺寸的影响（图2-1-16），从而有可能导致之前选择的电子线能量不再适合，这种情况下，需要重新进行能量选择。

4. 根据铅挡的最大外径选择电子线限光筒尺寸 限光筒尺寸应比铅挡的最大外径略大。

5. 根据挡铅射野尺寸及相应的限筒尺寸，查表得到射野输出因子 OF，通过输出因子计算机器跳数：

$$MU = 处方剂量 / OF \qquad (2\text{-}1\text{-}28)$$

电子线射野剂量计算中要注意，由于限光筒和电子线挡铅都会对机器的输出量有影响（图2-1-20、图2-1-33），所以在查射野输出因子表时，需要同时考虑到这两个因素。

参 考 文 献

1. ICRU. Report 24 Determination of absorbed dose in a patient irradiated by beams of X orgammaraysinradiotherapyprocedures，International Commissionon Radiation Unitsand Measurements，Bethesda，MD，USA，1976.

2. BIR，BIPEMB. Centralaxisdepthdosedataforuseinradiotherapy：1996. BritishJournalofRadiology，1996，Suppl：25. 65.

3. 胡逸民. X（γ）射线射野剂量学. 肿瘤放射物理学. 主编：胡逸民. 原子能出版社，1999.

4. DayMJ，AirdEGA. Theequivalentfieldmethodfordosedeterminationinrectangularfields. BrJRadiol，1996，Suppl：25.

5. JohnsHE，BruceWR，ReidWB. Thedependenceofdepthdoseonfocalskindistances. BrJRadiol，1958，31：254.

6. El-Khatib E，Podgorsak EB，Pla C. Broad beam and narrow beam attenuation in Lipowitz's metal. Med Phys 14：135 – 139，1987.

7. AAPM REPORT NO. 72 BASIC APPLICATIONS OF MULTILEAF COLLIMATORS. 4513 VernonBlvd. Madison，WI 53705-4964. July 2001.

8. JohnsHE, WhitmoreGF, WatsonTA, et al. Asystemofdosimetryforrotationtherapywithtypicalrotationdistributions, JCanadAssocRadiol, 1953, 4：1-14.

9. PaltaJR, DaftariIK, AyyangarKM, et al. ElectronbeamcharacteristicsonPhilipsSL75. MedPhys, 1990, 17：23.

10. 张红志. 高能电子束剂量学. 见：谷铣之，殷蔚伯，刘泰福等主编. 肿瘤放射治疗学. 北京：北京医科大学中国协和医科大学联合出版社，1993.

11. KhanFM, et al. Clinicalelectronbeamdosimetry, ReportofAAPMradiationtherapycommitteetaskgroupNo 25. MedPhys, 1991, 18：73.

12. ICRU. Report35 Radiation dosimetry：Electron beams with energies between 1 and 50MeV. InternationalCommissionon Radiation Units and Measurements, Bethesda, MD, USA, 1984.

13. Giarratano JC, Duerkes TR, Almond PR. Lead shielding thinkness for dose reduction 7 to 18Me Velectron. MedPhys, 1975, 2：336.

14. Johnson JM, Khan FM. Dosimetric effects of abutting extended SSD electron fields with photons in the treatment of head andneckcancers. IntJRadiatOncolBiolPhys, 1992, 24 (Suppl2)：202.

15. Klevenhagen SC, Lamber GD, Arbari A. Backscattering in electron beam therapy for energies between 3 to 35MeV. Phys MedBiol, 1982, 27：363.

16. Lamber GD, Klevenhagen SC. Penetration of backscatter edelectron in polystyrene for energies between 1-25MeV. Phys MedBiol, 1982, 27：721.

17. Otto K. Volumetric modulated arc therapy：IMRT in a single gantry arc. Med Phys, 2008, 35：310-7.

第二章 近距离放疗剂量学基础

徐英杰　冯宁远

第一节　概　　述

一、历史沿革

近距离放疗的起源始自 1896 年贝克勒尔发现放射性现象，自 1898 年居里夫妇提炼出放射性镭元素后，人们开始尝试一些新方法来将放射线用于治疗病人。1903 年在圣彼得斯堡第一次成功使用镭元素近距离治疗了两位面部基底细胞癌患者，而继表面敷贴治疗之后，腔内放疗技术开始应用于宫颈、子宫和子宫内膜癌的治疗，几年后，镭针插植技术开始得到应用。1934 年约里奥居里夫妇发现了人工放射性同位素，使近距离放疗进入使用人工放射性同位素的新时代。20 世纪 50 年代末，随着人们对辐射防护意识的增强，放疗医生意识到近距离放疗的缺点，如镭针插植技术需要准确并快速地植入，才能既获得好的临床结果同时又较好地避免医护工作者受到辐射的影响。由于近距离放疗的副作用，很多医院开始选择手术或体外照射的治疗方式，除妇科肿瘤近距离放疗外的插植近距离放疗技术发展缓慢。20 世纪 60 年代，远程后装治疗设备的出现降低了工作人员的受照剂量，同时人们用同位素^{182}Ta 和 ^{192}Ir 设计了直径更小柔韧性更好的放射源及相应的施源器，于是近距离放疗开始在临床广泛开展。20 世纪 70 年代后，高剂量率的微型步进源在临床开始应用，人们通过调整驻留位置和驻留时间来调整剂量分布；80 年代以后，Holm 等开始使用经直肠的超声引导插植针来将永久植入的粒子植入到准确位置。90 年代末期，三维图像引导的近距离放疗开始逐步在临床开展，意味着近距离治疗开始进入三维时代，相应的物理计算也随之发展，由假定介质为均匀模体的计算进入到考虑介质非均匀性的计算模式。这些新技术开启了近距离放疗发展的新篇章[1,2]。

在我国，近距离放疗始于 20 世纪 40 年代，由上海镭锭医院开创了镭疗的先河。在随后的 50 年中，基本上同步于国际上放射源和设备的发展，但临床应用主要限于妇科肿瘤治疗。直到 1989 年由中国医学科学院肿瘤医院和辽宁省肿瘤医院引入荷兰核通公司 micro Selectron-HDR 后装机后，治疗领域有了显著的拓宽。截至 2011 年的全国放疗人员及放疗设备调查统计，国内约有 317 家医疗单位装备了近距离放疗机，包括中国医学科学院肿瘤医院在内的部分单位已开始开展三维图像引导近距离放疗。

当前近距离放疗发展的重点在照射技术、剂量计算及相应的质量保证，引入新的观念最优化地利用所获取的各种图像资料来给予剂量。技术的改进拓宽了可使用的剂量率及源所发射的光子能量的范围，以及更多种类和大小的施源器模型，同时又能最大化地保证工作人员的辐射安全。新的放射生物学模型则开拓了治疗方案的新思路。

二、近距离放疗的定义

近距离放疗是指使用微型放射性核素封装源来对肿瘤进行短程照射的放射治疗方式，这种治疗方式通过将放射源直接放置于待治疗部位内部或附近来实施放射治疗。近距离放疗有以下几种划分方式。

（一）按照植入方式划分

1. 插植近距离放疗是指将放射源直接植入肿瘤组织来实施照射。

2. 腔内近距离放疗是指将施源器放入人体自身空腔内，贴近肿瘤组织从而实施照射。目前腔内近距离放疗最广泛应用于妇科恶性肿瘤。

3. 管内近距离放疗是指将放射源放入人体管腔内去治疗其表面或邻近组织，比如食管、气管。

4. 表面敷贴放疗是指将带有放射源阵列的施源器放置在皮肤或黏膜表面，通过设计放射源的排列方式来得到均匀的剂量分布。

（二）按照放射源在人体放置时间来划分

1. 暂时性植入　放射源在植入位置放置特定的时间，达到所需的处方剂量后将放射源及施源器移除。通常腔内近距离治疗均为暂时性植入，常用的源有 Ir 和 Cs。此种植入常常是由远程后装机来完成。

2. 永久性植入　放射源植入到特定肿瘤部位后永远保留在人体内。常用的核素有碘（iodine）、钯（palladium）和金（gold）。这些放射源的半衰期相对较短，植入组织后持续给予剂量直至完全衰变完。永久植入的粒子源所释放的光子能量通常较低，屏蔽相对简单，比较多的应用于前列腺肿瘤治疗。目前，国内原子能研究院开发了 I-125 放射源，科霖众等后装治疗医疗设备公司也适时推出了剂量分布计算软件，为该项治疗技术在国内的健康发展提供了条件。

（三）按照放射源剂量率划分

国际辐射和计量委员会（ICRU）[3,4] 提出了低剂量率（LDR）、中剂量率（MDR）和高剂量率（HDR）的定义，将参考点剂量率在 $0.4\sim2$Gy/h 区间定义为 LDR，在 $2\sim12$Gy/h 区间定义为 MDR（临床中不常用），>12Gy/h 的区间定义为 HDR。目前临床实际应用的高剂量率后装机在源中轴线方向 1cm 处的瞬时剂量率高达 430Gy/h。此外，ICRU38 号报告[3] 中未提及的超低剂量率（$0.01\sim0.3$Gy/h）水平也是值得关注的，永久性植入的 I-125 和 Pd-103 粒子的剂量率即是在此范围。

三、后装装置

后装技术是指先将无放射性的施源器、引导丝和管放入照射部位然后再导入放射源的技术，能有效地实施辐射防护。按照源导入方式可分为以下两类系统。

1. 手动后装系统　先将施源器或管放入照射部位后，再手动放入放射源。放射源需要提前准备好。

2. 远程后装系统　将施源器或管与远程后装机相连，放射源焊接在一根金属导丝上储存于远程后装机中的储源位，需要治疗时，由一个步进马达驱动带有放射源的导丝沿着连接好的通道进入到施源器或管内相应位置实施照射，照射结束后，再由马达将源收回到远程后装机内的储源位。这类远程后装机能够精确定位源的位置，有准确的时间控制系统，且能自动进行旧源回收和新源接入。

远程后装系统有三种类型：低剂量率、高剂量率和脉冲剂量率。低剂量率远程后装系统使用多个放射源，非放射性物质作为源之间的间隔。高剂量率远程后装系统使用单源，初始活度通常为 10Ci。脉冲剂量率远程后装系统使用单源，源初始活度 1Ci，采用短时脉冲式的照射方式，照射过程类似高剂量率源，照射间隔 1 小时，模拟低剂量率治疗的总剂量率及疗效。

四、近距离治疗的特征

遵循平方反比定律，放射源周边剂量快速跌落，可增加肿瘤控制的同时保护好周边正常组织。近距离照射所得到的剂量分布是非均匀的，放射源毫米级的偏差即可能导致热点或冷点的出现。

第二节 用于近距离治疗的放射源

近距离治疗使用的放射源通常为各种类型的密封源，即将放射性核素封装在铂或不锈钢中，外壳一方面可以避免放射性物质从源中泄漏，另一方面可以吸收源所放出的其他辐射如 β 射线、α 射线及低能光子。源可做成管状、针型、丝状、球型、粒子型或者是连着导丝的步进源。

表 2-2-1 给出了国内外临床常用的放射性核素的物理参数且其计量学特点。不同核束在水中的剂量递减情况见图 2-2-1。

表 2-2-1 临床常用放射性核素的物理参数

核素名称	符 号	半衰期	应用辐射线	主要辐射线能谱(keV)和发生概率	防护半值厚度 mmPb	(HVL) cmH$_2$O	$\varGamma$ 常数 R. cm^2/(h. mCi)
钴 cobalt	Co-60	5.26 年	光子	γ 1173 (0.99) γ 1332 (0.99)	12	10.8	13.07
铯 cesium	Cs-137	30 年	光子	γ 662 (1.00)	6.5	8.2	3.275
金 gold	Au-198	2.7 天	光子	γ 412 (0.96)	3.3	7	2.327
铱 iridium	Ir-192	73.83 天	光子	γ 316 (0.83) γ 468 (0.48) γ 308 (0.30) γ 296 (0.29)	3	6.3	4.62
碘 iodine	I-125	59.4 天	光子	γ 27~35.5 (1.40)	0.002	2	1.45~1.51 AAPM TG43
镅 americium	Am-241	432 年	光子	γ 59.5 (0.36)	0.12		
钯 palladium	Pb-103	16.97 天	光子	X 20~23 (0.71)	0.0008	1.6	1.48
钐 samarium	Sm-145	340 天	光子	X 38~45 (1.40) γ 61 (0.13)	0.04		
磷 phosphorus	P-32	14.3 天	电子	β 1710max (1.00)	800 (mg/cm^2)	0.1	
铑 rhodium	Rh	367 天	电子	β 3050max			
锶 strontium	Sr-90	28.1 天	电子	β 2280max (1.00)	0.14	0.15	
钇 yttrium	Y-90	64 天	电子		1100 (mg/cm^2)		
锎 californium	Cf-252	2.65 年	中子	裂变 2350avg		5	
镭 radium	Ra-226	1622 年	光子	γ 830	14	10.6	8.25

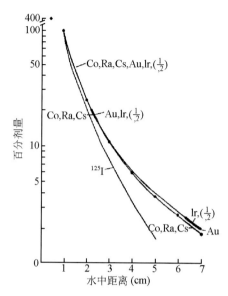

图 2-2-1　不同核素在水中的剂量递减变化

第三节　近距离治疗的物理量、单位制和剂量计算

一、放射性

放射性是指放射性核素的原子核内释放电离辐射的一种现象，它以粒子或电磁辐射或两者皆有的形式释放。放射衰变是一种统计学现象，单位时间衰变的原子数与总放射性原子数是成比例的。放射性核素的衰变率定义为活度。

二、衰变与放射源的活度

客观上说原子核内存在有防止粒子进入或从核内逸出的势垒，所以尽管原子核内的粒子具有动能，但所具有的能量在稳定核内尚不足以使其攀越核的势垒逸出；放射性核素则不同，其核粒子具有过剩能量，可经相互碰撞而在核子间不断进行能量再分配。某个核粒子在某个时刻有可能获得足够的能量从原子核逃逸，从而使原子核迁至低能态；此外，发射粒子后的原子核也可能处于受激态，这时原子核只有继续发射粒子或 γ 射线才能降到低能态，直至达到稳态或基态，这一过程称作衰变。

（一）衰变常数（λ）

放射性衰变（decay）或蜕变（disintegration）过程是一种随机现象。尽管人们可以准确地预测在给定期限内含有大量原子的物质中有多少原子将发生衰变，但却无法知道某特指的原子会在什么时刻发生衰变。放射性衰变在数学上定义为单位时间内衰变的原子数，它遵循指数递减规律：

$$N = N_0 \exp(-\lambda_t) \tag{2-2-1}$$

式中，λ 是一比例常数，又称衰变常数，负号表示放射性原子数随时间增长而减少。N_0 为放射性原子的初始数量，N 是 t 时刻尚存的原子数。

（二）放射源的活度（activity）

放射性物质的活度定义为源在 t 时刻衰变率（decay rate），即

$$A = A_0 \exp(-\lambda_t) \qquad (2\text{-}2\text{-}2)$$

式中，A 表示在时间 t 时的放射活度，A_0 为初始放射活度，它等于 λN_0。

放射活度的旧单位是居里（Curie），符号 Ci，它定义为 1Ci = 3.7×10^{10} 衰变/秒（decay/s，dps），且 1mCi = 10^{-3}Ci = 3.7×10^{7} dps，1μCi = 10^{-6}Ci = 3.7×10^{4} dps；在标准单位制下放射活度单位是贝克勒尔（Bq），1Bq = 1 dps = 2.70×10^{-11} Ci 或 1Ci = 3.7×10^{10} Bq = 3.7×10^{4} MBq。

注：居里原定义为 1 克镭的衰变频率，最初测定值为 3.7×10^{10} dps。而用现代仪器设备测定的准确值是 3.61×10^{10} dps/ 克镭。

（三）单位质量活度（Ci/g）

不同核素的活度常用单位质量的活度来标识，即 Ci/g，它等于阿佛迦德罗常数 $N_A = 6.023 \times 10^{10}$（原子数/克）与衰变常数 λ 的乘积再除以原子量 M 的商。例如，钴 Co-60 的单位质量活度为 200、铯 Cs-137 仅为 10；而铱 Ir-192 为 450、碘 I-125 和钯 Pd-103 分别高达 1739 和 7448，比其他源都高，这是因为它们的原子量低、半衰期短，因此可加工成微型源。

（四）密封源的外观活度（apparent activity-Aapp）

在实际应用中，源的有效活度直接受源尺寸、结构、壳壁材料的衰减及滤过效应的影响，源在壳内的内含活度（contained activity），即裸源活度与有外壳时放射源的活度测量值可能存在很大差异，因此派生所谓外观活度的概念，它定义为同种核素、理想点源的活度，它在空气介质中、同一参考点位置上将产生与实际的有壳密封源完全相同的照射量率。目前随着源尺寸的微型化，外壳材料变得更薄，导致外观活度与内含活度的差异日趋缩小，根据 IAEA（1967）和 ICRU（1970）报告建议，外观活度又可称作等效活度（equivalent activity）。

（五）半衰期（HVL）和平均寿命（T_a）

放射性物质的半衰期 $T_{1/2}$ 定义为放射活度或放射性原子数量衰减到初始值之半所需用的时间，且

$$T_{1/2} = 0.693/\lambda \qquad (2\text{-}2\text{-}3)$$

平均寿命是指放射性原子衰变的平均期限。虽然从理论上讲，所有放射性元素的寿命都是无限长的；但是，引入平均寿命 T_a 的概念可区分彼此的差异。读者可假想一等效放射源，该源按初始活度的恒定速率衰变，经 T_a 时间间隔后全部 N_0 个原子均发生衰变，即等于该源按指数规律从时间 $t = 0$ 到 $t = \infty$ 衰变产生的总蜕变数，则

$$T_a \lambda N_0 = N_0 \text{ 或 } T_a = 1/\lambda = 1.44 T_{1/2} \qquad (2\text{-}2\text{-}4)$$

三、放射性核素的质（quality）

放射性核素射线的质量用核素符号、半衰期和辐射线的平均能量三要素表示。如钴 Co-60 的 HVL = 5.24 年，γ 辐射线平均能量为 1.25MeV。

四、源的强度（strength）

在近距离治疗的发展过程中曾有许多量用来说明源强，有些量已过时但仍在使用，如毫克镭当量、显活度等。20 世纪 80 年代后，美国医学物理学家协会（AAPM）用空气比释动能强度 S_k 来表示近距离治疗中的放射源强度，定义为自由空间中源中轴线上距源 d 处的空气比释动能率 $\dot{K}(d)$ 与距离 d 的平方的乘积，单位为 μGy. m². h^{-1}，在文献中常用符号 "U" 表示，1U = 1μGy. m². h^{-1} =

$1cGy \cdot cm^2 \cdot h^{-1}$。ICRU 推荐使用"参考空气比释动能率（reference air kerma rate，RAKR）"，定义为自由空间中一定参考距离 l（取值为1m）处经过空气衰减及散射校正后的空气比释动能率，其在 1m 处的单位为 $\mu Gy \cdot h^{-1}$，数值上等于空气比释动能。

五、TG43 号报告

过去经典的剂量计算模型是基于理想的点源剂量分布，针状或管状源的剂量分布是通过求解基本点源外扩的剂量分布的积分而计算出来的，是属于半经验式的剂量计算模型。由于人们担心半经验的剂量计算模型不能适用于低能谱的 ^{125}I 和 ^{103}Pd 源，1995 年 AAPM 工作组发布了基于实践的计算形式 TG43 号报告[5]，它将剂量测量和蒙特卡洛计算结合并应用于临床。之后的 2004 年和 2007 年，AAPM 低能组织间近距离治疗剂量学分委会根据后续剂量学方面的一些进展发布了 TG43 号报告的更新（TG43U1 和 TG43U1S1）[6,7]，并推荐所有终端用户设计临床治疗计划时对低能组织间插植近距离治疗源采用修订后的剂量计算规程及修订后的与特定源相关的剂量率分布。

（一）二维剂量计算公式

图 2-2-2 为水中测量点 P（r，θ）的剂量率极坐标示意图。在这个坐标系，线源的二维剂量率计算公式为：

$$\dot{D}(r,\theta)=S_K \cdot \Lambda \cdot \frac{G_L(r,\theta)}{G_L(r_0,\theta_0)} \cdot g_L(r) \cdot F(r,\theta) \tag{2-2-5}$$

此处 $\dot{D}$（r，θ）为任意点的剂量率，r 指从源活性中心到测量点的距离（以 cm 为单位），r_0 指参考距离，此处采用 1cm，θ 指测量点 P（r，θ）相对于源的纵轴的极角。参考角度 θ_0 用来定义源的横断面，它的值为 90° 或 $\pi/2$ 弧度（图 2-2-2）

临床实践中，源的位置及方向是通过放置放射显像标记来识别的。通常，这些标记在源包壳内对称放置，使得标记、源的活性分布及包壳在源的对称轴方向有相同的的几何中心。所以，确定放射性同位素的位置是以识别放射显像标记的位置为基础。

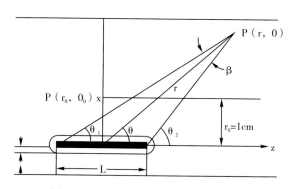

图 2-2-2　近距离治疗剂量计算坐标系

公式 2-2-5 适用于剂量分布相对于源纵轴呈圆柱形对称的源，也可推广适用于活度分布相对于横断面不对称的源。

1. 空气比释动能强度　1987 年发表的 AAPM TG-32 报告中首次引入空气比释动能强度 S_K，它的单位是 $\mu Gy \cdot m^2 \cdot h^{-1}$，它在数值上与 ICRU 38 和 ICRU 60 中所推荐的参考空气比释动能率一致。为方便使用，用符号 U 来代表这个复合单位，即 $1U = 1\mu Gy \cdot m^2 \cdot h^{-1} = 1cGy \cdot cm^2 \cdot h^{-1}$。

空气比释动能强度 S_K 由真空中距离为 d 处能量大于 δ 的光子所致的空气比释动能率 $\dot{K}_\delta$（d）与距离的平方 d^2 的乘积得到：

$$S_K = K_\delta(d)d^2 \tag{2-2-6}$$

d 是从源中心到定义 $\dot{K}_\delta$（d）的点的距离（不是必须但常常是与测量点联系在一起），这个点是在源的横断面上。距离 d 大于源活性分布的线性长度，以保证 S_K 独立于 d。$\dot{K}_\delta$（d）通常由自由空气中测量的源横断面上的空气比释动能率推导得到，要求测量距离大于探测器和源的最大尺度，通常采用 1 米的距离。"在真空中"这一条件表示测量时需考虑空气及其他处于源与探测器之间的介质中光子的衰减和散射，以及光子从测量环境附近的物体如墙壁、地板、天花板散射的影响，这些因素均应进行适当的修正。当然，也可以通过计算来得到空气比释动能率，以避开实际测量中上述限制因素的影响。截止能量 δ 是为了去除低能或污染光子（例如由源外部包壳中的钢或钛发出的特征 X 射线）的影响，这些光子会增加 $\dot{K}_\delta(d)$ 的值，但对距源 0.1cm 以外的组织却没有剂量贡献。δ 的取值依赖于实际应用情况，对发射的低能光子近距离治疗源如 ^{103}Pd、^{125}I 和 ^{131}Cs 通常取值为 5keV。

2. 剂量率常数　水中剂量率常数 Λ 是参考点 P (r_0, θ_0) 的剂量率与 S_K 的比值。Λ 的单位是 cGy. h^{-1}. U^{-1}，即 cm^{-2}，

$$\Lambda = \frac{\dot{D}(r_0, \theta_0)}{S_K} \tag{2-2-7}$$

剂量率常数依赖于放射性核素种类及放射源型号，受源内部结构设计及初级标准中获得 S_K 的实验方法学的影响。

3. 几何函数　临床近距离放疗剂量计算中，几何函数的作用在于可使用它对表格中的分立点数据进行插值来估算剂量率，从而提高准确度。从物理的角度，几何函数忽略了散射和衰减，提供了有效的基于源放射性空间分布近似模型的平方反比定律修正。因为几何函数仅仅用于对表格中定义的点的剂量率数值进行插值，所以高度简化的近似仍可以在治疗计划中得到足够准确的结果。TG43 报告中推荐的点及线模型引出的几何函数如下：

$$G_P(r, \theta) = r^{-2} \qquad \text{点源近似}$$
$$G_L(r, \theta) = \begin{cases} \dfrac{\beta}{Lr\sin\theta} & \theta \neq 0° \\ (r^2 - L^2/4)^{-1} & \theta = 0° \end{cases} \qquad \text{线源近似} \tag{2-2-8}$$

式中的 β 是以弧度为单位的角度，表示所假设线源的两个端点与计算点 P (r, θ) 所构成的张角。

TG43 报告建议使用线源几何函数来评估二维剂量分布，而评估一维剂量分布则既可以用点源也可以用线源几何函数。使用这样的简单函数是可行的，因为他们的作用只是为了方便对表格中的数据进行插值来复制出最初的剂量学结果。

如果放射性核素分布在一个圆柱体或面上，报告建议将该圆柱的长度作为活性长度。对于均匀间隔的多个放射性成分的近距离治疗源，L 应该是其有效长度 L_{eff}：

$$L_{eff} = \Delta S \times N \tag{2-2-9}$$

其中 N 代表源中包含的分立的小球的数目，小球的中心间距为 ΔS。如果 L_{eff} 比源包壳的物理长度（通常为 4.5mm）大，则应该用最大间距（活性分布的近端和远端之间的距离）作活性长度 L。这个技术可以避免在计算 G (r, θ) 时组织中一些感兴趣点正好位于假想线源上但却超出了真实放射源的两端从而出现奇异值的情况。

一些更复杂的几何函数可用于在超出数据表格范围的近距离处准确地估算剂量，如将 g (r) 和 F (r, θ) 外推到更小距离。使用这样的表达式是可以的，不过绝大多数商用近距离治疗计划系统只支持点源或线源几何函数。

4. 径向剂量函数　径向剂量函数 $g_X(r)$ 用来表达横断面上由于光子的散射和衰减引起的剂量跌

落，即是除去几何函数衰减后的所有剂量跌落。$g_X(r)$ 的定义见式（2-2-10）。

$$g_X(r) = \frac{\dot{D}(r,\theta)\,G_X(r_0,\theta_0)}{\dot{D}(r_0,\theta_0)\,G_X(r,\theta_0)} \tag{2-2-10}$$

下标"X"，可以用来区分在数据转换中应用的是点源"P"还是线源"L"的几何函数。

在近距离治疗的计划系统中，常常用一个 5 次多项式来对 $g_L(r)$ 数据进行拟合，但 TG43 报告之前使用的三次多项式拟合方程（Meisberger 参数）的方法使用得更普及。

5. 二维各向异性函数　二维各向异性函数 $F(r,\theta)$ 的定义为：

$$F(r,\theta) = \frac{\dot{D}(r,\theta)\,G_L(r,\theta_0)}{\dot{D}(r,\theta_0)\,G_L(r,\theta)} \tag{2-2-11}$$

二维各向异性函数用于表述剂量随极角的变化关系。$F(r,\theta)$ 在横断面时的值为 1，离开横断面时，$F(r,\theta)$ 的值通常会降低：（i）当 r 减小时；（ii）当 θ 接近 0° 或 180° 时；（iii）当源包壳厚度增加时；（iv）当光子能量降低时。但对于覆以发射低能光子核素的标准圆柱形源，由于朝向横断面的方向上放射性元素对光子的屏蔽而使得 $F(r,\theta)$ 的值在 $|\theta-90^0| > \pm\arcsin(L/2r)$ 时可能大于 1。

如前所述，在（2-2-8）式中用于计算 $G_L(r,\theta)$ 的活性长度 L 应该与（2-2-10）式中用于计算 $g_L(r)$ 和（2-2-11）式中用于计算 $F(r,\theta)$ 的 L 值一致。否则，在较小距离处的剂量学结果会出现较大误差。例如，在 $r=0.5\text{cm}$ 时，L 从 3mm 改变到 5mm 将会引起 $G_L(r,\theta)$ 的值变化 5%。

（二）一维剂量计算公式

当无法确定源的方向时，AAPM 推荐使用 TG43 报告中的一维剂量计算公式。它是对二维剂量分布的一个简化，但这种方法由于不再需要从影像上确定源纵向轴的方位信息，它简化了源定位过程。

$$\dot{D}(r) = S_K \cdot \Lambda \cdot \frac{G_X(r,\theta_0)}{G_X(r_0,\theta_0)} \cdot g_X(r) \cdot \phi_{an}(r) \tag{2-2-12}$$

可以采用如下任意一种方法实现（2-2-12）式：

$$\dot{D}(r) = S_K \cdot \Lambda \cdot \left(\frac{r_0}{r}\right)^2 \cdot g_P(r) \cdot \phi_{an}(r) \tag{2-2-13}$$

或：

$$\dot{D}(r) = S_K \cdot \Lambda \cdot \frac{G_L(r,\theta_0)}{G_L(r_0,\theta_0)} \cdot g_L(r) \cdot \phi_{an}(r) \tag{2-2-14}$$

虽然大多数治疗计划系统采用公式（2-2-13），我们还是推荐采用公式（2-2-14），这是因为它在较小距离处（如 $r<1\text{cm}$ 时）有更好的准确度。可以通过线性插值的方法来匹配 $g_X(r)$ 与 $\phi_{an}(r)$ 的数据网格。

一维各向异性函数　在给定的径向距离处，$\phi_{an}(r)$ 是立体角加权剂量率在 4π 立体角范围内的平均值与横断面上相同距离 r 处的剂量率之比，见下式：

$$\phi_{an}(r) = \frac{\int_0^\pi \dot{D}(r,\theta)\sin(\theta)d\theta}{2\dot{D}(r,\theta_0)} \tag{2-2-15}$$

注意要得到 $\phi_{an}(r)$ 应该是对剂量率积分而不是对二维各向异性函数值积分。

对于不允许输入 $\phi_{an}(r)$ 的近距离治疗计划系统，可以通过公式（2-2-16）修改 $g_X(r)$ 使之包括 $\phi_{an}(r)$ 来应用式（2-2-13）或（2-2-14）。修改后的剂量学参数 $g'(r)$ 和 ϕ'_{an} 的定义为：

$$g'(r) = g_X(r) \cdot \phi_{an}(r), \tag{2-2-16}$$
$$\overline{\phi}'_{an} = 1.$$

尽管 TG-43 中引入了各向异性常数 $\overline{\phi}_{an}$，AAPM 放射治疗委员会低能近距离插植剂量学分会（LIBD）中已经不再推荐。

六、基于模型的算法

外照射剂量计算中很早就已开始进行组织非均匀性的修正，但近距离剂量计算中一直未考虑组织非均匀性。近距离计算中广泛使用的 AAPM TG43 报告中的计算方法是用水来替代病人组织，通过叠加单源剂量分布的模式来得到吸收剂量。它所使用的单源剂量分布数据是由采用蒙特卡洛模拟或用热释光测量某一特定的源的模型得到的，并且仅限在得到该数据时所用的大小和形状近似的均匀水模体中有效。当它应用于临床时，组织和施源器的非均匀性，源包壳的衰减以及病人身体的有限尺寸等的影响均被忽略。随着现代近距离治疗技术的快速发展，图像引导三维近距离技术开始使用，同时一些新型放射源、新的技术开始应用，人们开始更加关注近距离剂量学的准确性。有研究显示，采用蒙特卡洛模拟近距离治疗的结果与使用 AAPM TG43 号报告中的公式计算结果有偏差，并且该差别在低能光子（<50keV）更显著，但随光子能量提高该差别减小。于是，人们开始将基于模型的剂量计算算法用于近距离治疗的计划系统，对组织非均匀性进行修正。用于近距离治疗剂量计算中的基于模型的算法有三种：Collapsed-Cone 卷积方法；线性 Boltzmann 转运方程的确定性方法和蒙特卡洛方法[8]。2012 年 AAPM 发布了 TG186 号报告[1]对基于模体的剂量计算算法做出指导。

第四节 近距离剂量学系统

一、妇瘤腔内照射剂量学系统

（一）经典妇科肿瘤（宫颈癌）剂量学及发展

妇科肿瘤腔内放疗可追溯到 20 世纪初[9~11]，并于 1920 年分别在斯德哥尔摩和巴黎镭疗中心形成系统，斯德哥尔摩系统源强总量 10~140 mgRa，而巴黎系统只有 60 mgRa，所以前者治疗时间每次 1 天，共两次，间隔 3 周；而后者每次需要两天。随后约在 1938 年发展的曼彻斯特系统则使用中等强度的源，每次治疗需 3 天，曼彻斯特系统因赶上了剂量单位的变迁，那时已不再采用毫克镭小时（mgRah）刻度剂量，而是改用照射量（伦琴）来描述。

曼彻斯特系统还确立了处方剂量点的概念，并把它定义在相对施源器的解剖结构上，A-B 点系统，它被广为采用并沿用至今，与此同时施源器也随之有所变化：宫腔管采用橡胶管，可视宫腔长度组装 1~3 个长 2.2cm 的镭源；阴道穹隆卵型容器各容一个镭源，按外径分为 2 cm，2.5 cm，3.0cm 3 种类型。治疗分次剂量为 4000R，共治疗两次，中间休息 4~7 天，A 点剂量率约为 57R/h，阴道源对 A 点剂量贡献仅占总量 40%，B 点剂量约为 A 点的 1/3 等。

计算机在临床剂量学的应用使人们的注意力更多的转移到靶区及邻周正常组织的剂量监控上，纽约系统就是在这一需求下发展起来的，当时在 Memorial Sloan Kettering 医院定义的剂量参考点与曼彻斯特系统类同，A-B 点分别称为参考点 Ref 和闭孔淋巴结区 Obt；此外还定义了一系列的剂量监控点（图 2-2-3）：如左右宫体表面 UTE（L & R）、宫颈 CVX（L & R）、VG1 阴道表面、VG2 阴道黏膜下 0.5cm、$R_1 \sim R_5$ 五个直肠监控点、$BL_1 \sim BL_2$ 膀胱中 Foley 导尿管中心和后表面 Sc-乙状结肠点。优化程序计算每个子源在上述监测点的照射剂量，并算出计算值与所需值之间的差别，平方后求和，程序对不同源位及源强组合方案做比较，直至上述平方和最小，优化结果使治疗结果与预定值控制在 8%～12% 的偏离。

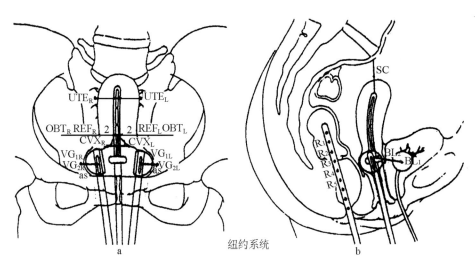

图 2-2-3　强调对邻周器官进行剂量监控及优化剂量分布的纽约系统

（二）ICRU 38 号报告的建议

ICRU 38 号报告[3]力图使宫颈癌治疗技术及专业名词规范化，除确定靶区和治疗区外，ICRU 还定义了参考体积的概念，即参考等剂量面包罗的体积。参考剂量值对低剂量率（0.4～2Gy/h）治疗为 60Gy；对高剂量率治疗为相应的（<60Gy）等效生物剂量值。参考体积由剂量分布反映的长（dl）、宽（dw）、高（dh）确定（图 2-2-4），当采用内外照射综合治疗时，参考剂量 60Gy 应扣除外照射剂量，点剂量除包括人体器官和近源位置的监控外，还涉及骨结构，其中：直肠剂量参考点（R）为阴道容器轴线与阴道后壁交点后 0.5cm 处；膀胱剂量参考点（BL）为仰位投影片造影剂积聚的最低点，即 Foley 气囊的中心。腹主动脉旁，髂总和髂外淋巴结参考点与 Fletcher 淋巴的梯形区（lymphatic trapezoid）定义一致（图 2-2-5）；此外 ICRU 还建议详细记录治疗的时间-剂量模式，治疗技术（施源器）及总参考空气比释动能率。

（三）图像引导的腔内近距离治疗

在过去的 15 年间，三维成像技术逐渐开始应用到腔内近距离治疗的计划及评估，人们发现局部晚期病变的近距离治疗中高局部失败率、高并发症率及处方剂量与三维解剖学之间的存在某种关系，致使大量研究者开始使用三维 CT 或 MRI 图像来获取施源器在患者体内的位置，研究以解剖学为基础的处方剂量。欧洲 GEC-ESTRO 工作组[12,13]提出将靶体积命名为高危 CTV、中危 CTV 和低危 CTV，同时提出用于评估临床疗效与实施剂量间相互关系的剂量体积直方图数据。

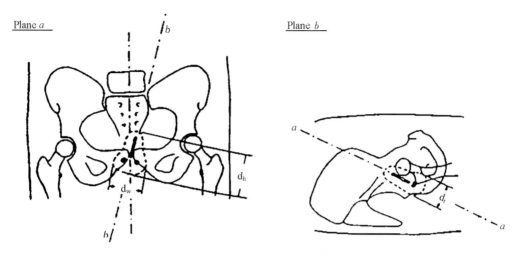

图 2-2-4 ICRU 38 号报告有关参考体积的定义

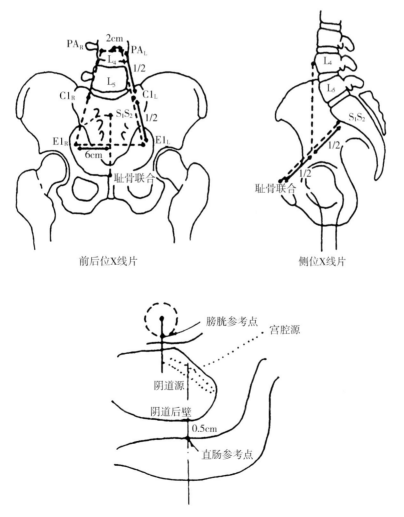

图 2-2-5 ICRU 38 号报告有关剂量监测点的定义

二、传统组织间插植的巴黎剂量学系统及步进源等效模拟

用于组织间插植的巴黎剂量学系统是一种手工计算方式，源于计算机问世之前，因此制订了严格的布源规范，以求获得尽可能均匀的剂量分布；但在计算机技术高度发展的今天，传统巴黎系统已退居特例的地位，现代优化软件可更灵活地应付临床千变万化的各种情况，不过该系统涉及的原则及长期积累的临床经验仍有极大的实用价值，应予继承和发展。

（一）巴黎系统的剂量学原则

1. 布源规则　巴黎剂量学系统（Parisdosimetry system，PDS）要求植入的放射源无论是铱丝还是等距封装在塑管中的串源（ribbon）均呈直线型、彼此相互平行、各线源等分中心位于同一平面、各源相互等间距、排布呈正方形或等边三角形、源的线性活度均匀且等值、线源与过中心点的平面垂直（图 2-2-6）。

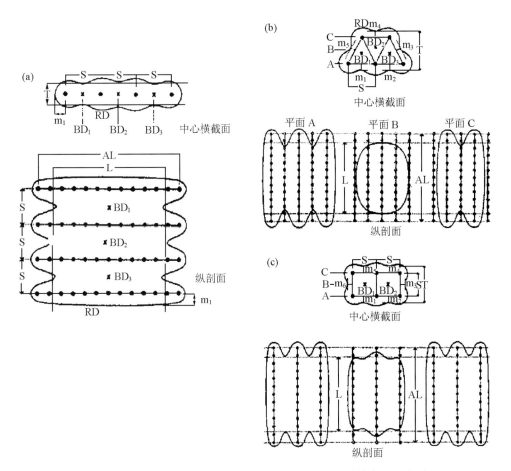

图 2-2-6　按巴黎剂量学系统（PDS）组织间插植规则排布的源阵列

注：a. 四针单平面；b. 五针双平面正三角形阵列；c. 六针双平面正方形阵列。

2. 源尺寸及布局与靶区的对应关系　参考图 2-2-6，其中 S 是源（针管）间距，ml 和 ms 是安全边界（safety margin）：单平面插植中 ml 是参考等剂量线与外侧针管的间距；多平面插植中 ms 是中心横断面上参考等剂量线与外侧针管的间距的平均值。

（1）针长 S 在靶区长 $L \leqslant 3\text{cm}$，源活性长度 $AL \leqslant 4\text{cm}$ 时，限定在 8～15mm 之间；若 $L \geqslant 7\text{cm}$，$AL \geqslant 10\text{cm}$，S 为 15～22mm。

（2）若靶区厚度 $T\leqslant 12\mathrm{mm}$ 则用单平面插植，对正三角形排列 $S\approx T/0.6$，$ml\approx 0.35\times S$。

若靶区厚度 $T\geqslant 12\mathrm{mm}$ 则用双平面插植，对正三角形排列 $S\approx T/1.3$，$ms\approx 0.2\times S$；对正方形排列 $S\approx T/1.57$，$ms\approx 0.27\times S$。

（3）活性长度 AL 与靶区长度 L 的关系　若用铱丝，通常 $AL\approx L/0.7$；对 0.5cm 间隔铱子粒 Ribbon $AL\approx L/0.8$。巴黎剂量学系统中 $AL>L$ 的目的是保证靶区能完全被参考等剂量面包罗，针管两端等剂量线凹进部分亦在靶区外。

（4）基准剂量点（basal dose points）　定义在正三角形各边垂直平分线交点或正方形对角线的交点。该点是源（针管）之间剂量最低的位置，基准剂量（basal dose）是各基准点剂量 BDj 的平均值 BD：$BD=\sum Nj=1BDj/N$。且参考剂量 $RD=0.85BD$，对于厚宽长分别为 $T\times W\times L$ 的靶区按上述原则布针，可望得到 0.5cm 的安全边界。

3. 用步进源模拟传统巴黎系统　用现代程控步进源模拟传统巴黎剂量系统中的铱丝效果并不难，只需按等间距（例如 0.25 或 0.5cm）设置驻留位，各源位进行等时照射，活性长度 AL 根据靶区长度 L 按巴黎系统规则设计，AL 与源步进长度 S 的关系为 $AL=N\times S$，N 为驻留位个数；基准剂量点只需设定在中心横断面上；如模拟 Ribbon 形式，步进微型源则依次在各驻留位停留照射（图 2-2-7）。

（二）步进源剂量学方法

步进源剂量学系统（stepping sourcedosimetry system，SSDS）是荷兰物理学家 Rob Van der Laarse 归纳的方法，它作为巴黎剂量学系统（PDS）的扩展，在保留巴黎系统基本布源规范的同时，充分利用步进源可灵活设置驻留时间的特点，对剂量分布做优化处理。

1. 各驻留位照射时间不再相等，而是中间偏低，外周加长，从而使沿纵向排布的基准点串列获得近似相同的剂量。

2. 活性长度不仅没必要超出靶区长度，甚至较靶区长度更短（一般 $AL=L-1.0\mathrm{cm}$）。

3. 参考剂量与基准剂量的关系仍然维持 $RD=0.85\overline{BD}$ 的关系。

图 2-2-8 为根据 SSDS 原则优化设计图 2-2-7 的七针双平面乳癌插植计划，其活性长度由 10cm 减至 7cm，源步进长度仍为 0.5cm，$RD=500\mathrm{cGy}$。读者不难看出 SSDS 方法较传统 PDS 系统不仅剂量分布更加均匀，而且在不影响靶区剂量的前提下，参考体积及治疗体积之差明显缩小，从而减少了邻周正常组织的损伤；均匀度的改善主要是由于 SSDS 方法的基准点是沿靶区纵轴方向设计，源驻留时间经优化计算处理，长短不等，这是 PDS 系统所不及的。

（三）ICRU58 号报告的建议

继 ICRU 38 号报告（1985 年）发表后，ICRU 58 号报告（1997 年）[4] 针对组织间插植治疗中吸收剂量和体积参数的表述做出了明确的建议。与外照射领域的 ICRU50# 报告类似，ICRU 58 号报告为近距离放疗也引入并定义了一系列体积和平面的概念，如显在瘤区 GTV、临床靶区 CTV、计划靶区 PTV、治疗体积 TV、中心平面（central plane）；剂量分布的描述方面引入了坪区、处方量、最小靶剂量 MTD、平均中心剂量 MCD、高剂量区 HDV、低剂量区 LDV、剂量均匀度参数（dose uniformity parame-

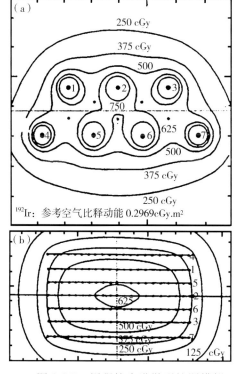

图 2-2-7　用程控步进微型铱源模拟巴黎剂量学系统中的铱丝效果

ters）；对时间剂量因素严格定义了照射时间、全程治疗时间、瞬时剂量率、平均全程治疗剂量率、连续照射、非连续照射、分次照射、超分次照射、脉冲照射等概念（有关内容读者可参考冯宁远等编著《实用放射治疗物理学》第二篇第七章）；对近距离放疗病历报告的内容方面ICRU58号报告建议：

1. 各区域的阐述最低限度应包括 GTV、CTV和TV。

2. 对源的描述包括 核素及滤过壳层结构、源类型，如丝源、子粒源、塑封串源、发针型源及针状源、源的几何尺寸、源的参考空气比释动能率、源强分布（均匀分布或非均匀分布）。

3. 治疗技术和源布局 若源布局是遵从某标准剂量学系统，则需明确指出；否则应按前面段落要求描述。与此同时还需记录以下数据：源的数量、线源间距和层间距、中心平面的源布局几何形状（如三角形，正方形等）、插植表面的形状（平面或曲面）、线源是否有交叉、交叉形式如何、施源管的材料、性质（柔性或刚性）、源位置是否采用模板确定、若采用遥控后装技术需指明类型。

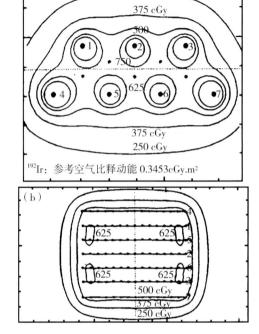

图 2-2-8　按 SSDS 原则优化设计的七针双平面乳癌插植计划

时间模式：对时间模式的叙述应包括与辐照方式有关的数据如剂量等，目的是计算瞬时和平均剂量率。

连续照射：记录全程治疗时间；

非连续照射：记录全程治疗时间和总照射时间以及治疗间隔时间；

分次和超分次照射：记录每次照射时间和脉冲宽度，分次间隔时间和脉冲间隔；

当不同源的照射时间不相同时需分别记录；

对移动源、步进源、应记录步长、驻留时间。

通过改变步进源的驻留时间可改变剂量分布。若采用了剂量优化处理需指出所用的类型（参考点优化还是几何优化）。

对脉冲照射需指出脉冲平均剂量率（pulse-average dose rate），即脉冲剂量与脉宽（时间）之比；另外还应指明距源 1cm 处的最大局部剂量率。

振荡源：记录源向量在不同位置的速度。

总参考空气比释动能：总照射时间内的参考空气比释动能（TRAK）应予记录。

剂量分布的描述：以下剂量参数应予记录：处方量（prescribed dose）；若处方剂量不是按 MTD 或 MCD 概念定义的需另外指明；若因临床和技术原因，接受的剂量与处方不同时需加以说明。MTD 和 MCD，此外还应记录高剂量区 HDV 的大小、任何低剂量区的尺寸、剂量均度数。

三、施治技术

目前国内、外各放疗部门采用的治疗技术尽管多种多样，但基本上可归纳为 4I＋1M，即腔内（intracavitary）、管内（intralumenal）、组织间（interstitial）、术中（intraoperative）和模（mould）技术等 5 种类型，每种方式有各自的特点，针对特定的肿瘤患者，物理人员应与医生讨论治疗指征和施用器械，选择最适宜的手段施治。

（一）腔内、管内照射技术

该技术的特点是利用人体自身天然腔体和管道置放施源器，治疗诸如宫颈癌、鼻咽癌、食管癌、主支气管肺癌、直肠癌及阴道癌等。有关临床操作细节，如适应证禁忌证、施源器置放、靶区定位、治疗分次及单次剂量、总剂量等应在临床专题章节阐述，这里探讨三个共性问题。

1. 参考点设置　腔管治疗的剂量参考点大多相对治疗管设置，且距离固定。例如，食管癌、气管肿瘤参考点设在距源轴 10mm 处，直肠、阴道癌治疗参考点定在黏膜下，即施源器表面外 5mm。这尽管不是强制性规定，但基本上已在国内、外文献中得到公认，国内也有医师通过患者 CT 数据统计支持这一选择。当然，这并不意味着认定肿瘤靶区边缘就在这一距离，而是为了施治技术的相对统一以及便于院所间交流形成的规范。因为如果不这样做，距离平方反比因素将会使各院所之间的实际施治剂量大相径庭，完全丧失交流的基础，这是近距离放疗有别于外照射的一个重要方面。

2. 剂量梯度变化的影响　随之而来的另一个问题是施源器的规范化问题。因为参考点确定后，与正常组织反应有直接关联的黏膜受量将由治疗管的外径大小决定。例如，使用细塑管（Φ2mm）做食管癌管内照射，参考点设在离管轴 10mm 处，在参考剂量 Dr 相同时，患者的黏膜反应比使用标准施用器（Φ6mm）严重。这点不难从图 2-2-9 得到解释，在上述条件下施用器表面量 D_{S1}（d = 1mm）和 D_{S3}（d = 3mm）分别是 Dr（d = 10mm）的 12.5 倍和 3.5 倍，即或扣除体积因素（Volume Effect），前者引起的反应必然高。为此，腔内照射施源器管径和参考距离的选择须控制 Ds/Dr 之比在 2~3 为好，必要时还需依患者反应程度减少 Dr 量。同理，阴道、直肠癌照射的参考点选在施源器表面或黏膜下 5mm，这时选用较粗的柱状施源器有利于削弱靶区的梯度变化（图 2-2-10），这时 $G_3 \gg G_{10}$。

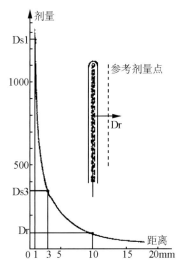

图 2-2-9　不同管径食管癌施源器表面剂量 Ds 与参考点剂量的梯度变化

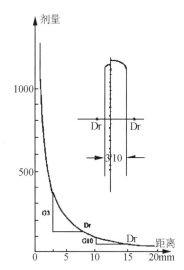

图 2-2-10　不同管径直肠癌、阴道癌的柱状施源器表面黏膜下 5mm 范围剂量梯度变化

3. 源步进长度的影响　现代程控步进铱源后装机提供的源步进长度可在 2.5mm、5mm 甚至 10mm 等级差中选用，其中选 2.5mm 或 5mm 是等效的。这是因为微型铱源活性长度约在 4.5mm，选用 2.5mm 和 5mm 步长均达到模拟等线密度铱丝的效果，只不过后者的线密度减半（驻留时间加倍）而已，治疗管外均可得到连贯的等剂量分布；与此相反，若采用 10mm 步长将会导致高剂量岛和冷、热剂量区交错的状况（图 2-2-11），在使用外径较粗的施源器时，这一现象被隐含在施源器内尚不足虑；而用纤细塑管施治，葫芦状分布必然会影响疗效，故不应提倡采用。

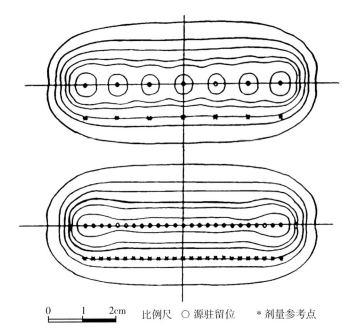

0　　1　　2cm　　比例尺　　○ 源驻留位　　* 剂量参考点

图 2-2-11　步长分别为 10mm 和 2.5mm 铱源腔内治疗剂量分布

注：参考剂量点距管轴 10mm，等剂量线分别为 5.2，1.5，1，0.75 和 0.5Gy。

（二）组织间插植照射和模板技术

组织间插植照射是指预先将空心针管植入靶区瘤体后，再导入步进源进行照射，其剂量分布直接受针管阵列的影响。若使用模板规则布阵可模拟传统巴黎剂量学系统（PDS）或按步进源剂量学系统（SSDS）获得较均匀的剂量分布，用于乳腺癌、软组织肉瘤等插植治疗；亦可采用徒手操作，非规则布阵，用于舌癌、口底癌等解剖结构较复杂，无法使用模板的部位。这时可借助优化概念及方法改善剂量分布均匀度。

（三）手术中置管术后照射

该技术是电子线术中外照射的扩展，主要用于受限要害器官，手术切缘不净，亚临床灶范围不清的情况。这时可在瘤床范围预埋数根软性塑管，术后导入步进源做补充照射。该方法适用于部分脑瘤（邻近中枢部位），胰腺、胆管、膀胱癌，胸膜瘤等手术，有利于提高肿瘤控制率、减少复发以及便于分次多程照射。实施过程中需做好瘤床金属标记，理顺软塑管排布次序和走向，避免扭曲、折损和交错，最好使用有硬芯的塑料管（catheter），这是保证术后顺利施治的前提。

（四）敷贴治疗（mould）

敷贴治疗对放疗医师并不陌生，远在镭疗年代就用于表浅皮肤癌治疗，并发展了著名的 Quimby 和 Paterson-Parker 系统，对镭模布源制订了严格的规范；当今，使用程控步进源，并有先进的剂量分布优化软件相佐，可根据巴黎剂量学原则按单平面插植条件布源，为降低靶区剂量变化梯度，需避免直接将塑管贴敷在皮肤表面，可用组织等效材料、蜡块或凡士林纱布隔开。另外，切忌用于深层（≥1cm）肿瘤的治疗，因为剂量梯度落差可能导致肿瘤在达到控制剂量之前，皮肤剂量已远远超出其耐受水平，从而产生严重烧伤。

（五）立体定向组织间插植

立体定向组织间插植是与神经外科颅脑手术同期发展的近距离治疗技术，步骤是患者戴着与立体定向放射手术（stereotactic radiation surgery，SRS）类同的有创定位头架对病变做 CT/MRI 立体定位，由医师确定靶区，再由物理师根据病变位置、大小和形状在极坐标条件下，设置放射源驻留位，计算剂量分布，经医师确认后实施治疗。治疗时换上头环相同，结构不同的治疗头架，外科医师则根据计划设计的角度和深度（即Φ、θ和r）通过颅骨钻孔，针管植入把放射源导入，做暂时或永久性近距离照射。这套器具和软件往往可以和SRS系统同时购买，针对病变特征选择外照射或内照射，或组合照射。但从目前来看该技术因涉及颅脑手术，普及程度不是太高。

第五节　血管内照射剂量学

血管内照射（vascular, endovascular or intravascularbrachytheray）[14,15]，无论是针对管径较细的心动脉（Φ2~4mm）或是四肢外周动脉（Φ3~7mm），是近年来用于治疗血管非肿瘤疾患，再狭窄（restenosis, RS）的热门技术。再狭窄，即阻塞复发，是经皮或经腔冠状动脉或动脉血管成形术（percutaneous transluminal coronary angioplasty and percutaneous transluminal angioplasty，PTCA或PTA）后最主要的综合征，发生率高达40%，发病期约在术后6个月至3年之间。许多专家为探索预防RS做出了创造性的努力，发明并采用冠脉内金属支架（coronary stent）成形术、冠脉内定向旋切术、激光冠脉成形术、冠脉内膜研磨术、内膜慢速旋切术、冠脉内超声成形术，以及各种药物预防PTCA后冠脉再狭窄。但临床实践结果却未能证明这些方法能长期有效地抑制RS的发生，而且代价昂贵。

早在20世纪60年代人们就发现辐射能抑制瘢痕疙瘩（keloids）或其他瘢痕组织的生长，并且试用铱Ir-192近距离放疗防止再狭窄，减少内膜增生及血管重塑变形（remodeling）。实验表明15~30Gy的剂量可将再狭窄发生率降至10%左右。在过去的5年中，国际上有许多医疗单位开展并完善了临床前期的实验工作，美国已有十几家公司生产心血管内照射设备，约有1500多位患者接受了试治疗。

美国医学物理学家协会AAPM在1999年适时调研并总结了该技术发展的现状和存在的问题，复习了从1979~1999年以来的89篇学术论文，在AAPM任务组（TG No-60#）的报告中对心血管内照射的临床背景（解剖特点、动脉粥样硬化及RS的形成机制、物理和放射生物原理），剂量学基础（各类现行放射源的特点、选用、规范化、相对和绝对刻度方法），施治器械和技术，临床剂量学要点（剂量处方位置和范围、各类施源器的剂量分布），QA和辐射防护安全措施等提出了颇具说服力的阐述，这些信息对我国近年方兴未艾的研讨热潮，以及全国正在开展临床前期实验的各研究中心有积极的指导和参考价值。

一、血管内照射使用的放射源和施治方法

参见表2-2-2，用于血管内照射的放射源有多种类型和形式：如铱Ir-192，从活度低至30mCi到高达10Ci都涉足了研究范围，低活度源可手工操作，HDR源由程序控制的后装机施治。这种以治疗管方式施治的技术可在管外部附加气囊（balloon catheter），目的是保证源在血管中的对中（centering），让管壁接受均匀剂量。此外，通过控制气囊气压或注水量还可调节治疗距离远近。这是因为血管内照射的靶区至今没有统一的说法，它可以是动脉血管的内膜（intima）、中层（media），甚至最外层（adventitia），不同医生会有不同的侧重和选择。

气囊治疗模式还延伸到使用放射性气体实施治疗，如氙（音仙）Xe-133，它是一种透明无毒的放射性气体，具有双重角色，既可发射最大能量为0.36MeV的β线，也能发射0.08MeVγ线和32kVX线，半衰期5.2年，治疗时将2ml约0.3mCi氙气注入气囊，治疗仅需几分钟。γ线放射源穿透力较强，显然不适合在心动脉区域治疗；为此，可换用β源，如磷P-32和钇Y-90电子发射体，这种放射源在PTCA过程中经心导管置入心血管。还有锶/钇-90电子发射体，其半衰期长达29.1年，除

具备的 β 源的特点外，还可组装成珠串（ribbon），用于病变长度较大的非永久性置放治疗。钨铼（音来）混合源 W-188/Re-188 是渗涂在金属铝丝表层的 β 放射源，半衰期 69.4 天，活度 0.1Ci（3.7GBq），用于 Nucletron 哥伦比亚分公司后装机，为步进源。

表 2-2-2　用于血管内照射的放射源

核　素	发射体	主要能量（MeV）	平均能量（MeV）	半衰期	物理形态	源的生产	活度（Ci）	典型尺寸	施治方式
铱^{192}Ir	γ	0.136~1.062	0.38	73.8d	LDR 子粒 塑封串珠 金属丝 HDR 遥控后装	^{191}Ir（n，γ） ^{192}Ir	0.01~0.02 1.5 10	Φ0.5mm×30mm Φ0.5mm×30mm Φ0.9mm×4mm	手工后装 手工后装 遥控后装
磷^{32}P	β	1.71	0.695	14.28d	支架 支架 液体 导丝	中子活化 离子植入 不详 不详	0.1μ~20μ 4μ~13μ 50Ci/L 0.012	Φ3mm×20mm Φ3mm×20mm 2.5ml Φ0.3mm×27mm	置放支架 置放支架 带气囊导管 附挂在 Nitinol 丝上
锶^{90}Sr/钇^{90}Y	β	0.54，2.28	0.93	29.1y	小球珠	核反应堆	0.035	30mm 珠串	液压注射器
钇^{90}Y	β	2.28	0.93	2.67d	导丝 液体 支架	中子活化 不详 离子植入	0.045 不详 不详	Φ0.32mm×22mm 不详 不详	带气囊导管 带气囊导管 植入
^{133}Xe	β γ	0.346 0.081	不详	5.243d	气体	发生器	0.0003	2.5ml	带气囊导管
^{186}Re	β γ	1.071 0.137	不详	3.777d	液体	^{185}Re（n，γ） ^{186}Re	200Ci/L	2.5ml	带气囊导管
^{188}W/^{188}Re	β	2.13	0.78	69.4d	金属丝	^{188}W/^{188}Re 发生器	0.1	Φ0.46mm×40mm	遥控后装
^{188}Re	β	0.43，2.13	0.78	16.9h	液体	^{188}W/^{188}Re 发生器	0.035	2.5ml	带气囊导管
^{48}V	e$^+$俘获	0.694	0.144	15.98d	支架	质子活化	10μ	15mm 长	植入

有些核素还可制备成放射性溶液，注射到气囊施源器中实施治疗，该技术需保证在千分之一的泄漏概率条件下，对患者不致造成严重的伤害。如铼 Re-186 和铼 Re-188，前者半衰期 3.777 天，发射 1.071MeV β 线和 0.137MeV γ 线，施用时的浓度达 15Ci/mg，气囊压力达 3~5 个大气压，4 分钟累积照射剂量 20Gy；后者铼 Re-188 也是 β 源，半衰期 16.9 小时，发射能量 2.1MeV 的 β 线。以液态（水囊）方式施治的剂量学较为简单，因为液态源囊表面的剂量就是靶剂量。

也有的探索者通过离子植入、渗透或涂层技术（ion implantation 或 impregnated/coated）把微居里量级的核素植入树脂材料的支架上，做双重模式治疗，很有新意，如新型源钒（音凡）vanadium-48，它是由质子激活后以支架形式施治的 β 放射源，尚处于试用期。

β 放射源尽管有易于防护，剂量学相对简单，施用方式多样的特点，但对四肢周缘血管病变，因射程短，鞭长未及而不适用。另外，临床情况是复杂的，有时病变部位因钙化导致壁厚形状很不规则，为此需要更精确的影像学显示方法和微剂量学手段。

除上述问题外，针对现存的两大类施治方式：暂时性置放和永久性植入，对源还有些共性要求。以暂时性置放施治的放射源为例，它的剂量率应大于 5Gy/min，因为治疗时由于动脉血流供给量的减少，时间过长会产生并发症；剂量分布上应着重考虑保护心肌和减少正常血管的受量；源尺寸要有足够的灵活度，适合在管径 Φ3mm～5mm 及曲率半径 r＝3mm 的弯曲血管中安全通过，源直径应小于 1mm，长度短于 5mm，病变长度较长时可用串型源或步进源；为保障源的对中，可用带气囊的治疗管，现已有规格商品出售；源的牢固性也是个重要指标，源在血管内脱落将是致命的事故。

以这一尺度衡量现役的低活度铱 Ir－192 源（1020mCi），可发现它的活度偏低，因为欲达到 4～5Gy/min 的剂量率，铱源活度起码应在 500～1000mCi 量级；在气囊施用器中直接灌注电子发射液体的做法有不少优点，欲在 2mm 距离照射 20Gy 的剂量，只需注入 0.2ml，活度 10mCi 的溶液。

血管内照射的器具和设备也必须符合血管成形术装置的相同规范。治疗管应细到可顺畅通过 french 7 和 8 号导管及更狭窄的病变区，柔性应保证通过曲率半径 2～3mm 的小弯，刚性不得过大，以防伤及血管壁；为进一步标准化，与标准导丝和导管适配，最好采用 monrail 设计，可与目前成熟的商品气囊管和支架连接；此外，治疗管应在 X 线透视下清晰可见。

二、源的剂量学方法

（一）γ 发射体（seeds 或 wire）

尽管近距离治疗用的点源和线源在 10～50mm 范围的剂量学问题从理论到实践都已经研究得很清楚；但心血管内照射涉及的近源 5mm 内的区域仍问题不少，原因是该区域剂量梯度变化大，以往的测量工具和方法尚且达不到精度要求，急需新的微剂量学工具和数学模型，解决源的次级射线的散射和吸收问题。

Amols 等 1996 年介绍了一种解析方法，并得出血管内照射源^{192}Ir、^{125}I、^{103}Pd、^{30}P 和^{90}Sr 的剂量分布，其中一些参数是根据 AAPM TG 43 的数据做线性外推得出的。图 2-2-12 为采用 Amols 解析法计算^{192}Ir 源的径向剂量分布与 GafChromic^{TM}胶片法测量结果的比较，曲线未做归一处理，纵坐标表示成绝对剂量，单位为 cGy.h^{-1}.mCi^{-1}。图 2-2-13 是利用该数据计算、广泛用于临床前期试验的串源和步进源组合分布，数据归一于 r＝1.5mm，即动脉壁内表面，该距离处，剂量均匀性达±10%。

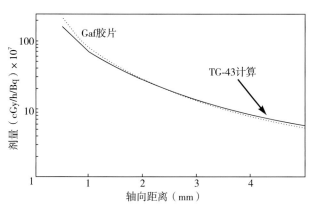

图 2-2-12　利用 Amols 解析法计算^{192}Ir 源的剂量分布与 GafChromic 胶片法测量结果的比较

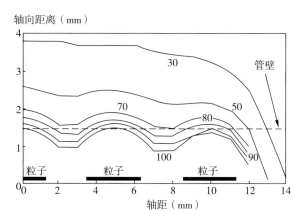

图 2-2-13　利用图 2-2-12 子源剂量数据结果合成串型源和步进源的剂量分布

Li，liu 和 Palta 1996 年采用 Williamson 在华盛顿大学开发的蒙特卡罗光子迁移 MCPT 模型评估 Gamma 源的剂量分布，结果表明，对 ^{192}Ir 子粒源，在距 1~20mm 范围与 AAPM TG-43 规程计算结果符合度在 3% 以内；其中径向分布在 1~10mm 范围为 1%，1~45mm 范围是 2%，最大偏差出现在源轴向的非均匀角分布。

因此，AAPM 仍然建议采用 AAPM TG43 规程中的剂量计算公式为基本出发点，仅做些小改动。该规程针对传统点源近似模型在处理有实际尺寸和结构的放射源时的缺陷均做了根本的修改，引入的新物理量都是可直接在水中测量的，同时还考虑到源结构、源壳材质和活性源的空间分布等影响因素，因此给出更精确的计算结果和两维剂量分布。

AAPM TG43 规程中用于心血管照射的两维（r，θ）剂量计算公式是：

$$\dot{D}(r,\theta) = S_K \cdot \Lambda_{r_0} \cdot \frac{G(r,\theta)}{G(r_0,\theta_0)} \cdot g_{r_0}(r) \cdot F(r,\theta) \qquad (2\text{-}2\text{-}17)$$

式中：剂量计算参考点 P_0（r_0，θ_0）位于源中平面上（$\theta_0 = \pi/2$）、距源 $r_0 = 2mm$ 位置

S_k：源的空气比释动能强度，符号为 U，单位 cGy. cm^2. h^{-1} 或 μGy. m^2. h^{-1}

Λr_0：剂量率常数（dose rate constant）（单位 cGy. h^{-1}. U^{-1}）

G（r，θ）：几何因数（geometry factor）

g（r）：径向剂量函数（radial dose function）

F（r，θ）：各向异性函数（anisotropy function）

AAPM TG43 两维（r，θ）剂量分布计算不确定度大致如下：

1. 空气比释动能强度 S_k　生产厂家刻度值 5%，各部门物理师应采用 4π 电离室验证。

2. 剂量率常数 Λ　5% 其中确定剂量和比释动能强度的不确定度分别为 3%。

3. 测定源各向异性函数 F（r，θ）也是由上述两个因素，剂量和比释动能强度的比，故不确定度也是 5%。

4. 同理径向剂量分布 g（r）也是 5%。

5. 只有几何因数是算术值，不确定度最小。

综上，对空间一点 P（r，θ）的剂量率总不确定度为 10%。

（二）Beta 发射体（seeds 和 wire）

剂量标准中并不存在 beta 源的空气比释动能强度的定义，为此 AAPM 建议用以下公式进行剂量计算，即

$$D(r,\theta) = D(r_0,\theta_0) \cdot \frac{G(r,\theta)}{G(r_0,\theta_0)} \cdot g(r) \cdot F(r,\theta) \qquad (2\text{-}2\text{-}18)$$

其中，D（r_0，θ_0）是水介质中参考点 P_0（r_0，θ_0）处的剂量率，其他函数定义同前。

Soares 等人采用碳极外推电离室及水等效材料（A150 塑料）测量了 Beta 源表面 1mm 直径大小面积上的剂量率为：

$$\dot{D}(r,\theta) = \frac{33.97 \times 1.13 \times B \times U}{1.197 \times A} \cdot \left(\frac{\Delta I}{\Delta d}\right)_0 \qquad (2\text{-}2\text{-}19)$$

其中，$\left(\dfrac{\Delta I}{\Delta d}\right)_0$ 为电离室极板间隙趋于零的过渡中，电离室收集电流的变化率（nA/mm）

33.97 是空气中产生一库仑同性电荷所需的平均电离功（焦耳 J）

1.197 是 22℃，标准一个大气压，干燥空气的密度（kg/m^3）

B：电离室收集极反向散射校正因子，上述条件下 B = 1.000

U：高压电极衰减校正因子，上述条件下 U = 1.000

A：收集极的面积，上述条件下 A = 0.648mm^2

总不确定度估计为 ±15%。

A150 材料与水等效性的校正公式为：

$$D_m(r_m, \rho_m) = \eta^3 (\rho_m/\rho_w)^2 D_w(\eta r_w, \rho_w) \tag{2-2-20}$$

式中：η 是介质（m）相对水的比例系数，η = 0.968

ρ_m，ρ_w 为水和介质（m）的物理密度，ρ（A150）= 1.127g/cm^3

（三）非对中置放的放射源对剂量分布均匀性的影响

Amols 等人 1996 年对长度为 30mm 的 Sr/Y-90 和 Ir-192 丝状源（wire）（图 2-2-14）非对中置放时所产生的剂量不均匀性做了测定，并表达成以直径 5mm 的血管壁上最大和最小剂量比与偏心距的函数曲线。如图所示，当偏心 0.5mm 时剂量偏差率对 Ir-192 是 1.6，对 Sr/Y-90 是 2.1。对以导管方式治疗，动脉壁的剂量均匀度很大程度取决于源的对中和血管病变处本身的几何形状。

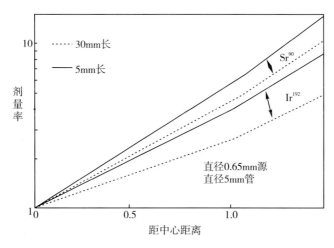

图 2-2-14　非对中置放的放射源对剂量分布均匀性的影响

（四）放射性支架的剂量学特点

AAPM TG60 任务组对利用放射性支架实施血管内照射的剂量调研中也同样发现了极为不统一的剂量确认方法和手段，但最终确立了以支架表面 5mm 为参考深度和以 28 天为典型总参考治疗时间的建议，并对 13 种不同活度的支架的剂量数据进行分析，他们是 12 种长度为 7.5mm 和 7mm，活度为 0.14μCi~35μCi Palmaz-Schatz 混合放射性核素及磷 P-32 支架，另外还有改良型 Strecker 支架。数据表明 28 天照射在上述支架外 0.5mm 处的累积剂量在 0.6~414Gy 大范围分布，1μCi 磷 P-32 支架在 0.5mm 处的剂量为 4.5~19.6Gy/μCi。

之所以建议采用 28 天照射做统计，一是因为这是动物试验的宰杀时限；二是新内膜增生（neointimal hyperplasia）通常只发生在支架放置后几周到两个月的期间。此外，还有证据表明，行支架手术、实施治疗照射超过 3 天后，对减少新内膜增生（neointimal proliferation）的效果即逐渐减弱，不过这种论点尚有待更多的临床前期和临床期研究数据支持。另外，支架剂量数据也不便和导管型施治做直接比较，原因是剂量率效应不同。

AAPM 建议对放射性支架的参数表述应包括：支架活度，标称直径、长度类型。沿支架径向的剂量分布可用 Beta 点剂量积分核（point dose kernels），沿轴向（半径固定不变）的剂量分布可采用

Prestwich 圆柱壳（cylindrical shell）方法，对外表均布的磷 P-32 支架用 Duggan 方法计算，对普遍推广使用的 Palmaz-Schayz 支架则用 Janicki 模型，除后者外，上述计算均经 Radio Chromic 胶片法验证过。

磷 P-32 支架的活度测量至今仍很困难，目前有以下几种方法：Larsen 和 Mohrbacher 报道轫制辐射计数法（bremssreahlung counting method），利用轫制辐射与 beta 发射呈正比的关系加以转换；Coffey 和 Duggan 初步建立了用碘化钠闪烁晶体及多道分析器（multi channel analyzer，MCA）法，对低活度磷 P-32 的轫制辐射计数，精度达±10%。

对 beta/gamma 混合源，可在标准的几何条件下对 γ 光子峰做计数。例如对正电子发射体，矾 V-48，它的 511keV 湮没光子（annihilationohotons）提供了另一种测量契机，因矾 V-48 最大 beta 线能量为 696keV，在 511keV 能级的轫致辐射剂量贡献份额不大，而在最大 gamma 线能级 1.15MeV（发生概率 100%）轫致辐射剂量贡献几乎为零。所以，其活度可在较低的能量域值范围（包括 511keV 光子峰）确定；要么利用特殊的源容器，在 4π 电离室测量前把电子线屏蔽掉。这样少量的 Gamma 线的剂量份额用点剂量积分核计算；beta 线剂量份额则用 Monte Carlo 计算，并做支架对电子的吸收衰减校正。目前，美国 NIST（国家标准局）已提供磷 P-32 放射源活度分析参考标准，用户可参考并采用井式电离室、NaI 闪烁计数器及液体闪烁计数器测定。

AAPM 认为必须规范支架的生产，由厂家提供固定类型的支架、3D 剂量分布和支架中平面上，距表面 0.5mm 处，28 天连续照射的剂量数据，以减轻用户测量的工作量和难度，有利于该治疗模式的普及。

三、血管内照射的质量保证（QA）和安全措施

血管内照射也需要建立完善的质量保证（QA）系统，以保障治疗的可靠性和人身安全，下面主要介绍手工置放的密封源、遥控技术后装源及放射性支架涉及的内容：

1. 用户应持有详述放射源基本特征（物理参数和辐射剂量数据）的文件。

2. 建立放射源购买、接收和验核的规章制度。

3. 建立放射源安全存贮、取用和回收规章制度，及定期核实记录。

4. 使用前检查源外壳的完好程度，表面污染情况；对后装源还需进行系统检查，包括：治疗室安全连锁、声光报警，控制台对讲，闭路监视系统，应急电源等功能是否正常；源导丝的直观检查；用自显影技术检查串珠源组合的正确性，真假源到位精度、计时器准确性；源活度测定，施用治疗管是否完好，治疗紧急中断响应是否有效等。

5. 建立利用本单位现有设备核查源活度的剂量方法。

6. 对接触患者体液的放射源和开放式治疗管建立有效的消毒处理方法。

7. 建立放射源在存储间、消毒室和组装室之间运送的规章制度。

8. 建立废弃源或临床未使用的放射源的后处理规章制度。

9. 充分备好各种治疗辅助器械及源应急存储铅筒。

10. 建立意外事故应急处理措施和规章，如源被破坏、被污染；源在血管内脱落、在组装中失落；由于与治疗有关或无关的因素患者出现心动和呼吸停止；应急手术的条件。以上措施应和医院辐射安全部门及急救部门协调制定。

11. 确立治疗过程中多学科队伍中各类人员的职责和作用，包括心导管科、放射科、放疗科医生，放射物理师，护士和协理员（coordinator）。

12. 设计治疗表格，列出详尽的相关内容。

13. 建立文档，确立准确的剂量计算方法，治疗前由物理人员分别独立运算并核实处方剂量所需照射时间。

14. 治疗前对选用源和计划参数进行确认。

15. 治疗过程及治疗后对患者（局部防护）、操作间及周围环境的辐射水平进行监测，核实辐射水平是否符合国标规定。

16. 对采用放射性支架进行永久性植入的患者应完整解释治疗的安全性和随访预约。

17. 对所有参与血管内照射的工作人员进行辐射安全防护的上岗培训。

参 考 文 献

1. Beaulieu L, Carlsson Tedgren A, Carrier JF, et al. Report of the Task Group 186 on model-based dose calculation methods in brachytherapy beyond the TG-43 formalism: current status and recommendations for clinical implementation. Med Phys. 2012 Oct; 39 (10): 6208~36. doi: 10.1118/1.4747264.

2. Ibbott, G. S., Ma, C. M., Rogers, D. W. O., Seltzer, S. M., and Williamson. J. F. 2008. Anniversary paper: Fifty years of AAPM involvement in radiation dosimetry. Med Phys 35: 1418-27.

3. International Commission on Radiation Units and Measurements (ICRU). 1985. Dose and Volume Specification for Reporting and Recording Intracavitary Therapy in Gynecology. Report 38 of ICRU. ICRU Publications, Bethesda, MD.

4. International Commission on Radiation Units and Measurements (ICRU). 1997. Dose and Volume Specification for Reporting Interstitial Therapy. Report 58 of ICRU. ICRU Publications, Washington, DC.

5. Nath, R., Anderson, L. L., Luxton, G. et al. 1995. Dosimetry of interstitial brachytherapy sources: Recommendations of the AAPM Radiation Therapy Committee Task Group No. 43. Med Phys 22: 209-34.

6. Rivard, M. J., Coursey, B. M., DeWerd, L. A. et al. 2004. Update of AAPM Task Group No. 43 Report: A revised AAPM protocol for brachytherapy dose calculations. Med Phys 31: 633-74.

7. Rivard, M. J., Butler, W. M., DeWerd, L. A. et al. 2007. Supplement to the 2004 update of the AAPM Task Group No. 43 Report. Med Phys 34: 2187-205.

8. Rivard, M. J., Venselaar, J. L. M., and Beaulieu, L. 2009. The evolution of brachytherapy treatment planning. Med Phys 36: 2136-53.

9. Thomadsen, B. R., Williamson, J. F., Rivard M. J., and Meigooni, A. S. 2008. Anniversary paper: Past and current issues, and trends in brachytherapy physics. Med Phys 35: 4708-23.

10. Williamson, J. F. 2006. Brachytherapy technology and physics practice since 1950: A half-century of progress. Phys Med Biol 51: R303-25.

11. 冯宁远. 近距离治疗的物理基础. 见: 冯宁远等主编. 实用放射治疗物理学. 北京: 北京医科大学中国协和医科大学联合出版社, 1999, 239-307.

12. Haie-Meder C, Pötter R, Van Limbergen E, et al. 2005. Recommendations from Gynaecological (GYN) GEC-ESTRO Working Group (Ⅰ): concepts and terms in 3D image based 3D treatment planning in cervix cancer brachytherapy with emphasis on MRI assessment of GTV and CTV. Radiother Oncol. 74 (3): 235-45.

13. Pötter R, Haie-Meder C, Van Limbergen E, et al. 2006. Recommendations from gynaecological (GYN) GEC ESTRO working group (Ⅱ): concepts and terms in 3D image-based treatment planning in cervix cancer brachytherapy-3D dose volume parameters and aspects of 3D image-based anatomy, radiation physics, radiobiology. Radiother Oncol. 78 (1): 67-77. Epub 2006 Jan 5.

14. 申文江等. 血管腔内近距离治疗预防血管成形术后再狭窄. 见: 冯宁远等主编. 实用放射治疗物理学. 北京: 北京医科大学中国协和医科大学联合出版社, 1999, 375-390.

15. Nath, et al. Intravascular Brachytherapy Physics. In: AAPM Medical Physics, Vol 26, No 2. Report of the AAPM Radiation Therapy Commottee Task Group No 60. Washington, USA, 1999. 119-52.

第三章　治疗计划的设计与执行

戴建荣

本章将讨论整个放射治疗计划设计和执行过程中的主要环节和每个环节应达到的目标。其中治疗计划设计是极其重要的一环。患者的临床检查和治疗方针确定后，主管医师按治疗方针的要求，确定好治疗体位和制作好体位固定器，进入 CT/MRI/模拟定位，获得为进行治疗计划设计所必需的患者治疗部位的解剖材料，包括肿瘤的位置和范围、周围重要组织及器官的位置及结构等信息，送入治疗计划系统进行治疗方案的设计和评估，经过治疗前模拟验证后进入治疗[1]。

第一节　治疗计划设计新概念

一、计划设计定义

计划设计定义为确定一个治疗方案的全过程。传统上，它通常被理解为计算机根据输入的患者治疗部位的解剖材料如外轮廓、靶区及重要组织和器官的轮廓及相关组织的密度等，安排合适的射野（如体外照射）或合理布源（如近距离照射），包括使用楔形滤过板、射野挡块或组织补偿器等进行剂量计算，得到所需要的剂量分布。按照这种理解，治疗计划系统只是一个代替手动剂量计算的剂量计算器和剂量分布显示器。随着人们对计划设计及执行的全部过程的深入理解，要求治疗计划系统成为整个治疗过程的有机连结体中的一个重要纽带。因此，从广义上，上述定义应理解为：确定一个治疗方案的量化的过程，包括 CT/MRI/DSA 等图像的输入及处理；医师对治疗方案包括靶区剂量及其分布、重要器官及其限量、剂量给定方式等的要求及实现；计划确认及计划执行中精度的检查和误差分析等。显然按照这种理解，计划设计过程应是一个对整个治疗过程不断进行量化和优化的过程。近年来，最新发展的治疗计划系统从哲理上打破了传统的计划设计的概念，除保留传统计划系统进行剂量计算和剂量显示的功能外，更多地强调了主管医师或物理师，通过治疗计划设计对实现治疗方案要求的程度。例如，传统中，通常由主管医师在模拟定位或 CT 机上定好肿瘤的位置和布好野，然后让治疗计划系统进行剂量计算，看看剂量分布如何。此时计划系统只是作为医师已制定的治疗方案的剂量显示器（dose display），如认为已定方案不合适仅作局部修改。现代计划设计的先进性在于，剂量显示仍是一种治疗方案的评估工具，但它将实现对治疗方案的要求视为最高的目标，优选治疗条件，对其实施的可行性进行评估，并与治疗验证片进行比较，比较结果反馈给治疗计划系统，对治疗计划进行修改。

二、2D 和 3D 计划系统的区别

利用计算机进行 2D 治疗计划设计始于 20 世纪 50 年代末。2D 系统有许多局限性，其局限性一方

面由于当时没有 CT/MRI 等现代影像设备，只能借助脱体表轮廓图和拍摄治疗部位正侧位 X 线片方法，得到治疗部位有限的含有靶区、重要器官的几何近似的体模图，通常 1~3 层，有一层必须位于射野中心轴平面，沿患者纵轴方向离射野边缘一定距离（约 1cm 左右）处上下各置一层。中心层上附有射野中心轴和射野边的指示；三个层面重叠显示在同一张体模图上。计算后的剂量分布附加在体模图上。到了 70 年代，由于 CT 机的出现，患者治疗部位的 CT 横截面图为计划设计提供了更多的信息，横截面图层面数也比以前的多。由于只有横断面，置放射野挡块非常不直观，而且只能作共面射野的计划，非共面射野几乎不可能。2D 系统的局限性第二方面表现在，剂量计算也忽略了射野本身线束的扩散度；由于患者治疗部位的解剖材料不全，又不能作诸如组织密度、层间散射等因素对剂量分布的影响，最后的剂量分布只能分层显示，因没有评估工具，一般只靠人眼观察等剂量线与靶区和重要器官间的关系。

3D 计划系统有多种功能。不仅有患者治疗部位 3D 图像的显示，计划设计者有更多的自由度去选择、观察和设定射野的入射方向及射野的形状，或放射源的位置，利用 1D 或 3D 剂量计算模型进行空间体积剂量的计算。一个完善的 3D 治疗计划系统不仅能克服 2D 系统的局限性，而且应具有表 2-3-1 列出的十大基本功能，使计划设计者有更多的自由去充分利用已有的治疗技术，得到精确可行的治疗计划。

表 2-3-1　3D 计划系统应具有的基本功能

1. 治疗部位解剖结构的三维描述（包括患者坐标系的确立）
2. 带有立体定位框架标记的 CT/MRI 等影像应成为计划设计的基础
3. 照射野或放射源应有三维空间位置的描述，并可在任何方向上显示其位置
4. 剂量计算应在 3D 剂量网格上进行，剂量计算网格应包括靶区及其感兴趣区的范围
5. 体外照射剂量计算必须计入下述影响因子
（1）患者体表轮廓的 3D 形状
（2）3D 电子密度（由 CT 值转换）及其对原射线的影响
（3）射野或放射源的 3D 位置和形状
（4）射野 3D 扩散度
（5）射野 3D 平坦度、对称性
（6）楔形板、挡块、补偿器等线束修正装置的 3D 散射的影响
（7）不均匀组织的 3D 散射的影响
6. 剂量分布及其评估工具必须用 3D 方式，如 3D 剂量分布显示，剂量-体积分析及其计入诸于生物效应因子等其他评估方式等
7. 计算速度必须足够快，便于治疗计划设计时人机交换信息
8. 计划系统必须带有计划验证和确认的手段和工具，以便验证治疗计划的精确性
9. 具有射野模拟（通过 DRR）显示的功能（CT simulation）
10. 具有逆向治疗计划设计（inverse planning）的功能，即作调强适形治疗（IMRT）和逆向组织间插植治疗计划设计的功能

三、患者治疗部位解剖数据的获得与输入

患者治疗部位解剖数据的获得与显示是治疗计划设计的主要内容之一，他的获得方式和数据的完整性直接影响治疗方案设计的优劣。在整个治疗计划设计过程中，患者治疗部位的解剖数据或信息主要用于下述几个方面：①阐明或帮助医师了解患者患病部位的临床情况，包括病变的性质、特征等；②提供有关靶区及靶区与周围重要组织和器官的相互关系；③有助于治疗方案的初步选择；④显示照射野或放射源的位置；⑤显示和评估剂量分布；⑥治疗计划的模拟、验证及比较；⑦观察照射反应。

患者治疗部位解剖结构的表达主要有 3 种不同的方式。现代治疗计划系统中，解剖结构主要取自于 CT/MRI 及其他影像装置。由于 CT 图像反映了组织的密度变化，故 CT 图像是计划设计的基本图

像，但也需要诸如 MRI、PET 等影像的辅佐，有助于医师和计划设计者精确定出或勾画出肿瘤（GTV）及周围淋巴结和亚临床大小（CTV）的范围，以及周围重要的组织和器官的大小。它们不仅是计划设计的基础，也是计划评估的依据。3 种表达方式为：第一，在 2D 计划系统中，上述解剖结构是用少数几个层面的轮廓图的方式表示的；第二，在 3D 计划系统中，上述解剖结构以 3D 图形方式表示的；第三，特别在 3D 计划系统中，所有解剖结构是以 CT 值转换成的 3D 电子密度的方式表示的。第三种方式特别方便于进行组织不均匀性对剂量分布影响的计算。3D 电子密度（3D CT）图既可以表示具体的解剖结构，也可以表示为临床感兴趣的区域（VOI）。这种表达，有利于剂量分布的分析，特别有利于剂量体积直方图（DVH）的计算。

四、图像登记

患者治疗部位的解剖信息以图像方式进入计划系统后，系统对其进行图像登记。登记的主要目的是：①建立患者坐标系，它是通过附在图像上的内外标记点建立的。该坐标系直接反映患者在治疗时的体位。体位固定器是维持从定位到摆位的整个治疗过程中坐标系不变的关键措施；②在该坐标系中重建出治疗部位的 3D 解剖结构，确定靶区及靶区与周围重要组织和器官的关系；③利用已建立的患者坐标系，将不同来源的图像如 CT/MRI/PET、模拟机射野模拟片、加速器射野证实片等进行融合、叠加和比较；④等剂量分布在不同图像中相互映射。

到目前为止，CT 图像仍然是肿瘤放射治疗计划设计的基本图像。对 2D 系统，CT 图像层片一般不超过 10 片；对 3D 系统，必须有足够数量的 CT 层片，才能保证 3D 数字重建后的图像（DRR）的质量。CT 层片数的多少，很大程度上依赖于肿瘤的部位和治疗计划系统的容量。扫描范围必须远大于肿瘤的体积，一方面为了与其他设备的图像如 MRI 等融合时有较大的灵活性，另一方面为布置射野提供足够的组织范围。

CT 图像用于治疗计划设计的缺点，是 CT 图像的软组织分辨率较差，而 MRI 在这方面显示较大的优越性。虽然 MRI 不能提供为剂量计算需用的诸如组织的电子密度、阻止本领等参数，放疗计划设计直接使用 MRI 图像有一定的困难，但由于 MRI 扫描能直接提供横断面、冠状面、矢状面以及 T_1、T_2 加权扫描，使得 MRI 成为放疗计划设计中仅次于 CT 的在某些部位甚至优于 CT 的图像的主要来源。为了有效地利用 MRI，为计划设计目的，作 MRI 扫描前必须确认：①MRI 图像能够从几何（即坐标系）上与 CT 图像融合；②MRI 图像能够对肿瘤诊断、靶区勾画或重要组织和器官的确定有用。

除去 CT、MRI 图像外，其他来源的图像如 PET、SPECT、X 线片、射野证实片、体模图等都可以作为计划设计和验证的图像的来源。由于这些图像的存储格式、几何大小、分辨率、图像维数等差别很大，需要经过坐标的相应转换，变成统一格式后给予登记。拍摄这些图像时，只有体位的内、外标记是不够的，必须使用相应的立体定位框架（参见本篇第五章）。

实现从一种影像 A（如 MRI 图像）到另一种影像 B（如 CT 扫描图像）间的融合或变换分为两步：首先实现从图像 A 到图像 B 间的坐标变换，然后按坐标变换格式进行图像相应解剖点或组织结构间的转换。设某一点在两图像各自的坐标系中的坐标分别为 $\vec{X}_A$ 和 $\vec{X}_B$，它们间的变换关系为 $\vec{X}_B = \vec{A} \cdot \vec{X}_A + \vec{b}$，其中 $\vec{A}$ 为坐标系旋转矩阵，包括 X，Y，Z 三轴方向的转换比例和平面偏转；$\vec{b}$ 为坐标系平移矢量。旋转和平移包含三组 9 个参数：3 个旋转参数（Q_X，O_Y，O_Z）；三个平移参数（t_X，t_Y，t_Z）及三个比例参数（S_X，S_Y，S_Z）。旋转和平移计及了在不同影像设备上作影像时患者的位置和方向的变化；比例变换是统一各种影像检查时图像标尺的一致性。确定上述三组 9 个参数的途径或技术有：①特定点如在患者治疗部位设立的内、外解剖标记点、外部定位框架标记点等点间的相互对应技术；②直线或曲线标记变换技术；③曲面变换技术；④体积变换技术；⑤交互式变换技术等。

五、患者解剖数据的表达

经过上述输入和登记的图像，必须变成包括体表在内的体表外轮廓、靶区轮廓、重要组织和器官轮廓、某些解剖结构的轮廓等，轮廓勾画方式既可以是手动交互方式、半自动方式，也可以是全自动方式。这些轮廓在剂量分布计算中的作用是求得体内任意剂量计算点到各轮廓线与原射线交点间的距离，这些距离的计算精度直接影响了形成剂量分布的准确性。目前常用的勾画轮廓的算法有：多边形近似法勾画法；X（t）、Y（t）参数多项式曲线拟合法；样条函数曲线拟合法等。放射治疗中需要三维解剖结构，实际上，多数治疗计划系统中，将三维结构变成系列两维横断面形式。按上述的方法之一进行勾画的轮廓，按平行直接叠放或用三角连线形成解剖结构的三维表面。再利用相应算法得到靶区或重要组织和器官等的体积。该体积对计算剂量体积直方图是需要的。

为了剂量计算，需要知道上述解剖结构的轮廓线（面）内的平均物理密度或相对电子密度。CT图像中，每个轮廓线面内的CT值已知，经过变换，可转换成相对电子密度。为了保证一定的剂量计算精度，计算平面内的像素单元矩阵的大小至少应为128×128。

第二节 临床剂量学原则及靶区剂量规定

一、临床剂量学原则

根据临床的要求和我们多年的临床剂量学实践，一个较好的治疗计划应满足下列4项条件[2]：①肿瘤剂量要求准确。放射治疗和手术治疗一样，是一种局部治疗手段。照射野应对准所要治疗的肿瘤区即靶区，一般用临床检查方法就可以查知肿瘤的体积，对那些肿瘤范围不易确定或手术后的患者，在施行根治性放疗时，就必须注意将潜在转移区域也包括在内，例如对不能手术的乳癌，靶区不仅要包括乳腺和胸壁，还需包括内乳、锁骨上和腋下淋巴结；②治疗的肿瘤区域内，剂量分布要均匀，剂量变化梯度不能超过±5%，即要达到≥90%的剂量分布；③射野设计应尽量提高治疗区域内剂量，降低照射区正常组织受量范围。显然靶区和治疗区是有区别的。靶区是根据患者的肿瘤分布情况利用解剖截面图形来说明，而不能用剂量分布来确定。因肿瘤形状不规则，靶区当然不规则。常规放疗中，由于技术条件的限制，不可能设计一个治疗方案，使得90%等剂量线按靶区形状的要求分布，只能做到使绝大部分靶区位于90%等剂量曲线之内。利用适形治疗特别是调强适形治疗技术，可以大大改善治疗区的形状与靶区形状的三维适合度（本篇第四章）。根据治疗区的定义，90%等剂量线的范围和形状依赖于具体的治疗计划的设计。所谓照射区，即为50%等剂量线所包括的区域。显然在满足①、②两点基本要求的基础上，50%等剂量线所包括的范围愈小愈好；④保护肿瘤周围重要器官（如食管癌治疗时保护脊髓）免受照射，至少不能使它们接受超过其允许耐受量的范围。以上四点，简称临床剂量学四原则。

二、放射源的合理选择

上述放射治疗临床剂量学原则，从物理和剂量学角度看，理想的放射源在组织中形成的剂量分布应尽量符合它的要求。

本篇第一章描述了高能X线的剂量分布特性。因剂量建成区域的剂量变化显著，一般将肿瘤放在最大剂量点之后。单野照射时，肿瘤区域剂量分布不均匀，而且肿瘤之后的正常组织受到较高剂量的照射。但它的优点是肿瘤组织前的正常组织剂量较小。对高能X线，最大剂量建成深度随射线能量增加而增加。对较深部的肿瘤，应选择较高的射线能量。若将肿瘤中心处的剂量选为100%，各种能量的X线、γ线的剂量学特性示如图2-3-1。从图中可以看出，随着射线能量的提高，肿瘤区域的剂量越均匀，肿瘤组织前的正常组织的剂量越小，但肿瘤组织后的正常组织剂量稍有升高。深部X线（HVL=1.0mm Cu及HVL=3.0mm Cu）时，由于光电效应造成骨吸收很高，随着能量的增加，到^{60}Coγ线时，由于康普顿吸收占主要地位，骨吸收稍比软组织小；能量再增加时，电子对效应开始重要，骨吸收又开始上升，但与低能 X 线相比，25MV X 线的骨吸收不太严重。对一般 20cm 体厚的患者，10~25MV 能量的 X 线比较理想。

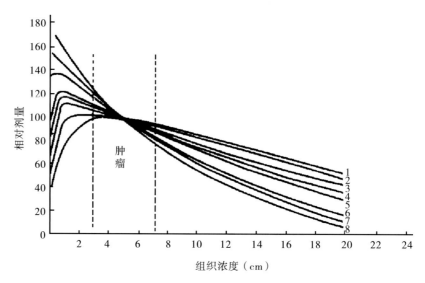

图 2-3-1 各种能量 X 射线剂量分布比较

5 cm 深度处，剂量取为 100%

注：1：25 MV X 100 cm SSD；2：10 MV X 100 cm SSD；3：6 MV X 100 cm SSD；4：^{60}Co γ 130 cm SSD；5：^{60}Co γ 80 cm SSD；6：HVL=3.0 mm X 100 cm SSD；7：HVL=3.0 mm X 50 cm SSD；8：HVL=1.0 mm X 50 cm SSD。

放射治疗技术中经常用相对野结合治疗中位或偏位病变。对不同的前后距离（一般在 14~25cm）存在一个比较好的射线能量使得肿瘤剂量和周围正常组织剂量之比最大。故在一个放射治疗科内，应至少配有两档不同 X 线能量的加速器，而且要求两档 X 线能量相差大一点的较好。例如，用 6MV，18MV 两档 X 线的混合照射，可产生 6MV~18MV 间任意能量的 X 线。

在相同布野条件下，随着 X 射线能量的增加，积分剂量减少。能量愈高，肿瘤剂量愈高，而正常组织受量越小。但当能量大于 25MV 以后，能量的再增加，对积分量的减少意义不太大。在实际临床工作中，除体厚特别大的情况（30cm 或更大）时或使用高能 X 射线和高能电子束混合照射时，使用较高的射线能量（如 MM50）外，一般 25MV X 线足够满足临床要求。

高能电子束具有与高能 X 线不相同的单野剂量分布，肿瘤区域的剂量分布比较均匀，而且肿瘤后的正常组织剂量很小。但由于从表面到一定深度剂量分布均匀，肿瘤前的正常组织剂量很高，等于或大于肿瘤剂量。因此，高能电子束本身的剂量特性决定于它只适用于治疗表浅的、偏心部位的肿瘤，而且以单野照射较好。单野照射时的能量的选择依据患者的肿瘤深度而定。

上述高能 X 线的优点是，在最大剂量建成点以前，剂量随深度增加，皮肤剂量小，并随射线能量增加而减少，但射出剂量随能量增加而增加。高能电子束恰恰相反，随能量增加，皮肤剂量愈来愈大，并且接近最大剂量点的剂量。因此综合高能 X 线和高能电子束的优缺点，可同时使用高能电子束和高能 X 线，如图 2-3-2 示。假设位于肿瘤之后有重要器官脊髓，单独用高能 X 线，脊髓腔近似接受与肿瘤相同的剂量（曲线 A）。单独用电子束治疗，脊髓量很低，但肿瘤前的正常组织受量很高（曲线 C）。两者结合后，在保证得到相同的肿瘤剂量情况下，皮肤剂量和脊髓剂量都相应得到了改善（曲线 B）。显然，改变两者的剂量比，可适应位于不同深度的肿瘤治疗的需要。该方法临床称之为电子和光子混合束照射。MM50 型电子回旋加速器，可提供最高能量为 50MV 的 X 线和 50MeV 电子束，利用它们的混合照射，治疗较深部的肿瘤时，剂量分布较理想。

快中子、π⁻介子、质子和其他轻、重离子等，表现出独特的物理和生物学特点。这些粒子（质子除外）因电离密度比 X 线、电子束的高，称为高 LET 射线。高 LET 射线（快中子除外）具有图 2-3-3 所示的 Bragg 峰型剂量分布。如果配以调强技术，可得到极优的适形剂量分布。

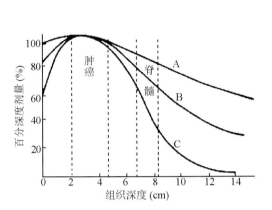

图 2-3-2　高能 X 射线、高能电子束混合使用剂量分布比较

注：A：8 MV X 剂量分布；B：合成剂量分布（剂量比 1∶1）；C：20 MeV 电子束剂量分布。

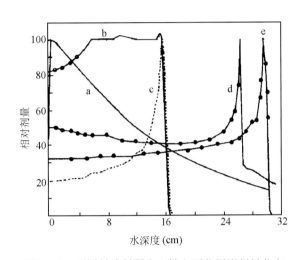

图 2-3-3　不同射线射野中心轴上百分深度剂量分布

注：a：10 cm×10 cm，⁶⁰Co，SSD=100 cm；b：90%等剂量线水平质子束展宽后的百分深度剂量曲线，±3%百分深度剂量范围达 11.8 cm；c：160 MeV 质子束百分深度剂量曲线（未展宽）；d：单核能量 669 MeV 氖离子束百分深度剂量曲线；e：总能量 934 MeV 氩离子束百分深度剂量曲线。

近年来，高 LET 射线所以倍受放射治疗界重视，物理上主要由于：①质子和轻重离子（氦-氖的原子核）在其穿过组织的行程中不易被扩散，侧向散射小，束流半影小；②大部分射线能量沉积在射程的末端，形成 Bragg 型剂量分布，肿瘤组织接受的剂量很高，正常组织剂量很小；③它们大都经同步回旋加速器加速，易于形成聚焦的窄型笔形束，通过调能和调强，形成更好的适合度更高的适形剂量分布。生物上，除质子外，由于轻重离子的传能线密度（LET）值很高，沿离子行进的单位径迹长度上的次级粒子密度高，当射线穿过组织中细胞核的 DNA 时，造成双链断裂（double strand breaks，BSB）和多靶损伤（multiple damaged sites，DDS）的概率很高，致使组织内细胞含氧状态和细胞周期对其损伤修复的影响很小，因此放射生物效应（RBE）很大。但是近年来的研究表明，不是所有的高 LET 射线都能取得较好的治疗增益比（therapeutre gain factor，TGF）。例如，快中子的 LET 值很高，而且沿着穿过组织的途径上其 LET 值基本不变，相同物理剂量致成的肿瘤组织和正常组织的损伤是一样的，不能体现高 LET 射线的高治疗增益的生物学特点。原子序数位于 Z=2~6 号之间的氦、锂、铍、硼、碳等轻离子，在到达射程末端（即 Bragg 峰值）以前，LET 值相对较低，表现为类似 X（γ）射线、电子束及质子的生物效应，对正常组织损伤相对较小；但当到达射程末端（即 Bragg 峰区）时，LET 值升高，表现为高 LET 射线的生物效应。随着原子序数的继续升高，如氖离子，坪区和 Bragg 峰区的 LET 值继续增高，上述轻离子表现的生物学特性变劣，表现为类似快中子的生物效应：①LET 值为 20eV/nm 的能量沉积，约高于跨越 DNA 2nm 厚度内所需要的 40eV 的能量，LET 值的继续提高，不会增加 DNA 的损伤，反而因坪区内 LET 的得相应提高，使正常组织受到更大的损伤；②较重的离子，在其射程末端产生的次级轻离子碎片仍需要行进一段路程，Bragg 峰区后面有一个"剂量尾巴"，对肿瘤后正常组织也会产生损伤。③当 LET 值增加时，次级粒子分布更加集中于粒子经迹上，在 μm 级细胞核内，因剂量分布偏差增大，造成微观剂量冷点，会使疗后肿瘤局部复发。利用高能 X（γ）线和高能电子束的调强技术，基本上可以达到高能质子调强的适形剂量分布，当靶区体积较大时，质子和轻重离子的 Bragg 峰区剂量分布的物理优势将逐渐失去，而上述轻离子的独特的放射生物效应，将会给对 X（γ）线、电子束及质子抗拒的肿瘤组织的治疗带来福音。

三、外照射靶区剂量分布的规定

在进行治疗结果的分析和比较时，只有肿瘤剂量是不够的，应该了解治疗时所用的照射技术和详细的剂量分布。国际辐射单位及测量委员会（ICRU）第 29 号、第 50 号报告、第 62 号报告强调了[3-5]这种重要性，并提出了有关剂量报告的一些规定，其目的是让放疗医师能够执行正确的治疗方针，并在总结经验的基础上不断改进治疗方案，同时为与科内、院外同行们交流经验提供依据，特别对开展临床课题研究的多治疗中心协作时更为重要。

（一）定义（图 2-3-4）

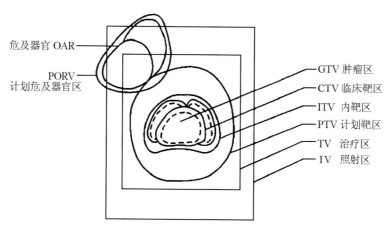

图 2-3-4 各区定义示意图

1. 肿瘤区（GTV） 指肿瘤的临床灶，为一般的诊断手段（包括 CT 和 MRI）能够诊断出的可见的具有一定形状和大小的恶性病变的范围，包括转移的淋巴结和其他转移的病变。转移的淋巴结或其他转移病变可认为是第二肿瘤区。确定肿瘤区的方法应与 TNM、AJCCS 等肿瘤分期标准一致。当肿瘤已作根治术后，则认为没有肿瘤区。有两个原因，临床要确定肿瘤区：①对根治性放疗，要给予肿瘤区以足够的剂量，使肿瘤得到控制；②便于观察肿瘤随治疗剂量的变化及其他因素的影响。当涉及多个 GTV、多种影像模式和（或）多个疗程时，ICRU 83 号报告[6]建议采用以下命名格式 GTV-T/N/M（影像模式，已照射剂量）。

如图 2-3-5 所示，肿瘤区的命名格式清晰地描述了肿瘤区定义时所使用的影像模式和定义的时间点，避免混淆。

GTV 的确定一般由放疗医师依据多种模式的影像确定，GTV 的确定受多种因素的影响，包括：医师知识和经验、影像模式、影像参数的设置（如 CT 中的窗宽和窗位）、医师知识和经验等。

2. 临床靶区（CTV） 指按一定的时间剂量模式给予一定剂量的肿瘤的临床灶（肿瘤区）亚临床灶以及肿瘤可能侵犯的范围。根据这个定义，对同一个肿瘤区，可能出现两个或两个以上临床靶区的情况。肿瘤区和临床靶区是根据患者的肿瘤分布情况、肿瘤行为在静态影像（如 CT/MRI/DSA 等）上确定的，没有考虑到器官的运动，并与所采用的内外照射方式无关。当有多个 CTV 时需要有一个类似 GTV 的命名格式。例如 CTV-T（0 Gy）指的是放疗前的临床靶区；CTV-T+N（MRI-T_2，30 Gy）指的是照射 30Gy 后，T_2 加权的 MRI 影像上包括肿瘤区和淋巴结区的临床靶区。

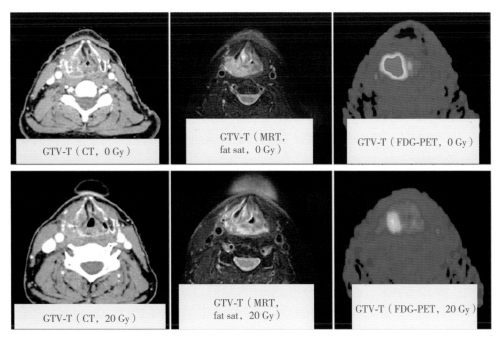

图 2-3-5　多种模态影像上口咽癌肿瘤区的比较图

注：第一行是放疗前的肿瘤区，左侧：增强 CT 影像上的肿瘤区 GTV-T（CT，0Gy），25.8ml；中间：T_2 脂肪抑制 MRI 影像上的肿瘤区 GTV-T（MRI T_2，fat sat，0Gy），28.5ml；右侧：PET 影像上的肿瘤区 GTV-T（FDG-PET，0Gy），22.2ml。第二行是在肿瘤区照射 20Gy 后的肿瘤区，左侧：增强 CT 影像上的肿瘤区 GTV-T（CT，20Gy），16.3ml；中间：T_2 脂肪抑制 MRI 影像上的肿瘤区 GTV-T（MRI T_2，fat sat，20Gy），19.8ml；右侧：PET 影像上的肿瘤区 GTV-T（FDG-PET，20Gy），12.5ml。

3. 内靶区（internal target volume，ITV）　上述肿瘤区（GTV）和临床靶区（CTV）都是根据肿瘤的分布特点和形态在 CT/MRI/DSA/PET 等的静态影像上确定的，没有考虑到器官的运动。但在患者坐标系中，CTV（GTV）的位置是在不断变化的。在患者坐标系中，由于呼吸或器官运动或照射中 CTV 体积和形状的变化所引起的 CTV 外边界运动的范围，称为内边界（internal margin，IM）。内边界（IM）的范围，定义为内靶区（internal target volume，ITV）ITV 范围的确定应使得 CTV 在其内出现的概率最高，以保证 CTV 在分次照射中，得到最大可能的处方剂量的照射。与下述的计划靶区（PTV）一样，ITV 也是一个几何定义的范围，虽与肿瘤本身的特性无关，但随 CTV 在体中的位置不同而有差别。ITV 应在模拟机下或根据 CT/MRI/DSA/PET 的时序影像恰当确定。ITV 概念适用于患者 CTV 运动能准确测定的情况。ITV 的确定方法包括：①在采用 4D 影像技术获取的不同时相的多套 3D 影像序列中分别勾画 CTV，再叠加得到 ITV；②在一个时相上手工勾画，再通过变形配准方法自动映射到其他时相；③采用最大密度法将不同时相的 3D 影像序列合成为一套 3D 影像序列，再勾画 ITV。ITV 一旦确定，它与患者坐标系的参照物内、外标记（本章第三节）应保持不变。ITV 的确定在适形治疗和 X（γ）立体定向治疗中具有特殊的意义和地位。

4. 计划靶区（PTV）　在布置照射野时，不仅要考虑到靶区和照射野间的相对空间关系，以及照射中由于呼吸及器官的运动引起临床靶区位置的变化、疗程中肿瘤的缩小等，而且要考虑到每天治疗摆位过程中患者体位的重复性的误差对剂量分布的影响。因此，有必要提出计划靶区的概念。ICRU 报告 62 中，将由患者坐标系通过治疗摆位转换到治疗机坐标系中，以及治疗机照射野位置的变化等因素引起的 ITV 的变化范围称为摆位边界（setup margin，SM）。SM 的范围称为计划靶区（PTV）。因此，计划靶区应是包括临床靶区（CTV）本身、照射中患者器官运动（ITV），和由于日常摆位、疗中靶位置和靶体积变化等因素引起的扩大照射的组织范围，以确保临床靶区（CTV）得到规定的治疗剂量。显然计划靶区将决定照射野的大小。

ICRU 83 报告中 PTV 外放间距的确定方法是在外放 PTV 间距时不考虑与危及器官的邻近关系。对于重叠区，建议两种方法处理：一种是将重叠区设立一个计划靶区子区（PTV Subvolume），单独开处方；另外一种是如果计划系统在优化时支持设立靶区和危及器官的优先权，可通过优先权明确重叠区的归属。

PTV 外放间距的方法有两种：两维外放和三维外放。下图 2-3-6 中图 A 和图 B 为两维外放的结果，图 C 和图 D 是对应的三维外放的结果。通过对比发现，三维外放的计划靶区体积较两维外放体积大。

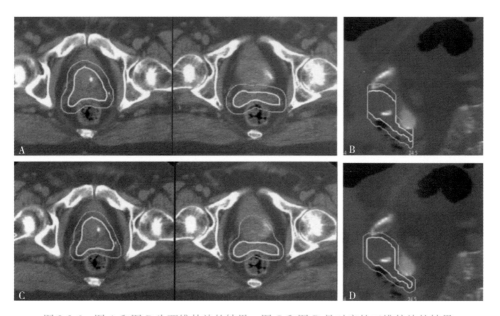

图 2-3-6　图 A 和图 B 为两维外放的结果，图 C 和图 D 是对应的三维外放的结果

计划靶区（PTV）是联系患者坐标系和机器坐标系的几何概念，专用于治疗计划设计与执行。因此医师和计划设计者在确定计划靶区（PTV）范围时，一定要考虑到临床靶（CTV）区的解剖位置的运动（ITV）和将使用的照射技术。如治疗头颈及颅内病变，如果采用很好的体位固定技术（如立体定向固定技术等），计划靶区（PTV）几乎与临床靶区（CTV）相同，或扩大的范围较小；但对胸腹部位的病变，即使采用立体定向固定技术，由于呼吸及器官的运动，计划靶区（PTV）亦应比临床靶区（CTV）的大，应与 ITV 一致。对同一部位的病变，采用常规治疗技术和采用适形治疗技术时，计划靶区的大小也是不同的，前者 PTV 大，后者 PTV 小。另外，临床上由于某种原因，临床靶区（CTV）或许不能明确确定时，绝对不能靠扩大计划靶区（PTV）的办法解决临床不明因素。

5. 治疗区　对一定的照射技术及射野安排，某一条等剂量线面所包括的范围。该等剂量线面原则上要由主管医师选定，但通常选择以 90% 等剂量线为代表的靶区最小剂量 D_{min} 作为治疗区范围的下限。一个好的治疗计划，应该使其剂量分布的形状与计划靶区的形状相一致。但由于目前照射技术的限制，不能达到这一点，这是定义治疗区的原因之一；另外治疗区的形状和大小与计划靶区的符合程度，也可提供医师一个很好的评价治疗计划的标准。

6. 照射区　对一定的照射技术及射野安排，50% 等剂量线面所包括的范围。照射区的大小，直接反映了治疗方案设计引起的体积积分剂量即正常组织剂量的大小。

7. 冷剂量区（cold volume）内靶区（ITV）内接受的剂量低于临床靶区（CTV）规定的处方剂量的允许水平的剂量范围，即在 ITV 内剂量低于 CTV 处方剂量的下限（-5%）的范围。冷剂量区的体积应根据靶区内的剂量分布精确计算。

8. 热剂量区（hot volume）　在患者坐标系中，组织接受的剂量高于临床靶区（CTV）规定的处方剂量的允许水平的剂量范围，即高于 CTV 处方剂量的上线（5%）的范围。热剂量区的体积亦应根据靶区内、外剂量分布精确计算。

9. 靶区最大剂量　计划靶区内最高剂量叫靶区最大剂量。当面积大于或等于 2cm^2（直径 1.5cm）时，临床上才认为有意义；当面积小于 2cm^{2}时，临床上不考虑其影响。

10. 靶区最小剂量　计划靶区内最低的剂量。靶区最小剂量不能低于治疗区的剂量。

11. 靶区平均剂量（MTD）　计划靶区内均匀分割的剂量矩阵内的剂量的平均值。

$$MTD = \frac{1}{N} \sum_{ij} D_{ij} \qquad (2-3-1)$$

N 为靶区内均匀分割的剂量矩阵网格点数；D_{ij} 为第 ij 个矩阵网格点内的剂量。

平均剂量表示靶组织或正常组织内经照射所接受的平均能量，它是临床治疗中的一个很重要的量，因为它不仅代表组织中的局部能量的吸收，而且与生物效应相关。对质量密度与水近似的组织，质量平均的吸收剂量和体积平均的吸收剂量几乎相同。

12. 靶区中位剂量　计划靶区内最大剂量和最小剂量的平均值剂量。

13. 靶区模剂量　计划靶区内频率出现最多的剂量。

14. 剂量热点　指内靶区（ITV）外大于规定的靶剂量的剂量区的范围。与靶区最大剂量一样，当剂量热点的面积等于或大于 2cm^2（1.5cm 直径）时临床上才考虑，但对较小器官如：眼、视神经、喉等，必须给予注意。

（二）靶剂量规定

因肿瘤局部控制率随靶剂量变化的剂量效应梯度很大，靶区剂量均匀性直接影响肿瘤的局部控制率。通过射野的精心设计，可以得到比较理想的符合一定均匀性要求的靶区剂量分布，但这个剂量分布仍然是不均匀的，腔内组织间照射的情况比外照射的更严重。

由于靶区剂量的不均匀性，不可能用整个剂量分布来描述靶区剂量。ICRU 29 号及 50 号报告，建议用靶剂量代替肿瘤剂量使用。所谓靶剂量（又称名义剂量）就是为使肿瘤得到控制或治愈的肿瘤致死剂量。显然不能用靶区最大剂量作为靶剂量，因为它会导致靶区内其他肿瘤组织的欠剂量照射。临床和放射生物试验证明，肿瘤的局部控制决定于靶区剂量的选定。设 σ_D 为描述剂量分布的不均匀性的变化，对较均质分布的肿瘤（quasi uniform tumors），当剂量分布的不均匀性 σ_D 较小（<5%）时，治疗效果或放射效应将主要由平均剂量 $\overline{D}$ 决定；当剂量分布的不均匀性 σ_D 较大（>5%）时，靶区最小剂量 D_{min} 将决定治疗效果。因此，对较均质分布的肿瘤和较均匀的剂量分布，使用有效剂量 D_{eff} 代表靶剂量更为合适。有效剂量 D_{eff} 定义为，它所产生的治疗效果与均匀剂量分布产生的效果相同：

$$D_{eff} = \overline{D}\left(1 - \frac{\gamma}{2P(\overline{D})}\left(\frac{\sigma_D}{\overline{D}}\right)^2\right) \qquad (2-3-1)$$

其中 $\overline{D}$ 为平均剂量，σ_D 为剂量分布不均匀变化，$P(\overline{D})$ 为平均剂量 $\overline{D}$ 产生的肿瘤控制概率（TCP）或正常组织的放射并发症概率（NTCP），γ 为剂量效应曲线的归一化的斜率。

对异质分布的肿瘤（heterogeneous tumors），最佳的剂量分布 $\overline{D}$（$\overline{r}$）应不再是均匀的，放射抗拒的或肿瘤克隆源元细胞密度较大的肿瘤应受到更高剂量的照射[7-8]。此时，肿瘤的控制概率将随偏离最佳剂量分布的剂量变化幅度 $\sigma_{\bar{D}}$ 的增加而减少。因此，对异质分布的肿瘤，应根据情况，将它的靶区划分为相对较均质分布的子靶区，每个子靶区对应一个较均匀的剂量分布。

（三）剂量归一的规定

在治疗计划系统中，靶区及正常组织中的剂量分布均表示成以靶区内某一点剂量归一的相对剂量分布的形式，该点称为靶区剂量归一的规定点。ICRU 第 29 号报告及其修订本 50 号报告中推荐下述方法作为靶剂量归一的规定点（reference point）。

规定 1：所述靶剂量应针对具体的解剖部位、照射技术及其剂量分布；对一个以上的计划靶区，应该有相应靶剂量。一旦靶剂量规定点确定以后，不应随疗程中射野及其安排的改变而改变。

规定 2：对只有一个计划靶区或多计划靶区的第一个计划靶区（通常是肿瘤区），靶剂量规定点选在计划靶区中心或中心附近。对多计划靶区的第 2、第 3 个计划靶区，靶剂量规定点（一个或一个以上）应是解剖部位和剂量分布的代表点，并应注明这些点的位置。

规定 3：靶剂量以及其他剂量规定点不能选在剂量梯度变化较大的地方，即是说剂量规定点应至少离开射野边缘 2cm。

规定 4：对固定野（包括等中心和固定源皮距）照射，按下述方法选取靶剂量规定点：①单野照射时，靶剂量规定点应选在射野中心轴上计划靶区中心处；②对等剂量比的两个对穿野照射时，靶区剂量规定点应选在两射野中心轴的中点；③对剂量比不等的两对穿野照射时，靶剂量规定点应选在射野中心轴上计划靶区中心；④对两野或三野以上交角照射时，靶剂量规定点应选在射野中心轴的交点处。

规定 5：X 线旋转治疗时，当旋转角 α 在 270°～360° 之间时，靶剂量规定点应选在旋转主平面的旋转中心处；当旋转角 α 小于 270° 时，靶剂量规定点应选在旋转主平面旋转中心或计划靶区中心处。旋转中心的安排应使得计划靶区中心的剂量接近于最大剂量。

规定 6：高能电子束单野照射 *，当线束垂直入射时，靶剂量规定点应选在射野中心。

轴上最大剂量点处；当线束斜入射或使用不规则野时，若用计算机计算剂量分布，靶剂量规定点选在射野中心轴上计划靶区中心处，并注明靶剂量均匀性超过 5% 或 10% 的偏差量。若用查表计算时，靶剂量规定点应选在假设射野垂直入射时，射野中心轴上最大剂量点位置。

规定 7：如果靶区剂量分布的剂量归一点（100%）与上述靶剂量规定点一致时，100% 等剂量线就代表靶剂量；如果不一致时，用相应的等剂量线计算靶剂量。

上述规定中，规定 1，2，3，7 是 ICRU 剂量规定点选择的普遍原则；规定 4，5，6 是普则规定 2，3 对共面射野的具体应用。对某些共面射野安排，当规定 4，5，6 不能使用时；或对非共面射野的安排时，剂量规定点应按规定 2，3 的原则自己选定。

调强适形放射治疗（IMRT）具备的如下特点使得用一个点（剂量规定点）作为解剖部位和剂量分布代表点的方法已不再适用。第一，剂量分布较常规计划和三维适形计划更不均匀；第二，蒙卡计算剂量分布时点剂量统计误差会较大；第三，当采用同步加量照射方式时很难确定参考点位置。因此，ICRU 第 83 号报告建议参考剂量由计划靶区的中位剂量（$D_{50\%}$）代替，最大剂量（D_{max}）由 $D_{2\%}$（near maximum）代替，最小剂量（D_{min}）由 $D_{98\%}$（near minimum）代替。然而，行业主流观点是用 1% 体积或 1cc 受到的最大剂量代表最大剂量，两个最大剂量取大值作为靶区最大剂量；用 99% 或 1cc 受到的最小剂量代表最小剂量，两个最小剂量取小值作为靶区最小剂量。

（四）危及器官（organ at risk，OAR）及其剂量

危及器官（OAR）：指可能卷入射野内的重要组织或器官，它们的放射敏感性（耐受剂量）将显著地影响治疗方案的设计或确定靶区处方剂量的大小。各种类型、不同期别肿瘤的致死剂量，以及各种器官和组织的耐受剂量 $TD_{5/5}$、$TD_{50/5}$ 列于表 2-3-2 及 2-3-3 中。在确定计划靶区时要考虑这些器官的

---

* 高能电子束目前只用单野，不用或极少用两野以上照射；高能电子束旋转治疗时，靶剂量规定点暂与单野照射时的相同。

存在。与计划靶区（PTV）的定义一样，在勾画危及器官（OAR）范围时，应考虑器官本身运动和治疗摆位误差的影响，其扩大后的范围，称为计划危及器官区（planning organ at risk volume，PORV），此概念通常仅用于串联结构的危及器官，如晶体、脑干和脊髓。

表 2-3-2　不同期别肿瘤的致死剂量

放射线剂量（cGy）	肿瘤类型	期　别
3500	精原细胞瘤	N_0
	Wilms 瘤	T_0（术后）
	神经母细胞瘤	$T_{1\sim3}$
4000	霍奇金淋巴瘤	N_0
	淋巴肉瘤	N_0
	精原细胞瘤	N^+
4500	霍奇金淋巴瘤	N^+
	组织细胞肉瘤	N_0 和 N^+
	皮肤癌（基底细胞与鳞状细胞癌）	T_1
5000	淋巴结转移癌	N_0
	鳞癌（宫颈、头颈部）	N_0
	胚胎瘤	N_0
	乳腺癌、卵巢癌	N_0（术后）
	组织细胞瘤	T_s
	星形细胞瘤	$T_{1\sim3}$
	视网膜母细胞瘤	$T_{1\sim3}$
	尤文瘤	
	无性细胞瘤	$T_{3,4}$
6000~6500	喉癌（小于 1cm）	T_1
	乳腺癌，单纯切除	T_0
	皮肤癌（鳞状细胞癌）	$T_{2,3}$
7000~7500	口腔癌（小于 2cm，2~4cm）	T_1
	口、鼻、喉、咽癌	T_2
	膀胱癌	T_2
	宫颈癌	$T_{1,2}$
	宫体癌	T_2
	卵巢癌	T_2
	淋巴结转移癌（1~3cm）	$T_{1,2}$
	肺癌（小于 3cm）	T_1
8000 或 8000 以上	头颈部癌	$T_{3,4}$ 或广泛
	乳腺癌	$T_{3,4}$ 或广泛
	神经胶质细胞瘤	
	骨肉瘤	
	黑色素瘤	
	软组织肉瘤	
	淋巴结转移癌	
	甲状腺癌	T_3 或广泛

表 2-3-3 正常组织耐受剂量（单位：cGy）

器 官	$TD_{5/5}$ 体积			$TD_{50/5}$			放射损伤
	1/3	2/3	3/3	1/3	2/3	3/3	
肾	5000	3000*	2300	—	4000*	2800	临床性肾炎
膀胱	N/A	8000	6500	N/A	8500	8000	膀胱挛缩和体积变小（有症状的）
骨							
股骨头	—		5200			6500	坏死
颞颌关节及下颌骨	6500	6000	6000	770	7200	7200	关节功能显著受限
肋骨	5000	—	—	6500	—	—	病理性骨折
皮肤	10cm²/—	30cm²/—	100cm²/5000	10cm²/—	30cm²/—	100cm²/6500	毛细血管扩张
	7000	6000	5500	—	—	7000	坏死、溃疡
脑	6000	5000	4500	7500	6500	6000	
脑干	6000	5300	5000	—	—	6500	坏死、梗死
视神经	无部分体积		5000			6500	失明
视交叉	无部分体积		5000	无部分体积		6500	失明
脊髓	5cm/5000	10cm/5000	20cm/4700	5cm/7000	10cm/7000	20cm/—	骨髓炎坏死
马尾	无体积效应		6000	无体积效应		7500	临床上明显的神经损伤
臂丛	6200	6100	6000	7700	7600	7500	临床上明显的神经损伤
眼晶体	无部分体积		1000			1800	需要处置的白内障
眼视网膜	无部分体积		4500	—		6500	失明
耳（中/外）	3000	3000	3000*	4000	4000	4000*	急性浆液性耳炎
耳（中/外）	5500	5500	5500*	6500	6500	6500*	慢性浆液性耳炎
腮腺	—	3200*	3200*		4600*	4600*	口干
			（DT₁₀₀/₅ is 5000）				
喉	7900*	7000*	7000*	9000*	8000*	8000*	软骨坏死
喉	—	4500	4500*	—	—	8000*	喉水肿
肺	4500	3000	1750	6500	4000	2450	肺炎
心脏	6000	4500	4000	7000	5500	5000	心包炎
食管	6000	5800	5500	7200	7000	6800	临床狭窄/穿孔
胃	6000	5500	5000	7000	6700	6500	溃疡穿孔
小肠	5000		4000*	6000		5500	梗阻/穿孔/瘘管
结肠	5500		4500	6500		5500	梗阻穿孔/溃疡/瘘管
直肠	100cm³	无体积效应	6000	100cm³	无体积效应	8000	严重直肠炎坏死/瘘管/狭窄
肝	5000	3500	3000	5500	4500	4000	肝衰

注：*小于50%体积不会有显著改变。

危及体积（risk volume，RV）：指危及器官（OAR）卷入射野内并受到一定剂量水平照射的范围。RV 的大小和受照射剂量水平直接关系到该器官因照射引起的可能的损伤即正常组织并发症概率（NTCP）的大小（本章第九节）。因此，在计划设计时，应注明 RV 的范围及其相应的剂量大小。例如：脊髓剂量 42Gy，10cm $C_1 \sim C_4$；或左肾剂量 21Gy，全肾；或左肺剂量最大 53Gy，40%肺组织剂量高于 25Gy 等。

其余危及区（remaining volume at risk，RVR）：指在定义轮廓的影像层面上患者外轮廓减去临床靶区和所有的危及器官后剩余的范围。其余危及区内的吸收剂量可用于评估晚期反应的风险。

第三节　治疗体位及体位固定技术

治疗体位及体位固定是治疗计划设计与执行过程中极其重要的一个环节。由于高精度的放射治疗机（直线加速器、^{60}Co 机等）、模拟定位机、治疗计划系统和计算机断层（CT）、磁共振断层（MRI）等先进影像诊断设备的采用，不仅可得到高精度的肿瘤定位、高精度的治疗计划设计，而且还可以得到高精度的治疗。确保"三精"治疗的实施，一方面要有严格的整个治疗过程中的质保（QA）和质控（QC）作支持，另一方面一定要保证患者从肿瘤定位到治疗计划设计、模拟、确认及每天重复治疗的整个定位、摆位过程中，患者体位的一致性。

一、治疗体位的选择

有多种因素影响定位、摆位时体位的重复性：皮下脂肪层的厚度会影响皮肤的位置和皮肤的移动；皮肤和皮下脂肪层的张力亦会受到肌肉的张力和重力的影响而改变其位置。因此，皮肤的不同张力程度会直接影响患者在 CT、模拟机床上和加速器治疗床上的位置。譬如，患者从床的左侧上床和从床的右侧上床，皮肤张紧的状态会有不同。若患者先坐在床上，然后再躺下，使患者处于舒服的和自然的体位，不仅能减缓上述皮肤张力的影响，而且也可能减轻肌肉拉紧对体位重复的影响。因此，治疗体位一旦确定，要求操作技术员应严格遵守该体位要求的摆位步骤，努力减少从定位到治疗的过程中因皮肤、脂肪、肌肉等因素对其位置的影响。

治疗体位的确定，应该在治疗计划设计的最初阶段即体模阶段进行。合适的体位既要考虑到布野要求，又要考虑到患者的一般健康条件和每次摆位时体位的可重复性。前野或侧野照射时，一般采取仰卧位；后野照射时，根据治疗床面是否对射线有阻挡作用而决定是否采取俯卧位，如果治疗床面的遮挡部分可以拆去，尽量采用仰卧位。有些部位的治疗，例如用两野交角照射中耳癌时，可取侧卧位，有些情况，需要采取坐位或斜卧位等。如前述，患者感到最舒适的体位往往是最易重复和最容易摆位的体位，可这种体位往往又不能满足最佳布野的要求。因此在确定患者治疗体位时，要首先根据治疗技术的要求，借助治疗体位固定器让患者得到一个较舒适的、重复性好的体位。图 2-3-7 到 2-3-11 展示了临床的特殊部位正确体位的设置方法。前野照射双侧颈部淋巴结时，下颏尽量抬高，使其射野上缘包括上颈淋巴结而不照射到口腔（图 2-3-7）；治疗喉癌时，则要求上颏稍微放松一些，用一对水平小野进行照射（图 2-3-8）；治疗下声门癌时，则要求患者的双肩尽量向下拉，让下颈部给较多的空间方便照射；图 2-3-9 为等中心照射垂体瘤的正确体位，上颏应尽量压低，头前倾一定角度，使顶前野避开双眼，两侧用水平对穿野；对单侧头颈部病变，一般主张用侧卧位，如图 2-3-10 所示治疗中耳癌，腮腺瘤或颈部淋巴转移等。图 2-3-11 示全中枢神经系统照射治疗髓母细胞瘤、室管膜母细胞瘤，应取俯卧位，垫头，并尽量使脊柱伸直。上述体位的正确取得与保持，均需要体位辅助装置。临床上常用的体位辅助装置见图 2-3-12。虽然不主张每个患者都要做这种装置，但对每个治疗机，必须准备一套公用的各种类型的体位辅助装置，在设计制作这类辅助装置时，应取标准的尺寸。选择体位辅助装置要考虑的因素包括：准确性、兼容性、耐用性、方便、易用性、速度、对射线的衰减和费用

等。研究发现中轴金属梁的治疗床对 6MVX 射线的衰减最大可超过 63.7%，而碳纤维的治疗床对 6M
X 射线的衰减在 2.1%~8.7% 之间。

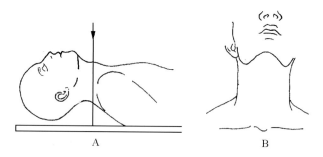

图 2-3-7　颈部切线照射正确体位

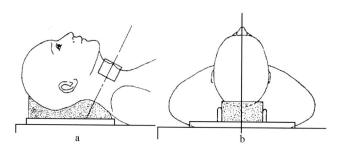

图 2-3-8　喉癌照射的正确体位

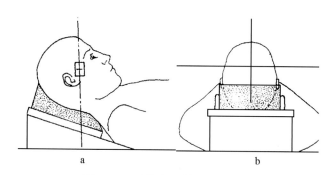

图 2-3-9　垂体瘤照射的正确体位

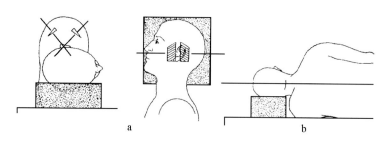

图 2-3-10　中耳癌治疗的正确体位

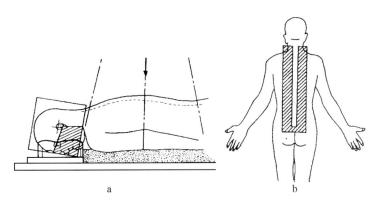

图 2-3-11　全中枢神经系统照射时的正确体位

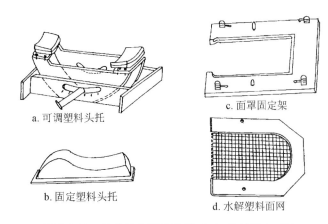

a.可调塑料头托

b.固定塑料头托

c.面罩固定架

d.水解塑料面网

图 2-3-12　体位固定辅助装置（a）及材料 A（b）

二、体位固定技术

放疗体位的要求，一方面要按上述方法借助体位辅助装置，使患者得到正确的治疗体位，另一方面还要求在照射过程中体位保持不变，或每次摆位能使体位得到重复。因此，在体位辅助装置之上，应加诸如塑料人形面罩等防止患者因下意识运动而使治疗体位发生变化的体位固定器。目前用于制作体位固定器的常用技术和方法是：高分子低温水解塑料热压成型技术、真空袋成形技术和液体混合发泡成型技术。高分子低温水解塑料热压成型技术的原理是将它投入约 75～80℃温热水中很快透明软化，取出放在治疗部位，约 5 分钟后变硬成形。它在成形时就可直接与体位辅助装置连接，缩短了制作时间。水解塑料成形技术主要用于头颈部体位的固定，用于胸腹部较差。即使对前者，只能保证患者体位的垂直和前后的位置，却不能保证左右体位的准确性，特别对肥胖患者，反而增加了侧位的误差。真空袋体位固定器常用于胸腹部位和儿童患者，以得到某一要求的治疗体位，如图 2-3-11 所示的全中枢神经系统照射时的体位、全身照射体位等，真空袋由一个真空泵和一个装入塑料或橡胶袋中的塑料微粒球组成。躺在真空袋上的患者得到所要求的体位后，抽真空，塑料微球彼此挤压成形。成型后的形状一般可以保持二个月左右。液体混合发泡成型能够改进真空袋技术的体形适合度和能保持更好的治疗体位。患者在特制的体位盒内躺好，处于要求的治疗体位后，倒入两种液体的混合物，很快发泡变硬成形。此方法的缺点是由于液体混合时化学作用产生较高的热量和体积的急剧增大，需要有训练有素的工作人员进行操作，以防烫伤患者。

另一种常用的体位固定技术，是将体位辅助装置和体位固定材料做成一体，如头颈部体位固定用的口咬牙托头部固定装置，X线立体定向治疗用的头部面膜等，这种固定方法的优点是进一步提高了体位固定精度和改进了体位的重复性。

三、体位参考标记

体位及体位固定之后，表示患者的治疗部位与体位固定器形成一个类似刚性结构。通过模拟定位机及 CT/MRI 等影像设备，利用治疗计划系统找到患者的靶区中心，确立患者治疗部位的坐标系。患者坐标系一旦确立，靶区的相对范围、靶区与周围重要组织和器官的关系、靶区与体位固定器的关系等都被确定。对头颈部，因器官和组织运动相对较小，患者坐标系中确定的上述关系一般不会改变；但对胸、腹部位，由于呼吸、器官运动等引起的靶区、器官和组织的相对位移扩大，患者坐标系中确定的上述关系会随时间变化；加上前述的皮肤、皮下脂肪、及至肌肉的张力及拉紧状态每次不同，造成治疗部位的整体与体位固定器发生位移。

为了评估上述各种因素引起的相对位移量，必须在患者坐标系中设置参考标记点。参考标记点的位置的选择应遵从下述原则：①该点可以是某一解剖位置，如斗篷野照射时的胸骨切迹、食管癌照射时某一胸椎体前缘等。它们不会因呼吸和器官及组织的运动而变化太大，而且在模拟机、CT机图像上能显像，并希望它们能在使用的射野之内，以使拍摄射野模拟和射野证实片时，可以显示它们与射野的相互关系。位于体表位置的标记，叫皮肤标记；位于体内的标记叫内标记；②对皮下脂肪层较薄的部位，体位固定器与身体形成的钢性较好，如头颈部肿瘤的照射，皮肤标记可设在体位固定面罩上；③对皮下脂肪层较厚的部位，如腹部肿瘤的照射，设立皮肤标记时，一定要选择好体罩固定方法，患者每次躺上时，使皮肤标记的位移最小；④标记点应该距离靶中心位置越近越好，即是说，内标记比体表标记引起的误差小得多，因此 X（γ）线体部立体定向治疗小病变时，在肿瘤（靶区）周围预埋金点（内标记）的方法比体表标记的方法的精度高得多。

因影像设备的限制，临床靶区范围不能准确确定或周围亚临床病变范围不能准确判断，造成靶区确定的不确定度为σ_T；因器官或组织运动造成靶区相对内、外标记点的位置偏差为σ_M；体位固定器的固定偏差为σ_F，则在患者坐标系中，靶区范围总的不确定度σ_P为[6]：

$$\sigma_P^2 = \sigma_T^2 + \sigma_M^2 + \sigma_F^2 \qquad (2\text{-}3\text{-}3)$$

对多数肿瘤，靶区确定的不确定度σ_T，大约为 10mm；σ_M可利用某些影像技术如模拟定位机进行反复测量，在腹盆区域大约为 10mm；体位固定器偏差 σ_F 随使用的固定装置和治疗部位有较大变化，头颈部面罩约 1～3mm；胸腹部约 3～10mm。后面将会看到，确定计划靶区时如何计入σ_P的影响。

设置内、外标记点的另一目的，是通过它将患者坐标系和治疗机（或模拟机、CT 机）射野坐标系联系起来。如图 2-3-13 所示，当患者连同体位固定器躺在治疗机（或模拟机、CT 机）床上后，利用其两侧墙和天顶激光灯，将治疗机和模拟机的机械等中心通过体表标记置于靶区中心位置。上述过程称为体位设定或治疗摆

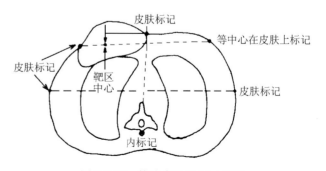

图 2-3-13　体位参考标记示意图

位。摆位偏差即摆位的不确定度，主要来自于等中心的位置精度和激光灯的指示精度，统称为摆位误差σ_S。σ_S的大小不仅决定于治疗机（包括激光灯、距离指示等）的性能，而且也与肿瘤的位置、患者的健康条件以及摆位技术员的经验等有关，σ_S大约在 3~5mm 范围内。因此从定位、计划设计到治疗摆位的整个过程中，分次照射的靶位置的总不确定度$\sigma_{总}$为：

$$\sigma_{总}^2 = \sigma_S^2 + \sigma_P^2 = \sigma_S^2 + \sigma_T^2 + \sigma_M^2 + \sigma_F^2 \tag{2-3-4}$$

将σ_T、σ_M、σ_F、σ_S代入（2-3-4）式可得$\sigma_{总}$。设肿瘤边界确定较难，CTV 运动较小，体位固定较好时，即 $\sigma_T = 10mm$，$\sigma_M = 1mm$，$\sigma_S = 3mm$，$\sigma_F = 1mm$，则分次照射的靶位置的总不确定度 $\sigma_{总} = \sqrt{10^2+1^2+1^2+3^2} = 10.54$（mm）。如果摆位误差改进到 $\sigma_S = 1mm$，则 $\sigma_{总} = \sqrt{10^2+1^2+1^2+1^2} = 10.15$（mm），不能明显地改善靶位置的不确定度。但当靶边界确定较易时，$\sigma_T = 1mm$，则 $\sigma_{总} = \sqrt{1^2+1^2+1^2+3^2} = 3.46$（mm），靶位置的不确定度较大程度上依赖于摆位精度。对头颈部肿瘤，因组织运动对 CTV 位置影响较小，靶边界确定和体位固定较为重要；对胸、腹部肿瘤，因呼吸和器官运动引起靶位置移动较大，控制靶位置移动和靶边界确定同样重要。

总的不确定度应为计划设计时确定计划靶区范围的依据。本章第二节定义的计划靶区应包括上述不确定因素在内的将临床靶区扩大一定范围，以保证肿瘤细胞得到足量照射。根据肿瘤和周围正常组织间的相对放射敏感性，计划靶区比临床靶区周边扩大的范围 δ 为：$\delta = K \cdot \sigma_{总} = (0.40~0.80) \sigma_{总}$。当周围正常组织对射线比较敏感时，K 值取小些；当周围正常组织对射线比较抗拒时，K 值取大些，有时甚至取 K = 1。

（2-3-3）式表达的总不确定度比实际的总不确定度要小，因为$\sqrt{\sigma_F^2+\sigma_T^2+\sigma_M^2}$代表了靶区中心相对参考标记的可变范围，而$\sigma_S$代表的仅是治疗机等中心及其所代表的激光灯的位置精度。只有在特殊条件下，如颅内 X（γ）线立体定向治疗小病变时，机械等中心能够直接对准临床靶区的中心，（2-3-3）式$\sigma_{总}$反映了临床实际能得到的靶区的不确定度。对躯干部位的治疗时，由于多数参考标记取在患者皮肤上，机械等中心不可能直接对准临床靶区中心，（2-3-3）式$\sigma_{总}$反映的靶区的不确定度偏小。因此对这些部位的肿瘤，临床靶区周边应放宽的范围为：

$$\sigma = K \cdot \sigma_{总} \tag{2-3-5}$$

设 $\sigma_T = 10mm$，$\sigma_M = 10mm$，$\sigma_F = 3mm$，$\sigma_S = 3mm$，K = 0.6；按（2-3-2）式，$\sigma_P = 14.46mm$；按（2-3-5）式，$\sigma_{总} = 14.76mm$；按（2-3-4）式，$\delta_{总} = 8.86mm$。从这些计算结果可以看出，临床靶区范围的精确确定和控制器官及组织的运动，以及体位固定器的使用，对减少靶区的总不确定度极为重要。对颅内肿瘤，采用 X（γ）线立体定向治疗方式体位固定器，$\sigma_F = 1mm$，靶组织移动约为$\sigma_M = 1mm$，靶区范围不确定度 $\sigma_T = 5mm$，则临床靶区周边应放宽的范围为：$\delta = K \cdot \delta_{总} = K \cdot \sqrt{\sigma_M^2+\sigma_T^2+\sigma_F^2+\sigma_S^2} = 3.6mm$。

综上述，整个治疗计划设计与执行过程中，由于随机误差或系统误差所引起的靶区不确定度，可以用扩大临床靶区即计划靶区得以补偿，其先决条件是整个过程中必须采取较好的体位固定器和选用恰当的内、外标记。

X（γ）线立体定向定位技术（本篇第五章）在放射治疗中的使用，为实施"三精"治疗提供了必要的条件，也是区分常规放疗（conventional therapy）和精确放疗（precision therapy，PT）的一项重要标志之一，它也是实施调强适形放射治疗的前提条件。

第四节　模拟定位机和 CT 模拟机

一、模拟定位机

模拟定位机用于放射治疗始于 20 世纪 60 年代末。在此之前，一直用诊断 X 线机作肿瘤的诊断和定位。通过常规诊断 X 线机的透视和照像，可以较清楚地确定病变的性质和范围，但它们提供的平面信息主要是便于医师作疾病的诊断。由于患者的检查体位一般不是放射治疗所用的体位，所拍摄影像不能直接为肿瘤定位和计划设计之用，必须对常规诊断型 X 线机进行改造。将 X 线球管代替 ^{60}Co 机源或医用加速器的高能 X 线源，安装在模拟治疗机的等中心旋转机架的一端；影像增强器安装于类似于治疗机架的平衡锤位置；采用类似于治疗机治疗床的运动功能和结构尺寸的诊断型定位床。如图 2-3-14 所示，上述三位一体构成现代模拟定位机的基本结构。模拟定位机的机架除能模拟治疗机的等中心旋转功能外，还能上下调节，可调范围位于 80~100cm，以适应不同治疗机不同源轴距离（SAD）的要求。影像增强器视野直径一般为 9 英寸、12 英寸、14 英寸甚至 15 英寸，老型机多为 9 英寸，新型机多为 12 英寸，高档机为 14 英寸或 15 英寸影像增强器。影像增强器的信号通过 X 线电视系统显示在电视监视屏上。影像增强器必须能作上下、前后、

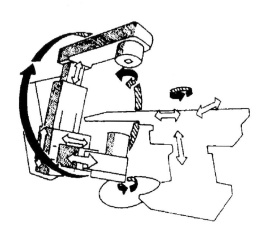

图 2-3-14　放射治疗用模拟定位机

左右三个方向的运动。影像增强器顶面应安装有胶片暗盒的盒槽，并带有透视、照像连锁机构。模拟机定位床的运动方向和范围要与治疗机的治疗床完全一样，应符合 IEC 对治疗床的要求。但模拟机的床面必须是 X 线的透明体，而且应具有治疗床的刚性和承重能力，最好用碳纤维材料。床面两侧应附有为安装固定体位的体位固定器的导轨。

模拟机的 X 线机头及其准直器是模拟定位机的关键组成部分。准直器由遮线器和射野"井"型界定线组成，前者为调节和限定透视或照相时的 X 线野大小，后者为模拟治疗机照射野的位置和大小，二者运动相互独立。射野"井"型界定线有两个用途：①用于界定病变和器官的位置，即射野位置和范围；②用于双曝光，观察病变与周围器官的关系。准直器应与治疗机的准直器一样，能旋转。为适应新型直线加速器的独立准直器，现代模拟机的准直器的遮线器和射野"井"型界定线均做成独立运动式，并且能与对称式的自动切换。X 线机头内还带有灯光射野指示系统，模拟射野大小。机头下方安装有模拟治疗机挡块托架的插槽，并能承受实际铅挡块的重量。

因模拟机的焦点到机架旋转轴距离位于 80~100cm，至使焦点到片盒距离达 120~140cm，而多数诊断型 X 线机的靶焦点到影像增强器表面或到胶片暗盒的距离为 70 cm，由于平方反比关系，模拟机约需 8 倍多的曝光量（mA·s）才能获得诊断 X 线的影像质量。这就要求模拟定位机有高电压大功率输出的 X 线发生器和 X 线球管。X 线球管的靶不仅要能承受短时间大电流的曝光，而且其焦点的大小必须适当，以避免射野"井"型界定线的放大和变得模糊。

所有现代模拟定位机的机械运动均应有相应的机械刻度指示（遮线器和射野"井"型界定线除外）和数字指示，并应符合 IEC 标准的约定。位于控制室的模拟机操作台一般分三部分：透视照相条件的选择；各种运动及射野"井"型界定线的数字显示以及图像电视监视器。

二、模拟定位机的功能

模拟定位机在治疗计划设计过程中执行着六大重要功能（表2-3-4），但归结起来完成两件事情：①为医师和计划设计者提供有关肿瘤和重要器官的影像信息，这些信息区别于来自常规诊断型 X 线机的影像信息，能直接为作治疗计划设计用，如治疗距离处射野方向的 X 线平片（BEV 片），或正侧位 X 线片等。通过治疗距离处（或按比例的焦点胶片距离 FFD 处）的射野方向 X 线片，计划设计者可以设计射野挡块；或通过垂直于射野中心轴方向的 X 线片，可以设计组织补偿器等[10]。这些 X 线片既可以通过胶片扫描仪或网络系统进入治疗计划系统，也可以直接被用于直观比较；②用于治疗方案的验证与模拟。经过计划评估后的治疗方案在形成最后治疗方案前必须经过验证与模拟，验证与模拟是附加上治疗附件如射野挡块等之后，按治疗条件如机架转角、准直器转角、治疗床转角、射野"井"型界定线大小、源至皮肤（SSD）或源至旋转轴（SAD）距离、射野挡块等，进行透视的模拟和照相的验证，并与治疗计划系统给出的相应的 BEV 图（通过 DRR，见后叙）进行比较，完成治疗方案的模拟与验证。如本章第三节所述，治疗计划设计前的定位与计划设计后的模拟与验证，应使用同一个治疗体位，再次强调体位固定器在治疗中的重要作用。模拟机下拍摄的定位和验证 X 线片均为静态影像，可利用带有标记的定位框架或患者的内、外标记，透视下观察靶区和器官运动范围，进一步确认根据第二节确定的计划靶区（PTV）范围的可行性和与周围重要器官间的关系。一旦计划被确认，医师在患者皮肤或体位固定器上标出等中心的投影位置，因等中心的投影位置为用于分次照射摆位的依据，其标记必须可靠，在整个疗程中不能改变。

模拟定位机能够精确给出射野方向观视（BEV）的优质的 X 线影像（图2-3-15），这些 X 线片既可以用于射野设计的定位影像，也可以用于模拟验证的影像。用于后者胜过加速器的射野证实片，也优于通过 DRR 的 BEV 图（就目前 CT 机的质量和三维图像重建水平来说）。但用于前者，显得有些困难，几乎不能用它来做三维（3D）治疗计划的设计，必须借助 CT 机，或在模拟机上附加 CT 断层的功能。

表 2-3-4　常规模拟定位机的功能

1. 靶区及重要器官的定位
2. 确定靶区（或危及器官）的运动范围
3. 治疗方案的确认（治疗前模拟）
4. 勾画射野和定位、摆位参考标记
5. 拍摄射野定位片或证实片
6. 检查射野挡块的形状及位置

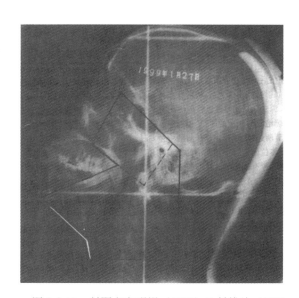

图 2-3-15　射野方向观视（BEV）X 射线片（XR）

三、CT 模拟机（simulator CT）

实现利用常规模拟机产生类似 CT 断层影像的设想，最早于 20 世纪 70 年代末 80 年代初，在 Odelft 模拟机上实现。它利用射线滤过技术，根据影像增强器的输出，进行反向投影，生成横向断层图像。当时因技术不成熟，图像质量不能被临床使用。最近 Oldelft 和 Varian 引进了数字技术，对图像质量进行改进。Varian 技术是将 X 线准直器（遮线器）开成横跨患者身体的窄长束，并偏向患者的一侧；影像增强器也偏轴设置在患者的一侧并包括等中心。影像增强器的信号输出给线阵排列的500个光敏二极管；另一组二极管线阵列位于影像增强器的前表面，覆盖 X 线束和患者被扫描的解剖范围。对每一个机架角，只取患者横断面的一半的数据，经 360°旋转后，可获得整个扫描截面的信息。机架旋转速度为每分钟一圈（1.0r/min），边旋转边取数据。因模拟机的旋转机架为开放式，旋转速度不能太快，长于标准 CT 机的 2~3 秒的扫描时间。由于扫描时间较长，胸腹部图像因呼吸和器官运动的影响变劣。

模拟机 CT 的主要优点是它的有效扫描射野比 CT 机的大，但大射野长距离（X 线至探头距离）的扫描增加了 X 线管的负荷和热量。实际上，二者很难进行比较，在 CT 机中，探头位于患者身后几个厘米就很安全，而模拟机，因避免影像增强器与床的相撞，影像增强器一般离开等中心 40cm 左右，或者位于距地面 5cm 处。新型设计的模拟 CT 机的有效扫描射野可增加到 90cm。Varian 模拟机目前的设计是使球管的焦点距探头距离 150cm。常规 CT 机该距离仅为 90~100cm，因此同样的扫描厚度和噪声水平，意味着模拟机的 X 线管的负荷和热量较高，它限制了模拟机 CT 在同一时间能够取得的扫描层片数；因它的限制，不可能使胸腹部 CT 的扫描薄如 0.8cm、头部的 CT 薄如 0.5cm；也增加了扫描层间的不出 X 线的停留时间。由于用模拟 CT 得到的 CT 层片数有限，用于治疗部位的三维（3D）图像重建，因其质量差而比较困难。如前述因为模拟定位机能够提供高质量的射野影像，不必利用模拟 CT 的扫描片重建 DRR 图像；主要是用它获得重建靶区或重要器官时所需的一定数量的扫描层片数，为此需要 20 层左右就可以，目前模拟机 CT 的球管都可以承受，困扰的主要问题是整个扫描时间需要 20 分钟左右。由于模拟 CT 只用来做靶区和器官的重建，范围较小，模拟 CT 的扫描层厚可以减薄，以改进重建图像的质量，但此时必须注意到因扫描层减薄后到达探头的光子数目的减少，引起图像变劣的负效应。

上述模拟 CT 机的取相原理基于 CT 的取相原理，即采用扇形束扫描成像技术。新一代的模拟 CT 机，如 Elekta 和 Nucletron，正在开发整束（整野）（cone beam）扫描成像技术，不仅将大大修理现有模拟 CT 机的多层片扫描时间，而且可直接提出治疗部位 3D 图像，达到与 CT 模拟机（下述）一样的效果，为新一代的模拟 CT 机的发展指明了方向。

四、CT 模拟（CT simulation）

放疗用的模拟机一诞生，就成为放射治疗科进行肿瘤（靶区）定位的一种必不可少的工具。它是将患者治疗部位或病变部位的三维实体变成两维影像，虽然图像质量很高，但因解剖结构的重叠失去了许多对诊断或定位有价值的信息。CT 的发明克服了常规诊断型 X 线机和模拟定位机拍摄平片的缺点，提供了更多的横断面内的解剖结构的细节，在放射治疗计划设计中得到了广泛的应用。随着数字计算影像重建和显示技术的发展，以及超薄 CT 扫描和螺旋 CT 扫描的出现，极大地改变了放射治疗计划设计的定位和治疗模拟的面貌。用于放疗的最初的 CT 模拟系统是由一台 CT 模拟机、一台多幅图像显示器、一套视觉优化的治疗计划系统和一套激光射野投影器四部分组成，但不包括常规模拟定位机。四大部分的图像和数据在线联结。该系统用于放疗计划设计与模拟的整个过程约需 30~40分钟。因 CT 图像能比较清楚地显示出软组织阴影，同时 CT 图像又直接输给计划系统，改进了 CT 图像空间重建的效果和靶及重要器官的定位精度。经计划系统设计好的射野，通过激光射野投影器，将射野形状的外轮廓和射野中心轴等投射到患者皮肤上并作射野相关的标记。该系统对处理靶区紧邻重要敏感器官或靶区形状复杂等情况，显得更为优越。利用该系统作 CT 模拟时，要求患者必须处于同一个治疗体位，并且需要至少三次检查体位的准确性：CT 扫描前、后及作射野标记前。治疗体位固定器是必不可少的。

利用 CT 进行治疗方案的模拟与验证，是在患者治疗部位的"3D 假体"（virtual patient）上进行。"3D 假体"是从治疗部位的 CT 扫描层片经 3D 重建得到。一种称为数字重建的射线影像（digitally reconstructed radiograph，DRR）就是从射野方向或从类似模拟定位机的 X 线靶方向观视（以下简称 BEV）"3D 假体"的结果（图 2-3-16），此过程称为 CT 模拟（CT simulation）或虚拟模拟（virtual simulation），DRR 相当于模拟定位机的射野定位片或证实片。DRR 是利用加权的光电效应和康普顿效应，计算射线通过体素单元的 8 个顶角边（每个顶角三条边）的衰减，得到高质量的数字影像。设像素单元体积为 0.7mm × 0.7mm，140cm 靶片距（TFD）处 36cm 大小图像，则需 512 ×512 像素矩阵。早期 DRR 重建速度慢，时间长，最近有了快速技术后，重建时间大为缩短。一旦治疗计划被模拟和确认后，有关治疗参数如射野大小、形状、方向等的数字数据送入计算机控制的激光射野模拟器，在患者皮肤上作好射野的相关标记。

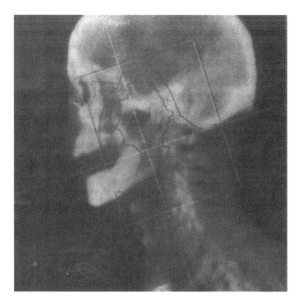

图 2-3-16　治疗部位 DRR 片

　　综上述，一个完整的 CT 模拟应由三部分组成：①一台高档的大视野（FOV ≥70cm）的 CT 扫描机，螺旋扫描 CT 最为理想，因为能在极短时间内取得患者治疗部位的全部信息，会极大提高 DRR 的分辨率，CT 扫描视野（FOV）越大，就能允许安排各种肿瘤常见的和特殊的治疗体位及体位固定器的 CT 扫描；②一套具有 CT 图像的三维重建、显示及射野模拟功能的软件，这种软件可以独立成系统，如 GE 公司的 CT Sim，也可以融入三维（3D）治疗计划系统中，如 Helax-TMS，CMS Focus，CREAT Expert 等，因为 CT 图像是任何 3D 计划系统所必须的输入数据，而三维重建又是任何 3D 计划系统所拥有的，因此目前的大趋势是将这种软件并入 3D 计划系统，但这种计划系统须具有特定的数据输出接口，将射野的有关数据送到激光射野模拟器中，图像重建与模拟过程必须在同一个患者坐标系中进行，才能达到靶区的定位精度和患者时空及虚实位置的一致性，再次强调了体位固定器的重要性；③一套激光射野模拟器。激光射野模拟器在以下方面区别于常规射野激光定位灯：

　　其一，后者只是模拟定位机或治疗机的机械等中心的位置指示器，它通过患者皮肤上的靶中心的投影标记，将靶区置入模拟定位机或治疗机机械等中心位置，进行射野的验证和射野的等中心摆位（图 2-3-17，图 2-3-18）。图 2-3-17 所示情况是利用 CT 扫描前的"Scout"相，将射线不透明标记物大致放在病变附近，作 CT 扫描；患者下床，作治疗计划；找到靶区中心；在模拟定位机上利用激光灯定出靶中心在体表的三个（前及左右）投影，并拍摄射野证实片。这是目前多数放疗部门作 3D 治疗用的一种方法。此方法的优点是不需要专用 CT，也不用对 CT 机进行改造，可直接用于放疗。主要缺点是很难保证体位重复和标记点的不移位。图 2-3-18 所示情况，作 CT 扫描，通过很快勾画体表轮廓和靶区轮廓以及体内标记，很快定出病变（靶区）中心；利用 CT 机的特备激光灯系统在患者体表上做出靶区中心在体表的标记；患者下床；作治疗计划，找到靶中心的精确位置；利用坐标平移，修改靶中心在皮肤上的投影。此方法改进了图 2-3-17 所示方法的体位重复性，也不需要在 CT 扫描前在体表作 X 线不透明标记，但需要患者在 CT 床上停留时间较长，同时治疗计划设计好后的等中心不一定与计划设计前确定的靶中心。

　　其二，图 2-3-18 所示的另一种方法是利用 3D 运动激光灯进行射野模拟。其模拟过程是，按图 2-3-17 所示方法，先在靶区附近做出三个参考标记，3D 激光灯的三个坐标"十"字对准三个体位参考标记，激光灯坐标置为（0，0，0）。在参考标记处置 CT 或 MRI 或 PET 的显像标记物，进行 CT 或 MRI 或 PET 扫描。拍摄 CT Scout 相，确定含有参考标记点的 CT 层面为参考扫描层面，按治疗要求，进行 CT 扫描。患者下床，作治疗计划设计，方案评估后，让患者回到 CT 床上，先按参考标记点摆好体位，输入靶区等中心坐标（x，y，z）给 3D 激光灯计算机，按 3D 激光灯"十"字标记的新位置（x，y，z），标出等中心在体表或摆位框架上的三个位置，此三个标记即为摆位标记。参考标记一般建议做文身标记，作为再次治疗或治疗随访的依据。摆位标记相同于常规等中心照射的标定方法。激光射野模拟器系统可以安装于 CT 机内或与 CT 机配套。美国 Gammex 公司推出新型激光射野模拟器系统 A1000，既可与 CT 机配套，也可安装于模拟定位机定位室内和直线加速器治疗室内，用于射野的模拟，验证和摆位。

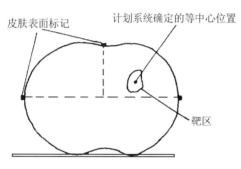

图 2-3-17 CT 模拟机定位方法 I 示意图

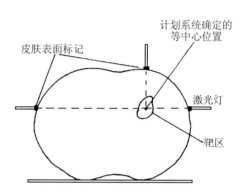

图 2-3-18 CT 模拟机定位方法 II 示意图

上述 CT 扫描机要与激光射野模拟器一起构成 CT 模拟机（CT simulator）；利用体位固定器和 DRR 进行射野的模拟与验证称为"3D 假体"的计算机模拟透视与照相，即虚拟模拟（virtual simulation）。CT 模拟机与虚拟模拟一起构成的整个过程称之为 CT 模拟（CT simulation）。

表 2-3-5 DRR 与 XR（X 线平片）的比较

1. DRR 的空间分辨力较 XR 的低
2. DRR 可随意观察靶区、某一组织或器官或器官的一部分
3. DRR 可以得到模拟定位机难以拍摄的照片
4. DRR 上可较易附加射野外轮廓和等中心位置

CT 模拟和模拟 CT 均能作治疗计划设计前的肿瘤定位和治疗方案的模拟和验证。后者在作定位和模拟时，都是在实际患者的治疗部位上进行；前者只在作 CT 扫描定位时才有实际患者，其后的模拟和验证都是通过 DRR 在计算机中进行虚体（或假体）的透视和照像，其功能基本与模拟定位机的相同（表 2-3-4）。因此模拟 CT 机的前途决定于它的 CT 图像的质量的提高和扫描时间的缩短；CT 模拟的前途取决于 DRR 的图像质量。表 2-3-5 给出了 DRR 和 XR（X 线平片）性能的比较，除去 DRR 目前的空间分辨力仍劣于 XR 的以外，其余指标都优于 XR。由于 DRR 是数字重建的影像，可利用数字处理技术方便医师提取所需要观察的靶区、某一组织或器官或器官的一部分，或靶区与周围器官间的相互空间关系。由于没有床的限制，利用 DRR 可得到模拟定位机难以拍摄的照片，同时可以看出，DRR 上可较易附加射野外轮廓和等中心位置。因此只要 DRR 图像的质量达到一定水准，整个模拟过程中患者体位能够重复的话，CT 模拟不仅能够实现模拟机的六大功能（表 2-3-6），而且能给计划设

计系统提供更多的设计信息。

表 2-3-6 CT 模拟与模拟机的对比

	CT 模拟	模拟定位机
靶区定位	+++	+
观察器官运动	+	+++
射野证实片	++	+++
计划设计	+++	+ *
射野皮肤标记	++	++
置放射野挡块	++	+

* 附加 CT 功能后。

　　DRR 影像的质量目前仍然劣于模拟定位机拍摄的 X 线片（XR）。主要是受到 CT 扫描的空间分辨率的限制。CT 机中像素单元（pixel）大小取决于 CT 机的探头数目、探头体积和扫描视野（FOV）的大小。头部扫描，因 FOV 较小，像素单元一般为 0.5mm；躯干部位，FOV 较大，像素单元为 1.5mm。扫描层厚决定体素（voxel）单元的长度，多数情况此厚度取为 3mm。因此，在 CT 扫描横截面内，最好的分辨力头部为 0.5mm，相当于 X 线分辨力 1.01 线对（1.01p/mm），患者纵轴方向分辨力更差；而模拟定位机上用小焦点照相时，分辨力可达 2.0 线对（2.01p/mm）。减薄扫描层厚以减少体素单元大小能提高分辨力，需要增加扫描层片数和拉长整个扫描时间。头部 3mm 层厚，50 层只能包括 15cm 长范围，同样躯干部 5mm 层厚，50 层仅包括 25cm 范围。这个长度大大短于模拟机的照相范围，而且靶区外正常组织也可能不在 DRR 内。若将扫描层片数目增加到 100 层，上述问题就可以避免，但给 CT 机的 X 线球管的散热带来问题。若层间扫描需要间隔 10s 为球管冷却，每片扫描时间为 2s 的话，100 层扫描约需 20 分钟。如果想进一步减薄扫描层厚的话，X 线球管的散热问题愈加严重。由于提高 DRR 的空间分辨率至关重要，新型 CT 扫描机必须使用大热容量的 X 线球管。X 线球管热容量提高后，扫描时间可以进一步缩短，对克服扫描时间过长，因器官运动对 DRR 图像质量的影响，当然大热容量的 X 线球管的价格较贵。

　　头部和躯干部的扫描因 FOV 不同，扫描厚度应有不同。当扫描从头颈扩展到肩部区域时，扫描厚度和 FOV 都要作相应的变化，需要重建 DRR 的软件能适应这种变化。如前述，与 XR 比较，DRR 方便医师借助数字技术如窗口技术等作不同方向观察、比较。如用三个射野照射食管癌，可用 9 个 DRR 图像进行比较：3 幅软组织 DRR 图像；3 幅骨组织 DRR 图像和 3 幅气管 DRR 图像。这就要求 DRR 重建速度快，而且要求有较高的空间分辨率，必须采取较好的 DRR 重建算法。

　　为保证高质量的 DRR 重建，需要有较大数目的扫描层片。如何控制整个扫描过程中因患者呼吸和器官运动对 DRR 图像质量的影响是一个现实的问题。让患者平静呼吸可获得与治疗时一样的条件，但因呼吸运动会使图像变得模糊，特别对那些不随呼吸运动的组织和器官如椎体的影像质量造成较大影响。克服的办法是利用骨窗消除其他软组织阴影的影响。

　　超高速螺旋扫描 CT 的出现，较大程度上可以克服上述问题，1 秒甚至亚秒级扫描，不仅因大大缩短扫描时间而改进了 DRR 图像的空间分辨力，而且几乎能在患者憋气时一次能获得 15 层左右的 CT 扫描片，减弱甚至消除了呼吸对 DRR 图像的影响。

　　在 DRR 图像上，应附有射野有关信息，如射野中心、射野挡块形状、准直器开口射野大小，以及射野大小标尺等，同时显示有靶区及重要器官的外轮廓等信息，便于与模拟定位机拍摄的射野验证片和加速器上拍摄的射野证实片进行比较。

第五节　照射技术和射野设计原理

照射野设计是肿瘤放射治疗计划设计中的极其重要的一环，它既要体现主管医师对具体患者的治疗要求，又要考虑到治疗计划执行过程中，治疗体位的可实现性和重复性，以及机器所能提供的极限条件。因此计划设计者应对临床和物理技术两方面都应该有清楚的了解。除主管医师外，放射物理工作者也应积极参与计划设计过程，使其射野设计更好地满足临床和物理学两方面的要求。

一、体外照射技术的分类及其优缺点

体外照射常用的照射技术有：固定源皮距（SSD）技术，等中心定角（SAD）技术和旋转（ROT）技术等三种。所谓固定源皮距照射，即将放射源到皮肤的距离固定，不论机头在何种位置。在标称源皮距下，即将治疗机的等中心放在患者皮肤上（A 点），而肿瘤或靶区中心 T 放在放射源 S 和皮肤入射点 A 两点连线的延长线上（图 2-3-19a）。显然该技术摆位的要点是机架转角一定要准确，同时要注意患者的体位，否则肿瘤中心 T 会逃出射野中心轴甚至射野之外。等中心定角照射是将治疗机的等中心置于肿瘤或靶区中心 T 上（图 2-3-19b）。其特点是，只要等中心在肿瘤或靶区中心 T 上，机器转角的准确性以及患者体位的误差，都能保证射野中心轴通过肿瘤或靶区中心。因此该技术的摆位要求是保证升床准确。其升床的具体数字可由模拟定位机定位确定。旋转（ROT）技术与 SAD 技术相同，也是以肿瘤或靶区中心 T 为旋转中心，用机架的旋转运动照射代替 SAD 技术中机架定角照射[11]。

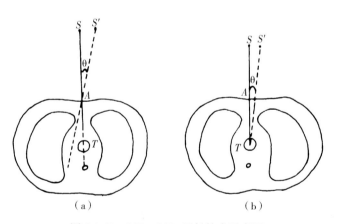

图 2-3-19　SSD、SAD 照射技术示意图

由于模拟定位机的普遍采用，多数 60Co 机和医用加速器都是等中心旋转型，加之 SAD 和 ROT 技术给摆位带来的方便和准确，SAD 技术应用越来越多，SSD 技术只是对姑息和非标称源皮距离照射时才使用。

二、高能电子束和 X（γ）线照射野设计原理

（一）高能电子束照射

根据高能电子束射野中心轴深度剂量线的特点和临床剂量学的观点，可用最大剂量点深度 D_{max} 和 90%（95%）剂量深度 D_{90}（或 D_{95}）将此曲线划分成 3 个剂量区，从表面到 D_{max} 为剂量建成区，区宽随射线能量增加而增宽，剂量梯度变化较大，从 D_{max} 到 D_{90}（或 D_{95}）为治疗区，剂量梯度变化较小；

D_{90}（或 D_{95}）以后，剂量突然下降，称为剂量跌落区。从电子束剂量分布的特点看，用单野治疗偏体位一侧的肿瘤，如果能量选取合适，可在靶区内获得较好的剂量分布。若将靶区后缘深度 $d_{后}$ 取在 90%或95%剂量线，电子束能量可近似选为：$E_0 \approx 3 \times d_{后} + 2 \sim 3$（MeV），其中 2~3MeV 为选用不同大小射野和适应加速器上电子能量设置所加的调整数。按 IEC 对电子束射野内平坦度和对称性的要求，90%剂量截面应不低于50%剂量截面（射野大小）的85%，因此电子能量按前式设定后，射野大小应为计划靶区截面直径的 1/0.85 = 1.18 倍，即射野大小应比计划靶区横径大20%。随着电子束能量的增加，皮肤剂量和曲线的尾部剂量也增加，医用直线加速器提供的电子束能量不能太高，4~25MeV 较为理想，而且单野照射比多野照射优越。在 MM50 型电子回旋加速器中，由于使用扫描电子束形成电子束射野，不再用电子散射箔，电子束中 X 线污染成分很低，电子束深度剂量的尾部剂量不随电子能量增加而显著增加，高能量的电子束，仍能保持高能电子束在射程处剂量剧减的特点。因此，它能有效地减少射程外（病变后）的正常组织的剂量。高能电子束的这一特点，配合使用电子束对穿野、交野或与高能 X 线混合束照射技术，治疗不同深度位置的肿瘤，达到较优的剂量分布。

（二）X（γ）线照射

1. 单野照射　根据高能 X（γ）线深度剂量曲线的特点，可用最大剂量点深度 D_{max} 将曲线分成剂量建成区和指数吸收区两部分。因剂量建成区内剂量变化梯度较大，剂量不易控制，靶区应放到最大剂量点深度之后。若用单野照射，由于深度剂量随深度增加呈指数递减，靶区范围较大时，靶区内剂量分布很不均匀。因此除外靶区范围很小（如治疗颈、锁淋巴结）时，可使用单野照射外，临床上不主张用单野治疗。用单野照射时，也应将病变放到 D_{max} 之后。如果病变深度较浅，X 线能量较高时，应使用组织替代物放在射野入射端的皮肤上，将 D_{max} 深度提到病变之前。对靶区较大的病变，应该用多野照射，或用与电子束的混合照射。

2. 共面射野

（1）两野交角照射　对偏体位一侧病变，例如上颌窦等，两平野交角照射时，因几何关系，在病变区形成"内野"型剂量分布，剂量不均匀（图 2-3-20a）。用适当角度的楔形滤过板，可使靶区剂量均匀。当选用楔形角 α 与两射野中心轴的交角 θ 满足 $\alpha = 90° - \dfrac{\theta}{2}$ 条件时，可在两野交叉形成的菱形区内得到均匀的剂量分布（图 2-3-20b）。并可以在求得的 α 角的基础上，根据临床要求，适当增减楔形角的大小，可分别在射野远、近端得到偏高的剂量（图 2-3-21a、b）。

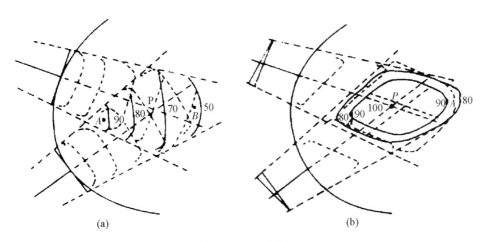

图 2-3-20　两野交角照射

注：（a）两平野交角照射的剂量分布；（b）用两楔形野交角照射的剂量分布。

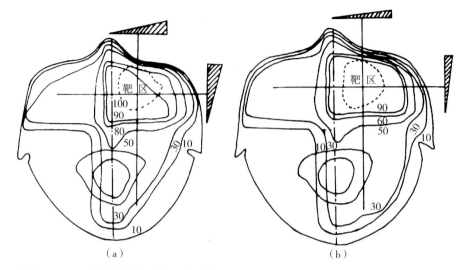

图 2-3-21 两楔形野垂直交角照射治疗上颌窦（在 $a=45°$ 基础上加减 15° 剂量分布）

注：(a) 8MV X 射线，60° 楔形板垂直照射的剂量分布，6cm×7cm，SSD＝100cm；(b) 8MV X 射线，30° 楔形板垂直照射的剂量分布，6cm×7cm，SSD＝100cm。

（2）两野对穿照射 对中位病变，一般采取两野对穿照射。对野照射的特点是，当两野剂量配比相等时，可在体位中心得到左、右、上、下对称的剂量分布（图 2-3-22）。从图中可以看出，尽管剂量分布以靶区中心为对称，但由于射野侧向的剂量贡献相对较小，靶区内沿射野轴向的剂量分布要比横向的好，因此，要将射野适当扩大才能满足靶区剂量均匀性的要求。另外靶区剂量与靶区外正常组织剂量之比即治疗增益比，亦随射线能量和射野间距变化。射野间距越小，射线能量越高，治疗增

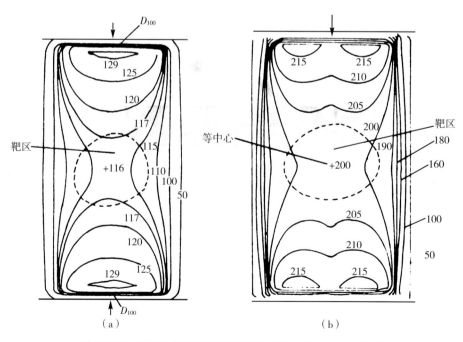

图 2-3-22 两野对穿照射的剂量分布（$D_m : D_{m2} = 1.0 : 1.0$）

益比越大。要使靶区剂量比两侧正常组织剂量高，拉开肿瘤剂量和正常组织剂量范围，得到大于 1 的剂量增益比，一般应使每野在体位中心处的深度剂量 $PDD_{\frac{1}{2}间距} \geqslant 75\%$。当靶区所在部位有组织缺损而又必须用对穿野照射时，如乳腺癌的切线照射（图 2-3-23）、喉癌的对穿野照射（图 2-3-24）等，必须加楔形板[12]。两野对穿既可以采用固定源皮距技术，也可以采用等中心技术。若将两对对穿野正交就变成共面四野照射（图 2-3-25）。四野照射又称箱式照射，保留了两野对穿照射形成的均匀对称的剂量分布的特点。由于采用了四野，每对对穿野的侧向剂量得到补偿，射野可以取 PTV 大小，不必放大。四野技术的剂量增益比约为两对穿野的两倍。

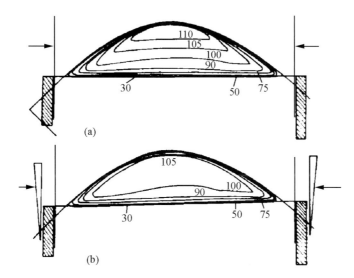

图 2-3-23　乳腺切线野照射剂量分布（6MV X）

注：（a）半野不加楔形板，剂量比 1：1；（b）半野加 30°楔形板，剂量比 1：1。

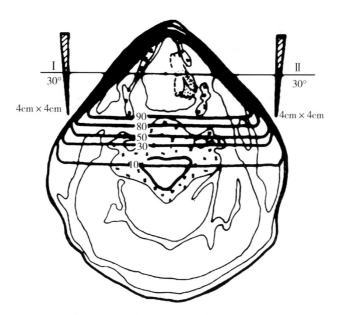

图 2-3-24　钴-60γ 射线两野对穿加楔形板照射喉癌剂量分布（SAD=80cm）

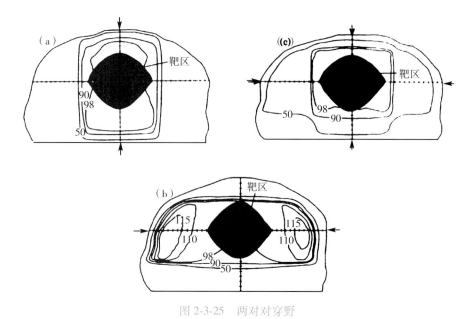

图 2-3-25　两对对穿野

注：（a）（b）垂直结合形成四野照射（c）治疗盆腔部位肿瘤，因（a）、（b）技术均不能加挡块，（a）、（b）结合后靶区内剂量均匀，又可保护周围重要器官。

（3）三野照射　当能得到的射线能量不能满足对实际患者使用两野对穿照射的射野间距的要求时，应该设立第三野（图 2-3-26），形成三野照射。建立第三野之后虽然提高了靶区剂量，但由于单野（第三野）剂量分布的不均匀性，与对穿野照射致成的对称形剂量分布叠加，在靶区内形成不均匀的剂量分布（图 2-3-26）。因此必须首先想办法使对野均匀对称的剂量分布变成不对称的分布（图 2-3-27a）。即从第Ⅲ野的方向看，造成一个随组织深度增加而深度剂量增加的剂量分布，然后与第三野的实际剂量分布合成，形成图 2-3-27b 的均匀的靶区剂量。楔形滤过板可以实现这种要求。理论计算和实验证明，当所使用的楔形板的楔形角 α 和各野剂量配比满足一定条件时，靶区内的剂量分布必然是均匀的。

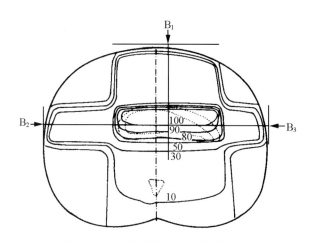

图 2-3-26　三个平野照射时的剂量分布

注：8 MV X（SL 75-20）；SAD = 100 cm；剂量 D_T 比，$B_1 : B_2 : B_3 = 1.0 : 0.5 : 0.5$。

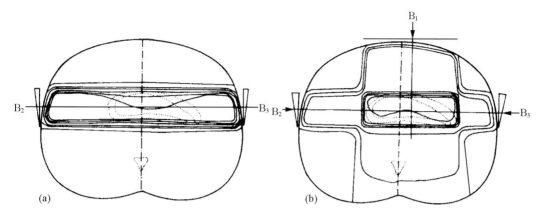

图 2-3-27　两楔形野加平野形成的剂量分布

注：（a）两楔形野对穿照射形成单野剂量分布 8 MV X（SL75−20）；SAD＝100 cm；B_1，B_2 5cm×100 cm；40°楔形板；剂量 D_m 比，B_1：B_2＝1.05：1.0；（b）B_2，B_3 两楔形野在体内形成的"单野"与平野 B_1 合成后的分布 8 MV X（SL75−20）；SAD＝100 cm；B_1：15 cm×10 cm 平野；B_2，B_3：5cm×10 cm，40°楔形板；剂量 D_m 比，B_1：B_2：B_3＝1.0：1.55：1.48。

　　图 2-3-27 所示的上述三野照射技术，因下述情况而得到普遍采用：①靶区位于体位中心而不能使用两野交角照射；②两野对穿因不能得到较高的射线能量，射野间距又很大，不能获得大于 1 的剂量增益比；③靶区附近有重要器官而不能使用四野照射技术。例如，鼻咽癌使用 ^{60}Coγ 线照射时，因两侧对穿野在靶区不能形成剂量高于两侧正常组织的剂量，必须加鼻前野（品字形野以保护眼晶体）提高靶区的剂量，若使用 ≥6MV X 线时，因百分深度剂量较高，对我国患者只用两侧对穿野而不使用鼻前野就可以获得大于 1 的剂量增益比。对腹部肿瘤如胰腺、腹膜后等病变，因射野间距太大，上述三野技术用得最多。三野技术中射野方向的设置步骤为：①在病变（靶区）和重要器官间设立"安全线"。如图 2-3-28 示，胰腺（靶区）周围的重要器官中，首先要保护的器官应是双侧肾及脊髓，同时要兼顾到小肠及胃的受量。显然"安全线"应置于图示 A-A' 的位置；②过靶区中心作"安全线"的平行线 B-B'，B-B' 即为对穿野的方向；③过靶区中心作 B-B' 的垂直线 OC，确定第三野的入射方向。射野方向确定后，根据每个射野在靶区中心的百分深度剂量，计算出对穿野应使用的楔形板的楔形角和每个野的剂量配比。在图 2-3-28 中，尽管第Ⅲ野正对重要器官肾和脊髓，但它们接受的剂量却很低。当"安全线"的确定不是唯一时，如图 2-3-28 示，可以利用疗中改变射野方向的方法，进一步降低靶区附近重要器官（此例情况的肝及小肠）的受量。当"安全线"只有一条时，可以在疗中适当调整第Ⅲ野的方向，用以降低邻近重要器官的受量。图 2-3-29 给出了上述三野技术应用的实例。在有治疗计划系统的部门，可以上述布野方法为基础，微调剂量配比和射野方向，使其治疗方案进一步优化；在没有治疗计划系统的部门，可用上述布野方法借助模拟机，或 CT 亦可得到较为满意的治疗方案。

　　（4）三野交角照射　对食管肿瘤，靶区位于两侧肺之间，后面有脊髓，都是需要保护的重要器官，存在互相垂直的三条"安全线"（图 2-3-30）。如果要保护肺，只能采用高能射线对穿野照射，脊髓会受到与食管一样的甚至更高的剂量；如果要保护脊髓，当病变位于上段或颈上段时，因靶区较浅，可用两野交角照射技术，肺的受量也不会太高。但当病变位于中下段时，因靶区位于体位中心，很深，需用平行于 A−A'"安全线"的对穿野。因食管野都很长（12~16cm），用平行 A−A' 的对穿野，意味着几乎全肺受到与靶区一样的剂量的照射。因此，对食管部位肿瘤，为了避免两侧肺的过多照射和减低脊髓受量，采取图 2-3-31 所示的三野交叉照射。两后野因交角形成"内野"形剂量分布，与前野构成一个相对野，故在靶区形成均匀剂量分布。此时两后野的使用，类似于图 2-3-27a 中两楔形对穿野，只是靠射野的几何因素代替了楔形滤过板。

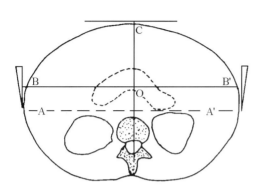

图 2-3-28 三野技术的射野设置方法

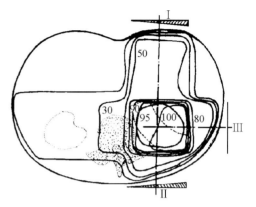

图 2-3-29 肾癌术后三野照射：6MV-X 线，Ⅰ、Ⅱ野 9×12CM，Ⅲ野 8×12CM

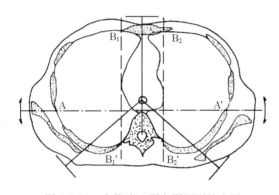

图 2-3-30 食管癌三野布野原则的应用

注：剂量安全线 AA′保护脊髓，剂量安全线 $B_1B′_1$、$B_2B′_2$ 保护双侧肺。

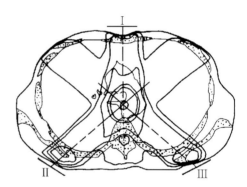

图 2-3-31 食管癌（中段）三野照射的剂量分布

注：$^{60}Co\gamma$ 线；SAD＝80 cm；Ⅰ，Ⅱ，Ⅲ野 4.5 cm×12 cm。

（5）旋转照射 旋转照射技术可追溯到 20 世纪 40 年代，那时没有高能 X 线和 γ 线，用深部 X 线治疗深部肿瘤时，因深度剂量低皮肤剂量高，必须用足够多的射野照射深部肿瘤，才可能获得较好的剂量增益比和减轻皮肤反应。旋转照射是用单野通过靶区中心绕患者旋转一定范围。有多种方法用于旋转照射的剂量计算，最为常用的是沿旋转方向，将整个旋转按 5°或 10°分解成多个固定野交角照射。常规放疗中，因靶区较大，射野较大，分成 10°间隔的固定野，能达到较好的计算精度。当射野较小时，如 X（γ）线立体定向治疗情况，射野间隔应进一步缩小至 5°甚至更小。柯瑞特立体定向治疗计划系统和奥沃旋转式 γ 刀计划系统中，使用放射源微型旋转方法，先将射野在 5°或 10°内予积分变成"单野"型分布，然后按 5°或 10°间隔相加，得到真实的连续旋转的剂量分布。旋转治疗能够提供较多野交叉照射更好的剂量分布：皮肤剂量较小；高剂量区近圆柱形或椭圆形；靶区外剂量下降较快。高能 X 线三野或多野交角照射亦能提供足够的靶区剂量和更能适合靶区形状，加之计划设计和摆位都较简单，旋转照射相对用得较少。但随适形治疗技术的开展，旋转照射将会重返放疗舞台。

3. 共面射野的局限性 从剂量增益的角度看，上述共面射野中对穿野照射最劣。因为它们的射入部分（靶区前）正好是对侧野的射出部分（靶区后）。假设沿射野中心轴剂量变化梯度（△PDD/CM）不随深度变化的话，剂量相加的结果，使卷入整个射野内的正常组织的单位体积剂量与靶区内单位体积的剂量相等。当采用两对对穿野时，正常组织中单位体积剂量变为靶内的 50%。当采用 N 对对穿野时，正常组织中单位体积剂量变为靶内的 $\frac{1}{N}$。当使用非对穿射野即交角射野时，由于每个射野的射入部分和射出部分彼此不会重合，靶区外正常组织中单位体积的平均剂量为靶内的 $\frac{1}{N}$，N 为射野数。当 N = 3 即三野交角照射时，正常组织单位体积的平均剂量约为靶内的 33%，相当于三对对穿野即六野对穿照射的正常组织的剂量。综上分析，在体位固定技术普遍采用的今天，射野对穿技术最好不要用于根治性放疗，应多使用共面交角或非共面交角射野。Sherouse 提出了非共面射野设计的两个基本原则：①所用射野应避免彼此构成对穿野；彼此间交角应尽量大，以使使用的楔形板角度较小；②所用射野在 3D 空间内应尽量保持几何对称。图 2-3-32 示出了根据上述二个原则形成的六个非共面射野照射颅内病变，98% 等剂量线包络整个靶区表面，可以得到很好的靶区剂量适合度。从高剂量区与靶区形状的适合度的角度看，共面交角射野只能在射野轴平面内适合度较理想，但它也会因靶区变大而使用大野后变劣。为避免此种情况，小靶区，射野数可以用得较多；大靶区，射野数要相应减少。共面交角射野在轴平面以外的区域适合度很差，只能用调强适形和使用非共面射野。随着三维治疗计划系统的逐步完善，特别是 CT 模拟机的出现，给布置非共面射野提供了条件。

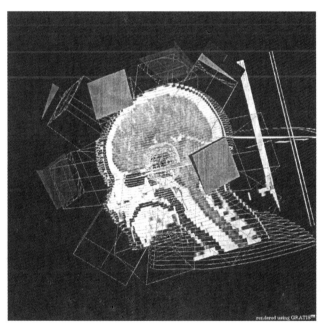

图 2-3-32　6 个非共面楔形野照射颅内病变的剂量分布，98% 等剂量线包络靶区表面

三、相邻野设计

　　射野相邻在外照射中极为常见，例如霍奇金病治疗中的斗篷野和倒 Y 野相邻；头颈部肿瘤照射中的颈侧野与锁骨上野相邻；乳腺癌照射时的切线野与锁骨上野相邻等。由于射野相邻，会发生射野相接后超剂量或欠剂量，造成严重放射并发症或肿瘤的局部复发。目前有多种方法能够使得射野交接处得到均匀的剂量分布（图 2-3-33）。图 2-3-33a 利用两共面相邻野彼此沿相邻方向向外倾斜的办法，克服射野扩散角的影响；图 2-3-33b 利用两共面相邻野在皮肤隔开造成一定深度处剂量均匀，其射野间隔可按射野几何扩散度或等剂量线相接方法进行计算；图 2-3-33c 利用半野挡块或独立准直器将其射野扩散度消除；

图 2-3-33d 利用"半影产生器"（特殊楔形挡块）使其射野相邻处剂量分布均匀。浅部肿瘤治疗时，射野通常在皮肤表面相接，这时应注意深部组织的过剂量照射问题，特别要注意敏感器官如脊髓等不要超过其耐受剂量。深部肿瘤治疗时，如胸、腹和盆腔部位的肿瘤，射野通常在皮肤表面分开，此时应注意将剂量冷点移到近皮肤表面没有肿瘤的地方。

（一）共面相邻射野间距的计算

如果两共面相邻野从体位一侧垂直入射，使其在深度 d 处射野边缘相接。因照射野大小定义在 50% 等剂量线，两野在 d 的交接点处将得到 100% 剂量。如图 2-3-34A 所示，因 $\triangle ABC \backsim \triangle EDC$，当 $SSD_1 = SSD_2 = SSD$ 时，推得：$S = \dfrac{L_1 + L_2}{2} \cdot \dfrac{d}{SSD}$

图 2-3-34（b）示出两对穿野理想的交接情况，不产生所谓"三野重叠区"，但如像图 2-3-34（c）那样交接时，因射野长度不等时，将产生"三野重叠区"。设三野重叠区在皮肤表面的宽度为 ΔS，则 $\Delta S = S_1 - S_2$。要使相邻野不产生"三野重叠区"，必须使 $\Delta S = 0$，此时两野的源皮距离与射野长度应成正比：$\dfrac{SSD_1}{SSD_2} = \dfrac{L_1}{L_2}$

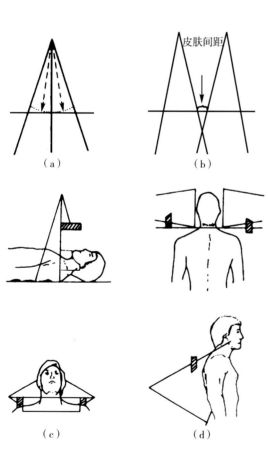

（a）　　　　（b）

（c）　　　　（d）

图 2-3-33　射野相邻的几种情况及其相应措施

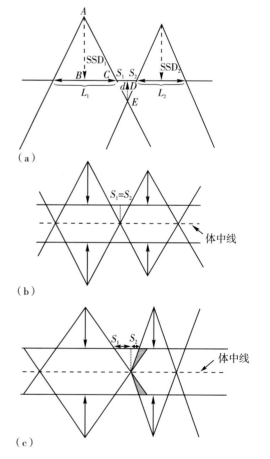

（a）

（b）

（c）

图 2-3-34　两野相邻在皮肤留有间距使在体内相交

注：（a）两野相邻在皮肤间距 $S_1 + S_2$，使其深度 d 处相交；

（b）两对对穿野相邻在体中线相交，不产生重叠区；（c）两对对穿野相邻在体中线相交，有射野重叠区。

因此，如果两相邻野的野长不相等时，源皮距离必须作相应调整，以消除三野重叠区。如果将射野的皮肤间距（S_1+S_2）增加一个ΔS，也可以消除重叠区，但此时会在体中线处产生剂量冷点。在实际工作中，可采取折中方案，使其在重要器官（如脊髓）处不要重叠，此时在式（2-3-6）计算的皮肤野间距基础上加一个修正值$\Delta S'$，即野间距为（S_1+S_2）+$\Delta S'$

$$\Delta S' = \Delta S \cdot \frac{d'-d}{d} \tag{2-3-6}$$

式中 d' 为重要器官（脊髓）距前皮肤表面的深度。

以上讨论只是从几何相接的原理引导出来的，对实际工作有指导作用。但对具体患者的照射，其最终的邻接方案要综合考虑各方面因素的影响，包括射野半影，患者曲面，组织散射及其他因素等。当靶区剂量分布和危及器官受量相互矛盾时，应根据具体情况，改用其他的邻接方法。

（二）乳腺切线野与相邻野技术

乳腺癌放疗因靶区结构的复杂性，构成切线野与锁骨上照射野，切线野、锁骨上射野与内乳照射野的相邻。图 2-3-35 和图 2-3-36 分别给出了乳腺照射常用的三野技术和四野技术。三野技术包括内外切线野和锁骨上野，内切线野包括内乳淋巴结。四野技术包括内外切线野、锁骨上野和内乳野，内乳野用 14～16MeV 电子束。三野、四野技术中锁骨上野的下缘与切线野的上缘重合；四野技术中，内乳野患侧缘与内切野胸壁缘重合。锁骨野下缘与切线野上缘可用独立准直器（或半野挡块）（图 2-3-37a）或用梯形挡块法连接（图 2-3-37b），形成较佳的剂量分布；内乳野与内切线野用调整电子束的 50% 等剂量线的倾角（图 2-3-38）与内切野机架转角一致的方法，外加电子束体表限光筒（图 2-3-39）使其两野边缘重合。由于电子极易散射，50% 等剂量线的扩散角与射野的几何扩散角不相一致，而且随能量和射野大小改变。因此在作相邻野设计时，首先应对使用的电子能量的射野进行测量，找出 50% 等剂量线扩散角（倾角）与射野入射角间的关系，然后根据这个关系，再与 X（γ）线野相接。图 2-3-38 示出 SL75−20 直线加速器 14 MeV、17MeV 电子束内乳野的 50% 等剂量线倾角 $\alpha_{50\%}$ 与射野入射角 $\alpha_{入射}$ 的关系：14MeV，$\alpha_{50\%}=\alpha_{入射}$；17MeV，$\alpha_{50\%}=\alpha_{入射}+9°$。与 X（γ）线射野相接时，使电子束射野的 $\alpha_{50\%}$ 角与 X（γ）线射野的野边平行，因此 $\alpha_{50\%}$ 代表 X（γ）线射野的几何边的方向。乳腺癌照射时，$\alpha_{50\%}$ 为乳腺内切野的机架转角或水平切线技术中的床面倾斜角。例如，当内切野的倾斜角为 50° 时，用 14MeV、17MeV 电子束内乳野的入射角分别为 50°，41°，这样可以保证内乳野与切线野在体内得到较好的剂量衔接。

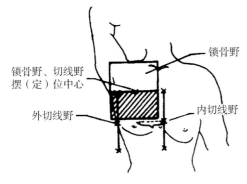

图 2-3-35　锁骨野、切线野摆（定）位方法示意图

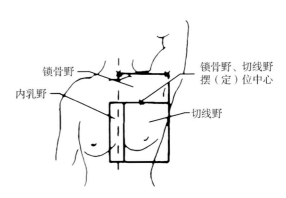

图 2-3-36　乳腺照射四野技术

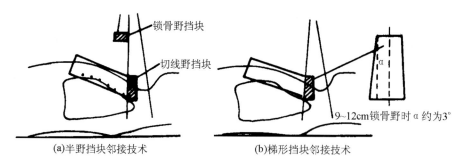

(a)半野挡块邻接技术 (b)梯形挡块邻接技术

图 2-3-37 锁骨野、切线野邻接技术

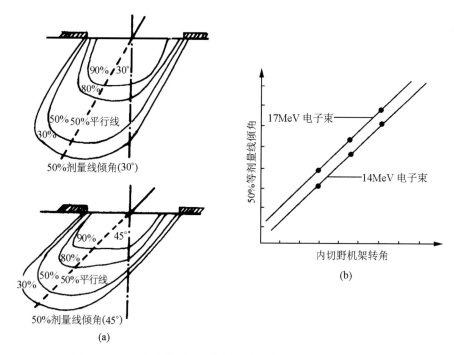

图 2-3-38 电子束内乳野 50%等剂量线倾角与内切野机架转角关系

注：（a）14 MeV，17 MeV 等剂量曲线（胶片测量结果）；（b）50%等剂量线倾角与内切野机架转角间的关系。

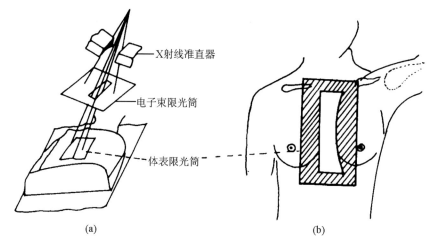

图 2-3-39 乳腺癌治疗的内乳野电子束体表限光筒

注：（a）内乳野体表限光筒与体位的关系；（b）内乳野体表限光筒。

实现上述射野的恰当衔接，关键是保证所有射野的照射使用同一个体位，乳腺照射辅助支架是实现该体位的较好方法。根据患者实际情况，选用适当角度（5°，10°，15°，20°）的乳腺体位支架，使其胸壁走向基本与床面平等，患侧手臂上举并握住手固定杆，形成图 2-3-40 所示的体位，记录下体位支架的角度和手固定杆的位置，并在治疗单上注明。布野顺序为：首先确定锁骨野下缘与切线野上缘重合线在体表的位置，以锁骨野下缘（或切线野间距）的中点作为锁骨野和切线野的定位、摆位中心点（图 2-3-40a，b），该点应为射线中心轴与皮肤的交点，并用适当的方法做出永久或半永久性标记。在模拟机下透视升床、转动机架（小机头必须位于 0°），先使内切野胸壁缘刚好包括胸壁内缘而肺卷入范围最少（三野技术卷入范围较四野技术卷入的范围多），记录下机架转角角度。然后再将机架转到外切野的方向，使其外切野机架的角度与内切野机架的角度之和为 180°（当用另一对独立准直器时）或约为 186°（当用对称准直器时），确认外切野的后缘是否与内切野的后缘在一条直线上。机架回到零位，记录下升床高度和内（外）切野及锁骨野大小。对四野技术，当内切野位置确定后，根据内切野的机架转角和内乳野所用电子束能量的 50% 等剂量线的倾角，确定内乳野的入射方向。切线野目前均提倡使用楔形板补偿因胸壁曲线而造成的剂量分布的不均匀性。使用楔形板之后，靶区所在范围变成一个类似矩形方块，此时应取内外切线野的射野中心轴上的野间距的一半作为查表深度，按不对称（偏轴）照射野计算处方剂量。

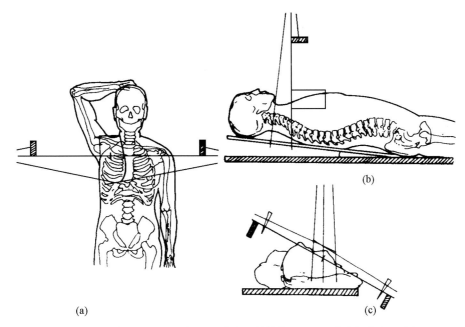

图 2-3-40　半野（独立准直器）乳腺照射技术（"+"字为摆位中心点）
注：（a）体位；（b）锁骨上野；（c）切线野。

（三）正交野相邻

两野中心轴相互垂直但并不相交的射野称为正交野，或正交非共面射野。全中枢神经系统照射时的颅骨野和脊髓野，乳腺照射时的切线野和锁骨上野，头颈部肿瘤的颈侧野与锁骨上野的邻接等都属于正交非共面射野的衔接。"二"中叙述的利用独立准直器或加半野挡块构成的半野技术可以完全解决它们间的剂量衔接问题。如图 2-3-41 示，先定出一对相对野（如全中枢神经系统照射时的颅骨野或乳腺照射时的切线野）的边缘在皮肤上的交点（模拟机或治疗机的灯光野边缘），从该点起，定出间隔 S，则为正交野（全中枢神经系统的脊髓野，乳腺照射时锁骨上野）的射野上（或下）缘［图 2-3-41（a）， （b）]。其野间距 S 由（2-3-7）式计算：

$$S = \frac{L}{2} \cdot \frac{d}{SSD} \tag{2-3-7}$$

式中 d 为脊髓野与颅骨野在体内交接处的深度（图 2-3-41a），L 为脊髓野的射野长。[图 2-3-41（b），（c）] 示意说明全中枢神经系统照射时水平颅骨野与正交脊髓野在皮肤上和在深度 d 处交接的情况（图中虚线表示两野在深度 d 处的交接）。乳腺癌照射时也可以按此法计算锁骨上野与切线野间的野间距，但由于胸壁的弯曲和保护肺组织，需要将切线野旋转一定角度，使相邻野计算变得复杂。"（二）"中介绍的方法更为直接和有效。

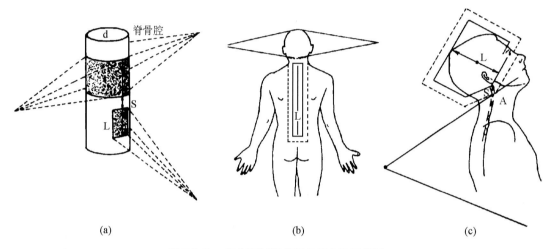

（a）　　　　　　　（b）　　　　　　　（c）

图 2-3-41　非共面射野相邻交接方法示意图

图 2-3-41 所示的正交野照射全脑、全脊髓时，要求在深度 d 处相交。由于颅骨野和脊髓野存在扩散度，使相交点外的组织受到"欠量"或"过量"照射，改用本章第七节中图 2-3-64，2-3-65 介绍的技术，使"欠量"或"过量"照射得以避免。

对头颈部的颈侧野与锁骨上野，因病变（淋巴结）较浅，一般不主张用上述对称野方法进行邻接。若有独立准直器，可以用图 2-3-42 所示两个半野等中心邻接的方法。此种方法非常类似乳腺切线野与锁

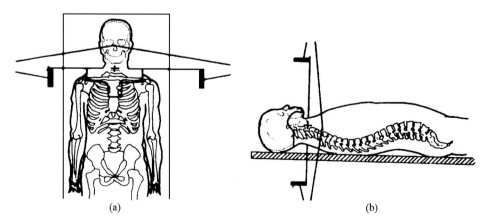

（a）　　　　　　　　　　　　　（b）

图 2-3-42　颈侧野与锁骨上野布野技术（"+"字为等中心位置）

注：（a）颈侧野；（b）锁骨上野。

骨上野相邻接的情况。同样原理，此方法可适用于甲状腺肿瘤（图 2-3-43）和颈胸段脊髓转移瘤的治疗（图 2-3-44）。

　　图 2-3-42 所示技术可用于照射上气道消化道肿瘤如鼻咽、舌、锁骨上及上纵隔淋巴结。等中心一般位于上声门附近颈段脊髓前 1cm。

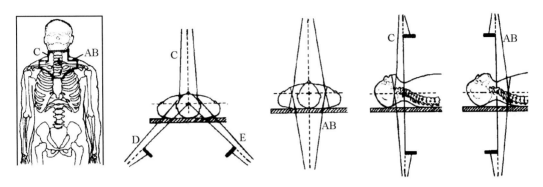

图 2-3-43　甲状腺肿瘤布野技术（"＋"字为等中心位置）

注：A、B、C、D、E 五个射野共一个等中心，等中心位置取在脊柱前缘，使两个斜野 D、E 避开脊髓。

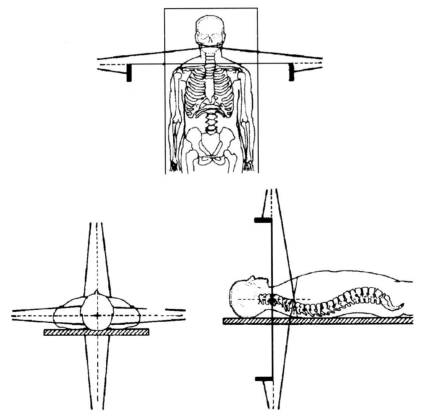

图 2-3-44　颈胸段脊髓转移瘤两半野照射技术（"＋"字为等中心位置）

注：照射范围上至颅底下至胸段脊髓；颈段用半野水平照射；肩胸段用半野前后照射。

四、不对称射野

射野中心轴偏离线束中心轴的射野称为不对称射野。上述由独立准直器构成的半野就是不对称射野的一种，它们在非共面射野邻接中起着极重要的作用。随着对独立准直器的功能的深入了解，由它构成的不对称射野的应用范围越来越宽。如图 2-3-45a 所示的胸腰段脊髓转移瘤，常规前后野照射（图 2-3-45a），治疗结束后或治疗中，可能发现邻近上、下腰椎又有病变，常规做法使用共面相邻对称野，如图 2-3-45b，很可能在射野相邻接处欠剂量或过剂量；若在原对称野基础上使用不对称野，如图 2-3-45c，d 所示，就可以很好地避免上述问题。甚至在再程治疗一开始时，想在靶区（脊髓）中段（原病变）每次给 200cGy，而在靶区上、下段每次给 300cGy 的照射，可采用图 2-3-46a，b，c 所示的照射技术，先大野（对称野）给靶区照射 200cGy，然后用图 2-3-46b，c 所示的不对称射野各追加照射照 100cGy。

同样原理，可应用于肺癌的大野和缩野增量照射。如图 2-3-47 所示，先用前后大野（加铅挡块）行第一程治疗（图 2-3-47a，b，c）；当到达给定剂量后，缩成小野，以一对不对称斜野（图 2-3-47e）或一对不对称斜野加一前不对称野（图 2-3-47f）进行追加照射。

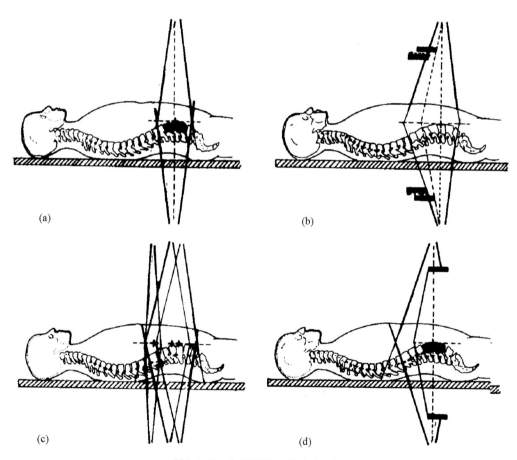

(a)　　　　　　　　(b)

(c)　　　　　　　　(d)

图 2-3-45　胸腰段脊髓转移瘤照射

注：（b）为常规前后野（a）照射后或照射中附加于（a）的对称相邻野；（d）为常规前后野（a）照射后或照射中附加于（a）的不对称射野；（a）（d）合并示如图（c）。

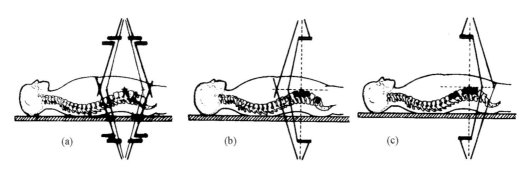

图 2-3-46　胸腰段脊髓转移瘤再程治疗照射技术

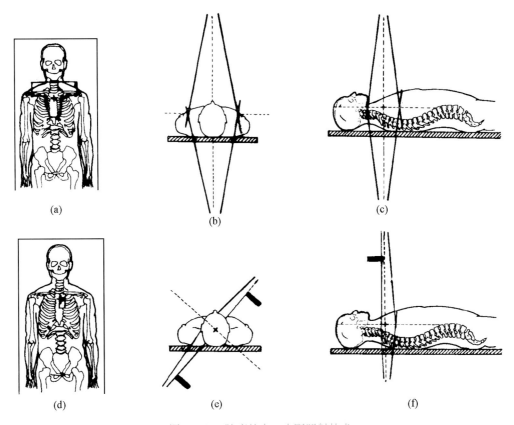

图 2-3-47　肺癌的大、小野照射技术

　　注：（b），（c）为大野（对称野）前后照射；（e），（f）为小野（不对称野）斜穿或垂直追加照射；（a），（d）正位显示等中心位置。

　　有些部位的肿瘤，如前列腺癌的照射，困难在于不知当前应照多少范围，将来可能还需要照射附近其他区域，因此经常因使用常规技术会带来射野重叠、留空等问题。若使用独立准直器构成的不对称射野，采用图 2-3-48 所示的技术可使医师解除上述烦恼。首程照射左侧盆腔区域，直肠、尿道、阴茎等均不包括在射野内（对妇科肿瘤，阴道也不在内），等中心设置在盆腔中心，通过髋臼线上缘 1~2cm 处，射野上缘使用半野，如图 2-3-48a，b，c 所示；若要照射右侧，射野同样设置，共用一个等中心，如图 2-3-48d，e，f 所示；若要进行第三程治疗，采用图 2-3-48g，h，i 所示的布置方式，可得到很好的相邻射野的剂量衔接。

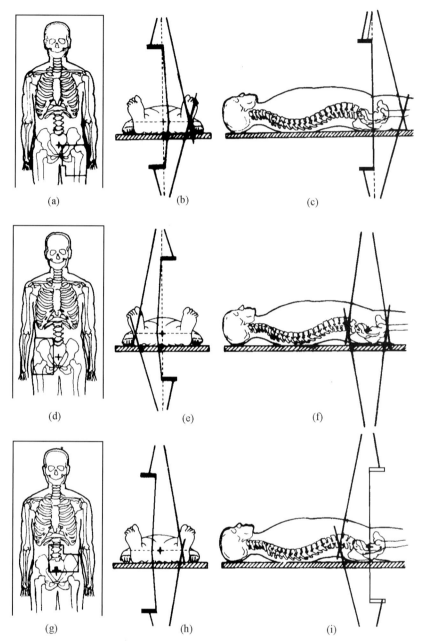

图 2-3-48　前列腺不对称野照射技术

注：等中心一般定在盆腔中心通过髋臼上缘 1~2cm 处，并用文身的方法在皮肤上作出永久性标记。

　　通过以上用独立准直器进行射野设计的范例，可以看出独立准直器在共面射野和非共面射野设计中处于对称式准直器所不能及的地位。

五、鼻咽癌布野技术

　　在头颈部肿瘤中，鼻咽癌是我国南方常见肿瘤。由于鼻咽解剖位置和周围淋巴结分布形式，以及周围有许多很重要器官如眼、脊髓、神经、脑干等，使射野设计在头颈部肿瘤中最为复杂和困难。鼻咽癌放射治疗五年生存率较高，周围正常组织的保护对患者愈后的高质量生存至关重要。因此计划设计中必须采取最恰当的布野，配合很好的体位固定技术，才能满足上述要求。如图 2-3-49 所示，体位固定采用鼻咽精确放疗用固定支架，在模拟定位机下透视，调整支架的角度，使其颈段脊髓的走向与床面平行，并使头部体中线矢平面严格与床面垂直，然后在此体位下制作固定面罩。面罩干硬后，透视下确定射野等中心及其在体表（面罩）上的投影，治疗机等中心旋转平面一般位于下颌骨平面的下缘处，等中心应设在脊髓腔中心。机架通过等中心的旋转平面，就是鼻咽野（上半野）、颈锁野（下半野）交界面即线束中心轴平面。颈锁野采用带有双向 30° 楔形野和中心脊髓挡块、互交 120° 形成三野交角照射，实际上是两对交角 120° 楔形野。颈锁野上缘就是鼻咽野的下缘，颈锁野的下缘边界根据患者的实际情况标定。鼻咽野采用 ≥6MV X 两野对穿，根据模拟机下拍摄的侧位 X 片，确定射野形状和范围，并制作个体挡块。

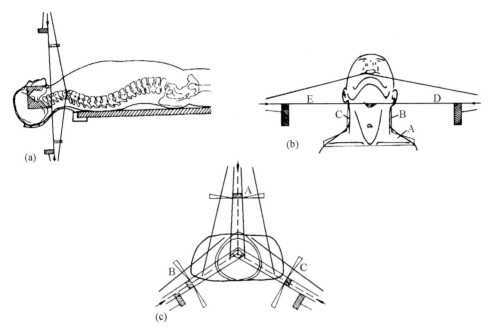

图 2-3-49   鼻咽癌立体定向适形照射技术

注：鼻咽及咽旁用半野适形水平照射（b）；颈、锁淋巴结用半野双楔形板带脊髓挡块三野交角或旋转照射（a），（c）。

六、调强适形放射治疗

调强适形放射治疗（intensity modulated radiation therapy，IMRT）指的是通过调整多个照射野内的强度分布，可以得到高度适形靶区的三维剂量分布，从而可以在不增加甚至减少周围正常组织受照剂量的前提下，达到增加靶区剂量，提高治疗增益比的目的。IMRT 的实现方式有固定野调强和容积旋转调强。

（一）固定野调强

固定野调强（fix-beam Intensity modulated radiation therapy，FB-IMRT）指的是在射线束照射过程中，机架位置固定，通过叶片位置动态连续或静态步进式运动实现强度调整的照射技术。

与三维适形（CRT）计划比较，FB-IMRT 计划设计有以下特点：

1. 对靶区定义准确性的要求更高   FB-IMRT 提供了与靶区高度适形剂量分布的物理手段，这意味着正确的靶区、正确的适形；错误的靶区、错误的适形。

2. 需要定义剂量成形结构   通过对剂量成形机构进行剂量约束，可以得到更适形靶区的剂量分布。如图 2-3-50a 所示包围靶区的环和图 2-3-50b 所示的靶区凹陷部位的扇形区。

3. 临床处方剂量要求应更明确   给定的靶区处方剂量应至少包括 95% 体积的靶区；给定危及器官的耐受剂量要求：串联组织使用最大剂量进行约束，并型组织使用剂量–体积约束，其他类型使用

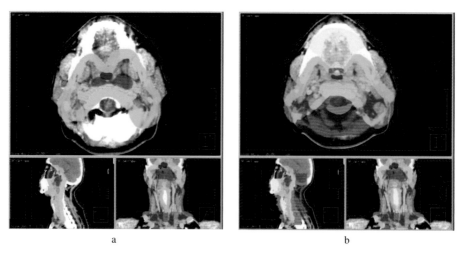

　　　　　　a　　　　　　　　　　　　　　　　　　b

图 2-3-50　调强计划设计过程中需要定义剂量成形结构

注：a 包围靶区的环，b 靶区凹陷部位的扇形区。

最大剂量和剂量-体积约束。

　　4. 选择射野方向的规则不同　例如：FB-IMRT 以采用奇数射野对称分布为起点布置射野，不需要避开危及器官；鼻咽癌采用 7~9 个共面等机架角均分的布野方案；以减少肺的照射体积为原则胸部肿瘤，采用沿体中线两侧蝴蝶形布野；前列腺癌采用 5~7 个射野等；颅内肿瘤可采用非共面布野；等角度间隔布野的基础上调整射野方向可能改善计划；位于身体一侧的肿瘤，可删除对侧的一部分射野等。

　　5. 选择能量的规则不同　头颈部肿瘤，选择 ≤8MV X 射线；胸部肿瘤由于肺的影响，拟采用低能 X 射线；腹部肿瘤可考虑用低能 X 射线代替高能 X 射线。

　　6. 确定射野形状的规则相同　FB-IMRT 有两种方法确定射野形状：第一种，传统分步法，采用 2~4 步确定子野序列直接子野优化方法；第二种，直接子野优化法，直接优化每个照射野的每个子野的形状和机器跳数，一步确定子野序列。后者较前者有如下优势：显著减少子野数目、缩短治疗时间、降低机器磨损、简化计划设计流程和缩短计划设计时间，但该模式 MU 的变化与治疗部位有关。

　　7. 确定射野强度分布的方向只能逆向，不能正向。

　　8. 评价治疗计划质量的指标有所不同　FB-IMRT 计划可以从 3 个方面评价：①治疗计划是否可以实施和实施效率；②治疗计划是否满足临床处方剂量要求；③治疗计划是否已无改进的余地。计划的子野数目和 MU 是评价 FB-IMRT 实施效率的重要指标，靶区剂量均匀度的要求可适当放松，可能会出现分散、孤立的剂量热点/冷点。

　　9. 计划验证的方法有所不同　在本章第七节将详述。

　　（二）容积旋转调强技术

　　容积旋转调强放疗（volumetric-modulated arc therapy，VMAT）是射线束旋转照射过程中，剂量率、机架转速、叶片位置等参数可动态调整的照射技术。VMAT 与 FB-IMRT 具有相近的计划质量，更短的治疗时间可改善病人舒适性，降低靶区在分次内运动带来的影响。同时，更少的机器跳数（MU），能够降低正常组织受量，减少放射激发肿瘤概率。

　　VMAT 双弧计划有助于改善剂量分布。由于每个弧的治疗时间缩短，总治疗时间不会显著增加。对于较为复杂的靶区，通常选择双弧照射，例如鼻咽癌等；对于简单靶区，使用单弧就可以得到理想的计划，例如脑胶质瘤等。由于非公面弧使得更多的射野方向参与优化，对于降低眼睛和正常脑组织的受量有较好的效果。

CRT、FB-IMRT、VMAT 的计划设计有内在联系，前者是后者的基础。相对于 FB-IMRT 而言，VMAT 优势在于治疗时间短以及因时间短带来的间接优势；而它的劣势在于计划优化时间长、治疗控制复杂以及因直接劣势带来的间接劣势。

七、计划的质量保证

计划的质量保证（QA）包括位置验证和剂量验证两个部分。本小节将详述剂量验证部分，在本章第七节将详述位置验证部分内容。

（一）CRT 计划的剂量验证

剂量的验证是计划 QA 的直接有效方法。分为独立核对程序法和在体剂量检测法。独立核对程序可计算等中心处和其他感兴趣点、甚至 2D、3D 的剂量。其优点有可能发现由剂量算法引起的误差，省时省力；其缺点是不能发现加速器治疗实施过程中发生的误差。

在体剂量监测法可在照射执行的时候，测量患者实际接收到的剂量。此种方法可以发现放疗整个流程中发生的误差，但耗时耗力，且费用较高。

（二）调强计划的剂量验证

调强计划的剂量验证除了可使用上述 CRT 计划的剂量验证方法外，还可使用实验方法验证患者的计划。实验方法需要借助于均匀/非均匀人体等效模体，上述模体可实现点、2D 或 3D 的剂量测量。主要包括三个步骤：步骤一，将调强计划复制到模体上后进行剂量计算；步骤二，将调强计划在模体上执行；步骤三，对比计算结果和测量结果，根据规程判断是否剂量验证通过。

（三）计划的独立核对

IAEA 和 WHO 均通过对放射性事故和差错事件的分析，发现放射性事故和差错多发于计划设计阶段。独立核对（independent check）是一种有效的质控措施，通过独立方核对一项工作中的各项条件、参数，易于发现潜在的错误。独立核对主要由高年资物理师完成，高年资医师、技师也要参加。

计划的对立核对在三个阶段完成：计划疗前核对、疗中核对和疗后核对。计划疗前核对内容包括：操作计划系统核对/评价计划，核对打印的计划报告和传输到 R&V 系统的计划，核对 MU/剂量。计划疗中核对分为首次治疗前核对、首次治疗后核对和每周核对。首次治疗前核对内容包括：在患者摆位前，物理师和技师应共同核对 MLC 或挡块形成的射野形状；在患者摆位完成后，技师应设置机器至每个照射野的位置，检查楔形板方向是否正确，床梁应处于什么位置，才能避免射线照射床梁；应拍摄正侧位射野片或射野影像，将其与 DRR 比较来核对等中心位置。首次治疗后核对内容包括：检查技师确认计划时仅修改治疗床位置数据和射野验证片 MU 数据；检查所有签名。每周核对内容包括：检查治疗记录剂量跟踪信息和记录验证系统相一致，检查总剂量和预计相一致，检查治疗参数是否被修改，检查所有签名。计划疗后核对内容包括：检查所有记录的签名确认，检查剂量跟踪，检查所有签名。

第六节　治疗方案的评估

上节详细介绍了射野设计原理。一些软件工具的使用可使其过程加速和有效，它们大概分成两大类：射野设计工具和计划评估工具，分叙如下。

一、射野设计工具

射野设计包括两个步骤：确定射野方向、形状；计算射野在体内的剂量分布。前者一般由医师或计划设计者根据肿瘤部位的需要和自己的经验自行设定*，后者一般由软件自动完成。软件工具的主要功能是

---

* 当用逆向设计软件时，射野方向也可以自动设置。

便利计划设计者确定射野方向和射野形状，并能直接反映射野的种类如对称野、不对称野、MLC 野等。

（一）医师方向观（REV）

医师方向观是相当于医师在检查室（CT 或模拟机室）和治疗室由任意位置观察射野与患者治疗部位间的相对空间关系以及射野间的相对关系。特别对非共面射野，REV 特别方便（图 2-3-51，图 2-3-52）。

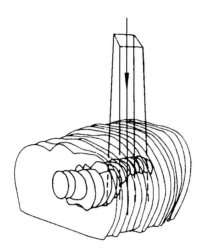

图 2-3-51　医生方向观（REV）

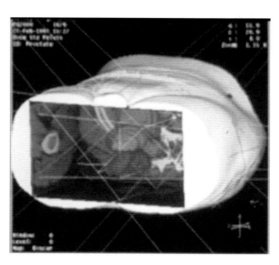

图 2-3-52　治疗部位照射 REV 视（三维观视）

（二）射野方向观（BEV）

射野方向观是设想医师或计划设计者站在放射源位置，沿射野中心轴方向观看射野与患者治疗部位间的相互关系。医师在给患者作 X 线透视或照相时，电视监视屏上的影像和 X 线胶片的影像就是 BEV 观察的结果。BEV 是 REV 的一种特殊情况（图 2-3-53，图 2-3-54）。BEV 已成为 3D 治疗计划设计系统中有用的必不可少的工具，它不仅帮助设计者选择最好的入射方向，而且从该方向上，根据治疗部位在与射野中心轴垂直的通过等中心的平面上的投影影像（DRR 或 XR）布置射野、设置射野挡块或安排 MLC 叶片的位置。

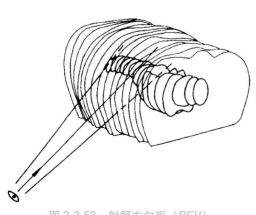

图 2-3-53　射野方向观（BEV）

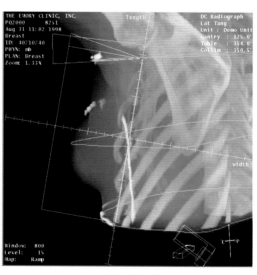

图 2-3-54　乳腺切线野 BEV 视图

二、剂量显示和计划评估工具

传统的 2D 计划系统中，剂量显示和计划评估非常简单。归一后的等剂量曲线叠加在治疗部位的轮廓图上。因为射野方向、形状和大小都在模拟机上事先确定，计划系统只作为剂量计算器和剂量分布显示器。此时对计划的评估只是看一看规定的等剂量线是否包括靶区和剂量分布是否均匀，或借助楔形板和调整射野剂量比，让在靶区内得到均匀的剂量分布，并尽量避开邻近重要器官和组织。这种评估只在少数几个平面内进行。20 世纪 70 年代初 CT 出现后，为 2D 系统可以提供治疗部位的经重建后的有关冠状面、矢状面的解剖结构（以轮廓线的形式）。可以在较多的平面内进行剂量分布的考查和评估。除等剂量分布显示方式外，出现了感兴趣点（POI）和截面剂量分布（dose profile）评估方式。截面剂量分布表示为在相应剂量显示平面（如横断面、冠状面、矢状面等）内沿某一平行主轴方向上诸点剂量的变化。如图 2-3-55 所示，此种显示方式是等剂量分布曲线的另一种形式，但较直观地告诉计划设计者或医师，靶区内剂量分布的均匀性、剂量分布与靶区的适合度以及靶周边和邻近重要器官的剂量变化梯度等情况。兴趣点（POI）剂量可以给出靶区内或重要器官内特定点的绝对剂量，VOI 点剂量的高低对治疗方案的取舍有相当的影响力。

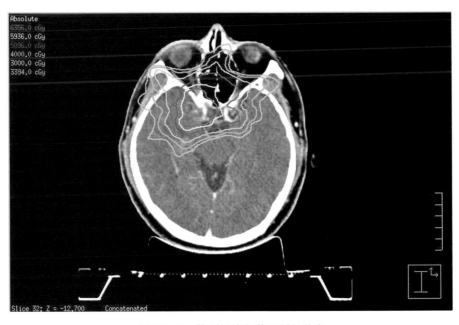

图 2-3-55　等剂量线与截面剂量分布

新型的 3D 计划系统更加丰富了上述 2D 系统中剂量分布显示、截面剂量分布显示的功能，如采用彩色等剂量面、沿任意斜切面内截面剂量分布显示技术等，前者配以 3D 平移旋转技术，让医师和设计者从不同角度和不同距离定性观察等剂量面与靶区形状的适合度，以及重要器官卷入高剂量区的程度。后者采用多幅显示技术，可获得沿某一截面内多层面的剂量分布的显示，观察高低剂量线的走势。实际上，它是前者 3D 等剂量面显示沿某一截面内剂量分布的 2D 定量表示。

三、剂量体积直方图（DVH）

由于 3D 计划系统中，剂量计算都是在 3D 网格矩阵中进行的。上述 2D 和 3D 剂量分布的显示实际上是 3D 网格矩阵单元等剂量分布的 2D 和 3D 表示。因此，就能够计算和表示出在某一感兴趣的区域如靶区、重要器官的体积内有多少体积受到多高剂量水平的照射。这种表示方法称为剂量体积直方图（DVH）。DVH用于治疗计划设计的剂量分布的分析是近几年来治疗计划设计系统的一项极其重要的发展。

　　图2-3-56a所示射野布置，形成如图2-3-56b的2D剂量分布。DVH图的基本形式是某一剂量区间（范围）内出现的体积单元数即频率。为了计算这个频率，靶区或重要器官或感兴趣区内划分成体积矩阵，如图2-3-56b所示。每一个体积矩阵单元内的剂量数字标在相应单元内。对所要计算DVH的靶区、重要器官或感兴趣区，一旦计划确定，都有自己的类似于图2-3-56b矩阵单元剂量分布。计算每个组织结构内相应剂量区间（范围）内的矩阵单元数，即为图2-3-56c DVH图的纵坐标。例如，如图2-3-56b情况，剂量位于$4Gy \leq D \leq 5Gy$区间（范围）内，矩阵单元数为10；剂量位于$5Gy \leq D \leq 6Gy$区间（范围）内，矩阵单元数为22等。假设每个体积矩阵单元的体积为$5mm^3$，就可以计算出位于上述相应剂量范围内的受照射的总体积，如图2-3-56c右纵轴表示。图2-3-56c表示的DVH图称为直接DVH图，如将图2-3-56c的纵轴频率或体积标为单位剂量频率或单位剂量体积，则变为微分DVH图（dDVH），如图2-3-56f所示。如将图2-3-56c的纵轴上的频率或体积标为仅位于某一剂量水平以上的矩阵单元数或体积的相对数称为积分（或累积）DVH图（cDVH），如图2-3-56d所示。如图2-3-56b中，>5Gy以上的矩阵单元数为118，而矩阵单元的总数为144，则剂量$\geq 5Gy$以上的体积占总体积的82%；显然剂量大于等于零的相对体积为100%。

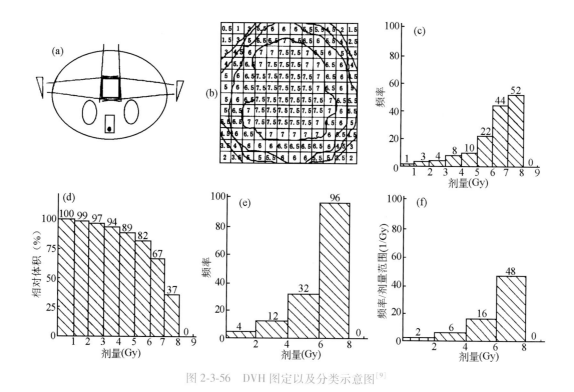

图2-3-56　DVH图定以及分类示意图[9]

　　上述形式的DVH图如何使用，要看具体情况。积分DVH（cDVH）对同一治疗计划中不同器官间的剂量分布的评估非常有用；而要想了解同一器官内受照体积与剂量间的相对关系，微分DVH（dDVH）必不可少，因为它能告诉我们多少个体积单元受到某一剂量范围内的照射。

　　最佳的治疗计划应使靶区内100%体积接受剂量规定点的剂量（100%），如图2-3-57a所示；同时危及器官（OAR）内100%体积接受的剂量为零，如图2-3-57b所示。计划设计中，若将射野边界适当放宽，并采用调强适形技术（第四章），可以近似实现前者靶区内 DVH 的要求，而保持后者 OAR 的剂量低于允许的剂量水平。

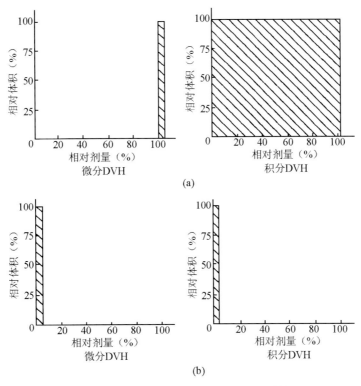

图 2-3-57　理想的治疗计划的 DVH 图[9]

注：（a）靶区 DVH 图；（b）OAR 内 DVH 图。

DVH 是评估计划设计方案的最有力的工具，根据 DVH 图可以直接评估高剂量区与靶区的适合度，由适合度挑选较好的治疗计划。但因 OAR 中接受的剂量水平不均匀，利用 DVH 鉴别治疗方案的优劣要区别具体情况：①当一个计划 OAR 的 DVH 曲线总是低于另一个的 DVH 值时，前者计划应该优于后者；②当两个计划 OAR 的 DVH 曲线有交叉时，如图 2-3-58 所示，计划Ⅱ中的 OAR 有较多的体积受到比计划Ⅰ中更高的剂量，但计划Ⅰ中有较大的体积受到较低剂量的照射。如果 OAR 是串型组织（由单元组织或细胞决定整个器官的功能），如脊髓，高剂量段将决定治疗方案的取舍，计划Ⅰ优于计划Ⅱ；如果 OAR 是并行组织（器官中大部分单元组织或细胞受伤后，器官功能才受损），如肝、肺等组织。因 DVH 曲线Ⅰ，Ⅱ下的面积近似相同，计划Ⅰ，Ⅱ可能等同。

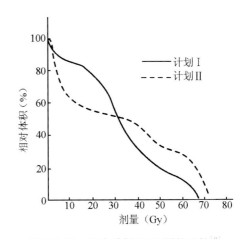

图 2-3-58　两个计划 DVH 图的比较[9]

注：（a）偏低剂量区靠近脑组织；（b）偏低剂量区靠近颅骨。

　　根据 DVH 的定义，它只表示有多少靶体积或危及器官（OAR）体积受到多高剂量的照射。但它没有空间的概念，不能标明靶体积内低剂量或 OAR 内高剂量区的位置。如图 2-3-59 所示，两个计划给出相同的靶区内 DVH 图，偏低剂量区所占的体积相等。但因图 2-3-59a 的偏低剂量区靠近正常脑组织，也许是亚临床病变（CTV）的范围，剂量偏低一点，对控制肿瘤无大害。相反，图 2-3-59b 的偏低剂量区靠近颅骨，也许正好是肿瘤（GTV）的范围，剂量偏低，会引起疗后肿瘤的复发。如图 2-3-60 所示，两个计划给出 OAR 内相同的 DVH 图，OAR 内高剂量区所占的体积也相同。但若 OAR 是所谓"并型"组织，图 2-3-60a 表示的治疗方案对 OAR 的损伤可能比图 2-3-60b 表示的治疗方案的损伤要大。若 OAR 是所谓"串型"组织，其结果可能恰恰相反。因此，作为计划评估工具之一的 DVH 图，应该与相应计划的等剂量分布图结合，才能充分发挥作用。

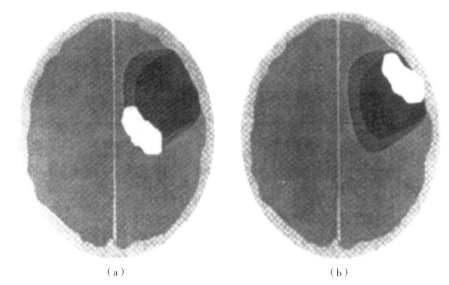

（a）　　　　　　　　　　　　　　　（b）

图 2-3-59　DVH 图相同，偏低剂量区位置不同的比较[10]

注：（a）偏低剂量区靠近脑组织；（b）偏低剂量区靠近颅骨。

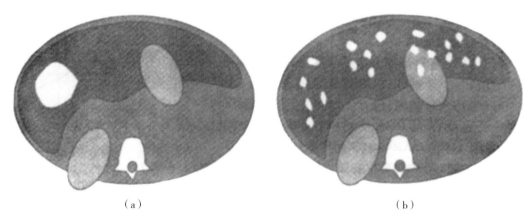

（a）　　　　　　　　　　　　　　　（b）

图 2-3-60　危及器官（OAR）内 DVH 图相同的两种情况[10]

注：（a）单个热点剂量区；（b）分散热点剂量区。

四、肿瘤控制概率（TCP）和正常组织合并症概率（NTCP）

本章第九节将详细介绍如何通过 DVH 图将 3D 剂量分布转换成肿瘤控制概率（TCP）和正常组织

合并症概率（NTCP）分布。TCP 和 NTCP 是从生物效应分布的角度，进行治疗方案的评估和比较，是物理评估工具 DVH 的一个重要的发展和补充[13-14]。利用恰当的时间剂量因子模型，将 3D 治疗计划系统计算出的 3D 物理剂量分布，变成 3D 等效应剂量分布。方法是，首先将剂量体积网格矩阵中的物理剂量利用时间剂量因子的效应进行转换。设某一体积矩阵单元 i 中的物理剂量为 D_i，则相应的生物效应剂量 ERD_i 为：

$$ERD_i \cdot [1+(\beta/\alpha) \cdot d_0]=D_i \cdot [1+(\beta/\alpha) \cdot d_i] \qquad (2\text{-}3\text{-}8)$$

（2-3-8）式中（β/α）为早反应、后反应组织的特征参数比；d_0 为单次名义剂量，例如 2Gy；d_i 为体积矩阵单元 i 中的单次物理剂量。D_i 为生物等效后的物理剂量。然后，利用本章第九节介绍的方法，将 2D DVH 图变成 1D 分布，进行肿瘤控制概率（TCP）和正常组织合并症概率（NTCP）的计算。

第七节 肿瘤的定位、模拟及验证

肿瘤的定位、模拟及验证贯穿整个放射治疗过程，是保证在治疗过程中照射野位置和剂量准确性的极重要环节，也是提高放射治疗疗效的重要措施。整个定位、模拟及验证过程应建立必要的质保（QA）和质控（QC）措施，主管医师和医学放射物理师负有极重要的责任，相关岗位的放疗技师应给予积极的配合。

一、肿瘤的定位、模拟及验证总则

（一）治疗体位及体位的确定

如本章第三节中所述，影响体位重复性的因素有：①皮肤脂肪层的厚度；②肌肉张力；③重力的影响。确定体位时应考虑上述因素的影响。治疗体位应在治疗方案设计的最初阶段进行。合适的体位既要考虑治疗方案（布野）的要求，又要考虑患者的健康条件和每次摆位的可重复性。因此，在符合治疗方案布野要求的情况下，患者感到舒适的体位，应该是重复性较好的体位。各种肿瘤治疗时的体位应该遵照上述原则，而且应该是每个治疗部门科对该种肿瘤治疗方案制订的统一的体位。

（二）体位参考标记

体位参考标记是用作肿瘤定位的标记，应该位于肿瘤附近的患者皮肤上或相应面（体）罩或定位框架上。参考标记应是影像设备如 CT/MRI/PET 等的显像物，并保证在不同影像设备上作定位时，参考标记的位置的一致性。参考标记应是半永久性的，至少在整个放疗过程中保持清晰可见。参考标记的位置应尽量靠近肿瘤（靶区）的中心，减少向摆位标记点转换的误差。若参考标记定在皮肤上，建议做文身标记。两侧皮肤及体中线上各刺一个，共 3 个，3 个点要求位于一平面内。

（三）CT 模拟机（CT simulator）

CT 模拟机是实现三维精确放疗较好的一种定位工具。它由一台大孔径螺旋 CT 机、3D（治疗部位假体）重构软件和一套 3D 运动激光灯组成。其目的是建立治疗部位的患者的 3D 假体，利用 3D 假体进行病变的定位（透视、照像）和制定治疗方案。治疗方案确定后，利用 3D 激光灯将在 3D 假体上制定的治疗计划，利用参考标记点的坐标转换，复制到患者身上，确定摆位标记。

（四）CT/MRI 扫描

按治疗体位摆好体位后，将 CT 定位"+"字标记或磁共振定位"+"字标记，贴于参考标记的相应文身标记点处，注意"+"字叉应严格与文身标记重合。扫描前，先拍摄平片（Scout 相），在平片上确立过参考标记点的平面为 CT 或 MRI 扫描的参考扫描平面。由参考扫描平面确定 CT 或 MRI 的扫描范围，参考标记点和肿瘤附近加密扫描。

（五）模拟定位机（Simulator）

模拟定位机是进行常规 2D 定位和 3D 治疗方案实施照射前进行治疗前模拟及验证的重要工具。治疗前模拟过程应该是模拟患者照射时的真实过程。在可能的情况下，应拍摄治疗方案规定的所有的或至少几个射野的 X 线照片，便于与治疗方案制订中的射野的 DRR 照片作比较。

（六）射野影像系统（EPID）

射野影像系统是实施动态监测患者照射时患者体位和射野位置及形状的工具，治疗体位下的 EPID 影像通过局域网（例如 Lantis）进入 TPS，与 DRR 和模拟机 X 片进行比较和误差分析。

（七）图像引导放射治疗（IGRT）摆位

治疗摆位的目的在于重复模拟定位时的体位，并加以固定，以期达到重复计划设计时确定的靶区、危及器官和射野的空间位置关系，保证射线束对准靶区照射。但实际情况是尽管采用各种辅助摆位装置，并严格按照操作规程摆位，摆位误差仍可能有数毫米、甚至更大。摆位误差主要来自 3 个方面：①人体非刚体，它的每个局部都有一定的相对独立运动的能力，因此严格讲体表标记对准了只说明标记所处的局部皮肤位置重复到模拟定位时的位置，而皮下的脂肪、肌肉，更深处的靶区位置则可能重复的不准；②摆位所依据的光距尺和激光灯有 1~2mm 定位误差；③治疗床和模拟定位机床的差别、体表标记线的宽度和清晰程度等因素均会影响摆位的准确度。另外，技术员操作不当还会引入误差。放疗的靶区通常在患者体内，是不可见/不可触摸到的。照射实施的准确性依赖于与靶区有相对位置关系的标记，同时靶区定位和轮廓勾画的准确性很大程度依赖于模拟与治疗摆位的重复性。

图像引导放射治疗技术是这样一种技术，它在分次治疗摆位时和（或）治疗中采集图像和（或）其他信号，利用这些图像和（或）信号，引导此次治疗和（或）后续分次治疗。IGRT 技术的作用在于解决运动靶区的准确适形治疗问题，其具体实现方式有在线校位、自适应放疗、屏气、呼吸门控、四维放疗技术和实时跟踪技术。在线校位和自适应放疗技术可处理摆位误差和分次间的靶区移位。屏气技术可使靶区暂时停止运动。呼吸门控技术保证射线照射时靶区只在一个小范围运动。四维放疗技术以按计划跟踪的方式处理呼吸或其他原因引起的靶区运动。实时跟踪技术可实时探测、实时跟踪各种原因引起的靶区运动，代表放疗的理想境界。

（八）在线校位（online correction）

在线校位是指在每个分次治疗过程中，摆位后采集患者二维或三维图像，通过与参考图像（模拟定位图像或计划图像）比较，确定摆位误差和（或）射野位置误差，实时予以校正，然后实施射线照射。该技术是最简单的 IGRT 技术，开展研究最早，报道也最多。早于 1992 年报道采用电子射野影像（EPID）系统采集正侧位图像的方法检查每次摆位；当误差大于允许值时，通过移床予以校正，然后再做治疗。为了解决体部靶区图像不清楚问题，中国医学科学院肿瘤医院早在 1995 年采用在靶区附近预埋金标记、每次治疗前拍正侧位片重定位的方法开展体部立体定向放疗。预埋的标记物靠近靶区甚至在靶区内，因此可认为标记物与靶区位置是相对不变的，通过探测标记物就可确定靶区位置。上述在线校位的基本原理早已建立，近年新的发展主要体现在以下 3 个方面：①射线探测装置从胶片到 EPID 系统，提高了在线校位的自动化程度，缩短了在线校位造成的附加治疗时间；②成像用射线源由治疗有 MV 级 X 线发展到 MV 级 X 线与 kV 级 X 线并用，或只用 kV 级 X 线源；③校位图像从二维发展到三维。获取三维图像可采用螺旋 CT 技术、CT On-rail 技术或锥形束（cone beam）CT 技术。与二维图像相比，三维图像的优势表现为：①三维图像可提供 6 个自由度（3 个平移和 3 个旋转）的摆位误差数据，而二维图像最多只能提供 5 个自由度（3 个平移和 2 个旋转）的数据；②如果考虑到组织器官形状变化，采用变形匹配（deformable registration）技术，三维与二维提供摆位误差数据的差别更大；③如果将患者治疗计划移到校位的三维图像上重新计算剂量分布，可得到每个分次治疗时患者实际受照剂量分布，根据实际受照剂量可对后续的分次治疗做适当调整。

除了上述 X 线成像方法外，对腹部肿瘤还可用超声图像、红外线跟踪体表称记、体表光学成像，电磁场定位等技术均可实现在线校位。例如，使用 Nomos 公司的超声引导摆位系统（BAT），在每次治疗前采集矢状位和横断位的超声图像，通过将计划系统产生的组织结构轮廓（如膀胱、直肠）叠加到超声图像做比较，可确定摆位误差，并实时予以校正；Calypso 四维定位系统是一个 AC 电磁场实时定位系统；BrainLab 公司的 ExacTrac 系统使用的是红外线跟踪体表标记方法进行在线校位。

（九）射野挡块

挡块分形成不规则野挡块（外挡）和射野内组织保护挡块（内挡）。外挡块约需 5HVL 厚的材料，内挡厚度应由 TPS 确定。挡块可以由模室制作或由 MLC 形成。模拟机上作射野模拟和验证时，亦应有相对应的"射野模拟挡块"进行射野拍片。

（十）进程表格

细则中按照图 2-3-61 所示的 3D（2D）治疗定位、模拟及验证的一般进程，为肿瘤的定位、模拟及验证制订了进程表，凡是能跨步操作的均用一箭头标明，非箭头标明的不能跨步操作，每步执行完，操作者在其后的括号内签字。整个进程完成后，经主管医师 核对、确认、签字。

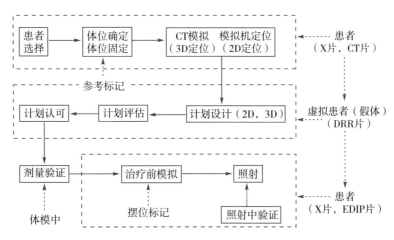

图 2-3-61　3D（2D）治疗定位、模拟及验证的一般进程

二、肿瘤定位、模拟及验证细则（举例）

（一）鼻咽癌

1. 体位　仰卧位。头过伸，双肩及头颈下垫枕，使颈脊髓走向基本与床面平行，头部体中矢状面严格与床面垂直，面罩固定，形成图 2-3-50 所示体位。

2. 参考标记　在下颌骨下缘平面的皮肤上作三点文身标记：两侧皮肤及体中线上各刺一个。

3. CT/MRI 扫描　如图 2-3-62 所示。

4. 作 CT 模拟和治疗计划设计。

5. 确定摆位标记。

6. 模拟机上拍摄射野验证片（2D 治疗时，为射野定位片）。

7. 制作射野挡块或准备 MLC 处方。

8. 形成治疗单。

9. 模拟照射（Alderson 模体内）。

10. 实施照射，拍摄 EPID 片。

布野方案（图 2-3-63）：

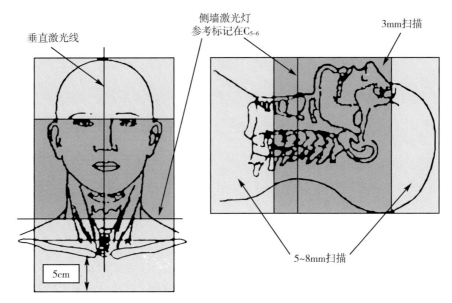

图 2-3-62　鼻咽癌 CT/MRI 扫描范围

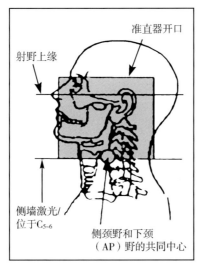

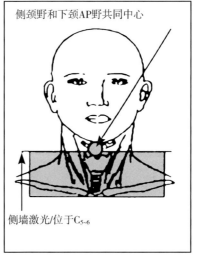

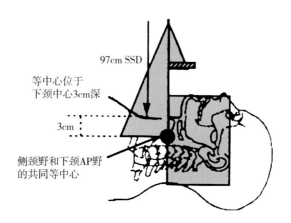

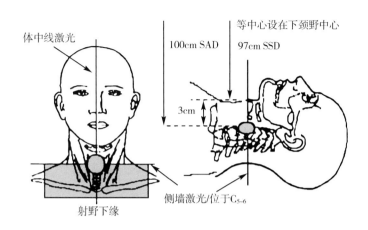

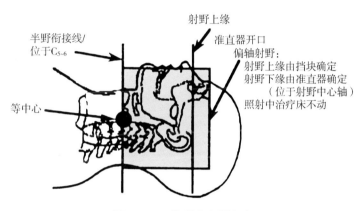

图 2-3-63　鼻咽癌布野方案

2D 照射：≥6MV X，面颈联合，缩野后鼻咽两野对穿（用 ^{60}Coγ 线时或侵犯鼻腔时，加鼻前垂直野）；缩野后下颈部改切线照射，上中部局部用高能电子束。

3D 照射：≥6MV X，鼻咽、颈部野分别用半野技术，用三野交角加楔形板照射，调强，避脊髓，颅底、咽旁仍有残存灶时，用 X 线立体定向追加一定剂量。

步骤进程表：

3D：①→②→③→④→⑤→⑥→⑦→⑧→⑨→⑩
　　　　└──2D──┘　　　　└──2D──┘

（二）喉癌，下咽癌

1. 体位　仰卧位，垫枕，颈伸直，使颈脊髓走向与床面平行，不含瓶，颈部体中矢状面严格与床面垂直，面罩固定，形成图 2-3-43 所示体位。

2. 参考标记　在通过喉结的横断面内的皮肤上作 3 点文身标记。

3. CT/MRI 扫描　选定扫描层厚及扫描间距扫描。

4. 作 CT 模拟和治疗计划设计。

5. 确定摆位标记。

6. 模拟机上拍摄射野验证片（2D 治疗时，为射野定位片）。

7. 形成治疗单。

8. 实施照射，拍摄 EPID 片。

布野方案

2D 照射：用水平对穿或两 120°交角楔形射野（颈 C、N 不能包括）

3D 照射：三野 120°交角射野

步骤进程表：

3D：①→②→③→④→⑤→⑥→⑦→⑧
           └──────2D──────┘

（三）乳腺癌

1. 体位　仰卧位。患者仰卧于乳腺体位辅助装置上，调节装置的角度，使胸壁走向与床面平行，患侧手臂上举并握住手固定杆，形成如图 2-3-40 所示体位，记录下体位支架的角度和手固定杆的位置。

2. 参考标记　沿锁骨野下缘和切线野上缘重合线在皮肤上作 3 点文身标记。

3. CT/MRI 扫描　选定扫描层面厚度及间隔扫描。

4. 作 CT 模拟和治疗计划设计。

5. 确定摆位标记。

6. 模拟机上拍摄射野验证片（2D 治疗时，为射野定位片）。

7. 制作内乳野电子束照射挡块。

8. 形成治疗单。

9. 实施照射拍摄 EPID 片。

布野方式：采用半野技术，锁骨野下缘和切线野上缘的重合线为射野分界线，锁骨野垂直，乳腺野用 1/4 野或半野切线，内乳野用高能电子束。2D 照射，切线野用楔形野，3D 照射，切线野用调强。

步骤进程表：

3D：①→②→③→④→⑤→⑥→⑦→⑧→⑨
        └──────2D──────┘

图 2-3-40 所示体位，适应 CT 机的扫描孔径 70cm，但若 CT 机的扫描孔径≥80cm 时，图 2-3-40 体位应作适当修改，改成上臂水平放置较好。对术后胸壁电子线照射的定位和计划设计问题请参考有关的教科书。

（四）前列腺癌

1. 体位　仰卧位，垫枕，双手抱胸，真空成型袋、体罩及双膝固定，形成如图 2-3-48 示体位。在体罩和皮肤间放置充气袋或泡沫塑料，起到限制腹壁呼吸运动，推移小肠至盆腔外可保护好小肠作用。

2. 参考标记　沿髋臼上缘 1~2cm 处的横断面作 3 点文身标记。

3. CT/MRI 扫描　①准备一根三通 Foley 尿道管和一个尿袋及钡造影剂；②三通管插入膀胱后，向气囊内注入 10ml 造影剂或空气，以显示膀胱颈位置，也即前列腺上界（具体情况由医师确定），膀胱保持充盈状态（起保护膀胱作用）；③通过导管向直肠内注入大约 60ml 钡造影剂；④就绪后，选定扫描层厚和间距扫描：建议前列腺区，3~5mm 扫描其他部位 10mm 扫描。

4. 作 CT 模拟和治疗计划设计。

5. 确定摆位标记。

6. 模拟机上拍摄射野验证片（2D 治疗时，为射野定位片）。

7. 形成治疗单。

8. 实施照射，拍摄 EPID 片。

布野方式（图 2-3-48）：利用独立准直器。射野中心轴通过髋臼上缘 1~2cm 处的体表参考标记，采用不对称（偏轴）照射。2D 照射，采用等中心前后对穿或前后左右四野照射，3D 照射，用等中心部分交角调强照射。

步骤进程表：

3D：①→②→③→④→⑤→⑥→⑦→⑧
　　　　└─────2D─────┘

（五）全脑全脊髓照射

1. 体位　俯卧位，用船形枕和真空成型袋固定，使脊髓尽量伸直与床面平行，双手伸直放于双侧，形成图 2-3-11 所示体位。

2. 布野　如图 2-3-64 所示，全脑用等中心水平对穿野（1，2）照射，脊髓用固定源皮距 SSD 垂直野照射。如果脊髓总长度 >40cm 时，将脊髓野分成两个射野（3，4）。颅脑野的下缘边界应与脊髓野（3）的上界的射野扩散度重合，此位置为颅脑野的准直器转角 Φ（图 2-3-65）$\Phi = \arctan\left(\dfrac{\frac{1}{2}l}{SSD}\right)$，$l$ 为脊髓（3）野长度。若脊髓用两野（3，4）照射，（3，4）野皮肤上的间隔，应使两野在脊髓的上缘相交。若（3，4）垂直野改为两对斜野交角照射，以骨椎体节段为等中心射野交叉点。两对斜野交角时应注意保护肾脏。（1，2）与（3，4）野一般在 C_{1-2} 处交接；（3，4）野在 L_{3-4} 交接。为保证脊髓垂直野（3）的边缘与颅骨野边缘重合，治疗床应转一个角度 Φ（图 2-3-65），$\Phi = \arctan(y_2/SAD)$。

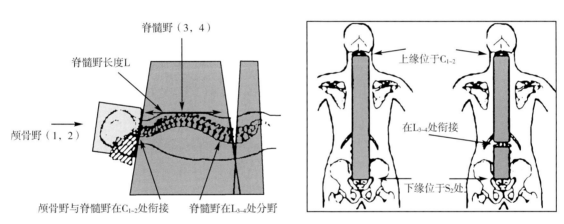

图 2-3-64　全脑全脊髓照射布野方法（一）

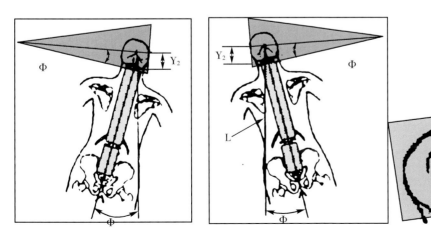

治疗床转角：$\Phi = \arctan(Y_2/SSD)$
准直器转角：$\Phi = \arctan(1/2L/SSD)$

图 2-3-65　全脑全脊髓照射布野方法（二）

3. 置长铅丝于背部与体中线的垂直激光灯线重合，拍摄（1，2）及（3，4）野的侧位 X 线片，确定脊髓深度。

4.（1，2），（3，4）野均以脊髓腔为等中心摆位深度。

5. 确定（1，2）及（3，4）野的摆位标记。

6. 形成治疗单。

7. 制作（1，2）野射野挡块，或确定 MLC 射野处方。

8. 实施照射，拍摄 EPID 射野证实片。

9. 应该以斜二野交叉为标准骨性标志。

（六）中枢神经系统（全脑照射）

1. 体位 仰卧位，垫枕，使颈脊髓伸直，面罩固定。

2. 布野 只设（1，2）两水平全脑野等中心照射，如图 2-3-66 所示。

3. 确定摆位标记。

4. 模拟机上拍摄（1，2）野的侧位片。

5. 形成治疗单。

6. 制作（1，2）射野挡块，或确定 MLC 射野处方。

7. 实施照射，拍摄 EPID 射野证实片。

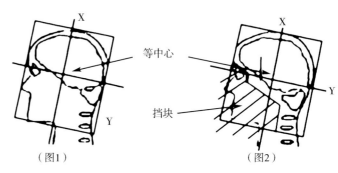

图 2-3-66 全脑照射

（七）脑瘤（颅内肿瘤）

1. 体位 仰卧，垫枕，颈伸直，面罩固定。

2. 确定颅底线 模拟机下，侧位透视下确定颅底线，如图 2-3-67 示。调节体位建立装置，使颅底线与颈直线的垂直线的夹角≤25°，此时固定面罩。

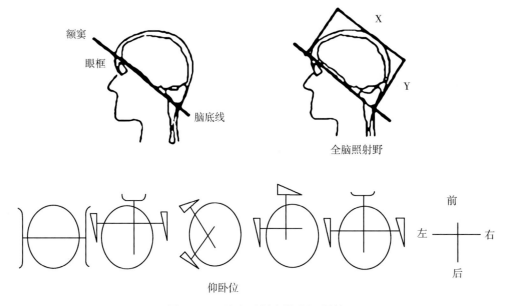

图 2-3-67 脑瘤（颅内肿瘤）照射

3. 参考标记 通过颅底线与患者皮肤表面交点的平面内做 3 点文身标记。

4. CT/MRI 扫描 选定扫描层厚及层间距扫描。

5. 作 CT 模拟及治疗计划设计。

6. 确定摆位标记。

7. 模拟机下拍摄射野验证片（2D 治疗时，为射野定位片）。

8. 制作射野挡块，或准备 MLC 射野处方。

9. 形成治疗单。

10. 实施照射，拍摄 EPID 片

步骤进程表：

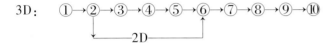

（八）肺癌

1. 体位 仰卧位，双手伸直放于胸两侧，真空袋体位固定。

2. 参考标记 在肿瘤相应位置的体表置 3 点文身标记，3 点形成的平面必须与体中线垂直。

3. CT/MRI 扫描 选定扫描层厚及扫描间距扫描（图 2-3-68）。

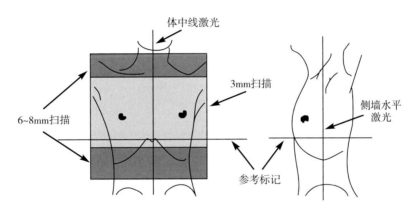

图 2-3-68 肺/胸 CT 模拟定位

4. 作 CT 模拟和治疗计划设计。

5. 确定摆位标记。

6. 模拟机上拍摄射野验证片（2D 治疗时，为射野定位片）。

7. 形成治疗单。

8. 实施照射，拍摄 EPID 片。

布野方案（图 2-3-69）

2D 照射 前后对穿野照射。

3D 照射 等中心多野照射。

步骤进程表：

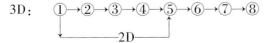

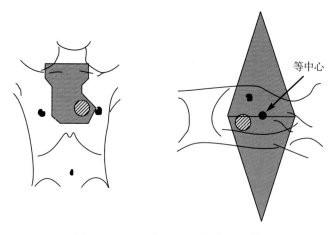

图 2-3-69a 肺癌 AP/PA 等中心照射

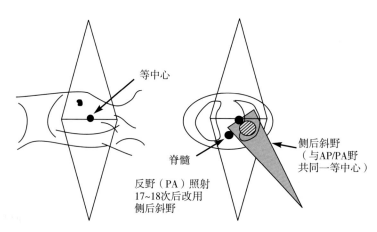

图 2-3-69b 肺癌等中心照射

（九）食管癌

1. **体位** 仰卧位，双手伸直放于胸两侧，真空袋体位固定。

2. **参考标记** 在肿瘤相应位置的体表置 3 点纹身标记，3 点形成的平面必须与体中线垂直。

3. **CT/MRI 扫描** ①准备造影剂；②就绪后，选定扫描层厚及扫描间距扫描。

4. 作 CT 模拟和治疗计划设计。

5. 确定摆位标记。

6. 模拟机上拍摄射野验证片（2D 治疗时，为射野定位片）。

7. 形成治疗单。

8. 实施照射，拍摄 EPID 片。

布野方案：

2D 照射 胸腔入口处肿瘤：①两前斜野 楔形板沿人体上下置，厚端上、尖端下矫正体外轮廓中、下段食管；②食管在中线部位，1 前 2 后斜野等中心三野交角照射（图 2-3-31）；③食管明显偏左，右前、左后野再加与之相交垂直野；④下段食管癌应包括胃左、胃小弯淋巴结区"凸"字形野，胃充盈度以喝水量与稀钡量相同。

3D 照射　三野等中心交角调强适形照射。

步骤进程表：

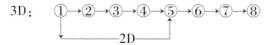

第八节　射野挡块及组织补偿

射野加挡块不仅是为了适应靶区和计划区形状的需要，而且为了保护射野内的重要器官和正常组织免受不必要的照射。组织补偿是补偿射野入射方向上因组织缺损（如曲面）、组织不均匀性等对体内剂量分布的影响。

一、射野挡块技术

挡块的主要目的是将规则射野变成不规则射野，以使射野形状与靶区形状的投影一致；或是为了保护射野内某一重要组织或器官。用于前者，挡块是作为治疗机准直器的组成部分，应具有准直器的防护效能；用于后者，根据被挡组织和器官的剂量处方，分为全挡、半挡、1/4 挡等。

以往，外加的挡块均由纯铅制成。由于铅的熔点比较高（327℃），制作较困难，一般只作为射野标准挡块使用，不易对每个患者制作特定形状的铅块。采用低熔点铅（low melting-point alloy lead，LML）以后，克服了这种缺点，可以实现适合患者个体化的不规则"限光筒"。低熔点铅的熔点约为70℃，密度近似等于 $9.4g/cm^3$，约为纯铅密度的83%。表 2-3-7，2-3-8 分别列出了用这种低熔点铅合金作挡块时，不同能量 X（γ）线和电子束穿射 5% 时所需的厚度。挡块下的组织将受到射野内（未挡部分）散射线剂量和挡块本身的穿射剂量，因此在设计射野内挡块时，应考虑到野内散射线的贡献，适当增加或减薄计算出的厚度，以达到规定点的剂量。较高能量的电子束需要较厚的 LML，以吸收高能电子击散射箔、准直器或 LML 后产生的韧致辐射线。表 2-3-8 中的厚度可能随加速器的型号不同而有所变化。例如 Varian Clinac 18 和 Cilinac 2100c，由于电子散射箔，电子限光筒，二种机器的设计不同，韧致辐射分量差别很大。厂家提供的电子束挡块托架允许挡块的厚度为 1 厘米时，对20MeV 电子束，1cm 厚 LML 可达到 10% 的穿射量。因此根据表 2-3-8，欲达到较低的穿射量时，电子束托架必须改装。

表 2-3-7　不同能量 X（γ）线穿射 5% 时所需要的厚度

射线质	铅（mm）	LML（mm）
1mmAl HVL X	0.2	0.2
2mmAl HVL X	0.3	0.4
3mmAl HVL X	0.4	0.5
1mmCu HVL X	1.0	1.2
3mmCu HVL X	2.0	2.4
4mmCu HVL X	2.5	3.0
铯-137γ线	30.0	36.0
^{60}Coγ 线	50.0	61.0
4MV-X	60.0	73.0
6MV-X	65.0	79.0
10MV-X	70.0	85.0
25MV-X	70.0	85.0

表 2-3-8　不同能量电子束穿射 5% 时所需 LML 厚度　　（mm）

6MeV	2.3
9MeV	4.4
12MeV	8.5
16MeV	18.0
20MeV	25.0

加挡块之后，因 X（γ）线、电子束与挡块和托架的相互作用产生的次级射线，会影响皮肤表面剂量的大小和建成区内的剂量分布。例如在作电子束旋转照射时，可见到野下的皮肤反应，主要是由于电子束照射 LML 后产生的韧致 X 线和来自挡块托架的散射。X（γ）线切线照射乳腺时，由于挡块及挡块托架产生的次级电子污染，造成皮肤和建成区剂量的增加。临床所见和实验证明，加挡块和托架之后，不仅表面相对剂量的大小会随托架到皮肤距离的缩短而增加，而且最大建成深度变浅。为避免挡块的次级电子达到皮肤，托架到皮肤的最佳距离与射野半径之比为 $\dfrac{DSD}{射野半径}=4$。故对高能 X（γ）线，小野时，15~20cm 即可以避免电子污染；射野较大时，因托架到皮肤距离不可能太大（等中心距离的限制），可使用含铅的托架或电子滤过器。电子滤过器是用中等原子序数（Z 在 30~80 之间）的物质作为 γ 射线的电子吸收器。实验研究证明，中等原子序数的物质产生的正向向前散射的电子数目低于高原子序数的物质。这种滤过器不仅能减低皮肤剂量，而且能改进大野剂量建成区的特性。理论上，电子滤过器的厚度应至少等于次级电子的最大射程。对 ^{60}Coγ 线或高能 X 线，0.5g/cm^2（0.9mm 锡，$\rho_{锡}=5.75g/cm^3$）厚的锡即可使托架产生的次级电子大部分被吸收。

挡块作为准直器的一部分形成不规则射野时，其厚度要使得原射线的穿射量不超过 5%，一般需要 4.5~5 个半价层。此时的挡块称为全挡块。显然，半挡只需一个半价层，3/4（穿射 1/4）挡约需 2 个半价层等。半价层值随射线能量不同而区不同的值，如 ^{60}Coγ 线，全挡块约需 6.1cm 厚 LML；6MV X 线，约需 8cm LML 等（表 2-3-7）。

（一）新型计算机控制的热丝切割机

随着 3D 治疗计划系统的普及，用它的 BEV 功能可以直接形成使用射野的形状，并可生成射野形状文件，于是发展了计算机控制的热丝切割机。它有两种基本的实现方式：第一种方式是将镍铬丝固定不动，让聚苯乙烯泡沫塑料沿 X，Y 方向作弧形运动。运动由计划系统直接提供的射野形状文件或射野胶片（XR 片或 DRR 片）通过数字化仪或扫描仪输入的射野形状文件控制。X，Y 两方向运动的结果，形成射野形状。第二种方式是将聚苯乙烯泡沫塑料固定，而让镍铬丝沿 X，Y 方向运动，如图 2-3-70 所示。第一种方法，泡沫塑料沿半径等于源至托架距离作 X，Y 方向的弧形运动进行切割；第二种方法是利用双平面两组 X，Y 方向平行同步移动进行切割，此时热丝的长度应稍有变化，适应射野扩散度的要求。两组 X，Y 运动的位置由软件控制。由于第二种方法所占空间较小，在商售机中占主流，如丹麦的 PAR/Scientific A/S 的

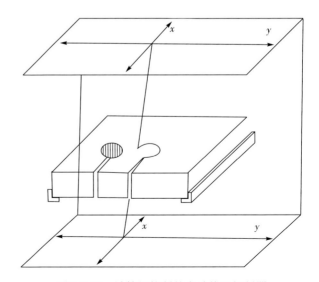

图 2-3-70　计算机控制的自动热丝切割器

PCD-3 切割机、德国的 Hek Medical System 的切割机等。

（二）挡块制作与验证

挡块制作的全过程包括医师处方、热丝切割、浇注低熔点铅、修整与验证、装入托架并摄片证实。制作过程的核心是射野坐标的登记和保持挡块位置的精度，两者是相互联系的。热丝切割机的几何坐标系应精确地与治疗机的射野几何坐标系一致，物理师的责任应定期校对这两个坐标系的符合性。

二、组织补偿技术

（一）问题的提出

如图 2-3-71 所示，喉癌照射部位的射野间距变化较大，用平行对穿野照射，喉接受的剂量大约比舌根接受的剂量高 15%。如果对喉部位进行组织缺损的补偿，就可使剂量均匀。这种情况也可以用一维楔形板作补偿，但因曲面的变化梯度的复杂性，两维组织补偿要比一维楔形板更好。对乳腺癌，两楔形野切线照射也存在人体纵轴方向剂量不均匀性问题。

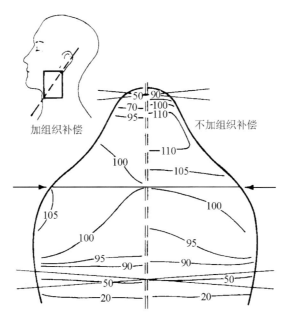

图 2-3-71　喉癌照射加和不加组织补偿时剂量分布的比较（对野照射）

高能 X（γ）线使用组织补偿器的原则是：补偿器必须离开皮肤，放在射野挡块同样位置，以保护高能 X（γ）线的皮肤剂量低的优点。因此补偿器要根据缺损组织的厚度按比例制作，如图 2-3-72 所示，假设用单野垂直照射，要求在平面 S-S 上的诸点如 P、Q 点等得到同等剂量。对应平面 S-S 上 Q 点与放射源的连线（扇形线）上的组织缺损的厚度为 X（单位为 cm），离开射野中心轴距离为 r，扇形线上对应位置的补偿器的厚度为 t，离开射野中心轴的距离为 r'。平面 S-S 为等剂量线（面）；$S'-S''$ 为等效组织皮肤表面；$S'-S'$ 为治疗部位患者皮肤表面。P 点为距离皮肤表面 $S'-S'$ 的最深的位于靶区内的一点，它的深度为 d。每条扇形线上可能有密度不同的组织，d 理解为等效后的最深的深度，P 点剂量 D_P 最小。组

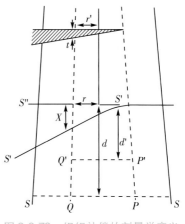

图 2-3-72　组织补偿的剂量学意义

织补偿器的目的，是调整补偿器的厚度 t，使得在 S-S 平面的诸点（如 P、Q 点）的剂量（如 D_P，D_Q）相等。组织补偿器的形成过程应为：①先确定等剂量线面；等剂量线面可以是靶区表面，也可以是某一组织（包括靶区）的层面。前者一般称为剂量补偿器，后者称为组织补偿器。组织补偿器主要是补偿射野入射方向皮肤表面的弯曲；剂量补偿器是广义的组织补偿器，包括补偿皮肤表面弯曲、补偿组织不均匀性、补偿多野结合后彼此的剂量制约关系等。不论何种补偿器，首先要确定通过补偿应达到的等剂量线面；②对组织补偿器，根据等剂量面，得到等效组织皮肤表面 $S'-S''$，求得缺损组织厚度 X 的两维分布 $\{X_{i,j}\}$，i, j 分别表示平行于射野两边的位置指数；③根据缺损组织厚度分布 $\{X_{i,j}\}$，按比例求出组织补偿器厚度 t 的两维分布 $\{t_{i,j}\}$。对剂量补偿器，则不需要缺损组织厚度分布 $\{X_{i,j}\}$，而根据要求的等剂量线、面直接求出补偿器的穿射系数分布 $\{a_{i,j}\}$，再转换成补偿器的厚度分布 $\{t_{i,j}\}$。

（二）组织缺损分布 $\{X_{i,j}\}$ 的测量

组织缺损分布 $\{x_{i,j}\}$ 的最早测量方法，使用一组按扇形线束方向平行排列的园杆组成的测量盒附在治疗机的准直器的下方，直接测量射野入射方向皮肤表面的深度；或使用图 2-3-73 所示的比例绘图器通过移动杆尖，用热丝切割成皮肤表面的缩小后的模拟外形，直接得到 $\{t_{i,j}\}$，比例大小要根据补偿器材料的物理密度确定。这些机械测量装置的主要缺点是消耗患者和医师的时间。目前多采用现代型的测量技术，如 3D 数字化仪技术、波纹照相技术、扇形束电视摄像技术等。数字化仪由一个含有磁场传感器的磁探头，一个低频低功率的磁场发生器、一个供应磁场发生器的电源及记录磁探头位置的数据收集系统，和一个与 PC 机的接口等四部分组成。数字化仪每秒可取 30 个点，精度为 1mm，由于脉冲磁

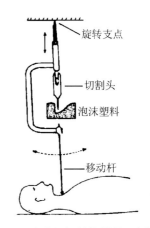

图 2-3-73　生成组织补偿器的比例绘图仪

场发生器易受外界金属的影响，应注意放置的环境，减少系统误差。波纹照相技术是将波纹照射机安装在模拟定位机上，拍摄皮肤表面波纹 BEV 图，由它可算出等 SSD 线，经数字化取样后变成 $\{X_{i,j}\}$ 分布。扇形线束电视照相技术的原理是将一组扇形束激光沿射野中心轴方向垂直投射到皮肤表面，安装于机头双侧各 30° 位置的两个照相机随机架旋转记录下激光束的位置。利用三角形计算技术由计算机算出 $\{X_{i,j}\}$ 分布。图 2-3-74 示出的是一种该技术的变形技术。一束扇形光束投射到患者皮肤表面，电视照相机记录下此扇形束在皮肤的投影，在电视照相机采样过程中，治疗床沿患者纵向前进。床运动速度约为 0.6cm/秒，每 1cm 取样一次。取样结果所示如图 2-3-75。Renner 将网格点投射到患者皮肤上，位于两侧的电视摄影机记录下网格点投影，与已知的网格图像进行比较，并数字化，得到 $\{X_{i,j}\}$ 分布。用于投影的网格板放在模拟机的挡块托架上，直接利用模拟机的灯光作光源，不需要另设光源，测量直接取自治疗部位的射野条件，不要任何中间的转换。单像机技术，缺损组织厚度是利用像机和光线投影间的三角形关系进行计算。缺点是被体廓挡去的投影点不能被照像机"看见"，需要转动机架得到。双像机技术，缺损组织厚度直接由像机测量，不需要三角形计算。缺点是两个像机测量点不能完全相互对应，因为总有些点不能同时被两个像机"看见"。若将双像机技术和三角形计算技术结合，就可以克服上述单、双像机技术的缺点。

因 3D 治疗计划系统需要治疗部位的多层（50~100 层）的 CT 扫描图像，才能重建出治疗部位的 3D 图像。根据 CT 图像可直接得到类似图 2-3-75 的外轮廓的分布。从这个意义上讲，CT 是一种获得治疗部位组织缺省的较好的方法之一。

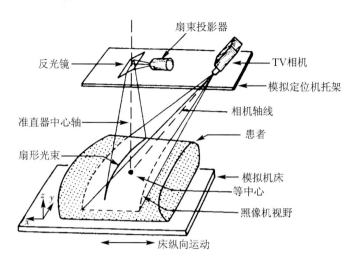

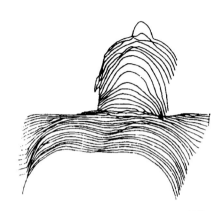

图 2-3-74　人体表轮廓线 TV 照相采样技术[130]　　　图 2-3-75　TV 照相轮廓采样结果[130]

（三）组织补偿厚度分布 $\{t_{i,j}\}$ 的计算

基本上有 4 种方法将 $\{x_{i,j}\}$ 分布转换成组织补偿厚度分布 $\{t_{i,j}\}$：①物理密度比算法；②利用测量数据；③以 TAR 为基础的有效衰减系数计算法；④原、散射线束模型计算法等。物理密度比算法是最直接的算法，按补偿器材料相对于组织的密度比进行转换，但因没有考虑射线的影响，误差较大。针对实际使用的条件，直接进行测量不失为一种较好的方法，通过测量，得到使用的补偿材料在相应射线质（射线能量）条件下的转换因子。因补偿器的厚度为射野大小、组织深度和组织缺省厚度的函数，若以相应的 TAR 或 TMR 数据表达转换因子，可进一步减少直接测量得到的转换因子的误差。利用原、散射线计算的方法，可以得到更精确的结果，通常用于治疗计划系统中。

（四）补偿器制作

不论是组织补偿器还是剂量补偿器，制作方法都是一样的。传统的制作方法有：①铝或铜制的矩形方块叠成 Ellis 补偿器；②按 $\{t_{ij}\}$ 图，用已知厚度的铅皮粘贴；③先用比例绘图仪制作 $\{t_{ij}\}$ 的聚苯乙烯阴模，然后浇注低熔点铅（LML）或灌注细钢粒或钨粉末阳模 $\{t_{ij}\}$。一个较好的方法是将②、③技术结合在一起，直接用含铅粉的聚乙烯塑料块一步制作成 $\{t_{ij}\}$ 的补偿器。

新型计算机控制的补偿器生成器，它由一对步进电机控制 x，y 方向运动，这种运动带动一个沿 Z 轴方向运动的步进式钻头。Z 轴方向的深度对应 $\{t_{ij}\}$，x，y 运动对应 i，j 的位置。亦有两种实现方式，一种是先用聚苯乙烯泡沫塑料制作一个 $\{t_{ij}\}$ 的阴模，再浇注低熔点铅或灌注细钢粒或钨粉末形成 $\{t_{ij}\}$ 补偿器；另一种是直接用补偿器材料铣成。$\{t_{ij}\}$ 分布既可取自于数字化仪，也可以取自于 3D 治疗计划系统。

第九节　物理剂量对生物效应的转换

提高放射治疗增益比是肿瘤放射治疗的根本目标。一个优化的或经过精心设计的 3D 治疗计划的物理剂量分布，如果能够对应及预测肿瘤或正常组织的放射生物效应，才具有实际临床意义。本节将讨论如何将 3D 物理剂量分布转换成以肿瘤控制概率（TCP）和正常组织并发症概率（NTCP）为指标的生物效应分布，介绍 TCP 和 NTCP 概念的生物学基础及其相关的数学表达式。由于 TCP 和 NTCP 数学模型所需的基本放射生物学数据，特别是有关人类肿瘤放射治疗的放射生物学数据的缺乏，它们目前仅限于用来作治疗计划设计的评估工具，进行治疗方案的比较。作为预测治疗方案的临床效果仍为时过早。

一、基本概念

肿瘤控制概率（TCP）是表达消灭所有肿瘤细胞的概率随剂量的变化。达到95%的肿瘤控制概率所需要的剂量，定义为肿瘤致死剂量TCD_{95}。正常组织并发症概率（NTCP）是表达正常组织放射并发症的概率随剂量的变化。正常组织放射并发症是指经过照射后造成器官或组织的某种损伤如放射性肺炎、眼失明、心包炎等。产生5%或50%相应损伤的概率所需要的剂量，定义为正常组织的耐受剂量$TD_{5/5}$，$TD_{50/5}$。临床和实验证明，TCP和NTCP随剂量变化的形状为"S"形曲线。图2-3-76a所示的两条曲线相距较远，治疗比较大，对治疗有利；图2-3-76b所示的两条曲线相距较近，治疗比较小，对治疗不利。一个好的治疗方案应使肿瘤得到最大可能的治愈（高的TCP）和使正常组织的并发症概率最小（尽可能低的NTCP），它可以量化为无并发症的肿瘤控制概率P_{UTC}。P_{UTC}可表示为肿瘤控制概率和正常组织无并发症概率的乘积：

$$P_{UTC} = TCP - NTCP + \delta(1-TCP) \cdot NTCP \qquad (2\text{-}3\text{-}9)$$

其中δ为两种概率的相关系数。2-3-9式表达的P_{UTC}随剂量变化的曲线为斗笠形分布，如图2-3-76（c）所示（$\delta=1$）。图2-3-76（c）中的A，B分别对应于图2-3-76（a），（b）的两种情况，由于图2-3-76（a）中TCP和NTCP曲线相距较远，无并发症概率P_{UTC}较高；图2-3-76（b）情况，P_{UTC}值较低。斗笠形无并发症概率P_{UTC}随剂量变化分布的最大值处的剂量定义为肿瘤最佳剂量$D_{最佳}$。对治疗比很大（TCP，NTCP两条曲线相距很远）的肿瘤，肿瘤最佳剂量$D_{最佳}$可以达到肿瘤致死剂量TCD_{95}；但对多数肿瘤，由于TCP、NTCP曲线相距较近，$D_{最佳}$永远小于TCD_{95}。当治疗比接近于1时，且危及器官或组织被肿瘤部分包围时，肿瘤最佳剂量只能给到正常组织的耐受剂量水平（$TD_{5/5}$或$TD_{50/5}$），称之为治疗（照射）到耐受剂量水平[3]；当治疗比接近于1，但危及器官和组织在靶周围时，采用适

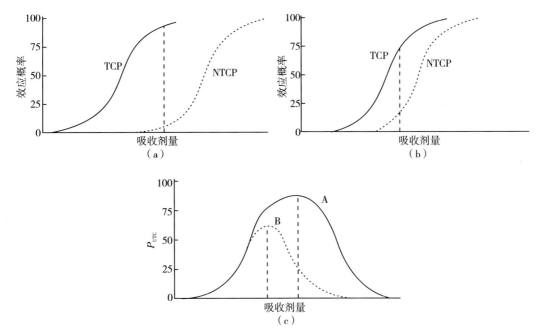

图2-3-76　肿瘤控制概率（TCP），正常组织并发症概率（NTCP）以及无并发症肿瘤控制概率（P_{UTC}）随剂量的变化

形治疗技术，$D_{最佳}$可以给得较高。

二、肿瘤控制概率及其影响因素

如前述，有些肿瘤的体内剂量效应的数据比较少，其原因主要是不可能对肿瘤患者进行较大剂量范围的研究，临床能够观察到的剂量效应都是在治疗剂量水平的较窄范围。Deacon 于 1989 年复习了所有文献，结论指出：12 种类型的肿瘤，剂量效应曲线（图 2-3-77）变化很大，但多数肿瘤的肿瘤控制概率随剂量的变化呈 S 形曲线。TCP 不但是剂量的函数，而且随肿瘤体积变化。如图 2-3-78 所示，不同体积的皮肤癌单次剂量照射后，局部 TCP 随剂量的变化。体积不仅改变了 TCP 随剂量变化的斜率，而且使肿瘤的控制剂量增高。若假设：①同种肿瘤细胞在细胞间和患者群体间的放射敏感性不存在异质性（即放射敏感相同）；②肿瘤内所有克隆源性肿瘤细胞被杀灭，肿瘤才能被控制；③细胞杀灭遵从柏松概率分布；④如分次治疗间隔足够长，允许亚致死损伤细胞完全修复，细胞存活数只决定于单次剂量的大小，则照射间的细胞存活数与肿瘤控制概率 TCP 间的关系为：

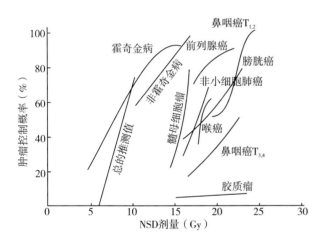

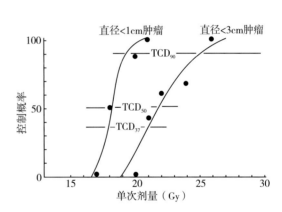

图 2-3-77　肿瘤控制概率（TCP）随 NSD 的变化　　　图 2-3-78　单次照射不同大小的皮肤癌对 TCP 剂量响应曲线的影响

$$TCP = \exp(-k \cdot s^N) \qquad (2\text{-}3\text{-}10)$$

式中 K 为肿瘤内克隆源细胞数，正比于肿瘤的体积，即 $K = \rho V$，其中 V 为肿瘤的体积，ρ 为其克隆源细胞的密度；S 为单次剂量照射后的细胞存活数；N 为分次照射数。将 L-Q 模型表示的细胞存活表达式 $S = \exp(-\alpha D - G\beta D^2)$ 代入上式中，可得到：

$$TCP = \exp\left[-k \cdot \exp(-\alpha D - G\beta D^2)\right] \qquad (2\text{-}3\text{-}11)$$

其中 α，β 为 L-Q 模型的组织特征参数；$G \leq 1$，决定于细胞的修复能力和剂量随时间的分布，即决定于分次方式。对常规分次照射，每次剂量为 2Gy，根据假设（4），当照射次数很大时，分次照射的细胞存活曲线的有效斜率只近似取决于 α 项，因此（2-3-7）式可改写为：

$$TCP = \exp\left[-k \cdot \exp(-\alpha D)\right] \qquad (2\text{-}3\text{-}12)$$

设 SF_2 定义为常规分次照射 2Gy 的细胞存活数，由（2-3-10）、（2-3-12）式可得到 SF_2 与 α 间的关系：

$$SF_2 = \exp(-2\alpha) \qquad (2\text{-}3\text{-}13)$$

当 $K = 10^7$ 时，$\gamma_{50} \approx 6$。实际上，临床观察到的患者实际肿瘤的局部控制率的 $\gamma_{50} \approx 2$，远远小于 $\gamma_{50} = 6$。造成如此差别的原因是由于肿瘤细胞内存在细胞放射敏感性的差异性。由于这些差异性的存在及影响，使剂量效应曲线变化减慢（图 2-3-79）。目前已有足够的临床和实验数据证明，同一肿瘤内肿瘤细胞的放射敏感性和群体间的同一种正常组织的放射敏感性确实存在着显著差别。且群体间肿瘤细胞放射敏感性的差异影响剂量效应曲线的斜率，而肿瘤细胞本身的放射敏感性的差异影响 D_{50} 的大小。

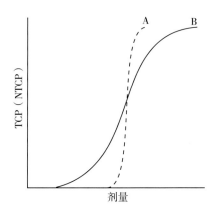

图 2-3-79 肿瘤控制概率（TCP）、正常组织并发症概率（NTCP）随剂量变化典型曲线
注：A：理想情况；B：考虑了肿瘤或组织间放射敏感性不同的实际情况。

若影响放射敏感性的上述两个因素放进公式（2-3-12）、（2-3-13）中，模型将给出接近临床观察到的剂量效应曲线。

本章第二节已叙述，对均质分布的肿瘤，和相对较均匀的剂量分布，靶区剂量可用平均剂量表示。设 $D(\vec{r})$ 表示靶区内的剂量分布，$\overline{D}$ 表示靶区内的平均剂量，它们所产生的肿瘤控制概率 $TCP[D(\vec{r})]$ 和 $TCP(\overline{D})$ 的关系近似表达为：

$$TCP[D(\vec{r})] = TCP(\overline{D}) - \frac{\gamma^2/2}{TCP(\overline{D})}\left(\frac{\sigma_D}{\overline{D}}\right)^2 + \cdots \qquad (2\text{-}3\text{-}14)$$

其中 γ 为上述描述剂量相应曲线的特征参数，也称为剂量效应曲线的归一化斜率。σ_D 为剂量分布不均匀性的变化。由式（2-3-14）可以看出，当 $\sigma_D < 5\%$ 时，（2-3-14）式中第二项的值很小，$TCP(D(\vec{r})) \approx TCP(\overline{D})$，将 $\overline{D}$ 值代入（2-3-11）或（2-3-12）式就可以算出靶区一定剂量分布 $D(\vec{r})$ 所产生的肿瘤控制概率。当靶区剂量分布不均匀性 $\sigma_D > 5\%$ 时，可用靶区最小剂量 $D_{\min}$ 表示靶剂量，也可以用靶区有效剂量 D_{eff} 代替靶剂量，他由（2-3-1）式用平均剂量 $\overline{D}$ 算得。

对非均质分布的肿瘤，最佳的剂量分布不再是均匀的剂量分布，肿瘤细胞密集、对放射较抗拒的靶区，要用相对较高的剂量。当剂量不均匀时，可将肿瘤组织划分为若干个子区域，每个子区域内的剂量是均匀的，则肿瘤的控制概率 TCP 应为各子区域的控制概率 TCP_j 的积[16]：

$$TCP = \prod_j TCP_j \qquad (2\text{-}3\text{-}15)$$

式中 TCP_j 可用第 j 个子区域内的平均剂量 $\overline{D_j}$ 或有效剂量 D_{jeff} 由式（2-3-11）或（2-3-12）计算。

若同时考虑到剂量分布均匀性、体积因素、细胞间和群体间放射敏感性的差异性，（2-3-12）、（2-3-15）两式的普遍式可表示为：

$$TCP = (1/l) \sum_{i=1}^{l} \sum_{j=1}^{M} \exp[-\rho_j V_j f_j \exp(-\alpha_i/D_j)] \qquad (2-3-16)$$

其中：V_t 为肿瘤的总体积，它被分成 M 个子体积，每个子体积的克隆源细胞密度为 ρ_j、剂量为 D_j（平均剂量 $\overline{D}_j$，或有效剂量 D_{jeff}）、占总体积的比例为 f_j。l 为同类肿瘤的群体采样数，α_i 为采样个体的放射敏感性。l 值一般取为 10^4。

三、正常组织并发症概率（NTCP）

（一）经验模型

此处讨论的器官和正常组织专指本章第二节中定义的卷入射野内的重要器官和组织，称之为危及器官（OAR），当 OAR 的全部或一部分体积受到均匀剂量 D 的照射后，其正常组织并发症概率 NTCP 由 Lyman 公式[17]表示：

$$NTCP = \frac{1}{\sqrt{2\pi}} \int_{-\infty}^{t} \exp(-x^2/2)\, dx \qquad (2-3-17)$$

式中

$$t = [D - D_{50}(v)] / [mD_{50}(v)] \qquad (2-3-18)\text{ a}$$

$$D_{50}(v) = D_{50}(v=1)\, v^{-n} \qquad (2-3-18)\text{ b}$$

其中：D_{50} 为引起某种损伤的 50% 并发症概率所需要的剂量；$D_{50}(v=1)$、$D_{50}(v)$ 分别为整个体积、部分体积 v 受照射时引起某种损伤的 50% 并发症概率所需要的剂量，它们的关系由（2-3-18）b 式表示。n 为"体积效应"因子。体积效应与 n 成正比，n 值越大，体积效应越大；n 值越小，接近于零，体积效应较小。大体积效应意味着 NTCP 更多地依赖于整个体积内受照时的平均剂量；小体积效应意味着 NTCP 应该用受照体积内最大剂量进行计算。后面将会看到，较大 n，对应于"并型"组织和器官；较小 n，对应于"串型"组织和器官。m 表征 NTCP 剂量效应曲线的斜率。（2-3-17）、（2-3-18）式表达的是一个四参数（V，D_{50}，n，m）模型。模型参数 [$D_{50}(v=1)$，n，m]，必须依据临床观察到的数据。Burman 等[18]根据 Emani 氏等[19]最新得到的各种不同器官和组织的 TD5/5、TD50/5 的值，拟合出 28 种器官组织的模型参数（m，n）的值列于表 2-3-13。

Schultheiss 等根据广义线性（GLM）模型推导出另外一个剂量效应经验模型，如下式表示：

$$NTCP(v=1, D) = \frac{1}{1 + (D_{50}/D)^k} \qquad (2-3-19)$$

式中，模型参数 k 具有 Lyman 模型参数（n，m）的意义，它与参数 m，n 的关系分别为：K = 1.6/或 K = 1/n，该模型称之为逻辑模型，它基本上与 Lyman 积分概率模型等效，两者估计的结果相差不到 1%，但它的形式 [（2-3-19）式]，比 Lyman 模型的形式 [（2-3-17）～（2-3-18）式] 直观。

（二）不均匀剂量照射

上述模型中均假设整个器官或组织或部分器官或组织受到均一剂量 D 的照射。在靶区和 OAR 中的 3D 剂量分布可以转换成相应的靶区和 OAR 中的 DVH 分布，本章第六节中介绍了 DVH 图的积分和微分两种形式，它们是以 2D 形式表达体积与剂量的关系。因靶区中的剂量分布相对比较均匀，靶区剂量可以用平均剂量 $\overline{D}$ 或有效剂量 D_{eff} 表示。但 OAR 中的剂量分布一般都是不均匀的，为了便于 NTCP 的计算，需要进一步将 2D 形式的 DVH 图变成等效体积受到某一均匀剂量的照射或有效剂量照射到整个体积的 1D 形式。

有效剂量 D_{eff} 是指当器官或组织的部分体积 v 受到剂量 D 的照射造成的器官或组织的损伤，相当于整个器官或组织（$v=1$）受到均一剂量 D_{eff} 照射造成的损伤，即 NTCP（V，D）= NTCP（$V=1$，D_{eff}）（图 2-3-80）。等效体积 V_{eff} 是指当器官或组织的部分体积 v 受到均匀剂量 D 的照射，造成的器官或组织的损伤，相当于器官或组织的一部分体积 V_{eff} 受到 DVH 图中最大剂量 D_{max} 照射的损伤，即 NTCP（V，D）= NTCP（V_{eff}，D_{max}）（图 2-3-81）。

表 2-3-9　正常组织耐受剂量及 Lyman 模型参数

器　官	耐受量及有关参数				放射损伤
	参考体积	n	m	TD50	
膀胱	全器官	0.5	0.11	80	膀胱挛缩和体积缩小（有症状）
臂丛	全器官	0.03	0.12	75	临床上明显的神经损伤
脑	全器官	0.25	0.15	60	坏死、梗死
脑干	全器官	0.16	0.14	65	坏死、梗死
马尾	全器官	0.03	0.12	75	临床上明显的神经损伤
结肠	全器官	0.17	0.11	55	梗阻/穿孔/溃疡/瘘管
耳（中/外）	全器官	0.01	0.15	40	急性浆液性耳炎
耳（中/外）	全器官	0.01	0.095	65	慢性浆液性耳炎
食管	全器官	0.06	0.11	68	临床狭窄/穿孔
股骨头颈	全器官	0.25	0.12	65	坏死
心脏	全器官	0.35	0.10	48	心包炎
肾	全器官	0.70	0.10	28	临床肾炎
喉	全器官	0.11	0.075	80	软骨坏死
喉	全器官	0.08	0.17	70	喉水肿
晶状体	全器官	0.30	0.27	18	需要手术的白内障
肝	全器官	0.32	0.15	40	肝功能衰竭
肺	全器官	0.87	0.18	24.5	肺炎
视神经	全器官	0.25	0.14	65	失明
视交叉	全器官	0.25	0.14	65	失明
腮腺	全器官	0.70	0.18	46	口干
直肠	全器官	0.12	0.15	80	严重直肠炎/坏死/狭窄/瘘管
视网膜	全器官	0.20	0.19	65	失明
肋骨	全器官	0.10	0.21	68	病理性骨折
皮肤	$100cm^2$	0.10	0.12	70	坏死/溃疡
小肠	全器官	0.15	0.16	55	梗阻/穿孔
脊髓	20cm	0.05	0.175	66.5	脊髓炎/坏死
胃	全器官	0.15	0.14	65	溃疡/穿孔
甲状腺	全器官	0.22	0.26	80	临床甲状腺炎
颞颌关节及下颌骨	全器官	0.07	0.10	72	关节功能显著受限

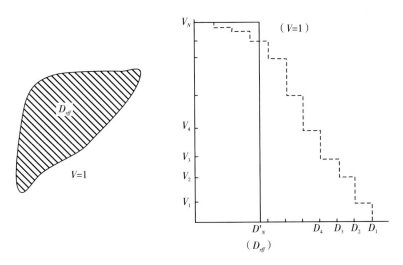

图 2-3-80 有效剂量 D_{eff} 定义示意图

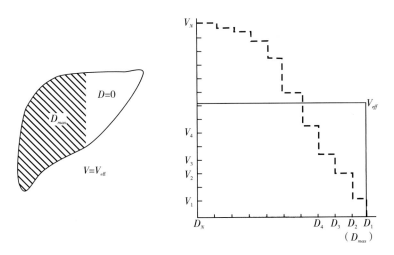

图 2-3-81 有效体积 V_{eff} 定义

利用体积加权剂量（VWD）、体积加权概率（VWP）、剂量加权体积（DWV）、剂量加权概率 DWP、积分概率模型（IPW）、KB 算法等方法，首先将 DVH 图变成以等效体积或有效剂量为表示的 1 维 DVH 图，代入上述公式中计算出 TCP 和 NTCP。

分析表明，当 NTCP 值很小（与临床情况符合）时，上述算法几乎是等同的。上述算法主要依据剂量体积关系，将 2D DVH 图变成 1D 形式，便于 NTCP 的计算。但相同的 DVH 图不一定会产生相同的放射并发症，因为 DVH 图不能区别 3D 剂量分布与 OAR 的具体功能结构单元间的联系，也就是说，某一剂量可能使 OAR 的某一部分的功能产生损害，但对另一部分不一定会产生同样的损害。尽管如此，在找到更好的算法之前，上述算法仍然是 3D 治疗计划设计的一种有力的评估的工具。IPM 模型有较好的生物学基础，即损伤概率的彼此独立性，可为更新发展的数学模型提供基础。

（三）"串型"组织和"并型"组织

上述两个模型都是从已知的生物试验或临床观察得到的剂量效应数据或曲线中经数学拟合方式而

173

得，称之为经验模型。以下讨论，更多地从放射生物反应机制上探讨剂量效应关系。

假设一个器官或组织由许多"功能单元（FSU）"组成。如果这些功能单元以"链"的方式形成整个器官或组织的功能，称之为"串型"器官或组织；如果功能单元以"并列"的方式形成整个器官或组织的功能，称之为"并型"组织。组成"串型"组织或器官链上的每个功能单元的功能的完整性直接影响了整个组织或器官的功能。表现为"串型"特征的器官和组织有：脊髓、神经、小肠等，整个器官或组织的功能会因链上任何一个功能单元的破坏而受损，且有较小的体积效应。设计治疗方案时，要注意最高剂量不要超过该组织的最大耐受剂量。另外一些组织如肺、肝、肾等，功能单元以"并列"方式影响组织或器官的功能，只有足够数量的功能单元（最低单元数）同时受损，整个组织或器官的功能才可能受损，具有较大的体积效应[20]。设计治疗方案时，要注意该组织卷入一定剂量的照射范围。

功能单元（FSU）的划分，目前仍不清楚，模型假定每个功能单元都很小，每个器官有 $10^4 \sim 10^6$ 个功能单元，每个功能单元中约含有 $N_c = 10^3$ 个克隆源细胞。

四、无并发症的肿瘤控制概率与最佳靶区剂量

（2-3-5）式表达的无并发症的肿瘤控制概率随剂量变化的曲线为斗笠形或钟形分布。设最佳靶区剂量为 $\hat{D}$，它所产生的无并发症的肿瘤控制概率 $P_{UTC}(\hat{D})$ 最大，并位于50%肿瘤控制概率和50%放射并发症概率中间：

$$P_{UTC}(D) \approx P_{UTC}(\hat{D}) \exp\left[-\pi\gamma^2\left(\frac{D-\hat{D}}{\hat{D}}\right)^2\right] \qquad (2\text{-}3\text{-}20)$$

式中各项意义见前述。由（2-3-20）式可以看出，当靶区剂量 D 逐步增加时，$P_{UTC}(D)$ 由于 $TCP(D)$ 的增加而增加；$D = \hat{D}$ 时，$P_{UTC}(D)$ 达到最大，等于 $P_{UTC}(\hat{D})$，称为靶区最佳剂量；但当 D 继续增加时，由于 $NTCP(D)$ 值的增加，抵消了 $TCP(D)$ 增加的效果，反而使 $P_{UTC}(D)$ 随剂量 D 的增加而减少。此点说明，正确选取靶剂量是极其重要的。对特定结构的肿瘤和周围重要器官及组织，最佳靶区剂量会随剂量分布和剂量分次模式而变。一旦这些因素确定之后，靶区剂量的精确度也会影响 P_{UTC} 的大小。由（2-3-20）式可以导出，为至少获得95%的最大无并发症的肿瘤控制概率，靶剂量的偏差 ΔD 与靶区最佳剂量 $\hat{D}$ 的关系为：

$$\Delta D = \frac{\hat{D}}{10\gamma} \qquad (2\text{-}3\text{-}21)$$

例如，设 $\hat{D} = 64Gy$，$\gamma = 4$，则 $\Delta D = 1.6Gy$，几乎允许只有一次分次照射剂量的大小的偏差，占总剂量的相对误差仅为2.5%；设 $\hat{D} = 70Gy$，$\gamma = 6$，则 $\Delta D = 1.17Gy$，相对误差只允许为1.7%。由此可见，ICRU 报告 24 中规定的±5%的剂量精确度的要求仍是最低限度的要求。

五、小结

TCP 模型基于细胞杀伤的统计原理，假定只有所有克隆源性肿瘤细胞被杀灭，肿瘤才能被完全控制；NTCP 模型基于类似的原理，只有足够数的正常细胞被杀死，才能出现正常组织的损伤。由上述原理推导的 TCP 和 NTCP 模型，因形式简单，预测或计算的 TCP 和 NTCP 随剂量的变化，会偏离实验或临床观察到的数据，必须用群体放射敏感性参数的平均值强迫模型去拟合临床观察到的数据。因此，NTCP 使用了两种经验模型，只从功能上简单拟合临床数据。当剂量分布不均匀时，特别对正常组织和器官，为了利用 DVH 计算 NTCP，有必要将 2D DVH 图简化成 1D 形式。较多地使用了物理和数学手段，缺乏临床或生物实验数据的支持。

　　应该强调的是，剂量生物效应的计算应遵从统计规律，模型中的公式形式又比较复杂，应用时，应注意它们成立的条件和局限性。描述 NTCP 的公式大多从较少的临床数据中拟合出来的。因为放疗实践中，能够得到的有关正常组织损伤的数据，大都只是 NTCP≤5% 的情况，NTCP>5% 的数据无法取得。而多数肿瘤的 TCP 剂量效应曲线至今没有。

　　虽然有上述的理由和困难，包括模型本身的不足之处，但越来越多的临床工作者，希望能用 TCP 和 NTCP 模型作治疗方案报告的预测和评估，因为它有助于两个或多个治疗计划的 DVH 图相互重叠和交叉时方案的选择；有助于回答诸如治疗优化是否值得的问题等。

参 考 文 献

1. 胡逸民主编. 肿瘤放射物理学. 第八章、第九章 北京原子能出版社，1999.
2. 胡逸民. 治疗计划的设计和执行—临床剂量学原则. 中华肿瘤学杂志，1989，3：152-157.
3. ICRU. Dose Specification for reporting external beam therapy with photons and electrons. ICRU. Report No. 29，1978.
4. ICRU. Prescribing, recording, and reporting photon beam therapy. ICRU Report No. 50，1993.
5. ICRU. Prescribing, recording, and reporting photon-beam intensity-modulated radiation therapy (IMRT). ICRU Report No. 62，1999.
6. ICRU. Prescribing, recording, and reporting photon beam theraphy (Supplement to ICRU Report 50). ICRU Report No. 83，2010.
7. Suit H，Skates S，Taghian A，et al. Clinical implications of heterogeneity of tumor response to radiation therapy. Radiother Oncol，1992，25：251-260.
8. Webb S and Nahum AE. The biological effect of inhomogeneous tumor irradiation with inhomogeneous clonogenic cell density. Phys Med Biol，1993，38：653-666.
9. Olch A J，Gerig L，Li H，et al. Dosimetric effects caused by couch tops and immobilization devices：report of AAPM Task Group 176 [J]. Medical physics，2014，41 (6Part1).
10. Renner WD，O'Conner TP，Amtey SR，et al. *Tissue compensator design*. Part 1：Photogrammetric determination of compensator design. Radiol，1977，125：505-516.
11. 胡逸民. 临床照射野设计的一般原则. 放射物理通讯，1987，1：3-4.
12. 胡逸民，林宁，张春利，等. 楔形板临床应用的进一步探讨. 中国放射肿瘤学杂志，1988，2 (3)：52-55.
13. Randall K，Ten Haken，Kessler ML，et al. Use of dose-volume histograms and tumor control and normal-tissue complication probabilities for clinical planning. In Purdy JA (ed)，Syllabus：A categorical course in physics three-dimensional-radiation therapy treatment planning，1994，55-60.
14. Haken RKT，Kessler ML，Use of DVHs and TCP/NTCP for clinical planning. In：Sternick ES (ed)，The theory and practice of intensity modulated radiation therapy. Chapter H. Advanced Medical Publishing，1997.
15. West CML and Hendry JH. Radiosensitivity testing for human tumors. Proc. Rontgen Centenary congress (Birmingham 1995) (London：British Institute of Radiology)，1995，73.
16. Webb S. Optimum parameters in a model for tumor control probability including inter-patrent heterogeneity. Phys Med Biol，1994，39：2229-2246.
17. Lyman JT. Complication probability as assessed from dose volume histograms. Rad Res，1985，104：13-19.
18. Burman C，Kutcher GJ，Emami B，et al. Fitting of normal tissue tolerance data to an analytic function. Int J Radiat Oncol Biol Phys，1991，21：123-135.
19. Emami B，Lyman J，Brown A，et al. Tolerance of normal tissue to therapeutic irradiation. Int J Rad Oncol Biol Phys，1991，21：109-122.
20. Schultheiss TE，Orton CG，Peck RA. Models in radiotherapy：Volume effects. Med Phys，1983，10：410-415.

第四章 三维适形放疗和调强放疗技术

张 可

第一节 适形和调强的物理原理

一、适形放射治疗的物理原理

放射治疗的基本目标是努力提高放射治疗的治疗增益比，即最大限度地将放射线的剂量集中到病变（靶区）内，杀灭肿瘤细胞，而使周围正常组织和器官少受或免受不必要的照射。如第三章所述，肿瘤致死剂量与正常组织耐受剂量之间的差别一般不是太大，而且正常组织特别是所谓"并行"组织的耐受剂量的大小取决于受照射组织的范围，范围越大，组织耐受射线的能力越小。在深部肿瘤的放疗过程中，一些重要器官如脑干、脊髓、肾、性腺等位于或接近肿瘤（靶区），要特别注意保护。因此，理想的放射治疗技术应按照肿瘤形状给靶区很高的致死剂量，而靶区周围的正常组织不受到照射。要使治疗区的形状与靶区形状一致，必须从三维方向上进行剂量分布的控制。X（γ）射线立体定向治疗（第五章）和高能质子治疗的成功的临床经验揭示并证明，采用物理手段不仅能够改善病变（靶区）与周围正常组织和器官的剂量分布，而且能够有效地提高治疗增益比。适形放射治疗（conformal radiation therapy）是一种提高治疗增益比的较为有效的物理措施，适形治疗为一种治疗技术，使得高剂量区分布的形状在三维方向上与病变（靶区）的形状一致。从这个意义上讲，学术界将它称为三维适形放射治疗。为达到剂量分布的三维适形，必须满足下述两个条件（图 2-4-1）：①在照射方向上，照射野的形状必须与病变（靶区）的形状一致；②要使靶区内及表面的剂量处处相等，必须使射野内诸点的输出剂量率能按要求的方式进行调整。满足上述两个必要条件的第一个条件的三维适形治疗，称之为经典（或狭义）适形治疗；同时满足上述两个条件的三维适形治疗，称之为调强（或广义）适形放射治疗。调强适形放射治疗被评价为放射肿瘤学史上的一次重大变革，经过近三十年的发展，现已成为放射治疗的主流技术[1]。

二、三维方向上剂量分布的控制

靶区适合度描述适形放射治疗的剂量分布与靶区形状适合情况，定义为处方剂量面所包括的体积与计划靶区（PTV）或靶区（CTV）体积之比，亦称为靶体积比（TVR）。对圆形或椭圆形靶区，一对对穿野的靶区适合度最差；旋转照射的靶区适合度最好。对矩形靶区，沿长、短边布置的两对对穿

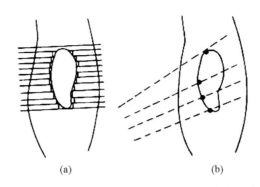

图 2-4-1 实现调强适形放射治疗的必要条件示意

注：（a）在照射方向上，射野形状应与靶区形状一致；（b）射野内诸点输出剂量率应按要求分布。

野较好。当靶区表面沿射野方向到皮肤表面的有效深度不相等，但呈一维线性变化时，如治疗上颌窦癌，两野垂直交角加楔形板照射，亦能得到较好适合度的剂量分布（图 2-4-2）。一维楔形板将原本剂量率均匀分布的射野［图 2-4-2 中 A′、B′（Ⅰ野），C′、D′（Ⅱ野）］变成剂量率沿 A″-B″方向（Ⅰ野）或沿 C″-D″方向（Ⅱ野）均匀减少的射野，使得两野在靶表面 A、B、C、D 4 点处的剂量率之和相等。从剂量率调节的意义上，楔形板就是一维的调强装置。所谓调强，就是将加速器或 ^{60}Co 治疗机的平坦度、对称性都满足要求的剂量率均匀输出的射野，变成剂量率输出不均匀的射野的过程。实现这个调强过程的装置称为调强装置。传统的物理固定楔形板或一楔合成式楔形板，均可作为一维调强装置。通过它调强后，射野输出剂量率随楔形方向线性递增。当沿此方向，靶区表面距皮肤表面的有效深度不是线性递增（或递减）

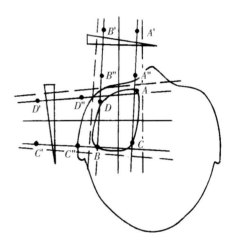

图 2-4-2 两 45°楔形野垂直交角照射上颌窦楔形一维线性调强

时，或将楔形板当作组织补偿器使用时，需要非线性递增或递减的楔形板。利用独立准直器生成的动态楔形板，就是这种一维非线性楔形调强器。动态楔形板技术是多叶准直器（MLC）进行二维调强的基础。

当靶区形状不规则时，采取上述常规布野技术，高剂量区的剂量分布与靶区形状的适合度变劣，并随靶区体积的扩大而加剧。如果在靶区的周围又存在重要器官，如图 2-4-3 所示的前列腺癌的治疗，要想得到较好的靶区适合度，常规照射无能为力，经典适形技术虽有改进，但重要器官仍会受到较高剂量照射。

对小体积、形状比较规则、沿人体纵轴方向变化不大的凸形靶区，用适形射野，配合使用多野结合、楔形板、组织补偿技术等，有可能使高剂量分布（治疗区）的形状与靶区的形状一致。但当靶区很大、形状不规则，而且沿患者纵轴方向扭曲时，例如食管、气管、中枢神经系统、淋巴系统等部位的肿瘤，或病变周围有很多重要器官、靶区成凹形，如前列腺、头颈部鼻咽癌等，必须使用较大的复杂的适形照射野，才能包括整个靶区。同时，由于沿射野方向的靶区厚度、深度（如鼻咽癌治疗时鼻咽部和颈癌淋巴结）的不同且变化没有规律，使用传统的一维楔形板技术或补偿技术，很难获得满意的与靶区形状符合较好的剂量分布，必须采用二维调强适形技术（图 2-4-3）。[2]

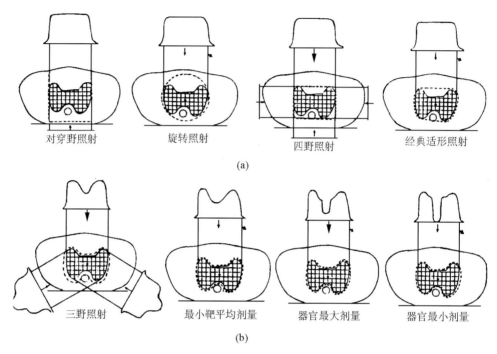

| 对穿野照射 | 旋转照射 | 四野照射 | 经典适形照射 |

(a)

| 三野照射 | 最小靶平均剂量 | 器官最大剂量 | 器官最小剂量 |

(b)

图 2-4-3　常规照射、经典适形照射、调强适形照射剂量分布及靶区适合度的比较[2]

注：（a）常规及经典适形照射。（b）调强适形照射（采用不同的目标函数）。

人体中射野内任意一点 P 的剂量大小 D_P 为 n 个照射野在该点的剂量率R_{P_i}和照射时间 Δt_i的乘积之和（图 2-4-4）：

$$D_P = \sum_{i=1}^{n} R_{P_i} \cdot \Delta t_i \qquad (2\text{-}4\text{-}1)$$

而各野在该点的剂量率R_{P_i}由下列因素确定：射线能量、源皮距离、射野大小、组织深度、离轴距离和组织不均匀等。这些因素的影响，使得R_{P_i}随位置而变化。根据适形放疗的定义，靶区内及靶区表面的剂量应相等，则各野到达 P 点的剂量率R_{P_i}和照射时间 Δt_i的乘积之和应为常数，即：

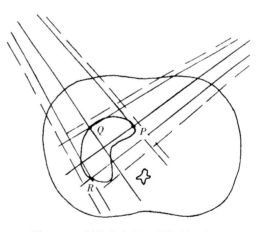

图 2-4-4　剂量分布的三维控制示意图

$$\sum_{i=1}^{n} R_{P_i} \cdot \Delta t_i = \sum_{i=1}^{n} R_{Q_i} \cdot \Delta t_i = \Lambda \qquad (2\text{-}4\text{-}2)$$

显然，有两种控制办法，使（2-4-2）式保持为常量（此常量应等于靶剂量）：①调节各射野到达 P 点的剂量率R_{P_i}的大小；②调整各射野照射 P 点的时间 Δt_i。属于第一种方式的有一维物理楔形板、组织补偿器、剂量补偿器等；属于第二种方式的有独立准直器动态扫描（动态楔形板）、多叶准直器动态扫描调强、多叶准直器静态调强、笔形束电磁扫描调强等。上述两种方式，最终是改变了照射野内的 X（γ）射线光子的能量注量或电子、质子等的粒子注量，即改变了射线的强度（intensity），故称为调强（intensity modulation）。当用混合射线束，如用 X 射线加电子束混合照射，或用扫描束照射时，根据治疗的要求，照射中，射野的能量还可以改变（如 MM-50 电子回旋加速器，或质子治疗），称为调能（energy modulation）。（2-4-2）式中每野在各点的剂量率R_{P_i}的高低或照射时间 Δt_{P_i} 的长短，由本节后文叙述的逆向优化算法计算得来。

三、适形放疗的发展历史

适形放射治疗概念的提出和进行临床研究最早始于 1959 年。日本的 Takahashi 博士及同事首次提出并阐明了适形放射治疗的基本概念，以及实施的方法。他们用自行设计的一个机械控制系统，控制多叶准直器（MLC）的开口形状与射野方向的靶区投影形状一致，围绕患者进行旋转适形治疗[3]。

Proimos 博士及同事独立地提出了同步挡块旋转（synchronous shielding and beam shaping）照射方法。同步挡块法是将特殊设计的铅挡块安装在患者和机头准直器之间，并且挡块能够随机架或患者的旋转作同步运动，当机架旋转时，挡块靠重力旋转，保证挡块的形状随时与照射的靶区的投影形状一致。同步挡块可以产生一个较好的剂量分布，特别适合于防护靶区内或靶区附近的正常组织和器官。但因设计一个同步挡块非常复杂，花费时间，不利于临床推广[4~7]。

Green 于 1959 年首先提出循迹扫描（tracking technique）的原理，并在英国伦敦皇家北区医院建立了这种系统的机器和计划设计的方法。当时使用的是 250kV Marconi 旋转型深部 X 射线治疗机。所谓循迹法，就是依靠治疗机和治疗床的相互配合的运动，使得靶区每个截面中心总是位于机器的旋转中心上，而射野的形状和大小靠准直器的扩缩以及床的纵向（与机架旋转平面垂直）运动得到的。因此，循迹扫描的结果，使得高剂量区的横、纵方向上均与靶区形状一致。显然治疗范围即射野大小，不仅由准直器限定，同时也由床的纵向运动范围确定，而机架旋转的速度和床的纵向运动的速度决定剂量的大小。Green 等的研究证明，利用循迹法可以治疗任意形状和大小的肿瘤，特别对治疗食管、脊髓、盆壁、胸壁等部位形状弯曲的肿瘤最有利[8]。继 Green 的研究之后，英国 TEM 工厂生产出^{60}Co 循迹扫描治疗机的原型，于 1970 年安装在伦敦皇家自由医院，并于 1973 年治疗了第一例患者。Davy 于 1975 年叙述了该机的安装情况和治疗计划设计的方法[9]。当时机器仍靠模拟系统进行控制。虽然这种机器可以用来治疗患者，但操作起来比较困难，而且不够安全，特别是当机器有故障时，机器不能自动停止。于是在总结模拟的^{60}Co 治疗机的基础上，进一步利用数字计算机代替模拟系统进行控制，发展成为计算机控制的循迹扫描式^{60}Co 治疗机。

同步挡块法，由于悬块笨重，制作困难，不易推广。循迹扫描方法，由于采用窄束沿靶区（人体）纵轴方向扫描，每个截面的靶区中心又能与等中心旋转轴一致，控制床的纵向运动的速度可使出束时间能随射野大小和组织深度变化。因此，循迹扫描法不仅能在与靶区纵轴垂直的截面内，而且在沿靶区纵轴方向上得到均匀的适合靶区形状的剂量分布。虽然窄条野间的输出剂量率和照射时间能沿纵轴方向变化，但在每个窄条野内的输出剂量率和照射时间不能改变，剂量分布的控制能力仍然较弱。它现已被步进式（如 NOMOS 的 MIMiC 系统）和螺旋扫描式（如 Tomotherapy）扇形束（fan beam）调强扫描技术所替代。

Umegaki 于 1971 年在 VARIAN CLINAC-6 直线加速器上安装一组多叶准直器，由一个旋转的盘片进行模拟控制。Mori 报道了它的应用情况：准直器的每一边有 8 个拉片，其中 6 片由伺服系统控制，每片在等中心处形成的射野有 3cm 宽。Mantel 等于 1977 年介绍了在东芝 LMR-16 14MeV 直线加速器上应用模拟控制的多叶准直器方法，每边叶片数增至 12 片，在等中心处形成的单片射野宽2.5cm。起初靠手动调节，后来 Perry 等将它改为用微机控制，从而得到动态的适合肿瘤形状的剂量分布[10]。多叶准直器提供了一种实用的适形放疗方法，它是在常规治疗准直器上的一种改进，使得射野形状能随靶区形状改变。

四、调强放疗的发展历史

调强放疗最初由 Bjarngard、Kijewski 及其他同道于 20 世纪 70 年代提出[11]。由于当时的计算机技术和剂量计算模型条件的限制，调强放疗还不能在临床上实现，但他们的研究，播下了调强放疗新时代之种子。多叶准直器及其计算机控制系统的建立与发展，为调强治疗铺平了道路。多叶准直器的原初设计，主要目的是为了替代传统的射野外加挡块，更加方便于治疗的摆位。用独立准直器生成动态楔形野，启发了用多叶准直器进行动态调强。照射中，利用每一对叶片的相对运动，可得到两维强度（输出）不均匀分布的照射野。

20 世纪最后的 10 年中，由于计算机硬件和软件技术的快速发展，放射治疗的计划设计与执行都有较大的变化。这些变化的主要标志是按治疗需要进行调能和调强。自从 Brahme 教授提出逆向计划设计概念以来，以及笔形束剂量计算模型的建立和发展，为调强放疗提供了先决条件。NOMOS 公司在世界上率先在加速器上利用 MIMiC 准直器，实现了调强放疗。美国的一些大学开发的原型调强放疗系统也相继投入临床使用。

进入 21 世纪后，涉及调强放疗各方面的研究项目得到广泛地开展，随着计算机软硬件技术和精密机械加工能力的进一步发展，出现了运动速度更快的多叶准直器、计算速度更快精度更高的治疗计划系统和网络化智能化的治疗机，可以快速准确高质量地完成调强放疗。调强放疗已成为成熟的临床放射治疗技术，在全世界普及。近年来还出现了容积旋转调强技术，具体内容将在本章第三节中详述。

第二节　治疗方案的优化

放射治疗作为肿瘤的一种局部治疗手段，一直在不断寻求解决一个基本问题：如何较好地处理肿瘤组织和周围正常组织的剂量关系，使肿瘤得到最大限度的局部控制而周围正常组织和器官的放射损伤最小。临床经验证明，肿瘤的局部控制率与正常组织的放射损伤有一定的关系。多数临床情况下，肿瘤控制率与正常组织损伤成正相关，即提高肿瘤的局部控制率必然造成对正常组织的更多的损伤。这固然有肿瘤组织和周围正常组织的放射敏感性的因素的影响，如因肿瘤组织的放射抗拒、周围正常组织的放射敏感而不可避免，但更多的还是因为当时的治疗条件（如诊断水平、放射源、照射技术等）和对肿瘤行为的认识的限制。临床经验亦证明，通过改进照射技术、选择合理的时间剂量因子，在保持同等水平的肿瘤控制率的情况下，减低正常组织的放射损伤，以改进患者愈后的生存质量；或在维持正常组织的放射损伤不超过一定的允许水平的情况下，最大限度地提高肿瘤的局部控制率，以挽救患者的生命。治疗方案的优化是实现上述治疗个体化的唯一途径。

一、治疗方案优化与逆向计划设计

治疗方案的优化，就是治疗方案的个体化。优化的过程就是治疗方案的不断改进的过程。因此，治疗方案的优化应贯穿于整个放射治疗的计划设计和执行的过程中，包括靶区和重要组织及器官的确定、治疗目标的选择和物理方案的设计与实施。自 20 世纪 60 年代计算机用于放射治疗的计划设计以来，人们一直在寻求优化方法，进行治疗方案的筛选。但这些方法没有普遍被采用，是因为：①20 世纪 60~70 年代期间，放射治疗机本身不具有做治疗优化的条件，即使有优化的方案，实施起来也较困难；②有关肿瘤及周围正常组织范围的确定方法受到限制，临床不能提供足够的有关患者治疗部位的详细信息，使治疗方案的优化失去了本来的意义；③没有较好的治疗计划系统能够作治疗方案的优化设计；④缺乏有效的剂量生物效应模型来做治疗方案的评估和选优。20 世纪 70 年代以来，由于计算机技术的高速发展，CT/MRI 等影像学技术的临床应用和发展，数字化控制的医用加速器的诞生和临床应用，高能 X（γ）线、电子束剂量计算模型的逐渐成熟，3D 剂量生物响应模型的建立与发展等，将我们带入一个崭新的肿瘤的 3D 影像诊断和 3D 治疗的时代。它的基本特征是，能够实施精确的肿瘤定位、精确的治疗计划设计和精确的治疗计划执行的三精治疗。这不仅给治疗方案的优化提供了充分的条件，而且只有进行治疗方案的优化，才能有效地实施三精治疗。

　　传统的治疗方案的优化过程，是计划设计者按治疗方案的要求根据自己的经验选择射线种类、射线能量、射野方向、射野剂量权重、外加射野挡块或楔形板，计算在体内的剂量分布，利用本篇第三章第二节中叙述的剂量学四原则，对计划进行评估，最后确定治疗方案。这是一个正向计划设计的过程，又称为"人工优化"。此方法目前仍得到广泛的应用。治疗方案的好坏很大程度上决定于计划设计者的经验。尽管目前 3D 治疗计划系统中带有多种治疗计划的设计工具，和计划评估工具，正向设计的计划往往是"可接受"的方案，但不是较优的方案。特别对下述情况的治疗计划的设计，"人工优化"会遇到更多的困难。例如：①当射野数目很多时；②较难用"人工优化"手段找到一个可接受的方案时；③即便能找到一个可接受的治疗方案，也不能肯定此方案是最好的。为了解决上述困难，必须将传统的正向设计过程颠倒过来，称为逆向治疗计划设计[2]。从图 2-4-5b 可以看出，放射治疗计划设计的真实过程是一个逆向设计的过程，它是由预期的治疗结果来决定应使用的治疗方案，而不是相反。因为计划设计过程，就是不断在寻找最好的布野方式（或布源方式-近距离治疗），包括射线能量、射野方向、射野形状、剂量权重以及每个射野的强度分布等，使肿瘤得到最大可能的控制而保持正常组织的放射损伤最小。正向计划设计与逆向计划设计的基本区别在于，前者是先设计一个治疗方案，然后观察剂量分布是否满足治疗的要求；后者是根据治疗要求确定的剂量分布去设计一个治疗方案。显然，在整个计划设计过程中，对一个较为复杂的治疗，前者不仅会遇到上述的困难，而且寻找一个较好的治疗方案更多地依赖于设计者的经验。后者不仅符合任何医疗实践，包括放射治疗实践的思维过程，而且能够为放射治疗提供较为客观的优化的治疗方案。

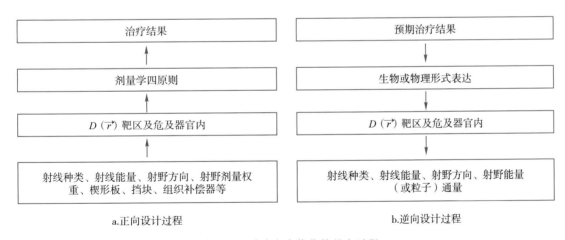

图 2-4-5　治疗方案优化的基本过程

　　由于影响治疗效果的因素太多，有些因素目前仍在探索之中，一个真正的能被普遍接受的优化计划不可能得到。因此，任何一个优化的治疗方案都是有条件的。更为重要的是，优化的方案必须要与治疗实施的可能性结合起来，不能脱离本部门的治疗机及辅助设备能够提供的条件。根据患者的肿瘤的实际情况和本部门能够得到的治疗条件，求得一个相对完美的治疗计划才是治疗优化的真正含意。

二、逆向计划设计与笔形束

　　如上述，逆向计划设计就是根据预期的治疗结果去确定一个治疗方案。如图 2-4-6 所示，预期的治疗结果是用靶区及其周围的 3D 剂量分布表述的，而 3D 剂量分布是由物理目标函数或生物目标函数来限制的。通过预期要求的 3D 剂量分布，求得射野入射方向（包括能量选择）和每个射野的形状及射野内的射线强度分布。由于每个射野内的射线强度分布一般是均匀的，必须将射野划小，变成单元野或笔形束野。然后利用多叶准直器（MLC）、物理补偿器或其他手段，对每个单元野或笔形束的强度进行调节，使计划得以实施。图 2-4-7 就是一个由笔形束组成的射野的 BEV 图和 REV 图。因笔形束野的大小一般要与使用的调强器匹配，故这种笔形束又称为调强笔形束（IMPB）。

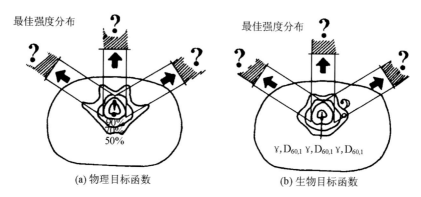

图 2-4-6　逆向设计与目标函数[2]

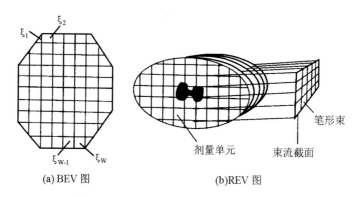

图 2-4-7　由笔形（单元）束构成的射野

　　从物理概念上理解，逆向计划设计是 CT 成像原理的逆过程。如图 2-4-8 所示，三组平行等强度的笔形束从三个不同方向射入患者体内，每个笔形束的射线强度经其途径上的组织衰减后到达探头，探头接收到的信号代表了笔形束经衰减后的强度，他的对数正比于其途径上的各组织的物理密度之和，探头阵列的信号集合形成了该组平行笔形束穿过患者后的强度分布（图 2-4-8a）。将探头接收到的信号，数学上反向投影回去，形成图 2-4-8b 所示的患者的解剖结构，经过数字滤过、去模糊处理后，得到接近患者真实的解剖图像。如果利用比例于图 2-4-8a 信号分布的一组笔形束射线，按图 2-4-8b 方法射入患者体内，就会形成解剖样的剂量分布。逆向计划设计的任务就是利用数学的方法按要求的类似于解剖结构的剂量分布，求解得到类似图 2-4-8a 所示的 CT 探头接收到的结果，即笔形束的强度分布。

　　设矢量 $\vec{d}$ 表示为患者体内剂量分布 D $(\vec{r})$ 在 3D 剂量网格点的剂量分布，每个格点的剂量为 d_i，$\vec{H}$ 为能量沉积核的卷积矩阵的分布，f 为相应卷积矢量 h 的照射密度或核密度，则 $\vec{d}$ 的矢量式表示为：

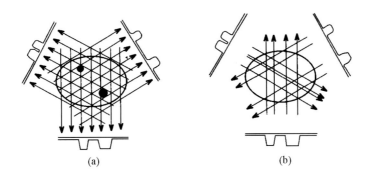

图 2-4-8　CT 成像与图像重建

注：（a）平行线束通过物体探头取样；（b）探头信号反向投影形成影像。

$$\vec{d} = \vec{H}\vec{f} \qquad\qquad (2\text{-}4\text{-}3)$$

设在感兴趣的计算区域（一般包括靶区和危及器官）内剂量网格点数为 n，即 $\vec{d}$（d_1, d_2, …, d_n）；有 m 个照射野，总共分为 v 个笔形束，则（2-4-3）式的矩阵或能量表示式可写成：

$$\begin{pmatrix} d_1 \\ d_2 \\ \vdots \\ d_n \end{pmatrix} = \begin{pmatrix} h_{11} & h_{12} & \cdots & h_{1w} & \cdots & \cdots & \cdots & h_{1v} \\ h_{21} & h_{22} & \cdots & h_{2w} & \cdots & \cdots & \cdots & h_{2v} \\ \vdots & \vdots & & \vdots & & & & \vdots \\ h_{n1} & h_{n2} & \cdots & h_{nw} & \cdots & \cdots & \cdots & h_{nv} \end{pmatrix} \cdot \begin{pmatrix} f_1 \\ f_2 \\ \vdots \\ f_w \\ \vdots \\ \vdots \\ f_v \end{pmatrix} \qquad (2\text{-}4\text{-}4)$$

（2-4-3）和（2-4-4）式中能量沉积核 $\vec{H}$ 的物理意义是，假设每个射野中的每个笔形束单元野的照射密度或核密度为一个单位时，m 个照射野入射到体内后，在 n 个剂量网格点内形成的剂量。传统的治疗计划设计中，根据已知的能量沉积核和照射密度或核密度通过求和（积分），得到体内的剂量分布 $\vec{d}$，这是正向计算。若已知能量沉积核，求出 v 个笔形束的照射密度，使达到要求的体内剂量分布 $\vec{d}$，这是逆向计算。求解过程中，（2-4-3）、（2-4-4）式的逆矩阵解可能出现负值；对特定的剂量分布和能量沉积核，或许可能就没有解。必须附加一些条件，借助一定的算法，使其转向有解的可能性，并避免出现负值的解。因此，从物理意义上说，逆向设计并不是真正的优化的设计，而是带有一定条件的近似解。其限定条件就是下述的目标函数。

三、目标函数

放疗实践中，使用物理和生物两种目标函数。物理目标函数是通过限定或规定靶区和危及器官中应达到的物理剂量分布，实施准确的优化的治疗。生物目标函数是通过限定应达到要求的治疗结果，如无并发症的肿瘤控制概率等，实施最佳的治疗。物理目标函数目前最为常用；生物目标函数是描述疗后患者生存质量的量化指标，是治疗的最高原则。

（一）物理目标函数

本篇第三章第二节中描述的临床剂量学四原则是物理目标函数的通则，量化后应具体包括以下内容：①靶区及重要器官内的平均剂量；②靶区内剂量均匀性（ΔD）；③靶区内的最低剂量（D_{min}）；④危及器官内的最高剂量（D_{max}）；⑤治疗区与靶区的适合度；⑥DVH 图等。

（二）生物目标函数

生物目标函数就是使经照射后肿瘤的复发概率最低而正常组织或器官的损伤最小，亦就是使无并发症的肿瘤控制概率P_{UTC}最大。生物函数F_{UTC}的形式为：

$$F^{\circ}_{UTC} = P_{UTC}(\text{Hf}) \qquad\qquad (2\text{-}4\text{-}5)$$

式中P_{UTC}由本篇第三章第九节式（2-3-5）表示。F°_{UTC}右上标记号"°"表示剂量 d 或 Hf 的实施（照射）值没有变化。但在实际放疗中，由于每次照射时摆位重复性和射野重复性等的偏差，会使剂量偏离设计值，一般用P_{UTC}的期望值<P_{UTC}>代替P_{UTC}。<P_{UTC}>计及了放疗中随机过程的影响，它与P_{UTC}的关系请参阅文献[12]。利用（2-4-4）式表达的生物目标函数进行方案优化，求得剂量分布D（r̄）应使P_{UTC}最大。

到目前为止，优化算法根据其求解的途径，划分为两类：积分方程的逆向直接求解，又称为解析算法，和使用迭代逐步逼近。属于前者的解法有傅里叶变换、泰勒展开、非线性楔形技术，等。它们只有在经过简化的条件下才有可能得到有限度解。解结果中可能有负值的出现，而负值解对放射治疗无意义。迭代逐步逼近解法又分为两大类：随机搜寻和系统搜寻。逆向蒙特卡罗模拟（inverse monte carlo approach）和模拟退火（simulated annealing）技术，属于随机搜寻；线性、二次规划（linear & quadratic programming）、最小二乘法（least square）、穷尽搜寻（exhaustive search）、可行搜寻（feasibility search）、梯度（gradient）技术，迭代重建（iterative reconstruction）技术和广义笔形束（generalized pencil beam）算法等，均属于系统搜寻。

如前述，治疗方案的优化，就是治疗方案的个体化。对体外照射，就是如何根据靶区及与周围器官和组织间关系，规划出应使用的射野的能量、射野方向，以及组成每个射野的射野单元或笔形束的通量或能量通量分布。上述的算法中，大部分算法目前仍集中在笔形束的通量或能量通量分布，即射野剂量权重的计算，射线的能量（包括射线种类）和射野入射方向仍靠人工的经验。

放射治疗计划的逆向计算问题，从物理过程上看是 CT 成像的逆过程，或与单光子发射断层（SPECT）类似（图 2-4-9）。已知的剂量分布类似于 CT 重建后的图像，或 SPECT 中放射性核素在体

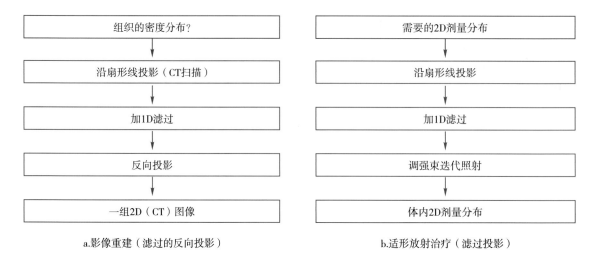

图 2-4-9　适形放疗迭代重建与 CT 影像反向重建的类比[13]

注：带有"？"的方框是各自的任务，其他框为实现各自任务的途径。

内的分布。迭代重建算法根据上述原理，直接从已知的剂量分布 D $(\vec{r})$ 计算出所需要的光子通量分布 Φ $(r_\phi，\phi)$，然后将求得的通量分布 Φ $(r_\phi，\phi)$ 反向投影到体内，形成体内的剂量分布 D' $(\vec{r})$。

但计算出来的分布 D $(\vec{r})$ 会与要求的 D $(\vec{r})$ 分布有显著不同，而且光子通量分布 Φ $(r_\phi，\phi)$ 会出现负值，但含负值通量的射野物理上不可能实现。必须用一个高通滤过函数，将负值通量的解变为零后，再投影到体内。Bortfield 使用这种滤过技术和逐步迭代方法，使均方根（RMS）差型目标函数达到最小。每次迭代后的解，经滤过后（使负通量为零），进入下一次迭代，直至目标函数值达到最小。

四、射野入射方向

射野入射方向的选择仍是放疗计划设计中至今未解决的一个重要问题。Bortfield 和 Schlegel 曾对调强和不调强的射野的入射方向的优化进行了探讨。他们利用均方根差（RMS）目标函数和傅里叶变换技术，对不同的入射方向和射野数生成的适形剂量分布进行了比较。主要结论认为，对未经调强的均匀射野，如果射野数较少（n≤3），射野方向对剂量分布的影响很大。射野入射方向应使射野边平行于靶区的最长边。对对称性的肿瘤的照射，或凹形靶区、周围又有重要器官、用调强束的照射，应采用 2π 内均匀分布的射野。甚至强调，"用调强束时，射野方向不必直接避开重要器官"。但对非调强束，应该直接避免照射重要器官[14]。

Gokhale 提出对射线"最少抗拒线"概念，用于确定射野最佳入射方向。"最少抗拒线"，意味着从入射的皮肤表面到肿瘤（靶区）中心的射线路径最短。它与目前临床上计划设计者常使用的就近布野的思路基本上一致[15]。

Sailer 等提出较为完善的做法，使用非共面四野，六野照射技术。其目的是让每个射野的射出端永远不与其他射野的入射端交叉或重叠。不同等剂量线面所包围的组织的剂量体积 DVH 图的结果证明：非共面四野、六野技术，正常组织的受量要比共面的四野、六野技术的受量少得多。非共面四野照射技术，靶中心位于"甲烷分子结构（CH_4）"几何中心即碳原子位置，射野中心轴穿过四个氢原子顶尖和碳原子几何中心，野间交角为 109.471°。在三维空间中，从任一个射野轴看，其他三野在与视野轴的垂直平面上的投影彼此正好互成 120°。非共面六野被分成两组，每组三个射野在患者横断面内互成 120°交角，第一组射野的射出端和第二组射野的射入端交角为 30°。在此基础上，两组射野的各个射野分别向患者头和脚方向再旋转 25°，构成非共面六野照射技术。在三维空间中，相邻野间的交角为 57.8°[16,17]。Webb 提出一种算法，具有共同原点（射野中心轴交点）的 N 个向量方向（射野中心轴），如何在 4π 空间内彼此间隔最大。射野数 N=2，3，…，8。当 N=4 时，正好是前述的非共面四野技术，其他 N 也有类似的结果[18]。

Bohsung 等建立了一个相对简单的、快速地确定射野入射方向的方法。一旦用户确定好等中心位置，对所有可能入射的射野，从放射源的方向观看，计算每个三角形物体在与射野中心轴垂直平面上的投影。设 $A_{0,i}$ $(\Phi_g，\Phi_c)$ 为机架角、治疗床角分别 Φ_g、Φ_c 的射野包括靶区和第 i 个器官的重叠面积，A_i $(\Phi_g，\Phi_c)$ 为第 i 个器官的投影面积，则靶区和重要器官的相对重叠面积为：$A_{rel,i}$ $(\Phi_g，\Phi_c)=A_{0,i}$ $(\Phi_g，\Phi_c)/A_i$ $(\Phi_g，\Phi_c)$。如果靶区和第 i 个器官间没有重叠，则靶区边缘和第 i 个重要器官边缘间的相对最小距离为：$d_{rel,i}=d_i$ $(\Phi_g，\Phi_c)/d_{max}$。其中 $d_{max}=Max\{d_i$ $(\Phi_g，\Phi_c)\}$。较好的射野的入射方向应是 $A_{rel,i}$ 值最小，或应是 $d_{rel,i}$ 最大。对靶区周围有多个重要器官，根据每个器官的相对重要性（可按器官的耐受剂量水平划分），进行加权处理：$A_{rel,i}$ $(\Phi_g，\Phi_c)=\sum_i W_i A_{rel,i}$ $(\Phi_g，\Phi_c)$[19]。

值得注意的是，这是一个极简单的算法，只能作射野方向选择的参考。因为投影面积算法中没有区分重要器官较靶区近于放射源还是远于放射源，而且算法中也没有指出应使用的射野数与射野方向间的关系。

Llacer 对均匀等角分布的共面射野，提出用几何优化的方法选择最佳射野入射方向。首先从参选的射野方向确定射野边与靶表面（用某一剂量面表示）相切处的靶表面的弯曲度（cornerness），它用高斯不变量（gaussian invariant）$L_w L_w^2$ 表示，将参选射野的两边中与靶表面相切的最大弯曲度对射野序号列表，然后每个参选射野的两边与靶表面相切的最大弯曲度对射野序号列表，然后每个参选射野的最大弯曲度对所有参选射野的最大弯曲度的和值进行归一。设 N_{max} 为均匀分布的最大可能的参选射野，N_{ther} 为医生或计划设计者计划采用的射野数（$N_{ther} \leqslant N_{max}$），则可选的射野组数 N_{set} 为：

$$N_{set} = N_{max} / N_{ther} \qquad (2\text{-}4\text{-}6)$$

为防止射野重叠，N_{ther} 建议用奇数野数。当参选射野在 2π 内均匀分布时，在（0，1）区间内用 N_{ther} 等分，与横坐标的交点处的角度为第一组竞争射野组；然后射野序号换一位置，重复上述操作，得到第二组竞争射野组。直到第 N_{set} 组。其中相对弯曲度之和的最大值的那一组为所选的射野组。对 π 内均匀分布的参选射野，将其中的相对野取消外，其后的选择与 2π 的步骤相同。对需要避免直接照射到重要器官的射野，或由于某种临床原因不能安排的射野，可将它们的弯曲度置为零，然后参与射野竞选。[20]

综上所述，当射野数较少（≤5）时，不论是共面还是非共面射野，射野入射方向的选择是很重要的。射野入射方向不仅决定于靶区和周围重要器官间相互几何关系，同时也决定于靶区剂量和周围重要器官剂量。Stein 亦认为，当用调强束照射且射野数很多时，射野可以直接穿过重要器官，因为这样可较好地控制靶区的剂量分布。

第三节　调强的实现方式

射野内诸点输出剂量率按要求的方式进行调整是满足三维适形治疗的两个必要条件之一。调强的概念启发于 X 射线横向断层 CT 成像的逆原理。CT X 射线球管发出强度均匀的 X 射线束穿过人体后，其强度分布反比于组织厚度与组织密度的乘积，反向投影后形成组织的影像；如果使用类似于 CT X 射线穿过人体后的强度分布的高能 X（γ）射线、电子束或质子束等，围绕人体旋转（连续旋转或固定野集束）照射，在照射部位会得到类似 CT 断层影像的适形剂量分布。根据调强的概念，首先要根据病变（靶区）及周围重要器官和组织的三维解剖，和预定的靶区剂量分布和危及器官（OAR）的限量（包括 OAR 的允许体积），利用优化设计算法，借助计划系统计算出射野方向上的应需要的强度分布（图 2-4-10）。他是常规治疗计划设计的逆过程，称为逆向计划设计（inverse planning）；然

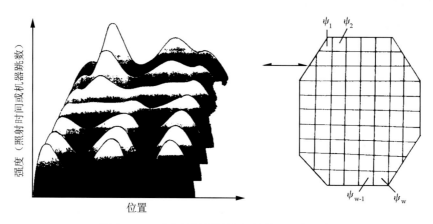

图 2-4-10　逆向计划设计输出的射野强度分布

后，按照设计好的强度分布在治疗机上采用某种调强方式实施调强治疗。

本章第一节已经指出，常规物理楔形板（包括一楔合成楔形板）是一维（1D）线性调强器，动态楔形板是一维非线性调强器，它们能在楔形平面内生成 1D 强度分布。要造成如图 2-4-10 所示的二维（2D）强度分布，则需要 2D 调强器，即通过调强器后的射野输出剂量率（射线能量注量或粒子；注量）沿射野 X、Y 方向变化。根据上述的调强原理，Brahme 和 Webb[21] 对调强方式作了很好的总结，基本上可划分为 6 类 10 种方法，综合如下。

一、物理（2D）补偿器

补偿器原用于人体曲面和不均匀组织的补偿，本篇第三章叙述了它的设计和制作方法。用于调强的 2D 补偿器具有更广泛的意义。调强补偿器可作为射野挡块的一部分，放置于治疗机的挡块托架上。由具有逆向计划设计的计划系统，提供每个射野的如图 2-4-11a 所示的强度分布 $\{\Phi_{ij}\}$，或被补偿的组织厚度分布 $\{t_{ij}\}$，输出给 PC 控制的补偿器生成器（miling machine），进行补偿器的制作。在补偿器的设计与制作中，有两个问题要引起注意：①最少的穿射，意味着要使用最厚的补偿器，而厚补偿器的制作较困难；②补偿器的构成单元的大小要折中选择，以方便制作和加快加工速度。在自动补偿器生成器出现之前，制作补偿器的最常用的方法是，用不同厚度的铝方块或铅片按强度分布 $\{\Phi_{ij}\}$，或组织厚度分布 $\{t_{ij}\}$ 人工叠放。如图 2-4-11b 所示。图 2-4-11c 所示的补偿器，是用阴阳模技术由自动补偿器生成器制成的。目前一般采用计算机控制的切割机切割出阴模，然后用钢粉等材料填充，或者用铣床直接在补偿器材料块上铣成。每个射野方向需要制作一个补偿器，治疗时放在相应的托架位置。

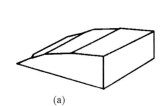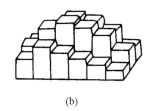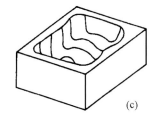

(a)　　　　　　　　(b)　　　　　　　　(c)

图 2-4-11　物理补偿器示意图

注：(a) 一维补偿器；(b) 铅块或铅片叠放式补偿器；(c) 补偿器生成器的两维补偿器。

本章第一节介绍的同步挡块也是一种特殊用途的 OAR 器官和组织的补偿器，它随治疗机架的旋转，靠重力转动，保持与 OAR 的投影形状一致，保护重要器官。前述的 1D 楔形板技术是 2D 组织补偿器的一个特例（图 2-4-11a）。

2D 补偿器出现在用多叶准直器 MLC 作调强之前是可靠的物理调强技术。补偿器调强最大的优点是所需设备成本低，运用简单可靠；其次，可以完全避免 MLC 调强的各种问题，包括叶片定位误差、叶片间漏射，叶片穿射、弧形端面和凸凹槽效应（tongue and groove effect）。当然，补偿器调强也存在一些问题。最大的问题是补偿器制作和摆位需要花费大量的人力；其次，在剂量计算时要考虑射线能谱硬化和补偿器散射。

二、MLC 静态调强

多叶准直器 MLC 的运动和照射不同时进行的调强方法称为静态 MLC 调强。此类调强是将射野要求的强度分布进行分级，利用 MLC 形成的多个子野（图 2-4-12）进行分步照射（stop and shot）。其特征是每个子野照射完毕后，照射切断，MLC 调到另一个子野，再继续照射，直到所有子野照射完

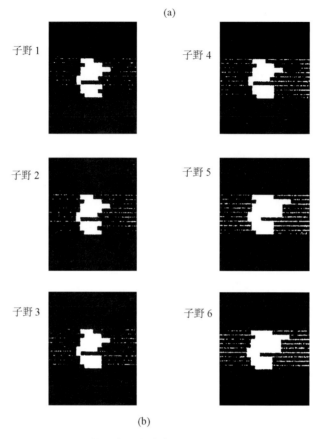

图 2-4-12　射野内强度分布（a）及子野形成（b）

毕。所有子野的流强相加，形成要求的强度分布。

　　MLC 静态调强的实现，按下述步骤进行：①将计划系统输出的 2D 数字强度分布，沿叶片方向转换成如图 2-4-12a 所示的 1D 连续强度分布；②选择适当的强度间隔，对 1D 强度分布进行强度分级 $\left(I=\sum_{i=1}^{M}\Delta I_j\right)$。强度分级的大小决定了本技术的剂量精确度；③根据强度分级，将 1D 连续强度分布变成数字阶梯式强度分布，如 2-4-12a 所示；④求出每个阶梯强度分级与 1D 连续强度分布的交点，即为两个叶片（此处称为左、右两叶片）的坐标，记为 $\{x_L(i,j), x_R(i,j)\}$（$i=1, \cdots, N$）。$X(i,j)$ 表示第 j 级（$j=1, \cdots, M$，M 为级数）强度第 i 对左、右叶片的位置坐标，N 为偶数，因为每对叶片对应两个坐标；⑤各对叶片的坐标配对后，多对叶片坐标的联合，形成 M 个子野。计划系统中计划的优化过程也分为强度优化和子野转换两步，先进行强度优化得到理想的剂量分布，再将强度转为可以在治疗机上执行的子野计算实际的剂量分布。由于最大子野数和每个子野的最小跳数等因素，转换后的实际剂量分布与理想的剂量分布通常会存在一定差异。目前最新的直接机器参数优化（direct machine parameter optimization，DMPO）算法直接对子野的形状和权重进行优化，得到的剂量分布即为治疗机上执行的实际剂量分布，避免了转换导致的差异。

　　MLC 静态调强，由于每个子野照射结束后，射线必须关断，才能转到下一个子野。这样，因加速器的射线"ON"、"OFF"动作，带来剂量率的稳定问题。只有带"栅控"电子枪的加速器，才可以执行 MLC 静态调强。因子野间射线"OFF"占据的时间很短，它对剂量的影响可以忽略。MLC 静态调强技术，非常类似于物理补偿器技术。对只具有单峰型强度分布，前者肯定优于后者，而且几乎与 MLC 动态调强技术等同。但对具有多峰型强度分布，前者的效率虽由于射线的不断"ON"、"OFF"动作有所减低，但因不需要模室制作射野补偿器，以及摆位时不需手工替换补偿器，它甚远优于物理补偿器。

目前已在瑞典 Scanditronix MM50 电子回旋加速器、瓦里安 Clinac 23EX、西门子 PRIMUS 及 PRI-MAT、医科达 SLi 直线加速器上，装有计算机自动控制系统，包括机架旋转、准直器旋转、MLC 位置控制、剂量控制等功能，很方便于实现 MLC 静态调强。但本技术也有不足之处，例如：因多次多个子野照射，光子利用效率较低，MLC 漏射会增加，子野间剂量衔接受 MLC 位置精度和患者呼吸及器官运动的影响，以及子野位置的验证问题等。

三、MLC 动态调强

多叶准直器 MLC 运动和照射同时进行的调强方法称为动态 MLC 调强。此类调强是利用多叶准直器（MLC）的相对应的一对叶片的相对运动，实现对射野强度的调节。属于此类的方法有：动态叶片（dynamic leaf collimation）、调强旋转（IMAT）、动态 MLC 扫描（scanning-leaf）等方法。其特征是，叶片运动过程中，射线一直处于"ON"的位置。

（一）动态叶片（dynamic-leaf collimation）

此方法的特点是，一对相对叶片总是向一个方向运动。设叶片运动方向沿准直器的 X 轴，控制两个叶片的相对位置和停留时间，如图 2-4-13 所示，就可以得到该位置处的输出强度 $I(X)$（加速器中，强度用剂量仪的跳数表示 MUs）。两个叶片中，有一片称为引导片（leading leaf），先运动到一个位置；然后另一片称为跟随片（trailing leaf），按选定的速度运动，给出各点所需要的强度。这种方法在文献中有不同的称呼，如相机快门技术（camera-shutter technigue）、叶片跟随技术（leaf-chasing）和滑窗技术（sliding window）等。

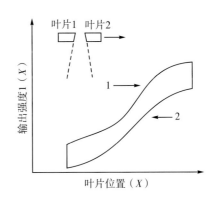

图 2-4-13 MLC 动态调强：MLC 叶片运动与输出强度的关系

设在 X 位置处的强度为 $I(X)$，则 dI/dt 为加速器的输出剂量率（或能量注量率，或注量率），一般假定为常数。设 dx/dt 代表叶片运动的速度，则 dI/dx 为所需射线强度随位置 X 的变化率。变化率越大，叶片运动速度越慢，实现较容易；变化率越小，叶片运动速度越快，实现较困难，因为对强度变化率较小的区段，叶片运动速度必须很快，而这往往受到叶片运动最大速度的限制。MLC 的漏射线比传统的准直器的高，一般为 1%~3%，计划设计时，应对其修正。

上述整个讨论过程中，均假定在 MLC 准直器之上方，加速器的输出强度（能量注量率或注量率或剂量率）在整个 MLC 动态调强过程中保持不变。虽然新型加速器提供可变剂量率的功能，但对此种方式，需要输出剂量率在调强过程中稳定。

（二）动态 MLC 扫描技术（scanning-leaf technique）

动态 MLC 扫描技术是在（一）中叙述的动态 MLC 调强技术基础上，配以加速器笔形束输出强度的调节，即可同时用叶片运动和改变输出强度的方法来达到要求的强度分布。

动态 MLC 扫描技术的突出优点是，可使总照射时间缩短。例如，利用独立准直器生成动态楔形板时，附加和不附加输出强度的调制，照射总时间，前者只有后者的 60%，时间缩短 40%。若 MLC 过中线运动的距离较短，如瑞典 Scanditionix MM50 加速器上 MLC 过中线只有 5cm，需要使用该技术（图 2-4-14）。以上讨论均假定加速器输出的流强有较理想的空间分布。实际操作中，必须针对能得到的流强分布进行调强和运动方式的计算，因此需要计算的不断迭代。

动态 MLC 扫描技术的实际应用中，会遇到的两个较大的障碍是：第一，MM50 中的监测电离室的监测面积较小，相当于100cm 处 4cm×4cm，需要扩大监测范围。第二，叶片运动必须要与输出强度调制同步，对加速器的控制要求较高。

动态 MLC 扫描，无疑是一项优美的技术，但应用到临床治疗之前，还需要技术上的进一步完善。

（三）旋转调强（intensity modulated ARC therapy，IMAT）

Yu 等建立了 MLC 旋转调强技术，该技术综合了 MLC 动态、MLC 静态调强技术和断层治疗技术的优点。在整个照射过程中，治疗机机架围绕患者作 N 次等中心旋转；每一次旋转过程中，MLC 不断（一般每间隔 5°）改变射野的大小和形状，故称为调强旋转治疗（IMAT）。因为 MLC 运动的范围和次数都低于 MLC 动态调强和 MLC 静态调强，本方法的效率较高（图 2-4-15）。

由于不是每个照射方向上的强度分布都有相同数目的强度分级，旋转数 N 应取最为复杂的强度分布的分级数，然后对其他较简单的强度分布按此数 N 进行细分。

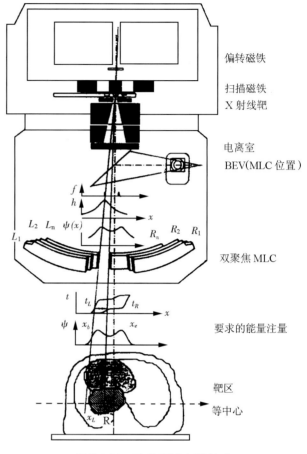

图 2-4-14　动态 MLC 扫描技术

Yu 将这种技术应用到 Philips SL-20 直线加速器上。他设计了一个"C"型靶区，危及器官 OAR 位于其中。5 个等中心旋转形成的剂量分布，与用 NOMOS MIMiC 调强得到的剂量分布相同，靶区都位于80%、90%等剂量线内，而 OAR 剂量只有 10%～20%[22,23]。

与断层治疗技术相比，IMAT 具有下述特点：①可在现有的带有 MLC 的加速器上执行；②本技术

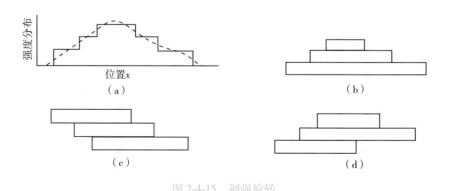

图 2-4-15　调强旋转

注：将强度分布变换成不同大小和形状的均匀强度分布的子野。

使用整野治疗，不必将野分成窄束，光子使用效率提高；③不存在相邻窄野间的匹接问题；④沿MLC 叶片方向的空间分辨力是连续的。

（四）旋转容积调强（volume intensity modulated ARC therapy）

Otto 等对 IMAT 技术和优化算法进行了改良，提高了优化效率和计划质量[24]。各加速器和计划系统厂商根据这一理论推出了多款产品，使得该技术在临床上得到了广泛应用。VMAT 技术指的是加速器机架在旋转过程中，机架转速、准直器角度、MLC 叶片位置、剂量率可保持连续变化，从而实现束流强度在各个位置调制的一种调强放疗技术。VMAT 照射的弧数可以为单个或多个，弧的角度范围可以是整弧（360°）也可是部分弧。弧的数量以及旋转范围，取决于靶区的位置以及计划的难易程度。每一个弧由若干个小弧（控制点）组成，控制点的跨度一般为 2~4°。

与 IMAT 技术相比，VMAT 具有下述特点：①机架转速连续变化；②准直器角度可连续变化；③剂量率连续变化。

四、断层治疗

断层治疗（tomotherapy）技术，因模拟 X 射线计算机断层技术而得名，它是利用特殊设计的MLC 形成的扇形束（fan beam）围绕患者体纵轴（此轴一般与加速器机架旋转轴一致）旋转照射，完成一个切片治疗。然后利用床的步进，完成下一个切片的治疗。本方法酷似英国 Green 氏倡导的径迹扫描（tracking）技术。按床的步进方式的不同，在美国的两个不同地方，分别独立地发展了两种不同的断层治疗的方式：Carol 方式和 Mackie 方式。前者是在每次旋转照射完毕后，床步进一段距离；后者采取类似螺旋 CT 扫描方式，机架边旋转床边缓慢前进。从技术意义上讲，后者才是真正的断层治疗。

（一）Carol 方式

利用 NOMOS 公司特殊设计的多叶调强准直器（称为 MIMiC），形成窄长条矩形野称为扇形束。在旋转照射过程中，借助 MIMiC 的进出（ON、OFF）运动，实现调强治疗。如图 2-4-16 所示，MIMiC 由两组共 40 个叶片组成，每组 20 片，相对排列，每片 8cm 高，近源端 5mm宽，远源（近患者）端 6mm 宽，在加速器等中心处的投影大约为 10mm。相邻叶片间有 5 组"凹凸槽"，以减少漏射线。每组叶片形成的窄长条矩形野在等中心处的宽度有 10mm、20mm 两档，即叶片进出的距离为 5mm、10mm。每个叶片由气动独立控制，两组叶片同时独立运动，形成两个窄长条矩形野，即每次旋转，完成两个切片治疗。气阀打开后，高压气体推动活塞使叶片进入射野，气阀关闭时，活塞内的低压气体反向拉回活塞使叶片退出射野。活塞双方向运动时间约为 40~60ms。通过计算机控制，在出束过程中叶片（通过活塞）可全部、

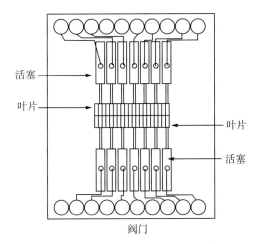

图 2-4-16　NOMOS MIMiC 调强多叶准直器结构示意图

部分停留在或完全不在射野内，形成需要的 1D 强度分布。一次旋转，床步进一段距离，进入下一片的治疗。MIMiC 本身装有传感器和显示屏，监测叶片的位置和运动的速度。MIMiC 可装到任何直线加速器机头的挡块托架插槽内，可独立成系统，不需要对加速器作任何改动。相邻切片构成一对相邻野，它们一般在靶中心相交，因此，床步进的控制精度对相邻野剂量分布的影响是非常大的。

Carol 作了这方面的剂量学研究。首先，他设计了 3 个直径分别为 4cm、10cm 和 18cm，长度均为15mm 的靶区。此种情况，不需要床的步进，只需要一次旋转。3 个靶区内的剂量不均匀性分别为

11%、14%和16%，这种剂量不均匀性纯属由于调强束本身引起的。然后，使床步进，进行照射。当床步进距离非常准确时，沿患者纵轴即床运动方向的剂量不均匀性在原基础上增加2%~3%，这是由于射野离轴分布沿纵轴相加的结果[25]。

床步进距离的误差为2mm时，剂量不均匀性可达41%。因此，非常需要床步进的精确控制。NOMOS设计了一个特别的控制床步进的装置CRANE，附于直线加速器的治疗床面上，使床的步进精度可达0.1mm~0.2mm，由它引起的剂量不均匀性只有3%。由此引申到，患者治疗体位的固定和呼吸及器官运动的控制，直接关系到MIMiC切片治疗技术能否成功地应用到胸、腹部肿瘤的治疗。

MIMiC执行的调强计划，是由NOMOS公司自己设计的CORVUS逆向治疗计划系统提供的。它使用模拟退火（SA）算法，它是世界上第一台经美国FDA通过的逆向治疗计划系统。该系统使用的剂量计算模型为MIMiC形成的单元束（FSPB）即小野的剂量分布TMR和OAR等在体内进行叠加。

Peacock系统是最早商业化的调强放疗系统，其Mimic二进式多叶准直器要比常规MLC到位精度高、故障率低、维护简单。它的缺点是治疗时间偏长，并且由于床步进运动的误差，可能造成薄层相邻区受到超剂量或欠剂量照射。

（二）Mackie方式

采取螺旋CT扫描方式，机架边旋转治疗床边缓慢前进，实现扇形束的调强切片治疗。Mackie等提出了一个带梦幻（dream-like）色彩的最新型的放射治疗机。如图2-4-17a所示，治疗加速器安装在一个类似CT框架上，可作360°旋转；加速器对侧，在治疗床下方，安装有射野影像系统，以作射野验证和剂量测量；在与射野中心轴垂直（通过等中心）方向上，安装有X射线CT，作治疗计划设计和治疗体位验证。整个系统集中了放射治疗过程中，从患者解剖数据采集、计划设计、模拟与验证及计划执行的所需要的所有设备。在该机的实际商用机型上，加速器采用双能加速管进行治疗（6MV）和CT图像采集（3.5MV），取消了与射野中心轴垂直方向上X射线CT，加速器对侧安装CT探测器。加速器产生的X射线由一窄条形的一级准直器准直，形成扇形束，在与扇形束垂直方向，安装一组调强多叶（64叶）准直器，每个叶片的物理外形像一个梯形挡块，聚焦于放射源靶点。与NOMOS MIMiC准直器一样，依靠气动推动活塞，使叶片进、出扇形束射野，得到1D调强剂量分布。随着治疗机架的旋转，治疗床缓慢前进，实现螺旋式切片调强扫描照射（tomotherapy）。治疗床前进的速度

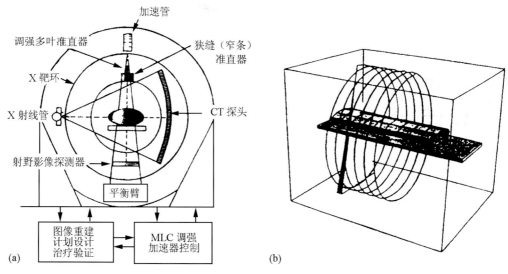

图 2-4-17 螺旋扫描式断层治疗机结构示意图

控制到恰使机架旋转一周所需要的床步进距。如果让加速器机架固定于某一角度不旋转，治疗床前进运动，进行 MLC 调强，可实现体层调强照射（topotherapy）。

断层治疗机上使用的调强准直器只从一个方向进出，叶片运动速度特别快（到位时间约为 20ms）。由于该准直器为单列结构，避免了 NOMOS MIMIC 因双列结构的相对叶片彼此碰撞产生的噪声[26,27]。

Tomotherapy 公司的 Hi-ART 治疗系统是螺旋式断层治疗技术的代表。该系统由治疗机、治疗机控制台、计划系统和数据服务器四个部分组成，集成了治疗计划设计、验证和实施三方面功能。由于采取床和机架同时运动，射线束连续照射，因此该系统一定程度上可以克服步进式治疗时间偏长的问题，并且完全避免了层间剂量可能不均匀的问题。

五、电磁扫描调强

在所有的扫描技术中，电磁偏转扫描技术是实现调强治疗的最好方法。它与前述的独立准直器、MLC 运动调强相比，不仅具有 X 光子的利用率很高，治疗时间短的突出优点，而且可实现电子束、质子束的调强治疗。如图 2-4-18 所示，在 MM50 电子回旋加速器的治疗头上，安装有两对正交（四极）偏转磁铁，通过计算机控制其偏转电流的大小，在几个微秒时间内就可以形成 50×50cm（X 射线）大小的射野。第一对磁铁位于治疗头的电子偏转平面内，它的扫描中心正好位于第二对磁铁的扫描中心上。前者使电子沿 G-T 方向扫描，后者使电子沿 A-B 方向扫描。X 射线靶正好位于扫描偏转磁铁的下方，且靶的上表面伸入磁极中，使聚焦后的电子即刻打靶。电子、X 射线治疗很容易切换。按照预定的扫描方案，控制偏转磁铁的电流，改变电子射出（电子束治疗）或电子击靶（X 射线治疗）方向，产生所需要的方向不同、强度各异的电子笔形束或 X 射线笔形束。这些笔形束在患者体内的集合，形成要求的强度分布或剂量分布。假设脉冲重复频率（在 5～300Hz 间可变）为 200Hz，则完成含有 200 个笔形束矩阵的射野，只要 1 秒时间。每个扫描脉冲宽度在 1～6s 内可变。强度调制

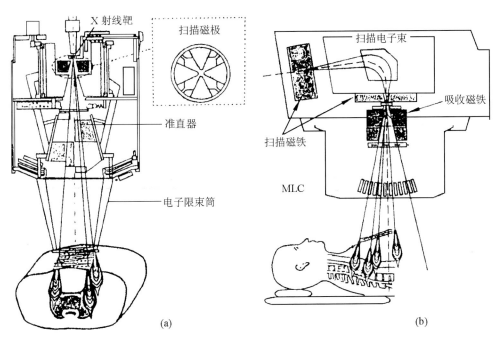

图 2-4-18　电磁偏转扫描示意图

可与宽度调制结合。因此，在照射剂量快要结束的最后几次扫描时，可利用它们进行微调，以精确达到要求的绝对剂量。如果使用栅控电子枪时，调强更加方便。对复杂的不规则的 2D 强度分布矩阵，扫描路径也要进行优化，以减少偏转磁铁的负荷，克服剩磁影响和加快扫描时间。一个特殊设计的穿射电离室，由 16 组亚室（segments）组成，每个亚室在等中心处的监测面积为 4cm×4cm。根据每个电离室的信号，监测单元束的位置和剂量。若扫描位置或单位脉冲的剂量发生偏差，设备中的验证系统可立即终止照射，或采取补偿措施纠正已发生的偏差。由一组 CWO 型光电二极管探头阵列组成的射野影像系统安装于治疗头的对侧，随治疗机架一块旋转，监测患者的治疗体位和移动。它与监测电离室一起，实时记录每一次照射的执行情况，累积分次照射的剂量，以达到规定的整个疗程的剂量。

电子回旋加速器能够提供品质好的能量束流，能谱窄能量较单一。早期的 MM 型电子回旋加速器中使用较厚的靶，未加均整的束流截面的半高宽（FWHM）在等中心处约为 5～10cm，并带有较长的尾分布。使用这种笔形束作扫描照射时，必须借助 MLC，称为前述的动态 MLC 扫描技术（scanning-leaf technique）。MM50 中采用薄铍靶，甚至气体靶，和电子吸收磁铁技术，可使束流半高宽降低到了 3cm 以下，笔形束的特性得到很大的改进。用这种笔形束扫描时，MLC 只用作规划射野的形状[28]。

Svenssson 等认为，为了能在放射肿瘤临床上实现高精度的调强适形治疗，需要发展被誉为第五代放射治疗机。它应具有：紧凑小巧、灵活可靠、窄束扫描 MLC 布野、剂量自动监测、射野验证及较高的性能价格比等特点的全自动化的放射治疗机。照射中，不需要任何机械运动，只有笔形束电磁扫描[29]。

六、NOMOS 2D 调强准直器

NOMOS 在总结 MLC 和 MIMiC 准直器的优缺点基础上，提出一种新型的 2D 调强准直器。它既具有 MLC 准直器的较易形成不规则大野的特性，又具有 MIMiC 准直器的二进制调强功能。如图 2-4-19 所示，这种准直器由 N×N 个准直器单元组成，类似于棋盘式的结构。图中带有黑色方块的单元准直器由 12cm 厚的固体射线衰减材料制成，让射线永不能穿过。白色方块的单元，准直器可通过计算机控制，向它充入或从它排出液体（如汞）射线阻挡材料，起到对射线瞬时阻挡作用。每个方块在等中心处形成的单元野大小为 5mm×5mm，它们的几何形状，在放射源（X 射线靶）处聚焦。白色方块通过气道与储汞罐联结。充气时，汞从白色方块准直器

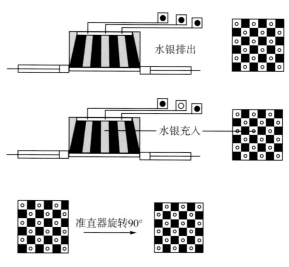

图 2-4-19　NOMOS 二维调强准直器

中被排出让射线通过；放气时，水银自动再次充入白色方块准直器。通过调节水银在白色准直单元中的时间，可调节该准直器单元下的单元野的输出强度或剂量。

棋盘式准直器（volume box）可用于旋转式治疗或固定野照射。在每一个机架角位置，照射分两步：第一步，利用气道开关照射白色方块准直器下的各个单元野，其强度按计划系统输出的要求控制，完成靶区的一半的照射；第二步，准直器旋转 90°角或平移一个方块位置，此时黑白色方块准直器单元的位置，正好互换，利用气道开头照射靶区的另一半。由气道控制的白色准直单元，起到了与 MIMiC 准直器一样的二进制调强功能。由于棋盘式准直器体积较大，利用它也可以作为射野挡块和组

织补偿器用，特别适用于靶区内重要器官的遮挡。黑白准直器单元交界面间的漏射线很小，整个准直器，其漏射线量只有 1%～2%，且与射野大小无关。14cm×14cm 棋盘式准直器的重量大约为 100 磅，附加于加速器的挡块托架上，不会影响加速器机头的机械性能。由于该种准直器可替代二级准直器直接放入治疗头内，此时，棋盘式准直器形成的射野大小可达 40cm×40cm。

该种准直器，除去可能因水银蒸发引起的水银气污染外，它具有简单、可靠，易于剂量控制和射野验证等突出优点。

七、其他调强方式

（一）独立准直器（IC）静态调强

作为 MLC 的一个特例，独立准直器可看作是两对互相垂直的独立 MLC 叶片。利用它们的相对运动，也可以实现调强。动态楔形板就是利用一对独立准直器的运动，形成 1D 非线性楔形调强剂量分布。戴氏等在此基础上发展了 2D IC 静态调强技术，其出发点是将计划系统输出的 2D 射野强度分布离散为一个强度分级矩阵，强度分级数可依具体情况改变。在图 2-4-20 所示的强度矩阵中，最大强度级是 10，强度分级数是 11。

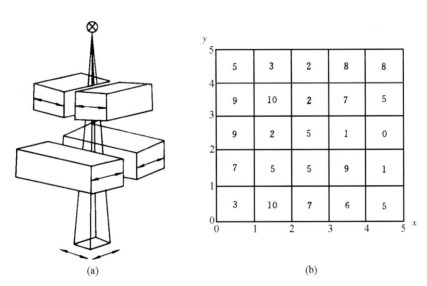

(a)　　　　　　　　　　(b)

图 2-4-20　独立准直器调强及计划系统输出的射野二维强度分布

注：矩阵大小 5mm×5mm，强度分级数为 11

对于任何已知的强度矩阵，可以用许多个 IC 子野序列来实现。显然，效率最低的办法是每次只照射一个矩阵元素；效率稍高的一种办法是将 IC 视为 MLC 的一对叶片，也就是将所有子野的宽或长限定为一个元素的宽或长；效率最高的办法应该保证照射时间最短，因此计算子野序列实际上是一个组合最优化问题。因直接求解很困难，使用递推优化的办法。求出子野序列。当子野序列确定后，需要优化子野的照射顺序以减少照射过程中因准直器叶片移动所需的时间。

戴氏用 3 个临床例子（两例鼻咽癌和 1 例前列腺癌照射）五野照射方案，用本技术在 Varian 600C 直线加速器上进行了计算机模拟调强治疗。得出结论认为：①如果强度分布矩阵单元大小为 0.5cm×0.5cm～1.0cm×10cm，强度分为 10 级，5 野总治疗时间约在 7～12 分钟（靶剂量 200cGy）。一般说来，治疗时间和叶片运动时间（Jaw motion time）随射野数增加，但出束时间（beam on time）基本不变；②总治疗时间受多种因素的影响，包括机器输出剂量率、叶片运动速度、射野数目、靶处方剂量、所选矩阵大小，以及计算模型等。出束时间正比于靶处方剂量，反比于输出剂量率。而叶片运动时间正比于射野数目，反比于叶片运动速度[30,31]。

与现今其他调强技术相比，IC 静态调强具有下述优点：①因 IC 已成为新一代加速器的标准配置，IC 比 MLC 更为经济；②比制作物理补偿器更节省人力；③空间分辨率在 X、Y 两个方向上可以调节，而用 MLC 时，空间分辨率在叶片排列方向固定为叶片宽度；④因为③的原因，一个 IC 可同时用于大肿瘤和小肿瘤的治疗，而 MLC 往往需要配置两个，叶片宽的大 MLC 用于大肿瘤，叶片窄的小 MLC 用于小肿瘤治疗；⑤与 MLC 相比，没有凸凹槽效应，没有叶片间的漏射线，射线透射率和射野半影都较小；⑥IC 运动要比 MLC 运动更为可靠，故障机会大为减少。其缺点是治疗时间较长，射线利用率较低。采用直接子野优化（direct segment optimization）的算法可以减少子野数目和照射的 MU，可一定程度上克服这些 IC 调强的缺点。Prowess 公司已将该算法集成到其治疗计划系统中（Panther），并申请了"Jaw-only IMRT"的专利。

（二）条形挡块移动技术（moving-bar technique）

条形挡块移动技术是，利用一个长条吸收体横跨平野，以不同速度运动，形成 1D 强度分布。长条吸收体由计算机控制。它连同驱动电机一起构成的附件，直接放入加速器的挡块托架上。长条吸收体类似挡块，8cm 厚，绕源作弧形运动。与运动方向垂直放置。原初设计，主要是利用它来代替组织器补偿，形成需要的 1D 组织补偿。从这个意义上讲，它很类似于用独立准直器形成 1D 非线型动态楔形板技术。若沿吸收体运动方向，将射野分割成条状，配合此技术，可产生 2D 强度分布。该技术的优点是，它不要求加速器带有计算机控制的 MLC，可在具有独立准直器的旧型加速器上实现 2D 调强。

八、小结

调强适形治疗能够提高肿瘤治疗的效果。根据调强原理，调强方式基本上可以划分为 6 类 10 种方法（图 2-4-21）。利用物理补偿器、MLC 动、静态技术、断层扫描技术、电磁和机械扫描技术等，原理上都可以实现临床要求的 2D 强度分布。物理补偿器具有安全、可靠、易于验证的优点，占据较多的模室加工和治疗摆位的时间。MLC 动、静态技术的主要优点是，它可适用于任何射线种类 [如 X（γ）射线、电子束、质子束等] 和任何能量的射线的调强。目前 MLC 动、静态调强技术成为临床主流调强方法。由于该技术占据的照射时间较长，叶片间的漏射线量也不能忽略。MLC 断层扫描技术中的 NOMOS 方式已在世界各地（特别是美国）的多家医院使用，但必须克服因照射时间相对较长

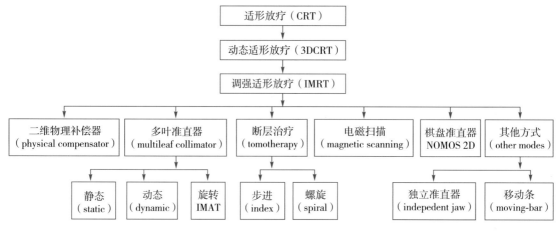

图 2-4-21　调强方式分类

带来的器官运动的负面影响和注意切片射野间的剂量匹配问题。动态螺旋式断层治疗，也已在世界各地的多家医院使用。电磁偏转扫描几乎克服了 MLC 动、静态调强的缺点，照射加快，治疗时间缩短，MLC 运动时间相对较少。但对扫描笔形束的物理特性，如束流截面半高宽（FWMH），有很严格的要求。电子回旋加速器的输出能谱特征较好，配以薄铍靶和治疗头内充氦气，可得到束流半高宽（FWHM）小于 3cm 的扫描笔形束。笔形束扫描技术可用于射线能量和强度的同时调强，比 MLC 动静态调强更加灵活和方便。无论 MLC 动静态调强，还是电磁扫描调强，均需要可靠的射野验证和剂量验证措施。NOMOS 提出的 2D 棋盘式准直器，吸取了 MLC 动静态调强和 MLC 切片调强的优点，克服了它们的缺点，不失为是一种经济可靠的 2D 调强器，但汞气体引起的污染是必须加以考虑的问题。

第四节 适形放疗和调强放疗的临床价值

一、放射治疗在肿瘤治疗中的地位

放射治疗主要用于恶性肿瘤，它与手术治疗、化学药物治疗组成了肿瘤三大治疗手段。国内外统计数字表明，约有 50%～70% 的癌症患者需要不同程度（单纯放射治疗或与手术、药物配合治疗）地接受放射治疗。近一百年来，由于三大治疗手段的进展，肿瘤治疗的 5 年生存率不断上升，已由 20 世纪 30 年代的 15% 增加到 20 世纪 90 年代的 45%，每 30 年，5 年生存率大约提高 15%。经死因调整后的相对 5 年生存率目前可达 54%。此数字说明，目前在所有的肿瘤患者中约有半数能够被治愈。在被治愈的 45% 的肿瘤患者中，三大手段对治愈率的相对贡献分别为：肿瘤手术 22%（48.9%）；肿瘤放疗 18%（40%）；肿瘤化疗 5%（11.1%）。放射治疗与手术治疗一样，是一种局部治疗手段。约 90% 的肿瘤治愈率是局部治疗手段的贡献。

原发肿瘤的局部控制是肿瘤治愈的先决条件，因为局部控制的失败，会导致肿瘤的局部复发和肿瘤的远地转移。已有证据证明，改进局部治疗，能够导致较高的治愈率。放射治疗不仅是肿瘤局部治疗的有效手段，治愈率约占整个肿瘤治愈率的 40%，而且它能够保留器官的功能，例如乳腺、眼、喉、四肢等，改进患者愈后的生存质量。在未治愈的约占 55% 的肿瘤患者的死因调查中，因局部未控导致原发肿瘤治疗失败的病例占 18%，约占 55% 未治愈的肿瘤患者的死因的 32.7%。

因此，通过采用新的或改进的治疗方法，使所有的肿瘤患者的原发（局部）肿瘤得到完全控制，有可能使整个肿瘤患者的 5 年生存率在现有基础上，进一步提高大约 15%。

二、物理因子（放射源）对放射治疗的贡献

如前述，放射治疗的根本目标是提高局部的治疗增益，即最大限度地增加肿瘤的局部控制概率（TCP）和减低周围正常组织的放射并发症概率（NTCP）。影响 TCP、NTCP 的因素很多（本篇第三章），归结起来有物理和放射生物两类因素。这些因素的充分利用，会拉开肿瘤组织和正常组织因照射引起损伤的程度和大小。放射生物学因素，包括选用恰当的时间剂量分次因子、使用辐射增敏剂和辐射保护剂，在得到同样的物理剂量条件下，使得肿瘤组织产生相对较大的损伤。物理学因素的利用主要是改善肿瘤和周围正常组织的剂量关系和剂量水平，以及这些剂量水平所包括的体积。物理因素包括：射线种类及能量、体外照射与近距离照射的结合、靶区的精确定位、剂量三维计算及控制、重粒子束的应用等。二战后，由于高能 X（γ）射线和高能电子束的引进，大大改观了肿瘤（靶区）和周围正常组织间的剂量关系和剂量水平，使在正常组织得到同样剂量水平条件下，治疗区范围大为缩小，肿瘤剂量可以给得更高，5 年生存率大为提高（表 2-4-1）。

表 2-4-1 高能 X（γ）射线相对 kV X 射线放射治疗 5 年生存率

肿　瘤	五年生存率（%）	
	kVX 射线	高能 X（γ）射线
霍奇金淋巴瘤	30～35	70～75
食管癌	0～2	8～16
宫颈癌	35～45	55～65
前列腺癌	5～15	55～60
鼻咽癌	20～25	45～50
膀胱癌	0～5	25～35
卵巢癌	15～20	50～60
视网膜母细胞瘤	30～40	80～85
精原细胞瘤	65～70	90～95
睾丸胚胎瘤	20～25	55～70
扁桃体癌	25～30	40～50

尽管取得了上述成绩，但传统的 2D 放射治疗存在下述几个问题：

1. 虽然多数放疗部门在使用 CT/MRI 等影像工具，作为计划设计的手段，但往往只限于靶区内的少数几层 CT/MRI 片，不能获得靶区和重要器官详细的三维信息，GTV、CTV 不能明确规定，OAR 体积也不十分了解。医师或计划师在选择 PTV 大小时往往将靶区边界放得较大，影响了治疗剂量增益比和靶区剂量的提高。

2. 较难或很少计算 OAR 及其他正常组织内的剂量分布的细节，如 DVH 图等，不可能估计正常组织放射并发症概率（NTCP），而 NTCP 对肿瘤控制概率（TCP）的提高是极其相关的。

3. 常规治疗只限于共面野设计，较难实施非共面射野的照射。

4. 缺乏计划评估手段，如剂量分布的定量分析和 DVH 图的比较等。

5. 整个疗程中治疗体位不能保证精确重复，缺乏治疗验证措施，治疗误差较大。

大量临床报告证明，高剂量照射会提高肿瘤的局部控制率和无瘤生存率。Fletcher 教授很早就指出，亚临床病变的剂量应不低于 5000cGy；微型小病灶的剂量应不低于 6000cGy；病灶直径 3cm 时应不低于 7500cGy；体积更大时，不低于 10000cGy 的剂量才能使肿瘤得到控制[32]。由于上述原因，传统的 2D 放疗治疗技术，扩大了周围正常组织的照射范围，限制了肿瘤剂量的提高（肿瘤剂量一般只能给到 7000cGy 左右）。因此，三维适形放疗（3D CRT）可望解决肿瘤的局控问题。

三、适形放疗和调强放疗的临床研究

高能 X（γ）射线、电子束、质子束的适形放射治疗，会大大改进高剂量区与靶区形状的适合度，进一步缩小治疗体积，能最大限度地减少正常组织受照剂量。Michalski 等，对 5 例儿童脑膜旁横纹肌肉瘤的 3D 和 2D 治疗计划进行了比较，得出结论认为：虽然 PTV 的平均剂量，3D 和 2D 的相近，但 GTV 周边的表面剂量，后者明显低于前者；3D 治疗能够提供更好的靶区剂量分布的均匀性。2D 照射，肿瘤周围的危及器官和组织（OAR）受量很高，无一例能幸免于双目失明、白内障、口干、脑组织或脑干损伤、下颌骨损伤等并发症的发生。3D 治疗方案中，仅一例因肿瘤紧邻同侧视神经，使它受到的剂量超过其耐受剂量水平外，其余各例的 OAR 受量均在其耐受剂量水平以下[33]。Perez 等报道了 MIR 和 Berres-Sewish 放射肿瘤中心于 1992～1995 年间，用 3DCRT 和常规标准放疗 2D SRT，分别治疗了 T_{1c} 和 T_2 期前列腺癌患者共 257 例，其中 3D CRT 治疗 119 例，2D SRT 治疗 138 例。等剂量分布和 DVH 图显示表明：3D CRT 和 2D SRT 均能提供满意的靶区剂量适合度和靶区剂量均匀性，

但周围 OAR 器官膀胱和直肠，剂量高于 65Gy 或 70Gy 的受照体积，3D CRT 的不足 2D SRT 的一半（表 2-4-2），前者引起的毒性反应明显低于后者。直肠炎，直肠出血发生率，3D CRT 组只有 3%，而 2D SRT 组高达 12%[34]。Hanks 报告的 247 例前列腺癌的 3D CRT 治疗组中，发生 2 度毒性反应的只有 34%；而 162 例用 2D SRT 治疗组中，2 度毒性反应占 57%。在全组 409 例中，仅有 12 例观察到 3 度胃肠或泌尿生殖系统的反应。两组治疗中，凡是接受盆腔淋巴结照射的患者，发生放射反应的机会较多。肿瘤总剂量的大小不会显著影响 2 度毒性反应的发生率[35]。Sandler 等在用 3D CRT 治疗 721 例前列腺癌的总结中，报道发生 3 度和 4 度直肠放射毒性反应的仅占 3%[36]。

表 2-4-2　3D 适形照射和双侧等中心旋转标准照射治疗前列腺癌的有关剂量学参数的比较
（照射仅限前列腺的病例）

对比参数	3DCRT	SRT
观察例数	87	87
靶区		
剂量高于靶处方剂量的体积（%）	92.9±13.9	92.9±10.8
ICRU 剂量（靶处方剂量）（Gy）	69.1±2.6	69.2±2.6
肿瘤最低剂量（Gy）	66.3±5.3	63.5±8.6
肿瘤平均剂量（Gy）	69.8±2.6	69.7±2.8
肿瘤最高剂量（Gy）	71.7±2.4	71.3±2.8
危及器官		
剂量高于或等于 65Gy 的直肠体积（%）	33.7±15	62.7±21
剂量高于或等于 70Gy 的直肠体积（%）	8.5±11.8	28.8±28.9
剂量高于或等于 65Gy 的膀胱体积（%）	22.3±12.5	50.5±22.8
剂量高于或等于 70Gy 的膀胱体积（%）	6.3±8.4	19.4±24.4

肿瘤局部控制率的提高，已在前期的临床增量治疗计划中得到证实。Leibel 等报道了 324 例前列腺癌（T_{1c}，48 例；T_{2a}，39 例；$T_{2b,c}$，135 例；T_3，102 例）的治疗。其中 254 例参与了增量计划的治疗：64.8Gy~66.6Gy，70 例；70.2Gy，102 例；75.6Gy，57 例；81Gy，25 例。计划靶区（PTV）在影像发现的前列腺 GTV 外周放出 1cm 边界，但近直肠处只放宽 0.6cm。只有 15% 的患者有急性 2 度的放射反应，34% 患者有排尿症状，只有 1 例（0.4%）伴有严重的远期反应。经 PSA（前列腺特异性抗原）归一后的 3 年生存率分别为：T_{1c}~T_{2a}，97%；T_{2b}，86%；T_{2c}，60%；T_3，43%[37]。Hanks 等观察到，在 373 例前列腺癌中，用 3DCRT 治疗的 4 年生存率为 50%，而在 2DSRT 129 例的治疗中，4 年生存率仅为 39%[38]。

Sibley 等报道了 1987 年 12 月~1992 年 6 月间，用 3D CRT 增量治疗了 379 例Ⅲ期（Ⅲₐ，183 例；Ⅲᵦ，196 例）非小细胞肺癌的结果。所有患者的肿瘤中位剂量为 66Gy（60~70Gy），单次剂量 1.8~2.0Gy。全组中位生存期为 19.5 个月，1 年、2 年生存率分别为 75%、37%；肿瘤局部无进展的中位生存期为 15.6 个月，1 年、2 年生存率分别为 62%、23%。生存率与期别（Ⅲₐ，Ⅲᵦ以及 T 或 N）无关。鳞癌效果好于非鳞癌。结论是：3D CRT 增量治疗的结果显著好于放化疗或单纯常规放疗[39]。

Graham 等报道了用 3D CRT 增量治疗 70 例Ⅰ到Ⅲᵦ不能手术的肺癌，其中 24 例（占 35%）患者接受了化疗。未经肺校正的靶区剂量范围为 60~70Gy。随访 6~30 个月，死因调整后的 2 年生存率：Ⅰ、Ⅱ期患者为 90%；Ⅲ期（Ⅲₐ，Ⅲᵦ无差别）患者为 53%。肿瘤局部得到控制的 2 年生存率 47%，明显高于局控失败的 2 年生存率 31%。结论认为：非小细胞肺癌的生存率与肿瘤的局控紧密相关；肺组织的剂量修正非常重要；肺炎发生率与肿瘤位置有关；胸上肋肿瘤患者的肺炎发生率明显低于胸下肋肿瘤的患者，而且与受照体积有关，存在阈值反应剂量[40]。

Leibel 等用 3D CRT 对 10 例未治的和 5 例复发的鼻咽癌患者进行了临床对比研究。2D（常规）照射技术，先用双侧大野，包括鼻咽及颈部淋巴结，剂量给到 50.4Gy，其中脊髓给到 45Gy 后加脊髓挡块，并用电子束补照颈部淋巴结到 50.4Gy。锁骨上淋巴结用前野照到 50.4Gy。然后缩野，鼻咽部剂量追加 19.8Gy，使总剂量达到 70.2Gy。探有淋巴结的颈侧剂量给到 59.4Gy，淋巴结病理阳性的，再追加 10.8Gy，达到与鼻咽一样的剂量。每周 5 次，每次 1.8Gy。3D CRT 治疗，除一例用非共面射野外，其余患者均用两对侧后斜野和一个后前野，适当加楔形板和补偿器，所有射野均采用适形挡块，尽量避开脊髓、脑干和其他重要组织。10 例未治患者在 2D 治疗到 50.4Gy 后，用 3D CRT 对鼻咽追加剂量 16.2~21.6Gy（中位剂量 19.8Gy），使总剂量达到 66.8~72Gy。复发再治的 5 例患者，用 3D CRT 给 21.6~54Gy（中位剂量 36Gy）的再程照射。用 DVH、TCP 和 NTCP 对每例患者的 2D 计划和 3D 计划进行了比较，得出结论是：2D 计划，95% 等剂量线只能包括靶区体积的 78%，而 3D 计划可达 93%；3D 计划可使靶区平均剂量增加 18%；下颌骨及腮腺剂量大为减少，脑干、脊髓剂量也在允许剂量之内；无并发症的肿瘤控制概率 P_{UTC}，3D 治疗比 2D 治疗增加 15%。Leibel 等认为，3D CRT 治疗，当靶区剂量给到传统剂量时，正常组织的剂量会明显减少。若维持正常组织的损伤在其允许水平以下，靶区剂量可以增加，对 T_1 期原发鼻咽癌，靶区剂量达到 70Gy 时，肿瘤局部控制率（TCP）已经很高，3D CRT 的应用或许不会引起 TCP 的进一步提高。但对局部偏晚的鼻咽癌，因传统剂量的 2D 治疗时的 TCP 较低，用 3D CRT 治疗进一步提高靶区剂量，可提高 TCP。例如，若将脊髓剂量限为 39.6Gy，而不是 45Gy 时，肿瘤剂量因 NTCP 减少就可以给得更高。这方面仍需要进一步的增量计划的临床研究[41]。

Dolezel 等分别采用 3D CRT、IMRT 和 IMRT-SIB 技术对 284 例前列腺患者进行治疗。3D CRT 和 IMRT 的 CTV 包含前列腺和精囊基底，精囊受侵则包含前列腺和精囊，外放 10mm 得到 PTV，处方剂量分别是 74Gy 和 78Gy；IMRT-SIB 的 CTV1 包含前列腺，CTV2 包含精囊，外放 10mm 得到 PTV1 和 PTV2，PTV1 和 PTV2 的处方剂量分别是 82Gy 和 73.8Gy。对于 3D CRT、IMRT 和 IMRT-SIB，≥2 度的急性胃肠毒性分别为 35.1%、16% 和 7.7%，≥2 度的急性泌尿生殖毒性分别为 26.6%、33% 和 30.7%，第 3 年时的 3 级晚期胃肠道毒性的累积发生率分别为 14%、5% 和 2%，具有显著性差异，3 级晚期泌尿生殖毒性的累积发生率分别为 9%、7% 和 6%，无统计差异。IMRT 可以减小直肠壁剂量减少正常组织并发症，IMRT-SIB 可在同等泌尿生殖毒性及更小的胃肠道毒性情况下推高前列腺剂量[42]。

Murthy 等采用 15 例胃癌术后辅助放疗病例回顾性分析了 3D CRT 和 IMRT 的差异。3D CRT 计划包括 3 野（单前野加左右两野）和 4 野（前后左右四野）两种，通过调整楔形板、能量、权重和 MLC 形状以提高靶区均匀度并减少重要器官的剂量。IMRT 计划采用 6MV 射线 7 野均分布野。IMRT 可以获得更高的适形度（conformity index），明显降低肝和肠的剂量，减少全部危及器官的高剂量区体积比例，但需要注意器官运动的影响[43]。

Gupta 等在 2005~2008 年进行了前瞻性随机对照试验，比较了 3D CRT 和 IMRT 在 60 例头颈部鳞状细胞癌（口咽、喉和下咽）患者的治疗。IMRT 相对于 3D CRT，≥RTOG 2 度的急性唾腺毒性明显降低（IMRT 19/32，3D CRT 25/28），晚期口腔干燥症及皮下纤维化也显著降低，IMRT 组患者的唾液腺功能随时间推移明显恢复，3 年时两组的局控和生存无显著差异[44]。

Peszynska-Piorun 等采用 25 例喉癌病例，比较了 3D CRT 和 IMRT 对危及器官剂量的影响。IMRT 可以降低危及器官的剂量，但在特定情况下 3D CRT 可以更好地保护小脑。由于 IMRT 会导致更多的组织受到照射但并不是所有的危及器官都被考虑到优化中，所以未参与优化的危及器官可能会获得较高的剂量[45]。

Lin 等分析了 Children's Oncology Groupprotocol D9803 项目中登记的中度危险性横纹肌肉瘤患者信息，3D CRT 和 IMRT 的中位随访时间是 5.7 年和 4.2 年，5 年局控失败率（18% vs 15%）和无病生存率（72% vs 76%）无差异，多变量分析显示这两种技术和无病生存率之间无关联，原发肿瘤位于脑膜部位的患者更趋向于接受 IMRT，在靶区剂量不均匀度相近情况下 IMRT 可以改善处方剂量对靶区的覆盖[46]。

Rudat 等对 20 个乳房切除的乳腺癌病例分别采用切线野 IMRT 和切线野 3D CRT 进行胸壁照射计划设计，处方剂量 50Gy，25 次。切线野 IMRT 减小同侧肺平均剂量 21%，对于左侧患者心脏 V35 减小 43%，平均剂量减小 20%，PTV 适形度明显优于 3D CRT，均匀度无明显差异[47]。

适形治疗的结果是：高剂量分布区与靶区的三维形状的适合度较常规治疗大有提高；进一步减少了周围正常组织和器官卷入射野的范围。靶区剂量分布的改善和靶周围正常组织受照范围的减少，可导致靶区处方剂量的进一步提高和周围正常组织并发症的减低。理论和临床经验证明，靶区剂量的提高，必然导致肿瘤局部控制率的提高；肿瘤局部控制率的提高，必然减少肿瘤远地转移率，进而改进和提高生存率。肿瘤对放射线的抗拒和肿瘤的个体差异，造成剂量效应曲线随剂量继续增加变得平坦，会减弱由于靶剂量增加带来的治疗增益的提高；但由于三维适形治疗使靶区外周（边缘）剂量得到提高，靶剂量的提高总体上能提高局部控制率。因此，适形治疗不能使所有患者的生存率得到提高，而只是对因局部控制失败占主要的或对因局控失败未控癌细胞的再生致成远地转移的肿瘤患者的治疗有意义。也就是说，具有上述特征的肿瘤患者，通过适形治疗，可望提高肿瘤的局部控制率进而提高生存率。除此之外，采用适形技术，正常组织和器官可以得到保护。适形治疗特别适用于位于复杂解剖结构（例如颅内及头颈部）中、形状比较复杂、多靶点的肿瘤的治疗，可减少放射合并症和改进患者治疗后的生存质量。采用适形治疗后，周围正常组织和器官剂量的进一步减少，有可能吸取 X（γ）射线立体定向治疗的经验，改变传统的剂量分次模式，加大分次剂量和减少疗程分次数，使疗程缩短，对肿瘤的控制会更有利。

参 考 文 献

1. 胡逸民，谷铣之. 适形放射治疗——肿瘤放射治疗技术的进展. 中华放射肿瘤杂志，1997，6（1）：8-11.

2. Brahme A. Treatment optimization using physical and radiobiological objective functions. In Smith AR（ed）. Radiation therapy physics. Springer Verlog, 1995, 209-246.

3. Takahash S. Conformation radiotherapy: Rotation techniques as applied to radiography and radiotherapy of cancer. Acta Radiol Suppl, 1965, 242: 1-42.

4. Proimos BS. Synchronous field shaping in rotational megavoltage therapy. Radiology, 1960, 74: 753-757.

5. Proimos BS. Beam-shapers oriented by gravity in rotational therapy. Radiology, 1963, 87: 928-932.

6. Wright KA, Proimos BS, Trump JG, et al. Field shaping and selective protection in megavoltage therapy. Radiology, 1959, 72: 101.

7. Trump JG, Wright KA, Smedal MJ, et al. Synchronous field shaping and protection in 2-million-volt rotational therapy. Radiology, 1961, 76: 275.

8. Green A. Tracking cobalt project. Nature, 1965, 207: 1311.

9. Davy J, Johnson PH, Redford R, et al. Conformation therapy using the tracking cobalt unit. Br J Radio, 1975, 48: 122-130.

10. Mantel J, Perry H, Weinkam JJ. Automatic variation of field size and dose rate in rotation therapy. Int J Radiat Oncol Biol Phys. 1977 Jul-Aug; 2（7-8）: 697-704.

11. Kijewski PK, Chin LM, Bjarngard BE. Wedge-shaped dose distributions by computer-controlled collimator motion. Med Phys, 1978, 5: 426-429.

12. Holmes T, Mackie RT, Simpkin D, et al. An unified approach to the optimization of brachytherapy and external beam dosimetry. Int J Radiol Oncol Biol Phys, 1991, 20：859-873.

13. Bortfeld T, Burkelbach J, Boesecke R, et al. Methods of image reconstruction from projections applied to conformation radiotherapy. Phys Med Biol, 1990, 35：1423-1434.

14. Bortfeld J and Schlegel W. Optimization of beam orientations in radiation therapy：some theoretical considerations. Phys Med Biol, 1993, 38：291-304.

15. Gokhale P, Hussein EM, and kulkami N. Determination of beam orientation in radiotherapy planning. Med Phys, 1994, 21：393-400.

16. Sailer SL, Rosenman JG, Symon JR, et al. The tetrad and hexad：Maximum beam separation as a starting point for non-coplanar 3D treatment planning (Proc. 35th ASTRO Meeting). Int J Radiat Oncol Biol Phys, 1993, 27：Suppl. 1：138.

17. Sailer SL, Rosenmaan JG, Syman JR, et al. The tetrad and hexad：Maximum beam separation as a starting point for non-coplanar 3D treatment planning：Prostate cancer as a test case. Int J Radiat Oncol Biol Phys, 1994, 30：439-446.

18. Webb S. A note on the problem of isotropically orienting N vectors in space with application to radiotherapy planning. Phys Med Biol, 1995, 40：945-954.

19. Bohsung J, Nill S, Perelmouter J, et al. A software tool for geometric optimization of radiation beam entries. Proc. CAR 96 (Berlin, 1996) (Berlin：CAR), 1996.

20. Llacer Jorge. Inverse radiation treatment planning using the Dynamically Penalized Likelihood method. Med Phys, 1997, 24：1751-1764.

21. Webb S. Methods to create intensity-modulated beams (IMBS). In：Webb S (ed). The physics of conformal radiotherapy, advances in technology. Institute of Physics Publishing Bristol and Philadelphia, Chapter 2, 1997.

22. Yu CX. Intensity modulated arc therapy with dynamic multileaf collimation：An alternative to tomotherapy. Phy Med Biol, 1995, 40：1435-1449.

23. Yu CX. Intensity modulated arc therapy：A new method for delivering conformal radiation therapy. In：Sternick ES (ed). The theory & practice of intensity modulated radiation therapy. Chapter 7, Advanced Medical Publishing, 1997.

24. Otto K. Volumetric modulated arc therapy：IMRT in a single gantry arc. Med Phys. 2008 Jan; 35 (1)：310-7.

25. Carol MP, Grant WIII, Bleier AR, et al. The field matching problem as it apples to the peacock-three-dimensional conformal system for intensity modulation. Int J Radiat Oncol Biol Phys, 1996, 34：183-187.

26. Mackie TR, Holmes TW, Swerdloff S, et al. Tomotheray：A new concept for the delivery of conformal radiotherapy using dynamic collVMATion. Med Phys, 1993, 20：1709-1719.

27. Mackie TR, Holmes TW, Reckwerdt PJ, et al. Tomotherapy：A proposal for a delicated computer-controlled delivery and verification system for conformal radiotherapy. The use of computers in radiation therapy. In：Proc 11th Conf Hounsell AR (ed). (Manchesters：ICCR), 1994, ：66-167.

28. Lind B and Brahme A. Development of treatment techniques for radiotherapy optimization. Int J Imaging Syst Technol 6, 1995, 3342 (Special issue on Optimization of the three-dimensional dose delivery and tomotherapy).

29. Svensson R, Lind B and Brahme A. Beam characteristics and clinical possibilities of a new compact treatment unit design combining narrow pencil beam scanning and segmental multileaf collimation. Med Phys. 1998 Dec; 25 (12)：2358-69.

30. 戴建荣, 胡逸民. 独立准直器在适形放疗中的应用. 发明专利公报, 1998, 14 (15)：15.

31. 戴建荣, 胡逸民. 利用独立准直器开展调强放疗-算法研究. 中国医疗器械杂志, 1999, 23.

32. Fletcher G. Clinical dose-response curves of human malignant epithelial tumors. Br J Radiat, 1973, 46：1-12.

33. Michalski JM, Sur RK, Harms WB, et al. Three dimensional conformal radiation therapy in pediatric parameningeal rhabdomyo sarcomas. Int J Radiat Oncol Biol Phys, 1995, 33：985-991.

34. Perez CA, Michalski JM, Drzy mala R, et al. 3D conformal therapy and potential for IMRT in localized carcinoma of the prostate. In：Sternick ES (ed). The theory and practice of intensity modulated radiation therapy. Chapter 14. Advanced Medical Publishing, 1997.

35. Hanks GE, Schulthesis TE, Hunt MA, et al. Factors influencing incidence of acute grade 2 morbidity in conformal and

standard radiation treatment of prostate cancer. Int J Radiat Oncol Biol Phys, 1995, 31：25-29.

36. Sandler HM, Mclaughlin PW, Ten Haken RK, et al. Three-dimensional conformal radiotherapy for the treatment of prostate cancer：Low risk of chronic rectal morbidity observed in a large series of patients. Int J Radiat Oncol Biol Phys, 1995, 33：797-801.

37. Leibel SA, Zelefsky MJ, Kutcher GJ, et al. Three-dimensional conformal radiation therapy in localized carcinoma of the prostate：interim report of a phase I dose escalation study. J Urol, 1994, 52：1792-1798.

38. Hanks GE, Lee WR, Schultheiss TE. Clinical and biochemical evidence of control of prostate cancer at 5 years after external beam irradiation. J Urol, 1995, 54：456-459.

39. Sibley GS, Mundt AJ, Shapiro C, et al. The treatment of stage Ⅲ nonsmall cell lung cancer using high dose conformal radiotherapy. Int J Radiat Oncol Biol Phys, 1995, 33：1001-1007.

40. Graham MV, Purdy JA, Emami B, et al. Preliminary results of a prospective trial using three dimensional radiotherapy for lung cancer. Int J Radiat Oncol Biol Phys, 1995, 33：993-1000.

41. Leibel SA, Kutcher GJ, Harrison LB, et al. Improved dose distribution for 3D conformal boost treatments in carcinoma of the nasopharynx. Int J Radiat Oncol Biol Phys, 1991, 20：822-833.

42. Dolezel M, Odrazka K, Vaculikova M, et al. Dose escalation in prostate radiotherapy up to 82 Gy using simultaneous integrated boost：direct comparison of acute and late toxicity with 3D-CRT 74 Gy and IMRT 78 Gy. Strahlenther Onkol, 2010, 186（4）：197-202.

43. Murthy K, Shukeili K, Kumar S, et al. Evaluation of dose coverage to target volume and normal tissue sparing in the adjuvant radiotherapy of gastric cancers：3D-CRT compared with dynamic IMRT. Biomed Imaging Interv J, 2010, 6（3）：e29.

44. Gupta T, Agarwal J, Jain S, et al. Three-dimensional conformal radiotherapy（3D-CRT）versus intensity modulated radiation therapy（IMRT）in squamous cell carcinoma of the head and neck：a randomized controlled trial. Radiother Oncol, 2012, 104（3）：343-8.

45. Peszynska-Piorun M, Malicki J, Golusinski W. Doses in organs at risk during head and neckradiotherapy using IMRT and 3D-CRT. Radiol Oncol, 2012, 46（4）：328-36.

46. Lin C, Donaldson SS, Meza JL, et al. Effect of radiotherapy techniques（IMRT vs 3D-CRT）on outcome in patients with intermediate-risk rhabdomyosarcoma enrolled in COG D9803—a report from the Children's Oncology Group. Int J Radiat Oncol Biol Phys, 2012, 82（5）：1764-70.

47. Rudat V, Alaradi AA, Mohamed A, et al. Tangential beam IMRT versus tangential beam 3D-CRT of the chest wall in postmastectomy breast cancer patients：a dosimetric comparison. Radiat Oncol, 2011, 21：6：26.

第五章 X（γ）射线立体定向放射治疗

李明辉

第一节 X（γ）射线立体定向治疗的实现方式

一、立体定向治疗的历史发展

1951 年瑞典神经外科学家 Lars Leksell 提出立体定向放射手术概念[1]。所谓立体定向放射手术，即用多个小野三维集束单次大剂量照射颅内不能手术的，诸如脑动静脉畸形（AVM）病等良性病变。由多个小野集束定向照射，形成高剂量集中、周边剂量迅速跌落的剂量分布射线对病变起到类似于手术的作用[2]。经过 1968 年第一台、1975 年第 2 台 γ 刀装置在瑞典 Karolinska 研究所临床试用后形成现在的第三代用 201 个 ⁶⁰Co 源集束照射的 γ 刀装置，最新的 γ 刀装置（图 2-5-1）已配备锥形束 CT 系统，可以实现图像引导下的 γ 刀治疗。我国沃发（OUR）公司创造了中国模式，通过使用 30 个 ⁶⁰Co 源，以旋转方式进行聚焦照射，称为 OUR 旋转刀（图 2-5-2）。20 世纪 80 年代，美国同道提出用常规直线加速器（图 2-5-3）的 6~15MV X 射线非共面多弧度等中心旋转实现多个小野三维集束照射病变，起到与 γ 刀一样的作用，故称为 X 射线刀（X-knife）。此外还有种装置是将一台紧凑型加速器机架安装于 6 轴机械臂上（图 2-5-4），使其具备更大的运动自由度，实现运动靶区的实时跟踪照射，称为射波刀（Cyber-Knife）。它们（这类"刀"）的学名称为 X（γ）射线立体定向放射手术（stereotactic radiosurgery），简称为 SRS，其特征是小野三维集束单次大剂量照射。随着 SRS 技术在肿瘤治疗中的推广应用，和适形放射治疗对定、摆位精度的要求，它们的结合，称为立体定向放射治疗（stereotactic radiotherapy），简称为 SRT。SRT 是一种精确放疗技术，它通过使用基础环、图像引导等立体定向技术，实现对靶区的精确定位和摆位[3~4]，进行分次大剂量照射。过去的 SRT 技术主要针对头部肿瘤，直到 20 世纪 90 年代中期，应用于体部的 SRT 技术开始出现[5]，该类技术称为立体定向体部放疗（stereotactic body radiotherapy，SBRT）又称作立体定向消融放疗（stereotactic ablative radiotherapy，SABR）。

X（γ）射线 SRT（SRS）治疗一般要经过病变定位、计划设计和治疗三个过程。利用立体定向装置（stereotaxy）、CT、磁共振和 X 射线数字减影等先进影像设备及三维重建技术，确定病变和邻近重要器官的准确位置和范围，这个过程叫作三维空间定位，也叫立体定向[6]。然后，利用三维治疗计划系统，确定 X（γ）SRT（SRS）的射线束方向，精确地计算出一个优化分割病变和邻近重要器官间的剂量分布计划，使射线对病变实施"手术"式照射。

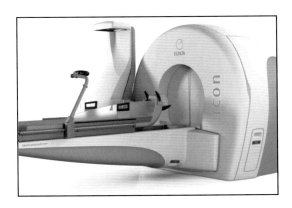

图 2-5-1　医科达 Icon γ 刀

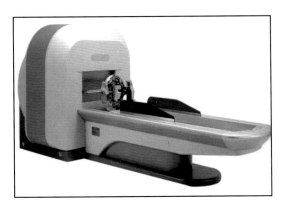

图 2-5-2　OUR-XGD 旋转式 γ 刀

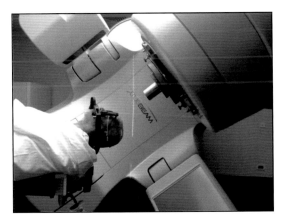

图 2-5-3　瓦里安 True Beam X 刀

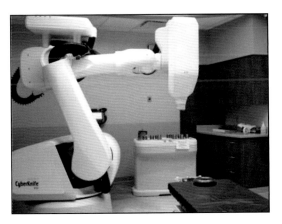

图 2-5-4　安科瑞　射波刀

X（γ）射线 SRT（SRS）治疗既可严格保护邻近重要器官，又可使病变得到大剂量的破坏性照射，起到不开颅也能准确、安全去病的目的，很受患者和神经外科医师们的欢迎。由于 X（γ）射线 SRT（SRS）对良性病治疗的成功，现已扩大到用它治疗小体积的恶性肿瘤，并试图结合分次治疗的原理，开始探索 X（γ）射线特别是 X 射线的立体定向分次放射治疗的经验。

二、X（γ）射线 SRT（SRS）的实现方式

图 2-5-5 示出了 X（γ）射线 SRT（SRS）实现多个小野三维集束照射病变的原理图。

瑞典 Elekta γ 刀装置使用 201 个 ^{60}Co 源，每个 ^{60}Co 源活度为 1.11TBq（30Ci），分布于头顶部北半球的不同纬度和经度上，201 个源经准直后聚焦于一点，该点称为焦点。源到焦点的距离为 39.5cm，焦点处射野大小为 4、8、14、18mm（图 2-5-6a）。沃发（OUR）旋转刀，用 30 个 ^{60}Co 源螺旋排列成 6 组分布于 14°～43°之间的纬度上。在经度上，每组源间隔 60°；在纬度上每个源间隔为 1°。源的直径为 2.6mm，30 个源总活度为 6000Ci，源焦距离为 39.5cm，用旋转的方法实现多野集束照射（图 2-5-6b）。该机已安装在全国多家医院。由于加速器单平面旋转（图 2-5-5b）形成的空间剂量分布较

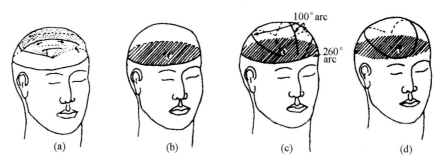

图 2-5-5 X（γ）射线立体定向治疗实施原理

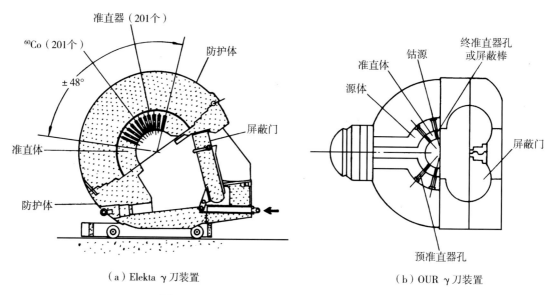

（a）Elekta γ 刀装置　　　　　　　　　　（b）OUR γ 刀装置

图 2-5-6　Elekta γ 刀和 OUR γ 刀装置示意图

差，目前 X 射线 SRT（SRS）通常采用 4~12 个非共面小野（图 2-5-5c）绕等中心旋转，达到 γ 刀集束照射的同样的剂量分布。射波刀的机架安装于机械臂上，机械臂具有 6 个旋转轴，因而可以灵活地选择入射节点和入射方向，在半球空间中，有多达 160 个节点（图 2-5-7a）可供选择，每个节点还可选择 12 个入射方向。一般情况下每例患者使用其中的 40~80 个合适位置的节点（图 2-5-7b）进行治疗，每个节点的射野入射方向各不相同，实现非等中心非共面照射。这种照射技术所形成的剂量分布（图 2-5-7c）在实现高剂量适形靶区的同时，靶区外部剂量迅速跌落。X 刀如图 2-5-8 所示，每个旋转代表治疗床的一个位置，即治疗床固定于不同位置，加速器绕其旋转一定角度。病变（靶区）中心一般位于旋转中心（等中心）位置，图 2-5-5c 所示方法的缺点是每次旋转治疗结束后，必须进入治疗室，变换治疗床的位置，摆位时间和治疗时间加长。图 2-5-5d 的方法称为动态旋转治疗，可大大缩短摆位时间和治疗时间，靠机架和治疗床在出束（照射）过程中的联合运动，实现非共面的连续照射。该技术也称为 4π 治疗，目前有多家加速器公司在进行相关研发，预计不久的将来就会有商业产品问世[7]。

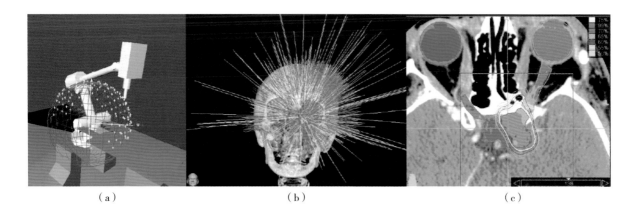

（a）　　　　　　　　　　　　　　（b）　　　　　　　　　　　　　　（c）

图 2-5-7　射波刀计划设计示意图

注：（a）为入射节点选择　（b）在各个节点布置不同方向的入射野进行非等中心非共面照射　（c）剂量分布。

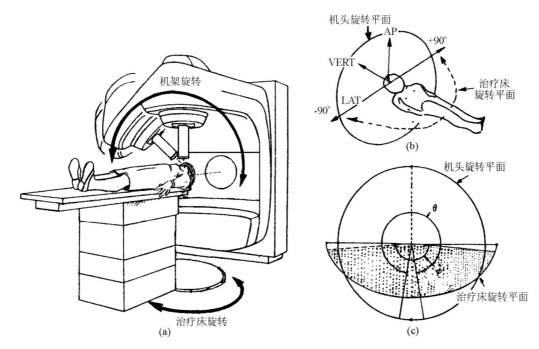

图 2-5-8　直线加速器为基础的 X 射线立体定向治疗多弧度非共面旋转原理

三、X（γ）射线立体定向治疗系统主要结构

图 2-5-9 示出了与直线加速器配套的 X 射线 SRT（SRS）的基本结构。它包括立体定向系统、治疗计划设计系统、治疗实施系统三大部分。立体定向系统和治疗计划系统是 X 射线和 γ 射线 SRT（SRS）所共有的，它们间的区别仅在于 X 射线 SRT（SRS）治疗实施系统是以直线加速器为基础的，而 γ-SRT（SRS）为 γ 刀^{60}Co 源治疗装置。三大部件的基本任务是：①建立患者治疗部位的坐标系，进行靶区（病变）及重要器官及组织的三维空间定位和摆位；②制定一个优化分割病变（靶区）和重要器官及组织的治疗方案；③实施立体定向照射。

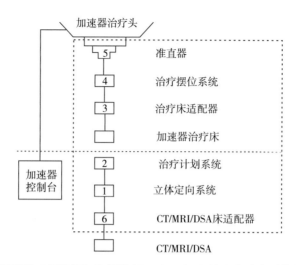

图 2-5-9 柯瑞特（CREAT）X 射线 SRT（SRS）立体定向治疗系统主结构框图

（一）立体定向系统

1. 基础环 立体定向系统是保证 X（γ)-SRT（SRS）治疗精度的最基本的系统，包括影像定位和治疗摆位两大部分。联系影像定位和治疗摆位两大部分的核心部件是基础环。基础环是患者治疗部位坐标系的参照物。Elektaγ 刀系统中使用 Elekta 型颅脑外科活检用基础环，X 射线 SRT（SRS）中多数使用 BRW（Brown-Robert-Wells）型基础环［如 Radionics X 射线 SRT（SRS）系统］，或 BRW 的变型基础环［如 Fischer 和 CREAT X 射线 SRT（SRS）系统[8]］（图 2-5-10）。

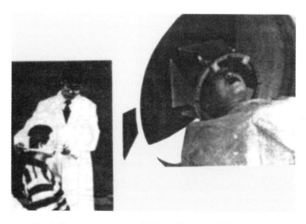

图 2-5-10 柯瑞特（CREAT）X 射线立体定向治疗基础环及定位框架

基础环是利用局部麻醉，通过特定的固定支杆和螺丝固定到患者的头骨上成为人体头骨的一部分而与头骨形成刚性结构，从而在患者的治疗部位建立一个保证在从定位、计划、治疗的整个过程中不变的可靠的患者的三维坐标系统。

这种基础环属于手术固定型（surgical fixation）或有创型，他能达到很高的体位固定精度。为了开展 X 射线 SRT，必须发展非手术固定型或无创型基础环。它们之中有 Fischer 和 CREAT 系统的分次治疗用的带有面罩的分次基础环（图 2-5-11a）；Laitinen 型三点（鼻梁及左右外耳孔）固定式基础环；和 GTC（Gill-Thomas-Cosman）型牙托式基础环[9]（图 2-5-11b）。这三种环各有优缺点。比较之下，图 2-5-11 所示的基础环能达到±1mm 的体位固定精度，较 Laitinen 三点式的基础环体位固定精度高；但后者的适应面宽，不需要制作个体面罩（图 2-5-11a）和个体上牙托（图 2-5-11b）。就患者感觉的舒适性来说，图 2-5-11b GTC 牙托式的最好；图 2-5-11a 的患者有紧压迫感；Laitinen 三点式的患者有外耳孔的不舒适感。就对皮肤剂量的影响来说，图 2-5-11a 的使皮肤剂量增高。

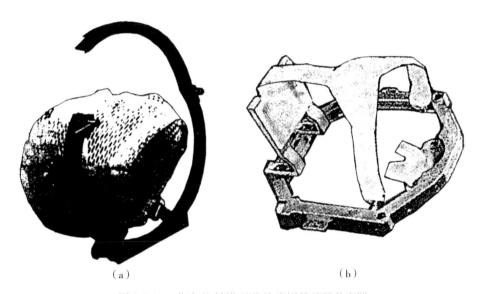

（a）　　　　　　　　　　　　　　　（b）

图 2-5-11　分次 X 射线 SRT 治疗用基础环及面罩

注：（a）柯瑞特（CREAT）分次环及面罩；（b）GTC 型牙托式基础环。

　　颅内及头颈部因有颅骨和面部的骨结构，都便于使用上述的有创型和无创型两类基础头环。因它们都使用有形环方式，故又统一称为有环系统（frame system）。若将 X（γ）射线 SRT（SRS）技术推广到胸、腹部的病变的治疗时，因解剖部位的特殊性，不可能使用这种有环系统。如前所述，患者坐标系的建立又是实施 SRT（SRS）治疗的基本条件，因此，将 SRT（SRS）治疗推广到胸、腹肿瘤治疗时，必须建立类似于上述基础环的替代系统。如图 2-5-12B 所示，可用治疗部位患者体内的特殊骨结构（internal bone structure）的至少 3 个或 3 个以上的特殊点代替；或用在病变（靶区）周围手术植入至少 3 个或 3 个以上的金球标记来代替；或在治疗部位的患者皮肤上找到至少 3 个或 3 个以上的标记点。不论是体内解剖标记、体外标记、还是体内置金点标记，必须能够代替基础环，起到坐标系参照物的作用。换句话说，在从定位到分次治疗的过程中，通过它们，能够维持患者治疗部位坐标系的一致性。这就要求，上述标记点设置好后，它们与病变（靶区）间的位置，形成类似于颅内及头颈部的基础环与病变（靶区）间的似刚性体。在每次治疗摆位时，通过它们，就可以知道当时治疗体位下的靶区中心的位置。有 3 个基本因素，影响标记点与病变（靶区）间的似刚性结构：①因呼吸和器官的运动，影响标记点与病变间的相互关系；②患者治疗部位的皮肤的弹性移位对标记点实际位置的影响；③定位和摆位时，标记点的确认方法。瑞典 Elekta 公司，最先在中国市场上推出它的全身立体定向体架系统。该系统由真空成形袋、CT 定位框架、治疗摆位框架组成。它在治疗体位的皮肤表面和下肢设立 6~8 个标记点，依靠这些标记点，力求保持从 CT 定位到治疗摆位的过程中，治疗体位的一致性。因为患者皮肤因脂肪层有弹性，每次摆位时，患者躺到真空成形袋后，皮肤拉紧状态每次不同，要保持标记点之间的相互位置不变，不仅困难，而且即使人为调整皮肤的松紧状态，使其相对位置与做 CT 时一致，也不能保证它们目前的位置与病变的相对位置仍保持不变。但与常规激光灯 3 点摆位技术相比，重复摆位误差要小得多。我国深圳柯瑞特公司在世界上第一家将体内预埋金点的无环重定位技术（frameless relocalization technique）应用到胸、腹部病变（肿瘤）的 X 射线 SRT

治疗。预埋金点技术最早由 Gall 报道[10]，用手术方式将金球置入组织内。该技术的实现原理与在体内设置特殊解剖骨结构的原理一样。在作 CT 扫描时，通过影像重建，可找到金点或解剖骨结构与病变间的相互空间关系，以及金点或解剖结构与定位框架间的相互空间关系。摆位时，体位一旦固定，在加速器下拍摄正、侧位两张照片，送入计算机，找到当时治疗体位下，金点或解剖骨结构与摆位框架（即定位框架）间的相互空间关系，通过坐标变换后，得知当时治疗体位下病变的位置。

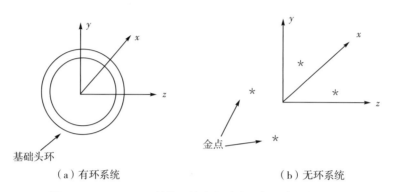

（a）有环系统　　　　　　　　　（b）无环系统

图 2-5-12A　X（γ）射线立体定向治疗坐标系参照物分类

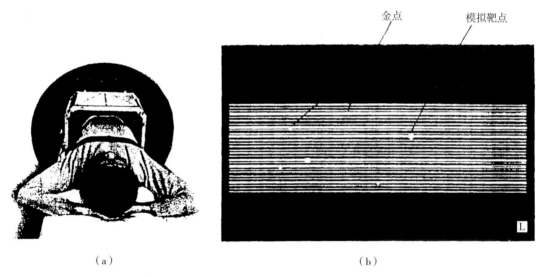

（a）　　　　　　　　　　　　　　（b）

图 2-5-12B　肿瘤周围预埋金点代替基础环与肿瘤形成似钢性结构（柯瑞特系统）

注：（a）带有内埋金点的患者进行 CT 立体定向扫描；（b）CT Scout 平片，显示模拟靶点和金点位置。

内置金球和选择解剖骨结构技术，因它们距离皮肤较远，其位置不会受到皮肤松紧状态的影响，同时因它们距离病变较近，由非刚性结构的影响亦比皮肤标记技术小得多。3 种方法都不能克服呼吸或器官运动对位置精度的影响。对多数病变的位置，近病变的解剖骨结构不易找到，即使能找到，但多因骨结构的体积较大，高能 X 射线显像不清楚，标记点位置精度确定也较困难。目前正在用类似活检的方式代替手术，在模拟机或超声波下将金球直接置入治疗部位。但金点技术是一种创伤性技术，而且每次摆位都要拍摄重定位正侧位片，使患者占床时间拉长。射波刀采用 kV 级 X 线在照射中自动跟踪金球的位置，进而利用机器手臂控制 6MVX 射线的射出方向和位置，实施动态跟踪式立体定向治疗。内置金球技术适用于小体积病变的多次大剂量 X 射线立体定向照射。而皮肤标记技术适用于大病变的立体定向适形放射治疗。

2. 定位、摆位框架　基础环和金点提供了患者坐标系的参考物。它与定位、摆位框架一起，构成患者治疗部位的坐标系。用于 CT/MRI 定位的定位框架由相应的线段状的显像材料构成"N"或"V"字型。如图 2-5-13 所示，它们的特点是具有坐标的直读性。"N"字型定位条的两条边与环平面垂直，距环平面的 Z 坐标值由它们的平行边条和"N"字型斜条在影像上的相对位置 Z 和 Z′值确定。（Z+Z′）和值若为常数，说明 CT 扫描层面与环平面精确平行，否则根据其和值大小判断扫描层面的倾斜和旋转。"V"字型条实际上为"↓"型，它的设计使"V"字两条边组成的等腰三角形的底边永远与其高值相等。"↓"型条的中间竖条与环平面垂直，根据它在 CT 图像上的位置，判断 CT 扫描层面是否与环平面平行，或计算它的倾斜与旋转。"N"字型和"V"字型框架，一般由四片组成，固定于基础环上后，组

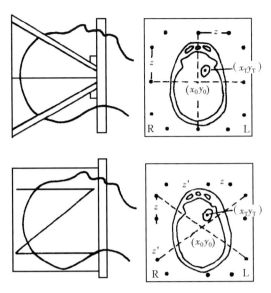

图 2-5-13　N 字形和 V 字形定位框架

成一个长方体。用于 DSA 血管造影和体部无环重定位技术的加速器照像，需要另一种定位框架。它也是由四片组成的一个长方体，附加于基础环上，每片上有四个定位标记。如图 2-5-14 所示，在 X 射线片上留下 8 个标记点，重建后，得到血管畸形（病变）或金点的位置。

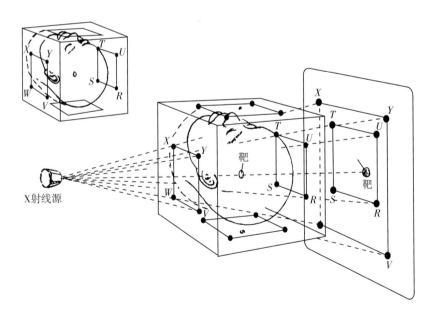

图 2-5-14　X（γ）射线 SRT（SRS）系统 DSA/无环重定位技术中使用的定位框架

摆位框架由带有 x、y、z 标尺和坐标指示器组成（图 2-5-15）。摆位框架与定位框架的坐标系相同，均以基础环为坐标的参照物。由计划系统计算出来的靶区中心坐标（x_0，y_0，z_0），利用加速器治疗室内的激光定位灯，和治疗床的运动，将（x_0，y_0，z_0）位置置于加速器的等中心位置。Elekta γ

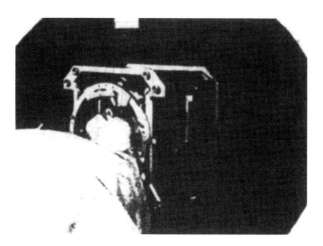

图 2-5-15　柯瑞特（CREAT）系统立体定向治疗摆位框架

刀、OUR 旋转式 γ 刀，摆位框架直接安装在治疗床头，也是由 x，y，z 标尺和坐标指示器组成，通过床的运动，将靶点中心坐标置于 γ 刀装置的焦点位置。摆位框架的坐标指示器一般都采用毫米分度尺。若用电子指示器，每次摆位时，必须先校对坐标原点。

定位框架和治疗摆位框架是立体定向系统的一个重要组成部分，它通过基础环和各自的适配器与 CT/MRI/DSA 等影像设备的诊断床和加速器的治疗床连接。作 CT/MRI 扫描或 X 射线造影时，定位框架安装于基础环上，扫描结果在 CT/MRI/DSA 图像上留下定位框架的标记点（图 2-5-13，2-5-14）。通过检测标记点间的相互位置，计划系统中的三维重建软件计算出病变和重要器官的空间位置、范围及大小。治疗时，利用治疗摆位框架将病变（靶区）中心置于加速器的等中心或 γ 刀的焦点。

（二）治疗准直器

对瑞典 Elekta 和中国 OURγ 刀装置，治疗准直器直接装入 γ 刀装置内，Elektaγ 刀有四组准直器（称为头盔），它们在焦点平面的射野直径分别为 Φ4mm、Φ8mm、Φ14mm、Φ18mm，使用时靠人力更换。OURγ 刀，四组不同准直器（Φ4，Φ8，Φ12，Φ18）加工在同一个准直体上，使用时，自动切换准直器的射野大小。

X 射线 SRT（SRS）的治疗准直器通过准直器适配器附加于直线加速器的治疗准直器下形成三级准直器。因直线加速器射野的（80%～20%）范围的半影约在 6～8mm，采用三级准直器可将加速器 X 射线射野半影进一步降低到 3mm 以下（表 2-5-1），大大增加 X 射线 SRT（SRS）剂量分布的锐利度（图 2-5-16）。因延长源到准直器底端的距离可有效地减少射野的半影宽度，在不影响机架旋转范围的情况下，三级准直器下端距离等中心越近越好，对头部 X 射线 SRT（SRS）系统，此距离一般取在 25～30cm 之间；对胸、腹治疗兼容的 X 射线 SRT（SRS）系统，此距离一般取在 30～35cm 之间。圆形准直器的另一优点是省去了照射过程中的准直器的旋转。当 X（γ）SRT

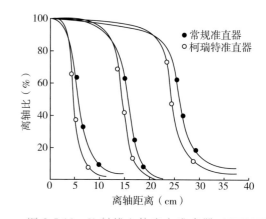

图 2-5-16　X 射线立体定向准直器（CREAT）与常规准直器离轴比（剂量分布）比

（SRS）的适应证扩大到治疗体积较大的肿瘤时必须开展分次治疗，准直器的形状应该是不规则的。目前有手动、自动两种微型准直器，前者因照射过程中，射野形状不能改变，不能做多弧非共面旋转；后者因照射中射野形状能变，可作为多弧非共面旋转。

表 2-5-1　柯瑞特 XST-SYS 系统准直器半影宽度（80%~20%）（Varian 600C 6MV X 射线）

准直器直径（mm）	半影区宽度（mm，80%~20%）
5	2.0
10	2.3
20	2.5
30	2.7
40	2.8
50	2.9

（三）加速器新技术在立体定向放疗中的应用

如前文所述，立体定向放疗特点是：靶区小、剂量梯度大、分次剂量高，所以如何保证治疗精度及剂量分布是确保疗效的关键。加速器的微型（高速）多叶光栅、容积旋转调强（VMAT）、无均整（FFF）、六维床、图像引导、实时跟踪等技术的应用，正是为了解决上述问题[11]。

1. 微型多叶光栅在立体定向放疗中的应用　在微型多叶光栅商用之前，过去的 X 射线 SRT（SRS）都是使用圆形准直器。由于大部分靶区形状都是非规则的，尤其是体积较大的靶区，选择更小的直径意味更好的计划质量但要消耗更长的治疗时间，反之亦然。通过选择合适的尺寸来平衡计划质量和治疗时间。与圆形准直器相比，微型多叶光栅的优势是可以形成高度适形靶区的不规则射野，并且在照射过程中可以动态改变射野形状，从而带来更好剂量适形度及更快的剂量跌落[12]。多叶光栅的劣势则包括存在叶片透射、相对较大的半影宽度等问题。微型 MLC 叶片等中心处宽度一般要求≤5mm，对于一些体积相对较小的肿瘤（例如脑转移瘤），宽度≤3mm 更为合适。

目前多家厂商已生产出适用于立体定向放疗的微型多叶光栅产品，瓦里安公司的 HD 120™ 多叶光栅系统配有 60 对（120 片）多叶光栅（图 2-5-17a），射野最大尺寸为 22cm（Y 方向）×40cm（X 方向），其中 Y 方向中间 8cm 范围内叶片等中心处宽度为 0.25cm，两侧各 7cm 范围内叶片宽度为 0.5cm。6MV X 射线的平均半影宽度（20%~80%）约为 3mm，平均透射率约为 1.5%，最大叶片运动速度为 2.5cm/s，X 方向叶片过对侧最大为 18cm。医科达公司的 Beam Modulator™ 和 Agility™ 多叶光栅系统（图 2-5-17b），前者配有 40 对多叶光栅，射野最大尺寸为 16cm（Y 方向）×22cm（X 方向），叶片等中心宽度为 0.4cm，X 方向叶片过对侧最大为 22cm；后者配有 80 对多叶光栅，射野最大尺寸为 40cm×40cm，叶片在等中心处宽度为 0.5cm，平均透射率约为 0.5%，由于使用了速度更快的电机，其最大整体运动速度可以达到 6.5cm/s。与常规 MLC 相比微型 MLC 拥有更小的透射率和更窄的半影宽度，这样设计的好处是可以在一定程度上减少 MLC 透射对重要器官的剂量影响（尤其是对低剂量比较敏感的器官）和提高射野边缘剂量跌落速度。上述三种 MLC 均具备"插档"射野功能，这样可以实现 MLC 野内闭合并可在单个子野内形成多个"孤岛型"区域，有利于正常器官的保护和提高射线利用率，特别是对于多靶点的靶区，可以利用这一功能实现多个靶区的同时照射。对于快速 MLC 技术来说，更快的 MLC 运动速度可以实现更快地控制点（子野）变换，特别是对于 VMAT 技术，在保证机架转速的前提下，能够实现相邻控制点之间更为复杂的子野形状变换，从而达到改善剂量分布、减少治疗时间的目的。除此之外，高速 MLC 所带来的速度优势，会在基于 MLC 的实时跟踪治疗技术中得到进一步的应用。

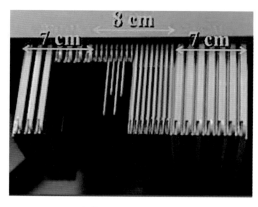
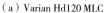
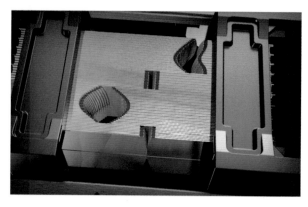

（a）Varian Hd120 MLC　　　　　　　　　　　　（b）Elekta Agility MLC

图 2-5-17　不同厂家生产的多叶光栅系统

2. 无均整模式在立体定向放疗中的应用　与常规放疗相比，立体定向放疗的治疗时间更长，这是由于立体定向放疗的 MU 数高、摆位时间长、需要旋转治疗床、进行图像位置验证等原因造成。治疗时间延长除了会造成患者舒适性下降外，还可能会导致更为显著的分次内器官运动及位移。Agazaryan 等研究发现[13]，对于椎体放疗的患者，椎体位置在 5 分钟时间的位移就可以达到 3mm。Patrick 等研究[14]发现对于前列腺癌放疗的患者，部分病例在 30 秒的时间前列腺就可以达到 3~5mm 的位移。这种情况对于以靶体积小、边缘剂量梯度大、分次数少、单次剂量高为特点的立体定向放疗来说，影响会尤为严重，减少治疗时间是改善上述问题的一种有效办法。无均整模式（flattening filter-free，FFF）可以将加速器剂量率提升到常规模式（有均整模式，flattening filter，FF）的 2~4 倍，6MV X 射线的 FFF 剂量率可以达到 800~1400MU/min，10MV X 射线的 FFF 剂量率可以达到 2200~2400MU/min，理论上可以成倍减少治疗时间，而实际减少的程度取决于具体的治疗方式、剂量、靶区大小、具体位置、布野情况等因素[15~17]。以肝癌双弧 VMAT 为例，Mancosu 等研究[18]发现，总剂量 75Gy 分 3 次治疗，出束时间可以从 FF 模式的 9 分钟缩短到 FFF 模式下的 2.8 分钟。FFF 模式除了用于常规放疗，亦可用于呼吸门控技术。我国呼吸门控技术使用很少的一个重要原因就是治疗时间太长，单个患者的治疗时间甚至能达到 40 分钟以上，FFF 模式则可以显著缩短治疗时间。Vassiliev 等研究[19]发现，使用 CRT 技术治疗肺癌患者，单次剂量 10~12.5Gy，FF 模式下，每个野连续出束大约需要 25 秒，FFF 模式下需要 11 秒，如果使用自主呼吸门控（active breathing control，ABC）系统进行深呼吸屏气（deep inspiration breath hold，DIBH）模式进行治疗，一次屏气就可以完成一个野的治疗，从而减少治疗时间并提高患者的舒适度。如果使用基于 VMAT 的 FFF 技术，治疗时间可以进一步缩短。

FFF 模式的射线特性与 FF 模式显著不同（图 2-5-18），FFF 模式下电子束打靶后所生成的 X 射线不经过均整器衰减而直接引出，除了剂量率提高外，野内剂量呈非均匀分布，离轴剂量曲线呈中间高两头低形状类似于高斯分布。由于立体定向放疗通常不要求剂量均匀性，一些情况下，我们还希望靶区内剂量更高一些，所以这种非均匀分布更有利于立体定向放疗计划设计。由于 FFF 模式下离轴剂量率离中心越远剂量率越低，而立体放疗的靶区体积较小，当靶区中心位于射野中心轴时，正好可以利用到中间的高剂量率区[20]。除此之外，FFF 模式由于没有了均整器的低能射线滤过，所以 X 线的能谱中低能量的成分会增多，这样会造成 X 射线的能量下降以及大约 10% 的表面剂量提高。

目前多家厂商已生产出具备 FFF 功能的加速器，如瓦里安公司的 True Beam、Edge 加速器；医科

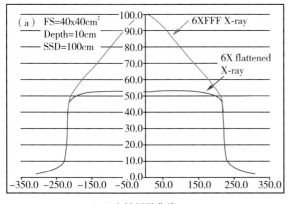

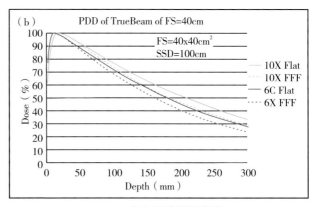

（a）离轴剂量曲线　　　　　　　　　　　（b）百分深度曲线

图 2-5-18　FF 与 FFF 模式的射线特性

达公司的 Versa HD 加速器；安科瑞公司的 TOMO 和射波刀等。除此之外瓦里安公司的 Trilogy 等机型也可升级为 FFF 模式。

3. 六维治疗床在立体定向放疗中的应用　常规治疗床能够实现三维方向（前后、左右、头脚方向）平移和一维（前后）轴向旋转摆位，可以认为是"四维治疗床"。六维治疗床/六自由度（6-degree of freedom，6DOF）治疗床是在此基础上，增加左右轴向和头脚轴向旋转（图 2-5-19）。医科达、瓦里安等公司均已生产出完整的六维治疗床，博医来公司则生产出具备左右、头脚轴向倾斜的床头（BrainLAB imaging couchtop），通过替换上述两家公司的常规治疗床的床头，从而升级为六维治疗床。六维床主要是配合 IGRT 使用，目前很多图像引导设备，如 CBCT、正交透视等均可以给出六维摆位误差数据。常规治疗床一般仅能修正其中的三维平移误差和一维旋转误差，如果要修正上述所有误差则需要使用六维床。旋转误差所造成的位置偏差会随着距等中心的距离增大而逐渐放大，剂量偏

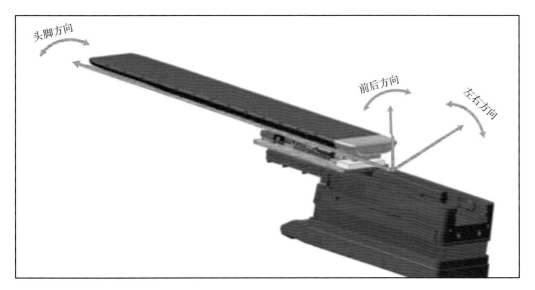

图 2-5-19　六维床示意图

差也会随之增大，所以对于单中心照射多靶点或者偏心的计划，旋转误差会对靶区剂量造成更大影响。Gevaert 等研究[21]发现，使用博医来无框架系统以及六维治疗床配合 ExacTrac 正交 X 线透视系统治疗 40 例脑转移瘤患者（共计 60 个靶点），（未修正之前的）平移摆位误差平均值为 1.9mm，旋转误差头角轴向平均值为 0.23°，剩下两个轴向平均值为 0.1°。如果仅作四维摆位误差修正，与六维修正相比靶区的处方剂量覆盖范围大约会损失 5%。

对于治疗床的使用另一个需要注意的问题是射线穿过床面所造成的衰减，以博医来碳纤维床面（BrainLAB imaging couchtop）为例，6MVX 线下，平均衰减率约为 4%，具体数值取决于射野大小、机架角度等因素，在机架 120°的位置时衰减最大，可以达到 10%。医科达碳纤维床板（iBEAM evo couch top）的平均衰减约为 3%（6MV），最大衰减达到 5%。瓦里安的碳纤维床板（Exact IGRT couch top）的结果与医科达类似，上述床面的主要材料是碳纤维。需要注意的是，上述床板部分区域（白色框线部分，一般位于扩展板衔接处）为高密度区，应尽量避免落入照射范围。对于老款床面，例如瓦里安的网格床面（Exact couch top），由于需要钢梁支撑，其最大衰减率可以超过 25%。所以在计划系统进行计划设计时，非常有必要将床面衰减考虑进去，目前主流计划系统均支持治疗床面模型的导入，从而降低床面带来的剂量不确定性。

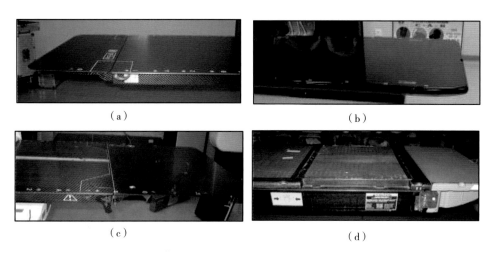

（a）   （b）

（c）   （d）

图 2-5-20　不同厂家生产的碳素纤维床面

注：（a）博医来碳纤维床面（BrainLAB imaging couchtop）；（b）瓦里安的碳纤维床面（Exact IGRT couchtop）；（c）医科达碳纤维床面（iBEAM evo couchtop）；（d）瓦里安的网格床面（Exact couchtop），下部有钢梁支撑。

4. 图像引导在立体定向放疗中的应用　如前文所述，立体定向放疗的特征就是靶区小、剂量梯度大，所以如何确保靶区中心（计划等中心）位于加速器等中心是放疗效果的关键。而这一过程又分为两个阶段，1 摆位阶段、2 治疗阶段。

对于摆位阶段，使用基础环（有环系统）是保证摆位精度的有效方法，但这种方法带来的缺点包括摆位复杂耗时，患者舒适度差，体部基础环的摆位精度低，无法修正分次间靶区位置移位和变形等问题。如果使用有创型基础环，还会对患者造成一定的创伤。无环系统首先是无创的，摆位复杂程度及患者舒适度与前者比都有一定的改善，通过配合图像引导放疗系统，可以直接得到解剖结构与加速器的空间位置坐标关系，从而达到与有环系统接近的摆位精度，在一些情况下（取决于图像引导类型及部位），这种方式甚至超过有环系统的摆位精度[22~23]。目前用于校正摆位误差的图像引导类型由如下几种：A：2D 成像如 kV 透视成像（图 2-5-21）、MV 透视成像等；B：3D 成像如滑轨 CT 成像、kV CBCT 成像、MV CBCT 成像等；C：4D 成像如 4D CBCT 成像、4D 超声成像、4D MRI 成像等；D：其他类型如光学成像、电磁成像等。具体内容详见第六章。

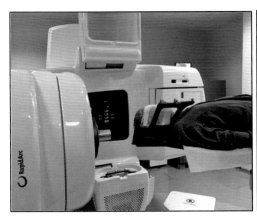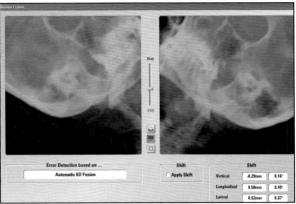

图 2-5-21　Brainlab Exactrac 无框系统配合正交 kV 透视摆位

对于治疗阶段，由于呼吸运动、器官蠕动等原因造成的治疗中（分次内）靶区及重要器官的位置变化，这种运动可以通过一些非电离辐射成像技术监测，例如红外标记成像、患者皮肤轮廓光学成像、电磁成像、超声成像、MRI 成像等。除此之外，也可以通过电离辐射成像技术获取，例如 X 线透视成像。通过上述技术获取到靶区位置信息后，可以作为门控信号控制射野出束、调整治疗床或射束位置来修正分次内靶区运动带来的影响。具体内容详见第六章。

5. 实时跟踪治疗在立体定向放疗中的应用　目前已经商业化的实时跟踪治疗设备有射波刀、VERO 等设备，其中射波刀使用的是同步呼吸追踪技术，基本原理是建立体表标记（外运动）与体内金标、肺肿瘤或椎体（内运动）的运动关联模型，通过追踪体表标记来实时跟踪肿瘤治疗。

在摆位阶段，首先患者穿戴呼吸追踪背心并粘贴体表红光标记（图 2-5-22a），躺到治疗床后由技师进行初始摆位后使用 kV 透视系统根据金标、肺肿瘤或椎体进行精确摆位。然后通过光学照相机探测外运动轨迹，通过 kV 透视系统连续曝光监测内运动轨迹，建立这两种轨迹的运动关联模型（图 2-5-22b）。在治疗阶段，通过监控外运动轨迹来预测靶区位置，驱动机械手实时自动修正和动态跟随靶区照射（图 2-5-22c），每隔一段时间（5~150 秒，具体数值取决于扫描部位和靶区动度）采集一组 kV 透视图像（图 2-5-22d），用于判断当前靶区实际位置，确认运动关联模型是否准确，有无调整必要，直至治疗结束[24~25]。

6. 立体定向放疗对加速器机械精度的要求　对于立体定向放疗来说，保证加速器机械精度非常重要。影响加速器机械精度主要有两方面的因素，一方面是制作工艺、设计及材料的限制，例如机架在转动时，由于要承受自重以及机头的重量，会造成在不同角度产生不同的程度的变形及下垂（尤其是机头与机架的连接处），治疗床在承载患者时，也会发生类似的情况；另一方面是在安装调试过程中所产生的偏差，例如光野射野一致性调校、机架位置调校、准直器位置调校等。上述问题可以造成 1.5mm 甚至更大的偏差。新加速器在投入临床使用前，为了保证加速器精度及安全性，除了需要执行厂方提供的用户测试项目（customer test program，CTP）外，还要进行临床验收测试（commissioning）。测试内容涵盖机械系统、影像设备、剂量系统等方面，其中最典型的测项目为 Winston-Lutz 测试[26]，该方法可用于检测射野等中心与机架旋转轴、准直器旋转轴、治疗床旋转轴、激光灯、成像系统等中心一致性，具体测试项目可参考本章第三节及第七章内容。

（四）治疗计划

系统三维治疗计划系统是 X（γ）射线 SRT（SRS）治疗系统中不可缺少的极其重要的组成部分。有关治疗计划系统的细节请见本篇第三章及相关文献。本节仅对它作一扼要叙述。X（γ）射线 SRT

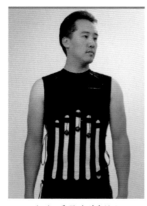

（a）呼吸追踪标记

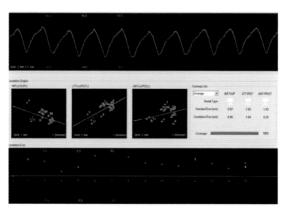

（b）呼吸运动关联模型建立界面

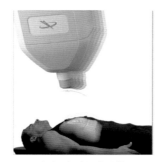

（c）实时跟踪照射

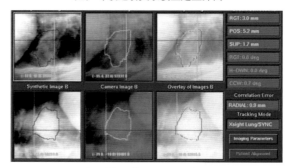

（d）肺部肿瘤KV透视追踪界面

图 2-5-22　射波刀实时跟踪治疗过程

（SRS）治疗计划系统的重要任务是：①根据输入的带有定位标记点的 CT/MRI/DSA 图像，重建出包括体表轮廓在内的及病变和重要器官与组织结构的治疗部位的三维立体图像；②规划射野入射方向、大小及剂量权重以及等中心位置，制定出优化分割病变和正常组织特别是重要器官的剂量分布的治疗方案；③打印输出治疗方案的细节及治疗摆位的详细数据。一个好的 X（γ）射线 SRT（SRS）治疗计划系统应具备下述基本功能：

1. 系统必须是三维的，包括三维图像重建及显示功能，其中至少有横断、冠状、矢状及治疗床在不同位置时加速器机架旋转平面的 CT/MRI 图像的重建及显示。

2. 剂量计算必须是三维的，剂量归一方式及参考剂量线（面）的选取必须遵从 ICRU 报告 50 及补充版 ICRU 报告 62 的有关规定；系统具有下列基本的评价治疗方案的工具：①通过病变（靶区）及重要器官的横断、冠状、矢状面内以及 CT/MRI 图像为背景的等剂量曲线（isodose）分布，及截面剂量（dose profile）分布；②提供射野方向观（BEV）功能，从放射源方向观察射野与病变（靶区）的适合度以及重要器官和组织结构的相互空间关系；③实现 CT/MRI 图像与 X 射线血管造影（正、侧位）片间等中心位置及等剂量曲线显示的映射，这是一项极其重要的功能，它帮助医师进一步确认制定的治疗方案的等剂量分布与病变（靶区）的适合情况；④病变（靶区）及重要器官与组织内剂量体积直方图（DVH）显示。DVH 图以定量的方式告诉医师或计划设计者靶区或重要器官内剂量大小与受照射体积间的关系。一个好的治疗计划应使靶区内接受参考剂量线水平的剂量的体积应不小于靶区总体积的90%；⑤靶体积与等剂量面的三维显示，从另一侧面定性地显示等剂量面与靶表面的三维适合情况。

第二节　X（γ）射线立体定向治疗的剂量学特点

一、小野剂量学

与常规 X（γ）射线放射治疗相比，X（γ）射线 SRT（SRS）一般使用较小射野。Elekta 和 OURγ 刀装置上最大射野为 Φ18mm；直线加速器为基础的 X 射线 SRT（SRS）使用的射野可大一些，但一般最大射野均小于或等于 Φ50mm。当射野逐步变小时，由于射线束的准直，单个小野的离轴比剂量分布逐渐接近高斯形分布形状，其特点是射野内剂量分布不均匀，射野边缘剂量梯度变化较大。由此，产生两个比较特殊的剂量学问题：①如何测量这种小野的剂量输出和剂量分布；②小野旋转时，剂量分布的计算问题。对它们的正确处理，直接影响 X（γ）射线 SRT（SRS）治疗的剂量准确性。

（一）小野剂量测量方法

X（γ）-SRT（SRS）治疗中所需要的剂量学参数为：准直器形成的射野的百分深度剂量（PDD）、射野散射因子（Sc, p）、准直器散射因子（Sc）和射野离轴比（OAR）。为了适应直径较小的圆形照射野，准确测量上述剂量学参数，选用测量探头时，除考虑诸如能响、稳定性等特性外，还应考虑其形状和灵敏体积都能与小野相适应。由于射野比较小，测量中心轴深度剂量和输出因子时，因缺乏侧向电子散射，射野中心到周边剂量有明显的跌落；测量射野的离轴比时，小照射野内有较大梯度的剂量变化，因此测量时，必须使用几何尺寸较小的探头。选用灵敏体积的直径约 2mm 或更小（≤1mm）的半导体探头，并注意测量的几何条件，可以准确、有效的测量立体定向治疗系统所需的剂量学数据。但对离轴分布的测量，胶片剂量计能提供比微型半导体探头更好的空间分辨率[27]。

（二）剂量分布的计算

因 X（γ）射线 SRT（SRS）系统中，一般均采用圆形准直器，每个圆形野都有一套相应的剂量学数据；射野小，原散射线不需单独处理；颅内脑组织密度较均匀，不需作组织不均匀性处理，颅骨厚度变化不大，可用简单因子修正。对给定的机架角和床角，面积为 S 的射野在深度 d 处的剂量在射野坐标系中为：

$$D(d,s,x,y,z)=D_M \cdot S_{c,p} \cdot TMR(d, s) \cdot OAR(x, y, z) \cdot \left(\frac{SCD}{SAD-Z}\right)^2 \quad (2-5-1)$$

式中 D_M 为直线加速器或 γ 刀装置的标准输出剂量，标定几何条件为最大剂量深度处（如 6MVX 射线，为水中 1.5cm），10cm×10cm 照射野［X 射线 SRT（SRS）］或 Φ18mm（γ 刀装置）；$S_{c,p}$ 为射野散射因子；OAR（x, y, z）为剂量计算点（x, y, z）处的射野离轴比。如何取得 OAR（x, y, z）值，有两种不同的方法。一是像我国 CREAT XST-SYS 和 OUR-γTPS 两家治疗计划系统；他们利用 z＝0cm、±2cm、±4cm 5 个不同深度处的相应离轴比值进行插值得到 OAR（x, y, z）值。一是将（2-5-1）式简化为：

$$D(d,s,x,y,z)=D_M \cdot S_{c,p} \cdot TMR(d, s) \cdot OAR(x_0, y_0) \cdot \left(\frac{SCD}{SAD-Z}\right)^2 \quad (2-5-2)$$

式中 OAR（x_0, y_0）为垂直于射野中心轴的等中心平面与射线［(0, 0, 0)，(x, y, z)］的交点处的离轴比值，即是说，按（2-5-2）式，则认为射野所有的等离轴比线精确为过放射源的一条直线［(0, 0, 0)，(x, y, z)］。尽管小野条件下，散射线的影响较小，加上因 [60]Co 源和 X 射线靶的有限体积、准直器设计等，这种假设过于简单，易引起较大的误差。

（三）微型源旋转原理

当射野绕靶区中心作等中心旋转照射时，通常都是在旋转范围内将连续旋转转换成等分角固定野交叉照射，它们的剂量分布在体内的相加得到合成的剂量分布。等分角的度数一般取 10°或 5°或 1°。等分角度数越小，合成的剂量分布越接近于旋转的剂量分布，但计算时间加长；反之，等分角度越

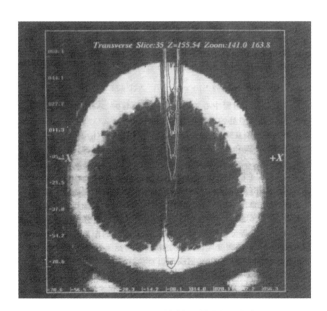

图 2-5-23　微型源旋转及等剂量分布

大，计算加快，但合成的剂量分布越远离于实际的剂量分布，而且随射野面积减少，差距越大。因此，常规放疗中，由于射野面积较大，计划系统一般按 10°等分角计算，减少运算时间。在 X（γ）射线 SRT（SRS）治疗中，射野都较小，为得到较为符合实际旋转照射形成的剂量分布，必须将等分角减少到 5°，甚至于 1°，但运算时间成倍增加。为了解决这个矛盾，在 CREAT XST-SYS 和 OUR-γTPS 计划系统中，采用微型源旋转预计算的算法，它的原理示如图 2-5-23。等分角取 α = 5°或 α = 10°。每个等分角内成为一个微型旋转。例如，当旋转照射的机架转角 GA = 120°时，可将它等分成 12 个（等分角 α = 10°）或 24 个（等分角 α = 5°）微型源作固定野照射。多个微型源剂量分布在体内相加，得到实际旋转照射的剂量分布。单个微型源旋转的剂量分布，同样可看成是等分角为 1°的 5 个（α = 5°时）或 10 个（α = 10°时）固定野剂量分布的叠加。在上述两家治疗计划系统中，单个微型源的剂量分布，在作系统的数据配置时预先计算好，作为单个射野文件数据存入系统。

二、X（γ）射线立体定向治疗的剂量分布的特点

如前述，X（γ）射线 SRT（SRS）的小野在空间的集束照射后的合成剂量分布具有下述四大特点：小野集束照射，剂量分布集中；小野集束照射，靶区周边剂量梯度变化较大；靶区内及靶区附近的剂量分布不均匀；靶周边的正常组织剂量很小（图 2-5-24）。这种剂量分布就像一把尖刀插入病变内。试验测试证明，靶区定位的 1mm 之差，可以引起靶周边最小剂量（参考剂量线剂量）变化约 10%的量级。由此说明靶区精确定位和正确摆位是 X（γ）射线 SRT（SRS）治疗成功的关键。任何粗心大意，都会造成不可挽回的损失。从这个意义上讲，靶位置和靶体积的确定要比剂量大小的确定重要得多。

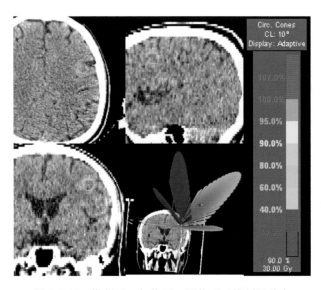

图 2-5-24　横断面、矢状面、冠状面三维剂量分布

三、X（γ）射线立体定向治疗靶点位置精度

如上述，小野集束照射形成的高剂量大梯度变化突出了靶点位置精确度的要求，使其成为立体定向治疗的第一要素。立体定向治疗过程可分成为病变定位、计划设计和治疗3个阶段，治疗阶段又包括治疗摆位和出束照射两个步骤，前两个阶段构成靶点位置定位精确度，治疗摆位步骤构成摆位精确度，而定位精确度和摆位精确度的累积效果是靶点位置总的精确度，称X（γ）射线SRT（SRS）治疗精确度。

Lutz等[28]最早使用靶点模拟器和标准人头模对BRW环型X射线立体定向治疗系统进行测量，相继有其他同行使用类似的方法分析影响靶点位置精确度的各种因素。戴等报道了靶点定位精确度和靶点位置总的精确度的测定方法[29]，前者用已知靶点模拟器测量，将计划系统给出的靶点坐标与已知靶点的位置坐标进行比较和计算定位精度；后者用标准人头模中预埋钢球或金点方法测量；作CT扫描，经计划系统重建出靶点坐标，按靶点坐标进行摆位，选择30mm直径准直器拍正侧位片，利用黑度计软件测量靶点圆斑中心到照射野圆斑中心位移误差。x方向、y方向误差分别由正、侧位片测定，z方向误差由正侧位片测定值取平均，总的摆位精确度由x、y、z三个方向误差确定。

总的精确度是定位精确度和摆位精确度的累积效果，二者数值接近，说明人头模治疗误差主要来自定位阶段，摆位阶段贡献小（表2-5-2）。

表2-5-2 文献报道结果一览表

作　者	定位误差（mm）	摆位误差（mm）	总的误差（mm）	最大误差（95%）（mm）
Lutz W，et al	1.28±0.71*	0.48±0.16	1.33±0.64	2.6
Yeung D，et al	0.91±0.3*	0.73±0.23	1.2±0.5	2.2
Yeung D，et al	1.58±0.5**	0.73±0.23	2.0±0.6	3.2
戴建荣，胡逸民	1.4±0.3***		1.72±0.6	2.9

注：* 512×512 矩阵，2mm 扫描层厚；** 256×256 矩阵，4mm 扫描层厚；*** 512×512 矩阵，3mm 扫描层厚。

影响人头模CT扫描靶点定位精确度的因素有像素点大小，扫描层厚层距，扫描层面与基环平行程度，计划系统坐标重建算法等[30]。像素大小主要影响x、y坐标精确度，扫描范围应选择恰好包括所有标记点为宜。例如，CREAT头部定位框架间距265mm，选择扫描视野（FOV）340mm。扫描层距层厚主要影响z坐标精确度，靶点z坐标最大误差约为层距的1/2，建议不等间距扫描，靶区范围最小间距，靶区外数倍间距，靶区外定位精度只影响剂量计算，对固定野PDD计算影响大约为0.5%/mm，多弧会聚照射时影响更小。扫描层面尽量保持与基环平行。计划系统应有自动探测标记点和CT倾斜扫描校正功能。

对实际患者，影响因素还有靶区定义的不确定性。靶区（临床靶区）是需给予治疗剂量的范围，包括临床灶、亚临床灶和肿瘤可能侵犯的范围。临床病变（GTV）图像与亚临床病变范围的关系会影响靶区（CTV）定义，对AVM病变确定引起的误差约5mm；对颅内肿瘤，肿瘤侵犯特性引起类似的不确定性。CT和MRI图像关联（image correlation）和图像融合（image fusion）技术是立体定向治疗中研究热点，运用于临床可望改进靶区定义的精确度。

人头模摆位精确度的主要影响因素有摆位框架标尺精确度和激光灯代表的加速器的等中心的精确度。加速器等中心的定期检查和激光灯的定期调整是质量保证的一项内容。患者摆位的影响因素还有体重可能引起基环下沉和患者无意识运动以及分次治疗时面罩固定的重复性。基环下沉影响y、z坐

标精确度，最易出现在 BRW 类型装置安装在旧机器的柱式床上。患者无意识运动容易在分次治疗面罩材料强度不够时出现。患者治疗前拍验证片可确定患者摆位误差，超过限值的情况（如 x、y、z 方向超过 1mm）可及时采取补救措施，重新调整摆位。

根据上面的分析，无论是定位阶段，还是摆位步骤，实际患者靶点位置精确度均会低于标准人头模。人头模靶点位置精确度是理想情况患者治疗精确度，可作为 X 射线立体定向治疗系统的性能指标。对实际患者，由于组织的移位的影响，靶点位置精确度略劣于头模内的靶点位置精确度（表2-5-3）。

表 2-5-3 X（γ）射线立体定向治疗的靶位置不确定度

	CT 层间距 1.0mm	CT 层间距 3.0mm
立体定位框架	1.0mm	1.0mm
加速器等中心（γ 刀焦点）	1.0mm（0.3mm）	1.0mm（0.3mm）
CT 图像分辨力	1.7mm	3.2mm
组织移动：单次	1.0mm	1.0mm
分次*	2.0mm	2.0mm
血管造影	0.3mm	0.3mm
位置不确定度（单次）	2.4mm（2.2mm）	3.6mm（3.5mm）
（分次）	3.0mm	4.0mm

注：* 分次治疗时，面罩及重复摆位的误差对靶位置的影响，可看成靶组织的移动。

正侧位血管造影片（X 线片）是靶区定位的另一种方式，常用于 AVM 病变定位，是靶区定位的较精确方法，而实际患者病变形状是不规则的，由于正侧位投影不易确定不规则物体空间形状和中心位置，作者倾向于 BRAINLAB 公司和 CREAT 公司 X 射线立体定向治疗系统的血管造影片使用方法，即把剂量分布投影到血管造影片图像上，观察剂量分布投影和病变投影的重合程度来调整等中心位置。

γ 刀机械焦点精度（±0.3mm）高于加速器机械等中心精度（±1mm），但不能由此得出 γ 刀靶点位置精度高于 X 射线的立体定向治疗系统的结论。影响靶点位置精确度的因素包括机械精度、定位精度和摆位精度。虽然 γ 刀的焦点精度好于直线加速器的等中心精度，由表 2-5-3 可以看出，γ 刀靶点位置的摆位精确度略高于 X 射线立体定向放疗系统，但因 CT 定位的不确定度占重要地位，使得 γ 刀的治疗精度（表 2-5-3 中括号内数据）与 X 射线立体定向系统接近。

胡等[31]用 Alderson 胸、腹体模内置金点方法，模拟 CREAT 体部无环重定位 X 射线立体定向治疗系统的治疗，对靶点位置的总的治疗精度进行了测量。靶点位置使用 Φ5mm 钢球，周围预埋 4 个 Φ3mm 金球，与作 X 射线 SRT 治疗的常规一样，作 CT 扫描，计划系统重建靶点坐标，加速器摆好体位，照正、侧位重定位像，重建治疗体位下的靶点位置的坐标，用 Φ50mm 准直器拍摄正、侧位验证片，分析靶点圆斑中心到照射野圆斑中心位移误差图 2-5-25。为了模拟实际患者的治疗，体模体位有意移动取 3 个不同位置，模拟金点跟随靶点的情况（图 2-5-25）。测量结果，所示如表 2-5-4。

表 2-5-3、表 2-5-4 的结果表明，无环重定位技术能够得到与有环技术一样的靶点位置的总的治疗精度。但由于胸、腹部肿瘤的位置较颅内和头颈部肿瘤的位置易受呼吸及器官运动的影响，加上金点与病变间的"似刚性"程度比颅内、头颈部基础环与病变间"似刚性"程度的差，实际患者治疗时，靶点位置的总的治疗精度劣于模体内测量的结果。

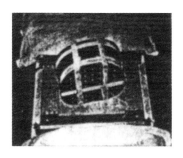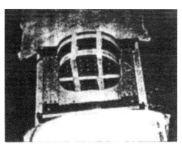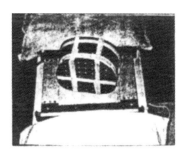

图 2-5-25 含有靶点和金点标记的模体处于 3 个不同位置模拟分次照射摆位时，患者的实际治疗体位

表 2-5-4 无环重定位技术模体内靶点位置的治疗精度

计划系统重建的 原始靶点位置（x，y，z）	治疗体位 （重定位数）	治疗体位下重定位后的 靶点位置坐标（x，y，z）	位置偏差 （mm）	平均位置偏差 （mm）
（-1.7，27.1，134.2）	1	（4.4，27.9，133.9）	1.90	
	2	（0.8，27.4，103.6）	2.03	2.19±0.45
	3	（-0.6，27.7，164.8）	2.65	

第三节 X（γ）射线立体定向治疗的质量保证和质量控制

如上述，X（γ）射线立体定向治疗的突出特点是靶区定位和摆位的准确以及剂量在靶区内的高度集中。整个治疗过程中靶点位置的总精度可达 1.3±0.64～2.0±0.6mm（颅内、头颈部）；2.19±0.45mm（胸、腹部），包括定位精度和摆位精度的累积效果（表 2-5-3，2-5-4）。因此，质量保证（QA）和质量控制（QC）成为 X 射线立体定向治疗的首要问题。

QA 检查的项目包括：①CT（MRI）线性；②立体定向定位框架；③三维坐标重建的精度；④立体定向摆位框架；⑤直线加速器的等中心精度或 γ 刀装置的焦点精度；⑥激光定位灯；⑦数学计算模型；⑧小野剂量分布的测量[32～34]。

定位框架必须检查它的 x、y 方向两侧定位板的平行度和间距偏差，以及 z 轴标记线的精度。图 2-5-26 给出了定位框架 CT 扫描层面定位标记分布示意。扫描时严格保证 CT 层面与基础环平面平行。从图 2-5-26 可以直接测量出以下数据：$(x_底，y_底，z_底)$，$(x_顶，y_顶，z_顶)$。$(x_顶-x_底)$，$(y_顶-y_底)$ 给出 x，y 轴方向的平行度；$(x_底-y_底)$，$(x_顶-y_顶)$ 给出 x，y 轴方向的对中度；$(z_顶-z_底)$ 与 CT 层间距值之差给出 z 轴方向的扫描偏差，包括 CT 轴方向的线性；四边 $(z_底，z_顶)$ 值给出 CT 扫描片在 x，y 轴方向的线性。

摆位框架的三维坐标是可读的，其精度由标尺的刻度误差和可读精度决定，在系统安装验收时确定，坐标原点必须定期校验，使其与定位框架的一致。

立体定向定位和摆位框架由基础头环系于共同的参考坐标系，计划系统的三维坐标重构软件根据定位框架的标记点计算靶区及重要器官的位置，给出摆位坐标。

①～④项的总效果决定靶区及重要器官的位置精度，是立体定向治疗系统的一项重要的技术性能。它包括用于定位的影像设备（如 CT）图像空间分辨率和坐标线性，但不包括直线加速器的等中

心精度。直线加速器的等中心为机架旋转轴、准直器转轴和治疗床转轴的交点，该点的精度代表了直线加速器的机械性能。X 线立体定向治疗系统的治疗准直器通过适配器安装于加速器上，将其等中心指示装置调到等中心点，偏差不能大于 0.5mm，并用靶点模拟器进行检验（图 2-5-27）。

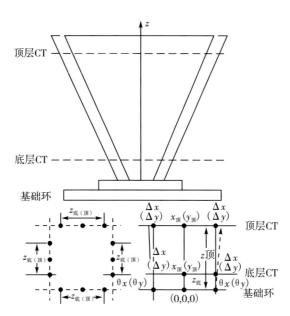

图 2-5-26　X 射线立体定向治疗立体定位框架的检验

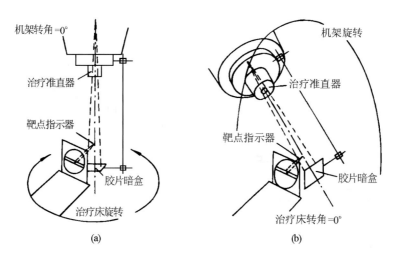

图 2-5-27　加速器等中心与治疗准直器旋转中心符合性的检验

注：（a）治疗床旋转中心的检验；（b）机架旋转中心的检验。

治疗室内的激光灯是将治疗摆位坐标置于加速器等中心的关键。两侧墙及天花板上的激光灯不仅要求严格交汇于加速器的等中心点，而且要求保证在治疗的范围内（治疗床左右、前后、上下运动时）两侧激光灯"+"字线的严格重合并和天顶激光灯的垂直。如果两侧激光灯在摆位框架的等中心指针处有半个线宽（0.5mm）的偏差，则摆位框架给出的摆位等中心将偏离实际等中心 0.25mm（图 2-5-28）。这种偏差的效果相当于使加速器等中心精度变劣。因此每次治疗前必须检查激光灯的平行度和垂直度。

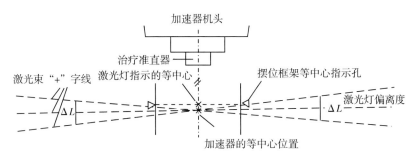

图 2-5-28　激光定位灯对治疗摆位的影响

　　射野中心轴上深度剂量分布（PDD 或 TMR）、射野离轴比（OAR）、射野散射因子是 X 射线立体定向治疗计划系统进行剂量计算必需的数据，这些数据的准确测量是确保治疗剂量准确的基本要素。治疗准直器的剂量分布的特性用其半影宽度表示，等中心处射野离轴比的 80%～20% 宽度应越少越好，不能超过 3mm。

　　数学计算模型是影响剂量分布计算精度的另一要素。显然采用多深度离轴比数学模型（如柯瑞特 XST-SYS 系统和 OUR-γTPS 系统）要比用单一深度（一般等中心处）数学模型的计算精度高。同时柯瑞特系统和 OUR-γTPS 系统采用微型源旋转原理，不仅进一步提高了剂量计算精度和可靠性，而且加快了计算时间。计划系统的剂量计算精度，与靶点位置的精度一样，可在如图 2-5-29 所示的球形模中进行测量[35]。

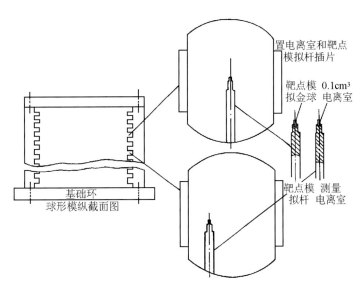

图 2-5-29　X（γ）射线立体定向治疗定位精度和摆位精度的测量以及剂量输出准确性和剂量分布测量的球形模

　　该球形模由可以交换其位置的插片和框架组成。其中有两块插片中分别预置了靶点测量杆和测量电离室的插孔，使靶点中心和电离室探头中心的位置精确相同，并且（x，y）坐标已知；另有一块插片附有胶片测量暗盒和热释光测量片盒，胶片及热释光片通过靶点中心平面。球模框架上，标记有各插片距离基础环底平面的距离即"z"坐标值。该球形模具有如下功能：①测量靶点的定位精度、摆位精确和总的治疗精度；②测量靶点的剂量；③测量靶点及靶点周围的剂量分布。它是用于系统安装验收时和验收后定期检查靶点的位置精度和剂量准确性的必备工具。

图 2-5-30 示出了 X 射线立体定向治疗过程及误差的可能来源。图 2-5-30 右侧是应采取的质量保证的措施以确保左侧的治疗过程的准确进行。质量保证措施的内容及检查频数见表 2-5-5。

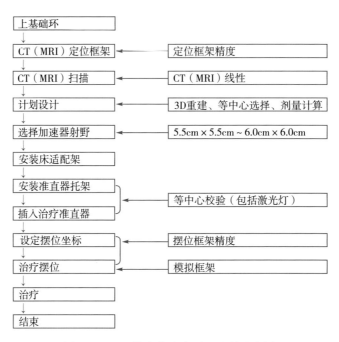

图 2-5-30　立体定向治疗过程及误差来源

CT、MRI、DSA 等用于作 X 射线立体定向定位用的影像设备必须定期检查其线性。除采用 512×512 扫描矩阵外，尽可能在靶区范围采用薄层扫描。而且扫描视野应尽可能小。MRI 的图像分辨率可达 1mm，但由于磁场分布的不均匀性和患者体内产生的涡流使其病变及重要器官的影像位置偏离真实位置，这种偏离可达 4mm，因此用 MRI 扫描前，用特制的模体进行这种移位的校正。DSA 是 CT、MRI、DSA 3 种影像手段中分辨率最高的一种（表 2-5-5）。对小病变，特别是功能性小病变，在用 CT 作立体定位时，还要用 DSA 影像作辅佐，并要求 X 射线立体定向治疗计划系统具有二者相互映射的功能。

常规治疗用的直线加速器的等中心精度可达 ±1mm，定期检查治疗准直器和激光灯与该中心的符合度，是进行 X 射线立体定向治疗的极其重要的质保内容，也是与 γ 刀立体定向治疗的重要区别。

X（γ）射线立体定向治疗是高精度的定点式治疗，图 2-5-30 中任何环节的 QA 失控，必然使靶区位置的总精度变劣。X 射线立体定向治疗的高精度不仅给医院物理工作者的工作提出了高要求，同时也希望主管医师在确定靶区及重要器官的位置时格外细心，以达到准确可靠的定点治疗。

表 2-5-5   X 射线立体定向治疗 QA 检验内容

过　　程	频　　数*
1. CT（MRI）线性	每周（每次）
2. CT 片输入	每季度
3. X 射线射野	
①特殊点剂量（d＝D_{max}、5cm、10cm）	每 6 个月
②射野离轴比（d＝8cm、10cm）	每 6 个月
4. 定位框架	
①CT 定位框架	每季度
②MRI 定位框架	每季度
③DSA 定位框架	每季度
5. 靶坐标校验	
①CT 定位	每月
②加速器摆位	每月
6. 计划系统（直径 15～16cm 球形模，30.0mm 准直器）	
①双旋转	每月
等剂量比	
不等剂量比	
②6 个旋转	每月
CA＝0°，30°，60°，90°，330°，300°	
7. 加速器检查	
a. 加速器等中心	每周
b. 激光定位灯　①与加速器等中心重合度	每周
②平行度	每次治疗前
c. 射野及剂量　①输出剂量校正	每周
②灯光野与射野的符合性	每 2 周**
d. 治疗连锁	每周
e. 旋转治疗功能	每月

注：* 此处建议的频数为最低要求的频度，当相应项目的软、硬件变更时必须及时检验；

　　** 当使用机械指针和激光灯摆位时，此项检验可不做。

第四节　治疗方案优化和立体定向适形放射治疗

一、治疗方案的优化

X（γ）射线 SRT（SRS）利用圆形小野进行空间集束照射。使用圆形野的目的是：旋转照射时，准直器不要旋转，使照射技术简化；同时利用非共面旋转时，集束效果更好，靶区内剂量高度集中，靶区外正常组织的体积积分量减少。因此旋转集束是 X（γ）射线 SRT（SRS）的基本特征。当病变体积很小时，靶区形状越来越接近球形，越能充分发挥 X（γ）射线 SRT（SRS）集束照射技术的效能[36]。

（一）冠状面内剂量分布的控制

当靶区形状为球形时，通过改变旋转方向、射野剂量权重、射野大小等措施，仍可用圆形射野的多弧旋转充分发挥 SRT（SRS）集束照射的特点。如图 2-5-31 所示，用九个等弧（每个弧旋转100°）、等床分角（床分角10°）及等剂量权重的非共面旋转，可得到精确球形等剂量分布，各个方向的剂量下降梯度几乎相同。

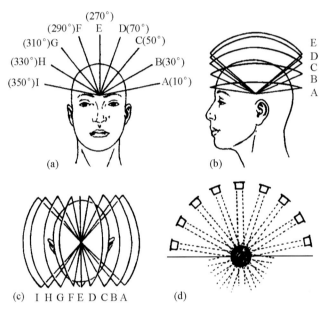

图 2-5-31　靶区为球形，分九个旋转弧，括号内数字为每个旋转弧的床角位置

若将 9 个旋转减少到 5 个旋转（图 2-5-32a）或 6 个旋转（图 2-5-32b），剂量权重仍不变，会得到椭球形的剂量分布。射野布置规律是从椭球形短轴方向减少射野，以使剂量分布向长轴方向移动。例如，听神经瘤，为了避免脑干的照射，可采取图 2-5-32a 的照射方法，去掉靶区两侧的水平弧，使剂量分布沿上、下方向拉长。同理，对垂体瘤的照射，因视交叉神经位于图靶区的上方，可采取图 2-5-32b 的照射方法，去掉靶区上侧的 3 个旋转弧，使剂量分布沿左右方向伸展。垂体两侧虽有窦腔，但它们都不是射线敏感器官。图 2-5-32a，b 所示的减弧规则称为"Jell-O"原理，其目的是：通过某一方向的减弧，不仅使剂量分布沿另一方向伸展，增加它与靶区形状的适合度，同时增加了减弧方向的剂量变化梯度，保护了该方向上的射线敏感器官。除减弧措施之外，还可以通过用各个照射弧的剂量权重和改变每个照射弧的射野大小，进一步改善剂量分布与靶区形状的适合度。如图 2-5-32（c），（d）所示。椭球靶区的长轴沿上下方向，在图 2-5-32（a）的 5 弧基础上，减小水平方向的旋转弧的射野大小，使上、下方向等剂量分布靠近靶区（图 2-5-32c）；减小垂直方向的旋转弧的射野大小，使左右方向的等剂量分布靠近靶区（图 2-5-32d）区形状。

（二）矢状面内剂量分布的控制

如图 2-5-31 所示，每个旋转弧在矢状面内的旋转范围约为 100～120°。如图 2-5-33 所示，通过控制旋转弧的起始角和终止角的位置，可使剂量沿椭球长轴方向分布；同时由于旋转弧范围的减少，沿AP 方向的剂量变化梯度增大，可使用减少弧角范围的办法，保护靶区前后方向邻近的重要器官。它是"Jell-O"原理的另一重要应用。

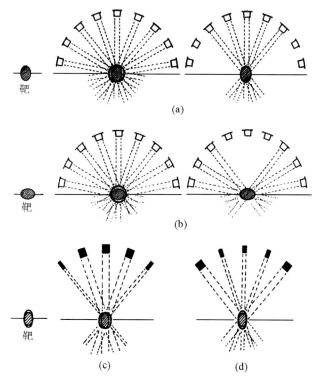

图 2-5-32 Jell-O 原理示意图

注：（a）、（b）将 9 个旋转分别减少到 5 个和 6 个旋转，使球形分布变成椭球分布；（c）、（d）改变（a）中 5 个弧的射野大小和剂量权重，使剂量分布更适合靶区。

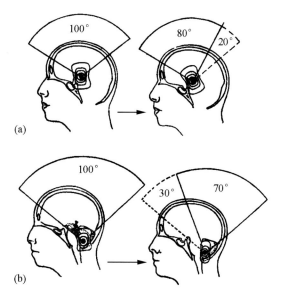

图 2-5-33 靶区为椭球形，根据靶区椭球长轴方向，减少旋转范围使剂量沿病变长轴方向分布

（三）横断面内剂量分布的控制

如果靶区在横断面内为非球形而呈椭球形或不规则形，如图 2-5-34 所示，通常用多中心（multiple isocenters）技术，改进剂量分布与靶区的适合度。为了确定多中心位置，必须先用 3D 观视功能观看靶区的 3D 形状。如果病变形状基本上为圆柱形，可设两个等中心；如果呈三角形，可用三个等中心；如果是个矩形，可用四个等中心；形状越复杂和越不规则，应使用更多的等中心。等中心数目确定后，再确定它们的位置。方法是先重建出通过靶区最大主平面的平面（图 2-5-35d），在此平面内安排等中心的位置，自动或手动设置每个等中心处准直器（射野）的大小。

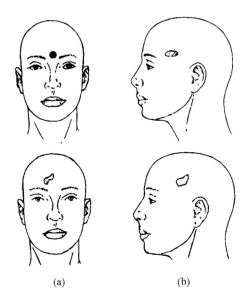

（a）　　　　　　　　（b）

图 2-5-34　靶区为非球形或非椭球形或不规则形时，用多靶点设置

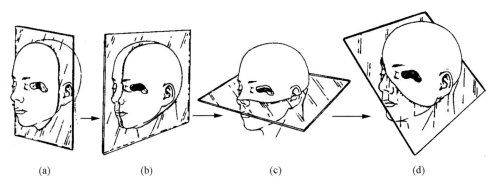

（a）　　　　　（b）　　　　　（c）　　　　　（d）

图 2-5-35　靶区为非球形或非椭球形或不规则形时，找出最大靶截面平面

注：（a）→（b）→（c）→（d）表示软件寻找最大靶截面平面的方向。

综上所述，利用圆形准直器射野和多弧旋转技术，可按下述顺序和规则进行治疗方案的优化：①如果病变周围有重要器官（OAR），利用"Jell-O"原理，在冠状面内，去掉直接经 OAR 到达病变的照射弧；或在矢状面内，减少照射弧度的范围，以增加病变和 OAR 之间的剂量变化梯度；②根据病变（靶区）的 3D 形状，使用下列手段，使剂量分布最大适合靶区的 3D 形状：（a）当靶区形状为球形时，使用等床分角的多弧度的非共面照射。（b）当靶区为椭球形时：若椭球形主轴位于冠状面内，改变剂量权重和调节射野大小；若椭球形主轴位于矢状面内，改变旋转弧的起始角和终止角的位置；若椭球形主轴位于横断面内，使用多个等中心。（c）当靶区形状为非椭球形或不规则时，使用多个等中心。

二、小病变的适形放射治疗

立体定向适形放射治疗，简称 C-SRT（SRS），是利用改变射野的形状（通过 BEV）实现高剂量分布的形状与病变（靶区）的形状一致（本篇第四章）。由于在同一床位角的同一个旋转弧内，靶区形状 BEV 图随时在改变，要利用旋转集束技术，射野形状必须跟随着改变；否则必须采取固定野等中心照射。在保持多弧非共面旋转聚焦的特点的基础上，发展了 3 种不同的射野适形技术。

（一）椭圆形准直器

针对临床大部分小病变的形状为椭球形的特点，在原有圆形准直器的基础上，替换不同大小的椭圆形准直器：对应每一个旋转，使用同一个椭圆形准直器；或将同一个旋转分成不同弧段，使用不同的椭圆形准直器，以使射野形状最大可能地与靶区（BEV）的投影形状一致。椭圆形准直器也可以用手动微型多位片准直器代替。但由于病变的形状随旋转角度变化无常，此技术具有操作的不方便性。

（二）计算机控制的四片独立准直器

在圆形准直器和准直器适配器之间，增加两对四叶独立运动准直器。每个叶片既可绕线束中心轴旋转，也可沿射野方向平移。四个叶片的独立运动和圆形准直器的配合，在旋转照射过程中，可形成更加适合靶区形状的动态照射。但对凹形靶区，该技术失去控制能力。

（三）计算机控制的微型多叶准直器（MMLC）

微型多叶准直器几乎可以造成任何形状的射野，通过计算机控制，在旋转过程中，射野形状可以跟随靶区形状变化，是一种较理想的作适形治疗的准直器。目前已有多家公司，如美国 Radionics 的 MMLC、Brainlab 公司的 M3、德国的 Leibinger GmbH 的 MRCμMLC 等微型多叶准直器，都具有很好的机械和剂量学性能。它们的每个叶片在等中心的投影的宽度分别为 4mm（MMLC）、3mm（M3）和 1.6mm（μMLC）；叶片间的漏射线也只在 1%左右。与标准圆形准直器相比，微型多叶准直器形成的射野的半影较宽。

Kooy 等[37] 在 Varian 600SR 直线加速器上，对标准圆形准直器、圆形加四片独立准直器和微型多叶准直器，使用靶体积比（TVR）即靶体积适合度（TVC）作为指标，按病变（靶区）体积分类进行了对比研究。得出结论认为：当病变（靶区）的最大直径≤3cm 时，标准圆形准直器仍是最佳选择，有较高的性能价格比；当病变的最大直径位于 3～7cm 之间，圆形加四片独立准直器，可给出较佳的治疗方案；当病变直径≥7cm 时，微型多叶准直器的适形治疗，特别是调强适形，将会显示较大的优越性。

展望

自 1968 年第 1 台 γ 刀装置安装使用以来的 20 多年时间，X（γ）射线 SRT（SRS）治疗了大量的良恶性病变，并取得了很好的疗效。立体定向放射手术（SRS）为颅脑外科医师发明，并主要用于治疗颅内小体积的孤立的良恶性病变。随着临床经验的积累和技术上的改进，目前扩大到颅内以外的部位的病变的治疗，并且开始探索分次治疗的经验。中国医学科学院肿瘤医院放疗科于 1995 年 11 月利用柯瑞特（CREAT）公司提供的无基础环和重定位立体定向技术，治疗了第 1 例椎管患者以来，收治了多例，使立体定向治疗技术推广到体部肿瘤的分次治疗。现行的射波刀、γ 刀、X 刀三种立体定向治疗装置中，从其优缺点的综合评价表 2-5-6 中可以看出，与直线加速器配接的 X（γ）刀是今后一段时间进行立体定向治疗的主要装置。

表 2-5-6 3 种立体定向治疗装置的比较

项　　目	离子刀	X 刀	γ 刀
全脑受量	+++	+	+
射野边缘剂量梯度	+++	+	+
靶区正常组织的相对生物效应	+++	+	+
治疗计划设计灵活性	++	+++	+
治疗计划设计复杂性	−	++	++
小体积靶剂量控制	++	++	++
大体积靶剂量控制	+++	++	+/−
购置（包括土建）费用	−	+++	+
安装费用	−	++	+
医技人员费用	−	++	+++
操作费用	−	++	+++
操作易难度	−	+	++

注："−"劣势，"+"无劣势，"++"优势，"+++"最有优势。

　　立体定向放射手术的成功，关键在于病变的三维精确定位和摆位，以及非共面射野聚焦技术，使得靶区剂量的高度集中。随着加速器的微型多叶光栅、无均整、VMAT 技术、六维床、图像引导、呼吸门控、实时跟踪等技术的综合应用，开展高分次剂量、低分次数的立体适形调强放射治疗，肿瘤放射治疗的疗效会有较大的提高。

参 考 文 献

1. Leksell L. The stereotactic method and radiosurgery of the brain. Acta Chir Scand，1951，102：316.

2. 胡逸民，苗延俊，戴建荣，等. X（γ）线立体定向［X（γ）刀］治疗的物理原理和生物学基础. 中华放射肿瘤学杂志，1996，5（2）：91-96.

3. Yeung D，Palta J，Fontanesi J，et al. Systematic analysis of errors in target localization and treatment delivery in stereotactic radiosurgery（SRS）. Int J Radiat Oncol Biol Phys，1994，28：493.

4. 戴建荣，胡逸民. X 线立体定向治疗精确度分析. 中华放射肿瘤学杂志，1996，5：107-110.

5. Simon S. LoStereotactic Body Radiation Therapy［M］. Springer-Verlay Berlin Heidelber，2012.

6. Latinen LV，Lilieguist B，Fagerland M，et al. An Adapter for computer tomography-guided stereotaxis，Surg Neurol，1985，23：559-556.

7. Dong P，Lee P，Ruan D，et al. 4π noncoplanar stereotactic body radiation therapy for centrally located or larger lung tumors［J］. International Journal of Radiation Oncology ＊ Biology ＊ Physics，2013，86（3）：407-413.

8. ChapterⅡ，Secteon Ⅰ，General Introduction of CREAT XST-SYS，User's Manual of CREAT XST-SYS linac Based Stereotactic Treatment System，1995.

9. Gill SS，Thomas DGT，Warrington AP，et al. Relocatable frame for stereotactic external beam radiotherapy. Int J Radiat Oncol Biol Phys，1991，20：599-603.

10. Gall KP，Verhey LJ. Computer-assisted positioning of radiotherapy patients using implanted radioopague fiducials. Med Phys，1993，20：1153-1159.

11. Halperin E C. Perez & Brady's Principles and Practice of Radiation Oncology［J］. 2013.

12. Tanyi J A，Summers P A，McCracken C L，et al. Implications of a high-definition multileaf collimator（HD-MLC）on treatment planning techniques for stereotactic body radiation therapy（SBRT）：a planning study［J］. Radiat Oncol，

2009，4（22）：717X-4.

13. Agazaryan N，Tenn S E，Desalles A A F，et al. Image-guided radiosurgery for spinal tumors：methods，accuracy and pa-tient intrafraction motion［J］. Physics in medicine and biology，2008，53（6）：1715.

14. Kupelian P，Willoughby T，Mahadevan A，et al. Multi-institutional clinical experience with the Calypso System in localiza-tion and continuous，real-time monitoring of the prostate gland during external radiotherapy［J］. International Journal of Radiation Oncology＊Biology＊Physics，2007，67（4）：1088-1098.

15. Scorsetti M，Alongi F，Castiglioni S，et al. Feasibility and early clinical assessment of flattening filter free（FFF）based stereotactic body radiotherapy（SBRT）treatments［J］. Lung，2011，34：48.

16. Kragl G，Baier F，Lutz S，et al. Flattening filter free beams in SBRT and IMRT：dosimetric assessment of peripheral doses［J］. Zeitschrift für Medizinische Physik，2011，21（2）：91-101.

17. Lohse I，Lang S，Hrbacek J，et al. Effect of high dose per pulse flattening filter-free beams on cancer cell survival［J］. Radiotherapy and Oncology，2011，101（1）：226-232.

18. Mancosu P，Castiglioni S，Reggiori G，et al. Stereotactic body radiation therapy for liver tumours using flattening filter free beam：dosimetric and technical considerations［J］. Radiation oncology，2012，7（1）：16.

19. Vassiliev O N，Kry S F，Chang J Y，et al. Stereotactic radiotherapy for lung cancer using a flattening filter free Clinac ［J］. Journal of Applied Clinical Medical Physics，2009，10（1）.

20. Stieler F，Fleckenstein J，Simeonova A，et al. Intensity modulated radiosurgery of brain metastases with flattening filter-free beams［J］. Radiotherapy and Oncology，2013，109（3）：448-451.

21. Gevaert T，Verellen D，Engels B，et al. Clinical evaluation of a robotic 6-degree of freedom treatment couch for frameless radiosurgery［J］. International Journal of Radiation Oncology＊Biology＊Physics，2012，83（1）：467-474.

22. akakura T，Mizowaki T，Nakata M，et al. The geometric accuracy of frameless stereotactic radiosurgery using a 6D robotic couch system［J］. Physics in medicine and biology，2010，55（1）：1.

23. Verbakel W F A R，Lagerwaard F J，Verduin A J E，et al. The accuracy of frameless stereotactic intracranial radiosurgery ［J］. Radiotherapy and Oncology，2010，97（3）：390-394.

24. Adler Jr J R，Chang S D，Murphy M J，et al. The Cyberknife：a frameless robotic system for radiosurgery［J］. Stereotac-tic and functional neurosurgery，1998，69（1-4）：124-128.

25. Bahig H，Campeau M P，Vu T，et al. Predictive parameters of CyberKnife fiducial-less（XSight Lung）applicability for treatment of early non-small cell lung cancer：A single-center experience［J］. International Journal of Radiation Oncology ＊Biology＊Physics，2013，87（3）：583-589.

26. Winston K R，Lutz W. Linear accelerator as a neurosurgical tool for stereotactic radiosurgery［J］. Neurosurgery，1988，22（3）：454-64.

27. 张红志，胡逸民，张春利，等. X线立体定向［X（γ）刀］治疗系统的剂量测量-小野剂量分布测量方法. 中华放射肿瘤学杂志，1996，5（2）：102-106.

28 Lutz W，Winston K R，Maleki N. A system for stereotactic radiosurgery with a linear accelerator［J］. International Journal of Radiation Oncology＊Biology＊Physics，1988，14（2）：373-381.

29 戴建荣，胡逸民. X线立体定向治疗靶点位置精确度分析［J］. 中华放射肿瘤学杂志，1996（2）：37-40.

30. Yeung D，Palta J，Fontanesi J，et al. Systematic analysis of error in target localization and treatment delivery in stereotactic radiosurgery（SRS）.

31. Hu YM，Dai JR，Hu B. The precision and accuracy analysis of target position in Xray stereotactic radiotherapy for extracra-nial lesions. International Symposium of stereotactic radiosurgery（SRS/SRT）1997，Chungnam National University Hospi-tal，Taejon，Korea，1997.

32. Schell M C，Bova F J，Larson D A，et al. AAPM report No. 54［J］. Stereotactic Radiosurgery. Report of Task Group，1995，42.

33. 胡逸民，戴建荣，宋天末，等. X线立体定向治疗的质量保证和质量控制. 中华放射肿瘤学杂志，1996，5（2）：111-115.

34. Hanley J. TG142 AAPM Quality Assurance of Medical Accelerators［C］//Proceedings of 26th Annual Meeting of

American College of Medical Physics，Virginia Beach. 2009.

35. 胡逸民. 立体定向治疗 X 刀、γ 刀的测量模体. 专利号：99201409. 3.

36. Friedman WA，Buatti JM，Bova FJ，et al. Radiosurgery treatment planning. In：FriedmanWA，et al（eds）. Linac Radiosurgery A Practical Guide. Springer，1997，57-96.

37. Kooy HM，Cosman ER，Harlan RB，et al. A dynamic collimator system for conformalstereotactic radiosurgery and radiotherapy. Radiosurgery，1996，1：276-287.

第六章 图像引导放疗

李明辉

（调强）适形放疗技术可以产生高度适合靶区形状的剂量分布，达到了剂量绘画或剂量雕刻（dose painting/sculpture）的效果，基本解决了静止、刚性靶区的剂量适形问题，有效提高靶区的剂量的同时降低周边重要器官的剂量。但实际情况上，在患者接受分次治疗的过程，身体治疗部位的位置和形状都可能发生变化，位于体内的靶区形状，以及它与周围危及器官的位置关系也会发生。由于上述技术会使得剂量高度适形靶区，同时周边剂量梯度比较陡，这种变化有可能会导致靶区剂量亏损或比邻重要器官剂量超量。所以我们需要找到引起这些变化的原因，制定相应解决方案。根据引起变化的原因可将这些变化分为以下3类：

第一类，分次治疗的摆位误差。治疗摆位的目的在于重复模拟定位时的体位，并加以固定，以期达到重复计划设计时确定的靶区、危及器官和射野的空间位置关系，保证射线束对准靶区照射。但实际情况是尽管采用各种辅助摆位装置，并严格按照操作规程摆位，摆位误差仍可能有数毫米、甚至更大。原因是多方面的。首先是人体非刚体，他的每个局部都有一定的相对独立运动的能力，因此严格讲体表标记对准了，只说明标记所处的局部皮肤位置重复到模拟定位时的位置，而皮下的脂肪、肌肉，更深处的靶区位置则可能重复不准。其次，摆位所依据的光距尺和激光灯有 $1\sim2mm$ 的定位误差。再其次，治疗床和模拟定位机床的差别、体表标记线的宽度和清晰程度等因素均会影响摆位的准确度。最后，技术员操作不当还会引起误差。

第二类，不同分次间（interfraction）的靶区移位和变形。消化系统和泌尿系统器官的充盈程度显著影响靶区位置，例如，膀胱充盈程度会改变前列腺癌靶区的位置。另外，随着疗程的进行，患者很可能消瘦、体重减轻，这会进行性地改变靶区和体表标记的相对位置。再则，随着疗程的进行，肿瘤可能逐渐缩小、变形，靶区和危及器官的相对位置关系发生变化，计划设计时没有卷入照射野的危及器官可能卷入。

第三类，同一分次中（intrafraction）的靶区运动。呼吸运动会影响胸部器官（肺、乳腺等）和上腹部器官（肝、胃、胰腺、肾等）的位置和形状，会使它们按照呼吸的频率做周期性的运动。心脏跳动也有类似呼吸的作用，只是影响的范围更小、程度更轻。另外，胃肠蠕动和血管跳动也会带动紧邻靶区。

针对上述的器官运动和摆位误差，目前最常用的处理方法是临床靶区外放一定的间距（margin）、形成计划靶区（PTV），间距的宽度足以保证在有靶区运动和摆位误差的情况下，靶区不会漏照。这种处理方法简单易行，但却是非常消极的，因为它是以更大范围的周围正常组织，尤其是危及器官的受照为代价的。如果采用调强放疗技术，这种处理方法还会引入一个新的问题，由于使用了大量小面积子野（控制点），造成射线照射和靶区运动的相互影响（interplay），也就是说射线照射和靶区运动有可能玩猫抓老鼠的游戏[1]。例如，乳腺癌调强切线野照射，为了形成类似楔形野的强度分布，MLC

采用滑窗技术，从切线野外缘往内缘运动，如果乳腺此时随呼吸运动也从外往内运动，则乳腺靶区实际受照剂量都将高于计划剂量，相反则低于计划剂量。

更积极的处理办法应是采用某种技术手段探测摆位误差和（或）靶区运动，并采取相应的措施予以应对。对于摆位误差和分次间的靶区移位（以下合称摆位误差），可采用在线校位或自适应放疗技术；对于同一分次中的靶区运动，可采用呼吸控制技术和四维放疗技术或实时跟踪技术。图像引导放疗（image-guided radiation therapy，IGRT）是这样一种技术，它在分次治疗摆位时和（或）治疗中采集图像和（或）其他信号，利用这些图像和（或）信号，引导此次治疗和（或）后续分次治疗。按照图像引导放疗的定义，这些技术均属于 IGRT 技术的范畴，下面分别予以介绍。

一、在线校位

在线校位（online correction）是指在每个分次治疗的过程中，当患者摆位完成后，采集患者 2D/3D/4D 图像，通过与参考图像（模拟定位图像或计划图像）比较，确定摆位误差，实时予以校正，然后实施射线照射。

该技术应视为最简单的 IGRT 技术，开展研究最早，报道也最多。例如，De Neve 等[2] 1992 年报道采用电子射野影像系统采集正侧位图像的方法检查每次摆位；当误差大于允许值时，通过移床予以校正，然后再做治疗。又如，中国医学科学院肿瘤医院自 1995 年底，开始采用在靶区附近预埋金标记、每次治疗前摄正侧位片重定位的方法开展体部立体定向治疗[3,4]。该方法的特点在于充分认识到人体躯体部与头部结构的不同，并提出了有效的解法。人体头部有牢固的颅骨结构，并且在正常情况下，颅内脑组织相对于颅骨是静止不动的，因此可通过固定于颅骨的定位框架精确确定颅内靶区。相反，体部没有完整、近似刚性的骨结构，皮下脂肪层也更厚，同时呼吸运动、胃肠蠕动、膀胱的充盈程度等许多因素可以改变体内靶区相对体表标记的位置。显然，不认识到这种结构特点的差别，直接将头部的立体定位方法套用到体部是不科学的。相反，预埋的标记物靠近靶区、甚至在靶区内，因此可认为标记物与靶区位置是相对不变的，通过探测标记物就可以确定靶区位置；并且，由于标记物是金珠，在 X 射线透视图像上清楚可见，提高了定位准确度。

如上所述，在线校位的基本原理早已建立，近年的发展主要体现在以下四个方面。

（一）2D MV 级成像（图 2-6-1）

一般由加速器机头发射的 MV 级 X 射线穿过患者后在射线探测装置产生的 2D 透视图像。射线探

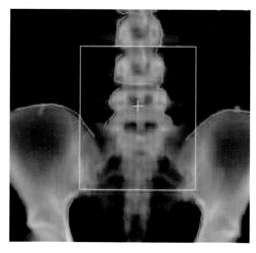
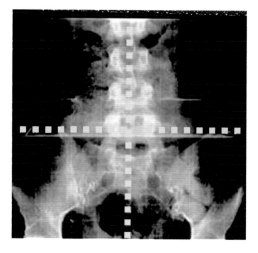

图 2-6-1　治疗计划系统（TPS）给出的腹部数字重建图像（DRR）（左）与通过 Varian 加速器 EPID 系统获取的 2D MV 图像（右）比较

测装置从胶片到电子射野影像系统（EPID），提高了在线校位的自动化程度，缩短了在线校位造成的附加时间（add-on time），EPID可分为荧光摄像、液体电离室和非晶硅平板阵列等类型。非晶硅平板阵列具有探测效率高、空间分辨率和对比分辨率高的优点，但使用寿命偏短，大约5年。这意味着在加速器的正常使用期限内（10~15年）需要更换一次、甚至二次成像装置。

（二）2D kV级成像（图2-6-2）

射线源由治疗级MV级X射线发展到MV级X射线与kV级X射线并用、或只用kV级X射线源。与MV射线相比，kV成像具备更高的软组织分辨率（低对比度分辨率）和更低的成像剂量[5]，医科达（Elekta）公司的Synergy、Axesse、Versa HD等加速器和瓦里安（Varian）公司的Trilogy、True Beam等加速器（图2-6-3），这几种机器均是在加速器机架的旋转平面内，与机架呈90°的方向安装kV级X射线球管，球管对侧安装射线探测器阵列。瓦里安（Varian）公司的Novalis加速器、BrainLab公司的Vero加速器，Accuray公司的Cyber Knife立体定向放疗系统，这几种设备（图2-6-4）均安装了两对kV级X射线球管和射线探测器阵列，两对装置轴线正交，相对水平方向倾斜45°。

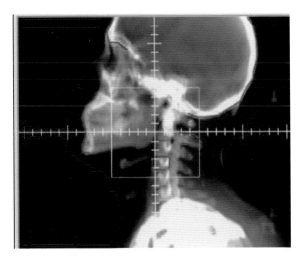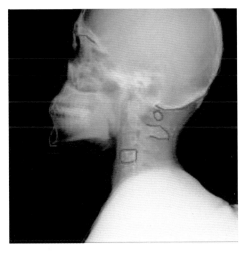

图2-6-2 治疗计划系统（TPS）给出的头颈部数字重建图像（DRR）（左）与通过Elekta加速器XVI系统获取的2D kV图像（右）比较

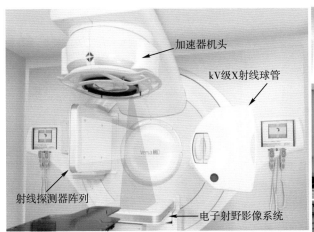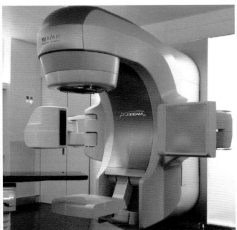

图2-6-3 右图为Varian公司OBI系统，左图为Elekta公司XVI系统，这两种系统均可以进行kV和MV双模式成像

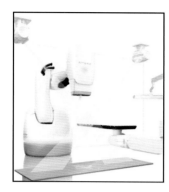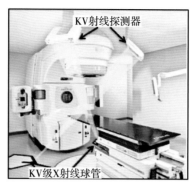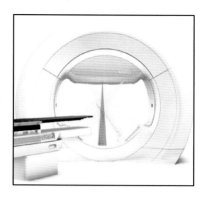

图 2-6-4　左图为 Accuray 公司的 Cyber Knife 立体定向放疗系统

注：中图为 Brainlab 公司的 ExacTrac 系统，右图为 BrainLab 公司的 Vero 加速器，这几种设备均可同时采集正交 kV 图像。

（三）3D 成像

校位图像从 2D 发展到 3D，获取 3D 图像可采用滑轨 CT（CT-on-rail）技术、MV CT 技术、锥形束（cone beam CT CBCT）CT 技术。Siemens 的 Primatom 采用 CT-on-rail 技术（图 2-6-5），即在加速器对侧的导轨上安装一台常规诊断 CT 机，CT 机与加速器共用一张治疗床，在治疗开始前做 CT 扫描，根据 CT 断层图像和 3D 重建图像确定摆位误差。Accuray 的 TOMO Therapy 加速器采用 MV CT 技术（图 2-6-5），该技术与常规 CT（扇形束 CT）成像原理相同，主要区别是射线源由 kV 级 X 射线变为 MV 级 X 射线。Elekta 的 Synergy、Axesse、Versa HD，Varian 的 Trilogy、True Beam、Edge，Brainlab 的 Vero 等加速器采用锥形束 CT 技术，即利用 kV 级 X 射线源绕患者旋转一圈或半圈，通过采集到的不同角度的透视图像重建 3D 图像（图 2-6-6）。与 2D 图像相比，3D 图像的优势表现为：①3D 图像可以提供 6 个自由度（3 个平移和 3 个旋转）的摆位误差数据，而 2D 图像最多只能提供 5 个自由度（3 个平移和 2 个旋转）的数据；②由于 3D 图像可以提供清晰的断层解剖结构信息，通过观察靶区的三维位置来进行配准，得到的摆位误差结果更为准确和可靠；③如果考虑到组织器官的形状变化，采用变形匹配技术，3D 与 2D 提供摆位误差数据的差别更大；③如果将患者的治疗计划移到校位的 3D 图像上，重新计算剂量分布，可以得到每个分次治疗时患者的实际受照剂量分布，根据实际受照剂量，可对后续的分次治疗做适当调整。

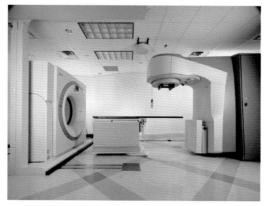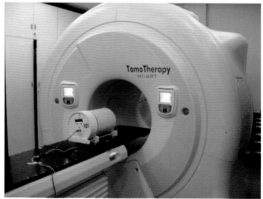

图 2-6-5　左图为 Siemens 的 Primatom 滑轨 CT 系统，右图为 Accuray 公司的 TOMO Therapy 加速器

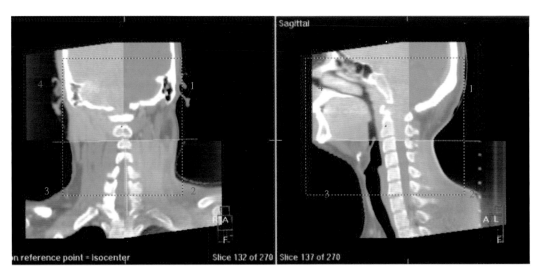

图 2-6-6　治疗计划系统给出的头颈部 CT 图像（1，3 象限）与通过 Elekta 加速器 XVI 系统获取的锥形束 CT 图像（2、4 象限）融合配准，确定摆位误差

3D 图像如果每天扫描会造成患者接受过高剂量（表 2-6-1）和治疗时间延长等问题，中国医学科院肿瘤医院的患者锥形束 CT 扫描规范为：对于常规分割剂量的患者，第一周连扫五次，如果发现患者摆位存在系统偏差，通知医生并对外标记点进行修正，以后每周扫一次；对于大分割剂量的患者，则每次都扫；如有其他要求，按实际要求执行。

表 2-6-1　不同 3D 成像设备单次扫描典型剂量

成像设备类型	Elekta CBCT	Varian CBCT	Tomo Therapy MVCT	Primatom CT
单次扫描剂量（cGy）	0.1~3.5	0.2~2.0	0.7~3.0	0.05~1

（四）4D 成像

4D 校位图像目前主要使用的是 4D 锥形束 CT 技术，该技术也是利用 kV 级 X 射线源绕患者旋转一圈，通过提取透视图像中不同时刻横膈位置从而生成呼吸运动曲线，依据每帧透视图像横膈所处位置（相位）对透视图像进行分组，重建后生成多套 3D 图像，从而得到一个呼吸周期的完整运动图像。与 3D 图像相比，使用 4D 图像进行校位的优势表现为：①对于运动器官，内靶区（ITV）通常是基于患者在定位时的 4D CT 勾画，而患者的靶区运动轨迹和范围在治疗过程中可能会发生变化，这种变化可以通过 4D 校位及时发现，并通过更改计划予以修正；②可以有效降低由于呼吸运动而造成伪影，例如靶区边界模糊、邻近器官图像重叠等。

除了上述 X 射线成像方法外，对于腹部肿瘤，还可用超声做在线校位，超声系统具备软组织分辨率高、无电离辐射、可实时动态监测等特点。例如，Nomos 公司的超声引导摆位系统（BAT）、Elekta 公司的 Clarity 系统（图 2-6-7），在每次治疗前采集患者 4D 超声影像，通过与定位时的超声或 CT 影像进行融合配准来确定靶区位置，得到摆位误差后实时予以校正。

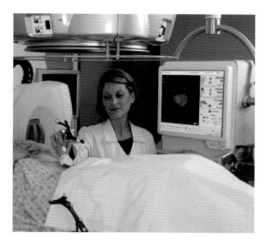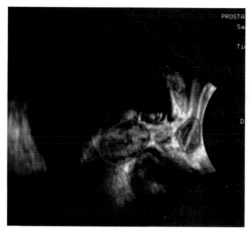

图 2-6-7 左图为 Elekta 公司的 Clarity 4D 超声校位系统，右图为使用 Clarity 对前列腺患者进行超声定位

二、自适应放疗

在设计患者的治疗计划时，PTV 和 CTV 之间的间距是根据患者群体的摆位误差和器官运动数据设定的。但实际上由于个体之间的差异，每位患者实际需要的间距是不同的。对大部分患者而言，群体的间距过大，而少数患者而言，群体的间距又过小。因此有必要使用个体化的间距。自适应放疗技术正是为了这个目的而设计的。Yan 等 1997 年提出自适应放疗技术[6]，该技术的运用过程是这样的：自疗程开始，每个分次治疗时获取患者 2D/3D 图像，用离线方式测量每次的摆位误差；根据最初数次（5~9 次）的测量结果预测整个疗程的摆位误差，然后据此调整 PTV 和 CTV 之间的间距，修改治疗计划，按修改后的计划实施后续分次治疗。

除了根据个体的摆位误差调整间距，自适应放疗技术还可以扩展到更高的层面，如根据患者每个分次实际照射剂量的累积情况，调整后续分次的照射剂量[7]，或者根据疗程中肿瘤对治疗的相应情况，调整靶区和（或）处方剂量[8]。因此，自适应放疗可理解为根据治疗过程中的反馈信息，对治疗方案做相应调整的治疗技术或模式。自适应放疗有两种模式：离线自适应放疗和在线自适应放疗。离线自适应放疗指的是当治疗方案（计划）需要调整时，定位后需要人工重新勾画各种轮廓和设计放疗计划设计等步骤，通常数天后才能实施，在此期间仍执行原方案。这种技术的优点是技术成熟，方法简单；缺点是由于存在时间滞后性，有可能会影响放疗效果。在线自适应放疗（图 2-6-8）是指当治疗方案（计划）需要调整时，定位后短时间内（数分钟）即可自动生成新方案所需的轮廓和计划，经过一些简单修改和确认后，即刻按新方案执行。

三、屏气和呼吸门控技术

对于受呼吸运动影响的靶区，屏气可以使靶区暂时停止运动。如果只在此时照射靶区，则在计划设计、由 PTV 外放生成 CTV 时可以设定更小的间距，因为靶区运动对间距的贡献可以忽略。屏气技术的代表有 Wong 等[9]与 Elekta 合作研发的主动呼吸控制技术（active breathing control，ABC，图 2-6-9）和美国纽约 Memorial Slaon-Kettering 癌症中心开展的深吸气屏气技术（deep inhalation breath holding，DIBH）[10]。由于需要患者的配合和治疗前的适当呼吸训练，要求患者能承受适当时间长度的屏气动作，该技术仅适用于呼吸功能好且愿意配合的患者。

呼吸门控（respiratory gating）技术是指在治疗过程中，采用红外线或其他方法监测患者的呼吸，

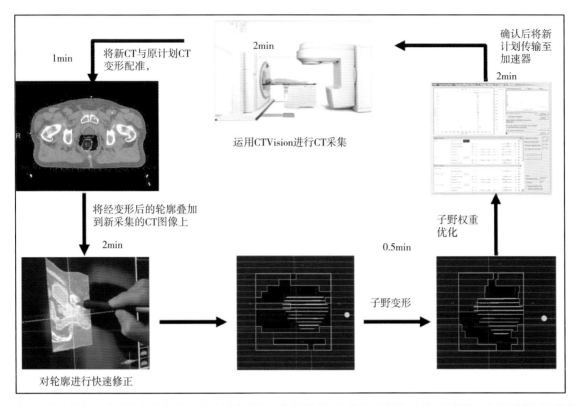

运用CTVision进行CT采集

将新CT与原计划CT变形配准，

确认后将新计划传输至加速器

将经变形后的轮廓叠加到新采集的CT图像上

对轮廓进行快速修正

子野变形

子野权重优化

图2-6-8　西门子公司的在线自适应放疗解决方案，使用滑轨CT获取患者的平面CT影像，与原计划CT影像变形配准后自动生成新轮廓，经过快速修正后计划系统根据新轮廓的变化对原计划的子野形状进行自动调整，经子野权重优化后生成新计划，确认后即可治疗

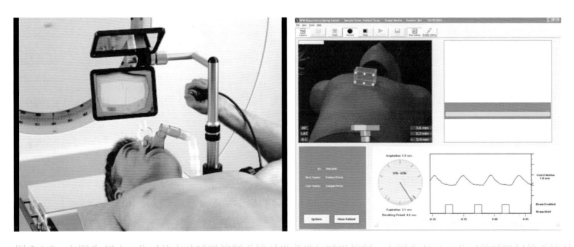

图2-6-9　左图为Elekta公司的主动呼吸控制系统对患者进行呼吸控制；右图为Varian公司的呼吸门控系统对患者体表红外标记进行识别，监测患者呼吸相位

在特定的呼吸时相触发射线束照射。时相的位置和长度就是门的位置和宽度。该技术的代表有Varian的呼吸门控系统（real-time position management system，RPM，图2-6-9）[11]和Shirato等[12]研发的基于金标的透视追踪门控技术。该类技术只能减少靶区的运动范围，但不要求患者屏气，患者的耐受性好。

不管是屏气技术，还是呼吸门控技术，都只在一个呼吸周期中的某个时段实施照射，因此治疗时间会拉长，继而减少治疗机每天能治疗的患者人数。这个问题严重制约了两种技术的推广应用，尤其是在繁忙的治疗中心。随着旋转调强治疗的应用，该技术与旋转调强结合后可缩短治疗时间，这一问题有可能会得到改善。处理呼吸运动更有效的技术是下面要介绍的四维放射治疗技术。他既不需要屏气，也不需要间断性的照射。

四、四维放射治疗

四维（4D）放射治疗是相对于三维放疗而言的，在 2003 年的 ASTRO 会议上，专家们将其定义为在影像定位、计划设计和治疗实施阶段均明确考虑解剖结构随时间变化的放射治疗技术[13]。他由 4D 影像、4D 计划设计和 4D 治疗实施技术 3 部分组成。

4D 影像是指在一个呼吸或其他运动周期的每个时相采集一套图像，所有时相的图像构成一个时间序列[14~16]。目前 CT 的 4D 影像技术已经成熟，并且市场上有了呼吸门控、心电门控四维影像的 CT 系统。图 2-6-10 显示呼吸门控 4D CT 图像的采集过程。在图像采集的同时，利用一个呼吸监控装置（如腹压带）监控患者呼吸，可以保证采集到的每层图像均带有时相标签，然后按不同时相分为多套 3D 图像，从而得到图像采集部位在一个呼吸周期的完整运动图像。

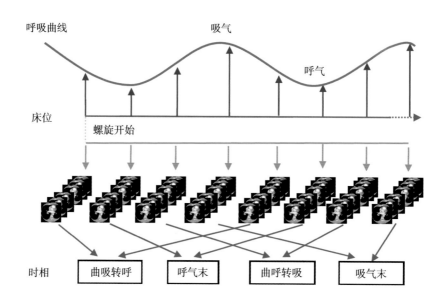

图 2-6-10 四维 CT 图像的采集过程

4D 计划设计是根据 4D 影像数据，优化确定一套带有时相标签的射野参数的过程[17,18]。该过程包括以下步骤：①输入 4D 图像数据，主要指 CT 图像，也可能包含其他模式的图像；②以某个时相作为参考，建立不同时相的 3D 图像的空间坐标变换关系，由于呼吸引起的器官运动不是简单的刚体运动，需要采用变形匹配算法（deformable registration）；③类似 3D 计划设计，在参考图像上定义靶区、危及器官等解剖结构；④利用已建立的空间坐标转换关系，将已定义的解剖结构映射到其他时相的 3D 图像；⑤设计参考时相的 3D 计划；⑥为所有其他时相设计类似计划，类似是指射野方向相同或接近，射野形状、权重/强度分布根据靶区、危及器官的变化作相应调整；⑦为了评价靶区、危及器官等解剖结构在不同时相的累积受照剂量，需要将所有其他时相的剂量分布映射到参考时相；⑧计算所有时相的合成剂量分布，采用与 3D 计划设计类似的方法评价合成剂量分布；⑨如果第七步的评价满意，输出 4D 计划，包括输出不同时相的射野参数至治疗记录验证系统；如果评价不满意，回到第四、五步修改计划（图 2-6-11）。

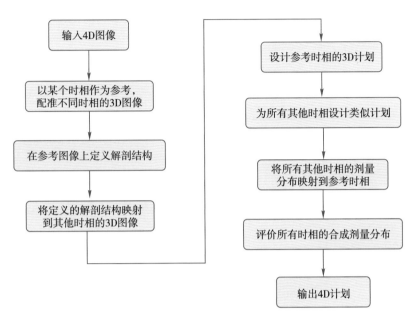

图 2-6-11　四维治疗计划设计过程

4D 治疗实施的基本设想是在患者治疗时，采用 4D 影像所用的相同的呼吸监测装置监测患者呼吸[16]。当呼吸进行到某个呼吸时相时，治疗机即调用该时相的射野参数实施照射。因为从监测到呼吸时相的变化、到调用新的射野参数、到完成新参数的设置需要时间，也就是治疗实施对呼吸时相的变化有响应时间，所以需要预测软件以减少响应时间引入的误差。

目前，4D 影像技术已较为成熟，已商业化，而 4D 计划设计和 4D 治疗实施技术还处于研究阶段，因此开展 4D 治疗还有待后两者的发展成熟。

五、实时跟踪治疗

尽管 4D 治疗技术可以完成运动靶区的不间断照射，但使用它有一个前提条件：治疗时靶区运动以及周围危及器官的运动完全与影像定位时它们各自的运动相同。这个前提只能近似成立，至少有两个原因。首先，人的呼吸运动并不是严格重复的，即使是连续的两个周期之间，也会有周期长度、呼吸幅度等差别。其次，由于治疗时间往往要比影像定位时间长，尤其是采用复杂技术（如 IMRT）或分次剂量高的技术（如立体定向放疗技术），患者难以保持固定不变的姿势，患者身体会发生不自主的运动。对于这些不能预先确定的运动，只能采用实时测量、实时跟踪（realtime tracking）的技术，即实时跟踪治疗技术。

实时跟踪治疗的前提是可以实时定位靶区的位置，目前最常用的实时测量方法是 X 射线摄影。由于不断地摄影可能会使患者接受过量照射，该方法往往与其他方法（如体表红外线监测装置）结合，以减少摄影频率，减少累积剂量。为了避免辐射剂量，其他方法（如 AC 电磁场、超声和磁共振）也在积极研究之中。Calypso 4D 定位系统（图 2-6-12）就是一个 AC 电磁场实时定位系统[19]。该系统利用置于患者体外的 AC 电磁场阵列诱导植入靶区或靶区附近的转发器，并接收转发器发回的共振信号，从而确定转发器的位置，也就是靶区的位置。转发器大小为 1.8mm×8.0mm，通常植入 3 个。系统测量频率 10Hz，测量准确度达亚毫米级。磁共振图像引导加速器（图 2-6-13）是将磁共振系统与加速器整合到一起，利用磁共振设备对靶区进行实时跟踪定位，使用加速器跟踪治疗[20]。Elekta 公司的磁共振图像引导加速器原型机是由 1.5T 诊断级磁共振和 6MV 加速器组合而成，由于磁共振产生的外部磁场会影响到加速器的正常工作，为了避免磁场干扰，通过使用一对屏蔽线圈产生反向磁场来抵消这种影响（加速器周围磁场强度低于 $10×10^{-4}$ T），磁场同样也会影响到患者体内次级电子的分布和轨迹，所以需要专门的剂量算法进行计算。

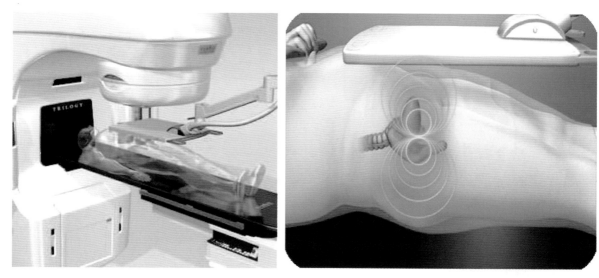

图 2-6-12　Varian 公司的 Calypso 4D 定位系统示意图，利用置于患者体外的 AC 电磁场阵列诱导植入靶区或靶区附近的转发器，并接收转发器发回的射频信号，从而确定转发器的位置

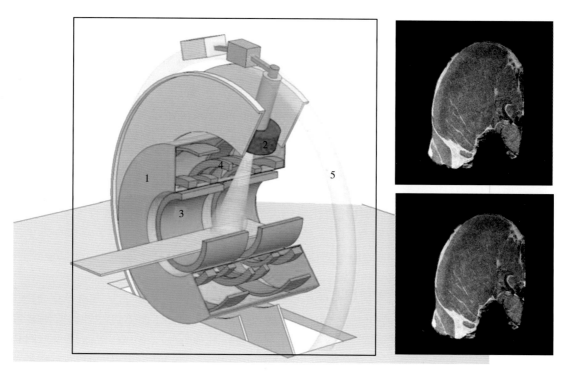

图 2-6-13　左图为磁共振图像引导加速器概念图

注：深蓝色（1）所示为 1.5T 磁共振系统，红色（2）所示为 6MV 加速器安装于环绕磁共振系统的轨道上，黄色（3）所示为分裂梯度线圈（split gradient coil），橙色（4）所示为超导线圈，浅蓝色（5）所示为环形低磁场区域。右图为 Utrecht 大学医疗中心安装的 Elekta 公司的核磁共振图像引导加速器原型机所采集的一块猪排磁共振图像，右上为加速器未出束时的影像，右下为出束时的影像。

实时跟踪要求实时调整射线束或调整患者身体，以保证射线束与运动靶区相对不变的空间位置。射线束调整有 3 种方式：①对于配备 MLC 的加速器，可以实时调整 MLC 叶片位置，改变照射野形状，目前最快的 MLC 运动速度可以达到 6.5cm/s（Elekta Agility MLC 系统），其速度已经远超过人体肺部呼吸运动速度，所以能够保证照射野始终对准靶区照射；②对于电磁场控制的扫描射线束，可以调整电磁场，改变射线束方向，保证照射野对准靶区照射；③对于安装于机器手上的加速器（如 CyberKnife），可以调整机械臂，改变射线束的位置和方向，保证照射野始终对准靶区照射。

六、质子及重离子治疗成像

随着放疗的发展，质子及重离子治疗也开始逐步应用于临床，其布拉格峰和较高的相对生物学效应（Relative Biological Effectiveness，RBE，质子 RBE 值约为 1.1，碳离子 RBE 值约为 3）使得在提高肿瘤剂量的同时，进一步降低周边正常组织剂量。除此之外，这些粒子与患者组织中的原子核之间发生的非弹性碰撞会产生少量放射性核素，比如 ^{11}C（半衰期 20.4 min）和 ^{15}O（半衰期 2min）等，这些核素通过衰变可以发射出正电子，通过 PET 收集这些电子，就可以得到体内这些核素活度分布的断层图像，可用于验证患者体内实际剂量分布并为个体化治疗提供信息（图 2-6-14）[21,22]。

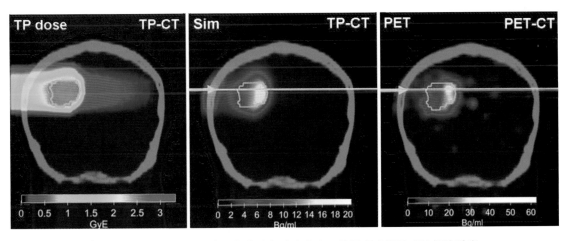

图 2-6-14　德国海德堡大学重离子治疗中心使用碳离子治疗脑部胶质瘤

注：左图是使用计划系统在计划 CT（TP-CT）计算得到的 RBE 加权后剂量分布（TP dose），中图为使用蒙卡算法在计划 CT（TP-CT）图像计算得到的模拟核素活度分布断层图像（Sim），右图为使用 PET-CT 设备在患者接受炭离子治疗后，立即用 PET-CT 扫描后得到实际核素活度分布断层图像（PET-G），通过比较 Sim 图像和 PET 图像的差异来验证患者实际剂量分布的准确性。

参 考 文 献

1. Yu C X, Jaffray D A, Wong J W. The effects of intra-fraction organ motion on the delivery of dynamic intensity modulation [J]. Physics in Medicine & Biology, 1998, 43（1）：91.

2. Neve W D, Heuvel F V D, Beukeleer M D, et al. Routine clinical on-line portal imaging followed by immediate field adjustment using a tele-controlled patient couch [J]. Radiotherapy & Oncology, 1992, 24（1）：45-54.

3. 胡逸民. 肿瘤放射物理学 [M]. 原子能出版社, 2003.

4. Hu YM, Hu B, Dai JR. "The precision and accuracy analysis of tar-get position in X-ray stereotactic radiotherapy for extracranial lesions." Internation symposium of stereotactic radiosurgery（SRS/SRT）. Taejon：Chungnam National University Hospital, 1997.

5. 李明辉、张寅、戴建荣、等. 千伏级 X 线透视成像与锥形束 CT 确定头颈部摆位误差的比较 [J]. 中华放射肿瘤学杂志，2012，21（4）：374-376.

6. Yan D, Vicini F, Wong J, et al. Adaptive radiation therapy. [J]. Physics in Medicine & Biology, 1997, 42（1）：123.

7. Birkner M, Yan D, Alber M, et al. Adapting inverse planning to patient and organ geometrical variation: algorithm and implementation [J]. Medical Physics, 2003, 30（10）：2822-2831.

8. Martinez AA, Yan D, Lockman D, et al. Improvement in dose escalation using the process of adaptive radiotherapy combined with three-dimensional conformal or intensity-modulated beams for prostate cancer. [J]. Int J Radiat Oncol Biol Phys, 2001, 50（5）：1226-1234.

9. Wong J W, Sharpe M B, Jaffray D A, et al. The use of active breathing control（ABC）to reduce margin for breathing motion ☆ [J]. International journal of radiation oncology, biology, physics, 1999, 44（4）：911-9.

10. Hanley J, Debois M M, Mah D, et al. Deep inspiration breath-hold technique for lung tumors: the potential value of target immobilization and reduced lung density in dose escalation. [J]. International journal of radiation oncology, biology, physics, 1999, 45（3）：603-11.

11. Ramsey C R, Scaperoth D, Arwood D, et al. Clinical efficacy of respiratory gated conformal radiation therapy [J]. Medical Dosimetry, 1999, 24（2）：115-119.

12. Shirato H, Shimizu S, Kitamura K, et al. Shirato, H. et al. Four-dimensional treatment planning and fluoroscopic real-time tumor tracking radiotherapy for moving tumor. Int. J. Radiat. Oncol. Biol. Phys. 48, 435-442 [J]. International Journal of Radiation Oncologybiologyphysics, 2000, 48（2）：435-42.

13. Keall PJ, Chen GTY, Joshi S, et al. Time-the fourth dimension in radiotherapy（ASTRO panel discussion）. Int J radiat Oncol Biol Pys, 2003, 57：S8-S9.

14. Vedam S S, Keall P J, Kini V R, et al. Acquiring a four-dimensional computed tomography dataset using an external respiratory signal [J]. Physics in medicine and biology, 2002, 48（1）：45.

15. Ford E C, Mageras G S, Yorke E, et al. Respiration - correlated spiral CT: A method of measuring respiratory - induced anatomic motion for radiation treatment planning [J]. Medical physics, 2003, 30（1）：88-97.

16. Nehmeh S A, Erdi Y E, Ling C C, et al. Effect of respiratory gating on quantifying PET images of lung cancer [J]. Journal of nuclear medicine, 2002, 43（7）：876-881.

17. Keall P. 4-dimensional computed tomography imaging and treatment planning [C] //Seminars in radiation oncology. WB Saunders, 2004, 14（1）：81-90.

18. Keall P J, Joshi S, Vedam S S, et al. Four - dimensional radiotherapy planning for DMLC - based respiratory motion tracking [J]. Medical physics, 2005, 32（4）：942-951.

19. Willoughby T R, Kupelian P A, Pouliot J, et al. Target localization and real-time tracking using the Calypso 4D localization system in patients with localized prostate cancer [J]. International Journal of Radiation Oncology * Biology * Physics, 2006, 65（2）：528-534.

20. Raaymakers B W, Lagendijk J J W, Overweg J, et al. Integrating a 1. 5 T MRI scanner with a 6 MV accelerator: proof of concept [J]. Physics in medicine and biology, 2009, 54（12）：N229.

21. Bauer J, Unholtz D, Sommerer F, et al. Implementation and initial clinical experience of offline PET/CT-based verification of scanned carbon ion treatment [J]. Radiotherapy and Oncology, 2013, 107（2）：218-226.

22. Zhu X, España S, Daartz J, et al. Monitoring proton radiation therapy with in-room PET imaging [J]. Physics in medicine and biology, 2011, 56（13）：4041.

第七章 放射治疗的质量保证与质量控制

张 可

随着肿瘤放射治疗事业的发展，放射治疗的质量保证（QA）和质量控制（QC）问题，日益受到肿瘤放疗学界的专家们的重视，相关国家和地区组织了QA工作网，出版了相应的文件，力图使各部门的肿瘤放疗水平达到地区、国家或国际性水平。

放射治疗的QA是指经过周密计划而采取的一系列必要的措施，保证放射治疗的整个服务过程中的各个环节按国际标准准确安全地执行。这个简单的定义意味着质量保证有两个重要内容：质量评定，即按一定标准度量和评价整个治疗过程中的服务质量和治疗效果；质量控制，即采取必要的措施保证QA的执行，并不断修改服务过程中的某些环节，达到新的QA水平。

第一节 执行 QA 的必要性

肿瘤放射治疗的根本目标，不论是根治还是姑息放疗，在于给肿瘤区域足够的精确的治疗剂量而周围正常组织和器官受照射最少，以提高肿瘤的局部控制率，减少正常组织的放射并发症。实现这个目标的关键是对整个治疗计划进行精心的设计和准确地执行。肿瘤患者能否成功地接受放射治疗决定于放疗医师、物理工作者、放疗技师的相互配合和共同努力。治疗计划的设计以较好的剂量分布和时间-剂量-分次模型为标准，划分为"临床计划"和"物理计划"两个基本阶段。前者是计划设计的基本出发点和治疗将要达到的目标，后者是实现前者的途径。两者相互依存，缺一不可。"临床计划"阶段，包括考虑使用综合治疗，时间剂量分次模型的选择，受照射部位的外轮廓，肿瘤的位置和范围、周围重要器官的位置和组织密度，并规定肿瘤致死剂量和邻近重要器官的允许剂量等。对具体部位和某一期别的肿瘤，临床医师要制订一个"最好的治疗方案"，这个方案不仅要反映主管医师、所在部门以及其他国家和地区以往的治疗经验，同时应该根据本部门的当前条件，随时调整到相应的QA工作水平。因此，最佳的临床设计，要求设计者对各类肿瘤和正常组织的放射生物学行为和临床特性有比较详细的透彻的了解[1,2]。临床资料统计和分析表明，肿瘤的类型、期别相同的患者，不同的治疗中心的5年存活率有着显著的差别。例如，FIGO出版的17号报告中：Ⅰ期子宫颈癌，不同治疗中心（病例数至少100例以上）的5年存活率的范围是63.8%～94.7%；Ⅱ期子宫颈癌的范围是41.03%～78.8%，差别更大[3]。造成生存率如此悬殊的原因是很多的，包括放疗（或手术）本身的质量，治疗方式的选择与配合，肿瘤的分期标准不一致等。但有一点是清楚的，在没有QA控制的地区和部门，肿瘤类型和期别相同的患者的治疗结果最终决定于主管医师采取的治疗方针和措施。因此，有充分的理由，需要部门间、地区间甚至国家间的放疗工作者联合起来，在总结以往临床经验的基础上，制订统一的"较好的治疗方案"的标准，此标准应不因地区、部门间的设备条件的差别而有所变化。显然执行"标准"，可以减少甚至克服上述因素的影响，从而达到较高一级的治疗水平。"物理计划"阶段，包括调整治疗计划的各项参数，计算治疗计划的剂量分布，利用剂量体积直方图和显示在患者图像上的剂量分布等工具依照医师的靶区处方剂量和危及器官剂量限值对计划进行评价，得到满足要求的计划后再由医师进行临床评价并确认，获得用于临床治疗的执行计划，生成计划报告归档，将操作治疗机执行治疗的电子数据文件传输至治疗机数据库以备治疗实施。治疗计划系统是一套复杂的软件，需要输入正确的治疗机参数、患者图像等，输出治疗机执行文件等，各个环节都存在出现错误的可能性，例如 2007 年法国图卢兹事故中采用不适合的探测器进行计划系统数据采集[4]、2000~2001 年巴拿马事故中输入计划系统的数据有误[5]、2006 年 Lisa Norris 事故重复计算导致超量照射[6]、2007 年美国密歇根事故图像导入错误导致计划图像左右相反[7]、2005 年纽约事故计划执行文件传输错误导致超量照射[8]等。治疗机同样由复杂的硬件和软件组成，同样存在出现错误的可能，如 2001 年波兰比亚韦斯托克事故中治疗期间断电导致安全连锁损坏造成超量照射[9]等。与"较好的治疗方案"的标准类似，在治疗计划系统和治疗机的测试维护方面也需要"较好的测试维护"标准。WHO 十多年的调查结果表明，除必须制订上述"标准"外，还应规定保证"标准"得以严格执行的措施（QC），以减少或消除部门间、地区间甚至国家间在肿瘤定位、靶区确定、计划设计及计划执行等方面的差错和不确定性，使其达到 QA 规定的允许限度内。因此，必须有临床、物理和技术方面的 QC，确保临床 QA 的顺利进行[10]。

第二节　靶区剂量的确定和对剂量准确性的要求

临床治疗计划的制订的首要问题是确定临床靶区范围和靶区（肿瘤）剂量的大小。最佳的靶区剂量应该是使肿瘤得到最大治愈而放射并发症很少，定义为得到最大的肿瘤局部控制率而无并发症所需要的剂量（本篇第三章）。该剂量一般通过临床经验的积累和比较分析后得到。有两种方法可以确定肿瘤的最佳靶区剂量：前瞻性临床研究和回顾性病例分析。美国一组 7 个治疗中心于 1956~1979 年治疗 2026 例前列腺癌中，两年（1973~1975 年）抽样 574 例进行 PCS 病例分析的结果说明：①对所有 T 期的患者，野内肿瘤复发率随靶区剂量增加而减少；②最佳靶区剂量随 T（即随肿瘤体积）增大而增加；③对 $T_{0~3}$ 期肿瘤，当剂量小于或等于 7000cGy 时，放射并发症率只有 3.5%；当剂量大于 7000cGy 时，并发症率增加 1 倍，达 7%。从这种回顾性分析中，可以看到不是所有的患者肿瘤剂量都是最佳的，有些患者靶区剂量偏低，造成野内肿瘤复发；有些患者靶区剂量偏高，造成并发症增多。例如，574 例中，167 例 $T_{0~3}$ 的患者的剂量超过 7000cGy，有 12 例发生严重的并发症，如果当初的靶区剂量不超过 7000cGy 时，则有 6 例患者不该有放射并发症[11]。从以上分析可以看出，最佳靶区剂量的确定对预后是非常重要的。但由于诊断方法、肿瘤分期标准、临床靶区范围确定方法等的不统一，使得靶区剂量的选定不可能达到最佳，这只有通过执行 QA 才能使得情况得以改善。

按上述，对不同类型和期别的肿瘤，应该有一个最佳的靶区剂量，即靶区剂量的大小。偏离这个最佳剂量一定范围就会对预后产生影响，这是指靶区剂量的精确性。自 1969 年以来，不少作者对靶区剂量的精确性的要求进行了大量分析和研究。ICRU 第 24 号报告总结了以往的分析和研究后指出"已有的证据证明，对一些类型的肿瘤，原发灶的根治剂量的精确性应好于±5%"[14]。亦就是说，如果靶区剂量偏离最佳剂量±5%，就有可能使原发灶肿瘤失控（局部复发）或放射并发症增加。应指出的是，±5%的精确性是理想和现实的折中选择。±5%精确性是一个总的平均值的概念，肿瘤类型和期别不同，对精确性的要求也不同。表 2-7-1 指出了不同类型和期别肿瘤的局部控制率从 50%增到75%时所需要的靶剂量增加的百分数，即剂量响应梯度，其范围在 5%~50%之间。剂量响应梯度越大的肿瘤，对剂量精确性要求较低；相反，剂量响应梯度小的肿瘤，对剂量精确性要求较高。正常组织的放射反应随剂量变化也有类似的情况（表 2-7-2）。剂量响应梯度定义为正常组织放射反应概率由 25% 增至 50% 时所需要剂量增加的百分数，其范围在 2%～17% 之间，说明正常组织耐受剂量的可允许变化范围比较小，即对剂量精确性要求更高。

表 2-7-1　不同类型和期别肿瘤的局部控制率从 50% 增加到 75% 时
所需要的剂量增加的百分数（剂量响应梯度）[12,13]

肿　　瘤	剂量响应梯度（%）
T_2、T_3 声门上喉癌	5
T_3 喉癌	6
各期声门上喉癌	11
各期喉癌	12
T_{4B} 膀胱癌	13
头颈部鳞癌	13
T_1、T_2 声门上喉癌	13
皮肤癌和唇癌	17
T_2、T_3 声门上喉癌（Shukovshy 资料经校正后）	17
T_1、T_2 鼻咽癌	17
鼻咽癌	19
淋巴瘤	21
T_1、T_2 磨牙后三角区癌和咽前栓癌	21
各期膀胱癌	26
T_1、T_2 舌根癌	31
T_3、T_4 扁桃体癌	32
霍奇金淋巴瘤	46
T_3、T_4 舌根癌	50

表 2-7-2　不同类型正常组织放射反应概率从 25% 增加到 50% 时
所需要的剂量增加的百分数（剂量响应梯度）[12,13]

正常组织反应	剂量响应梯度（%）
喉严重的慢性并发症	2
外周神经病	3
晚期皮肤损伤	4
晚期小肠损伤	4
臂丛损伤	5
放射性肺炎	6
皮肤反应	7
小肠和膀胱严重并发症	9
皮肤和口唇	10
脊髓炎	15
喉严重和轻度并发症	17

第三节　放射治疗过程及其对剂量准确性的影响

放射治疗全过程主要分为治疗计划的设计和治疗计划的执行两大阶段。治疗计划的设计又分为治疗方针的制定和照射野的设计与剂量分布的计算，前者的中心任务是确定临床靶区和计划靶区的大小和范围，以及最佳的靶区剂量大小和剂量分割方式。后者主要是提出达到最佳靶区剂量所应采取的具体照射方案。两者的目标是在患者体内得到较好的或较佳的靶区及其周围正常组织的剂量分布。图2-7-1给出了为实现靶区剂量的总不确定度不超过±5%时，计划设计过程中所允许的误差的范围。其中模体中处方剂量不确定度为2.5%；剂量计算（包括使用的数学模型）为3.0%；靶区范围的确定为2%。因此，这一阶段的QA一方面要加强对医院剂量仪的保管和校对、机器常规剂量的监测、射野有关参数的定期测量、模拟定位机和治疗计划系统的性能的保证等，同时要采取积极措施确保靶区范围确定时的精度。

治疗计划的执行，在某种意义上是计划设计的逆过程。本阶段的中心任务是保证患者体内得到计划设计阶段所规定的靶区剂量大小及其相应的剂量分布。图2-7-2给出了为保证靶区剂量的精确性达到±5%时，每天治疗摆位过程中治疗机参数变化和患者体位移动造成的位置不确定度要求。其中因治疗机参数变化而造成的射野偏移允许度为5mm；因患者或体内器官运动和摆位时允许的误差不超过8mm。

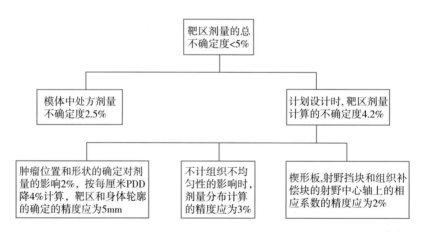

图2-7-1　放射治疗所允许的剂量不确定度及其误差分配（95%可信度）[15]

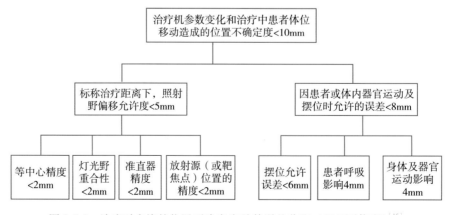

图2-7-2　治疗时允许的位置不确定度及其误差分配（95%可信度）[15]

在治疗摆位过程中，可能产生两类误差：随机误差和系统误差。随机误差会导致剂量分布的变化，进而导致肿瘤局部控制率减少或正常组织并发症的增加[16,17]。患者体位和射野在摆位和照射中的偏移，造成有一部分组织100%机会在射野内，有一部分组织100%机会在射野外，另有一部分组织可能在射野内也可能在射野外。如图2-7-3所示，以对野照射声门上鳞癌为例，估算上述效应对肿瘤局部控制率的影响。假设计划靶区（即射野）大小为9 cm×7cm，由于体位和射野偏移的范围为5mm。有两种解决办法：①主管医师估计到这种影响，将射野由9cm×7cm扩大到10cm×8cm，这意味着照射体积增加27%。按正常组织耐受量随体积变化的关系，将因照射体积增加而需要减少剂量3%。如果要保持正常组织的损伤与标准野时相同，靶区剂量则应相应减少3%，靶区剂量大小为6600cGy时，肿瘤局部控制率将从60%减少到45%；7400cGy时，从95%减少到90%（表2-7-3）；②如果不采用扩大野，仍然用9cm×7cm射野，这意味着靶区边缘剂量因身体移动和射野偏移而减少，造成靶区边缘肿瘤细胞复发率增高（表2-7-3）。同样，系统误差亦会导致靶区边缘剂量的不准确，进而导致野内复发率的增加（表2-7-4）。

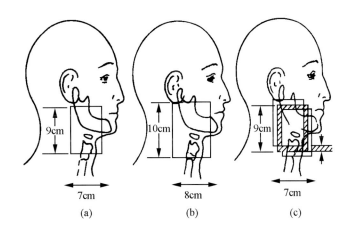

图2-7-3 声门上鳞癌照射布野方法

注：（a）标准野、体位固定较好；（b）扩大野，体位固定较差，扩大野比标准野扩大[（10×8）/（9×7）－1]×100%=27%；（c）标准野：±5mm体位固定偏差造成的剂量减少的区域。

表2-7-3 声门上鳞癌照射[17]

射野大小 cm×cm		肿瘤局部控制率（%）	
		6600cGy 靶区剂量	7400cGy 靶区剂量
标准射野	9×7	59	95
扩大射野	10×8	44	90
射野边缘剂量			
低18%时	9×7	47	85
低50%时	9×7	19	31

表2-7-4 靶区边缘不准确导致野内复发：霍奇金淋巴瘤（1973～1974）[18]

	病例数	复发率（%）
边缘准确	115	8
边缘不准确	66	32

以上分析可以看出，控制治疗摆位过程中的误差对保证肿瘤的局部控制有多么重要的意义。本篇第三章就计划执行过程中注意的问题和应采取的措施进行了讨论，希望引起重视。

第四节 物理技术方面 QA

物理技术方面 QA 主要包括 4 个方面内容：治疗机和模拟机的机械和几何参数的检测与调整；加速器剂量监测系统和 ^{60}Co 计时系统的检测与校对；治疗计划系统；腔内组织间治疗和治疗安全。各项内容的 QA 必须包括建立定期检查常规，使其各项技术指标达到机器安装验收时的标准值。定期和常规检查的所有数据必须记录载册，并留意观察机器运行状态的变化情况，即时分析比较。由于科学技术的迅速发展，治疗设备得到了多样化发展，基于不同原理的、结合不同成像方式的、采用不同类型照射源的治疗机需要专业的质量保证标准，本书仅给出部分范例，具体质量保证标准请参考表 2-7-5 中列举的国际国内相关标准和文献。

表 2-7-5 放疗常用设备对应参考文献

设 备		质量保证参考文献
^{60}Co 远距离治疗机		YY 0096-2009 ^{60}Co 远距离治疗机
医用电子加速器	常规加速器	GB/T 19046-2013 医用电子加速器验收试验和周期检验规程
		AAPMRPT_142 Quality assurance of medical accelerators
	TomoTherapy	AAPMRPT_148 Quality assurance for helical tomotherapy
	CyberKnife	AAPMRPT_135 Quality assurance for robotic radiosurgery
常规模拟机		GB/T17856-1999 放射治疗模拟机性能和试验方法
CT 模拟机		AAPMRPT_83 Quality assurance for computed-tomography simulators and the computed-tomography-simulation process
MRI		WS/T 263-2006 医用磁共振成像（MRI）设备影像质量检测与评价规范
		AAPMRPT_ 100 Acceptance Testing and Quality Assurance Procedures for Magnetic Resonance Imaging Facilities
治疗计划系统		YY/T 0889-2013 调强放射治疗计划系统 性能和试验方法
		IAEATRS430 Commissioning and Quality Assurance of Computerized Planning Systems for Radiation Treatment of Cancer
		AAPMRPT_62 Quality assurance for clinical radiotherapy treatment planning

一、体外照射治疗机、模拟机和辅助设备

常规治疗设备包括深、浅部 X 线治疗机、^{60}Co 治疗机和医用电子加速器，其特点是结构复杂、易于出故障，必须对其机械和几何参数进行定期检查和调整。表 2-7-6 给出了检查的部分具体项目、频数以及应达到的相应的国家（或国际）标准。目前常用治疗机以医用电子加速器为主，包含传统的 C 形治疗机和采用 CT 原理的螺旋断层治疗机等其他多种设备，将 CT、超声、磁共振等成像技术引入，与治疗机整合成为具备成像和治疗功能的图像引导治疗机，QA 工作包括机械和几何性能的检测、治疗射线的检测以及针对相应影像设备的检测。^{60}Co 治疗机的机械和几何测试部分与加速器类似，多数 ^{60}Co 治疗机的治疗头能旋转，因此对等中心型 ^{60}Co 治疗机必须定期将治疗头回复到零位，检查射野中心轴与机架旋转轴的复合情况（两轴是否相交），对具有零度定位的机器，应检查定位的功能和位置重复性。与 ^{60}Co 治疗机相比，医用加速器结构比较复杂，易受外界条件如电源电压、供水和空调等

的影响，需要有训练有素的电子工程师和维修人员进行维护。

表 2-7-6 治疗机、模拟机的机械和几何性能的要求及检查频数

项　　目	允许精度	检查频数	备　　注
机架（等中心型）	1.0°	每月	检查垂直、水平四个位置
治疗机头（^{60}Co 机）	±0.2°	每月	机头零度时
	±0.5°	每年	机头零度时
机架等中心	±1mm	每年	机头零度时
源距离指示	2mm	每天	对不同源皮距离检查
束流中心轴	1mm	每月	十字线符合性
射野大小数字指示	2mm	每天	标准治疗距离处
灯光野指示	±2mm	每周	标准治疗距离处
准直器旋转	1.0°	每月	
治疗床			
横向、纵向运动标尺	2mm	每月	
旋转中心	±1mm	每年	与机械等中心
垂直标尺	2mm	每月	相对等中心高度
垂直下垂（患者坐上时）	2mm（相对于基准值）	每年	
激光定位灯（两侧及天花板）	1.5mm	每天	
治疗摆位验证系统	与规定的指标符合	每月	对所控的相关项目进行检查
摆位辅助装置及固定器	±2mm	每月或新患者的固定器	检查其可靠性和重复性
射野挡块、补偿器等		每周	检查规格是否齐全

　　模拟定位机包含常规模拟定位机、CT 模拟定位机和新近出现的磁共振模拟定位机，常规模拟定位机的机械和几何条件与治疗机的相同，因它是用于肿瘤定位、校位和治疗计划证实之用，必须按治疗机一样的要求对其机械和几何性能进行检查，同时还要对其 X 线部分按诊断 X 线机的标准进行检测。多数模拟机的焦轴距离是连续可调的，应对所使用的几种不同的等中心距离进行等中心精度的检测。CT 模拟定位机和磁共振模拟定位机都是将扫描机与移动激光灯和模拟软件结合，为放疗计划提供图像基础，在满足扫描机的诊断设备的要求外，还需要对放疗方面要求的如移动激光灯等进行检测。

　　床是治疗机和模拟机的一个重要的组成部分，除检查其纵向、横向、垂直运动范围和精度外，要特别留意定期检查床面负荷时的下垂情况。

　　治疗附件包括摆位辅助装置和固定器、激光定位灯、源距离指示器、线束修整装置（包括楔形板、挡块托架、射野挡块、组织补偿器和组织填充块等），以及治疗摆位验证系统等。摆位辅助装置和固定器、射野挡块主要用目测方法检查其功能的可靠性和规格是否齐全。源距离指示器应对不同治疗距离进行检查，其距离线性偏差不能超出±2mm。两侧及天花板上的三个激光定位束应相交于一点，而且此交点应与治疗机的旋转中心符合，同时要利用床面侧向平行移动和垂直上、下运动分别检查两侧和天花板上激光束的重合度和垂直度。对楔形板，不论对一楔多用楔形板还是独立式楔形板，均应检查它们的连锁的有效性以及最大楔形野的大小。治疗摆位验证系统是执行放疗摆位质量保证和质量控制的比较有效的措施，各个治疗机均应配置。摆位验证系统主要用来检查和验证患者的治疗参数如机架转角、射野大小、准直器转角、治疗时间（对^{60}Co 机）或机器剂量仪跳数（对加速器）、射线能量等是否选择正确，因此要对系统的相关项目的性能进行定期检查。

二、等中心及指示装置

现代⁶⁰Co治疗机、医用加速器及常规模拟定位机均做成等中心旋转型。图2-7-4示出了医用加速器及治疗床的各种旋转及平移运动，其箭头指示表示沿此方向运动时，IEC（IEC-601-2-1，1981）规定的标尺指示（度数、距离）是增加的。机头或准直器旋转轴（2）应代表线束中心轴，并与治疗床的旋转轴（3）重合，它们与机架旋转轴（1）的交点称为等中心。床面旋转轴（4）应与床旋转轴（3）平行。床面除旋转外，应具有升降（5）、前后（7）和左右（6）3种平移运动，它们的运动范围必须符合IEC的要求。

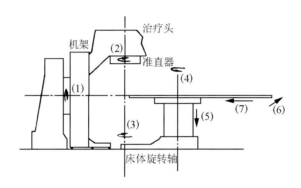

图2-7-4 直线加速器（⁶⁰Co治疗机）各种运动示意图

注：旋转等中心为机架转轴（1）、准直器旋转轴（2）和床体旋转轴（3）的交点。箭头方向指示各种运动标尺刻度的方向，即沿箭头方向，标尺指示数字增加。

无论是固定源皮距照射还是等中心给角或旋转照射，等中心的位置和精度的确定是非常重要的，他不仅代表了治疗机或常规模拟机的机械运动精度，而且它是确定射野及其射野特性的基本出发点。等中心的位置及其精度的确定方法虽然很多，如果遵从下述步骤，会使你事半功倍。

（一）验证准直器转轴（2）与治疗床旋转轴（3）的符合性

方法是：如图2-7-5a所示，利用水平仪使机架精确处于零位，治疗床面大约位于标称源皮距离处，在治疗床面上置放一张坐标方格纸，打开射野灯光。旋转准直器于不同位置，如0°，45°，90°……，270°等，依次在方格纸上标出相应灯光"+"字的位置。如图2-7-5b所示。如果对应准直器不同转角时的轨迹的对角最大径不大于2mm，表示准直器旋转轴（2）应位于此对角最大径的中心，并调整之，再重复上述检查，直至灯光"+"字精确位于轨迹的对角最大径的中心，

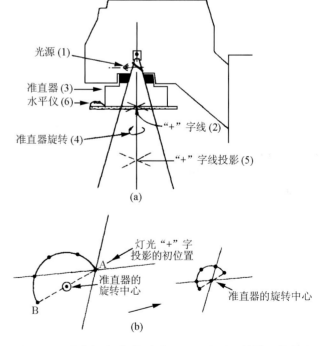

图2-7-5 确定灯光"+"字线位于准直器旋转轴上的方法

注：（a）确定"+"字线位于准直器旋转轴上；（b）"+"字线应位于2mm直径圆内。

则表示灯光"+"字已在旋转轴（2）上。然后对床面高度处于±10cm情况重复上述检查，以确认灯光"+"字已完全与旋转轴（2）重合。将床面回复到标称源皮距离处，固定准直器于0°，旋转治疗床于不同位置，重复上述类似的操作，验证治疗床旋转轴（3）与准直器旋转轴（2）的重合性（应符合<1mm）。

（二）寻找等中心的位置和检验等中心的位置精度

将图2-7-6示的等中心检验装置放于治疗床面上，固定准直器、治疗床转角于零度，将针尖调至机架旋转轴（1）上后，旋转机架于不同位置，如0°，90°，180°，270°等，依次观察和测量相应位置处的灯光"+"字影与针尖影的距离（图2-7-6b）。如果对角最大径不大于2mm，表示机架旋转轴（1）应位于此对角最大径的中心，并调整之，再重复上述检查，直至针尖影精确位于轨迹的对角最大径的中心，此时针尖的位置即为治疗机或常规模拟定位机的机械等中心，并且与灯光"+"字重合，表明机架旋转轴（1）与准直器旋转轴（2）和治疗床旋转轴（3）已相交在±1mm范围内。装上源轴距离（SAD）机械指示杆，并调整到标称源轴距离，如加速器SAD=100cm，^{60}Co SAD=80cm等。

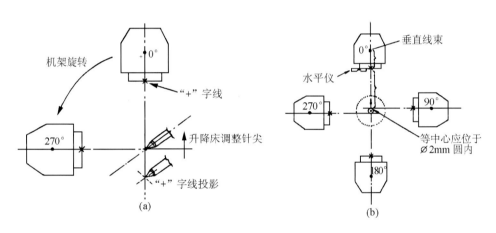

图2-7-6　确定等中心位于机架旋转轴上的方法

注：（a）确定等中心位于机架旋转轴上；（b）"+"字影与针尖影的偏差应小于2mm。

（三）利用机械源轴距离

SAD指示杆和灯光"+"字，标定灯光源皮距离指示器（简称光距尺ODI），并利用治疗床面的升降，检查光距尺ODI的指示线性。

（四）肿瘤定位和治疗

摆位过程中，要依靠激光定位系统指示和确定等中心在体内的位置。除特殊需要外，激光定位系统一般由装于两侧墙及天花板上的三个激光灯组成。如图2-7-7示，两侧墙的激光束必须严格水平重合，并与天花板上的垂直激光束严格相交，其交点必须与等中心严格重合。

三、照射野特性的检查

（一）灯光野与射野的一致性

灯光源（如^{60}Co机）或其虚光源（如加速器）的位置应位于准直器的旋转轴上与放射源相同的位置。灯光野大小对应于实际射野的50%等剂量线的范围，两者的符合性应小于2mm。通常用胶片法检查两者的符合性。曝光前，应在胶片上做出灯光野周边和十字线的标记，并在胶片上盖一层建成厚度的固体模体材料。此种方法可以就地取材，最好用袋装的低灵敏度感光胶片，灯光野周边标记应尽可能与光野边缘符合，以减少人为误差。最好采用类似图2-7-7所示的专用的机械等中心和射野符合性的 QA 检测装置。此装置可以作机械等中心检查与验证；激光定位束的检查与验证；光距尺（ODI）的检查与验证；照射野大小的检查与验证及灯光野与射野的符合性等。随同该装置配备一个专用高能 X 线照像暗盒，使用普通医用 X 线感光胶片（图 2-7-8）。曝光后胶片上留下金点表示的灯光野的大小和射野方向及等中心（灯光"十"字）的位置，可直接读出灯光野与照射野的符合情况和偏离方向及程度。射野指示器的侧面标有等中心的水平位置和垂直位置，方便于观察两侧墙及天花板激光束的水平度和垂直度。灯光野应至少每周测一次，并作记录。

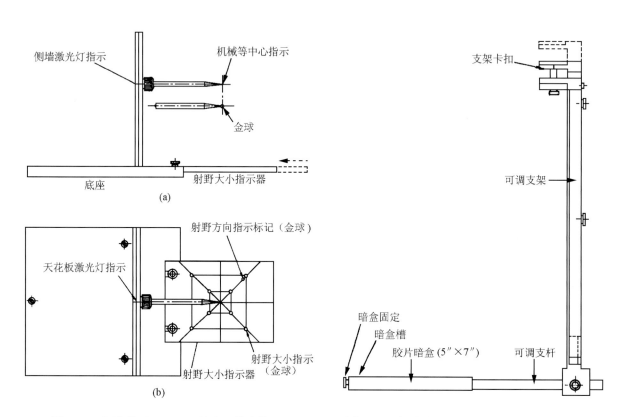

图 2-7-7 柯瑞特（CREAT）等中心检验装置
注：（a）侧视图；（b）俯视图。

图 2-7-8 柯瑞特（CREAT）测量暗盒及支撑系统

（二）射野平坦度和对称性

射野均匀性、平坦度和对称性不仅是射野剂量分布特性的重要指标，也是衡量和检验加速器和^{60}Co 治疗机工作性能的试金石。因为有多种因素，如准直器的对称性、靶或^{60}Co 源的位置、均整器（或散射片）的位置和完整性、束流偏转等会直接影响射野的均匀性、对称性和平坦度。射野的对称性和平坦度的变化不应超过±3%，^{60}Co（铯-137）机和加速器（X 线和电子束）应每月检查一次。近年来出现的无均整照射模式（flattening filter free，FFF）在照射过程中去除了均整器的，提高了剂量率，改进了治疗效率，但由于缺少均整器导致射野内剂量分布呈现由中心向边缘递减的现象，目前仍无统一的射野剂量分布特性指标，每月测量 profile 曲线与基准值变化不应超过 1%。

图 2-7-9、图 2-7-10 分别示出了 X（γ）线和高能电子束射野平坦度和对称性定义的测量范围。对 X（γ）线，当射野面积≥10cm×10cm 时，他们定义在标称源皮距离的参考深度处射野边长的 80%、对角线的 70%范围内；5cm×5cm~10cm×10cm 内的射野他们定义在射野边长的 60%。在上述定义的范围内，测量的射野平坦度应在±3%范围内，射野对称性应在±2.5%范围内。对高能电子束，在标称源皮距离的参考深度平面内，最大射野的 90%等剂量线与 50%等剂量线之比在各方向上要大于等于

0.85，100%归一点取在射野中心轴上；最大剂量点可以不在射野中心轴上，但必须在90%等剂量线范围内，且不超过103%；90%等剂量线内等离轴距离相对点的剂量对称性应小于±3%。

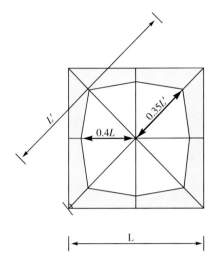

图 2-7-9　X（γ）射线射野平坦度、对称性定义的范围图

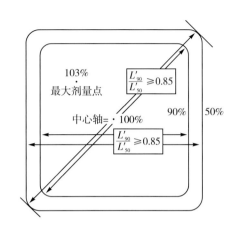

图 2-7-10　电子束射野平坦度、对称性定义的范围

（三）射线质（能量）

射野中心轴上深度剂量值的大小直接反映了射线质（能量）的高低。通过射野中心轴上两个不同深度处剂量比值的测量，可知射线质的稳定性。^{60}Co γ 线的能量不随时间变化，此项可以不做。X 线机的半价层 HVL 应至少每半年或更换新 X 球管之后必须测量一次，加速器 X 线和电子束的能量应每月或修理后进行测量。

如图 2-7-11 示，加速器 X 射线质可以用水模体内 10cm×10cm 射野在标称源皮距离的 10cm 深度处的百分深度剂量值表示，或用两种不同深度处（如 d=10cm 及 d=20cm）的百分深度剂量比值表示，后者称为射线质或能量指数。电子束能量的验证方法基本上与 X 线的类似。验收时电子束能量按 $\bar{E}_0 = 2.33$

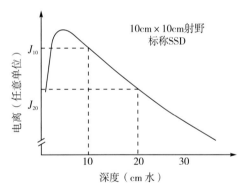

图 2-7-11　X（γ）射线质（能量）指数
注：定义：I=J20/J10。

·R_{50} 确定后，测出 10cm×10cm 射野在标称源皮距离处水模体下大约 50%剂量深度处的剂量 J_{50} 与水模体下最大剂量深度处剂量 J_{100} 之比。$\left(\dfrac{J_{50}}{J_{100}}\right)$ 作为电子束的能量指数用于常规 QA 的检查与验证。由于标准水模体的水深度不容易测得准确，往往用 25cm×25cm×25cm 的固态片状模体代替，该模体还可以作 X（γ）线和电子束的输出剂量和射线质（能量）的校测（图 2-7-12）。

（四）射野输出剂量的校测

模体内射野中心轴上参考点（一般在最大剂量点）处的剂量输出应按规定的频数进行测量。^{60}Co（或铯-137）治疗机，应每月测量一次，并与衰变计算的结果进行比较，如果两者之差超过±2%，应该找出原因，首先应检查使用的剂量仪，确认剂量仪无误之后再查治疗机本身。深部 X 线机和加速器，因影响剂量稳定性的因素太多，检查频数要加快，X线机至少每周，加速器每天或至少一周两次对参考射野（一般规定 10 cm×10cm）进行测量，并校对加速器的剂量监测仪的读数。如果偏差超过±2%，在调整加速器剂量仪刻度（cGy/MU）之前，应首先检查束流加速、偏转及束流传输和均整（或散射）系统是否工作正常。

（五）楔形板及治疗附件 QA

楔形板、射野挡块和组织补偿器是影响剂量分布和剂量输出的重要的治疗附件，对楔形因子和挡块托架因子必须每年校测一次，变化不能超过±2%。验收时，必须按规定的方法测定每块物理楔形板的楔形角；对中心型楔形板系统，必须测量准直器位于不同转角时，楔形因素的变化。一般情况，楔形因素变化的最大值不应超过1%。如果超过，应调整楔形野中心轴与束流中心轴的符合性。

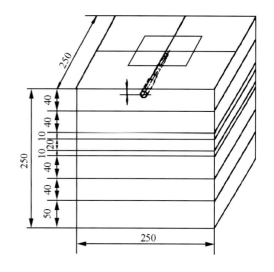

图 2-7-12　射线能量和射野输出剂量测量模体
（固体组织替代材料，片状）

四、剂量测量和控制系统

前已叙述，放疗的成功与失败很大程度上取决于靶区剂量的准确性。在整个治疗过程中，剂量不准确性包括以下几个方面：①物理剂量的不准确性，如一级剂量标准的建立，一级剂量标准到次级剂量标准的传递，以及放疗部门剂量仪的比对等所产生的不准确性；②处方剂量测定时的不准确性，如治疗机输出剂量和照射野物理参数测定的不准确性；③照射部位解剖结构的差异，包括肿瘤的位置、大小和形状以及身体外轮廓和组织不均匀性等方面确定的不准确性；④剂量计算方法的不精确，包括对组织剂量进行校正和补偿过程中所产生的不准确性；⑤照射时患者摆位和给予处方剂量时的不准确性；⑥治疗机发生故障；⑦上述各步骤中工作人员的操作失误等。

上述各项中，第①、②项决定了处方剂量的误差，第③~⑥项决定了从处方剂量到靶区剂量转换过程中可能产生的误差。若要求靶区剂量的不准确性不超过5%，上述各项的误差允许范围列于图 2-7-1。

我国现行的关于^{60}Co剂量标准和传递过程中所能达到的剂量准确性分别为：一级标准实验室的不确定性 $\sigma_p = \pm 1.5\%$；次级标准实验室的不确定性 $\sigma_p = \pm 3.5\%$；医院级参考剂量为 $\sigma_p = \pm 4\%$。显然转换到水模中射野中心轴上参考点剂量（即处方剂量）的准确性很难达到 2.5%。因此，次级标准实验室的建立和物理学家在放疗部门工作是非常必要的。WHO 和 IAEA 已经在北京和上海建立了次级标准剂量实验室。中华放射肿瘤学会起草并经国家剂量局、卫生部批准的关于肿瘤放射治疗剂量学的若干规定，对统一我国的剂量测量方法，提高确定处方剂量的准确性，起到了积极作用。

一个放射肿瘤科，应至少有两台电离室型剂量仪，一台作为参考剂量仪，另一台作为现场剂量仪。参考剂量仪必须定期与国家一级标准或次级标准进行比对。参考剂量仪只用来校对治疗科内其他的现场剂量仪。如果医院不具备有参考剂量仪的条件，也建议在购买现场剂量仪时至少买两个电离室，其中一个作为参考电离室，另一个作为测量电离室。现场剂量仪为日常用的剂量仪，作为校准治疗机剂量仪和剂量测量之用，这种剂量仪只需要与参考剂量仪进行比对。两种剂量仪，均应用标准源（参考源）对其长期稳定性进行检查，如果没有参考源，可用^{60}Co治疗机的^{60}Co源代替。稳定性检查的频数决定于剂量仪的使用频数。参考剂量仪应该在与次级标准进行比对前或后，或在校对现场剂量仪之前进行稳定性检查；现场剂量仪应至少每月 1 次。参考剂量仪应至少每 3 年与次级标准比对 1 次。或当稳定性检查发现变化超过±2%时，应即时送到国家标准或次级标准实验室进行比对。现场剂量仪应至少每年或修理后，或当稳定性检查发现变化超过±2%时，与参考剂量仪进行比对。

除去参考和现场电离室型剂量仪外，其他类型的剂量测量仪，如半导体、热释光、胶片剂量计等，主要用于相对剂量的测量。对它们，只要在使用前，将仪表读数与剂量间的相对关系确定好就可以，并尽量用其剂量响应曲线的直线部分。

电离室型剂量仪的测量灵敏度受电离室内气腔密度的影响，每次测量时，必须对气温和气压进行修正。治疗科内应具备经国家计量部门校对过的气压计和温度计（至少每年校对 1 次）。

带扫描装置的测量水箱是测量射野剂量分布特性的极有用的工具。扫描装置既可以是手动的，也可以是遥控的。测量探头多为半导体或小体积的电离室，附在扫描装置上。测量^{60}Coγ 线的剂量分布时，因^{60}Coγ 线的输出剂量率在测量期间是稳定的，不需用参考探头；测量加速器 X 线或电子束的剂量分布时，因输出剂量率不够稳定，需用参考探头。参考探头应位于射野边缘处或测量探头的后方，并要求位置固定。对水箱剂量仪的要求应该与现场剂量仪或相对形剂量仪的要求相同。除此之外，探头的位置精度直接影响测量精度，应每年或在验收机器或测量新一组数据前，对扫描装置的到位精度和重复性进行检查，并对 x-y 记录仪的响应进行标定。

加速器剂量仪：加速器上剂量仪是代替上述现场剂量仪直接用于患者处方剂量的监测。而处方剂量是受射线种类和能量，准直器类型和射野大小，均整器或散射箔、楔形板以及机头旋转位置等因素的影响。加速器剂量仪不仅要及时监测这些因素对剂量输出的影响，而且要能达到规定要求的剂量准确性和稳定性，因此它必须具有良好的剂量线性、剂量率线性、读数重复性、环境适应性等。为此，加速器剂量仪不仅在新机器安装验收时对其性能要给予充分的检查和验收，而且要成为常规剂量 QA 的必检内容。

加速器剂量仪的性能的检查及验收，是利用经过比对的工作剂量仪或参考剂量仪在标准水模体中进行。

（一）剂量仪读数的重复性

治疗机机架、准直器处于 0°位置，在常用剂量率条件下，作 5~10 次测量，设 R 为加速器剂量仪读数"MU"与现场剂量仪读数之比，加速器剂量仪读数的重复性表示为：

$$C=\frac{100}{\overline{R}}\times\left[\sum_{i=1}^{n}\frac{(\overline{R}-R_i)^2}{n-1}\right]^{\frac{1}{2}} \tag{2-7-1}$$

(2-7-1) 式中$\overline{R}=\sum_{i=1}^{n}\frac{R_i}{n}$，n 为测量次数，剂量仪读数的重复性误差不能超过 0.5%。

（二）剂量仪积分剂量线性

同上述条件，加速器剂量仪 MU 在 50MU~800MU（FFF 模式最高 2400MU）范围内分 N 挡设置，对第 i 次设置的（MU）$_i$值做 5 次测量，现场剂量仪的读数的 5 次平均值为$\overline{R}_i$，则加速器剂量仪的积分线性表示为：

$$\overline{L}_i=\frac{\overline{R}_i}{(MU)_i} \qquad (i=1,2,\cdots,N) \tag{2-7-2}$$

剂量仪积分剂量线性 $\{\overline{L}_i\}$ 的偏差不能超过±1%。

（三）剂量仪剂量率响应（剂量率线性）

加速器在每种射线能量时通常有两档或多档输出剂量率，甚至带有低剂量率全身照射和高剂量率实验照射的功能，并且当微波高压加上后，要有一段时间输出剂量率才达到稳定，因此加速器的剂量仪对上述范围内的输出剂量率要有相同的剂量响应，称为它的剂量率线性。同上述测量条件，但设置 N 档改变剂量率，而固定剂量仪的读数设置，在 300MU～500MU 内选择。对第 i 档剂量率做 5 次测量，取平均值 $\bar{R}_i$，则加速器剂量仪的剂量率线性表示为：

$$\bar{L}_i = \frac{\bar{R}_i}{(MU)_i} \qquad (\,i = 1,2,\cdots,N\,) \tag{2-7-3}$$

剂量仪积分线性 $\{\bar{L}_i\}$ 的偏差亦不应超过±1%。

（四）剂量仪的工作稳定性

剂量仪的工作稳定性是指它的读数随时间的变化。在上述的剂量仪的性能被检验后，它随时间的稳定性应理解为随治疗室的温度和气压的变化的性能。检查的方法是在早晨开机后一小时，对选定的能量、射野、剂量率、源电离室的距离等，剂量仪设置某一 MU 值，取 5 次测量，得现场剂量仪的平均值 $\bar{R}_{上午}$；然后在下午 4 时到 5 时，同样条件下，取 5 次测量，得现场剂量仪的平均值 $\bar{R}_{下午}$，二者偏差的相对数不能超过 2%。注意，用于测量的现场剂量仪必须作温度和气压的修正。

（五）剂量仪读数随机架（机头）位置的变化

现代直线加速器趋于紧凑化，均将磁控管等微波功率源放入机架内，随机架旋转。由于地磁场的影响，使加速器的输出能量和输出剂量发生变化，因此必须检查加速器剂量仪对这种变化的反应能力。该项检查应使用圆柱形模体或使用立方形模体，电离室置于圆柱形模体或立方形模体的中心，同上述测量条件，分别对机架角 GA＝0°，90°，180°，270°进行测量。取其最大值 $\bar{R}_{max}$、最小值 $\bar{R}_{min}$，与平均值 $\bar{R}$ 作比较，求得偏差 H：

$$H = \frac{\bar{R}_{max} - \bar{R}_{min}}{\bar{R}} \tag{2-7-4}$$

在加速器验收时，通常只对一种 X 线能量和一种电子束能量进行检查，H 值应不大于 3%。此项检查也适用于旋转照射。

（六）射野形状对剂量仪读数的影响

因加速器剂量仪的电离室位于二级准直器上方，准直器的开口大小有时会影响剂量仪的读数。同上述测量条件，对两个互相垂直的矩形野 5cm×30cm 和 30cm×5cm，进行检测，检测电离室总是与矩形野的短轴平行。两种射野的读数应相等，如不等，则在计算处方剂量时应计入射野拉长比因子。

（七）剂量仪比对

在加速器验收时，或在加速器的与射线能量、剂量有关的部件被修理或更换后，必须作上述（一）～（六）项检查；常规 QA 亦必须按其规定的相应频数进行上述检验，而不论加速器是否被修理过。只有在确认加速器剂量仪的性能满足上述（一）～（六）项的要求后才可以进行剂量仪的比对。我国国标规定，对 X 线、电子束，加速器剂量仪经比对后应使在标称源皮距离（SSD）或源轴距离（SAD）、10cm×10cm 射野条件下，标准水模体内射野中心轴上参考剂量点（最大剂量深度）处的读数 1MU＝1cGy；^{60}Coγ 线，则为标称源皮距离（SSD）或源轴距离（SAD）、10cm×10cm 射野的输出剂量率。比对方法是：调整加速器剂量仪上相应能量的剂量参考信号电位器（称为剂量校正电位器）的参考电压，使其 1MU＝1cGy。现代数字化加速器，只需调节数字化参考电压，不仅方便了比对工作，而且精度更高。

五、腔内组织间治疗的 QA

腔内组织间治疗（又称近距离治疗），现今主要采用后装源法。后装技术不仅保护了医护人员不受或少受照射，而且让医师有更多的时间去合理安排和检查放射源的位置（通过 X 线照像）。就这个意义上讲，后装技术本身就是一种积极有效的质量保证和质量控制措施。目前有手动后装和遥控后装两种，前者主要用于低剂量率照射，后者主要用于高剂量率照射。

（一）放射源

目前常用的后装放射源主要有：①微型铯-137、^{60}Co 放射源，主要用于腔内后装；②高活度^{60}Co 源，主要用于高剂量率遥控后装；③丝状、粒状铱-192 源，用于组织间后装；④碘-125 粒状源，用于永久性组织间插植。^{60}Co，铯-137 等长寿命放射源出厂时必须附有源活度校测证书，对没有活度测量证书的源必须在相同几何条件下与已知活度的同种核素源比对确定出它的有效活度。铱-192 丝状或粒状源的活度必须单个校测，同时在使用之前，应检查源轴方向的活度均匀性。对带（串）状源必须用 X 线照像法检查源串的几何分布。放射源自显影也是一种检查源活度均匀性的简便方法。对所有使用的后装放射源必须至少每月一次进行清点，长寿命放射源应定期修正源活度，^{60}Co 每月 1 次，铯-137 每年两次。铱-192、碘-125，因半衰期较短，使用前和使用中都必须进行源衰变的修正，并成为计划设计的一部分。

（二）污染检查

如果仍然使用镭源，必须每年检查 1 次镭源的逸漏情况，因镭针的铂金壁很薄（0.5mm 厚），容易损坏。一旦发现镭源逸漏，应立即封存，送有关部门处理。对其他类型的放射源，污染问题不很严重，^{60}Co，铯-137 一般在出厂前由厂家检查表面污染情况，并在源的检测证书上加以说明。以后每两年 1 次检查其污染程度。污染检查还应包括贮源器、铱-192 丝切割器（对手动后装）和后装施用器等。

（三）遥控后装机

遥控后装机 QA 包括下述三方面的内容：①源在施用器中的到位精度，应至少每月一次用假源检查因驱动机构控制源到达施用器的到位精度及其重复性，这种检查应包括所有可能使用的条件；②源在贮源器内的位置，当后装机处于"关闭"位时，源应回到贮源器的中心位置，应至少每年两次检查贮源器周围的防护情况，并记录在册；③计时器，后装机一般配备一道或多道计时系统，控制源的到位和照射时间，应每月 1 次对计时系统进行校验；④更换新放射源后，应进行放射源活度的校正。

（四）治疗的质量控制

后装治疗一般分 3 步：首先将带有定位标记的无源施源器按一定规则送入或插入治疗区域，按一定条件拍摄正、侧位 X 线片；第二，根据正、侧位片重建出施源器或源的几何位置，并根据医师要求，做出治疗计划；第三根据治疗计划，通过假源试运行正常后，开始正常治疗。

六、治疗计划系统

治疗计划系统的应用，有助于治疗计划的改进和治疗精度的提高。治疗计划系统已从二维发展到三维，从正向发展到逆向，功能不断扩大，算法不断改进。为保证系统的正常运行，必须建立完整的质量保证体系。它包括系统文档、用户培训、验收、常规质量保证和患者治疗计划的检查等内容。

（一）系统文档和用户培训

厂家提供系统文档和用户培训是系统 QA 程序的开始。通过阅读文档和接受培训，用户中负责计划的物理师应能熟练地完成患者的治疗计划设计，知道如何正确输入参数和理解系统的输出，并对系统所采用的计算机硬件和操作系统有初步认识。用户中负责系统管理的物理师除应达到对计划师的要求外，还应理解系统采用的物理模型，知道如何正确输入治疗机的测量数据，能完成系统的日常维护及处理简单的故障。

按照 Dahlin 的建议[19]，提供的文档应包括：①系统说明，介绍计划系统和计算机软硬件的一般结构；②用户指南，清楚地介绍系统的操作方法；③数据文件格式说明；④通信文件的文本文件和用户如何编辑以供本地使用的说明；⑤算法说明，用数学表达式清楚地描述物理模型，说明模型能达到的精确度，明确指出系统的能力和局限性，最好能有一个最新的参考文献列表，还包括对剂量归一过程的详细说明；⑥如用户要求，能提供程序源代码供本地测试和调整；⑦外围硬件设备说明；⑧如用户要求，可提供必要的函数库和程序员手册供本地编程；⑨系统配置数据说明和如何输入这些数据；⑩测试范例，包括标准照射条件、表面弯曲、组织不均匀、楔形板、挡块等条件。

与纸面文档比较，在线帮助具有快捷交互的特点，因此具有在线帮助功能的系统将会是一个更好用的系统。

配合系统文档，用户培训至少可以在 3 个层面上进行：①厂商提供的培训课程，授课内容包括系统软硬件的基本结构、系统的操作使用方法和系统的配置方法以及剂量算法；②用户单位内对所有计划系统操作人员的培训；③第三方软件商或用户组提供的特殊培训课程。

（二）验收

系统规格是系统购买合同中的一项技术文件，由用户和厂商共同协商制定，将作为用户验收系统的依据. 它对系统的 3 个组成部分（硬件、系统管理软件、计划软件）规定了技术上的要求。硬件规格是指计算机（含 CPU、内存、硬盘、显示卡等部件）、网络、数字化仪、胶片扫描仪、打印机、绘图仪等硬件设备的规格和数量。系统管理软件是指计算机操作系统及其他第三方软件的规格。计划软件规格有三方面的内容：①软件的功能，可分为患者数据管理、图像处理、剂量计算、计划评价和输入输出（网络方式、文件方式和硬拷贝方式等）五类；②每项功能的定量指标，如剂量计算速度、3D 显示速度、存贮图像层数；③剂量计算的准确性，这是整个系统规格中最重要的内容。

影响剂量准确性的因素，也就是说剂量误差的来源有 4 个方面[19~21]：①基本剂量学数据测量误差；②根据 CT、MRI 图像确定患者或测试体模几何尺寸时引入的误差，由 CT 值计算电子密度时引入的误差；③剂量算法的局限性，射线与物质相互作用过程很复杂，为保证能实时交互地设计治疗计划，系统采用的算法在模拟这个作用过程时，往往需要做某些假设或近似，当对假设或近似成立条件的满足程度越低，误差越大；④硬件输入输出设备空间位置准确性，应要求准确性优于 1mm。剂量计算的准确度还与计算点的位置有关，显然在射野中心区域所能达到的准确度要高于射野边缘区，通常可以划分为 4 个区域：①射野中心部分的低剂量梯度区；②高剂量梯度区，如半影区、电子束的剂量跌落区；③剂量和剂量梯度均低的区域，如射野外、挡块遮挡区；④体表入射面的剂量建成区（build-up region）和出射面的剂量跌落区（build-down region）。剂量计算的准确度还与布野的复杂程度有关，显然，当一个射野加挡块时所能达到的准确度要低于未加挡块时的。因此，误差允许值应分区域、分布野条件给出，在低剂量梯度区应以剂量误差、高剂量梯度区以位置误差来表示。ICRU、AAPM 和一些知名的物理师都曾对误差允许值的具体取值提出过建议[19~24]。ICRU 42 号报告建议，对外照射放疗剂量误差应小于 2%/2mm，对腔内放疗在距源 0.5cm 或更远处应小于 3%。虽然目前的技术条件尚达不到这样的要求，但他应作为计划系统开发者的奋斗目标。针对外照射光子束、电子束和腔内放疗计算的各种条件和不同射野区域，J Van Dyk 总结出一套符合目前技术水平的验收标准。电子束算法没有光子束完善，因此对它的误差要求没有光子束严格。腔内放疗治疗距离短、剂量梯度大，使得测量和计算误差大（如放射源校正误差可达到 7%~10%），因此对它的剂量误差要求最宽松。

计划系统安装完毕，用户便可根据系统规格进行验收。验收分 3 部分顺序进行：系统硬件→系统软件→计划软件。

系统硬件 第一步：检查硬件设备的型号、数量和说明书。如果某种设备的型号与系统规格中的文件要求不符，除非前者是后者的升级产品，否则不能接受；第二步：检查硬件设备是否能正常工作，重点检查输入输出设备的空间位置准确性是否好于 1 mm，具体做法是用输入设备输入一些已知尺寸的简单几何形状，观察屏幕显示和打印输出的尺寸、形状是否与原图一致。

系统软件 检查操作系统版本是否是系统规格中所要求的版本或升级版，随机的第三方软件是否完整（如外围设备的驱动程序、诊断程序等），相应的说明书是否齐备。

计划软件 第一步：运行计划系统，确认系统规格中所要求的功能均已安装，且能正常使用；第二步：确认每项功能的定量指标已符合系统规格。第三步：算法验证，这是系统验收中最复杂的一项内容，应由主管物理师负责检查。根据治疗机数据来源的不同可分为两种方式：方式 1 采用本单位治疗机数据，方式 2 采用标准的算法验证数据包（如用于外照射光子束的 AAPM 55 号报告[25]和外照射电子束的 ECWG 报告[26]），目前均主张用验证数据包来做算法验证，这可以减少用户的工作量，提高验证结论的可靠性[26~30]。

（三）常规质量保证程序

当通过验收并且配置了本单位治疗机的数据时，系统便可以开始在临床使用。为保证系统性能一直保持在验收时的水平，需要建立常规质量保证程序。定期重复主要的验收测试项目，比较新的测试结果和验收时的结果。如果结果有差别，就需要找出原因，使系统回到验收时的状态。测试项目应包括：输入输出设备空间位置精确度、CT、MRI 图像输入、外照射光子束、电子束及腔内放疗剂量计算及其他特殊照射技术。用户可根据本单位治疗计划系统各部分发生变化的可能性来设计具体测试项目和相应的测试频度。测试应在规定频度和系统升级或维修后进行。

治疗计划系统是一个专用的计算机系统，因此常规的计算机系统维护方法也适用于它。定期执行硬件测试维护程序；定期检查软件和数据文件的大小、日期及其他特性是否有变化，是简便有效的常规质量保证措施。

（四）患者治疗计划的检查

上面介绍的 QA 内容均是针对治疗计划系统，具体到每一个患者的治疗计划，当它完成时应进行下面 3 个步骤的检查，以避免因机器或人为因素造成患者治疗计划的错误：第一步：设计计划的物理师直观判断剂量分布是否正确。第二步：设计计划的物理师采用一个独立的计算机程序验算每个射野的机器跳数。对于简单布野条件，验算值与计划系统的结果差别应在 2%~3% 的范围；对于复杂布野条件，超过 5% 的情况应分析原因[20]。第三步：另一位高年资或同年资的物理师核对全部计划资料。

七、体内剂量测量

体内剂量测量是检查整个照射过程中（从治疗机的工作性能到患者的摆位）各种因素对剂量影响的程度和判断患者接受剂量的准确性。目前主要用多通道半导体剂量计测量射野射入剂量、射出剂量或插入人体天然腔内测量射野内某一特定点的剂量。射入剂量测量不仅能判断患者体位和治疗时间是否准确，而且多点位置的剂量还能直接反映射野的平坦度和均匀性。射出剂量可间接检查患者体内的剂量分布，特别当进行组织不均匀性校正和使用组织补偿器时，利用射出剂量的大小进行剂量的修正。腔内剂量测量一般用热释光剂量计，用来检查和修正治疗计划（如食管癌治疗时）或监测重要器官受量，如宫颈癌腔内治疗时的直肠和膀胱的剂量等。体内剂量测量是放射治疗质量保证和质量控制的最有效的措施之一。

八、治疗安全

治疗安全包括工作人员和患者的安全。安全措施及检查应纳入质量保证和质量控制计划。从工作人员和患者安全的角度来看，安全措施主要包括设备（机械和电气）联锁、治疗联锁和辐射防护措施三大方面。设备联锁包括防撞装置、运动应急停止措施、射野挡块固定、机器设备接地措施、闭路电视和通话设备等。治疗联锁包括 X 线或电子束治疗模式转换、治疗室门联锁、计时器（^{60}Co，X 线机）和加速器剂量仪（双道）工作的可靠性、楔形板联锁、超高（低）剂量率联锁等。设备和治疗联锁的定期检查和保证其功能的可靠性是极其重要的，不能草率，更不能将其取消，国内几次辐射事故均由联锁失效而引起。辐射防护包括定期检查治疗机机头和准直器的防护以及建筑屏蔽防护的效能，必须符合国家规定的有关标准。

第五节 QA 组织及内容

一、部门内 QA 组织

从放射治疗的全过程看，执行 QA 是一个组织的问题。放射治疗医师负有治疗方针的制订、治疗计划的评定、监督治疗计划执行等责任，在 QA 组织中起主导的作用。物理工作者的主要任务是进行治疗机和其他辅助设备（如模拟定位机、治疗计划系统等）的特性的确定及定期检查，射线剂量的定期校对，参与治疗计划的设计，保证工作人员和患者的安全等。放疗技师是放疗计划的主要执行者。治疗计划能否被忠实执行的关键决定于技师对具体治疗计划的理解程度、对机器性能的掌握和了解以及对患者的服务态度。QA 组织的中心任务是在部门 QA 组织负责人（一般是科主任或由科主任指定的人）领导下，协调成员间的责任分工，及时发现和纠正 QA 执行过程中的差错，随时总结经验，提高本部门的 QA 工作水平。

二、部门内 QA 内容

表 2-7-7 列出了部门内 QA 内容，共四个方面。根据部门预想达到的 QA 级别，确定各部分的控制标准。

表 2-7-7 肿瘤放射治疗科 QA 内容

目 的	QA 内容	执行者
1. 建立 QA 程序	(1) 整个治疗环节包括临床计划、物理计划、纠正措施等 (2) 治疗病例各种记录等文件的统一与保存 (3) QA 人员的组织	QA 负责人（一般是科主任）
2. 患者剂量控制	(1) 剂量控制 剂量学／体外、腔内放射源／及治疗设备	物理人员／技师工程师
	(2) 患者材料 患者定位（标记、证实等）／患者材料（靶区、危险器官）	医师／物理人员／技师
	(3) 治疗计划 外轮廓等／剂量计算（包括体内剂量测量）／治疗单	物理人员／医师
3. 患者安全	(1) 靶区和野外患者剂量 (2) 机器设备联锁（射线联锁、机械联锁）	医师、物理人员／技师、工程师
	(3) 患者监视和通话系统 (4) 电安全（设备接地等） (5) 放射性污染、臭气、毒气排出等	物理人员／技师、工程师
4. 工作人员安全	(0) 建筑防护 [X (γ) 线、中子] (2) 工作人员剂量监督 [X (γ) 线、β、中子]	物理人员
	(3) 电器安全（高压操作、设备接地） (4) 系统联锁（治疗室门、灯、紧急开关、设备联锁）	工程师／物理人员

三、一国之内的 QA 问题

一国之内的 QA 应得到国家（卫生部）的确认，或相应的学术组织的支持。主要内容有：①建立全国性 QA 工作网；②确定 QA 工作水平；③建立和批准各种与 QA 有关的标准，如具体肿瘤的治疗方案、病历记录的统一、临床剂量标准的统一、放疗设备的规划、放射源的管理等；④人员培训计划；⑤与国际上相应组织的协调联系。

参 考 文 献

1. 胡逸民. 放射治疗的质量保证和质量控制——提高疗效的措施之一. 中国放射肿瘤学，1987，1（1）：98.

2. 胡逸民. 放射治疗的质量保证和质量控制——物理技术方面. 中国放射肿瘤学，1988，2（1）：57.

3. Alfred Bauml，Quality Assurance in Radiation Therapy，proceeding of a workshop，1984，Dec. 2-Dec. 7 at Schlop Reisenburg，organized by WHO incollaboration with the Institute for Radiation Hygiene of the Federal Health office，5/86 bgn schriften，MMV Medizin verlag Munchen.

4. Report concerning the radiotherapy incident at the university hospital centre（CHU）in Toulouse-Rangueil Hospital. ASN-Autorité de Sûreté Nucléaire（2007）.

5. International Atomic Energy Agency. Investigation of an accidental overexposure of radiotherapy patients in Panama. Vienna：IAEA，2001.

6. Unintended overexposure of patient Lisa Norris during radiotherapy treatment at the Beatson Oncology Centre，Glasgow in January 2006. Report of an investigation by the Inspector appointed by the Scottish Ministers for The Ionising Radiation（Medical Exposures）Regulations 2000（2006）.

7. Gamma knife treatment to wrong side of brain. Event Notification Report 43746. United States Nuclear Regulatory Commission（2007）.

8. ORH Information Notice 2005-01. Office of Radiological Health，NYC Department of Health and Mental Hygien（2005）.

9. International Atomic Energy Agency. Accidental Overexposure of Radiotherapy Patients in Bialystok. Vienna：IAEA；2004.

10. WHO. Quality assurance in radiotherapy. WHO Geneva，1988.

11. Hanks GE. Optimizing the radiation treatment and outcome of prostate cancer. Int J Radiat Oncol Biol Phys，1985，11：1235-1245.

12. Mijnneer BJ，Battermann JJ，Wambersie A. What degree of accuracy is required and can be achieved in photon and neutron therapy？ Radiother & Oncol，1987，8：237-252.

13. Wambersic A，Hanks G，Van Dam J. Quality assurance and accuracy required in radiation therapy：Biological and medical considerations. In Madvanath，U，et al（eds）. Selected topics in physicis of radiotherapy and imaging. Tata McGraw-Hill Publishing Company Limited，New Delhi，1988.

14. ICRU Report No. 24. Determination of absorbed dose in a patient irradiated by beams of X-or γ-rays in radiotherapy procedures，1976.

15. AAPM Report 13. Physical aspects of quality assurance in radiation therapy. 1984.

16. Goitein M. Calculation of the uncertainty in the dose delivered during radiation therapy. Med Phys，1985，12：608-612.

17. Goitein M，Busse J. Immobilization error：Some theoretical considerations. Radiology，1975，117：407-412.

18. Kienzie JJ，Hanks GE，Madean CJ，et al. Patterns of care study：Hodgkin's disease relapse rates and adequacy of portals. Cancer，1983，52：2223-2226.

19. Dahlin H，Lamm IL，Landberg T，et al. User requirements on CT based computerized dose planning system in radiotherapy. Acta Radiol Oncol，1983，22：398-415.

20. Van Dyk J，Barnett RB，Cygler JE，el al. Commissioning and quality assurance of treatment planning computers. Int J Radiat Oncol Biol Phys，1993，26：261-273.

21. McCullough EC，Krueger AM. Performance evaluation of computerized treatment planning systems for radiotherapy：

External photon beams. 1nt J Radiat Oncol Biol Phys, 1980, 6：1599-1605.

22. International Commission on Radiation Units and Measurements. Use of computers in external beam radiotherapy procedures with high-energy photons and electrons. ICRU Report, 1987, 42.

23. Brahme A, et al. Accuracy requirements and quality assurance of external beam therapy with photons and electrons. Acta Oncol Suppl, 1988.

24. Fraass B, Doppke K, Ilunt M, et al. AAPM Radiation therapy committee task group 53：Quality assurance for clinical radiotherapy treatment planning. Med Phys, 1998, 25：1773-1829.

25. American Association of Physicists in Medicine. Radiation treatment planning dosimetry verification. AAPM Report 55, 1995.

26. Shiu AS, Tung S, Hostrom KR, et al. Verification data for electron beam dose algorithms. Med Phys, 1992, 19：623-636.

27. Niemierko A and Goitein M. The influence of the size of grid used for dose calculation on the accuracy of dose estimation. Med Phys, 1989, 16：239-247.

28. 戴建策, 胡逸民. 治疗计划系统外照射光子束算法验证. 中华放射肿瘤学杂志, 1998, 7：170-174.

29. Alam R, Ibbott GS, Pourang R, et al. Application of AAPM Radiation Therapy Committee Task Group 23 test package for comparison of two treatment planning systems for photon external beam radiotherapy. Med Phys, 1997, 24：2043-2054.

30. Cheng A, Harms WB, Gerber RL, et al. Systematic verification of a three-dimensional electron beam dose calculation algorithm. Med Phys, 1996, 23：685-693.

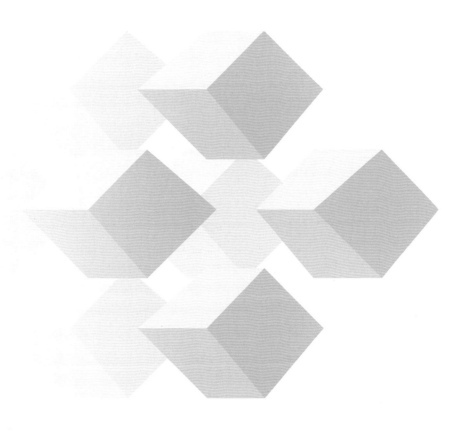

·第三篇·
临床放射生物学

第一章 总 论

杨伟志

第一节 临床放射生物学的学科特点

临床放射生物学是一门研究放射治疗生物学理论的实验科学。伴随着放射线应用于肿瘤的放射治疗，临床放射生物学逐渐形成了一系列从离体到整体不同层次的特殊、独特的实验观察检测技术、指标和分析方法，用于反映肿瘤放射治疗中肿瘤和正常组织的剂量-效应关系，在此基础上通过转化研究使实验室的研究成果成功地应用于临床。目前临床放射治疗方案设计中的诸多生物学原理均来自于扎实精密的临床放射生物学实验。百余年来的放射治疗实践表明，放射治疗学家只有在明了放射生物实验原理的基础上才能正确理解放射线治疗肿瘤的生物学机制并有效合理地应用于临床实践。

一、临床放射生物学与肿瘤放射治疗的关系

老一辈临床放射生物学家 GG Steel[1] 在《临床放射生物学基础》书的前言中指出：肿瘤和正常组织放射反应的基本原理，是支撑肿瘤放疗单位日常治疗方案设计的基本原则。必须充分认识到，肿瘤的长期控制和严重并发症概率两者均强烈地取决于照射剂量以及影响放疗方案强度的因素。由此可见，理解临床放射生物学理论并掌握其核心思想的重要性。根据肿瘤和正常组织放射反应的生物学基本原理，结合物理照射模式的特点设计和改进临床治疗方案是提高肿瘤放射治疗水平的关键。

临床放射生物学的学科方向是研究和探讨人类肿瘤及正常组织在放射治疗中的生物学问题，根据临床放射生物学理论阐述放射治疗的生物学原理，探讨影响肿瘤及正常组织对放射线反应性的生物学因素，寻找减少放射治疗副作用的办法和措施，最终目标是从应用基础研究角度为临床放射治疗医生设计和改进治疗方案提供思路和实验依据，进而达到提高肿瘤放射治疗效果、减少正常组织损伤、延长患者生命和改善生活质量的目的。因此，临床放射生物学是肿瘤放射治疗的有机组成部分，是放射治疗学家了解放射线治疗肿瘤的生物学机制和从事有关研究的思想库和实验基地，也是放射肿瘤学必不可少的专业基础之一。临床放射生物学以其在临床放射治疗中所起的影响，证实了前人提出的肿瘤放射治疗学的必不可少的三大基本支柱（肿瘤学、放射物理学和临床放射生物学）的正确性，也确立了临床放射生物学在放射肿瘤学中的作用和地位。事实证明，放射治疗的提高和改进需要临床放射生物，而临床放射生物离开了放射治疗就没有生命力和研究的源泉。正因为如此，在欧美许多国家的放射治疗科都设有放射生物室，并配备有专业人员，可见临床放射生物学在肿瘤放射治疗学的学科建设上占有重要地位。

二、临床放射生物学在放射治疗中的作用

放射生物实验性和理论性的探索从最一般的到较特异的，分三个层次对放射治疗的发展做出贡献。

（一）概念

临床放射生物学为放射治疗提供理论基础，确认放射线对肿瘤和正常组织的作用机制及其受照射后生物体构成反应的过程（如：DNA 及细胞的损伤及修复；肿瘤乏氧细胞及再氧合；以及再群体化等生物效应的发生、发展过程和机制）。

（二）治疗策略的实证研究

配合临床研究发展新的、特异性的放射治疗方法（如加速分割、超分割、大分割放射治疗模式；乏氧细胞增敏剂；立体定向照射、IMRT 以及高 LET 放射治疗中的生物学问题等），并对其临床有效性及注意事项进行细胞、动物以及人癌裸小鼠移植瘤水平生物效应的实测和验证。考虑对治疗计划进行改变时，永远必须同时考虑治疗对肿瘤的效应和对正常组织的损伤。该评估包括很宽范围的各种因素。在临床，除可定量的肿瘤反应和毒性外，还可能有一系列定量性相当差的因素，临床放射生物的作用是为治疗方法的改变提供生物学方面的定量性资料。

（三）个体化放射治疗的研究

鉴于个体肿瘤放射敏感性预测在提高恶性肿瘤的放射可治愈性方面的重要性，放射肿瘤学家和放射生物学家在这方面已进行了数十年的研究和探索。预测个体肿瘤放射敏感性的意义在于为制定个体化放疗方案提供实验室检测基础，使临床医师可根据个体肿瘤的放射敏感性采取与之相适合的治疗方案。

第二节 放射生物学发展的里程碑事件

百余年来放射学领域发生了巨大变化，产生了诸多重要的研究成果，影响并推动了放射医学的发展。其间的许多重要事件至今仍具有不可忽视的影响力，需要新一代继续从中汲取营养获取智慧。正如 Sylvanus Thompson（第一届伦琴协会主席）在发现 X 射线不久所指出的："在科学的历史上，再没有比这更真实的事实——每个发现者，即便是最伟大的发现者，也只是他的科学父辈们的继承者，他原本是诞生他的时代的产物。"下面简要介绍影响放射生物学发展的主要里程碑事件（引自 E J Hall，Radiobiology for the radiologist）[2]。

1859 年：生物群体的变异：Darwin。

1865 年：生物单体的遗传特性：Mendel。

1895 年：伦琴发现 X 射线。

1896 年：Becquerel 向巴黎科学院提交了关于铀化合物产生放射线的发现。

1896 年：最早的关于 X 射线生物效应的报告，包括皮肤"灼伤"、脱发以及眼睛刺激症状。

1896 年：Frend 治疗了皮肤痣。

1902 年：X 射线治疗癌症的溃疡报告：Frieben。

1902 年：遗传的染色体理论。

1903 年：Bergonie 和 Tribondeau 法则：放射敏感性与有丝分裂活动的关联。

1911 年：Jagoc 报告 5 例放射工作从业人员的白血病。

1915 年：英国伦琴协会倡导放射防护。

1923 年：EugenePetry 发现植物根部的氧效应。

1927 年：兔子实验提示分次放疗的价值：Regaud 和 Ferraux。

1928 年：Coutard 报道分次治疗人类癌症的优越性；第二届国际放射学研讨会提出放射线强度单位；国际 X 射线及镭防护委员会成立；首次关于放射线防护的国际性建议被第二届国际放射学研讨会采纳。

1929 年：射线及镭防护咨询委员会成立（美国）。

1930 年：Lea，第一条放射线照射后细菌的存活曲线。

1931 年：伦琴被采纳为放射的剂量单位。

1933 年：Crabtree 和 Gramer，氧影响肿瘤的放射敏感性并推测氧在放射治疗中的重要意义。

1935 年：Mottram 注意到蚕豆根部的氧效应并推测对放射治疗的重要性。

1937 年：第五届国际放射学研讨会将"伦琴"作为 X 射线及 γ 射线照射的国际剂量单位。

1940 年：Lea 和 Catcheside 建议用线性二次公式表达辐射的生物效应；Zirke 推介了线性能量传递的概念（linear energy transfer，LET）。

1941 年："一个基因-一个酶"原理的确立。

1943 年：生物学和医药领域首次运用放射性同位素标记化合物（Hevesy）。

1944 年：Strandquist 推介皮肤反应剂量与总时间的关系，剂量 d（时间 T）0.33。

1946 年：X 射线及镭防护咨询委员会改组为国家放射防护委员会（美国）；HJ Muller 因证明辐射可诱发果蝇（Drosophila melanogaster）遗传突变获诺贝尔奖。

1949 年：Patt，发现半胱氨酸是一种放射防护剂。

1950 年：战前委员会改组为国际放射防护委员会和国际放射单位委员会（美国）；

Erwin Chargaff 发现 DNA 中腺嘌呤与胸腺嘧啶，鸟嘌呤与胞嘧啶的 1：1 对应比例关系。

1951 年：Rusell 报道了小鼠的辐射遗传效应；用硼中子俘获技术治疗了第一例患者：Sweet；Linus Pauling 对螺旋多肽结构进行了精确测量。

1952 年：Gray 首先发表了关于氧效应的测定；DNA 被辨认出是遗传分子；国际放射单位委员会推介吸收剂量的概念；放射自显影术的开发以及细胞周期时相的阐释（Howard 和 pelc）；发现了 DNA 的结构，Crick 和 Watson。

1955 年：描述了氧扩散受限所致的慢性乏氧，Thomlinson 和 Gray。

1956 年：第一条哺乳动物体外培养细胞的放射存活曲线，Puck。

1957 年：氧的 K-曲线的发表，Howard-Flander Alper。

1959 年：哺乳动物细胞的分次实验证实了细胞亚致死损伤的修复，Elkind；第一条在体肿瘤细胞的存活曲线，Hewitt 和 Wilson。

1960 年：存活曲线的形状随 LET 而变化，Barensen 及同事；肿瘤生长比的概念。Mendelsohn。

1961 年：骨髓干细胞的存活曲线，Till 和 McCulloch。

1962 年：首先证实了体外培养细胞的剂量率效应，Hall 和 Bedford。

1963 年：亲电子性与放射增敏潜力的关系，Adams 和 Dewey；首先观察到细胞周期放射敏感性的变化，Terasima 和 Tolmach；首先证实乏氧细胞限制小鼠肿瘤的放射可治愈性，Powers 和 Tolmach。

1966 年：描述了潜在致死损伤的修复，Tolmac；氧增强比取决于 LET，Barensen 及同事。

1967 年：肿瘤的细胞丢失因子概念，Steel；第一条在体皮肤克隆的细胞存活曲线，Withers。

1968 年：组织放射敏感性的分类，Casarett；名义标准剂量系统的描述，Ellis。

1969 年：观察到动物肿瘤的加速再群体化，Hermens Barendsen。

1970 年：Alice Steward 和 GeorgeKneale 发表了受过产科 X 射线照射的英格兰和威尔士儿童癌症风险增高的研究。

1971 年：第一条加热疗法的细胞存活曲线；小鼠小肠隐窝细胞分析的研发，Withers；细胞周期对热的敏感性，Westra 和 DeWey；用双击模式解释视网膜母细胞瘤的范例，Knudsen。

1972 年：第一个重组 DNA 分子的产生；Kallman 提出"再氧合"这一术语；Kerr 及同事发现凋亡。

1973 年：受照射后正常组织增殖的时间过程，Denekamp。

1976 年：Fowler 和 Douglas 从分次实验中推导出线性二次参数；细胞"球体"的研发，Sutherland；首次乏氧细胞增敏剂（metronidazole）的临床试验，Urtason 及同事。

1979 年：急性乏氧细胞的描述，Brown。

1980 年：早反应、晚反应组织细胞存活曲线形状的差异，Withers；人类细胞的首个修复基因，Rubin。

1981 年：人类的辐射遗传效应评估，Schull，Otaka，Neel。

1982 年：生物效应剂量概念的描述，Barendsen；第一个人类癌基因的描述，Bishop。

1985 年：用活检标本测定个体患者肿瘤的潜在倍增时间（Tpot），Begg。

1986 年：生物还原药物的研发，Brown，Adams。

1989 年：用标记的硝基咪唑测定人类肿瘤的氧合状况，Chapman，Urtason 及同事。

1990 年：电离辐射生物效应委员会（BEIR V）报告了暴露于低水平电离辐射环境的健康效应。

1991 年：首先将 SF2（2Gy 照射的存活分数）与肿瘤控制相联系，West。

1992 年：放射防护剂 Wr2721 首次临床试验，Kligerman；辐射诱导的旁观者效应。

1994 年：血管及抗血管生成治疗的概念。

1995 年：ATM 基因排序。

1996 年：人类基因微卫星的首次应用；发现了肿瘤细胞恶性进展的乏氧修饰作用。

1998 年：科学的风险评估标准以及低 LET 电离辐射的曝射指南。

1999 年：微卫星首次应用于放射生物学。

2000 年：人类基因组草图的完成。

2002 年：FDA 批准低分级淋巴瘤的放射标记抗体。

2005 年：角化细胞生长因子被批准作为黏膜炎防护剂；BEIR Ⅶ 报告了低水平电离辐射的健康风险。

参 考 文 献

1. Steel GG.（etd）Basic clinical radiobiology. 3rd edition.，2002，（ed）Hodder Arnold. London，New York，Sydney，Auckland.

2. Hall EJ：Radiobiology for the Radiologist. Sixth Edition. Lippincott Williams and Wilkins. New York. 2006.

徐 波 杨伟志

第一节 放射生物效应的时间标尺

放射生物效应指在一定条件下，射线作用于生物机体，机体吸收辐射能量引发的各种变化及其转归。这一过程非常复杂，包括许多性质不同但又相互联系的变化，包括物理、化学和生物学方面，时间可以从10^{-18}秒延伸至数年或更长，涉及机体的分子、细胞和代谢的变化，以及机体各个组成部分之间相互关联的改变等[1]。经过许多学科从不同角度、用不同手段进行研究，迄今，对从机体吸收辐射能到产生生物学效应的过程及其机制已有深入了解。该过程可归在放射生物效应时间标尺（the time-scale of effects in radiation biology），即不同水平生物效应发生的时间和顺序。首先是物理吸收过程（$10^{-18} \sim 10^{-12}$秒），然后是化学过程（$10^{-13} \sim 10^{3}$秒），而生物学方面所需时间更长（数小时~数年），细胞死亡需数天到数月，辐射致癌作用需数年，而可遗传的损伤需经数代才能观察到[2]。图3-2-1说明了这点。

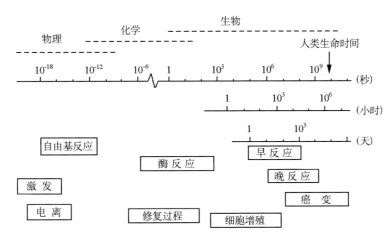

图 3-2-1 生物系统受照射后辐射效应的时间标尺

电离辐射对任何生物体的照射都将启动一系列的变化过程（这个变化过程时间差异非常大），大致可分为物理、化学和生物变化三个阶段。

1. 物理阶段 这个过程主要指带电粒子和构成组织细胞的原子之间的相互作用，是辐射对 DNA

的直接伤害。这种接触有两个结果：原子激发（原子吸收能量和其电子移动到更高轨道）和原子电离（辐射粒子运行从原子轨道的一个或多个电子）。一个高速电子穿过 DNA 分子大约需用 10^{-18} 秒，穿过一个哺乳动物细胞只用 10^{-14} 秒左右。它主要与轨道电子相互作用，将原子中的一些电子逐出（电离），并使在原子或分子内的其他电子进入更高的能量水平（激发）。如果能量足够，这些次级电子可以激发或电离它们邻近的其他原子，从而导致级联电离事件。一个 10 μm 体积的细胞，每吸收 1Gy 的照射剂量将发生超过 10^5 次的电离[3]。

在放射生物学中，X 射线由光子构成的概念十分重要。如果 X 射线被生物物质所吸收，则能量就会在组织的细胞中沉积。这种能量的沉积是以分散、不连续的能量包（"packets" of energy）形式，非均匀性地被沉积下来的。一束 X 射线中的能量可被量子化为多个大的能量包，每个包的能量大到足以打断化学键而最终引起一系列生物学事件。电离辐射与非电离辐射的主要区别在于单个能量包的大小，而不是射线所含的总能量。一个简单的计算即可解释这一点。例如，单次 4Gy 的 X 射线的全身照射在许多情况下将是致死的。这一剂量，对一名体重 70kg 的正常人而言，所代表的能量吸收只相当于 67cal。这一能量的微弱还可用多种方式来说明：若转化成热量，只代表温度升高 0.002℃，这几乎没有任何危害。相同的能量以热的形式被吸收，只相当于喝一口热咖啡。若与机械能做功来比较，他相当于把一个人从地面举起 16 英寸所做的功[4]。

热能或机械能能量的吸收是均匀的，需很大的能量才能使生物体受到损伤。而 X 射线的潜力是它作用不在于所吸收的总能量的大小，而在于单个能量包的大小。在光子的生物效应中，如果光子能量超过 124eV（波长小于 10^{-6} cm），就会使生物物质发生电离[2]。

2. 化学阶段　指受损伤的原子和分子与其他细胞成分发生快速化学反应的时期[5]。电离和激发导致化学键的断裂和自由基（free radicals）的形成（即破损的分子）。这些自由基是高度活跃的，并参与一系列的反应最终导致电荷回归平衡。自由基反应在放射线照射后约 1 毫秒内全部完成。化学阶段的重要特点是清除反应（scavenging reactions）之间的竞争，如灭活自由基的巯基化合物，以及导致生物学上重要分子稳定化学变化的固定反应（fixation reactions）[2]。

3. 生物阶段　包括所有的继发过程。开始是与残存化学损伤作用的酶反应。大量的损伤，如 DNA 损伤都会被成功地修复，极小部分不能修复的损伤最终将会导致细胞死亡，细胞死亡需要一定时间，实际上小剂量照射以后细胞在死亡之前可以进行几次有丝分裂[6]。

正是由于干细胞的杀灭，以及随之而来的干细胞的丢失使正常组织在受照射后的头几周或头几个月就会出现损伤的表现，如皮肤或黏膜破损、肠黏膜裸露和造血系统损伤。在正常组织和肿瘤内都存在细胞杀灭的继发效应，即代偿性的细胞增殖；在较后的一些时间，受照射的正常组织会出现晚期反应。这包括受到照射的皮肤毛细血管扩张、各类软组织或脏器的纤维化，中枢神经（脑或脊髓）受照射部位损伤和血管损伤。更晚的放射损伤表现是出现继发肿瘤（辐射致癌）。可观察到的电离辐射效应甚至可以延长到受照射后许多年[7]。

第二节　电离辐射的原发作用和继发作用

电离辐射所引起生物体一系列事件，在发生时间上存在着巨大的差别。物理过程即最初的电离可能只有 10^{-15} 秒。由逐出电子产生的初始自由基的寿命只有 10^{-10} 秒。在细胞 OH 基的寿命大约为 10^{-9} 秒。在有空气存在的情况下，由直接电离或与 OH 基反应而生成的 DNA 残基的寿命大概是 10^{-5} 秒。化学键断裂与生物效应表达之间的时间，根据反应过程的情况可以是数小时、数天、数月或数年。如果以细胞死亡为结局，其生物效应可在数小时到数天以后，在受损细胞企图分裂时表现出来。如果辐射损伤是致癌性的，出现明显的肿瘤可能延后 40 年。如果是致突变性的，在生殖细胞可导致遗传性变化，而这可能在许多代内并不表现出来。一般认为放射线对生物机体的作用分为原发作用和继发作用两个方面。

一、辐射的原发作用

辐射的原发作用指在射线作用下机体最早发生的变化，首先是分子水平的改变，特别是生物大分子的损伤。在损伤发生过程中，既有辐射对这些大分子的直接作用，又有辐射作用在细胞内水分子后生成的产物引起的间接作用[8]。

（一）直接作用（direct effect）

放射线直接作用于具有生物活性的大分子，如核酸、蛋白质（包括酶类）等，使其发生电离、激发或化学键的断裂而造成分子结构和性质的改变，从而引起细胞功能和代谢的障碍[9]。实验证明，辐射主要可直接引起 DNA 的断裂、解聚、合成障碍等，此外还可引起某些酶的活性降低或丧失，而电离辐射的生物效应主要由对 DNA 的损伤所致，DNA 是关键靶。任何形式的辐射，X 射线或 γ 射线，带电或不带电粒子被生物物质吸收后都有可能与细胞的关键靶 DNA 直接发生作用，靶原子本身的原子可以被电离或激发从而启动一系列导致生物变化的事件（图 3-2-2）。高 LET 射线（如中子或 α 粒子）主要是直接作用。

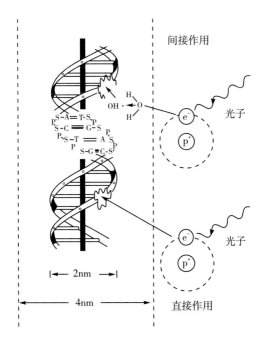

图 3-2-2　电离辐射致 DNA 损伤的直接作用和间接作用

细胞正常状况下，生物大分子存在于大量水分子的环境中，而关于直接作用的实验都是在干燥状态或含水量很少的大分子或细胞进行的。只有当物质含水量极低时才能说辐射效应的发生是直接作用，如烟草斑纹病毒的辐射效应[10]。在干燥状态下产生同样辐射效应所需辐射剂量要比含水时高 100~1000 倍。因此，单纯依靠直接作用不能解释活细胞内发生的全部效应。

（二）间接作用（indirect effect）

放射线作用于体液中的水分子，引起水分子的电离和激发，形成化学性质非常活泼的自由基（如 H·、OH·、H_2O_2、HO_2·、e-aq 等），继而作用于生物大分子引起损伤，这被称为电离辐射的间接作用。由于机体的多数细胞含水量很高，所以细胞内生物大分子存在于含大量水分子的环境中。因此间接作用在辐射生物学效应的发生上占有十分重要的地位。自由基是一种游离的原子或分子，外层携带不成对轨道电子。这个轨道电子不仅绕原子核旋转，而且也绕自己的轴做顺时针或逆时针的旋转。在一个原子或分子中，若轨道电子数平衡则自旋是配对的，即每个顺时针旋转的电子都有一个逆时针旋转的电子与之对应，从而使其化学性质保持高度稳定。而在电子数目为奇数的原子或分子中，由于没有反向旋转的电子与之对应，呈电子不配对状态，这种状态的原子或分子具有高度的化学活性[11]。

由于细胞内 80% 是水，因此我们应简单讨论一下辐射与水分子作用的情况。当 X 射线或 γ 射线的光子以及带电粒子（如电子或质子）与水分子作用时，水分子被电离，这可表示为：

$$H_2O \rightarrow H_2O^+ + e^- \tag{3-2-1}$$

H_2O^+ 是离子基。离子是因失去电子而带电的原子或分子。自由基的外层轨道含有不配对的电子，因此具有高度活性。H_2O^+ 既带电又有一个不配对电子，因此他既是离子又是自由基。初始的离子基存在时间极短（10^{-10} 秒），很快便衰变成不带电的自由基（但仍有一个不配对的电子）。在水中，离子基与其他的水分子反应形成高活性的氢氧自由基（OH·）。

$$H_2O^+ + H_2O \longrightarrow H_3O^+ + OH\cdot \tag{3-2-2}$$

氢氧自由基带有 9 个电子，因此有一个是不配对的。氢氧自由基具有高度活性，可以扩散一定距离达到细胞中的一个关键靶分子。这种自由基可以从直径为 DNA 双螺旋 2 倍的圆柱范围扩散到 DNA 中去。据统计，X 射线对哺乳动物细胞 DNA 的损伤，约 2/3 是由氢氧自由基所致。证据主要来自用自由基清除剂的实验，自由基清除剂能减轻稀疏电离辐射（如 X 射线）的生物效应。这部分的辐射损伤可以通过防护剂或增敏剂等化学途径来修饰，而直接作用是不能被修饰的[12]。

对 X 射线的间接作用，从入射光子的吸收到最终生物效应的产生可作如下描述：

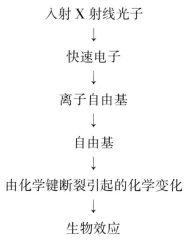

入射 X 射线光子

↓

快速电子

↓

离子自由基

↓

自由基

↓

由化学键断裂引起的化学变化

↓

生物效应

至于原发作用的机制存在许多不同的学说，尚无定论，主要有以下几种。

1. 巯基学说　主要认为辐射在影响细胞内其他分子之前，最先损伤对辐射最为敏感的巯基，从而干扰了需要巯基的细胞功能，进而导致细胞死亡[13]。虽然现今对此学说已有不同看法，但它在放射损伤防护上仍有一定的重要性。

2. 膜学说　辐射对细胞膜系统的损伤是细胞死亡的机制。主要表现为膜通透性改变，细胞内外的代谢平衡被破坏，导致细胞死亡[14]。目前对膜损伤的作用还很不清楚，但对膜损伤在辐射生物效应中对作用的研究越来越受重视。

3. 靶学说　细胞内存在着对辐射敏感的区域，称之为"靶"，其体积小，只有细胞的若干分之一，只有当辐射击中敏感的靶区时才引起损伤效应。而作为靶的物质基础即所谓"靶分子"则被认为是核酸和核蛋白，主要是 DNA[14]。

4. 连锁反应学说　学说建立在间接作用基础上，肯定了水和自由基的作用，氧化型自由基作用于脂类，使不饱和脂肪酸发生氧化，其产物称为磷类放射毒素。辐射作用氧化过程进一步加速自身发展，在体内引起连锁反应[15]。

二、辐射的继发作用

辐射作用中原发和继发作用的划分至今无确切的界限。有的将原发作用视为辐射能量被吸收后，到机体出现明显症状之前所经历的一系列变化，而从此以后的变化则归入继发作用。

继发作用的机制较复杂，主要有如下几方面。

神经体液失调：巴甫洛夫关于神经整体论的学说，认为神经系统的功能状态对辐射的继发作用有较大影响。因此，在分析继发作用机制时，绝不能排除神经系统失调所引起的作用，特别是神经系统营养功能障碍对病理过程的发生所引起的影响。以血液和淋巴液为主要的体液是形成氧化剂的主要介质，因此机体内部体液调节也是致病因素之一[16]。

细胞膜和血管壁的通透性改变：局部血管内皮的损伤，血管通透性发生改变，影响血液向组织和细胞供应营养致使损伤发展，这种障碍的产生可能是由于射线的直接作用，也可能间接由受照射部位组织合成产物引起。细胞膜通透性改变，可使细胞内外物质交换发生紊乱，钠、钾、钙等离子转移也发生变化，使细胞失去正常功能。细胞外液进入细胞后，在胞膜下出现异常的液滴。照射后其他各种胞质内含物的"膜"结构也能发生变化或破坏[17]。

毒血症：在动物受照射后，细胞或组织中产生有毒的活性物质，正是这些物质导致进一步的放射损伤。放射损伤时毒血症的存在已有实验证明。毒素有原发毒素和继发毒素，如脂类氧化产生的过氧化物，称之为脂类放射毒素，属原发毒素。累积代谢过程中的有毒物质等为继发毒素，也可引起广泛反应[18]。

机体的细胞、组织和器官一方面受到辐射能量的损伤，并通过神经体液的作用引起继发损伤，另一方面生物分子和细胞也有修复、再生和代偿能力。损伤和修复的最后结果决定机体的预后，有时在损伤修复后，还可能由于 DNA 改变引起染色畸变、基因突变、异位或丢失，从而有可能出现远期效应，如致癌效应或遗传效应。总之，放射生物学效应是一个非常复杂的综合调控过程，对其研究对临床放射医学具有重要意义。

第三节　射线质与相对生物效应

放射线可分为带电粒子（α，β粒子，质子和重离子）和不带电粒子（X，γ射线及中子等）。他们对生物机体作用的原理是相同的，但由于不同射线的电离能力不同，对组织损伤的程度有所不同。中子，α和β粒子电离能力强，在组织中电离密度大，故产生的生物效应较相同物理当量的X射线或γ光子大的多；α粒子在组织中能量消耗大，射程短，故损伤范围较小。放射生物学中用"线性能量传递（linear energy transfer，LET）"的概念来比较射线的质，用"相对生物效应"来比较不同 LET 生物效应的差别。

一、线性能量传递（linear energy transfer LET）

LET 是指单位长度径迹上能量的传递，衡量单位是：每微米单位密度物质的千电子伏（keV/μm）。国际辐射单位委员会（the international commission on radiological units）1962 年对其定义如下：

在介质中带电粒子的线性能量传递（LET）是 dE/dl 的商。在此 dE 是特定能量的带电粒子在 dl 的传递距离中所给予介质的局部平均能量[19]，即：

$$L = dE/dl \qquad\qquad (3-2-3)$$

对 LET 的计算而言，可用许多不同方法来计算平均能量，最常用的方法是计算径迹均值（track average）和能量均值（energy average）。径迹均值是把径迹分成若干相等长度，然后计算单位长度径迹上所沉积能量的平均值。能量均值是将径迹分成相等的能量增量，然后计算超过这些沉积能量增量的径迹长度的均值。

在 X 射线这两种平均方法的计算结果相似，而在 14MeV 中子，径迹均值的结果 LET 约 12keV/μm，能量均值 LET 约 75keV/μm。中子的生物效应倾向于用能量均值相关性更好。表 3-2-1 列出了常用射线的 LET 值。

表 3-2-1　典型 LET 值

射　　线	LET keV/μm
钴 60，γ 射线	0.2
250kV X 射线	2.0
10 MeV 质子	4.7
150 MeV 质子	0.5
14MeV 中子	径迹均值 12；能量均值 100
2.5 MeVα 粒子	166

二、相对生物效应（relative biologic effectiveness，RBE）

辐射的量以术语"吸收剂量（absorbed dose）"表示，吸收剂量是一个以"gray，Gy"为单位的物理量。剂量是对单位组织质量所吸收能量的测量。不同类型射线的相同剂量产生的生物效应不同，如 1Gy 中子产生的生物效应比 1 Gy X 射线大，这主要是通过电子显微镜水平所观察到的能量沉积的形式所得出的[20]。

不同射线生物效应的比较，一般以 X 射线为标准，用"相对生物效应"来表示。经典"相对生物效应"的定义是：以 250kV X 射线为参照，产生相等生物效应所需的 X 射线剂量与被测试射线的剂量之比。

$$RBE = D_{250}/D_r \qquad (3-2-4)$$

（3-2-4）式中 D_{250} 和 D_r 分别是产生相等生物效应的 X 射线的剂量和被测试射线剂量。

测试某种射线的相对生物效应时，首先应选择可以定量计数生物效应的生物系统指标。如测定快中子与 X 射线比较的相对生物效应，以植物幼苗的死亡为测试系统指标：一组植物用不同剂量的 X 射线照射，另一组用不同剂量的中子射线照射，观察结束时分别计算产生一半植物死亡时的 X 射线剂量和中子射线剂量，这种定量标准称为 LD_{50}（半数致死剂量）。如果 X 射线的 LD_{50} 是 6Gy，中子射线的 LD_{50} 是 4 Gy，则 X 射线与中子射线的生物效应之比为 6：4＝1.5，即 RBE＝1.5。

当所用实验体系的观察指标简单明确时，RBE 的测定便相对简单明了。若选用培养的哺乳动物细胞做实验体系，情况就会复杂得多，RBE 结果将取决于所设定的生物损伤水平及照射剂量。

三、"LET"与相对生物效应

LET 的相对生物效应，是指产生同等生物效应所需的低 LET 射线参考辐射剂量与高 LET 射线的辐射剂量之比。低 LET 参考射线为 250kV X 射线。

$$RBE = \frac{低\ LET\ 射线参考辐射剂量}{高\ LET\ 射线的辐射剂量} \qquad (3-2-5)$$

随 LET 的增高，每"Gy"照射剂量可产生更多的细胞杀灭。图 3-2-3 和 3-2-4 显示人 Tig 细胞的存活比例与"LET"的关系。由于对 RBE 的测定与所设定的生物效应水平及分次照射的剂量有关，因此 RBE 不是固定的而是随损伤水平有所变化。图 3-2-4 显示：在 LET 为 100keV/μm 时 RBE 最大。LET 继续增高，RBE 反而下降，这与高 LET 射线存在超杀效应（overkill effect）有关。对细胞的杀灭而言，理论上，必须有一定数量的能量沉积在细胞的关键靶上。在低 LET 射线，必须有一个以上的粒子（如光子）通过才行，对细胞的杀灭相对无力；而致密电离的高 LET 射线，由于在细胞关键部位能量的沉积又超过了杀灭细胞所必需的量，从而造成过度杀伤而导致剂量的浪费。

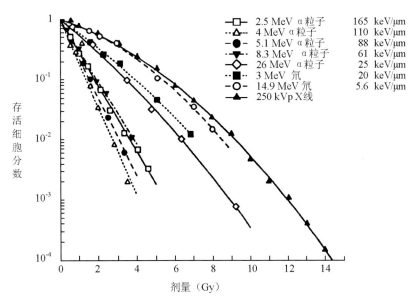

图 3-2-3　不同 LET 射线照射人肾癌细胞系的存活曲线

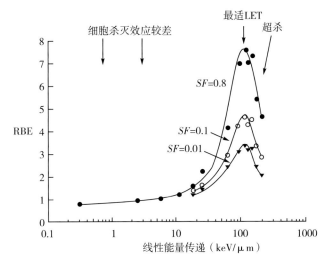

图 3-2-4　RBE 与 LET 射线的关系及特高 LET 射线的超杀效应

参 考 文 献

1. JW, B. The time scale in radiobiology. 12th Failla memorial lecture. In：Nygaard OF, Adler HI, Sinclair WK（eds）. Radiation research. Proceedings of the 5th International Congress of Radiation Research, 1975, 20.

2. Chapman JD, G. C. Radiation-induced events and their time-scale in mammalian cells. Adv Radiat Biol, 1981, 9：55.

3. Raju, M. R. et al. Radiobiology of ultrasoft X rays. I. Cultured hamster cells（V79）. Radiat Res, 1987, 110：396-412.

4. Mozumder, A. Early production of radicals from charged particle tracks in water. Radiat Res Suppl, 1985, 8：S33-39.

5. Michaels, H. B. & Hunt, J. W. A model for radiation damage in cells by direct effect and by indirect effect：a radiation chemistry approach. Radiat Res, 1978, 74：23-34.

6. Feinendegen, L., Hahnfeldt, P., Schadt, E. E., et al. Systems biology and its potential role in radiobiology. Radiat Environ Biophys, 2008, 47：5-23.

7. Salminen, E., Izewska, J. & Andreo, P. IAEA's role in the global management of cancer-focus on upgrading radiotherapy services. Acta Oncol, 2005, 44：816-824.

8. Nascimento, F. J. & Bradshaw, C. Direct and indirect effects of ionizing radiation on grazer-phytoplankton interactions. J Environ Radioact, 2016, 155-156, 63-70.

9. Straub, J. M. et al. Radiation-induced fibrosis：mechanisms and implications for therapy. J Cancer Res Clin Oncol, 2015, 141：1985-1994.

10. Makarov, V. V. et al. Structural lability of Barley stripe mosaic virus virions. PLoS One 8, e60942, doi：10.1371/journal. pone. 0060942（2013）.

11. Lorimore, S. A. & Wright, E. G. Radiation-induced genomic instability and bystander effects：related inflammatory-type responses to radiation-induced stress and injury? A review. Int J Radiat Biol, 2003, 79：15-25.

12. Bonnier, G. Indirect effects of X-rays on chromosomes. Br J Radiol, 1952, 25：180-182.

13. Yakovlev, V. A. Role of nitric oxide in the radiation-induced bystander effect. Redox Biol 6, 396-400, doi：10.1016/j. redox, 2015, 08：018.

14. Akita, S. Treatment of Radiation Injury. Adv Wound Care（New Rochelle）3, 1-11, doi：10.1089/wound. 2012. 0403（2014）.

15. Freeman, B. A. & Crapo, J. D. Biology of disease：free radicals and tissue injury. Lab Invest, 1982, 47：412-426.

16. Sharma, M. et al. Early detection of radiation-induced glomerular injury by albumin permeability assay. Radiat Res, 2001, 155：474-480.

17. Sheetz, M. P. & Koppel, D. E. Membrane damage caused by irradiation of fluorescent concanavalin A. Proc Natl Acad Sci U S A, 1979, 76：3314-3317.

18. Legeza, V. I. et al.［Early radiation-induced toxemia and effectiveness of its correction with aminodez and gluconeodez］. Gematol Transfuziol, 1994, 39：30-33.

19. Barendsen, G. W. Responses of cultured cells, tumours and normal tissues to radiations of different linear energy transfer. Current Topics in Radiation Research, 63（1968）.

20. Moskalev Iu, I., Buldakov, L. A., Il'in, V. N. & Kudritskii Iu, K.［Dose-effect dependence from the viewpoint of radiation hygiene］. Med Radiol（Mosk）, 1983, 28：74-82.

第三章 电离辐射的细胞效应

徐 波 杨伟志

第一节 辐射诱导的 DNA 损伤及修复

脱氧核糖核酸（deoxyribonucleic acid，DNA）是引起一系列放射生物学效应（包括细胞死亡、突变和致癌作用）的关键靶[1]。因此在考虑放射线的细胞效应时，必须从由带电粒子的作用以及化学基团产物所引起 DNA 损伤开始。

DNA 是双螺旋结构的大分子，由两条链组成。细胞受电离辐射以后会发生许多单链断裂。如果把 DNA 变性使之结构发生变化，便可以观察到这些断裂并计数与照射剂量的函数关系。然而，完整的 DNA 出现单链断裂对细胞杀灭几乎没作用，因为它们很容易以对侧的互补链为模板使损伤得到修复，但如果是错误修复则可能产生突变[2]。

如果 DNA 的两条链都发生断裂，但彼此是分开的（间隔一段距离），也很容易发生修复，因两处断裂的修复是分别进行的。相反，如果两条链的断裂发生在对侧互补碱基位置上，或仅间隔几个碱基对（图 3-3-1D），这时可能会发生双链断裂，即染色体折成两段。双链断裂被认为是电离辐射在染色体上所致的最关键损伤，两个双链断裂的相互作用可以导致细胞的死亡、突变致癌作用。

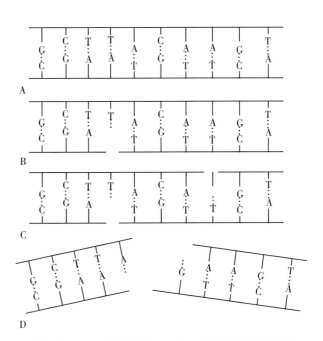

图 3-3-1　电离辐射引起的 DNA 单链断裂和双链断裂

在 DNA 的两条链上，可以有多种形式的双链断裂和不同种类的末端基团形成。在受照射细胞中，双链断裂大约是单链断裂的 0.04 倍，与照射剂量呈线性关系，表明是由电离辐射的单击所致。双链断裂可以通过两个基本过程被修复，同源重组和非同源重组（homologous recombination and non homologous recombination）[1]（图 3-3-2）。

实际的情况要比图 3-3-1D 所显示的复杂得多。因为自由基和直接电离也会参与这个过程。如前所述。电离辐射的能量在吸收基质中的沉积是不均匀的，而是沿着穿透运动中带电粒子（在 X 射线或 γ 射线为电子，在中子束为质子和 α 粒子）的轨道沉积。辐射化学家称之为"马刺"（spurs），"斑点"（blobs）或"短轨"（short tracks）。一个"马刺"含有高至 100eV 的能量，平均包含 3 个离子对。在 X 射线或 γ 射线 95% 的能量沉积事件是"马刺"，马刺的直径约 4nm，大约是 DNA 双螺旋直径的 2 倍。在 X 射线或 γ 射线，"斑点"的发生频率很少，"斑点"的直径大约 7nm，平均

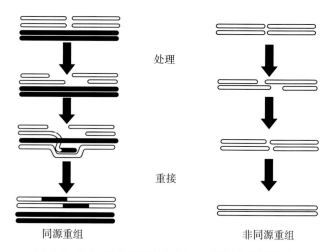

图 3-3-2　DNA 双链断裂的修复——同源和非同源重组

包含 12 个离子对。由于"马刺"和"斑点"的尺寸与 DNA 双螺旋的尺寸接近，因此当它们与 DNA 双螺旋重叠时就会发生多基团攻击，可能会发生像碱基损伤和双链断裂的多重复合损伤[3]。在致密电离辐射（如中子或 α 粒子）会产生大量的"斑点"，因此它所产生的损伤与 X 射线或 γ 射线有质的不同，细胞要修复这些损伤会困难得多[4]。

第二节　辐射致细胞死亡

一、辐射致细胞死亡的概念

有充分的证据显示：相对于细胞质而言，辐射引起细胞死亡的敏感部位是在细胞核[5]。在早期的实验中，人们采用非哺乳动物细胞系统（如青蛙卵、阿米巴原虫、藻类），用微射线束选择性地照射细胞核或细胞质，其结果显示：细胞核的放射敏感性要比细胞质大得多。此后，Munro 用钋源短射程 α 粒子照射哺乳动物细胞（图 3-3-3）。具体方法是将单细胞贴壁培养于盖玻片上，在已知的细胞部位安置一个微型钋针使大部分的胞质受到照射。由于钋的 α 粒子具有已知的确定射程，因此可以确保其只照射细胞质而不照射细胞核。用相同的方法也可以只照射细胞核。结果发现：细胞质受到大量的 α 粒子（相当于 250Gy）照射，对细胞增殖几乎没有影响，相反只要很少的 α 粒子（射程 1～2μm）进入细胞核就能导致细胞死亡[6]。

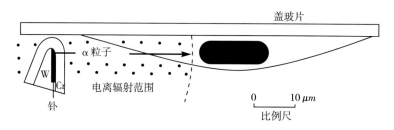

图 3-3-3　用钋源短射程 α 粒子照射哺乳动物细胞

除了染色体 DNA 是细胞死亡的主要靶，核膜也可能是辐射致细胞死亡的作用部位。实际上这两种观点并不互相排斥，因为一部分 DNA 在细胞周期的某些时相与核膜是紧密相连的。染色体特别是 DNA 是引起细胞死亡的主要靶的证据可总结如下。

1. 把放射性[3]H 标记的胸腺嘧啶掺入 DNA 可杀死细胞，这是由短射程的 α 粒子的局部照射引起的[7]。

2. 如果在细胞培养基中加入某些胸腺嘧啶的结构类似物（特别是用卤素标记的胸腺嘧啶），可选择性地掺入 DNA 中胸腺嘧啶的位置。这种置换可奇迹般地增加哺乳动物细胞的放射敏感性，且增高的程度与掺入的量呈函数关系，如果替换成不能掺入 DNA 的脱氧尿嘧啶，则不能对细胞的放射敏感性发生作用。

3. 影响细胞死亡的因素（如照射的类型、氧浓度以及剂量率），同样也会在质或量上影响染色体损伤的发生。这至少也是一个提示染色体的损伤和细胞死亡有关的证据。

4. 许多植物的放射敏感性与间期染色体的平均体积（指细胞核体积与染色体数目之比）有关。染色体平均体积越大，放射敏感性也越大[8]。

5. 在仓鼠细胞，已观察到畸变染色体照射后的首次分裂与细胞克隆形成障碍有直接关系（图 3-3-4）。另外，受照射植物的染色体片段与花粉颗粒的发芽障碍也有相关性。

总之，上述证据说明了 染色体 DNA 是照射引起细胞死亡的主要靶。

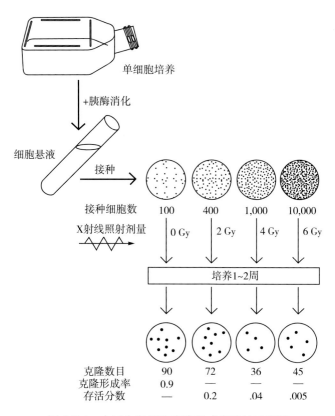

图 3-3-4　中国仓鼠细胞克隆形成实验的示意图

二、辐射致细胞死亡的形式与机制

细胞受大剂量（100Gy 以上）照射后，细胞将在有丝分裂间隙期立即死亡，这种死亡方式称为间期死亡或非有丝分裂死亡。引起这种细胞死亡方式剂量一般较大，非增殖细胞均为这种死亡方式。细胞间期死亡数随照射后时间推移逐渐增加。在一般剂量照射后 24 小时达到顶点。间期死亡的细胞在照射后可迅速发生形态改变，如核与核仁的肿胀和浓缩、正常和形态消失及细胞变性等。这类细胞死亡发生于非增殖性或少分裂的细胞，如肝、肾、肌肉及神经元细胞[9]。

增殖细胞在受到中等剂量照射后，可以经过一次或几次有丝分裂后发生死亡，称为增殖死亡。大多数分裂较快的哺乳动物细胞受中等剂量（10Gy 以内）照射后发生增殖死亡。照射后发生有丝分裂的次数与辐射量有关。在此期间细胞的显微结构和功能可能完全正常，却可以在数次有丝分裂后立即或继续存活一定时间后发生变性，这也可以理解放射治疗后肿瘤体积不立即缩小，甚至出现一定的增大。这种死亡方式只限于增殖细胞，如肿瘤细胞、骨髓、小肠上皮、生殖腺上皮细胞等增殖性细胞受到一定剂量放射线照射，仍可进行有限次数的细胞分裂[10]，之后就分裂停滞。虽然这时细胞的形态、生理的某些方面仍与正常的差不多，但丧失了继续增殖的能力。这类细胞死亡又称为"生殖死亡"，或"分裂死亡"，实际上是指细胞不断增殖能力的丧失[11]。

（一）有丝分裂障碍（mitotic catastrophe）

有丝分裂障碍是指由于染色体的损伤，细胞在试图进行有丝分裂时受阻。多种 DNA 损伤因子均可诱导有丝分裂障碍致细胞死亡。在一些研究放射治疗或放射联合免疫治疗肿瘤的实验中，常可以观察到有丝分裂障碍。大多数非造血系肿瘤细胞在受到电离辐射后会出现有丝分裂障碍[12]。目前认为，有丝分裂障碍引起的细胞死亡是实体性肿瘤受到放射后主要细胞死亡机制。目前已提出两种诱发有丝分裂障碍致细胞死亡的机制。第一种：DNA 损伤修复和细胞周期检测点缺陷。①在 p53 功能缺失的细胞中，G_2/M 检测点功能受抑制，细胞以未成熟的状态（携带不能修复的 DNA 损伤）进入有丝分裂；②p53 对 DNA 修复也非常重要，p53 受损的细胞不能完成 DNA 修复。上述两点共同作用最终导致有丝分裂死亡。第二种：中心体过度扩增[13]。在正常的有丝分裂过程中，中心体是主要的微管组织中心，形成双极的有丝分裂纺锤体。中心体对有丝分裂过程中产生的纺锤体极数起关键作用，并且对子代细胞中准确的染色体分离也很重要。过度扩增的中心体可能会导致多极有丝分裂纺锤体，导致染色体分离异常，产生含多核或双核的巨大细胞已有数个研究证实放射线诱导的有丝分裂死亡和中心体的异常复制有关。有报道，中心体的过度扩增是 DNA 修复功能低下的结果。新复制出的中心体不能马上再复制，需要时间去重新获得复制的能力。CDK2-cyclinA/E 复合物的活性对启动中心体扩增起关键作用。该复合物的活性受 p53 调控。故而在 p53 功能缺乏的细胞中常能观察到中心体过度扩增[14]。

（二）凋亡（apoptosis）

"凋亡"也称为固缩坏死或程序性细胞死亡。作为辐射所引起的细胞死亡形式之一，高度依赖细胞类型。淋巴细胞更易于通过凋亡途径发生照射后的快速细胞死亡。大多数肿瘤细胞照射后是否丧失了再繁殖完整性则是判断细胞死亡的重要标志。辐射诱导的凋亡大致分为三个阶段：①引发刺激：对于辐射诱导的凋亡而言，最初刺激如自由基等，通过作用于细胞表面受体，进而作用于 DNA 分子或其他非核靶点；②滞后阶段：在辐射和细胞凋亡之间存在的滞后阶段；③死亡反应：细胞开始发生一系列特征性生物形态改变及生物化学变化[15]。

（三）自噬（autophagy）

细胞自噬是指细胞内受损、变性或衰老的蛋白质和细胞器被运输到溶酶体，溶酶体对其消化降解，以细胞质内自噬体的出现为标志的细胞自我消化过程，以双层膜结构包裹部分胞质和细胞器的自噬体为判断指标[16]。自从发现放射线可诱导肿瘤细胞自噬，对"放射线诱导的自噬是促进细胞生存还是导致细胞死亡"就存在争议。有的研究认为：放射线诱导肿瘤细胞自噬是肿瘤细胞对恶劣环境的一种适应反应，可以促使肿瘤生存生长。相反的，另外的报道显示：放射线诱导的自噬可促进具有放射耐受性的肿瘤细胞死亡。目前，对放射线诱导自噬的上游分子机制还不是十分清楚。放射线导致的 DNA 损伤是引起自噬的根本原因[17]。

（四）坏死（necrosis）

坏死是以酶溶性变化为特点的活体内局部组织细胞的死亡，通常被认为是无法控制的、不可逆的、混乱的细胞死亡形式。他的特点是细胞肿胀，膜变形，细胞器击穿和溶酶体酶释放。在这些条件下，坏死细胞周围组织可能会发生感染，炎症或缺血。一定剂量辐射也可引起细胞发生坏死。近期，一些研究表明细胞坏死是可调节的。例如，细胞坏死的诱导依赖于细胞能量储存，如 NAD 和 ATP。此外，细胞应力包括氧化应激细胞信号传导，如钙水平和 p53 的激活已经可影响溶酶体膜通透性，致细胞内酸化和各种酶的释放促进细胞坏死。虽然，目前尚不清楚放射线照射后细胞坏死调节机制，以及不同细胞类型发生放射线诱导细胞坏死发生的频率相异的机制。但是以上结果说明，作为辐射致细胞死亡机制之一，细胞坏死仍受细胞信号通路调节[18]。

（五）衰老（senescence）

细胞衰老又称老化（aging，senescence），细胞在正常条件下发生的细胞生理功能衰退和增殖能力减弱，以及细胞形态发生改变并趋向死亡的现象。主要表现为对外界环境变化的适应能力降低和维持细胞内稳态的能力的降低。正常细胞随着端粒损耗会发生衰老[19]。大量研究显示，肿瘤细胞在应激时会发生细胞衰老。低剂量放射线照射会诱导出 DNA 损伤应答（DNA damageresponse，DDR）。DDR 感知到 DNA 损伤并传递一个信号放大级联反应，继而激活一个短暂的细胞周期阻滞。在这个阻滞过程中，DNA 损伤得到修复。不容易得到修复的 DNA 损伤和（或）更严重的 DNA 损伤将诱导细胞死亡，或者激活一个永久性的、慢性的 DDR 信号和细胞衰老。这种由损伤诱导出的衰老被称作加速衰老，不依靠端粒丢失。衰老细胞的基因表达发生广泛的改变。由此得知，衰老可能是导致放疗诱导的生长阻滞的机制[14]。

第三节　细胞存活曲线

一、细胞存活曲线的概念

肿瘤放射生物学的基本原理是：细胞死亡（cell death）与肿瘤细胞再繁殖完整性的丢失（loss of reproductive integrity of tumor cells）之间在概念上存在着根本意义上的不同，放射可治愈性结局的最主要依据是后者。这就是为什么几十年来临床放射生物始终把克隆源性细胞的存活比例作为理解对肿瘤控制而言，什么水平的照射剂量是必须的以及如何修饰这个剂量的原因。下面我们将通过介绍细胞存活曲线来解释这个概念。

细胞存活曲线（cell survival curves）：描述放射线照射剂量和细胞存活分数（surviving fraction）之间的关系，用以研究和评估电离辐射对哺乳动物细胞增殖能力（即再繁殖完整性，reproductive integrity）的影响，对放射生物学研究和临床放射治疗具有重要意义[20]。

（一）细胞存活的概念

讨论细胞存活曲线的意义，首先必须明确"细胞存活"的含意，即什么叫"细胞存活"。对什么叫细胞的存活与死亡，不同学科根据所研究的内容赋予了不同定义。因为临床放射治疗的目的是抑制肿瘤的继续生长、阻止肿瘤细胞的繁殖传代，因此临床放射生物学：鉴别细胞存活的唯一标准是，受照射后细胞是否保留无限增殖的能力，即是否具有再繁殖完整性。在离体培养细胞实验体系中，细胞群受照射后，一个存活的细胞可以分裂繁殖成一个细胞群体（>50 个细胞），称为"克隆（clone）"。这种具有生成"克隆"能力的原始存活细胞，称为克隆源性细胞（clonogenic cell）。当然，这个定义是指那些正处于增殖状态的细胞而言的，对于那些不再增殖的已分化的细胞，如神经细胞、肌肉细胞、分泌细胞，只要丧失其特殊功能便是死亡。如果细胞在受照射后，形态完整、表面毫无损伤、有能力制造蛋白质或合成 DNA，甚至还能挣扎着进行一次或少数几次有丝分裂，但由于已经失去了无限分裂和产生大量子代细胞的能力，故被认为是死亡细胞。

（二）细胞存活的临床意义

首先，它反映和推测的是肿瘤放疗后控制的效果，是从实验角度评估疗效的良好指标；其次，在这个严格定义下，提示临床必须重视这种存活细胞，这种具有无限增殖能力的细胞是在治疗中必须根除的细胞，否则将留下导致复发和转移的隐患。而如何能更有效地消灭这种细胞则是临床放射生物和放射治疗学家所需要共同关注和加以研究的。

二、离体细胞存活曲线的实验方法

1956 年 Puck 和 Marcus 用 HeLa S₃细胞株建立了第一条哺乳动物细胞存活曲线[21]，定量研究放射线对细胞增殖能力的影响。基本实验步骤如下：

（一）细胞培养

主要目的是使哺乳动物细胞在离体环境中生长、繁殖、传代。目前实验室大量使用的细胞系基本都能贴壁生长（对那些不能贴壁生长的细胞可采用软琼脂培养技术），为了维持细胞的足够营养及清除子代细胞的代谢产物需要定期更换培养基，使培养的细胞在离体环境中不断生长、分裂，很快便铺满整个瓶壁。这时，需用胰酶消化细胞使细胞脱离瓶壁。用含有血清的培养液终止胰酶的作用后，吹打、混匀，制成单细胞悬液。弃去大部分细胞，留少量作为"种子"，再加入适量培养基，在培养箱内恒温条件下继续培养。这些"种子"细胞很快又在培养瓶内繁殖生长。这样，不间断地"耕种"下去，使细胞系无限地传代下去。实验时，根据实验要求可采用指数生长期（exponential phase）或相对密度生长期（plateau phase）的细胞进行实验。

（二）测定细胞系的单细胞克隆形成率（plating efficiency，PE）

测定的方法是，先用胰酶消化细胞制成单细胞悬液，然后在细胞计数仪或血球计数板上计数。稀释成所需细胞浓度后，接种 100～200 个细胞到含有一定体积培养液（5ml 左右）的培养瓶或培养皿内，置于培养箱内培养 2 周左右，结晶紫染色。计数>50 个细胞的克隆。

（三）测定照射后细胞的存活分数（surviving fraction，SF）

根据对照细胞的克隆形成率和照射剂量的大小，接种不同细胞数的细胞于不同培养瓶中，然后进行不同剂量（如 1，2，4，6，8，10Gy）的照射。照射后在培养箱内继续培养 10～14 天左右（克隆形成期间不能移动培养瓶，以保证结果的准确性），结晶紫染色。计数>50 个细胞的克隆。计数时可见到下列情况：

1. 一些细胞仍然以单个细胞存在，不分裂。

2. 一些细胞可以完成一次或两次分裂，形成很小的、发育不全的克隆（它们代表最终会死亡的细胞）。

3. 一些细胞能长成大克隆，>50 个细胞。这些细胞是照射后的存活细胞，它们保留了无限增殖的能力。

计数时，应计数那些仍保持增殖能力的克隆数（即>50 个细胞的克隆）。然后求出不同照射剂量的细胞存活分数（surviving Fraction SF）。

$$细胞存活分数\ SF = \frac{受照射细胞的贴瓶率（PE）}{对照细胞的贴瓶率（PE）}$$

$$克隆形成率（plating\ efficicy\ PE）= \frac{克隆数}{接种的细胞数}$$

（四）根据各照射剂量点的存活分数作图

以照射剂量为横坐标（算术坐标），存活分数为纵坐标（对数坐标）。然后根据实验要求用适宜的数学模型进行曲线拟合，即可得到该细胞系在半对数坐标系上的细胞存活曲线。

三、细胞存活曲线的形状

细胞存活曲线的形状随研究对象（细菌、酵母、哺乳动物细胞）的不同而改变，曲线还会受多种因素的影响。为更好地拟合哺乳动物细胞的存活曲线，已有不少生物数学研究者提出了数种数学模型，在此仅介绍在临床放射生物学研究中最常用的数学模型。

（一）指数存活曲线

对于致密电离辐射（如中子、α粒子），照射后它们的细胞存活曲线用单靶单击数学模型（是靶学说最基本的数学表达式）拟合后，在半对数坐标上是一条直线，呈指数型（图3-3-5，左图）。其特点是只有一个参数，即 D_0 值（为斜率的倒数），通常称为平均致死剂量（mean lethal dose）。他的定义是，平均每靶击中一次所给予的剂量。

存活分数（SF）与照射剂量（D）之间的关系以下列公式表示：

$$SF = e^{-\alpha D}（单靶单击模型）\qquad(3-3-1)$$

或

$$SF = e^{-D/D0} \qquad D_0 = 1/\alpha \qquad(3-3-2)$$

e 为自然对数的底。α 是与射线的质和细胞放射敏感性有关的常数。它表明细胞存活率随照射剂量的增加呈指数性下降（亦称指数性失活）。在 D_0 剂量下，平均每靶被击中一次，即 $\alpha D_0 = 1$ 时，$SF = e^{-1} = 0.37$。也就是说，细胞群受 D_0 剂量照射后，并不是所有细胞都受到打击，实际上只有63%的细胞受到致死性击中，而有37%的细胞幸免。

（二）非指数存活曲线

对稀疏电离辐射（X、γ射线等），照射后的细胞存活曲线的起始部（低剂量段）在半对数坐标上有一个有限的初斜率（即存活分数是照射剂量的指数函数）。在稍高剂量（肩段），存活曲线出现弯曲，弯曲部分的跨度是几 Gy。在高剂量存活曲线又趋于直线（存活分数又变成照射剂量的指数函数）。通常这种情况只在剂量超过了日常放疗剂量时才发生。

解释这个现象有许多数学模型和理论，其中最简单和常用的是多靶单击模型（single-hit multi-target model），线性二次模型。

1. 多靶单击模型　由 Elkind 和 Whitmore 提出[22]，其数学表达式为：

$$SF = 1 - (1 - e^{-kD})^N \qquad(3-3-3)$$

图3-3-5右图，为多靶单击模型的细胞存活曲线，在该模式下，存活曲线由下列参数描述，①初始斜率 D_1，（initial slope）由单一事件的细胞杀灭所致。D_1 是初始斜率的倒数，指在存活曲线初始部分把细胞存活分数从1.0降到0.37所需的剂量，反映细胞在低剂量区的放射敏感性。②终斜率 D_0（final slope），由多次事件的细胞杀灭所致。D_0 是终斜率的倒数，指在存活曲线的直线部分把细胞存活分数从0.1降到0.037或从0.01降到0.0037所需的剂量。由于存活分数是以对数坐标来标示的，且较高剂量时存活曲线是一直线，因此把细胞群降至一个设定刻度（至0.37），在所有存活水平所需的剂量都是一样的，它是在每个细胞引起一次致死事件所需的平均致死剂量（mean lethal dose）。③准阈剂量Dq（quasi-threshould dose Dq），它的定义是，将存活曲线的直线部分反向延长，通过存活分数1.0与剂量轴相交处的剂量。准阈剂量的意思是小于这个剂量将没有效应，但在射线作用中不存在无效应的剂量，因此将其称之为准阈剂量，用来代表存活曲线的肩宽。早期的文献用 Dq 来表示细胞对亚致死损伤修复能力的大小，Dq 值小，表明细胞的亚致死损伤修复能力弱，很小剂量便可使其

进入指数性杀灭。④外推数 N（extrapolation number N 值），代表存活曲线肩区宽度大小的另一参数。如 N 值大（10 或 12）该存活曲线的肩区就宽，如 N 值小（1.5~2.0）存活曲线的肩区就窄。早期的文献用 N 值反映细胞内所含的放射敏感区域（即靶数），因实验所得的 N 值通常都不是整数，难以说明细胞的靶数。现在只称其为外推数。

三个参数之间的关系可用下式表示：

$$\log_e n = Dq/D_0 \tag{3-3-4}$$

D_0、Dq 和 N 值三个参数中，任意两个参数便可在一定程度上反映细胞的放射敏感性。

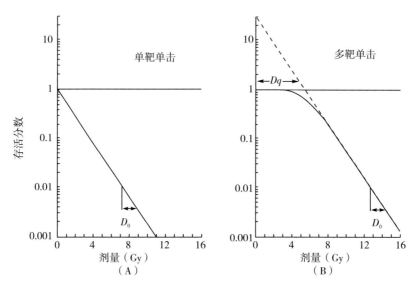

图 3-3-5　单靶单击和多靶单击模型的细胞存活曲线

2. 线性二次模式（linear-quadratic model）　用线性二次模型来描述细胞存活曲线（图 3-3-6），是由描述交换型染色体畸变（由两个独立断裂的相互作用所致）直接发展而来[23]。线性二次模型假设，辐射杀灭细胞有两个部分，一部分与照射剂量成比例，另一部分与照射剂量的平方成比例。据此，细胞存活曲线的表达式为：

$$S = e^{-\alpha D - \beta D^2} \tag{3-3-5}$$

（3-3-5）式中 S 是照射剂量为 D 时的细胞存活，α 和 β 是常数。当 $\alpha D = \beta D^2$ 或 $D = \alpha/\beta$ 时，照射剂量与细胞杀灭成比例的部分与照射剂量平方成比例的部分相等。此点很重要，在这个剂量点（等于 α 和 β 的比值），线性和平方项对细胞杀灭的贡献是相等的。线性二次公式的特点是，所推导的细胞存活曲线是连续弯曲的，即没有终末的直线部分。这与实验所观察到的不甚吻合，如当细胞杀灭低至 7 个以上的数量级

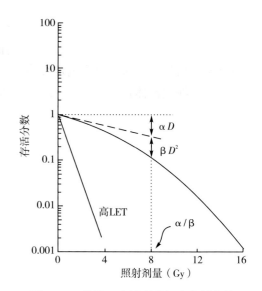

图 3-3-6　线性二次模型的细胞存活曲线

时，在这种情况下，细胞杀灭是照射剂量的指数函数，其剂量——效应关系在对数坐标上非常接近于直线。然而，在第一个数量级或临床放疗所用的日常剂量范围线性二次公式可以很好地与实验数据拟合。因它的优点是具有 α 和 β 两个参数。

第四节　细胞周期时相与放射敏感性

一、细胞周期的基本概念

用普通光学显微镜观察分裂细胞群体时，能鉴别和辨认的只是进入周期细胞的有丝分裂相。母细胞分裂成两个子细胞之前，染色体凝聚，清晰可辨。而在两次有丝分裂之间的间期，染色体是弥散于细胞之中的。在单层培养的离体细胞中，有丝分裂前先是细胞变圆，松松地附着在细胞层的表面。整个有丝分裂过程——从细胞变圆，染色体物质凝聚，细胞分裂成两个子细胞，然后细胞重又伸展开来，贴在培养皿表面，只需 1 小时左右。细胞周期中除有丝分裂外的时间称为间期，占据了细胞周期的大部分时间，用普通显微镜观察这个时期，分辨不出什么特殊变化，但用放射自显影术（autoradiography）或细胞光度术（cytophotometry）及流式细胞光度术可进一步划分细胞周期的时相。

放射自显影术是 Howard 和 Pelc 在 1953 年首先引入的[24]。用含有 ^{3}H-TdR 的培养基孵育细胞，细胞群体中那些活跃合成 DNA 的细胞，会掺入放射性胸腺嘧啶，在染色体复制时成为一个组成部分。洗去多余的 ^{3}H-TdR，进行细胞固定、染色和观察。然后对各观测点的数据作图，绘制有丝分裂百分比标记曲线，细胞周期的时相便可推算出来。G_2 期（DNA 合成后期或有丝分裂前的间隙）= 洗去标记到 50% 有丝分裂百分比之间的间隔；S 期（DNA 合成期）= 有丝分裂百分比标记曲线第一峰升段 50% 的点到降段 50% 的点之间的间隔时间；G_1 期（DNA 合成前期）等于第一峰降段到第二峰升段 50% 的点之间的间隔时间。M 期（有丝分裂期），可用放射自显影术（Fry，Lesher 和 Kohn，1962）[25] 或缩时定格电影术精确计算（Sisken 和 Wilke，1967）；Tc（细胞周期时间），等于两次有丝分裂之间的间隔时间。

细胞光度术，1948 年由 boivin 等报道，他们认为，每个细胞的 DNA 含量是恒定的。他们测定牛的不同组织细胞核的 DNA 平均含量，发现除了精子以外，所有组织中细胞的 DNA 含量平均为 6.6×10^{-12} 克，而精子却只有 3.3×10^{-12} 克，恰为其他细胞 DNA 含量的一半。

现今流式细胞光度术已成为测定细胞周期时相最普遍的方法。它能快速地检测大量的活细胞，同时还能对不同细胞群体进行分类。用流式细胞光度术测定细胞 DNA 含量并测算细胞周期时相的基本原理和方法是：细胞固定后进行荧光染色，用一定波长的激光激发，使细胞产生荧光，其强度与 DNA 含量成正比。然后上机分析并对数据进行计算机拟合作图。第一个峰代表 G_1 期细胞，最后的峰代表 G_2+M 期细胞，介于两者之间为 S 期细胞。

由于细胞分裂是一周期性现象，重复出现在每一代细胞中，因此通常用圆环来代表（图 3-3-7）。图中圆环代表有丝分裂周期的总时间（Tc），有丝分裂期用 M 表示。所有增殖的哺乳动物细胞（无论是培养的还是在组织中正常生长的）都有一个有丝分裂期（M），接下来 G_1、S 和 G_2 期，然后又发生有丝分裂。应指出的是，不同环境中各种哺乳动物细胞的细胞周期时间有所不同。

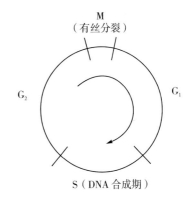

图 3-3-7　细胞周期时相

二、细胞周期时相及放射敏感性

（一）离体培养分裂细胞的同步化

研究细胞周期不同时相细胞的放射敏感性变化，只有在发展了离体培养细胞同步化技术之后才有可能。离体培养细胞同步化的含义就是，在一特定时间内，使细胞群体中所有细胞都处于细胞周期的同一时相内。

使分裂细胞同步化主要采用两种方法，第一种方法是有丝分裂收获技术（the mitotic harvest technique）由 Terasima 和 Tolmach 建立。这项技术只适用于在培养瓶内单层贴壁生长的离体培养细胞。主要原理是：细胞即将开始有丝分裂时，变圆，并松松地附着在细胞层表面。利用这个现象，如果此时轻轻摇动培养瓶，就会使有丝分裂细胞离壁，悬浮于培养基中。将含有悬浮细胞的培养液取出，移到新的培养皿中，这时再贴壁生长的细胞几乎全是有丝分裂期。然后在 37℃ 培养箱内孵育，这些细胞一起同步地通过细胞周期。在收获细胞后的不同时间进行一定剂量的照射，即可得到不同时相细胞的剂量效应。

使细胞同步化的第二种方法是使用药物，这不仅能用于离体培养的细胞，也能用于组织内的细胞。许多不同的化合物都可作为细胞同步化的药物，而使用最广泛的是羟基脲（hydroxyurea）。把药物加到培养的细胞群体中，便可对细胞群产生两个作用，其一是正在合成 DNA 的细胞摄取药物后会被杀死，其二是加药时处于 G_2、M 和 G_1 期细胞仍可在细胞周期中行进，最后阻截于 G_1 期末期。移出药物后同步化细胞便进入细胞周期。以仓鼠细胞为例，去除药物后 5 小时，同步化细胞群体处于有丝分裂期或接近有丝分裂期。

（二）细胞周期中不同时相细胞的放射敏感性

Sinclair 用离体培养的中国仓鼠细胞的实验得到了如下结果[26]：收集有丝分裂期细胞培养 1 小时后细胞处于 G_1 期，660cGy 照射后细胞存活率为 13%；在该剂量照射下细胞存活比例随进入 S 期的时间而增加，细胞接近 S 期终结时，同样的 660cGy 照射细胞存活率为 42%。当细胞由 S 期进入 G_2 期接着开始第二次有丝分裂，细胞存活比例又下降。许多其他学者也得到了相似的结果，这种反应形式是大多数中国仓鼠细胞的特征。

Sinclair 还测定了细胞周期中一些特定时相细胞的细胞存活曲线，图 3-3-8 显示早、晚 S 期及 G_1 和 G_2、M 期的细胞存活曲线。可以看出，最敏感的是 G_2、M 期的细胞。而晚 S 期细胞的存活曲线下降平缓，有一个很大的肩区，表明敏感性较差。G_1 期和早 S 期细胞的放射敏感性居于 M 期和晚 S 期之间。其他学者用仓鼠细胞和 HeLa 细胞的不同亚系进行了比较实验，得到了相似的结果。

细胞周期中不同时相细胞放射敏感性变化的主要特征可概括为：①有丝分裂期细胞或接近有丝分裂期的细胞是放射最敏感的细胞。②晚 S 期细胞通常具有较大的放射抗拒性。③若 G_1 期相对较长，G_1 早期细胞表现相对辐射抗拒，其后渐渐敏感，G_1 末期相对更敏感。④G_2 期细胞通常较敏感，其敏感性与 M 期的细胞相似。

除仓鼠细胞和 HeLa 细胞外，也对其他细胞系进行了研究。其中一些结果与上述结果相似，另一些却不同，因此上面归纳的几点特征虽适应范围较广但不能概括所有情况。

细胞时相效应的机制目前尚未充分了解，已提出了一些看法，主要有：X 射线照射后，分子关卡基因（molecular checkpoint genes）使细胞阻滞在 G_2 期。巯基是天然放射保护剂，趋势是 S 期处于最高水平而在接近有丝分裂时水平最低。

（三）细胞周期时相效应在放射治疗中的含义

对非同步化的细胞群进行单次放射线照射，周期内不同时相的细胞对照射的反应也不相同。有丝分裂或接近有丝分裂的细胞会被杀死，小部分处于 DNA 合成期的细胞也会受到损伤或被杀死。从而，一次照射后的总效应是倾向于细胞群体的同步化，留下来的细胞主要是处于相对放射耐受时相的细

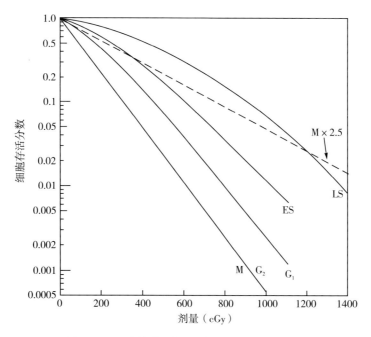

图 3-3-8　不同周期时相细胞的放射敏感性变化

胞。分次照射之间，细胞通过周期进入更敏感时相的再分布，对增加肿瘤周期内细胞群对分次方案中以后照射剂量的敏感性可能是重要因素。

参 考 文 献

1. Zhang, D., Wang, H. B., Brinkman, K. L., Han, S. X. & Xu, B. Strategies for targeting the DNA damage response for cancer therapeutics. *Chin J Cancer*, 2012, 31：359-363.

2. Trovesi, C., Manfrini, N., Falcettoni, M. & Longhese, M. P. Regulation of the DNA damage response by cyclin-dependent kinases. *J Mol Biol*, 2013, 425：4756-4766.

3. Sasaki, M. S. Chromosome aberration formation and sister chromatid exchange in relation to DNA repair in human cells. *Basic Life Sci*, 1980, 15：285-313.

4. Speit, G., Hochsattel, R. & Vogel, W. The contribution of DNA single-strand breaks to the formation of chromosome aberrations and SCEs. *Basic Life Sci 29 Pt A*, 1984, 229-244.

5. Matt, S. & Hofmann, T. G. The DNA damage-induced cell death response：a roadmap to kill cancer cells. *Cell Mol Life Sci*, 2016, 73：2829-2850.

6. Munro, T. R. The relative radiosensitivity of the nucleus and cytoplasm of Chinese hamster fibroblasts. *Radiat Res*, 1970, 42：451-470.

7. Marshall, E. S. *et al*. Estimation of radiation-induced interphase cell death in cultures of human tumor material and in cell lines. *Oncol Res*, 2004, 14：297-304.

8. Yoshiyama, K. O., Kimura, S., Maki, H., Britt, A. B. & Umeda, M. The role of SOG1, a plant-specific transcriptional regulator, in the DNA damage response. *Plant Signal Behav*, 2014, 9：e28889.

9. Kondo, T. ［Radiation-induced cell death］. *Nihon Rinsho*, 2012, 70：389-393.

10. Portugal, J., Mansilla, S. & Bataller, M. Mechanisms of drug-induced mitotic catastrophe in cancer cells. *Curr Pharm Des*, 2010, 16：69-78.

11. Eriksson, D. & Stigbrand, T. Radiation-induced cell death mechanisms. *Tumour Biol*, 2010, 31：363-372.

12. Maier, P., Hartmann, L., Wenz, F. & Herskind, C. Cellular Pathways in Response to Ionizing Radiation and Their Targetability for Tumor Radiosensitization. *Int J Mol Sci*, 2016, 17.

13. Vakifahmetoglu, H., Olsson, M. & Zhivotovsky, B. Death through a tragedy: mitotic catastrophe. *Cell Death Differ*, 2008, 15: 1153-1162.

14. Roninson, I. B., Broude, E. V. & Chang, B. D. If not apoptosis, then what? Treatment-induced senescence and mitotic catastrophe in tumor cells. *Drug Resist Updat*, 2001, 4: 303-313.

15. Canman, C. E. & Kastan, M. B. Induction of apoptosis by tumor suppressor genes and oncogenes. *Semin Cancer Biol*, 1995, 6: 17-25.

16. Koukourakis, M. I., Mitrakas, A. G. & Giatromanolaki, A. Therapeutic interactions of autophagy with radiation and temozolomide in glioblastoma: evidence and issues to resolve. *Br J Cancer*, 2016, 114: 485-496.

17. Zhang, D. *et al.* The interplay between DNA repair and autophagy in cancer therapy. *Cancer Biol Ther*, 2015, 16: 1005-1013.

18. Furuse, M., Nonoguchi, N., Kawabata, S., et al. Delayed brain radiation necrosis: pathological review and new molecular targets for treatment. *Med Mol Morphol*, 2015, 48: 183-190.

19. Radman, M. Protein damage, radiation sensitivity and aging. *DNA Repair (Amst)*, 2016, 44: 186-192.

20. Frankenberg-Schwager, M. & Frankenberg, D. Survival curves with shoulders: damage interaction, unsaturated but dose-dependent rejoining kinetics or inducible repair of DNA double-strand breaks? *Radiat Res*, 1994, 138: S97-100.

21. Cieciura, S. J., Marcus, P. I. & Puck, T. T. The use of x-irradiated HeLa cell giants to detect latent virus in mammalian cells. *Virology*, 1957, 3: 426-427.

22. Elkind, M. M., Whitmore, G. F. & Alescio, T. Actinomycin D: Suppression of Recovery in X-Irradiated Mammalian Cells. *Science*, 1964, 143: 1454-1457.

23. Yaes, R. J. Some implications of the Linear Quadratic model for tumor control probability. *Int J Radiat Oncol Biol Phys*, 1988, 14: 147-157.

24. Pelc, S. R. & Howard, A. Effect of various doses of x-rays on the number of cells synthesizing deoxyribonucleic acid. *Radiat Res*, 1955, 3: 135-142.

25. Fry, R. J., Lesher, S. & Kohn, H. I. Influence of age on the transit time of cells of the mouse intestinal epithelium. Ⅲ. Ileum. *Lab Invest*, 1962, 11: 289-293.

26. Sinclair, W. K. The specification of radiation dose in publications. *Radiology*, 1958, 71: 575-576.

第四章　肿瘤的临床放射生物学概念

杨伟志

第一节　细胞增殖与肿瘤生长速率

原发和转移肿瘤的生长决定着恶性肿瘤的临床过程，组织自体平衡的紊乱导致肿瘤的生长，在肿瘤生成期间由所需的反应性能所驱动。所需的反应性能包括：生长信号的自我满足，对抗生长信号不敏感，无限增殖潜力，逃避凋亡以及持续的血管生成。肿瘤的生长速率因细胞增殖和细胞丢失的差异不同而肿瘤之间有所不同。

最早定量研究人肿瘤生长速率的是 Collins 及其同事[1]，他们用胸片观察了肺转移瘤的生长（1956）。患者间肿瘤倍增时间差异很大，中位值 2 个月左右。Tubiana 和 Maleise 收集了 389 例肺转移瘤患者的肿瘤倍增时间，包括 5 种组织学类型，胚胎癌 27 天；恶性淋巴瘤 29 天；间充质肉瘤 41 天；鳞状细胞癌 58 天；腺癌 82 天。分化程度与倍增时间有一定关联，分化差的癌一般进展更快。此外，也进行了有限数量的人肿瘤生长速率的测量和细胞群动力学的研究。

一、肿瘤的细胞动力学层次（cell kinetic compartments of a tumor）

GG Steel[2]认为，肿瘤组织内的恶性细胞可根据其动力学特性分为 4 个层次。第一层次，由活跃分裂的细胞组成，所有在这一层次内的细胞都将通过细胞周期并可以用细胞标记技术予以辨认。所有新生的肿瘤细胞都是从这一层次产生的，因此这一层次的细胞是肿瘤体积增长的主要来源。该层次细胞在整个肿瘤细胞群体中所占的比例，称为生长比例（growth fraction，GF）。第二层次由静止或 G_0 期细胞组成。G_0 细胞时常被称为"Q"细胞或静止细胞（for quiescent），G_0 层次的细胞可再进入细胞周期。有些 G_0 细胞可能是克隆源性的（有能力再群体化出一个肿瘤），因此是危险的，必须在治疗中将它们消灭。第三层次由分化的终末细胞组成，终末分化细胞不再具有分裂的能力。一般来说，采用细胞动力学技术是不容易把 G_0 细胞和不能再分裂的终末细胞区别开的（尽管，在分化较好的肿瘤中可用形态学的方法区别出终末分化的细胞）。第四层次，由已死亡及正在死亡的细胞组成。由于血液供应不足而致坏死是肿瘤的特征，各个肿瘤被坏死细胞所占有的体积极不一样，有时可能很广泛。

其他参与形成肿瘤包块的主要成分是间质，这包括血细胞和成纤维细胞等正常组织细胞，在某些情况下可能比恶性细胞还要多。

细胞从一个层次向另一个层次的转化在肿瘤内是持续发生的。在一些治疗的进行期间或之后可能出现细胞从 Q 层次向 P 层次移动，称为再补充（recruitment），而从 P 到 Q 的转化也是必然存在的

（否则，在肿瘤的生长中，由于 P 细胞的倍增，Q 细胞的比例将下降到零）。另外，有些细胞由于营养的不足（如乏氧）而不能继续分裂，有些细胞也可能由于自然分化进程而进入分化层次。最后，有些细胞可能会离开原发肿瘤包块（其中有活性的细胞会导致转移而死亡细胞会被吸收），这些过程导致了肿瘤的细胞丢失现象。

二、肿瘤的生长及影响因素

肿瘤患者整个疾病的进程很大程度取决于原发和转移肿瘤的生长速度。在治疗不成功的患者中，复发的速度和患者的生存时间与肿瘤生长速度有关，此外，肿瘤的部位、浸润程度及范围等也起一定的作用。

（一）肿瘤的指数和非指数性生长

肿瘤的生长分为指数性生长和非指数性生长两种方式。指数性生长是指在相等间隔时间肿瘤体积呈恒定比例的增大，如从 1g 增至 2g；10g 增至 20g；100g 增至 200g 等。从一个细胞开始，每次细胞分裂产生两个子代细胞，然后是 4.8.16.32…，如此等等，从而导致细胞数呈指数性增加，体积随时间而增大。

指数性生长的公式是：

$$V = \exp(0.693 \cdot T/Td) \tag{3-4-1}$$

式中 0.693 是 $\log_e 2$，T 是时间。指数生长的含义是在恒定条件下肿瘤体积的对数随时间呈线性增加，为什么指数性生长这么重要呢？因为这是细胞生长的最简单模式。在通常条件下，如果允许细胞增殖，且没有细胞丢失，则细胞数量的增加将是指数性的。已知有两个过程会引起肿瘤生长倍增时间的变化，即细胞丢失和去周期化（decycling，指增殖细胞移动进入非增殖状态）。因此，3 个因素中任何两个的组合，如细胞周期时间的延长、生长比例的下降以及细胞丢失率的增高都会导致肿瘤的非指数性的生长。

在大肿瘤由于乏氧、营养不良所致的周期细胞比例下降、细胞周期延长以及细胞死亡增加会造成肿瘤生长减慢。这种渐进的肿瘤生长减慢时常以 Gompertz 等式描述：

$$V = V_0 exp(A/B) \tag{3-4-2}$$

式中 V_0 是时间为 0 时的体积，A 和 B 是由生长速率决定的参数。在最早期等式呈指数态，$V = V_0 exp(A.t)$；拉长时间间隔，$exp(-B.t)$ 小于 1.0，体积趋近 $V = V_0 exp(A/B)$ 的最大值。Gompertz 等式并不是表述这种生长曲线的唯一公式，GG Steel 曾在 1977 年进行了详尽讨论[3]。

（二）影响肿瘤生长速度的因素

对为什么不同肿瘤间（即便是相同病理类型的不同个体）的生长速度会不同以及如何确定肿瘤的生长速率放射生物学者已进行了多年研究。已知肿瘤的生长速率很大程度上由肿瘤细胞的遗传学特征、所来源的组织以及恶性转化中所引起的改变所决定。受 3 个主要因素的影响，即细胞周期完成时间、周期内肿瘤细胞的比例以及细胞丢失率。描述肿瘤的生长速率及因素主要有 3 个参数。

1. 肿瘤体积倍增时间（tumor volume doubling time）　指细胞群或肿瘤体积增加一倍所需的时间，是描述肿瘤生长速度的重要参数，由 3 个因素所决定：细胞周期时间（the cell cycle time，Tc）、生长比例（the growth fraction，GF）和细胞丢失率（the rate of cell loss）。如果细胞周期时间短、生长比例高、细胞丢失低，则肿瘤生长得就快。肿瘤体积倍增时间，对处于体表的肿瘤，可用卡尺测量的办法获得。体内的肿瘤有的可用 X 光片或 CT 扫描等方法获得。

2. 潜在倍增时间（potential doubling time，Tpot）　它是用来描述肿瘤生长速度的理论参数，定义是：假设在没有细胞丢失的情况下肿瘤细胞群体增加一倍所需要的时间（steel，1977）。这取决于细胞周期时间和生长比。Tpot 可以通过测定胸腺嘧啶的标记指数（LI）或 S 期比例（S-phase fraction Ts）根据以下关系式得到。

$$Tpot = \lambda \frac{Ts}{LI} \qquad (3-4-3)$$

Ts 是 S 期持续时间，λ 是校正系数，通常在 0.7～1.0 之间。Ts 可以通过胸腺嘧啶类似物标记技术进行测算。

表 3-4-1　用流式细胞术测定的 IdUrd/BrdUrd 标记的人肿瘤细胞动力学参数

部　　位	例　　数	LI（%）	Ts（小时）	Tpot（天）
头颈	712	9.6（6.8～20.0）	11.9（8.8～16.1）	4.5（1.8～5.9）
中枢神经系统	193	2.6（2.1～3.0）	10.1（4.5～16.7）	34.3（5.4～63.2）
上部小肠	183	10.5（4.9～19.0）	13.5（9.8～17.2）	5.8（4.3～9.8）
结直肠	345	13.1（9.0～21.0）	15.3（13.1～20.0）	4.0（3.3～4.5）
乳腺	159	3.7（3.2～4.2）	10.4（8.7～12.0）	10.4（8.2～12.5）
卵巢	55	6.7	14.7	12.5
宫颈	159	9.8	12.8	4.8（4.0～5.5）
黑色素瘤	24	4.2	10.7	7.2
血液	106	13.3（6.1～27.7）	14.6（12.1～16.2）	9.6（2.3～18.1）
膀胱	19	2.5	6.6	17.1
肾细胞癌	2	4.3	9.5	11.3
前列腺	5	1.4	11.7	28.0

（引自 M Joiner and Albert van der Kogel，Basic clinical radiobiology）

3. 细胞丢失因子（cell loss factor）　肿瘤的细胞丢失可通过计算细胞丢失因子表达：

$$细胞丢失因子 = 1 - \frac{Tpot}{Td} \qquad (3-4-4)$$

表 3-4-2 是 AC-Begg 和 GG Steel 总结的人肿瘤的典型动力学参数。

表 3-4-2　人体肿瘤的典型动力学参数

细胞周期时间（~2 天）
生长比例（~40%）　　}潜在倍增时间（~5 天）
细胞丢失（~90%）　　体积倍增时间（~60 天）

（三）人体肿瘤的生长速度

1977 年，Steel 综合了大量已发表的人体肿瘤的生长速度，发现在任何一个肿瘤类型内都有很宽范围的体积倍增时间。例如，肺转移腺癌的体积倍增时间，有些肿瘤体积在 1 周内就增加一倍，而有些则需要一年或更长时间，其中位数则是 90 天左右。这一中位数在其他人体肿瘤类型中也是有代表性的。

第二节　放射治疗剂量-效应关系的概率分析

一、概述

以临床资料建立剂量-效应关系的尝试可以追溯到放疗最初的 10 年。1936 年，Holthusen[4] 最早进行了剂量-效应关系的理论分析，对发展放疗理论产生了重要影响。他证明了正常组织反应（皮肤毛细血管扩张）和皮肤癌的局部控制的剂量-效应曲线是 S 形的。他注意到了这些曲线与统计学上累积分布函数的相似性，这是保留下来的关于剂量-效应关系起源的主要假说，且至今仍有影响力。

临床放射生物学关注的是给定吸收剂量与所致生物效应之间的关系及影响因素，这在临床上所看到的是一个很宽的剂量范围，在这个范围特定类型放射反应的风险随照射剂量的增加从 0 增至 100%。当讨论放疗毒性时 Bentzen[5] 认为：应意识到不存在并发症为 0 的最低剂量，因此也没有耐受性的明确界限。

反应终点/终点指标（end point），是指照射以后给定时间内一个特定事件的发生或不发生。随照射剂量的增加，放射反应严重程度和（或）发生频率可能会增加，而在非常高剂量照射以后，几乎所有的病例都会见到。在儿童，一定剂量的颅脑照射以后，刺激性的生长激素分泌呈剂量依赖关系，即是一个随照射剂量增加损伤严重性增加的例子。

二、剂量-效应曲线的形状

电离辐射的剂量-效应曲线呈 S 形，当剂量趋于“0”，辐射效应的发生率也趋于“0”；在高剂量时辐射效应趋于“100%”，这就是剂量-效应关系图 3-4-1。有许多数学函数被设计用于描述剂量效应曲线的这种性质，但常用的只有 3 个。这就是“泊松（the poisson）”，逻辑（the logistic）和概

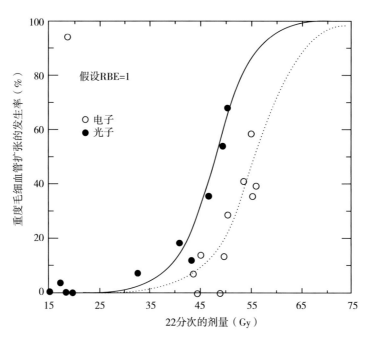

图 3-4-1　分次照射后重度毛细血管扩张的发生率

率单位（The probit）剂量-效应模式。在这三个公式中，前两个是最常用的。

为描述和分析放疗中的剂量-效应关系，在这些数学模型中作出选择是不容易的事。一般来说，用哪个模型去拟合所观察的资料更好是个经验性问题。

（一）泊松剂量-效应模型（poisson dose-response model）

1961 年 Munro 和 Gilbert[6] 发表了里程碑性论文，在文章中他们提出了肿瘤控制的靶细胞公式：肿瘤放射治疗的目的是毁灭每一个潜在恶性细胞的扩展，使其不能增殖。基于这种考虑以及放射线杀灭细胞的随机性，他们提出了由 N 个相同细胞组成的肿瘤照射以后肿瘤治愈概率（tumor cure probability TCP）的数学模型。提示 TCP 只与每个肿瘤存活克隆源性细胞的平均数有关。

肿瘤治愈概率 TCP 是指在肿瘤中存活克隆源性细胞为 0 的概率，假设 λ 为照射以后每个肿瘤的平均克隆源性细胞数，则可以下式表达：

$$TCP = e^{-\lambda} \tag{3-4-5}$$

假设每个肿瘤的平均存活克隆源性细胞是照射剂量的负指数函数，从而得到了特征性的"S"形曲线。Munro 和 Gilbert 的泊松剂量-效应模型对理论放射生物学具有重要影响。这个指数性的剂量-效应模型，以后被线性二次模型所取代从而得出我们称之为肿瘤控制的标准模型。

$$TCP = \exp\left[\, -N_0 \cdot \exp(-\alpha D - \beta dD) \,\right] \tag{3-4-6}$$

式中 N_0 为照射前每个肿瘤的克隆源细胞数，第二个指数是根据线性二次模型每分次剂量 d 及总剂量 D 后的存活分数。二者相乘，得到照射以后每个肿瘤的平均存活克隆源细胞数。泊松模型的直接吸引力在于模型的参数在表面上有生物学的或机械性的解释，然而在转换过程中所调研的参数会受生物学和剂量学异质性的影响，因此，通常不能被看作是对肿瘤的一些内在生物学特性的测算。当模拟肿瘤的剂量——效应关系时，泊松模型的机械解释是比较容易理解的。

（二）逻辑剂量-效应模型（logistic dose-response model）

逻辑剂量-效应模型比泊松模型更常被提到和应用。这个模型没有简单化的机械背景，因此所调查的参数也没有生物学的解释，对调研不同辐射的反应概率确是一个方便和灵活的工具，因此更多地被用于生物学而不是放射生物学领域。这个模型的基本思路是：某一时间的概率可以如下公式表示：

$$p = \frac{\exp(u)}{1 + \exp(u)} \tag{3-4-7}$$

当分析来自分次放疗的资料时，u 具有如下形式：

$$u = \alpha_0 + \alpha_1 \cdot D + \alpha_2 \cdot D \cdot d + \cdots \tag{3-4-8}$$

式中 D 是总剂量，d 是每分次剂量，当然以这种方式代表剂量分次效应关系时所反映的是剂量-效应线性平方关系的假设。用逻辑回归分析系数 a_0，a_1…的具体方法可在许多标准统计软件包中得到。参数 a_1，a_2 相似于线性平方公式中的系数 α 和 β。但应注意的，机械性地翻译是不行的，a_1 不是 α，a_2 也不是 β。但可保留的是，a_1/a_2 比值估算的是 α/β 比值。

等式（3-4-7）可改写成下列表达式；

$$u = \ln\left(\frac{p}{1-p}\right) \tag{3-4-9}$$

三、剂量-效应曲线的位置（position of the dose—response curve）

放射剂量坐标上的剂量-效应曲线位置有几种表述，他们的剂量单位都是（Gy），特指在给定水平肿瘤控制或正常组织并发症所需的剂量。对肿瘤而言，使用频率最大的位置参数是 TCD_{50}，即控制 50%肿瘤所需的剂量。对正常组织反应相似的参数是 50%反应的放射剂量（RD_{50}），在极少见严重并发症为 RD_5，它是指产生 5%并发症的发生率。

四、剂量-效应曲线陡度的定量（quantifying the steepness of dose-response curves）

量化表示剂量-效应曲线陡度最方便的方式是"γ"值，更精确的则是标准化的剂量-效应斜度（the normalized dose-response gradient）。

更精确的"γ"值定义需借助一点数学计算，设 p（D）为效应-剂量的函数，ΔD 为小的剂量增加。则上述的定义可写为

$$\gamma \approx \frac{P(D+\Delta D) - P(D)}{(\Delta D/D) \cdot 100\%} \times 100\%$$

$$= D \cdot \frac{P(D+\Delta D) - P(D)}{\Delta D} = D \frac{\Delta P}{\Delta D} \qquad (3\text{-}4\text{-}10)$$

令 ΔD 趋近于 0，便得到 γ 的正式定义：

$$\gamma = D \cdot P'(D) \qquad (3\text{-}4\text{-}11)$$

式中 P′（D）源于 P（D）所对应的剂量，如果我们看一下等式 4.8 的右侧，便可发现如下关系：

$$\Delta P \approx \gamma \cdot \frac{\Delta D}{D} \qquad (3\text{-}4\text{-}12)$$

换言之，γ 是一个增量（multiplier），它把剂量的相对变化关系转换成效应概率的绝对变化。γ 值取决于所评价的效应水平，在剂量-效应曲线的顶部或底部剂量增加 1%所产生的效应增加小于曲线最陡峭的部分。这个局部 γ 值用表示效应水平的指数来描述。如 γ50 是指在 50%效应水平的 γ 值。报告剂量效应曲线陡度的简便方式是采用曲线最陡部分效应水平的 γ 值。对泊松曲线而言，是在 37%效应水平，而逻辑模式是在 50%效应水平。这个位置（37%或 50%）被确定以后，该剂量-效应曲线的整个数学形式便被确定下来，据此便可计算出该曲线任何其他水平的剂量-效应关系的变化（如剂量变化 20%时效应变化多少百分点等）。

五、治疗窗（the theraputic window）

和其他医疗方式一样，放射治疗也必须平衡放射治疗的风险和效益的关系。肿瘤控制剂量-效应曲线的形状、相对位置以及所产生的放疗并发症决定着在可接受的副作用水平所能给予的最大照射剂量。这点被 Holthusen 做了很好的说明，他用肿瘤控制和正常组织并发症在同一坐标系内为这两种情况做图，有利的一种情况是这两条曲线之间有一宽的治疗窗，而另外的情况则没有增益。

在定量描述治疗窗的治疗修饰效应的文献中可以见到几种参数，Holthusen's 提议的计算无并发症治愈的概率，仍在一些文献中被使用着。使用这种方法测量的困难是，它同等对待有疑问的并发症和肿瘤复发，而后者时常是致命的，同时也有违于一般常识。一种简单改良的变通方法是专测在相关终点指标等效毒性水平的肿瘤控制概率。

参 考 文 献

1. Cllins VP，Lodffdr K，Tivey，. Observation on growth rates of human tumors. AJR Am J Roentgenol，1956，6：988.

2. Steel GG. （etd）Basic clinical radiobiology. 3rd edition.，2002， （ed）Hodder Arnold. London，New York，Sydney，Auckland.

3. Steel GG. The growth kinetics of tumours. Oxford：Oxford University press.

4. Holthusen H. Erfahrungenüber die verträglichkeitsgrenze für Röntgenstrahlen und deren Nutzanwendung zur Verhütung von Schäden. Strahlentherapie，1936，57：254-269.

5. Bentzen SM. Quantatineclinical radiobiology. Acta Oncol，1993，32：259-275.

6. Munro TR，Gilbert CW. The relation between tumour lethal doses and the radiosensitivity of tumor cells. Br J Radio，1961，34：246-251.

第五章 正常组织及器官的放射反应

杨伟志

正常组织细胞与细胞之间不是孤立存在的，他们形成复杂的结构。在正常情况下，细胞的生、死之间维持着精确的平衡，这是机体调节机制作用的结果。它使机体的组织结构及构成组织的细胞数量保持在稳定状态。细胞损伤时不仅要考虑死亡细胞本身而且要考虑由死亡细胞带来的连锁反应。这就有必要弄懂组织的结构及动力学。

第一节　正常组织的结构

一、正常组织的细胞层次

增殖和功能层次内细胞的组成状态对正常组织放射反应的结局是非常重要的。正常组织分为两个主要类型，第一种类型称为等级结构组织（hierarchical tissue），在这种组织中，干细胞群、扩增细胞群与功能细胞层之间具有清楚的可以识别的界限。这种组织中有 3 种不同分化层次的细胞。①干细胞（stem cells）：是具有无限增殖和自我更新能力的细胞。成体干细胞具有自我繁殖能力，他能避开细胞分裂和分化之间的联系，即其细胞在每次有丝分裂后就会失去部分分化潜能而最终分化成不分裂的功能性细胞。正常情况下大部分干细胞都处于 G_0 期，但刺激以后可很快进入细胞周期；②已分化或功能细胞（differentiated or functional cells）：是与干细胞完全不同的另一层次的细胞（如血循环中的粒细胞和小肠黏膜绒毛细胞），这些细胞通常没有分裂能力最后因衰老而死亡；③正在成熟的细胞（maturing cells）：在干细胞和分化的功能细胞之间存在着一个由正在成熟的细胞组成的中间层次。在这个层次中，分化的干细胞后代在分化进程中倍增，如骨髓中的幼红细胞（erythroblats）和成粒细胞（granuloblats）就是中间层次的细胞。

第二种组织类型称为灵活组织（flexible tissue），特点是细胞层次间没有明显的界线。在这种组织中，功能和增殖细胞可来源于相同细胞（图3-5-1）。

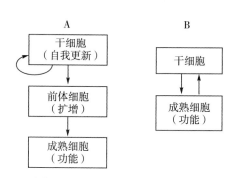

图 3-5-1　结构等级制约组织（A）和灵活组织（B）

二、早反应组织和晚反应组织

为便于理解和进行生物剂量的等效换算，根据正常组织的不同生物学特性及对电离辐射的不同反应性，也将正常组织分为早反应组织和晚反应组织两大类。

早反应组织的特点是细胞更新很快，因此照射以后损伤很快便会表现出来。这类组织的 α/β 比值通常较高，损伤之后是以活跃增殖来维持组织中细胞数量的稳定并进而使组织损伤得到恢复的。晚反应组织的特点是，这些组织中细胞群体的更新很慢，增殖层次的细胞在数周甚至一年或更长时间也不进行自我更新（如神经组织），因此损伤很晚才会表现出来。晚反应组织的 α/β 比值较低。

放射生物学实验及临床研究结果显示，人体组织中，早反应和晚反应组织照射以后的反应特点是不同的。在临床放射治疗中应根据生物学特性分别考虑早反应组织和晚反应组织对分次剂量和总治疗时间的不同效应，特别是晚反应组织。

第二节　正常组织副反应的发生机制

在对肿瘤的放射治疗中，不管治疗靶区如何优化都不可避免地会一定程度地涉及正常组织。主要原因是恶性细胞会浸润到正常组织中，射线传输路径上的正常组织结构也会受到一定剂量的照射。因此，根治性放疗难免会伴随一些可接受的早期和晚期副作用以达到充分的肿瘤治愈率。

早期（急性）副反应在治疗期间或结束后短期即可被观察到，而晚期副反应潜伏数月至许多年以后才有明显的临床表现。早期与晚期反应的分界线人为地以开始放疗以后的 90 天为界。这个分类方法以时间过程为全部依据，然而，早期和晚期反应特别是放射生物学的特征是与此不同的。

一、早期放射反应及发生机制

早期反应通常发生于具有高度增殖活性的组织，急性症状是由放射所致的表层细胞丢失及细胞补充受损造成的，后果是进行性的细胞耗竭。这种效应通常伴有炎症改变，痊愈过程的完成，取决于受照射组织内存活干细胞的增殖或未受照射组织干细胞的迁移。

放射的早、晚期反应之间的区别具有重要的临床意义。因为早期反应在分次放射治疗期间可被观察到，因此有可能对剂量进行调整，以保持组织修复所需的充足的干细胞，以免发生严重的放射损伤。那些存活的干细胞将通过再群体化恢复快增殖组织的完整性。如果治疗结束时存活干细胞数低于组织有效恢复所需的水平则早期反应可以作为慢性损伤保持下去，也被称为后果性晚期并发症（consequential late complications）。早和晚期放射反应的病因学机制是不同的，一般来说，早期反应的严重性总体上与晚期反应的风险不平衡。然而，在特殊情况下，在一个器官内急性和慢性反应的相互作用可以导致结局性的晚期效应。

二、晚期放射反应的发生机制

相对于早期副反应而言，晚期放射副反应的主要机制是以实质细胞耗竭为特征，慢性副反应的发病途径更复杂。主要过程发生在器官的实质细胞，但也发生于结缔组织和血管组织。通常，免疫系统（巨噬细胞、肥大细胞）作用于组织反应。因此，晚期放射反应代表着多层面的多重效应。

相对于早期反应，晚期反应的结局是随着时间的延长而严重性加重，慢性反应的风险存在于患者的整个生命过程。

经典概念对晚期放射性损伤的认识是，假设正常组织中的靶细胞（target cell）决定事件的临床过程。主要强调的是特异性靶细胞的存在以及靶细胞的放射损伤修复。如纤维化与损伤的成纤维细胞有关，脱髓鞘与胶质细胞丢失有关，而肾损伤与肾小管细胞的耗减有关。这种"实质细胞"理论主要依据的是"原位分析法"对克隆源细胞丢失定量计数的实验结果。Travis 对"晚期反应"的定义是：晚期反应是指实质细胞耗竭后无力再生而最终导致的纤维化。

随着分子生物学技术的不断引入，使我们对放射和化疗所诱发的临床病理过程认识从靶细胞学说扩展到靶细胞间的通讯-主要是细胞间细胞因子的对话（cytokine coversation），从而使我们能更好地了解细胞毒所诱导的晚期效应的机制。目前认识的重点已从靶细胞本身深入到自分泌（autocrine）、旁分泌（paracrine）、mRNA 信息以及贯穿细胞之间的蛋白。靶器官受到照射以后，由于它是多细胞的，因此导致细胞因子级联效应（cascades of cytokine）的产生，认为这就是那些使存活细胞得以恢复和（或）表达晚期效应信息的扩增载体。

首先提出细胞因子级联效应的是 Rubin[1] 及其同事（1995）。他们认为，在肺放射损伤的临床剂量范围，会诱导早期的、持续的炎性细胞因子的产生。如 IL-1α 是放射性肺炎的启动因子之一，而 TGF-β 族（包括 TGF-β1）是一种重要的纤维化形成因子。因此，目前对正常组织晚期损伤形成机制的基本认识是：受照射以后，由细胞因子和生长因子所介导的各种细胞群之间的相互作用，最终导致了晚期放射损伤形成。在不同组织中，导致晚期损伤的细胞类型和途径差别很大。在许多器官内皮细胞的损伤是基本机制之一，可以见到血栓形成、血管通透性增大所致的间质水肿。这些变化可以被直接诱发也可被其他细胞（如巨噬细胞等）产生的炎性细胞因子所诱发。

照射后即刻，由于细胞成分（如膜、胞质体和 DNA 等）的损伤便启动了细胞间的对话，从而使基因表达发生了改变。反应的过程经常是立即释放 mRNA 并立即到达各自相邻细胞的受体，通过信号传导受体细胞被激活，从而导致少量的或一系列细胞因子的表达并最终导致细胞增殖或细胞外基质蛋白的产生。在特定情况下受体细胞是成纤维细胞，可以在受损伤后 24 小时之内看到胶原基因的活化，并能持续数天、数周、甚至数月，时间跨度可以持续到病理或临床损伤的出现。

细胞初始损伤以后所激发的细胞因子级联效应是立即发生的，并通过细胞信号引发一系列的继发事件。在肺，一个潜在的反应是 II 型肺泡上皮细胞和（或）内皮细胞释放促炎性细胞因子，即 IL-1β，IL-6，TNFα。这些物质的表达立刻诱导巨噬细胞释放促纤维化细胞因子，即 TGFβ，PDGF。然后反过来通过一系列的自分泌、旁路分泌刺激成纤维细胞产生细胞基质蛋白。Rubin 等采用分子生物学技术和体内/体外分析的方法观察照射体积内的反应，如果单独照射体外培养的 II 型肺泡上皮细胞可以见到白细胞介素（IL-1，IL-6）的释放，反之如果单独照射巨噬细胞则见不到任何细胞因子的释放，而联合培养时在相同的条件下照射诱导 II 型肺泡上皮和巨噬细胞都表达 TGFβ。于是提出，首先受激发的促纤维化细胞因子可刺激成纤维细胞，随着时间的推移导致晚期纤维化。这个过程大致可分 3 个阶段：①即刻（损伤后最初的 24 小时）；②早期（损伤后数天到大约 8 周）；③晚期（损伤后 3~6 个月或更长）。从中可以看出病理和临床过程的大致概况。因此，与经典的靶细胞理论不同，分子理论认为没有潜伏期的存在，而是照射后促炎性和促纤维化细胞因子即刻同步表达，而且不论是在早期还是晚期都是如此。另外正如以前描述的胶原基因的表达也是在早期即可看到的（尽管晚期胶原基质蛋白的实际表达是在原位的）。分子理论还认为细胞因子和生长因子的识别是一个即刻事件，同时也是双向的，提示某些细胞因子结合物的抑制或扩增最终将决定临床事件的过程。另外 Rubin 认为，死亡的靶细胞决定临床过程的方向，但存活着的细胞通过细胞因子的级联效应决定晚期可观察到的临床表现。

无疑，任何器官的实质细胞均可被照射所失活。然而，在晚期效应的发病机制中，除了器官的实质细胞和器官特异的细胞，还有更多的组织结构和细胞群受到累及。主要是小血管和毛细血管的血管内皮细胞以及结缔组织的成纤维细胞。辐射诱发的凋亡或延后的有丝分裂死亡可造成内皮细胞的死亡。相反，有丝分裂的成纤维细胞被启动分化成有丝分裂后纤维细胞，结果是胶原的合成和沉积剧烈增加。然而，照射以后，已经知道，受到照射或征募进入组织的巨噬细胞也对晚期放射反应的发病机制起作用。

特定剂量照射后参与晚期反应的每种细胞成分，构成一种综合反应，成为整个组织的不同临床终点的总的剂量效应。因此，一个单独细胞成分的放射敏感性不太可能能够预测整个器官的放射敏感性。对不同器官而言，所涉及的发病机制组分是不同的。

第三节　正常组织的体积效应

受照射体积（the irradiated volume，Ⅳ）所接受的剂量明显受正常组织耐受性的影响，并取决于照射所实施的物理参数，例如，照射的类型和质量（光子、电子、质子、能量）、放射治疗的方式（近距离治疗、适形放疗、调强放疗）以及治疗计划（野数，等）。

一、组织结构关系的耐受概念

van der Kogel[2]认为：在考虑受照射体积对正常组织耐受性的影响时，重要的是应对结构性组织耐受（structural tissue tolerance）和功能性耐受（functional tolerance）的概念加以区别。结构性组织耐受取决于细胞的放射敏感性以及在限定体积内使成熟细胞群保持在临界水平以上的干细胞活力。功能性耐受取决于作为一个整体的器官是否能继续行使功能。受照射组织的体积对临床耐受性可能有重要决定性，而对每单位体积组织的敏感性影响不大。皮肤和黏膜的溃疡就是一个例子，如果溃疡发生在一个大的区域内将会导致疼痛和功能的缺失，然后慢慢愈合。相反，一个小区域的溃疡，只会有点不舒服且会很快愈合。在这种情况下，临床耐受性主要取决受照射的体积（尽管组织耐受性不是这样）。不论是皮肤还是其他组织都没有受照射体积增加细胞放射敏感性也增加的证据。

在肾和肺，临床耐受性也取决于受照射体积的大小。当进行全肾或全肺照射时这两个器官是非常放射敏感的。而小体积的局部照射却可承受相对较高的剂量，这是因为它们具有很大的功能储备能力（functional reserve capacity）。在正常生理条件下，只要约30%处于健康状态即可。局部照射的耐受性及功能保持力较大的原因是功能性肾单位（functional nephrons）和肺泡亚单位（alveolar subunits）为平行组织结构。少量功能性亚单位的失活不会导致器官功能的丧失。受照射以后，只要未达到FSU数的临界水平，功能性损伤就不会出现。其含义是，存在着一个照射的阈值体积，小于这个体积就不会出现功能性损伤，超过这个阈值，损伤通常表现为程度不同的反应，即随着照射剂量的增大功能性损害的严重性增加。反应的大小取决于被放射所破坏的FSU数。发生并发症的风险取决于在整个器官的剂量分布，而不是小"热点"（hot spots）的存在。

如果以器官结构来对体积效应分类的话，"平行"组织结构（parallel organization）的器官，如（肺、肾）与"串联"组织结构（serially organized structure）的脊髓是截然不同的。在串联组织结构，一个亚单位的失活便可导致整个器官功能的丧失。这种组织的放射损伤显示了双向效应，有一个阈值剂量，低于阈值剂量保持正常功能，超过阈值剂量功能丧失，如放射性脊髓病。在这种情况下，由给定照射剂量所致的任何特定亚单位的失活的概率将随受照射组织的长度增加而增大。对并发症的风险来说没有一个阈值体积，而是强烈地受非均匀性的热点剂量（甚至是很小的剂量热点）影响。

事实上，没有器官的构造简单得像一条链状的功能单位，也不存在纯粹的串联结构组织。另外，简单的串联和平行组织结构分类方法也不能充分说明来自照射区域以外的细胞迁徙和再生的影响。然而，以串联平行组织结构为基础的体积效应模型对解释放射敏感器官是有用的。如肾和肺在失去了它们一半以上的总体积时仍能维持一定功能，而脊髓受小体积照射后也可能会丧失功能。

许多器官，如脑更适合用中间型器官结构来描述，既不是串联的也不是平行的。特定区域的脑组织行使特定的功能。因此对脑的耐受性而言，与所照射的部位而不是受照射的总体积关系更大。即便是很小区域的照射也会导致其所控制区域特定功能的永久性丧失（因未损伤部分的脑组织并不能代替这些功能），但脑的其他功能可能并不受影响。

二、体积效应的数学模型

在文献中已提出了几个正常组织体积效应模型，这些都是对有关放射治疗中体积效应的思考。影响比较广泛的模型是 Lyman[3] 的模型（1985）。这个模型给出了正常组织并发症概率（the normal-tissue complication probabilityty，NTCP），NTCP 是部分器官体积 V 与吸收剂量 D 的函数。

$$NTCP(D,V) = \frac{1}{\sqrt{2\pi}} \cdot \int_{-\infty}^{u(D,V)} \exp\left(-\frac{1}{2} \cdot x^2\right) dx \tag{3-5-1}$$

式中体积和剂量的依赖关系是整体的上限

$$u(D,V) = \frac{D - D_{50}(V)}{m \cdot D_{50}(V)} \tag{3-5-2}$$

D_{50} 的体积依赖性假设有如下关系

$$D_{50}(V) = \frac{D_{50}(1)}{V^n} \tag{3-5-3}$$

模型中的三个参数，m，D_{50}（1）和 n。D_{50}（1）是指如果整个器官受到这个剂量照射，特定终点指标发生率为 50% 时的均匀总剂量。体积因子（volum index）n 始终在 0 和 1.0 之间，n 值越大体积效应越明显。参数 m 与剂量效应曲线的陡度呈反向关系，即 m 值越小所对应的剂量效应曲线的陡度越大。Lyman 的模型没有简单的机械背景，应被看作是一个拟合剂量体积资料的经验模型

Lyman 模型只适用于接受均匀剂量照射的分次照射的体积，实际上这是基本不存在的情况。总结和分析器官内的非均匀剂量分布最常用的方式是剂量体积组方图（the dose—volume histogram，DVH）。用 Lyman 模型调研来自 DVH 的 NTCP 时，必须把 DVH 简化成在剂量体积区间的一个简单点（a single point）。为此，最常使用的 2 个方法是插入法（the interpolation mothod，lyman 1985）和有效体积法[4]。

Lyman 模型正确预测患者组织并发症概率的能力已受到质疑，甚至 DVH 作为对剂量分布的简单测量也因器官或组织体素（voxel）空间剂量的丢失而受到批评。因此 NTCP 模型在临床及剂量计划的应用是有高度争议的，目前不宜用于研究以外的目的。

已经开发了更机械的数学模型，但这些模型中至今没有一个被广泛使用。介于纯粹的经验和生物物理模型之间的是"相对连续模型"（the relative seriality mode，Kallman et al，1992）。在这个模型中引入了参数 S，表示连续的程度，以描述组织的功能结构。S 值趋于 0 代表"平行结构"，S 值趋于 1 代表"串联结构"。它是一个整体效应模型（integral response model，Wolbarst et al，1982；Withers et al，1988[5]）。模型允许 FSU 具有非均匀的空间分布。功能亚单位 FSU 的定义是，单个存活克隆源细胞所能再生的最大细胞单位。每个独立 FSU 的放射效应由泊松统计决定，FSU 的空间结构决定部分体积照射的器官效应。

三、剂量体积模型的临床应用

高精度照射技术的快速发展，以及最近 IMRT 的开展激发了临床提升剂量的研究，特别是肺和前列腺。随着三维适形放疗的开展，剂量体积组方图已被证明对治疗计划的比较研究有一定用处。然而，尽管一些器官的临床资料很多，但对 DVH 所生成的参数对预测 NTCP 的适宜性还不清楚，如 Rotrigus（2004）关于肺的报告就是证明。此外，DVH 空间信息的缺失也是决定局部组织损伤与总发病率间关系的限制，DVH 也不能区分器官内（如脑或眼）不同亚区域或单元在解剖和功能的差别。

现有的资料显示，部分器官照射剂量的耐受性超过了以前建立的水平。来自前瞻性剂量升级研究与剂量分布以及剂量-体积组方图精确知识的结合新资料显示，将可能会产生更现实的参数和能有效用于描述体积效应的数学模型。然而，在目前的多参数模型中存在着许多局限性和不确定性，看来这些生物模型不能很快代替相对简单的经验性模型。

因此。现有的这些模型可以看作，有助于对不同治疗模式的比较研究而不是给出对临床治疗后果的精确预测。

参 考 文 献

1. Rubin P, Johnston CJ, Williams JP, McDonald S, Finkelstein JN,. A perpetual cascade of cytokines postirradiation leads to pulmonary fibrosis. Int J Radiat Oncol Biol Phys, 1995, 33：99-109.

2. Joiner M, Albert van der Kogel,. Basic clinical radiobiology. Fourth Edition, 2009 Edward Arnold.

3. Lyman JT,. Complication probability as assessed from dose-volume histograms. Radiat Res 104：S13-19.

4. Kutcher GJ, Burman C,. calculation of. Complication probability factors for non-uniform normal-tissue irrsdiation：effective volume methods. Int J Radiat Oncol Biol Phys, 1989, 16：1623-1630.

5. Withers HR, Taylor JMG and Maciejewski B,. Treatment volume and tissue tolerance. Int J Radiat Oncol Biol Phys, 1988, 14：751-759.

第六章 分次放射治疗的生物学基础

杨伟志

第一节 分次放射治疗的生物学原理

现代放射生物学的知识使人们有可能解释时间-剂量因子对生物效应的影响并了解作用机制。著名放射生物学家 Withers 曾在"改变分次放射治疗方案的生物学基础"一文中指出：临床放射治疗医生在设计分次治疗方案时，应注意把握两个要点：即生物学的合理性和处方剂量设定的科学性。因此临床放射治疗医生除医学专业知识外，还应掌握肿瘤放射治疗的生物学原理和照射剂量-生物效应的量效关系。欲达此目的，必须了解影响分次放射治疗的生物学因素。其中临床放射生物学中的"4Rs"概念是重要环节。

"4Rs"是指细胞放射损伤的修复（repair of radiation damage）、周期内细胞的再分布（redistribution within the cell cycle）、乏氧细胞的再氧合（reoxygenation）以及再群体化（repopulation）。

一、细胞放射损伤的修复

（一）细胞的放射损伤

DNA 是放射线对细胞作用最关键的靶。早期实验显示，用放射线照射会导致 DNA 溶液的黏度下降，接下来的实验证实了这主要是由于 DNA 链的断裂所致。DNA 链的断裂主要有两种形式，即单链断裂（single-strand breaks SSB）和双链断裂（double strand breaks DSB）。那么，我们为什么会认为 DNA 损伤是放射线造成细胞死亡和突变的最关键事件呢？主要证据和理由有如下几方面：

1. 微辐射研究显示，用放射线杀死细胞时，单独照射细胞质所需的照射剂量要比单独照射细胞核大得多。

2. 放射性同位素（如^{3}H，^{125}I）参入核 DNA 可有效地造成 DNA 损伤并杀死细胞。

3. 受放射线照射后染色体畸变率与细胞死亡密切相关。

4. 当特异地把胸腺嘧啶类似物，如碘脱氧尿核苷或溴脱氧尿核苷掺入染色体时可修饰细胞的放射敏感性。

照射在 DNA 水平所致损伤的数量远比最终导致的细胞死亡数量大。对哺乳动物的有氧细胞而言，用 D_0 剂量（通常在 1~2Gy）照射后即刻，每个细胞 DNA 损伤的大致数目是：单链断裂~1000；双链断裂~40。另外还有 DNA 链间及 DNA-核蛋白之间的交联。因此，临床上所用的照射剂量会造成大量的 DNA 损伤，但其中的大部分被细胞成功地修复了。

为了便于叙述和理解，一般将细胞的放射损伤概括为 3 种类型，即亚致死损伤（sublethal damage）、潜在致死损伤（potential lethal damage）和致死损伤（lethal damage）。

亚致死损伤是指受照射以后，细胞的部分靶而不是所有靶内所累积的电离事件，通常指 DNA 的单链断裂。亚致死损伤是一种可修复的放射损伤，对细胞死亡影响不大，但亚致死损伤的修复会增加细胞存活率。

潜在致死损伤是指正常状态下应当在照射后死亡的细胞，若在照射后置于适当条件下由于损伤的修复又可存活的现象。但若得不到适宜的环境和条件则将转化为不可逆的损伤使细胞最终丧失分裂能力。

致死损伤指受照射后细胞完全丧失了分裂繁殖能力，是一种不可修复的，不可逆和不能弥补的损伤。

（二）细胞放射损伤的修复

1. 亚致死损伤的修复 指假如将某一给定单次照射剂量分成间隔一定时间的两次时所观察到的存活细胞增加的现象。

1959 年 Elkind[1] 发现，当细胞受照射产生亚致死损伤而保持修复能力时，细胞能在 3 小时内完成这种修复，将其称之为亚致死损伤修复。后来许多学者的实验都证实了 Elkind 实验的正确性。因此这种修复也称为 Elkind 修复。

图 3-6-1 显示了用培养的仓鼠细胞得到的分次照射实验资料。单次照射 15.58Gy 的存活分数是 0.005，如果把这个剂量分成相等的 2 次，其间间隔 30 分钟，细胞的存活分数要比单次照射明显高一些，随着间隔时间的延长细胞存活分数会继续增高而在 2 小时左右达到平台，这时所对应的细胞存活分数是 0.02，大约为单次照射细胞存活分数的 4 倍。此后如果进一步增加分次剂量的间隔时间其细胞存活分数并不继续增高。图中资料的实验条件是，在两次照射之间将哺乳动物细胞保持在室温（24℃），以防止细胞在这段间隔时间内发生细胞周期的移动而干扰实验结果，因此它特异说明了分次照射时细胞所存在的亚致死损伤修复现象[2]。

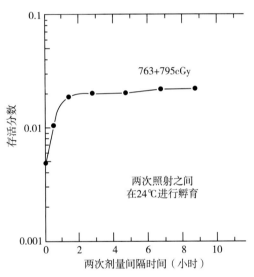

图 3-6-1 中国仓鼠细胞受 2 分次 X 射线照射后的细胞存活

（引自 MM Elkind1965）

亚致死损伤的修复受许多因素影响，主要有：①放射线的质：低 LET 射线照射后细胞有亚致死损伤和亚致死损伤的修复，高 LET 射线照射后细胞没有亚致死损伤，因此也没有亚致死损伤的修复；②细胞的氧合状态：处于慢性乏氧环境的细胞比氧合状态好的细胞对亚致死损伤的修复能力差；③细胞群的增殖状态：未增殖的细胞几乎没有亚致死损伤的修复等。细胞亚致死损伤的修复速率一般为 30 分钟到数小时。常用亚致死损伤半修复时间（$T_{1/2}$）来表示不同组织亚致死损伤的修复特性，目前尚不完全清楚所有组织亚致死损伤的修复速率。在临床非常规分割照射过程中，两次照射之间间隔时间应大于 6 小时，以利于亚致死损伤完全修复。

2. 潜在致死损伤的修复 指照射以后改变细胞的环境条件，因潜在致死损伤的修复或表达而影响给定剂量照射后细胞存活比例的现象。由于在通常情况下这种损伤是潜在致死的因此可能会引起细胞的死亡。但如果照射后环境改变则会导致细胞存活的增加，这被认为是潜在致死损伤修复的结果。如果照射后把细胞放在平衡盐而不是完全培养基中培养几个小时潜在致死损伤会被修复。

Little[3] 及其同事用密度抑制的平台期细胞培养研究潜在致死损伤，如果照射后在进行克隆形成分析实验前把细胞保持在密度抑制状态 6~12 小时细胞存活率同步增加。当存在潜在致死损伤修复时，潜在致死损伤与放射治疗的关系变得更加明显。这种现象既存在于离体实验也存在于在体实验肿瘤。图 3-6-2 说明了这点。

和亚致死损伤修复一样，潜在致死损伤修复也与许多因素有关，如高 LET 射线照射时没有潜在致死损伤的修复。乏氧以及细胞密度接触都是影响潜在致死损伤修复的重要因素。而且潜在致死损伤的修复也与细胞所处的周期时相有关，如果照射后 6 小时或更长时间细胞没有分裂则会发生潜在致死损伤的修复，这表现为细胞存活增高。这种修复现象在离体实验可用照射后 6 小时的平台期来证实，在体内实验，可用动物肿瘤或正常组织细胞的分析以及移动延缓来证实。

潜在致死损伤修复对临床放射治疗是重要的，研究提示，某些放射耐受的肿瘤可能与它们的潜在致死损伤修复能力有关。即放射敏感的肿瘤潜在致死损伤修复不充分而放射耐受肿瘤具有较为充分的潜在致死损伤修复机制。

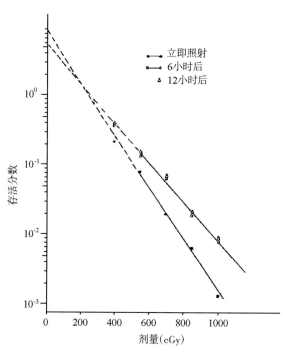

图 3-6-2　密度抑制的平台期细胞的 X 射线细胞存活曲线

（引自 EJ Hall. Radiobiology for the Radiologist）

二、周期内细胞的再分布

离体培养细胞实验表明，处于不同周期时相的细胞放射敏感性是不同的，细胞的放射敏感性随他们在周期内所处的时相不同而不同。在实验室已用大量的细胞系研究了这种现象，总的倾向是处于 S 期的细胞（特别是晚 S 期）是最耐受的，处于 G_2 和 M 期的细胞是最放射敏感的。可能的原因是，G_2 期细胞在分裂前没有充足的时间修复放射损伤。

图 3-6-3 显示了 Sinclair 和 Morton[4]（1965）的经典研究结果。他们先把仓鼠细胞分别同步化在细胞周期的 5 个不同时相，然后进行细胞存活分析实验。细胞存活曲线显示，变化主要在曲线的肩

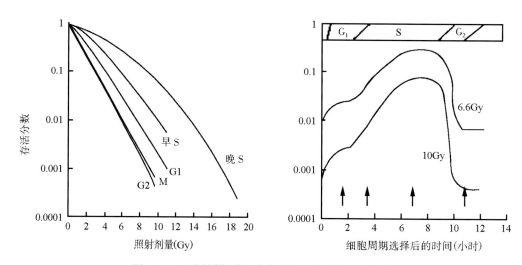

图 3-6-3　不同周期时相仓鼠细胞的放射敏感性变化

区。G_2 期或 M 期细胞的存活曲线没有肩区，而 S 期细胞存活曲线的肩区最大。右图显示用这些资料重建的周期内细胞的杀灭变化。照射后即刻所有细胞倾向于处在与照射前相同的时相点，而一些将会失去它们再繁殖的完整性，而保持再繁殖完整性的细胞在数量上倾向于 S 期最多。

照射以后，在下一个周期过程中重要的效应关系变得明显了，有丝分裂延缓（mitotic delay，指从 G_2 进入 M 期的延缓）是经常被观察到的现象，另外还有从 G_1 到 S 期的延缓。这些过程所涉及的遗传学机制正在受到广泛关注。

一般认为，分次放射治疗中存在着处于相对放射抗拒时相的细胞向放射敏感时相移动的再分布现象，这有助于提高放射线对肿瘤细胞的杀伤效果；但如果未能进行有效的细胞周期内时相的再分布，则也可能成为放射抗拒的机制之一。

三、乏氧细胞的再氧合

（一）氧的重要性

早期的研究发现，细胞对电离辐射的效应强烈地依赖于氧的存在[5,6]。人们把氧在放射线和生物体相互作用中所起的影响，称为氧效应。把在乏氧及空气情况下达到相等生物效应所需的照射剂量之比叫作氧增强比（oxygen enhancement ratio，OER），通常用 OER 来衡量不同射线氧效应的大小。

实验表明，氧效应只发生在照射期间或照射后数毫秒内。随着氧水平的增高放射敏感性有一个梯度性增高，最大变化发生在 $0\sim20$ mmHg。氧浓度进一步增高增至空气水平（155mmHg），放射敏感性也只有很小的增加。氧效应的机制尚不完全清楚，比较公认的理论是"氧固定假说（oxygen fixation hypothesis）"。即当带电粒子穿过生物物质时产生许多电子对，这些电子对寿命极短，约为 10^{-10} 秒，当生物物质吸收了放射线以后形成自由基。这些自由基是高活度分子，能击断化学键造成靶分子的损伤（通常是 DNA），从而启动一系列事件并最终以损伤的形式表达出来。在有氧存在的情况下，氧与自由基 $R^{\cdot}$ 作用形成有机过氧基（$RO_2^{\cdot}$），并最终在靶分子上形成 ROOH，它是靶物质的不可逆形式，于是损伤被化学固定下来，因此认为氧对放射的损伤起了"固定"作用，称之为"氧固定假说"（图 3-6-4）。

在 20 世纪 50 年代和 60 年代，关于细胞杀灭中氧作用的观点在放射生物及放射治疗学家中很流行，提出了许多办法改进临床治疗，如用高压氧舱提高氧含量及采用新的射线如中子、重离子等。

（二）肿瘤乏氧

1. 肿瘤微环境及细胞的乏氧现象

实体瘤的生长需要不断地诱导血供，这个过程称为血管生成。肿瘤血管通常是不成熟的，缺少平滑肌细胞并存在结构异常，如盲端或动静脉短路等，以致造成血流不稳定。这些新形成的血供是原始性的，通常不能满足生长中肿瘤细胞的需要，从而形成营养不良和供氧不足区域，乏氧细胞便存在于这些区域。首先指出实体瘤内有乏氧细胞存在是在 1955 年，由 Thomlinson 和 Gray 根据他们对人支气管癌组织切片的观察提出的。他们发现有活力组织的厚度为 $100\sim180\mu m$，当肿瘤细胞层的厚度超过

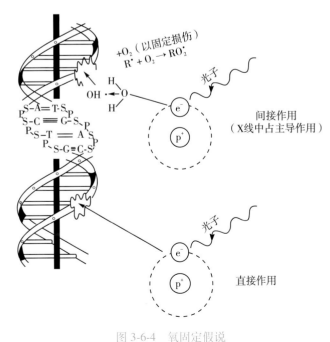

图 3-6-4　氧固定假说

（引自 EJ Hall. Radiobiology for the Radiologist）

氧的有效扩散距离时，细胞将不能存活。那些处于缺氧地带即将坏死但是仍有一定活力的细胞，称为乏氧细胞。由氧弥散受限所致的乏氧称为慢性乏氧。除此之外，有研究提示，肿瘤的血管可以周期性的开放和关闭导致短暂的一过性缺氧，也称为急性乏氧。这种现象的机制还不太清楚，可能是由于血管被血细胞或循环中的肿瘤细胞堵塞，肿瘤内压高部位的血管崩溃，宿主整体血管的自发性舒缩影响下游毛细血管的血流所致。慢性乏氧和急性乏氧是引起肿瘤细胞乏氧的两个主要机制。

2. 肿瘤细胞的氧合方式及乏氧反应　组织氧浓度的稳定是由氧供需之间的平衡状态所决定的，血液红细胞以结合血红蛋白的形式供氧并被细胞通过氧化磷酸化的过程所消耗。这个过程在细胞线粒体完成。在线粒体营养物质被氧化产生细胞能量 ATP（adenosine triphosphate，ATP）。在有氧条件下，一分子葡萄糖可以产生 38 分子 ATP，而在缺氧条件下只能产生 2 分子 ATP。大部分正常组织的氧浓度稳定地保持在 5%~7%，当氧浓度降到 3% 或更低时，组织处于缺氧状态，从而会诱导各种不同的生物学反应路径，进而改变细胞的行为和表型以使细胞适应这种缺氧状态。某些路径可以增加无氧糖酵解、血流的调节性改变以增加肿瘤的氧供。在大部分情况下，这些路径在正常组织和肿瘤组织均起作用。

乏氧所致的放射耐受是由于放射以后即刻发生的氧参与的辐射化学事件，氧会影响由一系列特异分子反应路径调控的生物效应。这些分子路径对乏氧的敏感性存在很大差别，如一些分子路径的活性在中度乏氧时（氧浓度 1%~2%）达到最大，这些生物反应可以依次影响肿瘤对治疗反应的许多性质（包括对放射的反应）。

3. 肿瘤乏氧的异质性　由于血管灌注和氧弥散不良，肿瘤细胞间的氧合水平存在非常大的差异，导致肿瘤内乏氧细胞的空间异质性，这种乏氧细胞分布的空间异质性在免疫组化切片中得到了很好的证明。研究结果显示：肿瘤的乏氧潜在地存在于每个血管的周围，广泛地存在于整个肿瘤，而并不是局限于某些区域（以往认为，乏氧主要存在于肿瘤中心区附近），尽管某些区域乏氧程度重些，另一些区域可能轻些。因此单个细胞的乏氧程度与肿瘤体积的大小关系不大，而与所在区域的血供情况关系更密切。此外，肿瘤的乏氧还具有时间异质性，即乏氧的生物学后果同时受乏氧严重程度及乏氧时间长度的影响。随着时间的推移和细胞的不断增殖，处于氧弥散不良区域的细胞得到的氧会逐渐减少，因此乏氧时间的长度便成为决定细胞增殖率的因素。在这种情况下，不同个体肿瘤之间及同一肿瘤的不同区域的乏氧差别非常大，从而使乏氧细胞的寿命从数小时到数天不等。

（三）乏氧细胞的再氧合

研究表明，直径<1mm 的肿瘤是充分氧合的[7]。超过这个大小便会出现乏氧。如果用大剂量单次照射肿瘤，肿瘤内大多数放射敏感的氧合好的细胞将被杀死，剩下的那些活细胞是乏氧的。因此，照射后即刻的乏氧分数将会接近 100%，然后逐渐下降并接近初始值，这种现象称为再氧合。研究表明，再氧合现象发生于许多不同类型的肿瘤且再氧合的速度变化范围很大，有些肿瘤发生在几小时以内，而另一些却需几天时间。乏氧细胞再氧合的发生机制还不甚清楚。如果再氧合发生的快，可能是由于曾短暂关闭的血管的再通或细胞呼吸的下降（这会增加氧弥散距离）。

再氧合对临床放射治疗具有重要意义，图 3-6-5 说明分次放射治疗后肿瘤内的假定情况。在这个例子中，98%的肿瘤细胞是氧合好的，2%是乏氧。图中说明了大剂量分次照射氧合好的细胞和乏氧细胞的效应。假如没有再氧合发生，则每分次剂量照射后只能期望杀死极小数量的乏氧细胞，乏氧细胞存活曲线将会比氧合好的细胞的存活曲线平坦。在疗程后期，乏氧细胞群体的效应将占重要地位，如果分次间有再氧合发生则放射对初始乏氧细胞的杀灭将会增大，从而使乏氧细胞的负面效应减少。目前，尚不能直接检测到人肿瘤的再氧合，2×30 次分次放射治疗所达到的局部控制率的事实间接地支持有再氧合现象的存在。分次照射有利于乏氧细胞的再氧合，因此可采用分次放射治疗的方法使其不断氧合并逐步杀灭之。

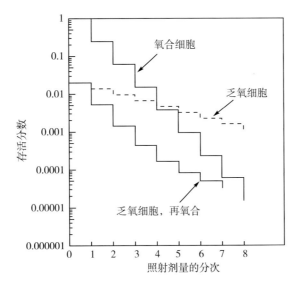

图 3-6-5　计算所得的分次照射肿瘤细胞再氧合的存活曲线

（xh 引自 EJ Hall. Radiobiology for the Radiologist）

四、再群体化

损伤之后，组织的干细胞在机体调节机制的作用下，增殖、分化、恢复组织原来形态的过程称作再群体化。这一概念早先用于描述正常组织损伤之后的恢复过程。例如，皮肤割伤以后出现了一连串的细胞丢失，数天以后，这个缝隙便被填满了。伤口边缘部位的细胞快速倍增使皮肤的原来的形态得到正确恢复。再群体化效应可以被增殖层次细胞的缺失或非增殖性功能细胞层的缺失所启动。

再群体化的概念也用于肿瘤，但涵义有所不同。照射或使用细胞毒性药物以后，可启动肿瘤内存活的克隆源细胞，使之比照射或用药以前分裂得更快，这称之为加速再群体化（accelerated repopulation）。图 3-6-6 说明单次 20Gy X 射线照射后大鼠移植瘤肿瘤消退和再生长的总生长曲线。值得重视的是，在这段时间里肿瘤还在明显皱缩和消退着，而存活克隆源细胞的分裂数目比以前更多、更快。

在临床上，人的肿瘤也存在着相似现象。Withers[8] 及其同事总结了头颈部肿瘤的文献，分析了达到 50% 控制剂量（TCD$_{50}$）与分次治疗总时间的关系，结果见图 3-6-7。提示，在头颈部肿瘤干细胞的再群体化在开始治疗后的 28 天左右开始加速。因此每天增加 0.6Gy 是需要的，以补偿加速再群体化所损失的效益。

受照射组织的再群体化反应的启动时间在不同组织之间有所不同。放射治疗期间存活的克隆源性细胞（clonogenic cell）的再群体化是造成早反应组织、晚反应组织及肿瘤之间效应差别的重要因素之一。在常规分割放疗期间，大部分早反应组织有一定程度的快速再群体化。而晚反应组织由于它的生物学特性一般认为疗程中不发生再群体化。如果疗程太长，疗程后期的分次剂量效应将由于肿瘤内存活干细胞已被启动进入快速再群体化而受到损害。正如 Withers 在资料中所显示的，头颈部肿瘤在疗程后期（4 周左右）出现加速再群体化。因此从生物学角度来看，根据情况对治疗方案进行时间-剂量的必要调整是可行的。

除上述因素外，近年来的研究表明，肿瘤内的干细胞数和细胞内在放射敏感性也会从不同角度影响肿瘤放疗效果。

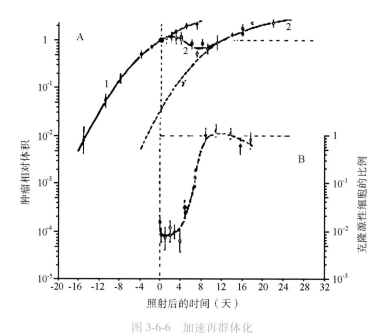

图 3-6-6 加速再群体化

注：大鼠横纹肌肉瘤的生长曲线，A. 曲线 1 是未照射的对照组的生长曲线；曲线
2 是照射后即刻的肿瘤生长曲线；B 照射以后不同时间克隆源细胞的比例变化

（引自 Hermens 和 Barendsen，1969）

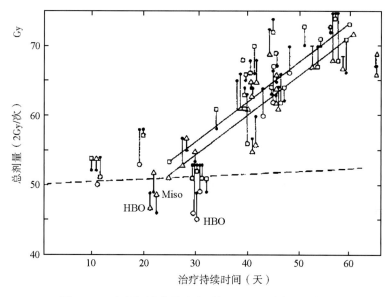

图 3-6-7 头颈部鳞癌总治疗时间和 TCD$_{50}$ 剂量的关系

（引自 Withers 1988）

第二节 剂量率效应

剂量率效应是指随剂量率下降等效照射剂量增加的现象。剂量率效应在近距离放疗中的影响比外
照射更明显。临床实践表明，两种相同剂量分布的治疗计划可能由于剂量率的不同而产生完全不同的

疗效，这表明剂量率的作用涉及复杂的放射生物学范畴。

　　放射可以按剂量率效应的不同分别称为急速照射、慢速照射和迁延性照射。急速照射是指剂量率在 2Gy/min 以上照射。在多数真核细胞系统中有生物学意义的照射剂量将在数分钟内给完，在照射过程中极少发生或不发生 DNA 单链断裂的修复，也看不见剂量率效应。慢速照射是指剂量率低于 $2×10^{-3}$Gy/min，在多数真核细胞系统中，有生物学意义的照射剂量将需要数小时才能给完，DNA 单链断裂的修复大致是完全的。介于急速和慢速之间的是迁延性照射。

一、剂量率效应的机制

　　放射生物研究细胞和组织最常用的剂量率是（1~5）Gy/min，这也是临床外照射常用的剂量率。因此对每次 2Gy 的照射而言，照射时间不会超过几分钟。在这段时间里可发生由照射引起的初始化学反应（如自由基的形成）但对 DNA 损伤的修复或任何其他生物过程的发生是不够的。随着剂量率的下降，给定照射剂量所需的照射时间延长，照射期间便可能发生一些生物学过程以修饰放射反应，这个过程可用"4Rs"来描述。

　　所谓"4Rs"是指：①亚致死损伤的修复：细胞受照射发生亚致死损伤的修复，它的速率一般为 30 分钟到数小时。计算说明，当剂量率范围从 1Gy/min 降低到 0.1Gy/min，这个速度的修复将会修饰放射效应。②周期内细胞的再分布：快增殖组织在几天内发生周期细胞的再分布。③再群体化：再群体化是一个很慢的过程，人肿瘤或正常组织的再群体化不会低于 1 天，这个范围可能是很宽的，从几天到几周。只有当照射时间成为有意义的时间分数时，单次照射才会发生有意义的再群体化（快增殖组织在数周内再群体化）。因此，无论是肿瘤还是正常组织，当剂量率在很低的范围（低于 2cGy/min），将影响细胞的效应。④乏氧细胞的再氧合：乏氧细胞的再氧合是一很重要的生物学因素，尤其是在肿瘤。目前还不知道再氧合的确切发生时间，可能是几天[9]。

　　在单次低剂量率持续照射期间只有当照射时间与天数显著成比例时才会发生明显的再群体化。因此剂量率低于某个范围（如 2cGy/min）肿瘤或正常组织的再群体化将会影响细胞的效应，这取决于细胞增殖速率。在中等剂量率范围再分布将会修饰效应，以及肿瘤的再氧合。不同肿瘤类型之间再氧合的动力学差异很大，至今仍不清楚；然而这会显著降低总治疗时间很短的近距离治疗的效应（因治疗时间短，无法有效发生再氧合的敏化作用）。

　　降低剂量率将会导致某一给定照射剂量的完成时间延长。因此，上述因素在用 LDR 进行连续照射时将会影响生物效应。在 LDR 治疗，由于总照射时间的关系，亚致死损伤的修复是最重要的因素，再分布的影响相对次要。再分布可能只与用相对长的半衰期的放射性核素（如 ^{125}I 半衰期 59.6 天）的植入有关。最近的一些实验室工作显示，同步化的停滞大大长于一个细胞周期，于是也影响进一步的放射以及近距离治疗与外照射的结合（Williams 等，1991）。再氧合在 LDR 比 HDR 更有效，特别是那些只进行近距离治疗的病人。这是由于 LDR 与 HDR 相比，用 LDR 乏氧细胞所受的损伤大于分次 HDR 治疗；而用 HDR 氧合的肿瘤细胞所受的损伤大于氧合的正常细胞（Joslin，1992）。中国医学科学院肿瘤医院放疗科放射生物室的研究人员[10]采用实证研究方法对 ^{192}Ir 高剂量率近距离治疗机（microSeleectron-HDR）的剂量率效应进行了测定。^{192}Ir 高剂量率近距离治疗机（microSeleectron-HDR）是以高剂量率、不等剂量率为特点的近距离治疗机，至今已成功开展了多种癌瘤的腔内、管内和组织间插植治疗。在实际使用过程中，该种治疗机的放射源活度在大约半年时间内从新换源时的（3.3~3.7）$×10^{11}$Bq 逐渐衰减为（3.7~7.4）$×10^{10}$Bq，^{192}Ir 的半衰期为 74.2 天。实验采用的平均剂量率分别为 46.29Gy/h 或 5.79Gy/h，全腹或全胸照射。观察指标为小鼠小肠存活隐窝细胞数和肺 LD_{50} 值。实验结果显示：随平均剂量率的降低和照射时间的延长，早反应组织小肠和晚反应组织肺的生物效应也会随之下降。不同剂量率照射后，小肠的 ED10 剂量之差为 2.46Gy（15.41~12.95）Gy，等效剂量降低了 16.0%；肺的 LD_{50} 剂量之差为 4.25Gy（13.25~9.00）Gy，等效剂量降低了 32.1%。

二、组织内插植围绕放射源细胞杀灭的变化

环绕插植源的不均匀照射体积会产生重要的放射生物后果。靠近源的部位剂量率高，对细胞的杀灭近似于急速照射的存活曲线。随着细胞距放射源的距离变远会发生两个主要变化：在较低剂量率，细胞的敏感度将会下降，在给定的插植时间内累积剂量也会下降。这两个因素导致随着细胞距放射源的距离变远细胞杀灭的快速变化。靠近放射源部位的组织（肿瘤和正常组织）细胞杀灭水平很高，任何放射敏感性的细胞（不管敏感还是不敏感的细胞）都会被杀灭，而距源稍远的细胞效应又会很低甚至可能那些最敏感的细胞也会存活。在这两种极端情况之间会有一个临界带，在此将会发生不同水平的细胞杀灭。正如 Steel 等 1989[11] 年指出的，对任何给定的放射敏感性水平的细胞而言，模型计算的含义是在数微米的照射距离内将会出现局部控制概率从高到低的峭壁样变化。源的峭壁距离取决于处于低剂量率细胞的敏感性，更靠近的放射耐受细胞以及更远的放射敏感细胞。假如能够调整剂量分布或总剂量将会取得基本的治疗增益。同样的原理也适用于正常组织，对正常结构损伤的严重性取决于确保它们是在所对应的峭壁之外。

第三节　肿瘤放射治疗中生物剂量等效换算的数学模型

在临床放射治疗方案中要注意三个因素：①当改变常规治疗计划时应注意保持相等生物效应所需的总剂量；②争取制定一个合理的分次方案；③比较不同分次剂量、分次数、和总治疗时间的技术。

一、"生物剂量"的概念

自 20 世纪 30 年代开始创立和制定辐射量化标准和剂量单位制以来，物理剂量学系统不断完善，使临床放疗、放射物理和放射生物的研究工作有了统一的标准和依据。但应注意的是，临床意义上的放射剂量学中的物理学含义和生物学含义有所不同，各自侧重的角度也不同。根据国际原子能委员会第 30 号报告定义，"生物剂量"是指对生物体辐射反应程度的测量。"生物剂量"与"物理剂量"是两个不同的概念，正如刘泰福教授[12]所指出的单野下的等剂量曲线，实际生物效应剂量（Gy）与物理剂量并不一致。这是由于随每次剂量的大小，生物效应也发生变化。根据 Fowler 公式，每次剂量越大，生物效应越大，尤其是晚反应组织；相反也如此。例如，100cGy 的照射剂量时，70%物理剂量（70cGy）按 Fowler 公式计算其生物剂量是 74.2cGy，而 50%处的生物剂量就变成 40.5cGy。此事实导致照射一个野与每天照射所有野的差别，这种差别在物理剂量图上是看不出来的。

此外，在比较不同治疗中心计划的优劣时所用的也是生物剂量。在做反向治疗设计时也要首先了解重要器官和组织的耐受性和耐受剂量，然后才是进一步设计具体的放射治疗方案，这靠物理剂量是无法达到目的的。

二、放射治疗中的生物剂量等效换算模型

自 1980 年以来，源于 LQ 公式（linear quadratic formula，LQ）的生物效应剂量 BED（biological effective dose，BED）概念因其方便性和简单性而常用于分次方案的比较和分次照射效应研究的评估。下面简单介绍 LQ 公式的演进和 BED 概念以及适用性和局限性。

（一）LQ 公式的提出

任何试图定量描述辐射作用的尝试，其基础都在于必须导出一个能够表明剂量-效应关系的数学关系式。远在 Puck 和 Marcus1956 年发表开创性的真核细胞电离辐射细胞存活曲线方法之前，Sax1939 年、1940 年及 1941 年用紫鸭跖草进行辐射诱发染色体畸变的研究，结果显示辐射会引起染色体单臂的断裂，而染色体单臂的断裂是由"单击"引起的，染色体单臂断裂的频率与辐射剂量成正比。在

这些染色体单臂的断裂中，有些保持断裂状态从而产生缺失，有些断裂后愈合，经重接恢复原来的表型，而有些断裂成对地相互作用产生新的互换型畸变，预期互换型畸变与辐射剂量的平方成正比。如用 X 射线等稀疏电离辐射，参与产生互换的两个染色单体断裂很少能在单击事件中诱发出来，而用较强的电离辐射时则多数两个染色体单体断裂可被单击事件所诱发。因此 Lea 和 Catcheside[13] 1942 年建议对互换型畸变的产率用线性二次方程关系式表述更为确切。

$$Y = aD + bD \tag{3-6-1}$$

式中 a 代表单击成分，b 代表双击成分，D 是照射剂量。Lea1946 年推导出了测定相互作用距离数值的定量方法。推测，在此距离范围内，两个染色体单臂断裂可通过相互作用形成互换性畸变。现代放射生物学的分子理论认为：在对真核细胞放射生物学有意义的剂量范围内，辐射引起的 DNA 损伤有 3 种，即碱基损伤以及单链断裂和双链断裂。而电离辐射所致的双链断裂是细胞染色体畸变及致死效应的基础。1971 年 Chadwick 等在研究辐射对物质的原发效应时将辐射的生物效应（如增殖性死亡）与细胞内的基本分子损伤联系起来分析细胞存活与剂量的关系，结果显示大多数实验数据都符合线性二次方程（Sinclair，1966 年，也发现了这点），从而得出这样的结论：DNA 分子中的双链断裂可能是基本的分子损伤，双链断裂破坏了 DNA 的分子结构及遗传学完整性因此是最关键的辐射损伤。细胞存活的剂量率效应可用 DNA 单链断裂的修复（已有充分实验证据证明 DNA 单链断裂可以修复）来解释，不同类型射线（高/低 LET）的效应可用径迹电离密度能影响同时作用 DNA 两条链的概率来解释。根据上述考虑 Chadwick 和 leenhouts[14] 于 1973 年建立了一个将 DNA 双链断裂数与细胞存活联系起来的数学模型-LQ 模型，单次剂量 D 的效应（细胞杀灭）可写作：

$$SF = \exp(-\alpha D - \beta D^2)$$

或

$$\tag{3-6-2}$$

$$E = \alpha D + \beta D^2$$

（二）LQ 理论模型的概念

在 Chadwick 和 leenhouts 的 LQ 模型中纳入了若干参数来考虑与辐射效应表现有关的物理、物化、化学及生物学过程。发展了适用于真核细胞的分子理论，他们认为：任何一种理论模型都是对一些实验观察后所形成的一般性描述，即使最复杂的理论也只是真实情况的简化。在建立辐射作用分子理论时以实验可观察到的、可明确确定的分子损伤为基础，以公式对辐射效应作出数学描述，使模型具有可靠的生物学基础，尽量避免使用生物学意义不清而实验又不能测定或难以想象的抽象数学概念。模型的主要原理如下：

1. 假定携带遗传信息的核 DNA 分子的完整性是细胞正常增殖所必需。

2. DNA 的双链断裂完全破坏了分子的完整性，因此是辐射所致的最关键损伤。

3. 各种生物学终点指标可与 DNA 双链断裂相关联。

4. 效应的严重程度与每个细胞发生并留存的 DNA 双链断裂的均数成比例。

5. 诱发的 DNA 双链断裂数依赖于能量沉积与转移的物理、物化及化学过程，也依赖于照射当时与 DNA 结构及化学环境有关的自由基竞争。

6. 保持有效的 DNA 双链断裂数取决于 DNA 损伤的生化修复，而这种修复的效率是受照射当时以及照射后的代谢状况所控制的。

关于 DNA 双链断裂是辐射所致生物效应的决定性损伤这一基本假设，虽然不是完全没有实验基础，但看来还不是完全成熟的。不过，这种决定性损伤提供给我们一种可用数学方法从照射剂量推算出产额的具有生物学意义的损伤效应，使实验结果可以按照已知 DNA 在细胞内的功能行为进行分析和解释。另外，决定性损伤的性质使这种模型仅限用于与 DNA 分子有相当关系的生物学终点指标，而且也给辐射相互作用过程的数学描述带来严格的限制。

（三）源于 LQ 公式的 BED 概念

早在 Chadwick 建立 LQ 理论模型之前，放射生物学家 GW（Eddie）Barendsen 在 1962 年即采用线性二次方程（LQ 公式）拟合了不同射线照射后体外培养细胞的剂量存活曲线，拟合后的细胞存活降到了 10^{-4}。1976 年 Douglas 和 Fowler[15] 最早用 LQ 公式分析了小鼠皮肤反应的分次照射生物效应。1980 年 Withers 等开创性地发现了早反应组织和晚反应组织之间的主要差别是效应陡度随分次剂量而变的幅度不同。而 Withers 及同事 Howard Thames 和 Lester Peter 的思考更具前瞻性，他们用相关细胞存活曲线的初始斜率与高剂量段斜率之比（即 α/β 比值）的变化来初步解释效应的陡度。此后，众多学者采用 LQ 公式拟合了多种体外培养的人肿瘤细胞的剂量存活曲线，测定了不同病理类型细胞的 α/β 比值，为临床进行不同分割方案的 BED 换算研究提供了基础。

1989 年 Fowler[16] 在英国放射学杂志发表了一篇文章，题为：LQ 公式及分次放疗进展，介绍了术语生物效应剂量 BED（biologically effective dose，BED）的概念和公式，试图取代 Ellis 的 NSD 和 TDF。BED 是指：剂量率无穷低或分次剂量无穷小时给定方案产生相同细胞杀灭所需的总剂量。他认为：根据 Barendendsen 的工作，α 和 β 系数具有显著的生物学相关性。公式中的 α 系数和 β 系数可转换成 α/β 比，由 LQ 公式的 $\alpha d + \beta d^2$ 可很方便地计算出 Log 细胞杀灭，由此推导出了 BED 公式：

$$BED = nd(1+d)/[\alpha/\beta] - \log_e 2(T-Tk)/\alpha Tp \tag{3-6-3}$$

$$BED = 总剂量 \times RE$$

RE（相对效应，relative effectiveness，RE）$= 1 + d/(\alpha/\beta)$

Fowler 认为：在 BED 的计算中，首先要计算的是 RE。RE 一旦算出就会了解与物理剂量的数字相比新方案对组织产生多少放射损伤。虽然这些损伤可被化学的、生物的或增敏及防护剂，特别是被再群体化或剂量率效应所修饰，但损伤始于总剂量 $\times$ RE 这个基本关系式是无可争辩的。此后的数十年，BED 公式已被广泛用于推演临床改变分次剂量的肿瘤和正常组织效应。Fowler 对许多国际性临床研究方案的回顾性分析显示：最好的是头颈肿瘤放疗的方案，用这个数学模型测算，相当于 11.0~11.2log10 细胞杀灭。

（四）等效换算的公式

在以后的演进过程中，根据 LQ 公式推出了几种计算临床放射治疗中等效关系换算的方法（即 LQ 的临床应用公式），所有这些方法均是以相似的假设为基础的。主要有，1982 年 Barendsen[17] 推荐的外推耐受剂量（extrapolated tolerance dose ETD）和 1987 年 Thames 和 Hendry[18] 的总效应（total dffect TE）以及 1989 年 Fowler 提出的生物效应剂量（Biological effective dose BED）。BED 具有的优点是可计算低于正常组织耐受性的效应水平，而 ETD 的含义是总耐受效应。

一般来说，与等效有关的细胞存活分数是不清楚的，习惯上以术语组织效应水平来表达，以"E"表示。等式两边除以 α，得：

$$E/\alpha = D + (\beta/\alpha)D^2 \tag{3-6-4}$$

E/α 被称作生物效应剂量（biological effective dose，BED），它具有剂量的大小和量纲，对衡量生物效应很有用，是指分次数无穷多分次剂量无穷小时产生相等生物效应所需的理论总剂量。因此它也是极低剂量率单次照射所需的总剂量。BED 的单位是 Gy，必须注意它不同于物理剂量。BED 代表了整个分次照射或低剂量率连续照射过程中的生物效应，当分次剂量趋向于 0 时，BED 就相当于 D，即总剂量。在整个照射过程中，每一部分的 BED 能相加，这样可得到总的生物效应剂量。

值得一提的是，在文献中 Thames 的 TE 概念也被使用，在这个公式中是除以 β 而不是 α，从而得到 TE = E/β = D（α/β+d），TE 的单位是（gray）^{2}，使用起来不如 BED 方便，但有以下关系式：TE =（α/β）×BED

若分次剂量为 d，采用分隔时间大于 6 小时的分割照射，分次数为 n，且允许亚致死损伤获得完全修复，公式 3-3-6 可改写为：

$$BED = nd \times [1 + d/(\alpha/\beta)] \tag{3-6-5}$$

式中 n 为分次数，d 为分次剂量，nd 为总剂量（D），α/β 比值可查表获得。α/β 比值作为 LQ 临床应用公式、细胞存活曲线形状或等效分割公式中 α 参数和 β 参数之比，一个特定组织或细胞群体的 α/β 比值意味着在这个剂量值单击和双击所产生的生物效应相等。α/β 比值的意义不仅反映了不同组织分次敏感性的差异，它在数值上相当于一个特征性剂量，在该剂量照射下 DNA 双链断裂与两个单链断裂组合发生概率相等。

1. 等效换算的基本公式 根据以上推导，不同分割方案的等效变换基本公式为：

$$n_2 d_2 \left(1 + \frac{d_2}{\alpha/\beta}\right) = n_1 d_1 \left(1 + \frac{d_1}{\alpha/\beta}\right) \tag{3-6-6}$$

或

$$\frac{D_2}{D_1} = \frac{1 + \dfrac{d_1}{\alpha/\beta}}{1 + \dfrac{d_2}{\alpha/\beta}} \tag{3-6-7}$$

2. 带有时间因子的 LQ 等效换算公式 研究表明，在临床放射治疗期间，经常会发生总治疗时间的改变。一般来说，对晚反应组织而言，总治疗时间的变化对生物效应影响不大。但对大多数早反应组织和肿瘤来说，总治疗时间的延长会使给定方案的生物效应下降（这是受照射组织靶细胞增殖的结果），应对此进行校正。若假设肿瘤细胞的再群体化，则 InS 将随（0.693/Tpot）T 而增加。于是；

$$InS = -N(\alpha d + \beta d^2) + (0.693/Tpot)T \tag{3-6-8}$$

等式两侧同除-α：

$$InS/\alpha = BED = N d[1 + d/(\alpha/\beta)] - 0.693/\alpha Tpot \tag{3-6-9}$$

由于几乎没有来自个体肿瘤的 Tpot 和 α 值，即使有病人间也差别很大，因此用总再群体化速率参数 K，来代替 0.693/αTpot。K 可由一些特殊病人的临床资料分析确定。例如，回顾性资料分析显示对再群体化快的肿瘤可采用 k = 0.6Gy/d，增殖慢的肿瘤如前列腺癌 K = 0.1Gy。注意；因晚反应组织疗程中没有再群体化因此 K = 0。

另外如果考虑到 kick-in 时间 T_k 以后的加速再群体化，T_k 以前的再群体化忽略不计，以后的过程以每天 K Gy 表示，则：

$$BED = Nd[1 + d/(\alpha/\beta)] - k(T - T_k) \tag{3-6-10}$$

当 $T < T_k$ 时，K = 0

值得一提的是，动物实验结果显示，效应不是时间的线性函数，恢复剂量将随初始损伤的时间函数而变化。目前尚无任何一个数学模型能够描述这种广泛时间跨度的组织恢复情况，这方面的研究还在继续着，需要不断加以关注。

3. 带有不完全修复因子的 LQ 等效换算公式　LQ 基本临床公式（等式 3-6-6）所假设的条件是分次之间每次照射剂量后的亚致死损伤完全修复，这种修复至少要 4~6 小时［但在一些情况下（如脊髓）却可以长达 1 天甚至更长］，如果分次间隔时间短于这个值，整个治疗的总损伤会由于每次照射前上次照射损伤修复的不完全而加重。不完全修复的影响用组织的半修复时间 $T_{1/2}$ 来决定。$T_{1/2}$ 是分次剂量之间或低剂量率治疗期间修复一半损伤最大可能性所需的时间。不完全修复会降低等效剂量，因此应校正由此而损失的正常组织耐受性。未修复损伤用 Hm 来表达，由此得到分次照射的带有修复因子的 BED 公式：

$$BED = D[1+d/(\alpha/\beta)+Hm \cdot d/(\alpha/\beta)] \tag{3-6-11}$$

式中 d 是分次剂量，D 是总剂量，Hm 可查表获得。

另一种常见情况是，临床连续照射期间发生的不完全修复。随着剂量率的降低（低于外照射所用的范围）照射时间延长，一部分损伤会被抵消从而使等效剂量增高。对应于基本 BED，连续照射的 BED 公式加入了允许不完全修复的 g 因子。g 因子可查表获得。

$$连续照射的 BED = D[1+g \cdot d/(\alpha/\beta)] \tag{3-6-12}$$

式中 D 是总剂量（=剂量率×时间），d 是分次放射治疗的保留以便处理分次的低剂量率照射。对单次连续低剂量率照射 d=D。等式假设，低剂量率照射之间损伤完全恢复。如果没完全恢复 Hm 是应加上的。

$$\phi = exp[-\mu(t+\Delta T)]$$
$$g = 2[\mu t-1+exp(-\mu t)]/(\mu t)^2$$
$$C = g+2\frac{\cosh(\mu t)-1}{(\mu t)^2} \cdot H_m$$
$$BED = D[1+C \cdot d/(\alpha/\beta)] \tag{3-6-13}$$

4. 常规与非常规分割方案的等效换算　沿用多年的经典常规分割治疗方案是以临床经验为基础的，他基本符合肿瘤和正常组织对放射线反应的生物学规律，因此在一部分肿瘤取得了较好的疗效。随着肿瘤放射治疗经验的积累以及放射生物专业知识的不断深化，使放射治疗医生更清楚地认识到：更好地分类和设计治疗方案，并逐步使其个体化是提高肿瘤局部控制率的重要方向。其中正确进行不同治疗方案的等效换算是重要环节。换算的主要步骤是根据上述公式将新方案中的变量正确带入公式。为便于理解下面简要举例说明。

例 1：头颈部癌，原计划治疗方案是 70 戈瑞/35 次，由于头 6 次发生给量错误给成了 4Gy/次而不是 2Gy/次，于是累计剂量是 24 戈瑞/6 次，接下来的治疗将继续用 2 戈瑞/次治疗，问：保持与 2Gy/次相等晚期损伤应给多少次？

设：纤维化的 $\alpha/\beta = 3.5Gy$

根据 BED 基本公式，计算结果如下：

BED = 70×(1+2/3.5) = 110

PE1 = 24×(1+4/3.5) = 51.4

PE2 = BED-PE1 = 58.6

PE2 = D2×(1+2/3.5) = 58.6

D2 = 58.6/1.57 = 37.3

在 2Gy/次方案的剩余分次数：37.3/2 = 18 或 19 次

（五）LQ 公式的局限性

Chadwick[19]认为：几乎所有用来描述辐射生物效应的数学理论模型都主要针对某一特定类型的生物效应进行定量分析，而分析时又着重针对效应发展过程的某一特定时期和环节。鉴于辐射生物效应过程的复杂性，期望某一理论模型能完满解释辐射生物学的方方面面，那是不现实的，LQ 公式亦如此。

虽然源于 LQ 公式的 BED 对常规放疗所用的相对低的分次剂量的分割方案之间的转换有一定价值，但也一直有人质疑他不适用于每分次大剂量或分次数少的情况。在 LQ 公式应用中有两个问题一直存在争议，其一是 LQ 曲线在超过 7Gy 的部分是否应被取直；其二是 LQ 是否适用于大分割模式生物效应的换算。日本学者 Shinya Orsuka[20]等，采用小鼠 EMT-6 肿瘤对不同高分次剂量照射动物实验肿瘤生物效应实测数据与 LQ 公式计算数据进行评价。分别进行单次 10~25Gy 剂量照射与 2~5 分次 4~13Gy（间隔 4 小时）剂量比较。采用在体实验离体分析法测定照射以后的细胞存活。用体外培养的 EMT-6 细胞确定 α/β 比，用 LQ 公式计算与分次照射相等的单次剂量。然后与单、分次照射的实测值进行比较。这些分次方案也同步比较实际照射剂量的剂量-存活曲线与生物效应剂量 BED 的一致性、离散度。结果显示：在 2~3 分次实验用 LQ 计算的大分割剂量的相等单次剂量比实测剂量低 21%~31%，而 4~5 分次实验低 27%~42%。差别都有显著性。当 α/β 比的设定较高时，差异变小。用细胞存活对应实际照射剂量作图，对 2~5 分次方案进行直接比较，各自的剂量效应曲线几乎是重叠的。然而，当细胞存活对应 BED 作图时（体外培养 EMT-6 细胞的 α/β 比用 3.5Gy）曲线倾向于随分次数的增加转而向下。作者认为用 LQ 公式把大分割剂量转换为单次剂量低估大分割照射在体效应为 20%~40%。所显示的差异比先前体外培养细胞研究所看到的大，倾向于随分次数而增大。认为 BED 对单次或大分割肿瘤效应的测算是不甚可靠的。

三、临床放射治疗中非常规分割治疗研究

分次放射治疗的生物学基本原理是，把一次剂量分成数次时可由于分次剂量之间亚致死损伤的修复以及在总治疗时间足够长的情况下由于干细胞的再群体化而保护正常组织（但如果总治疗时间太长也会同时损失肿瘤治疗效益）。与此同时，把一次剂量分成数次还可由于分次照射之间肿瘤细胞的再氧合和再分布而对肿瘤有敏化作用。

临床上探索将上述生物学原理应用于放射治疗的主要研究实践如下。

（一）超分割放射治疗（hyperfractionation）

超分割的基本目的是进一步分开早反应组织和晚反应组织的效应差别。纯粹的超分割可以被定义为：在与常规分割方案相同的总治疗时间内，在保持相同总剂量的情况下每天照射 2 次。但这个定义是不能让人满意的，因如果降低每分次的剂量则可能会增加总剂量。因此在实践中的超分割往往是不纯粹的，包括总剂量的提高，有时也因一天照射 2 次而改变了总治疗时间。主要目的是在早反应相同或轻度增加的情况下，进一步减轻晚期反应而肿瘤的控制与常规相同或更好。欧洲协作组（the European Cooperation Group EORTC）实施了头颈部肿瘤的超分割临床试验 EORTC 22791 方案是：超分割 80.5 戈瑞/（70 次·7 周）、（1.15Gy×2/d）与常规 70 戈瑞/（35 次·7 周）相比，结果如下：

1. 肿瘤控制和 5 年生存率升高，（从 40% 提高到 59%，说明提高了疗效）。
2. 没有明显增加副作用。
3. 此方案对口咽癌的优点是明显的。

每天 2 次并不是超分割的限制，可把剂量分得更多更小（但应使分割剂量处在剂量-效应曲线弯曲部位以上），来进一步减轻晚期损伤。Withers 介绍了转折剂量的概念（flexure dose Df），指在剂量-效应曲线开始出现有意义弯曲的那点上的剂量。他提示，在实践中这点是在 $0.1\alpha/\beta$ 比值剂量上（α/β 的 1/10），即曲线在该组织 α/β 比值的 1/10 处弯曲。早反应组织的 α/β 是 6~12Gy，晚反应组

织的 α/β 是 1~5Gy。因此早反应组织的 Df 是 0.6~1.2Gy，晚反应组织是 0.1~0.5Gy，如脊髓、肾、肺或晚期的皮肤挛缩。

（二）加速治疗（Accelerated Treatment）

纯粹加速治疗的定义是，在 1/2 常规治疗的总时间内，通过一天照射 2 次或多次的方式，给予与常规相同的总剂量。然而，在实践中因急性反应的限制达到这种状态是不可能的。必须在治疗期间插入一个休息期或降低剂量。

加速治疗的主要目的是抑制快增殖肿瘤细胞的再群体化，EORTC 进行了头颈部肿瘤（不包括口咽癌）的随机前瞻临床研究。方案是：72 戈瑞/（45 次·5 周）（1.6 戈瑞×3/天）中间休息 2 周，常规方案是 7 周为（2×35）/70Gy。EORTC22851 的结果是：

1. 局控率增加 15%，但对生存率无明显优点。

2. 急性反应增加。

3. 晚期反应增加（包括致死性并发症）。

因此，纯粹的加速治疗只有在极端小心的情况下才能被使用。

（三）连续加速超分割放射治疗（continuous hyperfractionated accelerated radiation therapy, CHART）

唯一的也是最有趣的加速治疗研究是由英国 Mount Vernon 医院和 Gray 实验室合作进行的，这个方案为连续加速超分割治疗。方案是 36 次/12 天，每天 3 次间隔 6 小时，1.4~1.5Gy/次，总剂量 50.4~54Gy。按常规标准它的总剂量是非常低的，当然是在很短的时间内完成治疗。CHART 方案的主要特点是：

1. 小剂量/次，36 次。

2. 总治疗时间短，连续 12 天。

3. 治疗期间无休息，3 次/天，间隔 6 小时，（1.4~1.5）戈瑞/次，总剂量（50.4~54）Gy。

结果如下：

1. 肿瘤局部控制率是好的，因总治疗时间短。

2. 急性反应明显，但峰在治疗完成以后。

3. 大部分晚期反应是可以接受的，因每次剂量小。脊髓是例外，在 50Gy 出现严重的放射性脊髓病。因为 6 小时间隔时间对脊髓而言太短。

第四节　物理照射模式与生物效应

现代放射治疗已进入物理学概念上的精确放疗阶段，如何根据生物体的放射反应特点更好地与现代放疗技术结合以提高肿瘤放疗疗效是目前国内外放射生物学者和临床放疗医生共同关注的问题。

一般来说，不管照射模式如何改变，生物体对放射线的反应是有一定规则的。某种照射方式是否能取得预期效果，主要取决于所采用的照射方案是否符合生物体对放射线的反应规律，即是否具有生物学的合理性。

一、IMRT 的生物学问题

（一）细胞亚致死损伤的修复

在适形调强放疗中，为达到物理剂量分布的适形性要求，物理师会根据具体情况设置若干子野。在照射期间对这些子野的照射是分步进行的，既有先后顺序又有不同强度，这样做的结果是使某一给定照射剂量的完成时间延长。如同样是 200cGy 剂量，常规照射只需几分钟，理论上在这样短的时间内完成照射基本可以忽略细胞亚致死损伤的修复对治疗效应的影响。而进行适形调强照射时情况则会发生变化，同样 200cGy 的剂量随子野数的不同其完成照射时间可从 10~30 分钟不等，延长照射时间以后，生物效应会发生什么变化呢？放射生物学基本理论认为：延长照射时间细胞会因亚致死损伤的修复而导致生物效应的下降。因此，对靶区肿瘤组织的照射而言，根据所延长时间的多少相应增加照射剂量是必要的。鉴于上述问题在三维适形调强放射治疗中的重要性，国外已进行了这方面的研究。如美国马里兰大学放射肿瘤科的 Morgan 等用人及仓鼠细胞（GM10115，RKO 细胞）进行了 IMRT 生物效应的研究（IMRT：7 分次，每分次 29cGy，剂量率 1Gy/min，每分次间隔 3 分钟，总时间为 20 分钟。常规照射：3 分次，66.7 cGy/min，剂量率 1Gy/min，每分次间隔 2 分钟，总时间 6 分钟。急速照射：2 Gy 单次急速照射，剂量率 1Gy/min，总照射时间 2 分钟），实验结果显示：IMRT 延长了相同剂量的照射完成时间其生物效应（细胞杀灭）比常规和急速照射有所下降，看来可能是在照射期间发生了 DNA 损伤的修复。

中国医学科学院肿瘤医院放疗科放射生物室[21]也对 IMRT 照射模式的生物效应进行了研究。实验采用克隆形成分析法，模拟 IMRT 照射模式对人大肠癌细胞系 HT-29 进行了 3 种不同照射时间（急速照射、15 分钟或 30 分钟完成照射）的照射。结果显示：15 分钟组与急速照射组相比 $D_0 D_q$ 和 N 分别增加了 8.8%、13.6% 和 8.8%，SF_2 增加了 10%；30 分钟组更明显。说明 IMRT 照射组与对照组相比生物效应下降了 10% 左右，表明随着照射完成时间的延长，相对剂量率的下降，照射期间细胞发生了亚致死损伤的修复，从而导致生物效应的下降。

（二）低剂量高敏感性（low dose hypersensitivity）

IMRT，相对于常规放射治疗属于一种新的治疗模式。对常规放射治疗而言，他的放射效应特点是比较明确的，而 IMRT 在这方面还处于不断地研究和探索之中，其中低剂量高敏感性问题是其中一个方面。

1. 低剂量高敏感性的概念 已知高剂量或中等剂量的辐射对生物体从分子到整体水平都表现为明显的损伤效应，而低剂量辐射的生物效应具双向性。早期研究低剂量的生物效应一般根据高剂量的损伤效应外推。1965 年以后，法国 Plane 和美国 Argonne 等实验室对草履虫和果蝇卵的研究发现，在低天然本底环境下，细胞分裂及生长发育过程减慢。生物在长期进化中天然辐射亦会对生物体产生兴奋效应（hormesis）。兴奋效应是指某因素在大剂量时有害而在微小剂量时对机体产生的有益作用。兴奋效应可表现于许多基本生命活动，如促进生长、繁殖，提高适应能力（如增强免疫力），刺激修复等。

从首次描述哺乳动物细胞存活曲线到意识到源于不同人肿瘤的细胞系它们的放射敏感性不同，且这些差别会反映在电离辐射治疗肿瘤的临床反应性上（这在 1981 年首先被 Fertil 和 Malaise 所强调，1984 年被 Deacon 所证实），其间经历了近 30 年。Malaise 认为，造成拖延的原因主要是一个不太合适的数学模型（单击多靶模型）的普遍使用。单击多靶模型拟合的细胞存活曲线由初始的肩区和随后的指数性部分构成。参数值 n 和 D_0 通常是从曲线的末端部分（第二、三级）得到的，因此低估了存活曲线初始部分低剂量段的杀灭作用。LQ 模型的提出和应用对研究和认识存活曲线初始部分低剂量段的效应做出了有益的贡献。

2. 小剂量高敏感性的实验研究 CRC Gray 实验室的 Marples 和 Joiner 用中国仓鼠 V79 细胞研究了单次 X 射线照射 0.01~10Gy 剂量的细胞存活。实验结果显示：1~10 Gy 照射后的细胞存活曲线可被 LQ 公式很好地拟合，但低于 0.6 Gy 照射后观察到效应增高的现象。单位剂量效应（$-\log_e SF/dose$）增高（从 1 Gy 的 0.19 Gy^{-1} 到 0.1 Gy 的 0.37 Gy^{-1}），这种现象在中子射线照射后未看到。这种小剂量高敏现象也存在于（0.016~1.7）Gy/min 的低剂量率照射。这些结果的可能解释是，这种现象反映了"诱导修复（induced repair）"或是一种"应力反应（stress response）"：在体外低剂量（或体内每分次低剂量），每 Gray 比高剂量的效应大，因只有在较高剂量才存在足够的损伤以启动修复系统或其他防护机制。

用 LQ 模型分析了多种细胞系的存活曲线，分析结果显示，线性部分（以 α 值为特征）或 SF2 是关键的生物学参数。从而认识到：①存活曲线初始部分（不是末端部分）反映了细胞内在放射敏感性的特征；②初始部分的参数 α 值和 SF2 与临床放射反应性有关联；③指数生长细胞的总存活曲线由于细胞周期异质性的影响，具有 2 个以上的 α 值和 β 值（多相存活曲线）；④觉察到小剂量（<0.5Gy）的高敏感性（hypersensitivity，HRS）以及随后稍高剂量（0.5~1.0Gy）细胞群体放射耐受性增高现象（increased radiosistance，IRR），这种现象不能被常规模型所解释，认为是一种启动了修复机制的诱导性的放射耐受。

已经在近 30 种细胞系观察到小剂量高敏感性现象，包括结直肠癌、前列腺癌、宫颈癌、膀胱癌、恶性黑色素瘤、肺腺癌、神经母细胞瘤等；但也有一些细胞系未显示这一特点，如宫颈癌细胞系 SiHa 和胶质瘤细胞系 U373 等。一般对 2Gy 更耐受的那些细胞系的 HRS 更明显，但有例外。在大多数细胞系不论其高剂量的放射敏感性的倾向如何，细胞存活曲线的 HRS 部位的放射敏感性（α_s）相似。

"Top up" 动物实验结果显示[22]，分次剂量非常小时也存在小剂量 HRS，当分次剂量<1Gy，间隔时间 7~8 小时，产生皮肤、肺和肾损伤所需的总剂量下降。尽管体外及动物实验有关 HRS 的研究给人印象深刻，但有关临床研究还不多，需不断关注。瑞典 Gothenburg 和 Uppsala 的放射肿瘤科（turesson 等）对 40 例前列腺癌病人进行了研究，治疗前及治疗期间取皮肤活检（3mm），包括照射野对侧皮肤以及野外 1.5~3.0cm。肿瘤剂量 2Gy×35 次，7 周；皮肤剂量 0.07，0.2，0.45 和 1.10Gy/次。终点指标：基底细胞密度（basal cell density BCD），Ki-67 指数。结果显示：0.45Gy/次，效应大于 1.1Gy/次，斜率比为 1.89，出现低剂量高敏现象。最初 3 周 ki-67 指数低于未照射皮肤，后 4 周显著升高（意味着细胞的再群体化模糊了 HRS/IRR 现象）。另 14 例病人 4 周内进行了 0.07~1.0Gy/次，共 20 次的基底细胞密度分析。高敏感性至 0.2Gy/次，其后平缓，然后耐受性增高。0.07Gy/次和 0.2Gy/次的 DMF 分别是 3.8 和 3.4。这个临床结果符合体内、体外 HRS/IRR 实验现象。Lambin P 等 进行了 21 例头颈部癌的研究，评价指标为涎腺排泄功能（观察对卡巴胆碱的排泄），根据 CT 和 SPECT 图像建立每个病人的剂量-效应关系。结果显示：6 例患者 35 次照射后腮腺存在着较大的剂量梯度，最小剂量<20Gy（0.57 戈瑞/次）。剂量-效应曲线表明，在每分次低剂量时存在高敏感性现象。

3. 小剂量高敏感性的临床意义　在临床放疗中，低剂量高敏感性的意义主要两个方面，正常组织反应（早期和晚期损伤）和辐射致癌概率。

（1）正常组织反应：从宏观角度看，低剂量高敏感性仍是一亚临床现象。2 戈瑞/次的分割方案，出现临床可见的放射损伤的剂量，通常在 20Gy（造血、淋巴细胞除外，EP Malaise）常规治疗（2 戈瑞/次，总剂量 50~70Gy），照射技术好一般也有相当体积的正常组织受到（0.1~0.2）戈瑞/次的照射。如，宫颈癌 4 野照射盆腔，（2~3）×10³cm³ 体积受到照射，（0.1~0.2）戈瑞/次×35 次，总量（3.5~7.0）Gy 累积剂量不大。

（2）适形放射治疗或立体定向放射治疗，在优化物理剂量时，为肿瘤的适形分布，常使用多野非共面照射。这意味着与常规相比，更大体积的正常组织受到小剂量的照射。由于理论上低剂量照射可能存在低剂量高敏，单位剂量的正常组织的生物效应相对于肿瘤区域增加，因此靶区外正常组织的生物效应将可能高于预测值。当大幅提高总剂量时应考虑野外正常组织的低剂量高敏感性问题。因此应结合生物效应特点，设计最优的照射野数，射线方向和射线强度，野数不宜过多。

上述研究结果提示，在进行三维适形调强放射治疗时，随子野数的增多使给定照射剂量的照射完成时间延长，从而可能导致相对剂量率下降。这些变化，是否会引起正常组织小剂量高敏现象是目前放射生物研究人员和临床放疗医生所热切关注的，需对这方面的研究结果继续追踪和关注。

二、SBRT 的生物学问题

随着工程技术和计算机科学的进步，放射治疗设备和靶区勾画系统得到了不断的升级和改造，使靶区精确度提高且尽量减少所涉及的正常组织，这些照射技术模式的改进激发了临床提高剂量的热情，但提高剂量（特别是分次照射剂量）是否一定会导致治疗效果的提高以及 SBRT 如何与常规分割方案进行生物剂量换算成为困扰临床和放射生物学者的问题。中国医学科学院肿瘤医院放射生物室[23]进行了恶性脑胶质瘤亚临床肿瘤不同分隔照射方案剂量-效应关系的实证实验研究。实验以人脑胶质母细胞瘤裸小鼠亚临床肿瘤为实验模型进行不同总剂量（包括 40Gy 和 60Gy 两组）、不同分割方案（200cGy×5/w，160cGy×2/d×5/w、300cGy×5/w 和 4Gy×3/w 等）的治疗。观察指标为，成瘤率、近期控制率、远期控制率、肿瘤复发时间及肿瘤基底最大径。实验总观察时间为 18 周或 24 周。结果显示：对脑胶质瘤而言，目前临床上使用的常规分割模式 2Gy/d×5/w，尚不是一个优化的分割治疗方案，不能有效控制恶性胶质瘤亚临床肿瘤的持续生长。本研究结果提示：对于控制恶性脑胶质瘤亚临床肿瘤而言，超分割 160cGy×2/d×10/w 是相对优化方案。实证研究结果表明不同病理类型的肿瘤治愈效果是由分割模式和总剂量决定的。经典临床放射生物学认为：考虑对治疗计划的改变时，永远必须同时考虑对肿瘤的效应和对正常组织的损伤概率。从临床放射生物学角度来看，采用何种分割治疗模式正确进行实体肿瘤的放射治疗，理论上主要取决于两方面因素：①肿瘤细胞放射敏感性及肿瘤增殖状态：在临床实践中，如何认识、选择和使用文献中的各项参数，从而对临床肿瘤的增殖状况做出正确判断不是一件容易的事（这需要具备一定的临床放射生物学知识和实验室研究经验才能对生物参数的实质意义有较为深入和恰当的理解）；②正常组织耐受性（包括瘤周及所有在治疗过程中放射线所涉及的组织），百年来的放射治疗实践以及临床放射生物学的研究结果表明这是一个绝不亚于肿瘤控制的更为复杂和重要的问题。

三、"生物显像"和"生物适形"的研究

自 1895 年伦琴发现 X 射线后，放射影像在医学领域中一直起着重要作用。CT 和 MRI 的出现使我们摹想人体解剖结构的能力大大提高了。与传统的主要提供解剖学信息的放射成像相比，生物显像期望显示代谢的、功能的、生理和基因表型的信息，以及无创的三维放射生物学信息，这对放射治疗是很重要的。即在放疗计划中除 GTV、CTV、PTV 之外，还期望绘出生物靶体积 BTV，人们希望借助生物显像技术获得更多的放射生物学信息（如细胞增殖潜力 Tpot，放射敏感性 SF2，乏氧细胞等）。长期以来，生物靶区问题一直受到研究人员的关注，并在此基础上提出了生物适形性（biological conformality）的概念，本节仅就这方面的研究进行简要概述。

（一）PET 的生物显像

人们对 PET 扫描的关注不断上升的部分原因是可用 FDG 作示踪剂。与正常组织相比，癌细胞的糖代谢增加，这是恶性生长细胞摄取 FDG 增多的根本原因。对一些部位（如乳腺、头颈、结、直肠，卵巢等）的临床研究表明，用 FDG-PET 扫描有可能提高疾病的检测、分期、治疗设计和评价的水平。由于 FDG-PET 检测微小病变比较敏感，因此已被开发用来评估结、直肠和头颈肿瘤放疗后的治愈和复发。但也有研究表明：尽管肿瘤对 FDG 的摄取增加主要是因为代谢的变化，但仍存在一些其他影响因素，如肿瘤负荷、血流充沛度、组织炎症及乏氧等。显然，还需对这些因素对 FDG-PET 图像的影响进行更深入的研究。

除了 FDG 以外，其他 PET 示踪剂也在研发中。其中一类化合物是 DNA 前体，如胸腺嘧啶、脱氧尿嘧啶。这些分子用 ^{11}C 或 ^{124}I 标记后做 PET，或 ^{131}I 标记后做 SPECT，这些物质在细胞周期 S 期时被整合入 DNA。另一类化合物是蛋白质合成的底物，如 ^{11}C 标记的蛋氨酸或胆碱。因已知在前列腺癌中胆碱会升高。

　　PET 显像的另一个研究热点是检测乏氧细胞[24]，主要示踪剂有硝基咪唑类和生物还原性化合物。硝基咪唑类示踪剂的主要作用机制是硝基基团在组织内经酶作用可形成活性阴离子，氧分压正常时该分子很快被再氧合。但在氧分压低的乏氧细胞中，该分子不能再氧合反会产生更多的还原物并与细胞内的大分子物质结合从而滞留在乏氧组织内。因此硝基咪唑类化合物可以显示乏氧区域。代表性药物主要有：

　　1. 卤素标记的硝基咪唑，以[18]F-FMISO 研究的最多。用[18]F-FMISO 进行肿瘤乏氧 PET 显像的研究很多，主要有晚期头颈肿瘤、肺癌、前列腺癌、鼻咽癌和胶质瘤等，所得到的研究数据大多支持这项技术有一定可行性。

　　2. 是含碘化糖的硝基咪唑衍生物，有 IAZR、IAZA、IAZP 等，其中 IAZP 具有较低的分配系数并且能很快从血中被清除出去。

　　3. 锝[99m]标记的硝基咪唑，代表性化合物是 BMS181321 和 BRU56-21。虽然利用乏氧细胞标志物进行实体肿瘤内乏氧细胞显像研究已经做了不少工作，也取得了一些进展，但该技术目前仍不够成熟。存在的主要问题是如何正确选择肿瘤乏氧显像的时机，以及如何界定肿瘤灌注显像与真正乏氧细胞之间的区别。另外，目前仍缺乏这些研究指标与经典指标和方法的比较研究。而肿瘤乏氧细胞寿命及放疗过程中乏氧细胞的动力学变化是对以乏氧图像指导的治疗计划系统的最大挑战。

　　（二）分子显像与生物表型的研究

　　使用 NMR 或核医学技术作分子显像通常有几种策略，通常采用某种药物的酶催化过程和（或）一种底物的代谢途径来提供显像信号，如 Tjuvajeu 等成功地用 PET 或 SPECT 监测了用[131]I 或[124]I-FIAV 为受体底物的 HSV1-tk 标记基因在体内的转导。另外一种策略是以细胞表面受体为显像示踪剂。例如，Moore 等用立体保护顺磁核的新奇探针通过 NMR 显像观察到了人转铁蛋白受体的调节和表达。

　　虽然在分子显像与生物表型的研究方面做了不少工作，但都不够成熟，尚处于探索性研究阶段。目前需要发展和深入研究的内容至少应包括两个方面；首先应确定影响放射敏感性的基因型和表型，然后是设计出使它们显像的无创性方法。尽管一些基因（如 ATM、DNA-PK 的化合物等）对 DNA 损伤修复和放射敏感性有显著作用，但它们尚不能解释临床放疗中遇到的放射治愈性的差异，还有很多研究工作要做。另外尽管有大量关于检测 myc、ras、p53、cyclins 等基因表达对细胞放射敏感性的作用，但至今尚未能确立一种可信的相关性。这方面的研究还在继续。此外经典的放射敏感性预测分析研究，如 Tpot、SF_2、肿瘤乏氧等研究也在进行。这些研究和探索性工作将为今后开展生物适形放疗奠定基础。

　　综上所述可以看出，随着科学技术的不断进步和各项生物学研究的深入，将为今后肿瘤多维放射治疗的开展奠定基础，从而促进肿瘤放射治疗总体水平的提高。

参　考　文　献

1. Ekind MM, Sutton-Gilbert H,. X-ray damage and recovery in mammalian cells in culture. Nature, 1959, 184：1293-1299.

2. Ekind MM, Sutton-Gilbert H, Mose WB, Alescio T, Swain RB,. Radiation response of mammalian cells in culture：V. Temperature dependence of the repair of X-ray damage in surviving cells (aerobic and hypoxic). Radiat Res, 1965, 25：359-376.

3. Little JB, Hahn GM, Frindel E, Tubiana M：Repair of potentially lethal radiation damage in vitro and in vivo. Radiology, 1973, 106：689-694.

4. Sinclair WK, Morton RA,. X-ray sensitivity during the cell generation cycle of cultured Chinese hamster cells. Radiat Res, 1966, 29：450-474.

5. Gray LH, Conger AD, Ebert M, Hornsey S, Scott OCA,. The concentration of oxygen dissolved in tissues an the time of ir-

radiation as a factor in radiotherapy. Br J Radiol, 1953, 26：628-6548.

6. Wright EA, Howard-Flanders P,. The influence of oxygen on the radiosensitivity of mammalian tissues. Acta Radiol, 1957, 48：26-32.

7. Stanley JA, Shipley WU, Steel GG,. Influence of tumour size on hypoxic fraction and therapeutic sensitivity of Lewis lung tumour. Br J Cancer, 1977, 36：105-113.

8. Withers HR,. Taylor and Maciejewski B,. The hazard of the accelerated tumor clonogen repopulation during radiotherapy. Acta Oncologica, 1988, 27：131-146.

9. Steel GG, Down JD, Peacock JH and Stephens TC,. Dose-rate effecta and repair of radiation damage. Radiother Oncol, 1986, 5：321-331.

10. 杨伟志, 冯宁远, 董秀玥, 等：Ir-192 近距离照射的剂量率效应研究. 中华放射肿瘤学杂志, 1999, 8：97.

11. Steel GG, Kelland LR, and Peacock JH,. The radiobiological basis for low Dose-rate radiotherapy. In Brachytherapy, 1989, 2：15-25.

12. 刘泰福, 中国放射肿瘤学的发展, 中华放射肿瘤学杂志, 2000, 9（1）：5.

13. Lea DC and Catcheside DG,. Themechanism of the induction by radiation of chromosome aberrations in Tradescantia. J Genet, 1942, 44：216-245.

14. Chadwick KH and Leenhouts HP,. A molecular theory of cell survival. Physics Med Biol, 1973, 18：78-87.

15. Douglas BG, Fowler JF,. The effect of multiple small doses of X-rays on skin reactions in mouse and a basic interpretation. Radiat Res, 1976, 66：401-426.

16. Fowler JF,. A review：The linear quadric formula and progress in fractionated radiotherapy. Br J Radiol, 1989, 62：679-694.

17. Barendsen GW,. Dose frsction, dose rste, and isodffect relationships for normal tissue responses. Int J Radiat Oncol Biol Phys, 1982, 8：1981-1997.

18. Thames HD and Hendry JH,. Fractionation in Radiotherapy（Taylor and Fracis, London）, 1987.

19. Chadwick KH, Leenhouts HP,. The Molecular theory of radiation biology. Springer-Verlag Berlin Heidelberg New York. 1981.

20. Shinya Orsuka, Yuta Shibamoto, Hiromitsu Iwata, Rumi Murata, Chikao Sugie, Masato Iro, and Hiroyuki Ogino,. Compatibility of the Linear-quadrtic formalism and biologically effective dose concept to high-dose-per-fraction irradiation in amurine tomor. Int J Radiat Oncol Biol Phys, 2011, 81（5）：1538-1543.

21. 钱立庭, 杨伟志, 等：模拟 IMRT 模式的生物效应研究初探. 中华放射肿瘤学杂志, 2005, 14：431.

22. Joiner MC, Denekamp J and Maughan RL,. The use of "Top-up" experiments to investigate the effect of very small doses per fraction in mouse skin. Int J Radiat Biol, 1988, 49（4）：565-580.

23. 盖雪, 杨伟志, 王冕荣, 等：脑胶质瘤不同照射方案生物效应的实验研究. 中华放射肿瘤学杂志, 2010, 19：564-567.

24. Mahy P, Bast M, Groot T,. Comparative pharmacokinetics, biodistribution, metabolism and hypoxia-dependent uptake of ［18F］ and ［18F］-MISO in rodent tumours model. Radiother Oncol, 2008, 79：5-10.

第七章 肿瘤放射治疗个体化的研究

杨伟志

鉴于个体肿瘤放射敏感性预测在开展个体化治疗及提高恶性肿瘤的放射可治愈性方面的重要性，放射肿瘤学家和放射生物学家在这方面已进行了多年的研究。决定个体肿瘤放疗反应性的因素主要有：肿瘤细胞放射敏感性、肿瘤增殖速率以及乏氧程度。除了这些放射生物参数，另外一些决定成败的因素是治疗时肿瘤体积的大小以及肿瘤细胞的转移潜能。预测个体肿瘤放射敏感性的意义在于为制定个体化放疗方案提供基础，使临床医师可根据个体肿瘤的具体情况采取与之相适合的治疗方案。

肿瘤放射敏感性预测的实验室分析主要有 3 个方面：①细胞内在放射敏感性（intrisic cellular radiosensitivity）及增殖潜能（proliferative potential）；②氧合状态（oxygen status）；③细胞放射敏感性的基因研究以及 DNA 损伤和修复。

一、细胞内在放射敏感性预测及增殖潜能分析

细胞内在放射敏感性预测分析，主要是研究离体培养的人肿瘤细胞系与临床相应组织学类型肿瘤放射敏感性之间的相关性。这方面工作做得最多的是英国的 Deacon，Peckham 和 Steel 以及法国的 Malaise[1]。这些研究的主要结论是，离体细胞存活曲线初斜率的陡度和临床的放射敏感性相关，存活曲线最具特征的部位在 2Gy，即 SF2（照射 2Gy 时细胞存活分数）。存活曲线高剂量段终斜率的 D_0 或 LQ 方程中的 β 与临床结果关系不大。Malaise 及其同事将肿瘤类型从放射最抗拒到放射最敏感分成 6 组，依次是胶质母细胞瘤、黑色素瘤、腺癌、鳞癌、淋巴瘤和燕麦细胞癌。最重要的是 Malaise 及其同事证明了在同一组织学类型的组内存在着很大的放射敏感性差异，如最敏感的胶质母细胞瘤的放射敏感性相似于最耐受的淋巴瘤。

近年来，已经尝试用手术或活检细胞培养并进行照射，测量克隆形成力来评估人肿瘤的放射敏感性，通常的参数是 2Gy 以后的细胞存活分数（SF2）。这些研究显示：在宫颈癌[2]和头颈部[3]肿瘤细胞的放射敏感性是预测放疗结果的显著独立预后因素，是一个有意义的独立预测指标。但作为预测分析时其临床实用性很有限，因人肿瘤细胞原代克隆形成分析的缺点是成功率不高，耗时长。

测量肿瘤增殖的方法包括计数有丝分裂指数（有丝分裂细胞的比例）；采用流式细胞术测定 S 期细胞比例；采用胸腺嘧啶类似物，如碘脱氧嘧啶核苷（IdUrd）或溴脱氧嘧啶核苷（BrdUrd）测定肿瘤潜在倍增时间（Tpot）以及用抗体检测增殖相关蛋白。470 多例头颈部癌单纯放疗多中心临床研究结果显示 Tpot 没有预测价值[4]。

二、细胞乏氧状态的分析

肿瘤乏氧是决定治疗耐受性和恶性进展的重要因素之一。肿瘤乏氧的预测有几种以病理学为基础

的方法和 PET/CT/MRI 标记的方法正在临床实际使用。

测量肿瘤乏氧的一个方法是将极谱电极插入肿瘤，沿着每个轨道测量几次，于是得到每个肿瘤氧张力的多个测量参数。这种直接测量乏氧的方法的局限性在于只适合便于插入的肿瘤。乏氧特异的化学探针，如 Pimononidazole[5] 和 EF5[6] 已被开发并应用于临床。这些相似的化合物通常是硝基咪唑类，仅在乏氧条件下起生物还原作用把还原产物结合到大分子上。所形成加合物可以用抗体来检测，可用免疫组化、免疫荧光或流式细胞术进行测量。一些研究结果显示 Pimononidazole 与头颈部癌的临床放疗结果有良好相关性[7]，但其他肿瘤（如宫颈癌）没有相关性。

生物还原药物的氟化衍生物也用于无创的 PET 检测[8]。这种探测方法的优点是可以对整个肿瘤而不是一小部分进行检测。在临床上用于评价肿瘤乏氧的其他方法包括 CT、MRS 和 MRI[9]。

另外还可通过测定肿瘤血管来评估乏氧，有许多方法被用于计量血管，包括：毛细血管间距离、血管密度等。这些结果与临床的相关性尚不甚清楚，有一些研究结果显示与临床结果有关联，而另外一些显示无关联[10]。

三、以全基因组为尺度的测定细胞遗传变异的方法

在过去的数年已经取得很大进展，包括 DNA 差异的研究、mRNA 转录和蛋白表达。这些方法的应用已经显示出对肿瘤诊断和预后的希望，也为肿瘤和其他生物学研究提供了新方法。

（一）DNA 水平

主要有比较基因组杂交（comparative genomic hybridization，CGH）和甲基化（methylation）。CGH是通过把肿瘤和正常组织 DNA 进行比较绘制肿瘤删除或扩增的染色体位点图[11]。这项技术现已被 DNA 杂交阵列点图所取代，称为 CGH 点阵。优点是点阵的复制能力大于分解，所观察到的每个基因组改变覆盖着 DNA 的巨量碱基。把基因组 DNA 改变与基因表达数据对照着看有助于指出相关基因及其部位[12]。

甲基化是 DNA 水平影响基因表达的进一步因素。设计了许多方法用于测定甲基化状态，可采用微阵列检测和多位点监测。但这些都不完全是全基因组的。这种测定代表着基因组的遗传流行病学的状态，可能是一种有帮助的检测方法。

（二）RNA 水平

主要包括微阵列（microarrays）和微小 RNA（miRNA）。微阵列的表达是小缺口含有数千个 DNA点位序列，每个点位一个 DNA 序列。该 DNA 可以是 cDNA，但更常见是小片段（短小的 DNA 链），代表着一个基因的部分序列。肿瘤的高表达基因表现为阵列上的亮点，低表达基因显示低信号。杂交以后，对阵列进行自动扫描以及所有基因表达的测定。

微小 RNA 是指 19~24 个核酸的未编码的小 RNA，一般通过抑制蛋白转录下调基因表达。估计miRNA 影响哺乳动物细胞基因组中高达 30% 的基因表达。很多最近的 miRNA profiling 显示出预测治疗结果的潜力[13]。

（三）蛋白水平

由于蛋白行使实际的细胞功能，理论上应该好于 mRNA 水平。然而，蛋白在结构上差异更大。尽管如此，还是取得了快速进展，包括抗体缺口（antibody chips）以及各种形式的团块分光术（mass spectrometry）。至今，用强力团块分光术分析蛋白作为临床预测指标主要限于血清蛋白的研究，通常用于早期检测和治疗监测。

此外，简单的免疫组化技术则更普遍地用于组织微阵列，这项技术是将不同肿瘤患者的石蜡包埋样品放在一张显微镜载玻片上然后对所有系列临床肿瘤进行特异抗体染色，计分并进行资料的自动登记[14]。这大大超过了全基因组，因为候选蛋白靶（以及它们的检测抗体）的选择必须依赖于前期的知识，通常限于 30 个标记物。然而，这项技术的理想用途是检测回顾性研究中有预测

潜力的标志物。

四、DNA 损伤、修复与细胞放射敏感性

DNA 的损伤及修复与细胞的放射敏感性密切相关。"彗星"分析法（Comet assay）是一种可以直接检测放射线照射后外周血或离体培养/活检组织细胞 DNA 损伤、修复及放射敏感性的方法，具有灵敏、稳定、简便和快速等优点

单细胞凝胶电泳或"彗星"分析是以电泳后 DNA 的显微镜图像特征而得名的，可以在肉眼水平测量样品中全部单个细胞，可以检测小如 5cGy 照射后淋巴细胞的初始 DNA 损伤。这项技术最独特和有说服力的用处是可以量化检测异质性细胞群体中的不同单细胞的所有不同程度的 DNA 损伤。

"Comet"分析方法的主要原理是：穿刺或活检细胞经含高盐（1~2M NaCl）和离子去污剂的裂解液作用后，在含有缓冲液的电泳槽中电泳，弱电场拉动负电荷 DNA 泳向阳极，DNA 迁移的距离取决于 DNA 分子的大小及断裂的数目。电泳后用荧光染料（如 PI）对 DNA 染色，断裂片段越多，"彗星"尾越长。采用"彗星"分析法进行细胞放射敏感性的检测，国内外都开展了很多研究，适用范围包括：①检测乏氧细胞；②测定 DNA 损伤和细胞杀灭之间的关系；③凋亡细胞的检测以及测定肿瘤生长分数。国内在开展实体肿瘤放射敏感性预测研究方面也做了许多探索和尝试，中国医学科学院肿瘤医院放疗科头颈组与放射生物室合作，自 1998 年起即开始了实体肿瘤细胞放射敏感性的方法学研究，建立了肿瘤活检细胞放射敏感性的检测方法——改良"彗星"分析法，具有较好的临床实用性（实验室分析结果与临床肿瘤放疗反应性的吻合率为 77.2%，Kappa＝0.50）。

小结

设计量体裁衣的个体患者的治疗方案需要了解个体患者及其肿瘤的广泛遗传学信息以及细胞放射敏感性状态。目前这方面的研究还在深入进行，研究结果将对肿瘤个体化治疗的开展提供依据。

参 考 文 献

1. Deacon J, Peckham MJ, Steel GG,. The radioresponsiveness of human tumours And the initial slope of the cell survival curve. Radiother Oncol, 1984, 2：317-323.

2. West CM, Davidson SE, Roberts SA, Hunter RD,. The independence of intrinsic radiosensitivity as a prognostic factor for patient response to radiotherapy of carcinoma of the cervix Br J Cancer, 1997, 76：1184-1190.

3. Bjork-Eriksson T, WestC, Karlsson E, Mercke C,. Tumour radiosensitivity（SF2）is a prognostic factor for local contron in head ang neck cancers Int J Radiat Oncol Biol Phys, 2000, 46：13-19.

4. BeggAC, Haustermans K, Hart AA, The value of pretreatment cell kinetic parameters as predictors for radiotherapy outcome in head and neck cancer：a multicenter analysis. Radiother Onco, 1999, 150：13-23.

5. RaleighIA, Chou SC, Calkins-Adams DP, Ballenger CA, Novotny DB, Varia MA,. A clinical study of hypoxia and metallothionein protein expression in aquamous cell carcinomas. Clin cancer Res, 2000, （6）：855-862.

6. EvansSM, Hahn S, Pook DR,. Detection of hypoxia in human squamous cell carcinoma by EF5 binding. Cancer Res, 2000, 60：2018-24.

7. Kaander JH, Wijffels KI, Marres HA,. Pimonidazole binding and tumor vascularity predict for treatment outcome in head and neck cancer. Cancer Res, 2002, 62：7066-7074.

8. KrauseBJ, Beck R, Souvatzoglou M, Piert M,. PET and PET/CT studies of tumour tissue oxygenation. OJNucl Med Mol Imaging, 2006, 50：28-43.

9. Padhani ar, Krohn KA, Lewis JS, Alber M,. Imaging oxygenation of human tumors. Eur Radiol, 2007, 17：861-872.

10. WestCM, Cooper RA, Loncaster JA, WilksDP, Bromley M,. Tumour vascularity：a histological measure of angiogenesis and hypoxia. Cnacer Res, 2001, 61：2907-2910.

11. Pinkel D, AlbertsonDG,. Array comparative genomic hybridization and its application in cancer. Nat Genet, 2005, 37 (suppl): S11-7.

12. AdlerAS, Lin M, Horlings H, Nuyten DS, van de Vijver MJ, Chang HY,. Genetic regulators of large-scale transcriptional signatures in cancer. Nat Genet, 2006, 38: 421-430.

13. Garzon R, Fabbri M, Cimmno A, Calin GA, Croce CM,. MicroRNA expression and function in cancer. Trends Mol Med, 2006, 12: 580-7.

14. Simon R, Sauter G,. Tissue microarrays for miniayurized high-throughput molecular profling of tumors. Exp Hematol, 2002, 30: 1365-1372.

第八章 肿瘤分子放射生物学

徐 波 惠周光

第一节 放射生物学与分子生物学

一、放射生物学与分子生物学的交叉

放射生物学是多学科交叉的生命科学分支学科，主要研究电离辐射的生物学效应。放射生物学对电离辐射和生物体相互作用的研究主要包括以下几个方面：分子和细胞生物学、分子遗传学、细胞程序性死亡、辐射修饰剂、防护与修复机制、组织放射反应、辐射化学、辐射毒理以及实验放射肿瘤学等。分子生物学是在分子水平进行研究的生物学，该学科与生物学和化学的一些领域特别是与遗传学和生物化学相互交叉重叠，分子生物学着重于对细胞各系统之间相互作用的认识，包括 DNA、RNA 和蛋白质合成间的关系以及其相互作用的调节机制等。放射生物学和分子生物学互有交叉，相辅相成，密不可分。分子生物学的发展实际上和放射生物学同步，众多的分子生物学理论起源于并收益于放射生物学的基本理论。近三十年来分子生物学成为生物学领域中的革命性学科，其飞速发展提供了众多新的理论，目前分子生物学技术已广泛应用于生物学研究的各个领域，放射生物学也不例外。也正因如此，我们对放射生物学中传统概念和原则的认识和研究才能推陈出新，不断进步。另一方面，电离辐射、加热和氧调节等原本被放射肿瘤学家采用的临床治疗手段，现在已被广泛应用于分子生物学的研究中，这也使我们能够从其研究成果中更多了解细胞对电离辐射的应答反应，进而从分子生物学的角度更好地改进放射治疗和放射防护。

二、传统放射生物学及其局限性

目前仍在应用的部分传统放射生物学术语如表 3-8-1 所示。这些描述性的概念来源于对实验现象的经验性总结，对临床实践很有帮助，对近百年来肿瘤放射治疗临床常规的建立和发展发挥了重要的作用。D_0、D_q、n、α 和 β 等众多概念来源于对细胞存活曲线形态的研究和认识，他们的出现指导了临床上有关放射分割方案的一系列试验。而对细胞亚致死性损伤和潜在致死性损伤的认识则促使人们开展 DNA 损伤抑制药物的研究，这是在临床治疗中很有潜力的研究方向。

"电离辐射后未修复的 DNA 损伤是唯一重要的细胞损伤"这一概念是建立辐射后细胞死亡模式的基础。"靶学说"用于研究 DNA 损伤和细胞死亡之间的关系。竞争模式的建立促进了乏氧细胞增敏剂（如 misonidazole 及其类似物）和放射防护剂（如 WR-2721）的开发，同时也促进了临床上其他抗乏氧治疗手段的发展，如输血、全氟化合物和乏氧细胞毒药物等。

表 3-8-1　传统放射生物学概念

描述性概念
　　细胞存活曲线：D_0、D_q、n、α 和 β
　　损伤修复：亚致死性损伤（SLDR）和潜在致死性损伤（PLDR）
模式和理论
　　细胞杀伤机制：克隆源性细胞死亡
　　靶学说：射线和 DNA 的相互作用
　　竞争模式：放射增敏剂和放射防护剂
　　微环境效应：慢性乏氧

从放射生物学的简要发展历程来看（图 3-8-1），传统放射生物学的理论和方法大多在 20 世纪七八十年代以前发展并逐渐完善。图 3-8-2 是传统放射生物学示意图：电离辐射的作用靶点是 DNA，射线穿过细胞膜、细胞质及核膜后导致 DNA 损伤，位于细胞核内的修复酶能够使一部分 DNA 损伤修复；氧能够增加初始 DNA 辐射损伤，肿瘤所处的微环境决定了细胞的氧合状态。

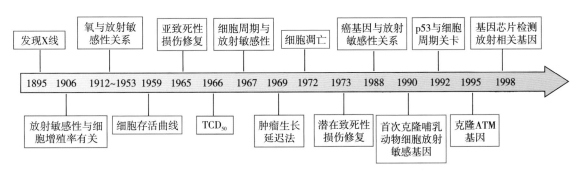

图 3-8-1　肿瘤放射生物学的简要发展历程

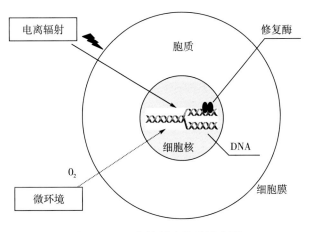

图 3-8-2　经典放射生物学模式图

但是，建立在对实验现象进行经验总结基础上的传统放射生物学只是一门相对"宏观"的科学，由于缺乏对细胞辐射损伤及其调控机制的深入了解，这种模式对各种矛盾的实验现象及临床问题难以做出合理的解释，也无法准确阐明和预测不同个体、组织甚至是细胞间的放射敏感性差异。经典的放射生物学需要应用其他学科先进的技术和研究成果来促进自身的发展。

三、分子生物学与传统放射生物学相结合

分子生物学起源于 20 世纪 30 年代，是生物化学、遗传学、微生物学和病毒学等多门学科相结合的生物学分支。1953 年 Walson 和 Crick 在《自然》杂志上对 DNA 结构的描述标志着分子生物学的正式诞生。分子生物学技术的核心是重组 DNA 技术，具体包括凝胶电泳（Southern Blot、Northern Blot 和 Western Blot）、多聚酶链式反应（PCR）、原位免疫荧光杂交技术（FISH）、基因芯片（MicroArray）以及近年来飞速发展的新一代测序（next generation sequencing，NGS），蛋白质组学（proteomics）技术等。重组 DNA 技术是生物学领域的一场革命，该技术一经出现就被放射生物学采纳，成为现代放射生物学研究的主要组成部分。由于电离辐射的最直接作用是损伤细胞的 DNA，现代放射生物学实际上成为分子生物学最前沿的拓展学科。在细胞周期方面，人们已经揭示了细胞周期进程的复杂调节机制及照射后周期关卡对细胞周期阻滞的调控作用；在细胞对辐射的反应上，纷繁复杂的基因表达及信号传导途径发生改变（激活或抑制），生物芯片技术的出现更为该领域的研究提供了史无前例的丰富信息；在肿瘤的微环境方面，人们认识到除氧外，还存在营养、生长因子等一系列调节因素。正因为现代放射生物学的进步大多是建立在采用分子生物学实验技术及研究成果基础上的，其又被称为分子放射生物学。

分子生物学理论上的进步使我们能够对传统放射生物学的机制有所了解和补充：生存曲线中的描述性参数代表的是不同位点的 DNA 损伤，并受 DNA 构象的影响；亚致死性和潜在致死性损伤修复与放射后细胞周期阻滞及启动 DNA 修复机制密切相关；未修复的 DNA 损伤所导致的克隆源性细胞死亡并非放射线杀死细胞的唯一机制，严重的 DNA 损伤也可启动细胞凋亡进程；在"靶学说"的基础上，人们认识到某些 DNA 位点（如转录位点）更容易遭受放射性损伤；在竞争模式和微环境方面，人们能够更真实地模拟肿瘤环境进行氧效应研究，除慢性乏氧外，急性乏氧和营养匮乏也发挥重要的调节作用，乏氧诱导因子（hypoxia inducedfactor，HIF）通路是氧效应中的重要途径。

四、临床分子放射生物学的重要研究方向——分子靶向治疗和靶向性增敏放疗

分子放射生物学的研究进展揭示细胞的放射敏感性受控于一系列内部因素，如细胞周期时相、细胞凋亡启动、DNA 损伤修复效率、肿瘤基因和肿瘤抑制基因的突变积累等。同时，氧、营养因素和细胞代谢废物的清除等细胞外部因素也影响细胞的辐射反应。对细胞放射敏感性及其内外影响因素的深入了解，使人们有可能找出特异性的分子靶点，在不增加正常组织毒副作用的前提下，增加放射线对肿瘤细胞杀伤作用。下文仅从几个具体方面简要介绍有潜在临床价值的分子靶点，并借此让大家了解分子生物学在放射生物学发展过程中的巨大推动作用。

（一）细胞周期及周期关卡

很久以来，人们就发现放射线能够使细胞周期阻滞于特定的时相，而且处于不同时相的肿瘤细胞的放射敏感性各有差异。然而，直到细胞周期进程的分子调控机制和 DNA 损伤后细胞周期关卡作用被揭示后，人们才对以上现象真正有所理解。利用肿瘤细胞和正常细胞在周期调控上的差异，有可能找出特异的分子靶点进行靶向性放射增敏治疗（具体请参见本章第二节）。

（二）细胞凋亡

自从 1972 年细胞凋亡被发现以来，放射肿瘤学家一直想通过增加细胞凋亡来提高肿瘤放射敏感性。在肿瘤发展初期，癌基因激活导致肿瘤抑制基因 p53 激活，从而增加了肿瘤细胞对启动凋亡进程的敏感性，但是，随着肿瘤的发展，大部分肿瘤细胞 p53 基因突变失活，在放射后无法启动 p53 介导的细胞凋亡进程，导致放射抗拒。以 p53 信号途径为靶点，通过药物重建 p53 介导的细胞凋亡途径有

可能达到放射增敏的目的。然而目前放疗联合细胞凋亡调节药物（干扰素和酪氨酸激酶抑制剂等）的临床研究结果多为阴性，而且有一定的毒副作用。出现这些结果的原因之一是这些临床试验大多选择晚期并经过多次治疗的病例，因而这些综合治疗方案的疗效很难与原发治疗方案的疗效相比较。

（三）DNA 损伤与修复

"放疗后未修复的 DNA 损伤是导致细胞死亡的主要原因"是传统放射生物学的理论基础之一。尽管很多实体瘤细胞能够逃逸细胞凋亡进程，但其 DNA 损伤修复机制却很少改变。人们对肿瘤细胞 DNA 损伤信号传导途径和损伤修复机制的深入了解使其可能成为放射增敏治疗的又一分子靶点。在 DNA 损伤信号传导和修复机制中最受关注的是共济失调-毛细血管扩张症突变基因（ataxia-telangiectasia mutated，ATM），该疾病早在 20 世纪初就被报道，患者易发肿瘤并对放射线高度敏感。（具体请参见本章第三节）。ATM 基因 1995 年被成功克隆，该基因在 DNA 损伤后被激活，在 DNA 损伤信号的传导途径和修复中起关键作用，该基因在 A-T 患者体内突变，因而导致放射敏感性增加。选择性抑制肿瘤细胞 ATM 激酶作用将是放射增敏的又一有力途径。

（四）乏氧研究

Thomlinson 和 Gray 在 20 世纪 50 年代建立的模式认为乏氧发生在远离血管的细胞中。但是在该理论指导下应用高压氧进行放射增敏的研究并不成功，在 20 世纪 90 年代开展的乏氧细胞增敏剂的研究也未能取得满意的结果。1979 年，Brown 提出肿瘤内血管畸形，血流发生改变，会导致血管暂时性开放和关闭，使细胞暂时性缺氧。这一理论促使人们从乏氧细胞增敏剂的研究转向乏氧细胞毒药物的研究。细胞适应乏氧环境并存活的关键性调节分子是乏氧诱导因子 1（HIF1），目前针对 HIF1 及其通路开发的细胞毒药物虽然能够阻碍肿瘤细胞的生长，但部分肿瘤细胞仍能适应缺乏 HIF 的环境并重新生长，因此，未来药物开发的对策是寻找能够特异性杀死 HIF 高表达细胞的药物，而不仅仅是抑制 HIF 通路。近年来乏氧研究的另一重要进展是乏氧分子功能影像技术的建立，该技术采用乏氧特异性荧光探针或磁共振波谱（MRS），能够对有功能的组织和肿瘤微环境进行定量分析。乏氧分子影像可以作为研究血管生成、周期进程中细胞凋亡和能量代谢等乏氧相关问题的技术平台。这些技术如与现行的 IMRT 及 IGRT 技术相结合，可望增加乏氧区的放疗剂量，从而提高放疗效果。

（五）表皮生长因子受体（EGFR）通路

近年来肿瘤生物学研究显示：调节细胞生长和死亡的分子及其信号途径在肿瘤细胞中常常出现调节障碍，其中既包括侵袭性强的恶性肿瘤，又包括对放化疗抗拒的肿瘤。因此联合应用相关的分子靶向药物和放疗有可能提高肿瘤疗效。EGFR 是有酪氨酸激酶活性的跨膜蛋白，调节细胞的生长、增殖和分化。正常细胞的 EGFR 信号系统受到严格的调控，但在肿瘤细胞中 EGFR 或其家族蛋白常常过量表达或发生变异，使肿瘤更具侵袭性并对常规治疗抗拒。针对该靶点研发的抗 EGFR 抗体（如 C225）和酪氨酸激酶抑制剂（如 Iressa）有显著的抗肿瘤疗效。最近发表的联合放疗和 C225 治疗晚期头颈部鳞癌的随机分组资料显示，C225 使 2 年局部控制率提高 9%（$P = 0.005$），3 年总生存率提高 10%（$P = 0.03$），同时未增加放疗的毒副作用。

（六）肿瘤血管

早在 30 年前 Folkman 就认识到可以把肿瘤的血管生成作为治疗的靶点，其后的 20 余年并未出现能有效抑制肿瘤血管生成或破坏肿瘤血管的药物。近年来肿瘤分子生物学研究发现了血管内皮生长因子（VEGF）和血小板源性生长因子（PDGF）在血管形成中的重要作用，一系列抗 VEGF/PDGF 的药物相继开发并进入临床研究和应用，如 Avastin、Sunitinib、Sorafenib 以及 Sutent 等。2003 年 Kolesnick 和 Fuks 等的研究首次明确显示，肿瘤对放射线的反应不但取决于不同的细胞类型，还取决于肿瘤微血管的放射敏感性，从而改变了长期以来"只有肿瘤细胞自身才是放射治疗靶区"的传统认识，也使人们意识到联合放疗及抗肿瘤血管药物治疗肿瘤的美好前景。目前在细胞水平和动物模型已经证实联合放疗及抗肿瘤血管药物具有协同作用，相信该类临床试验也将相继开展。

　　总之，传统放射生物学在结合了分子生物学后，促进了自身的巨大进步，使人们对肿瘤放射治疗和基础研究中所遇到的问题有了更深刻、更科学的认识，同时也能从更为广泛、更加实际的角度预测和引导肿瘤放射治疗的研究方向。分子生物学对细胞信号传导途径的研究以及对人类基因功能认识的不断增加为放射肿瘤学的研究注入了新的活力，放射生物学将继续吸收、融合分子生物学在肿瘤细胞及其微环境领域的研究成果，用以发展更加合理、高效的放射治疗手段。

第二节　细胞周期及调控机制

　　随着人类基因组计划的启动与进展，许多癌基因、抑癌基因相继被克隆。研究表明，绝大多数癌基因或抑癌基因并不直接引起肿瘤，肿瘤是一类多步骤发生、多基因突变所致的细胞遗传性疾病。几乎所有的癌基因、抑癌基因的功能效应，最终都会集中到细胞周期调控机制上来。许多癌基因、抑癌基因直接参与 DNA 损伤后细胞周期的调控，或者其本身就是细胞周期进程的主要组成部分，它们的突变导致了细胞周期启动、运行和终止的异常，使细胞获得以无限增殖为特征的失控性生长。因此可以说，肿瘤是一类细胞周期相关性疾病。

　　细胞的增殖必须依次经过 DNA 合成前期（G_1 期）、DNA 合成期（S 期）、DNA 合成后期（G_2 期）和有丝分裂期（M 期）（图 3-8-3）。根据细胞功能和镜下形态 M 期又细分为前期、前中期、中期、后期和末期。每一次有丝分裂结束到子代细胞的有丝分裂结束，构成一个完整的细胞周期，在此期间，细胞必须在 S 期准确地复制一次 DNA，并在 M 期将其两套同样的遗传物质均等地分配到两个子细胞中。处于 G_1 期的细胞不一定会继续完成整个分裂周期，当缺乏分裂刺激因子时，细胞会从分裂周期中退出，进入静息期（G_0 期），G_0 期细胞的转录和翻译等基本代谢活动都受到抑制。绝大多数正常成熟组织细胞都处于 G_0 期。

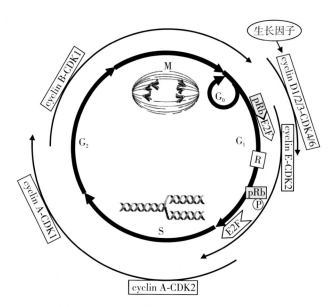

图 3-8-3　细胞周期进程及其重要调节蛋白

一、细胞周期素依赖性蛋白激酶（CDKs）与周期素（Cyclin）

　　细胞周期的启动与运行由一系列蛋白间相互作用来精密调控。细胞周期调控的核心成员是一组细胞周期素依赖性蛋白激酶（CDKs）。这些激酶在细胞周期内特定的时间激活，通过磷酸化相应底物来驱动细胞周期。CDKs 的周期性激活依赖于另一类在细胞周期中呈时相性表达、积累和降解的蛋白，即细胞周期素（Cyclin）（图 3-8-4）。人类细胞主要的 CDK 有 CDK1（即 CDC2）、CDK2、CDK4、CDK5、CDK6 和 CDK7（CAK 的重要组成部分），CDKs 的结构和其他蛋白激酶相似，由两个球形的结构域（N-端调节区和 C-端催化区）组成，并由一个半弹性的连接域相连接。CDK 和相应的 Cyclin 形成复合物后被活化，其活性位点构象改变，两个球形结构域之间有催化作用的区域开放，并和 Cyclin 的相应亚单位一起结合、容纳底物。换而言之，CDK 在和 Cyclin 结合后，其活性位点的构象才会和其他蛋白激酶相似。

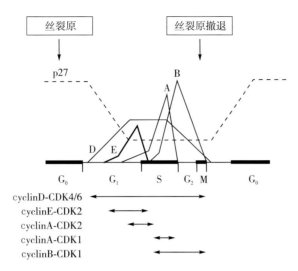

图 3-8-4　呈周期时相性表达的 cyclin 和与其特异性结合的 CDK

二、CDKs 的调节（图 3-8-5）

（一）Cyclin 对 CDKs 的调节作用

人类细胞主要的细胞周期素有 cyclin D、cyclin E、cycin A 和 cyclin B1。cyclin D 包括 cyclin D1、cyclinD2 和 cyclinD3，与其他细胞周期素相比，cyclin D 的表达缺乏高度周期性，其主要活性从 G_1 中后期开始，一直持续到细胞周期抑制性蛋白 pRb 及其相关蛋白 p107、p130 的磷酸化。cyclin D1/2/3 的功能是结合并活化 CDK4 和 CDK6，活化后的 CDK4/6 再通过磷酸化 pRb、p107 和 p130 使其负调节作用失活，细胞进入 S 期。当细胞退出分裂周期，处于非增殖状态时，cyclin D 显著下降；当细胞在丝裂原的刺激下重新进入细胞周期时，cyclin D 的合成再次恢复。与 cyclin D 相比，cyclin E（E1 和 E2）的表达呈高度周期性，即在 G_1 晚期积累，在 S 期降解。cyclin E 结合并活化 CDK2。实验显示 cyclin E1 提前表达能让细胞加速进入 S 期，说明其作用的靶应该是负责启动 DNA 复制的蛋白。鼠胚细胞如果缺乏 cyclin E 仍能启动 DNA 复制并维持正常的周期，提示 cyclin E 在 S 期的功能可以被 CDK2 的另一活化蛋白 cyclin A 所替代。cyclin A 在 G_1/S 的交替时相开始积累并持续到 G_2 期，在 M 期前迅速降解。除 CDK2 外，cyclin A 还能与 CDK1 形成复合体。CDK2 被 cyclin E 和 cyclin A 激活后，推动细胞周期从 G_1/S 期直到 G_2 期。cyclin B_1 在 S 期和 G_2 期积累，于 M 期在 APC（分裂后期促进复合物）的调节下降解。其功能是结合并活化 CDK1，推动细胞进入和通过 M 期。哺乳动物细胞表达多种 cyclin B，但仅 cyclin B1 是必需的。

CDK 在与相应的 cyclin 结合后能否被激活，还受其他一些复杂机制的严格调控，如 CDK 特异位点的磷酸化或去磷酸化、CDK 抑制物（CKI）的作用等（图 3-8-5），而这些调控机制又受到细胞内外信息的影响。

（二）CDK 激活性蛋白激酶（CAK）和 Cdc25 的调节作用

在 CDK 的活性 T 环上有一个保守的苏氨酸残基，如 CDK1 的苏氨酸（threonine，Thr）161，CDK2 的 Thr 160，在 CDK 激活性蛋白激酶（CAK）的催化作用下被磷酸化，使 CDK-cyclin 的结合增加，并使底物结合位点发生改变，这是 CDK 活化的必要条件之一。CDK 另外一些氨基酸序列的磷酸化对其活化起抑制作用，如 Wee1 和 Myt1 对 CDK 的 Thr 14 和 Tyr 15 的磷酸化能抑制 CDK 的激活。Cdc25A，Cdc25B 和 Cdc25C 是一组磷酸酶，能够去除 Thr 14 和 Tyr15 的抑制性磷酸基团，从而活化

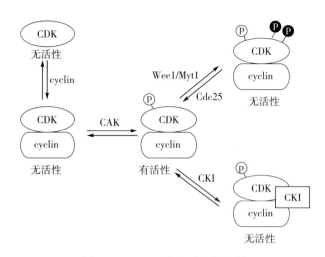

图 3-8-5 CDKs 的主要调节机制

CDK。这些酶的表达和活性也呈周期性，Cdc25A 的表达和活性在 G_1 晚期最高，作用是活化 CDK2，活化后的 CDK2 又能反过来增强 Cdc25A 的活性，从而形成正反馈调节。过量表达的 Cdc25A 能够缩短 G_1 期进入 S 期的时间，提示该磷酸酶对细胞进入 S 期的速度起控制作用。Cdc25B 和 Cdc25C 在细胞核内作用于 CDK1，对 G_2/M 的过渡起调控作用。Cdc25C 在分裂间期主要分布在胞质中，其丝氨酸（Serine，Ser）216 被磷酸化后与 14-3-3 家族蛋白结合。与 14-3-3 结合后的 Cdc25C 失去向核内转运的信号，使其在 S 期和 G_2 期滞留在胞质中。在细胞即将进入 M 期时，Cdc25C 的 Ser 216 磷酸化水平下降，和 14-3-3 结合减少，Cdc25C 在核内的积聚增加，同时伴随 Cyclin B 向细胞核加速转运。

（三）CDK 抑制物（CKI）的调节作用

CDK 抑制物（CKI）通过与 CDKs 或 CDK-cyclin 二聚体相结合发挥对 CDKs 活性的抑制作用。CKI 主要包括 KIP、INK4 两个蛋白家族和 pRb 蛋白家族中的 p107 和 p130。KIP 家族包括 p21、p27 和 p57，KIP 蛋白的氨基末端都有一个保守的抑制域，其上有 cyclin 及 CDK 的结合位点。p21 能够结合 CDK2 并使其失活，当细胞 DNA 受损时，在 p53 作用下，p21 基因表达上调。p27 通过接触性抑制 cyclin E-CDK2 复合物活性，诱导和（或）维持 G_1 期阻滞，p27 受蛋白质翻译水平和泛素介导蛋白水解作用的共同调节。KIP 的另一重要作用是装配、活化 cyclin D-CDK 复合物并使其在核内定位。INK4 家族包括 p15、p16、p18 和 p19，其结构特殊的序列能够特异性地与 CDK4 和 CDK6 结合，使 CDK 构象改变而失去激酶活性，同时也阻碍 CDK 与 cyclin 的结合。pRb 蛋白家族中的 p107 和 p130 拥有 cyclin 和 CDK 的结合位点，能够结合并抑制 cyclin E/A-CDK1 的活性。

三、正常细胞周期调控机制

细胞周期中两个最活跃的时相是 S 期和 M 期，细胞在这两个时相中分别完成遗传物质复制并平均分配到两个子细胞中；在循环的细胞周期中，S 期和 M 期的间隔时相分别是 G_1 和 G_2 期，细胞利用这段时间不断生长（体积增大）并对周期进程进行精密的调控。因此在整个细胞周期中，有两个进程最为关键，即 G_1 向 S 过渡期和 G_2 向 M 过渡期，这两个进程中综合了纷繁复杂的正向和逆向调节因子，以确保分裂过程中遗传物质的准确性和完整性。

（一）G_1 时相调控机制

增殖细胞在 G_1 期体积增大，进行的分子事件是为 S 期合成新的 DNA 作准备。在 G_1 期有一个限制点（R 点，图 3-8-3），其功能是界定 G_1 早期和 G_1 晚期，细胞一旦通过 R 点进入 G_1 晚期，以后的 DNA

合成及有丝分裂就不再需要生长因子的继续刺激。细胞外的生长信号决定细胞是否通过 R 点，如果没有足够的生长因子或缺乏营养，细胞将可逆地进入静息期（G_0）。丝裂原能够刺激细胞从静息期进入增殖周期，促进 cyclin D1、cyclinD2 和 cyclinD3 表达，cyclin D 与 CDK4/6 相结合是 G_1 期运行的必要条件，cyclinD-CDK4 或 cyclinD-CDK6 复合物被 CAK 磷酸化激活，并进一步磷酸化视网膜母细胞瘤蛋白（pRb）；另外，在 G_1 晚期出现的 cyclin E 能够与 CDK2 特异结合，该复合物被 CAK 激活后，也可以使 pRb 磷酸化。pRb 磷酸化后其抑制生长的功能被解除，释放与之结合的转录因子 E2F，后者通过促进相关基因转录使细胞进入 S 期。在哺乳动物细胞中，cyclin E 和 cyclinA 在 G_1 后期开始程序性积累，但是其与 CDK2 复合物的活性被 KIP 家族蛋白抑制，如果此时细胞的内外环境适合细胞增殖，cyclin E 和 cyclinA 会持续增加，逐步滴定 KIP 抑制物，最终导致后者被过剩的 cyclin-CDK 复合物磷酸化，发生泛素介导的蛋白水解。CDK 抑制物的降解及同期所有积累的 CDK 复合物的活化确保细胞快速、不可逆地进入 S 期。

在肿瘤细胞中上述调控机制显著受损，多数肿瘤细胞缺乏 R 调控点，或细胞对细胞外的生长刺激信号和抑制信号的反应程度明显不同，从而使细胞更容易通过 R 点，导致细胞的异常分裂。

不同细胞的 G_1 期长短相差很大，主要取决于细胞外信号，如环境中的营养或生长因子的刺激等，如果 G_1 期足够长，可以明显看到 G_1 早期对放射抗拒，G_1 末期对放射线较为敏感。

（二）S 时相调控机制

目前关于 S 期调控所知甚少，但是细胞 DNA 复制一旦开始，就将一直持续，直到复制完成后才会结束。S 期的任务是精确复制超过 30 亿个碱基的基因组序列（图 3-8-3），且每一 DNA 序列在细胞周期中只被复制一次。cyclin A 在 S 期表达，并与 CDK2、CDK1 结合形成 cyclin A-CDK2、cyclin A-CDK1 复合物，其作用可能是促进起始复合物中原点 DNA 解链，形成复制叉。在 S 期，cyclin A-CDK 复合物对 CDC6 等 DNA 复制器组分的磷酸化对启动 DNA 复制以及限制 DNA 复制在每个细胞周期只能启动一次都有重要的作用。

（三）G_2/M 时相调控机制

细胞在 S 期完成 DNA 复制后，进入 G_2 期，为有丝分裂作准备。CDK2 与 cyclin A 的结合是 G_2 事件启动和进行的必要条件。

CDK1 与 Cyclin B 的结合是 M 期事件启动和进行的必要条件。在 S 晚期和 G_2 期，升高的 cyclin B 与 CDK1 相结合，使后者的 Thr 161 位点在 CAK 的作用下磷酸化，Thr 161 磷酸化的 cyclin B-CDK1 复合物从胞质向核内转移并积聚是细胞进入 M 期的必需条件；在 G_2 期 cyclin B-CDK1 复合物的功能被 CKI 抑制，即 CDK1 的 Thr14 和 Tyr15 被蛋白激酶 Wee1 和 Myt1 磷酸化，该磷酸化抑制 CDK1 的激活，在 G_2 期末，Thr14/Tyr15 在磷酸酶 Cdc25 B 和 Cdc25 C 的作用下快速去磷酸化，激活 CDK1，从而引发有丝分裂，把在 S 期复制的两套遗传物质平均分配到子细胞中，完成细胞周期进程（图 3-8-3）。CDK1 的去磷酸化除了依赖 Cdc25 的激活外，还有赖于 Wee1 被磷酸化失活并通过泛素介导降解。另外，活化的 cyclin B-CDK1 复合物也能通过磷酸化激活 Cdc25 B 和 Cdc25 C，形成正反馈调节，这些快速高效的调节机制保证了 M 期的启动和运行。

四、细胞周期关卡与细胞周期阻滞

细胞在增殖过程中常遇到各种不利因素，内源性的因素如细胞代谢副产物，外源性因素如细胞毒药物或放射线等。这些内外源因素常导致细胞的 DNA 损伤甚至细胞死亡。细胞受损后保证周期进程高度有序进行的调控机制称细胞周期关卡（checkpoints，也称 DNA 损伤关卡或细胞周期检测点）。细胞周期关卡的功能是检测 DNA 有无损伤，或 DNA 修复与合成有无错误等，直至检测无误时，才开始启动下一细胞周期时相。细胞内外不良因素导致的 DNA 损伤或突变，通过细胞关卡的调节能够使细胞分别阻滞于相应的细胞时相，以提供足够的时间进行 DNA 修复。如果缺乏细胞关卡的调节，受损的 DNA 或者阻碍 DNA 复制，或导致 DNA 的错误复制，或因染色体严重受损导致遗传物质在有丝分裂时丢失，最终危害子代细胞的存活。与细胞关卡功能相一致，受损细胞的周期进程常延缓或阻滞在三个位点：①细胞进入 S 期前（G_1 期关卡）；②S 期内（S 期关卡）；③细胞进入 M 期前（G_2 期关卡，或称为 G_2/M 期关卡）。细胞周期关卡概念的提出为生物进化，遗传稳定性，肿瘤形成以及肿瘤治疗提供了理论基础并成为近年来研究的热点。

（一）G_1 期关卡

放射线、缺氧等原因导致的细胞基因组破坏（如 DNA 单链或双链断裂、各种形式的基因突变等），通过细胞内多种检测途径将基因组改变的信号传递给 PI3K 相关的丝氨酸/苏氨酸激酶（ATM/ATR），其中 ATM 蛋白（详见本章第三节）主导电离辐射导致的 DNA 损伤反应，而 ATR 是紫外线导致的 DNA 损伤反应的功能蛋白。ATM/ATR 识别并定位于 DNA 受损部位，进一步磷酸化激活 CHK2/CHK1 激酶蛋白，后者再通过调节 Cdc25 和 p53 蛋白作用于细胞周期关卡。ATM 和 CHK2 可分别磷酸化 p53 的 Ser15 和 Ser20，该磷酸化通过干扰 p53 蛋白氨基末端的核输出位点以及阻滞 MDM-2 对 p53 的降解，将 p53 蛋白稳定于核内。p53 蛋白作为主要的转录因子启动 p21 转录，使 p21 蛋白迅速增高。p21 蛋白是细胞周期内的通用抑制物，能和多种 CDK-cyclin 复合物结合进而抑制 CDK 的活化。目前已知的 p21 蛋白的作用底物有 cyclinD-CDK4/6、cyclinE-CDK2 和 cyclinA-CDK2 等。cyclinD-CDK4/6、cyclinE-CDK2 活性被 p21 蛋白抑制后，pRb 蛋白磷酸化受阻，处于低磷酸化水平，无法通过释放 E2F 启动细胞周期 G_1/S 进程，导致受损细胞 G_1 期阻滞（图 3-8-6）。

G_1 关卡存在另一快速通路，即 CHK2 磷酸化 Cdc25A 的 Ser 123，导致 Cdc25A 快速降解，阻止其对 CDK2 的去磷酸化激活，从而

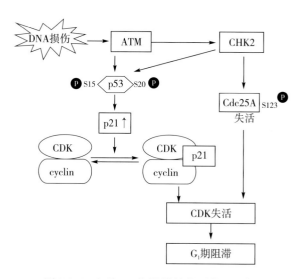

图 3-8-6 细胞 G_1 期阻滞的分子作用机制

导致 G_1 期阻滞。但 CHK2 缺陷细胞在 DNA 损伤后仍能启动 G1/S 阻滞，提示该通路在 G_1 关卡的作用并非必需。

G_1 期关卡的重要作用就是通过检测细胞受损信号，使细胞阻滞在 G_1 期，提供 DNA 修复所需的时间，从而避免将受损的 DNA 带入 S 期进行复制。当 DNA 修复完成后，细胞周期进程重新启动，细胞进入 S 期；但是如果 DNA 损伤严重无法修复时，淋巴母细胞往往通过 p53 介导发生凋亡，而成纤维细胞则可能持续停滞在 G_1 期。

（二）G_2 期关卡

DNA 损伤导致细胞阻滞在 G_2 期是多数哺乳动物细胞的突出特点。当 DNA 损伤发生后，损伤信号激活 ATM/ATR，进一步使 CHK1/2 蛋白激酶磷酸化激活，激活后的 CHK1 再作用于 CDC25C，使其 Ser216 磷酸化。Ser216 磷酸化后的 CDC25C 与 14-3-3 蛋白结合，复合物被锚定于细胞质，不能作用于细胞核内 CDK1-cyclin B1 复合物。CDK1 Thr14/Tyr15 上的磷酸基团因为不能被 CDC25C 去磷酸化而无法激活，导致细胞周期 G_2 期阻滞（图 3-8-7）。

进一步研究发现存在两种机制上截然不同的 G_2/M 期关卡。第一种发生在照射后早期，导致的 G_2/M 期阻滞非常短暂，必须有 ATM 参加。该关卡代表的是照射时已经处于 G_2 期的细胞发生的阻滞。

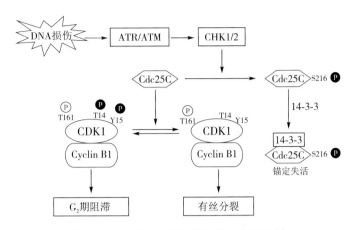

图 3-8-7　细胞 G_2 期阻滞的分子作用机制

注：DNA 损伤信号通过 CHK/Cdc25C/CDK1 途径导致细胞 G_2 期阻滞。

有资料认为，这种"早期" G_2/M 关卡可能是细胞由低剂量超敏转成放射抗拒的重要机制。另一种为"晚期" G_2/M 期关卡，在照射后数小时内可通过溴化乙啶（PI）染色检测出来，这种阻滞不需要 ATM 参加，但呈照射剂量依赖性，代表的是照射时处于 G_2 期以前时相的细胞所发生的 G_2/M 期阻滞和积累。该阻滞不受"早期" G_2/M 关卡的影响，但对于缺乏 S 期关卡的细胞，该阻滞明显增加。对这两种关卡的深入认识对设计针对细胞周期关卡的靶向性放射增敏剂有重要影响。

p53 不是启动细胞 G_2 期阻滞所必需的基因，但 p53 或 p21 缺陷细胞放射后 G_2/M 期阻滞缩短，提示两者对于维持 DNA 损伤后 G_2 期阻滞有非常重要的作用。p53 通过激活 14-3-3 蛋白，进一步作用于 CDK1-cyclin B1 复合物，使其固定于细胞质内，延长 G_2 期阻滞时间。

G_2 期关卡的重要功能是检测受损的 DNA 或未完成复制的 DNA，启动特定基因使细胞阻滞在 G_2 期，从而在有丝分裂事件开始前，启动和完成修复，以防止异常的遗传物质在 M 期分配给子代细胞。由于 G_2 期阻滞与放射敏感性之间的关系密切，所以放射生物学家对此进行了较为深入的研究。资料显示，对于相同剂量放射线所诱导的 G_2/M 阻滞时间，放射敏感性细胞明显长于正常或放射抗拒细胞。在一些酵母菌株中，已分离出对电离辐射和对紫外线的敏感性都比野生型大 10～100 倍的突变株。其突变基因经被克隆和测序后发现是一种" G_2 期分子关卡基因"。突变细胞因丧失了此基因功能，携带着受损的染色体直接进入有丝分裂，所以容易死亡，对辐射或其他 DNA 损伤剂也就更为敏感。

（三）S 期关卡

DNA 受损后 S 期关卡能暂时、可逆的延缓细胞周期进程，其作用是抑制新复制子启动，降低 DNA 复制速度。因此与 G_1 和 G_2/M 期关卡不同，S 期关卡不引起细胞时相的持续阻滞。一些常染色体隐性遗传疾病如 Fanconi Anemia，A-T，Nijmegen Breakage Syndrome 等的细胞表型有 S 期关卡缺失。近年来的研究证实这些疾病相关蛋白之间互相作用以启动 S 期关卡，DNA 损伤后被 ATM 磷酸化激活的 BRCA1、NBS1 和 SMC-1 等蛋白在 S 期关卡和启动 DNA 修复中都有重要的作用。

（四）有丝分裂纺锤体关卡

总体说来，上述 3 种关卡的作用是检测 DNA 损伤和有缺陷的 DNA 复制，延缓或阻滞细胞周期进程，因此统称为 DNA 完整性关卡。细胞周期中还存在另外一种关卡，即有丝分裂纺锤体关卡，作用是在细胞分离前确保纺锤体正确形成。

姐妹染色单体的准确分离是保证细胞基因组完整性的关键步骤。在分裂后期促进复合物（APC）

的作用下，cyclin B 进行泛素化蛋白水解，细胞 M 期结束。在着丝粒区，纺锤体关卡检测染色体和微管的相互作用，并能够在分裂后期延缓染色体分离，以纠正有丝分裂纺锤体装置的缺陷；如果缺陷持续存在，细胞就会进入死亡程序。着丝粒相关的 MAD2、BUBR1、BUB1 和 BUB3 等蛋白是纺锤体关卡的关键组分：MAD2 和 BUBR1 通过直接抑制 APC 功能来调节 M 期进程，BUB1 和 BUB3 通过干扰微管功能引起有丝分裂阻滞。调控纺锤体关卡的基因缺陷能导致染色体在有丝分裂时丢失，这可能与一些肿瘤的形成密切相关。近年的研究表明众多的 DNA 损伤应答蛋白在有丝分裂期起关键作用。例如，ATM 蛋白激酶可在有丝分裂期在没有 DNA 损伤的状态下被 Aurora B 激活，同时把信号传递到 Bub1 以及 Mad1，来激活纺锤体关卡。

五、辐射诱导的细胞周期阻滞及其临床意义

放射治疗利用辐射损伤 DNA 以治疗恶性肿瘤。从细胞和分子水平研究肿瘤细胞受到照射后细胞周期的变化规律，并深入了解这些变化对于肿瘤细胞存活的实际意义，有助于我们认识肿瘤对放射治疗抗拒的机制，从而制定行之有效的放射增敏策略。

电离辐射能够导致哺乳动物细胞的细胞周期紊乱，主要表现为细胞周期进程受阻。尽管这一现象早在几十年前就被发现，但直到最近随着细胞周期关卡调控机制的阐明，放射引起细胞周期阻滞的分子机制才有所明确。DNA 是放射线杀灭肿瘤细胞的关键靶，DNA 关键部位的双链断裂未能修复或修复错误，会导致细胞死亡。研究显示，照射后细胞的初始或残存 DNA 损伤均与细胞的存活率密切相关。据估算，细胞每吸收 1Gy 的辐射，会导致 200 条 DNA 单链断裂和 25~50 条 DNA 双链断裂，如上文所述，DNA 的辐射损伤分别启动 G_1 期关卡和 G_2 期关卡，通过一系列复杂的生化反应，将细胞阻滞在 G_1 和 G_2 期。

细胞在辐射后发生细胞周期阻滞的重要生物学意义还有待深入研究。Weinert 等对酵母的研究发现，DNA 损伤后如果缺乏足够的修复时间，DNA 复制将产生染色体断裂和（或）重排，最终导致基因扩增、迟发性突变、基因组不稳定甚至引起细胞死亡。Hartwell 和 Kastan 提出细胞周期阻滞是细胞对放射线损伤的一种保护性反应，目的在于保证基因组的遗传稳定性，促进受损细胞的修复与存活。G_1 阻滞可以提供充足的时间来修复放射导致的 DNA 损伤，避免在 S 期复制损伤的 DNA，而损伤严重的细胞则通过凋亡被消除，从而减少了基因组的不稳定性；G_2 期阻滞可以在复杂的有丝分裂事件开始前，启动和完成修复，防止含有错误信息的遗传物质带给子代细胞，以保证细胞有丝分裂的忠实性，这一结论目前被广大学者所接受。进一步的研究已经从分子水平证实，细胞周期关卡的分子途径不仅用来保证细胞周期事件的有序性，还有启动和调节修复基因转录等其他重要功能，在此不予详述。

尽管 G_1 期阻滞在保持基因组稳定中具有重要的作用，但是对人类肿瘤细胞的一系列研究显示，放射诱导 G_1 期阻滞的时间长短与放射后细胞的存活率没有显著的关系，因此 G_1 期关卡对放射治疗的价值目前还不明确。相比较而言，细胞 G_2 期阻滞是防止 DNA 损伤向子代细胞遗传的关键，在哺乳动物细胞中已发现，某些癌基因转染细胞后，在破坏放射引起的细胞 G_2 期阻滞的同时，细胞照射后的存活率也明显下降；对酵母 Rad9 蛋白的研究发现，Rad9 G_2 期关卡不能发挥作用，细胞携带 DNA 损伤直接进入有丝分裂并死亡，这是由于缺少 G_2 期阻滞导致细胞对放射敏感性增高的典型例子。所以，去除放射引起的 G_2 期阻滞理论上能够改善细胞的放射敏感性，G_2 期关卡是潜在的放射增敏靶点。

六、p53 对细胞周期阻滞的影响及对放射增敏的意义

抑癌基因 p53 在人类细胞周期 G_1 关卡中起着关键性的作用（详见上文及图 3-8-6）。放射线及其他原因导致的细胞 DNA 损伤信号，经 ATM/ATR 蛋白传导引起 p53 基因转录增加，p53 蛋白通过增加周期通用抑制物 p21 蛋白进而抑制 CDK4/6、CDK2 的活性，从而使细胞发生 G_1 期阻滞。在所有的人类肿瘤细胞中，50%~60% 存在 p53 基因突变或功能缺失，绝大多数 p53 功能缺失细胞的 G_1 期关卡作

用被破坏，不能发生 G_1 期阻滞，因而细胞在 DNA 受损后主要表现为 G_2 期阻滞，这对人为干预细胞周期进程意义重大。

在放射治疗过程中，对于 p53 功能缺失的肿瘤细胞，可以把去除放射引起的细胞 G_2 期阻滞作为放射增敏的重要手段，其理由主要有以下几点。

（一）p53 突变在肿瘤细胞多见，人体正常组织细胞无 p53 突变

报道显示，50%~60% 的人肿瘤细胞 p53 功能缺失或失活，结肠癌、肺腺癌等细胞的 p53 突变率可高达 80%。充分利用正常组织细胞与肿瘤细胞的这一差异，就有可能在不增加正常组织细胞放射损伤的前提下，达到对肿瘤细胞选择性增敏的目的。

（二）p53 突变的肿瘤细胞对放射线抗拒性增加

当肿瘤细胞 DNA 遭受严重的放射性损伤时，损伤信号可通过 p53 蛋白进一步调节编码凋亡相关蛋白的基因转录，启动细胞凋亡途径，其中最为重要的是上调凋亡蛋白 Bax，下调有抗凋亡作用的连接蛋白 Bcl-2，诱导细胞的程序性死亡。细胞凋亡是放射导致肿瘤细胞死亡的重要途径之一，因此，对于 p53 功能缺失的肿瘤细胞，在放疗后因不能启动凋亡程序导致细胞的存活增加，表现出对放射治疗的抗拒性，也正因如此，对 p53 功能缺失、放射抗拒的肿瘤细胞更有必要进行放射增敏。

（三）G_2 期阻滞是肿瘤细胞对放射性损伤的普遍反应

放射线是导致肿瘤细胞 DNA 损伤的重要手段，除共济失调毛细血管扩张症（AT）细胞外，绝大多数人肿瘤细胞在放射后均能观察到明显的 G_2 期阻滞，因此采用去除 G_2 期阻滞增加放射敏感性的方法，具有广泛的应用前景。

（四）p53 突变细胞在 DNA 受损后只能阻滞在 G_2 期以修复损伤

如上文所述，细胞关卡是细胞受到损伤后自我保护的重要途径，使细胞获得充分的时间进行 DNA 修复。由于 G_1 期关卡必须经 p53 蛋白才能发挥作用，因此对于 p53 功能缺失的肿瘤细胞，G_2 期关卡就成了受损细胞在有丝分裂前进行 DNA 修复的最重要的保护机制，G_2 期阻滞对这类细胞的存活至关重要。所以，通过去除放射引起的 G_2 期阻滞所能达到的放射增敏效应，理论上在这类细胞中表现得为突出。

（五）基础研究已经证实去除 G_2 期阻滞能增加肿瘤细胞的放射敏感性。

（六）全身应用去除细胞阻滞药物，理论上仅对受到放射性损伤的局部细胞（发生周期阻滞的细胞）起作用，对于身体其他部位周期进程正常的组织细胞影响较小，这是与常规化疗药物的放射增敏作用相区别的一大优势。

（七）对于肿瘤周围 p53 功能正常的组织细胞，在遭受放射性 DNA 损伤后也可能产生 G_2 期阻滞，但是这种 G_2 期阻滞可能是 p53 依赖型的，与前述的非 p53 依赖型的实体瘤细胞 G_2 期阻滞的机制大不相同。更有意义的是，常用的去除 G_2 期阻滞药物对 p53 依赖型的 G_2 期阻滞不起作用。这种差异使我们能够在更高的层次上达到对肿瘤细胞靶向性增敏的目的。

七、阻断 G_2 期关卡药物分类及应用现状

对辐射后细胞周期进程调控机制的深入了解，使我们有可能将其作为增加肿瘤细胞放射敏感性的一种手段。几乎所有的肿瘤细胞在放射后都会出现 G_2 期阻滞，而且大量研究显示，G_2 期阻滞的时间长短与细胞存活之间关系密切。因此，用药物对 G_2 期关卡进行调控，人为去除 DNA 损伤后出现的 G_2 期阻滞，强制性启动细胞周期进程，使细胞在 DNA 修复之前进入 M 期并把 DNA 损伤带入子代细胞，降低肿瘤细胞的存活率，是去除放射引起的细胞 G_2 期阻滞进行放射增敏的主要理论基础。目前去除 G_2 期阻滞的药物主要有以下几种。

1. 甲基黄嘌呤类（methylxanthines）　如咖啡因（caffeine）和己酮可可碱（pentoxifylline，PTX）等。

2. 磷酸酶抑制剂 okadaic acid，磷曲星（fostriecin），抗生素类药物和 calyculin A 等。

3. 蛋白激酶抑制剂 如 staurosporine，7-hydroxystaurosporine（UCN-01）；腺嘌呤（aminopurines）等。

放疗联合 PTX 治疗非小细胞性肺癌的Ⅲ期临床研究显示，治疗有效率较单纯放疗组显著增加，总生存率有所增加，但未能达到显著统计学意义。目前 UCN-01 的Ⅰ期临床研究主要有两组，分别在美国和日本进行。目前还没有关于 UCN-01 放射增敏的临床研究报道，但是 UCN-01 的Ⅰ期临床试验显示该药的游离浓度为 100~600nmol/L，正好处于去除细胞 G_2 期阻滞的有效浓度范围。Senderowicz 等在患者静脉滴注 UCN-01 后提取少量患者血浆，并把照射后的人类乳腺癌 MCF-7 细胞置入其中，结果证实照射引起的细胞 G_2 期阻滞被有效去除，说明在临床上能够进行 UCN-01 放射增敏的研究。而且 UCN-01 在人体内的血浆半衰期长达 600 小时（近 30 天），非常适合于在分次照射中持续对肿瘤进行放射增敏，因而具有很高的临床应用价值。与咖啡因类药物根本不同的是，UCN-01 在有效去除细胞 G_2 期阻滞的浓度水平能够被人体很好耐受，因此该药作为放射增敏剂将具有广阔的应用前景。

第三节 ATM 介导的 DNA 损伤应答机制在临床分子放射生物学研究中的意义

一、启动细胞周期关卡的决定因素

在众多的 DNA 损伤中，最致命的为 DNA 双链断裂（DNA double-strand breaks）。电离辐射所导致的 DNA 双链断裂将启动细胞周期关卡，而使细胞阻滞于 G_1 和 G_2 时相，同时对正处于 S 期的细胞，所有的 DNA 复制启动与延伸（initiation and elongation of DNA replication）将停止。近年来由于分子生物学，生物化学及遗传学的进展，调控细胞周期关卡的基因产物越来越多地被识别。根据这些蛋白在信号网络中的位置和功能，人们将它们分为监测 DNA 损伤的感应子（sensor）、放大信号的传导子（transducer），和启动特异性生物反应的效应子（effector）。

感应子能够直接或间接地参与感受 DNA 损伤。这些蛋白一般来说都能与染色质结合。新近研究表明 Rad17-RFC（复制因子 C）和 9-1-1 复合物（Rad9-Rad1-Hus1 checkpoint complex）作为识别 DNA 损伤复合物协同监测 DNA 双链断裂。Rad17 与四种 RFC 相互作用而形成五聚体结构；而增殖细胞核抗原（proliferating cell nuclear antigen，PCNA）的同型体 Rad9，Hus1（hydroxyurea-sensitive 1，Hus1）和 Rad1 形成一个围绕 DNA 的异源三聚体环。这两种复合体均参与 DNA 复制。第三种蛋白复合物 MRN（Mre11-Rad50-Nbs1）也聚集于 DNA 双链断裂点。Mre11 和 Nbs1 的突变均导致常染色体隐性遗传疾病。细胞表型包括细胞周期 S 期关卡功能丧失并高度放射敏感。Nbs1 作为感受子可以吸引下游的蛋白激酶 ATM。

DNA 损伤信号传导通路的传导子被感应子激活后可引发一系列生化反应。由于传导子需要传递并放大信号，它们都是一些蛋白激酶。蛋白激酶可通过磷酸化底物而放大信号和使信号多样化。研究最多的两个传导子是 ATM 和 ATR，这些蛋白激酶属于磷脂酰肌醇激酶（phosphatidylinositide kinase 3，PI-3K）中的家族成员，其主要作用是调节细胞周期关卡和 DNA 重组修复。ATM 或 ATR 缺失的细胞对 DNA 损伤显出异常反应，可导致累积性的 DNA 突变和染色体变异，从而增加发育异常和遗传性疾病的可能性。DNA 双链断裂损伤后，ATM 或 ATR 可迅速被激活而磷酸化一系列效应蛋白。

效应子在 DNA 损伤信号传导通路中被传导子激活。这些效应子可以是转录刺激因子如 p53，也可以是蛋白激酶如 Chk1 及 Chk2。激活后的 Chk1、Chk2 可再传信号至二级效应子。效应子的终极反应是抑制如前所述的细胞周期素依赖性蛋白激酶与周期素，以启动细胞周期关卡。

近年来 DNA 损伤信号传导通路的第四类因子开始受到人们的重视，这些蛋白被称为介导子（mediator），包括 Brca1，Claspin，53BP1 及 Mdc1。它们作用于感应子和传导子或传导子和效应子之间，为蛋白激酶的活化及底物磷酸化牵线搭桥。当然,介导子本身也可参加 DNA 损伤信号传导的其他步骤,例如,Brca1 可以同时成为 ATM 的底物而作效应子。

对上述启动细胞周期关卡的决定因子的划分本身并没有绝对的界线。在很多时候上下游的蛋白之间会相互作用,例如,ATR 可以磷酸化 ATM,NBS1 可以激活 ATM 也可以同时被 ATM 磷酸化。总之,介导 DNA 损伤信号传导通路的蛋白本身并不参加正常细胞周期的调控,只有在 DNA 损伤发生后这些蛋白才会被启动。这些蛋白的重要作用已被很多遗传性疾病及动物模型所证明。

二、ATM 的激活机制

正如 ATM 的名字所表达的,ATM 基因缺失导致一种常染色体隐性遗传性疾病,称为共济失调-毛细血管扩张症(A-T)。A-T 是一种罕见的遗传性疾病,患者表现为免疫缺陷,神经系统退行性疾病多伴随共济失调、肿瘤易感、毛细血管扩张、对放射线极度敏感等多种症状。A-T 病人提供的细胞在离体表现为细胞周期关卡的缺失,染色体组的不稳定性,端粒体末端融合,放射线极度敏感等许多表型。ATM 基因在 1995 年由以色列学者克隆,其编码一个 370kD 的巨大的蛋白激酶。ATM 蛋白属于一系列低至酵母高至人类的高度保守的蛋白家族,这种蛋白调节细胞周期关卡并参与 DNA 修复和重组。

电离辐射引起的 DNA 双链断裂可激活 ATM 的酶活性。活化型 ATM 可磷酸化一系列靶蛋白而启动细胞周期关卡的信号通路系统,从而减慢细胞周期循环,同时诱发 DNA 修复机制使损伤的 DNA 得以修复。细胞将通过这种检测方式避免把突变的基因传递给子细胞。有关 ATM 激活的机制是近年来研究的热点。

在细胞的 30 亿 DNA 碱基对中,仅需几个 DNA 双链断裂损伤就可激活 ATM 蛋白激酶信号传导通路。细胞在没有 DNA 损伤时,ATM 以紧密偶联的无活性二聚体形式存在于细胞核内,这种状态使 ATM 无法发挥其磷酸化靶蛋白的作用。当由于某种 DNA 损伤因素造成 DNA 双链断裂时,染色体局部可发生变构,而这种染色体结构改变将导致 ATM 蛋白激酶二聚体分子构型改变。2003 年的一项著名的研究显示 ATM 二聚体将在第 1981 号氨基酸-丝氨酸位点相互(自主)磷酸化而使 ATM 二聚体解离,从而 ATM 蛋白激酶由无活性的二聚体形式转化为有活性的 ATM 单体构型。ATM 单体随后可通过识别并磷酸化一系列细胞内靶蛋白底物(如 H2AX,p53,NBS1 等),而引发细胞 DNA 修复机制或细胞凋亡。以后的两年里又有一些其他的自主磷酸化位点被识别,但是该模式已被动物模型所否定。NCI 的研究人员把丝氨酸 1981 突变为丙氨酸,并成功地将突变基因转入小鼠内。实验结果证明丝氨酸 1981 的突变并没有改变 ATM 的功能,说明丝氨酸 1981 的磷酸化对 ATM 的激活并没有影响。另一种激活 ATM 的模型是 Nbs1 和 Mre11 与 ATM 结合并把他带到 DNA 损伤区。这个模型已越来越多地得到证实。离体实验已发现断裂的 DNA 可刺激 Nbs1 去结合 ATM。目前已识别 Nbs1 的 C-端能和 ATM 结合,C-端的 NBS1 序列在物种进化过程中高度保守进一步证实了该功能区的重要性。

三、ATM 的细胞周期关卡功能及其相关底物

ATM 是如何调控电离辐射诱导的细胞周期关卡的呢?我们首先要了解的是 A-T 细胞对电离辐射的反应。照射以后,A-T 细胞因为缺乏 p53 及 p21 水平的增加而导致 G_1/S 期关卡缺失;而照射时处于 S 期的 A-T 细胞不能够及时中止 DNA 复制(RDS 表型),可视为 S 期细胞周期关卡的缺失;在照射时处于 G_2 期的 A-T 细胞不能及时停止有丝分裂,表现为 G_2/M 细胞周期关卡缺失。由于越来越多的 ATM 功能性磷酸化底物的发现,有关 ATM 介导的 DNA 损伤信号通路也渐渐清晰(图 3-8-8)。

p53 是首先被证明的 ATM 的磷酸化底物。p53 作为一种肿瘤抑制蛋白,在 DNA 损伤引起的信号传导的通路中起重要作用。当电离辐射引起 ATM 激活时,活化型 ATM 可通过磷酸化 p53 第 15 号氨基酸-丝氨酸来增强 p53 的稳定性或延长其半衰期,而引起 p53 蛋白水平的快速升高和激活。作为电

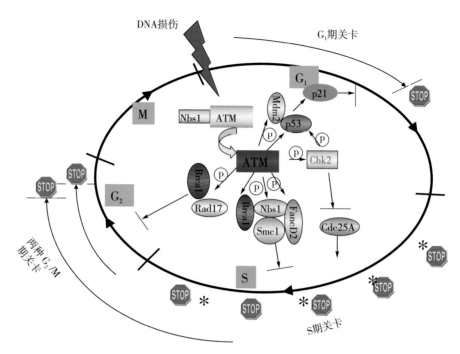

图 3-8-8　ATM 蛋白激酶及其底物在细胞周期关卡调节中的作用

离辐射刺激因子，p53 将诱导 p21 水平升高，后者作为细胞周期素 D 的抑制因子使细胞阻滞在 G_1 期。同时 p53 也通过转录诱导 cyclinE/Cdk2 介导的 RB 磷酸化来抑制 E2F 引导的 G_1-S 过程。但是，$p21^{-/-}$ 或 $RB^{-/-}$ 鼠的胚胎成纤维细胞比 $p53^{-/-}$ 细胞的 G_1 检测点损害要少，这证明可能还存在着 p21 非依赖性 p53 诱导的 G_1 阻滞。

　　ATM 的另一个磷酸化底物是 Nbs1。如前所述，Nbs1 是激活 ATM 的主要因子。NBS1 基因在一种常染色体隐性遗传性疾病中缺失，这种疾病称为 Nijmegen Breakage Syndrome（NBS）。NBS 细胞与 A-T 细胞有一些共同的特征，如对放射线敏感，S 期细胞周期关卡缺失，以及 DNA 修复和重组的缺失。因此，在 NBS1 基因被克隆出来以前，该疾病长期被认为是 A-T 疾病的一种亚型。现已证明 Nbs1 蛋白在 DNA 损伤中与 Mre11，Rad50 共同在 DNA 损伤处集合，形成灶形结构（Foci）。ATM 可以磷酸化 Nbs1 的多个丝氨酸位点，而其中一个磷酸化位点第 343 号丝氨酸的磷酸化对 S 期关卡起决定作用。Nbs1 可以恢复 NBS 细胞的 S 期关卡的功能。如果将第 343 丝氨酸进行点突变（即将丝氨酸突变为丙氨酸，使其不再被磷酸化），这些突变的 NBS1 不能恢复其缺失的 S 期关卡功能。这有力地证明了至激活 S 期细胞周期关卡需要通过 ATM 磷酸化 Nbs1。

　　另一种蛋白激酶 Chk2 也被证明是 ATM 的磷酸化底物。磷酸化后的 Chk2 对 S 期关卡起平行性的作用。一种重要的肿瘤抑制基因 Brca1（乳腺癌相关基因）也参与了 S 期检测点的启动。

　　结构蛋白 Smc1（structural maintenance of chromosomes）也是 ATM 磷酸化底物之一。Smc1 属于 DNA 损伤信号网络中的成员，且属于 S 期细胞周期关卡信号通路的效应子。研究结果表明 Smc1 的磷酸化是激活 S 期检测点信号途径所必需的过程。Smc1 是编码与染色体相关 ATP 酶家族的重要基因之一。Smc 蛋白属于高度保守的螺旋形蛋白，普遍存在于原核生物/真核生物和古生物，并在染色体结构动力学中起重要作用。在真核生物中，Smc 以两种结构复合体形式存在，即 Smc1-Smc3 和 Smc2-Smc4 复合体，Smc 蛋白在姐妹染色体组合，染色体聚缩，性染色体剂效补偿和 DNA 重组修复中起重要作用；Smc1-Smc3 蛋白复合体主要参与姐妹染色体组合和 DNA 重组修复。Smc1 基因敲除可导致染色体丢失或未成熟姐妹染色体的分离，对有机体具有致死性效应。在体或离体条件下，当细胞受到电离辐射损伤时，Smc1 的第 957 和 966 号丝氨酸可被 ATM 磷酸化，同时电离辐射所致的 Smc1 磷酸化将有赖于 ATM 及 ATM 的底物 Nbs1 和 Brca1 参与。Nbs1 和 Brca1 将趋使 ATM，Smc1，H2AX 在 DNA 损伤处形成灶形结构。研究人员将 Smc1 的两个 DNA 损伤诱导的氨基酸磷酸化位点突变为不能被 ATM 磷酸化的氨基酸，从而建立了 Smc1 敲入（Knock-in）小鼠细胞突变株。这种突变细胞株在电离辐射后表现为正常的 ATM，Nbs1 和 Brca1 磷酸化和灶形结构形成，证明其磷酸化不影响 Nbs1 和 Brca1 的磷酸化。但这种突变细胞存在 S-期检测点缺陷，存活能力降低，和在 DNA 损伤后染色体变异增加。如果将这种突变的 Smc1 转染到正常细胞中，正常细胞将失去所具有的电离辐射诱导的 S 期关卡功能。电离辐射后，Nbs1 和 Brca1 参与趋化被活化的 ATM 将聚集到 DNA 损伤处，然后 ATM 将磷酸化 Smc1。由此表明 Nbs1 和 Brca1 是 Smc1 被 ATM 磷酸化所必需的上游连接因子。

ATM 如何调节 G_2/M 关卡也有重要的发现：ATM 可磷酸化 Brca1 的第 1423 号丝氨酸来控制组蛋白 H3 的磷酸化，后者的磷酸化是有丝分裂期染色体聚缩过程所必需的。最近的研究结果证实了另一个 ATM 的靶蛋白 Rad17，其两个磷酸化位点（第 635，645 号丝氨酸）对传导 G_2/M 关卡起了关键性的作用。如果这两个位点被突变为不能被磷酸化的 Rad17，细胞将失去 G_2/M 检测点功能。更早一些的研究证明 Chk2 也参与了 G_2/M 检测点调控。丝氨酸-苏氨酸蛋白激酶 Chk1 和 Chk2 属于被 ATM 磷酸化的传递信号的底物分子。在 DNA 损伤后，Chk1 或 Chk2 在细胞周期阻滞中起必不可少的作用。DNA 损伤使得 ATM 激活，活化型 ATM 可分别激活 Chk1 或 Chk2，然后作用于 Cdc25C 磷酸酶，促进其与 14-3-3 蛋白相联系。通过磷酸化 Cdc25 来抑制 Cdc2/CyclinB 的活性，其作用机理为通过控制组蛋白 H1 的磷酸化，但值得注意的是，组蛋白 H1 的磷酸化不如组蛋白 H3 的磷酸化与细胞分裂关联密切。

四、靶向 ATM——放射增敏的新途径

ATM 的主要使命是使细胞对致命性 DNA 双链损伤做出迅速的保护性反应，其对细胞的存活和保证细胞遗传稳定性具有特别重要的意义。ATM 的功能研究已成为近几年来分子遗传学、分子肿瘤学及分子放射生物学的热点，原因在于人们关注为什么一种单一蛋白的缺失会导致如此众多的临床症状。对临床放射生物学最具意义的是 A-T 病人表现出来的高度放射敏感性。可以想象，如果能够调控 ATM 的功能则有可能改变任何肿瘤细胞的敏感性，使得有些难以通过放疗治愈的肿瘤得以根治。ATM 作为一个有潜在意义的放射增敏的靶物质还在于其是一种蛋白激酶，在体内应激信号传导系统中通过其羧基末端的激酶区的活性功能而起作用。而设计一种靶物质去抑制某种激酶的活性（蛋白激酶抑制剂）是相对可行的。事实上，有一些放射增敏的药物如咖啡因已被证明其放射增敏的机制为通过抑制 ATM 的活性。有多种途径可以抑制 ATM 的功能，如将反义 ATM 转染细胞将增加细胞放射敏感性，而外源性激酶活性缺失的 ATM（kinase inactive ATM）的表达也可抑制内源性 ATM 的功能。siRNA 技术也已应用于抑制 ATM 功能，但 ATM 基因的转录子为 13kB，由于其巨大而不易操作，最理想的方法是找到能抑制 ATM 的小分子化合物。特异性的 ATM 抑制剂 KU55933[1]，Ku60019[2]，以及 CP466722[3] 已显示出卓越的放射增敏作用，但仍然处在临床前期研发阶段。

参 考 文 献

1. Ebert M. Molecular radiobiology. Br Med Bull, 1973, 29（1）：12-15.

2. Devoret R. At the birth of molecular radiation biology. Environ Mol Mutagen, 2001, 38（2-3）：135-143.

3. Lohman PH, Cox R, Chadwick KH. Role of molecular biology in radiation biology. Int J Radiat Biol, 1995, 68（3）：331-340.

4. Coleman CN. Beneficial liaisons：radiobiology meets cellular and molecular biology. Radiother Oncol，1993，28（1）：1-15.

5. Rodemann HP，Baumann M，Bodis S，et al. Molecular radiation biology/oncology. Radiother Oncol，2004，72（3）：247-249.

6. Li L，Story M，Legerski RJ. Cellular responses to ionizing radiation damage. Int J Radiat Oncol Biol Phys，2001，49（4）：1157-1162.

7. Valerie K，Dritschilo A，McKenna G，et al. Novel molecular targets for tumor radiosensitization：Molecular Radiation Biology and Oncology Workshop：translation of molecular mechanisms into clinical radiotherapy. Int J Cancer，2000，90（1）：51-58.

8. Izard MA. A role for molecular radiobiology in radiotherapy? Clin Oncol（R Coll Radiol），1997，9（5）：349.

9. Gordon AT，McMillan TJ. A role for molecular radiobiology in radiotherapy? Clin Oncol（R Coll Radiol），1997；9（2）：70-78.

10. Kearsley JH，Lavin MF. Molecular biology and the radiation oncologist. Australas Radiol，1994，38（3）：215-220.

11. Coleman CN. Beneficial liaisons：radiobiology meets cellular and molecular biology. Radiother Oncol，1993，28（1）：1-15.

12. Bernier J，Hall EJ，Giaccia A. Radiation oncology：a century of achievements. Nat Rev Cancer，2004，4（9）：737-747.

13. Bristow RG. Canadian Association of Radiation Oncologists Task Force in Translational Radiobiology. Recommendations for the future of translational radiobiology research：A Canadian perspective. Radiother Oncol，2004，70（2）：159-164.

14. Horsman MR，Bohm L，Margison GP，et al. Tumor radiosensitizers—current status of development of various approaches：report of an International Atomic Energy Agency meeting. Int J Radiat Oncol Biol Phys，2006，64（2）：551-561.

15. Bonner JA，Harari PM，Giralt J，et al. Radiotherapy plus cetuximab for squamous-cell carcinoma of the head and neck. N Engl J Med，2006，354（6）：567-578.

16. Hall EJ. Molecular Techniques in Radiobiology. Radiobiology for the radiologist，5th ed. Hall EJ. Philadelphia：Lippincott Williams & Wilkins，2000，249-287.

17. Garcia-Barros M，Paris F，Cordon-Cardo C，et al. Tumor response to radiotherapy regulated by endothelial cell apoptosis. Science，2003，300（5622）：1155-1159.

18. Bakkenist CJ，Kastan，MB. DNA damage activates ATM through intermolecular autophosphorylation and dimer dissociation. Nature，2003，421：499-506.

19. Giaccia AJ，Siim BG，Johnson RJ. HIF-1 as a target for drug development. Nature Rev Drug Discovery，2003，2：803-811.

第四节　肿瘤干细胞与放射敏感性

肿瘤干细胞（cancer stem cells，CSCs）是指具有干细胞性质的癌细胞，具有"自我复制"以及"具有多细胞分化"等能力。肿瘤组中内包含众多种细胞，其中只有一小部分干细胞具有持续分裂、分化的能力。这类细胞被认为有肿瘤形成以及发展相关，更重要的是他们亦与肿瘤转移以及治疗后的复发密切相关。越来越多的证据表明放疗期间肿瘤组织的放疗敏感性与干细胞数目、放疗间隔期间肿瘤细胞的加速再增殖、放疗后存活细胞重新建立肿瘤干细胞灶的能力相关。一般来说，肿瘤干细胞亚型比非干细胞亚型对放疗抗拒。CSCs可能从以下几方面影响肿瘤的放射敏感性，从而造成了临床上肿瘤对放疗的抵抗及放疗后肿瘤的局部复发。

首先，与非CSCs相比，CSCs具有内在的辐射抗性。CD133是一种CSCs的标志物，Bao等发现照射异种移植瘤模型后胶质瘤中CD133阳性细胞的比例有所增加[4]，且与CD133阴性细胞相比，受照后CD133阳性细胞更倾向于激活DNA损伤应答反应因而促进成活。同时其他一些研究也发现照射后肿瘤内CSCs占总体肿瘤细胞的比例或数目有所增加[5~8]，提示与非CSCs相比，CSCs具有内在的辐射抗性。此外，经典的 X 射线放疗主要通过辐照后产生的活性氧（reactive oxygen species，ROS）间接损伤肿瘤细胞的 DNA，有研究发现与非 CSCs 或正常组织的细胞相比，CSCs 或正常组织干细胞会高表达 ROS 清除相关基因[9]。因此，高度激活的 DDR 及 ROS 清除机制可能造成了 CSCs 的内在辐射抗性。

除了内在的放射敏感性差异之外，CSCs 的绝对数量也是影响放疗后肿瘤局部控制率的一大重要因素。早在 20 世纪 80 年代，Hill 及其同事就发现移植肿瘤所需要的肿瘤细胞的数量（TD_{50}）与单次照射控制肿瘤所需的剂量（TCD_{50}）呈显著正相关[10]，证实 CSCs 的绝对数量对肿瘤局部控制率的影响，Yaromina 等通过在体外分次照射肿瘤细胞也得出了相同的结论[11,12]。同时，这一结论与基础及临床上观察到的治疗前肿瘤体积的大小与肿瘤的放疗可治愈性呈负相关相一致[13,14]。

照射后 CSCs 的加速再增殖是造成放疗后肿瘤局部复发的另一重要原因。较早的研究发现在分次照射模式下，对于预先接受照射的肿瘤，达到 50% 肿瘤控制所需的剂量（TCD_{50}）每天要增加 2.1Gy，而对照组（未预先照射）肿瘤的 TCD_{50} 每天仅增加 1.3Gy，该研究认为预先照射诱导的 CSCs 的加速再增殖造成了这种差异[15]。目前大量数据已经证实 CSCs 的加速再增殖是影响分次放疗后肿瘤局部控制率的重要因素[16~19]。

CSCs 所处的微环境也会影响肿瘤的放射敏感性。乏氧的微环境会增加 CSCs 及非 CSCs 肿瘤细胞的放射抵抗[20,21]。此外，乏氧环境还会影响肿瘤中 CSCs 的数量。体外实验发现乏氧环境会增加成神经管细胞瘤细胞中 CD133 阳性细胞的比例[22,23]，而与非 CSCs 胶质瘤细胞相比，胶质瘤 CSCs 往往会高表达乏氧诱导因子（HIF）以及相关基因[24]，提示乏氧环境可能通过激活 HIF 促进肿瘤非 CSCs 向 CSCs 的转化[25]，从而降低了肿瘤的放射敏感性。除了乏氧之外，肿瘤组织中乳酸的含量与肿瘤局控率呈负相关[26]，提示高乳酸含量环境中的 CSCs 具有更高的辐射抗性[27,28]。

基础实验已经明确 CSCs 与肿瘤对射线的敏感性及放疗肿瘤局控率之间的关系，接下来便需要将这些基础研究成果转化成实际的临床应用。比如，使用 CSCs 作为生物标志物预测肿瘤患者的放疗效果，以及放疗联合 CSCs 靶向治疗以提高肿瘤放疗效果等。目前临床上已经开始尝试使用 CSCs 标志物作为生物标志物来预测肿瘤的放疗效果。CD44 是一种 CSCs 的表面标志物，临床试验发现喉癌患者肿瘤组织中 CD44 mRNA 的含量及 CD44 免疫组化评分与喉癌的放疗局控显著相关[29,30]，提示 CSCs 标志物可以成为潜在的预测肿瘤放疗疗效的生物标志物。另一方面，正在开发一系列特异性阻断 Hedgehog、Notch 以及 Wnt signal 等 CSCs 自我更新相关通路的药物[31,32]。例如，Delta-4 样受体 4（DLL4）是 Notch 通路中一种重要的蛋白，特异性靶向 DLL4 的药物可以在体外减少结直肠癌、乳腺癌细胞中 CSCs 的比例[33]。然而，目前限制这类抗 CSCs 药物进入临床的一大障碍在于治疗的特异性，即这些治疗手段会同时影响 CSCs 及正常组织的干细胞，而急性放射性损伤的机制在于射线造成的正常组织干细胞的耗竭，因此这些非特异性的抗 CSCs 药物联合放疗必然会大大加重患者的毒性反应[34]。此外，靶向于 CSCs niche 是提高临床放疗疗效的另一途径，CSCs niche 往往需要乏氧的环境[35,36]，目前利用 MRI、正电子发射计算机断层扫描等成像技术已能定位肿瘤组织中的乏氧区域[37,38]，对这些乏氧的潜在 CSCs niche 区域使用乏氧细胞增敏剂[39]、增加这些区域的氧含量[40]或是提高这些乏氧区域的放疗剂量[41]等手段便能通过摧毁 CSCs niche 从而增加肿瘤的放疗疗效[34]。

第五节 MicroRNA 与放射敏感性

MicroRNA（miR）是真核生物中广泛存在的一类短的单链非编码核糖核苷酸分子，通常由 22 个核苷酸组成[42]。初级 miR（pri-miR）首先在细胞核内被核酸内切酶 Drosha 酶切，形成的前体 miR（pre-miR）在细胞质内继续被核酸内切酶 Dicer 酶切，形成 miR 二倍体，二倍体解聚并形成成熟的 RNA 诱导的沉默复合体（RNA-induced silencing complex，RISC），随后成熟 RISC 识别目标 mRNA 并最终抑制其表达[42]。越来越多的证据表明 miRs 通过调节相关基因表达而在 DNA 损伤应答（DNA damage response，DDR）过程中扮演重要的角色。

一、电离辐射后 miRs 表达水平的变化

不少研究发现电离辐射后细胞中一些 miRs 的表达水平会发生显著的变化[43]。例如，电离辐射后人类细胞中 miR-34 家族 miRs 的表达水平会显著增加，而 miR-34 是 p53 的直接靶点之一 p53 蛋白在细胞周期调控、凋亡以及 DDR 等过程中均起到重要作用[44~46]。同时血清/血浆中 miR 的变化程度与照射剂量密切相关[47,48]，因而可能成为重要的生物剂量仪用来评估核事故后伤员所受的剂量。

二、miRs 与细胞的辐射敏感性

一些研究者采用敲低 miRs 生物合成相关蛋白的方法来探索 miRs 与细胞放射敏感性之间的关系。例如，Francia 等发现敲低 Drosha 和 Dicer 可减少照射后细胞中产生的 DDR 灶点的数量[49]，而 Kraemer 等发现敲低 Dicer 可以增加内皮细胞的电离辐射的敏感性[50]。目前，已经明确一些特定的 miRs 可以起到放射增敏或者放射防护的作用[43]。

三、miRs 调节细胞放射敏感性的潜在机制

（一）肿瘤乏氧微环境与 miRs

乏氧环境可以通过激活乏氧诱导因子-1（HIF-1）通路等多个方面保护肿瘤细胞免受电离辐射的损伤[51]。Grosso 等发现 miR-210 等乏氧诱导的 miRs 可以通过稳定 HIF-1 复合体而增加细胞的辐射抗性[52]，而 Ho 等发现乏氧可以降低 Dicer 的表达水平，从整体上调节 miRs 的表达水平[53]。因此，乏氧环境与 miRs 间的相互调节可以影响肿瘤细胞的辐射敏感性[54]。

（二）肿瘤干细胞与 miRs

肿瘤干细胞（CSCs）具有自我更新、分化的潜能及内在的放射抗拒性[55]。最新的一些证据表明一些 miRs 参与 CSCs 的调节。例如，miR-34a 可以负性调节前列腺癌 CSCs，从而抑制前列腺癌的发展与转移[56]。而 miR-145 可以直接调控 OCT4、SOX2 以及 KLF4 等 CSCs 相关的转录因子的表达[57]，从而参与到多种 CSCs 的调节[58]。因此，miRs 可能还能通过调节 CSCs 从而影响肿瘤的放射射敏感性。

（三）DDR 与 miRs

为了应对内源及外源性的 DNA 损伤，维持基因组的稳定性，机体进化出一套复杂的 DDR 机制。一些研究结果表明 DDR 与 miRs 之间存在相互作用。例如，共济失调毛细血管扩张突变基因（ATM）是 DDR 的核心蛋白之一，其直接的下游 KH 类拼接调控蛋白（KSRP）可以从 pri-miRs 水平调节 miRs 的生物合成，电离辐射之后，ATM 可以通过磷酸化激活 KSRP，从而增加包括 miR-21 在内的部分 miRs 的表达[59]。与此相反，ATM 还是 miR-421、miR-101 等 miRs 的直接下游，这些 miRs 表达的增加均会抑制 ATM 的表达从而增加细胞的放射射敏感性[60~63]。同时一些 miR-421，miR-18a 以及 miR-106a 也负向调节 ATM 的表达水平[60,64]。又如 BRCA1 是 DNA 损伤同源性重组修复（HR）通路的关键蛋白，研究发现 BRCA1 的表达水平受 miR-182 的调节，而过表达 miR-182 可以通过抑制 HR 而增加细胞的辐射敏感性[65]。因此，DDR 与 miRs 之间存在的相互作用可以直接影响肿瘤细胞的辐射敏感性。

（四）生长因子通路与 miRs

生长因子信号通路（RTK/PI3K/Akt）可以促进肿瘤的发生、发展，且与肿瘤的放疗抵抗有关。研究发现 miR-21 以及 miR-95 可以通过抑制负性调节蛋白 PTEN 和 SGPP1，激活生长因子信号通路[66,67]，造成肿瘤对辐射的抵抗。

四、miRs 与临床放疗实践

众多数据证实 miRs 可以调节肿瘤细胞的放射敏感性，接下来需要将这些基础的研究成果转化成实际的临床应用。例如，一项正在进行的临床试验发现 miR-885、miR-7 与非小细胞肺癌（NSCLC）患者的预后良好相关，因而血清中这两种 miRs 的表达水平可以用来预测 NSCLS 患者预后[43]。另一项研究发现 miR-200c 的模拟物可以增加肺癌动物异种移植模型的放射敏感性[68]。乐观估计，在不久的将来这些基于 miRs 的生物标志物、放射增敏剂、放射防护剂等医疗手段将会进入临床，改善恶性肿瘤患者的放疗效果。

第六节　精准医疗与肿瘤放射生物学

一、精准医疗与当代医疗模式的区别

（一）精准医疗的概念

精准医疗的定义为基于遗传学、生物标志物、表型、社会心理学特征将患者从其他具有类似临床表现的患者中区分出来，并给予针对其需求的个体化治疗的医疗模式[69]。精准医疗的本质目标在于提高每个患者的临床疗效，并避免患者接受不太可能获益的特定治疗手段从而尽可能减少患者不必要的副反应[69]。

（二）肿瘤精准诊断、分类及治疗

当代传统医疗模式下恶性肿瘤的诊断、分类及治疗主要依据解剖学、组织病理学因素，往往造成来源于同一解剖部位但却具有不同分子发病机制的不同肿瘤被归为同一类肿瘤并给予相同的治疗方案，例如，尽管分子发病机制不尽相同，可能分别为 EGFR、KRAS、EML4-ALK、HER2、BRAF 等驱动基因突变，但不同类型非小细胞肺癌的方案（化疗）大致相同。相反，来源于不同解剖部位但却具有相同分子发病机制的相同肿瘤又会被归为不同的肿瘤并给予不同的治疗方案。例如，尽管拥有相同的分子发病机制，但 EGFR 基因突变驱动的恶性肿瘤可能根据其解剖学来源而被分为肺癌、乳腺癌及恶性胶质瘤，并给予截然不同的治疗方法，而不是靶向于分子发病机制的 EGFR 抑制剂/单抗。上述两种情况均会减少肿瘤治疗的针对性和疗效，很大程度上影响患者的预后。与之对比，精准医疗模式下恶性肿瘤的诊断、分类及治疗将直接依据潜在的分子发病机制。例如，依据驱动突变基因将非小细胞肺癌精准分为 EGFR、KRAS、EML4-ALK、HER2、BRAF 等亚型并给予患者相应的精准靶向治疗[70]。近期报道的一项临床试验对入组的 1007 名肺腺癌患者进行基因检测，发现 64% 的患者具有可临床靶向的肿瘤驱动突变，在这些患者中，接受特异性靶向治疗的患者的中位生存期达到 3.5 年，而未接受靶向治疗的患者的中位生存期仅为 2.4 年[71]，这些临床数据初步证实了精准肿瘤医疗模式的可行性及优势。另一方面，精准肿瘤医疗模式下根据基因检测结果还能精准预测不同个体对特定治疗方案的反应，对将会获益的个体进行精准的治疗性干预，对于无法获益的个体则更换或修改治疗方案，避免了患者发生不必要的副反应及医疗资源的浪费。例如，多形性胶质母细胞瘤（GBM）是最为常见的成人原发性脑肿瘤[72]，预后较差，目前标准的治疗方案包含手术及术后放疗联合替莫唑胺化疗[73]。甲基鸟嘌呤 DNA 甲基转移酶（MGMT）可以修复替莫唑胺造成的 DNA 损伤，影响替莫唑胺化疗的疗效，相反，替莫唑胺对 MGMT 启动子甲基化的 GBM 患者则有较好的疗效[74]。因此，在精准医疗模式下，通过全基因组测序等分子手段，对于 MGMT 启动子未甲基化或 MGMT 高表达的 GBM 患者，应当增强替莫唑胺化疗的强度或者联合 MGMT 抑制剂[75,76]。

（三）肿瘤精准预防

再精准的肿瘤诊断、分类及治疗都只是事后而为，完整的精准肿瘤医疗模式应当覆盖从源头开始

的精准预防及之后的精准诊断、治疗，即对具有易患肿瘤的不良生活习惯的个体进行精准的预防性干预及监测，例如，长期吸烟会增加个体患肺癌、胃癌等多种恶性肿瘤的风险，常用的戒烟治疗手段包括 nicotine 贴片、bupropion 以及 varenicline，根据个体的 nicotine 代谢率等遗传学生化标志物为其选择最为合适的戒烟治疗手段便能大大增加个体的戒烟成功率，从而减少其患肺癌等肿瘤的风险[77]。另一方面，还应当对携带肿瘤相关突变基因的个体进行精准的预防性干预及监测，例如，抑癌基因 *BRCA*1 和 *BRCA*2 的突变会大大增加个体患乳腺癌及卵巢的风险[78]，因此，对全基因组测序结果提示携带有 *BRCA*1、*BRCA*2 突变基因的个体进行检测及预防性干预（预防性切除乳腺、卵巢等），便能做到乳腺癌和卵巢癌的精准预防[79,80]。

二、精准医疗模式给肿瘤放射生物学带来的改变

（一）精准医疗模式下放疗计划的制订

放射治疗利用射线造成肿瘤细胞的 DNA 损伤，是临床上治疗恶性肿瘤的三大手段之一。肿瘤细胞修复 DNA 损伤的 DNA 损伤应答（DNA damage response，DDR）机制的表达情况[81]及代谢情况（是否乏氧等）等因素会影响肿瘤细胞对射线的敏感性，同时，异常调节的 DDR 通路还可以促进肿瘤的进展及远处转移[82,83]。目前放疗科医师主要依据肿瘤的组织病理学、临床因素等制定放疗计划，例如，根据病理学 Gleason 评分、治疗前血清 PSA 浓度以及临床 TNM 分期评估前列腺癌患者的风险并制定放疗计划，而忽略了个体肿瘤间 DDR 表达情况及代谢情况的差异，这很大程度上造成了 20%～60% 前列腺癌患者初始治疗的失败[84,85]，同时过度治疗又增加了许多低危患者的副反应及治疗成本。精准医疗模式下，放疗科医师应当综合患者肿瘤 DDR、代谢等情况及组织病理学、临床等因素，为患者制定精准的放疗计划[81,84,85]。例如，对于 DDR 表达水平较低和（或）不乏氧的肿瘤，可以在不影响疗效的前提下适当减少放疗剂量以减轻患者的副反应及治疗成本。相反，对于 DDR 表达水平较高和（或）乏氧的肿瘤，应当适当增加放疗剂量以减少局部复发。对于 DDR 相关基因突变的肿瘤，还可以联合特异性靶向于该基因的单抗以提高放疗疗效。由于异常调节的 DDR 通路可以促进肿瘤的远处转移，对于 DDR 通路异常高表达的肿瘤，还应当联合化疗等全身治疗手段，从而精准预防肿瘤细胞的远处转移。

（二）精准医疗模式下的基础放射生物学实验模式

目前的传统放射生物学基础实验主要以细胞、动物肿瘤模型为基础，由于这些肿瘤模型与真实的人体肿瘤间存在较大差异，不少基础实验结果很难在人体上得到重复，造成了科研资源的极大浪费。随着计算机技术的发展，精准医疗时代可以利用计算机技术建立能完全模拟人体肿瘤分子、生物学特征的电子模型，从而取代原有的细胞、动物实验模式。在 2015 年的 ASCO 年会上报道的一项研究中，研究者创新性地建立能完全模拟患者恶性胶质瘤分子、生物学特征的电子模型成功预测出最为合理的精准靶向治疗方案[86]。因此，精准医疗时代放射生物学家需要设计、建立能满足放射生物学要求的肿瘤电子模型。

（三）精准医疗模式下的放疗临床试验模式

临床试验被设计用来将最合适的治疗手段在最合适的时间匹配给最合适的患者，然而目前包括放疗在内的肿瘤临床试验往往追求较大的样本量，由于入组患者间具有截然不同的分子生物学特征，因而最终得到的结果往往是这些患者对特定治疗方案的平均反应，造成每天都有数百万肿瘤患者接受无效甚至是有害的治疗[87]。在精准医疗时代，上述大样本量的临床试验将会被小样本量、入组相同分子生物学特征的患者甚至是单个患者的临床试验模式将取代[87]。例如，"Basket" 试验及 "Umbrella" 试验就是精准医疗模式下两种全新的临床实验类型[88]，前者要求入组具有相同驱动基因突变的"不同"肿瘤患者，比如，*EGFR* 驱动基因突变造成的肺癌、乳腺癌及恶性胶质瘤，用以评价特异性靶向于这些驱动突变基因的药物的疗效，而后者则入组具有不同驱动基因突变的"相同"肿瘤患者，比

如，*EGFR*、*KRAS*、*EML4-ALK*、*HER2*、*BRAF* 等突变驱动的肺癌，并分别给予特异性的靶向治疗药物。

（四）精准医疗模式下全新的电子病历系统

目前医院常用的电子病历系统仅包含患者的临床信息，而精准医疗的基石在于结合患者的分子特征、医疗史、环境影响、生活习惯等因素为个体精准定制疾病医疗方案，因而精准医疗时代需要设计、建立一套全新的整合患者上述临床数据及分子遗传学数据的电子病历系统[89]。同时，由于电子病历系统的主要目的在于提供丰富的信息以协助临床医师为患者制定最为精准的医疗方案，因而要求系统中海量、复杂的分子组学数据以简洁、明了、易懂的方式呈现出来，以方便临床医师理解、阅读。此外，考虑到大规模应用基因组测序技术可能会发现许多少见甚至罕见的肿瘤驱动突变，因而要求电子病历系统能够被全球的临床医师及基础科学家所共享，以便将全世界的这些罕见病例集中起来从而方便研究[89]。因此，在精准医疗时代需要放射生物学家、放疗科医师及物理师共同设计、建立一套包含患者临床及分子信息、全球通用、易于使用、Google 风格的全新电子病历系统[90]。

（五）精准医疗模式下放疗的新角色

放疗是传统医疗模式下肿瘤的主要治疗手段之一，而在精准医疗时代，依据对患者肿瘤进行基因组测序揭示的分子发病机制给予的"精准"靶向治疗将成为肿瘤治疗的主旋律，然而由于技术的限制，放疗可能永远都无法做到如此"精准"，因此需要放射生物学家、放疗科医师及物理师共同思索、探讨在精准肿瘤医疗时代放疗所扮演的新的角色。

参 考 文 献

1. Hickson, I, et al. Identification and characterization of a novel and specific inhibitor of the ataxia-telangiectasia mutated kinase ATM. Cancer Res, 2004, 64 (24)：9152-9159.

2. Golding, S. E, et al. Improved ATM kinase inhibitor KU-60019 radiosensitizes glioma cells, compromises insulin, AKT and ERK prosurvival signaling, and inhibits migration and invasion. Mol Cancer Ther, 2009, 8 (10)：2894-2902.

3. Rainey, M. D, et al. Transient inhibition of ATM kinase is sufficient to enhance cellular sensitivity to ionizing radiation. Cancer Res, 2008, 68 (18)：7466-7474.

4. Bao, S., et al. Glioma stem cells promote radioresistance by preferential activation of the DNA damage response. Nature, 2006, 444 (7120)：756-760.

5. Lagadec, C., et al. Survival and self-renewing capacity of breast cancer initiating cells during fractionated radiation treatment. Breast Cancer Res, 2010, 12 (1)：R13.

6. Karimi-Busheri, F., et al. Senescence evasion by MCF-7 human breast tumor-initiating cells. Breast Cancer Res, 2010, 12 (3)：R31.

7. Piao, L. S., et al. CD133+liver cancer stem cells modulate radioresistance in human hepatocellular carcinoma. Cancer Lett, 2012. 315 (2)：129-137.

8. Singh, S. K., et al., Identification of human brain tumour initiating cells. Nature, 2004, 432 (7015)：396-401.

9. Diehn, M., et al. Association of reactive oxygen species levels and radioresistance in cancer stem cells. Nature, 2009. 458 (7239)：780-783.

10. Hill, R. P. and L. Milas, The proportion of stem cells in murine tumors. Int J Radiat Oncol Biol Phys, 1989, 16 (2)：513-518.

11. Baumann, M., et al. Cancer stem cells and radiotherapy. Int J Radiat Biol, 2009, 85 (5)：391-402.

12. Yaromina, A., et al. Pre-treatment number of clonogenic cells and their radiosensitivity are major determinants of local tumour control after fractionated irradiation. Radiother Oncol, 2007, 83 (3)：304-310.

13. Suit, H. D., et al. Radiation response of xenografts of a human squamous cell carcinoma and a glioblastoma multiforme：a progress report. Int J Radiat Oncol Biol Phys, 1990, 18 (2)：365-373.

14. Dubben, H. H., H. D. Thames, and H. P. Beck-Bornholdt, Tumor volume: a basic and specific response predictor in radiotherapy. Radiother Oncol, 1998, 47 (2): 167-174.

15. Milas, L., et al. Changes in TCD50 as a measure of clonogen doubling time in irradiated and unirradiated tumors. Int J Radiat Oncol Biol Phys, 1991, 21 (5): 1195-1202.

16. Baumann, M., et al. Repopulation during fractionated radiotherapy: much has been learned, even more is open. Int J Radiat Biol, 2003, 79 (7): 465-467.

17. Petersen, C., et al. Repopulation of FaDu human squamous cell carcinoma during fractionated radiotherapy correlates with reoxygenation. Int J Radiat Oncol Biol Phys, 2001, 51 (2): 483-493.

18. Hessel, F., et al. Differentiation status of human squamous cell carcinoma xenografts does not appear to correlate with the repopulation capacity of clonogenic tumour cells during fractionated irradiation. Int J Radiat Biol, 2004, 80 (10): 719-727.

19. Hessel, F., et al. Repopulation of moderately well-differentiated and keratinizing GL human squamous cell carcinomas growing in nude mice. Int J Radiat Oncol Biol Phys, 2004, 58 (2): 510-518.

20. Yaromina, A., et al. Pimonidazole labelling and response to fractionated irradiation of five human squamous cell carcinoma (hSCC) lines in nude mice: the need for a multivariate approach in biomarker studies. Radiother Oncol, 2006, 81 (2): 122-129.

21. Yaromina, A., et al. Radiobiological hypoxia, histological parameters of tumour microenvironment and local tumour control after fractionated irradiation. Radiother Oncol, 2010, 96 (1): 116-122.

22. Blazek, E. R., J. L. Foutch, G. Maki, Daoy medulloblastoma cells that express CD133 are radioresistant relative to CD133-cells, and the CD133+sector is enlarged by hypoxia. Int J Radiat Oncol Biol Phys, 2007, 67 (1): 1-5.

23. Platet, N., et al. Influence of oxygen tension on CD133 phenotype in human glioma cell cultures. Cancer Lett, 2007, 258 (2): 286-290.

24. Li, Z., et al. Hypoxia-inducible factors regulate tumorigenic capacity of glioma stem cells. Cancer Cell, 2009, 15 (6): 501-513.

25. Heddleston, J. M., et al. The hypoxic microenvironment maintains glioblastoma stem cells and promotes reprogramming towards a cancer stem cell phenotype. Cell Cycle, 2009, 8 (20): 3274-3284.

26. Yaromina, A., et al. Co-localisation of hypoxia and perfusion markers with parameters of glucose metabolism in human squamous cell carcinoma (hSCC) xenografts. Int J Radiat Biol, 2009, 85 (11): 972-980.

27. Quennet, V., et al. Tumor lactate content predicts for response to fractionated irradiation of human squamous cell carcinomas in nude mice. Radiother Oncol, 2006, 81 (2): 130-135.

28. Sattler, U. G., et al. Glycolytic metabolism and tumour response to fractionated irradiation. Radiother Oncol, 2010, 94 (1): 102-109.

29. de Jong, M. C., et al. CD44 expression predicts local recurrence after radiotherapy in larynx cancer. Clin Cancer Res, 2010, 16 (21): 5329-5238.

30. Baumann, M., M. Krause, CD44: a cancer stem cell-related biomarker with predictive potential for radiotherapy. Clin Cancer Res, 2010, 16 (21): 5091-5093.

31. Takebe, N., et al. Targeting cancer stem cells by inhibiting Wnt, Notch, and Hedgehog pathways. Nat Rev Clin Oncol, 2011, 8 (2): 97-106.

32. Shigdar, S., et al. RNA aptamer against a cancer stem cell marker epithelial cell adhesion molecule. Cancer Sci, 2011, 102 (5): 991-998.

33. Hoey, T., et al. DLL4 blockade inhibits tumor growth and reduces tumor-initiating cell frequency. Cell Stem Cell, 2009, 5 (2): 168-177.

34. Krause, M., et al. Cancer stem cells: targets and potential biomarkers for radiotherapy. Clin Cancer Res, 2011, 17 (23): 7224-7229.

35. Gilbertson, R. J., J. N. Rich, Making a tumour's bed: glioblastoma stem cells and the vascular niche. Nat Rev Cancer, 2007, 7 (10): 733-736.

36. Keith, B., M. C. Simon, Hypoxia-inducible factors, stem cells, and cancer. Cell, 2007, 129（3）：465-472.

37. Morchel, P., et al. Correlating quantitative MR measurements of standardized tumor lines with histological parameters and tumor control dose. Radiother Oncol, 2010, 96（1）：123-130.

38. Thorwarth, D., M. Alber, Implementation of hypoxia imaging into treatment planning and delivery. Radiother Oncol, 2010, 97（2）：172-175.

39. Overgaard, J., et al. A randomized double-blind phase Ⅲ study of nimorazole as a hypoxic radiosensitizer of primary radiotherapy in supraglottic larynx and pharynxcarcinoma. Results of the Danish Head and Neck Cancer Study（DAHANCA）Protocol 5-85. Radiother Oncol, 1998, 46（2）：135-146.

40. Kaanders, J. H., et al. ARCON：experience in 215 patients with advanced head-and-neck cancer. Int J Radiat Oncol Biol Phys, 2002, 52（3）：769-778.

41. Bentzen, S. M. Theragnostic imaging for radiation oncology：dose-painting by numbers. Lancet Oncol, 2005, 6（2）：112-117.

42. Ameres, S. L., P. D. Zamore, Diversifying microRNA sequence and function. Nat Rev Mol Cell Biol, 2013, 14（8）：475-488.

43. Metheetrairut, C., F. J. Slack, MicroRNAs in the ionizing radiation response and in radiotherapy. Curr Opin Genet Dev, 2013, 23（1）：12-19.

44. Girardi, C., et al. Analysis of miRNA and mRNA expression profiles highlights alterations in ionizing radiation response of human lymphocytes under modeled microgravity. PLoS One, 2012, 7（2）：e31293.

45. Nikiforova, M. N., et al. MicroRNA dysregulation in human thyroid cells following exposure to ionizing radiation. Thyroid, 2011, 21（3）：261-266.

46. Josson, S., et al. Radiation modulation of microRNA in prostate cancer cell lines. Prostate, 2008, 68（15）：1599-1606.

47. Cui, W., et al. Plasma miRNA as biomarkers for assessment of total-body radiation exposure dosimetry. PLoS One, 2011, 6（8）：e22988.

48. Jacob, N. K., et al. Identification of sensitive serum microRNA biomarkers for radiation biodosimetry. PLoS One, 2013, 8（2）：e57603.

49. Francia, S., et al. Site-specific DICER and DROSHA RNA products control the DNA-damage response. Nature, 2012, 488（7410）：231-235.

50. Kraemer, A., et al. MicroRNA-mediated processes are essential for the cellular radiation response. Radiat Res, 2011, 176（5）：575-586.

51. Meijer, T. W., et al. Targeting hypoxia, HIF-1, and tumor glucose metabolism to improve radiotherapy efficacy. Clin Cancer Res, 2012, 18（20）：5585-5594.

52. Grosso, S., et al. MiR-210 promotes a hypoxic phenotype and increases radioresistance in human lung cancer cell lines. Cell Death Dis, 2013, 4：e544.

53. Ho, J. J., et al. Functional importance of Dicer protein in the adaptive cellular response to hypoxia. J Biol Chem, 2012, 287（34）：29003-29020.

54. Korpela, E., D. Vesprini, S. K. Liu, MicroRNA in radiotherapy：miRage or miRador? Br J Cancer, 2015, 112（5）：777-782.

55. Pajonk, F., E. Vlashi, W. H. McBride, Radiation resistance of cancer stem cells：the 4 R's of radiobiology revisited. Stem Cells, 2010, 28（4）：639-648.

56. Liu, C., et al. The microRNA miR-34a inhibits prostate cancer stem cells and metastasis by directly repressing CD44. Nat Med, 2011, 17（2）：211-215.

57. Xu, N., et al. MicroRNA-145 regulates OCT4, SOX2, and KLF4 and represses pluripotency in human embryonic stem cells. Cell, 2009, 137（4）：647-658.

58. Huang, S., et al. miR-143 and miR-145 inhibit stem cell characteristics of PC-3 prostate cancer cells. Oncol Rep, 2012, 28（5）：1831-1837.

59. Zhang, X., et al. The ATM kinase induces microRNA biogenesis in the DNA damage response. Mol Cell, 2011, 41 (4): 371-383.

60. Hu, H., et al. ATM is down-regulated by N-Myc-regulated microRNA-421. Proc Natl Acad Sci U S A, 2010, 107 (4): 1506-1511.

61. Yan, D., et al. Targeting DNA-PKcs and ATM with miR-101 sensitizes tumors to radiation. PLoS One, 2010, 5 (7): e11397.

62. Ng, W. L., et al. Over-expression of miR-100 is responsible for the low-expression of ATM in the human glioma cell line: M059J. DNA Repair (Amst), 2010, 9 (11): 1170-1175.

63. Song, L., et al. miR-18a impairs DNA damage response through downregulation of ataxia telangiectasia mutated (ATM) kinase. PLoS One, 2011, 6 (9): e25454.

64. Guo, X., et al. Estrogen receptor alpha regulates ATM Expression through miRNAs in breast cancer. Clin Cancer Res, 2013, 19 (18): 4994-5002.

65. Moskwa, P., et al. miR-182-mediated downregulation of BRCA1 impacts DNA repair and sensitivity to PARP inhibitors. Mol Cell, 2011, 41 (2): 210-220.

66. Meng, F., et al. MicroRNA-21 regulates expression of the PTEN tumor suppressor gene in human hepatocellular cancer. Gastroenterology, 2007, 133 (2): 647-658.

67. Huang, X., et al. miRNA-95 mediates radioresistance in tumors by targeting the sphingolipid phosphatase SGPP1. Cancer Res, 2013, 73 (23): 6972-6986.

68. Cortez, M. A., et al. Therapeutic delivery of miR-200c enhances radiosensitivity in lung cancer. Mol Ther, 2014, 22 (8): 1494-1503.

69. Jameson, J. L., D. L. Longo, Precision Medicine-Personalized, Problematic, and Promising. N Engl J Med, 2015.

70. Pao, W., N. Girard, New driver mutations in non-small-cell lung cancer. Lancet Oncol, 2011, 12 (2): 175-180.

71. Kris, M. G., et al. Using multiplexed assays of oncogenic drivers in lung cancers to select targeted drugs. JAMA, 2014, 311 (19): 1998-2006.

72. Van Meir, E. G., et al. Exciting new advances in neuro-oncology: the avenue to a cure for malignant glioma. CA Cancer J Clin, 2010, 60 (3): 166-193.

73. Stupp, R., et al. Radiotherapy plus concomitant and adjuvant temozolomide for glioblastoma. N Engl J Med, 2005, 352 (10): 987-996.

74. Hegi, M. E., et al. MGMT gene silencing and benefit from temozolomide in glioblastoma. N Engl J Med, 2005, 352 (10): 997-1003.

75. Tolcher, A. W., et al. Marked inactivation of O6-alkylguanine-DNA alkyltransferase activity with protracted temozolomide schedules. Br J Cancer, 2003, 88 (7): 1004-1011.

76. Broniscer, A., et al. Phase I trial of single-dose temozolomide and continuous administration of o6-benzylguanine in children with brain tumors: a pediatric brain tumor consortium report. Clin Cancer Res, 2007, 13 (22 Pt 1): 6712-6718.

77. Lerman, C., et al. Use of the nicotine metabolite ratio as a genetically informed biomarker of response to nicotine patch or varenicline for smoking cessation: a randomised, double-blind placebo-controlled trial. Lancet Respir Med, 2015, 3 (2): 131-138.

78. King, M. C., et al. Breast and ovarian cancer risks due to inherited mutations in BRCA1 and BRCA2. Science, 2003, 302 (5645): 643-646.

79. Levy-Lahad, E., A. Lahad, M. C. King, Precision medicine meets public health: population screening for BRCA1 and BRCA2. J Natl Cancer Inst, 2015, 107 (1): 420.

80. Roukos, D. H., E. Briasoulis, Individualized preventive and therapeutic management of hereditary breast ovarian cancer syndrome. Nat Clin Pract Oncol, 2007, 4 (10): 578-590.

81. Curtin, N. J., DNA repair dysregulation from cancer driver to therapeutic target. Nat Rev Cancer, 2012, 12 (12): 801-817.

82. Sun, M., et al. Activation of the ATM-Snail pathway promotes breast cancer metastasis. J Mol Cell Biol, 2012, 4 (5): 304-315.

83. Broustas, C. G., H. B. Lieberman, DNA damage response genes and the development of cancer metastasis. Radiat Res, 2014, 181 (2): 111-130.

84. Berlin, A., et al. NBN gain is predictive for adverse outcome following image-guided radiotherapy for localized prostate cancer. Oncotarget, 2014, 5 (22): 11081-11090.

85. Bristow, R. G., A. Berlin, A. Dal Pra, An arranged marriage for precision medicine: hypoxia and genomic assays in localized prostate cancer radiotherapy. Br J Radiol, 2014, 87 (1035): 20130753.

86. Pingle, S. C., Clinical translation pathway to Precision Medicine in GBM through simulation and repurposing., in 2015 ASCO Annual Meeting2015: Chicago, Illinois.

87. Schork, N. J., Personalized medicine: Time for one-person trials. Nature, 2015, 520 (7549): 609-611.

88. Politi, K., R. S. Herbst, Lung cancer in the era of precision medicine. Clin Cancer Res, 2015, 21 (10): 2213-2220.

89. Rubin, M. A., Health: Make precision medicine work for cancer care. Nature, 2015, 520 (7547): 290-291.

90. Suh, K. S., et al. Tissue banking, bioinformatics, and electronic medical records: the front-end requirements for personalized medicine. J Oncol, 2013, : 368751.

第九章　正常组织放射损伤

杨伟志

第一节　特定组织的放射反应

本章概述临床上一些重要的剂量限制正常组织的放射反应，需要注意的是，他们受若干因素影响，特别是受照射体积影响。

一、消化道

（一）口腔黏膜和食管

黏膜炎是头颈肿瘤放疗中最严重和常见的剂量限制性早期副反应。红斑、局灶和聚集的黏膜炎/溃疡是主要症状。常规分次放疗方案（2Gy×5/w）的典型黏膜炎表现在第3~4周。口腔黏膜对剂量的增量变化和总时间（即周剂量）最敏感。加速分割方案一般会使黏膜损伤出现的更早，反应加重和（或）具有严重反应的患者数量增加。

放疗的慢性效应包括黏膜萎缩和溃疡形成以及毛细血管扩张，这会使表皮易损。食管的早期放射反应与口腔黏膜相似，在慢性阶段可能会发生狭窄。

（二）胃

功能性损害表现为胃排空时间延长以及胃酸分泌下降。症状类似于胃炎。溃疡的形成主要是基底的血管效应，在25~40Gy时可以发展成晚期反应。

（三）小肠

小肠绒毛或隐窝的上1/3是没有增殖能力的细胞，有增殖活性的细胞位于隐窝中心部位（注射^{3}H标记的胸腺嘧啶后的高比例的标记细胞）。干细胞位于隐窝底部附近，它们很少分裂。标记以后4小时，被标记的细胞开始分化，然后向隐窝上部移动而不再发生分裂，在绒毛顶部成熟并最后脱落。大鼠小肠的这个过程需3天，人小肠绒毛细胞的更新时间为3~4天。

黏膜急性损伤的机制是：黏膜前体细胞（如小肠隐窝细胞）的耗减以及功能性绒毛细胞更新的缺乏。黏膜上皮和隐窝细胞的缺失使黏膜屏障崩溃，炎症（取决于剂量）将很快平息下来，或发生渐进性的细胞因子反应导致坏死，血管闭塞和纤维化。在这个过程中所涉及的一个重要细胞类型是肥大细胞，它会产生大量的炎性和纤维生成细胞因子，这些因子中最关键的是TGF-β_1，在肠管晚期纤维化的发展中起重要作用。用可溶性受体阻断TGF-β的作用已显示出对受照射大鼠小肠黏膜表面的保护作用。

人小肠的晚期反应通常在放疗结束后12~24个月出现，有时可在数年后出现。局部照射以后，小肠肠管的活动会使活动部位的肠管所受的剂量下降，这可能是回肠末端经常被损伤的原因。放疗前因外科手术造成小肠粘连，小肠放射损伤的危险度也会增加。损伤肠段的小肠壁增厚并因水肿和纤维化而硬化，常见到小肠肠腔狭窄及纤维性结肠炎，浅表性溃疡也很常见，肠系膜增厚变硬。在临床，病人有腹绞痛、脂肪消化不良、腹泻和便秘交替等症状，可出现肠管粘连而形成的腹腔包块。并发症有急性、亚急性肠梗阻、穿孔、瘘管，这时可能需要外科的介入。放疗期间少量多餐、无渣饮食可以减少晚期并发症的发生率。这些并发症一旦出现，对症处理和应用抗生素是起作用的。腹腔大野放疗，特别是以前做过手术的人，40~50Gy中等剂量的照射即可看到这些并发症。50~60Gy剂量照射后有1/3的病人发生不同程度的肠并发症。当分次剂量超过2.5Gy时，这些并发症出现的机会更多。

二、涎腺

涎腺是非常放射敏感的。治疗第一周以后（累积剂量10~15Gy）即已出现唾液分泌的下降，总剂量超过40 Gy以后，腮腺唾液的产生实际上已经停止。而总剂量超过60 Gy将不能恢复。体积效应是非常明显的。永久性的口腔干燥是涎腺功能丧失的最终表现，它不仅存在于腮腺也存在于黏液腺。

病人的这些功能性效应已被猴的组织学所证实，大于50Gy剂量以后腺体组织几乎全部消失。

三、皮肤

皮肤由表皮和真皮构成。表皮由基底层增殖活跃的小细胞（角质母细胞）形成。表皮内还含有其他细胞和黑色素细胞以及属于免疫系统的朗格汉斯细胞（langerhans cell）。基底层上被覆着3~4层有核的不分裂的分化细胞，这些细胞较薄且大。这个细胞层上被覆10层左右角化细胞，这些细胞很薄、没有核。表皮的这些细胞大致排成圆柱状，在每个圆柱的底部有一个表皮增殖单位（epidenmal proliferative unit），他们由被覆在一个单纯平面上的大约10个基底细胞组成，其上被覆着一个无分裂能力的大细胞，他的上面呈柱状摞着一连串的细胞直达表面，在最表面是角化细胞。在小鼠，每个增殖单位大约每天产生1个细胞，这个细胞在分化过程中向表面移动，并呈扁平状，被覆着整个增殖单位并将它上面的细胞向表面推动。细胞离开基底层进行分化到最后脱落的总转化时间约14天（7~12天，取决于身体的部位）。

真皮是致密的结缔组织，一般厚1~2mm，真皮中由散在的成纤维细胞产生大部分真皮蛋白。真皮是慢增殖组织，它的血管成分在放射反应中起主要作用。皮肤里毛囊的数目随部位不同而异，毛囊中的干细胞有协助表皮再生的能力。

现代放射治疗设备的最大剂量沉积在皮下0.5~4cm，表皮反应通常限于干性脱皮和色素沉着。常规放疗总剂量60~66Gy可见中度皮肤反应。

单次照射的急性皮肤反应主要是：①早期的红斑，大于5Gy的剂量照射后几小时，由于血管的扩张、水肿，血浆成分从毛细血管渗出，出现类似于晒伤的早期红斑，这可以持续几天。②与细胞死亡有关的继发反应：在10Gy左右照射后大约10天出现与细胞死亡有关的继发反应；反应的严重性及高峰出现的时间取决于表皮基底层所受的剂量。10Gy照射以后出现干性脱皮，15Gy则出现湿性脱皮。随照射剂量的增高表皮再生所需的时间延长，这是由于存活的克隆源性细胞数量减少。极大剂量的照射以后，表皮的修复主要靠照射野周围的细胞。

晚期皮肤反应主要是真皮发生延迟反应，这些反应比早期反应严重，因他是不可逆的。皮肤变薄、变脆，轻微的损伤即可造成难以愈合的溃疡。还可见到血管扩张，这说明对血管结构的损伤。

早期反应（干性或湿性脱皮）和晚期损伤（纤维化）之间是不平行的（特别是分次量有改变时）因早、晚反应的发生机制是不同的，晚期反应起源于真皮。

四、膀胱

膀胱表皮由小二倍体细胞形成基底层，在基底层上是3~4层较大的变移细胞，表皮是极大的具有很厚细胞膜的能抵抗尿液刺激的多倍体细胞。细胞的更新率很低，表皮细胞有几个月或更长的寿命。

膀胱损伤分为3个阶段，急性期发生在开始分次照射的4~6周，特征是黏膜充血、水肿。此后早期的损伤可以演变成上皮剥脱和溃疡形成。慢性发展过程从6周到2年。主要表现为血管缺血及渐进性黏膜崩解（从表层脱皮到溃疡直至瘘管形成）。晚期反应是纤维化和膀胱容量下降，可发生在照射后的10年时间里。放疗与化疗联合应用加速膀胱损伤的出现，但不加速晚期效应的出现。早期的改变与放射的慢性结局密切相关说明结局性组分的重要。

五、肝

肝是放射敏感的，耐受剂量是2Gy分次的30Gy。然而，全部脏器受到照射时肝的耐受性是剂量限制的。

肝是更新非常慢的器官，肝细胞的平均寿命是1年左右，因此增殖细胞的增殖率很低。在肝部分切除的强烈刺激下，所有肝细胞都进入增殖期。如果在照射以后的不同时期进行肝部分切除，在照射后数周及数月出现存活细胞百分数的增高，这说明细胞内有很慢的修复。

肝受照射以后，可见一些功能障碍，如缺乏对放射活性胶体的摄取，但并不出现任何功能性的后果。甚至照射相对大的剂量，在照射后的最初几个月肝脏仍能较好地耐受，但以后肝功能进行性衰退。当全肝受到4周超过35Gy的照射量时，3~6周以后可能发生致死性肝炎。肝的部分照射对肝功能的影响是有限的，这主要得益于未照射部位肝脏的代偿性肥大。

放射性肝病有两个阶段，急性期大约在照射后的2~6周，主要表现为肝大及腹水。这个时期的肝功能测定是异常的（特别是碱性磷酸酶）。急性肝炎通常存在静脉闭塞，中央静脉血栓形成，以及小叶中心静脉闭塞引起的萎缩及周围肝细胞的丢失。慢性肝病潜伏期从照射后6个月至1年以上不等。表现为渐进性小叶中心及其周围的纤维性变。这些改变同时伴有新生静脉的形成或再通、血流的再分布以及肝细胞和胆管细胞的再生性增殖。

六、甲状腺

甲状腺细胞的增殖甚至比肝细胞更慢。正常情况下只有很少比例的细胞分裂，但甲状腺部分切除后大量细胞进入增殖周期。这些细胞在成熟过程中能分裂2~4次，约占总数75%的分化细胞没有分裂能力。

在受照射的初期甲状腺功能细胞是非常放射耐受的，因为失去增殖能力的细胞可以继续存在并在很长时间内发挥功能。随着损伤细胞从群体中被清除，甲状腺刺激激素（thyroid stimulating hormone，TSH）滴度升高进而刺激有丝分裂，使有丝分裂和细胞丢失加速。如果存活细胞太少，甲状腺可以在照射后几年，甚至10~20年发生萎缩并伴有功能衰竭。用放射性碘治疗的甲亢病人，因剂量的不同每年有2%~4%变成甲状腺功能低下。

七、睾丸

相当低的照射剂量便可影响精子的生成。在人类，0.08Gy的照射就可造成暂时性的精子数量下降，0.2Gy的照射可引起持续几个月的精子数量明显减少，0.5Gy剂量的照射使精子数下降到2%以下，2Gy照射以后可发生持续1~2年的精子缺乏，6Gy照射以后，尽管在10~14年以后可见到再生，但通常会发生永久性的精子缺乏。另外，即使是用数十戈瑞的大剂量照射，对成年人的支持（Leydig）细胞的影响也很小，因此睾丸受照射可引起不育但不影响第二性征或性欲。

Regaud于1906年首先注意到精子生成作用的极端的放射敏感性是由放射敏感的分化中精原细胞造成的。在动物，用极低剂量率慢速照射（1cGy/d），就足以打乱精子的生成过程。分次照射与单次照射的效应一样。足细胞很少分裂，但高剂量率照射以后，这些细胞数量的进行性减少对精子生成的变化有一定作用。许多细胞毒药物对精子生成作用有重要影响，这些药物与放疗一样通过杀死干细胞起作用。

八、卵巢

卵母细胞是极端放射敏感的细胞，D_0值为 0. 12Gy 左右。然而卵母细胞的放射敏感性随成熟状态而有所不同，早期的卵母细胞是相对放射耐受的。成熟卵泡和成熟过程中卵泡的损伤相似，因此不育是即刻的。分次效应和剂量率效应随种属不同而有差异。

激素的分泌与卵泡的成熟有关联。因此，原始卵泡发育不良可导致在成熟卵泡消失几周后激素停止分泌。对卵巢的照射可造成与卵巢切除同样的后果

九、神经系统

神经系统包括中枢神经（脊髓、脑）和周围神经。神经元不分裂，少突胶质细胞，参与髓鞘的形成。少突胶质细胞的丢失可导致节段性的脱髓鞘而裸露出无保护的轴索，神经胶质细胞保持有恢复增殖的能力，神经胶质细胞的增殖可以使髓鞘再形成。正常情况下它们的更新率是很慢的，但受照射 2~3 个月以后它们的生长分数可能增加。

神经系统对放射损伤的敏感性低于其他一些晚反应组织，如肺、肾。但对这个器官的损伤所造成的后果是非常严重的，如截瘫。因此耐受剂量时常在 5% 并发症水平（TD_5）。

（一）脊髓

辐射诱发的脊髓改变与脑是相似的。在相对早期的并发症中，Lhermitte's 征比较常见，通常是可逆的。脱髓鞘可发生在治疗结束后的几个月、持续数月到 1 年以上。在 2Gy 分次照射，低于 35 Gy 即可发生。当受照射的脊髓长度较长时，对永久性放射性脊髓病的耐受性是很低的，且无法预测到永久性脊髓病以后的发展。

经过 4~6 个月的潜伏期后，白质区可能出现坏死区域。这可能由两个原因引起，局灶性脱髓鞘快速发展成缺失神经胶质细胞核的区域，紧接着出现坏死。在细胞存活的临界水平以下，坏死发展得很快，这可能是一种细胞崩溃现象。长期以来，人们认为血管损伤、出血的存在提示血管损伤在神经胶质细胞损伤后的突出表达中起重要作用。毛细血管的阻塞使小动脉血流减慢，从而造成局部缺血性坏死。间隔很长时间以后，甚至几年，可观察到不同类型的血管损伤：毛细血管扩张、出血性栓塞及血管壁透明变性。较低剂量照射后这些血管病变所造成的晚期损伤在白质和灰质是一样的。

如同脑一样，脊髓病的晚期类型包括 2 个，第一个发生于放疗后的 6~18 个月，主要是脱髓鞘和白质坏死。第二个发生于 1~4 年，主要是血管病变。

截瘫较少见，但后果严重，因为是不可逆的。它在照射后 6 个月到 4 年之间出现，可以是突发的，也可以是逐渐发生的，从而引起 Brown-Sequard 综合征或弛缓性截瘫。在脊髓造影术或磁共振影像可见到脊髓萎缩、脱髓鞘和坏死。阈值剂量是 4 周内44Gy，但 5 周内50Gy（每周 5 次）的照射以后截瘫的发生率仍相对较低，在这个水平以上，再增加一点剂量（3~5Gy）发生截瘫的危险性就大大增加。

脊髓的耐受剂量主要取决于分次剂量的大小，在常规分割总时间的变化对效应影响不大。动物实验已强调了脊髓受照射长度和分次剂量的重要性，随照射剂量的增加潜伏期缩短。

（二）脑

脑损伤发生在照射后 1~3 年。全脑照射 5 周50Gy，5% 的病人出现明显脑损伤。在儿童急性白血病，脑的预防性照射应限制在 3 周30Gy，再高的剂量会使智力发育受损害。与化疗结合特别是氨甲蝶呤可使脑的耐受性降低。在 3 周30Gy 照射以后也曾观察到脑耐受性的降低和晚期损伤。照射引起

的脉络膜损伤，使氨甲蝶呤渗透进脑，从而加重了毒性。当通过鞘内给药时，由于复合作用发生并发症的危险性增加。许多其他药物对脑也有影响，但与放射损伤作用的靶细胞是不同的。

随着 X 刀、γ 刀和高剂量率近距离治疗等剂量率和（或）放射剂量都相对较高，与此有关的周边相应组织的放射生物效应的观察正在增多。尤其因 X 刀及 γ 刀在脑部肿瘤的治疗中应用较多，从而，更增加了对颅内各有关组织如脑的不同部位和耳蜗管等放射生物效应的研究，而且观察的内容相当广泛，包括形态、生化以及生理功能等诸多方面。这些研究目前尚未能系统地阐明问题，但仍是值得关注的一个方面。

（三）周围神经

外周神经的放射反应主要是神经丛和神经根，可能比脊髓更常见，但未被很好地加以总结。在乳腺癌病人对腋窝和锁骨上淋巴结的照射，时常会涉及臂神经丛。在临床上，神经丛病损的主要表现是混合性的感觉和运动缺失。进展性的潜伏期从 6 个月到数年。病因包括渐进性的血管再生障碍、纤维化。

十、肺

肺属于最敏感的晚反应器官之一，并具有明显的体积效应。为避免严重的肺损伤反应减少照射体积和降低每分次剂量是必要的。

放射以后至少可观察到两个独立的并发症；急性放射性肺炎（2~6 个月）和放射性肺纤维化（发展缓慢，时间跨度为数月至数年）。虽然肺属于敏感的晚反应器官，但由于组织结构特点它只在胸部受到大体积照射后残留肺组织无力维持最小功能时才表现出剂量限制。

总剂量大于 40Gy 的分次照射，有 10% 的病人将会出现不同程度的肺部症状。肺泡萎缩、肺泡膨胀不全和血管内物质渗进肺泡腔是放射性肺炎的特征。可能是由于肺泡表面活性物质的产生减少和肺泡毛细血管界面损伤。因此可能性最大的两种靶细胞是血管内皮细胞和Ⅱ型肺泡上皮细胞。Ⅱ型细胞与产生表面活性物质相关，它的作用是保持肺泡表面张力，防止肺泡萎陷。

实验动物肺部受到照射以后，在较高剂量时立即表现出损伤，但存活时间只在一个小的剂量范围内有剂量依赖关系。在人，早期急性放射性肺炎出现在照射后 2~4 个月，唯一的征象常是胸部 X 线片有模糊不透明处，但也可以同时伴有功能性体征，如咳嗽、呼吸困难。从病理解剖学角度看损伤起于肺炎伴有水肿、肺泡细胞肿胀、充血并常继发感染。

纤维化是最为普遍的晚期效应。临床和实验研究一致认为，于照射后约 6 个月开始出现病理和临床上的肺纤维化。辐射所致肺纤维化是一系列复杂事件的继续，是辐射所致的细胞因子级联效应的结果。经常发生在肺泡的炎性反应、肺炎时期之后。但也时常和急性炎症表现没有相关性，甚至在没有早期放射损伤的迹象时，纤维化仍能在不知不觉之中作为一个晚期效应出现。

肺纤维化可以在开始时无症状的病人中出现，然后在照射后第 1 年末开始逐渐形成纤维化。除 X 射线检查的体征外还有进行性呼吸功能改变，包括肺活量下降、肺适应性减弱、血管灌注量和动脉氧含量降低。这些病变的严重性可能不断增加，1~2 年才趋于稳定。一般来说，这些是不可逆的，最严重时可能使病人致残或致死。肺纤维化的严重性和发生率取决于 3 个因素，即肺受照射体积的大小、剂量和分次数、分次量起关键作用。当每分次剂量超过 2Gy 时肺是特别放射敏感的，动物实验提示每分次剂量降到 0.5Gy 时耐受性明显增加。

十一、心脏

在心脏，低剂量可导致可逆的心电图改变，但这并不能预测放射的晚期结局。在较高剂量，可以观察到形态学的改变。放射诱发的最常见的心脏效应的类型是心包炎伴有不同程度的心包液渗出。此并发症出现的较早（约 50% 发生在最初的 6 个月内，其余在 2 年内）。它是无症状的，在大多数患者是自发的。

放射性心肌病是并发症的另一种形式，表现为心室射血下降或传导阻滞，这是个 10~20 年的缓慢发展过程。最近的调研显示：每分次 2Gy、50Gy 左右剂量的并发症概率为 50%。有报道，对霍奇金病或乳腺癌患者治疗后 10 年以上的长期随诊，缺血性心脏病的风险增加。放疗与化疗药阿霉素合用可增加这些并发症的严重性，并可使放疗后潜伏多年的损伤表现出来。

十二、肾

肾和肺一样是敏感的晚反应器官之一，放射损伤发展非常慢，可以在照射数年后才表现出来。放射性肾病通常表现为蛋白尿、高血压及贫血。

放射性肾病的病理机制是复杂的。最近的研究提示：肾小球上皮细胞的损伤启动了细胞因子的级联效应，最终导致肾小球硬化和肾小管纤维化。双肾中等剂量（5 周 30Gy）照射，可在潜伏 1~5 年后发生高血压肾病和贫血，耐受剂量大约是 5 周 23Gy。单侧肾照射能相对较好地耐受，因对侧肾可出现代偿性肥大。在脾脏的放疗中，肾的上极受到 40Gy 剂量的照射，引起照射部位的萎缩，但很少有功能性改变。在动物，切除一侧肾加速对侧肾损伤的发展。在儿童，低剂量照射（10~15Gy）可减慢或停止肾的生长。在年幼大鼠，单侧肾切除可造成对侧肾肥大，给予 7.5Gy 照射可暂时性抑制对侧肾肥大，10Gy 可永久性抑制对侧肾肥大。

近年来对放射性肾损伤的观察也有深入。认为肾受照射后的改变出现得并不晚。早期的形态改变表现于内皮细胞和肾小球，早期的蛋白尿是肾小球损伤的表现。在受照射后 1~4 周就出现细胞增殖的征象。在出现高血压前，由于近肾小球颗粒细胞的变化而导致放射性肾病后体内肾素水平的变化。

十三、血管系统

血管的结构是复杂的，血管内面覆盖着单层内皮细胞，内皮细胞下面是结缔组织，结缔组织厚度因血管类型不同而有差异。动脉和小动脉有可以改变管腔大小的平滑肌和可以控制血流的纤维网状结构。

放射对血管的作用是特别重要的，晚期损伤很大程度上是由于血管系统结构紊乱。50~70Gy 照射可见到动脉的损伤，在 40Gy 即可见到毛细血管的损伤。

内皮细胞增殖率很低。内皮细胞减少的程度与照射剂量有依赖关系。动、静脉血管内皮细胞的丢失导致有活力细胞的异常繁殖，出现血管的局部缩窄和闭塞，血管内皮剥落还会导致血栓形成。毛细血管内皮细胞的丢失造成血管网密度下降和毛细血管坏死。

血管壁的平滑肌细胞增殖非常低，因此照射以后 1 年左右才出现这些细胞数量的减少。血管肌纤维的缺失对照射后数月到数年血管晚期损伤的形成有重要影响。晚期损伤有下列改变：血管壁增厚，只含有很少的肌细胞，肌细胞被胶原纤维取代，血管壁口径变小并失去弹性。对术中大剂量照射或常规照射后一般在 8 年或以上可出现晚期动脉狭窄现象。实验提示，放射所致血管平滑肌细胞分泌的肿瘤坏死因子 α（TNF-α）可能是照射所致慢性动脉狭窄的启动因子。

十四、骨和软骨

生长的软骨是特别放射敏感的，甚至 10Gy 的照射即可由于增殖带软骨母细胞的死亡和结构紊乱造成软骨生长减慢或暂时停止生长。10~20Gy 的照射可使骨生长减慢，大于 20Gy 的照射造成不可逆的生长亏空。如果脊柱受照，可导致身高降低和脊柱侧凸。如果剂量较高而孩子又较小骨的生长紊乱更严重。2 岁以下儿童后遗症特别严重，直到青春期才能看出身体明显矮小。

在实验动物，单次 6~12Gy 照射造成短暂的骨生长抑制，以后出现软骨母细胞减少，虽生长仍在进行，但无法补偿已有的生长延缓。30Gy 照射除了血管形成的紊乱还造成永久性的生长抑制和骨化。

在成人，下颌骨坏死是口腔癌放疗的严重并发症。40~50Gy 照射的发生率是 6% 左右，60~70Gy 照射后达到 20%。照射体积的大小，牙齿的状态和颊部卫生状况都对并发症的发生率、严重程度和发展有重要影响。继发感染特别严重，半数以上病人可用保守治疗。65Gy 以上照射可见到股骨颈的自发性骨折，但只有不到 1% 接受宫颈癌治疗的病人受 影响。在乳腺癌病人的治疗中，可见肋骨和锁骨的骨折但不严重。

十五、敏感器官

（一）眼

将眼睛包进高剂量照射体积内会导致角膜结膜炎。低剂量照射以后晶体的变性可发展成不同程度的被膜下的放射性白内障。潜伏期从 6 个月到数十年。通常报道的耐受剂量范围是分次照射 4~5Gy，单次照射 1Gy。然而，最近的流行病学研究明确提示耐受剂量更低。看来，晶体的分次效应是明显的，无法长久恢复。

虽然现代外科技术可以对白内障进行治疗，但泪腺以及后续的晚期效应（眼干）是更重要和剂量限制的。中等照射剂量以后，可导致慢性角膜溃疡和失明。

（二）耳

耳最重要的早期放射反应是严重的炎症（中耳炎），会影响听力。此外大于 30Gy 的剂量会直接导致内耳的效应，造成永久的听力受损。

（三）味觉

味觉灵敏度的放射效应是一个多因素的过程，包括味蕾的直接变化（细胞丢失），口腔干燥以及嗅觉的变化。30Gy 左右剂量以后可见味觉的损害。通常，放疗以后间隔一年个体的味觉质量减退。

第二节　再次照射正常组织的耐受性

根治性放射治疗通常会累及一定体积的耐受性有限的正常组织，正常组织的实际耐受性取决于器官、分次、野的大小、伴随治疗以及病人的一般状况。在临床实践中经常会遇到肿瘤复发或照射野内有新的肿瘤出现，从而必须考虑对那些已经接受过照射的区域进行再次治疗的问题。如何决定再次放疗的安全剂量是非常复杂的。有关再次治疗正常组织的耐受性问题还有许多问题需要解决，下面是 FA Stewart[1] 综述的一些实验室和作者的研究结果。应注意，这些实验现象不具有普遍性，在引入临床应用时应特别小心。有效的即便是姑息的再次放射治疗方案也必须考虑以下因素：

1. 初次放射治疗的剂量（EQD$_2$）、体积，及与所需再次照射野的关系。
2. 第一次治疗的附加治疗（如化疗，生物治疗）。
3. 与初次治疗的间隔时间。
4. 治疗选择的权衡。

显然，假如在第一次治疗期间已经超出了一个器官给定体积内的耐受性，失去功能（或预期失去），便不能在此体积内不顾及首程治疗的剂量而进一步给剂量。本节主要关注的是初次治疗方案处于亚耐受范围，只有亚临床或轻微的损伤，恢复期很长或很长时期以后的潜在残存损伤。鉴于以上提及的风险因素，必须重视由二次治疗引起的潜在组织特异发病率以及由此引起的患者生存质量损害。

一、皮肤

以皮肤红斑和湿性脱皮为观察指标的实验研究结果显示：啮齿动物在初次采用完全性耐受剂量照射后 8 周以上可以再行放射治疗（图 3-9-1）。正如这些资料所显示的低于耐受剂量的初次治疗以后急性放射损伤的恢复是很快的。

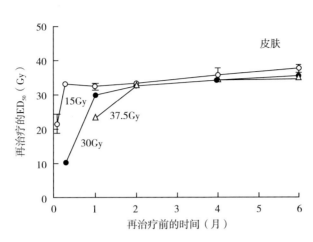

图 3-9-1　小鼠皮肤再次放射治疗的耐受性

（引自 Terry. et al. 1989）

目前所能得到的再次治疗以后皮肤晚期放射损伤的分析资料不多。但一些结果提示，皮肤对再次放射治疗晚期反应的耐受性低于急性反应。Brown and Probert[2] 以小鼠下肢畸形作为晚期皮下纤维化的终点指标，6 个月以后再次治疗的耐受性明显下降。初次治疗后再进行 5Gy×10 vs 4Gy×10 照射以后再次治疗的效应更明显。小鼠后肢的再次放疗耐受量是急性皮肤反应完全耐受剂量（BED）的 85%~95%，但同一只鼠的晚期损伤（下肢变形）对再次放疗耐受剂量仅为相应急性性反应（BED）的 50%~70%。

二、小肠

小鼠小肠对前次照射的再程放射治疗耐受性的表现与皮肤急性反应相似，在初次照射后 8 周内恢复了对再程放射治疗的完全耐受性[3]。小肠损伤及再程放疗耐受性的快速恢复也与这种组织的快速增殖动力学相一致。未受过照射的小鼠隐窝细胞的细胞转换时间大约是 15 小时左右，照射后 3 天增殖加快。目前，尚没有初次照射后晚期肠管综合征对再次放疗耐受性的资料。

三、骨髓

照射以后骨髓各层次的细胞急骤耗减，很快便发生再生过程。全身单次剂量（~4Gy）照射以后干细胞（克隆形成单位 CFU-S）在 2~4 周恢复接近正常水平。高剂量照射以后，可发生 CFU-S 的持续性耗减，但这种现象可被定向前体细胞增高而使外周血暂时保持在正常水平的假象所掩盖。然而，再次损伤（如照射）可使干细胞池降至临界水平以下。再次照射存活的 CFU-S 自我更新能力减弱，在这种情况下任何额外的打击都能促使平衡倾向于严重的骨髓衰竭。这已经在病人中得到证实，在初次全身照射 4Gy 后 2~4 周的再程放疗仅照射了 1Gy，第二次照射产生了严重的长期性骨髓萎缩并导致病人死亡。总之，如果干细胞的再生时间是充足的，骨髓可以恢复一些对再程放疗的耐受性。但如果依据成熟的外周血水平来判断骨髓的恢复状态则是非常错误的。

四、肺

小鼠实验研究显示，以致死性肺炎为指标，肺具有一定的恢复和对再次治疗耐受性。尽管大部分肺细胞类型属于转化慢的细胞但它的急性损伤的恢复与快增殖组织（如皮肤、小肠）很相似。小鼠双肺初次给予 6~8Gy 照射（约为放射性肺炎 BED 的 20%~50%），在 4~8 周时能够耐受一定的再次治疗[4]。较高剂量的初次照射后恢复是较慢的。超过 BED_t70% 的初次照射后则不能达到对再程治疗的完全耐受（图 3-9-2）。

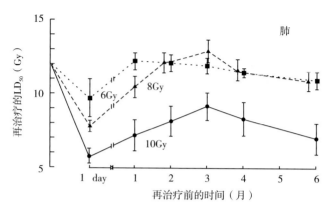

图 3-9-2　小鼠肺组织再次放射治疗的耐受性

（引自 Terry. et al. 1989）

　　小鼠全胸照射会出现两个分开的死亡峰，第一个峰在 12~16 周，以典型的组织学上的肺炎为特征，后一个峰则与胶原沉积和某些品系小鼠的纤维化有关[5]。在实验研究中所见到的受照射小鼠对再次治疗的一定耐受性可能只适用于放射性肺炎阶段。看来，对晚期肺损伤而言，它的再次治疗耐受性可能是很差的。

　　对放射性肺炎再次治疗耐受性的时间过程与所观察到的照射后Ⅱ型肺泡上皮细胞的早期增殖增加是一致的。这些细胞的增殖能充分代偿低剂量照射后的细胞丢失。高剂量照射以后，致死性肺炎出现的更早，特别是在间隔时间短的情况下进行再程治疗时。这是由于较高剂量的初次照射后靶细胞群体接近细胞耗竭的临界水平，于是再群体化需要更长时间。

五、脊髓

　　根据临床的实际观察，一般脊髓是不考虑做再次放疗的。因为放射治疗医生都知道超过脊髓耐受量后脊髓放射性损伤的严重后果（脊髓炎和截瘫）。对大鼠、小鼠和荷兰猪脊髓损伤的资料分析得到 3 个主要结果：第一，再次治疗的耐受性与初次治疗照射剂量的大小呈反比关系。第二，照射后 2~26 周之间，对再次治疗的耐受性随时间的延长增加。第三，残存的损伤将一直保持着，特别是高剂量的初次照射以后。

　　这些来自啮齿动物的研究结果被猴脊髓的再次放疗耐受性的研究结果所支持。在初次照射 2.2Gy ×20（等于 BED_t 的 60% 左右）照射后 2 年，这些猴能够耐受每次 2.2Gy，共 66Gy（等于 BED_t 的 85%）。两次照射所给的总剂量等于 BED_t 的 145%。

　　脊髓对较长时间间隔的再次放疗的耐受性增加可能与假定的靶细胞（少突胶质细胞和内皮细胞）的增殖有关。早期的、短暂的胶质细胞增殖增高也发生在照射后 3 周，这可能与早期的再生期有关。这种现象已在大鼠视神经照射以后的前体胶质细胞中被观察到。照射后 20 周以后出现的增高的标记主峰实际上晚于所观察到的再次治疗的余量效应的跨度期（4~14 周）。这提示胶质细胞晚期的爆发性增殖纯粹起着加剧进一步损伤的作用（加速已损伤了的企图分裂细胞的死亡）。照射以后受刺激胶质细胞增殖对脊髓再生的确切影响目前还不清楚。

六、膀胱

　　有关小鼠膀胱对再程放疗耐受性的研究结果显示，不管两次照射间隔多长时间（1 天，12 或 40

周）均未能从晚期功能性损伤（尿频、尿急或膀胱弹性下降）中恢复过来。受过照射的动物（甚至是低的亚耐受的初次剂量照射 40 周后），都能使其永久性功能性损伤表达的潜伏期变得非常短。

正常未受过照射的膀胱上皮细胞的转化时间很慢，但对损伤反应方面具有快速增殖能力。在照射以后大约 40 周增殖加快是最明显的。在这时对膀胱进行再照射，由于膀胱上皮正处于快速转化状态损伤会很快表达出来。尽管有一些膀胱照射后存在广泛上皮细胞增殖的研究依据，但代偿性增殖加速了早期损伤的表达而并未防止或减轻晚期损伤的程度。这说明上皮损伤（导致早期的尿频效应）不是决定膀胱永久性损伤的唯一因素。

七、肾

肾属于对放射最敏感的器官之一。照射后功能性损伤表达之前的潜伏期很长，低剂量照射后更是如此。啮齿动物实验已清楚证明肾的功能性损伤是进行性和剂量依赖性的。这与临床观察到的缓慢的进行性肾损伤（至少可长达 7 年）是一致的，表明初次照射大剂量以后再次放疗是不可行的。目前尚没有研究证实肾的长期功能性损伤能够恢复。初次剂量仅为 6Gy 的照射以后（BED 的 25%），对再次放疗的耐受性随时间延长而降低。这与在治疗间隔期间存在着连续的进行性的隐匿损伤有关。

肾的分次敏感性很高。肾的耐受剂量不随照射后时间的延长而增大而是随损伤的持续进展而下降，低于肩区的剂量以后可诱发肾功能不足，因此不宜再次放疗。

参 考 文 献

1. Stewart FA，van der Kogel AJ. Retreatment tolerance of normal tissues. Sem Radiat Oncol，1994，4：103-111.

2. Brown JM，Probert JC，. Early and late radiationchanges following a second course of irradiation. Radiology，1975，115：711-716.

3. Reynaud A，Travis EL，. Late effects of irradiation in mouse jejunum. Int J Radiat Biol，1984，46：125-134.

4. Terry NHA，Tucker SL，and Travis EL，. Residual radiation damage in murine lung assessed by. Int J Radiat Biol Phys，1988，14：929-938.

5. travis EL，Down JD，Holmes SJ et al. Radiation pneumonitis and fibrosis in mouse lung assayed by respiratory frequency and histology. Radiat Res，1980，84：166-143.

6. Steel GG（etd）Basic clinical radiobiology. 2rd edition.（ed）Arnold. London，New York，Sydney，Auckland. 1997.

7. Joiner M，Kogel Avd：（etd）Basic clinical radiobiology. 4nd edition.（ed）Arnold. London，New York，Sydney，Auckland，2009.

8. Hall EJ：Radiobiology for the Radiobiologist：JB Lippincott. 2006.

9. Joiner M，Kogel Avd：（etd）Basic clinical radiobiology. 4nd edition.（ed）Arnold. London，New York，Sydney，Auckland，2009.

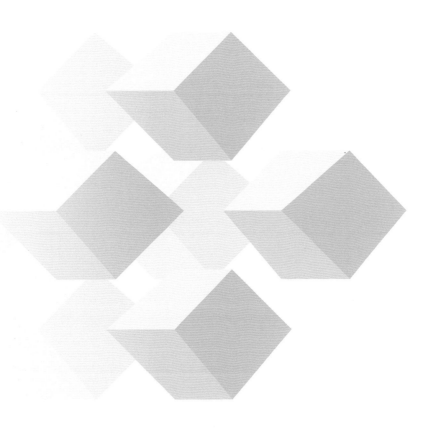

· 第四篇 ·

热　　疗

第一章 热疗在肿瘤放射治疗中的作用

罗京伟

肿瘤热疗学是一门利用热的生物效应治疗肿瘤的学科。简言之，就是通过各种加热技术和方法，使肿瘤病人体内的肿瘤病灶温度升高到有效治疗温度、并维持一段时间，利用热杀伤效应及其继发效应治疗肿瘤细胞的一种方法。

利用加温治疗恶性肿瘤，尤其是晚期肿瘤在临床上应用已经有100多年的历史。早年由于医学技术及条件的限制，多是采用人为的细菌感染或注射细菌毒素等使病人产生高热的方法来进行治疗。尽管这种方法颇为原始，也带有很大的危险性，但也确实治愈了一些在当时常规治疗手段无效的晚期癌症病人。以后随着医学的发展及设备的研发，多通过各种各样的热疗机从体外对肿瘤进行加热，开始了较为系统、正规的研究。尽管应用过程中存在着有效加热设备的不完善、测温技术存在一定的困难，而且研究结果有一定分歧，但正是由于多数研究明确了热疗可以明显增加常规治疗手段对肿瘤的局部控制率、改善远期生存，具有其他治疗手段不可比拟的作用，因此1985年热疗即被美国FDA认证为继手术、放射治疗、化疗、生物治疗之后的第五大肿瘤治疗手段。

利用热疗治疗肿瘤，有着复杂的生物学机制，包括肿瘤热疗的直接杀伤作用（热效应）、和肿瘤热疗的间接作用（非致热效应）。热效应表现为热疗可直接破坏瘤细胞膜性结构和诱导细胞凋亡；非热效应表现为热疗通过破坏肿瘤血管及血流、抑制肿瘤源性的血管内皮生长因子（VEGF）及其产物的表达、降低pH值、形成超氧化物及自由基、提高机体免疫功能、产生热休克蛋白（heat shock protein，HSP）等间接损害肿瘤细胞。

一、热疗的分类、温度概念及目前常用的热疗设备[2-4]

临床热疗分类众多，根据治疗温度不同、治疗部位不同、加热设备的不同、实施方式的不同而有不同的分类方法。

（一）热疗的临床分类

根据加热范围的不同，肿瘤热疗临床上分为3类，包括局部热疗、区域热疗和全身热疗。

1. 局部热疗　主要是增加局部肿瘤的治疗温度，包括浅表加热如颈部转移淋巴结和乳腺癌胸壁病灶的加热；腔内加热如食管癌、直肠癌、宫颈癌的腔内插管热疗，以及插植热疗技术。实施局部加热的热疗设备主要为微波治疗技术，如频率在433MHz、915MHz、2450MHz的微波热疗机，以及体外超声热疗机。

2. 区域热疗　通过加热的液体循环用于肢体肿瘤的灌注以及胸腔、腹腔热灌注技术，主要和化疗同步应用。近年来，也有学者将以往属于局部热疗的深部肿瘤的射频热疗归入区域热疗的范畴。

369

3. 全身热疗　对晚期播散性病变,尤其是放、化疗无效或一度控制后出现复发、远处转移,而病人全身情况又较好者可考虑全身热疗。全身热疗主要是配合全身化疗来使用,其目的是克服化疗的耐药性,增加化疗对肿瘤治疗的有效性。实现全身热疗的方法有多种,包括早年的蜡浴法、电热毯法、人工注射细菌毒素法,以及近年来国外使用的体外血液循环加热法、国内使用的红外线太空舱法、大功率脉冲式微波全身热疗机、射频结合红外的全身热疗机等。使用体外设备进行全身加热,一般需要全身麻醉,而且有一定的并发症,因此限制了全身热疗技术在临床上的普及应用。

（二）热疗技术分类

1. 按照加热技术是否具有靶向性,热疗技术分为常规加温技术与靶向加温技术。

（1）常规加温技术　临床使用多年的临床加温技术,包括通过超声、微波、射频等技术使肿瘤温度达到40~40℃的加热范围,并持续40~60分钟的治疗时间,主要是配合放疗和化疗而使用。

（2）靶向加温技术　顾名思义,靶向加温技术就是通过各种方法,适形精确地将肿瘤靶区加温到有效治疗温度范围,同时又尽量减少周围正常组织过热而产生并发症,以克服常规高温热疗加热分布不均匀、靶向能力差、加热效率低的缺陷。靶向加温可以将加热区域局限在包含肿瘤的最小范围内,可以最大限度减少加温治疗所带来的并发症,目前在临床上应用靶向加热设备包括超声聚焦刀、多级射频消融、微波消融治疗、磁感应治疗等。

2. 根据介入方式,热疗技术又分为腔内热疗、组织间热疗、热灌注热疗、单纯体外热疗等。

（1）腔内热疗　是利用人体的自然腔道（如鼻咽、食管、胆管、直肠、宫颈、前列腺、膀胱等）,将辐射器沿管腔插入到病变部位进行直接加热。其优点是可使辐射器紧贴肿瘤,使肿瘤得到充分加热,而周边正常组织受热则较少。辐射器分为射频电容式、微波式辐射器两种类型。

（2）组织间热疗　是将治疗电极针插入肿瘤组织中,射频电流通过时,靶组织中产生的正负离子在射频电场中高速振动而摩擦升温,高温使局部组织发生变性及凝固坏死。可加热至常规高温范围配合放化疗使用,也可以升温至凝固性坏死的范围而单独使用。

（3）热灌注热疗　热灌注技术包括肢体肿瘤的体外循环热灌注、体腔内（腹腔、胸腔、膀胱等）热灌注及选择性动脉插管介入性热灌注等方法。一般体外灌注的生理盐水温度为45℃左右,灌注到腹腔、盆腔后一般保持在38~39℃左右,然后体外用电容式射频加热,使腔内温度提升至40~43℃,一直维持到治疗结束。腔内热灌注通常与局部化疗联合应用,可明显提高肿瘤局部的血药浓度而不引起全身的不良反应。

（4）单纯体外热疗　是将加热设备置于病人体外,对肿瘤靶区进行加温的一种技术,目前临床上常用的主流技术,如体外微波热疗机、射频机、超声聚焦刀等,基本可以实施局部、区域、全身热疗等。

（三）热疗的温度概念及常用加热设备

根据治疗温度的不同,临床上又分为常规高温热疗（41.5~45℃）、固化热疗（50~100℃）、气化热疗（>200℃）,以及近年来提出的亚高温热疗（39.5~41.5℃）。

1. 常规高温热疗技术在临床上应用最为广泛,主要是配合放射治疗、化学治疗。由于其对常规治疗手段如放射治疗、化学治疗不敏感的肿瘤可起到协同杀伤及增敏作用,从而提高现有治疗手段对肿瘤的局部控制率、改善预后。用于满足这一治疗要求的热疗设备主要有:用于浅表肿瘤加热的433MHz、915MHz、2450MHz的微波热疗机;用于深部肿瘤加热的有各种不同频段的射频热疗机,如国外的RF-8、BSD-1000、BSD-2000,以及国内的SR-1000、NRL热疗机等。

2. 临床常用加热设备　目前在临床上满足常规高温热疗的设备主要为各种不同频率的电磁波,其中根据频率的不同,临床上又分为以下类型。

（1）微波热疗机（图4-1-1）　采用的频率主要为433MHz、915MHz、2450MHz,主要满足浅表肿瘤如体表肿瘤、颈部转移淋巴结、乳腺癌及胸壁复发病灶等的治疗,系采用体外辐射器进行加热;同时对自然腔道发生的肿瘤如食管、直肠、宫颈等处发生的肿瘤，可采用体腔辐射器的方法进行腔内加热；另外，利用微波技术也可开展组织间插植热疗，主要是将针状辐射器插入肿瘤内进行加热。

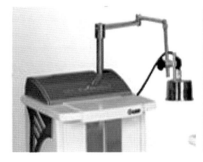
主机

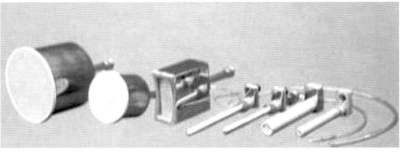
各种辐射器包括体外及腔内辐射器

图 4-1-1 微波热疗机

（2）射频热疗机（图 4-1-2） 主要采用一对或两对电容极板频率，频率为 10~100MHz 不等，将被加热的区域置于极板之间，通过极板之间的射频电场感应，激发人体组织内带电离子做高频运动，形成射频电流，从而引起组织内分子剧烈碰撞而产生热量，达到加热升温的目的。如日本的 RF-8 采用的频率为 13.68MHz，国内的 SR-1000、NRL 采用的频率为 40MHz 左右，主要满足于深部肿瘤的治疗。

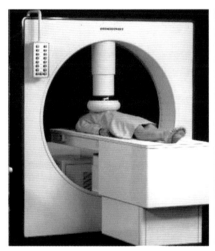
A.RF-8射频热疗机

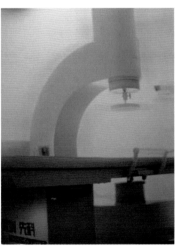
B.SR-1000射频热疗机

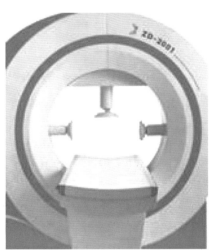
C.NRL射频热疗机

图 4-1-2 常见射频热疗机

（3）BSD 系列热疗机（图 4-1-3） 主要为 BSD-1000、BSD-2000，由美国生产，主要在欧美国家使用。采用环性阵列天线环绕人体，产生的电磁波可调，从而用于满足深部组织和区域性加温的目的。尤其是 BSD-2000 可与 MRI 联机，采用无损测温技术从三维方向上了解加热范围及温度变化。

（4）临床上应用的射频多弹头（图 4-1-4）、超声聚焦刀（图 4-1-5）等尽管其治疗温度属于凝固性坏死的温度治疗范畴，但因主要作用于肿瘤局部，所以也被归入局部热疗的范畴。

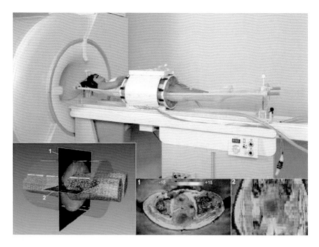

图 4-1-3　BSD-2000 热疗机及盆腔肿瘤热疗过程温度分布

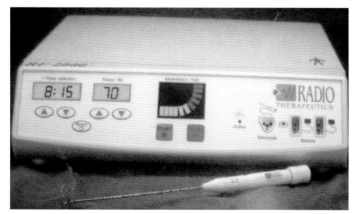
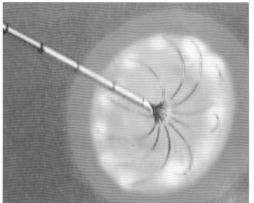

图 4-1-4　射频多弹头（即射频消融）

　　尽管目前市场上热疗机众多，但一个原则不能忘记，肿瘤的治疗强调综合治疗，而热疗是综合治疗手段中的一种，应当合理、有效地配合常规治疗手段如手术、放射治疗、化疗等，尽量避免单纯利用一种热疗设备来治疗肿瘤的被动局面。

　　以下介绍常规高温热疗联合放射治疗肿瘤的有关内容。

　　（四）热剂量学及温度测量

　　热剂量学是为了更科学地评价热效果而确立的一种评估体系。肿瘤热疗追求的最终目标是能够精确地把 100% 的癌组织加热到有效治疗温度范围，并维持一段时间（如 40~60min），以使癌细胞受到致死性的杀伤与打击；同时还要防止肿瘤靶区外正常组织过热而产生损伤，因此，热剂量学的研究和发展在肿瘤热

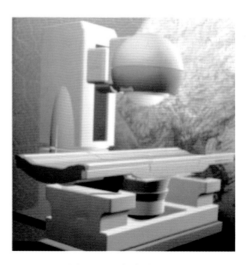

图 4-1-5　超声聚焦刀

疗学上就显得尤为重要。但非常遗憾的是，尽管目前临床上有多种热疗设备、多个热剂量学单位，但尚未有一种加热设备可以保证全部肿瘤靶区100%加热到有效的治疗温度，也没有一个全球统一规范的热剂量单位，因此临床上还不能如同放射治疗一样，有套完整的剂量学概念及统一标准，是影响热疗发展的一个重要原因之一。

1. 温度测量　热疗效果的好坏与温度的高低直接相关，因此在热疗过程中测温十分必要和重要。目前临床热疗采用的主要是有损测温，即在热疗时、局部麻醉下将热电偶、热敏或光纤测温元件等通过穿刺置入肿瘤内，通过肿瘤中心单点或肿瘤周围多点测温来控制温度。但病人治疗过程中较长时间保留测温导管，存在着局部疼痛、容易合并感染等并发症，而且测温所得具体数值仍不能代替整个肿瘤的温度区域变化，因此限制了其在临床的应用。近年来国外发展的BSD2000区域热疗可与MRI联机，利用加热过程中肿瘤内分子的变化而反映肿瘤的温度及加热区域分布，取得了一定的进展，但存在着设备昂贵、临床难以普及的缺陷，因此热疗的测温技术仍是阻碍热疗进一步发展的瓶颈。在目前的临床治疗上，利用腔内测温仍不失一种暂时过渡手段，如对食管癌、直肠癌、宫颈癌等腔道发生的肿瘤，直接将测温线置入肿瘤附近的腔道内，病人痛苦小、容易接受，而且也可在一定程度上反映加热效果，值得临床应用。但对于非自然腔道发生的肿瘤，仍然以有损测温为主。

2. 热剂量学　肿瘤热疗的效果与肿瘤内的温度及加热时间的长短显著相关，因此如何反应其间的相关性就成为临床热疗急待解决的一个问题。由于热疗时肿瘤内部温度不均一、测温技术的限制，使得热疗目前仍无一个统一的剂量学单位，试用的单位包括最高温度（T_{max}），最低温度（T_{min}）及平均温度（T_{ave}），近年来临床常采用T_{90}及$CME_{43}T_{90}$，可较好地反映热疗的疗效。

T_{90}定义为在所获得的肿瘤全部测温数据中，有90%的测温点的温度达到要求温度的数值。

$CME_{43}T_{90}$：为43℃等效T_{90}累积时间，指在加温过程中，达到T_{90}的某一温度的累积分钟数换算成43℃等效时间，然后将全过程的时间相加。

但进行相关参数的分析，主要是利用肿瘤内有损测温，而且测温点数要至少超过10个点才能更好地进行分析，因此目前临床上尚难以推广。

二、热疗联合放射治疗的生物学基础[1-4]

热疗联合放射治疗用于肿瘤的治疗有着确切的生物学基础。其依据包括以下内容。

1. 热敏感性　一般认为肿瘤细胞的热敏性高于正常细胞，而且正常组织和肿瘤组织在血管结构及微循环上存在着一定的差别，正常组织有着良好的血液循环、微循环毛细血管经常处于闭合状态，温度增加时毛细血管扩张、血流加速，可以很快将热量带走；而肿瘤内血管不完善、血窦内的毛细血管平常即处于扩张状态，血流相对贫乏，且不受正常机体的调控，因此加热时肿瘤散热困难、热量积蓄，如此则造成肿瘤内部温度要高于周围正常组织3~7℃，而且肿瘤中心温度又高于肿瘤周边温度，不均匀度达1~2℃以上。正是由于肿瘤和肿瘤周围的正常组织存在着明显的温度差别，保证了合理的热疗技术在对肿瘤细胞进行杀灭的同时对肿瘤周围正常组织并不会造成损伤。

2. 热疗的放射增敏　实验室研究证实，杀灭癌细胞的最低作用温度为43℃，这就是我们过去治疗肿瘤时过分强调肿瘤温度要达到43℃的依据，其实研究早已证实在≥40℃以上的温度下，依旧对癌细胞有杀伤作用，只不过需延长加热的时间。表明杀灭癌细胞的作用，不仅与温度高低直接相关，也与加热持续时间有关：温度越高杀灭癌细胞所需时间就越短，如以43℃温度下作用1小时杀灭癌细胞为例，则欲达到等效生物作用温度每升高1℃，治疗时间减少1/2；43℃以下每降低1℃，则治疗时间增加4倍。在治疗时间不足以杀灭癌细胞的治疗温度如39.5~41.5℃下，因热疗增加了肿瘤周围及内部的血流量、肿瘤氧分压增高，从而改善了肿瘤乏氧状态，增加了放疗的敏感性，因此放疗和热疗的联合应用，不仅单单表现为两者对肿瘤细胞的杀伤作用，更主要表现在热疗增加放疗的敏感性。

无论是实验室研究、还是临床实践均已证实加热温度达 41.5~43.5℃有显著的放射增敏作用。增敏程度取决于温度和加温时间。举例说明，如果加热至 43.5℃并维持 1 小时的热增敏比为 5，则意味着取得同样的局部控制效果只需要原来 1/5 的剂量。

热疗增加放疗的敏感性，其增敏比是目前所有治疗手段中最为有效、增敏比最高的一种手段。

3. 热疗的细胞毒作用　主要表现在热疗在厌氧环境里可直接杀死癌细胞。而肿瘤，尤其是较大的病变，因为血供差导致厌氧、无氧代谢增加，代谢废物不能及时清除，因此肿瘤实际上是处于厌氧环境。这就是临床上为什么大块肿瘤能从热疗+放疗的综合治疗中获益的重要原因。

放疗耐受的细胞如乏氧细胞和 S 期细胞，最容易为中等温度的加热杀灭，而放疗容易杀灭肿瘤周围血供好的富氧肿瘤细胞，如此热疗+放疗疗效的叠加，除了热增敏比外，各自也发挥自身对肿瘤细胞杀伤作用，有可能后者的作用更为明显。因此热疗和放疗的联合应用可以使疗效得到很好的相互补充。

4. 热疗可以抑制肿瘤细胞放射治疗损伤的修复作用，主要是抑制 DNA 单链断裂的修复。

5. 因为肿瘤周边血供较好，所以热疗对肿瘤周边细胞的杀伤作用远不及对肿瘤中央的杀伤作用，其治疗失败的主要原因为肿瘤周边性复发；而放疗局部控制失败的主要原因为肿瘤中央的局部复发。

综合以上因素，合理地应用热疗和放射治疗，可以克服放射治疗、热疗间的缺陷，起到优势互补、协同增敏的作用。

三、临床疗效及热放疗间临床相关性因素

（一）单独热疗的疗效

单独热疗尽管可取得一定的疗效，但有效率较低，总结早年单纯热疗疗效的文献报道，单纯热疗的完全缓解率（CR）从 0~40%不等，总的 CR 率在 13%左右；部分缓解率（PR）从 0~6%不等；总有效率 51%。尽管如此，治疗有效的病人，临床缓解时间较短，中位缓解时间仅为 6 周，因此临床上一般不主张单独热疗。

（二）热疗+放射治疗的效果

热疗配合放射治疗用于肿瘤的治疗已经有几十年的历史。早年热疗的发展主要是基于一些难治性体表肿瘤的放射治疗+热疗的效果，主要包括乳腺癌术后的胸壁复发，体表的恶性黑色素瘤、颈部的多发淋巴结转移等。由于病灶多发，在采用放射治疗技术包括全部病灶的基础上，对部分病灶做热疗，可以自身对比，观察热疗是否增加放疗的疗效，结果发现在相同的放射治疗剂量下，加用热疗的病灶 CR 率明显高于单纯放疗者，而且局部控制时间也较单纯的放射治疗明显延长，奠定了热疗增加放射治疗效果的临床基础，以后并有了多项随机性研究的结果。因为热疗的质量控制较为困难，因此研究结果并不一致，但多数研究肯定了热疗和放疗的综合应用，在不增加放疗毒性不良反应的基础上，可以明确改善肿瘤的局部区域控制率，改善生存。

（三）热疗+放射治疗的常见并发症

当正常组织超过了耐受的温度阈值则可发生加热过程中的损伤。实验证实当正常组织温度不超过 44℃的前提下，即便时间超过 1 小时多数正常组织也不至于出现损伤，但由于加热过程中热剂量分布的不均匀性，病人耐受性的差别，手术瘢痕区感觉迟钝，部分病人不可避免地出现热损伤，主要表现为局部皮肤水疱烫伤（图 4-1-6）。这种烫伤在浅部微波加热过程中较为常见，其发生率一般为 5%~25%。但如果在治疗过程中加以警惕并做一些处理，则这种并发症可以降低到最低点，如治疗时毛发过多的部位疗前要去除毛发，同时可考虑用循环水袋来降低表皮温度；对于特殊部位如腋下、腹股沟、手术瘢痕区等易出现局部烫伤的区域，应注意避免局部温度过高。对出现皮肤烫伤者，局部可按照烫伤的处理原则进行治疗。

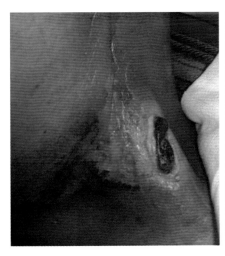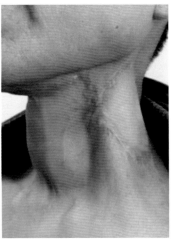

图 4-1-6　手术瘢痕区微波热疗出现烫伤，局部处理 2 个月仍不愈合，手术植皮治愈

深部肿瘤在采用深部射频机进行加热时，其皮肤烫伤概率远远低于微波治疗机，而国内生产的 SR-1000 热疗机则基本避免了此种并发症的发生。但因为深部热疗机采用的电磁波频段的影响，表现为皮下脂肪容易吸收过多的热量而形成"脂肪硬结"，尤其是对体厚肥胖者其发生率较高，病人主要表现为局部疼痛，查体加热区域脂肪较多的部位有局部硬结，这种反应在疗后数月的时间可以自行消失，对病人的生存质量并无太大的影响。

国外的随机性研究证实[5]，热疗配合放射治疗不仅不增加放射治疗的并发症，甚至在一定程度上降低放射治疗的并发症（表 4-1-1）。尽管这是在浅表病变利用浅部热疗机治疗得出的结论，但对深部热疗工作的深入开展无疑奠定了基础。

表 4-1-1　热疗+放射治疗与单纯放射治疗并发症发生率的比较（浅部热疗的随机性研究结果）

并发症	发生率	
	单纯放疗（%）	放疗+热疗（%）
无明显不良反应	25	23
红斑	34	27
干性皮肤反应	16	11
湿性皮肤反应	8	3
溃疡	7	7
坏死	7	6
烫伤水疱	—	23

四、影响热疗疗效的因素

（一）热疗因素

1. **热疗的次数**　热疗次数到底多少为最佳，目前仍无定论。但考虑到热疗的局限性，单次热疗很难保证瘤体受到均匀有效的加热，而采用多次加热则在一定程度上可以克服这方面的缺陷，目前临床上多主张多次热疗。但由于热耐受的影响，两次热疗的时间间隔最短不应低于 48~72 小时，也就是说 1 周热疗的次数最多为 2 次，且两次时间间隔要超过 48~72 小时。当然也可采用 1 周 1 次热疗的方法，与放疗同步进行。

2. 热疗与放射治疗的顺序　从机制上讲，放疗联合热疗除了热增敏比外，有可能热疗的细胞毒作用更为明显，因此目前临床上热疗和放疗采用顺序疗法、而不主张放疗的同时直接加热。临床上经常采用的模式为先放射治疗后热疗，但先热疗后放射治疗对疗效并无明显影响，区别在于放疗前加热有可能损害正常组织。

3. 分次热疗的间隔时间　间隔时间的长短主要取决于热耐受的问题。简而言之，热耐受定义为第一次加热后对后继加温产生的抗拒现象。此种现象为暂时性、无遗传性，一般可在加热后 48~72 小时后消失，以后细胞又再次恢复对热的敏感性，因此，两次热疗之间一般要间隔 72 小时，也就是说热疗最多 1 周 2 次。

（二）肿瘤因素

1. 肿瘤部位　对浅表病灶而言，凡病变位于较为平坦的部位如胸壁，易于加热并有较好的温度分布，热疗的效果就比较理想；而头颈部病变因部位凹凸不平，加热时温度分布受到很大影响，从而影响其疗效。如 RTOG81-04 研究显示[6]，即便是小于 3cm 的病变，热放疗的疗效由于部位的不同而差别明显：胸壁病变的 CR 率为 62%，而头颈部转移淋巴结的 CR 率仅为 38%。对深部肿瘤而言应采用深部射频热疗，但因为射频电磁波受气体的影响，因此深部肿瘤效果总的来说，胸部肿瘤不如腹部、而腹部肿瘤不如盆腔。如果肿瘤内均能得到有效的加热，则部位对疗效基本无影响。

2. 肿瘤大小　一般认为热疗对晚期肿瘤体积大的病变治疗有优势，主要是因为大肿瘤较小肿瘤病变的热蓄积作用更为明显，而小肿瘤加热时不易达到治疗温度，因此利用热疗来治疗体积小的肿瘤价值有限，但临床实践表明，如果能保证小肿瘤病变加热时达到有效的治疗温度，则采用热疗和放射治疗的综合治疗一样可取得满意的疗效，而且在肿瘤的完全消退率和局部控制率方面优于大病变。因此，在临床上即便肿瘤不大，但如疗前考虑到肿瘤对放射治疗不敏感或放射治疗的局部控制较为困难，可直接选用放射治疗加热疗的治疗方案。

3. 肿瘤组织学类型　过去一般认为黑色素瘤、肉瘤效果好于上皮来源的鳞癌、腺癌等，但经过文献复习，发现只要能达到有效的治疗温度，则组织学类型与热疗效果没有直接相关性。

（三）放射治疗相关因素

1. 分次剂量的大小　联合热疗的最佳放射治疗分次剂量目前仍不明确。理论上讲，如果热疗和放射治疗间为协同作用，那么采用分次大剂量放射治疗有效率高；如果热疗和放射治疗为相互独立的作用，则无必要采用分次大剂量的放射治疗。因为热疗和放射治疗间的作用到底是协同作用、还是相互独立的作用，或者是两者兼而有之，目前仍无一致的结论。故临床上配合热疗的分次剂量到底多少为合适仍不清楚。早年对浅表肿瘤常采用分次 3~4Gy 的放射治疗以联合热疗，目前则主张常规分割剂量；而对深部肿瘤，因分次剂量大的放射治疗容易造成放射损伤，所以一直主张常规分割放射治疗。

2. 总剂量的多少　过去的观点为热疗配合放射治疗，可以降低放射治疗的总剂量，目前的研究则表明，放射治疗总剂量的高低显著影响热疗+放射治疗的疗效。如 RTOG89-08 随机性研究证实[8]，深部肿瘤热疗+放射治疗的疗效与总剂量的高低显著相关：≥45Gy 放射治疗总剂量的 CR 率为 54%，而<45Gy 的 CR 率仅为 7%（$P<0.0001$），与其他研究结论相似，具体见表 4-1-2[5~10]。

因此，为最大可能地提高放射治疗的局部控制率，放射治疗的总剂量无需降低，仍可采用标准的根治剂量，如此并未观察到放射治疗的并发症同单纯放射治疗比较有增加，相反由于热疗的介入在一定程度上降低了放射治疗并发症的发生。

表 4-1-2　放疗总剂量与热疗疗效间的关系

作者/肿瘤类型	病例或病变数	放疗剂量（Gy）	完全缓解（100%）
Perez 等，黑色素瘤+腺癌	52	<20	36
		20~31	50
		32~40	76
Luk 等，多部位肿瘤	133	<40	32
		>40	75
Tan 和 Li，头颈部癌	50	<45	33
		45~60	50
		>60	66
Kapp 等，多部位肿瘤	43	<23.4	50
		36~60	71
Van der Zee 等，多部位肿瘤	111	<39	27
		≥39	62
Bicher 等，多部位肿瘤	111	20	42
		40	65
Valdagni 等，颈部淋巴结转移鳞癌	54	<60	50
		≥60	78

五、热疗疗效评定标准

因为热疗+放射治疗的病变基本为放射治疗不敏感的病理类型或瘤体较大的病变，单纯放射治疗较难控制者，此类病变热疗+放射治疗尽管表现为有效，但如按照 WHO 评定疗效的标准，相当一部分有效的病变，尤其是瘤体较大的病变往往被判为无效，因此有人主张热疗+放射治疗后疗效评定时间、应后推至治疗结束后 3 个月甚至半年时瘤体的变化才算断定是否有效。热疗治疗肿瘤有效的另外一个标准为瘤体内出现坏死区，尽管瘤体无明显变化，但如果疗后瘤体内出现坏死或原有坏死区域扩大，均视为热疗有效的一种标记（图 4-1-7）。

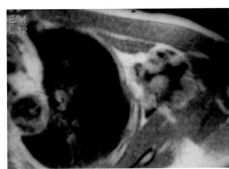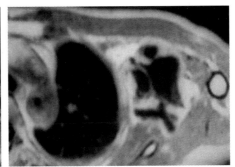

A. 疗前左腋窝实性结节+坏死区　　　B. 疗后大小无变化但实性结节坏死、原坏死区加大

图 4-1-7　左侧腋窝恶性神经鞘瘤手术无法切除，放疗+热疗，疗终瘤体大小无变化，但瘤体实性结节出现坏死，疗后随访局部控制良好，半年后死于远处转移

六、热疗与化疗的联合应用

早年热疗多时配合放疗使用，但随着研究深入，热疗与化疗也可产生协同作用，从而增加化疗对

肿瘤的控制作用。热疗增加化疗疗效的可能机制包括以下内容。

1. 热疗时，肿瘤内部血管扩展、血流加速、血管通透性增加，从而增加肿瘤内化疗药物的浓度。

2. 通过抑制 DNA 修复和多药耐药性 P-糖蛋白的表达，增加肿瘤细胞对化疗药的敏感性、减少或逆转肿瘤耐药性的发生。

3. 热疗促进药物诱发肿瘤细胞凋亡，很多化疗药物可以通过不同机制最终诱发细胞凋亡，热疗可以促进这一进程。

4. 同放疗一样，化疗对乏氧细胞不敏感，而热疗对乏氧细胞敏感，化疗联合热疗可收到协同增效作用。

5. 多数化疗药物加热过程中药物活性明显增加。

临床上，热疗配合化疗有多种方式，但实施较为简单易行的是化疗后热疗，即一般在化疗的当天或次日实施 1 次热疗，间隔 48~72 小时实施第二次热疗。

以下为两例常规化疗无效的病例，加用深部热疗后达到肿瘤消失控制的效果（图 4-1-8，图 4-1-9）。

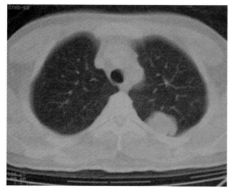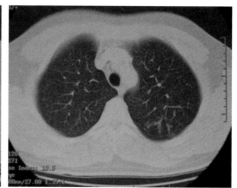

A. 热疗前　　　　　　　　　　　B. 全身化疗2周期+热疗4次后

图 4-1-8　难治性肺转移癌的热化疗效果

注：肢体恶性纤维组织细胞瘤术后肺转移，内科化疗 3 周期进展，在不改变原化疗方案的基础上对肿瘤部位进行加热，又行原方案化疗 2 周期+4 次热疗，复查肺部肿瘤完全消失。

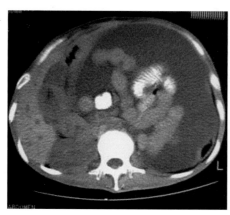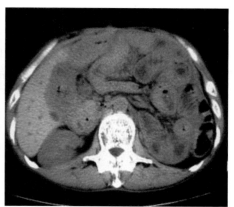

A. 胃癌术后全身化疗中复发　　　　　　B. 腹腔热灌注化疗4次

图 4-1-9　难治性癌性腹腔积液的腹腔热灌注化疗效果

注：胃癌晚期，术后病理印戒细胞癌、病变穿透浆膜层、多发淋巴结转移。术后常规草酸铂+卡培他滨化疗 6 周期，治疗中出现腹腔积液，随停用全身化疗，改用腹腔热灌注化疗，DDP50mg/次，一周 1 次，2 次治疗后腹腔积液消失，4 次治疗为一周期，控制半年。

第二章　常见肿瘤热疗加放射治疗
　　　　的疗效

罗京伟

一、头颈部肿瘤

早在 20 世纪 80 年代初，RTOG81-04 随机性研究[7]即比较了单纯放射治疗与热疗+放射治疗对头颈部浅表癌的疗效，虽然得出的为阴性结论，但分析显示阴性结论与早年采用的热疗技术不当有关，而且相当一部分晚期病人未完成原定计划的治疗方案。尽管如此，对小于 3cm 的病变，热疗+放射治疗组无论是在 CR 率、局部控制率、还是远期生存上均优于单纯放射治疗。以后的随机性研究证实热疗+放射治疗对头颈部癌的疗效显著好于单纯放射治疗，且不增加放疗的急性及远期并发症。

二、食管癌、肺癌

食管癌是我国常见的恶性肿瘤，其治疗失败的主要原因仍然为局部复发。而热疗配合放射治疗可以提高局部控制率，因此合理的热疗技术联合放射治疗可望改善食管癌的预后。如王建华于 2001 年报道了一组食管癌采用腔内热疗合并体外放射治疗食管癌的随机性研究结果，热疗+放射治疗组 59 例，放射治疗剂量为 DT40Gy，腔内加温每周 1~2 次，每次 45 分钟，肿瘤表面温度大于 43℃；单纯体外照射组 DT60Gy。疗后热疗+放射治疗组 CR 率、5 年生存率、10 年生存率分别为 46%、26.9%、17.3%；而单纯放射治疗组的 CR 率、5 年生存率、10 年生存率则分别为 24%、16.7%、7.5%，结果显示腔内热疗合并体外照射可以提高食管癌的局部控制率、改善远期生存。

对晚期可手术的食管癌，日本从 1983 年即开始了相关临床研究，在晚期食管癌术前同步放化疗的基础上加用热疗，获得满意的疗效[12,13]。术前同步热疗、放疗、化疗的联合治疗方案的组成为（图 4-2-1，图 4-2-2），热疗采用腔内热疗，治疗温度 42~45℃，每次持续 30 分钟，每周两次热疗；化疗在 1991 年前采用博莱霉素 5mg，每周两次；1991 年以后因博莱霉素的肺毒性反应而改为顺铂，50mg，每周 1 次；放疗采用常规分割照射技术，总量 30Gy/（15 次·3 周），疗后 7~10 天再手术。手术后的病理证实，加用热疗组病人的 CR 率明显好于无热疗组。早年如 1988 年报道结果为回顾性研究，显示能手术切除的食管癌经术前热放化疗组治疗的 5 年生存率为 43.2%，远远超出了术前放疗+化疗组 14.7% 的 5 年生存率。在以后的随机性研究中，也证实了加用热疗可以明显改善食管癌的远期生存[14,15]。随着病例数研究的增加，1998 年该机构将不同治疗时期的食管癌疗效做一总结[16]，294 例综合治疗的食管癌被分为两组进行分析，其中术前放疗+化疗组 121 例，又分为 A 组，为放疗+BLM 化疗组，91 例；B 组为放疗+DDP 化疗组，30 例。术前热疗+放疗+化疗组 173 例，也被分为两组：C 组为热疗+放疗+BLM 化疗，124 例；D 组为热疗+放疗+DDP 化疗，49 例。结果表明术前放

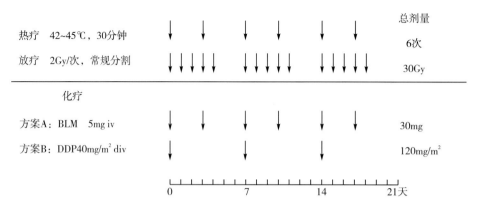

图 4-2-1　日本食管癌术前热疗+放疗+化疗实施方案

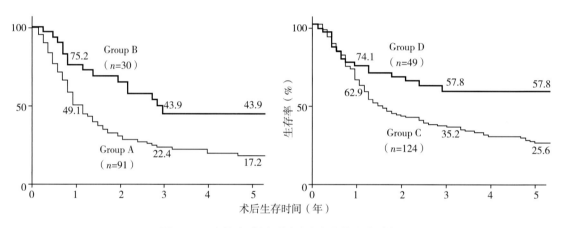

图 4-2-2　食管癌采用不同治疗方案的生存时间

疗+BLM 化疗由于加用了热疗，明显改善了食管癌的远期生存，同样，术前放疗+DDP 化疗组的疗效由于热疗的介入也明显改善，而且同为热疗+放疗+化疗组，又以 DDP 组的疗效好于 BLM 组，因此该机构将食管癌术前热疗+放疗+化疗采用 DDP 的综合治疗方案作为标准治疗方案。

　　肺癌病人尽管因气腔效应影响加热效果，但临床上加用热疗仍然取得一定疗效的改善。如 1998 年 Rizzo 报道了 103 例不能手术的晚期肺癌[17]，随机分为放射治疗+化疗组和放射治疗+化疗+热疗组。热疗采用射频热疗、瘤体内测温，温度 41~43.5℃，持续 1 小时，于放射治疗后 1 小时内进行。尽管两组在 2 年生存率上比较，差异无统计学意义，但生存时间比较，差异有统计学意义，放射治疗+化疗+热疗组平均生存时间为 13.4 个月，而放射治疗+化疗组的平均生存时间为 9.6 个月，即加用热疗后，将放射治疗+化疗组的生存时间平均延长了近 4 个月。国内也有类似报道。例如，1999 年赵充报道一组不能手术的非小细胞肺癌随机性研究结果显示[18]，单纯放射治疗组和热疗+放射治疗组的疗效对比。热疗采用 RF-8，1 周 1~2 次，每次 60 分钟，于放疗后 1 小时内进行。对周边性肺癌采用瘤体内测温，对中央性肺癌采用模拟测温法，平均温度 41.8℃（41.0~43.5℃）。结果显示热疗+放射治疗组与单纯放射治疗组有效率分别为 91.2%、82.4%（P=0.05）；3 年局部控制率分别为 7.8%、5.9%（P=0.04）；3 年生存率分别为 11.8%、8.8%（P=0.016），而且热疗+放射治疗组无论是急性、还是远期放射治疗并发症均较单纯放射治疗组明显减轻。

三、乳腺癌

1996 年 Vernon 报道了 306 局部晚期和疗后局部区域复发的乳腺癌多中心、随机性研究结果[19]：单纯放射治疗的 CR 率 41%，2 年局部控制率 30%，加用热疗后 CR 率为 59%，2 年局部控制率为 50%，组间均有显著的统计学意义。但对总的生存无显著影响，两组 2 年总生存率均为 40%。如果以 148 例局部复发的乳腺癌为例，显示在二程放射治疗低剂量（28~32Gy）的前提下，加用热疗的优势更为明显。1999 年荷兰报道 134 例复发乳腺癌热疗+放射治疗的结果[20]，热疗+放射治疗的 CR 率 73%，中位局部控制时间 32 月；2013 年荷兰报道了复发乳腺癌的最新治疗结果[21]，自 1993~2010 年共 198 例复发性乳腺癌接受了二程放疗+热疗的联合方案。91 例病人为再次手术或全身治疗后有残存，107 例为局部复发的高危病人，所有病人接受中位放疗剂量 32Gy（28~36 Gy）、3~8 次热疗（平均 4.36 次）。中位随访 42 个月，3、5 年局部控制率分别为 83%、78%，显示对复发乳腺癌，二程放疗往往剂量受到限制，此时给予热疗，可起到明显的作用，尤其是乳腺癌术后放疗后胸壁复发的病变采用二程放疗+热疗的方法，不仅并发症没有增加，肿瘤的局部控制率明显改善。现热疗+放射治疗已经作为晚期病人的常规治疗方案。

四、恶性黑色素瘤

体表的黑色素瘤易于加热，因此热疗合并放射治疗用于提高放射治疗的局部控制率、改善预后的多数临床研究均得出了阳性的结果。例如 Gonzalez Gonzales 于 1986 年报道 24 例复发或转移的黑色素瘤病例[22]，体表病灶共计 38 个，分别采用热疗+放射治疗、单纯放射治疗、单纯热疗（一位病人有多发病灶者，作为对比，同时对不同病灶采用不同的治疗方法）。放射治疗采用分次剂量 6~8Gy，1 周 1 次，共 2~3 次，或 4~5Gy，每周 2 次，共 4~6 次。热疗采用 433MHz 微波加热，均于每次放射治疗后 30 分钟内进行。结果显示热疗+放射治疗的 CR 率为 83%（15/18），单纯放射治疗的 CR 率为 38%（3/8），单纯热疗者均无效。随访表明，单纯放射治疗达 CR 的 3 个病灶有 2 个分别于疗后 8、12 个月局部复发，而作为对比的热疗+放射治疗达 CR 者均未见局部复发，提示热疗+放射治疗对黑色素瘤的疗效明显好于单纯放疗，有效的病例，其局部控制效果也明显好于单纯放疗，而采用单纯热疗显示无效。以后的研究进一步证实了这种结论，如 ESHO 随机性的研究材料[23]，来源于 70 个病人复发或转移的 134 个体表病灶，分别采用单纯放疗（分次剂量 8 或 9Gy，分次之间间隔 4 天，照射 3 次或 4 次）和热疗+放射治疗（热疗采用微波或射频技术，皮下温度 43℃，1 小时，于放射治疗后 30 分钟内进行）的对照研究，结果显示单纯放射治疗与热疗+放射治疗组的 CR 率分别为 35%、62%；2 年局部控制率分别为 28%、46%。组间均有显著的统计学意义。同时资料显示热疗+放射治疗疗效与放射治疗总剂量、瘤体大小显著相关：放射治疗总剂量 24Gy 与 27Gy 的 CR 率分别为 40%、56%，2 年局部控制率分别为 25%、56%；而瘤体直径≤4cm 与>4cm 的 CR 率分别为 54%、38%，2 年局部控制率分别为 42%、29%。本组病例总的 5 年生存率为 19%，但已知病灶完全控制者有 38% 的病例存活 5 年。

五、软组织肉瘤

美国 Duke 大学对肢体肉瘤的热疗+放疗的综合治疗方面积累了大量的经验。如其报道 97 例高度恶性的软组织肉瘤（78 例为肢体肉瘤）的治疗结果[24]，经热疗+放射治疗后 4~6 周手术（放射治疗为常规分割，50Gy；热疗采用 BSD-2000，瘤体内测温，42.5℃，1 小时，每周 2 次，均于放射治疗后 1 小时热疗）。本组 10 年生存率为 50%，无瘤生存率 47%，其中 78 例肢体肉瘤的 10 年局部控制率为 94%，而且 63 例有效保留肢体。其他部位肉瘤的局部控制率为 63%。热疗+放射治疗组除 11 例出现 Ⅱ°~Ⅲ°烫伤、2 例出现皮下脂肪坏死外，与常规治疗即术前放射治疗+手术在并发症的发生上并无明显差别。因此，作者认为术前热疗+放射治疗对高度恶性软组织肉瘤，尤其是位于肢体者，对于保留肢体的功能、提高局部控制率是一种有效的治疗手段，而且对远处转移的发生无明显影响。

六、宫颈癌

荷兰深部热疗协作组于 1990~1996 年进行了一项前瞻性、多中心、随机性研究[25]，旨在探讨热疗配合放射治疗是否能提高晚期盆腔肿瘤的局部控制率、改善预后。进入该项研究共有 358 例局部晚期盆腔肿瘤（包括膀胱癌 $T_{2~4}N_0M_0$、宫颈癌 ⅡB、ⅢB、Ⅳ、直肠癌 $M_{0~1}$），随机分为单纯放射治疗组 176 例，中位放疗总剂量 65Gy；热疗+放射治疗组 182 例，采用 BSD-2000 热疗，1 周 1 次，连续 5 周，瘤体内温度 42℃，每次热疗持续 60~90 分钟，于放射治疗后 1~4 小时热疗，结果见表 4-2-1。

表 4-2-1　荷兰深部热疗协作组对晚期盆腔肿瘤的随机性研究结果

CR 率	单放组	39%	热放疗组	55%	$P<0.001$
	宫颈癌	57%		83%	$P=0.003$
	膀胱癌	51%		73%	
	直肠癌	15%		21%	
局部控制时间	单放组	<	热放疗组		$P=0.04$
3 年局部控制率		26%		38%	
	直肠癌	8%		16%	
	宫颈癌	41%		61%	
	膀胱癌	33%		42%	
3 年总生存率	单放组	24%	热放疗组	30%	
	直肠癌	13%		22%	$P=0.44$
	宫颈癌	27%		51%	$P=0.009$
	膀胱癌	22%		28%	$P=0.33$

结果显示热疗+放射治疗无论是在 CR 率、局部控制时间、局部控制率方面，均优于单纯放射治疗，但两组 3 年总生存率无显著的统计学差异。如果按病种来看，宫颈癌在 3 年总生存率方面、两组有非常显著的统计学意义。因此，荷兰从 1996 年起即把热疗+放射治疗作为晚期宫颈癌治疗的标准模式。

2008 年，该机构将 114 例宫颈癌长期随访至 12 年的远期结果[26]，放疗+热疗与单纯放疗 12 年的局部控制率分别为 56%、37%，12 年总生存率分别为 37%、20%，组间具有显著统计学差别，表明热疗+放疗对晚期宫颈癌的长期效果也明显优于单纯的放射治疗。

随着病例数的增加，该机构于 2009 年报告了 420 例局部晚期宫颈癌放疗+热疗的效果[27]，CR 率 78%、PR 率 16%，SD 3%，仅 1% 的病例出现进展。1、5 年盆腔肿瘤控制率分别为 65% 和 53%；1、5 年肿瘤特异性生存率分别为 75% 和 47%，进一步证实了放疗+热疗对晚期宫颈癌的有效性。

但也有热疗合并放疗得出阴性结论的报道，如 2005 年日本报道的一组 110 例局部晚期宫颈癌[28]，随机分为两组热、放疗组和单纯放疗组，结果发现两组无论是局部控制率、还是 3 年生存率比较，差异无统计学意义，但在 Ⅱb 组尽管两组局部控制率无差别，但总生存以热放疗组明显变差，而且热、放疗组的急性反应明显加重，显示热、放疗组不仅没有改善宫颈癌的预后，而且对 Ⅱb 组宫颈癌还有负面影响。在分析原因时，作者仅提供了热、放疗组的平均肿瘤体积为 60.3cm^3，而单纯放疗组的肿瘤体积平均为 49.55 cm^3，但分析文中内容，110 例病人来自多个国家，包括日本、印度、韩国、中国等多个国家，而且热疗设备为 RF-8 对脂肪层厚度超过 2cm 的病人难以实施满意的盆腔加温，以上因素是否影响疗效，有待于进一步研究证实。

七、直肠癌

荷兰深部热疗协作组虽然在直肠癌的研究上未得出统计学意义的结论，但热疗+放射治疗组无论是在 CR 率、局控率、远期生存方面均好于单纯的放射治疗，提示热疗配合放射治疗有改善局部控制率的优势。

对局部晚期可手术的直肠癌，采用术前热疗+放射治疗，可明显提高肿瘤的局部控制率，尽管无随机性对照，但对临床开展工作还是有其指导意义的。如 1998 年德国报道一组 37 例经病理证实、CT和腔内超声诊断为 T_3、T_4 直肠癌病变，手术前采用三联疗法：热疗+化疗+放射治疗（HRCT），4~6 周后手术切除。热疗采用 BSD-2000，腔内如直肠、膀胱、阴道内测温，治疗时间为达到治疗温度 42℃（30 分钟后到达）后持续 60 分钟；放射治疗于热疗后 15~20 分钟进行，采用常规分割，TD45~50Gy；化疗：d1~5，5-FU300mg/m²，d22~26，5-FU350mg/m²，然后 Leucovorin（LV）50mg 静脉用药，超过 30 分钟，放射治疗前或热疗中。结果为 36 例（1 例拒绝手术）手术切除 32 例，切除率 89%，其中 31 例手术切缘阴性，5 例（14%）术后病理学检查无癌，17 例 PR（46%），有效率 60%，疗后 38 月的生存率 86%，切缘阴性的病人无一例局部复发，但有 5 例病人出现远处转移。结果显示术前 HRCT 对晚期直肠癌是一种有效的治疗方法。

2000 年该机构报告[30]了这组病人的 5 年生存率为 60%，统计学分析预后与温度参数、肿瘤的反应直接相关。同时报告了复发直肠癌 18 例（3 例 miles，15 例 dixon）热、放疗的疗效，有效率 28%，手术切除率 22%，尽管容易加热但预后差，不增加毒性不良反应。

对手术+术后放疗后局部复发者，病人局部疼痛明显，再程放疗效果不佳，但如在二程放疗的基础上加用热疗，则可明显改善治疗效果，如荷兰 2003 年报道[31]了 54 例此类病人，采用二程放疗，分次剂量 4Gy，一周两次，总剂量 24~32Gy；热疗采用 BSD-2000，肿瘤内测温，如肿瘤内温度达到 42℃时再加热 30 分钟，一般一次热疗时间为 60 分钟，对无法进行瘤体测温者，热疗时间延长至 90 分钟。47 例（87%）病人按原定治疗方案完成了整个治疗周期。最大的毒性不良反应为 Ⅱ 度，疼痛完全缓解者 9 例，占 17%，明显缓解者 30 例，占 56%，轻度缓解者 6 例，占 11%，无效者 9 例，占 17%，中位起效时间 17 天（1~60 天），对疼痛完全缓解及明显缓解者，疼痛的中位缓解时间为 6 个月，表明热疗配合姑息放疗对术后、放疗后局部复发的晚期直肠癌可收到很好的姑息作用。

八、热疗与放疗并发症

热疗在增加放疗对肿瘤细胞杀伤的同时，并不增加放疗的并发症，甚至可在一定程度上降低放疗并发症的发生。如表 4-1-1 显示的在热疗配合放疗治疗浅表性肿瘤发生的急性放疗反应如干、湿性皮肤反应都有一定程度的降低。关于远期并发症，几乎所有的热、放疗研究均未见增加，而且也有个案报道加用热疗降低了远期并发症的发生。如 van der Zee 于 1998 年报道[32]，1 例有详细病案记录并长期随访的乳腺癌病人，在术后、放疗后 57 个月发生胸壁复发，采用二程放疗，局部控制良好，66 个月时胸壁其他部位再次复发，采用再程放疗+局部热疗，两次复发时的照射野无重叠，但均与第一次术后放疗的照射野部分重叠，随访中发现，第一次复发时由于无热疗，照射野与原始照射野重叠区于治疗后 9 个月出现毛细血管扩张症，而且随访中程度逐渐加重，按 RTOG 标准为 4 级，而放疗+热疗的区域在治疗后 52 个月才出现轻度的毛细血管扩张，继续随访也无进展，为 1 级，两个区域间差别明显，提示热疗的参与明显降低了毛细血管扩张症发生的概率。其原因与实验室证实的热疗可以促进内皮细胞的再增殖，因此可以抵消放疗对血管的破坏作用。

也正是因为热疗不增加放疗的并发症，甚至在某种程度上可以降低并发症发生的概率及程度，因此临床上也有了利用单纯热疗来治疗放疗并发症的临床报道，尽管报道不多，但毕竟多了一种简单有效的治疗方法。如头颈部放疗后出现的颈部纤维化及面颈部水肿相当常见，而临床上尚缺乏有效的防治方法。用微波热疗的方法可收到一定效果。如万忠诚等报道[33]7例头颈部癌、包括4例鼻咽癌、3例上颌窦癌放疗后3~7年出现的颈部纤维化及面部水肿，采用915MHz微波热疗，每周两次，每次控制温度不超过41℃，6次为一疗程。均进行3个疗程的治疗。结果7例病人中有5例颈部纤维化明显变软、活动度增加、面部水肿完全消退。中国医学科学院肿瘤医院放疗科利用微波热疗治疗颈部纤维化、面颈部水肿的体会是，微波热疗简捷方便、疗效确切，治疗结束病人即感觉颈部松散、活动度增加。但治疗过程中应注意温度的控制，一般不应超过40~41℃，避免产生烫伤，否则如产生烫伤则加重纤维化程度，治疗过程中应予重视。热疗防治颈部纤维化的机制与合适温度的热疗可促进瘢痕组织成纤维细胞的凋亡，改善组织内血液及淋巴液的循环、增加组织内氧含量等因素有关。

九、热疗的现在和未来[34-37]

在20世纪70~80年代热疗和放疗的联合治疗在国内外都相当流行，其原因主要为热疗的热增敏作用确切，而当时直线加速器尽管临床已经普及、但计算机技术尚处于萌芽状态，放射治疗计划尚不能充分满足临床的需要，为了避免单纯提高放疗剂量增加疗效而加重正常组织放射损伤的弊端，在不增加甚至降低放疗剂量的前提下，热疗配合放疗几乎已成常规治疗；目前由于放疗技术的发展，如立体定向放疗技术、调强放疗技术、质子放疗等，可以很好地保护肿瘤周围的正常组织而给与肿瘤更高的剂量，同时由于同步放化疗临床应用日益广泛、新的靶向药物也不断问世，而热疗尽管有效，但费时费力，仍有一些关键问题有待解决，因此影响了热疗在放疗临床上的应用。

热疗目前的发展主要体现在以下几个方面：

1. 有效加热设备及测温技术的研发，热剂量学标准的探讨和完善。

2. 热疗和内科化疗的综合应用日益广泛，主要表现在腔内肿瘤的化疗，如膀胱癌的灌注化疗，胃肠道肿瘤、卵巢癌腹腔播散性病变的腹腔内化疗，国外都有随机性研究证实其有效性和安全性，同时研究纳米技术携带特异性的化疗药物到达肿瘤部位，在加热过程中释放，起到靶向热疗的作用，国外已经取得突破性进展，相信在不远的将来热疗在临床上的作用依然有着不可取代的作用。

参 考 文 献

1. Jens Overgaard. The heat is (still) on-The past and future of hyperthermic radiation Oncology. Radiotherapy and Oncology, 2013, 109：185-187.

2. 唐劲天 主编. 肿瘤热疗生物学. 北京：人民卫生出版社，2010，1-34.

3. Adam Januszewski. Hyperthermia in cancer：is it coming of age? Oncology, 2014, 15：565-566.

4. J van der Zee. Heating the patient：a promising approach? Annals of Oncology, 2002, 13：1173-1184.

5. Perez CA, Pajak T, Emami B, et al. Randomized phase III study comparing irradiation and hyperthermia with irradiation alone in superficial measurable tumors：Final report by the Radiation Therapy Oncology Group. Am J Clin Oncol, 1991, 14：133.

6. Wust P, Hildebrandt B, Sreenivasa G, et al. Hyperthermia in combined treatment of cancer. THE LANCET Oncology, 2002, 3：487-497.

7. Valdagni R, Amichetti M. Report of long~term follow~up in a randomized trial comparing radiation therapy and radiation therapy plus hyperthermia to metastatic lymph nodes in stage IV head and neck patients. Int J Radiat OncolBiol Phys, 1994, 28：163-169.

8. Myerson RJ, Scott CB, Emami B, et al. A phase I / II study to evaluate radiation therapy and hyperthermia for deep~seated tumours：a report of RTOG89-08. Int J Hyperthermia, 1996, 12：449-459.

9. Perez CA, Brandy LW. Principles and Practice of Radiation Oncology. 3th. ed, Chapter24：Hyperthermia, Lippincott~Raven Publishers, Philadelphia, 1997, 637-683.

10. Valdagni R, Liu FF, Kapp DS. Important prognostic factors influencing outcome of combined radiation and hyperthermia. Int J Radiat OncolBiol Phys, 1988, 15：959-972.

11. 王建华，张楚敏，张景伟，等. 腔内热疗合并体外放射治疗食管癌的疗效. 中华放射肿瘤学杂志，2001，10：88-90.

12. Sugimachi K, Kai H, Matsufuji H, et al. Histopathological evaluation of hyperthermo-chemo-radiotherapy for carcinoma of the esophagus. J Surg Oncol, 1986, 32：82-85.

13. Sugimachi K, Matsuda H, Ohno S, Fukuda A, Matsuoka H, Mori M, et al. Long term effects of hyperthermia combined with chemotherapy and irradiation for the treatment of patients with carcinoma of the esophagus. Surg Gynecol Obstet, 1988, 167：20-24.

14. Sugimachi K, Kitamura K, Baba K, et al. Hyperthermia combined with chemotherapy and irradiation for patients with carcinoma of the esophagus：a prospective randomized trial. Int J Hyperthermia, 1992, 8：289-295.

15. Kitamura K, Kuwano H, Watanabe M, et al. Prospective randomized study of hyperthermia combined with chemotherapy for oesophageal carcinoma. J Surg Oncol, 1995, 60：55-58.

16. Saeki H, Kawaguchi H, Kitamura K, et al. Recent advances in preoperative hyperthermochemoradiotherapy for patients with esophageal cancer. J of Surg Oncol, 1998, 69：224-229.

17. Rizzo S. Survival of chemo-radiotherapy-treated and thermotherapy-treated patients withunresectable lung cancer. Oocol Rep, 1998, 5：667-671.

18. 赵充，曾详发，曾智帆，等. 放射加热疗治疗局部晚期非小细胞肺癌的研究. 中国肿瘤，1999，8：430-431.

19. Vernon CC, Hand JW, Field SB, et al. Radiotherapy with or without hyperthermia in the treatment of superficial localized breast cancer：results from five randomized controlled trial. Int J Radia Oncol Biol Phys, 1996, 35：731-744.

20. van der Zee J, van der Holt B, Rietveld PJ, et al. Reirradiation combined with hyperthermia in recurrent breast cancer results in a worthwhile local palliation. Br J Cancer, 1999, 79：483-490.

21. Linthorst M, van Geel AN, Baaijens M, et al. Re-irradiation and hyperthermia after surgery for recurrent breast cancer. Radiother Oncol, 2013, 109：188-193.

22. Overgaard J, Gonzalez Gonzales D, Hulshof MCCM, et al. Randomized trial of hyperthermia as adjuvant to radiotherapy for recurrent or metastatic malignant melanoma. The Lancet, 1995, 345：540-543.

23. Overgaard J, Gonzalez Gonzales D, Hulshof MCCM, et al. Randomized trial of hyperthermia as adjuvant to radiotherapy for recurrent or metastatic malignant melanoma. The Lancet, 1995, 345：540-543.

24. Prosnitz LR, Maguire P, Anderson JM, et al. The treatment of high~grade soft tissue sarcomas with preoperative thermoradiotherapy. Int J Radiation Oncology Biol Phys, 1999, 45：941-949.

25. Van der Zee J, Dionisio Gonzalez, Gerard C van Rhoon. et al. Comparison of radiotherapy alone with radiotherapy plus hyperthermia in locally advanced pelvic tumours：a prospective, randomized, multicentre trial. The Lancet, 2000, 355：1119-1125.

26. Franckena M, Stalpers L J. A., Koper PCM., et al. Long-Term Improvement Treatment Outcome After Radiotherapy and Hyperthermia in Locoregional Advanced Cervix Cancer：An Update of the Dutch Deep Hyperthermia Trial. Int. J. Radiation Oncology Biol. Phys, 2008, 70：1176-1182.

27. Franckena M, Fatehia D, Bruijne Md, et al. Hyperthermia dose-effect relationship in 420 patientswith cervical cancer treated with combined radiotherapy and hyperthermia. European Journal of Cancer, 2009, 45：1969-1578.

28. Vasanthan A, Mitsumori M, Park JH, et al. Regional Hyperthermia Combined with Radiotherapy for Uterine Cervical Cancers：a Multi-institutional Prospective Randomized Trial of the International Atomic Energy Agency. Int. J. Radiation Oncology Biol. Phys, 2005, 61：145-153.

29. Beate Rau, Peter Wust, Peter Hohenberger, et al. Preoperative hyperthermia combined with radiochemotherapy in locally advanced rectal cancer. A phase Ⅱ clinical trial. Annals of Surgery, 1998, 227 (3)：380-389.

30. Beate Rau, Peter Wust, W Tilly, et al. Preoperative radiochemotherapy in locally advanced rectal cancer or recurrent rectal cancer：regional frequency hyperthermia correlate with clinical parameters. Int J Radiation Oncology Biol Phys, 2000, 48 (2)：381-391.

31. Juffermans JHM, Hanssensk PEJ, van Putten WLJ, et al. Reirradiation and hyperthermia in rectal carcinoma. A retrospective study on palliative effect. Cancer, 2003, 98：1759-1766.

32. van der Zee J, Wjinmaalen AJ, Haveman J, et al. Hyperthermia may decrease the development of telangiectasis after radiotherapy. Int J. Hyperthermia, 1998, 14：57-64.

33. 万忠诚，许凡. 头颈部肿瘤放疗后局部并发症的微波处理. 中华耳鼻咽喉杂志，2002，16（7）：374.

34. Jens Overgaard. The heat is（still）on-The past and future of hyperthermic radiation Oncology. Radiotherapy and Oncology, 2013, 109：185-187.

35. Lammers R. J. M., Witjes JA, Inman BA., et al. The Role of a Combined Regimen With Intravesical Chemotherapy and Hyperthermia in the Management of Non-muscle-invasive Bladder Cancer：A Systematic Review. EUROPEAN UROLOGY, 2011, 60：81-93.

36. De Cuba EM, Kwakman R, Knol DL, et al. Cytoreductive surgery and HIPEC for peritoneal metastases combined with curative treatment of colorectal liver metastases：systematic review of all literature and meta-analysis of observational studies. Cancer Treat Rev, 2013, 39：321-327.

37. Andreas Wicki, Dominik Witzigmannb, et al. Nanomedicine in cancer therapy：Challenges, opportunities, and clinical applications. Journal of Controlled Release, 2015, 200：138-157.

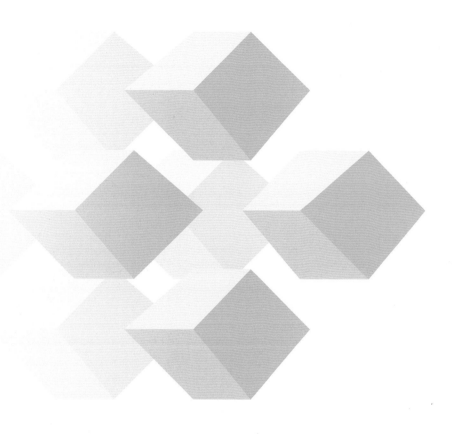

· 第五篇 ·

头颈部肿瘤

第一章　鼻　咽　癌

黄晓东　高　黎

鼻咽癌是我国常见的恶性肿瘤之一，欧美发病率较低。鼻咽周围正常器官较多，病变常邻近或侵犯这些器官，此外发生颈部淋巴结转移以及血行转移的概率较高。放射治疗是目前最主要的治疗手段，对于中晚期患者应采用综合治疗。鼻咽癌的自然病程大约为3.6年

第一节　流行病学与病因学

一、流行病学

鼻咽癌是我国常见的恶性肿瘤之一，其发病有明显的地域及种族差异，并存在家族高发倾向。

（一）地域聚集性

鼻咽癌在世界各国均有发病，但有明显的地域高发现象。西南太平洋地区即中国及东南亚各国发病率高，北非次之，欧美大陆及大洋洲发病率低于1/10万。在我国鼻咽癌的发病也有明显的地域差异，呈南高北低趋势。以华南、西南各省高发，如广东、广西、海南、港澳、福建、湖南、江西等；以广东省发病率最高。北方地区在西北三省及内蒙古一带有散发，华北、西北地区发病较少。

（二）种族易感性

鼻咽癌发病有明显的人种差异，在世界四大人种中蒙古人种高发。典型例子是同属蒙古人种但已世代居住于北极地区的因纽特人鼻咽癌的发病率仍高，男性约10/10万，女性约4/10万。又如已移居欧美大陆多年的华侨及其在欧美出生的华裔后代发病率仍明显高于当地人群。

（三）家族高发倾向

广东、香港、海南、台湾等地流行病学调查显示有鼻咽癌高发家族存在。如中山大学中山医学院相关研究资料显示，在200例鼻咽癌组中有癌家族史的33例，其中鼻咽癌14例，而对照组200例中有癌家族史的10例，其中鼻咽癌2例，两组有明显差异，即在鼻咽癌组中有癌家族史和鼻咽癌家族史的明显高于对照组。海南省一家族两代49人中有鼻咽癌13例。广东省中山县244例鼻咽癌中25例有家族史，占10.4%。上述资料表明鼻咽癌发病存在某些家族高发倾向。

（四）人群分布

部分蒙古人种为鼻咽癌的高发人群，包括东南亚地区和我国华南地区。其中以中国人发病率最高。男女发病率之比为2.4~2.8∶1，年龄分布文献报道为3~86岁，中国医学科学院肿瘤医院的相关研究资料显示，男女发病率之比为2.8∶1，年龄分布为8~81岁，其中以30~60岁多见，40~59岁为发病高峰。

二、病因

鼻咽癌的病因尚不确定。目前认为鼻咽癌是一种多基因遗传病（遗传的或获得的）。它往往涉及

多个基因之间或基因与环境之间的交互作用。目前较为肯定的致病因素为 EB 病毒感染、化学致癌因素或环境因素、遗传因素等。

（一）EB 病毒感染

自 1964 年 Old 等人在鼻咽癌患者的血清中检出 EB 病毒抗体以来，EB 病毒感染在鼻咽癌发病研究中已取得重要进展。已证明：①在鼻咽癌活检瘤细胞中检出 EB 病毒的 DNA 和病毒抗原；②鼻咽癌患者的血清中大多有 EB 病毒抗体效价升高，且其效价水平常与病变好转或恶化呈正相关；③曾毅教授的临床普查资料（1985）指出，在 3536 例 VCA-IgA（+）者中检出鼻咽癌 87 例，比同龄人群鼻咽癌发病高 82 倍。上述种种结果表明，EB 病毒感染可能与鼻咽癌发病关系密切。

（二）化学致癌因素

鼻咽癌发病的地区聚集性反映了同一地理环境和相似生活饮食习惯中某些化学因素致癌的可能性。例如高发区人群嗜食的咸鱼、腌肉、腌菜中致癌物质亚硝酸盐的含量非常高。烹饪中析出高浓度的亚硝胺及其多种化合物，其中的二亚硝基哌嗪（DNP）已被证实可诱发小鼠鼻咽黏膜上皮增生、原位癌、浸润癌，诱发率高达 40%，并可使妊娠大鼠子代的 27% 出现鼻腔鼻咽肿瘤，说明亚硝胺及其化合物与鼻咽癌发病关系密切。食用咸鱼已被证实是鼻咽癌的另一个危险因素。

由于地区自然环境造成人群对某些微量元素摄入失衡，如镍摄入量过多而硒摄入量较少，亦可能促进癌的发病。已证实过量摄入镍，可促进亚硝胺诱发实验动物鼻咽癌。调查发现广东鼻咽癌高发区的土壤、水、大米中镍的含量高于其他地区，鼻咽癌患者头发中镍的含量亦高。高镍饮食可能成为鼻咽癌发病的促进因素。

（三）遗传因素

鼻咽癌发病的种族特异性和家族高发倾向现象，提示鼻咽癌发病可能与血缘或遗传有关。2002 年由中山大学肿瘤防治中心为主的科研小组，把鼻咽癌易感基因定位在 4p15.1-q12 的 14cm 区域内，这项研究标志着鼻咽癌易感基因的探索迈进了重要的一步。也有研究证实 4 号染色体短臂可能存在鼻咽癌易感基因，但仅适用于部分鼻咽癌患者。到目前为止鼻咽癌的易感基因仍在研究中。

第二节 解 剖

一、鼻咽的部位及结构

鼻咽又称上咽部或咽的鼻部，位于咽的上 1/3，位于颅底与软腭之间，连接鼻腔和口咽，为呼吸的通道（图 5-1-1，图 5-1-2）。鼻咽多以骨为支架，除软腭外，其余各壁结构不能做大幅度活动，因

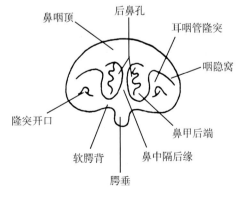

图 5-1-1 鼻咽腔后前位观解剖结构

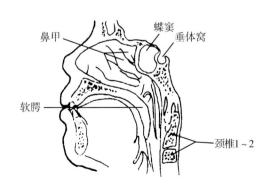

图 5-1-2 鼻咽腔相邻结构（矢状面）

此鼻咽腔的大小较恒定：垂直径和横径各约 3~4cm，前后径约 2~3cm。鼻咽腔由 6 个壁构成[1]：前、顶、后、底和左右两侧壁，顶和后壁相互连接，呈倾斜形或圆拱形，因而常合称为顶后壁。鼻咽各壁结构及与肿瘤的关系分述如下。

（一）顶后壁

自后鼻孔上缘向上，直至软腭水平。由蝶骨体蝶窦底、枕骨体和第 1、2 颈椎构成，形如圆拱穹隆状，其黏膜下淋巴组织丰富，形成咽扁桃体，是咽淋巴环即韦氏环（waldeye's ring）的一部分。咽扁桃体在幼童时增殖形成腺样增殖体，位于顶壁和顶前壁，甚至延伸至咽鼓管口周围，形成咽鼓管淋巴组织，有深的裂隙形成纵行沟，易于辨认。随年龄增大腺样体组织逐渐萎缩，正常情况下，顶壁顶后壁为一颇光滑的黏膜面。在有急、慢性炎症或腺样体增生合并炎症时，可见散在的淋巴滤泡增生小节或较大的结节样隆起，或伴糜烂出血，此时需与肿瘤鉴别。枕骨基底中心部为凸起的咽结节。

（二）侧壁

鼻咽腔的两侧壁是由腭帆张肌、腭帆提肌、咽鼓管咽肌及咽鼓管软骨构成。包绕耳咽管软骨的组织形成隆突样结构，称耳咽管隆突。隆突中央有耳咽管咽口的开口，开口的上部为隆突的圆枕部，前部为前唇，后部为后唇。在咽鼓管开放时，如吞咽或呵欠动作，空气通过咽鼓管咽口进入鼓室，保持鼓室与外界空气间的压力平衡。若有肿瘤侵犯，通气及淋巴回流受阻，可致传导性耳聋、耳鸣、鼓膜穿孔溢液，偶或可在外耳道处窥见沿耳道外侵的肿瘤。隆突前方为咽鼓管前区，与后鼻孔后端及咽侧方相接。隆突后为耳咽管后区，它恰在后唇与顶后壁之间，形成深约 1cm 的隐窝，称为咽隐窝（pharyngeal recess）或称 Rosenmüller's 窝。咽隐窝向外侧经咽上缩肌的上缘延伸到 Morgagni 窦，该区是鼻咽癌最好发的部位。咽隐窝顶端正对破裂孔，只约 1cm 之距离，肿瘤易可由此上侵至颅底，是鼻咽癌入颅的重要途径之一。

（三）前壁

由双后鼻孔缘、下鼻甲后端及鼻中隔后缘组成，上端与顶壁相连，侧方与咽鼓管前区相接。原发于顶侧壁的肿瘤都可能突入或侵入后鼻孔、鼻腔，出现鼻塞、血涕症状。

（四）底壁

由软腭背面构成，是鼻咽各壁中唯一可活动的部位。原发在底壁的鼻咽癌少见，但原发在顶侧壁的肿瘤较大时，可推压或侵及软腭。在检查咽部时，可见软腭不对称，一侧软腭下塌或鼻咽面肿胀隆起或受侵处软腭硬化上抬，导致软腭活动障碍，影响吞咽。巨大肿瘤阻塞或侵入口咽、阻塞气道可致呼吸及吞咽困难。

二、鼻咽相邻重要结构及与肿瘤的关系

（一）颅底和颈椎

1. 颅底　颅底中线及中线旁结构如蝶窦、海绵窦、斜坡、岩尖等适在鼻咽顶壁及顶侧壁上方，并有破裂孔、卵圆孔等天然孔道相通（图 5-1-3）。海绵窦内及周围有多对脑神经（Ⅲ~Ⅵ）由后向前穿行。由顶壁、顶侧壁侵入颅内的肿瘤可压迫或侵蚀相应部位的颅底骨组织和脑神经而引起相应症状。尤以破裂孔、岩尖、斜坡、卵圆孔一带及 Ⅴ、Ⅵ 对脑神经损伤最多见。有时肿瘤可以向前、上发展经眶下裂进入球后，或向后越过岩脊、岩枕裂侵及后颅窝、颈静脉孔及枕骨髁一带。临床有不同程度和相应部位的头痛，和（或）有单一或多对脑神经麻痹的表现。

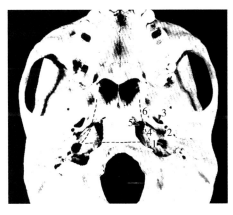

图 5-1-3　颅底

注：1. 颈内动脉管；2. 棘孔；3. 卵圆孔；4. 岩蝶裂；5. 破裂孔；6. 翼板。

2. 颈椎 第1、2颈椎组成鼻咽的后壁结构，虽有头长肌和坚实的椎前筋膜相隔，肿瘤仍可通过后壁软组织直接侵蚀第1、2颈椎，或通过侵犯至咽侧间隙的肿瘤进一步侵犯至第1、2颈椎侧块。临床出现项枕部及后颈项痛，颈强直或活动障碍，严重的可致脊髓受损产生定位体征或高位截瘫。

（二）咽部筋膜及咽旁间隙

咽腔周围软组织被上至颅底，下至咽缩肌的咽部筋膜分隔，咽旁间隙即在其中，与鼻咽腔的顶侧壁结构及与肿瘤的外侵关系密切（图5-1-4，图5-1-5）。

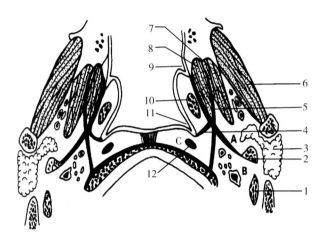

图 5-1-4 鼻咽咽旁间隙横切面（鼻咽腔水平）

注：1. 二腹肌；2. 茎突；3. 腮腺；4. 咽颅底筋膜；5. 颊咽筋膜；6. 翼外肌；7. 翼内肌；8. 腭帆张肌；9. 咽鼓管开口；10. 腭帆提肌；11. 咽隐窝；12. 咽后淋巴结。

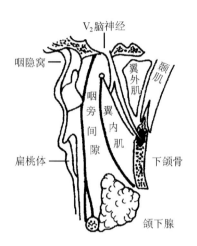

图 5-1-5 鼻咽咽旁间隙矢状面

1. 咽部筋膜 咽部筋膜左右对称。在内侧的称咽颅底筋膜，在外侧的称颊咽筋膜。咽颅底筋膜从枕骨基底颅外面的咽结节起向外走行，经颞骨岩部颈动脉管内侧折向前内方止于翼内、外板间的舟状窝，其顶端与破裂孔相连。颊咽筋膜连接咽上缩肌与蝶骨大翼，其走行自蝶骨棘至舟状窝，分内外两层，内层包绕咽鼓管组成其底部，外层包绕腭帆张肌后附于颅底。内外两层在 Morgagni 窦处会合，称 Morgagni 膜，构成咽隐窝顶后外壁，与破裂孔仅隔 1cm 左右。

2. 咽旁间隙 是位于面、颌及上颈部的一个深在脂肪间隙。与口咽、鼻咽为邻，在颅底下颈椎前构成一个以颅底为底、以舌骨小角为顶的倒锥形，前窄后宽，内侧围绕咽部筋膜，外侧是翼肌及腮腺深叶。以咽部筋膜、茎突及其附着肌肉为边界，咽旁间隙可划分为咽腔外侧的咽侧间隙和咽腔后方的咽后间隙，前者以茎突为界又分为茎突前间隙和茎突后间隙。

（1）茎突前间隙 占据咽侧间隙的茎突前部分，其内上方与咽隐窝为邻，顶端恰为中颅窝底、蝶骨大翼、卵圆孔及破裂孔前外侧。三叉神经下颌支自卵圆孔出颅后即在此间隙内穿行。本间隙有肿瘤侵犯时可出现单一的三叉神经第三支麻痹症状。肿瘤向前发展可侵蚀翼板、翼腭窝、上颌窦后壁乃至窦腔。往前上发展可至眶底，经眶下裂进入眼眶。向外发展可达颞下窝并侵犯邻近结构。临床可有张口困难、三叉神经第二支支配区麻痹及视力障碍等。

（2）茎突后间隙 占据咽侧间隙的茎突后部分，其内侧与咽后间隙为邻。自内而外有颈内动脉、Ⅸ～Ⅻ对脑神经、交感神经节、颈内静脉及颈静脉淋巴链在此穿行。其后外方与腮腺深叶相邻，下方与颈间隙相接。肿瘤可从鼻咽直接侵犯至此间隙，也可通过上颈深淋巴结转移至此间隙，在该间隙内形成大小不等的结节肿块，常多包绕或侵蚀颈内动、静脉鞘。临床可有因静脉回流不畅所致的搏动性头痛、Ⅸ～Ⅻ对脑神经及交感神经麻痹。肿瘤向内后扩展至颈椎侧块可出现颈痛及颈部活动障碍等。

茎突后间隙的癌侵犯尤其是广泛的侵犯，给常规体外放射治疗技术带来较大的困难，是导致预后不良和生存质量下降的重要因素之一。目前采用的调强适形放射治疗，可使茎突后间隙获得较常规照射更确切的剂量。

（3）咽后间隙　此间隙为内脏后间隙上分，在咽腔后壁正中，夹在颊咽筋膜和椎前筋膜之间，以体中线为界分为左右两侧，向上延伸达颅底，向下止于气管分叉平面，与咽侧间隙和椎前间隙毗邻。分为内、外侧组，尤以外侧组更为重要，谓 Rouviere's 淋巴结。该淋巴结一般位于寰椎水平体中线两侧各约 1.5cm，正常<0.5~0.7cm，是鼻咽癌淋巴结转移的常见部位，可见于颈部淋巴结转移之前。临床资料表明，椎前肌或咽后淋巴结受侵，与远处转移有密切关系。

鼻咽癌咽旁间隙的受侵与否不仅与颈淋巴结转移及远地转移的概率有关，而且与 5 年实际生存率也有相关性。中国医学科学院肿瘤医院分析了自 1987 年 1 月至 1994 年 12 月间治疗的、均经 CT 跟踪随访检查的 197 例鼻咽癌的结果显示，疗前 CT 扫描茎突后区（+）者，88.5%伴有颈部淋巴结转移率，其中双侧颈部淋巴结转移率是 58.9%（$P=0.03$，$P=0.003$）；86.4%的锁骨上淋巴转移病例同时伴有茎突后区肿瘤受侵（$P=0.008$）；咽后淋巴结阳性者远地转移率高达 32%，而阴性者远地转移率为 13%；咽旁间隙无受侵（34 例）5 年实际生存率为 87.9%，茎突前间隙受侵（67 例）与茎突后间隙受侵（96 例）两者的 5 年实际生存率分别为 75.0%与 60.5%。因此，对咽后淋巴结转移甚至椎前软组织受侵与远地转移间的关系应引起重视。

三、淋巴引流

鼻咽淋巴管网丰富、粗大并且左右交叉。局限于鼻咽一侧的原发癌可出现双侧或对侧颈淋巴结转移。鼻咽黏膜下淋巴管网汇集后，通常沿着淋巴管引流的方向依次转移（表 5-1-1），较少出现跳跃现象（淋巴结巨大、淋巴结侵犯皮肤、既往颈部有放疗或手术史等情况除外）。鼻咽癌的前哨淋巴结一般认为是咽后淋巴结和颈上深淋巴结。鼻咽癌的通常的淋巴引流途径如图 5-1-6、图 5-1-7 所示。

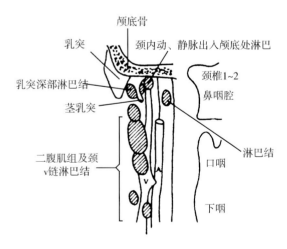

图 5-1-6　鼻咽癌颈淋巴结转移（冠状面后前位观）

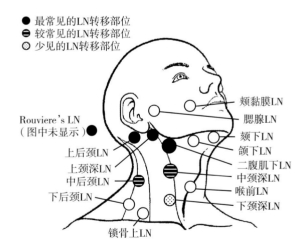

图 5-1-7　鼻咽癌颈淋巴结转移好发部位

（一）咽穹及后壁
咽穹及鼻咽后壁→咽后淋巴结→颈淋巴结，或直接到颈内静脉链周围淋巴结及脊副链淋巴结。
（二）侧壁
鼻咽侧壁向上→颅底颈内动、静脉出颅处的淋巴结及乳突尖深部淋巴结；或鼻咽侧壁向下→颈内静脉链前组淋巴结。

表 5-1-1 905 例鼻咽癌颈部淋巴结转移分布

颈部淋巴结	病例数	百分比
阴性	160/905	17.7%
同侧（单侧）	428/905	47.3%
对侧（单侧）	35/905	3.9%
双侧	282/905	31.2%
上颈	525/905	57.9%
中颈	141/905	15.6%
全颈	61/905	6.7%
上颈+下颈	7	0.7%
中颈+下颈	1	1.2%
下颈+锁骨上	10	

中国医学科学院肿瘤医院资料

上述淋巴引流最终均到达颈上深淋巴结，所以，鼻咽癌最多见的是上颈深淋巴结转移，包括下述各组：

1. 颈深上组 ①颅底颈内动静脉出入颅处的淋巴结，转移时可伴Ⅸ~Ⅻ对脑神经和交感神经麻痹；②咽后内、外侧组，尤以外侧组即 Rouviere's 淋巴结转移常见，行 MRI 检查其检出率较高。

2. 颈深后组 在乳突尖深面、耳后、下颌骨后方、胸锁乳突肌深处，此组淋巴结有转移时因部位深在边界常触摸不清，常伴有Ⅸ~Ⅻ对脑神经和交感神经麻痹。

3. 颈深前组或颈内静脉链前后组 多沿胸锁乳突肌深面下行，或可在二腹肌下颈动脉窦旁触及转移结节，巨大的转移淋巴结可能推压下咽、喉、颈动脉窦并引发相应症状。

4. 脊副链淋巴结 位于颈后三角区斜方肌前缘。

由上颈深顺流而下的转移淋巴结可达下颈锁骨上区，少数可有跳跃转移，复旦大学肿瘤医院对 3100 例鼻咽癌患者的分析显示，跳跃性转移仅有 6 例（0.19%）[37]。但对于颈转移灶巨大、淋巴结侵犯皮肤、既往颈部有放疗或手术史等情况的病例可出现逆流转移而致颌下、颏下、颊部面动脉旁淋巴结转移。分化差的癌可有更广泛的转移，如耳前、枕后、腮腺区淋巴结等。晚期病例可有远地淋巴结转移，如腋下、纵隔、腹膜后、腹股沟淋巴结，这些可能是血行转移所致。

第三节 病理类型及其生物学特性

鼻咽癌起源于鼻咽黏膜上皮，光镜和电镜下有鳞状分化特征。鼻咽癌组织病理学类型包括鳞状细胞癌、非角化癌（分化型或未分化型）、基底细胞样癌。腺癌及涎腺来源的癌不包括在内。

以往的名称有淋巴上皮样癌、间变癌、未分化癌、移行细胞癌、泡状核细胞癌、鳞状细胞癌和非角化型癌等。

一、大体分型

从大体肿瘤的表现，尽管有报道将鼻咽癌分为 4 种类型：结节型、菜花型、溃疡型、黏膜下浸润型，但一般都表现为局部黏膜隆起，表面可有或无溃疡形成，或表现为平坦浸润性外观，甚至肉眼无明显异常改变。通常结节型最为常见，黏膜下型在临床常表现为对放疗较为抗拒。

二、镜下分型

按照世界卫生组织（WHO）1978 年的分类标准，鼻咽癌分为 3 种类型：Ⅰ型为鳞状细胞癌，为经典型；Ⅱ型为非角化型癌；Ⅲ型为未分化癌。

经典型鳞状细胞癌相当于其他器官的高、中分化鳞状细胞癌，常见于老年人，且有研究显示可能与 EB 病毒感染无关。非角化型癌相当于光镜下呈巢状或梭形无明显鳞状分化的癌，而未分化癌则指以往诊断的淋巴上皮癌或泡状核细胞癌。大部分儿童和青少年鼻咽癌属于Ⅱ和Ⅲ型，这两种组织类型的鼻咽癌与 EB 病毒感染有关。我国鼻咽癌病理类型中，即使是老年人Ⅰ型也非常少见，90% 以上的鼻咽癌患者属于Ⅱ或Ⅲ型，由于此两型鼻咽癌的临床预后类似，并且都与 EB 病毒感染有关，故多年来将鼻咽癌诊断为低分化癌或未分化癌，而且认为低分化鳞癌最为常见，以 LNM 为常见，对放疗较为敏感，局部控制以及预后均较好，未分化癌的 LNM 和远地转移均较常见，虽然对放疗较为敏感，局部控制较好，但常出现远地失败。

2003 年 WHO 将鼻咽癌的病理类型分为 3 型：非角化型癌（non-keratinizing carcinoma），角化型鳞状细胞癌（keratinizing squamous cell carcinoma），基底细胞样鳞状细胞癌（basaloid squamous cell carcinoma）。非角化型癌相当于 1978 年分类中的Ⅱ型和Ⅲ型，角化型鳞状细胞癌即 1978 年分类中的Ⅰ型。

目前上述几种鼻咽癌镜下分型标准均在使用，给临床工作带来很多不便，但具体国内到底是用哪个标准，尚有待于病理学家的统一认识。

二、各病理类型的特点

（一）非角化型癌

又可分为两型：分化型和未分化型。两型划分并无临床及预后意义，并且活检标本中由于取材所限可能存在形态上的差别，因而会造成诊断上的不一致。故提议诊断时也可不细分该两型。

未分化型比较常见。瘤细胞排列呈巢状，细胞体积较大，边界不清呈合体细胞样。核圆形或卵圆形，染色质密集或空泡状，大而中位的嗜酸性核仁是其特点。细胞质少，偶尔有小灶细胞胞质稍多、红染、似有细胞间桥。间质常有明显淋巴细胞浸润，有时上皮巢内还有其他反应性炎性细胞成分如浆细胞、嗜酸性粒细胞等，因而既往又称之为淋巴上皮样癌。与未分化型相比，分化型癌细胞呈复层排列，似膀胱移行细胞癌。细胞界限清楚，但间桥不明显，间或有角化细胞。相比而言，该型细胞偏小，核质比例低，核染色质丰富，核仁相对不明显。

免疫组织化学染色（immunohistochemical stain，IHC）特点：所有鼻咽癌癌细胞均表达广谱角蛋白（pan-cytokeratin）如 AE1/AE3、MNF-116 等，对于高分子量角蛋白如 cytokeratin5/6、34βE12 呈强阳性表达，上皮膜抗原（EMA）呈灶状阳性，而对低分子量角蛋白如 CAM5.2 呈弱阳性表达。大部分病例会表达 p53。间质中混合的淋巴细胞通常是 T 或 B 细胞，T 细胞为活化的细胞毒细胞，浆细胞为多克隆性。另外还有数量不等的散在的 S-100 阳性的树突状细胞。有研究表明提示鼻咽癌良好预后的指标有：多量的树突状细胞；间质较多淋巴细胞浸润等。

（二）角化型鳞状细胞癌（keratinizing squamous cell carcinoma）

该类型与头颈部其他部位原发鳞状细胞癌形态类似。光镜下可见明显鳞状分化特征如细胞间桥、角化形成等，依据分化程度分为高、中、低分化，以高分化常见，肿瘤主要呈巢状，细胞界限清楚，间桥明显。癌细胞呈多角形或复层，细胞巢中央可见含有嗜酸性胞质形细胞内角化，偶尔有角化珠形成。癌巢周围间质纤维化明显，有多少不一的炎细胞成分。表面上皮有时可见原位癌改变。

免疫组化染色特点与 EBV 检测：免疫组化染色特点与非角化型癌相同。由于角化型鳞状细胞癌可由放射线引起[2]，常与 EBV 感染无关，而 EBV 感染对原发性的角化型鳞状细胞癌的影响说法不一，总的来说角化型鳞状细胞癌患者抗 EBV IgA 效价与非角化型癌相比偏低。原位杂交检测技术显示 EBER 也常见于低分化癌细胞中（如癌巢的基底层细胞），而在明显鳞化的细胞中却检测不到。

（三）基底细胞样鳞状细胞癌（basaloid squamous cell carcinoma）

该型发病率低，形态与发生于头颈部其他器官的基底细胞样鳞状细胞癌相同。目前仅有的 6 例报道，研究显示其侵袭性不如其他部位强，其中 4 例进行 EBV 检测，结果为 3 例亚洲患者阳性，1 例高加索人阴性。

另外，鼻咽其他癌较少见，其组织类型有腺癌、腺样囊性癌、黏液表皮样癌以及恶性多形性腺瘤，其具体形态特点与涎腺同样类型的癌一致。

第四节 临 床 表 现

耳鼻症状、头痛、面麻、复视、颈肿块是鼻咽癌患者最常有的主诉。由于癌的原发部位、大小、外侵及转移部位情况的不同，可有不同程度复杂多变的临床表现。中国医学科学院肿瘤医院相关研究资料显示[3]，颈部包块为最常见首发症状，约占 40%；回缩涕血者占 18.7%，耳部症状占 17%。

一、原发癌引发的临床表现

早期鼻咽癌可以无症状，仅在常规体检或普查时检出，或直至颈淋巴结转移才被发现。鼻咽癌常见症状表现如下述。

（一）血涕

占初发症状的 18%~30% 左右，确诊时超过 70% 的患者有此症状。回吸血涕一般为鼻咽癌外生型病变的较早期表现之一。原发于鼻咽任一壁的肿瘤都可因肿瘤表面丰富的小血管破裂、肿瘤表面糜烂或溃破而表现为回吸性血涕或涕中带血，尤以清晨起床后回吸血涕更有诊断意义。当鼻咽部肿瘤伴有大块坏死、脱落或深大溃疡时，可出现鼻咽大出血。

（二）耳鸣及听力下降

原发于鼻咽侧壁咽鼓管咽口、隆突的肿瘤常引发咽鼓管通气及内耳淋巴液循环障碍、造成鼓室负压，出现一侧耳闷、堵塞感、耳鸣及听力下降。鼻咽癌的好发部位为咽隐窝，因此单纯一侧耳闷、耳鸣也是鼻咽癌的较早期临床表现之一，约占初发症状的 17%~30%，确诊时约 80% 的患者有此症状。查体可见鼓膜内陷或充血，部分患者可出现鼓室积液，听力检测常表现为传导性耳聋，易被误诊为中耳炎，给予抽吸中耳积液治疗，抽液后症状可暂时改善但短期内又复出现，严重者可出现鼓膜穿孔、耳道溢液。偶见肿瘤由鼓膜处穿出，在外耳道深处形成肉芽样肿瘤结节，可伴出血、坏死、合并感染时可伴有疼痛和异味。

（三）鼻塞

原发于鼻咽顶壁、侧壁的肿瘤逐渐增大可堵塞或侵入后鼻孔和鼻腔，引起进行性加重的单侧或双侧鼻塞，严重的可致张口呼吸。约占初发症状的 10%~20%，确诊时约 40% 的患者有此症状。

（四）头痛

初发症状为头痛的患者约占 20%，确诊时约 50%~70% 的患者伴有头痛。多表现为持续性一侧为重的偏头痛，少数为颅顶枕后或颈项部痛。头痛的部位和严重程度常与病变侵犯的部位和程度相关。头痛的原因如下述。

1. 合并感染 原发肿瘤表面溃疡、坏死合并感染，刺激颅底骨膜而导致头痛。感染所致头痛症状较为严重，呼气时常有明显的异味，经局部冲洗、抗炎治疗后症状常可减轻甚至消失。

2. 肿瘤侵及筋膜、骨膜、颅底骨、三叉神经脑膜支、鼻窦、血管（或血管受压）、颅内及颈椎等，均可出现头痛并可呈进行性加重，经抗炎治疗症状往往不缓解或仅轻度缓解，并以患侧持续性疼痛为特征。

3. 颅内受侵　可因颅内占位、脑水肿、颅内高压而出现全头痛并可伴恶心、呕吐。颅底和颅内受侵除头痛外，常可伴有相应的脑神经受累症状。枕骨髁、环枕关节、颈椎受侵可致枕后、颈项部、肩部疼痛，并可伴颈强直或颈部活动障碍，严重时可出现脊髓压迫症状。

（五）面部麻木

约15%~27%患者有面部麻木症状，这是三叉神经受侵或受压所致的浅感觉异常，包括三叉神经分布区皮肤蚁爬感、触觉过敏或麻木，是鼻咽癌前组脑神经受损发生率最高的症状。因肿瘤侵及的部位不同，临床表现与相关受累的三叉神经分支有关：单独的V_1或$V_{1~3}$麻痹其损伤部位应在颅内；单独的V_2或V_3麻痹其肿瘤侵犯可能在颅内或颅外，而以颅外受侵更多见。例如，眶下区面部麻木常是肿瘤侵犯翼腭窝、眶下裂、眶下孔区或上颌窦前壁引起V_2麻痹所致；一侧下颌部下齿槽麻木是病变侵及卵圆孔V_3出颅处或累及茎突前间隙V_3穿行处所致；$V_{2,3}$麻痹则病损多在颅内海绵窦靠后处；$V_{1,2}$麻痹则病损多在颅内海绵窦偏前处。

（六）复视及眼部表现

约占鼻咽癌患者的10%~16%，可因肿瘤侵至眶内或侵及颅底、海绵窦、眶尖及眼外肌支配神经而致复视。

1. 眼眶受侵　原发癌可沿下述途径进入眼眶内。

（1）鼻咽肿瘤侵及鼻腔、筛窦→筛窦纸样板→眼眶内侧。眼球被肿瘤推压挤向外侧，出现复视，眼球内收困难并向前、外移位，可伴患侧眼球外突或筛窦引流不畅合并感染而致头痛。

（2）鼻咽肿瘤侵及翼突→翼管→翼腭窝→眶尖、眶下裂→眶内。临床可表现有复视、下视困难，眼球向上移位，常不伴疼痛。另外，侵及后鼻孔的肿瘤还可沿蝶腭孔侵入翼腭窝继而侵入眶内、颅内、颞下窝、筛窦、蝶窦等。

（3）原发肿瘤自顶壁侵入蝶窦→筛窦→纸样板→眼眶，常伴有复视、头痛、眼胀痛、眼球活动障碍、视力下降等。

（4）肿瘤侵入中颅窝，向前上发展通过眶上裂或眶尖进入眼眶，形成球后占位。先期有头痛、复视或面部麻木，继而患眼视力下降，眼球各向活动受限，眼睑下垂，瞳孔光反射消失，最终致眼球固定，突眼性眼盲，伴球结膜水肿。

2. 颅底或眼外肌支配神经受侵

（1）外展神经（Ⅵ）麻痹　外展神经自脑桥出脑沿蝶骨大翼内侧、海绵窦下外侧前行至眶上裂出颅进入眶内，支配外直肌司眼球外展活动。他在中颅窝底的行程最长，在12对脑神经中它又最纤细，所行经之处是鼻咽癌上侵颅底最多发的部位，最易受到已侵入颅内的肿瘤的推压或侵蚀。外展神经麻痹发生率约在15%~18%，在脑神经损伤中仅次于三叉神经三支受损的总和。单一外展神经麻痹时有复视、眼球外展活动受限或外展不能，常伴同侧头痛而无眼球胀痛或外突。要注意的是早期外展麻痹常是看远物时有复视，近看时无复视或间歇发生复视，这时客观检查可能无法确认眼球外展障碍，这意味外直肌协调活动欠佳但尚未麻痹，随着病情进展，会逐渐发展到完全麻痹。

（2）原发癌侵入蝶窦、海绵窦、中颅窝底后往前上发展，到达眶上裂引发眶上裂症候群或到达眶尖视神经管引发眶尖症候群而致复视，这是肿瘤经颅内进入眼眶形成球后占位的早期表现。临床表现与肿瘤侵至球后所致的神经麻痹相仿（详见下述）。

（七）张口困难

为晚期症状，一般为肿瘤侵及翼内、外肌及翼腭窝所致。

（八）颅底受侵引发的脑神经麻痹综合征

鼻咽癌一旦侵及颅底或颅内，则易造成颅底或颅内相邻结构受损，除表现为头痛外，也可出现由脑神经损伤而导致的症候群或综合征。

1. 眶上裂症候群 眶上裂是Ⅲ、Ⅳ、V₁、Ⅵ脑神经出颅处，有肿瘤侵犯时上述脑神经可由部分麻痹发展到全部且完全性麻痹，出现复视、眼球活动障碍或固定伴轻微眼球外突（因全部眼外肌麻痹松弛所致）、眼睑下垂、瞳孔缩小、光反射消失（动眼神经交感支麻痹）、V₁支配区麻木触痛觉减退，多伴有明显头痛。

2. 眶尖症候群 肿瘤侵犯致眶尖视神经管一带，可先有视力下降→复视→失明，一旦失明则复视消失，表现为患侧眼固定性眼盲加上部分或全部眶上裂症候群的表现，即Ⅱ、Ⅲ、Ⅳ、Ⅵ、V₁脑神经麻痹及头痛。

3. 垂体蝶窦症候群 肿瘤侵及蝶窦、筛窦后，Ⅲ、Ⅳ、Ⅵ脑神经先受累，继而V₁和Ⅱ脑神经损伤致失明。

4. 海绵窦综合征 又名岩蝶症候群或破裂孔症候群。是肿瘤侵及破裂孔、岩骨尖后继续往前外卵圆孔和海绵窦一带发展，首先出现外展神经麻痹，继而顺次出现V₃,₂,₁、Ⅱ、Ⅲ、Ⅳ对脑神经麻痹。

5. 颈静脉孔症候群 肿瘤从破裂孔岩骨尖往后发展越过岩脊或肿瘤自岩枕裂入颅，均可侵犯到后颅凹颈静脉孔一带，出现Ⅸ、Ⅹ、Ⅺ对脑神经麻痹症状，包括软腭活动障碍，咽反射减弱或消失，吞咽困难，声哑，并常伴明显头痛。

6. 舌下神经孔症状 肿瘤侵犯枕大孔舌下神经孔一带可致舌下神经损伤，出现舌肌麻痹、舌活动障碍，影响说话、咀嚼和吞咽活动。检查可见患侧舌肌萎缩，伸舌时舌尖偏向患侧。值得注意的是早期的舌下神经麻痹并无肌萎缩的表现，而是患侧舌肌松弛，收缩无力，舌表面呈皱褶状，患侧舌面反而高于健侧舌面，患侧舌体积反而大于健侧，触诊患侧舌软、肌张力差。

（九）软腭麻痹

因鼻咽部肿瘤侵犯耳咽管周围，造成腭帆张肌、腭帆提肌功能损害以至于软腭上提无力。这是周围肿瘤浸润所致，而非神经侵犯所致。

二、淋巴结转移引发的临床表现

鼻咽癌淋巴结转移发生率高，初诊时以颈部肿块为主诉的达40%~50%左右，检查发现颈部淋巴结有转移达70%~80%及以上，但颏下、颌下淋巴结转移则少于2%。颈淋巴结转移一般无明显症状，若转移肿块巨大，浸透包膜并与周围软组织粘连固定，则可能引发血管神经受压的表现，包括：

（一）颈内动静脉受压或受侵

出现与脉率一致的搏动性头痛或回流障碍的面颈胀痛。

（二）颈深上组淋巴结转移

压迫或侵犯颈动脉窦而致颈动脉窦过敏综合征，表现为发作性突然晕厥，这常在头颈部扭动、低头等转动体位时发生，有多次发作者其预后不良。

（三）颈深上组的后上组淋巴结转移

即在颈动脉出入颅处或乳突深面淋巴结转移，可压迫或侵犯后四对脑神经和颈交感神经节，临床有头痛，第Ⅸ、Ⅹ、Ⅺ、Ⅶ对脑神经麻痹及Horners征，如有双侧喉返神经麻痹，则可出现重度呼吸困难而窒息。

三、远地转移及临床表现

（一）远处淋巴结转移

较为少见。纵隔淋巴结转移可有胸闷及通气不畅；腹膜后散在多发的淋巴结转移可有持续性发热，由低热至持续性高热，但白细胞计数不高，抗炎无效，腋下、腹股沟淋巴结转移一般无明显症状。

（二）血行转移

鼻咽癌血行转移率较高，占初治患者的10%~13%左右，死亡患者中远地转移率高达45%~60%

左右，T_4、N_3或颈转移灶曾作非正规的穿刺和（或）切取活检者远地转移危险性更大。远转部位以骨转移最多见，其中又以扁骨系统最高发，如椎体、肋骨、骶髂骨、胸骨都极常见；肺及肝转移次之；皮肤或皮下转移或骨髓侵犯是在已有多脏器转移的患者中发生；脑实质转移罕见，我院资料脑转移的发生率为<2‰。

骨转移或肝转移发生在治疗前后较短时间内，多伴有局部疼痛、叩压痛、贫血、发热及伴有消化系统症状等。肺转移则可见于治疗后较长时间发生，常见于放射治疗结束1~2年后在复查时由肺X线平片检出，但也可见于疗中或疗毕时。多数无症状，偶或有少许轻微咳嗽却并不介意，直至胸膜受累出现胸腔积液时才有胸痛或呼吸困难而被重视。多脏器转移时除系统症状外常伴有发热、贫血、消瘦和恶病质。

第五节　诊　　断

一、病史及常规体检

凡有五官症状或有头痛、颈部肿块或普查EB病毒抗体效价，尤其是EA-IgA效价明显增高者或来自于鼻咽癌高发区，或有鼻咽癌家族史者，均应作鼻咽镜、影像学及病理学等一系列临床检查，以便确诊、了解病变范围、提供临床分期的证据和为疗效判定及随访奠定基础。

临床检查除包括一般状况评价（KPS）、体重、身高、视力、生命体征的测定，心、肺、肝、脾、骨（略）及神经系统（脑神经见后述）检查外，还应作详细的专科检查。

二、专科体格检查

（一）五官检查

1. 眼　两眼是否对称、有无突眼，瞳孔以及视力、视野等检查（余见脑神经检查）。

2. 耳　外耳道有无分泌物或肿物、鼓膜有无内陷、充血、穿孔，有条件的要进行听力测试（参看听神经检查）

3. 鼻　外形有否异常，是否有鼻塞等。前鼻镜检查：主要观察鼻道内有无肿瘤，并且描述肿瘤的侵犯范围。

4. 鼻咽检查　见间接鼻咽镜及内镜检查的相关内容

（二）口腔

检查有无牙及牙周疾病、观察口咽侧壁和后壁有无隆起或肿瘤情况，观察软腭的活动情况及扁桃体的大小（对后续口咽侧壁靶区勾画的判断有参考价值）等并进行记录。

（三）颈部检查

鼻咽癌发生颈部淋巴结转移的概率甚高，可高达82%（中国医学科学院肿瘤医院905例分析）。最常见的颈淋巴结转移部位为颈深上淋巴结，其次为颈后淋巴结和咽后淋巴结。而颌下、颏下淋巴结发生转移较少见（约1%~2%），但如果既往有颈部淋巴结活检、颈部手术史或曾进行过头颈部放疗，则出现颌下、颏下甚至耳前淋巴结转移的概率增加。

在行颈部检查时，检查者应站在患者的后方，手法不宜过重，自上而下或自下而上顺序检查，以免遗漏。首先要明确颈部有无肿大淋巴结；如发现颈部肿大淋巴结，应注意其部位、大小、质地、活动度、是否侵皮等。推荐采用WHO的肿瘤测量方法（肿瘤最大径×最大径的垂直径×厚度）来描述淋巴结的大小，采用颈部影像学分区（图5-1-8，表5-1-2）描述淋巴结的部位。若下颈、锁骨上发现有肿大淋巴结，还应常规检查腋窝有无肿大淋巴结。

表 5-1-2 颈部淋巴结的影像学分区

分 区		推荐边界
Ⅰ区		上界：下颌舌骨肌，下界：舌骨，前界：下颌骨前缘，外侧界：下颌骨内侧缘，后界：颌下腺后缘，内侧界：二腹肌前腹外缘
	ⅠA：	颏下淋巴结（前正中线至二腹肌前腹与舌骨下缘之间的区域）
	ⅠB：	颌下淋巴结（下颌骨上缘、二腹肌前腹与颌下腺后缘间的区域）
Ⅱ区		上界：颅底，下界：舌骨下缘，前界：颌下腺后缘，后界：胸乳肌后缘，内侧界：颈部血管鞘内缘，外侧界：胸乳肌内缘
	ⅡA：	颈内静脉后缘前方
	ⅡB：	颈内静脉后缘后方
Ⅲ区		上界：舌骨下缘，下界：环状软骨下缘，前界：胸骨舌骨肌侧后缘，后界：胸锁乳突肌后缘，内侧界：颈部血管鞘内缘，头长肌，外侧界：胸锁乳突肌内缘
Ⅳ区		上界：环状软骨下缘，下界：锁骨上缘，前界：胸乳肌后外侧缘，后界：椎旁肌前缘
Ⅴ区		上界：颅底，下界：锁骨上缘，前界：胸乳肌后缘，后界：斜方肌前缘
	ⅤA：	环状软骨下缘以上区域
	ⅤB：	环状软骨下缘至锁骨头上 2cm
	ⅤC：	ⅤB 下缘至锁骨头水平
Ⅵ区		颈前淋巴结（上界：舌骨，下界：胸骨切迹，后界：颈动脉鞘前方）
ⅦA		上界：颅底，下界：舌骨上缘，前界：上中咽缩肌后缘，后界：椎前肌，内界：头长肌外侧缘平行线，外侧界：颈血管鞘内缘
ⅦB		上界：颅底（颈静脉孔），下界：颈1侧块下缘，前界：茎突前咽旁间隙后缘，后界：颈1椎体，颅底，外侧界：茎突/腮腺深叶，内侧界：颈内动脉内侧缘

（四）脑神经的检查

由于鼻咽癌容易侵犯颅底，颈部淋巴结转移率高，肿瘤直接侵犯脑神经或由于肿大淋巴结的压迫而引起的相关脑神经的麻痹较为常见。因此，在鼻咽癌的体格检查中，特别强调 12 对脑神经的检查，一方面通过相关检查明确受侵的脑神经、了解病变范围，并且可通过不同脑神经症状出现的早晚及先后顺序，间接判定出病变的侵犯途径及范围；另一方面，也可通过治疗中脑神经症状的好转或缓解，进行治疗疗效的观察。

由于鼻咽癌的临床特点，晚期病例临床上可见多对脑神经的相继或同时受累，其中以三叉神经、外展神经、舌咽神经和舌神经的受累多见，而嗅神经、面神经、听神经则相当少见。中国医学科学院肿瘤医院 905 例资料示，确诊时脑神经受侵者 179 例，占 19.8%，其中，单侧受侵 159 例，双侧受侵 20 例。单一脑神经受损 56 例，多对脑神经受损 123 例。脑神经受损分布情况见表 5-1-3。

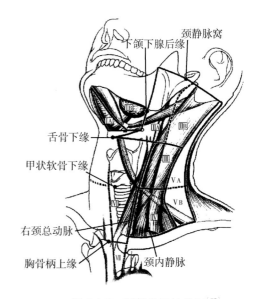

图 5-1-8 颈部淋巴结分区[82]

表 5-1-3 905 例鼻咽癌脑神经受损分布*

Nerve	I	II	III	IV	V₁	V₂	V₃	VI	VII	V VIII	IX	X	XI	XII	Sym
Events	7	25	33	27	74	100	80	62	21	17	26	22	3	40	11
						124									
%	0.8	2.8	3.6	3.0		13.7		6.9	2.3	1.9	2.9	2.4	0.3	4.4	1.2

注：* 由于有的病例伴有多对脑神经受侵，所以总的脑神经受侵例数大于 179 例。三叉神经受累也有同样的情况（中国医学科学院肿瘤医院资料）。

（五）镜检

1. 后鼻镜（间接鼻咽镜）检查　是诊断鼻咽癌必不可少的最基本的检查，简单、易行且经济。经口腔后鼻镜检查，一般可观察到鼻咽腔内有无肿块及鼻咽黏膜有无糜烂溃疡，出血坏死等异常改变，并可在后鼻镜明示下钳取病变处组织送病理检查。后鼻镜检查应特别注意：①咽隐窝是否对称，有无浅窄或消失；②隆突有无变形增大、移位、不对称或结构不清，耳咽管开口变形或消失；③顶后壁、顶侧壁有无黏膜下隆起增厚或鼻咽腔穹隆形状改变、不对称；④圆拱形的后鼻孔缘有无变形、增厚、被掩盖、堵塞或有无结节肿块；⑤口咽后壁、侧壁有无肿物或黏膜下隆起，软腭有无下塌或软腭背有无肿胀或局限性隆起。

2. 前鼻镜检查　有鼻塞、血涕的均应行前鼻镜检查，以观察鼻道有无肿块、出血、坏死物等，并要排除下鼻甲肥大，鼻中隔偏曲引起的鼻塞。有时仅通过鼻部前鼻镜即可行鼻腔鼻咽肿物活检。

3. 光导纤维鼻咽镜检查　经鼻腔表面麻醉及收缩鼻腔黏膜血管后由鼻腔进路置入光导纤维鼻咽镜，可以清楚观察到鼻腔及鼻咽腔内病变，已成为鼻咽癌放疗前必备的检查之一。光导纤维镜检查优点有：①不受患者张口大小及咽反射制约；②能更好地发现黏膜表面细微病变，尤其是深藏于隐窝顶、咽鼓管咽口处的小病灶都可以查出并可直接钳取活检；③与前后鼻镜相比，侵犯后鼻孔、鼻腔的检出率高，与CT 比检出率也高而且准确。笔者曾统计我院Ⅲ~Ⅳ期鼻咽癌 100 例，前后鼻镜检出后鼻孔鼻腔受侵犯 20 例；CT 检出为 36 例，而其中 3 例后来证实是浓稠分泌物而非癌侵犯；光导纤维镜检出 68 例，即在光导纤维镜下活检，病理阳性 58 例。所以，后鼻孔鼻腔受侵犯以光导纤维镜发现率最高最准确；④在光导纤维镜直视下，令病人做吞咽动作时的动态检查，易鉴别疗中或疗毕黏膜下有无残存肿瘤。在双侧鼻道狭窄或堵塞时，可于口腔、口咽部表面麻醉后，经软腭缘置入鼻咽腔同样能取得上述效果。

三、影像检查

（一）X 线平片检查

鼻咽侧位像、颅底像、颈静脉孔像、舌下神经孔像、蝶窦侧位体层像及鼻咽钡胶浆造影像等是过去诊断鼻咽癌常规影像检查，目前已常被 CT 和 MRI 取代。胸正侧位片和骨 X 线平片仍然是目前排除转移的可选检查项目。

（二）CT/MRI 检查

可清楚显示鼻咽腔内病变，更可清楚显示病变腔外侵犯的部位、范围大小、深在的转移淋巴结及骨、肺、肝的转移情况，对病变分期、治疗方案及放疗计划的设定、预后估计、随诊等都大有帮助，这是常规 X 线平片检查难以达到的，现在已成为放疗前必不可少的检查。中国医学科学院肿瘤医院余子豪等（1983）及其他作者报道显示，CT 检查可把 T₂₋₃ 期病变提高到占全部病变的 50% 以上，咽旁间隙侵犯检出率达 60%~80% 及以上。文献报道利用 CT/MRI 显示病变设计放射治疗计划可使 5 年局部控制率有所提高。

CT 显示颅底骨破坏较直观清晰，做鼻咽 CT 扫描时，应同时做冠状面扫描，并做注射对比剂增强扫描及调节窗位显露骨窗，观察颅底骨的改变。

而 MRI 有不同位相（横断面、冠状面、矢状面等）三维显示，还具有软组织分辨率高及多参数成像等特点，较 CT 在鼻咽癌的诊断和分期中有以下几个优势：①能显示肿瘤与咽颅底筋膜的关系，区分咽旁间隙的受压和侵犯；②显示咽旁，咽后间隙肿物的性质为肿瘤直接侵犯或转移淋巴结，改变 T 或 N 的分期；③准确显示颅底骨质破坏及其范围，尤其对骨髓受侵但骨皮质完整的病变显示明显优于 CT；④对鼻腔，鼻窦肿瘤侵犯与炎性病变进行鉴别；⑤显示海绵窦，破裂孔，脑膜，颅内的肿瘤侵犯及肿瘤沿神经播散的显示等；⑥脑实质的病变（如腔隙性脑梗死、放射性脑坏死等）、放射治疗后咽旁间隙改变的定性（放射性纤维变抑或肿瘤残存与复发）MRI 显示比 CT 更清晰[38]。

因此，鼻咽癌治疗前的诊断及分期的最佳影像学手段首选 MRI。建议 MRI 检查时，同样应作增强及多系列扫描。

（三）超声检查

该项检查比较经济且无创伤，可短期内重复检查，便于密切随诊动态观察，主要用于颈部和腹部的检查：①有助于检出临床触诊阴性的深在的肿大淋巴结；②可判断颈肿块是实性或是囊性，即转移淋巴结有无液化坏死，有助于临床考虑转移淋巴结放射治疗效果及进一步处理；③多普勒彩超检查颈部淋巴结，更可依据结内有无血流、高血流还是低血流及其分布部位，来判定是否属转移淋巴结。目前认为超声多普勒对颈转移淋巴结的诊断符合率约为 95% 左右，高于 MRI 和 CT 的结果。此外超声多普勒检查用以观察颈内、外及颈总动脉疗前、后缩窄改变也是一种可信的方法；④肝、肾、腹膜后淋巴结的随诊等；⑤对于有可能影响分期以及治疗原则的颈部可疑转移淋巴结，超声引导下的穿刺细胞学或病理检查可以明确淋巴结性质，为临床治疗提供有力的帮助。

（四）放射性核素骨显像

最常用来做骨 ECT 扫描的检查，这一检查灵敏度高，可能在骨转移症状出现前 3 个月或 X 线平片检出骨破坏前 3~6 个月内即有放射性浓集表现。在有骨痛或骨叩压痛区放射性核素骨显像阳性符合率一般比 X 线平片高 30% 左右。当然放射性核素检查时有假阳性的情况，尤其曾遭受骨外伤或骨炎症时，故应以病史、临床查体、X 线片或 CT/MRI 等综合证据作为诊断依据。

近年来应用的正电子扫描（FDG-PET）检查，对发现原发病灶、颈转淋巴结或远处转移灶的存在、疗后残存或复发极有帮助。但是 PET-CT 仍然不能取代常规影像学手段，一般不作为常规检查，但对于原发不明，或排除远地转移方面，PET-CT 有一定优势。

四、血清学检查

鼻咽癌的血清学检查目前主要包括血清 EB 病毒 DNA 拷贝数测定，EBV 抗体 VCA-IgA 和 EA-IgA 的测定。鼻咽癌患者常伴有血清 EB 病毒 DNA 的复制以及病毒抗体 VCA-IgA 和 EA-IgA 效价增高。可能在有临床症状前已有 EB 病毒复制以及抗体生成，其拷贝数以及抗体效价水平常随病情进展而增高，随病情好转而下降。需要强调的是血清学检查不能作为鼻咽癌的确诊手段，约有 15% 左右的假阴性率。血清学检查作为一种辅助诊断方法，主要应用于：①普查，血清学检查的三项指标中，如果出现任一指标持续增高；任两项指标阳性，以及抗体效价超过 1∶80，均认为是鼻咽癌高危人群，应进一步作鼻咽镜等临床检查，有助于疾病的早起发现；②协助原发灶不明的颈部淋巴结转移癌寻找可能隐匿在鼻咽的原发癌；③作为鼻咽癌患者放疗前后随诊，及动态观察疾病控制的辅助检查。

VCA-IgA 以及 EA-IgA 的敏感性和特异性尚有不足。联合 EB 病毒的相关核抗原 1 和 2 以及潜伏膜蛋白 1 和 2 进行检测，可以显著提高敏感性和特异性，对早期发现鼻咽癌有显著帮助。

五、病理学检查

鼻咽癌的病理分类及其各自生物学特点中，需要强调的是：①肿瘤活组织病理检查是确诊鼻咽癌的唯一定性手段，是其他临床检查所不能替代的。无论是初诊初治还是疗后复发再治，治疗前都必须先取得病理证实；②鼻咽、颈部都有肿物时，活检取材部位应首选鼻咽，因鼻咽活检方便快捷、损伤小、对预后影响小，若一次活检阴性，还可重复再取；③鼻咽重复活检病理阴性或鼻咽镜检未发现原发灶时，才行颈部淋巴结的活检。颈淋巴结活检应取单个的、估计能完整切除的为好，尽量不要在一个大的转移淋巴结上切取一小块的活体标本或反复穿刺活检，有报告认为颈淋巴结切取或穿刺活检会增加远转率，最高可达20%，对预后有明显的影响。

第六节 临床分期

迄今国内外已有多种临床分期，计有1965年的上海分期，1979年的长沙分期，1981年的广州分期，1992年的福州分期，香港何氏分期，2008年我国的鼻咽癌分期，美国的AJCC，UICC分期等。因上述分期都未能满意地反映鼻咽癌患者的疗效及预后，故仍在不断探索改进中。

2008年鼻咽癌会议组织了一个多中心的研究，基于目前国内外IMRT在鼻咽癌治疗中的广泛使用，拟将鼻咽癌分期进行更新，补充，目前已被AJCC第八版分期采纳，对鼻咽癌的分期进行了修订。

鼻咽癌进行分期应该完善相关检查，具体手段已经在检查一章进行描述了，概括来讲需要包括：全面的体格检查（尤其是颅神经检查以及颈部淋巴结的触诊），纤维鼻咽镜检查，多个位相的影像学检查等（MRI优于CT），以及进行远地转移排查的各项检查。目前国内多数研究中心使用的史国际上常用的UICC分期，2008分期也在部分单位试用，现介绍如下：

一、1992年福州分期[4]

T T_{is}：原位癌。

T_x：未发现癌灶。

T_1：局限于鼻咽腔内。

T_2：局部浸润至鼻腔、口咽、茎突前间隙、软腭、椎前软组织、颈动脉鞘区部分侵犯。

T_3：颈动脉鞘区被肿瘤占据、单一前组脑神经损害、颅底、翼突区、翼腭窝。

T_4：前后组脑神经均受损害、鼻窦、眼眶、颞下窝侵犯、颈椎1~2直接受侵。

N N_0：未触及肿大淋巴结。

N_1：上颈淋巴结直径<4cm，活动。

N_2：下颈有肿大淋巴结，或直径4~7cm，或活动受限。

N_3：锁骨上区有肿大淋巴结，或直径>7cm，或固定及皮肤浸润。

M M_0：无远处转移

M_1：有远处转移

注：上下颈分界线为环状软骨下缘。锁骨上区定义为Ho氏三角，淋巴结全部

临床分期：

Ⅰ：$T_1N_0M_0$

Ⅱ：$T_2N_{0\sim1}M_0$，$T_{1\sim2}N_1M_0$

Ⅲ：$T_3N_{0\sim2}M_0$，$T_{1\sim3}N_2M_0$

Ⅳa：$T_4N_{0\sim3}M_0$，$T_{1\sim4}N_3M_0$

Ⅳb：M_1

二、2009年国际抗癌联盟（UICC）分期

T T_{is}：原位癌。

T_x：未发现癌灶。

T_1：局限于鼻咽腔，或累及口咽或鼻腔，无咽旁间隙受侵。

T_2：肿瘤侵犯咽旁间隙。

T_3：肿瘤侵犯颅底骨结构和（或）鼻窦。

T_4：肿瘤侵及颅内和（或）脑神经、颞下窝、下咽、眼眶或颞下窝或咀嚼肌间隙。

N　N_0：无区域淋巴结转移。

N_1：锁骨上窝以上单侧颈部淋巴结转移，最大直径≤6cm；和（或）单侧或双侧咽后淋巴结转移，最大直径≤6cm。

N_2：锁骨上窝以上双侧颈部淋巴结转移，最大直径≤6cm。

N_3：a：颈部转移淋巴结的最大直径>6cm。

　　b：锁骨上窝淋巴结转移。

M　M_0：无远处转移。

M_1：有远处转移。

注：锁骨上区定义为Ho氏三角，淋巴结全部或部分位于锁骨上区均视为N_{3b}。

临床分期：

0：$T_{is}N_0M_0$

Ⅰ：$T_1N_0M_0$

Ⅱ：Ⅱa：$T_2N_0M_0$；Ⅱb：$T_{1\sim2}N_1M_0$

Ⅲ：$T_3N_{0\sim2}M_0$，$T_{1\sim2}N_2M_0$

Ⅳ：Ⅳa：$T_4N_{0\sim2}M_0$；Ⅳb：$T_{1\sim4}N_3M_0$；Ⅳc：$T_{1\sim4}N_{0\sim3}M_1$

三、美国癌症联合委员会（AJCC）第八版分期

T　T_x：原发灶无法评估。

T_0：未发现肿瘤部位，但是有颈部淋巴结转移伴EB病毒阳性

T_1：局限于鼻咽腔，或累及口咽或鼻腔，无咽旁间隙受侵。

T_2：肿瘤侵犯咽旁间隙，和（或）邻近软组织受侵（翼内肌，翼外肌，椎前肌肉）。

T_3：肿瘤侵犯颅底骨结构，颈椎，翼突结构，和（或）鼻窦。

T_4：肿瘤侵及颅内，脑神经、下咽、眼眶，腮腺受侵和（或）翼外肌外侧以外广泛软组织受侵。

N　N_x：区域淋巴结无法评估

N_0：无区域淋巴结转移。

N_1：环状软骨下缘以上的单侧颈部淋巴结转移，最大直径≤6cm；和（或）单侧或双侧咽后淋巴结转移，最大直径≤6cm。

N_2：环状软骨下缘以上的双侧颈部淋巴结转移，最大直径≤6cm。

N_3：单侧或双侧颈部淋巴结转移，最大直径>6cm，和（或）转移淋巴结浸润低于环状软骨下缘。

M　M_0：无远处转移。

M_1：有远处转移。

临床分期：

0：$T_{is}N_0M_0$

Ⅰ：$T_1N_0M_0$

Ⅱ：$T_{0\sim1}N_1M_0$，$T_2N_{0\sim1}M_0$

Ⅲ：$T_{0\sim2}N_2M_0$，$T_3N_{0\sim2}M_0$

Ⅳ：ⅣA：$T_4N_{0\sim2}M_0$，$T_{0\sim4}N_3M_0$；ⅣB：$T_{0\sim4}N_{0\sim3}M_1$

四、鼻咽癌2008分期

T　T_{is}：原位癌。

T_x：未发现癌灶。

T_1：局限于鼻咽腔。

T_2：肿瘤侵犯鼻腔，口咽、咽旁间隙。

T_3：肿瘤侵犯颅底骨结构和（或）翼内肌。

T_4：肿瘤侵犯脑神经、鼻窦、翼外肌以及以外的咀嚼肌间隙、颅内（海绵窦、脑膜等）。

N N_0：影像学及体检无淋巴结转移证据。

      N_1：N_{1a}：咽后淋巴结转移；

            N_{1b}：单侧 I b、Ⅱ、Ⅲ、Ⅴa 区淋巴结转移，最大直径≤3cm。

      N_2：双侧 I b、Ⅱ、Ⅲ、Ⅴa 区淋巴结转移，或最大直径>3cm，或淋巴结有包膜外侵犯。

      N_3：Ⅳ、Ⅴb 区淋巴结转移。

M M_0：无远处转移。

      M_1：有远处转移（包括颈部以下的淋巴结转移）。

临床分期：

0：$T_{is}N_0M_0$

Ⅰ：$T_1N_0M_0$

Ⅱ：$T_1N_{1a\sim1b}M_0$；$T_2N_{0\sim1b}M_0$

Ⅲ：$T_3N_{0\sim2}M_0$，$T_{1\sim2}N_2M_0$

Ⅳ：Ⅳa：$T_4N_{0\sim3}M_0$、$T_{1\sim3}N_3M_0$；Ⅳb：$T_{1\sim4}N_{0\sim3}M_1$

第七节 鉴 别 诊 断

一、恶性淋巴瘤

起源于鼻咽及颈部的非霍奇金淋巴瘤，临床在鼻咽和颈部也可发现肿物，但发病常较年轻，少见头痛及脑神经麻痹而常伴发热，肝脾大等全身症状和体征。鼻咽肿块多为黏膜下球形隆起，光滑少有溃疡坏死，颈部肿大淋巴结中等硬度或呈韧性感或偏软，单个或多个融合呈分叶状较大但仍能推移。可同时伴有多处淋巴结肿大或骨髓象异常。最后确诊需要病理免疫组化证实，取材部位以淋巴结比鼻咽诊断率及可靠性高，故病理活检部位首选淋巴结。

二、纤维血管瘤

这是鼻咽部最常见的良性肿瘤。瘤体由致密结缔组织、大量弹性纤维和血管组成，因而与一般纤维瘤的构成不同。青少年多见，以鼻咽反复出血为特征，常无淋巴结肿大，少见头痛和脑神经麻痹。鼻咽肿物血管丰富呈暗紫红色如紫红葡萄样，极易出血。CT/MRI 增强扫描或 MRA 可基本确诊。经后鼻镜咬取活检应慎重，以免大出血，必要时可在手术室活检或经手术切除后病理确诊。

三、颅底脊索瘤

脊索瘤是由胚胎发育时残存的脊索发生的肿瘤，位于中线骨骼部位、从蝶枕区至骶尾部的任何轴向位置均可发生。发生于颅底斜坡者约占全部脊索瘤的 1/3。以 30~50 岁间多见，男性多于女性。

颅底脊索瘤的特点属于低度恶性。生长慢，以局部侵袭性生长为主，可有溶骨性破坏。本病在诊断时肿瘤常较大，且易累及周围脑神经，使大动脉移位或包绕并侵及海绵窦。病理学特点：肉眼观瘤体为半透明分叶状肿物，有不完整包膜，充满胶冻状组织，易出血、坏死、囊变及钙化。镜下细胞大小不一，嗜伊红的胞质中见大量的空泡形成，免疫组化检查 S-100、Keratin、EMA、Vimentin 等均为阳性，而 CEA 为阴性。

临床表现以头痛、脑神经麻痹及中线部位的颅底骨破坏为特征。肿瘤向颅内生长亦可向下侵至鼻咽顶或顶后壁呈现黏膜下肿物隆起，颈部无肿大淋巴结。

因颅底脊索瘤多有明显的骨质破坏，而且瘤体内可有钙化，因此普通平片可发现异常。结合 CT/MRI 有助于确诊，经鼻腔肿物活检或立体定向穿刺活检可明确诊断，诊断仍不明确而又高度怀疑颅底脊索瘤的可能，可直接行手术切除。

四、鼻咽结核

目前较少见，病变常位于顶壁、顶后壁，呈散在，多数肉芽样小结节表现，可伴糜烂、溃疡坏死，表面分泌物较多且多为脓性分泌物。多无五官症状或头痛，无脑神经麻痹，常有午后低热、乏力、盗汗等全身症状。可同时有其他部位结核灶或结核病的既往史，最终要靠病理鉴别。

五、鼻咽慢性炎症增殖性病变

多在顶壁、顶后壁单个或散在淋巴滤泡样小结节，无溃疡坏死，黏膜光滑可伴有充血，口咽后壁亦常伴有类似改变，无头痛及颈淋巴结肿大，可能有反复发作的咽下痛，一般经抗炎后可好转。部分抗炎无效病例，在诊断困难时则依靠病理确诊。

六、腺样体

典型的腺样体见于青少年，在顶前壁呈束状、橘子瓣状有深纵行沟，常易于辨认无需活检。在合并感染时，可明显肿大成结节状，纵行沟变浅或消失而成红肿块状，有脓性分泌。可有脓血涕，但一般无头痛及颈淋巴结肿大。可局部冲洗抗炎观察，活体组织病理检查可确诊。

第八节　放射治疗的实施以及质量控制

目前鼻咽癌公认和有效的根治性治疗手段为放射治疗，或以放疗为主的综合治疗。随着计算机技术、影像学技术和加速器的不断发展和进步，三维适形（CRT）和三维调强适形放射治疗技术（IMRT）以其放射剂量在三维方向可与靶区一致/同时靶区内各点剂量强度也可进行调节为特点，使靶区可以得到更为确定的吸收剂量，而使周围正常组织的受量减少。这对于鼻咽癌这种局控率与剂量呈正相关，而且周围重要器官的剂量限制成为提高肿瘤剂量的关键因素的肿瘤来讲，此项技术无疑是一个里程碑式的进展。对于鼻咽癌的治疗来讲，IMRT 的优势远较 CRT 更较常规放疗明显，包括以下内容。

1. 重要器官的保护　鼻咽位置深，周围重要器官多且密集。常规照射技术无法避开或保护这些器官。并且鼻咽癌患者放疗的疗效较好，生存期长，对生存质量要求高，因此，在不降低鼻咽癌患者局部控制率的前提下，最大限度地降低周围正常组织的受量是 IMRT 的主要优势之一。

2. 鼻咽癌生物学行为特点　大部分鼻咽癌是低分化癌（WHO 分型为非角化型鳞癌），中国医学科学院肿瘤医院 1990~1999 年 905 例收治鼻咽癌中，低分化癌的比例为 91%[6]。低分化鳞癌对放疗敏感；但靶区大而且极不规则，肿瘤区与临床靶区的形状不一致性大，常规照射技术很难达到高剂量区与靶区的形状一致，而且局控率与剂量呈明显的正相关性，因此，从理论上讲鼻咽癌患者是从 IMRT 获益最大的肿瘤之一。

3. 鼻咽癌临床解剖部位的优势　器官移动小、易固定，具备精确放射治疗的可行性。

4. 物理剂量分布的优势　对于鼻咽癌来讲，正常组织的剂量限制成为限制提高肿瘤剂量的主要因素，IMRT 的物理剂量分布优势，使进一步提高肿瘤剂量成为可能。

5. 不同期别鼻咽癌治疗的个体化　IMRT 使高剂量区可以在三维方向上与靶区的形状一致，适形度高，可以使临床医生有机会对于不同肿瘤情况的病例进行分别对待，最大限度地提高肿瘤控制率和降低周围正常组织的照射剂量。

因此目前国内外均采用 IMRT 作为鼻咽癌的标准治疗手段

一、放疗目的、禁忌证和治疗原则

接诊一个患者，应该对其进行全面的了解，包括患者本身的情况，有无严重合并症，有无治疗的禁忌证等；患者肿瘤情况进行全面评估以及患者本人对治疗的期望等，确定放疗的目的以及治疗原则。

（一）放疗目的

1. 对于早中期病例　①尽可能获得长期生存；②尽可能降低及减轻早、晚期放疗并发症的发生程度；③尽可能提高患者的生活治疗。

2. 对于晚期病例　①争取获得局部区域控制；②采用综合治疗，尽可能延长患者的生存期；③使早期并发症控制在患者可耐受范围内；④在保证获得局部区域控制的基础上，尽量降低减轻晚期并发症的发生和程度。

（二）放疗禁忌证

无法配合治疗者；恶病质；有出血高危险者或伴有其他无法耐受放疗的情况等。

（三）治疗原则

根据鼻咽癌的流行病，病理学以及生物行为的特点，制定鼻咽癌的放疗原则（表5-1-4）。

表 5-1-4　鼻咽癌的放疗原则

不同期别或情况	治疗原则	放疗技术	
早期 （Ⅰ／Ⅱ期）	单纯根治性放疗	IMRT/IGRT 为主	单纯外照射
			对于部分 T_1 和 T_2 病变小的患者可采用单纯外照射+腔内近距离治疗
局部晚期 （Ⅲ／Ⅳ期 M_0）	综合治疗	IMRT/IGRT 为主	同步放化疗
			同步放疗+靶向治疗
			诱导化疗+同步放化疗/单纯放疗
			同步放化疗/单纯放疗+辅助化疗
			对于颈部有大淋巴结患者可放疗同步局部热疗
残存病灶的处理	个体化治疗		观察
			对于浅表残留灶，采用腔内近距离局部加量
			对于深部残存灶，X 刀补量
			手术完整切除，根据情况采用内镜或开放手术
远地转移，M_1	化疗为主		多脏器多发转移：以化疗为主
			单纯脏器单一转移：化疗+放疗
			肝脏转移：介入治疗
			少数情况可考虑手术
局部复发	局部治疗		早期病变：首选内镜下激光手术或开放手术；或 IMRT/IMRT+腔内治疗
			晚期病变：同步放化疗/单纯放疗
区域复发	手术治疗为主		首选手术：局部转移淋巴结切除或区域性颈清扫
			转移淋巴结位于下颈及锁骨上区者可考虑术后化疗

二、IMRT 的实施

（一）放疗前的准备阶段

1. 患者一般情况的评估　了解患者的性别，年龄，身高，体重，有无合并症及严重程度和药物控制情况，并进行行为评分，营养评价，是否有贫血状态等。了解患者的意愿以及心理状况。在此基础上准确评估患者的情况，为进一步决定患者的治疗方案提供证据。如果患者的合并症控制不佳，应及时调整使用药物，使其保持稳定状态；伴有贫血或近期体重下降明显的患者，应对患者的饮食结构进行指导及积极的营养支持（必要时可采用肠内营养剂支持治疗）以提高患者对治疗的耐受性、减少可能影响放疗敏感性和治疗精度的因素，为放疗疗效最大化、降低放疗副反应及使治疗能够顺利进行做好充分准备。

2. 全面的检查以及准确的分期（本章第六节）

（1）体格检查。

（2）血液检查　包括生化检查、病毒指标、EBV 抗体以及 DNA 复制数的测定、甲状腺和垂体功能以及患者的免疫功能的测定等。

（3）镜检　包括前鼻镜、间接鼻咽镜以及纤维鼻咽镜检查，由于头颈部肿瘤第二原发癌的发生概率较高，必要时需要进行胃镜或气管镜的检查。

（4）影像学检查　包括鼻咽及颈部的 MRI 检查、胸腹 CT、颈腹超声、全身骨扫描等。根据患者一般情况加做心电图、肺功能等。没有特殊原因，患者均应接受增强 MRI 检查，有助于准确分期以及确定肿瘤范围。PET-CT 不作为常规检查手段。

（5）病理确诊　处理获取原发灶的病理诊断外，对于可能影响分期、治疗方式，放疗野的设计以及放疗剂量的可疑颈部淋巴结，需行穿刺细胞学或病理学检查，予以确诊。目前越来越多的基因或蛋白的测定，如 EGFR、VEGF、Ki-67、p16 等，可以预测病变的放疗敏感性、远转特性，以及预测预后等，可以进行进一步的检查，有助于个体化治疗方式的选择。

3. 多科医师会诊　决定患者的治疗方式、合并症的治疗、营养支持或饮食指导、心理护理、口腔处理等。

（1）放疗科、肿瘤内科以及影像科医师的会诊　以上各步骤完成后，根据临床医师对患者的一般情况的评估，影像科医生参与的联合阅片对患者的病变给予准确的分期后，并根据患者的意愿，确定治疗的目的，有无治疗的禁忌证等，为患者提供最适宜治疗方法的建议，包括综合治疗（放疗、化疗及靶向或生物治疗）的方案，以及放射治疗的方法等，包括放疗技术，剂量，是否需要采用后装治疗，以及如果治疗后原发灶或淋巴结残存，是否可以接受手术挽救等。并将治疗期间可能出现的并发症等情况向患者告知，并告知可能使用的处理方法。

（2）营养师　放化疗会出现唾液腺的损伤，味觉改变，以及恶心、呕吐等胃肠道反应症状；照射部位的黏膜损伤（放射性口腔、口咽、喉黏膜炎等）引起的局部疼痛等；都会导致患者进水、进食困难，加上患者饮食结构不合理等，从而导致患者营养摄入不足出现体重下降、贫血、低蛋白血症等。几乎所有的鼻咽癌患者治疗期间或多或少的都存在营养问题。有研究显示治疗中体重下降明显可能导致治疗疗效的下降，更可使 IMRT 这一精确放疗技术的治疗精度下降，而使其技术优势大打折扣；贫血可使肿瘤乏氧而使其对放射线的敏感性下降从而影响疗效。合理的饮食能增强机体对放疗的耐受力和免疫力，足够的营养摄入是保证患者能顺利按计划高质量完成治疗的基本保证。对肿瘤患者的饮食结构建议为：高蛋白、高纤维素、高维生素及一定量的脂肪的饮食，必要时可加用肠内营养剂。对于病变范围较大，预计治疗中急性并发症可能比较严重的患者，比如咽后淋巴结较大，压迫口咽侧壁者，应预防性予以胃造瘘或鼻饲管置入，以保证患者的营养摄入等。患者应忌烟、忌酒。

（3）皮肤护理　放疗期间及放疗结束后的 3~6 月内，不宜戴耳环及项链。在急性反应期（放疗期间和放疗后的3个月内），照射区皮肤禁用刺激性皮肤清洁剂（不含薄荷的浴液除外）；尽量避免曝晒；照射区禁止抓挠、热敷和贴附膏药及胶布等；照射区的皮肤以暴露为宜（除去衣领），应尽量减少手（不要触摸照射区皮肤）、衣领、纸巾等对照射区皮肤的物理刺激；皮肤有破损时请遵照主管医生的嘱咐去做。需要提醒患者保持皮肤标记的清晰，不能私自涂改，保持皮肤的清洁干燥等。

（4）口腔科医师　需要在放疗前对患者的口腔尤其是牙齿进行全面细致的检查，并采用拔除或修补等方式对患牙进行处理，以保证放疗顺利实施，并减少放疗后下颌骨并发症的发生。据报道，放疗前做过口腔处理的患者放射性龋齿的发生率（17.2%~48.7%）明显低于未做口腔处理者（88%）[30]。由此可见放疗前口腔处理的重要性。口腔疾患的处理，其中包括清除牙垢、修补龋齿、去除金属牙套、拔除残根或无法保留的患牙，同时治疗根尖炎、牙龈炎等。金属牙套除了干扰CT、MRI的成像，从而影响对肿瘤范围的判断外，也可增加放射线的散射，从而影响放疗剂量的准确性和增加周围正常组织特别是颌骨的剂量，增加出现放射性骨髓炎和骨坏死的风险。

一般性的口腔处理完成后，间隔2~3天即可开始放疗。但对于拔牙数量多，创伤大，老年患者、糖尿病及高血压患者及口腔卫生差的患者，应根据具体情况，给予相应处理，而且拔牙后最好休息1~3周，甚至更长时间，以便创面有足够的时间完全修复，降低颌骨放射性骨髓炎、骨坏死的发生率。

此外，还应对患者进行放疗中和放疗后口腔护理的指导，指导患者加强口腔卫生，养成早晚刷牙和饮食后漱口的好习惯，以软毛牙刷进行刷牙，保持口腔清洁，并学会使用牙线进行牙齿的清洁等。嘱患者戒除烟酒，忌过热、油炸等刺激口腔黏膜的食物，鼓励患者多饮水，保持口腔黏膜的湿润等。出现口腔黏膜反应后应根据放疗科医师的医嘱进行对症治疗。

（5）心理护理　肿瘤患者通常情绪较悲观低落，尤其出现放疗反应或放疗疗效欠佳时，会对治疗丧失信心，依从性降低，食欲下降，甚至导致患者放弃治疗。因此调整患者心理状态，进行心理护理就比较重要。鉴于目前心理医师的匮乏，放疗科医师往往承担起部分心理医师的职责，向患者解释放疗的意义，放疗中可能出现的并发症，如何能减轻及减缓并发症的发生，以及并发症出现时应该接受的治疗，使患者能清楚地了解放疗的过程，消除患者的恐惧感，鼓励其树立战胜疾病的信心，使其能积极配合且顺利完成治疗。

（6）完善的标准化病历书写以及医学文书的签署等　病历记录应包括详细的采集病史，详尽准确的体格检查，细致完善的血液和影像学检查，准确的诊断及分期等。医学文书应包括治疗相关的知情同意书（放化疗、有创操作、贵重药品等）的签署，患者疗前，治疗中以及治疗后的须知，病情和治疗相关的告知书等，有助于患者和家属了解整个治疗过程，配合治疗的顺利实施。

（7）放疗前的合并症的治疗　合并有心血管疾病，糖尿病和高血压的鼻咽癌患者，合并有乙型肝炎的鼻咽癌患者，应该经专科医师进行会诊，尽可能的控制症状和异常指标等，尤其是有乙肝病毒复制的患者，应该给予积极的抗病毒治疗，并对于有乙肝病毒复制的患者不建议行同步放化疗。对合并症的处理非常重要，否则可能会影响治疗措施的选择和实施，并有可能加重放疗和化疗带来的急性损伤，晚期损伤，如放射性脑损伤，血管损伤，神经损伤及颈部纤维化等；部分患者甚至可能由于合并症而中断或终止治疗。

（8）放疗前明显不适症状的控制　严重的头痛常常严重影响患者的精神状况、吃饭、睡眠等，可以在短时间内使患者的体重及全身状况下降、导致贫血等，对预后造成影响，因此应予以重视。在放疗的镇痛效果产生前，应予以积极的镇痛药物治疗。颈椎或枕骨大孔受侵，也常常引起疼痛，可能造成患者的强迫体位，并有因颈椎不稳定造成高位截瘫的可能。因此，除了告知患者减少颈部活动外，颈部应该使用颈托等辅助装置进行固定。

世界卫生组织（WHO）关于缓解癌痛的阶梯式镇痛方案：轻度疼痛用非阿片类药物±辅助药物。如阿司匹林，对乙酰氨基酚。中度疼痛用作用弱的阿片类药±非阿片类药±辅助药物。顽固性剧烈疼痛选作用强的阿片类药±非阿片类药±辅助药物。口服镇痛药是肿瘤镇痛治疗的首选方法。此方法安全，有效，经济。

（二）IMRT 的具体实施以及疗中注意事项

上述准备工作结束后，即可开始着手进入放射治疗流程。对于需要先进行化疗的患者，应进行初步模拟 CT 定位，将患者初始病变信息预留至计划系统，以便将化疗后的模拟 CT 图像与化疗前的进行融合，使得主管医师勾画靶区更加准确。

由于 IMRT 治疗的精确性，精确的体位固定，CT 定位以及良好的计划剂量分布是必需的。

值得提出的是这些步骤，包括之后放疗的实施，所有的机器设备以及固定器，包括体位固定器的统一，位置的固定，模拟 CT，激光灯的准确度，数据传输以及加速器等，均应该定期检测，以保证放疗各个步骤的准确实施。每个治疗中心需要进行具体测定每个环节的误差，以便确定计划靶区（PTV）的范围。

1. 放疗实施包括以下过程

（1）体位的选择及固定　舒适的体位，牢固的固定，可以提高摆位的重复性，减少摆位误差，这个步骤是 IMRT 精确治疗的基础。

为更可靠地进行体位固定，应该采用头颈肩热塑面罩固定。一般取仰卧位、头颈肩架、头部置于合适角度的头枕（根据患者的体型条件多选用 B 或 C 枕，以患者舒适为度）上，并嘱患者用鼻腔呼吸（使软腭尽量远离鼻咽顶后壁，目的是减少软腭可能位于高剂量区的机会）。对于特殊患者还需要进行等效组织补偿物使用，或是张口含瓶等，以使病变获得既定的照射剂量或使正常组织得到更好的保护。采用三维激光灯摆位，使患者身体的水平面平行于床面，身体的矢状面垂直于床面，特别要注意颈部要与体中线在一条直线上，必要时可在模拟机下调整体位直至满足上述条件。患者体位保持正中对称后，采用头颈肩热塑面罩进行固定，并将患者的姓名、病案号、头枕型号记录在面罩上。

此外，在制作头颈肩热塑面罩前，为了保证体位的一致性以及图像的清晰，还应该注意一些细节，比如女性患者应将过多过长的头发进行修剪。因项链、义齿及耳环等可能影响 CT 图像的清晰度及产生散射线，定位及放射治疗时均不应佩戴。

（2）模拟定位 CT 扫描及图像登记及数据传输　除不能使用碘造影剂的患者外，模拟 CT 定位应采用增强 CT 扫描。

1）扫描中心的选择：扫描中心应根据不同治疗机型进行选择，通常选择在与治疗靶区中心比较接近的部位，尽量选择在面颈部平坦的部位，避免选择鼻尖，颏下等部位，以保证激光摆位重复性好（与靶区中心的关系，部位的选择，重复性）。在 CT 模拟机扫描图像上确定好扫描中心后，在三维激光灯下，将等中心在皮肤上的投影（一前、两侧）在头颈肩面罩上进行记录，并用金属点标记，以便在 CT 扫描的图像上能够识别（图 5-1-9）。

2）扫描层厚：由于头颈部结构复杂，不同层面的结构变化较大，一般采用的扫描层厚为 3mm。

3）扫描范围：需要满足布野的要求，包括需要采用非共面的照射技术，并能全面观察肿瘤区以及重要危及器官的受量等。一般的，扫描范围上至头顶，下至气管分叉水平，宽度需完整包括双侧肩部，如需评价肺部剂量，扫描范围则应包括全肺。

4）图像登记及数据传输：将 CT 模拟机获得的影像资料以及完整的患者信息在计划系统

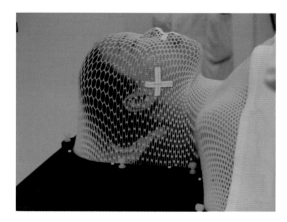

图 5-1-9　体位、固定、体表标记

上进行登记，并在工作站进行数据/图像重建并确认。

（3）靶区的勾画 这一步至关重要，因为这一步出现的误差是整个IMRT治疗过程中最大和最重要的误差，极可能导致治疗的失败或造成明显的并发症。如果靶区勾画太小则可能使靶区被"精确的"遗漏；如果靶区勾画过大，则会造成周围正常组织的照射体积和剂量的增加，这两种情况均使IMRT的优势大打折扣。由于这一步的重要性，科室或中心应该建立多级医师靶区确认制度，以确保能够最确切完整的包括肿瘤区域，尽量减少正常组织的照射。

1）肿瘤区（gross target volume，GTV）

定义：肿瘤区是指临床检查和各种影像学技术能够发现的肿瘤。包括原发灶和转移淋巴结（和远地转移灶），是一个临床解剖学概念。在临床上不同医疗机构的命名略有不同，一般采用下标来分别定义原发灶和转移淋巴结，如GTVp/GTVnx（GTVprimary/GTVnasopharynx）或GTVt（GTVtumor）来代表原发肿瘤，GTVrpn（GTVretropharygeal lymph node）来代表转移的咽后淋巴结，GTVnd1，GTVnd2或GTVN1，GTVN2（GTVnode）代表转移淋巴结等。

GTV的确定：原则是利用多种检查手段获得详尽的肿瘤区的范围以及和周围组织器官的相对位置，尽量减少靶区勾画的位置误差。为减少鼻咽癌GTV勾画的误差，应注意以下几个方面：①仔细的临床检查以及纤维鼻咽镜检是确定GTV不可或缺的：通过上述检查可以了解鼻咽病变沿黏膜侵犯的范围，包括确定后鼻孔，鼻腔受侵的范围，口咽及软腭是否受累或受压性改变等。黏膜面的肿瘤范围常不能在影像学的图像中显示，因此，详尽的临床检查有助于肿瘤范围的确定；②需要进行多种影像检查来进一步确定患者的肿瘤区，第三节的影像学检查中提到MRI相较于CT的优势，但CT在骨骼和血管显示等方面有一定优势，PET-CT在确定是否恶性病变方面有一定的指导意义。肿瘤区应在多个MRI时相及位相图像的基础上，结合CT（包括软组织窗和骨窗）和（或）结合PET-CT/SPECT进行确定，必要时需要将多种图像进行融合后确定。需要指出的是，不同的检查手段应该是互相补充的，而不是互相否定，或是用一种手段替代另一种手段，多种方式获得的资料的结合，才能提供更详尽的肿瘤信息，但是目前认为PET-CT仍不能替代MRI的检查；③多级医师以及多学科医师共同确认，对于不能确定的肿瘤区域，可以请放射诊断科医师一起进行确定等。

转移淋巴结是根据临床检查、影像学检查以及细胞学/病理学的证据来确定的。诊断标准：在鼻咽部的淋巴引流区内，肿大淋巴结经细胞学或病理学证实为转移者；或颈部淋巴结短径≥10mm（中国医学科学院肿瘤医院资料），咽后外侧组淋巴结短径≥5mm，而咽后内侧组淋巴结只要发现即可诊断为转移淋巴结；或淋巴结伴有中心坏死，周边环形强化者；或在淋巴引流区有3个或以上成簇的淋巴结，短径在5~8mm，长短径比>0.5者也应警惕有转移淋巴结之可能；淋巴结的包膜外侵犯（或融合的淋巴结）均为判定鼻咽癌颈淋巴结转移的依据。

GTV的勾画：根据已经确定的GTV的范围在CT模拟机获得的CT影像上进行勾画。为减少靶区勾画的误差，应在三维图像上进行勾画（图5-1-10GTV1），并与其他图像信息（MRI或PETCT）进行比对或采用图像融合技术，确保GTV的范围，在三维图像上的形状以及与周围结构的相对关系的一致性。在CT图像显示不清晰的时候，可以采用图像融合技术进行勾画（图5-1-10GTV2）。此外，应采用不同的窗宽窗位来勾画不同部位的肿瘤靶区，如在颅骨受累的病变勾画时，应在骨窗下进行，以便更好地显示病变。

需要指出的是GTV不完全等同于T分期以及N分期。到目前为止，多数放疗科医师还是认为肿瘤复发才是最大或最严重的"并发症"。因此，由于临床检查，影像学检查的局限性等，对于一些高度怀疑肿瘤侵犯，但不能确定进而不影响分期的部位，或不符合诊断标准，但位于鼻咽癌淋巴结转移高危区，且临床高度可疑为转移淋巴结者，应根据鼻咽癌的病理学、生物学、解剖学特点，结合临床经验等确定是否需要将其作为GTV进行处理。也就是说，对于不确定的但高度怀疑的"肿瘤区"，应包括在GTV中，以便此处可得到较高的处方剂量。

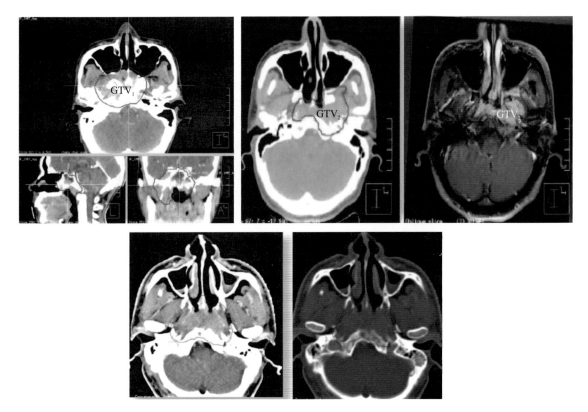

图 5-1-10　鼻咽癌 IMRT 治疗的 GTV 勾画

2）临床靶区（clinical target volume，CTV）

定义：临床靶区是一个临床解剖学概念。根据 ICRU-62 报告，他是根据 GTV 的大小和范围以及肿瘤的生物学行为来决定的。

CTV 的确定：目前无强有力的证据证明鼻咽癌的 CTV 应该包括的范围，常规放射治疗技术所取得大量的临床经验是靶区确定的基石。临床医师应根据各种检查手段，充分了解病变的侵犯范围，转移淋巴结的部位以及大小等，根据鼻咽癌的生物学特点，局部浸润性生长趋势强，以及易出现淋巴结转移或淋巴结转移的规律等，并根据患者的具体情况进行个体化的 CTV 设计，参照常规技术治疗照射的范围进行确定，并利用三维适形照射的优势加入尽可能保护正常器官的内容。

CTV 的范围：包括以下两部分。

一部分是原发肿瘤周围极有可能受侵的邻近区域或极有可能转移的区域（高危区，以 CTV1 表示）。包括整个鼻咽结构、咽后淋巴结区域、颅底（颅底骨质，以及连接颅内外的孔洞和裂隙，如破裂孔，卵圆孔，圆孔，舌下神经孔，颈静脉孔等）、咽旁间隙、翼腭窝、蝶窦（T_1T_2 者根据具体情况可仅包括部分蝶窦）、鼻腔和上颌窦后 1/3。

值得注意的是 CTV1 应该完全涵括 GTV，包括原发灶和有转移淋巴结的淋巴结区；CTV1 与 GTV 的距离最好>5～10mm。但在下述情况时可例外：①当 GTV 与脑干或脊髓等危及器官邻近时，根据具体情况 CTV1 与 GTV 的距离可以为 1～3mm；②颈部皮下脂肪较少的病例，为保护皮肤，CTV1 与 GTVnd（转移淋巴结）之间的距离可以适当缩小，一般情况下，CTV1 距皮肤的距离最好不小于 5mm；③GTV 邻近骨组织但未侵及骨（至少有两项影像学证据），或 GTV 外是空腔时，CTV1 外放距离可根据情况适当减小；④在邻近一些可能会影响患者生活质量的结构（包括硬腭，软腭，甲状腺，颌下腺，气管，喉，椎动脉等）时，CTV1 可以适当缩小。

第二部分是根据肿瘤的生物学行为推断出的可能出现转移的淋巴结区域（选择照射区，以 CTV2 表示），包括没有转移淋巴结的颈部淋巴引流区。具体见表 5-1-5。对一些需要注意的结构，CTV2 的范围同 CTV1。

表 5-1-5　CTV 中国医学科学院肿瘤医院鼻咽癌 IMRT 临床靶区的范围

UICC 分期	CTV1 包括范围	CTV2 包括范围
$T_{1\sim4}N_0$	P+BN（RPN+Ⅱ、Ⅴa 区淋巴结）	BN（Ⅲ、Ⅳ、Ⅴb 区淋巴结）
$T_{1\sim4}N_1$（单颈）	P+BN（RPN+Ⅱ、Ⅴa）+IN（Ⅲ）	IN（Ⅳ、Ⅴb）+CN（Ⅲ、Ⅳ、Ⅴb）
$T_{1\sim4}N_2$（双颈）	P+BN（RPN+Ⅱ、Ⅲ、Ⅴa）	BN（Ⅳ、Ⅴb）
$T_{1\sim4}N_3$（单颈）	P+IN（RPN+Ⅱ～Ⅴ）+CN（Ⅱ、RPN）	CN（Ⅲ、Ⅳ、Ⅴb）
$T_{3\sim4}N_3$（双颈）	P+ BN（Ⅱ～Ⅴ，RPN）	——

注：同侧Ⅱa 区淋巴结≥2cm、上颈淋巴结侵及皮肤或上颈部有手术史时，应考虑将Ⅰb 区包括在 CTV1 内。P：原发肿瘤的 CTV 定义区域及转移淋巴结；RPN：咽后淋巴结；IN：同侧颈淋巴结；CN：对侧颈淋巴结；BN：双侧颈淋巴结。

鼻咽癌颈部淋巴结转移率较高，约为 70%～80%，且基本遵循延颈静脉链自上而下转移的规律，跳跃性转移现象少见。20 世纪 90 年代多项报道认为鼻咽癌应该行全颈放疗，下颈区不做选择性照射的患者，生存率和颈部控制率明显下降[8,9]，因此建议颈部淋巴结照射的范围应该上起颅底，颈静脉孔水平，下至锁骨上区，包括双侧的Ⅱ、Ⅲ、Ⅳ和Ⅴ区。N_0 的患者应该参照颈部淋巴结各分区的影像学边界进行勾画，根据淋巴结转移的危险度不同，可以分为 CTV1 和 CTV2。对于有锁骨上淋巴结转移的患者，CTV 下界应下移，包括锁骨下淋巴结引流区；对于淋巴结巨大、融合固定、皮肤浸润、既往有颈部手术史等有导致逆流转移可能时，或病理属未分化癌者，则还应行颌下淋巴结预防照射。

以上结论是基于 CT 以及颈部超声的影像学基础上得到的，随着影像学的进步，MRI 已经作为鼻咽癌诊断的常规影像手段，以及 PET-CT 的使用，使得颈部淋巴结检出的特异性和敏感性都有明显的提高。2013 年，江西省肿瘤医院李金高教授等[39] 报道了 1 项随机研究，采用 MRI 作为结果证明，Ⅱ、Ⅲ和Ⅴa 区淋巴结的选择性放疗组，即上中颈预防照射组，未发现颈部复发，而且与全颈选择性治疗比较，3 年 OS（89.5% vs 87.4%），RFS（89.8% vs 89.3%）和 DMFS（91.7% vs 90.9%）两组均无显著性差异。目前部分研究中心已经根据以上研究结果，对 N0 的鼻咽癌患者采用上半颈选择性治疗。

但是需要指出的是：对于 N_0 的诊断应该慎重，需要对影像资料做认真的观察和分析之后再进行诊断，必要时需和影像学医师共同商讨后确定或行超声引导下穿刺细胞学病理学检查，否则可能会造成颈部失败，影响患者的生存。

总之，确定 CTV 范围的原则是在不降低肿瘤局部控制率（与常规照射结果比较）前提下，尽可能地保护周围正常组织，以期获得最大的治疗增益，提高患者的生活治疗，这样才能真正使患者从此项新技术中获益。

CTV 的勾画：根据确定的 CTV 范围，按照解剖学标记进行勾画。勾画的时候应该注意的一些细节：①由于 GTV 可能存在偏心性，CTV 勾画时不要求对称，CTV 可适当偏向原发病变，或转移咽后淋巴结。而对侧（或远离原发灶）、转移咽后淋巴结和颈部淋巴结较小的一侧，CTV 可适当减小，以便尽可能保护正常组织；②靶区的修饰：要在三维影像上确定 CTV 在不同层面上平滑过渡，上下层之间的形态变化不宜过大，以便剂量分布合理确切；③在邻近重要危及器官，如脑干和脊髓等部位时，应在保护重要危及器官的前提下，尽量包括肿瘤组织及周围的亚临床灶；④在邻近其他危及器官时，如海马区、垂体，软腭，颌下腺，甲状腺，椎动脉管，皮肤以及下颌骨等部位时，应在满足肿瘤及其周围的亚临床灶能够获得足够剂量的前提下，仔细处理相关部位的靶区，减少上述部位的不必要照射（或至少远离高剂量区），尽可能地保护正常组织和器官；⑤对于有包膜外受侵的转移淋巴结，CTV 应该有足够的安全界。

在靶区勾画中其重要性的权重一般认为是：重要危及器官>靶区>其他危及器官。但是在临床实际工作中，这种权重不是一成不变的，在一定范围内要进行个体化的处理，如低危区和甲状腺、气管等的权重关系；T 早期病例的垂体的权重处理等。

3）计划靶区（planning target volume，PTV）

定义：日常治疗过程中，由于存在器官的运动和靶区或靶器官的形状或位置变化以及摆位误差和系统误差等，为了保证靶区获得处方剂量，需要在 CTV 基础上外放一定范围（margin），CTV+"margin"即为 PTV。在治疗计划中，CTV 所接受的吸收剂量是通过 PTV 来描述的，PTV 的范围主要取决于治疗中 GTV、CTV 以及肿瘤和器官的形状和位置的变化、危及器官和靶区的位置和相互关系，以及放射治疗技术和各机构的质量控制情况（各种随机误差及系统误差等，如摆位误差）。

PTV 的确定：作为刚性器官，治疗过程中，鼻咽部的移动相对较小（除软腭外），PTV 外放的范围主要考虑体位的误差以及系统误差。通常，PTV＝GTV/CTV+3mm 可以满足要求。但正如前面所述，各个治疗中心应该在开展 IMRT 前，对计划系统和各种误差进行精确测量，以便确定本中心 PTV 的范围。

PTV 的勾画：头颈部 PTV 的外放与胸部及腹部肿瘤不同，并不是在各个方向的均匀外放。应考虑靶区在三维方向上的移位，以及周围是否有危及器官等，具体情况具体分析（图 5-1-11）。

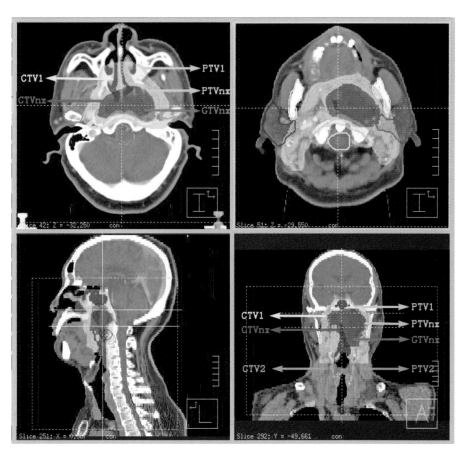

图 5-1-11　鼻咽癌（T_2N_0）靶区的勾画和命名

4）危及器官计划靶区（planning organs at risk Volume，PRV）的勾画

定义：ICRU-62 和 ICRT-83 报告中危及器官的定义是指：一些正常组织，他们的放射敏感性显著影响治疗计划和（或）处方剂量。鼻咽癌靶区周边有较多的危及器官（organ，at risk OR），应尽可能地进行勾画，包括中枢和周围神经系统的组织器官（包括耳蜗），口腔、喉等黏膜器官，唾液腺，内、外分泌器官等等，必要时可以与 MRI 图像进行融合后勾画。这些器官的剂量限定，可以减少患者的急慢性放疗并发症，提高患者的生活质量。由于摆位误差和器官运动，ICRU-62 报告引入了危及器官计划体积的概念，并且要求重要的 OR 要向 CTV 一样，OR 也应外放一定距离形成 PRV。中国医学科学院肿瘤医院的治疗规范：由于脊髓和脑干在剂量限定中的权重大于肿瘤组织，因此脊髓的 PRV 为脊髓外放 0.5cm（颈部的活动度较大）形成，脑干的 PRV 为脑干外放 0.3cm 形成，其余的危及器官均未外放。

2015 年欧洲，北美，中国香港和澳大利亚等国家和地区的放疗专家达到了正常组织勾画的共识[40]，并认为按照共识进行勾画时，可以显著降低不同医师的差异性。各单位可以根据不同器官的解剖，参照共识，具体确定需要勾画的危及器官，以及如何勾画。

（4）剂量处方制定、计划提交，计划设计和评价　肿瘤靶区和各正常器官勾画完成后，需经过各级医师以及全科查房进一步确定肿瘤的侵犯范围，以及靶区勾画的合理性，确保每一个患者的治疗的合理性和准确性。然后将各靶区的处方剂量提交给物理师，进行计划的设计。

1）各靶区的处方剂量和剂量规定：IMRT 的处方剂量采用同步加量的方式给予，通常为常规分割，极少情况改变分割方式。

中国医学科学院肿瘤医院的各靶区的处方剂量是：早期（T_1、T_2）病例，PGTV 的靶区处方剂量为 69.96Gy/（33 次·6.5 周），2.12Gy/次，每周 5 次；局部晚期（T_3、T_4）病例为 73.92Gy/（33 次·6.5 周），2.24Gy/次，每周 5 次；PTV1 为 60.06Gy/（33 次·6.5 周），1.82Gy/次，5 次/周；PTV2 为 50.96Gy/（28 次·5.2 周），1.82Gy/次。如鼻咽颅底和上颈使用 IMRT，下颈采用适形放疗或单前野照射时，下颈锁骨上处方剂量为：全颈 N_0 时，下颈锁骨上区 DT50Gy；上颈 N^+ 时，下颈锁骨上区 DT50~60Gy。

2）PRV 的剂量限定：重要功能脏器和危及器官的限量（PRV）为：脑干≤54Gy，脊髓≤40Gy，视神经和视交叉≤54Gy，颞颌关节≤50Gy，颞叶≤54~60Gy，下颌骨≤60Gy，腮腺 50% 体积≤30~35Gy 等。当肿瘤治疗剂量和上述危及器官的限制剂量有所冲突时，医师应根据具体情况具体分析，在考虑剂量增减的问题时，脑干及脊髓的权重大于肿瘤靶区，而其他的危及器官的权重则小于肿瘤靶区，原则还是同上所述：在不降低肿瘤局部区域控制的同时，尽量降低正常组织的放疗剂量。

RTOG0225 定义的危及器官包括脑干、脊髓、视神经、视交叉、腮腺、垂体、颞颌关节、中内耳、皮肤、部分舌、下颌骨、眼睛、晶体、脑、声门等，并且要求脊髓需外扩 0.5cm，脑干和视交叉外扩 1mm 作为 PRV。剂量限定（表 5-1-6、表 5-1-7）。

各单位可以根据这项研究的结论，根据国内的剂量限定共识制定本单位的剂量限定，在保证获得满意的肿瘤治疗疗效的同时，尽可能的保护患者的正常组织，以减少严重并发症的发生。当危及器官有少量超耐受量照射时应与患者沟通，告知其利弊，获得患者及家属的认可，并签署同意书。如果患者拒绝超量照射，则严格要求本单位的限量规定，进行计划制定。

3）计划优化：见物理章节。

4）计划评估：IMRT 的剂量分布有以下特点，即高剂量区域的分布应在三维方向上与勾画的靶区形状一致，可以产生内凹的等剂量曲线，达到与靶区一致的形状；靶区内各点的剂量可以进行调整，以满足处方剂量的要求，在与正常危及器官边缘可以产生剂量陡降区，以使靶区和危及器官均达到处方要求；多部位同时照射时，可以根据危险度的不同，给予不同的照射剂量。

表 5-1-6　RTOG0225 危及器官的剂量限定

危及器官	限制剂量
脑干/视神经/视交叉	54Gy，或者大于 60Gy 的体积<1%
脊髓	45Gy，或者大于 50Gy 的体积<1cm³（使用 1% 取决于脊髓照射长度）
下颌骨和颞颌关节	70Gy，或者大于 75Gy 的体积<1cm³
颞叶	60Gy，或者大于 65Gy 的体积<1cm³
腮腺	平均剂量≤26Gy（至少要有一边达到这个要求）
	或者两侧腮腺至少共有 20cm³ 的体积<20Gy
	或者至少有 50% 的体积<30Gy（至少有一边达到这个要求）
颌下腺和其他腺体	尽量减少受照射的剂量
舌	55Gy 或者<1%体积超过 65Gy
内耳/中耳	平均剂量<50Gy
眼球	平均剂量<35Gy
晶体	尽可能低
声门/喉	平均剂量<45Gy

表 5-1-7　RTOG0615 对危及器官的剂量限定

危及器官	器官剂量限定（Gy）		PRV 外扩	PRV 剂量限定（Gy）
脑干	最高剂量 D_{max}	54	≥1mm	超过 60Gy 的体积≤1%
脊髓	最高剂量 D_{max}	45	≥5mm	超过 50Gy 的体积≤1%
视神经	最高剂量 D_{max}	50	≥1mm	最高剂量 54Gy
视交叉	最高剂量 D_{max}	50	≥1mm	最高剂量 54Gy
颞叶	同 PRV 剂量限定		不外放	最高剂量≤60Gy，或
眼球	同 PRV 剂量限定		不外放	最高剂量≤50Gy
晶体	同 PRV 剂量限定		不外放	最高剂量≤25Gy
臂丛神经	同 PRV 剂量限定		不外放	最高剂量≤66Gy
下颌骨/颞颌关节	同 PRV 剂量限定		不外放	最高剂量≤70Gy
垂体	同 PRV 剂量限定		不外放	平均剂量≤50Gy
腮腺	同 PRV 剂量限定		不外放	平均剂量≤26Gy（至少单侧）；双侧体积共 20cc<20Gy；至少单侧 D50<30Gy
口腔	同 PRV 剂量限定		不外放	平均剂量≤40Gy
声门/喉	同 PRV 剂量限定		不外放	平均剂量≤45Gy
食管	同 PRV 剂量限定		不外放	平均剂量≤45Gy
下咽/环后区	同 PRV 剂量限定		不外放	≤45Gy
颌下腺	同 PRV 剂量限定		不外放	尽可能减少照射剂量
舌下腺	同 PRV 剂量限定		不外放	
单侧耳蜗	同 PRV 剂量限定		不外放	5% 的体积≤55Gy

　　一般的，要根据 DVH 图进行评价，包括靶区的适形度和均匀度，危及器官的受照剂量等。评价均匀度时，大致满足的要求包括：对于剂量热点的限定：PTV 接受>105%处方剂量的体积应<20%（RTOG0225），或者>110%处方剂量的体积<15%（RTOG0615），PTV 外的任何点不能出现>110%的

剂量点，中国医学科学院肿瘤医院的要求是>107%处方剂量的体积应<10%；对于剂量冷点的限定：PTV 接受<93%处方剂量的体积应<3%（RTOG0225），或<1%（RTOG0615）。进一步的，在靶区内出现高剂量不能连成片，应尽量使得高剂量区为点状，并且应该远离危及器官。低剂量区应尽量出现在靶区的边缘，而不位于肿瘤中心区域。根据以上的原则进行剂量的评估还是远远不够的，放疗医师不应仅仅依靠 DVH 来判断计划的优劣，还应该逐层观察剂量分布，以确保 PTV 可以得到确切的剂量，确定冷点和热点的位置等。此外，应该有各级医师的确认以及物理师在剂量学方面以及计划实施方面的确认，之后才能得到计划的确定，成为一个可以临床用于治疗患者的一个合格的计划。在治疗中，需要改变靶区和计划时，除了以上的剂量评估外，应注意冷点和热点的位置，尽量避免与初程计划的冷热点重合。

TOMO（螺旋断层调强适形放疗）作为一种新型的治疗手段，由于其技术特点，越来越多的应用于鼻咽癌，特别是局部晚期病例的调强适形放疗。TOMO 与传统的治疗系统相比，有更强的调强能力，有卓越的图像引导功能，可以 360°旋转全方位断层扫描照射，使得肿瘤的剂量分布适形度更高，剂量强度调节更准确，肿瘤周围的正常组织的剂量调节更细致，敏感器官的受照剂量可以大大降低（图 5-1-12，图 5-1-13），但是在头脚方向的剂量跌落较慢。

5）治疗前应该对治疗计划进行剂量的验证：见物理剂量验证。当剂量验证通过后，表明治疗计划显示的剂量分布可以完全在患者身上实现，这样患者才能进行治疗。

（5）放疗计划的具体实施　至此，放疗实施前的所有步骤均已完成，总结一下，包括患者方面的自身准备，各专业各级别医师的会诊以及查房，医疗文件的完备，以及放疗计划的准备，之后就开始进行治疗。如何将以上复杂的计划确切的实现，使患者获得最佳的治疗，治疗中的质量控制也是非常重要的。

疗中的质量控制主要是减少误差，减少 IMRT 的急性副反应。误差主要包括系统误差，以及随机误差。

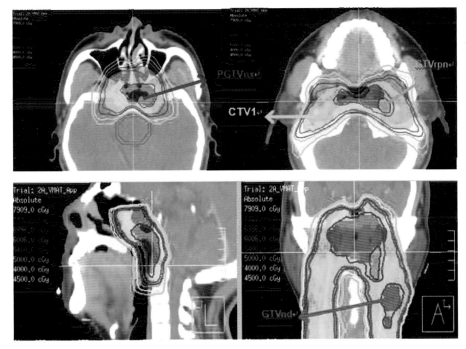

图 5-1-12　鼻咽癌 IMRT6MV-X 线 9 野（共面）等剂量曲线分布

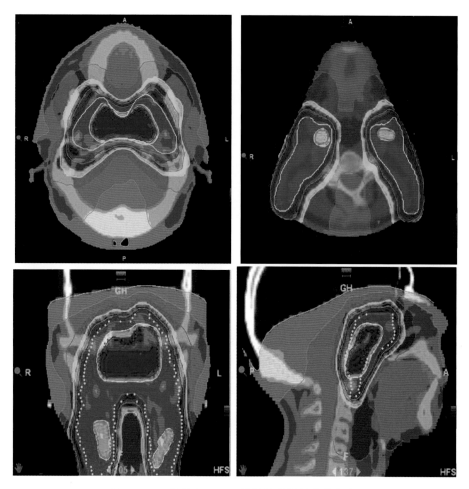

图 5-1-13　鼻咽癌 TOMO 计划的等剂量曲线分布

1）系统误差：可以通过对计划系统，传输系统以及各加速器等的测定和维护，尽量减少。各单位应建立系统维护规范，减少系统误差。

2）随机误差：对鼻咽癌而言，由于其部位属于刚性器官，器官运动（包括单次治疗时间内和不同治疗分次之间的运动）相对较小，导致不确定性的主要原因是靶区位置误差（体积误差）、摆位误差。

减少摆位误差：主要为 IGRT。

在线 CT 影像包括 kV 和 MV-CT 的影像确定。各单位应建立自己的 IGRT 的应用规范，包括有关的制度和操作规程：① 对 IGRT 流程进行全程的测试；②在线实时影像确定，患者第一次治疗时，主管医师应该到场，并确定 EPID 或 CT 影像后方可进行治疗，如需要调整，应在调整后再次验证；③至少每周一次影像确认，医师回顾影像后，应及时记录，并反馈给治疗技师；④规范化图像采集的条件，频率以及配准方法等；⑤对于没有在线 CT 设备的单位，可以采用 EPID 进行射野中心的校对。

中国医学科学院肿瘤医院对鼻咽癌的 IGRT 应用规程（表 5-1-8）：①治疗开始前，从计划系统传输所采用的 CT 图像至工作站，作为 IGRT 图像配准的参考图像，同时传输有助于配准的机构，如靶区，危及器官和一些关键的剂量曲线等，帮助提高图像配准的精确度；②使用 Head-S20-F1 预设条件进行图像采集，使用中分辨率重建 CBCT 图像；③配准 CBCT 图像时，配准框包括鼻咽靶区所在的颅骨部分和部分颈椎，前界：鼻尖，后界：枕骨，上界：眉弓，下界：第五颈椎；④观察图像配准效果

表 5-1-8　中国医学科学院肿瘤医院放疗科 IMRT 处方单样单

姓名		病案号		性别		年龄	
诊断							

既往治疗史及治疗方案意见

靶区处方剂量

靶区	总剂量 Gy	___% 靶区体积	分次剂量 Gy	分次数	实际达到靶区体积

危及器官剂量

器官	剂量（Gy）≥	体积%≤ 要求	体积%≤ 实际达到	器官	剂量（Gy）≥	体积%≤ 要求	体积%≤ 实际达到
脊髓				食管			
脑干				胃			
左晶体				心脏			
右晶体				肝			
视神经（左右）				左肾			
视交叉				右肾			
腮腺（左右）				直肠			
气管				膀胱			
左肺				小肠			
右肺				股骨头（左右）			

治疗实施方式

治疗类型	IMRT　TOMO　适形（子野优化、射野数不限、射野数≤3）　VMAT　CRT 2D（野长　cm）
计划系统	Pinnacle³　Xio　TMS　TOMO　Brainlab　其他_____
遮挡方式	MLC　BLOCK　COMPENSATOR
加速器室	一室　二室　四室　五室　六室　八室　九室

计划设计进度

任务	收费	靶区轮廓	靶区核准	计划设计	计划确认	计划核准	传输
完成时间							备份
签字							登记

主管医师信息

科 组	头颈　胸组　腹组　妇瘤科　姓名：　　　　　　　　　　　　　　联系电话_____

时，不仅要看骨结构的配准情况，还要观察处方剂量曲线对靶区的覆盖，以及与危及器官的相邻情况；⑤当任何一个方向的平移误差>2mm时，需进入机房一床进行误差修正，当任何一个方向旋转误差>3°时，需对患者重新摆位；⑥第一次治疗配准时，要求主管医师和主管物理师与治疗技师一起判断配准是否准确；⑦从放疗开始，要求连续5次进行CBCT扫描，如果配准较好，则以后可以选择每周1~2次或者每次进行CBCT扫描；⑧在前5次的IGRT过程中，如果发现有系统性误差，医师与治疗技师达成共识后，进行摆位标记的调整；⑨在患者治疗的整个过程中，主管医师必须每周对配准情况进行评估，既可以观察配准的准确性，也可以观察肿瘤的消退情况和靶区的合适程度，作为计划修改的参考；⑩在患者治疗的整个过程中，技术员如发现有明显的体重变化和体表轮廓变化等情况而影响图像配准和治疗时，应及时通报主管医师，进而采取应对措施，如重新扫描定位CT，进行再程计划等。kV-CBCT离线校正减少NPC摆位误差得到了公认，中国医学科学院肿瘤医院的数据显示，采用离线kV-CBCT位移总矢量可以从3.6mm下降到2.3mm。

靶区位置误差的减少：重新定位和计划制定。

在进行IGRT来减少摆位误差的同时，主管医师还应该密切观察患者的体重情况，病灶缩小情况，皮肤和黏膜的副反应等等。体重明显下降，一般认为下降5kg，或体重的10%以上，可以显著影响患者的轮廓，使得靶区位置以及危及器官位置改变较明显，剂量曲线发生偏移。对于原发灶或颈部淋巴结较大的患者，周围组织及外轮廓有明显移位和变化者，在治疗中，由于肿瘤的明显缩小，使得轮廓或是周围组织发生明显变化者，均应重新进行CT定位扫描，进行再程计划，使得原发灶得到足量照射，并且正常组织得到良好的保护。此外，在治疗中，可能出现一些严重的反应，包括黏膜，皮肤以及头发等部位，应该重新对剂量分布进行评价，是否存在热点等，必要时，进行二程计划，转移热点部位，降低副反应的严重程度等。

IGRT在减少误差方面的优势毋庸置疑，但是图像引导的频率，是否需要重新计划以及重新计划的时机尚不清楚，而且值得注意的是重新计划不能造成肿瘤边缘的漏照，以免降低肿瘤控制率。

2. 放疗实施中的护理以及并发症的处理

（1）加强营养支持　鼻咽癌患者存在者明显的营养不良的危险因素，肿瘤患者的营养消耗可能数倍于健康人群，包括：①肿瘤的掠夺性的营养利用及肿瘤引起的出血，疼痛，感染，溃疡等，造成贫血以及体重下降；②治疗相关因素：放疗引起的口腔黏膜反应，造成疼痛，而出现进食困难；同步化疗加重黏膜副反应，及出现胃肠道反应，造成患者"厌食"；③患者对营养知识的匮乏和误解等。这些均是鼻咽癌患者成为营养不良的高危人群的不良因素。研究显示鼻咽癌患者约80%以上可能出现体重减轻以及能量负平衡，而且可能持续至放疗后6个月，并且结果显示严重体重减轻的患者肿瘤的放射敏感性和耐受性差，免疫力较低，且预后不良[41,42]。放疗敏感性与乏氧的关系密切，贫血患者的乏氧状态，可能导致肿瘤的放射敏感性下降，导致疗末肿瘤残存风险加大；更因为目前鼻咽癌的首选放疗技术IMRT为精确放疗技术，患者的体重下降导致的外轮廓改变可能导致固定效果变差，摆位误差加大，外轮廓改变对剂量的影响也很明显（特别是对重要危及器官的剂量）。因此放疗中的营养支持是非常重要的。

营养支持的要求：全面，均衡，符合生理需要等，包括肠内营养（EN）和肠外营养（PN）。鼻咽癌患者的胃肠道功能是完整的，最适合肠内营养。建议预防性使用胃及空肠营养管，或是实施经皮胃造瘘术等，可以有效地防止治疗中的体重下降，减轻急性并发症，明显改善患者的生活质量，且并发症较少，比较安全。对于胃肠道反应较大，或肠内营养困难的患者，应及时给予静脉营养支持，建议使用中心静脉给液。应每周进行血常规的测定，每两周进行各项营养指标的检测，如血清白蛋白，前白蛋白，铁蛋白，电解质等的检测，及时发现患者的营养问题，及时纠正。

（2）急性黏膜反应及处理（表5-1-9）

表 5-1-9　RTOG 对放射性黏膜炎进行分级标准

0 级	1 级	2 级	3 级	4 级
无反应	黏膜充血，可有轻度疼痛，无需镇痛药物	片状黏膜炎或有炎性血清分泌物，或有中毒疼痛，需镇痛药物	融合的黏膜炎或假膜形成，可伴重度疼痛，需麻醉药物	溃疡，出血，坏死

放射性黏膜炎出现的时间及表现：根据照射剂量及分割剂量不同，患者的体质不同，以及患者的营养支持情况以及各种护理情况不同，放射性黏膜炎的出现时间不同。大致的出现的规律：一般在放射治疗后 1~2 周出现（10~20Gy，黏膜炎Ⅰ级），出现时间的早晚个体差异较大，常伴有轻度味觉改变、口干和唾液变得黏稠。多数患者放疗两周后，味觉改变和受照射区域黏膜充血明显加重，伴有疼痛。其后出现由纤维蛋白、白细胞等渗出物形成的点状或小片状假膜，随着假膜的逐渐形成部分患者可能疼痛症状有短暂的减轻，但大部分患者表现为疼痛较前加重（30~40Gy 黏膜炎Ⅱ级），患者进食受限，仅能进软食或半流。放疗 5~6 周（50~60Gy）时甚至更早些时间，大片假膜形成，口干及咽喉疼痛加剧（黏膜炎Ⅲ级）。

对于急性黏膜炎的处理包括：放疗前的指导很重要（参考放疗前口腔科和营养师的指导）。叮嘱患者按照指导进行。

放疗中主要以预防或延迟口腔黏膜反应的出现，以及减轻黏膜反应的程度为主。

1）营养摄入：尽量控制易导致菌斑堆积以及致龋食物的摄入（甜食、含糖饮料或口含片等），减少可能刺激口腔黏膜的食物的摄入，包括辛辣，坚硬的食物等。多饮水，保持口腔的湿润，以稀释黏稠的唾液等。必要时需要补充适量的维生素等。当患者出现营养摄入不足时，或是化疗出现明显胃肠道反应的患者，可以补充给予静脉营养补充。值得一提的是：对于病变范围较大，需要照射的黏膜范围较大的患者，应预防性给予胃或空肠营养管的置入，甚至在治疗前进行胃造瘘，以保证放疗中患者的营养摄入充足。

2）选择正确的漱口液含漱：扰乱细菌生长环境，减少和抑制细菌生长，维持口腔的酸碱度等，预防和控制口腔的感染。

3）黏膜反应出现后的处理：对治疗中的患者应定期进行口腔的检查，及时发现口腔黏膜的反应以及牙齿的感染等，并给予相应的恰当的治疗。可以在治疗开始即给予促进口腔黏膜愈合以及减少炎症发生的喷剂和漱口液等。对于出现疼痛的患者，应及时给予镇痛药物以及局部麻醉药物等，缓解疼痛，帮助吞咽进食。

4）静脉消炎治疗：对于有假膜形成的患者，应行细菌培养。有全身症状的患者，应根据细菌培养以及药敏结果，给予相应的抗生素治疗，并给予静脉营养治疗等，帮助患者减轻疼痛，缓解全身症状等，以保证放疗的顺利进行。

（3）急性皮肤反应及处理（表 5-1-10）。

表 5-1-10　RTOG 对急性放射性皮炎的分级标准

0 级	1 级	2 级	3 级	4 级
无变化	滤泡样暗红色红斑/脱发/干性脱皮/出汗减少	触痛性或鲜色红斑，片状湿性脱皮/中度水肿	皮肤皱褶以外部位的融合的湿性脱皮，凹陷性水肿	溃疡，出血，坏死

急性放射性皮肤反应一般在放疗开始的第 2~3 周左右可以出现皮肤干燥，脱毛，色素沉着以及红斑等表现，进而在放疗的第 4~5 周出现干性脱皮，患者伴有较明显的瘙痒。湿性脱皮经常发生在放疗的第 5 周左右，严重者甚至出现水疱和溃疡，并有合并感染的风险。一般的，放疗期间，患者的

皮肤护理较好的，出现放射性皮肤损伤的程度较轻。如尽量避免衣领等对颈部照射野内皮肤的摩擦、忌搔抓、不能用化纤类的围巾、忌曝晒等可以减轻局部的皮肤反应。对于湿性皮肤反应一般需要在停止放疗后的 2~4 周完全愈合，如果出现溃疡等，最少要经过 6 周左右的积极治疗，才会愈合。

对于急性放射性皮炎的处理包括：放疗前的指导同样非常重要，见放疗前处理。同样的，营养状况差以及吸烟等不良嗜好均可能加重放射性皮炎的程度。

对于放射性皮炎的预防，通常采用在放疗开始的时候使用局部皮肤的保护剂，比如三乙醇胺乳膏、硫糖铝等非皮质激素类药物，但目前尚无大样本的前瞻性研究证实；对于预防使用皮质类固醇类的软膏，认为可以降低严重放射性皮肤炎的发生，但由于皮质类固醇有延迟伤口愈合的作用，一般不推荐预防使用。

有关放射性皮炎治疗的文献较少，不同治疗中心均有各自的治疗规范。一般的，Ⅰ度放射性皮炎，一般不用处理，如瘙痒可用 3% 薄荷淀粉局部使用。Ⅱ~Ⅲ度皮肤反应可用氢地油外用，同时局部使用促进表皮生长的药用，Ⅲ度皮肤反应时应密切观察其变化，必要时应停止放疗。还有一些研究显示使用粒细胞集落刺激因子以及超氧化物歧化酶和一些水凝辅料对皮肤的愈合有显著效果。

（4）急性放射性腮腺炎 一般出现在放疗的第 1~3 天，主要表现为一侧（个别为双侧）的腮腺区肿胀、疼痛、严重者局部皮肤红、皮温增高，并伴有发热。追问病史，往往患者有进食刺激唾液分泌较多的食物（如辣椒、带酸味的水果、西红柿、醋等）或饮料（橙汁、苹果汁、山楂汁等）。主要原因是，由于腮腺导管很细，放疗使导管上皮细胞水肿致唾液潴留所致。

无特效的治疗手段，仅为对症处理。关键在于预防，如果在放疗前告知患者，在放疗的前几次，尽量不要吃任何可能导致唾液分泌增加的食品，即可避免。如果患者出现腮腺局部明显炎症表现，并伴有全身症状者，可以考虑给予抗生素治疗。

对于预防急性的放射性反应的全身治疗方面，有研究显示预防使用阿米福汀（amifostine）可以减少放射性皮炎，黏膜炎的发生。但有些研究者认为阿米福汀可能增加胃肠道反应，尤其在同步化疗的患者中，可能降低患者的耐受性。2014 年，Gu 等[43]的一项荟萃分析结果显示阿米福汀可以显著降低 3°~4° 黏膜炎的发生，2°~4° 急慢性口感的发生以及 3°~4° 吞咽困难的发生，但在同步放化疗的患者中，统计学显示两组无明显差异。这项研究和 Bourhis 等[44]的荟萃分析均显示阿米福汀对肿瘤无保护作用，不影响患者的总生存率和无瘤生存率。

鼻咽癌患者诊治流程，见图 5-1-14。

（三）常规放射治疗

尽管随着放射治疗技术的进步，如三维适形放疗技术（包括调强适形放疗技术）在临床上得到了越来越广泛的应用，但是，部分治疗中心由于技术以及设备的原因，仍然采用常规放射治疗方法治疗鼻咽癌。

1. 体位及体位固定 一般取仰卧位、平架、头部置于合适角度的头枕（根据患者的体型条件可选用 B 或 C 枕，以患者舒适为度。但如拟采用耳前野时，最好使用 C 枕，以使头过伸，便于设颈部切线野）上，采用三维激光灯摆位，使患者身体的水平面平行于床面，身体的矢状面垂直于床面，特别要注意颈部要与体中线在一条直线上，必要时可在模拟机下调整体位直至满足上述条件。如拟采用常规照射技术，则体位固定采用 U 型热塑面罩固定即可，也可以同适形或调强适形放疗技术一样，使用头颈肩热塑面罩固定，以期达到更可靠的固定效果。

2. 模拟定位（常规照射技术）

（1）面颈联合野 鼻咽癌一般采用两侧水平野等中心照射，透视下确定照射野的前、后、上、下界及射野中心。方法是：首先在透视下将射野中心移至体中线，再将机架转至 90°，将等中心移至鼻咽腔的位置（等中心位于或靠近照射野的中心较为理想），将"井"字线打开至照射野所需的大小（下界一般为舌骨水平或根据淋巴结下界调整），摄定位片（GA = 90°，HA = 0°），并在面罩上标记射野中心，记录该射野深度并将射野下界标记在面罩上。将机架转至对侧（GA = 270°，HA = 0°，等中

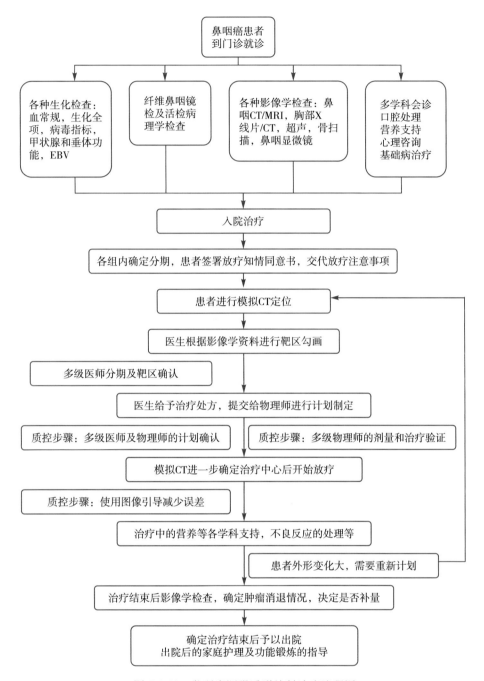

图 5-1-14 鼻咽癌调强适形放射治疗流程图

心不变），摄另一侧野的定位片（图 5-1-15A、B），同样在面罩上标记射野中心，记录该射野深度。最后将机架回至零度，在面罩上标记射野中心，记录升床高度。

（2）颈部锁骨上野 采用源皮距垂直照射技术，其上界与面颈野下界共线（最好在缩野时移动此线），下界沿锁骨下缘走行，两侧界位于肩锁关节内侧缘（以避开肩锁关节），将射野中心置于体中线与 1/2 野长的交点，摄定位片一张（GA＝0°，HA＝0°）（图 5-1-15C），并标记射野中心。对于下颈部淋巴结较大的患者，可以采用等中心的照射方法，进行前后切线野照射。将射野中心置于对穿野中心，或根据颈部淋巴结位置，将射野中心适当前置。摄片的放大系数最好固定，以便于与模室达成默契。

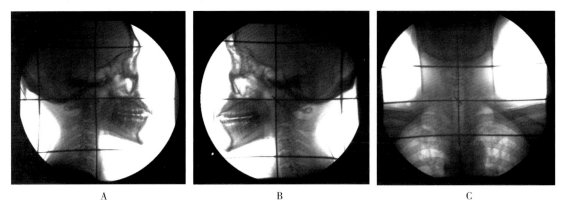

图 5-1-15　面颈联合野定位片

注：A. 左侧位；B. 右侧位；C. 中下颈、锁骨上。

（3）设计照射野

1. 靶区　对于鼻咽癌来讲，无论采用何种放射治疗技术，鼻咽癌放射治疗所涵盖的靶区应该是一致的。包括临床检查及影像学检查可见的肿瘤及邻近可能受侵部位和亚临床灶，即鼻咽、咽旁间隙、鼻腔及上颌窦腔的后 1/3（包括翼腭窝），并且颅底和颈部淋巴引流区均需包括在照射野内。对于常规照射技术来讲，推荐采用面颈联合野+下颈切线野（图 5-1-16）。

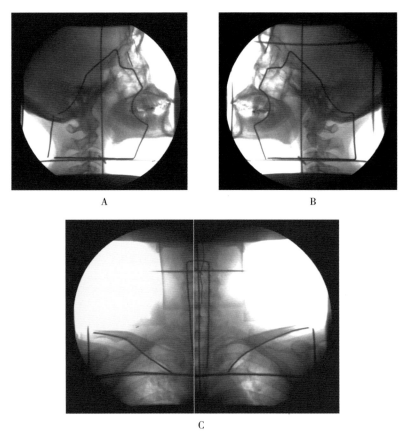

图 5-1-16　鼻咽癌面颈联合野+下颈锁骨上垂直野

注：A. 双侧面颈联合野；B. 双侧面颈联合野；C. 下颈锁骨上垂直野。

在定位片上勾画照射野，经模室制作模板，并在模拟机上校对后再制作整体铅模。原则上照射野应由大到小，采用逐步缩野技术，给予肿瘤区以高剂量，并要尽量切实减少脑、脊髓、眼晶体等正常组织的受量至可接受的范围内。尽量不在一个连续肿瘤靶区内或一个巨大肿块上分野，以避免两相邻野处的剂量不确定性影响局部的照射剂量。

特殊情况时，在准备治疗计划期间可先给某一局部区域小范围照射，例如，因颅底受侵致剧烈头痛者可先给颅底小野，鼻咽大出血时可先给鼻咽部小野，颈部巨大转移淋巴结引起咽或喉、气管受压时，可先行颈部切线照射，但是，一旦治疗计划做好后，要尽快改为规范照射野。

2. 照射野范围和边界

1）原发灶照射范围　应根据具体病变情况而异。①T$_{1-2}$病变，照射野应包括：后组筛窦、翼板基部翼腭窝、上颌窦后壁及后鼻孔水平前1.5~2cm；后界至椎体约2/3~1/2；上界包括蝶骨体及枕骨体、破裂孔岩尖；下界包括鼻咽后壁约在舌骨水平；②T$_2$以上的超腔病变，应在上述照射范围基础上按不同超腔部位再适当扩大该处照射边界，例如，蝶窦底受侵时，蝶窦应包括在照射野内；鼻腔侵犯的要包括全部骨性鼻腔；眶内、球后和后组筛窦侵犯的要适当将侧野前界前移（但要注意保证对侧晶体的剂量在可接受的范围内，等中心照射时一般前界可放在对侧眶后缘），必要时可加面前筛窦野（根据具体情况包括患侧眼眶全部或部分、前后组筛窦，但要注意保护角膜）；海绵窦、枕骨体、颅内侵犯时则应参考CT或MRI的冠状或矢状位影像提供的信息上界适当上移（但要在36~40Gy/4~4.5w）后缩野避开脊髓。脑干剂量要限制在54Gy以下。

面颈联合野（图5-1-17）的推荐剂量为36~40Gy，然后缩野为小面颈野（图5-1-18）推量至50Gy，结合疗前和50GyMRI/CT检查结果，如果疗前口咽、咽旁间隙受侵，咽后淋巴结（-），或咽旁、口咽仅为轻度受侵，而且50Gy时肿瘤完全消退者，则缩野为耳前野+"L"形颈部电子线野（图5-1-19），耳前野推量至70~76Gy，反之，根据具体病变情况仍需采用适当缩野后的小面颈联合野退量至60Gy，进一步缩野后推量至70Gy。对于70Gy后咽旁仍有残存的病例，可根据具体情况采用立体定向放疗、IMRT或CRT加量，但要注意正常组织的受量。单纯局限于黏膜的残存灶，可经腔内近距离照射补量，或休息2月后，经激光手术切除。无论颈部淋巴结消退与否，建议颈部剂量一般不要超过70Gy，以免出现严重的颈部软组织纤维化。残存淋巴结观察2~3个月后，根据具体情况由外科行残存淋巴结切除或区域淋巴结清扫术。

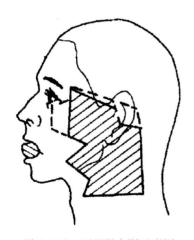

图5-1-17　面颈联合野示意图

注：如肿瘤向上侵及颅底、海绵窦等或向前侵犯
后鼻孔、鼻腔时，其相邻边界可适当外放。

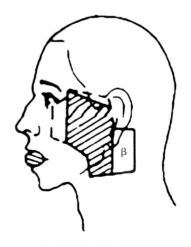

图5-1-18　小面颈野+后上颈电子线野示意图

注：电子线能量选择不宜过高，要保证脊髓剂量
在可接受的范围内。

值得注意的是，脊髓及脑干剂量应限定在可接受的范围内（参见 IMRT 中相关内容）。在照射野涵盖上述靶区的基础上，还要考虑摆位误差，并在设野时予以考虑，具体数据应根据各单位自己的质控情况来决定。

2）颈部照射范围　淋巴结转移的颈区给予治疗剂量，无淋巴结转移的颈区给予预防性照射。请参见表 5-1-4 内的相关内容。

颈部照射范围：上起颈静脉孔水平，下至锁骨上缘或锁骨下缘下及胸骨切迹下 2~3cm，外侧界至肩关节囊内侧（注意避开肩关节囊）。在采用面颈联合野技术时，咽后淋巴结及上颈淋巴结包括在面颈联合野内，颈部野包括中、下颈及锁骨上区。

颈前大切线野（图 5-1-20A）目前已较少为作为颈部主野使用，主要是由于该切线野常与耳前野在下颌骨角附近有剂量重叠，按中国医学科学院肿瘤医院资料分析表明，该处重叠剂量超过 20Gy 时，后组脑神经损伤的发生率明显提高。而且如果颈部后仰不足时，易造成部分 VA 区淋巴结漏照或低剂量。

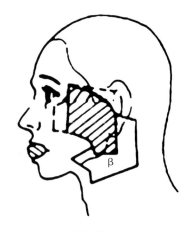

图 5-1-19　耳前野+"L"形电子线野

注：电子线能量选择不宜过高，要保证脊髓剂量在可接受的范围内。

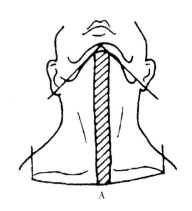 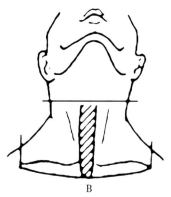 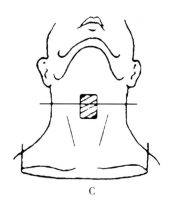

图 5-1-20　鼻咽癌颈部照射野的设计

颈深淋巴结是沿着颈静脉链走行的，即在冠状面上双颈淋巴结转移的走行方向是呈上宽下窄的"V"形分布的。所以下半颈前切线野的内界也应按此"V"形设在甲状软骨板侧翼前内 1cm，即在体中线旁各 1.5cm 左右（颈部图 5-1-20B）。上界与面颈联合射野下界为相邻共线，但应在每次改野时移动此线，以减少此处的剂量重叠。

如需照射Ⅵ区淋巴结时也应该在中线处铅挡 3cm×4cm（挡块上界应在照射野上界上 2cm，下界应在照射野上界下 2~3cm），目的是避免摆位误差造成相邻野脊髓处的剂量重叠（图 5-1-20B、C）。出现下述情况时，一般认为初始照射野应包括Ⅵ区淋巴结，也即采用（图 5-1-20C）所示照射野：A. 凡上颈淋巴结直径>6~7cm；B. 中、下颈或锁骨上淋巴结转移；C. 颈部既往有手术史或行颈淋巴结切取活检的病例；D. 转移淋巴结侵及皮肤。注意，照射至 DT36~40Gy 时应铅挡脊髓（图 5-1-20B）。

应该强调的是，在放疗过程中，原发灶区域和颈转移灶区域的照射应始终在相同的体位下完成，以避免由于体位不同而造成照射野交界处的剂量重叠或漏照。应定期拍验证片（图 5-1-21），至少在第一次治疗和每次改野时应拍验证片。

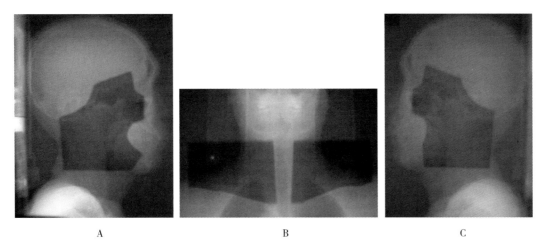

图 5-1-21 鼻咽面颈联合野加速器验证片
注：A 左侧野；B 下颈锁骨上野；C 右侧野。

（3）照射方法及剂量分割

1）常规分割法：为鼻咽癌放射治疗最常用的剂量分割方法。即每周连续照射 5 天，1 次/天，DT 1.8~2Gy/次。根治剂量 DT 70~72Gy/（35~40 次·7~8 周），预防剂量 DT 50Gy/（25~28 次·5~5.5 周）。

2）分段照射法：按连续照射法把总剂量平分在两段时间内完成，两段之间休息 2~4 周，即 DT 30~40Gy/3~4 周，休 2~4 周再照射 DT30~40Gy/3~4 周。

3）超分割照射法：超分割照射是采取每周连续照射 5 天，每天照射 2 次，两次相隔 6~8 小时，DT1.1~1.2Gy/次，DT 2.2~2.4Gy/天，总量在 7 周内可达到 DT 76~82Gy/68 次左右。

4）后程加速超分割照射法：放疗后肿瘤细胞的潜在倍增时间缩短，人体肿瘤放疗后 4 周左右出现加速再增殖，肿瘤细胞的再增殖随放疗疗程的延长而增加，由此而出现了后程加速超分割放疗。常规分割放疗至 36~40Gy 后缩成耳前野，后程加速超分割放疗，1.5Gy/F，2 次/天（间隔 6 小时以上），10 次/周，总剂量 69Gy/（40 次·6 周）。

5）超分割后程加速照射：前 4 周常规超分割照射（1.2Gy/次，2 次/日，5 天/周，两次间隔 ≥6h），剂量达 48Gy 时改为加速超分割治疗（1.5Gy/次，2 次/日，间隔 ≥6h，5 天/周），予以 30Gy，总计剂量达 78Gy/（60 次·6 周）。

6）连续加速分割照射法（CAIR）：每周 6 次或 7 次照射，每次剂量 DT1.8~2.0Gy，总剂量为 66Gy。这组放疗的患者，急性副反应发生率较高。

鼻咽癌常规放射治疗的整个流程要求规范，有严格的质量控制和质量保证措施，治疗单要有核对和双签字（两级医生或物理师和医生），尽量避免人为的错误发生。

（四）放疗后的注意事项

包括复查，护理和功能锻炼。

1. 放疗后 1 月对患者的管理要求 放疗结束时，患者的剂量达到最高，急性黏膜反应、皮肤反应也达到高峰，整个放疗（或放化疗）期间患者的身体储备也消耗很大，所有这些都会使得放疗后的第一个月患者所面对的问题不亚于治疗期间。患者在放疗一月后复诊时，会发现体重下降、营养不良等问题，对患者机体的恢复造成不良影响，特别对于肿瘤坏死较为明显或合并鼻咽部感染的患者来讲，营养不良可能是出现局部溃疡及大出血的主要原因之一。因此，此段时间患者的口腔黏膜、皮肤、营养的管理都应按照治疗期间的管理要求进行。

2. 射野内的皮肤及软组织的保护　放疗结束后1个月左右开始出现面颊、颏下、上颈部软组织水肿，其特点是局部不红、不热、不痛，无功能障碍，水肿可随体位而变化，早晨起床时较重，活动后水肿减轻，这种情况一般在水肿发生后10个月左右开始缓解，1~2年左右症状可消失。这主要时颈部淋巴回流不畅造成的，与肿瘤预后没有关系。

放疗对软组织的损伤是长期的。由于放疗后受照射区域软组织纤维化，皮肤丧失了正常的弹性，原有的皮脂腺分泌功能和皮肤保护功能均被破坏，出现皮肤干燥，变薄，血管及淋巴管壁增厚甚至闭塞，皮肤的愈合能力下降等。此时应特别注意保持放疗区皮肤清洁，避免化学（局部涂抹或敷贴刺激性化学药物，清洁剂，化妆品等）及物理（冷风刺激和烈日暴晒、热敷、衣领摩擦、搔抓等）的不良刺激因素。同时要预防感冒，防止发生急性蜂窝织炎。如果局部软组织发生反复感染，则会加重软组织纤维化，导致张口困难及颈部活动受限等，或使原有的功能障碍进一步加重，严重者还会出现喉头水肿，呼吸困难等，影响患者的生存质量。放疗区皮肤破溃应尽早就诊，以便得到及时和正确的治疗。严重的放射性皮肤损伤长期不愈，可能需要外科的帮助。但是这种情况很少发生。

3. 注意口腔卫生　保持良好的口腔卫生，是减少口腔疾患发生的最基本条件和要求。鼻咽癌根治性放射治疗疗后，唾液腺（包括腮腺、颌下腺、舌下腺、口腔口咽的小涎腺）受到不同程度的损伤，使唾液分泌量减少（正常成人每日唾液分泌量约1~1.5L）且变得黏稠（浆液细胞受损伤所致），口腔内的pH值也同时发生改变，其原有的冲洗杀菌作用随之减弱，因此餐后应及时漱口或刷牙，保持良好的口腔卫生，推荐使用含氟牙膏，同时要求患者忌烟酒等不良嗜好。有条件者可每年洁齿一次。放疗后在急性放疗反应消退前，应避免进食刺激性食物。放疗后，口腔常可能伴有真菌及其他致病菌感染，应到口腔医院，口腔科就诊，积极治疗口腔疾患。

放疗后应尽量避免拔牙，在出现牙齿或齿龈疾患时，应积极保守治疗，在所有保守治疗均告失败的情况下，迫不得已时才考虑拔牙。并且在拔牙前一定要告知牙科医生既往接受放射治疗的病史。拔牙前要清洁口腔及牙齿，拔牙后应使用抗生素治疗，以便减少口腔及颌面间隙感染机会，减少张口困难和发生颌骨放射性骨髓炎或骨坏死的机会。

4. 功能锻炼　鼻咽癌放疗后的主要功能锻炼即是张口训练。赵京文等总结了张口锻炼的方法[31]，并取得了较好临床效果。颈部的锻炼主要是转颈的锻炼，可以减少颈部肌肉和软组织纤维化后的僵硬感。

5. 鼻腔/鼻咽腔的清洁保护　放疗后的患者鼻腔及鼻咽腔的自洁能力减弱，患者应养成定期鼻腔口腔雾化和鼻腔冲洗的习惯，根据鼻腔分泌物不同，冲洗的间隔时间不同。如果有脓性分泌物的时候，可以考虑经鼻腔滴入消炎的眼药水等，进行局部消炎，合并有全身症状时，可以使用抗生素等。放疗后鼻咽腔的黏膜变薄，干燥，可以适量使用一些油质，如薄荷滴鼻剂等，滋润鼻腔，减少出血的机会。

6. 饮食要求，药物治疗　饮食方面不忌口、不挑食、均衡营养饮食。要求足够的能量，均衡的营养，补充蛋白质。良好的营养支持，可以增加患者的免疫力，有益于肿瘤的控制。很多患者在放疗结束后常服用重要进行调理。在患者身体状况较好的情况下，不建议使用较多的药物，如果服用中药，建议服用固本扶正的药物，不建议使用抗肿瘤的药物，并建议在正规的中医院就诊。

7. 心理调节　在患者治疗结束后，应该指导其保持积极的心态，关注家庭，关注当下的生活和工作，减轻患者的心理压力，改善焦虑和抑郁的情绪等，并指导家庭成员对患者进行心理调整。

8. 适当的锻炼 患者可以根据自己的身体状况和兴趣，选择锻炼方式，但避免参加过激，过猛的运动。体育锻炼中要掌握运动量，即锻炼后不应有明显的疲劳感，身心应感到轻松，舒畅，食欲及睡眠均处于良好的状态，以利于康复。锻炼身体应培养习惯，持之以恒，循序渐进。值得注意的是，如果身体感到乏力等不适时，应调整锻炼的方式，强度等，或暂停锻炼。还有就是放疗后鼻腔如有较多的分泌物，尤其是脓性分泌物时，尽量避免游泳等水上运动。

9. 定期复查 一般情况下，鼻咽癌治疗后随诊期限为终身随诊，随诊的频率根据治疗结束时的具体情况而定。比如鼻咽癌放疗后局部或颈部淋巴结有肿瘤残存，或怀疑骨，肺、肝等部位转移，或严重的早期放射损伤需要密切观察者，应在治疗后每个月至少复查 1 次，如果放疗后不存在上述问题，一般情况下在治疗后 1 个月复查 1 次，以后第 1~3 年内，每 3 个月复查 1 次，最长不超过 4 个月，每年做 3~4 次全面检查（包括实验室检查指标、胸部正侧位片、颈腹部超声、CT 或 MRI 等。后面详述。），第 3~5 年内每 4~5 个月复查 1 次，最长不超过半年，每年至少做 1~2 次全面检查。5 年后每年复诊 1 次。以免间隔过长，延误诊断，失去最佳治疗时机。中国医学科学院肿瘤医院资料显示，鼻咽癌放疗后局部失败中位时间为 18 个月，治疗后 3 年内局部失败率和远地转移率均较其他时间高（局部失败率占 79%，远地转移率占 88%）。因此我们特别强调 3 年内的随诊频率，即每 3 个月复诊 1 次。

随诊需要进行的检查同治疗前的检查，包括血液学检查（建议检查甲状腺功能，约 70% 接受颈部 IMRT 照射的患者可能出现甲状腺功能的低下），详细的体格检查，纤维鼻咽镜检查，多个位相的影像学检查以及排查远地转移需要的检查。骨扫描不作为常规复查项目，但患者有骨痛等症状，需要进行检查。目前 PET-CT 仍不能替代 MRI 作为唯一的判断残留或复发的影像检查[81]。

第九节 残存及复发鼻咽癌的治疗

虽然放疗技术以及综合治疗的应用，鼻咽癌的 5 年局部控制率已经上升至 80%~85%[45]，但是局部复发仍是晚期鼻咽癌的主要失败原因。由于鼻咽周围诸多的重要危及器官及肿瘤控制剂量高（≥70Gy），使得鼻咽癌的治疗边界非常窄，虽然采用先进的放疗技术但局部残存及复发的挽救治疗仍然具有较大的挑战。

一、足量放疗后残存灶的处理

虽然鼻咽癌对放射线比较敏感，但是，疗末肿瘤的 CR（临床检查、腔镜和影像）率也仅约为 70%~80%。足量放疗后即刻进行肿瘤疗效评价是目前常用的方法。其优点是保证患者疗末都能获得系统的疗效评价，如发现肿瘤消退不满意可及时处理；缺点是影像上残存的"软组织影"的定性（肿瘤抑或放疗后改变）比较困难。

放疗的目标是使肿瘤干细胞失去再增殖能力。疗末影像学"残存"可能有几个意义：一个是肿瘤确实有残留，另外，肿瘤细胞虽然失去再增殖能力，但机体对其细胞残片的清除、局部组织的修复仍需要一段时间。

对于鼻咽癌放疗后原发灶"残存"的判断及处理是非常棘手的。特别在目前的 IMRT 治疗背景下，就更加要谨慎。应根据每个患者的具体情况，根据以往的经验进行高度个体化的处理，包括对分期、与周围重要危及器官的关系、剂量、年龄、合并症、营养状态等的细化分析，特别是靶区（残存灶处）实际接受剂量的再分析非常重要。因为 IMRT 技术的特点之一是靶区内的剂量高度不均匀，进一步的靶区内剂量分析，可以为医生判断患者有无加量的剂量空间很重要。在考虑肿瘤控制的同时，还要兼顾考虑晚期损伤（鼻咽溃疡、大出血）的风险。

中国医学科学院肿瘤医院的经验，对于足量 IMRT 治疗后鼻咽癌疑似残存的病例，原发灶加量要慎重；在很多情况下，密切观察也不失为一种很好的选择。必要时也可行鼻咽残存灶的活检，如为重度放疗反应，则观察；如为轻度放疗反应，可根据具体情况，对于残存灶局限于黏膜可观察3月左右，如仍有残存再行内镜下微创手术切除。

对足量放疗后颈部淋巴结残存病例不推荐采用局部推量（颈动脉鞘、软组织晚期损伤重），建议观察3~6个月（每3个月复诊1次）后相当病例的淋巴结可以完全消退，仍旧残存者可根据具体情况行局部残存淋巴结切除或区域性颈清扫。

二、残存和复发的早期和全面诊断

Lee 等[46]报道鼻咽癌的复发中，及时 rT₁ 的患者仍有25%的患者伴有远地转移，因此，全面的分期检查对复发再治疗手段的选择至关重要。

早期发现肿瘤残存以及复发可以显著提高挽救治疗的成功率。

1. 鼻咽癌常规的检查方式　包括全面的体格检查，间接鼻咽镜检查/纤维鼻咽镜检查，增强CT/MRI，鼻咽可以复发时行鼻咽活检，颈部淋巴结可以转移时，行穿刺细胞学检查等。

2. FDG-PET　常规影像学手段（CT/MRI）区分肿瘤残存/复发仍然比较困难。Yen 等报道[47]，和MRI比较，FDG-PET诊断残存和复发病灶的敏感性（100% vs 62%）和准确性（93% vs 44%）上均有明显优势。而且在判断有无淋巴结转移和远地转移上均优于常规检查手段。

3. 血清学检查　多数患者在复发或转移时出现 EBV-DNA 的效价增加，有作者认为 EBV-DNA 可以在临床诊断的6个月前出现异常增高。Hao 等[48]报道，LMP-1（EBV 衍生基因）可以在仅有微小复发病灶时出现增高，敏感性较高，而且对鉴别鼻咽癌放疗后复发和颅骨坏死有很大帮助。因此推荐在 EBV-DNA 或其衍生基因增高时，行全面检查，必要时行鼻咽部的活检，以期早期发现复发病灶，获得满意的挽救治疗疗效。

三、挽救治疗方法

虽然挽救治疗可能会导致一些严重并发症的发生，但是积极的挽救治疗可以使相当一部分患者获得长期生存，尤其是复发病灶分期早的患者[49]。Yu 等[50]研究显示，积极治疗（包括手术及再程放疗等）的复发患者总生存率显著高于姑息治疗者（单纯化疗或支持治疗），多因素分析也同样显示了治疗方式是独立预后因素，P=0.004。

对于挽救治疗的选择应该个体化，除了考虑疗效以外，还应该考虑患者的晚期并发症和生活质量。一般的，对于早期 rT₁ 以及部分 rT₂ 的患者可以选择单纯手术切除的方法，也有研究选择更晚期的患者进行手术，也达到了一定的疗效。对于局部晚期的患者，再程放射治疗是主要的治疗方式。对于预后差的患者可以加用化疗，但疗效尚需进一步验证。

挽救治疗选择的原则：

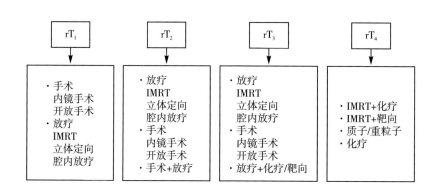

（一）手术治疗

1. 适应证

（1）全身状况好，无严重合并症及无远处转移，能适应全身麻醉手术者。

（2）放射治疗后鼻咽部或颈部未控或复发（原发灶需经病理证实）。

（3）局部早期 rT_{1-2} 者，其中 rT_2 患者虽有咽旁间隙受侵，但没包绕或侵及颈动脉鞘，无后组脑神经损伤。

（4）无颅底骨破坏或颅内受侵。

（5）颈部淋巴结不固定或虽固定但颈动脉鞘没受累。

2. 禁忌证　对于病变有广泛的硬脑膜受累，海绵窦受累，咽扁桃体筋膜受累者[51]，手术则无法进行。

对于部分高度选择的二次复发的患者，也可以考虑行手术治疗，并不是放疗的禁忌证。但是手术并发症发生概率会增加，尤其是颅底骨坏死，颈内动脉破裂等。因此手术中使用皮瓣等进行术床的修复很重要。

3. 手术方式　根据原发肿瘤的部位不同，外科医师常采用以下几个手术方式。

（1）经腭入路（transpalate approach）鼻咽肿物切除术。适合鼻咽顶、侧壁的病灶；

（2）经鼻侧切开入路（lateral rhinotomy）鼻咽肿物切除术。主要适用于贴近或累及后鼻孔的鼻咽病灶；

（3）颈侧入路（translateral cervical approach）鼻咽肿物切除术。主要适用于咽旁间隙受累的病例，病灶尚未侵及颈鞘者；

（4）颈颌腭入路（lateral transmandibular approach）鼻咽肿物切除术。主要适用于软腭和（或）口咽受累的病灶；

（5）上颌骨掀翻入路（Maxillary swing）鼻咽肿物切除术。该术式比较常用[19,20]。适应证较广泛，可用于鼻咽顶、后、侧壁及咽旁间隙受累的病例。该术式显露手术腔较为充分，易使手术完整切除鼻咽壁、耳咽管软骨部、咽旁间隙组织，切除后缺损的修复也方便，复位后功能及面颊部外观影响较小；

（6）内镜下激光手术/热凝固切除：此种治疗技术对患者的创伤较小。但由于肿瘤暴露受限，因此部分研究者强烈要求严格该手术的适应证[52]：距离颈鞘距离>1cm，距离蝶窦的距离>0.5cm。切除的肿瘤标本以及切缘均应送病理检查。

4. 疗效　有经验的治疗中心报道的鼻咽肿物切除术治疗复发鼻咽癌的疗效较好，5年的局部控制率可以达到40%～67%，OS可以达到30%～55%。但是应该严格遵照适应证来选择患者。

5. 并发症　相对较低，尤其是内镜下手术。主要是中耳炎、鼻窦炎、听力下降等。严重并发症较少见。

6. 术后放疗　有争议。多数研究者认为对于早期病变，手术完整切除的患者，局部再次复发率较低，不需行术后放疗。但是对于手术切缘阳性或近切缘（<2mm）的患者，术后放疗可以提高 LCR 和 OS[53]。但是，联合治疗的并发症也显著增加，因此选择治疗方式的时候应该在了解病变范围后，慎重选择，对于术前判断不能做根治手术的患者，应该选择其他治疗方式，如单纯外照射等。

（二）外放射

1. 适应证　患者一般情况可以耐受者，均可以考虑做再程放疗。

2. 禁忌证　明显的溃疡性病变，伴有大出血可能者；患者一程放疗后有明显的放射损伤者，如脑坏死等。

3. 放疗剂量　复发再程放疗的疗效和放疗剂量有显著相关性，剂量>60Gy者，生存率显著增加[54]。而今，IMRT的常规使用，使得危及器官可以得到较好的保护，肿瘤的受照射剂量有进一步提高的可能，并且可以显著降低并发症的发生率以及严重程度[55]。

4. 并发症 严重的口干、张口受限、神经性耳聋、分泌性中耳炎等，脑坏死发生率约为 20% 以上，报道的致死性损伤发生率为 2%~10%。并发症发生率主要与放疗的剂量以及放疗的手段有相关性。对于两程放疗剂量>100Gy 者，严重并发症发生率高达 39%，如果≤100Gy 者，则仅为 4%[56]。Lee 等[57]认为一程放疗对正常组织的良好保护，可以提高患者再程放疗的耐受性。因此，在初治时，应该对正常组织有很严格的限量，在不减低靶区剂量的同时，尽可能降低正常组织的受照射剂量。

5. 疗效 据报道，复发再放疗的中位 5 年生存率为 34%（8%~58%），中山肿瘤医院报道的采用 IMRT 治疗复发鼻咽癌的结果有很大的提高：rT₁~rT₄ 的 5 年总生存率分别为 84.6%、67%、37.9% 和 32.3%[58]。

（三）腔内近距离放疗

目前多采用高剂量率近距离后装治疗机，利用高剂量率^{192}Ir 源为放射源。

1. 适应证

（1）初程根治性放疗的 T₁、T₂ 早病变可计划性外照射 DT56~60Gy 后（茎突前间隙受侵者 DT60~66Gy）加腔内放疗。

（2）初程根治性放疗后局限在鼻咽腔内的残存肿瘤，经病理检查确证后可补充腔内放疗。

（3）根治量放疗后局部复发时，再程外照射超分割放疗 DT50~60Gy 后，补充腔内放疗。

（4）有蝶窦或咽侧间隙的茎突前间隙受侵，在外照射后仍有残存经病理证实后，可试用窦腔插植或经下颌骨升枝后、颌下区行茎突前间隙组织间插植置管的方法予以局部补量，可获得较好的效果。

（5）复发 rT₁ 且体积不大的病灶。

（6）对于复发超过 rT₁ 的病灶，或体积较大的病灶，可以作为外照射的补量手段进行腔内治疗。

2. 施源器的设置方法 就目前国内、外对鼻咽癌采用高剂量率近距离后装治疗布管的方法大致有：① 模法；② 橡皮导管法；③ 金属丝法；④ 硬管法；⑤气囊法等。上述各种方法各有其特点，应按病变的具体情况、操作者对其的熟悉程度等进行选择，力求快捷、简便、可靠、无痛苦且重复性好。

3. 剂量分割方法 国内常用的分割方法有：①大分割法，即每周 1~2 次近距离治疗，总疗程：每周一次者，治疗共 2~3 次，6~8Gy/次，选用每周两次治疗者，则为 4~6 次；4~5Gy/次；②超分割法，即每日两次，3Gy/次，间隔 6 小时，总疗程 4~5 次；③间插法，即在外照射疗中与疗毕各行近距离治疗 1 次，总疗程共两次。正如前述，施行高剂量率近距离后装治疗鼻咽癌应注意其剂量衰减的特点，加之布施源器的方法不一，单次照射剂量不宜过高，否则易造成不良的晚反应，必须注意鼻腔及软腭处的剂量控制，以免造成鼻中隔或软腭黏膜坏死或穿孔。

4. 剂量参考点与监测点 剂量参考点是根据 ICRU38# 报告所采用的名词概念，有了参考点才可能决定并获得正确的参考体积、参考剂量与治疗处方剂量。引入参考点与参考剂量的另一个目的在于统一各单位内与单位间能相互比较技术和疗效。设置监测点可反映采用这一治疗方法时，鼻咽邻近敏感器官的受量情况，临床医师在提高鼻咽肿瘤控制率的同时，应尽量减少并发症和后遗症。中国医学科学院肿瘤医院的剂量监测点的设置方法见图 5-1-22。

5. 疗效 单纯腔内治疗通常选择 rT₁ 且肿瘤体积不大的患者，5 年局部控制可以达到 80% 以上。单纯腔内放疗应

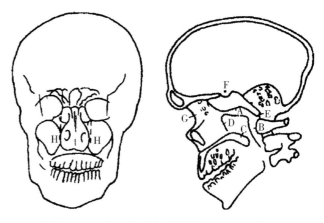

图 5-1-22 鼻咽癌腔内治疗剂量监测点示意图

用较局限，多数研究中心均作为外照射的补充加量方法使用腔内照射，可以显著降低并发症的发生。

6. 并发症 头痛，硬腭穿孔，口腔黏膜放射性坏死等，少数可能发生寰椎前弓坏死，以及脑神经放射性损伤等。

（四）立体定向放疗

立体定向放疗的剂量分布特点是靶区剂量分布集中，周边剂量梯度变化极大，使得周边的正常组织受照剂量很小。由于使用的是 X 射线或 r 射线，穿透力高于 β 射线，因此，与腔内放疗相比，适应证较宽，部分研究单位使用立体定向治疗代替了腔内放疗。

1. 适应证 一般适用于病灶体积相对较小，直径一般<5cm；肿瘤边界较清晰；病变未侵犯海绵窦或颈内动脉以及患者鼻咽腔内炎症反应较轻的患者。①外照射后病变残存，局限或超出鼻咽范围者；②复发病灶满足以上条件者；③复发病灶，外照射后仍有残存的病灶。

2. 剂量分割 各个研究中心报道不同，但均认为分次立体定向放疗显著由于单次照射的立体定向手术[59]。通常使用的分次剂量：残留组 10~24Gy/2~4 次（根据外照射剂量不同，补量不同），复发组 48Gy/4~6 次[60]。我院立体定向放疗通常根据残留/复发部位与危及器官的距离，病灶大小，以及鼻咽腔炎症的严重程度，给予不同的剂量，对于危险度较高的患者，单次剂量低至 2.5~3.0Gy。

3. 疗效 多数报道的 5 年 OS 为 40%~60%。Chua 等[61]根据复发时 rT 分期，无瘤时间长短，肿瘤体积以及是否再次复发等将复发病灶分为高，中，低危险组，5 年局部控制率分别为 100%，42.5%以及 9.6%。

4. 并发症 包括鼻咽坏死，鼻咽大出血，脑神经损伤，颞叶坏死，颅底骨质坏死，颅内出血，颈内动脉破裂等。部分并发症是致命性并发症，因此在选择患者时应该根据情况，给予不同的分次剂量，并适当给予抗炎以及活血化瘀治疗等，并在疗中密切观察患者放疗反应，适时调整剂量。

（五）化疗

单独化疗仅作为姑息目的治疗局部复发鼻咽癌患者。但是由于化疗的急性副反应发生率较高，治疗单纯局部复发的患者，疗效尚不明确。

第十节 特殊类型鼻咽癌

一、鼻咽囊性腺样上皮癌

囊性腺样上皮癌发病率低，张传淳（1979）报道的耳鼻咽喉恶性肿瘤 1779 例中，囊性腺样上皮癌共 8 例只占 0.45%，原发于鼻咽的仅 1 例。中国医学科学院肿瘤医院 1958 年 3 月~1984 年 12 月共收治鼻咽癌 2040 例中，囊性腺样上皮癌有 12 例，占 0.59%。这类肿瘤的生物学行为倾向于局部浸润生长，破坏深广，多在鼻咽黏膜下隆起，脑神经和（或）颅底破坏高达 80%，肿瘤易沿神经鞘膜、血管外膜侵犯到远隔部位，多因肿瘤直接侵犯鼻咽颅底结构或压迫神经等引起的症状和体征就诊。就诊时多已为晚期。本病淋巴结转移比低分化鼻咽癌明显低，但远地转移率高，血行转移最常见的部位是肺。

由于鼻咽腺样囊腺癌局部侵犯明显，MRI 对颅底受侵病变的显示较之 CT 有明显的优势，在鼻咽腺样囊腺癌的分期手段上，建议行鼻咽颅底 MRI 检查或者 CT/MRI 同时检查，有利于明确肿瘤侵犯范围，这对常规治疗的照射野设计或三维适形/调强放射治疗靶区确定非常有帮助。

多数对放疗不敏感，放疗中肿块消退缓慢。所以，原发顶壁、顶后壁的小病变可以选择手术或手术后加放疗，但大多数鼻咽囊性腺样上皮癌病变范围广，手术难以切净，故放疗仍然是主要的治疗手段。照射范围为局部大野，应包括鼻咽、咽旁间隙、颅底及脑神经走行处，至 DT 50~60Gy 后再按 CT/MRI 所见缩野（采用 IMRT 技术对保护周围正常组织更为有利）。总剂量要求高，一般要达 DT

80Gy 左右。病变常在 DT 40~50Gy 后才开始缓慢缩小，部分病例疗中肿瘤甚至不缩小而在疗后随诊中才逐渐缩小。

疗效及预后：病程发展相对缓慢。部分患者可在较长时期内带瘤生存。我院 1958 年 3 月~1984 年 12 月收治了 10 例鼻咽囊性腺样上皮癌，疗后 5 年存活率 86%，10 年为 50%。中山大学肿瘤医院 1978~1993 年收治的 9 例患者，4 例生存超过 5 年。

囊性腺样上皮癌至今仍被认为是不可治愈性癌，无论手术和（或）放疗，无论疗后肿瘤是否消退，仍会出现局部复发及远地转移。但是，即使在有复发或肺转移、骨转移的情况下，患者还有可能带瘤生存 2~3 年以上。

二、少年儿童鼻咽癌

少年儿童鼻咽癌发病率低，文献报道最小年龄为 3 岁，但我院统计鼻咽癌发病最年幼者 8 岁，<10 岁发病的在 1379 例中只有 2 例，占 0.15%。所以，<10~12 岁患儿的鼻咽肿物应注意与腺样体、纤维血管瘤、恶性淋巴瘤鉴别。

病理分化多数较差，未分化癌较成年人多见，需要免疫组化检查，诊断要慎重应与恶性淋巴瘤鉴别特别是非霍奇金淋巴瘤鉴别。

儿童期鼻咽癌对放疗大多敏感，肿瘤即时反应良好，疗后存活率亦较高。文献报道<16 岁的鼻咽癌放疗后 5 年生存率多数≥60%。我院资料表明，放疗后 5 年生存率在<10 岁组的 100%（2/2）；10~16 岁组的 5 年生存率为 65%（36/55）；10~19 岁组为 63.1%（41/65）。对鼻咽病变晚，伴有鼻咽大出血或明显颅底骨破坏甚至出现远地转移的少年儿童患者，仍有可能获得根治疗效。

因少儿患者处于生长发育期，要特别警惕放射线对正常组织的损伤，否则放射性后遗症对患儿生存质量的影响比成人患者更严重。除有一般的张口小、放射性龋齿、颈部纤维化导致细颈外，可有生长发育迟缓。严重的可有垂体性侏儒、性发育障碍、甲状腺功能低下及白内障等后遗症。为避免以后出现严重的并发症，放疗时照射野的设计要更侧重于"小而不漏"，要注意及时地改野、缩野，注意遮挡脑、垂体和甲状腺。每天照射剂量可降至 DT 1.8Gy，总剂量 DT 60~65Gy，不要过分积极提高剂量。但对于个别放疗抗拒的病例，可根据具体情况采用小野或立体定向等，将剂量提高到 70~72Gy。

文献报告儿童期鼻咽癌并用化疗有有利之处，但针对儿童鼻咽癌的化疗方案尚在探索中。

三、妊娠期鼻咽癌

女性鼻咽癌患者的预后一般略好于男性，但妊娠哺乳期鼻咽癌预后差。其病情进展较急，原发灶及颈部转移灶常在短期内迅速增大，血行转移高发故预后不良。放疗局部和（或）全身反应较大，正常组织放疗耐受性较低，我院曾见 1 例放射剂量<DT 40Gy，然于 1 年内出现放射性脊髓炎并截瘫。

中山大学附属肿瘤医院报告妊娠哺乳期鼻咽癌 26 例，在放疗后已死亡的 18 例中，55%（10/18）死于 1 年内局部复发及远处转移，5 年生存率 23%。我院统计妊娠期鼻咽癌 9 例，放疗后有 7 例在 1.5 年内死于局部复发及血行转移，1 例死于放射性脊髓炎（颈髓量 DT＝36Gy）高位截瘫伴鼻咽局部复发，仅 1 例存活 5 年，5 年生存率 11%（1/9）。

我院资料表明，先期终止妊娠（流产或引产）也未能改善预后，但在去除胎儿后有利于患者接受并完成放、化疗，并可解除放、化疗对胎儿的影响。所以，原则上在治疗前应劝告患者终止妊娠、停止哺乳。建议凡育龄期女性鼻咽癌患者，疗前、疗中要详细询问月经情况，发现早孕要及时处理，放疗后应良好避孕至少 2~3 年。

第十一节　化疗和靶向治疗

鼻咽癌远处转移率高，是致死的主要原因之一。文献报道初诊时远转率约 5%~11%，Ahmad A

等[21]报道临床远地转移率为36%，而尸检中发现转移率则更高，可达51%。我院1379例鼻咽癌放疗后已死亡的959例有随访记录的血行转移表现的患者463例，占48.2%。因此，鼻咽癌除局部失败外，远地转移也是主要失败原因之一。已有资料表明采用化疗联合放疗治疗晚期鼻咽癌可以提高局部区域控制率，并且降低肿瘤远地转移率，从而提高总生存率和无瘤生存率。

鼻咽癌有效的药物有：顺铂（PDD）、卡铂（CBP）、环磷酰胺（CTX）、5-氟尿嘧啶（5-FU）、博莱霉素（BLM）或平阳霉素（PYM）、阿霉素（ADM）、长春新碱（VCR）等，而以铂类为主的多药联合化疗方案的疗效较好，常用的联合用药方案有：①PF方案（PDD+5-FU）；②PFB方案（PDD+5-FU+BLM）；③PFA方案（PDD+5-FU+ADM）；④CF方案（CTX+ADM）；⑤CBF方案（CTX+BLM+5-FU）；⑥C0方案（CTX+VCR）。近年用泰素类药物治疗鼻咽癌认为疗效较上述药物更理想，常以铂类药物、博莱霉素与泰素类药物联合应用。

对鼻咽癌计划性的化、放疗有以下不同的综合方式：

一、新辅助化疗（诱导化疗）

这是指放疗前使用的化疗。他的作用是可以抑制肿瘤细胞的着床，从而杀灭这些在体循环中的肿瘤细胞，减少亚临床转移灶；在未接受治疗的患者中使用化疗的依从性较好，可以很好地按计划完成治疗；对于原发肿瘤来说，新辅助化疗可以降低局部和区域的肿瘤负荷，从而提高局部控制率[22]。但是，由于先做化疗，局部放疗延迟或中断，放疗增敏的作用较弱，对放疗抗拒肿瘤细胞的抑制作用较小，此外化疗还可以加速肿瘤细胞的再增殖速度[23]。因此在理论上，新辅助化疗可以削弱其后的放疗疗效。

（一）回顾性研究

1987年Clark等报道了24例，1993年Dimery等报道了47例和同年Bachouchi等报道的新辅助化疗回顾性研究结果均显示了新辅助化疗可以提高局部晚期的鼻咽癌的有效率和生存率。但样本量均较小。

（二）前瞻性研究

从20世纪90年代初开始陆续有新辅助化疗治疗局部晚期鼻咽癌的前瞻性研究结果的报道。目前为止约有4个随机分组研究对新辅助化疗的疗效进行了评价，见表5-1-6。

1996年Cvitkovics等[24]报道了VUMCA的研究结果：新辅助化疗可以显著提高5年无瘤生存率（38% vs 30%），局部区域失败率和远地转移率显著降低，但对总生存无显著影响。但是，这项研究中采用的BEP（BLM+EPI+DDP）方案有较大的毒性，造成的治疗相关死亡率达8%。因此，不建议采用此种化疗方案作为常规方案。

之后的3项随机研究，即Chua等[25]、中山大学医学院马骏等[26]和日本的Hareyama等[27]的随机研究均显示新辅助化疗可以提高无瘤生存率和总生存率，但是差异无统计学意义。2004年Chua将AOCOA和Ma的两个随机研究的数据进行了重新综合分析，结果显示5年的无瘤生存率新辅助化疗组有显著提高（51% vs 43%，$P=0.014$），而且新辅助化疗还可以降低局部区域和远地的失败率，但对总生存率无显著影响[62]。

最近，中山大学附属肿瘤医院[63]报道了一项IMRT治疗方式下比较诱导化疗vs同期放化疗+辅助化疗疗效的随机研究结果，显示两组在OS，DFS以及DMFS等方面均无显著差异，而且同期组急性并发症明显增高。两组的远地转移失败仍是重要失败原因。

但是到目前为止，随机研究均显示了新辅助化疗可以降低远地转移率，而且对提高局部控制率和无瘤生存率也有一定作用，但未能提高总生存率。因此，诱导化疗不能替代同步放化疗，作为标准治疗。仅对一些特殊患者，如远转高危患者，或是估计不能耐受同步放化疗的患者，采用诱导化疗进行治疗。在IMRT的治疗模式下，诱导化疗是否可以提高生存率，仍需要更多的研究进一步证实。

二、同步化、放疗

同步化放疗是指在放射治疗的同时使用化疗。他的作用是化疗药物直接对肿瘤细胞的杀伤；或使肿瘤细胞周期同步，停滞在 G_2/M 期；或通过抑制肿瘤细胞的亚致死损伤修复来增加放疗对肿瘤的杀伤作用。同步化放疗较其他方式的化放综合治疗的优势在于和放疗有协同作用，肿瘤血供未破坏，没有新辅助化疗后的肿瘤在增殖速度加快的现象，也不会有放疗延迟的出现。他的主要目标不仅是要提高局部控制，而且还要降低远地转移的发生，这在其他头颈部肿瘤中已经得到证实。由于许多研究认为局部区域的失败（特别是淋巴结的复发）与远地转移的发生是呈正相关的。因此同步放化疗降低远地转移的机制可能是：化疗药物对微小转移灶的杀灭，并通过提高局部区域控制率来降低远地转移率。

对于同步化放疗来说，最佳化疗药物和方案尚有争论。目前常采用的方案是：单药小剂量每日给药；单药每周给药或单药/联合用药，每 3 周 1 次给药。有关同步化放疗的前瞻性研究主要有 2 个，结果均显示可提高总生存率（表 5-1-11）。

表 5-1-11　放化疗综合治疗的前瞻性随机研究

作　　者	病例数	综合方式	化疗方案	DFS（%）			OS（%）		
				单放	放化	P	单放	放化	P
Lin（2003）	284	同步	PF	53	72	0.0012	54	72	0.0022
Chan（2002）	350	同步	DDP	52	60	0.059	59	70	0.048
Al-Sarraf（1998）	147	同步+辅助	DDP+PF	29	58	<0.01	37	67	<0.01
*Wee（2004）	220	同步+辅助	DDP+PF	62	76	NS	77	85	0.02
&Lee（2004）	348	同步+辅助	DDP+PF	61	67	NS	76	77	NS
&Kwong（2004）	219	同步+辅助	UFT	57.8	69.3	0.14	86.5	76.8	0.06
VUMCA（1996）	339	新辅助	PEB	30	38	<0.01	39	42	NS
Hareyama（2002）	80	新辅助	PF	43	55	NS	48	60	NS
&Chua（1998）	334	新辅助	PE	42	48	NS	71	78	NS
Ma（2001）	456	新辅助	PBF	49	59	0.05	56	63	NS
#Rossi A（1988）	229	辅助	COA	50	54	NS	61	55	NS
#Chi（2002）	157	辅助	PFL	56	58	NS	67	59	NS
*Chan（1995）	77	诱导+辅助	PF	81	80	NS	72	68	NS

注：*：2 年生存率；&：3 年生存率；#：4 年生存率。

Baujat 等[64] 的 Meta 分析显示，加入化疗可以提高中晚期鼻咽癌患者的生存率，而且主要是同步放化疗的作用，分析中还指出含顺铂的化疗方案显示效果较好。因此，目前对于中晚期鼻咽癌，含顺铂的同步放化疗仍然是标准治疗方式。

由于 IMRT 在鼻咽癌治疗的优势，IMRT 逐渐得到了广泛应用。目前多个回顾性研究显示单纯 IMRT 和 IMRT 联合同步化疗的疗效相似[65,66]，而且后者的急性反应更加严重。因此一项全国多中心比较远转低危鼻咽癌患者 IMRT±同步化疗疗效的研究正在进行，会在研究结束后给出进一步的结论。

三、辅助化疗

辅助化疗的主要目的就是要减少远地转移的发生概率，理论上辅助化疗还可以巩固局部放疗的疗效。一些Ⅱ期研究的结果显示辅助治疗可以增加无瘤生存率。到目前为止，辅助化疗的前瞻性研究主要有两个（表5-1-11），结果显示，辅助化疗对晚期鼻咽癌患者的生存率无显著影响，而且，由于辅助化疗的依从性较差，在Chi的研究中，辅助化疗组仅有66%的患者接受了化疗，而且这部分患者中也仅有70%按计划完成了化疗。因此，辅助化疗不是常规治疗方式，它的应用还需要慎重，应该选择远转高危且估计可以耐受多疗程化疗的患者进行进一步的研究。

四、联合化疗

（一）同步+辅助化疗

由于考虑到同步放化疗中化疗剂量较低，对远地转移的作用不肯定，而辅助化疗的主要目的是减少远地转移的发生，因此，许多研究者将两者结合用于治疗晚期鼻咽癌患者。Al-Sarraf在1998年报道了Intergroup 0099随机研究的结果，即同步放化疗+辅助化疗可以显著提高中晚期鼻咽癌DFS和OS，之后同步+辅助的方式成为中晚期鼻咽癌的标准治疗方式。之后还有4项随机研究，表5-1-6比较了同步放化疗+辅助化疗的疗效，但对照组的治疗方式均为单纯放疗，均不能确定辅助化疗的作用。2013年中山大学肿瘤研究中心马俊教授等[67]报道了多中心3期临床随机研究结果，比较了同步放化疗+辅助治疗和单纯同步放化疗的疗效，初步结果显示两组疗效相似。Liang等[68]对发表的比较同步+辅助化疗和同步化疗疗效5个小样本研究做了Meta分析，结果显示同步放化疗基础上加用辅助化疗，并不进一步提高疗效。目前NCCN对于中晚期鼻咽癌的治疗，推荐使用单纯同步放化疗。

（二）新辅助+同步

Niu等[69]认为对于明显的颅内受累的患者，诱导化疗可以使颅内肿瘤减小，化疗后的靶区可以使肿瘤和危及器官的距离扩大，减少危及器官的受照剂量。Liang等[70]的Meta分析包括了11项随机研究，结果显示与单纯同步放化疗比较，新辅助化疗在总生存，局部区域控制以及远地转移控制等方面均未能进一步有所提高。因此目前新辅助化疗+同步放化疗的疗效仍然不能肯定。

（三）新辅助+辅助化疗

Chan等还将新辅助+辅助化疗应用于鼻咽癌的治疗，初期结果是阴性的，2年的无瘤生存率（80% vs 81%，$P>0.05$）和总生存率（68% vs 72%，$P>0.05$）均无提高。

对于远地转移高危的患者，包括淋巴结转移灶较大，或较广泛的患者，失败的主要方式为远地转移，有些研究者认为单纯的同步放化疗尚不足以降低远地转移，建议使用诱导化疗。上海复旦大学肿瘤医院胡超苏教授等[71]报道了一项随机研究，比较了新辅助化疗+放疗+辅助化疗和同步放化疗+辅助化疗的疗效，结果显示两组的5年OS相似，75.5% vs 79.4%，对于$N_{0\sim1}$的患者，同步放化疗组可以提高生存，同时研究显示CCRT的急性毒性明显高于新辅助化疗组，但晚期毒性，两组相似。目前仅有一项新辅助+辅助和同步化疗+辅助的随机研究，应该进一步进行研究，并选择合适的病例。

应该注意的是，鼻咽癌放射治疗伴用化疗，不同临床病例有不同程度的获益，但也易致化疗毒副反应与并发症发生。尤其在同步放化疗的研究中，毒副作用的发生率显著高于单纯放疗组。Chan等[28]报道同步放化疗组3~4度不良反应显著提高，急性黏膜炎发生率提高了13%，胃肠道反应增加12%，血液毒性发生率增加了14.8%，体重下降超过10%的比例增加了23.6%。与单纯放疗组比较均有显著性差异。Wee等[29]报道同步放化疗中3度黏膜炎发生率为75%，40%患者需要降低化疗的剂量，并有58%的患者未能按要求完成辅助化疗。在VUMCA Ⅰ研究（为Ⅲ期临床研究）中[24]报道了治疗相关的死亡率达到了8%。因此化疗合并放疗可以提高晚期NPC的疗效，但同时也显著增加了治疗的毒副作用。因此，在临床工作中应根据患者的病情以及身体情况，慎重选择化疗药物，并在治疗中密切观察患者病情变化，随时进行治疗方案的调整。

五、放疗联合分子生物靶向治疗

随着分子生物学的发展和检测手段的不断进步，鼻咽癌预后的一些相关基因逐渐被研究者认识。

现在发现的与鼻咽癌预后相关的基因有：表皮生长因子受体（EGFR）、HER2/neu、血管内皮生长因子（VEGF）以及 c-KIT 等等。目前，研制成功并已开始应用至临床有 EGFR 单克隆抗体 Erbitux（C-225）和 h-R3（Nimotuzumab，泰欣生）。这两种抗体联合放化疗治疗头颈肿瘤（不含鼻咽癌）得到了很好的疗效。Bonner 等[13]报道了 C225 联合放疗治疗头颈部肿瘤的一项多中心前瞻随机研究。共 424 例患者加入了该研究，结果显示：R+C225 组的疗效显著高于单纯放疗组，3 年总生存率提高了 10%（55% 对 45%），无进展生存率提高 9%（46% 对 37%），P 值均有显著性。Crombet 等[14]应用 h-R3 联合放疗治疗头颈部肿瘤的研究显示：3 年总生存率在 h-R3 400mg 组可达到 66.7%。这两个研究表明 EGFR 抗体在头颈肿瘤的治疗中有很好的疗效。在鼻咽癌中的研究较少，目前仅有 2 项 II 期临床研究。

Chan[15] 等在临床 II 期随机研究中使用 C-225 联合卡铂治疗顺铂治疗失败的复发和转移的鼻咽癌患者，结果显示，有效率 11.7%，肿瘤稳定 48.3%，中位生存期 233 天，中位无进展生存时间在有效的患者中可达 173 天。

在我国由中国医学科学院肿瘤医院主持的一项由 7 家医院参与的多中心的 II 期随机对照临床研究，观察了 h-R3（重组人源化抗人表皮生长因子受体的单克隆抗体）联合放疗治疗局部晚期鼻咽癌（EGFR 阳性）患者的疗效和毒副作用，结果显示放疗后 17 周的 CR 率 h-R3 组为 90.5%，对照组仅为 51.5%，两者差异有统计学意义，P<0.05。而且研究表明 h-R3 的毒性不良反应较低，在用药的 70 例患者中，仅 3 例患者出现发热，2 例出现轻度低血压，恶心和皮疹各 1 例。这些患者经对症处理后均好转，未影响放疗的正常进行。此项研究在 2011 年报道了 3 年的随诊结果，泰欣生组的 3 年总生存率为 84.29%，对照组为 77.61%，两组之间比较差异有统计学意义，P<0.05。

关于针对 VEGF 和 HER2/neu 在 NPC 中的靶向治疗尚没有报道。Sraathof 等[16]采用 EB 病毒（EBV）特异性抗原的免疫治疗：细胞毒性 T 细胞（CTL）治疗鼻咽未分化癌。结果显示，在 6 例放化疗抗拒的患者中，2 例 CR，1 例 PR，1 例稳定，2 例无效。结果表明在对常规治疗抗拒的 EB 病毒抗体阳性的患者中，可采用针对 EBV 免疫治疗来进一步提高疗效。

到目前为止，研究的结果还是令人振奋的，靶向治疗为鼻咽癌的治疗又提供了一个崭新的方式。但是，目前在临床应用中，还需积累经验和观察远期疗效。

第十二节 疗效及影响预后的因素

一、疗效

随着诊断设备和技术的进步和发展，鼻咽癌早期发现比率增加，淋巴结转移的准确率明显增加，而且，放疗设备和技术的进步，综合治疗的合理使用（化疗和靶向治疗等），放疗疗效有了显著的提高。早期病变的局部控制率可达到 70%~90%，但 $T_{3\sim4}$ 期者仅为 50%~60%，远地转移率仍较高，约为 30%~65%，仍然是失败的主要原因。5 年总生存率（OS）40%~70% 左右。以常规方法治疗时期的鼻咽癌的疗效见表 5-1-12。

中国医学科学院肿瘤医院对该院自 1990 年 1 月到 1999 年 5 月共收治的接受足量放疗的 905 例鼻咽癌患者分析结果显示，I~IV 期 5 年生存率分别为 95.5%、87.0%、76.9% 和 66.9%。

鼻咽癌的疗效与分期呈负相关，放疗后局控率与剂量呈正相关。IMRT 的应用，可以更加准确地确定靶区和分期，在保证正常组织剂量在可接受的范围的情况下，提高肿瘤区域的剂量。进入 21 世纪，国内外已逐渐采用 IMRT 作为鼻咽癌的标准治疗，由于在颅底，咽后间隙以及颈部淋巴结区等部位较常规技术放疗有更确切的剂量分布，在原发灶处可以适当提高肿瘤剂量，因此多个研究中心均报道了 IMRT 使的鼻咽癌患者有和显著的局部控制和生存的获益（表 5-1-13）。

表 5-1-12　鼻咽癌射治疗疗效

研究者	病例数	5 年 OS（%）	5 年 DSS（%）	5 年 DFS（%）
Palazzi M2004	171	72	74	62
Ma2001	621	60	—	57
Sanguineti1997	378	48（实际生存率）	—	—
Santos1995	228	42	35	—
Erkal2001	447	39	41	38
Heng1999	677	56.6	—	—
Tombolini2001	66	54	—	48
Franchin2002	78	62	—	—
Leung2005	1070	66.5	71.4	62.7
Yi2006	905	76.7	81.7（LCR）*	76.1

注：LCR：局部控制率；OS：总生存率；DSS：疾病相关生存率；DFS：无瘤生存率。

表 5-1-13　IMRT 技术下，各研究中心的鼻咽癌的生存率

作者	年份	病例数	生存率（%）
Nancy Lee	2002	67	88.0（4 年 OS）
Michael K. M. Kam	2004	63	90.0（3 年 OS）
何侠	2006	157	92.7（2 年 OS）
赵充	2010	419	83.3（5 年 OS）
潘建基	2010	380	89.0（3 年 OS）
肖巍魏	2010	570	83.3（5 年 OS）
SHU-ZHEN LAI	2010	512	75.9（5 年 DFS）
苏胜发	2010	498	87.2（5 年 CSS）
Sheng-Fa Su	2010	198（$T_{1~2}N_{0~1}$）	97.3（5 年 OS）
陈媛媛	2010	211	79.1（5 年 OS）
林少俊（福建省肿瘤医院）		413	82.0（5 年 OS）
易俊林（中国医学科学院肿瘤医院）		376	87.2（5 年 OS）
赖淑珍（中山大学肿瘤防治中心）		512	75.9（5 年 DFS）
郎锦义（四川省肿瘤医院）		413	80.0（5 年 OS）

　　从历史对比上看，各单位报道的 IMRT 技术下的鼻咽癌总生存率均有明显增加，10 年的 OS 大约提高了 10%~15%。中山大学附属肿瘤医院[72]报道了回顾性研究结果，比较了 IMRT 和常规技术放疗的疗效，多因素显示 IMRT 显著提高了鼻咽癌的治疗疗效，主要获益是局部控制率的提高，尤其在 T_1 患者中，两组患者的 5 年局部无复发生存率分别为 94.4% vs 100%，$P=0.016$。武汉协和医院肿瘤中心[73]报道了他们的随机研究结果，比较了 IMRT 和常规治疗的疗效，显示 IMRT 可以显著提高鼻咽癌的总生存率，5 年 OS 分别为 79.6% vs 67.1%，主要获益仍然是局部控制，尤其在 T_3 和 T_4 的患者，局部控制率可以提高 10% 以上。

二、影响预后的因素

（一）患者相关性因素

1. 年龄　年龄对预后的影响，文献中有较多争论。Santos 等回顾性分析了 228 例患者的资料，结

果显示年龄<40 岁和≥40 岁的 5 年总生存率分别为 53% 和 40%，$P = 0.045$，差异有统计学意义。Tombolini 和 Leung 等的观点与 Santos 一致，但 Liu 等的分析则为阴性结果。

2. 性别　多数研究均显示女性的预后好于男性，Teo 等对 903 例患者进行分析显示男性和女性的 5 年生存率分别为 62.7% 和 75.5%，$P = 0.0125$，差异具有统计学意义。Ma 等[32]和 Teo 等[33]在多因素分析中也显示女性的生存率显著高于男性。但 Liu 等[34]得出了不同结论。中国医学科学院肿瘤医院 905 例回顾性分析结果也未显示有性别差异。

3. 行为状态评分（KPS）　在多种肿瘤中，患者的行为状态均与预后有相关性。中国医学科学院肿瘤医院对 905 例患者进行分析发现：KPS 评分>70 分和≤70 分的总生存率分别为 77.8% 和 64.2%，$P = 0.014$，KPS 评分≤70 分的病例其生存率显著下降。

4. 人种　MDAnderson 癌症中心在对 378 例患者进行分析时显示阿拉伯人的区域控制率低，而亚洲人则高，$P = 0.03$，差异有统计学意义，但与总生存率和局部控制率无关。

5. 疗前血红蛋白　同其他头颈部肿瘤一样，贫血对鼻咽癌的预后也有显著影响。Altun. 等对 98 例患者进行了分析，结果发现治疗前贫血（<110g/L）的患者 5 年总生存率（OS）为 43%，显著低于无贫血的患者（5 年 OS 为 69%，$P = 0.01$）。国内谢良喜等发现，疗前血红蛋白（Hb）水平降低对早期 NPC 患者的预后有显著影响。中国医学科学院肿瘤医院对常规治疗的 829 例鼻咽癌进行了分析，发现放疗前出现贫血的患者约占 30%，5 年的 OS 和 PFS 较 Hb 正常的患者显著下降（67.8% 对 78.4%，55.0% 对 66.1%，$P<0.05$）。目前有较多的方法来改善患者疗前的贫血状况，如输血、高压氧以及促红细胞生成素等等，但是否可以通过贫血的改善来提高肿瘤的控制率还有待于进一步研究。

（二）疾病相关因素

已有证据证明，分期、病理类型、原发肿瘤的体积、颅底和脑神经受侵、咽旁间隙受侵等是影响鼻咽癌放射治疗的预后因素。在 IMRT 常规使用的现在，这些疾病相关原因仍然是显著影响预后的因素。

（三）治疗相关因素

放疗技术（IMRT vs 3D/2D），放疗的方式（分段治疗、连续治疗、加速超分割治疗）、总剂量、化疗与否等均对预后有影响。

（四）分子生物学相关因素

1. EGFR　目前研究较多的主要有表皮生长因子受体（EGFR）。EGFR 是一种跨膜糖蛋白，分子量为 170kD，EGFR 细胞外部分与表皮生长因子（EGF）相结合，可使细胞膜内的酪氨酸激酶活化，从而调节细胞的生长、分化。是肿瘤形成和侵袭性生长的主要促进因素，是不良预后的指标（图 5-1-23）[35]。体内外试验证明，EGFR 过度表达可使肿瘤细胞的侵袭性和转移性增加，对放、化疗的敏感性下降。EGFR 在不同部位肿瘤中的表达不同，在头颈部鳞癌中的表达可达 80%~100%。文献报道晚期鼻咽癌 EGFR 表达及预后的关系见表 5-1-14[36]。并且已有针对 EGFR 的单克隆抗体（C225，泰欣生）上市，并且取得了一定的疗效。其他如 EBV、血管内皮生长因子（VEGF）及内皮素受体 A（ET_AR）等，虽然在实验室已证实与预后有关，但是针对其的临床靶向治疗仍在研究中。

2. EB 病毒　多个研究证明治疗前患者血浆中 EB 病毒 DNA 的拷贝数与无复发生存率和总生存率有相关性，并且认为放疗后 EB 病毒 DNA 持续高水平者，预后极差。Twu 等[74]研究比较了血浆中 EB 病毒 DNA 和血清中抗体对预后的影响，结果显示疗前 EB 病毒 DNA 负荷高得患者，4 年总生存率显著低于负荷低者（54.4% vs 77.9%，$P = 0.0009$），而抗体则无显著预后相关性。

3. VEGF（血管内皮生长因子）　血管内皮生长因子是一种分泌性糖蛋白，与血管上 VEGF 的受体相结合，可以促进肿瘤的血管生成，影响肿瘤的生长和转移。郭翔等[75]发现鼻咽癌组织中 VEGF 表达率可以高达 91.5%，并且是无远处转移生存率的独立预后因素。李宇红等[76]也发现鼻咽癌患者疗前血清 VEGF 水平>600ng/L 者，2 年无复发生存率显著降低。

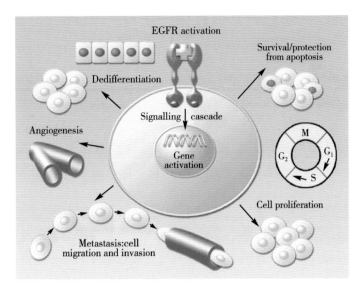

图 5-1-23 EGFR 在肿瘤细胞的凋亡、增殖分化、浸润转移和对射线和化疗药物的抗拒等方面的作用

（摘自 Baselga. Eur J Cancer 2001：37 Suppl 4：S16-S22）

表 5-1-14 晚期鼻咽癌 EGFR 表达及预后的关系[36]

结　　果		5 年（%）	10 年（%）	P 值
疾病专项生存率				
EGFR 表达范围	≥25%	48	40	0.012
	<25%	86	78	
无复发生存				
EGFR 表达范围	≥25%	36	30	0.007
	<25%	80	73	
局部—区域无复发生存				
EGFR 表达范围	≥25%	60	48	0.026
	<25%	93	85	
无远地转移				
EGFR 表达范围	≥25%	55	55	0.11
	<25%	86	78	

4. COX-2（环氧酶-2） COX-2 是一种膜结合蛋白，是体内合成内源性前列腺素过程中的限速酶。它与肿瘤形成和发展有着密切的关系，机制仍不十分明确。Chan 等报道鼻咽癌组织中 83% 过表达 COX-2。部分研究还表明 COX-2 的高表达和预后呈负相关[77]。

5. microRNA（miRNA） MiRNA 是一组非编码 RNAs，调节不同的转录后生物过程。MicroRNA 与多种癌症的发生和发展有密切相关性。中山大学附属肿瘤医院[78]发现多个 miRNA 与 DFS、DMFS 以及 OS 有显著相关性。

第十三节 鼻咽癌治疗的展望

一、鼻咽癌的临床分期

准确有利于针对性的个体化治疗策略的制定，是目前研究的重点。

（一）影像学分期

功能影像的研究以及临床使用，对鼻咽癌的异质性进行进一步的区分。Yeh 等[79]。利用
^{18}F-FMISO作为示踪剂，显示了鼻咽癌中乏氧细胞的存在。郑颖洁等[80] 使用^{99m}Tc-HL91，也同样证实
鼻咽癌内乏氧细胞的存在。

（二）分子学分期

基因检测，定位以及分子病理的诊断，对研究鼻咽癌的生物学行为非常有帮助，可以选择对放疗
不敏感的肿瘤细胞，以及有高远地转移的个体，采用更针对性治疗手段，使得治疗更加个体化。

二、放疗技术的进一步提高

如采用重粒子或质子治疗，可以更好地保护正常组织，并给予肿瘤更高的剂量，以提高局部控制
等。乏氧示踪剂的使用，使得肿瘤靶区中在不同区域获得不同的照射剂量成为可能，进一步提高治疗
疗效。

三、全身综合治疗

尽管目前使用了同步放化疗，甚至靶向治疗，但鼻咽癌仍有较高的失败发生在远处转移。这需要
充分了解鼻咽癌不同个体的生物学特点，并寻找更有效的全身综合治疗手段（包括新型的化疗药物，
靶向药物，以及免疫治疗药物等），以减少远地失败，进一步提高鼻咽癌的生存率。鼻咽癌的治疗还
有很多未解决的问题，需要我们继续努力。

参 考 文 献

1. 骆兆平. 咽的应用解剖学. 见黄兆选主编. 耳鼻咽喉科学，第 3 版，北京：人民卫生出版社，1990.

2. Chen CL, Hsu MM. Second primary epithelial malignancy of nasopharynx and nasal cavity after successful curative radiation therapy of nasopharyngeal carcinoma. Hum Pathol，2000，31：227-232.

3. 易俊林，高黎，黄晓东，等. 鼻咽癌的临床表现和预后. 中国医学科学院学报，2006，28（3）：315-317.

4. 刘泰福，徐国镇. 全国鼻咽癌会议纪要. 中华放射肿瘤杂志，1992，1（4）：204.

5. International Union Against Cancer（UICC）. TNM classification of malignant tumors. 6nd ed. Geneva，2002.

6. 高黎，易俊林，黄晓东，等. 鼻咽癌放射治疗经验总结. 中华放射肿瘤学杂志，2006，15（4）：249-256.

7. Qin DX, Hu YH, Yan JH, et al. Analysis of 1379 patients with nasopharyngeal carcinoma treated by radiation. Cancer，1988，61（6）：1117-24.

8. 李咏梅，潘若芙，罗振基，等. 鼻咽癌复发方式及不做预防性颈部照射的结果. 中华放射肿瘤学，1991，4：213-215.

9. 朱小东，王安宇，李龄，等. 后程加速超分割放射治疗Ⅰ、Ⅱ期鼻咽癌的疗效观察. 癌症，2001，20（2）：180-182.

10. 何霞云，何少琴，环素兰，等，鼻咽癌超分割放射治疗疗程与局部控制的关系. 中华放射肿瘤学杂志，2002，11（4）：259-260.

11. Hong TS, Tome WA, Chappell RJ, et al. The impact of daily setup variations on head-and-neck intensity-modulated radia-

tion therapy. Int J Radiat Oncol Biol Phys，2005，61：779-788.

12. 高黎，袁智勇，徐国镇，等. 早期鼻咽癌单纯外照射与加近距离治疗的远期结果比较，中华放射肿瘤杂志，2004，13（4）：263-267.

13. Bonner JA，Harari PM，Giralt J，et al. Radiotherapy plus Cetuximab for squamous cell carcinoma of the head and neck. N Engl J of Medicine，2006，354：567-578.

14. rombet T，Osorio M，Cruz T，et al. Use of the humanized anti-epidermal growth factor receptor monoclonal antibody h-R3 in combination with radiotherapy in the treatment of locally advanced head and neck cancer patients. J Clin Oncol，2004，22：1646-1654.

15. Chan ATC，Hsu MM，et al. A phase Ⅱ study of cetuximab（C225）in combination with carboplatin in patients（pts）with recurrent or metastatic nasopharyngeal carcinoma（NPC）who failed to a platinum-based chemotherapy. Proc Am Soc Clin Oncol，2003，22：497.

16. Straathof KCM，Bollard CM，Popat U，et al. Treatment of nasopharyngeal carcinoma with Epstein-Barr virus-specific T lymphocytes. Blood，2005，105：1898.

17. 李宝实，钱士良，王晋权，等. 鼻咽癌手术放射综合疗法的初步疗效分析. 中华耳鼻咽喉科杂志，1964，10：5-8.

18. 吴山，宓锡裕. 鼻咽癌的手术和放射治疗. 中华耳鼻咽喉科杂志，1964，10：9-10.

19. Wei WI，Lam KH，Sham JST. New approach to the nasopharynx：the maxillary swing approach. Head & Neck，1991，200-207.

20. Wei WI，Ho CM，Yuen PW，et al. Maxillary swing approach for resection of tumors in and around the nasopharynx. Arch Otol Head Neck Surg，1995，121：638-642.

21. Ahmad A and Stefani S. DM of nasopharyngeal carcinoma：a study of 256 male patients. J Surg Oncol，1986，33：194-197.

22. Spano JP，Busson P，Atlan D，et al. Nasopharyngeal carcinomas：an update. European J Cancer，2003，39：2121-2135.

23. Mould，RF，Tai THP. Nasopharyngeal carcinoma：treatments and outcomes in the 20th century. British J of Radiol，2002，75：307-339.

24. Preliminary results of a randomized trial comparing neoadjuvant chemotherapy（cisplatin，epirubicin，bleomycin）plus radiotherapy vs radiotherapy alone in stage Ⅳ（＞or＝N_2，M_0）undifferentiated nasopharyngeal carcinoma：a positive effect on progression-free survival. International Nasopharynx Cancer Study Group VUMCA Ⅰ trial. Int J Radiat Oncol Biol Phys，1996，35：463-469.

25. Chua DT，Sham JS，Choy D，et al. Preliminary report of the Asian-Oceanian Clinical Oncology Association randomized trial comparing cisplatin and epirubicin followed by radiotherapy vs radiotherapy alone in the treatment of patients with locoregionally advanced nasopharyngeal carcinoma. Asian-Oceanian Clinical Oncology Association Nasopharynx Cancer Study Group. Cancr，1998，83：2270-2283.

26. Ma J，Mai HO，Hong MH，et al. Results of a prospective randomized trial comparing neoadjuvants chemotherapy plus radiotherapy with radiotherapy alone in patients with locoregionally advanced nasopharyngeal carcinoma. J Clin Oncol，2001，19：1350-1357.

27. Hareyama M，Sakata K，Shirato H，et al. A prospective，randomized trial comparing neoadjuvant chemotherapy with radiotherapy alone in patients with advanced nasopharyngeal carcinoma. Cancer，2002，94：2217-2223.

28. Chan AT，Teo PM，Ngan RK，et al. Concurrent chemotherapy-radiotherapy compared with radiotherapy alone in locoregionally advanced nasopharyngeal carcinoma：progression-free survival analysis of a phase Ⅲ randomized trial. J Clin Oncol，2002，20：2038-2044.

29. Wee J，Tan EH，Tai BC，et al. Phase Ⅲ randomized trial of radiotherapy vs concurrent chemo-radiotherapy followed by adjuvant chemotherapy in patients with AJCC/UICC（1997）stage 3 and 4 nasopharyngeal cancer of the endemic variety. J Clin Oncol，2004，22：488s.

30. 李振权. 鼻咽癌临床与实验研究. 第1版，广州：广东科技出版社，1983.

31. 赵京文，高黎，黄晓东. 张口功能锻炼预防鼻咽癌放疗后张口困难，中华放射肿瘤学杂志，2005，14（3）：

199-200.

32. Ma J, Mai HQ, Hong MH, et al. Is the 1997 AJCC staging system for nasopharyngeal carcinoma prognostically useful for Chinese patient populations. Int J Radiat Biol Phys, 2001, 50：1181-1189.

33. Teo P, Lee WY, Yu P. The prognostic significance of parapharyngeal tumour involvement in nasopharyngeal carcinoma. Radiother and Oncol, 1996, 39：209-221.

34. Liu MT, Hsieh CY, Chang TH, et al. Prognostic factors affecting outcome of nasopharyngeal carcinoma. Jpn J Clin Oncol, 2003, 33（10）：501-508.

35. Baselga J. The EGFR as a target for anticancer therapy—focus on cetuximab. Eur J Cancer, 2001, 4：S16-S22.

36. Daniel T. T. Chua, John M. Nicholls, Jonathan S. T. Sham and Gordon K. H. Au. Prognostic value of epidermal growth factor receptor expression in patients with advanced stage nasopharyngeal carcinoma treated with induction chemotherapy and radiotherapy. Int J Radiat Oncol Biol Phys, 2004, 59：11-20.

37. 王孝深，胡超苏，应红梅，等. 基于 MRI 的 3100 例鼻咽癌淋巴结转移规律分析. 中华放射肿瘤学杂志, 2014, 23：331-335.

38. 林蒙、余小多、罗德红，等. 中华放射学杂志, 2010, 44：1036-1040.

39. Li J-G, Yuan X, Zhang L-L, et al. A Randomized Clinical Trial Comparing Prophylactic Upper Versus Whole-Neck Irradiation in the Treatment of Patients With Node-Negative Nasopharyngeal Carcinoma. Cancer, 2013, 119：3170-3076.

40. Brouwer CL, Steenbakkers RJHM, Bourhis J, et al. CT-based delineation of organs at risk in the head and neck region：DAHANCA, EORTC, GORTEC, HKNPCSG, NCIC CTG, NCRI, NRG oncology and TROG consensus guidelines. Radiotherapy and Oncology, 2015.

41. Ng K, Leung SF, Johnson PJ, et al. Nutritional consequences of radiotherapy in nasopharyngx cancer patients. Nutr Cancer, 2004, 49：156-161.

42. Gao J, Hu JY, Xia YF, et al. Continuous fall in hemoglobin level is a poor prognostic factor in patients with nasopharyngeal carcinoma treated with radiotherapy. Chin J Cancer, 2010, 29：561-566.

43. Gu J, Zhu S, Li X, et al. Effect of amifostine in head and neck cancer patients treated with radiotherapy：a systematic review and meta-analysis based on randomized controlled trials. PloS One, 2014, 9：e95968.

44. Bourhis J, Blanchard P, Maillard E, et al. J clin Oncol, 2011, 29：2590-2597.

45. Suárez C, Rodrigo JP, Rinaldo A, et al. Eur Arch Otorhinolaryngol, 2010, 267：1811-1824.

46. Lee AWM, Law SC, Foo W, et al. Retrspective analysisi of patients with nasopharyngeal carcinoma treated during 1976-1985：survival after local recurrence. Int J Radiat Oncol Biol Phys, 1993, 26：773-782.

47. Yen RF, Huang RL, Pan MH, et al. 18-fluoro-2-deoxyglucose positron emission tomography in detecting residual/recurrent nasopharyngeal carcinoma and comparison with magnetic resonance imaging. Cancer, 2003, 98：283-287.

48. Hao SP, Tsang NM, Chang KP. Differentiation of recurrent nasopharyngeal carcinoma and skull base osteoradionecrosisi by Epstein-Barr virus-derived latent membrane protein-1 gene. Laryngoscope, 2001, 111：650-652.

49. Lee AWM, Fee Jr WE, Ng WT, Chan LK, et al. Nasopharyngeal carcinoma：Salvage of local recurrence. Oral Oncology, 2012, 48：768-774.

50. Yu KH, Leung SF, Tung SY, et al. Survival outcome of patients with nasopharyngeal carcinoma wht first local failure：a study by the Hong KongNasopharyngeal Carcinoma Study Group. Hea Neck, 2005, 27：397-405.

51. Hao SP, Tsang NM, Chang CN. Salvage surgery for recurrent nasopharyngeal carcinoma. Arch Otolaryngol Head Neck Surg, 2002, 128：63-67.

52. Chen MY, Wen WP, Guo X, et al. Endoscopic nasopharyngectomy for locally recurrent nasopharyngeal carcinoma. Laryngoscope, 2009, 119：516-522.

53. Hsu MM, Hong RL, Ting LL, et al. Factors affecting the overall survival after salvage surgery in patients with recurrent nasopharyngeal carcinoma at the primary site：experience with 60 cases. Arch Otolaryngol Head Neck Surg, 2001, 127：798-802.

54. Teo PM, Kwan WH, Chan AT, et al. How successful is hig-dose（＞or＝60Gy）reirradiation using mainly external beams in salvaging local failures of nasopharyngeal carcinoma? Int J Radiat Oncol Biol Phys, 1998, 40：897-913.

55. Lu TX, Mai WY, Teh BS, et al. Initial experience using intensity-modulated radiotherapy for recurrent nsopharyngeal carcinoma. Int J Radiat Oncol Biol Phys, 2004, 58：682-687.

56. Pryzant RM, Wendt CD, Delclos L, et al. Re-treatment of nasopharyngeal carcinoma in 53 patients. Int J Radiat Oncol Biol Phys, 1992, 22：941-947.

57. Lee AW, Foo W, Law SC, et al. Reirradiation for recurrent nasopharyngeal carcinoma：factors affecting the therapeutic ratio and ways for improvement. Int J Radiat Oncol Biol Phys, 1997, 38：43-52.

58. Han F, Zhao C, Huang S-M, et al. Long-term outcomes and prognostic factors of re-irradiation for locally recurrent nasopharyngeal carcinoma using intersity-modulated radiotherapy. Clin Oncol, 2012：24：569-576.

59. Lee AWM, Fee Jr WE, Ng WT, et al. Nasopharyngeal carcinoma：Salvage of local recurrence. Oral Oncology, 2012, 48：768-774.

60. 吴少雄, 赵充, 邓美玲, 等. 局部残留和复发鼻咽癌立体定向放疗的预后因素分析. 中华放射肿瘤学杂志, 2007, 16：407-410.

61. Chua DT, Sham JS, Hung KN, et al. Predictive factors of tumor control and survival after radiosurgery for local failures of nasopharyngeal carcinoma. Int J Radiat Oncol Biol Phys, 2006, 66：1415-1421.

62. Chua DT, Ma J, Sham JS, et al. Long-term survival after cisplatin-based induction chemotherapy and radiotherapy for nasopharyngeal carcinoma：a pooled data analysisi of two phase Ⅲ trials. J Clin Oncoll, 2005, 23：1118-1124.

63. 丘文泽, 黄培钰, 施君理, 等, 中国肿瘤临床, 2015, 4：231-235.

64. Baujat B, Audry H, Bourhis J, et al. Cehmotherapy n locally advanced nasopharyngeal carcinoma：an individual patient data meta-analysis of eight randomized trials an d 1753 patients. Int J Radiat Oncol Biol Phys, 2006, 64：47-56.

65. Sun XM, Su SF, Chen CY, et al. Long-term outcomes of intensity-modulated radiotherapy for 868 patients with nasopharyngeal carcinoma：An analysisi of survival and treatment toxicities. Radioth Oncol, 2014, 110：398-403.

66. 舒禹先, 敖帆, 吴志瑛, 等, 鼻咽癌调强放射治疗联合化疗的初步临床分析. 实用癌症杂志, 2014, 8：946-950.

67. Chen L, Hu C-S, Chen X-Z, et al. Concurrent chemoradiotherapy plus adjuvant chemotherapy versus concurrent chemoradiotherapy alone in patients with locoregionally advanced nasopharyngeal carcinoma：a phase 3 multicentre randomized controlled trial. Lancet Oncol, 2012, 13：163-171.

68. Liang ZG, Zhu XD, Zhou ZR, et al. Comparison of concurrent chemoradiotherapy followed by adjuvant chemotherapy versus concurrent chemoradiotherapy alone in locoregionally advanced nasopharyngeal carcinoma：a meta-analysis of 793 patients from 5 randomized controlled trials. Asian Pac J Cancer Prev, 2012, 13：5747-5752.

69. Niu X, Chang X, Gao Y, et al. Using neoadjuvant chemotherapy and replanning intensity-modulatied radiotherapy for nasopharyngeal carcinoma with intracranial invasion to protect critical nomal tissue. Radiation Oncol, 2013, 8：226.

70. Liang ZG, Zhu XD, Tan AH, et al. Induction chemotherapy followed by concurrent chemoradiotherapy versus concurrent chemoradiotherapy with or without adjuvant chemotherapy for locoregionally advanced nasopharyngeal carcinoma：meta-analysisi of 1096 patients from 11 randomized controlled trials. Asian Pac J Cancer Prev, 2013, 14：515-521.

71. Xu TT, Zhu GP, He XY, et al. A phase Ⅲ randomized trial comparing neoadjuvant chemotherapy with concurrent chemotherapy combined with radiotherapy for locoregionally advanced nasopharyngeal carcinoma：Updated long-term survival outcomes. Oral Oncology, 2014, 50：71-76.

72. Lai S-Z, Li W-F, Chen L, et al. How does intensity-modulated radiotherapy versus conventional two-demensional radiotherapy influence the treatment results in nasopharyngeal catcinoma patients? Int J Radiat Oncol Biol Phys, 2011, 80：661-668.

73. Peng G, Wang T, Yang K-Y, et al. A prospective, randomized study comparing outcomes and toxicityies of intensity-modulated radiotherapy vs. conventional two-dimensional radiotherapy for the treatment of nasopharyngeal carcinoma. Radiother and Oncol, 2012, 104：286-293.

74. Twu CW, Wang WY, Liang WM, et al. Comparison of the prognostic impact of serum anti-EBV antibody and plasma EBV DNA assays in nasopharyngeal carcinoma. Int J Radiat Oncol Biol Phys, 2007, 67：130-137.

75. 郭翔, 曹素梅, 洪明晃, 等, VEGF 蛋白检测对鼻咽癌远处转移风险的价值. 癌症, 2004, 23：1171-1175.

76. 李宇红, 邵建永, 李苏, 等, 鼻咽癌患者血清 VEGF、CD44S、MMP-3 蛋白定量分析及其临床意义. 癌症, 2004,

23：1060-1064.

68. 许新华 胡国清 李道俊等，环氧化酶-2 对鼻咽癌血管生成及预后的影响. 中华放射肿瘤学杂志，2003，12：154-157.

78. Liu N，Chen N-Y，Cui R-X，et al. Lancet Oncol，2012，13：633-641.

79. Yeh SH，Liu RS，Wu Lc，et al. Fluorine-18 fluorommonidazole tumor to muscle retention ratio for the detection of hypoxia in nasopharyngeal carcinoma. EurJ Nucl Med，1996，23：1378-83.

80. 郑颖洁，樊卫，赵充，等，99Tc-HL91 对鼻咽癌乏氧显像的初步研究. 癌症，2006，25（3）：378-381.

81. Liu T，Xu W，Yan WL，et al：FDG-CT，CT，MRI for diagnosis of local residual or recurrent nasopharyngeal carcinoma，which one is the best? A systematic review. Radiother Oncol，2007，85：327-335.

82. Som PM，Curtin HD，Mancuso AA. Arch Otolaryngal Head Neck Surg 1999，125：388-396.

第二章 唇癌、口腔癌

罗京伟

第一节 概 述

唇癌在解剖和治疗上与口腔结构关系密切，故常将其一并讨论。

口腔癌是一组病，是常见的恶性肿瘤之一。国内外发病率不同，我国口腔癌居头颈部恶性肿瘤的第2位。男性发病率高于女性（约为2∶1），尤其是吸烟或酗酒的50~60岁男性为高发人群。

一、病因

以下几种因素与口腔癌的发生有关[1~3]。

1. 口腔黏膜白斑（癌变率4%~10%）或红斑（癌变率30%）。

2. 长期异物刺激（义齿）、口腔卫生不良。

3. 吸烟 重度嗜烟者舌癌的发生率与非吸烟者相比可增加5~25倍。

4. 饮酒 单纯饮酒一般不增加口腔癌的发生率，但饮酒者多有嗜烟的不良习惯，因此饮酒和抽烟相互间增加了口腔癌的发生率。

5. 嚼槟榔 与口腔癌的关系已经明确，嚼槟榔者口腔癌的发生率明显高于正常人群，与槟榔对口腔黏膜的长期慢性刺激有关。

6. HPV HPV与口咽癌的关系已经基本明确，但口腔癌部分病人也可检测出HPV，也可能是另外一种致癌因素。

二、解剖部位

从解剖学讲，口腔是上消化道的起始部，其上部为腭（至软硬腭交界处），下部为肌性口底，前方和侧方以唇和颊为界，上、下唇之间的口裂与外界相通，向后借经咽峡与咽相连。

2010年UICC分期中唇及口腔包括以下解剖结构（图5-2-1）：

唇：

1. 上唇（皮肤部）

2. 下唇（皮肤部）

3. 口角

口腔结构（图5-2-1）：

1. 颊黏膜

（1）上、下唇龈沟黏膜

（2）颊黏膜

（3）上下颊龈沟

（4）磨牙后区域（磨牙后三角、或称为臼后三角）

2. 上齿龈

3. 下齿龈

4. 硬腭

5. 舌

6. 口底

三、临床特点[4-11]

（一）临床表现

大部分口腔癌都是原发于口腔黏膜表面，所以，仔细观察和查体是非常重要的，对于以下临床表现者应注意除外口腔癌的可能。

1. 超过 2 周未愈合的口腔溃疡，或同一部位反复发作的口腔溃疡。

2. 存在多年口腔黏膜异常改变　如黏膜白斑、红斑出现增大、糜烂、溃疡及疼痛等。

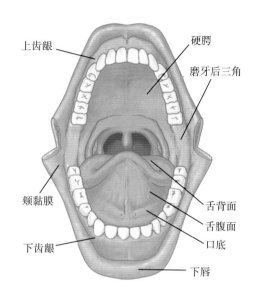

图 5-2-1　口腔冠状面解剖

检查时强调手指触诊的重要性，可以早期发现黏膜异常。病变至晚期时常常浸润深部结构如肌肉和骨，与周围器官粘连固定，病人出现牙齿松动、吞咽疼痛、说话不清，可出现病变侧的牵扯性耳痛等。检查时可见相应部位的菜花样肿物，或溃疡性肿物，或裂隙坏死样改变，此时通过触摸肿瘤边界可以发现影像不易发现的黏膜下浸润性病变。

（二）病理类型

口腔恶性肿瘤最常见的为鳞癌，也称之为表皮样癌，占所有口腔恶性肿瘤的90%以上，根据分化程度将鳞癌又分为高分化鳞癌（角化成分>75%）、中分化鳞癌（角化成分 25%~75%）、低分化鳞癌（角化成分<25%）。

其他少见病理类型有：

1. 上皮起源　基底细胞癌、恶性黑色素瘤。

2. 腺体起源　腺癌、腺样囊性癌。

3. 淋巴起源　淋巴瘤。

4. 间叶起源　肉瘤。

（三）淋巴引流和转移

口腔癌淋巴结转移的特点如下述（图 5-2-2，图 5-2-3）。

1. 口腔癌的淋巴结转移常首先至第一站淋巴结，循序转移。

2. 临床淋巴结阴性的患者，病理证实淋巴结转移率 20%~30%，尤其肿瘤浸润深度大于 2mm 及T 晚期临床淋巴结阴性的患者，应注意其隐匿性淋巴结转移的问题。

3. 临床颈部淋巴结阴性者，Ⅰ~Ⅲ区是高危淋巴结转移好发区，当上颈部阳性时，则Ⅳ区淋巴结转移的概率 15%左右。

4. 无Ⅱ、Ⅲ区淋巴结转移，直接发生Ⅳ区淋巴结的跳跃性转移，主要见于舌癌，尤其是病变靠前者。

5. Ⅴ区淋巴结转移甚为少见，文献报道在 1%左右，多是同时有颈部淋巴结转移的前提下，而直接发生Ⅴ区跳跃性转移则临床罕见。

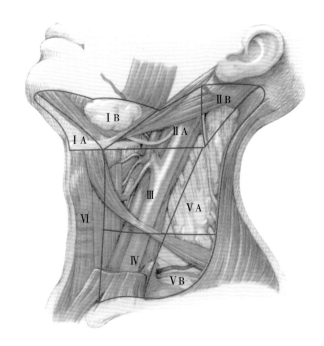

图 5-2-2　颈部淋巴结分区示意图

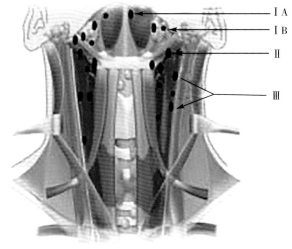

图 5-2-3　口腔癌常见淋巴结转移示意图

口腔癌的淋巴结转移率约为 36%，淋巴结转移的发生与以下因素有关：

1. 原发肿瘤大小（表 5-2-1）。

2. 原发肿瘤部位[12]（表 5-2-2）　由于肿瘤所在部位的不同，其颈部淋巴结转移率也不相同，一般而言转移率自高到低依次为舌、口底、下牙龈、颊黏膜、上牙龈、硬腭及唇。

表 5-2-1　原发肿瘤大小与淋巴结转移

唇癌	$T_{1\sim2}$	5%	$T_{3\sim4}$	33%
口底癌	$T_{1\sim2}$	10%~20%	$T_{3\sim4}$	33%~67%
舌癌	$T_{1\sim2}$	10%~20%	$T_{3\sim4}$	33%~67%
颊黏膜齿龈癌	$T_{1\sim2}$	10%~20%	$T_{3\sim4}$	33%~67%
磨牙后区癌		25%~40%		

表 5-2-2　病理证实的不同部位的口腔鳞癌发生颈部淋巴结转移的概率

肿瘤部位	淋巴结转移部位（%）											
	预防性颈清扫 192 例病人（192 例标本）						治疗性颈清扫的 308 例病人（323 例标本）					
	标本数	I%	II%	III%	IV%	V%	标本数	I%	II%	III%	IV%	V%
舌	58	14	19	16	3	0	129	32	50	40	20	0
口底	57	16	12	7	2	0	115	53	34	32	12	7
齿龈	52	27	21	6	4	2	52	54	46	19	17	4
磨牙后区	16	19	12	6	6	0	10	50	60	40	20	0
颊黏膜	9	44	11	0	0	0	17	82	41	65	65	0
合计	192	20	17	9	3	1	323	46	44	32	16	3

3. 肿瘤浸润深度　肿瘤的浸润深度与颈淋巴结的转移直接相关：浸润深度<2mm 时，颈部淋巴结转移率 7.5%；2~8mm 时，为 25.7%；>8mm 时，高达 41.2%。

口腔癌一般出现远地转移较晚，大多数死于远地转移的患者也同时合并锁骨以上区域的局部或区域复发。

四、临床分期

2010 年第七版 UICC/AJCC 临床分期标准：

T（原发肿瘤）分期

T_1：肿瘤的最大直径≤2cm

T_2：肿瘤的最大直径>2cm 但≤4cm

T_3：肿瘤的最大直径>4cm

T_{4a}：中晚期局部病变：肿瘤仅侵犯邻近结构如侵入皮质骨、下颌骨、硬腭、舌深部肌肉（颏舌肌、茎突舌肌、舌骨舌肌、腭舌肌）、上颌骨、面部皮肤等受侵

T_{4b}：非常晚期局部病变：肿瘤侵犯咬肌间隙、翼板、颅底，和（或）包绕颈内动脉

注：骨、齿槽骨的表浅受侵不能归入 T_4 病变。

N（淋巴结）分期

N_x：淋巴结情况不能评价

N_0：临床检查淋巴结阴性

N_1：同侧单个淋巴结转移，其最大径≤3cm

N_2：同侧单个淋巴结转移，其最大径>3cm 但≤6cm；或同侧多个淋巴结转移，但其最大径均≤6cm；或双侧、对侧淋巴结转移，但其最大径均≤6cm

N_{2a}：同侧单个淋巴结转移，其最大径>3cm 但≤6cm

N_{2b}：同侧多个淋巴结转移，但其最大径均≤6cm。

N_{2c}：双侧或对侧淋巴结转移，但其最大径均≤6cm

N_3：转移淋巴结的最大径>6cm

注：中线部位的淋巴结归入同侧淋巴结。

M（远处转移）分期

M_x：有无远处转移不能确定

M_0：无远处转移

M_1：有远处转移

TNM 临床分期

Ⅰ期： T_1　　　　N_0　　　　M_0

Ⅱ期： T_2　　　　N_0　　　　M_0

Ⅲ期： T_3　　　　N_0　　　　M_0

　　　　$T_{1\sim3}$　　　N_1　　　　M_0

Ⅳ期： T_4　　　　N_0　　　　M_0

　　　　$T_{1\sim4}$　　　$N_{2\sim3}$　　　M_0

　　　　$T_{1\sim4}$　　　$N_{0\sim3}$　　　M_1

　　　Ⅳ期 A： T_4　　　　　　$N_{0\sim1}$　　　M_0

　　　　　　　任何 T　　　N_2　　　　M_0

　　　Ⅳ期 B：任何 T　　　N_3　　　　M_0

　　　Ⅳ期 C：任何 T　　　任何 N　　　M_1

五、治疗原则[4-11]

早期病变，手术和放疗的疗效相当，可根据具体情况选择单一的治疗手段即可，如首选手术，切缘应保证1cm；中、晚期病变主张手术和放疗的综合治疗，可术前或术后放疗。对不可手术的局部区域晚期病变，在无远处转移的前提下，以同步放化疗为主要治疗手段。

（一）术前放疗的指征

1. 局部晚期可手术病变，但手术切除较为困难或手术安全界不能保证者。

2. 病理类型为分化差的癌或低分化鳞癌。

3. 速度较快的局部区域晚期可手术病变。

（二）术后放疗的指征

1. 局部晚期肿瘤（$T_{3/4}$）。

2. 切缘阳性、手术安全界不够（<5mm）。

3. >N_1病变者。

4. 淋巴结包膜外受侵、脉管瘤栓、神经受累、颈部软组织受侵。

5. 肿瘤细胞分化程度差者，包括分化差的癌和低分化鳞癌等。

如有术后放疗指征，且具备以下任一指征者，视为高危因素，国外推荐放疗时同步化疗：①淋巴结包膜受侵；②手术切缘阳性。

如不能耐受同步放化疗，可改变分割方式或配合靶向治疗，其临床依据为以下的随机性研究结果。关于口腔癌的询证医学，国外曾进行了许多包括口腔癌在内的头颈部鳞癌的随机性研究，其结果是我们临床实践的标准，现总结如下：

1. 改变分割模式提过局部控制率，改善总生存　常规分割照射为每天照射一次，每次照射1.8~2Gy。如改变分割次数可望进一步改善预后。如2000年RTOG报道的1113例晚期口腔、口咽、下咽、喉鳞癌病例改变分割方式的随机性研究结果[13]，显示一天两次的超分割技术［1.2 Gy/次，一天两次，中间间隔6小时以上，DT 81.6 Gy/（68F·7w）］和后程同步缩野加速超分割技术［第一阶段采用1.8Gy/次的常规分割照射技术Dt54Gy/（30F·6w）后，在1.8Gy/次照射后6小时加用局部小野仅包括肉眼可见的肿瘤病灶追加1.5Gy/次，连续照射，每周5次，照射12次，使总的肿瘤剂量达72 Gy/（42F·6w）］，较一天一次的常规分割照射技术改善了局部区域控制；2002年发表的荟萃分析结果[14]，纳入1970~1998年的15项随机性研究、共6515例晚期SCCHN病人，通过改变分割方式，5年局控获益7%（46%→53%，$P<0.0001$），5年生存获益3%（36%→39%，$P=0.003$），其中尤以超分割照射技术获益最大，5年局部区域控制率或生存获益均为9%。结论为改变分割方式可以改善晚期SCCHN生存，其中尤以超分割为优。

2. 化疗在口腔癌治疗中的作用　化疗在包括口腔癌在内的局部区域晚期头颈部鳞癌中的应用主要分为诱导化疗、同步化疗和辅助化疗。有关头颈部鳞癌的文献荟萃分析自2000年发表以来，目前已更新两次[15,16]。结论相似，同步放化疗有效，不仅可以提高局部控制率，降低远处转移率，而且可以改善总的生存，因此局部区域晚期的口腔癌放疗时应同步放化疗。而单用辅助化疗无效，所以口腔癌一般不行辅助化疗。而有关诱导化疗的作用目前在头颈部鳞癌治疗上尚无具体定论，口腔癌进行的随机性研究也表明对总生存无效，但对进展较快的口腔癌临床上可以考虑应用诱导化疗，同时也可以为筛选放疗敏感的病人提供一定的帮助。

对术后放疗的病人，手术切缘阳性和淋巴结包膜外受侵者，在术后放疗的基础上加用同步化疗可以进一步改善预后，其依据主要是EORTC 22931和RTOG9501随机性研究结果（表5-2-3）。

EORTC 22931研究[17]，将334例可手术的Ⅲ、Ⅳ期口腔、口咽、下咽和喉癌患者随机分为术后放疗和术后同步放化疗组，两组的照射技术、剂量相同（66Gy），同步化疗组为单药DDP，

$100mg/m^2$，在放疗的第 1、22、43 天用药，结果显示，术后同步放化疗组改善了单纯术后放疗的 3/5 年无瘤生存率（41/36%→59/47%）、总生存率（49/40%→65/53%）、5 年局部区域控制率（69%→82%），但 3~4 度毒副作用明显增加（21%→41%）

表 5-2-3　术后同步放化疗随机性研究结果

指　　标	RTOG9501			EORTC22931		
	RT	CCRT	P	RT	CCRT	P
局部复发率	30%	19%	0.01	31%	18%	0.007
无瘤生存率	25%	37%	0.04	36%	47%	0.04 *
总生存率	40%	45%	0.19	40%	53%	0.02
>3 级急性反应	34%	77%	↑43%	21%	41%	↑20%

RTOG 9501 研究[18]，459 例可手术的口腔、口咽、下咽和喉癌患者，具备术后放疗指征如 ≥2 个淋巴结转移、淋巴结包膜受侵或切缘阳性者随机分为术后放疗和术后同步放化疗组，结果显示，术后同步放化疗组显著改善了单纯术后放疗的 2 年无瘤生存率（43%→54%）、局部区域控制率（72%→82%），对总的生存也有改善的趋势（57%→63%），同时 3~4 度毒性不良反应明显增加（34%→77%）。

分层分析发现，对于切缘阳性和淋巴结包膜外受侵的局部晚期 SCCHN 患者，术后同步放化疗获益作用明显，因此推荐为目前的标准治疗方案。

临床应用同步放化疗的过程中应注意，化疗在增加放疗疗效的同时，其对放疗的并发症也是增加的。

3. 靶向治疗在口腔癌中的作用　临床应用靶向药物西妥昔单抗（C225）以配合放疗增加疗效，主要是来自 Bonner 的随机性研究[19~20]。该研究于 2006 年发表在新英格兰医学杂志，为一多中心随机临床研究，研究入组病例 424 例，均为局部区域晚期 SCCHN，包括口咽、下咽、喉鳞癌。研究目的旨在比较单纯放疗和放疗联合 C225 在局部晚期 SCCHN 中的疗效。结果显示，根治性放疗在合并应用 C225 的基础上，3 年总生存期由单纯放疗的 29.3 个月延长至 49.0 个月（$P=0.03$），3 年总生存率由 45% 提升至 55%；5 年总生存率由单纯放疗的 36.4% 提高到 45.6%。因此局部区域晚期 SCCHN 的根治性放疗+C225 治疗已写入 NCCN 治疗指南中，成为除同步放化疗外一种可供选择的有效治疗手段。但临床应用过程中其皮疹反应较重，放疗的皮肤反应及黏膜反应也是明显加重。

因为同步放化疗是目前的标准治疗手段，因此在同步放化疗的基础上加用靶向治疗是否能进一步改善疗效，国外也进行了这方面的随机性研究[21]，结果为阴性结果，除了毒副作用增加外，并未提高同步放化疗的疗效，因此临床上一般对口腔癌不主张放疗+化疗+西妥昔靶向治疗的三联治疗。

六、放疗前检查的注意事项

（一）影像检查主张 MRI 和 CT 结合，对于了解病变侵犯范围尤其是黏膜下浸润性病变很有帮助。

（二）查体时强调手指触诊的重要性，其发现的黏膜下病变超过任何影像学检查。

（三）放疗前常规口腔处理，拔除严重的龋齿或断根，但对于其存在于肿瘤中或肿瘤周围可不予处理，以免刺激肿瘤生长。

（四）头颈部鳞癌发生第二原发肿瘤的概率较高，口腔癌也不例外，因为口腔癌病人嗜烟酒的比例甚多，所以凡与烟酒有关的肿瘤如消化道肿瘤、呼吸道肿瘤疗前均应检查予以排除。

1. 胸部薄层 CT 或低剂量率胸部 CT 扫描排除肺癌的可能。

2. 常规食管镜检并结合碘染色除外食管癌的可能。

3. 常规纤维鼻咽喉镜检查除外喉癌、下咽癌的可能。

（五）口腔癌无论单纯根治性放疗，还是术前、术后放疗，口腔黏膜不可避免地在照射野内，所以治疗中病人会出现较为严重的黏膜反应，甚至因此而耽搁放疗的顺利进行，因此疗前主张常规鼻饲胃管或胃造瘘，保证病人治疗中的营养，从而保证放疗的顺利实施。

七、放射治疗技术

在临床沿用几十年的放疗技术为常规放疗技术，目前随着放疗技术的发展，几乎所有头颈部鳞癌的放射治疗均采用调强放射治疗技术，以下分别简述其原则。

（一）常规照射技术

病人一般取仰卧位，头垫合适角度的头枕，口含合适的压舌物以保护相应的器官和组织，面罩固定，原发灶和上颈部淋巴引流区采用等中心照射技术，下颈锁骨上采用源皮距切线照射技术（图 5-2-4）。

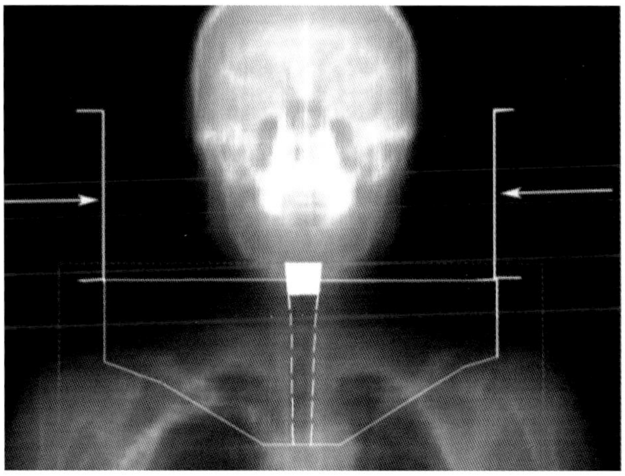

根据病变部位的不同以及侵犯范围，原发肿瘤及上颈部淋巴引流区又分为以下两种照射技术：

1. 两侧平行相对野（即面颈联合野）等中心照射技术　适合口腔中线部位发生的肿瘤如舌癌、口底癌，或一侧病变如齿龈癌、颊黏膜癌已经侵犯中线结构（如软腭、舌、口底）时。

照射野包括原发肿瘤所在部位以及上颈部淋巴引流区域。

图 5-2-4　双侧水平面颈联合野+中下颈锁骨上切线野

上界：应在肿瘤上缘上 1.5~2cm。

下界：舌骨下缘水平或喉切迹水平，或根据转移淋巴结的具体大小适当下移，原则上尽量不在淋巴结上分野。

前界：根据肿瘤所在部位决定，一般置于包括颏尖前缘为准（包全舌尖、口底及 I 区）。

后界：因口腔癌甚少发生 V 区淋巴结转移，所以 N_0 者后界置于椎体后缘以充分包括颈静脉链为原则；对 N^+ 者，以棘突后缘连线或充分包括淋巴结为主。

2. 病变侧两野正交等中心照射技术　适合完全局限于一侧的齿龈癌、颊黏膜癌、磨牙后区癌，且未侵及中线结构者。

3. 颈部野　不论有无颈部淋巴结转移，对舌癌、口底癌病人均常规颈部、锁骨上预防放疗。对完全局限于一侧的颊黏膜癌、磨牙后区癌则进行病变侧的下颈锁骨上区预防性照射，不做对侧的颈部预防性照射，但如果病变侧颈部淋巴结转移属 N_2 病变，则主张对侧颈部的预防性照射。

颈部野一般采用颈部前切线野照射（根据淋巴结的大小和部位决定全挡脊髓或部分挡脊髓）。颈部野可根据颈部病变大小，与原发灶野在舌骨下缘、喉切迹或环甲膜处分野，下界至锁骨下缘，中间挡脊髓 2~2.5cm 宽。36~40Gy 后，将原发灶野的后界前移以避开脊髓，颈部野全挡脊髓后继续推量。挡脊髓时应仔细，勿将颈静脉链遮挡（图 5-2-5）。

4. 剂量　根治性照射剂量：$D_T70Gy/（35 次·7 周）$，对于肿瘤与正常组织的边界比较清楚的病

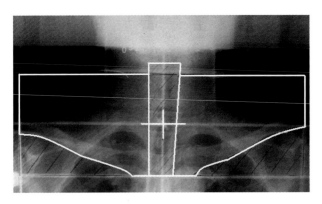

图 5-2-5　双侧中下颈锁骨上照射野的定位片

变，在平行相对野照射 50Gy/5w 后，加用组织间插植近距离治疗，原发灶外照射剂量：20～30Gy/（1～2F·1～2w）。

预防性照射剂量：D_T50Gy/（25 次·5 周）。

术前放疗剂量：D_T50Gy/（25 次·5 周）。

术后放疗剂量：D_T60Gy/（30 次·6 周），临床或病理阳性区 66～70Gy/6.5～7w（应注意脊髓的耐受剂量）。

（二）组织间插植

组织间插植在口腔的肿瘤中应用的较为广泛。早年多用镭针，因为对术者的防护较困难，近年来临床多采用 ^{192}Ir 放射源的后装治疗技术。根据病期的不同、部位的不同，可采用单纯组织间插植治疗或组织间插植治疗与外照射结合，较常用于唇癌、舌癌、颊黏膜癌和口底癌。

1. 单纯组织间插植　适用于早期唇癌、舌癌、颊黏膜癌、口底癌等，原发肿瘤不大，且距离下颌骨至少 5mm 的距离。主要用于 T_1 病变（肿瘤直径<2cm）。此法的优点是疗程短，并可得到局部足够的放射剂量，而且全身反应较轻，局部瘢痕少，可保存功能，不致影响患者的生活和工作能力。插植方法是将针作栅状均匀排列，根据肿瘤厚度行 1 个或 2 个平面插入。放射剂量一般为 80～90Gy。国外尤其是欧洲国家较多应用这项技术，而国内目前开展此项技术的单位已经不多。

2. 作为外照射的一种局部补量手段　临床应用广泛，主要用于较大的病变，一般外照射至 Dt50Gy 时，休息 4～7 天开始组织间插植，单次插植剂量多采用 6～8Gy/次，上下午各一次，或一周一次连续 3 次，使瘤床总剂量达到 65～75Gy。

（三）调强放疗技术

靶区的设计，国内外不同单位之间有所不同，以下为中国医学科学院肿瘤医院的靶区设计理念及原则。

1. 靶区设计原则

（1）GTV　是指通过临床检查（包括影像学检查和查体）了解的肿瘤病变范围，包括原发肿瘤（GTVp）和转移的淋巴结（GTVnd）。

（2）GTVtb　是指术后放疗的病人，原发肿瘤或转移的淋巴结已经手术切除，但疗前检查、术中所见、术后病理检查显示的具体肿瘤所在部位勾画为瘤床。

（3）CTV　是指包括原发肿瘤、转移的淋巴结，以及可能的侵犯范围。根据危险度的不同，可分为高危临床靶区（CTV1）、低危临床靶区（CTV2）。

1）CTV1：包括原发肿瘤+转移的淋巴结区域+高危淋巴引流区，相当于常规照射技术面颈野所包括的范围；

2）CTV2：包括需要预防性照射的低危淋巴引流区域，相当于常规照射技术的下颈锁上区域所包括的范围。

各靶区是按照 PTV 给予相应的剂量，由 GTV 对应 PGTV，CTV 对应 PTV，对头颈部鳞癌一般是外放 3～5mm 生成的 PTV，但对于口腔癌尤其是舌癌，因为动度较大，所以对应的 PGTV 可相应外放 5～10mm。

2. 剂量

（1）根治性放疗

GTV　69.96Gy/（2.12Gy·33 次）

CTV1　60.06Gy/（1.82Gy·33 次）

CTV2　50.96Gy/（1.82Gy·28 次）

（2）术后放疗

GTVtb　66Gy/（2Gy·33 次），如切缘阳性，则 GTVtb 69.96Gy/（2.12Gy·33 次）

CTV1　60.06Gy/（1.82Gy·33 次）

CTV2　50.96Gy/（1.82Gy·28 次）

八、预后因素

肿瘤的局部控制率和生存受多种因素的影响，如 TNM 分期、病人的全身情况的好坏、有无合并症，以及治疗等因素的影响，以下为影响预后的几种常见因素。

1. 颈部淋巴结转移　是影响预后的独立因素。

2. 淋巴结包膜受侵或切缘阳性　预示着局部区域复发的风向明显增加，且总生存明显变差。

3. 血管受侵、神经受侵、脉管瘤栓。

4. 肿瘤部位　肿瘤发生部位愈靠后预后愈差。

5. 放疗总剂量显著影响局控率，放疗总时间延长显著增加局部复发风险。

口腔癌总的 5 年生存率为 40%～50%[22,23]，但其特异性生存率较高，一般超过 70%，分析其原因与口腔癌放疗后发生的第二原发肿瘤、心血管及肺部疾病等因素有关，也即部分病人并非死于口腔癌本身，而是死于以后发生的第二肿瘤、心肺疾病等有关。如荷兰一家机构新近报道的 106 例口腔鳞癌的治疗效果[24]，总的 5 年少生存率为 41%，而其特异性 5 年生存率高达 77% 即验证了这种观点，值得以后临床注意。

因为口腔癌目前主要以术后放疗为主，且放疗技术又以调强放疗技术为主。在调强放疗技术年

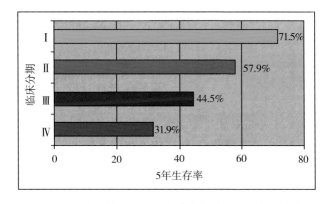

图 5-2-6　为目前国际上口腔癌各期疗后的 5 年生存率

（引自 Philip Rubin and JT Hansen. TNM Staging Atlas with Oncoanatomy-2E，2011）

代，其是否较常规放疗技术改善了疗效，尚无明确结论。根据目前国外的资料，口腔癌术后调强放疗技术同常规放疗技术相比疗效无明显区别，如加拿大新近报道的180例口腔鳞癌的术后放疗采用调强放疗技术的结果[25]，2年局部控制率78%，同常规照射技术的局部区域控制率50%~80%相似，其中治疗失败的主要原因依然为局部区域复发，野内复发占68%，野外复发者多见于N_{2b}病人且进行单侧颈部照射而对侧颈部出现区域性复发，提示以后的临床应加以关注。

第二节 唇 癌

一、临床特点

唇的解剖概念为正常闭合状态下外显的唇红黏膜组织，又分为上唇、下唇和两侧的口角。

唇癌在西方国家很常见，我国少见。

男性好发，下唇为常见发病部位，约1/3~1/5的病例有癌前病损历史或癌前病损存在，其中包括白斑、乳头状瘤及盘状红斑狼疮。

唇癌几乎100%为鳞状细胞癌，其中绝大多数分化良好；基底细胞癌主要发生在唇部皮肤，发生在黏膜者极为罕见。

二、淋巴引流

上唇和下唇的淋巴引流有所不同，因此其淋巴结转移的特点不同：上唇主要注入颌下及颈深上淋巴结；有时可引流至腮腺，特别是耳前淋巴结；下唇主要至颏下、颌下淋巴结，亦可至颈深上区淋巴结群，且下唇癌具有双侧淋巴交叉引流的特点（图5-2-7）。

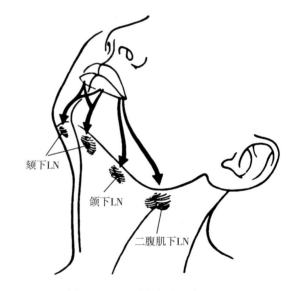

图 5-2-7 下唇癌的淋巴交叉引流

三、临床分期

2010年第7版 UICC/AJCC 分期标准：

T（原发肿瘤）分期

T_1：肿瘤的最大直径≤2cm

T_2：肿瘤的最大直径>2cm 但≤4cm

T_3：肿瘤的最大直径>4cm

T_{4a}：中晚期局部病变：肿瘤侵犯邻近结构如骨皮质、下齿槽神经、口底、面部皮肤如颏部、鼻部皮肤

T_{4b}：非常晚期局部病变：肿瘤侵犯咬肌间隙、翼板、颅底，和（或）包绕颈内动脉

四、治疗原则

（一）唇癌的主要治疗手段为手术和放疗

1. 早期病变单一的治疗手段即可 一般而言，对T_1病变（≤2cm）、且未累及口角者、手术不引起显著的功能缺损者，可首选手术治疗。对T_2病变，或病变累及口角的T_1病变，可首选放射治疗。

2. 局部晚期病变如$T_{3~4}$病变，主张"放疗+手术"的综合治疗 如先行放疗，而放疗不能控制或有残存，需考虑手术；如先行手术，而术后病理提示手术切缘不净或安全界不够或>N_1者，应术后

放疗。

（二）放射治疗技术

1. 能量　一般采用深部 X 线或 6~10Mev 电子线。如病变范围广泛或深部结构受侵可考虑高能 X 线对穿照射、并辅以电子线垂直照射。

2. 照射野　靶区设计应完全包括肿瘤及肿瘤边缘外 1~2cm 的正常组织。原发灶周围的白斑改变应包括在照射野内。

单前野局部照射时，应做口腔和下颌骨防护，也可切线照射。根据具体情况可采用外照射加高剂量率近距离敷贴或组织间插植治疗。

颈部照射的指征：①属 $T_{1~2}$ 病变但口角受侵；②局部晚期病变如 $T_{3~4}$；③分化差的癌；④已有颈部淋巴结转移。

颈部照射野可采用双侧水平野对穿照射、单前野切线照射或前后两野对穿照射等技术。

3. 剂量　一般采用常规分割照射技术，DT50Gy 时缩小照射野继续照射至根治剂量，根治剂量的高低与分期、肿瘤的放射敏感性有关。

（1）单纯放疗者

1）$T_{1~2}N_0$ 病变，总剂量 60~66Gy/30~33 次；不做颈部的预防性照射。

2）T_3N_0 病变，总剂量 66~70Gy/33~35 次，主张 Ⅰ、Ⅱ 区的预防性照射。

3）T_4 或 N^+ 病变，总剂量 70Gy/35 次，并常规行 Ⅰ~Ⅳ 区照射，预防性剂量 50~60Gy，治疗性剂量 70Gy。

（2）术后放疗者　手术区域和高危区域，总剂量 60~66Gy/30~33 次疗效。

局部控制率、美容效果和功能与原发肿瘤的部位、大小和淋巴结转移有关。

生存率：下唇癌>上唇癌和口角处癌。T_1、T_2 病变放疗和手术疗效相同，为 90%。恰当的治疗后的局部复发率：11%（3 年后复发较少见）。

国外早年报道的 $T_{1~2}$ 唇癌，采用电子束或深部 X 线治疗，局部控制率可高达 94%~100%[26~27]。

第三节　舌　　癌

一、临床特点

（一）一般情况

舌活动部癌的发病率仅次于唇癌，是最常见的口腔癌。80%~90% 以上的舌癌好发于舌活动部的侧缘特别是后侧缘，8% 发生于舌背，2% 发生在舌尖。舌活动部的肿瘤发生率约为舌根部的 3 倍。肿瘤常沿着舌肌的走行呈局部浸润性生长。男性发病率较女性高，好发年龄为 50~70 岁，值得注意的是临床上舌癌的发生率有渐趋年轻化的趋势。

（二）舌癌淋巴结转移的特点

1. 临床检查阴性，术后病理证实约 30% 已有颈部淋巴结转移。

2. 跳跃性转移多见。

3. 对侧淋巴结转移较多见，尤其是病变过中线或位于舌尖时。

4. 常见淋巴结转移部位　颈深淋巴结（Ⅱ区）、颌下淋巴结（Ⅰb）。

二、治疗原则

手术治疗为主。早期病变单纯手术即可，中晚期病变以"手术+放疗"的综合治疗为主，目前多为术后放疗。

三、放射治疗适应证

（一）单纯放射治疗

1. 瘤体较大但表浅或属于外生型肿物、无明显深部肌肉浸润，或术前放射治疗中病变消退满意的病变。

2. 病变虽然较小，但部位靠后，无法经口腔手术的病变。

3. 晚期病变的姑息性放疗。

（二）"手术+放疗"的综合治疗

中、晚期舌癌（T_2晚、T_3和部分T_4病变）行计划性放射治疗加手术的综合治疗，或根据术后病理行术后放疗。

四、放射治疗技术

（一）常规照射技术

常规照射野为"面颈联合野+颈部锁骨上切线野"。

1. 面颈联合野多采用两侧平行相对野、等中心照射技术。

照射野包括：舌、舌根、口底及上颈部淋巴引流区域（图5-2-8，图5-2-9），要求张口压舌。

上界：在含口含器，将舌压至口底状况下，应于舌面上1.5~2cm；

下界：舌骨下缘水平或喉切迹水平，或根据转移淋巴结的具体大小适当下移，原则上尽量不在淋巴结上分野；

前界：以避开下唇为度、一般置于包括颏尖前缘为准（包全舌尖、口底及Ⅰ区）；

后界：N_0者，椎体后缘连线；N^+者，以棘突后缘连线或充分包括淋巴结为主。

2. 颈部野　不论有无颈部淋巴结转移，所有病人均常规颈部、锁骨上预防或治疗性放疗（图5-2-10）。

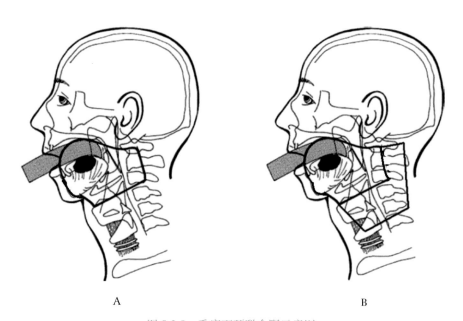

A　　　　　　　　　　　　　　　　B

图5-2-8　舌癌面颈联合野示意图

注：A. N_0病人的面颈野；B. N^+病人的面颈野。

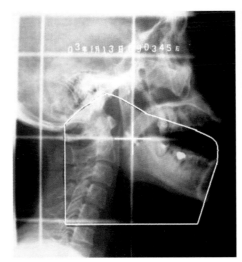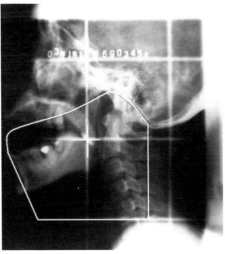

图 5-2-9　双侧面颈野的模拟定位片

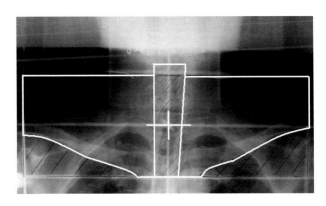

图 5-2-10　中下颈锁骨上照射野的定位片

颈部野包括余颈和锁骨上区，一般采用颈部前切线野照射（根据淋巴结的大小和部位决定全挡脊髓或部分挡脊髓）。颈部野可根据颈部病变大小，与原发灶野在舌骨下缘、喉切迹或环甲膜处分野，下界至锁骨下缘，中间挡脊髓 2~2.5cm 宽。

3. 剂量　根治性照射剂量：D_T70Gy/（35 次·7 周），对于肿瘤与正常组织的边界比较清楚的病变，在平行相对野照射 50Gy/5w 后，加用组织间插植近距离治疗，原发灶外照射剂量：20~30Gy/（1~2F·1~2w）。

预防性照射剂量：D_T50Gy/（25 次·5 周）。

术前放疗剂量：D_T50Gy/（25 次·5 周）。

术后放疗剂量：D_T60Gy/（30 次·6 周），临床或病理阳性区 66~70Gy/6.5~7w（应注意脊髓的耐受剂量）。

（二）调强放疗技术

舌癌的调强放疗技术参见概述中的相关内容。

图 5-2-11 为 1 例 $T_{4a}N_2M_0$ 舌癌术后调强放疗靶区设计及剂量分布：GTVtb 59.36Gy/（2.12Gy·31 次），因颈部淋巴结多发、且舌癌具有颈部淋巴结跳跃性转移的特点，故将全颈部淋巴引流区包括在

一个 CTV 内，CTV 50.96Gy/（1.82Gy·31 次）。

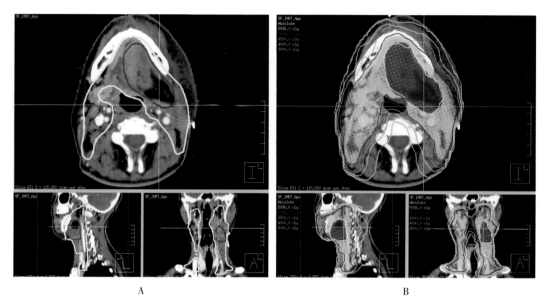

图 5-2-11　$T_{4a}N_2$ 舌癌术后调强放疗的靶区勾画及等、剂量分布

注：A. 三维层面显示的靶区（红线范围为 GTVtb，粉红线范围为 GTVnd-tb，黄线范围为 CTV）；B. 三维层面显示的靶区及剂量分布。

第四节　口　底　癌

一、临床特点

1. 口底癌好发于中线附近、口底的前部、颌下腺开口的周围，易侵及颌下神经管并沿此管生长。

2. 容易侵犯舌体及下颌骨；侵犯舌体时有时与原发舌腹面的舌癌较难鉴别。

3. 早期即易发生淋巴结转移，转移率仅次于舌癌。

4. 颏下（Ⅰa）、颌下（Ⅰb）和上颈深淋巴结（Ⅱa）是常见转移部位，但一般先有颌下淋巴结转移，然后颈深淋巴结转移。

5. 容易发生双侧淋巴结转移。

6. 口底癌易出现上呼吸道、上消化道第二原发癌，文献报道最高可达 36%。

7. 病理类型以中-高分化鳞癌为主。

二、治疗原则

早期病变手术和放射治疗的疗效相当，但因为口底毗邻下颌骨且容易侵犯下颌骨，根治性放疗容易导致颌骨骨坏死的发生，因此目前临床上对早期口底癌多主张首选手术治疗。对晚期病变，以手术+放疗的综合治疗为原则。

三、放射治疗技术

（一）常规放疗技术

采用双侧平行相对野，要求张口含物（图 5-2-12，图 5-2-13）。

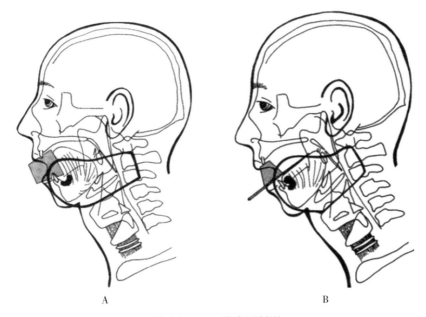

图 5-2-12　口底癌照射野

注：A. N_0 口底癌无舌体受侵，注意口含物将舌体上抬以保护部分舌体；B. N_0 口底癌有舌体受侵，注意口含物将舌体全部下压以包全病灶。

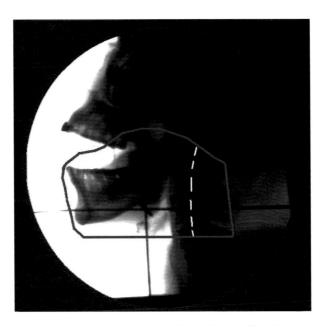

图 5-2-13　$T_3N_2M_0$ 口底癌术前放疗照射野的模拟定位片

注：左侧面颈野模拟定位片（白色线为 DT36Gy/18 次后避脊髓的分界线）（右侧面颈野及下颈锁上野此处省略）。

上界：上界在口含器状况下至舌背上 $1\sim1.5cm$。

下界：舌骨下缘水平或喉切迹水平。

前界：包括下颌骨颏部前方骨皮质及颏下淋巴结，避开上、下唇。

后界：椎体后缘连线或以充分包括转移的颈深淋巴结为原则。

$T_{3\sim4}$、或 N^+ 的晚期病例，应行下颈和锁骨上淋巴结的预防照射。

根治性放射治疗剂量为 DT70Gy/7w，2Gy/F，5F/w。术前放射治疗剂量 DT50Gy/5w，休息两周后行手术治疗。适合单纯放射治疗的早期病变可在 DT50Gy/5w 之后，进行局部组织间近距离治疗20Gy。口底黏膜和下颌骨对放射线的耐受性较差，因此在做放射治疗计划时应予以足够重视。

（二）调强放射治疗技术（图 5-2-14）

口底癌的调强放疗技术参见概述中的相关内容。

图 5-2-14 为 1 例 $T_{4a}N_{2c}M_0$、Ⅳa 期口底癌术后调强放疗靶区设计及剂量分布：GTVtb Dt 66Gy/（2.2Gy·33F）；因颈部淋巴结转移不大且包膜完整均位于上颈，故设计两个 CTV：CTV1 包括瘤床、口底、全舌、舌根、双侧Ⅰ、Ⅱ、Ⅲ区，Dt 60.06Gy/（1.82Gy·33F），CTV2 为颈部预防性照射区域、包括双侧Ⅳ区及锁骨上淋巴结，Dt 50.96Gy/（2.12Gy·28F）。

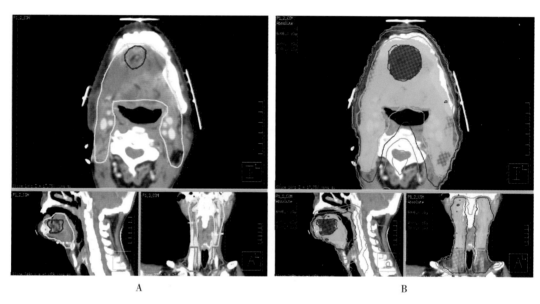

图 5-2-14 口底癌术后调强放疗靶区勾画及剂量分布

注：A. 三维层面显示的靶区（红线范围为 GTVtb，黄线范围为 CTV1，棕色范围为 CTV2）；B. 三维层面显示的靶区及剂量分布。

第五节 齿 龈 癌

一、临床特点

1. 80% 的齿龈癌发生于下齿龈、后牙区较前牙区常见，颌骨容易受侵。

2. 上齿龈癌较为少见，常侵犯上颌窦，临床上与原发于上颌窦底壁的上颌窦癌较难鉴别。

2. 大多数为中分化或分化好的鳞癌。

3. 下齿龈癌较上齿龈癌容易发生淋巴结转移 下齿龈癌容易发生颌下、颏下淋巴结转移，然后至上颈深淋巴结；上齿龈癌容易发生颌下和上颈深淋巴结转移。

二、治疗原则

齿龈癌多数分化较好，且早期即易出现骨受侵，而颌骨对射线的耐受性较低，高剂量放射治疗的放射性骨坏死的发生率较高。因此，单纯放射治疗仅选择性地用于 T_1 期、无骨受侵的外生型病变及不适合行颌骨手术的患者。除上述的 T_1 病变外，放射治疗一般不作为根治的手段。对于手术切缘不净、安全界不够、局部晚期等具备术后放疗指征者，常规行术后放射治疗以降低局部复发率。

三、放射治疗技术

（一）常规放射治疗技术

1. 标准照射野为同侧两野交角楔形野照射，照射原发灶和同侧上颈淋巴引流区（图 5-2-15，16）；以保护对侧唾液腺。照射野应包括同侧全下颌骨（尤其下齿龈癌侵及颌骨时）。

两野交角照射需要合适角度的楔形板，具体由 TPS 确定。两野照射时侧野照射到了脊髓，但前野要求打角度以避开脊髓，如此即便放疗总量达根治剂量 70Gy，脊髓也不会超量。

侧野的前界要求至下颌骨前缘（尽可能将上、下唇置于照射野外），后界至椎体后缘。

2. 如病变毗邻中线或已侵犯至中线结构、甚或对侧，则原发灶和上颈部淋巴引流区以两野对穿照射技术为主。

3. 上齿龈癌常易侵及上颌骨及上颌窦，照射野在满足肿瘤情况的同时，应包括同侧上颌窦。

4. 颈部的处理原则同前。

（二）调强放疗技术

齿龈癌调强靶区设计原则参见概述。图 5-2-17 为 1 例 T_4N_0 齿龈癌术后调强放疗的病例。

GTVtb 以术前影像学、术中所见、术后病理检查显示的具体肿瘤勾画为瘤床，Dt 66.24Gy/（2.07Gy·32 次），CTV 包括瘤床、左侧下颌骨及颞下窝、上中颈深淋巴引流区，Dt 58.24Gy/（1.82Gy·32 次）。

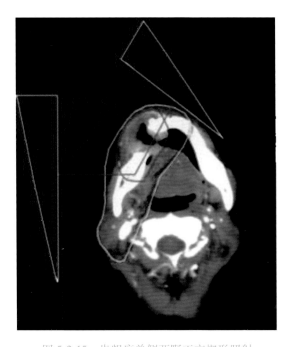

图 5-2-15　齿龈癌单侧两野正交楔形照射
注：红线范围为肿瘤，黄线范围为需要照射的范围。

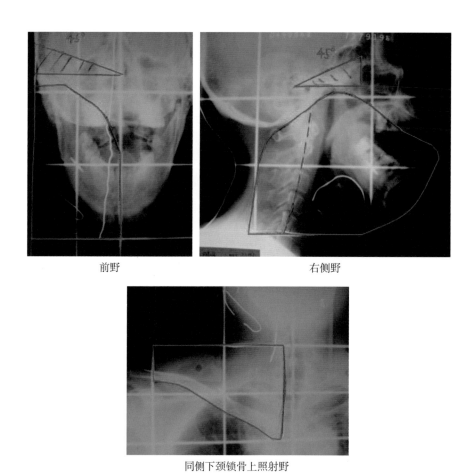

前野   右侧野

同侧下颈锁骨上照射野

图 5-2-16 T_4N_1 右下齿龈高分化鳞癌术前放疗照射野

注：DT36Gy 侧野避开脊髓，避开部分用 12MeV 电子线照射，前方继续高能 X 线照射至 DT50Gy，休息 2 周后外科手术。

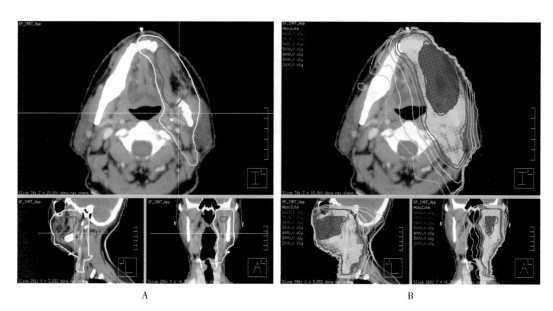

A   B

图 5-2-17 T_4N_0 的左下齿龈高分化鳞癌术后调强放疗的靶区勾画及剂量分布

注：A. 三维层面显示的靶区；B. 三维层面显示的靶区剂量分布。

第六节　颊黏膜癌

一、临床特点

1. 发病率继唇、舌活动部癌、口底癌和下齿龈癌之后居口腔癌的第 5 位。

2. 吸烟和嚼槟榔可能是致病的主要因素。

3. 颊黏膜癌常常与黏膜白斑有关，并且有多灶性倾向。

4. 常发生于咬合线附近的颊黏膜，且后部较前部多见。

5. 容易发生颌下和上颈深淋巴结转移，腮腺淋巴结转移少见但临床可发生。

二、放射治疗适应证

1. 小的、表浅的、与周围正常组织边界清楚的 T_1 病变首选手术切除。

2. 由于手术切除范围和美容效果的限制，T_2 病变建议首选放射治疗，可采用单纯外照射（外照射加低能 X 线体腔管照射）或外照射加高剂量率组织间近距离后装治疗，残存灶可行手术挽救。

3. 累及深部肌肉、龈颊沟或相邻颌骨的 T_3、T_4 病变，应以"手术+放射治疗"的综合治疗方案为主。

4. 不能手术的晚期病变可考虑姑息性放疗。

三、放射治疗技术

（一）常规照射技术

外照射可采用同侧两楔形野（前野加患侧野）交角照射技术（图 5-2-18）。

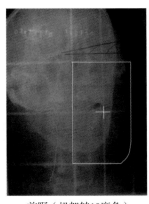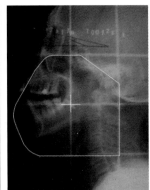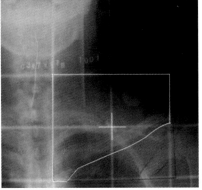

前野（机架转10度角）　　　左侧水平野　　　下颈锁骨上照射野

图 5-2-18　左侧 T_1N_0 颊黏膜中分化鳞癌的照射野

前野

上界：眶下缘水平。

下界：舌骨下缘水平。

内侧界：体中线或过体中线 1cm，但机架需转 5~10°以避开脊髓。

外侧界：开放。

侧野

上界：沿颅底走行。

下界：舌骨下缘水平。

前界：上颌窦前缘、口角、颏尖连线。

后界：棘突后缘连线或以充分包括转移的淋巴结为原则。

用高能 X 线照射至 <40Gy/4w 时缩野，避开脊髓，至 DT50~56Gy/5w，有条件者行组织间插植治疗，以减少下颌骨的受量。对于已有骨受侵的病例，应以外照射为主（6M-8MV-X 线 + 高能电子束照射），总剂量 DT66~70Gy/6.5~7w。

组织间插植近距离治疗适用于没有邻近结构受侵、在肿瘤和距离最近的骨之间至少有 1cm 的正常黏膜的病变。先用 4~6MV-X 线，采用上述照射技术或单野（上、下唇内侧病变）照射至 DT50~60Gy/5~6w，然后行肿瘤局部^{192}Ir 组织间插植，10~15Gy/F，共 20~30Gy。

对于有些早期选择性的病例也可行单纯组织间近距离放疗，60~70Gy/（2~3F·4~5 周）（中心剂量率），但是每次插植时应注意尽量避开上一次的进针点。

（二）颈部淋巴结的处理

1. 无论病期早晚，上颈部淋巴引流区必须在照射野内（包括 Ⅰa/b、Ⅱ）。

2. $T_{1~2}N_0$ 患者且肿瘤细胞分化较好者，一般不考虑下颈锁骨上预防性照射。

3. 局部晚期病变如 T_3、T_4，以及分化差的癌，无论上颈部是否有淋巴结转移，主张下颈部锁上预防照射。

4. 无论 T 分期早晚，只要上颈部 N^+，同侧下颈锁骨上必须预防性照射。

5. 因对侧淋巴结转移较少，颈部照射一般仅照同侧。

（三）调强放疗技术

图 5-2-19 为 1 例左侧颊黏膜中分化鳞癌左颌下淋巴结转移，$T_4N_{2b}M_0$，Ⅳa 期患者术后调强靶区设计及计划。

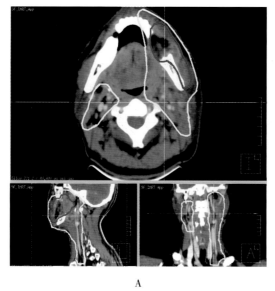 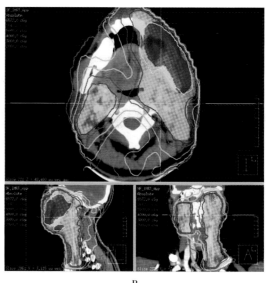

　　　　A　　　　　　　　　　　　　　　　　　　B

图 5-2-19　T_4N_{2b}颊黏膜中分化鳞癌术后调强放疗的靶区勾画及剂量分布

注：A. 三维层面显示的靶区；B. 三维层面显示的靶区及剂量分布。

GTVtb 65.72Gy/（2.12Gy·31 次），CTV 包括瘤床、病变侧全部颊黏膜、左侧 I 至 V 区、右侧 I、II 淋巴引流区（因病变侧淋巴结转移而对侧颈部阴性，故病变侧 II 区上界从颅底水平开始且包括至锁骨水平，而对侧 II 区从颈 1 下缘开始包括至中颈），DT 56.42Gy/（1.82Gy·31 次）。

GTVtb 包括原肿瘤部位及手术区域、DT 59.36Gy/（2.12Gy·28 次）；CTV 包括左侧颞下窝、I b、II、V a。因病变完全局限于一侧且未侵及中线结构、病理属高分化鳞癌，故仅行病变侧的调强放疗，CTV 仅至舌骨水平，DT 50.96Gy/（2.12Gy·28 次）。

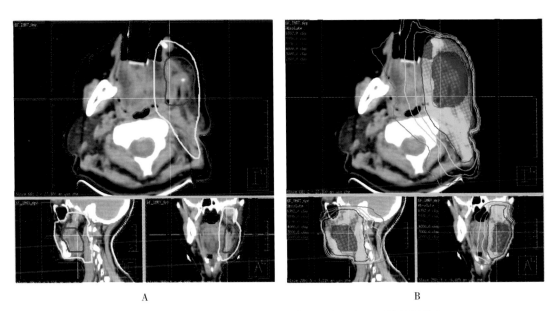

A　　　　　　　　　　　　　　　　　　　　　B

图 5-2-20　T₄N₀颊黏膜癌术后调强放疗的靶区勾画及等剂量分布

注：A. 三维层面显示的靶区；B. 三维层面显示的靶区及剂量分布。

第七节　硬　腭　癌

硬腭是腭骨的水平板，是口腔的顶和鼻腔的底壁，软腭的肌肉附着其后缘，并且硬腭的黏膜是非常紧密的附着于骨膜表面，黏膜下有较多的小涎腺。因此硬腭来源于小涎腺的恶性肿瘤（腺癌、腺样囊性癌）多见，而鳞癌少见硬腭淋巴组织稀少，转移率较低，但可发生双侧转移，淋巴引流主要至咽后、颌下、和颈上深淋巴结。

一、放射治疗适应证

1. 小涎腺来源的肿瘤应以手术治疗为首选，或行放疗+手术的综合治疗。
2. 无骨受侵的早期鳞癌行单纯手术或单纯放射治疗，如单纯放疗后有残存可行手术挽救。
3. 局部晚期伴有深溃疡和骨受侵的鳞癌，首选放射治疗加手术综合治疗。

二、放射治疗技术

（一）靶区设计

早期病变照射野应包括上颌窦下半部或全部、全部硬腭和部分软腭（图 5-2-21）。

小涎腺来源的腺样囊性癌，因其有沿神经鞘播散的可能，照射野要适当加大，上界应至颅底，后

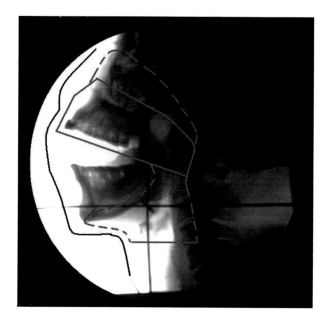

图 5-2-21　硬腭癌的照射野

注：实线部分为早期硬腭鳞癌照射野，如为囊腺癌或上颌窦受侵，则上界上
扩至虚线水平；如上颈部需要预防性照射，则下界外放至下方的虚线水平。

界至 1/2 椎体处，下界至舌骨水平。可采用平行相对野、平行相对野加前野或前野加侧野两楔形野照射，体位和摆位要求参照舌癌照射技术，至 DT50Gy/5w 后应根据病变范围适当缩野。

硬腭癌的淋巴结转移率较低、约 10%~20%。临床一般不常规行颈部预防照射。但病变晚期或侵及其他解剖部位如口咽时应常规颈部预防性照射。

术后行放射治疗的病例，在治疗前应以水囊填充术腔，以减少空腔效应，尽可能使靶区的剂量分布均匀。

（二）剂量

单纯放射治疗剂量为 70~76Gy/7~8 周。

较局限的病变，在外照射至 50~60Gy 后可用 8~9MeV 电子束体腔管补充照射 20Gy/（8F·2 周）。

表浅且局限的病变，在外照射至 50~60Gy 后可用近距离多管敷贴治疗（注意参考距离及单次剂量不宜过大，以免造成硬腭穿孔），以减少周围正常组织的受量。

小涎腺来源的腺样囊性癌的术前剂量 60Gy/6 周、术后剂量局部可至 66~70Gy/6~7 周。

鳞癌的术前放射治疗剂量为 DT50~60Gy/5~6 周。

（三）疗效[4]

硬腭癌极易伴有骨受侵，因此，临床早期病例少见。对中、晚期病变临床均以手术和放射综合治疗为主。中国医学科学院肿瘤医院治疗硬腭癌的 5 年生存率：放疗+手术为 54%，手术+放疗为 64%，单纯放疗为 24%（主要为拒绝手术或无手术适应证的晚期病例）。复旦大学附属肿瘤医院放射治疗 99 例硬腭癌，5 年生存率为 46.5%，其中单纯外照射为 39.3%，外照射+体腔管照射为 68%。伴有颈淋巴结转移的病例其预后较差。

第八节　磨牙后区癌

磨牙后区是指覆盖下颌升支的附着黏膜，位于最后磨牙后部，其尖端向上与上颌结节连接，是颊黏膜的一部分。

磨牙后区癌较为少见，早期即易侵犯咽前柱和颊黏膜，通常难于与原发于咽前柱和颊黏膜的肿瘤相鉴别。

病理类型常以中分化鳞癌多见。

常见淋巴结转移部位为上颈深淋巴结，其次为颌下淋巴结，对侧颈部转移的概率低。

一、治疗原则

1. T_1、T_2 早期病变行单纯放疗或单纯手术。

2. 局部晚期病变以综合治疗为主　术前放疗+手术，或手术+术后放疗。

二、放射治疗技术

（一）常规放射治疗技术

1. 单野高能 X 线+电子线混合束照射。

2. 一前一侧两野交角照射技术并加用合适角度的楔形板。

3. 两侧平行相对野照射。

其中，第一、二种照射技术主要用于病变完全局限在一侧、且肿瘤细胞分化较好的情况下，如果局部病变范围广泛，并侵犯软腭等淋巴丰富的结构时，或肿瘤细胞分化较差时，则主张用第三种照射技术。

侧野的体表标记（图 5-2-22）：

上界：沿颅底走行；

下界：舌骨下缘或喉切迹水平；

前界：肿瘤前缘前 2cm，一般置于下颌骨体前、中 1/3 交界处；

后界：棘突后缘连线。

单纯放疗剂量：$66 \sim 76Gy/7 \sim 8$ 周。如果伴有骨受侵则放疗至 DT50Gy/5 周，休息两周后行手术治疗。

（二）调强放射治疗技术

图 5-2-23 为一例早期病人的根治性调强放射治疗靶区设计及计划。病变位于左侧磨牙后区，病理高分化鳞癌，临床分期 $T_2N_0M_0$。

GTV 包括影像学检查及查体所见的具体肿瘤，CTV1 包括 GTV、病变侧 $1 \sim 2cm$ 的下颌骨体、颊侧齿龈舌侧齿龈、病变侧软腭、咽旁、上颈深淋巴结和 Ⅱ 区淋巴结。CTV2 低危预防性照射区域，仅包括 Ⅲ 区淋巴结。

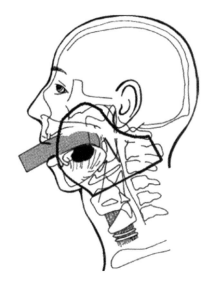

图 5-2-22　磨牙后区鳞癌的照射野侧野

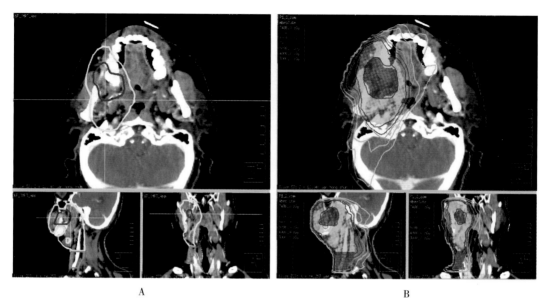

A   B

图 5-2-23 T$_2$N$_0$左侧磨牙三角高分化鳞癌根治性调强放疗的靶区勾画及等剂量分布

注：A. 三维层面显示的靶区形状（红色 GTV，黄色 CTV1，褐色 CTV2）；B. 三维层面显示的剂量分布。

参 考 文 献

1. Antonio，Cardesa，Pieter J Slootweg. Pathology of the Head and Neck，Published by Springer-Verlag Berlin and Heidelberg GMBH and Co. KG，2006，6.

2. Stome SE，Savva A，Brissct AE，et al. Squamous cell carcinoma of the tonsils：a molecular analysis of HPV associations. Clin Cancer Res，2002，8：1093-1100.

3. Mashberg A，Boffetta P，Winkelman R，et al. Tobacco smoking，alcohol drinking and cancer of the oral cavity and oropharynx among U. S. veterans. Cancer，1993，72：1369-1375.

4. 殷蔚伯，余子豪，徐国镇，等. 肿瘤放射治疗学. 第 4 版，北京：中国协和医科大学出版社，2007，324-351.

5. 罗京伟，徐国镇，高黎. 头颈部肿瘤放射治疗图谱. 第 2 版，北京：人民卫生出版社，2012，98-128.

6. Haperin EC，Wazer DE，Perez CA et al. Perez and Brady's Principles and Practice of Radiation Oncology E6. Part D，Chapter 44：Oral Cavity，Published by Lippincott Williams and Wilkins，2013，3016-3097.

7. Gustavo Arruda Vinni. Radiation Therapy Clinical Evidence For Decision-Making Volume 2. Chapter4：Oral Cavity Cancer，Published by Nova Science Publishers，Inc. New York，2013，45-61.

8. Philip Rubin，JT Hansen. TNM Staging Atlas with Oncoanatomy-2E. Published by Lippincott Williams and Wilkins，2011.

9. NY Lee，JJ Lu. Target Volume Delineation and Field Set Up：A Pratical Guide for Confomal and Intensity-Modulated Radiation Therapy. Chapter5：Oral Cavity Cancer，Published by Springer-Verlag Berlin and Heidelberg GMBH and Co. KG，2013，35-44.

10. Hansen EK，Mack Roach Ⅲ. Handbook of Evidence-Based Radiation Oncology-2E. Chapter3：Head and Neck，Published by Springer New York Heidelberg Dordrecht London，2010，131-144.

11. Lu JJ，Brady LW. Radiation Oncology：An Evidence-Based Approach. SectionI：Head and Neck Cancers，Published by Springer-Verlag Berlin Heidelberg，2008，37-61.

12. Shah JP，Candela FC，Poddar AK. The patterns of cervical lymph node metastases from squamous carcinoma of the oral cavity. Cancer，1990，66：109-113.

13. Fu KK, Pajak TF, Trotti A, et al. A Radiation Therapy Oncology Group (RTOG) Phase Ⅲ Randomized Study To Compare Hyperfraction And Two Variables of Accelerated Fractionations To Standard Fractionation Radiotherapy for Head and Neck Squamous Cell Carcinomas: First Report Of RTOG 9003. Int J Radiat Oncol Biol Phys, 2000, 48: 7-16.

14. Bourhis J, Overgaard J, Audry H, et al. Hyperfractionated or accelerated radiotherapy in head and neck cancer: a meta-analysis. *The Lancet*, 2002, 368: 843-854.

15. Pignon JP, Bourhis J, Domenge C, et al. Chemotherapy added to locoregional treatment for head and neck squamous-cell carcinoma: three meta-analyses of updated individual data. The Lancet, 2000, 355: 949-955.

16. Pignon JP, le Maitre A, Maillard E, et al. Meta-analysis of chemotherapy in head and neck cancer (MACH-NC): an update on 93 randomised trials and 17, 346 patients. Radiother Oncol, 2009, 92: 4-14.

17. Bernier J, Domenge C, Ozsahin M, et al. Postoperative Irradiation with or without Concomitant Chemotherapy for Locally Advanced Head and Neck Cancer. NEJM, 2004, 350: 1945-1952.

18. Cooper JS, Pajak TF, Forastiere AA, et al. Postoperative concurrent radiotherapy and chemotherapy for high-risk squamous-cell carcinoma of the head and neck. NEJM, 2004, 350: 1937-1944.

19. Bonner JA, Harari PM, Giralt J, et al. Radiotherapy plus cetuximab for locoregionally advanced head and neck cancer: 5-year survival data from a phase 3 randomised trial, and relation between cetuximab-induced rash and survival. Lancet Oncol, 2010, 11: 21-28.

20. Bernier J, Schneider D. Cetuximab combined with radiotherapy: an alternative to chemo-radiotherapy for patients with locally advanced squamous cell carcinomas of the head and neck?. Eur J Cancer, 2007, 43: 35-45.

21. Ang KK, Zhang QE, Rosenthal DI, et al. A randomized phase Ⅲ trial (RTOG0522) of concurrent accelerated radiation plus cisplatin with or without cetuximab for stage Ⅲ～Ⅳ head and neck squamous cell carcinoma (HNC). ASCO, 2011, abstract 5500.

22. Bloebaum M, Poort L, Böckmann R, et al. Survival after curative surgical treatment for primary oral squamous cell carcinoma. Journal of Cranio-Maxillo-Facial Surgery, 2014, e1-5.

23. Sessions DG, Spector GJ, Lenox J, et al. Analysis of treatment results for floor-of-mouth cancer. Laryngoscope, 2000, 110: 1764-1772.

24. Sklenicka S, Gardiner S, Dierks EJ, et al. Survival analysis and risk factors for recurrence in oral squamous cell carcinoma: does surgical salvage affect outcome? J Oral Maxillofac Surg, 2010, 68: 1270-1275.

25. Chan AK, Huang SH, Le LW, et al. Postoperative intensity-modulated radiotherapy following surgery for oral cavity squamous cell carcinoma: Patterns of failure. Oral Oncology, 2013, 49: 255-260.

26. Petrovich Z, Parker RG, Luxton G, et al. Carcinoma of the lip and selected sites of head and neck skin. A clinical study of 896 patients. Radiother Oncol, 1987, 8: 11-17.

27. Sykes AJ, Allan E, Irwin C. Squamous cell carcinoma of the lip: the role of electron treatment. Clin Oncol (RColl Radiol), 1996, 8: 384-386.

第三章 口 咽 癌

易俊林

第一节 总 论

一、病因与流行病学

口咽癌的病因目前仍不明确，但与口腔癌的致病因素基本相似，如饮酒、吸烟、口腔卫生差、营养不良、白斑和增殖性红斑癌前病变等。其中酒精和烟草的消耗量是两个显著的危险因素[1]。近年来，尤其在欧美国家，HPV 相关口咽癌发病率明显上升，口咽癌中 HPV 阳性率高达 60%～90%[2]。国内报道的 HPV 阳性率在 20%左右[3]。

二、解剖

整个咽部由上至下通过软腭、舌骨而分为鼻咽、口咽和下咽。三个区域相互贯通，其中口咽介于软腭与舌骨水平之间。上借软腭与鼻咽为界，下至舌会厌谷并与下咽相毗邻，前方以舌腭弓及舌轮廓乳头与口腔为界（图 5-3-1、图 5-3-2、图 5-3-3）。

按照国际抗癌联盟（UICC）和美国癌症联合会（AJCC）2010 年第 7 版 AJCC/TNM 分期[4]标准，口咽分为以下四个解剖分区。

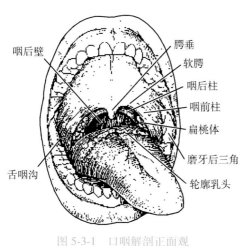

图 5-3-1 口咽解剖正面观

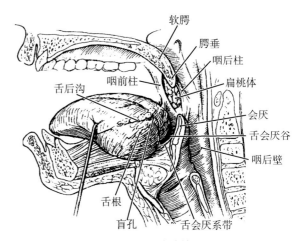

图 5-3-2 口咽解剖侧面观

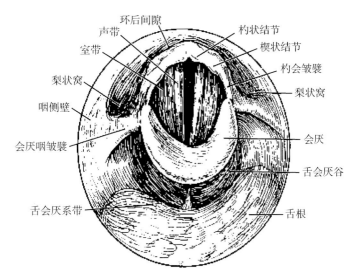

图 5-3-3　内镜下口咽结构与下咽及喉的关系

1. 前壁　即舌会厌区，包括舌根部（轮廓乳头以后部分或舌的后 1/3）和舌会厌谷。
2. 顶壁　包括软腭舌面及腭垂。
3. 后壁　为一层软组织覆盖于颈椎椎体的前缘。
4. 侧壁　包括扁桃体、扁桃体窝、咽柱及舌扁桃体沟。

口咽侧壁及后壁由咽缩肌包裹，与茎突后间隙及咽后间隙相毗邻，故该处发生的肿瘤易发生茎突后间隙、咽后间隙淋巴结转移。

三、淋巴引流

口咽淋巴组织丰富，淋巴引流经常交互到对侧。发生在口咽部位的肿瘤发生淋巴结转移的概率与肿瘤的原发部位、肿瘤的大小、侵犯深度、距中线的距离等关系密切。发生在腭垂、软腭、舌根等部位的肿瘤，淋巴结转移的概率非常高，而且通常转移到对侧，发生在扁桃体区的肿瘤淋巴结转移的概率与肿瘤大小、分化程度有关，病期晚、分化差的肿瘤发生淋巴结转移的概率高，也容易转移到对侧。口咽肿瘤最常见的淋巴结转移部位为Ⅱ区和Ⅲ区淋巴结。在确诊时颈部淋巴结转移的阳性率占 60%~75%，若原发肿瘤已越过中线，则对侧淋巴结发生转移的概率为 20%~30%[5]。了解颈部淋巴结分区对指导照射野设计尤其是对调强适形放射治疗的高危区（CTV1）和低危区（CTV2）范围的确定很有帮助。颈部淋巴结分区经历了从基于颈清扫的 Robbin's 外科分区（表 5-3-1）发展到基于 CT 影像学的分区[6~9]。目前常用的颈部淋巴结分区有 DAHANCA、EORTC、GORTEC、NCIC、RTOG 等欧美放射肿瘤机构根据头颈部 CT 影像对颈部淋巴结为 N₀ 的情况达成一致的颈部淋巴结分区法[10]（表 5-3-2）。2006 年对 N⁺ 颈部淋巴结和颈淋巴结清扫术后分区定义的推荐[11]，增加了茎突后间隙和锁骨上区两个区域（表 5-3-3），在 2006 年颈部淋巴结阳性和颈清扫术 CTV 推荐中强调：如果在Ⅱ，Ⅳ或 Vb 有阳性淋巴结，CTV 向上要包括茎突后间隙向下要包锁骨上区，如果有淋巴结包膜外受侵（影像或病理），CTV 包括相邻的肌肉，淋巴结位于两个分区交界处，CTV 包括两个区，术后放射治疗，CTV 包括整个手术床，咽部肿瘤患者，CTV 包括咽后间隙。2013 年 DAHANCA、EORTC、HKNPCSG、NCIC CTG、NCRI、RTOG 等国际著名放射治疗机构和组织根据美国头颈学会和美国耳鼻喉-头颈外科学会推荐的术语结合 TNM 定义的头颈部淋巴结图谱，对颈部淋巴结分区进行了更新，将 TNM 定义的

12 组头颈部淋巴结，归为 10 个淋巴结分区，部分分区设有亚区，推荐了各区淋巴结的边界并对各区淋巴结最常见转移来源的原发灶部位进行了总结，更有利于对头颈部肿瘤淋巴引流区 CTV 的细分和定义及指导靶区设计[12]（表 5-3-4、表 5-3-5）。对于放射治疗来讲，基于影像学（CT）的淋巴结分区更具有指导意义。

表 5-3-1 头颈部淋巴结外科分区（Robbin's 分区）

分区	部位	定义
Ⅰa/b	颏下/颌下	颏下/颌下三角，上界：下颌骨水平支，下界：舌骨，后界：二腹肌后腹
Ⅱ	上颈淋巴结	上到颅底下到舌骨水平的颈静脉链淋巴结以颈内静脉后缘为界分Ⅱa 和Ⅱb
Ⅲ	中颈淋巴结	舌骨到环甲膜水平的颈静脉链淋巴结
Ⅳ	下颈淋巴结	环甲膜到锁骨水平的颈静脉链淋巴结
Ⅴ	脊副链淋巴结	由斜方肌前缘、胸锁乳突肌后缘、锁骨构成的三角区域，还可根据舌骨和环甲膜将其分为上中下 3 个亚区
Ⅵ	颈前组	从舌骨到胸骨切迹，两侧界为颈动脉鞘内缘
Ⅶ	上纵隔	胸骨切迹以下的纵隔淋巴结

表 5-3-2 DAHANCA、EORTC、GORTEC、NCIC、RTOG（颈部淋巴结临床阴性）分区表

分区		推荐边界		
Ⅰa	上界	颏舌肌或下颌骨下缘的切线平面	下界	舌骨
	前界	颈阔肌，下颌骨前联合	后界	舌骨体
	外侧界	二腹肌前腹内缘	内侧界	体中线结构
Ⅰb	上界	下颌舌骨肌/颌下腺上缘	下界	舌骨体中平面
	前界	颈阔肌，下颌骨前联合	后界	颌下腺后缘
	外侧界	下颌骨下缘/内侧面，	内侧界	二腹肌前腹外缘，颈阔肌，皮肤
Ⅱa	上界	C$_1$横突下缘	下界	舌骨下缘
	前界	颌下腺后缘，颈内动脉前缘，二肌后腹后缘	后界	颈内静脉后缘
	外侧界	胸乳肌内缘	内侧界	颈内动脉内缘，头长肌
Ⅱb	上界	C$_1$横突下缘	下界	舌骨下缘
	前界	颈内静脉后缘	后界	胸乳肌后缘
	外侧界	胸乳肌内缘	内侧界	颈内动脉内缘，头长肌
Ⅲ	上界	舌骨下缘	下界	环状软骨下缘
	前界	胸骨舌骨肌侧后外缘，胸乳肌前缘	后界	胸乳肌后缘
	外侧界	胸乳肌内缘	内侧界	颈内动脉内缘，头长肌
Ⅳ	上界	环状软骨下缘	下界	胸锁关节上 2cm
	前界	胸乳肌前内缘	后界	胸乳肌后缘
	外侧界	胸乳肌内缘	内侧界	颈内动脉内缘，椎旁肌
Ⅴ	上界	舌骨体上缘	下界	CT 上包括颈横血管
	前界	胸乳肌后缘	后界	斜方肌前外缘
	外侧界	颈阔肌，皮肤	内侧界	肩胛提肌，头夹肌
咽后淋巴结	上界	颅底	下界	舌骨上缘
	前界	咽部黏膜下筋膜	后界	椎前肌
	外侧界	颈内动脉内缘	内界	体中线

表 5-3-3 颈部淋巴结阳性和颈清扫术后-茎突后间隙和锁骨上区推荐边界

分区名称	推荐边界					
	上界	下界	前界	后界	外界	内界
茎突后间隙	颅底颈静脉孔	CN_0 时 II 区上界	咽旁间隙	椎体/颅底	腮腺间隙	RPN 外界
锁骨上窝	CN_0 时 IV/Vb 下界	胸锁关节	胸乳肌/皮肤/锁骨	后斜角肌前缘	后斜角肌外缘	甲状腺/气管

表 5-3-4 2013 年颈部淋巴结分区与 TNM 淋巴结图谱比较

TNM 颈部淋巴结组数	TNM 颈部淋巴结术语	Robbins 淋巴结修改分区	Robbins 淋巴结修改术语
1	颏下淋巴结	Ia	颏下淋巴结
2	颌下淋巴结	Ib	颌下淋巴结
3	上颈淋巴结	II	上颈淋巴结
4	中颈淋巴结	III	中颈淋巴结
5	下颈淋巴结	IVa	下颈淋巴结
		IVb	内侧锁骨上淋巴结
6	脊副链淋巴结	V	Va：上颈后三角组
			Vb：下颈后三角组
8	喉前、气管旁淋巴结	VI	VIa：颈前静脉淋巴结
			VIb：喉前、气管前、气管旁淋巴结
9	咽后淋巴结	VII	VIIa：咽后淋巴结
			VIIb：茎突后淋巴结
10	腮腺淋巴结	VIII	腮腺淋巴结
11	颊部淋巴结	IX	面颊组
12	耳后和枕部淋巴结	X	Xa：耳后和耳下淋巴结
			Xb：枕部淋巴结

表 5-3-5 2013 年颈部淋巴结分区定义和相对应淋巴引流部位

分 区	推荐边界		相应淋巴引流部位	易出现该区转移的原发肿瘤
IA 颏下组	上 界	下颌舌骨肌	下颌皮肤，中下唇，舌尖，前口底	口底癌、舌前部肿瘤、下颌齿龈靠前部位肿瘤、下唇癌
	下 界	颈阔肌（二腹肌前腹下缘）		
	前 界	下颌骨前联合		
	后 界	舌骨体/下颌舌骨肌		
	外侧界	二腹肌前腹内缘		
	内侧界	不适用		
IB 颌下组	上 界	颌下腺上缘；（前方）下颌舌骨肌	IA 区，下鼻腔，软硬腭，上颌骨，下颌骨齿龈，颊部，上下唇，舌活动部	口腔癌、前鼻腔肿瘤、面部中央软组织肿瘤、颌下腺肿瘤
	下 界	舌骨下缘和下颌骨下缘水平连线；或颌下腺下缘（两者中更靠下者为准）/颈阔肌		
	前 界	下颌骨前联合		
	后 界	颌下腺后缘（尾侧）/二腹肌后腹（头侧）		
	外侧界	下颌骨内侧面/颈阔肌（尾侧）翼内肌（后部）		
	内侧界	二腹肌前腹外侧（尾侧）/二腹肌后腹（头侧）		

续　表

分　区		推荐边界	相应淋巴引流部位	易出现该区转移的原发肿瘤
Ⅱ区 上颈组，以颈内静脉后缘为界分为ⅡA和ⅡB	上　界	C₁横突下缘	面部、腮腺、颌下腺、颏下和咽后淋巴结	鼻腔、口腔、鼻咽、口咽、下咽、喉部肿瘤、唾液腺肿瘤
	下　界	舌骨体下缘		
	前　界	颌下腺后缘/二腹肌后腹后缘		
	后　界	胸锁乳突肌后缘		
	外侧界	胸锁乳突肌深面（内侧）/颈阔肌/腮腺/二腹肌后腹		
	内侧界	颈内动脉内缘/斜角肌		
Ⅲ区 中颈组	上　界	舌骨体下缘	Ⅱ区、Ⅳ区、部分咽后、气管前及喉返神经淋巴结输出管；舌、扁桃体、喉、下咽、甲状腺	口腔、鼻咽、口咽、下咽、喉部肿瘤
	下　界	环状软骨下缘		
	前　界	胸锁乳突肌前缘/甲状舌骨肌后1/3		
	后　界	胸锁乳突肌后缘		
	外侧界	胸锁乳突肌深面（内侧）		
	内侧界	颈总动脉内缘/斜角肌		
ⅣA区 下颈组	上　界	环状软骨下缘	Ⅲ区、Ⅳ区、部分咽后、气管前及喉返神经淋巴结输出管；下咽、喉、甲状腺	下咽癌、喉癌、甲状腺癌、颈段食管癌
	下　界	胸骨柄上2cm		
	前　界	胸锁乳突肌前缘（头侧）/胸锁乳突肌体部（尾侧）		
	后　界	胸锁乳突肌后缘（头侧）/斜角肌（尾侧）		
	外侧界	胸锁乳突肌深面（头侧）/胸锁乳突肌外侧缘（尾侧）		
	内侧界	颈总动脉内缘/甲状腺外侧缘/斜角肌（头侧）/胸锁乳突肌内缘（尾侧）		
ⅣB区 锁骨上内侧组	上　界	ⅣA区下缘（胸骨柄上2cm）	ⅣA区、ⅤC区、部分气管前及喉返神经淋巴结输出管；下咽、食管、喉、气管、甲状腺	下咽癌、声门下型喉癌、气管癌、甲状腺癌、颈段食管癌
	下　界	胸骨柄上缘		
	前　界	胸锁乳突肌深面/锁骨深面		
	后　界	斜角肌前缘（头侧）/肺尖、头臂静脉、右侧头臂干、颈总动脉、左侧锁骨下动脉（尾侧）		
	外侧界	斜角肌外侧缘		
	内侧界	Ⅵ区外侧缘（气管前部分）/颈总动脉内缘		
Ⅴ区 颈后三角组，以环状软骨为界分为ⅤA和ⅤB	上　界	舌骨体上缘	枕部、耳后淋巴结、枕顶部头皮、颈肩侧面及后面皮肤、鼻咽、口咽、甲状腺输出淋巴管	鼻咽癌、口咽癌、甲状腺癌
	下　界	颈横血管下缘平面		
	前　界	胸锁乳突肌后缘		
	后　界	斜方肌前缘		
	外侧界	颈阔肌/皮肤		
	内侧界	肩胛提肌/斜角肌（尾侧）		
ⅤC区 锁骨上外侧组	上　界	颈横血管下缘层面（Ⅴ区下缘）	ⅤA和ⅤB区输出淋巴管	鼻咽癌
	下　界	胸骨柄上2cm（ⅣA区下缘）		
	前　界	皮肤		
	后　界	斜方肌前缘（头侧）/前锯肌前±1cm（尾侧）		
	外侧界	斜方肌（头侧）/锁骨（尾侧）		
	内侧界	斜角肌/胸锁乳突肌外侧缘，ⅣA区外侧		
ⅥA区 颈前静脉组	上　界	舌骨下缘或颌下腺下缘下（任一更低者）	面部靠下部分、颈前皮肤淋巴管	仅在下唇癌、进展期牙龈下颌骨癌侵犯下颌软组织时作为治疗区域
	下　界	胸骨柄上缘（Ⅳb区下缘）		
	前　界	皮肤/颈阔肌		
	后　界	舌骨下肌群前表面		
	外侧界	双侧胸锁乳突肌前缘		
	内侧界	未定义		

分　区	推荐边界		相应淋巴引流部位	易出现该区转移的原发肿瘤
ⅥB区 喉前、气管前、气管旁-喉返神经淋巴结	上　界	甲状软骨下缘（前口底、舌尖、下唇癌时上界位于舌骨体下缘）	口底前部、舌尖、下唇、甲状腺、声门及声门下喉、下咽、颈段食管输出淋巴管	下唇癌、口腔癌（口底癌和舌尖癌）、甲状腺癌、声门及声门下型喉癌、梨状窝尖部癌、颈段食管癌
	下　界	胸骨柄上缘（Ⅳb、Ⅵa区下缘）		
	前　界	舌骨下肌群后缘		
	后　界	喉、甲状腺、气管（喉前、气管前淋巴结）前面椎前肌（右侧）/食管（左侧）		
	外侧界	两侧颈总动脉		
	内侧界	气管外侧和食管（尾侧）		
ⅦA区 咽后淋巴结	上　界	C_1椎体上缘/硬腭	鼻咽黏膜、咽鼓管、软腭淋巴输出管	鼻咽癌、咽后壁肿瘤、口咽癌（主要扁桃体癌和软腭癌）
	下　界	舌骨体上缘		
	前　界	上、中咽缩肌后缘		
	后　界	头长肌、颈长肌		
	外侧界	颈内动脉内缘		
	内侧界	与头长肌外缘平行		
ⅦB区 茎突后淋巴结	上　界	颅底（颈静脉孔）	鼻咽黏膜淋巴输出管	鼻咽癌、其他头颈肿瘤伴有明显Ⅱ区上部淋巴结转移时（经淋巴逆流实现该区转移）
	下　界	C_1横突下缘（Ⅱ区上界）		
	前　界	茎突前咽旁间隙后缘		
	后　界	C_1椎体、颅底		
	外侧界	茎突/腮腺深叶		
	内侧界	颈内动脉内缘		
Ⅷ区 腮腺淋巴结	上　界	颧弓、外耳道	额颞部皮肤、眼睑、结膜、耳廓、外耳道、鼓膜、鼻腔、鼻根部、鼻咽、咽鼓管淋巴输出管	上述区域肿瘤（尤其是额颞部皮肤癌、眼眶、外耳道、鼻腔、腮腺肿瘤）
	下　界	下颌角		
	前　界	下颌骨后缘或咬肌后缘（外侧），翼内肌（内侧）		
	后　界	胸锁乳突肌前缘（外侧），二腹肌后腹（内侧）		
	外侧界	皮下组织表浅肌肉腱膜层		
	内侧界	茎突和茎突肌		
Ⅸ区 面颊组淋巴结	上　界	眶底	鼻、眼睑、颊部淋巴输出管	面部皮肤癌、鼻部肿瘤、上颌窦肿瘤（浸润面颊部软组织）和颊黏膜癌
	下　界	下颌骨下缘		
	前　界	皮下组织表浅肌肉腱膜层		
	后　界	咬肌前缘＆颊脂垫		
	外侧界	皮下组织表浅肌肉腱膜层		
	内侧界	颊肌		
ⅩA区 耳后淋巴结	上　界	外耳道上缘	耳郭后浅层、外耳道及邻近头皮淋巴输出管	耳后区皮肤癌
	下　界	乳突尖		
	前　界	乳突前缘（尾侧）/外耳道后缘（头侧）		
	后　界	枕部淋巴结前缘-胸锁乳突肌后缘		
	外侧界	皮下组织		
	内侧界	头夹肌（尾侧）/颞骨（头侧）		
ⅩB区 枕部淋巴结	上　界	枕外隆凸	发际线以上后脑部头皮淋巴输出	枕部皮肤癌
	下　界	Ⅴ区上界		
	前　界	胸锁乳突肌后缘		
	后　界	斜方肌前缘（侧缘）		
	外侧界	皮下组织		
	内侧界	头夹肌		

四、病理

口咽部的恶性肿瘤，有上皮或腺体腺上皮来源的癌及中胚层来源的各种肉瘤和恶性淋巴瘤。临床上以上皮来源的癌及恶性淋巴瘤为最多，其他少见。从发病部位上讲，以扁桃体区恶性肿瘤最常见，约占口咽部恶性肿瘤的 60% 左右，其次为舌根，占 25% 左右，发生于软腭部位的约为15% 左右[5,7]。

五、临床分期

UICC/AJCC 2010 年第 7 版分期标准[4]。

T 分期

T_1：肿瘤最大径≤2cm

T_2：肿瘤最大径>2cm 但≤4cm

T_3：肿瘤最大径>4cm，或侵犯会厌舌面

T_{4a}：中晚期局部病变

　　肿瘤侵犯喉*，舌外肌，翼内肌，硬腭，或颌骨

注：*起源于舌根和舌会厌谷的肿瘤，会厌舌面的黏膜受侵不构成侵犯喉的定义。

T_{4b}：晚期局部病变

　　肿瘤侵犯翼外肌，翼板，鼻咽侧壁，颅底，包绕颈动脉

N 分期

N_x：区域淋巴结无法评价

N_0：无区域淋巴结转移

N_1：同侧单个转移淋巴结转移，最大直径≤3cm

N_2：a：同侧单个淋巴结转移最大直径>3cm，但≤6cm

　　　b：同侧多个淋巴结转移，最大直径≤6cm

　　　c：双侧或对侧淋巴结转移，最大直径≤6cm

N_3：转移淋巴结的最大直径>6cm

注：中线部位的淋巴结归入同侧淋巴结。

M（远处转移）分期。

M_0：无远处转移。

M_1：有远处转移。

临床分期（图 5-3-4）：

0 期：$T_{is} N_0 M_0$

Ⅰ期：$T_1 N_0 M_0$

Ⅱ期：$T_2 N_0 M_0$

Ⅲ期：$T_{1\sim2} N_1 M_0$、$T_3 N_{0\sim1} M_0$

Ⅳ期：A：$T_{1\sim3} N_2 M_0$、$T_{4a} N_{0\sim2} M_0$

　　　B：$T_{4b} N_{0\sim2} M_0$、$T_{1\sim4} N_3 M_0$

　　　C：$T_{1\sim4} N_{0\sim3} M_1$

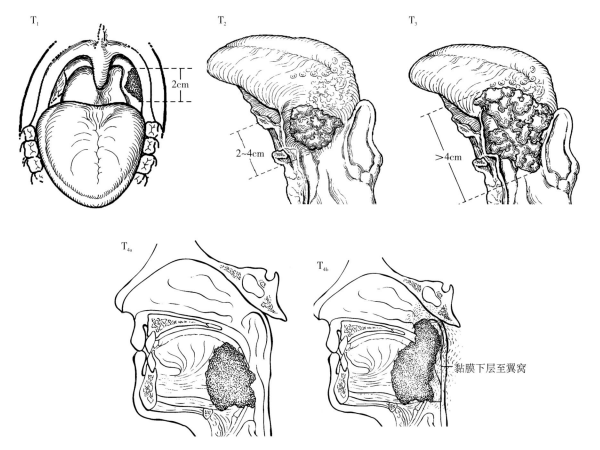

图 5-3-4 T 分期侵犯范围示意图

六、诊断

口咽癌的诊断和治疗都要遵循正确的临床思维原则，在采取治疗之前要对患者进行全面评估，收集包括一般状况评价、疾病诊断、分期、既往治疗和合并症等资料，然后形成对该患者的个体化的治疗方案。

（一）病史采集

通过仔细的病史询问，了解患者的首发症状，以及症状的持续时间和进展速度。首发症状对提示原发灶很有帮助。询问有无明确诱因及容易诱发头颈部肿瘤的不良生活习惯，如烟酒嗜好及持续时间，因重度嗜好烟酒者有发生多发癌及头颈部第二原发癌的高危险性，且放疗过程中的急性口腔黏膜反应也较重。了解既往诊治经过，不规则的治疗将会对进一步的临床处理和预后产生很大影响。重要的阴性体征，往往提示肿瘤侵犯的程度和对功能的影响程度，对临床分期和治疗原则地确定有重要意义。还有合并症和一般情况也将影响治疗决策，这些情况必须在病史中有记录。

（二）原发灶检查

在全身检查的基础上，应重点检查头颈部，包括应用间接咽喉镜、鼻咽镜、鼻咽喉内镜等，以明确原发肿瘤的部位及侵犯范围。口咽癌具有沿软腭及咽侧壁黏膜向周围浸润性生长并向深层浸润的特性，因此其局部浸润性病变多较广泛，往往超出肉眼所见的黏膜改变。而手指触诊检查常可检出超出肉眼所见的肿瘤浸润范围，且通过简单的指诊即可明确有无舌根和舌会厌谷的侵犯。

（三）颈部淋巴结检查

口咽癌发生颈部淋巴结转移相当多见，因此详细的颈部检查非常重要。在确诊时颈部淋巴结转移的阳性率占60%～75%，若原发肿瘤已越过中线，则对侧淋巴结发生转移的概率为20%～30%。患者因为颈部肿块而就诊，转移淋巴结的部位对提示原发灶具有指导意义。检查时，不仅要明确有无淋巴结肿大，肿大淋巴结的部位及数目，还应明确肿大淋巴结的质地、活动度、颈部皮肤是否受侵等，可为临床分期、选择治疗方案和预测颈部淋巴结能否被放疗控制提供一定的依据[1,5,7]。

（四）辅助检查

包括诊断及分期相关的影像学检查和其他临床相关的检查。影像学检查包括下颌骨曲面体层片，CT、MRI及胸部X线片、腹部超声等。下颌骨曲面体层片对了解原发灶的病变范围及有无骨质受侵、破坏有一定的价值。但对早期骨破坏，普通X线片的诊断价值有限，而CT又因骨伪影的影响使其作用受到一定的限制。MRI检查则不受这些方面的限制，既可对早期骨受侵做出诊断，又可从三维方向明确原发肿瘤的大小、周围软组织浸润及咽旁淋巴结、颈深淋巴结有无转移，对手术切除的范围及放疗靶区的制定都很有价值。由于CT和MRI在组织分辨上各有优势两者结合对确定肿瘤的范围提供更多的信息，尤其在现阶段，三维适形和调强适形放射治疗是以CT图像为基础勾画靶区的，通过影像融合技术将CT和MRI影像提供的信息结合在一起，对确定靶区范围提供很大帮助。其他如胸部X线片或CT、腹部超声也是必需的常规检查，对了解有无远地转移有帮助。

头颈部肿瘤多具有相同的致癌因素，如饮食习惯，吸烟，酗酒等不良生活习惯。有一部分患者会同时出现第二原发癌，如上消化道和上呼吸道器官同时患有原发肿瘤。因此，对口腔、口咽、食管及肺等器官均应详细检查。口咽和下咽癌患者一般要求进行食管造影和食管镜检查，以除外第二原发癌。

其他临床相关检查包括口腔卫生、牙科处理、肝肾功能、心电图、肺功能及其他合并症的相关检查，对评价患者能否耐受治疗及决定患者采用何种治疗方案提供依据。

（五）病理诊断

病理诊断是开始放射治疗的前提条件。口咽癌患者通常会有咽部不适和咽部异物感，可提示原发部位，但仍有相当多的患者以颈部淋巴结肿大为首发症状，细胞学和（或）淋巴结活检证实为淋巴结转移癌，在这种情况下，应该通过详细查体结合影像学检查，寻找原发灶部位，获得原发灶病理，获取病理诊断时，应同时检测表皮生长因子受体，血管内皮生长因子表达情况，HPV16、18感染状态，也可以用免疫组化检测P16表达替代HPV感染情况[2,3]。

七、疗前评价和处理

头颈肿瘤患者的疗前评价和处理十分重要，这对提高患者耐受性和减少放疗后并发症具有很大帮助。疗前评价主要包括一般行为状态、营养状况、口腔卫生和心肺功能等。疗前处理重点是口腔卫生、龋齿、残根、牙周炎、根尖炎等的处理能够预防和减少放射性下颌骨坏死。同时对合并症进行处理。

八、治疗原则

口咽连接口腔、鼻咽和下咽，是上呼吸道和上消化道的共同通道，具有呼吸、进食、语言等重要功能。因此，在决定治疗手段时，在考虑局部控制的同时，因该考虑尽量保留口咽部的功能，提高患者生活质量。目前的治疗手段主要有手术、放疗和同步放、化疗以及手术和放疗化疗的综合应用[1,5,7,15~51]。美国全国癌症网络（National Comprehensive Cancer Network，NCCN）肿瘤学临床实践指南2016年版对口咽癌治疗推荐的治疗原则如下述。

（一）$T_{1\sim2}N_{0\sim1}$ 患者的治疗选择

1. 可首选根治性放疗，放疗疗效达到根治，观察；放疗后有残存，挽救手术。

2. 原发灶经口/开放行手术切除+同侧或双侧颈淋巴结清扫；术后无不良预后因素者，随诊；如有不良预后因素（切缘不净，淋巴结包膜外受侵），手术后同步放化疗；只有切缘阳性者，可以考虑再切除或和放疗或同期放化疗。有其他不良预后因素者，术后放疗或同步放化。

3. T_2N_1 患者，选择放疗与化疗联合治疗，可选同步放化或诱导+同步放化疗，达到临床完全缓解的患者，随诊；如有肿瘤残存者，挽救手术。

4. 加入临床研究。

（二）$T_{3\sim4a}N_{0\sim1}$ 患者治疗选择

1. 同期放化疗，完全缓解者，随诊。有肿瘤残存者，挽救手术。

2. 原发灶经口或开放手术切除+颈淋巴结清扫，无不良预后因素者，术后放疗；有切缘阳性或淋巴结包膜外受侵者，术后同步放化；其他预后不良因素者，术后放疗或者术后同步放化。

3. 诱导化疗+放疗或同步放化疗，达到完全临床缓解者，随诊；有肿瘤残存者，挽救手术。

4. 参与多学科临床研究。

（三）$T_{1\sim4b}$，$N_{2\sim3}$ 者的治疗选择

1. 同步放化疗或者诱导化疗（Ⅲ类证据）+同步放化疗，原发灶临床完全缓解，颈部淋巴结残存者行颈清扫；颈部淋巴结临床完全缓解者，4~8 周后再评价，淋巴结阴性，随诊，淋巴结阳性，颈部手术治疗。同步放化疗后，原发灶残存者，行原发灶手术，颈部必要时行清扫手术。

2. 原发灶手术切除+颈部淋巴结清扫，$N_{2a\sim b}N_3$ 者行原发灶切除+单侧或者双侧颈清扫，N_{2c} 行原发灶切除双侧颈清扫。术后根据有无不良预后因素，给予放疗或同步放化（参考 $T_{3\sim4}N_1$），手术治疗者。

3. 或者选择参加临床研究。

术后预后不良因素包括淋巴结包膜外受侵，切缘阳性，病理 T_3 或 T_4，N_2 或 N_3，Ⅳ区或Ⅴ区淋巴结转移，外周神经受侵，血管瘤栓，血管淋巴管受侵。

（四）同期放化疗或者根治性放疗后颈部淋巴结疗效评估和进一步处理原则

同期放化疗或根治性放疗后 4~8 周进行疗效评价。如果颈部肿瘤残存或进展，增强 CT/MRI 或者 FDG-PET/CT 检查评估疾病程度和有无远地转移。确认残存或进展，行颈清扫。如果颈部淋巴结有效，12 周后 FDG-PET/CT 检查评估疾病程度和远地转移情况，如果淋巴结阴性或<1cm，FDG-PET/CT 阴性，观察。如淋巴结<1cm，FDG-PET/CT 阳性或者如果淋巴结>1cm，FDG-PET/CT 阴性，可选择观察/或颈清扫/或 B 超引导下细针穿刺，由外科医生和患者共同决定是否颈清扫；如淋巴结>1cm，FDG-PET/CT 阳性，行颈清扫。或者 8~12 周后行增强 CT/MRI，淋巴结阴性，随访；淋巴结阳性，颈清扫手术或者第 12 周后行 FDG-PET/CT 检查，根据上述淋巴结大小和 FDG-PET/CT 表现决定后续处理。

（五）新诊断的 T_{4b}、$N_{0\sim3}$ 和淋巴结不能切除者以及不适宜手术患者的治疗选择

1. 首选加入临床研究。

2. 根据一般状况评分给予治疗推荐　一般状况评分 0~1 分患者，给予同期放化疗或者诱导化疗+放射/同期放化疗；一般状况评分 2 分患者，给予者根治性放疗加或不加同期化疗；一般状况 3 分患者，给予姑息放疗或者单药全身化疗或者最好的支持治疗。

（六）初治后复发或残存肿瘤患者

1. 既往未放疗过的局部区域复发患者　可手术切除者，可选择手术切除，无不良预后因素，观察；有不良预后因素，参考初次手术患者术后有不良预后因素处理原则。或者选择同期放化疗，如有可能对残存肿瘤给予治疗。不能手术切除者，参考新诊断不能手术切除患者的原则。

2. 既往接受过放射治疗的局部区域复发或第二原发癌患者 可手术切除者，手术切除加或不加术后再放疗或者化疗或同期放化疗，优先考虑临床研究。不能手术切除者，再程放疗加或不加全身化疗，或者全身化疗或最好支持治疗。

3. 伴有远地转移的复发或者残存患者 只有远地转移者，参考新诊断的远地转移患者治疗原则或者加入临床研究。

4. 远地转移伴有局部区域失败患者 优先参加临床研究；也可参考新诊断的原地转移患者的治疗原则；患者根据原发病灶的范围和症状的严重程度先行局部区域治疗，根据疗效和区域治疗结果再考虑全身治疗。

（七）初始诊断 M_1 患者

1. 首选进行临床研究。

2. 根据原发灶部位考虑局部区域治疗。

3. 根据一般状况评分给予治疗推荐全身治疗 一般状况评分 0~1 分患者，给予顺铂+5 氟尿嘧啶+西妥昔单抗（1 类证据）；或者联合化疗；或者单药全身治疗；较少转移灶患者可以手术/放疗/放化疗；一般状况评分 2 分患者，单药全身治疗或者最好的支持治疗；一般状况 3 分患者，给予最好的支持治疗。

九、放射治疗原则

（一）根治性放射治疗和同期放化疗

原发灶 GTVp 和阳性淋巴结 GTVnd 70Gy/（33~35f·6.5~7W），高危区（CTV1）：原发灶周围可能侵犯的范围（原发灶外放 1.5~2.0cm）和阳性淋巴结区域及外放一站，60Gy/（30~33f·6~6.5W）；低危区（CTV2）：可疑转移区域或潜在转移危险区域；50Gy/（25~28f·5~5.5W）。

（二）术后放射治疗

1. 残存肿瘤（GTVp） 同根治性放射治疗。

2. 高危区（CTV1） 肿瘤瘤床外放 1.5~2.0cm 和病理阳性淋巴结区域，60~66Gy/（30~33f·6~6.5W）。

3. 低危区（CTV2） 潜在转移危险区域；50Gy/（25~28f·5~5.5W）。

4. 放射治疗技术 口咽癌由于其解剖部位特殊，与周围重要器官和功能组织的关系密切，首选调强放射治疗或三维适形放射治疗技术，达到提高肿瘤肿瘤剂量，减少正常组织损伤的目的。

十、放疗副作用和晚期并发症

口咽癌放射治疗最常见的急性反应是口咽部黏膜炎，中到重度的吞咽疼痛和吞咽困难。急性反应会导致的营养不良，大约10%的患者会出现严重营养不良，绝大多数患者在治疗过程中体重下降会超过 10%。

针对急性反应的处理包括，放疗前给予口腔处理，拔除残根和修补龋齿，放疗中强调保持口腔卫生，必要时使用含有抗生素和表面麻醉剂的漱口液漱口，出现严重的口咽口腔黏膜反应时，可给予抗生素的同时给予短期激素治疗，以减轻疼痛和缩短急性反应时间，并根据疼痛情况，给予足够的镇痛治疗。由放疗急性反应导致进食困难，造成的营养不良对生活质量和患者耐受性以及治疗准确性影响较大，通常需要置放胃管或胃造瘘来解决患者的营养问题。补充营养时应该保证患者能量和蛋白供应，以每天需要 20~25kcal/kg 计算所需能量，并注意能量来源，保证保持水、电解质平衡。

口咽癌放疗晚期并发症最常见的是口干，常规照射技术条件下约有75%的患者会发生口干，其次颈面部水肿，皮肤、皮下组织肌肉纤维化，部分患者会出现张口困难。

下颌骨放射性骨坏死是比较严重的后遗症，其发生与肿瘤的部位、期别、下颌骨接受的照射剂量、疗前口腔卫生状况、是否进行了龋齿修复和（或）残根拔除、疗后是否拔牙和是否受到外伤等因素密切相关。放射性下颌骨坏死的处理可以采用高压氧保守治疗，但从目前的文献看，保守治疗手段疗效相对较差，坏死段下颌骨切除+修补术疗效更肯定[1,5,7]。

第二节　扁桃体癌

扁桃体区位于口咽的两侧壁，包括扁桃体、扁桃体窝、咽前、后柱及舌扁桃体沟。

起源于扁桃体区的肿瘤，95%以上为鳞癌和恶性淋巴瘤，其他类型的肿瘤少见。其中癌的好发年龄为50~70岁，且随年龄的增加发病率逐渐上升；而淋巴瘤好发于年轻人，以20~40岁最多见。

一、发病率

扁桃体癌是头颈部常见的恶性肿瘤之一，约2/3的口咽癌发生于此。其占全身恶性肿瘤的1.3%~5%，占头颈部恶性肿瘤的3%~10%左右。本病以男性多见，男女之比为2~3∶1。发病年龄以50~70岁为高峰，约占各年龄组的60%~69%。中国医学科学院肿瘤医院160例经病理证实、单纯放射治疗的扁桃体癌分析，其中男性113例，女性47例，男女之比为2.4∶1。发病年龄14~79岁，其中30~59岁最多见，占总数的62.7%；鳞癌病人的年龄偏大，78.7%在40~69岁间；而低分化癌与未分化癌病人的年龄则偏小，以20~49岁为主，分别占77.2%及75%[52~54]。但诊断时应注意，有时低分化癌、未分化癌与淋巴瘤容易混淆，借助免疫组化技术可资鉴别。

二、病理

扁桃体癌形态上可表现为表浅生长型、外生型、溃疡型和浸润型。其中以外生型者较多见，而溃疡型和浸润型一般混合存在于同一肿瘤中，向周围侵袭性生长。起源于咽前、后柱的癌以鳞癌为多，同起源于扁桃体窝的癌相比，癌细胞分化程度相对较好，较少发生浸润，肿瘤生长慢，淋巴结转移率低。而起源于扁桃体窝的癌除鳞癌外，低分化癌和未分化癌也常见，肿瘤以溃疡性生长为主，外生性生长较少见，容易侵犯舌咽沟和舌根。

扁桃体癌多数分化较差，易向邻近结构蔓延，侵犯至磨牙后区域、软腭、舌根、咽侧壁和咽后壁等，晚期可侵及硬腭、下颌骨等。

扁桃体区有丰富的黏膜下淋巴管网，并汇集成4~6条淋巴管引流至Ⅱa/b淋巴结。因此扁桃体癌容易发生这些部位的淋巴结转移。如果病变侵及磨牙后区、颊黏膜或舌根，则可发生Ⅰb区淋巴结转移。扁桃体窝的癌发生的咽后淋巴结转移的概率占5%左右。如果Ⅱa/b淋巴结有转移，则Ⅲ区淋巴结发生转移的概率为25%，Ⅴa区淋巴结发生转移的概率为10%，Ⅳ区淋巴结发生转移的概率为5%~15%。如果病变越过中线，则对侧淋巴结受侵的概率为10%~20%。同时淋巴结转移随T分期的增加而增多，T_1病变，发生淋巴结转移的占10%，T_2占30%，而T_3、T_4病变的淋巴结转移可高达65%~75%[1,5,7]。

三、症状和诊断

扁桃体癌的常见症状是一侧咽喉部疼痛，并可放射至耳部，进食或饮水时疼痛加重。如肿物侵及硬腭、牙龈时可引起咬合不全。出现张口困难则表明肿瘤范围广泛已侵及翼肌。口腔检查可见扁桃体区肿物（但早期肿瘤可表现为黏膜白斑样病变），肿物可呈外突性生长或浸润性生长，中央可出现溃疡性坏死。随着病情进展，肿瘤向上可侵犯软、硬腭，侧方可侵犯颊黏膜，前方可侵犯磨牙后区域，后方可侵犯咽侧壁（图5-3-5）。发现肿物后，在咽部充分表面麻醉后用手指触诊，了解肿瘤的质地及侵犯范围。局部肿瘤咬取活检做病理检查以明确性质及病理类型。

对病人的具体检查及诊断过程可参见表5-3-6。

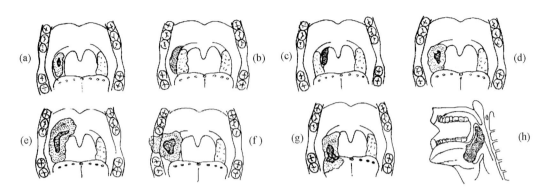

图 5-3-5　扁桃体癌的病变范围

注：病变范围：（a）局限于扁桃体窝；（b）局限于咽前柱；（c）局限于咽后柱；（d）侵犯扁桃体窝及咽前、后柱；（e）侵犯扁桃体窝、咽后柱和软腭；（f）同（e），但又侵犯磨牙后三角和颊部；（g）侵犯扁桃体窝、咽柱和舌的后外侧缘；（h）侵犯扁桃体窝、咽柱、舌根和咽侧壁。

表 5-3-6　扁桃体癌的检查诊断一览表

一般检查

病史（包括有无嗜好烟酒及咀嚼烟草、槟榔的病史）

查体：

（1）头颈部检查应包括以下内容：

口腔，口咽，直视检查+触诊

鼻咽、口咽、下咽、喉（间接镜和内镜检查）

（2）颈部检查以确定有无肿大淋巴结

（3）活检（包括任何可疑部位）

实验室检查：

（1）血常规

（2）血液生化

（3）病毒指标

（4）病理检查　包括 P16、EGFR、VEGF、PD-1、PD-L1

影像学检查：

（1）胸正侧位片/CT

（2）腹部超声或/CT

（3）咽部 CT 或 MRI（扫描范围上至颅底，下至胸锁关节）

（4）骨放射性核素扫描（根据病情需要）

注：其他部位的口咽癌也可参照此表合理地选用辅助检查。

四、治疗原则

随着对 HPV 相关口咽癌的认识，扁桃体癌的治疗原则需要结合 HPV 状态、分期、年龄、吸烟状态等综合考虑。扁桃体癌以低分化鳞癌和未分化癌居多，总体而言，扁桃体癌对放射治疗和化疗相对敏感，此类病例首选单纯放射治疗或放化疗为主的治疗方案；较晚期病例根据具体情况可行足量放疗，如有残存，则行手术挽救，或者采用计划性放射治疗+手术治疗的综合治疗原则[1,5,10~12,15~17,44~46,55]。

在参考 NCCN 指南的基础上，中国医学科学院肿瘤医院在口咽癌的治疗上注重器官功能保全和患者治疗后的生活质量，推荐治疗方案如下述。

（一）$T_{1\sim2}$病变

单纯根治性放射治疗和手术均可，基于器官功能保全原则，更倾向于选择放射治疗。

（二）$T_{3\sim4}$病变

可选择诱导化疗+同期放化疗或同期放化疗。计划性术前同步化放疗是局部晚期扁桃体癌的主要方式，首先采用同步化放疗，DT50Gy时进行疗效评价，原发灶完全消退，继续放疗到根治剂量，如未完全消退，行手术治疗；颈部淋巴结的处理：N_1患者，淋巴结对非手术治疗的反应可以指导处理，CR者观察，未能达到CR者，行颈清扫；$N_{2\sim3}$病人，行计划性颈清扫。

（三）术后放射治疗或者同期放化疗

对于首先采用手术治疗的患者，有淋巴结包膜外受侵，切缘阳性和安全距<5mm者，术后给予同期放化疗。有其他预后不良因素时，给予术后放疗。预后不良因素有：$T_{3\sim4}$病变；切缘近或阳性；多个淋巴结阳性；淋巴结包膜外受侵；淋巴结侵犯血管/淋巴管/神经外膜；脉管瘤栓；Ⅳ区或Ⅴ区淋巴结转移[16,17]。

五、放疗疗前处理

放疗前评价和处理十分重要，这对提高患者耐受性和减少放疗后并发症具有很大帮助。疗前评价主要包括一般行为状态，营养状况，口腔卫生，心肺功能等。疗前处理重点是口腔卫生，龋齿、残根、牙周炎、根尖炎等的处理，放疗前的口腔处理能够预防和减少放射性下颌骨坏死。同时对合并症进行处理。

六、放射治疗技术

（一）常规照射技术

随着全国放射治疗设备的更新和技术的进步，常规放射治疗技术逐渐退出放疗领域，详述如下。

1. 体位选择 患者一般取仰卧位，选择合适的头枕，采用热塑膜固定体位以保证体位的重复性。

2. 设备 4~6MV直线加速器。

3. 照射野设计 一般采用两侧面颈联合野对穿照射技术和缩野技术。根据CT/MRI资料在定位片上复制肿瘤位置，照射野包括原发病变以及病变周围至少2cm组织和Ⅰb和Ⅱ、Ⅲ区淋巴结，兼顾咽旁间隙和颈部转移淋巴结。上界位于颧弓水平，下界位于甲状软骨切迹水平或根据病变向下侵犯的范围而定，前界应至少超出病变前缘前2cm，后界以包括颈后淋巴结为准。肿瘤吸收剂量DT≤40Gy时，照射野后界前移至脊髓前缘，避开脊髓，并继续加量放疗（图5-3-6）。颈后区如需继续加量时，可用合适能量的电子线补量。

因扁桃体癌多数分化较差，且颈部有较高的淋巴结转移发生率，故下颈、锁骨上区常规预防性照射，一般用单前野垂直照射。主要采用以下几种照射野（图5-3-7）：

（1）用于颈部淋巴结阴性的病人。体中线处挡2~3cm宽的铅以保护喉和脊髓。

（2）用于中、下颈及锁骨上区有肿大淋巴结。喉头处挡铅约2cm×2cm~3cm×3cm致D_T36~40Gy时，该为全挡脊髓，既保护了喉，又避免了脊髓因两野共线而造成的剂量重叠。

（3）适用于颈部需要较高剂量放疗。

（4）适用于颈后淋巴结有转移的病例。此照射野可保证颈后区有较高的剂量。

若T_1N_0病期，尤其是瘤细胞分化较好者，原发病变区的照射野可适当缩小，颈后淋巴结可以不包括在照射野内。

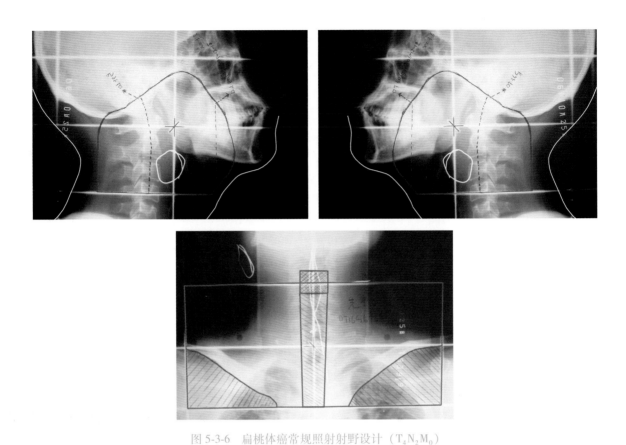

图 5-3-6 扁桃体癌常规照射射野设计（$T_4N_2M_0$）

注：DTt≤36~40Gy 时，缩野避开脊髓（虚线表示分界线）继续照射，虚线后部分可用 8~10MeV 电子线补量。

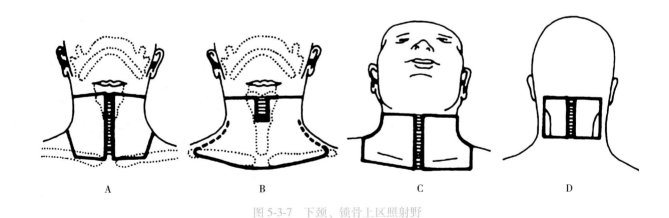

图 5-3-7 下颈、锁骨上区照射野

4. 术后放射治疗射野设计　对于具有术后不良预后因素的扁桃体癌患者，应该给予术后放射治疗或术后同步化放疗，照射野设计两者相同。原则是瘤床+手术区必须包括在照射范围内，并且作为高危区处理，并对可能出现淋巴结转移的区域给予预防性照射。

5. 照射剂量　扁桃体癌的照射剂量根据肿瘤原发灶期别、转移淋巴结的部位、大小，以及放射治疗在治疗过程中的作用（根治、术前、术后还是姑息治疗）来决定放疗剂量的大小。中国医学科学院肿瘤医院推荐的照射剂量如表 5-3-7 所示。

表 5-3-7 根据原发灶及颈部淋巴结不同期别和放射治疗方式的推荐剂量（Gy）

临床期别	单纯放射治疗	术前/同步化放治疗	术后放射治疗
原发灶			
$T_{1\sim2}$	66~70	–	–
$T_{3\sim4}$	70	50	
颈部淋巴结			
N_0	50	50	50
N_1	66~70	50	50，阳性淋巴结区 60
$N_{2\sim3}$	70	50	60，淋巴结有包膜外受侵，缩野补量到 66
分割模式		1.8~2.0Gy/F	

（二）调强放射治疗

调强放射治疗是先进的放射治疗技术，利用调强放射治疗物理剂量分布的优势，提高肿瘤局部控制和减少正常组织损伤。靶区的确定与常规治疗时不应有差别，常规治疗获得的关于扁桃体癌局部控制的经验或影响预后的因素是指导调强靶区确定的依据。

1. 体位固定　放射治疗对体位重复性要求高，要求很好的固定方式，选用合适的头枕或者个体化头枕，采用热塑膜头颈肩固定方法。

2. 扫描范围　从头顶到胸廓入口下至少 3cm，通常扫描到隆突水平，层厚 3mm，静脉注射对比增强剂。

3. 靶区定义　如果患者接受了诱导化疗，靶区应该按照化疗前的侵犯范围，参照诱导化疗后的肿瘤缩退情况，以肿瘤和周围组织的相对关系来确定，并充分利用皮肤，骨骼，肌筋膜和气腔等天然屏障。

4. 大体肿瘤（GTVp）　临床检查和 CT/MRI 等影像学检查以及内镜，间接镜检查获得原发肿瘤信息。

5. 阳性淋巴结（GTVnd）　阳性淋巴结的定义为 CT/MRI 检出的最大短径>1cm 的淋巴结，或者大小虽不超过 1cm，但淋巴结有明显坏死，环形强化等影像学表现，临床可判断为阳性淋巴结，或者 B 超引导下穿刺细胞证实。对于扁桃体癌患者，咽后淋巴结转移概率相对较高。

6. 高危区（CTV1）　包括大体肿瘤邻近的亚临床区域和转移淋巴结区域以及相邻淋巴结区域。原发灶的高危区域，通常要求 CTV1 在 GTV 的范围外放不小于 1.5~2.0cm，并充分利用椎体、气腔，肌筋膜等自然屏障。根据肿瘤大小、距中线的距离和淋巴结的状态，判断颈部淋巴结转移的危险度，口咽癌通常双侧淋巴结转移，根据原发灶的期别和颈转移淋巴结的期别决定淋巴引流区的危险性。

7. 低危区（CTV2）　指可能出现淋巴结转移的区域，详见表 5-3-7。

CTV1 和 CTV2 的范围应根据淋巴结的多少和转移淋巴结部位，大小适当调整。详见表 5-3-8。

（1）靶区勾画　靶区定义和腔镜/间接喉镜/CT/MRI 获得的 GTV 和 GTVnd 信息，在定位 CT 上勾画靶区和危及器官，勾画界面要求同时显示横断面，冠状位和矢状位（图 5-3-6）选择合适的窗宽窗位，需要在不同的标准窗宽和窗位间变换，清楚显示肿瘤和脂肪间隙，便于勾画 GTVp/GTVnd 和 CTV。

（2）PTV 确定　PTV 需要各家单位实际测定，通常推荐 3~5mm。

（3）危及器官剂量限制　脊髓最大剂量 PRV≤40Gy；脑干最大剂量 PRV≤40Gy；单侧腮腺 50% 体积接受剂量≤30Gy；早期病变腮腺 50% 体积接受的剂量<20Gy，对于两侧淋巴结转移不同的情况，

双侧腮腺限制剂量可以不同。下颌骨最大剂量≤60Gy。臂丛神经<60Gy；气管造瘘口≤50Gy；有下列情况者：明显的声门下侵犯、急诊造瘘、Ⅵ区淋巴结结外侵犯、切除边缘接近或阳性，应加量至60~66Gy。

表 5-3-8 扁桃体癌根治性放射治疗和术后调强放疗的靶区规定和剂量要求

靶 区	根治性放疗	术后高危患者	术后中危险患者
大体肿瘤（GTV）	影像学和临床检查所示肿瘤，包括阳性淋巴结	残存肿瘤	
高危亚临床区（CTV1）	GTV及周围邻近软组织和淋巴引流区	受累软组织的手术区和（或）有包膜外受侵的淋巴结区域	未受累软组织的手术区和（或）有无包膜外受侵的阳性淋巴结区域
低危亚临床区（CTV2）	选择性林巴引流区	选择性淋巴引流区	选择性淋巴引流区

表 5-3-9 根据扁桃体癌的 TNM 分期的靶区及剂量建议

临床期别	GTV	CTV1	CTV2
$T_{1\sim2}N_0$	原发肿瘤	GTV 外放 1.5~2.0cm+IN Ⅱ，Ⅲ，同侧 RPN	IN Ⅳ，CN Ⅱ~Ⅳ
$T_{3\sim4}N_0$	原发肿瘤	GTV 外放 1.5~2.0cm+IN Ⅱ~Ⅴ，RPN，CN Ⅱ，Ⅲ，RPN，	CN Ⅳ
$T_{1\sim2}N_1$	原发肿瘤+阳性淋巴结	GTV 外放 1.5~2.0cm+IN Ⅱ~Ⅴ，RPN；CN Ⅱ~Ⅲ	CN Ⅳ~Ⅴ
$T_{1\sim2}N_{2a\sim b}$	原发肿瘤+阳性淋巴结	GTV 外放 1.5~2.0cm+IN Ⅱ~Ⅴ，RPN+CN Ⅱ，Ⅲ，RPN，	CN Ⅳ~Ⅴ
$T_{1\sim2}N_{2c}$	原发肿瘤+阳性淋巴结	GTV 外放 1.5~2.0cm+BN Ⅱ~Ⅴ，RPN	–
$T_{3\sim4}N_1$	原发肿瘤+阳性淋巴结	GTV 外放 1.5~2.0cm+IN Ⅱ~Ⅴ，RPN，CN Ⅱ，Ⅲ，RPN	CN Ⅳ，Ⅴ
$T_{3\sim4}N_{2a\sim b}$	原发肿瘤+阳性淋巴结	GTV 外放 1.5~2.0cm+IN Ⅱ~Ⅴ，RPN+CN RPN，Ⅱ~Ⅲ	CN Ⅳ~Ⅴ
$T_{3\sim4}N_{2c}$	原发肿瘤+阳性淋巴结	GTV 外放 1.5~2.0cm+BN Ⅱ~Ⅴ，RPN	–
剂量范围	70Gy	60Gy	50~56Gy

注：IN：同侧；CN：对侧；RPN：咽后淋巴结；BN：双侧。

（4）放射治疗计划评价 从两个方面判断计划是否合理：① DVH 是否满足处方剂量要求，通常要求至少95%PTV 满足靶区的处方剂量，PTV 接受>110%的处方剂量的体积应<20%，PTV 接受<93%的处方剂量的体积应<3%，PTV 外的任何地方不能出现>110%处方剂量；②每一个层面均需浏览，避免高剂量区/热点落在重要结构如软骨，气管环，颈鞘，神经根等部位，以及肿瘤区明显欠量（图 5-3-9）。

（5）放射治疗计划的执行和验证 放射治疗计划执行前需要进行剂量验证，符合要求后方能执行。在现代放射治疗条件下，至少要求每周一次进行等中心验证，对采用图像引导的调强放射治疗技术的，一般采用前 5 次治疗每次锥形束 CT 扫描，配准，获得系统误差和随机误差，以后每周 1 次锥形束 CT 扫描，误差大于 3mm 者需要调整。

（6）放射治疗第二计划的情形 对于局部晚期或者颈部淋巴结巨大者以及治疗过程中体重下降明显者，原发肿瘤和（或）颈部淋巴结缩小明显，肿瘤的相对位置发生改变，使得原有靶区不能很好地涵盖肿瘤，或者正常组织/危及器官受到超量照射，需要行第二次治疗计划，通常在肿瘤40~50Gy时重新进行 CT 模拟定位扫描，将图像与第一次计划的 CT 图像融合，观察和评价肿瘤/外轮廓变化，根据治疗前肿瘤与正常组织的关系适当调整靶区，尽可能使得肿瘤获得所需要的治疗剂量，正常组织和危及器官获得最佳保护。

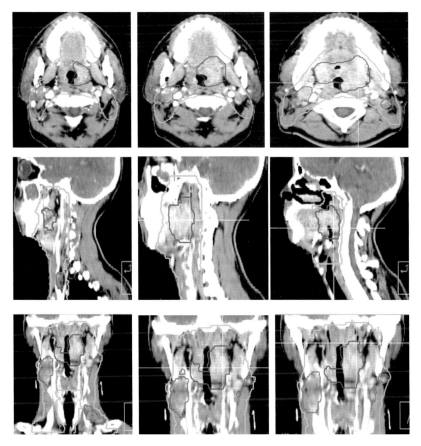

图 5-3-8　左侧扁桃体鳞癌，$T_{4a}N_{2c}M_0$，靶区勾画示意图

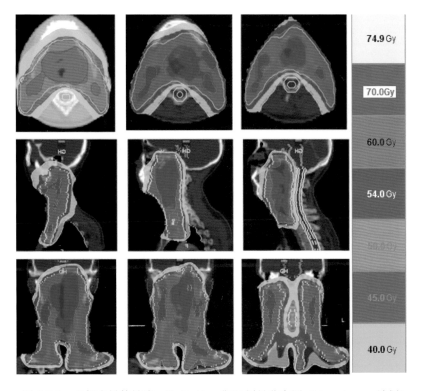

图 5-3-9　左侧扁桃体鳞癌，$T_{4a}N_{2c}M_0$，靶区剂量分布图（Tomotherapy 计划）

六、预后

扁桃体癌是一种用单纯放射治疗即可取得较好疗效的恶性肿瘤之一。放疗后总的 5 年生存率在 32.4%~83% 左右[52~55]。早期病变的疗效极好，资料表明临床 I 、II 期病人放疗后的 5 年生存率可分别达到 100% 与 80% 左右。即使是有淋巴结转移的 N_1 病人，单纯放疗也可取得满意的治疗效果，这是一个与口腔癌显著不同的特点。但病变至晚期，放疗的治疗效果则有较明显的下降，但好的报道仍可达 60% 左右，而效果差的报道 5 年生存率仅 20% 左右。中国医学科学院肿瘤医院 160 例扁桃体癌单纯放射治疗结果[50]显示，总的 5 年生存率为 59.2%，其中 $T_{1~4}$ 期 5 年生存率分别为 82.4%、62.7%、55.7%、41.7%；$N_{0~3}$ 期 5 年生存率分别为 78.4%、68.9%、44.5%、34.0%；I ~ IV 期的 5 年生存率分别为 83.3%、83.7%、73.5%、40.7%。

（一）影响预后的因素

1. 原发灶的期别　原发灶的大小及侵犯范围是影响预后的重要因素。T 分期增加，放疗的局部控制率下降。舌根部位有无受侵也是影响放疗效果的一个显著性因素，舌根部受侵的放疗局部控制率降低 1 倍[53,55]。中国医学科学院肿瘤医院 160 例扁桃体癌单纯放射治疗后，$T_{1~4}$ 期 5 年生存率分别为 82.4%、62.7%、55.7%、41.7%；有、无舌根部受侵者的 5 年局部控制率分别为 63.9%、80.9%，组间有显著统计学意义[52]，结论与文献报道相符，见表 5-3-10。

表 5-3-10　不同 T 分期扁桃体癌单纯放射治疗的局部控制率

作　者	T_1		T_2		T_3		T_4	
	N_0	%	N_0	%	N_0	%	N_0	%
Amornmarn[56]	4/4	100	7/8	88	21/38	55	5/20	25
Bataini[57]	32/36	89	78/93	84	111/173	64	77/163	47
Dubois[58]	34/49	69%	39/84	46	7/82	9	—	—
Lusinchi[59]	42/28	88	114/145	79	—	—	—	—
Mizono[60]	5/10	50	25/41	61	17/55	31	3/25	12
Fein[61]	20/23	87	69/87	79	45/63	71	12/27	44
总计	137/150	91	332/458	73	201/411	49	97/235	41

2. 颈部淋巴结转移　N_1 病变对预后的影响并不大，放疗的局部控制率基本同 N_0，可达 80% 左右，但至 $N_{2~3}$，单纯放疗的效果将明显下降，仅为 40% 左右。中国医学科学院肿瘤医院 160 例扁桃体癌单纯放射治疗后，$N_{0~3}$ 期 5 年生存率分别为 78.4%、68.9%、44.5%、34.0%[52]。

3. 肿瘤的生长方式　外生型肿物单纯放疗的局部控制率为 85% 左右，而溃疡浸润型肿物为 58%。

4. 病理类型　一般来说，分化差的癌对放疗相对比较敏感，原发病灶及颈部转移淋巴结均容易控制，而分化好的癌放射治疗的效果较差。中国医学科学院肿瘤医院 160 例扁桃体区癌单纯放射治疗结果，符合上述观点，未分化癌和低分化癌的 5 年生存率 70.1%，明显好于分化好的鳞癌 5 年生存率 51.4% 的结果[52]。

5. 照射野的大小　扁桃体癌的瘤细胞一般分化较差，颈部淋巴结转移又多见，因此除少数分化好的 T_1N_0 病变外，需应用足够大的照射野，以充分包括原发病灶、邻近结构及颈部淋巴引流区。有作者报道，T_1、T_2 病变，面颈照射野面积大于 $80cm^2$，肿瘤局部控制率为 77%，小于该面积则降为 53%。

6. 疗终原发灶和颈部转移淋巴结消失情况　疗终病变全部消失者的局部控制率及远期生存明显好于残存者。

7. 人类乳头瘤病毒（HPV）相关阳性口咽癌 目前国内 HPV 阳性口咽癌只占全部口咽癌的 20% 作用，欧美国家 HPV 阳性口咽癌占到全部口咽癌的 60% 以上，个别国家高达 90% 以上。从欧美国家的发病情况以及生活方式的关系，预计中国 HPV 相关口咽癌发病率将会上升。HPV 阳性口咽癌通常表现为原发灶较早期而转移淋巴结较晚期。大多表现为 III/IV 期。对放化疗敏感，预后好于 HPV-口咽癌，接受同期放化疗的患者，HPV 阳性（不吸烟）和 HPV 阴性的 III/IV 期扁桃体癌 2 年总生存率分别为 94%~95% 和 58%~60%。HPV 阳性口咽癌按照目前通用的 UICC 分期标准，各分期间生存率无显著差别，不能很好地反映预后。采用分类回归分析方法（RPA）将 HPV 阳性口咽癌按照 UICC 定义重新分为 IV 组：RPA-I（$T_{1~3}N_{0~2b}$），RPA II（$T_{1~3}N_{2c}$），RPA-III（T_4 或 N_3），RPA-IV（M_1），相对应的 3 年生存率分别为：88%，81%，63% 和 20%（$P<0.001$）。HPV 阳性口咽癌的预后与 T 分期，N 分期，是否吸烟，年龄等相关，将 HPV 阳性口咽癌分为几个亚组：I 组：$T_{1~3}N_{0~2c}$，吸烟<20 年包；IIa 组：$T_{1~3}N_{0~2c}$，吸烟<20 年包；IIb 组：T_4 或 N_3，年龄 ≤70；III 组：T_4 或 N_3，年龄>70 岁，IV 组：M_1。各组 3 年总生存率分别为 93%、74%、67%、44% 和 20%[62~72]。对于 HPV 阳性的口咽癌，正在进行降低治疗强度的临床研究（表 5-3-11）。

表 5-3-11 近年开展的口咽癌降低治疗强度的相关研究

研究名称	期 别	方案设计
ECOG-1308（NCT01084083）	II	TPE（C225）诱导后，有效者 RT 54Gy 无效者 RT 70Gy+C225
NCT0113367	II	TPE+everolimus 或安慰剂，有效者缩小照射范围
NCT01706939	III	TPF 诱导 3 周期后随机： IMRT 54Gy+卡铂 vs IMRT 70Gy+卡铂
ADEPT NCT01687413	III	经口手术+淋巴结 ECE，P16+ RT60Gy vs RT60Gy+DDP 40mg/weekly
ECOG 3311（NCT01898494）	II	经口手术+淋巴结清扫后，根据病理分为 低危 随访；中危 50~60GyIMRT；高危 IMRT 66Gy+DDP 40mg/weekly
PATHOS	II	经口手术+淋巴结清扫后，根据病理分为 低危 随访；中危：50~60GyIMRT 高危：IMRT 66Gy+DDP40mg/weekly vs IMRT 66Gy

（二）失败原因

放射治疗失败的主要原因仍然为原发灶和（或）颈部未控或复发。其发生率随 T、N 分期的升高而增加。其次为远处转移。远处转移 80% 发生于治疗后 2 年之内，一般多伴有原发灶和（或）颈部的复发，最常见的远处转移部位是肺，其次为骨、肝及纵隔。

不同病理类型的病变发生复发及转移的特点不同：治疗失败的病例中，鳞状上皮癌以原发灶和（或）颈部复发为主；而低分化癌和未分化癌则以远处转移为多见。

中国医学科学院肿瘤医院 160 例扁桃体区癌单纯放射治疗后，63 例死于肿瘤局部区域复发或远处转移，其中局部区域复发或未控 34 例占 54.0%，远处转移 28 例占 44.4%。

七、复发的治疗

单纯手术后或不足量放疗后的复发，应给予放疗，设野原则同前。

根治剂量放疗后的复发，如有手术切除的可能性，应行手术挽救。原发病灶复发应争取做扁桃体癌根治性切除术；原发灶如无法手术，可考虑用组织间插植近距离放疗，可起到一定的姑息效果。如为单纯颈部复发，可行颈清扫术。

对远处转移的病人，应根据转移部位的不同及全身情况的好坏，考虑用化疗和（或）局部放疗，经积极治疗，仍有一些病人可望控制肿瘤生长、缓解症状、延长生存期。

第三节　软　腭　癌

一、一般情况

软腭构成口咽腔的顶壁，前缘与硬腭后端相接，两侧延伸为咽前柱及咽后柱，于中线处汇合形成腭垂。原发于软腭的肿瘤比较少见。对局限于软腭的肿瘤诊断比较容易，但对广泛侵犯的病变如软腭、硬腭、扁桃体区均受侵者，肿瘤的起源部位有时难以确定。不同部位起源的肿瘤有不同的生物学行为：起源于软腭的病变容易向前浸润发展，除非到了晚期，一般较少向两侧即扁桃体区域发展；而扁桃体区癌不论病期早晚均容易侵犯软腭。

软腭张口可见，所以该部位起源的肿瘤容易早期发现[1]。明确诊断依赖于活体组织病理检查。

软腭黏膜是口腔黏膜的延续，因此该部位的癌以鳞状上皮癌为多。起源于小涎腺的腺癌比硬腭部位明显减少。软腭起源于胚基的口腔部分，故软腭癌尽管属于口咽癌的范畴，但癌细胞的分化程度较其他口咽癌为高，而与口腔癌相类似。

早期软腭鳞状上皮细胞癌可表现为黏膜白斑或增殖性红斑样改变，或表现为浅表隆起性肿物，病变发展后大多呈溃疡浸润性癌，可沿黏膜下蔓延并向深层浸润，从而侵及硬腭、齿龈、颊黏膜、扁桃体区等，如侵犯至腭垂处容易发生咽后柱受侵。

小涎腺来源的腺癌，有时瘤体较大，呈半球状，但表面较光滑、可无溃疡。肿瘤常在黏膜下较长时间发展，一般不向深层浸润，颈淋巴结转移少见且出现较晚。但腺样囊性癌具有深层浸润、破坏硬腭、侵犯神经或邻近血管与周围淋巴结转移的特点。

软腭淋巴引流丰富，并于中线处形成交叉网，因此软腭癌容易发生双侧淋巴结转移。最容易发生淋巴结转移的部位是上颈深和二腹肌下淋巴结，而颈后淋巴结和颌下淋巴结较少受侵。软腭癌在就诊时发现已有颈部淋巴结转移者约为30%～55%，其中10%～20%为双侧颈部淋巴结转移[1,5,7]。

以中国医学科学院肿瘤医院61例单纯放疗的软腭癌病理检查结果来分析，鳞状上皮细胞癌48例，低分化癌5例，未分化癌3例，腺癌4例，不能分型者1例；有上颈深淋巴结转移和二腹肌下淋巴结转移者32例，占52.4%，其中双颈淋巴结转移者9例，占14.8%[7]。

二、放射治疗技术

软腭癌常有局部外侵，手术切除范围大，局部修复和重建困难，常影响术后语音功能的恢复，因此除极小的浅表性病变可采用单纯局部手术切除外，一般均以放射治疗或放射治疗与手术的综合治疗为主。

主要的放疗技术包括常规放射治疗技术和调强放射治疗技术。体腔管照射、组织间插植或敷贴。因软腭为沿体中线分布的器官，且双侧颈部淋巴结转移较常见，故放疗以外照射为主，或联合应用其他放射治疗技术。

（一）常规放射治疗技术

两侧面颈联合野对穿照射，包括软腭、扁桃体区和Ⅱ区淋巴引流区（图5-3-10）。但对腺上皮来源的分化程度较高的腺癌，因颈淋巴结转移少见，故照射野的设计可以以软腭、腭垂为中心，包绕部分周围结构即可（图5-3-11）。中下颈是否需要预防性照射应根据病理类型、上颈有无淋巴结转移而定。一般的照射原则是：①如病变为高分化鳞癌，而上颈又无转移淋巴结，则照射野仅包括原发病变及上颈部淋巴引流区即可，中、下颈不需要预防性照射；如一侧上颈淋巴结阳性，则同侧中下颈及锁骨上区应行预防性照射，而对侧中下颈无须照射；如双侧上颈淋巴结阳性，则双侧下颈、锁骨上区均要预防性照射；②如病理为分化较低的鳞癌或低分化癌或未分化癌，则不论上颈是否有淋巴结转移，双侧中下颈、锁骨上区都要给予预防性照射。具体方法可参照扁桃体癌的颈部照射技术。

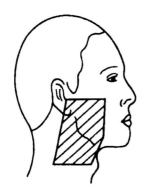

图 5-3-10　软腭癌两侧相对野的体表标记

注：照射野基本同扁桃体癌，但因软腭癌很少发生颈后淋巴结转移，所以照射野的后界较扁桃体癌靠前，即不需要包括颈后淋巴结，仅包括上颈深和二腹肌下淋巴结即可。

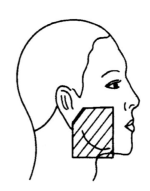

图 5-3-11　腺上皮来源的癌的照射野

注：照射野以软腭、腭垂为中心，包括病变区及周围部分正常结构也可用于极早期的高分化鳞癌，或用于大野照射后的病变区加量至根治剂量。

（二）调强放射治疗技术

调强放疗技术优于常规放疗技术，对腮腺，颌下腺功能能够很好保护。通过 MRI/CT，内镜和查体获得大体肿瘤 GTV 的准确范围。根据肿瘤分期和淋巴结转移状态设定 CTV1 和 CTV2 范围。推荐的靶区定义和剂量见表 5-3-12。

表 5-3-12　靶区定义和剂量

临床期别	GTV	CTV1	CTV2
$T_{1\sim2}N_0$	影像学和临床检查所示肿瘤，包括阳性淋巴结	GTV 及周围 1.5~2.0cm 邻近软组织和双侧 I b/II 区	双侧III~IV区
$T_{3\sim4}N_1$ $N_{2a\sim b}$	影像学和临床检查所示肿瘤，包括阳性淋巴结	GTV 及周围 1.5~2.0cm 邻近软组织+同侧 I b~V 区及咽后淋巴区+对侧 II 区	对侧III~IV区 对侧III~IV区
N_{2c}	影像学和临床检查所示肿瘤，包括阳性淋巴结	GTV 及周围邻 1.5~2.0cm 近软组织+双侧 I ~V 区及咽后淋巴区	（－）
剂量	66~70Gy	60~66Gy	50~56Gy

软腭是一个活动器官，在吞咽以及采用鼻腔或口腔呼吸时，其位置均有移动。因此，软腭癌在采用调强照射技术时，靶区的勾画应特别注意此特点，最好能够设计内靶区，或者在设计 PTV 时充分考虑到软腭活动情况，以免因肿瘤欠剂量而抵消调强放疗技术给患者带来的好处。

三、疗效与影响预后的因素

文献报道软腭癌单纯放疗的 5 年生存率在 30%~60%左右[73~76]，其中 T_1 病变为 80%~90%，T_2 病变，60%~80%，而 T_3、T_4 病变仅为 20%~40%。Chera 等[77]报道了 145 例软腭癌单纯放射治疗的疗效，5 年局部控制率为 T_1 90%；T_2 91%；T_3 67%；T_4 57%。淋巴结控制率为：N_0 90%，N_1 82%，N_2

68%，N_3 71%。5 年局部区域控制率为：临床Ⅰ期 89%，临床Ⅱ期 88%，临床Ⅲ期 96%，临床ⅣA 期 63%，临床ⅣB 期 43%。总体 5 年生存率 44%。Iyer 等[78]报道早期病变单纯外科手术 5 年生存率为 52%。中国医学科学院肿瘤医院 61 例单纯放疗的软腭癌[7]总的 5 年生存率为 39.3%（24/61）。临床Ⅰ、Ⅱ期病人 5 年生存率分别为 100%（9/9）与 53.8%（7/13）；N_0 病人 5 年生存率为 58.6%（17/29），而淋巴结阳性者仅 21.9%（7/32）。低分化和未分化癌的 5 年生存率为 62.5%（5/8），而鳞癌为 35.4%（17/48），腺癌 4 例有 2 例存活。最终病变完全消失者的 5 年生存率 67.8%（19/28），而病变残存者包括原发灶和（或）颈部淋巴结仅 15.1%（5/33）。由此可见影响预后的因素基本同扁桃体癌，与 T、N 分期，病理类型，疗终时肿瘤有无残存等因素有关。

第四节 舌 根 癌

一、解剖

胚胎发育过程中，舌根属于内胚层来源，而舌体则属于外胚层来源。舌根位于全舌的后 1/3，位于咽峡的后下方，前方借舌轮廓乳头与舌体分开，两侧通过舌咽沟与扁桃体区、口咽侧壁相接，下方至舌会厌谷及舌会厌外侧襞。舌根主要由黏膜和肌肉组成，参与语音和吞咽的形成过程，同时舌根又有丰富的淋巴结构，与扁桃体、鼻咽部淋巴结构共同组成韦氏环，组成人体重要的防御体系。因此，舌根在人体的生理活动中起着重要的作用[1,5,7]。

二、发病率

舌根癌以男性为主，男女之比约为 2~5：1，但近年来女性发病率有上升的趋势，可能与女性抽烟人数的增加有一定的相关性。发病年龄偏大，以 50~70 岁年龄组最为多见，近 20 年来，舌根癌的发病与 HPV 感染密切相关[79~84]。

三、病理特点

起源于舌根部位的癌仍以鳞癌为多见，但瘤细胞的分化程度较舌癌差。小涎腺来源的癌也比较常见。超过 3/4 的舌根部鳞癌以浸润性生长为主，肿物形状呈溃疡型，向周围结构如舌体、咽壁、扁桃体区、会厌舌面等侵犯的同时，还向舌根部深层肌肉浸润。不到 1/4 的舌根部鳞癌可表现为外生型肿物，以局部发展为主，很少向深层结构浸润发展。来源于小涎腺的癌也多以外生性生长为主。

因舌根的淋巴组织丰富且属于中线结构，因此舌根癌不仅容易发生颈部淋巴结转移，而且双侧颈部发生转移的概率较高，约 80% 的病人在确诊时已有颈部淋巴结转移，其中 30% 为双侧转移。即使是临床检查颈部阴性的病人，20%~30% 左右的病人已有微小的淋巴结转移。最常见的淋巴结转移部位是Ⅱa/b 区淋巴结转移，其次为Ⅰb/Ⅲ区，咽后淋巴结转移也可发生但是少见[1,5,7]。

四、症状与诊断

由于舌根部位比较隐蔽，早期病变不易发现。待出现症状时病变范围往往较广泛，已出现较深的溃疡及明显的浸润。最常见的症状是舌咽部疼痛，吞咽及咳嗽时加重。晚期病变由于舌根深层肌肉受侵，舌活动受限或固定，病人可出现语音不清及吞咽困难。有时舌根部病灶可能是隐匿的，而以颈部无痛性淋巴结肿大就诊的病人不少见，有这类症状的病人，应借助间接喉镜和光导纤维喉镜对这一区域作细致的检查，并须在充分表面麻醉下作指诊以免遗漏舌根部小的浸润病灶或以黏膜浸润生长为主的病灶。对每例患者应尽量争取做活体组织检查，以明确诊断和病理分型。诊断后还应行进一步的辅助检查以明确病变范围及周围组织侵犯情况，并除外远处转移及第二原发癌的可能。影像学检查中，MRI 是目前舌根癌较理想的手段，不仅能在三维图像上勾勒出肿瘤的大小、浸润深度、邻近结构侵犯与否，且能显示引流区淋巴结有无转移[1,5,7]。

五、治疗前准备

（一）明确分期

结合临床查体和影像学资料，按照 UICC/AJCC 分期标准（参见总论部分）对患者进行准确分期。

（二）口腔处理

根据患者的口腔状况，对患齿进行处理，合并有感染者，给予抗感染治疗

（三）营养及合并症处理

患者如有进食困难及由此而导致的营养不良，应该给予纠正。有其他合并症者，给予相应处理，并根据内科合并症情况，决定适合患者的治疗方案。

六、放射治疗技术

（一）常规放疗技术

采用双侧野对穿照射+下颈锁骨上垂直照射技术。

双侧照射野包括原发病变及上颈部淋巴引流区。采用常规照射技术时，患者取仰卧位，下颌上仰，张口含瓶或楔形压舌器，将舌压于瓶底，面罩固定。确定治疗中心后，拍左右侧位片及下颈切线片。两侧对穿照射野的上界，要求超过舌和舌根表面 1.5～2.0cm，如果肿瘤侵及口咽咽前后柱，或鼻咽，上界相应提高，可达颅底，包全整个受侵的解剖结构。下界位于舌骨下缘水平，可根据颈部转移淋巴结位置适当调整位置。前界应包括咽峡及部分舌体，后界以包括颈后三角淋巴引流区为原则。如此，原发病变、咽后淋巴结，上颈深淋巴结、二腹肌下组淋巴结、颈后淋巴结全部包括在一个照射野内，而下颈锁骨上淋巴引流区另设一个单前野垂直照射，但要注意单前野脊髓挡铅或两野交界处挡2cm×2cm～3cm×3cm 铅，以避免两相邻野处脊髓过量照射（图 5-3-12）。

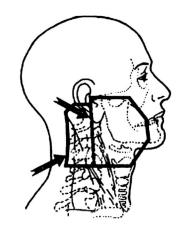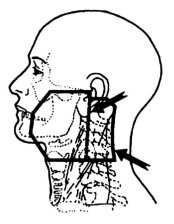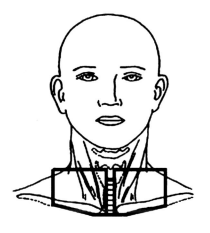

图 5-3-12　舌根癌照射野

照射至肿瘤剂量 DT36～40Gy 时，两侧野的后界前移以避开脊髓继续照射，颈后区如需要加量可选用合适能量的电子线照射，一般不超过 12MeV 能量。下颈锁骨上预防性照射区域照射剂量为DT50Gy；原发病变区及上颈部淋巴引流区（已不包括颈后三角淋巴引流区）照射至 DT60Gy，后缩野（图 5-3-13a）至病变区加量至 DT66～70Gy。

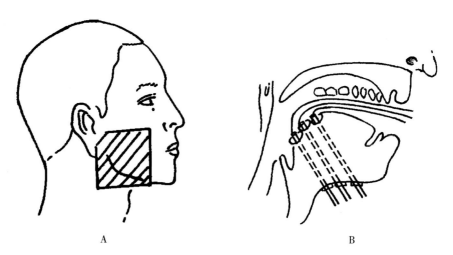

图 5-2-13 舌根癌放疗时局部加量的几种方法

注：A. 缩野后的局部照射野　B. 组织间插植局部加量。

（二）调强放射治疗技术

调强放射治疗技术已经成为放射治疗的主流技术，舌根癌的调强放射治疗遵循口咽癌靶区定义和设计原则，强调需要通过内镜检查，触诊和 MRI/CT 等多种手段准确获取原发肿瘤侵犯范围。放射治疗流程、靶区定义和放疗计划设计参考扁桃体癌，图 5-3-14 和图 5-3-15 为 $T_2N_{2b}M_0$ HPV 阳性舌根癌，

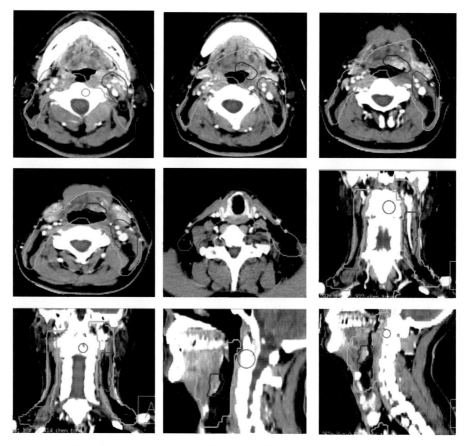

图 5-3-14 $T_2N_{2b}M_0$ HPV 阳性舌根癌 诱导化疗 2 周期后靶区勾画

注：蓝色线条：原发肿瘤；紫色线条：转移淋巴结；绿色线条：CTV1；黄色线条：CTV2。

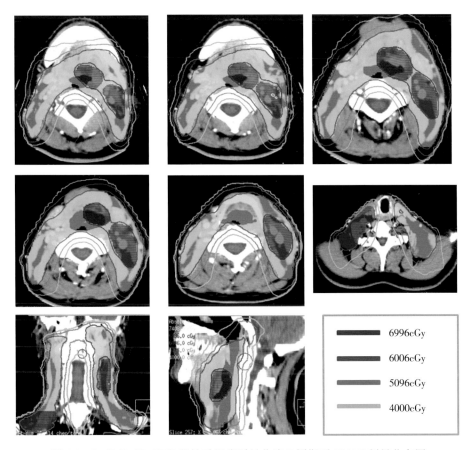

图 5-3-15　$T_2N_{2b}M_0$ HPV 阳性舌根癌诱导化疗 2 周期后 VMAT 剂量分布图

注：原发肿瘤 PGTVP（红色区域）和阳性淋巴结（紫红色区域）接受 70Gy 照射；PTV1（蓝色区域）
接受 60Gy 照射，PTV2（紫色区域）接受 50Gy 照射。

诱导化疗 2 周期后放射治疗靶区设计和剂量分布图（VMAT 计划）。对于先接受诱导化疗后的靶区设计，目前的共识为参考诱导化疗前原发肿瘤和转移淋巴结的大小，以及原发肿瘤和转移淋巴结与周围组织的相对关系变化，诱导化疗前受侵的结构仍需要接受根治剂量照射[85]。

（三）近距离放射治疗在舌根癌治疗中的作用

由于舌根的重要生理功能，外科手术会造成组织缺损而导致功能障碍，因此，非手术性的功能保全性治疗在舌根癌的治疗中有着重要的作用。头颈部肿瘤在一定的剂量范围内存在剂量-效应关系，提高局部剂量能够增加局部控制率和生存率。近距离放射治疗由于其杀伤距离短，对周围正常组织损伤小，与外照射结合治疗舌根癌，既能提高局部肿瘤剂量又能避免过高外照射剂量照射而导致的正常组织损伤（如放射性下颌骨坏死，放射性脊髓炎等），虽然目前有三维适形/调强放射治疗技术，常规外照射与近距离放疗的结合，在舌根癌的治疗中仍不失是一个可选择的手段[86~97]。对非浸润性生长的舌根癌，高剂量率近距离后装组织间插植方法是一种较有效的手段，常在外照射肿瘤剂量达 DT50~60Gy 时，休息 2 周左右行插植，对 T_1、T_2 病变约 20~25Gy，T_3、T_4 病变约推量 30~40Gy/2F。置植施源器的数量，需依据肿瘤范围而定，一般施源器间间隔为 10~12mm，勿超过 15mm（图 5-3-13b）。Housset 等[98] 报道 110 例 $T_{1~2}$ 舌根鳞癌分别采用外照射+组织间插植、手术+术后放疗和单纯放疗等三种治疗手段，结果显示外照射+组织间插植的局部失败率为 20.5%，与手术+术后放疗的局部失败率 18.5% 无明显差别，而采用单纯体外照射的局部失败率为 43%，与前两种治疗手段有显著的统计学差别。因此利用组织间插植的方法进行局部加量可以明显提高单纯外照射的肿瘤局部控制率。舌根癌不同治疗手段疗效和功能保全的结果见表5-3-13。

表5-3-13　舌根癌不同治疗手段疗效和功能保全的结果

作　者	期　别	治　疗	病例数	疗　效		
				局部控制%	总生存率%	功能保全率%
Lusinchi[95]	$T_{1\sim3}$	EBRT+B	108	65	26	64
Takacsi-Nagy[97]	$T_{1\sim4}$	EBRT/CCRT+B	60	57	47	
Barrett[87]		S+EBRT	17	74	44	
		EBRT	16	28	24	28
		EBRT+B/ND	20	87	33	87
Cano[88]	Ⅳ	EBRT+B	18	89	52	89
Cano[89]	$T_{1\sim4}$	CCRT+B	88	79.9（3年）	80.9（3年）	
Gibbs[91]	Ⅰ～Ⅳ	EBRT+B	41	82	66	82
Nisi[99]		S+R	24	80		
		S alone	55	48		
Chen[90]	Ⅲ/Ⅳ	EBRT+B	57	79	49	
		EBRT（2D/3D）	49	80	31	
		IMRT/SIB	45	86	72	
	Ⅲ/Ⅳ	CCRT+B	15	87	67	
		CCRT（2D/3D）	23	69	39	
		CCRT（IMRT/SIB）	44	86	72	

注：S：外科手术；EBRT：单纯外照射；B：近距离放疗；ND：颈清扫；CCRT：同期放化疗；2D：二维放疗；3D：三维放疗；IMRT：调强放疗；SIB：同步补量。

常规分割放射治疗对晚期舌根癌的局部控制作用差，因此通过改变分割方式可望提高肿瘤的局部控制率。如Wang报告[100]224例舌根癌分别采用不同分割方式放疗的效果，其中常规分割放疗105例，5年局部控制率，$T_{1\sim2}$病变为78%；T_3病变，28%；T_4病变，17%。而超分割放疗119例，其5年局部控制率分别为：$T_{1\sim2}$病变，87%；T_3病变，64%；T_4病变，28%。经统计学处理，两种放疗方法对$T_{1\sim2}$病变的治疗效果无明显差别，但对$T_{3\sim4}$病变差异比较则有统计学意义，因此对晚期病变主张超分割放疗为好。

七、疗效与影响预后的因素

Brunin等[101]报道法国1960~1992年216例舌根癌的治疗情况，原发灶的治疗方式主要为单纯外照射和外照射+近距离治疗两种方式，外科手术在这一时期很少作为一线治疗手段，仅作为放射治疗失败后的挽救治疗，216例患者中T_1占14%，T_2 26%；T_3 44%，T_4 16%。5年和10年局部控制率分别为45%和37%。目前文献报道舌根癌放疗后总的5年生存率可达40%~60%[90,91,102,103]。T_1，T_2病变放疗的局部控制率可高达80%~100%。即使是晚期的T_3，T_4病变，放疗的局部控制率也能达到30%~60%左右，见表5-2-14。如果按相同分期的治疗效果相比，则舌根癌总的治疗效果并不比头颈部其他肿瘤差。

表 5-3-14　不同期别舌根癌的治疗效果

作　者	年　代	病例数	治　疗	局部控制率%			
				T_1	T_2	T_3	T_4
Jaulerry[104]	1991	166	RT	96（2 年）	57	45	23
Mendenhall[105]	2000	217	EBRT	96	91	81	38
Karakoyun[94]	2005	40	RT+BT± Chemo	100	96	67	－

单纯放疗对颈部的控制情况，N_0病变几乎 100%可被控制；N_1病变，70%~85%可被放疗控制；但至 $N_{2/3}$，则放疗的局部控制率明显下降，仅为 50%左右。Fein 等[61]报道，对 $N_{1~3}$病变，经根治性放疗后，不论是否达 CR，均行颈清扫术，结果发现 CR 后的颈部清扫术后病理检查仍有 30%的阳性率，颈部的局部控制率同单纯放疗者相比，N_1病变有提高，但无统计学意义（100% vs 86%）；而 $N_{2~3}$病变收益最大，放疗后颈清扫的颈部局控率高达 96%，而单纯放疗的颈部局控率仅 62%。因此作者主张对 $N_{0~1}$病变，可以用单纯放疗控制，但对 $N_{2~3}$病变，尤其是放疗后残存者，应行颈部淋巴结清扫术，以最大限度地提高颈部的局部控制率。

中国医学科学院肿瘤医院 55 例舌根癌单纯放疗后的 5 年生存率为 49.1%，临床 Ⅰ~Ⅳ 期的 5 年生存率分别为 100%、75%、43.4%与 36.3%[106]。与预后显著相关的因素有 T 分期、N 分期、病理类型、疗终是否有肿瘤残存等。

八、失败原因

原发灶和（或）颈部淋巴结转移未控制仍是治疗失败的主要原因，占治疗失败的 30%~70%左右。其次为远处转移，约 10%~20%左右，多发生于治疗后 2 年内，并多伴有原发灶和（或）颈部未控或复发。据中国医学科学院肿瘤医院 55 例舌根癌单纯放疗后长期随访，已知 30 例复发或转移，其中原发灶和（或）颈部复发者 21 例，占 35.9%，远处转移者 7 例占 11.9%，主要为肺、骨、肝或广泛转移[28]。高分化鳞癌以原发灶和（或）颈部复发为主，腺癌、低分化癌或未分化癌以远处转移为主。

第五节　放疗后遗症

在口咽癌的放疗过程中，腮腺、口腔黏膜、下颌骨、喉及气管不可避免地包括在照射野内，因此放射治疗在治疗肿瘤的同时，会必然地造成正常组织的一些损伤。如果放疗技术选用合理适当，则可将放疗后遗症降到最低。

早年对放疗技术的认识不够及经验不足，因此口咽癌放疗后出现后遗症的概率较高。例如，Weller 等[107]报告 104 例舌根癌的放射治疗，其中 24 例出现远期放疗合并症，发生率为 23%，主要的并发症是下颌骨坏死（6%），严重的颈部纤维化（8%）、重度黏膜水肿（4%），其他如脊髓炎、会厌溃疡、气管出血、双侧舌下神经麻痹、喉软骨炎、软骨坏死等各占 1%。Pernot 等[108]报告其所在机构 30 来放射治疗 1344 例口腔癌和口咽癌，其中 330 出现放疗后遗症，按严重程度分为四度：Ⅰ 度，轻度放疗反应，指黏膜表面出现的比较小的浅表溃疡，持续 2~3 月消失；Ⅱ 度，中度放疗反应，指溃疡超过 2~3 月不愈合或反复发作；Ⅲ 度，重度放疗反应，指出现骨的后遗症或黏膜、软组织等部位深在的溃疡，需要手术或反复住院治疗者；Ⅳ 度，指致命性的后遗症。Ⅰ、Ⅱ、Ⅲ、Ⅳ 度放疗反应出现的概率分别为：20%、9%、4%、0.2%。出现后遗症的时间自 0~142 月不等，中位时间为 9 月，大多数在疗后 6~12 月出现，经分析其原因，发现放疗后遗症的出现与肿瘤部位（口底癌出现后遗症的概率最高，其次为舌，再次为口咽）、肿瘤剂量≥80Gy、剂量率>0.7Gy/h（指近距离治疗），下颌骨缺乏防护措施等因素有关。而属重度放疗反应的骨坏死与疗前口腔卫生状况，是否有龋齿、残根，是否在放疗前进行口腔处理，放疗后近期内拔牙、治疗第二原发肿瘤或肿瘤复发有关，因此对口咽癌患者，放疗前必须进行口腔检查和必要的处理。目前随着放疗技术的发展及经验的积累，放疗后遗症已明显下降，放射性脊髓炎已很少出现，放射性喉软骨炎及骨坏死也由于高能 X 线的普遍应用及局部补量采用组织间插植、体腔管照射技术等而明显下降。口干也由于采用不同剂量比照射技术或同侧照射技术以及调强放射治疗技术的逐渐普及，使对侧腮腺接受较少的剂量，从而减轻了口腔干燥的程度。

参 考 文 献

1. Morrison WH. The oropharynx. in Cox, J. D. Ang, K. K ed. Radiation oncology, Rationale, Technique, Results. 4th ed, 2003, 196-218.

2. Marur S, D'Souza G, Westra WH, et al. HPV-associated head and neck cancer: a virus-related cancer epidemic. Lancet Oncol, 2010, 11: 781-789.

3. 黄辉，张彬，陈汶，等. 口咽鳞癌组织中人乳头状瘤病毒 DNA 状态与 p16 蛋白表达的相互关系及临床意义. 中华肿瘤杂志, 2013, 35 (9): 684-688.

4. Edge SB, Fritz AG, Byrd DR. AJCC Cancer staging manual. Seventh edition. 2010. American Joint Committee on Cancer (AJCC), 2010.

5. Salama JK, Gillison ML, Brizel DM. Oropharynx. In: Halperin EC Wazer DE, Perez CA, Brady LW ed. Principle and Practice of Radiation Oncology. 6th edition, 2013, Lippincott Williams &Wilkins.

6. Wang HM, Ng SH, Wang CH, et al. Correlation between computed tomographic density of lymph node metastases and response to cisplatin-based chemotherapy in patients with head and neck squamous cell carcinoma in an area in which betel quid chewing is prevalent. Cancer, 1996, 78: 1972-1979.

7. 易俊林，罗京伟，徐国镇. 口咽癌. 见：殷蔚伯，余子豪，徐国镇主编. 肿瘤放射治疗学，第 4 版，中国协和医科大学出版社, 2007: 352-382.

8. Robbins KT, Medina JE, Wolfe GT, et al. Standardizing neck dissection terminology: offcial report of the Academy's committee for Head and Neck Surgery and Oncology. Arch Otolaryngol Head Neck Surg, 1991, 117: 601-605.

9. Chao KS, Wippold FJ, Ozyigit G, et al. Determination and delineation of nodal target volumes for head-and-neck cancer based on patterns of failure in patients receiving definitive and postoperative IMRT. Int J Radiat Oncol Biol Phys, 2002, 53: 1174-1184.

10. Gre'goire V, Levendag P, Ang KK, et al. CT-based delineation of lymph node levels and related CTVs in the node-negative neck: DAHANCA, EORTC, GORTEC, NCIC, RTOG consensus guidelines. Radiother and Oncol, 2003, 69: 227-236.

11. Grégoire V, Eisbruch A, Hamoir M, et al. Proposal for the delineation of the nodal CTV in the node-positive and the post-operative neck. Radiother Oncol, 2006, 79: 15-20.

12. Grégoire V, Ang KK, Budach W. Delineation of the neck node levels for head and neck tumors: A 2013 update. DAHAN-CA, EORTC, HKNPCSG, NCIC CTG, NCRI, RTOG, TROG consensus guidelines. Radiotherapy and Oncology, 2014, 110: 172-181.

13. Parsons JT, Mendenhall WM, Stringer SP, et al. Squamous cell carcinoma of the oropharynx: surgery, radiation therapy, or both. Cancer, 2002, 94: 2967-2980.

14. Tupchong L, Scott CB, Blitzer PH, et al. Randomized study of preoperative versus postoperative radiation therapy in advanced head and neck carcinoma: long-term follow-up of RTOG study 73 - 03. Int J Radiat Oncol Biol Phys, 1991, 20: 21-28.

15. Cooper JS, Pajak TF, Forastiere AA, et al. Postoperative concurrent radiotherapy and chemo-therapy for high-risk squa-

mous-cell carcinoma of the head and neck. N Engl J Med, 2004, 350：1937-1944.

16. Cooper JS, Zhang Q, Pajak TF, et al. Long-term Follow-up of the RTOG 9501/Intergroup Phase Ⅲ Trial：Postoperative Concurrent Radiation Therapy and Chemotherapy in High-Risk Squamous Cell Carcinoma of the Head and Neck. Int J Radiation Oncol Biol Phys, 2012, 84（5）：1198-1205.

17. Bernier J, Domenge C, Ozsahin M, et al. Postoperative irradiation with or without concomitant chemotherapy for locally advanced head and neck cancer. N Engl J Med, 2004, 350：1945-1952.

18. Saunders MI, Rojas AM, Parmar MK, et al. Mature results of a randomized trial of accelerated hyperfractionated versus conventional radiotherapy in head-and-neck cancer. Int J Radiat Oncol Biol Phys, 2010, 77：3-8.

19. Cartmill B, Cornwell P, Ward E, et al. Long-term functional outcomes and patient perspective following altered fractionation radiotherapy with concomitant boost for oropharyngeal cancer. Dysphagia, 2012, 27：481-490.

20. Newlin HE, Amdur RJ, Riggs CE, et al. Concomitant weekly cisplatin and altered fractionation radiotherapy in locally advanced head and neck cancer. Cancer, 2010, 116：4533-4540.

21. Boulmay BC, Chera BS, Morris CG, et al. Definitive altered fractionation radiotherapy and concomitant weekly cisplatin for locally advanced head and neck cancer. Am J Clin Oncol, 2009, 32：488-491.

22. Nguyen-Tan P, Zhang E, Wheeler RH, et al. A Phase 3 Trial to Test Accelerated Versus Standard Fractionation in Combination With Concurrent Cisplatin for Head and Neck Carcinomas（RTOG 0129）：Long-term Report of Efficacy and Toxicity. Int J Radiation Oncol Biol Phys, 2013, 87 2（S）：S56.

23. Chandana SR, Conley BA. Neoadjuvant chemotherapy for locally advanced squamous cancers of the head and neck：current status and future prospects. Curr Opin Oncol, 2009, 21：218-223.

24. Al Sarraf MD, El Hariry I. The role of induction chemotherapy in the treatment of patients with locally advanced head and neck cancers：A review. Gulf J Oncolog, 2008, 8-18.

25. Kunieda F, Kiyota N, Tahara M, et al. Randomized phase Ⅱ/Ⅲ trial of post-operative chemoradiotherapy comparing 3-weekly cisplatin with weekly cisplatin in high-risk patients with squamous cell carcinoma of head and neck：Japan Clinical Oncology Group Study（JCOG1008）. Jpn J Clin Oncol, 2014, 44：770-774.

26. Chitapanarux I, Tharavichitkul E, Kamnerdsupaphon P, et al. Randomized phase Ⅲ trial of concurrent chemoradiotherapy vs accelerated hyperfractionation radiotherapy in locally advanced head and neck cancer. J Radiat Res, 2013, 54：1110-1117.

27. Beitler, Zhang Q, Fu KK, et al. Final Results of Local-Regional Control and Late Toxicity of RTOG 9003：A Randomized Trial of Altered Fractionation Radiation for Locally Advanced Head and Neck Cancer. Int J Radiation Oncol Biol Phys, 2014, 89：13-20.

28. Sanders IW, Haslett K, Correa P, et al. Sequential TPF chemotherapy followed by concurrent chemoradiotherapy in locally advanced head and neck cancer—a retrospective analysis of toxicity and outcomes. Scott Med J, 2014, 59：50-55.

29. Hitt R, Grau JJ, Lopez-Pousa A, et al. A randomized phase Ⅲ trial comparing induction chemotherapy followed by chemoradiotherapy versus chemoradiotherapy alone as treatment of unresectable head and neck cancer. Ann Oncol, 2014, 25：216-225.

30. Loo SW, Geropantas K, Roques TW. DeCIDE and PARADIGM：nails in the coffin of induction chemotherapy in head and neck squamous cell carcinoma? Clin Transl Oncol, 2013, 15：248-251.

31. Haigentz M, Jr., Cohen EE, Wolf GT, et al. The future of induction chemotherapy for head and neck squamous cell carcinoma. Oral Oncol, 2012, 48：1065-1067.

32. Sher DJ, Posner MR, Tishler RB, et al. Relationship between radiation treatment time and overall survival after induction chemotherapy for locally advanced head-and-neck carcinoma：a subset analysis of TAX 324. Int J Radiat Oncol Biol Phys, 2011, 81：813-818.

33. Van Herpen CM, Mauer ME, Mesia R, et al. Short-term health-related quality of life and symptom control with docetaxel, cisplatin, 5-fluorouracil and cisplatin（TPF）, 5-fluorouracil（PF）for induction in unresectable locoregionally advanced head and neck cancer patients（EORTC 24971/TAX 323）. Br J Cancer, 2010, 103：1173-1181.

34. Tao Y, Daly-Schveitzer N, Lusinchi A, et al. Advances in radiotherapy of head and neck cancers. Curr Opin Oncol,

2010, 22：194-199.

35. Prades JM, Lallemant B, Garrel R, et al. Randomized phase Ⅲ trial comparing induction chemotherapy followed by radiotherapy to concomitant chemoradiotherapy for laryngeal preservation in T3M0 pyriform sinus carcinoma. Acta Otolaryngol, 2010, 130：150-155.

36. Cohen EEW, Karrison TG, Kocherginsky M, et al. Phase Ⅲ Randomized Trial of Induction Chemotherapy in Patients With N2 or N3 Locally Advanced Head and Neck Cancer. J Clin Oncol, 2104, 32：2735-2743.

37. Haddad, R. O'Neill, A. Rabinowits, G. et al. Induction chemotherapy followed by concurrent chemoradiotherapy (sequential chemoradiotherapy) versus concurrent chemoradiotherapy alone in locally advanced head and neck cancer (PARADIGM)：a randomised phase 3 trial. Lancet Oncol, 2013, 14：257-264.

38. Garden AS. The Never-Ending Story：Finding a Role for Neoadjuv-ant Chemotherapy in the Management of Head and Neck Cancer. J Clin Oncol, 2014, 32：2685-2686.

39. Induction chemotherapy plus radiation compared with surgery plus radiation in patients with advanced laryngeal cancer. The Department of Veterans Affairs Laryngeal Cancer Study Group. N Engl J Med, 1991, 324：1685-1690.

40. Zorat PL, Paccagnella A, Cavaniglia G, et al. Randomized phase Ⅲ trial of neoadjuvant chemotherapy in head and neck cancer：10-year follow-up. J Natl Cancer Inst, 2004, 96：1714-1717.

41. Pignon JP, Bourhis J, Domenge C, et al. Chemotherapy added to locoregional treatment for head and neck squamous-cell carcinoma：three meta-analyses of updated individual data. MACH-NC Collaborative Group. Meta-Analysis of Chemotherapy on Head and Neck Cancer. Lancet, 2000, 355：949-955.

42. Pignon JP, le Maitre A, Maillard E, et al. Meta-analysis of chemotherapy in head and neck cancer (MACH-NC)：an update on 93 randomised trials and 17, 346 patients Radiother Oncol, 2009, 92：4-14.

43. Denis F, Garaud P, Bardet E, et al. Final results of the 94-01 French Head and Neck Oncology and Radiotherapy Group randomized trial comparing radiotherapy alone with concomitant radiochemotherapy in advanced-stage oropharynx carcinoma. J Clin Oncol, 2004, 22：69-76.

44. Beadle BM, Liao KP, Elting LS, et al. Improved survival using intensity-modulated radiation therapy in head and neck cancers：a SEER-Medicare analysis. Cancer, 2014, 120：702-710.

45. May JT, Rao N, Sabater RD, et al. Intensity-modulated radiation therapy as primary treatment for oropharyngeal squamous cell carcinoma. Head Neck, 2013, 35：1796-1800.

46. Lok BH, Setton J, Caria N, et al. Intensity-modulated radiation therapy in oropharyngeal carcinoma：effect of tumor volume on clinical outcomes. Int J Radiat Oncol Biol Phys, 2012, 82：1851-1857.

47. Agarwal JP, Mallick I, Bhutani R, et al. Prognostic factors in oropharyngeal cancer—analysis of 627 cases receiving definitive radiotherapy. Acta Oncol, 2009, 48：1026-1033.

48. Fu KK, Pajak TF, Trotti A, et al. A Radiation Therapy Oncology Group (RTOG) phase Ⅲ randomized study to compare hyperfractionation and two variants of accelerated fractionation to standard fractionation radiotherapy for head and neck squamous cell carcinomas：first report of RTOG 9003. Int J Radiat Oncol Biol Phys, 2000, 48：7-16.

49. Beitler, Zhang Q, Fu KK, et al. Final Results of Local-Regional Control and Late Toxicity of RTOG 9003：A Randomized Trial of Altered Fractionation Radiation for Locally Advanced Head and Neck Cancer. Int J Radiation Oncol Biol Phys, 2014, 89：13-20.

50. Overgaard J, Hansen HS, Specht L, et al. Five compared with six fractions per week of conventional radiotherapy of squamous-cell carcinoma of head and neck：DAHANCA 6 and 7 randomised controlled trial. Lancet, 2003, 362：933-940.

51. Budach V, Stuschke M, Budach W, et al. Hyperfractionated accelerated chemoradiation with concurrent fluorouracil-mitomycin is more effective than dose-escalated hyperfractionated accelerated radiation therapy alone in locally advanced head and neck cancer：final results of the radiotherapy cooperative clinical trials group of the German cancer society 95-06 prospective randomized trial. J Clin Oncol, 2005, 23：1125-1135.

52. 布杰, 高黎, 徐国镇, 等. 160 例扁桃体癌的放射治疗及预后. 中华放射肿瘤学杂志, 2001, 10：104-107.

53. Perez CA, Patel MM, Chao KSC, et al. Carcinoma of the tonsillar fossa：prognostic factors and long-term therapy outcome. Int J Radiat Oncol Biol Phys, 1998, 42：1077-1084.

54. 洪继东，涂青松，章正. 71 例扁桃体癌放射治疗分析. 中华放射肿瘤学杂志，2002，11：162-164.

55. Fein DA, Lee WR, Amos WR, et al. Oropharyngeal carcinoma treated with radiotherapy: a 30-year experience. Int J Radiat Oncol Biol Phys, 1996, 34: 289-296.

56. Amornmarn R, Prempree T, Jaiwatana J, et al. Radiation management of carcinoma of the tonsillar region. Cancer, 1984, 54: 1293-1299.

57. Bataini JP, Asselain B, Jaulerry C, et al. A multivariate primary tumour control analysis in 465 patients treated by radical radiotherapy for cancer of the tonsillar region: clinical and treatment parameters as prognostic factors. Radiother Oncol, 1989, 14: 265-277.

58. Dubois JB, Guerrier B, Dejean Y, et al. [Epithelioma of the oropharynx: therapeutic results after only external irradiation]. J Fr Otorhinolaryngol Audiophonol Chir Maxillofac, 1984, 33: 327-336.

59. Lusinchi A, Wibault P, Marandas P, et al. Exclusive radiation therapy: the treatment of early tonsillar tumors. Int J Radiat Oncol Biol Phys, 1989, 17: 273-277.

60. Mizono GS, Diaz RF, Fu KK, et al. Carcinoma of the tonsillar region. Laryngoscope, 1986, 96: 240-4.

61. Fein DA, Lee WR, Amos WR, et al. Oropharyngeal carcinoma treated with radiotherapy: a 30-year experience. Int J Radiat Oncol Biol Phys, 1996, 34: 289-296.

62. Cerezo L, Lopez C, de la Torre A, et al. Incidence of human papillomavirus-related oropharyngeal cancer and outcomes after chemoradiation in a population of heavy smokers. Head Neck, 2014, 36: 782-786.

63. Nichols AC, Palma DA, Chow W, et al. High frequency of activating PIK3CA mutations in human papillomavirus-positive oropharyngeal cancer. JAMA Otolaryngol Head Neck Surg, 2013, 139: 617-622.

64. Fakhry C, Gillison ML. Clinical implications of human papillomavirus in head and neck cancers. J Clin Oncol, 2006, 24: 2606-2611.

65. Wansom D, Light E, Worden F, et al. Correlation of cellular immunity with human papillomavirus 16 status and outcome in patients with advanced oropharyngeal cancer. Arch Otolaryngol Head Neck Surg, 2010, 136: 1267-1273.

66. Tribius S, Ihloff AS, Rieckmann T, et al. Impact of HPV status on treatment of squamous cell cancer of the oropharynx: what we know and what we need to know. Cancer Lett, 2011, 304: 71-79.

67. Marur S, D'Souza G, Westra WH, et al. HPV-associated head and neck cancer: a virus-related cancer epidemic. Lancet Oncol, 2010, 11: 781-789.

68. Ang KK, Harfis J, Wheeler R, et al. Human papillomavirus and survival of patients with oropharyngeal cancer. N Eng J Med, 2010, 363: 24-35.

69. Mehanna H, Beech T, Nicholson T, et al. Prevalence of human papillomavirus in oropharyngeal and nonoropharyngeal head and neck cancer—systematic review and meta-analysis of trends by time and region. Head Neck, 2013, 35: 747-755.

70. Hong AM, Martin A, Armstrong BK, et al. Human papillomavirus modifies the prognostic significance of T stage and possibly N stage in tonsillar cancer. Ann Oncol, 2013, 24: 215-219.

71. Haedicke J, Iftner T. Human papillomaviruses and cancer. Radiother Oncol, 2013, 108: 397-402.

72. Sood AJ, McIlwain W, O'Connell B, et al. The association between T-stage and clinical nodal metastasis In HPV-positive oropharyngeal cancer. Am J Otolaryngol, 2014, 35: 463-468.

73. Overton LJ, Fritsch VA, Lentsch EJ. Squamous cell carcinoma of the uvula: an analysis of factors affecting survival. Laryngoscope, 2013, 123: 898-903.

74. Zhang YX, Zhang B, Gao L, et al. [Clinical analysis of 318 cases of oropharyngeal squamous cell carcinoma]. Zhonghua Er Bi Yan Hou Tou Jing Wai Ke Za Zhi, 2013, 48: 398-404.

75. Medini E, Medini A, Gapany M, et al. External beam radiation therapy for squamous cell carcinoma of the soft palate. Int J Radiat Oncol Biol Phys, 1997, 38: 507-511.

76. Leemans CR, Engelbrecht WJ, Tiwari R, et al. Carcinoma of the soft palate and anterior tonsillar pillar. Laryngoscope, 1994, 104: 1477-1481.

77. Chera BS, Amdur RJ, Hinerman RW, et al. Definitive radiation therapy for squamous cell carcinoma of the soft palate.

Head Neck, 2008, 30：1114-1119.

78. Iyer NG, Nixon IJ, Palmer F, et al. Surgical management of squamous cell carcinoma of the soft palate：factors predictive of outcome. Head Neck, 2012, 34：1071-1080.

79. Dahlstrom KR, Calzada G, Hanby JD, et al. An evolution in demographics, treatment, and outcomes of oropharyngeal cancer at a major cancer center：a staging system in need of repair. Cancer, 2013, 119：81-89.

80. Ljokjel B, Lybak S, Haave H, et al. The impact of HPV infection on survival in a geographically defined cohort of oropharynx squamous cell carcinoma (OPSCC) patients in whom surgical treatment has been one main treatment. Acta Otolaryngol, 2014, 134：636-645.

81. Lam L, Logan RM, Luke C：Epidemiological analysis of tongue cancer in South Australia for the 24-year period, 1977-2001. Aust Dent J, 2006, 51：16-22.

82. Shiboski CH, Schmidt BL, Jordan RC. Tongue and tonsil carcinoma：increasing trends in the U. S. population ages 20-44 years. Cancer, 2005, 103：1843-1849.

83. Nasman A, Nordfors C, Holzhauser S, et al. Incidence of human papillomavirus positive tonsillar and base of tongue carcinoma：a stabilisation of an epidemic of viral induced carcinoma? Eur J Cancer, 2015, 51：55-61.

84. Chenevert J, Chiosea S. Incidence of human papillomavirus in oropharyngeal squamous cell carcinomas：now and 50 years ago. Hum Pathol, 2012, 43：17-22.

85. Salama JK, Haddad RI, Kies MS, et al. Clinical practice guidance for radiotherapy planning after induction chemotherapy in locoregionally advanced head-and-neck cancer. Int J Radiat Oncol Biol Phys, 2009, 75：725-733.

86. Barrett WL, Gleich L, Wilson K, et al. Organ preservation with interstitial radiation for base of tongue cancer. Am J Clin Oncol, 2002, 25：485-488.

87. Barrett WL, Gluckman JL, Wilson KM, et al. A comparison of treatments of squamous cell carcinoma of the base of tongue：surgical resection combined with external radiation therapy, external radiation therapy alone, and external radiation therapy combined with interstitial radiation. Brachytherapy, 2004, 3：240-245.

88. Cano ER, Johnson JT, Carrau R, et al. Brachytherapy in the treatment of Stage IV carcinoma of the base of tongue. Brachytherapy, 2004, 3：41-48.

89. Cano ER, Lai SY, Caylakli F, et al. Management of squamous cell carcinoma of the base of tongue with chemoradiation and brachytherapy. Head Neck, 2009, 31：1431-1438.

90. Chen LA, Anker CJ, Hunt JP, et al. Clinical outcomes associated with evolving treatment modalities and radiation techniques for base-of-tongue carcinoma：thirty years of institutional experience. Cancer Med, 2015.

91. Gibbs IC, Le QT, Shah RD, et al. Long-term outcomes after external beam irradiation and brachytherapy boost for base-of-tongue cancers. Int J Radiat Oncol Biol Phys, 2003, 57：489-494.

92. Harrison LB, Sessions RB, Strong EW, et al. Brachytherapy as part of the definitive management of squamous cancer of the base of tongue. Int J Radiat Oncol Biol Phys, 1989, 17：1309-1312.

93. Harrison LB, Zelefsky MJ, Sessions RB, et al. Base-of-tongue cancer treated with external beam irradiation plus brachytherapy：oncologic and functional outcome. Radiology, 1992, 184：267-270.

94. Karakoyun-Celik O, Norris CM, Jr., Tishler R, et al. Definitive radiotherapy with interstitial implant boost for squamous cell carcinoma of the tongue base. Head Neck, 2005, 27：353-361.

95. Lusinchi A, Eskandari J, Son Y, et al. External irradiation plus curietherapy boost in 108 base of tongue carcinomas. Int J Radiat Oncol Biol Phys, 1989, 17：1191-1197.

96. Robertson ML, Gleich LL, Barrett WL, et al. Base-of-tongue cancer：survival, function, and quality of life after external-beam irradiation and brachytherapy. Laryngoscope, 2001, 111：1362-1365.

97. Takacsi-Nagy Z, Oberna F, Koltai P, et al. Long-term outcomes with high-dose-rate brachytherapy for the management of base of tongue cancer. Brachytherapy, 2013, 12：535-541.

98. Housset M, Baillet F, Dessard-Diana B, et al. A retrospective study of three treatment techniques for T1-T2 base of tongue lesions：surgery plus postoperative radiation, external radiation plus interstitial implantation and external radiation alone. Int J Radiat Oncol Biol Phys, 1987, 13：511-516.

99. Nisi KW, Foote RL, Bonner JA, et al. Adjuvant radiotherapy for squamous cell carcinoma of the tongue base: improved local-regional disease control compared with surgery alone. Int J Radiat Oncol Biol Phys, 1998, 41: 371-377.

100. Wang CC, Montgomery W, Efird J. Local control of oropharyngeal carcinoma by irradiation alone. Laryngoscope, 1995, 105: 529-533.

101. Brunin F, Mosseri V, Jaulerry C, et al. Cancer of the base of the tongue: past and future. Head Neck, 1999, 21: 751-759.

102. Jones AS, Rafferty M, Fenton JE, et al. Treatment of squamous cell carcinoma of the tongue base: irradiation, surgery, or palliation? Ann Otol Rhinol Laryngol, 2007, 116: 92-99.

103. Karatzanis AD, Psychogios G, Mantsopoulos K, et al. Management of advanced carcinoma of the base of tongue. J Surg Oncol, 2012, 106: 713-718.

104. Jaulerry C, Rodriguez J, Brunin F, et al. Results of radiation therapy in carcinoma of the base of the tongue. The Curie Institute experience with about 166 cases. Cancer, 1991, 67: 1532-1578.

105. Mendenhall WM, Stringer SP, Amdur RJ, et al. Is radiation therapy a preferred alternative to surgery for squamous cell carcinoma of the base of tongue? J Clin Oncol, 2000, 18: 35-42.

106. 李伟雄, 徐国镇, 谷铣之. 舌根癌 55 例放射治疗分析. 中华放射肿瘤学杂志, 1993, 2: 13-16.

107. Weller SA, Goffinet DR, Goode RL, et al. Carcinoma of the oropharynx. Results of megavoltage radiation therapy in 305 patients. AJR Am J Roentgenol, 1976, 126: 236-247.

108. Pernot M, Hoffstetter S, Peiffert D, et al. Role of interstitial brachytherapy in oral and oropharyngeal carcinoma: reflection of a series of 1344 patients treated at the time of initial presentation. Otolaryngol Head Neck Surg, 1996, 115: 519-526.

第四章 下 咽 癌

易俊林

一、发病率与病因

下咽癌约占头颈部恶性肿瘤的 0.8% ~ 1.5%。以男性为多见，男女之比为 2 ~ 3：1，发生于梨状窝者最为常见，约占 60% ~ 70%；其次为咽后壁区，占 25% ~ 30%；而发生于环后区者少见，仅占 5% 左右，尤以女性多见。平均发病年龄在 60 ~ 65 岁之间。下咽癌的致病因素与烟酒的消耗量呈显著正相关。过量酗酒和每天吸烟超过 40 ~ 60 支的人群下咽癌的发病率是无此嗜好人群的 35 倍。83% ~ 89% 的梨状窝癌和杓会厌皱襞肿瘤与嗜烟酒有关[1~8]。

下咽癌患者发生上消化/呼吸道第二原发癌的概率在 1/4 ~ 1/3 左右，提示烟酒中所含的致癌物可导致上消化道和呼吸道上皮多中心癌变。对梨状窝癌患者而言，45% 的第二原发癌与烟酒过量有关[6]。

另外，营养因素也与本病的发生有一定的相关性，如胡萝卜素的缺乏及缺铁性贫血等。缺铁性贫血与女性环后区癌的发生有关。

二、解剖

下咽是口咽的延续部分，位于喉的后方及两侧，始于咽会厌皱襞，终于环状软骨下缘，并与颈段食管入口相连，相当于第 3 ~ 6 颈椎水平。下咽在临床上分为 3 个亚区：梨状窝、环后区和咽后壁。梨状窝区位于喉的侧面，左右各一，呈对称性分布，形同一倒置的长梨状陷窝。其上至会厌咽皱襞，下至食管入口，内邻杓会厌皱襞、杓状软骨和环状软骨，外邻甲状软骨板。梨状窝区有三个壁：前壁，内侧壁和外侧壁以及一个底和一个尖部。

环后区，即环状软骨后缘的区域，也即喉后方区域。其上至杓会厌皱襞，下至环状软骨下缘，外邻梨状窝。

咽后壁区为会厌溪的底部（相当于舌骨上缘水平）至环状软骨下缘之间的咽后壁。

下咽血供主要来自颈内动脉的分支包括：咽升动脉，甲状腺上动脉，和舌动脉的分支。下咽静脉丛血液回流到颈内静脉。

不同亚区的下咽癌局部侵犯特点不同，梨状窝癌是下咽癌中最常见的类型，梨状窝癌具有早期黏膜下弥漫性浸润的特点，一组手术标本连续性病理切片研究证实，梨状窝癌黏膜下弥漫性浸润的距离平均超出原发灶 1cm 左右。肿瘤向内可侵犯杓会厌皱襞，杓状软骨，以及喉旁间隙和会厌前间隙，向外可侵犯甲状软骨，并可侵犯颈部软组织，甲状腺等，向下累及食管，向后可侵及咽后壁及以椎前软组织等。

环后区癌通常沿环状软骨生长，向前内侵犯环状软骨或侵犯喉内结构，环杓关节或者喉返神经等导致声带固定，也可侵犯杓会厌皱襞。向下常侵犯食管入口或颈段食管，气管等结构。

咽后壁癌沿黏膜面向上侵犯口咽后壁，向下侵犯食管，椎前筋膜，咽后间隙甚至椎体。

下咽尽管分 3 个亚区，但范围相对局限，晚期肿瘤由于侵犯范围广，通常不容易区分是哪个亚区起源的，结合内镜检查或通过治疗中肿瘤退缩的情况可以帮助确定肿瘤的起源。

下咽有着丰富的淋巴网，其淋巴引流主要通过甲状舌骨膜至颈内静脉淋巴链，少数可到颈后淋巴结，甚至锁骨上区。同侧颈静脉二腹肌淋巴结是最常见的转移部位（Ⅱ区），其次为Ⅲ区、Va 区和咽后淋巴结（RPN），对侧Ⅱa 区是最常见的对侧转移区域。梨状窝癌在确诊时，70% 的病人已有颈部淋巴结转移，其中 10%~20% 为双侧转移[6,8,9]。

咽后壁区淋巴引流的一个显著特点是其与咽后间隙的 Rouviere 淋巴结及咽侧间隙的淋巴结相互贯通，应特别注意有无 Rouviere 淋巴结转移。

下咽癌颈淋巴结转移率与 T 分期相关性不明显。超过 3/4 的病人在疾病的发展过程中发生区域性淋巴结转移，接近 2/3 的病人在临床上表现为明显的淋巴结转移。对临床 N_0 的病人行颈淋巴结清扫术，30%~40% 已有微小转移，病理检查阴性的淋巴结在以后发生颈部复发的危险也有 25% 左右。

下咽癌发生远地转移的概率相当高，超过半数以上的患者将死于远地转移，肺、骨是最常见的转移部位。

三、病理

下咽癌约 95% 以上为鳞癌，且其分化程度较低。少见的病理类型有小涎腺来源的腺癌，以及恶性黑色素瘤、淋巴瘤和软组织肉瘤等，偶可见到转移性肿瘤。

四、临床表现

由于下咽是相对不敏感部位，早期肿瘤不易发现，初次就诊时，大约 40% 的患者的疾病局限于原发灶部位，40% 多为原发灶伴区域淋巴结转移，还有 10%~20% 的患者合并有远地转移。确诊时的原发灶为 T_1、T_2 的仅占 20% 左右，而颈部淋巴结肿大者占 50%~70%。

约有 50% 的病人是以颈部肿物为首发症状而就医的。吞咽困难是环后区和颈段食管癌的常见症状；咽喉痛、异物感、吞咽痛和吞咽困难是咽后壁癌的常见症状；梨状窝癌早期症状隐匿，晚期时因病变范围广泛，可出现声嘶、喉鸣、痰血的症状。

下咽癌由于起病部位隐匿，常常合并感染并且有溃疡形成，就诊时患者呼出气体伴有异味，严重时有恶臭味，此时表明肿瘤有坏死合并有感染，应警惕肿瘤大出血可能，需控制感染，提前预防。

五、诊断与分期

（一）详细的病史采集

包括症状出现的时间，声音变化，进食改变，体重下降等情况，以前是否得过上消化道/上呼吸道肿瘤。

（二）详细的体格检查

包括间接喉镜，电子喉镜观察肿瘤部位，生长情况，患者的呼吸情况，肿瘤占据气道的程度，是否合并有坏死和感染，声带活动情况。颈部淋巴结触诊，记录淋巴结的部位，大小，质地，活动度，是否有压痛合并疼痛，侵犯皮肤等。

（三）影像学检查包括

下咽颈部 CT 和（或）MRI 明确肿瘤侵犯范围，胸部 X 线片或胸部 CT，腹部超声除外其他脏器转移。常规的血液学检查包括血常规、血生化、LDH 等。

（四）病理诊断

治疗前应该尽最大努力获得病理诊断。

（五）合并症的诊断

明确是否合并有其他内科疾病如糖尿病，高血压，心脏病等

（六）第二原发肿瘤的排除

头颈部肿瘤的第二原发癌非常常见，尤其是下咽癌，发生第二原发肿瘤的概率超过30%，对于下咽癌患者，常规要求行食管镜和胃镜除外第二原发肿瘤。图5-4-1、图5-4-2显示梨状窝患者，行食管镜检查，发现食管距门齿24cm，6点处碘染花斑样改变，活检为原位癌小灶间质浸润。

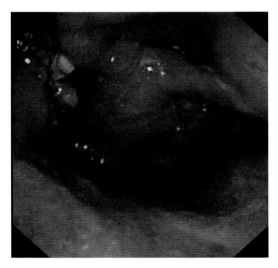 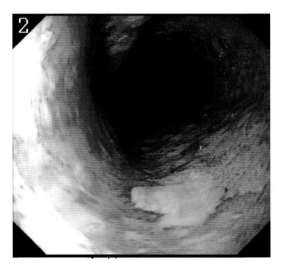

图5-4-1 左侧梨状窝癌 　　　　　　　图5-4-2 同一患者食管镜发现食管癌

（七）临床分期

目前国际上采用2010年第7版AJCC分期。

T分期：

T_1：肿瘤局限于一个亚区，和（或）最大径<2cm

T_2：肿瘤侵犯一个以上亚区或各个邻近部位，或者肿瘤最大径>2cm，但不超过4cm，无半喉固定

T_3：最大径超过4cm，或伴有半喉固定或侵犯食管

T_4：a. 中晚期局部病变：肿瘤侵犯甲状软骨/环状软骨，舌骨，甲状腺，软组织的中央部分（软组织的中央部分包括喉前带状肌和皮下脂肪）

　　　b. 晚期局部病变：肿瘤侵犯椎前筋膜，包绕颈动脉，或累及纵隔结构

N分期：

N_0：无区域淋巴结转移

N_1：同侧单个淋巴结转移，最大径≤3cm

N_2：同侧单个淋巴结，最大径>3cm，但≤6cm；同侧多个淋巴结，最大径不>6cm；双侧或对侧淋巴结转移，最大径不>6cm

　N_{2a}：同侧单个淋巴结，最大径>3cm，但≤6cm

　N_{2b}：同侧多个淋巴结，最大径不>6cm

　N_{2c}：双侧或对侧淋巴结转移，最大径不>6cm

N_3：转移淋巴结最大径>6cm（Ⅶ区淋巴结转移归为区域淋巴结）

临床分期：

Ⅰ：$T_1N_0M_0$

Ⅱ：$T_2N_0M_0$

Ⅲ：$T_3N_0M_0$，$T_{1\sim3}N_1M_0$

Ⅳa：$T_{4a}N_{0\sim2}M_0$；$T_{1\sim3}N_2M_0$

Ⅳb：anyT N_3M_0，T_{4b} anyNM_0

Ⅳc：M_1

六、治疗原则

下咽癌治疗决策应遵循：最大可能地提高肿瘤的局部区域控制率，尽量降低治疗手段对器官功能损害的程度的原则。

NCCN2016指南，据肿瘤的T分期和淋巴结分期推荐下咽癌治疗原则。

（一）能保全手术的患者（大多数T_1N_0，选择性T_2N_0）治疗选择

1. 根治性放射治疗　根据放疗疗效决定下一步治疗，原发灶完全缓解者，随诊；原发灶残存，手术切除，必要时加颈清扫。

2. 内镜或开放性手术部分下咽喉切除+同侧或双侧颈清扫　手术后无预后不良因素，随诊；有切缘阳性和（或）伴有淋巴结包膜外受侵，给予术后同期放化疗（Ⅰ类证据）；阳性切缘者可以选择再次手术或者放疗，T_2患者可以选择同期放化疗；有其他预后不良因素者，术后放疗或考虑同期放化疗。

3. 多学科临床研究。

（二）局部晚期肿瘤$T_{2\sim3}N_{0\sim3}$和T_1N^+需要行全喉全下咽切除的患者

1. 诱导化疗　根据诱导化疗疗效评估决定下一步治疗。

原发灶完全缓解，颈部病灶稳定或者改善者：根治性放射治疗（Ⅰ类证据）或同期放化疗（ⅡB类证据），根治性放疗或同期放化疗后进行疗效评价（后述），淋巴结有残存者，行颈清扫；颈部淋巴结临床完全缓解者，4~8周后治疗后再评价，淋巴结阴性，随诊；淋巴结阳性，颈清扫。

原发灶部分缓解，颈部病灶稳定或者改善者：可选择同期放化疗，疗效达完全缓解者，观察；肿瘤残存者行手术切除；或者选择手术治疗，术后处理同原发灶未达到部分缓解者。

原发灶未达到部分缓解者：手术治疗，术后无不良预后因素，随访观察。有切缘阳性和（或）伴有淋巴结包膜外受侵，给予术后同期放化疗（Ⅰ类证据）；有其他预后不良因素者，术后放疗或考虑同期放化疗。

2. 全喉全下咽切除+含Ⅵ区的颈清扫　术后无不良预后因素，随访观察。有切缘阳性和（或）伴有淋巴结包膜外受侵，给予术后同期放化疗（Ⅰ类证据）；有其他预后不良因素者，术后放疗或考虑同期放化疗。

3. 同期放化疗　同期放化疗后，原发灶完全缓解，颈部淋巴结残存，颈清扫；颈部淋巴结完全缓解，4~8周疗效评价，淋巴结阴性，观察，淋巴结阳性，颈清扫。

4. 多学科临床研究。

（三）同期放化疗或根治性放疗后颈部疗效评价方法以及后续处理

接受同期放化疗或根治性放疗后4~8周进行疗效评价。

1. 如果颈部肿瘤残存或进展，增强CT/MRI或者FDG-PET/CT检查评估疾病程度和有无远地转移，确认残存或进展，行颈清扫。

2. 如果颈部淋巴结有效，12周后FDG-PET/CT检查评估疾病程度和远地转移情况，淋巴结阴性

或<1cm，FDG-PET/CT 阴性，观察；淋巴结<1cm，FDG-PET/CT 阳性或者如果淋巴结>1cm，FDG-PET/CT 阴性，可选择观察/或颈清扫/或 B 超引导下细针穿刺，由外科医生和患者共同决定是否颈清扫；淋巴结>1cm，FDG-PET/CT 阳性，行颈清扫。

3. 或者8~12 周后行增强 CT/MRI，淋巴结阴性，随访；淋巴结阳性，颈清扫手术或者第12周后行 FDG-PET/CT 检查，根据上述淋巴结大小和 FDG-PET/CT 表现决定后续处理。

（四）$T_{4a}N_{0～3}$患者治疗选择

1. 手术+颈清扫 切缘阳性和（或）伴有淋巴结包膜外受侵，给予术后放疗（Ⅰ类证据）；有其他预后不良因素者，术后放疗或考虑同期放化疗。

2. 诱导化疗（Ⅲ类证据）根据诱导化疗疗效决定下一步治疗方案 原发灶完全缓解（CR）或部分缓解（PR），颈部淋巴结稳定或改善：CR 者，放射治疗，PR 者，同期放化疗。放疗或同期放化疗后，原发灶临床完全缓解，颈部肿瘤残存，颈清扫；原发灶临床完全缓解，颈部临床完全缓解，4~8周后，增强 CT/MR 进行治疗后评价，如果颈部阴性，观察，阳性，颈清扫。

原发灶未达到部分缓解或颈部淋巴结进展：手术+颈清扫（适应证），术后无不良预后因素，术后放疗；术后有不良预后因素，切缘阳性和（或）伴有淋巴结包膜外受侵，给予术后放疗（Ⅰ类证据）；有其他预后不良因素者，术后放疗或考虑同期放化疗。

3. 同期放化疗（Ⅲ类证据） 原发灶临床完全缓解，颈部残存，行颈清扫。原发灶和颈部均临床完全缓解，4~8 周后，增强 CT/MR 进行治疗后评价，阴性，观察；阳性，颈清扫。

4. 多学科临床研究。

（五）新诊断的 T_{4b}、$N_{0～3}$和淋巴结不能切除者以及不适宜手术患者的治疗选择

1. 首选加入临床研究。

2. 根据一般状况评分给予治疗推荐 一般状况评分0~1 分患者，给予同期放化疗或者诱导化疗+放射/同期放化疗；一般状况评分2 分患者，给予者根治性放疗加或不加同期化疗；一般状况 3 分患者，给予姑息放疗或者单药全身化疗或者最好的支持治疗。

（六）初始诊断 M_1患者

1. 首选进行临床研究。

2. 根据原发灶部位考虑局部区域治疗。

3. 根据一般状况评分给予治疗推荐全身治疗 一般状况评分0~1 分患者，给予顺铂+5 氟尿嘧啶+西妥昔单抗（1 类证据）；或者联合化疗；或者单药全身治疗；较少转移灶患者可以手术/放疗/放化疗；一般状况评分2 分患者，单药全身治疗或者最好的支持治疗；一般状况 3 分患者，给予最好的支持治疗。

（七）复发或残存肿瘤

1. 既往未放疗过的局部区域复发患者 可手术切除者，可选择手术切除，无不良预后因素，观察；有不良预后因素，参考初次手术患者术后有不良预后因素处理原则。或者选择同期放化疗，如有可能对残存肿瘤给予治疗。不能手术切除者，参考新诊断不能手术切除患者的原则。

2. 既往接受过放射治疗的局部区域复发或第二原发癌患者 可手术切除者，手术切除加或不加术后再放疗或者化疗或同期放化疗，优先考虑临床研究。不能手术切除者，再程放疗加或不加全身化疗，或者全身化疗或最好支持治疗。

3. 伴有远地转移的复发或者残存患者 只有远地转移者，参考新诊断的远地转移患者治疗原则或者加入临床研究。

4. 远地转移伴有局部区域失败患者 优先参加临床研究；也可参考新诊断的远地转移患者的治疗原则；或者根据原发病灶的范围和症状的严重程度先行局部区域治疗，根据疗效和区域治疗结果再考虑全身治疗。

七、下咽癌的放射治疗

（一）放射治疗目的

下咽癌根据患者一般情况，病期早晚和患者的意愿，参考治疗指南的治疗原则，选择合适的治疗方案，放射治疗在下咽治疗中的方式主要有术前放疗，术后放疗，以及根治性放射治疗等几种情况。放射治疗技术有常规放射治疗和三维适形/调强放疗等。

（二）放疗前准备

放射治疗前需要进行口腔处理，一般性的口腔处理完成后，间隔 2~3 天即可开始放疗，拔牙后最好休息 1~2 周，创面愈合后开始放疗。有些患者由于颈部淋巴结巨大，侵犯颈动脉鞘以及其他组织和结构，伴有剧烈头痛，应给予镇痛治疗；有些患者的肿瘤合并有坏死，感染，应给予抗感染治疗。有些患者原发肿瘤巨大，破坏和占据喉腔，挤压气道，导致呼吸困难，放疗时症状可进一步加重，必要时需先行气管切开。

积极处理其他合并症和解决营养支持问题。

（三）放射治疗技术

1. 常规放射治疗　随着放射治疗设备的更新和技术的进步，临床上常规二维放疗技术的应用已经逐渐减少，简要介绍如下。

2. 放射源的选择　以 6~8MV 高能 X 线为首选，通过缩野技术和联合电子线的应用达到保护脊髓和满足肿瘤治疗剂量的要求。

3. 照射体位　体位要舒适，摆位简单且重复性好，最常采用的体位是仰卧位，头垫平架，选用合适型号的头枕使颈椎拉直，面罩固定，采用水平对穿照射野，在模拟机下摄定位片，并按照射野的形状及大小制作整体铅挡。

4. 照射野设计　主要采用两侧面颈野对穿照射+下颈锁骨上野垂直照射技术。

（1）下咽癌照射野需要上至颅底，下至胸廓入口，包括整个咽侧间隙、口咽、下咽部、喉部、颈段食管入口及颈部和咽后淋巴引流区。

（2）照射野的设计通常有两种方案　第一种，两侧面颈野对穿照射+下颈锁骨上野垂直照射，此种方案适合患者颈部较长，病变相对较小，颈部淋巴结不在分野部位，病变无食管受侵。第二种，两侧对穿照射大野，参考术后放射治疗野设计。这种方案适用于患者颈部短粗，原发肿瘤较大，侵犯食管入口或者颈段食管，或者颈部有较大转移淋巴结，此类患者如果采用面颈联合野+下颈切线野的方案，会造成面颈联合野下界与原发肿瘤安全局不够或者在原发肿瘤上分野，原发肿瘤剂量不够或者不确定。

（3）面颈联合野下界设置在环状软骨下缘时，距肿瘤下界能够满足在 2cm 安全距的要求。肿瘤剂量在 DT36Gy 后，避开脊髓，后颈电子线补量，脊髓以前范围继续用 X 线照射至 DT60Gy 时缩野至肿瘤区，推量到 70Gy。由于下咽部有肿瘤，为了避免面颈联合野与下颈切线野衔接时造成的脊髓剂量重叠，在面颈联合野脊髓部位设置脊髓挡块。

4. 放疗剂量　放射治疗剂量根据治疗目的决定，原发肿瘤/阳性淋巴结根治性放疗通常给予 70Gy，原发肿瘤邻近区域，阳性淋巴结区域及邻近区域给予 60Gy，颈部预防区给予 50Gy。术前放疗需要给予原发肿瘤 50Gy。

5. 术后常规放射治疗照射野设计　对术后具有高危复发因素，需要放射治疗的患者，照射范围应该包括所有手术区域，并根据手术切除程度和安全距离的大小，决定对残存肿瘤或瘤床是否缩野加量。由于下咽癌需要术后放射治疗患者通常是晚期患者，颈部淋巴结转移 N_2 以上，多数已行改良颈清扫，因此希望能够将整个颈部及原发肿瘤区域放在同一个照射范围之内，通常采用两侧对穿大野照射。左侧野：机架 90°，床角 10°；右侧野：机架 270°，床角 350°，两野水平对穿照射，DT36Gy 后，避开脊髓，后颈电子线补量，脊髓以前范围继续 X 线照射至 DT50Gy 时缩野至高危区，如无明显肿瘤残存，推量至 60Gy，如有肿瘤残存，则 DT60Gy 后，再次缩野至肿瘤区，推量到 66~70Gy。

八、调强适形放射治疗技术

随着治疗设备的换代升级及计划系统的完善，国内越来越多的单位可以开展适形调强放射治疗技术，利用调强放射治疗物理剂量分布的优势，提高肿瘤局部控制和减少正常组织损伤。

（一）体位固定

放射治疗对体位重复性要求高，要求很好的固定方式，选用合适的头枕或者个体化头枕，采用热塑膜头颈肩固定方法。

（二）扫描范围

从头顶到胸廓入口下至少 3cm，通常扫描到隆突水平，层厚 3mm，静脉注射对比增强剂。

（三）靶区定义

如果患者接受了诱导化疗，靶区应该按照化疗前的侵犯范围，参照诱导化疗后的肿瘤缩退情况，以肿瘤和周围组织的相对关系来确定，并充分利用皮肤，骨骼，肌筋膜和气腔等天然屏障。

（四）大体肿瘤（GTVp）

临床检查和 CT/MRI 等影像学检查以及内镜，间接镜检查获得原发肿瘤信息。特别指出，内镜检查和间接喉镜检查对发现黏膜病变非常重要，有时由于病变表浅，CT/MRI 可能无阳性发现。内镜检查和间接喉镜检查对确定 GTV 的位置非常有帮助，有些首先以原发不明颈转移癌诊断的患者，经过内镜和间接镜检查最终发现时下咽癌，尤其是内镜下的窄带光成像（NBI）对帮助发现隐匿病灶有帮助（图 5-4-3）。

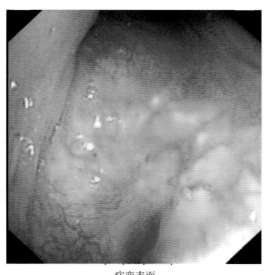 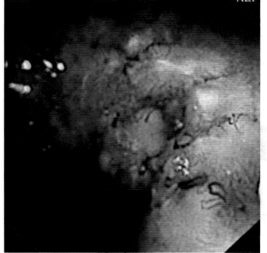

病变表面　　　　　　　　　　　　　　病变NBI

图 5-4-3 NBI 模式帮助发现较为隐匿的病灶

（五）阳性淋巴结（GTVnd）

阳性淋巴结的定义为 CT/MRI 检出的最大短径>1cm 的淋巴结，或者大小虽不超过 1cm，但淋巴结有明显坏死，环形强化等影像学表现，临床可判断为阳性淋巴结，或者 B 超引导下穿刺细胞证实。对于梨状窝外侧壁和咽后壁肿瘤而言，需要特别关注是否有咽后淋巴结转移。

（六）高危区（CTV1）

包括大体肿瘤邻近的亚临床区域和转移淋巴结区域以及相邻淋巴结区域。原发灶的高危区域，通常要求 CTV1 在 GTV 的范围外放不<2cm，并充分利用椎体、气腔，肌筋膜等自然屏障。下咽癌的淋巴引流区包括Ⅱ~Ⅴ区，咽后淋巴结区，根据原发灶的期别和颈转移淋巴结的期别决定淋巴引流区的危险性。不管淋巴结状态如何，同侧 CTV 应该包括咽后淋巴结引流区。对侧 N_0 时，CTV 对侧Ⅱ区上界可以到第一颈椎横突水平。

（七）低危区（CTV2）指可能出现淋巴结转移的区域。

（八）CTV1 和 CTV2 的范围应根据淋巴结的多少和转移淋巴结部位，大小适当调整（表 5-4-1）。

表 5-4-1　不同期别下咽癌推荐靶区定义及剂量

临床期别	GTV	CTV1	CTV2
$T_{1~2}N_0$	原发肿瘤	GTV 外放 2cm+Ⅳ Ⅱ，Ⅲ，同侧 RPN	IN Ⅳ，CNⅡ~Ⅳ
$T_{3~4}N_0$	原发肿瘤	GTV 外放 2cm+Ⅳ Ⅱ~Ⅴ，RPN，CNⅡ，Ⅲ，RPN，	CNⅣ
$T_{1~2}N_1$	原发肿瘤+阳性淋巴结	GTV 外放 2cm+Ⅳ Ⅱ~Ⅴ，RPN；CNⅡ~Ⅲ	CNⅣ~Ⅴ
$T_{1~2}N_{2a-b}$	原发肿瘤+阳性淋巴结	GTV 外放 2cm+Ⅳ Ⅱ~Ⅴ，RPN+CNⅡ，Ⅲ，RPN，	CNⅣ~Ⅴ
$T_{1~2}N_{2c}$	原发肿瘤+阳性淋巴结	GTV 外放 2cm+BN Ⅱ~Ⅴ，RPN	–
$T_{3~4}N_1$	原发肿瘤+阳性淋巴结	GTV 外放 2cm+IN Ⅱ~Ⅴ，RPN，CNⅡ，Ⅲ，RPN	CN Ⅳ，Ⅴ
$T_{3~4}N_{2a-b}$	原发肿瘤+阳性淋巴结	GTV 外放 2cm+IN Ⅱ~Ⅴ，RPN+CN RPN，Ⅱ~Ⅲ	CNⅣ~Ⅴ
$T_{3~4}N_{2c}$	原发肿瘤+阳性淋巴结	GTV 外放 2cm+BNⅡ~Ⅴ，RPN	–
剂量范围	70Gy	60Gy	50~56Gy

注：IN 同侧，CN 对侧，RPN 咽后淋巴结 BN 双侧

（九）靶区勾画

靶区定义和腔镜/间接喉镜/CT/MRI 获得的 GTV 和 GTVnd 信息，在定位 CT 上勾画靶区和危及器官，勾画界面要求同时显示横断面，冠状位和矢状位（图 5-4-4~9）选择合适的窗宽窗位，需要在不同的标准窗宽和窗位间变换，清楚显示肿瘤和脂肪间隙，便于勾画 GTVp/GTVnd 和 CTV。

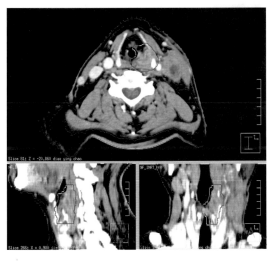
图 5-4-4　原发肿瘤勾画（GTVp）

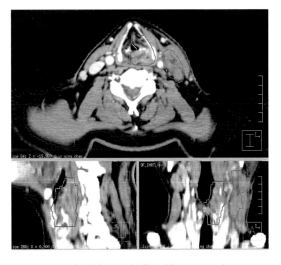
图 5-4-5　原发肿瘤和阳性淋巴结（GTVp 和 GTVnd）

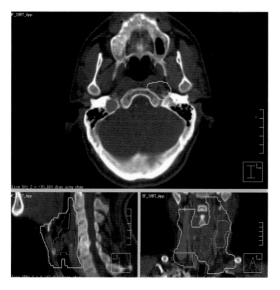

图 5-4-6　绿色线条为高危区（CTV1）

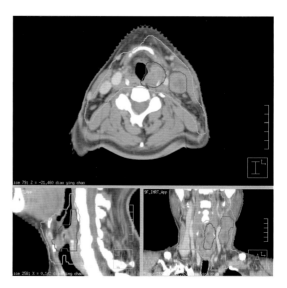

图 5-4-7　黄色线条为低危区（CTV2）

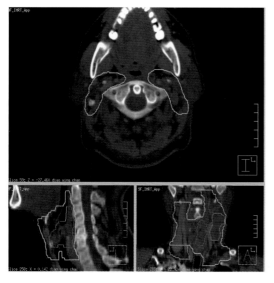

图 5-4-8　代表性层面，C₁横突水平

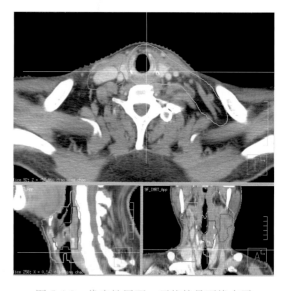

图 5-4-9　代表性层面，环状软骨下缘水平

（十）PTV 确定

由于下咽和喉是活动器官，发生吞咽动作时，喉向前上移动，距离可以达 2～3cm，因此，在设定 PTV 时，需要考虑到喉和下咽的活动，通常在前上方向外放 1cm，前后左右下方向外放 0.5cm。同时告知患者在治疗时尽量避免吞咽动作，治疗时尽可能使用治疗时间短技术，如 VMAT 和 Rapid ARC 等调强放射治疗技术。

（十一）剂量限制

脊髓最大剂量 PRV≤40Gy；脑干最大剂量 PRV≤40Gy；单侧腮腺 50% 体积接受剂量≤30Gy；早期病变腮腺 50% 体积接受的剂量<20Gy，对于两侧淋巴结转移不同的情况，双侧腮腺限制剂量可以不

同。下颌骨最大剂量≤60Gy。臂丛神经<60Gy；气管造瘘口≤50Gy；有下列情况者：明显的声门下侵犯、急诊造瘘、Ⅵ区淋巴结结外侵犯、切除边缘接近或阳性，应加量至60~66Gy。

（十二）放射治疗计划评价

从两个方面判断计划是否合理：①DVH是否满足处方剂量要求，通常要求至少95%PTV满足靶区的处方剂量，PTV接受>110%的处方剂量的体积应<20%，PTV接受<93%的处方剂量的体积应<3%，PTV外的任何地方不能出现>110%处方剂量；②每一个层面均需浏览，避免高剂量区/热点落在重要结构如软骨，气管环，颈鞘、神经根等部位，以及肿瘤区明显欠量（图5-4-10）。

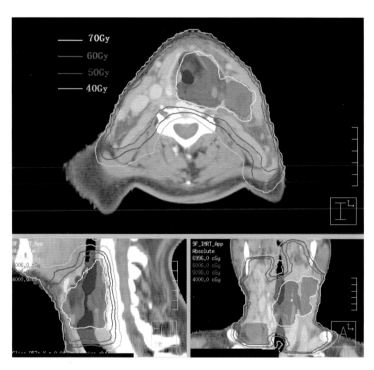

图5-4-10 放射治疗计划代表性层面，从横断位、冠状位、矢状位三位方向评估

（十三）放射治疗计划的执行和验证

放射治疗计划执行前需要进行剂量验证，符合要求后方能执行。在现代放射治疗条件下，至少要求每周一次进行等中心验证（图5-4-11），对采用图像引导的调强放射治疗技术的，一般采用前5次治疗每次锥形束CT扫描，配准，获得系统误差和随机误差，以后每周1次锥形束CT扫描，误差>3mm者需要调整。

（十四）放射治疗第二计划的情形

对于局部晚期或者颈部淋巴结巨大者以及治疗过程中体重下降明显者，原发肿瘤和（或）颈部淋巴结缩小明显，肿瘤的相对位置发生改变，使得原有靶区不能很好地涵盖肿瘤，或者正常组织/危及器官受到超量照射，需要行第二次治疗计划，通常在肿瘤40~50Gy时重新进行CT模拟定位扫描，将图像与第一次计划的CT图像融合，观察和评价肿瘤/外轮廓变化，根据治疗前肿瘤与正常组织的关系适当调整靶区，尽可能使得肿瘤获得所需要的治疗剂量，正常组织和危及器官获得最佳保护。

（十五）放疗并发症及处理

下咽癌的治疗多为手术和放射治疗的综合治疗，即便是早期单纯放疗的病变，由于放疗采用较大的照射野，因此本病的治疗过程中不可避免地出现相应的并发症。

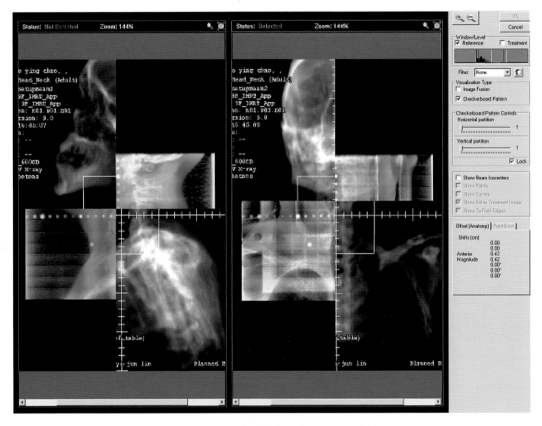

图 5-4-11 EPID 验证等中心位置以及配准情况

常见的放疗并发症包括急性反应和晚期损伤。

急性放疗反应主要发生于照射过程中，常见急性反应包括：

（1）急性黏膜反应 照射野内的正常黏膜受到一定剂量的照射后，可表现为程度不等的充血、水肿、糜烂或伪膜形成，病人表现为口腔、咽喉肿痛、吞咽困难、声音嘶哑等。

（2）口腔干燥、味觉障碍 由于唾液腺、味蕾在照射过程中受到一定程度的损伤而导致口腔干燥、味觉障碍的发生。以后，随着放疗的结束及一段时间的恢复，口腔干燥、味觉障碍可有一定程度的恢复，味觉在放疗后 6~18 个月内可恢复基本正常，但口干一般不能恢复到正常水平。

（3）喉水肿 一般在放疗后 6 个月消退。超过 6 个月仍持续存在的喉水肿，应警惕有肿瘤残存或复发的危险，应紧密随访，必要时活检证实，但应注意活检有可能导致周围喉软骨坏死的危险。

放射性皮肤反应，现代放疗技术条件下，放射性皮肤反应通常在 2 级以下。

（十六）晚期损伤 下咽癌放射治疗的晚期损伤主要发生在接受高剂量照射的病例，常见的晚期损伤包括[10~25]：①喉软骨坏死、软组织坏死：出现的概率为 2%~4%；②严重喉水肿需要紧急气管切开者，占 1%~6%；③颈部皮肤纤维化出现的概率为 11%；④单纯放射治疗后因吞咽困难而需要胃造瘘者约为 2%~7%，术后放射治疗患者出现的概率为 16%；⑤与放射治疗有关的死亡率，单纯放疗约为 1%~3%，主要与放射治疗后咽、食管狭窄导致的恶病质、吸入性肺炎、喉水肿窒息等因素有关。对单纯放射治疗出现的晚期损伤如进行手术挽救，则死亡率上升至 5%~6%，主要死因为手术切口坏死、咽瘘、颈动脉破裂出血等。

（十七）放射治疗的疗效和影响因素及预后

下咽癌总体疗效差，美国 SEER 数据库中 1988~2008 年收治的下咽癌患者，人群分析总体 5 年生存率为 30%左右[26]。欧洲 1999~2008 年收治的下咽癌，人群分析总体 5 年生存率为 25%左右[27]。下咽癌的疗效与临床分期和综合治疗模式密切相关。Ⅰ~Ⅱ期下咽癌根治性放疗的结果，5 年总生存率为 50%~60%，5 年疾病特异性生存率 60%~70%左右，T_1 和 T_2 患者 5 年疾病特异生存率分别为 80%~90%和 60%~70%左右[19,28~36]。

对晚期病变，无论是单纯手术还是单纯放射治疗，总的效果均不理想，前者的 5 年生存率为 30%~40%，后者的 5 年生存率为 10%~20%。Blanchard 等[37]比较了临床研究中所包含的 2767 例局部晚期下咽癌的局部单纯放疗和加入化疗后的生存获益情况，5 年生存率绝对获益为 3.9%，从 25.8%提高到了 29.7%。这一数据体现了局部晚期下咽癌目前总体治疗效果。

综合治疗可以提高下咽癌的治愈率，Bova 等[38]总结了 180 例下咽癌接受手术+/-术后放疗的结果，5 年疾病特异生存率为 52%。中国医学科学院肿瘤医院的研究资料显示，其中术前放射治疗组的 5 年局部控制率、总生存率、无瘤生存率分别为 77.4%、58.1%、51.6%；而单纯放射治疗则分别为 55.0%、29.4%、32.5%，组间差异显著。术前放射治疗有助于选择保守手术保留喉功能，且不影响生存，不增加并发症。术前放疗 50Gy 与 40Gy 相比较，前者能够提高下咽癌的远期生存率，且不增加放射治疗引起的术后并发症，有望增加喉功能的保全率[39~43]。

中国医学科学院肿瘤医院放射治疗科与头颈外科开展的局部晚期头颈部鳞癌术前同期放化疗于术前放疗的临床研究结果，其中下咽癌/喉癌 83 例，术前同期放化疗 42 例，5 年生存率达到 60%，保喉率 74.4%，综合治疗在下咽癌治疗中的有一定优势，由于样本量较小，未能检验出统计学差异来，有待进一步扩大样本量验证[44]。

九、影响预后的因素

（一）性别、年龄

一般而言，女性患者预后好于男性，年轻患者预后好于年老者。但应注意，年轻患者以后发生第二原发癌危险性则明显增加。

（二）肿瘤部位

梨状窝癌预后明显好于环后区和咽壁区癌，其原因主要与前者的病变相对较局限有关；而发生于梨状窝尖部的肿瘤，容易向四周浸润发展，其预后较梨状窝其他壁发生的肿瘤明显变差。

（三）原发肿瘤

随着 T 分期的升高以及肿瘤负荷的增加肿瘤的局部控制率和治愈率明显下降。有研究表明，原发肿瘤>30ml 与<30ml 患者 3 年疾病特异生存率分别为 20%和 75%，3 年无原发肿瘤复发生存率分别为 20%和 72%[45,46]。

（四）淋巴结转移

有淋巴结转移者的生存率较无淋巴结转移者可下降 28%，而且随着 N 分期的增加及淋巴结包膜外受侵，生存率又将继续下降 12%。淋巴结转移与远地转移呈正相关[9,47~50]。

（五）分化程度

肿瘤细胞分化程度低的肿瘤局部控制率要高于分化好的肿瘤，但前者治疗失败的主要原因为远处转移，而后者失败原因主要为局部未控或复发，因此它们对总生存的影响不大。

（六）治疗因素

1. 时间剂量因素　Ang 等[51]报道的 213 例局部进展的口腔、口咽、喉、下咽癌患者手术后按危险因素分组放疗，危险因素包括淋巴结转移区域≥1 区，淋巴结转移数量≥2 个，淋巴结直径>3cm，镜下切缘阳性，外周神经受侵、口腔癌、淋巴结外侵犯。低危组：无任何危险因素→无放疗；中危组：1 个危险因素（不包括淋巴结外侵犯）给予 57.6Gy/32 次；高危组：≥2 个危险因素或淋巴结外侵犯给予 63Gy/35 次或同期增量放疗，结果 5 年局部控制率、总生存率分别为：低危组 90%/83%，中危组 94%/66%，高危组 68%/42%。总的治疗时间<11 周可提高局部区域控制率，同期增量放疗有改善总生存率的趋势。

2. 分割方式　20 世纪 70~80 年代针对头颈部肿瘤开展了大量的改变分割模式的临床研究，已经有多次荟萃分析证实了改变分割模式能够提高头颈部肿瘤放射治疗疗效[52]。Bourhis 等[53,54]对不同分割方式在头颈肿瘤治疗中的作用进行了荟萃分析，收集了 1970~1998 年的 15 项随机分组试验，共有6515 例患者，总生存率提高了 3.4%，5 年总生存率由 36.3% 提高到 39.7%。其中超分割的 5 年总生存率绝对获益为 8.2%，局部控制率 5 年绝对获益为 9.2%。RTOG9003 研究 10 年随访结果显示只有超分割显示了局部控制和生存上的获益[55]。

在超分割放疗的基础上增加同期化疗，尽管有研究表明能够提高疗效，但同时加速超分割放疗和同期放化疗可能造成不良反应的增加也不容忽视[55~61]。

十、综合治疗

（一）术前放疗

中国医学科学院肿瘤医院的材料显示，术前放射治疗有助于选择保守手术保留喉功能，且不影响生存，不增加并发症[40~43]。

（二）术前同期化放疗

中国医学科学院肿瘤医院放射治疗科与头颈外科开展的局部晚期头颈部鳞癌术前同期放化疗于术前放疗的临床研究结果，其中下咽癌/喉癌 83 例，术前同期放化疗 42 例，5 年生存率达到 60%，保喉率 74.4%，综合治疗在下咽癌治疗中的有一定优势，由于样本量较小，未能检验出统计学差异来，有待进一步扩大样本量验证[8,44]。

（三）术后同期放化疗

术后同期化放疗随机分组研究最有力的证据来自美国放射治疗协作组（RTOG）和欧洲癌症研究与治疗组织（EORTC）完成的头颈部肿瘤术后同期放化疗的随机分组 RTOG-9501 和 EORTC-22931 研究，结果显示对于术后有切缘安全距不够或者淋巴结包膜外受侵的患者，术后同期化疗降低了局部复发率和提高了总的生存率[62~65]。

（四）诱导+同期或者同期放化疗对可手术局部晚期下咽癌的喉功能保全治疗

Hitt[66,67]和 Pointreau 等[68]研究的结果显示：对于可手术切除（需要行全喉切除）的下咽癌，可以采用诱导化疗或同期放化疗等喉功能保全的非手术治疗手段，根据对这些治疗的反应，决定是否需要手术的参与以及参与的程度（颈淋巴结清扫或根治性手术+术后放化疗）。

（五）诱导化疗或同期放化疗提高不可手术切除的下咽癌的疗效研究

Vermorken 等[69]报道的 TAX 323 研究，358 例不可手术切除的局部晚期头颈部鳞癌随机分为 TPF 化疗 3 周期，或 PF 化疗 3 周期，之后行放疗 70Gy 方案比较，结果显示 TPF 组提高了总生存率（37% vs 26%）。因此，对于不能手术切除的局部晚期下咽癌，如果一般情况允许，推荐选择 TPF 方案诱导化疗+同期放化疗的方案。Posner 等[70]的研究证实 TPF 方案联合同期放化疗优于 PF 诱导方案。

（六）诱导化疗联合同期放化疗

TPF 方案诱导化疗优于 PF 方案，同期放化疗优于单纯放疗，两者结合能否进一步提高疗效？最近完成的两个临床研究 PARADIGM[71]和 DeCIDE[72]分别选择局部晚期头颈部鳞癌和 $N_{2~3}$ 头颈部鳞癌作为研究对象。两个研究均未能完成计划病例入组，结果未能显示 TPF 诱导化疗联合同期放化疗/放疗进一步提高疗效，诱导化疗联合同期放化疗在局部晚期头颈部鳞癌治疗中的作用尚不明确。

（七）分子靶向治疗

随着肿瘤分子生物学的进展，肿瘤生长的调控途径和信号传递途径认识进一步加深，肿瘤生长调控的方法和药物不断出现，在头颈部肿瘤中，表皮生长因子受体表达与预后的关系以及治疗策略日趋成熟。

表皮生长因子受体（EGFR）是一种膜受体酪氨酸激酶，该蛋白全长 170kD，以二聚体形式存在。表皮生长因子与受体结合成为表皮生长因子受体复合物，进一步激活酪氨酸激酶，刺激细胞内 DNA 的合成，通过多种途径引起细胞的增殖。在 SCCHN 中，EGFR 经常是过表达的，EGFR 通道被非正常激活。不仅如此，许多研究表明，EGFR 的表达是 SCCHN 重要的预后因素，它的过表达预示着相对差的总生存和无病生存率，而且局部复发率更高头颈部肿瘤表皮生长因子受体高表达，文献报道的阳性率在 80%~90%[73~79]。

越来越多的 EGFRIs 应用在头颈部肿瘤中，如单克隆抗体（mAbs）、酪氨酸激酶抑制剂（TKIs）、抗毒素等等，但大部分研究集中在西妥昔单抗（cetuximab）、尼妥珠单抗（nimotuzumab，h-R3）上。帕尼单抗（panitumumab）、zalutumumab、酪氨酸激酶抑制剂如吉非替尼（gefitinib）、厄洛替尼（erlotinib）、拉帕替尼（lapatinib）等的应用仍处于临床研究阶段[80~85]。

Bonner 研究[86,87]将 424 例局部晚期头颈肿瘤患者随机分到 cetuximab 与放疗同期使用组或单纯放疗组。其结果显示，结合 cetuximab 组较单纯放疗组明显提高了局部控制、总生存和无进展生存，两组 5 年总生存率分别是 45.6% 和 36.4%。毒性不良反应方面，除了痤疮样皮疹和输液反应外，3 度及以上毒性不良反应的发生率两组比较差异无统计学意义。

由于同期放化疗在头颈部肿瘤治疗中的作用得到肯定以及表皮生长因子在头颈部肿瘤中高表达以及高表达与预后的负相关性，RTOG0522 研究试图证实同期放化疗+西妥昔单抗是否优于同期放化疗，2011 年 ASCO 会议上的初步报道结果，未能显示同期放化疗+西妥昔单抗优于顺铂同期放化疗，2014 年长期随访结果未能证实同期放化疗基础上增加分子靶向治疗药物进一步提高了远期疗效[88]。术后放疗的 RTOG0234 研究[89]结果也不能说明同期放化疗+表皮生长因子受体抑制剂能够提高疗效，进一步结果需要从 RTOG1216 研究中获得。其他靶向治疗药物如 Erlotinib 的 II 期临床研究结果也未能证实 Erlotinib 联合同期放化疗进一步提高了疗效[90]。

从同期放化疗以及改变分割模式的单纯放疗和分子靶向治疗的获益人群分析结果看，年龄大者获益较少，尤其是对同期放化疗和改变分割模式单纯放疗的耐受性差，因此对于老年人，选择放射治疗+分子靶向治疗可能更合适。分子靶向治疗在头颈部中应用需要寻找新的分子生物学标志物来指导选择有效的人群。

十一、挽救治疗

下咽癌由于解剖结构的特殊性，甲状软骨以及喉结构对放疗的耐受性剂量限制，一般不能接受第二程放射治疗。对首程接受非手术治疗的患者，局部和区域复发首选手术治疗，术后根据情况可采用化疗或分子靶向治疗。对于首程采用手术治疗的患者，如能行再程手术，可考虑再程手术，术后根据情况决定能否行放疗或放化疗。

对于手术后，放疗后以及顺铂化疗后失败的患者，可考虑二线方案化疗联合分子靶向治疗。

参 考 文 献

1. Mousavi SM，Hemminki K. Cancer incidence，trends，and survival among immigrants to Sweden：a population-based study. Eur J Cancer Prev 24 Suppl，2015，1：S1-S63.

2. Braakhuis BJ，Leemans CR，Visser O. Incidence and survival trends of head and neck squamous cell carcinoma in the Neth-

erlands between 1989 and 2011. Oral Oncol, 2014, 50：670-675.

3. Kumar R, Drinnan M, Robinson M, et al. Thyroid gland invasion in total laryngectomy and total laryngopharyngectomy：a systematic review and meta-analysis of the English literature. Clin Otolaryngol, 2013, 38：372-378.

4. Okada K, Tsuchida T, Ishiyama A, et al. Endoscopic mucosal resection and endoscopic submucosal dissection for en bloc resection of superficial pharyngeal carcinomas. Endoscopy, 2012, 44：556-564.

5. Garden AS：The larynx and hypopharynx. in Cox, J. D. Ang, K. K ed. Radiation oncology, Rationale, Technique, Results 4th ed, 2003, 255-281.

6. Kruser TJ, Shah IIK, Hoffman HT, et al. Chapter 46 Hypopharynx. Principles and practice of radiation oncology, 6th edition. LIPPINCOTT WILLIAMS & WILKINS, 2013, 3178-3234.

7. Wang CC. Carcinoma of the hypopharynx. In：Wang C, ed. Radiation therapy for head and neck neoplasm：indicatiion, techniques and results. 2nd ed. Chicago：Year book, 1990.

8. 易俊林, 罗京伟, 徐国镇. 下咽癌 见：殷蔚伯, 余子豪, 徐国镇, 胡逸民主编. 肿瘤放射治疗学. 第 4 版, 北京：中国协和医科大学出版社出版, 2007.

9. Chung EJ, Lee SH, Baek SH, et al. Pattern of cervical lymph node metastasis in medial wall pyriform sinus carcinoma. Laryngoscope, 2014, 124：882-7.

10. Taylor JM, Mendenhall WM, Lavey RS. Dose, time, and fraction size issues for late effects in head and neck cancers. Int J Radiat Oncol Biol Phys, 1992, 22：3-11.

11. Dedivitis RA, Aires FT, Cernea CR, et al. Pharyngocutaneous fistula after total laryngectomy：A systematic review of risk factors. Head Neck, 2014.

12. Esteller E, Leon X, de Juan M, et al. Delayed carotid blow-out syndrome：a new complication of chemoradiotherapy treatment in pharyngolaryngeal carcinoma. J Laryngol Otol, 2012, 126：1189-1191.

13. Kashima ML, Eisele DW. Complication of esophageal self-dilation for radiation-induced hypopharyngeal stenosis. Dysphagia, 2003, 18：92-95.

14. Patel SN, Sauvageau E, Padhya TA. Rare treatment of radiation induced carotid pseudoaneurysm and ensuing carotid blow-out syndrome with placement of multiple contiguous endovascular stents：a case report. Am J Otolaryngol, 2013, 34：219-222.

15. Dietz A, Rudat V, Dreyhaupt J, et al. Induction chemotherapy with paclitaxel and cisplatin followed by radiotherapy for larynx organ preservation in advanced laryngeal and hypopharyngeal cancer offers moderate late toxicity outcome (DeLOS-I-trial). Eur Arch Otorhinolaryngol, 2009, 266：1291-300.

16. Fesneau M, Pointreau Y, Chapet S, et al. Concomitant chemoradiotherapy using carboplatin, tegafur-uracil and leucovorin for stage Ⅲ and Ⅳ head-and-neck cancer：results of GORTEC Phase Ⅱ study. Int J Radiat Oncol Biol Phys, 2010, 76：154-163.

17. Givens DJ, Karnell LH, Gupta AK, et al. Adverse events associated with concurrent chemoradiation therapy in patients with head and neck cancer. Arch Otolaryngol Head Neck Surg, 2009, 135：1209-1217.

18. Lee DS, Kim YS, Cheon JS, et al. Long-term outcome and toxicity of hypofractionated stereotactic body radiotherapy as a boost treatment for head and neck cancer：the importance of boost volume assessment. Radiat Oncol, 2012, 7：85.

19. Liu WS, Hsin CH, Chou YH, et al. Long-term results of intensity-modulated radiotherapy concomitant with chemotherapy for hypopharyngeal carcinoma aimed at laryngeal preservation. BMC Cancer, 2010, 10：102.

20. Machtay M, Moughan J, Farach A, et al. Hypopharyngeal dose is associated with severe late toxicity in locally advanced head-and-neck cancer：an RTOG analysis. Int J Radiat Oncol Biol Phys, 2012, 84：983-989.

21. Machtay M, Moughan J, Trotti A, et al. Factors associated with severe late toxicity after concurrent chemoradiation for locally advanced head and neck cancer：an RTOG analysis. J Clin Oncol, 2008, 26：3582-3289.

22. Modesto A, Laprie A, Vieillevigne L, et al. Intensity-modulated radiotherapy for laryngeal and hypopharyngeal cancer：minimization of late dysphagia without jeopardizing tumor control. Strahlenther Onkol, 2015, 191：225-233.

23. Nguyen-Tan PF, Zhang Q, Ang KK, et al. Randomized phase Ⅲ trial to test accelerated versus standard fractionation in combination with concurrent cisplatin for head and neck carcinomas in the Radiation Therapy Oncology Group 0129 trial：

long-term report of efficacy and toxicity. J Clin Oncol, 2014, 32：3858-3866.

24. Quon H, Leong T, Haselow R, et al. Phase Ⅲ study of radiation therapy with or without cis-platinum in patients with unresectable squamous or undifferentiated carcinoma of the head and neck：an intergroup trial of the Eastern Cooperative Oncology Group（E2382）. Int J Radiat Oncol Biol Phys, 2011, 81：719-725.

25. Toledano I, Graff P, Serre A, et al. Intensity-modulated radiotherapy in head and neck cancer：results of the prospective study GORTEC 2004-03. Radiother Oncol, 2012, 103：57-62.

26. Surveillance E and End-Results（SEER）Program. SEER * Stat Database：Incidence—SEER 17 Regs Research Data NsNCI, DCCPS, Surveillance Research Program, Cancer Statistics Branch. Released April, 2011.

27. De Angelis R, Sant M, Coleman MP, et al. Cancer survival in Europe 1999~2007 by country and age：results of EUROCARE—5-a population-based study. Lancet Oncol, 2014, 15：23-34.

28. Prades JM, Lallemant B, Garrel R, et al. Randomized phase Ⅲ trial comparing induction chemo-therapy followed by radiotherapy to concomitant chemoradiotherapy for laryngeal preservation in T3M0 pyriform sinus carcinoma. Acta Otolaryngol, 2010, 130：150-155.

29. Yoon MS, Chung WK, Ahn SJ, et al. Concurrent chemoradiotherapy with cisplatin and fluorouracil for locally advanced hypopharyngeal carcinoma. Acta Otolaryngol, 2008, 128：590-596.

30. Chan JY, Wei WI. Current management strategy of hypopharyngeal carcinoma. Auris Nasus Larynx, 2013, 40：2-6.

31. Keereweer S, Kerrebijn JD, Al-Mamgani A, et al. Chemoradiation for advanced hypopharyngeal carcinoma：a retrospective study on efficacy, morbidity and quality of life. Eur Arch Otorhinolaryngol, 2012, 269：939-946.

32. Paximadis P, Yoo G, Lin HS, et al. Concurrent chemoradiotherapy improves survival in patients with hypopharyngeal cancer. Int J Radiat Oncol Biol Phys, 2012, 82：1515-1521.

33. Studer G, Peponi E, Kloeck S, et al. Surviving hypopharynx-larynx carcinoma in the era of IMRT. Int J Radiat Oncol Biol Phys, 2010, 77：1391-1296.

34. Nishimura H, Sasaki R, Yoshida K, et al. Radiotherapy for stage Ⅰ or Ⅱ hypopharyngeal carcinoma. J Radiat Res, 2012, 53：892-899.

35. Komatsu M, Shiono O, Taguchi T, et al. Concurrent chemoradiotherapy with docetaxel, cisplatin and 5-fluorouracil（TPF）in patients with locally advanced squamous cell carcinoma of the head and neck. Jpn J Clin Oncol, 2014, 44：416-421.

36. Blanchard P, Tao Y, Veresezan O, et al. Definitive radiotherapy for squamous cell carcinoma of the pyriform sinus. Radiother Oncol, 2012, 105：232-237.

37. Blanchard P, Baujat B, Holostenco V, et al. Meta-analysis of chemotherapy in head and neck cancer（MACH-NC）：a comprehensive analysis by tumour site. Radiother Oncol, 2011, 100：33-40.

38. Bova R, Goh R, Poulson M, et al. Total pharyngolaryngectomy for squamous cell carcinoma of the hypopharynx：a review. Laryngoscope, 2005, 115：864-869.

39. 唐平章, 屠规益. 下咽癌的手术方式和综合治疗. 中华耳鼻咽喉科杂志 27（增刊）, 1992, 17-19.

40. 肖光莉, 高黎, 徐国镇, 等. 下咽癌的治疗. 中华放射肿瘤学杂志, 2002, 11：1-4.

41. 肖光莉, 徐国镇, 高黎, 等. 梨状窝癌术前放射治疗保留喉功能的价值. 中华放射肿瘤学杂志, 2001, 10：100-103.

42. 张宗敏, 唐平章, 徐震纲, 等. 不同术前放射治疗剂量在下咽鳞癌综合治疗中的意义. 中华放射肿瘤学杂志, 2004, 13, 1-3.

43. 张宗敏, 唐平章, 徐震纲, 等. 下咽鳞癌不同治疗方案的临床分析. 中华肿瘤杂志, 2005, 27：48-51.

44. 易俊林, 高黎, 徐震纲, 等. 局部晚期头颈部鳞癌术前同期放化疗与术前放疗的随机对照研究. 中华放射肿瘤学杂志, 2011, 20：363-367.

45. Chen SW, Yang SN, Liang JA, et al. Prognostic impact of tumor volume in patients with stage Ⅲ-ⅣA hypopharyngeal cancer without bulky lymph nodes treated with definitive concurrent chemo radio-therapy. Head Neck, 2009, 31：709-716.

46. Yang CJ, Kim DY, Lee JH, et al. Prognostic value of total tumor volume in advanced-stage laryngeal and hypopharyngeal carcinoma. J Surg Oncol, 2013, 108：509-515.

47. Dequanter D, Shahla M, Zouaoui Boudjeltia K, et al. Neck and mediastinal node dissection in pharyngolaryngeal tumors. Eur Ann Otorhinolaryngol Head Neck Dis, 2013, 130：5-7.

48. Hanai N, Ozawa T, Hirakawa H, et al. The nodal response to chemoselection predicts the risk of recurrence following definitive chemoradiotherapy for pharyngeal cancer. Acta Otolaryngol, 2014, 134：865-871.

49. Wang YL, Feng SH, Zhu J, et al. Impact of lymph node ratio on the survival of patients with hypopharyngeal squamous cell carcinoma：a population-based analysis. PLoS One, 2013, 8：e56613.

50. Wu Z, Deng XY, Zeng RF, et al. Using CT or MRI to assess locoregional spread to determine the radiotherapy target of hypopharyngeal carcinoma. Asia Pac J Clin Oncol, 2014, 10：e21-27.

51. Ang KK, Trotti A, Brown BW, et al. Randomized trial addressing risk features and time factors of surgery plus radiotherapy in advanced head-and-neck cancer. Int J Radiat Oncol Biol Phys, 2001, 51：571-578.

52. Chitapanarux I, Tharavichitkul E, Kamnerdsupaphon P, et al. Randomized phase Ⅲ trial of concurrent chemoradiotherapy vs accelerated hyperfractionation radiotherapy in locally advanced head and neck cancer. J Radiat Res, 2013, 54：1110-1117.

53. Bourhis J, Lapeyre M, Tortochaux J, et al. Accelerated radiotherapy and concomitant high dose chemotherapy in non resectable stage Ⅳ locally advanced HNSCC：results of a GORTEC randomized trial. Radiother Oncol, 2011, 100：56-61.

54. Bourhis J, Overgaard J, Audry H, et al. Hyperfractionated or accelerated radiotherapy in head and neck cancer：a meta-analysis. Lancet Oncol, 2006, 368：843-854.

55. Beitler JJ, Zhang Q, Fu KK, et al. Final results of local-regional control and late toxicity of RTOG 9003：a randomized trial of altered fractionation radiation for locally advanced head and neck cancer. Int J Radiat Oncol Biol Phys, 2014, 89：13-20.

56. Boulmay BC, Chera BS, Morris CG, et al. Definitive altered fractionation radiotherapy and concomitant weekly cisplatin for locally advanced head and neck cancer. Am J Clin Oncol, 2009, 32：488-491.

57. Chan AK, Sanghera P, Choo BA, et al. Hypofractionated accelerated radiotherapy with concurrent carboplatin for locally advanced squamous cell carcinoma of the head and neck. Clin Oncol (R Coll Radiol), 2011, 23：34-39.

58. Kawashima M, Hayashi R, Tahara M, et al. Prospective trial of chemotherapy-enhanced accelerated radiotherapy for larynx preservation in patients with intermediate-volume hypopharyngeal cancer. Head Neck, 2012, 34：1363-1368.

59. Newlin HE, Amdur RJ, Riggs CE, et al. Concomitant weekly cisplatin and altered fractionation radiotherapy in locally advanced head and neck cancer. Cancer, 2010, 116：4533-4540.

60. Tsao AS, Garden AS, Kies MS, et al. Phase Ⅰ/Ⅱ study of docetaxel, cisplatin, and concomitant boost radiation for locally advanced squamous cell cancer of the head and neck. J Clin Oncol, 2006, 24：4163-4169.

61. Budach V, Stuschke M, Budach W, et al. Hyperfractionated accelerated chemoradiation with concurrent fluorouracil-mitomycin is more effective than dose-escalated hyperfractionated accelerated radiation therapy alone in locally advanced head and neck cancer：final results of the radiotherapy cooperative clinical trials group of the German cancer society 95-06 prospective randomized trial. J Clin Oncol, 2005, 23：1125-1135.

62. Cooper JS, Pajak TF, Forastiere AA, et al. Postoperative concurrent radiotherapy and chemotherapy for high-risk squamous-cell carcinoma of the head and neck. N Engl J Med, 2004, 350：1937-1944.

63. Cooper JS, Zhang Q, Pajak TF, et al. Long-term follow-up of the RTOG 9501/intergroup phase Ⅲ trial：postoperative concurrent radiation therapy and chemotherapy in high-risk squamous cell carcinoma of the head and neck. Int J Radiat Oncol Biol Phys, 2012, 84：1198-1205.

64. Bernier J, Cooper JS, Pajak TF, et al. Defining risk levels in locally advanced head and neck cancers：a comparative analysis of concurrent postoperative radiation plus chemotherapy trials of the EORTC (#22931) and RTOG (#9501). Head Neck, 2005, 27：843-850.

65. Bernier J, Domenge C, Ozsahin M, et al. Postoperative irradiation with or without concomitant chemotherapy for locally advanced head and neck cancer. N Engl J Med, 2004, 350：1945-1952.

66. Hitt R, Grau JJ, Lopez-Pousa A, et al. A randomized phase Ⅲ trial comparing induction chemotherapy followed by chemoradiotherapy versus chemoradiotherapy alone as treatment of unresectable head and neck cancer. Ann Oncol, 2014,

25：216-225.

67. Hitt R，Lopez-Pousa A，Martinez-Trufero J，et al. Phase Ⅲ study comparing cisplatin plus fluorouracil to paclitaxel，cisplatin，and fluorouracil induction chemotherapy followed by chemoradiotherapy in locally advanced head and neck cancer. J Clin Oncol，2005，23：8636-8645.

68. Pointreau Y，Garaud P，Chapet S，et al. Randomized trial of induction chemotherapy with cisplatin and 5-fluorouracil with or without docetaxel for larynx preservation. J Natl Cancer Inst，2009，101：498-506.

69. Vermorken JB，Remenar E，van Herpen C，et al. Cisplatin，fluorouracil，and docetaxel in unresectable head and neck cancer. N Engl J Med，2007，357：1695-1704.

70. Posner MR，Hershock DM，Blajman CR，et al. Cisplatin and fluorouracil alone or with docetaxel in head and neck cancer. N Engl J Med，2007，357：1705-1715.

71. Haddad R，O'Neill A，Rabinowits G，et al. Induction chemotherapy followed by concurrent chemoradiotherapy（sequential chemoradiotherapy）versus concurrent chemoradiotherapy alone in locally advanced head and neck cancer（PARADIGM）：a randomised phase 3 trial. Lancet Oncol，2013，14：257-264.

72. Cohen EE，Karrison TG，Kocherginsky M，et al. Phase Ⅲ randomized trial of induction chemotherapy in patients with N2 or N3 locally advanced head and neck cancer. J Clin Oncol，2014，32：2735-2743.

73. Argiris A，Duffy AG，Kummar S，et al. Early tumor progression associated with enhanced EGFR signaling with bortezomib，cetuximab，and radiotherapy for head and neck cancer. Clin Cancer Res，2011，17：5755-5764.

74. Argiris A，Lee SC，Feinstein T，et al. Serum biomarkers as potential predictors of antitumor activity of cetuximab-containing therapy for locally advanced head and neck cancer. Oral Oncol，2011，47：961-966.

75. Brunner K，Fischer CA，Driemel O，et al. EGFR（HER）family protein expression and cytogenetics in 219 squamous cell carcinomas of the upper respiratory tract：ERBB2 overexpression independent prediction of poor prognosis. Anal Quant Cytol Histol，2010，32：78-89.

76. Su NW，Leu YS，Lee JC，et al. EGF and EGFR genetic polymorphisms predict prognosis in locally advanced pharyngolaryngeal squamous cell carcinoma patients receiving postoperative concurrent chemoradiotherapy. Onco Targets Ther，2014，7：2197-2204.

77. Szabo B，Nelhubel GA，Karpati A，et al. Clinical significance of genetic alterations and expression of epidermal growth factor receptor（EGFR）in head and neck squamous cell carcinomas. Oral Oncol，2011：47：487-496.

78. Weiss J，Hayes DN. Classifying squamous cell carcinoma of the head and neck：prognosis，prediction and implications for therapy. Expert Rev Anticancer Ther，2014，14：229-236.

79. Young RJ，Rischin D，Fisher R，et al. Relationship between epidermal growth factor receptor status，p16（INK4A），and outcome in head and neck squamous cell carcinoma. Cancer Epidemiol Biomarkers Prev，2011，20：1230-1237.

80. Cohen RB. Current challenges and clinical investigations of epidermal growth factor receptor（EGFR）-and ErbB family-targeted agents in the treatment of head and neck squamous cell carcinoma（HNSCC）. Cancer Treat Rev，2014，40：567-577.

81. Cripps C，Winquist E，Devries MC，et al. Epidermal growth factor receptor targeted therapy in stages Ⅲ and Ⅳ head and neck cancer. Curr Oncol，2010，17：37-48.

82. Licitra L，Bergamini C，Mirabile A，et al. Targeted therapy in head and neck cancer. Curr Opin Otolaryngol Head Neck Surg，2011，19：132-137.

83. Vermorken JB，Stohlmacher-Williams J，Davidenko I，et al. Cisplatin and fluorouracil with or without panitumumab in patients with recurrent or metastatic squamous-cell carcinoma of the head and neck（SPECTRUM）：an open-label phase 3 randomised trial. Lancet Oncol，2013，14：697-710.

84. Wirth LJ，Allen AM，Posner MR，et al. Phase I dose-finding study of paclitaxel with panitumumab，carboplatin and intensity-modulated radiotherapy in patients with locally advanced squamous cell cancer of the head and neck. Ann Oncol，2010，21：342-347.

85. Harrington K，Berrier A，Robinson M，et al. Randomised Phase Ⅱ study of oral lapatinib combined with chemoradiotherapy in patients with advanced squamous cell carcinoma of the head and neck：rationale for future randomised trials in human

papilloma virus-negative disease. Eur J Cancer, 2013, 49：1609-1618.

86. Bonner JA, Harari PM, Giralt J, et al. Radiotherapy plus cetuximab for squamous-cell carcinoma of the head and neck. N Engl J Med, 2006, 354：567-578.

87. Bonner JA, Harari PM, Giralt J, et al. Radiotherapy plus cetuximab for locoregionally advanced head and neck cancer：5-year survival data from a phase 3 randomised trial, and relation between cetuximab-induced rash and survival. Lancet Oncol, 2010, 11：21-28.

88. Ang KK, Zhang Q, Rosenthal DI, et al. Randomized Phase Ⅲ Trial of Concurrent Accelerated Radiation Plus Cisplatin With or Without Cetuximab for Stage Ⅲ to Ⅳ Head and Neck Carcinoma：RTOG 0522. J Clin Oncol, 2014.

89. Harari PM, Harris J, Kies MS, et al. Postoperative chemoradiotherapy and cetuximab for high-risk squamous cell carcinoma of the head and neck：Radiation Therapy Oncology Group RTOG-0234. J Clin Oncol, 2014, 32：2486-2495.

90. Martins RG, Parvathaneni U, Bauman JE, et al. Cisplatin and radiotherapy with or without erlotinib in locally advanced squamous cell carcinoma of the head and neck：a randomized phase Ⅱ trial. J Clin Oncol, 2013, 31：1415-1421.

第五章　喉　癌

罗京伟

第一节　概　述

喉癌（carcinoma of the larynx）是头颈部常见的恶性肿瘤之一，近年来喉癌的发病率有增多的趋势。发病年龄多集中于 50~70 岁，而<30 岁者发生喉癌的概率不超过 1%。性别比例中，男性多见，男女之比为 4:1，其中女性声门上区癌多于男性，而男性声门癌则多于女性。

一、病因[1,2]

（一）烟酒

早已明确吸烟与喉癌的发生有着明确的相关性，即吸烟者与非吸烟者相比，喉癌的发生率及第二肿瘤的发生率均明显增加，且疗后生存时间缩短。对单纯酗酒者是否增加喉癌的发生率目前仍无定论，但酗酒的同时合并嗜烟者喉癌的发生率则升高，尤其以声门上喉癌发病率升高明显。

（二）癌前病变

一些癌前病变主要为喉上皮增生症，包括角化症、黏膜白斑、乳头状瘤、重度不典型增生等都有发生癌变的危险性。

（三）HPV 感染

部分病人喉癌标本中可检测出 HPV，但因发生率低，尚不明确 HPV 与喉癌的关系。

（四）Plummer-Vinson 综合征

即缺铁性吞咽困难，以缺铁性贫血、吞咽困难和舌炎为主要症状，多见于 30~50 岁女性，不沾烟酒者，其患喉癌的概率远高于正常人群。此病症目前临床上已相当少见。

二、解剖学结构[3]

喉位于颈前中央，成人相当于第 4~6 颈椎椎体水平，喉结构主要由骨骼、黏膜和肌肉组成。其上方与口咽相延续，下方与气管相通，两侧及后方与下咽相连。解剖学上将喉分为声门上区、声门区和声门下区三个区域（图 5-5-1）。

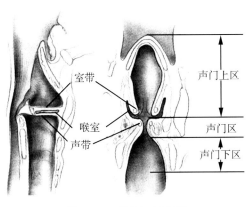

图 5-5-1　喉的解剖分区

（一）声门上区

是指声带以上的喉部，按照 UICC 标准，声门上区具体包括以下几个亚区（图 5-5-2）。

1. 舌骨上会厌，包括会厌尖、会厌舌面和会厌喉面。

2. 杓会厌皱襞、喉侧缘。

3. 杓状软骨部。

4. 舌骨下会厌。

5. 室带（假声带）。

（二）声门区

包括声带，前、后联合及声带游离缘下 0.5cm 范围内的区域（图 5-5-3）。

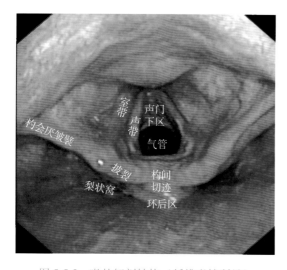

图 5-5-2　喉的解剖结构（纤维喉镜所见）

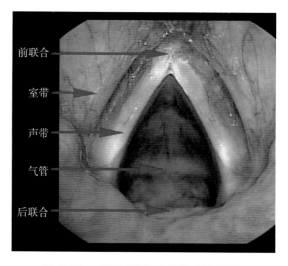

图 5-5-3　声门区结构（纤维喉镜所见）

（三）声门下区

是指声门区以下至环状软骨下缘水平，长约 2cm，包括声带游离缘下 5mm 至第一气管环上缘之间的结构。

喉旁有两个间隙（图 5-5-4，图 5-5-5），会厌前间隙和声门旁间隙。这些间隙和喉癌的局部扩展有着密切的关系。

会厌前间隙（图 5-5-4）形如倒置的锥体，上宽下窄，位于会厌之前。其后界为会厌，上方为舌会厌韧带和会厌溪，前方和侧方由甲状软骨和甲状舌骨膜组成，后方为舌骨下会厌软骨。会厌前间隙内充满脂肪组织。会厌软骨下部有多个穿行血管和神经的小孔与会厌前间隙相通，故会厌癌时易侵犯会厌前间隙。声门旁间隙（paraglottic space，图 5-5-5）左右各一，位于甲状软骨板内膜和甲杓肌之间，上通会厌前间隙，下达三角形膜。声门上癌常通过会厌前间隙发展到声门旁间隙，再经声门旁间隙发展到声门区。跨声门癌亦易向深层浸润侵及此间隙。

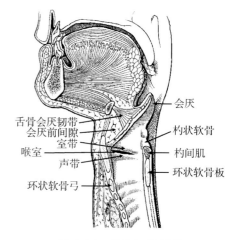

图 5-5-4　喉的矢状面图

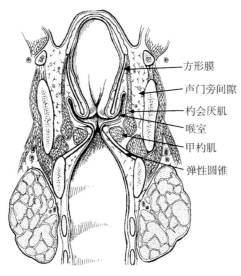

图 5-5-5　喉旁间隙

方形膜
声门旁间隙
杓会厌肌
喉室
甲杓肌
弹性圆锥

三、喉的淋巴引流

声门上、下区淋巴引流以声带为界限分别引流至不同的淋巴结组（图 5-5-6，图 5-5-7）。

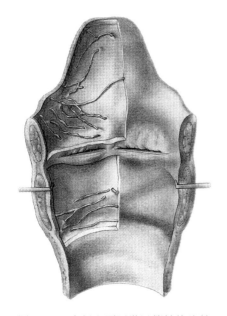

图 5-5-6　声门上下区淋巴管结构比较

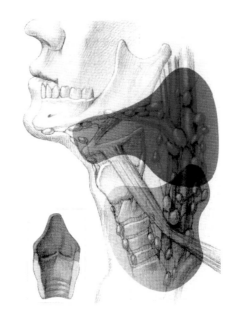

图 5-5-7　声门上下区癌常见淋巴结转移部位

声门上区淋巴管较丰富，其淋巴管穿过会厌前间隙和甲状舌骨膜后，汇集引流至颈内静脉淋巴结上组及中组，一些淋巴管可直接引流至颈中深甚至颈下深淋巴结，因此声门上型喉癌转移部位多见于颈深淋巴结的上、中组（Ⅱ区及Ⅲ区）。

声门下区毛细淋巴管相对较少，其淋巴管穿过甲状舌骨膜后，汇集引流至甲状腺峡部附近的气管前淋巴结即 Delphian 淋巴结或直接引流至颈内静脉链中、下组，同时也可向后通过环状气管膜引流至气管旁淋巴结，因此声门下型喉癌转移常见于颈中深、颈下深淋巴结即Ⅲ区及Ⅳ区，以及气管食管周围淋巴结转移（Ⅵ区）。最后可至锁骨上和上纵隔淋巴结。

真声带基本没有毛细淋巴管，故早期声带癌甚少发生淋巴结转移：T_1 病变淋巴结转移率为 0，T_2 病变最高不超过 5%。但声门癌侵及前联合、声门上区或声门下区后，淋巴结转移率则相应增加，发生率可达 15%～30%。

四、病理

喉部恶性肿瘤 90% 以上为鳞癌，且其分化程度较高，其中分化程度最好的是声门区，而声门上区癌分化较差，声门下区癌介于两者之间。

少见肿瘤包括小涎腺来源的肿瘤，其他肿瘤如软组织肉瘤、淋巴瘤、小细胞内分泌癌、浆细胞瘤也可见到，但甚为少见。

五、侵犯途径

发生于不同部位的声门癌，生物学行为也不尽相同，病变的发展包括局部侵犯、淋巴结转移和远处转移。

（一）直接侵犯

1. 声门上区癌　发生于不同亚区部位的声门上区癌，其生物学行为也有所不同。

2. 舌骨上会厌病变有向上、向前发展的特点，多表现为外生型肿物，以膨胀性生长为主，很少侵及周围的软骨结构；但也有一些病变表现为侵犯破坏会厌软骨为主，此种病变容易侵犯舌会厌溪及会厌前间隙以及声门上区的其他部位。

3. 舌骨下会厌病变则表现为不规律的结节样生长，容易破坏会厌软骨、侵犯会厌前间隙，肿瘤以环周样生长可侵及假声带、杓会厌皱襞，甚至侵及梨状窝内侧壁和咽会厌皱襞等，至晚期也可侵及前联合和真声带，甚至声门下区。

4. 假声带发生的肿瘤多表现为黏膜下浸润生长，病变容易侵犯甲状软骨和梨状窝的内侧壁，也容易侵犯舌骨下会厌，而向舌骨上区域发展较为少见。早期可沿黏膜侵犯至声带但临床检查难以发现。当声带明显受侵时一般表明甲状软骨已经受侵。声门下区受侵不常见，只有到晚期才可出现。

5. 杓会厌皱襞和披裂　因其毗邻梨状窝内侧壁，临床上与梨状窝内侧壁起源的肿瘤难以鉴别。因此有学者将其称为交界性病变，其生物学行为界于声门上区癌和下咽癌之间，病变范围较为广泛。早期病变表现为外生性，当病变发展容易侵犯周围结构并最终环杓肌和关节受侵而引起喉固定。晚期也可侵及舌根、咽侧壁和环后区。

6. 声带癌　多数病变发生于声带的游离缘和上缘，因此容易早期发现和诊断。声带癌多发生于声带的前 1/3～1/2，容易侵犯前联合。当肿瘤进展可侵犯喉室、假声带、披裂和声门下区。浸润性病变可侵犯声韧带和甲杓肌，并最终侵犯甲状软骨。当病变侵至甲状软骨时，一般先沿声门旁间隙上下侵犯而不破坏甲状软骨。弹性圆锥有限制病变向声门下区扩散的作用。晚期病变一旦侵犯甲状软骨或环甲膜就侵犯颈部和甲状腺。

7. 声门下区发生的病变，容易早期侵犯环状软骨，声带固定也很常见。但常难以明确到底是声带下缘发生的肿瘤侵犯声门下区、还是真正的声门下区病变侵犯声带所致。

（二）淋巴结转移

颈部淋巴结转移与肿瘤生长部位及原发肿瘤的 T 分期有关。

声带部位基本没有淋巴管，因此局限于声带的声门癌很少发生颈部淋巴结的转移。但声带癌一旦侵及邻近的颈部软组织，则可发生喉前、气管前、喉旁、气管旁（Delphian）淋巴结转移，以及上、中、下颈深淋巴结转移。

声门上区不仅有着丰富的淋巴管而且双侧相互交叉，因此声门上区淋巴结转移临床上常见：确诊时约 2/3 的病例临床有淋巴结转移，其中 1/3 为双侧转移。主要转移部位为上、中颈静脉组淋巴结（Ⅱ、Ⅲ区），而颌下和颏下淋巴结甚少发生转移，但个别病例可发生咽后淋巴结转移。声门上区癌不仅临床淋巴结转移多见，而且潜在的颈部淋巴结转移也常见：文献报道[4]声门上区癌潜在颈部淋巴结转移的概率为 27%，其中 T_1 为 14%，T_2 21%，T_3 35%，T_4 75%。潜在淋巴结转移与分化程度及原发肿瘤 T 分期显著相关，分化程度较差、临床高 T 分期者，颈部潜在淋巴结转移的概率明显增加。

声门下区癌非常少见，淋巴结转移概率一般不超过 20%，其中最常见的转移部位为气管周围淋巴结（包括喉前、气管前、喉旁、气管旁淋巴结）、其次为纵隔淋巴结。气管周围淋巴结发生转移后、可再转移至中、下颈深淋巴结。

（三）血性转移

喉癌的远处转移并不多见，但颈部多个淋巴结转移或颈部淋巴结包膜受侵时，则远处转移明显增加。最常见的远处转移部位为肺，其次为骨骼和肝。而纵隔淋巴结的转移一般也归入远处转移的范畴。根据国外的一组资料显示[5]，声门癌发生远处转移的概率为 4%，声门上区癌为 3.7%，声门下区癌 14%，杓会厌皱襞癌 16%。

六、诊断

（一）临床表现

喉癌的常见症状有声嘶、咽部不适、疼痛以及咽下疼痛等。

声音嘶哑是声门癌的早期症状，因此声门癌确诊时多为早期；但对于声门上、下区癌如出现声音嘶哑则为晚期病变。

部分病人可表现为病变侧牵扯性耳痛，为晚期表现症状，多为舌根、口咽侧壁结构受侵的表现。

部分病人无明显症状，是以颈部包块就诊的，包块位置多在 Ⅱ、Ⅲ 区，如病人嗜好烟酒则要重点检查喉、下咽等部位。

（二）临床检查

1. 观察喉外形，即甲状软骨有无膨大、异位。

2. 对口底、舌体、舌根、和扁桃体、舌会厌溪等部位，不仅要观察清楚，而且还应触诊，以除外第二头颈部原发肿瘤。同时观察牙齿状态，常规行放疗前口腔处理。

3. 检查双侧颈部及气管前有无肿大淋巴结。

4. 推移喉部，注意喉摩擦音是否存在（此声被认为是甲状软骨板后缘与颈椎椎体摩擦所致，也有人认为是环甲关节活动造成）。若喉摩擦音消失，常提示肿瘤向喉外发展，为局部病变晚期的表现，故不能忽视。

（三）影像检查 CT/MRI

喉部 CT 检查是喉癌的首选影像检查手段，对明确喉深层结构的侵犯范围很有好处，如可明确肿瘤的具体侵犯范围，喉周围软骨结构、颈部软组织及喉旁有无受侵，对了解病变范围、确定分期、评估预后很有帮助。建议在喉部 CT 扫描过程中常规包括胸部 CT 检查，除外有无肺转移或第二原发肺癌的可能。

因 MRI 扫描时间较长，且喉部器官随呼吸、吞咽运动，喉 MRI 检查不作为首选，但 MRI 在鉴别喉旁间隙、软组织及软骨结构的早期受侵较 CT 有优势，因此临床上建议常规 MRI 检查作为 CT 检查的有效补充手段。

因喉肿物活检可导致出血、水肿而在扫描中表现为异常，因此 CT/MRI 检查应在活检前进行，以免与肿瘤相混淆。

临床上应注意，影像学检查和最终的病理学检查会有一定的误差，如国外报道一组喉癌病理[1]，当毗邻肿瘤的软骨结构表现为硬化改变时临床多考虑为软骨受侵，但这样的病例经手术证实仅46%病人有软骨的破坏；影像诊断为T_3的声门癌病人，手术证实有50%的病人有甲状软骨的微小受侵。

（四）内镜检查技术

1. 纤维咽喉镜检查　所有病人均应行纤维喉镜检查，镜下可以观察病变范围、肿瘤形态、声带活动度，对制定放疗计划、评估放疗疗效都有帮助，同时对下咽结构、颈段食管入口也应仔细观察，除外黏膜下浸润以及双原发癌的可能。

2. 胃镜检查　因为喉癌的发生和吸烟直接相关，因此喉癌发生第二原发肺癌的概率较高，国外有学者强调喉癌患者应常规纤支镜检查以发现早期肺癌，但对中国人而言，食管癌是我国高发肿瘤，因此喉癌患者建议常规胃镜检查并结合碘染色除外早期食管癌以及癌前病变的可能，对肺癌的除外前已述及喉癌CT扫描的同时建议包括胸部。

七、临床分期

目前临床上采用的为2010年UICC/AJCC第7版TNM分期：

T：原发病灶：

T_x：原发肿瘤不能被确定

T_0：无原发肿瘤的证据

T_{is}：原位癌

声门上区癌：

T_1：肿瘤局限于声门上一个亚区，声带活动正常

T_2：肿瘤累及声门上区一个以上邻近结构的黏膜或声带受侵或病变超出声门上区（如舌根黏膜、会厌溪、梨状窝内侧壁的受侵），不伴有喉的固定

T_3：肿瘤限于喉内，声带固定和（或）侵犯以下的任何一个结构：环后区、会厌前间隙、声门。旁间隙和（或）甲状软骨的微小受侵（如内侧骨皮质的受侵）

T_{4a}：中晚期局部病变：肿瘤侵犯甲状软骨和（或）喉外受侵（如气管、颈部软组织包括舌外肌、带状肌、甲状腺或食管）

T_{4b}：非常晚期局部病变：肿瘤侵犯椎前筋膜，包绕颈动脉，或侵犯纵隔结构

注：声门上区的亚区包括：室带（假声带）、披裂、舌骨上会厌、舌骨下会厌、杓会厌皱襞（会厌披裂皱襞）。

声门癌：

T_1：肿瘤限于声带，可以累及前、后联合，声带活动正常

T_{1a}：肿瘤限于一侧声带

T_{1b}：肿瘤侵犯两侧声带

T_2：肿瘤累及声门上区和（或）声门下区、和（或）声带活动受限

T_3：肿瘤限于喉内，声带固定和（或）侵犯声门旁间隙和（或）甲状软骨的微小侵犯（如内侧皮质的受侵）

T_{4a}：中晚期局部病变：肿瘤侵犯甲状软骨，和（或）喉外受侵（如气管、颈部软组织包括舌外肌、带状肌、甲状腺或食管）

T_{4b}：非常晚期局部病变：肿瘤侵犯椎前筋膜，包绕颈动脉，或侵犯纵隔结构

声门下区癌：

T_1：肿瘤局限于声门下区

T_2：肿瘤累及声带，声带活动正常或受限

T$_3$：肿瘤限于喉内，声带固定

T$_{4a}$：中晚期局部病变：肿瘤侵犯环状软骨或甲状软骨和（或）喉外受侵（如气管、颈部软组织包括舌外肌、带状肌、甲状腺或食管）

T$_{4b}$：非常晚期局部病变：肿瘤侵犯椎前筋膜，包绕颈动脉，或侵犯纵隔结构

N：淋巴结：

N$_0$：临床无淋巴结转移

N$_1$：同侧单个淋巴结转移，其最大径≤3cm

N$_2$：同侧单个淋巴结转移，其最大径>3cm 但≤6cm；或同侧多个淋巴结转移，但最大径均≤6cm；或双侧、对侧淋巴结转移，但最大径均≤6cm

N$_{2a}$：同侧单个淋巴结转移，其最大径>3cm 但≤6cm

N$_{2b}$：同侧多个淋巴结转移，其最大径≤6cm

N$_{2c}$：双侧或对侧淋巴结转移，其最大径≤6cm

N$_3$：转移淋巴结的最大径>6cm

M：远地转移：

M$_x$：不能确定

M$_0$：无远地转移

M$_1$：有远地转移

分期组合：

0 期：T$_{is}$N$_0$M$_0$

Ⅰ期：T$_1$N$_0$M$_0$

Ⅱ期：T$_2$N$_0$M$_0$

Ⅲ期：T$_3$N$_0$M$_0$，T$_{1\sim3}$N$_1$M$_0$

Ⅳ期 A：T$_{4a}$N$_{0\sim1}$M$_0$

　　　　任何 TN$_2$M$_0$

Ⅳ期 B：T$_{4b}$，任何 N，M$_0$

　　　　任何 T，N$_3$，M$_0$

Ⅳ期 C：任何 T，任何 N，M$_1$

八、治疗原则

喉癌确诊后的治疗手段主要为手术和放射治疗[6]。一般而言，任何部位的早期喉癌（T$_1$、T$_2$，N$_0$），无论是采用手术还是放射治疗，其总的生存率相似。是选择手术治疗、还是放射治疗，主要取决于肿瘤部位、病理分级，病人的全身情况、有无合并症及治疗意愿以及治疗单位的专科优势等多因素决定。但应明确，首选放疗的患者其发音功能明显好于手术是其特点。

晚期喉癌的治疗强调综合治疗的重要性，其中主要是手术和放射治疗的综合治疗：国外多主张术后放疗，而中国医学科学院肿瘤医院几十年的临床实践为术前放疗。术前、术后放疗各有利弊，但术前放疗最大的特点是可以将部分放疗敏感的病人筛选出来避免了手术，或将原来的全喉切除术经过有效的术前放疗后变得可行喉功能保留的手术。但对于坏死溃疡性病变或甲状软骨受侵明显者或病人气道梗阻明显时，则不主张术前放疗，以手术为主，行全喉切除术±术后放射治疗。

总之，在喉癌治疗方案的选择上，必须综合考虑两方面的因素：最大可能地提高喉癌的局部控制效果；在保证局部控制的基础上，尽最大可能保留患者的喉功能。

（一）手术治疗原则

1. 早前病变的手术治疗。

2. 局部可手术的晚期病变，如软骨结构，或颈部软组织受侵明显，或坏死明显者或气道梗阻明显者（图5-5-8），可选择先行手术切除，然后术后放疗或同步放化疗。

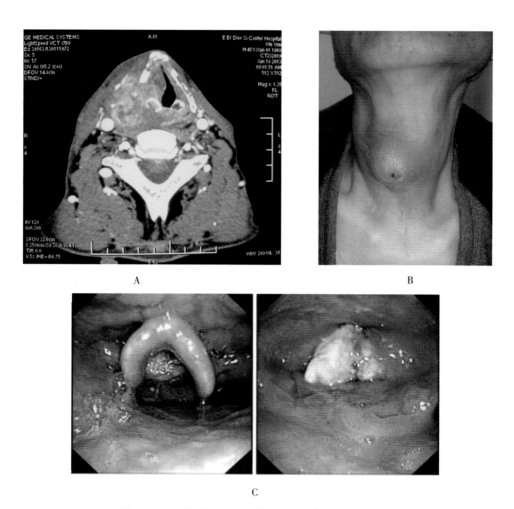

A

B

C

图5-5-8 建议首选全喉切除术+术后放疗的几种情况

注：A. 右侧甲状软骨结构明显受侵并侵及颈部软组织；B. 颈部软组织明显受侵；C. 晚期声门型喉癌，肿瘤坏死明显且气道堵塞。

3. 放疗后复发的手术挽救。

4. 有颈部淋巴结转移者，一般应做颈部淋巴结清扫术。原发灶的处理分两种情况：如原发病变较局限（属T_1、T_2期），可用放射治疗控制原发灶，放射治疗后休息2~4周行颈清扫术；如原发病变范围广泛如T_3、T_4病变，放射治疗不能控制，应以手术为主，行术前放射治疗+手术（包括原发灶的手术切除和颈部淋巴结清扫术）或手术+术后放射治疗等综合治疗。

术前放疗+手术的间隔时间因方案的不同而不同：如为单纯术前放疗，则术前放疗结束2~4周即可手术；如术前放疗采用的为同步放化疗，因不良反应较单纯放疗反应明显加重，因此以同步放化疗结束1~2月手术为宜。

（二）放射治疗原则

1. 早期喉癌（Ⅰ、Ⅱ期）可选择根治性放射治疗。

2. 晚期病例可作计划性术前放射治疗。

3. 低分化癌或未分化癌可首选放射治疗。

4. 晚期病例的姑息减症治疗。

5. 术后放射治疗的指征：

（1）手术切缘不净、残存或安全界不够。

（2）局部晚期病变如 T_3、T_4 病变。

（3）>N_1 淋巴结转移或淋巴结包膜受侵。

（4）软骨结构受侵。

（5）周围神经受侵。

（6）颈部软组织受侵。

6. 术后放射治疗的病例如有以下指征，则气管造瘘口必须包括在照射野内：

（1）病变侵及声门下区。

（2）术前行紧急气管切开术者。

（3）颈部软组织受侵（包括淋巴结包膜外受侵）。

（4）气管切缘阳性或安全界不够。

（5）手术切痕通过造瘘口。

术后放射治疗一般在术后 3~4 周开始，最迟不超过 6 周，否则术后放射治疗的局部区域控制率明显下降，其原因与术后血供差、肿瘤细胞乏氧、放射敏感性降低及残存的肿瘤细胞加速增殖等因素有关。为弥补术后放射治疗的缺陷，目前可采用三种方法：①如果可能的话，术后 2~3 周即开始放射治疗；②增加术后放射治疗的剂量；③术后放射治疗采用超分割或加速超分割放射治疗可望改进局部控制率。

7. 放射治疗相对禁忌证

（1）肿瘤或肿瘤周围组织明显水肿者。

（2）肿瘤或肿瘤周围组织有广泛的坏死或严重感染者。

（3）肿瘤严重阻塞气道，伴有呼吸困难者。

以上 3 种情况并非不能行放射治疗，关键是这些情况下放疗敏感性较差，放疗较难控制，可考虑首选手术切除，然后根据术中所见、术后病理检查行术后放疗或术后同步放化疗。

（三）化学治疗原则

化疗在喉癌的治疗中尽管已有几十年的历史，且有效率较高，但单用不能治愈，一般是配合放疗使用，临床上主要是诱导化疗和同步化疗。

1. 诱导化疗 临床上应用诱导化疗主要有两个目的，一个是筛选诱导化疗敏感的病人行根治性放疗、避免破坏性的手术；另一方面，诱导化疗可以降低远处转移的发生概率。在喉癌上应用诱导化疗无疑是第一个目的，保证现有治愈率的前提下，希望通过"诱导化疗+放射治疗"一方面获得和根治性手术一样的效果，另一方面又最大可能地保留器官的功能。喉癌有这方面的大量随机性研究，以下为几个经典的临床随机性研究。

（1）喉癌的 VA 研究[7] 20 世纪 90 年代初 VA 协作组的随机性研究表明，对晚期可手术的喉癌采用 DDP+5-FU 的诱导化疗 2~3 个周期［用法为 DDP 100mg/m² 静脉用药 20~30 分钟，然后 5-FU 1g/（m²·24h），持续静脉给药 120 小时，每 3 周为 1 个周期。化疗 2 周期后检查评价疗效，如肿瘤达 CR、或 PR，则继续化疗第 3 周期，第 3 周期化疗结束后进行放疗；如化疗 2 周期后肿瘤反应不明显则直接手术，术后根据病理检查决定是否术后放疗］，肿瘤有效率超过 80%，完全缓解（CR）率达 40%~50%。尽管单纯化疗不能起到治愈作用，但化疗有效的病例加用放射治疗则可起到治愈性作用，其 3 年生存率达 68%，与"全喉切除术+术后放疗"的效果相似，且有 2/3 的病例（64%）有效地保留了喉功能。研究结果提示，2~3 周期诱导化疗后，若肿瘤分期归至 T_1 或临床肿瘤完全消失，接受放射治疗；对颈部而言，$N_{2~3}$ 病变，若经诱导化疗后完全消退者，放射治疗有很好的局部控制作用。

对诱导化疗反应不佳的病变，不适合放射治疗，应以手术治疗为主。

（2）RTOG91-11 随机性研究[8~10]　研究目的在于比较诱导+放疗、同步放化疗以及单纯放射治疗 3 种治疗手段对晚期喉癌（约 80% 的病例为 $T_3N_{0~1}$ 声门和声门上喉癌）的作用（表 5-5-1）：诱导化疗方案同 VA 协作组。第二组为同步放化疗组，在放疗的第 1、22、43 天分别用 DDP 1 次，剂量 100mg/m² 。第三组为单纯放疗组。三组的放疗技术相同，均为常规分割，总剂量 70Gy/（35 次·7 周）。结果显示无论是局部区域控制率还是喉保留率都以同步放化疗组最好，因此临床上推荐同步放化疗的综合治疗方案。

表 5-5-1　RTOG91-11 随机性研究结果

	诱导化疗→放疗	同步放化疗	单独放疗
喉保留	72%	84%	67%
2 年局部控制率			
局部复发率	35%	20%	42%
远处转移率	9%	8%	16%
5 年生存率			
Larynegectomy-free	43%	45%	38%
总生存	55%	54%	56%
无瘤生存	38%	36%	27%

但临床应用同步放化疗，在增加疗效的同时，放疗的毒性不良反应也是增加的，且同步放化疗后未控或复发者，较以前的单纯放疗复发者外科挽救难度明显增加、并发症明显，因此为避免放疗不敏感的喉癌放疗后手术挽救的缺陷，现在临床上有利用诱导化疗来筛选放疗敏感病例，经 2~3 周期的诱导化疗，有效者根治性同步放化疗，无效者则直接手术，然后术后放疗（具体原则等同 VA 协作组）。

国外的随机性研究证实[11,12]，诱导化疗方案 TPF 方案好于 PF，因此目前临床上诱导化疗方案多用 TPF 方案，但考虑到中国人耐受性差，中国医学科学院肿瘤医院目前采用诱导化疗方案以 TP 为主。

（3）靶向治疗　有关头颈部鳞癌的靶向治疗的经典研究为 Bonner 研究[13,14]。研究入组病例 424 例，均为局部区域晚期头颈部鳞癌（squamous cell carcinoma of head and Neck，SCCHN），包括口咽、下咽、喉鳞癌。研究目的旨在比较单纯放疗和放疗联合 C225 在局部晚期 SCCHN 中的疗效。结果显示，根治性放疗在合并应用 C225 的基础上，使 2 年局部控制时间由单纯放疗的 14.9 个月延长至 24.4 个月（$P=0.005$），3 年总生存期由单纯放疗的 29.3 个月延长至 49.0 个月（$P=0.03$），3 年总生存率由 45% 提升至 55%；在疗效增加的同时，C225 除了自身的过敏反应及皮疹反应外，并不增加放疗的皮肤、黏膜及其他放疗副作用。C225 治疗组 5 年总生存率 45.6%，而单纯放疗组仅 36.4%，表明在根治性放疗的基础上加用 C225，不仅放疗的并发症没有增加，而且 5 年绝对获益 9%。因此局部区域晚期 SCCHN 的根治性放疗+C225 治疗，成为除同步放化疗外一种有效的治疗手段。

喉癌的靶向治疗主要用于以下两种情况：

1）不能耐受同步放化疗者，可以直接放疗+靶向治疗。

2）诱导化疗有效的病人，一般行同步放化疗，但多数国人不能耐受，因此同步放化疗病人可用放疗+靶向治疗来代替同步放化疗；其疗效和同步放化疗的疗效基本相当，但放疗+靶向治疗失败的病人，手术挽救成功的概率要明显高于同步放化疗者，这已为国外的随机性研究证实。

临床应用靶向药物西妥昔单抗时应注意，尽管 Bonner 研究认为不增加放疗的皮肤、黏膜反应，但我们在临床上发现西妥昔单抗配合放疗，对放疗的皮肤尤其是黏膜反应明显加重。

（4）术后同步放化疗[15,16]　局部区域晚期可手术的喉癌，如先行手术治疗，则术后放疗必不可少（术后放疗指征前已述及），但术后放疗是否加用同步化疗国外也有随机性研究结果，主要为美国的 RTOG9501 和欧洲的 EORTC22931 研究，结论类似，对手术切缘阳性和淋巴结包膜外受侵者，在术后放疗的基础上应考虑同步放化疗以进一步改善预后，而对于其他具有术后放疗指征的病例则无必要加用术后同步化疗（表 5-5-2）。

表 5-5-2　国外术后同步放化疗随机研究结果

指　标	RTOG9501			EORTC22931		
	RT	CCRT	P	RT	CCRT	P
局部复发率	30%	19%	0.01	31%	18%	0.007
无瘤生存率	25%	37%	0.04	36%	47%	0.04*
总生存率	40%	45%	0.19	40%	53%	0.02
>3 级急性反应	34%	77%	↑43%	21%	41%	↑20%

尽管喉癌的综合治疗手段多样，保喉概率明显增加，但喉癌 40 年来的疗效并无明显提高[17]（表5-5-3），其主要原因之一是非手术治疗手段在喉癌的治疗中应用的越来越广泛而忽略了手术的作用，因此喉癌的治疗不能单纯强调功能保留的非手术疗法而忽视手术的重要性。

表 5-5-3　美国癌症协会统计的 1975~2008 年喉癌的 5 年生存率演变

1975~1977	1987~1989	2002~2008
66%	66%	63%

九、放疗技术

（一）常规放疗技术

1. 能量的选择[18]　因声门癌的位置表浅且多位于声带的前 1/3~1/2，故 ^{60}Co 或 4MV 直线加速器为首选。对于>6MV 的高能 X 线，由于剂量建成效应的影响可造成声带前部至颈前缘的低剂量区。同 ^{60}Co 相比，6MV X 线照射可造成声带前联合处剂量下降 12%，而 10MV X 线则下降 18%，因此容易造成局部复发。这就是目前利用>6MV 的 X 线治疗早期声门癌的效果要低于 ^{60}Co 或 4MV-X 线的重要原因。当然随着人们认识的提高及物理技术的进步，采用一些合理的弥补措施如治疗初期用合适厚度的组织等效填充物及合适角度的楔形板，或多野照射技术，或分次剂量加大，或采用超分割技术可弥补>6MV 高能 X 线在早期喉癌治疗上的不足。

对声门上、下区癌，射线能量对疗效影响不大，但如果声带尤其是前联合受侵，则其疗效会受到一定的影响。

2. 体位　照射体位为仰卧水平照射，头垫合适角度的头枕，采用热塑面罩固定技术，如此可以保证治疗的重复性与精确性，从而可避免因相关治疗因素而导致的肿瘤局部控制率下降。

3. 定位　根据临床检查，包括喉镜及影像学检查结果确定肿瘤范围。目前有以下 3 种定位技术。

（1）体表定位法　根据体表解剖标志来确定喉内结构的位置，如舌骨水平相当于会厌软骨上、中 1/3 交界水平；喉结节下 0.5~1cm，也即喉结节与环甲膜连线中点相当于声带水平；环甲膜中点相当于声带下 1~1.5cm。但考虑到解剖标志的个体差异，目前这种定位方法在临床上仅做参考。

（2）普通模拟机定位法 即患者躺在模拟机上，摆正体位、经面罩固定后，在透视下确定照射中心及照射范围。规则野在拍定位片、标记等中心、剂量计算后即可行治疗验证。不规则野需在定位片上画出照射范围，送交模室制作模板，并在模拟机校位，确认无误后再次送模室制作整体挡铅。

（3）CT模拟机定位法 患者先在普通模拟机上摆正体位、制作面罩，然后同样的体位在CT模拟机上进行薄层扫描（一般层厚3mm），重建DRR，在DRR像上直接勾画照射范围，不规则野可采用整体挡铅或MLC技术（图5-5-9，图5-5-10）。此种照射技术最大的特点是可以进行计划评估，既可以具体分析照射野内等剂量分布情况，有无存在剂量热点和冷点、正常组织和器官的具体受量，同时可通过合适角度的楔形板应用来纠正常规照射技术剂量分布的不满意，因此已是临床上主流定位技术。

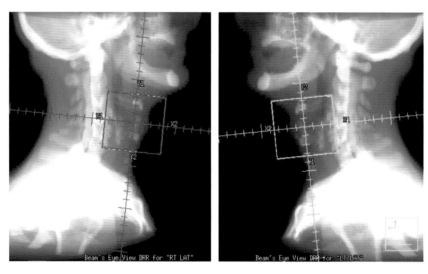

图 5-5-9 早期声门癌 DRR 上设计的照射野

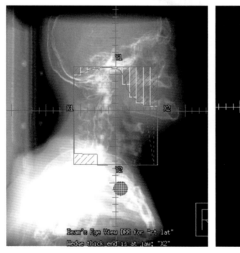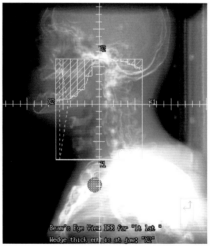

图 5-5-10 声门上癌 DRR 上设计的照射野

4. 分割方式 通常采用常规分割照射法。

（1）根治性放疗剂量 70Gy/（35 次·7 周）。

（2）术前放疗剂量 50Gy/（25 次·5 周）。

（3）术后放疗剂量 60Gy/（30 次·6 周），但对于镜下切缘阳性者应≥66Gy，肉眼残存者应≥70Gy。

（4）对早期声门癌国外主张分次剂量>2Gy，可以进一步改善局控率。

（5）对 T_3、T_4 病变，根据 RTOG90-03 随机性研究结果（包括声门上喉癌）[19]，显示采用同步缩野加量和超分割技术将常规放疗的局部控制率提高了 9%。因此晚期病变主张超分割或加速超分割照射技术，以最大可能地提高肿瘤的局部控制率。

（二）调强放射治疗技术

调强放射治疗目前已经成为头颈部鳞癌的主流技术。但对早期声门癌而言，因病变较小、喉活动范围较大，而且常规小野放疗可获得满意的疗效，也没有明显的并发症，所以早期声门型喉癌多年来一直不推荐调强放疗技术。而目前随着调强放疗技术临床应用经验的增加，早期声门癌也可行调强放疗技术，即可保证靶区内剂量的均匀性，又可以有效保护靶区周围正常组织，从而避免常规放疗技术的缺陷；对晚期病变或声门上、下区癌，因照射野较大、剂量较高，常规放疗对正常组织的损伤也较为明显，因此更主张调强放疗技术。

在靶区设计过程中，国内外不同机构靶区勾画并无一致，甚至同一单位不同医师勾画靶区也不尽相同，以下为中国医学科学院肿瘤医院靶区勾画原则（图 5-5-11、图 5-5-12、表 5-5-4）。

根治性放疗及术前放疗者，靶区分为 GTV（GTVp、GTVnd）、CTV1、CTV2 等。

GTVp：根据内镜检查、影像检查、临床查体所发现的原发肿瘤范围。

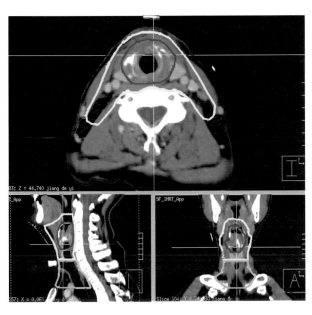

图 5-5-11 T_4N_0 喉癌术后放疗

注：红线范围为 GTVtb 包括全喉及疗前显示的病变范围；黄线范围 CTV1 包括 GTVtb、双侧Ⅱ、Ⅲ区淋巴引流区；绿线范围 CTV2 包括气管造瘘口及双侧Ⅳ区淋巴引流区。

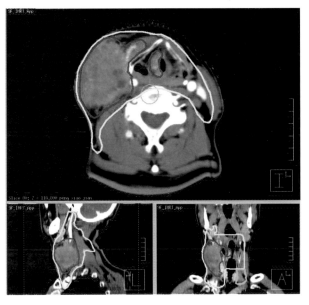

图 5-5-12 T_2N_3 声门上喉癌术前放疗

注：小的红线范围为 GTVp 包括右侧声门上肿瘤，大的红线范围为 GTVnd 包括转移的Ⅲ区淋巴结；黄线范围 CTV1 包括 GTVtb、全喉、病变侧Ⅱ、Ⅲ、Ⅳ及Ⅰb、Ⅴ区，及对侧Ⅱ、Ⅲ区；绿线范围 CTV2 包括对侧Ⅳ区。

表 5-5-4　声门癌和声门上区癌的靶区设计原则

声门癌	CTV1（60.06Gy）	CTV2（50.96Gy）
T_1/N_0	全喉	无
T_2/N_0	全喉+双侧部分Ⅲ区	无
$T_{3\sim4}N_{0\sim1}$	全喉+双侧Ⅱ、Ⅲ区	双侧Ⅳ区
	上界：颈１横突水平	
$T_{3\sim4}N_{2\sim3}$	全喉+双侧Ⅱ、Ⅲ区+N阳性侧Ⅳ区	单侧Ⅳ区
	如声门下受侵则包括Ⅵ区	
	上界：颈静脉出入颅底水平	
	声门上癌	
$T_{1\sim2}N_0$	全喉+双侧Ⅱ、Ⅲ区	无
$T_{3\sim4}N_0$	全喉+双侧Ⅱ、Ⅲ区	双侧Ⅳ区
	如声门下受侵则包括Ⅵ区	
N阳性	全喉+双侧Ⅱ、Ⅲ区，N阳性侧Ⅳ区	单侧Ⅳ区
	N_2病变包括同侧Ⅰb、Ⅴ区	

GTVnd：影像学检查显示的转移的淋巴结：单发淋巴结最短径≥1cm；淋巴结大小不论，只要淋巴结内部出现坏死或环形强化者；≥3个淋巴结，或多个淋巴结互相融合，且位于好发区域内。

CTV1 包括 GTV、全部喉结构、梨状窝、舌会厌溪、声门旁间隙、会厌前间隙和整个甲状软骨、环状软骨，以及高危淋巴引流区。

CTV2 为低危淋巴区域的预防性照射，主要包括下颈锁骨上即Ⅳ区范围。

将相应靶区外放 3~5mm 即为 PTV，分次剂量及总剂量按 PTV 给量，但对动度较大的肿瘤如早期声门癌，GTVp 一般向上外放 10mm、前方外放 8mm、其他方向外放 3~5mm 形成 PGTVp。

PGTV 分次剂量 2.12Gy，总剂量 69.96Gy/33 次；PTV1 分次剂量 1.82Gy，总剂量 60.06Gy/33 次；PTV2 分次剂量 1.82Gy，总剂量 50.96Gy/28 次。

术后放疗病人，原发肿瘤和转移淋巴结已经切除，因此原发肿瘤和转移淋巴结所在部位称为瘤床分别定义为原发肿瘤的 GTVtb 和转移淋巴结 GTVnd-tb。如原发肿瘤有残存则另设一靶区 GTVp，CTV1、CTV2 设计原则同前。

第二节　声　门　癌

声门癌在喉癌中最为常见，其占比例为 50%~60%。

病理类型多为高分化鳞癌。

临床表现主要为声嘶。而且症状出现早，因此该病诊断时相当一部分为早期病例。

肿瘤多发生于声带的前 1/3~1/2 处，可通过前、后联合的受侵而侵及对侧声带，向上可侵及喉室、假声带，向后可侵及声带突和杓状软骨，而甲状软骨甚少受侵。但病变晚期可侵犯甲状软骨或通过环甲间隙而侵及颈部或甲状腺。

一、声带原位癌

其治疗主要有两种治疗手段：声带剥脱术和放射治疗。但声带剥脱术仅适用于病变无黏膜下浸润的极早期病变，而且术后复发的概率较高。如反复采用声带剥脱术，则可造成声带增厚、发音质量明显变差。因此不少单位推荐放射治疗。放射治疗可作为声带原位癌的首选治疗手段或声带剥脱术后复发病变的挽救性治疗。具体放射治疗技术同早期声门癌。

二、声门癌

治疗原则　一般而言，早期声门癌（$T_{1\sim2}N_0$）目前的根治性治疗手段有激光治疗、声带切除术与放射治疗等方法。如指征选择合适，则几种治疗手段疗效无明显差别。

激光治疗目前临床应用日益广泛，但其指征要求相当严格，如 T_1 局限性病变、无前联合的受侵，则激光治疗的疗效和声带切除术、放射治疗的疗效相似，且其发音功能也明显好于声带切除术。至于其和放射治疗的发音功能相比，目前国外也有随机性研究结果，如 2017 年芬兰报道的一组病例、也是目前国际上唯一的一个随机性研究[20]，旨在比较激光治疗和放射治疗对早期声门癌的发音质量的影响：完全局限在一侧声带的 $T_{1a}N_0M_0$ 男性病人 60 例，随机分为两组：激光治疗组 32 例，外照射组 28 例，照射剂量为 66 Gy/（33 次·6.5 周）。分别在疗后 6 个月和 24 个月评估发音质量，声学分析显示两组发音质量相似，但接受放疗患者呼吸音少、声带闭合好、日常生活中因发音带来的不便少，提示对发音有更高要求者更适合放射治疗。

因此对早期声门癌在选择治疗方案时，应在强调肿瘤治愈的同时，权衡喉正常发声功能的保留、避免出现严重并发症和较少的复发倾向。就目前临床实践，多数治疗中心推荐放射治疗为早期声门癌的首选治疗手段，手术留待放疗失败或放疗后复发挽救用。

T_3、T_4 病变的治疗原则为手术+放疗的综合治疗，具体见概述。

三、放射治疗技术

（一）T_1、T_2 声门癌的放射治疗

1. 常规放疗技术照射野的设计　以声带为中心，照射野应包括全部声带，前、后联合区，颈前缘（图 5-5-13）。一般上界位于舌骨或其下缘水平，下界为环状软骨下缘，后界为颈椎椎体的前缘或颈椎椎体的前、中 1/3 交界处，前界开放至颈前缘前 1cm 左右，双侧水平野对穿照射。对穿的结果使声门前部处于高剂量区，正好符合声门癌好发于声带前 1/3～1/2 的特点。照射野面积多选用 5cm×5cm、5cm×6cm 或 5cm×7cm。

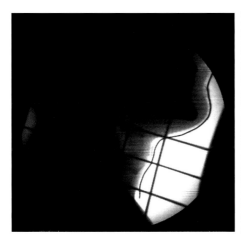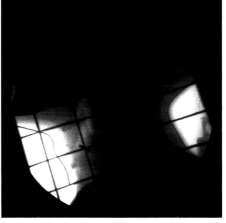

图 5-5-13　T_1N_0 声门癌的双侧水平野

上界：舌骨水平或舌骨下缘或喉切迹上缘水平（根据具体情况选择）。

下界：环状软骨下缘水平。

前界：颈前缘前 1cm 左右。

后界：喉咽后壁的前缘或颈椎椎体的前缘或颈椎椎体的前、中 1/3 交界处（根据具体情况选择）。

具体照射野的设置，应根据肿瘤的具体部位、病变大小而作适当的调整。如 T_1 小病变，上界置于喉切迹水平即可，而 T_2 病变，上界最好置于舌骨水平；如 T_1 病变非常靠近声带的前部，则照射野后界可置于咽后壁前缘，而且当照射至 DT60Gy 时，照射野还可前移以避开披裂继续加量照射，如此可降低放疗后喉水肿发生的概率。但如果病变位于声带后部、杓间切迹或毗邻披裂者，照射野后界应置于颈椎椎体的前缘或颈椎椎体的前、中 1/3 交界处，而且也不能采用以上所提的缩野技术。如病变侵及前联合下缘或声门旁间隙，则照射野下界在环状软骨下缘水平的基础上还要适当下移。

如病变靠后或侵及全部声带者，可采用两侧水平楔形野或两前斜野楔形照射技术，其目的是使高剂量区后移达到声带前、后部位的剂量接近，从而使整个靶区受到均匀的照射，但在选用楔形板的度数时应由计划系统根据病变范围、需要照射的区域和颈部轮廓等因素具体决定（图 5-5-14）。

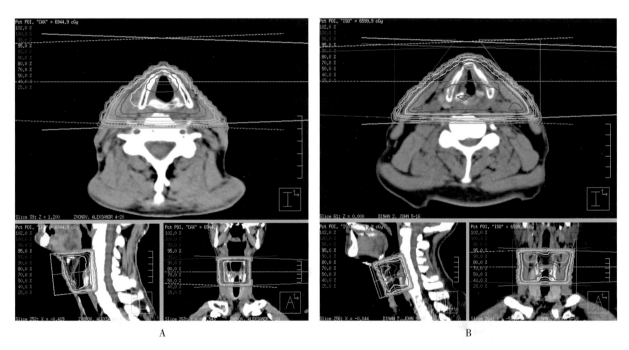

图 5-5-14　两侧水平对穿野加或不加楔形板时的等剂量分布

注：A. 无楔形板时两侧水平野照射时的等剂量分布。图中显示红线范围为 100% 等剂量线，范围过小；B. 加用 30° 楔形板两侧水平野照射时的等剂量分布，100% 等剂量区明显较 A 图增加。

根治剂量为 66~70Gy，对疗终仍有局部残存，观察 1~3 个月。部分患者在随访中原有残存病灶可消失。对 3 月后局部残存仍存在者可考虑手术切除。

国外主张对早期声门癌采用分次剂量大于 2Gy 的照射技术，具体见表 5-5-5。

2. 调强放疗技术靶区的设计（图 5-5-15，图 5-5-16）

真正的早期 T_1N_0 声门型喉癌，靶区设计包括全喉即可。

表 5-5-5 国外一些肿瘤放射治疗中心对早期声门癌的剂量分割方式[21-25]

肿瘤放射治疗中心	分割方式
Florida University	分次剂量 2.25Gy
	T_1 早 5625cGy/（25F·5w）
	T_1 晚 6300cGy/（28F·5.5w）
	T_2 6300~6525cGy/28~29F/5.5~6w
Washington University	分次剂量 2.25Gy
	T_1 63Gy/（28F·5.5w）或
	66Gy/（33F·6.5w）
	T_2 65.25Gy/（29F·6w）或
	70Gy/（35F·7w）
	T_2 79.2Gy/1.2Gy，BID
Cancer Institute, Netherland	分次剂量 2.4Gy，60Gy/（25F·5w）
Princess Hospital, Canada	分次剂量 2.5Gy，50Gy/（20F·4w）

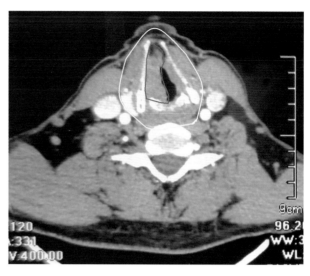

图 5-5-15 T_1N_0 声门癌的靶区设计

注：红线范围为 GTVp，黄线范围为 CTV。

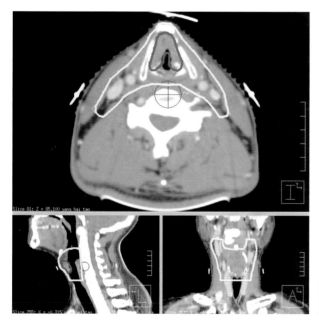

靶区设计
红线范围为GTVp，黄线范围为CTV

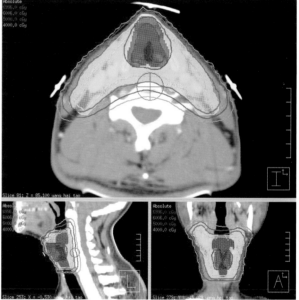

剂量分布
蓝色范围为69.96Gy，靛青色范围为60.06Gy

图 5-5-16 T_2N_0 声门癌的调强靶区及计划

对 T_2N_0 病变，多主张在包括全喉的同时将双侧部分Ⅲ区包括。

3. 疗效

（1）声带原位癌的放射治疗效果 加拿大 Princess Margaret Hospitial 报道 67 例声带原位癌的放射治疗效果[21]。全部病例中，21 例占 31% 接受过 1~2 次声带剥脱术，1 例接受过激光治疗。病变局限于一侧声带者60例，双侧声带者7例，前联合受侵者9例。常规放射治疗技术，总量51Gy/（20次·4周）。中位随访时间6.7年，仅1例复发、发展为浸润性声门癌，5年实际局部控制率98%。复发者经手术成功挽救。无严重急性及慢性并发症发生。但有11例病人占17%随访过程中发生呼吸-消化道第二原发肿瘤。结论为采用放射治疗声带原位癌是一安全有效的治疗手段。

（2）早期声门癌$T_{1\sim2}$的放射治疗效果[21~27]　单纯放射治疗的5年生存率在T_1N_0为80%~95%，T_2N_0为65%~85%，若放射治疗失败经手术挽救的最终5年生存率T_1可高达90%~100%，T_2可80%~90%。

4. 影响放射治疗局部控制率的因素主要包括以下内容。

（1）自身因素

1）KS平分：Franchin报道一组$T_{1\sim2}$早期声门癌病人246例[28]，采用根治性放射治疗技术，结果经多因素统计学分析，显示全身状况KS评分显著影响预后：KS>80分与<80分的5年局部控制率显著不同，前者为89%，而后者仅为74%，同时还发现肿瘤呈外生型形态的较浸润型的明显为好。因此作者主张对KS>80分且为外生型生长的早期声门型喉癌应首选放射治疗。

2）疗前血红蛋白（Hb）的高低：Fein[29]最先报道接受放射治疗的109例$T_{1\sim2}$声门型喉癌的病人中，疗前Hb的高低显著影响肿瘤的局部控制率：疗前Hb>13g/dl的早期声门癌病人放疗后的2年局部控制率为95%，而疗前Hb≤13g/dl的2年局部控制率仅为66%，组间具有显著的统计学意义。Warde报道735例早期声门癌病人（$T_{1\sim2}$）[30]，采用50Gy/（20F·4w）的放疗技术，发现疗前Hb含量的高低与放疗的肿瘤局部控制、局部复发有显著的相关性，因此提示疗前HB测定可用于评价早期声门癌的放疗局部控制效果、预测复发。

3）症状持续时间的长短：目前的临床报道尽管显示活检结果与开始放疗间隔时间的长短有降低早期声门癌放射治疗局部控制率下降的风险，但差异均无统计学意义；而患者出现声嘶症状到确诊为声门癌时的时间长短却显著影响声门癌的放射治疗效果，如丹麦的HANSEN报道[31]其肿瘤中心治疗的611例Ⅰ~Ⅲ期声门癌病人，符合标准可供分析的病人544例，99.3%的患者有声嘶症状。从症状出现到确诊时的时间为0.3~35.9个月，中位时间4.4个月，统计结果显示症状持续时间超过中位时间者的局部控制效果明显差于小于中位时间者，在每一分期中均有显著的统计学差别。症状每延长1个月，则放疗后的无复发生存将下降4.5%。

（2）肿瘤因素

1）T、N分期：随着临床分期的升高，肿瘤的局部控制率明显下降。

2）肿瘤的大小：相同分期的病人，放射治疗效果并非完全相同。资料显示，同样分期的病变，由于肿瘤大小的不同可导致放射治疗局部控制率的明显不同。Dickens报道一组早期声门癌放射治疗效果[32]，若病变<5mm，无1例局部复发者；5~15mm病变的局部复发率为4%，>15mm病变的局部复发率则高达26%；Ruddy[33]等根据喉镜检查、影像学检查包括喉体层片、CT等，将T_1病变又分为以下两种情况：①局限性病变：即病变局限于一侧或两侧声带前1/3的浅表性病变；②广泛性病变：较大的外生性和（或）浸润性病变，已侵及两侧声带的1/3以上。114例T_1声门癌按此标准分为两组，接受单纯放射治疗，结果显示T_1局限性病变组放射治疗的局部控制率为91%，而T_1广泛性病变组仅为58%，两组间具有非常明显的差异，而按UICC的T_{1a}、T_{1b}分期标准，则未发现两者之间的局部控制率有明显差异。中国医学科学院肿瘤医院的资料[26]也显示，局限性T_1N_0声门癌病变单纯放射治疗的5年局部控制率为87%，而广泛性病变则为75.9%，组间有显著的统计学差别。

3）肿瘤生长方式：对相同分期的病人，因肿瘤的生长方式不同，放射治疗的效果也不相同。一般而言，外生型病变较浸润型病变放射敏感性高，因而放疗有较好的控制效果。如国外有文献报道[34]肿瘤形态与T分期、肿瘤大小一样，显著影响早期声门癌的放疗局部控制效果。而Franchin报道的早期声门癌病人246例[34]放射治疗效果分析中，也发现外生型肿瘤的5年局部控制率明显好于浸润型：前者为91%，而后者为80%。

4）前联合和双侧声带受侵：前联合和双侧声带受侵是否影响放射治疗的局部控制率目前仍有争议：Cellai 等报道[33]在早期声门癌的放射治疗中，前联合受侵和病变占据双侧声带（T_{1b}）的局部复发率为24%，而 T_{1a} 仅11%（$P<0.005$）；中国医学科学院肿瘤医院的资料[26]也显示前联合受侵的 T_1 声门癌的5年局部控制率为70.5%，无前联合受侵的 T_1 病变的5年局部控制率则为87.1%，组间差别明显。但也有不少临床报告如 Stevenson，Reddy 等的资料均未观察到前联合受侵及病变占据双侧声带的局部控制率，与病变只占据单侧声带的相比有明显差异。

5）病理组织学分级：因声门癌的瘤细胞绝大部分为中、高分化鳞癌，故多数资料显示病理组织学分级对预后无明显影响，但也有少数报道认为分化差的声门癌的放疗效果较差。

6）第二原发肿瘤：喉癌合并第二原发肿瘤的概率较高，文献报道一般在20%左右，常见的为呼吸道和消化道肿瘤。合并第二原发肿瘤一般对喉癌放射治疗的局部控制率无明显影响，但对总的生存影响明显，如中国医学科学院肿瘤医院[26]238例 T_1N_0 声门癌病人中，23例占9.7%合并第二原发肿瘤，其中11例为消化道肿瘤，12例为肺部肿瘤。有、无第二原发肿瘤放疗后的5年局部控制率无明显差别，但5年生存率组差别明显：无第二原发肿瘤者为86.1%，而合并第二原发肿瘤者则下降为65.2%。

（3）治疗因素

1）射线的能量及照射分割方式的改变：早年报告 ^{60}Co 或4MV 高能 X 线加速器治疗早期声门癌的疗效要好于大于6MV 高能 X 线加速器，其原因主要与过高能量的加速器由于剂量建成效应的影响容易在声带前联合至颈前软组织间造成的剂量有关，如 Izuno 等报告[27] T_1N_0 声门癌用 ^{60}Co 或4MV 高能 X 线加速器治疗，5年局部控制率为89%，而采用 8～10MV 高能直线加速器照射，5年局部控制率仅为60%。而目前临床上 ^{60}Co 或4MV、8～10MV 的加速器已经很少使用，主流设备是6MV 的直线加速器，采用合理的放疗技术可以获得理想的效果：如 Florida Bethesda Memorial Hospital[19]用6MV X 线治疗83例包括声带原位癌及 $T_{1～3}$ 声门癌，T_1 采用分次剂量为2.25Gy，总剂量63Gy/28次；$T_{2～3}$ 病变采用超分割照射技术，1.2Gy/次，一天两次，总剂量74.40Gy/62次，全部病例至少随访2年，76%病人至少随访5年，结果声带原位癌6例100%控制，54例 T_1 病变控制53例，局部控制率98%，8例 T2、6例 T3 病变均100%控制。结论为通过改变分割方式6MV-X 线可获得满意的治疗效果。RTOG9512 随机性研究[35]也证实了早年超分割治疗早期声门癌的有效性：250例 T_2 声门癌随机分为超分割组和常规分割组，超分割组分次剂量1.2Gy，上下午各1次，总剂量79.2 Gy/66次；常规分割组，一天1次，分次剂量2Gy，总剂量70Gy/35次。随访表明，超分割组的5年局部控制率较常规分割提高8%（78% vs 70%，$P=0.14$），5年无瘤生存率提高9%（49% versus 40%，$P=0.13$）、5年总生存也提高9%（72% versus 63%，$P=0.29$）。尽管均未达到统计学差异，但验证了临床上 T_2 病变实施超分割的有效性。考虑到花费和临床实施较为麻烦的原因，临床上不常规推荐超分割，主张加大分次剂量至225Gy/次的分割技术（见后述）。

2）照射野面积的大小：Small 等报道了[19]103例 T_1N_0 声门癌病人，照射野面积>29.7cm² 无1例出现局部复发，而照射野面积≤29.7cm² 的局部复发率为24%（^{60}Co 治疗组）；而在 4～6MV X 线治疗则未发现照射野面积对局部控制率有影响。因此 ^{60}Co 照射野应相对扩大，而对 4～6MV X 线则无此必要。

3）治疗总时间的长短：临床研究已经肯定了因分次剂量低或分段放疗所引起的治疗总时间延长，可显著地降低放射治疗的局部控制率[36～41]，因此在临床上应避免低分次剂量或分段放疗，如因机器故障、节假日休息而造成的治疗时间延长，则每延长一天时间，总剂量应增加0.35～0.8Gy。Barton 分析[42]1012例 $T_{2～4}$ 接受单独根治性放疗的喉癌病例结论为治疗总时间的长短显著影响预后。通过线形回归分析（the logistic regression analysis）计算出治疗总时间延长应额外增加0.64～0.73Gy/d 的剂量方能达到相同的局部控制率。治疗时间延长1天局部复发的危险性增加4.8%，并计算放疗时间每中断 1 天、如不进行弥补，则局部控制率将减少 1.4%。

为减少治疗总时间长对疗效的负面影响，国外多主张早期声门癌放疗通过加大分次剂量，减少放疗次数，缩短治疗周期，较常分割剂量可以提高局部控制率，国外已有大量的报道证实其有效性[43~44]。分次剂量 225Gy/次临床上较为常用，总剂量 63~66Gy。

考虑到花费和方便的原因，国外一直推荐临床上采用分次剂量 225Gy 的分割模式，而非采用超分割模式。

4）肿瘤消失剂量：据 Takehiro 报道[45]330 例早期声门癌放射治疗效果，肿瘤消失剂量 ≤40Gy 组的 5 年局部控制率为 83%，而肿瘤消失剂量为 60Gy 的 5 年局部控制率仅为 62%，组间比较差异有统计学意义（$P=0.003$）。中国医学科学院肿瘤医院 238 例 T_1N_0 声门癌的单纯放疗结果分析[26]，也显示肿瘤消失剂量 ≤60Gy 组的 5 年局部控制率为 84.0%，而 >60Gy 组 69.5%（$P=0.04$），表明退缩快者预后好。

5）调强放疗技术与常规放疗技术比较：目前临床资料并未显示局部控制率有进一步的改善。

（4）合并症的影响　影响早期声门癌放射治疗疗效的合并症中较为明显的是糖尿病。而且合并有糖尿病的患者放射治疗中的副作用明显加重，因此对这一合并症在放射治疗前、后应予以关注并作有效的处理。

（二）T_3，T_4 声门癌的治疗

具体同声门上区癌的治疗原则，放疗技术具体参见声门上区癌的相关内容。

（三）颈淋巴结转移的声门癌的治疗

早期声门癌出现颈淋巴结转移的非常少见，但声门癌发展至晚期由于病变已侵及声门上、下区，因此可出现颈部淋巴结转移，其淋巴结转移的概率可达 30% 左右。对单侧上颈淋巴结转移者，同侧下颈、锁骨上区要作预防性照射；双侧上颈淋巴结转移者，双下颈及锁骨上区均要作预防性照射。即便如此，单纯放疗对颈淋巴结转移的控制作用也很差，尤其是转移的淋巴结直径 >3cm 且质硬固定者，多需行颈淋巴结清扫术。

（四）声门癌放疗后复发的治疗

早期声门癌放疗后应定期复查。通过仔细的复查，可以在声嘶症状出现或加重前早期发现复发。以下体征则提示局部复发：疗后持续存在的喉水肿，尤其是室带和披裂水肿，声带固定等。

放疗后复发的声门癌的治疗，主要有以下两种手段可供选择。

1. 手术挽救　手术挽救的最高成功率为 80%。一般需行全喉切除术。但对复发的小病变目前也可行较为保守的手术如声带切除术或半喉切除术等。

2. 激光治疗[46]　对一些小的复发性病变，为继续保留喉功能，国外报道采用合理的二氧化碳（CO_2）激光治疗仍可获得较为理想的效果。选用激光治疗的指征：无大块性病变；肿瘤局限在声带或最多有声门上区的局限性侵犯；无声门下受侵；内镜检查可以窥及肿瘤全部；声带活动度正常；无前联合受侵等。符合以上条件者，采用激光治疗，仍有 50% 左右的病例可以有效地保留喉功能，而且即使激光治疗失败者、仍可采用手术挽救，对总的生存并无明显不利的影响。

第三节　声门上区癌

一、临床特点

声门上区癌在喉癌的发病率中居第 2 位，约占 40%。与声门癌相比，本病的早期症状不典型，颈部淋巴结转移相当多见且易早期出现，30%~50% 的病例在明确诊断时已有颈淋巴结转移，多转移至上颈深淋巴结。即使是临床 N_0 的病例，也有 1/3 已经有微小的淋巴结转移，因此相当一部分病例在就诊时已属晚期，疗效总的来说不如声门癌。

二、治疗原则

声门上区癌的标准治疗模式仍是手术和（或）放射治疗。一般而言，对 T_1、T_2N_0 的早期病例，无论是采用单一的手术还是放射治疗，其总的 5 年生存率相似，即使是采用放射治疗+手术的综合治疗模式也并不能进一步提高其疗效。但对 T_3、$T_4N_{0\sim3}$ 的晚期病例，任何单一治疗手段的局部控制作用均较差，综合治疗却可望进一步改善其局部控制率，因此对晚期病变更强调综合治疗的重要性。

T_3、T_4 病变，如肿瘤为外生性生长，无严重感染坏死及气道梗阻者，为保留功能，可考虑术前放射治疗，DT50Gy 评估疗效，如肿瘤缩小满意，可改为根治性放疗，放疗是主张同步化疗。目前也主张诱导化疗以筛选放疗敏感病人给予根治性放疗。但对坏死浸润性生长病变或虽为外生性病变但体积较大并有声带固定者、甲状软骨破坏明显者、颈部软组织受侵明显者，以及气道梗阻明显的患者一般不适合术前放射治疗或根治性放疗，应给予全喉切除术，术后根据具体情况决定术后放疗或同步放化疗。

另外在确定治疗方案时还必须考虑颈部淋巴结情况。如果临床阴性或双颈潜在淋巴结转移的风险较大，可以考虑放射治疗。如采用手术治疗，则需双侧颈清扫术。

原发肿瘤早期而淋巴结晚期如 N_{2b}、N_3 时，则主张综合治疗以提高颈部控制概率。可对原发肿瘤采用根治性放疗，颈部残存考虑手术清扫。此类病例如行手术切除（包括原发肿瘤和颈清扫），术后还需放射治疗，病人器官功能受到较严重影响。

Mendenhall[47,48] 根据临床研究将声门上鳞癌分为预后良好组及预后不良组，前者包括 T_1、T_2 及 T_3 早期病变（无声带固定者），无论是放疗还是保守性手术都有着较高的局部控制率，可选择放射治疗或声门上喉切除术；预后不良组包括浸润性生长的肿物，范围广泛的 T_3、T_4 病变，并伴有声带固定或气道梗阻者，单纯放疗的局部控制作用很差，常需行全喉切除术+颈清扫术+术后放疗；如同时考虑颈部情况，$T_{1\sim2}N_{0\sim1}$ 病变可被单纯放疗控制，T_3N_2 或 T_2 合并双颈淋巴结转移可采用先放疗，然后颈清扫，或双颈清扫+术后高剂量放疗。

三、放射治疗

（一）适应证

1. T_1、T_2N_0 的早期病变。

2. T_3、$T_4N_{0\sim1}$ 的病变，可做计划性的术前放射治疗；目前主张诱导化疗 2~3 个周期筛选放疗敏感病人；$N_{2\sim3}$ 病变，单纯放射治疗的局部控制率较差，应以颈清扫术为主。

3. 术后放射治疗的指征同上。

（二）常规放疗技术

1. 照射野的设计 声门上区癌具有颈部淋巴结转移率高及转移发生早的特点，故照射野的设计以充分包括原发病灶及颈部区域性引流淋巴结为原则，即使是 N_0 的病例也必须行上、中颈淋巴引流区的预防性照射，而下颈不作预防性照射。若上、中颈淋巴结阳性，则双侧下颈、锁骨上区均要作预防性照射。

2. 照射体位 取仰卧位，头垫合适角度的头枕使颈椎伸直，常规面罩固定，行双侧水平野对穿照射。

N_0 病例的设野（图 5-5-17）：

上界：第 1 颈椎水平，如口咽或咽旁受侵，

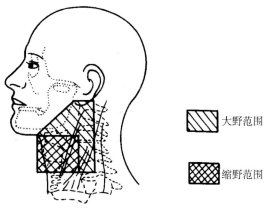

图 5-5-17 N_0 声门上区癌的照射野

大野范围

缩野范围

则上界置于颅底水平。

下界：环状软骨下缘。

前界：颈前缘，但如果前联合或会厌前间隙受侵，前界应在颈前缘前 1～2cm 以保证该部位得到足够的剂量，避免剂量冷点。

后界：颈椎横突。

颈淋巴结阳性病例的设野（图 5-5-18）。

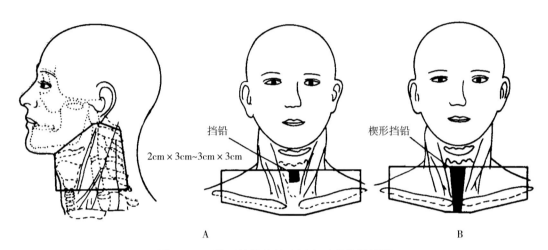

图 5-5-18 淋巴结转移的声门上区癌的照射野

注：A. 原发灶及上、中颈淋巴引流区的照射野；B. 下颈、锁骨上区照射野

双侧水平野+下颈、锁骨上野。

双侧水平野的上、下、前界同 N_0 病人，后界应相应后移包括颈后淋巴结或根据肿大淋巴结的位置以完全包括为准。

下颈锁上野的上界与双侧水平野的下界共线，但在共线与体中线相交处的下方应挡铅 2cm×2cm～3cm×3cm（最好在侧野挡铅，图 5-5-19），以避免颈髓处两野剂量重叠而造成过量，或挡楔形挡块；下界沿锁骨下缘走行，外界位于肩关节内侧。

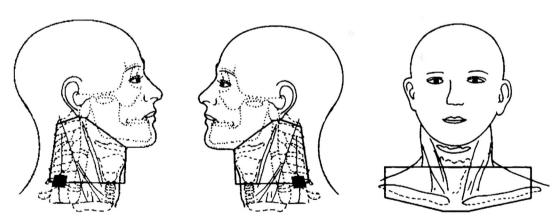

图 5-5-19 水平野侧方挡铅示意图

如有下咽受侵，则应避免在前方挡铅、而应置于侧方挡铅（图 5-4-15）。

如病人有下咽受侵、而颈部又较短时，可采用双侧水平大野对穿，下界置于锁骨下缘水平以包括全颈淋巴引流区，此时一般需转动床角 5°～10° 以避开同侧肩部在照射野内（图 5-5-20）。

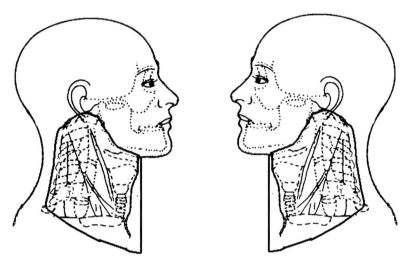

图 5-5-20 双侧水平大野示意图

3. 剂量 因脊髓在双侧水平照射野内，故 DT≤40Gy 时缩野避开颈髓继续照射喉和上、中颈部，颈后区可用合适能量的电子线照射，即增加了治疗剂量，又不使脊髓过量。至 DT50~60Gy 时，上中颈部的预防性照射可结束，继续缩野针对原发病变加量照射至 DT66~70Gy，此时的照射野仍应包括全部喉部，而且上界应位于喉切迹上 2cm 以包括舌骨上会厌部分，对会厌溪或舌根受侵者，上界还要提高，最好是在模拟机下定位。

下颈、锁骨上预防照射的剂量为 50Gy/25F。

（三）调强放疗技术（图 5-5-21，图 5-5-22）

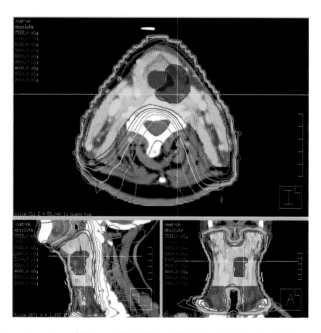

图 5-5-21 T_3N_0 声门上喉癌根治性放射治疗的调强靶区及剂量分布

注：红色范围为 PGTVp 包括原发肿瘤；浅绿色范围 PTV1 包括 PGTVp、双侧 II、III 区淋巴引流区；粉色范围 PTV2 包括双侧 IV 区淋巴引流区。

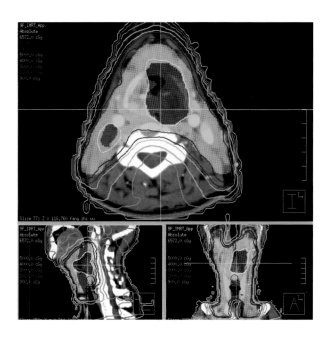

图 5-5-22 T_3N_2 声门上喉癌术后放射治疗的调强靶区及剂量分布

注：红色范围为瘤床 PTVtb；浅绿色范围为 PTV 包括瘤床、双侧 Ⅱ、Ⅲ、
Ⅳ区淋巴引流区（因为多发淋巴结，故所有淋巴引流区设计为一个靶区）。

靶区设计原则参见概述，靶区包括的淋巴引流区原则同常规照射技术。

（四）疗效

总的说来，声门上区癌的放射治疗效果较声门癌差。文献报道[57]的单纯放射治疗的局部控制率，T_1N_0 接近 80%，T_2N_0 接近 60%；T_3、T_4 病变有或无淋巴结转移的单纯放射治疗的局部控制率分别为 37% 和 23% 左右，而手术和放射治疗的综合治疗有着较高的有效率，接近 50%~60%。

晚期声门上区癌如采用超分割放射治疗技术，可较常规分割提高放疗的局部控制率，据 Wang 报道[49]，常规分割放射治疗对 $T_{1~4}$ 声门上喉癌的 5 年局部控制率为 74%、61%、56% 和 29%，总的 5 年局部控制率为 58%，而超分割放射治疗的 5 年局部控制率则分别为 84%、83%、71% 与 84%，总的 5 年局部控制率为 78%，显示了超分割在晚期病变放疗上的优势。

第四节 声门下区癌

声门下区癌相当少见，仅占所有喉癌的 1%~4%。其解剖部位位于声门区以下至第一气管环之间的气道，主要位于环状软骨内的黏膜区，其淋巴网较丰富，多引流至气管旁和上纵隔淋巴结，从而给手术带来一定的困难。

该病在确诊时的颈部淋巴结转移率为 10%~20%。

由于本病早期症状隐匿，少有能早期诊断者，待出现呼吸困难、喉喘鸣时已多是晚期，需紧急气管切开，对此类病例应先行喉切除术，而后考虑补充放射治疗。对无呼吸困难、憋气等需要气管切开术的病例均可首选放射治疗，放疗后残存或复发者可行挽救手术。

一、放射治疗

声门下区癌的放射治疗应包括肿瘤的原发部位，下颈、锁骨上淋巴结，气管及上纵隔。可采用以下两种照射技术。

（一）小斗篷野照射技术（mini-mantle field）

小斗篷野照射技术主要用于声门下区癌、甲状腺癌、气管癌等需要将原发肿瘤，下颈、锁骨上淋巴结和上纵隔全部包括在一个靶区内的肿瘤（图 5-5-23）。其采用前、后两野对穿的等中心照射技术，等中心点一般选在颈椎椎体前缘水平。前野颈髓不挡铅而后野颈髓挡铅，前后两野剂量比为 4：1，每日同时照射。因颈部前、后间的距离较大，因此主张用 10MV 高能 X 线照射，DT40Gy 时改为双侧水平野以避开颈髓，包括喉、气管上部，加量至总量 DT65~70Gy。对 4~6MV X 线照射，如采用此种照射技术，则可能由于后野挡铅而造成颈前相对应区域的低剂量，此时应在计划系统的指导下颈前方加一合适能量的条状电子线野可弥补这一缺失、而达到 10MV X 线如图 5-4-23 的等剂量分布。

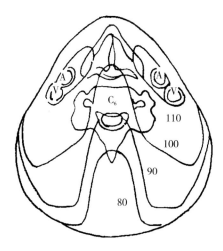

图 5-5-23　小斗篷野照射技术的剂量分布（10MV X 线）

（二）先设单前野或前、后两野对穿，上界根据病变侵犯的范围而定，下界接近隆突水平以包括气管、上纵隔。高能 X 线照至 DT≤40Gy（图 5-4-24）（为消除颈薄胸厚的影响，可使用大头朝上，小头朝下的楔形板进行校正）时，脊髓处挡 3cm 铅，继续 X 线照射至 DT50Gy，而挡铅处用合适能量的电子线补量 10Gy 使其总量也达到 50Gy。因下颈、锁骨上及上纵隔已到预防剂量，可停照，然后改为双侧水平野避开颈髓针对喉和气管上段进行加量，使总量达 70Gy 左右。

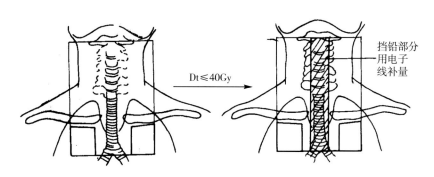

图 5-5-24　声门下区癌的照射野

加拿大于 2002 年报道了一组声门下区喉癌的放射治疗效果[50]：43 例声门下区喉癌，接受根治性 RT，总剂量 DT50~52Gy/（20F·4W）。中位随访时间 4.9 年，单独放疗的局部控制率 56%（24/43），其中 T_1 63.6%（7/11），T_2 66.7%（8/12），T_3 50.0%（4/8），T_4 41.7%（5/12）。手术挽救成功率：$T_{1~2}$ 中 8 例复发手术挽救 7 例成功，最终局控率 T_1 91%（10/11）、T_2 100%（12/12）；T_3 中 4 例复发能手术挽救者仅 2 例且 2 例成功，最终局部控制率 75%；T_4 中 7 例治疗失败者仅 3 例能手术挽救，最终局控率 58.3%（7/12）：1 例挽救后生存 7 年无瘤死亡；1 例术后 4 月死于手术并发症、但无肿瘤依据，1 例手术挽救后仍局部复发。全组 5 年无复发实际局部控制率 52%。无Ⅲ度或Ⅳ度晚期并发症。$T_{1~3}$ 无病生存率 70.2% vs T_4 39.1%。

早期声门下癌单纯放疗的 5 年生存率为 40%~50%，中、晚期者因常伴程度不等的气道梗阻，故处理方法以手术为主，少有单纯放疗的报道。

第五节　放射合并症及处理

一、急性并发症

指发生在放射治疗过程中或放射治疗后 1 个月出现的任何不适。患者主要表现为声嘶、咽下疼痛、咽下不利，以及照射野内皮肤色素沉着等。声带癌由于照射野较小，急性放疗反应不严重；声门上区癌由于照射野较大，颌下腺及部分腮腺也在照射野内，因此放疗中除有声嘶、咽痛的症状外，还会出现口干、味觉改变、吞咽困难、体重减轻等反应，而且这种反应随着照射野面积的增加而加重。

对疗前既有声嘶的患者，在开始放疗的 2~3 周内，由于肿瘤的退缩声嘶会有一定程度的改善，但以后由于放疗急性反应的出现可再度导致声嘶或声嘶加重，放疗后 1 个月左右，由于急性放射治疗反应的消退，声嘶开始恢复，通常需 2~3 月时达到相对稳定的发音状态。疗中用声过度或继续吸烟者，急性放射治疗反应将明显加重。疗中如注意这些情况，并考虑定期雾化吸入，则可相应地减轻急性反应的程度。

二、晚期并发症

喉癌放射治疗最常见的并发症是喉水肿、喉软骨炎和喉软骨坏死，约占全部病人的 5%~10%。其发生与肿瘤范围、照射野的大小、剂量的高低有关。肿瘤范围大、照射野大、分次剂量大、总剂量偏高者易发生。另外喉软骨坏死的发生与疗前喉软骨受侵关系密切。喉软骨受侵者采用放射治疗，不仅软骨坏死的发生率高，而且放射治疗的局部控制作用也很差。因此，这类患者一般首选手术，根据情况决定是否术后放射治疗。另外晚期并发症的发生也与抽咽有直接相关性，如荷兰国立肿瘤医院[51]采用分次剂量大于 2Gy 的放疗技术治疗 383 例 T_1 声门癌病例，结果发现放疗后继续吸烟者发生晚期并发症包括水肿、坏死等的概率为 28%，而在放疗前或放疗中戒烟的病人其并发症的发生仅为13%，组间有显著差别，因此强调戒烟在喉癌患者中的重要性。

喉水肿出现后可给予超声雾化，必要时可加用抗炎、退肿和激素药物。一般而言，喉水肿多于放疗后 3 个月内消退，对超过半年仍不消退或逐渐加重者应注意有局部残存、复发或早期喉软骨坏死的危险。例如，Ward 等报道[52]一组放疗后持续性喉水肿病例，活检阴性，但喉切除术后显示 60% 的病例有镜下肿瘤。中国医学科学院肿瘤医院的资料证实[53]，放射治疗后喉水肿长期存在者的生存率仅为无喉水肿病例的 1/2。但也有部分病例喉水肿长期存在而未见肿瘤复发征象，因此对放射治疗后长期存在的喉水肿，应紧密观察，仔细查体，如果在随访过程中发现喉水肿进行性加重、以前活动的声带出现活动受限或固定，而且患者声嘶加重、疼痛加剧，多提示肿瘤局部复发；但如果水肿无进展且局限于披裂，而患者无疼痛症状，可定期复查。因喉水肿情况下肿瘤复发多在黏膜下生长，而表面黏膜完整，因此临床上检测复发比较困难，但借助 CT、MRI 等影像学检查对诊断复发有帮助，如在水肿区有坏死，则表明复发。PET 检查也很有帮助。对怀疑复发者应行深层活检，但应注意活检可加重放疗并发症的发生。

Bahadury 等人[54]将放射治疗后喉水肿分为以下四种情况，并提出相应的处理意见：

1. 放疗后 3 个月水肿仍持续存在或加重，喉部肿胀或伴有声带固定，提示存在肿瘤，需行喉切除术。

2. 放疗后 6 周水肿减轻，喉部检查及声带活动均正常，无须特殊检查或治疗，只需每月检查一次喉部即可。

3. 放疗 3 个月后再次出现的喉水肿，如用抗生素治疗后消失，提示水肿可能为非肿瘤因素所致，可暂排除肿瘤残存或复发。

4. 放疗 3 个月后再次出现的喉水肿，经用抗生素治疗后不消失，提示有肿瘤存在，需要手术。

以上处理仅供参考。据中国医学科学院肿瘤医院放疗科的经验，喉水肿的观察期限可延至 6 个月为界，术前最好经病理证实。

喉软骨坏死一旦出现，只有手术切除，目前尚无其他有效的保守治疗方法。

其他并发症如出血和吸入性肺炎均少见，多为老龄病人及术后放射治疗者，可根据当时的病情而作相应的处理。

三、综合治疗的并发症

对晚期喉癌为保留喉功能的非手术疗法，包括诱导化疗、同步放化疗、靶向治疗等，治疗的强度越来越大、治疗周期也较长，随之而来的毒性不良反应的增加。如化疗增加放疗的所有急性不良反应，而且容易出现血液学毒性，且增加放疗的晚期并发症，临床上不少病例经过高强度的同步放化疗或诱导化疗+同步放化疗（或靶向治疗），喉的解剖结构得以保留，但因为毒性不良反应而出现声音嘶哑、吞咽疼痛、吞咽困难，甚至依赖鼻饲而生存，应该引起临床医生的重视。

对术前放疗而言，合适剂量的术前放疗并不明显增加并发症，但剂量过高，尤其是同步放化疗则引起手术并发症发生率增加、手术治疗住院时间延长。而采用术后放疗则并发症相应减少。手术+放疗综合治疗常见的晚期并发症为颈部软组织纤维化程度加重、吻合口狭窄和咽狭窄。

参 考 文 献

1. Gustavo Arruda Vinni. Radiation Therapy Clinical Evidence For Decision-Making Volume 2. Chapter7：Larynx Cancer, Published by Nova Science Publishers, Inc. New York，2013，97-112.

2. 殷蔚伯，余子豪，徐国镇，等. 肿瘤放射治疗学. 第 4 版，北京：中国协和医科大学出版社，2007，399-426.

3. 罗京伟，徐国镇，高黎. 头颈部肿瘤放射治疗图谱. 第 2 版，北京：人民卫生出版社，2012，149-173.

4. Esposito ED, Motta S, Cassiano B, et al. Occult lymph node metastases in supraglottic cancer of the laryngx. Otolaryngol Head Neck Surg，2001，124：253.

5. Gao X, Fisher SG., Mohideen N, et al. Second primary cancers in patients with laryngeal cancer：a population-based study. Int. J. Radiation Oncology Biol. Phys.，2003，56（2）：427-435.

6. Jones AS, Fish B, Fenton JE, et al. The treatment of early laryngeal cancers（T1-T2 N0）：surgery or irradiation? Head Neck，2004，26：127-135.

7. The Department of Veterans Affairs Laryngeal Cancer Study Group. Introduction chemotherapy plus radiation compared with surgery plus radiation in patients with advanced laryngeal cancer. N Eng J Med，1991，324：1685-1690.

8. Weber R, Berkey B, Forastiere A, et al. Outcome of Salvage Total Laryngectomy Following Organ Preservation Therapy：The Radiation Therapy Oncology Group Trial 91-11. *Arch Otolary H&N Surg*，2003，129：44-49.

9. Forastiere A, Goefert H, Maor M, et al. Concurrent chemotherapy and radiotherapy for organ preservation in advanced laryngeal cancer. NEJM，2003，349：2091-2098.

10. Forastiere A, Maor M, Weber R, et al. Long term results of Intergroup RTOG 91-11：a phase Ⅲ trial to preserve the larynx—Induction cisplatin/5-FU and radiation therapy versus concurrent cisplatin and radiation therapy versus radiation therapy. Proc Am Soc Clin Oncol，2006，24：18s. Abstract 5517.

11. Vermorken JB, Remenar, E, Carla van Herpen, et al. Cisplatin, Fluorouracil, and Docetaxel in Unresectable Head and Neck Cancer. NEJM，2007，357：1695-1704.

12. Posner MR, M. D., Hershock DM, Blajman CR, et al. Cisplatin and Fluorouracil Alone or with Docetaxel in Head and Neck Cancer. NEJM，2007，357：1705-1715.

13. Bonner JA, Harari PM, Giralt J, et al. Radiotherapy plus Cetuximab for Squamous-Cell Carcinoma of the Head and Neck. NEJM，2006，354：567-578.

14. Bonner JA, Harari PM, Giralt J, et al. Radiotherapy plus cetuximab for locoregionally advanced head and neck cancer: 5-year survival data from a phase 3 randomised trial, and relation between cetuximab-induced rash and survival. *Lancet Oncol*, 2010, 11: 21-28.

15. Bernier J, Domenge C, Ozsahin M, et al. Postoperative Irradiation with or without Concomitant Chemotherapy for Locally Advanced Head and Neck Cancer. NEJM, 2004, 350: 1945-1952.

16. Cooper JS, Pajak TF, Forastiere AA, et al. Postoperative concurrent radiotherapy and chemotherapy for high-risk squamous-cell carcinoma of the head and neck. 2004, 350: 1937-1944.

17. American Cancer Society, Survellance Research, 2013.

18. 罗京伟，徐国镇，高黎. 放疗技术本身对早期声门性喉癌治疗效果的影响. 国外医学临床放射学分册，1998，21（3）：186-189.

19. Fu KK, Pajak TF, Trotti A, et al. A Radiation Therapy Oncology Group (RTOG) Phase Ⅲ Randomized Study To Compare Hyperfraction And Two Variables of Accelerated Fractionations To Standard Fractionation Radiotherapy for Head and Neck Squamous Cell Carcinomas: First Report Of RTOG 9003. Int J Radiat Oncol Biol Phys, 2000, 48: 7-16.

20. Leena-Maija Aaltonen, Noora Rautiainen, Jaana Sellman, et al. Voice Quality After Treatment of Early Vocal Cord Cancer: A Randomized Trial Comparing Laser Surgery With Radiation Therapy. Int J Radiat Oncol Biol Phys, 2014, 90: 255-260.

21. Mendenhall WM, Parsons JT, Million RR, et al. $T_{1\sim2}$ squamous cell carcinoma of the glottic larynx treated with radiation therapy: Relationship of dose-fractionation factors to local control and complications. Int J Radiat Oncol Biol Phys, 1988, 15: 1267-1273.

22. J. C. M. VAN DER VOET, R. B. KEUS, A. A. M. HART, et al. The Impact of Treatment of Time and Smoking on Local Control and Complications in T1 Glottic Cancer, 1998, 42: 247-255.

23. Yu E, Shenouda G, Beaudet MP, *et al.* Impact of radiation therapy fraction size on local control of early glottic carcinoma. Int J Radiat Oncol Biol Phys, 1997, 37: 587-591.

24. Spayne J, Warde P, O'Sullivan B, et al. Carcinoma in Situ of the Glottic Larynx-Results of Treatment with Radiation Therapy. Int. J. Radiation Oncology Biology Physics, 1999, 45 (S3): 277-278.

25. Mendenhall WM, Amdur RJ, Morris CG, et al. $T_{1\sim2}N_0$ Squamous Cell Carcinoma of the Glottic Larynx Treated With Radiation Therapy. J Clin Oncol, 2001, 19: 4029-4036.

26. Jin J, Liao ZX, Gao L, et al. Analysis of prognostic factors for T1N0M0 glottic cancers treated with definitive radiotherapy alone: experience of the cancer hospital of Peking Union Medical College and the Chinese Academy of Medical Sciences. Int. J. Radiation Oncology Biol. Phys, 2002, 54 (2): 471-478.

27. Izuno I, Sone S, Oguchi M, et al. Treatment of early vocal cord carcinoma with^{60}Co gamma rays, 8/10MV, or 4MV X-rays are the different? Acta Oncol, 1990, 29: 637-639.

28. Franchin G, Minatel E, Gobitti C, et al. Radiation treatment of glottic squamous cell carcinoma, stage Ⅰ and Ⅱ: analysis of factors affecting prognosis. Int Rad Oncol Biol Phys, 1998, 40 (3): 541-548.

29. Fein D, Lee W, Hanlon A, et al. Pretreatment hemoglobin level influence local control and survival of $T_{1\sim2}$ squamous cell carcinomas of the glottic larynx. Int Rad Oncol BiolPhys, 1995, 13 (8): 2077-2083.

30. Warde P, Sullivan B O', Bristow RG, et al. T_1/T_2 glottic cancer managed by external beam radiotherapy: the influence of pretreatment hemoglobin on local control. Int Rad Oncol BiolPhys, 1998, 41 (2): 347-353.

31. Hansen O, S Larsen S, Bastholt L, et al. Duration of symptoms: impact on outcome of radiotherapy in glottic cancer patients. Int. J. Radiation Oncology Biol. Phys., Vol. 61, No. 3, pp. 789-794, 2005.

32. Dickens WJ, Cassisi NJ, Millio RR, et al. Treatment Of Early Vocal Cord Carcinoma: A Comparison Of Apples And Apples. Laryngoscope, 1983, 93: 216-219.

33. Reddy SP, Mohideen N, Marra S, et al. Effect Of Tumor Bulk On Local Control And Survival Of Patients With T1 Glottic Cancer. Radiother and Oncol, 1998, 47: 161-166.

34. Franchin G, Minatel E, Gobitti C, et al. Radiotherapy for Patients with Early-Stage Glottic Carcinoma. Univariate and Multivariate Analyses in a Group of Consecutive, Unselected Patients. Cancer, 2003, 98: 765-772.

35. Andy Trotti, Qiang Zhang, Søren M. Bentzen, et al. Randomized Trial of Hyperfractionation Versus Conventional Fraction-ation in T2 Squamous Cell Carcinoma of the Vocal Cord (RTOG 9512). Int J Radiation Oncol Biol Phys, 2014, 89：958−963.

36. Haugen H, Johansson KA, Mercke C. Hyperationated-accerated or conventional fractionated radiotherapy for early glottic cancer. Int. J. Radiation Oncology Biol. Phys, 2002, 52 (1)：109−119.

37. Le Q-T X, Fu KK, Kroll S, et al. Influence of Fraction Size, Total Dose, and Overall Time on Local Control of T1-T2 Glottic Carcinoma. Int Rad Oncol BiolPhys, 1997, 39：115−116.

38. Ang k, Trotti A, Garden A, et al. Importance Of Overall Time Factor In Postoperative Radiotherapy. Proceedings Of 4 th International Conference On Head And Neck Cancer, July28-Aug1, 1996.

39. Duncan W, MacDougall RH, Kerr GR, et al. Adverse Effect Of Treatment Gaps In The Outcome Of Radiotherapy For La-ryngeal Cancer. Radiother and Oncol, 1996, 41：203−207.

40. 徐国镇, 罗京伟. 头颈部肿瘤放疗进展. 实用肿瘤杂志, 2000, 15 (4)：223−225.

41. 罗京伟, 徐国镇. 循症医学与头颈部癌. 中华放射肿瘤学杂志, 2002, 11 (4)：275−278.

42. Barton MB, Keane TJ, Gadalla, et al. The effect of treatment time and treatment interruptions on tumour control following radical radiotherapy of laryngeal cancer. Radiother. Oncol, 1992, 23 (3)：137−143.

43. Moon SH, Cho KH, Chung EJ, et al. A prospective randomized trial comparing hypofractionation with conventional frac-tionation radiotherapy for T1 ~ 2 glottic squamous cell carcinomas：Results of a Korean Radiation Oncology Group (KROG-0201) study. Radiother Oncol, 2013, 110：98−103.

44. Chera BS, Amdur RJ, Morris CG, et al. T_1N_0 to T_2N_0 squamous cell carcinoma of the glottic larynx treated with definitive radiotherapy. Int J Radiat Oncol Biol Phys, 2010, 78：461−466.

45. Takehiro I, Toshihiko I, Hiroshi I. Prognostic factor of telecobalt therapy for early glottic carcinoma. *Cancer*, 1992, 70 (12)：2797.

46. Henriette H. W. de Gier, Paul P. M. Knegt, Maarten F. de Boer, et al. CO_2-Laser Treatment of Recurrent Glottic Car-cinoma. Head and Neck, 2001, 23 (3)：177−180.

47. Mendenhall WM, Million RR, Cassisi NJ. et al. Squamous Cell Carcinoma Of The Suproglottic larynx Treated With Radical Irradiation：Analysis Of Treatment Parameters And Results. Int Rad Oncol Biol Phys, 1984, 10：2223−2230.

48. Mendenhall WM, Parsons JT, Mancuso AA, et al. Radiotherapy For Squamous Cell Carcinoma Of The Supraglottic Larynx：An Alteration To Surgery. Head and Neck, 1996, 18：24−35.

49. Wang CC. Deciding On Optimal Management Of Supraglottic Carcinoma. Oncology, 1991, 5：41−46.

50. Paisley S, et al. Results of radiotherapy for primary subglottic squamous cell carcinoma. Int J Rad Oncol Biol Phys, 2002, 52 (5)：1245−1250.

51. Van der voet JCM., Keus RB., Hart AAM., et al. The impact of treatment time and smoking on local control and compli-cations in T1 glottic cancer. Int. J. Radiation Oncology Biol. Phys, 1998, 42 (2)：247−255.

52. Ward PH, Calcaterra TC, Kagan AR, et al. The enigma of post-radiation edema and recurrent or residual carcinoma of the larynx. Laryngoscope, 1975, 85 (3)：522−529.

53. 吴雪林, 严洁华, 胡郁华. 喉癌的放射治疗附 330 例疗效分析. 中华放射肿瘤学, 1987, 1 (3)：39−42.

54. Bahadury S. The Enema of Post-Radiation oedema And Residual or Recurrent Carcinoma of The Larynx And Pyriform Fossa. Laryngol Otol, 1985.

第六章　鼻腔鼻窦肿瘤

黄晓东

　　鼻腔与鼻窦由于解剖关系密切，而且临床表现和治疗方法也极为相似，所以将其一并论述。鼻腔、鼻窦的肿瘤多发生于鼻腔筛窦和上颌窦，并且以癌最多见。虽然鼻腔鼻窦肿瘤在发生部位上与其他头颈部位肿瘤接近，尤其是鼻咽，但是在发病原因，流行病学，临床特点以及基因谱上均与其他头颈部肿瘤有显著的差异，因此鼻腔鼻窦肿瘤应该被视为独立于其他头颈部肿瘤的一类疾病[69]。本章内容以鼻腔、筛窦和上颌窦的上皮来源肿瘤为主。

一、发病情况

　　鼻腔与鼻窦恶性肿瘤占全身恶性肿瘤的 0.5%~2%；占头颈部肿瘤的 9.7%~11.9%[1,2]。在全球每年发病率约在 1/10 万[70]。鼻腔鼻窦的鳞癌是主要的病理类型，约占头颈部鳞癌的 3%[71]。据多所医院耳鼻咽喉科统计显示，鼻腔鼻窦恶性肿瘤以鼻腔来源最多见，上颌窦次之。其分布为外鼻 4.1%~10%，鼻腔占 47.9%~55.3%，上颌窦占 34.1%~40.3%，筛窦 4%~4.4%、蝶窦 0.4%~2%、额窦 1.2%[3~5]。鼻腔、鼻窦癌的高发年龄为 50~60 岁，男性发病率明显高于女性；鳞癌发病的男女比例约为 2∶1，而腺癌的男女比例可高达 6∶1。在国内鼻腔、鼻窦肿瘤发病率无明显地域性差别。国外以日本和南非地区发病率较高，南非班图人鼻腔与鼻窦癌的发病率占全身肿瘤的 6%。

二、病因

　　鼻腔与鼻窦癌的发病原因目前还不十分清楚，已知的与本病可能有关的因素较多。

（一）木屑，镍，铬等职业相关因素

　　根据流行病学调查发现，从事木器加工的工人，特别是砂纸打磨工人长期处于细木屑粉尘环境中，患病机会增加[6,7]，其发病率与接触时间成正比。有报道显示此类职业的鼻腔鼻窦鳞癌的发病率是普通人群的 20 倍，而腺癌则高达 500~900 倍[72]。国际癌症研究机构（IARC）在 1995 年以及美国国立卫生研究院（NIH）在 2002 年分别公布：木屑是致癌因素[73]。

　　除此之外，长期接触化学品，如黏合剂，甲醛，镍，铬，镭，二氧化钍等，皮革、纺织品纤维、芥子气体等也会增加鼻腔、鼻窦癌的发病率，尤其是鳞癌的发病率。南非的班图生产鼻烟的土壤和植物镍和铬元素含量较高，当地人患鼻窦癌与长期吸用当地产的鼻烟有密切关系[8~12]。

（二）人乳头状病毒感染

　　乳头状病毒 HPV-16 和-18 型感染，可以增加鼻腔鼻窦鳞癌的发病率，主要是导致内翻性乳头状瘤的恶变[74]。

（三）吸烟

吸烟人群中鼻窦癌的发生率较不吸烟者高 2~3 倍。Youlden 等[75]的流行病研究发现吸烟主要和鼻窦的鳞癌发病有明显相关性，他们发现在美国，近几年吸烟率明显下降，鼻窦鳞癌的发病率有显著的下降，这种现象认为与吸烟有相关性，但是腺癌的发病率则保持稳定。

（四）慢性炎症

基础研究[76]显示鼻窦慢性炎症可以刺激细胞因子和趋化因子产生，长期的刺激可以诱导基因突变，从而导致肿瘤的发生。但是有些研究者认为还需要进一步的研究来证实，并解释我们常见的慢性鼻炎和鼻腔息肉并未发现与恶性肿瘤发病率相关。

三、解剖

（一）鼻腔

鼻腔由鼻前庭、鼻甲、鼻道组成。鼻中隔将鼻腔分为左右两侧。前鼻孔与外界相通，后鼻孔与鼻咽相连。每侧鼻腔均有四个壁。上壁由鼻骨筛骨水平板和蝶窦前壁构成，与前颅凹相邻，下壁为硬腭内侧份，与口腔相隔。内壁即鼻中隔，外侧壁有上、中、下三个鼻甲突起，与上颌窦相毗邻，上方与筛窦及眼眶等相毗邻。整个鼻腔呈上窄下宽的锥形结构。

1. 鼻前庭　为鼻腔的皮肤部分，有汗腺，皮脂腺和较多鼻毛，下壁是上颌骨，两侧是纤维脂肪组织的鼻翼，鼻前庭的后部也是与鼻腔黏膜的移行处。

2. 鼻甲　含有丰富血管的组织，特别是下鼻甲血管极其丰富。每个上、中、下鼻甲的下外方空隙既是上、中、下鼻道。上鼻甲以下的部分为鼻腔的呼吸部，上鼻甲平面以上为鼻腔的嗅部。在上鼻甲后上方有一凹陷的隐窝，称蝶筛隐窝，此处有蝶窦的开口。中鼻甲与鼻中隔之间的空隙称嗅裂。中、下鼻甲是鼻腔癌的好发部位。

3. 鼻道　上鼻道有后组筛窦和蝶窦开口。中鼻道有上颌窦、前组筛窦、额窦开口。下鼻道前上部，距鼻孔约 3cm 处有鼻泪管开口。各鼻道和鼻甲与鼻中隔之间的腔隙称为总鼻道。

4. 鼻腔的淋巴引流　鼻腔的淋巴管极为丰富，呼吸部的淋巴管网较嗅部稀疏，其前部的淋巴管与鼻前庭的相吻合，引流至颌下淋巴结，后部引流至咽后淋巴结和颈深上淋巴结。嗅部淋巴引流至咽后淋巴结。

（二）上颌窦

上颌窦位于上颌骨内，是四对鼻窦中最大的一对，容积约为 15~30ml，可分为 6 个壁。内壁即鼻腔外侧壁，部分骨壁较薄，肿瘤易由此侵入鼻腔。前壁犬齿窝处最薄，上颌窦开窗由此进入窦腔。顶壁即为眼眶的底壁。上颌窦底壁为硬腭外侧份和上颌骨牙槽突。上颌窦腔与第二双尖牙、第一、二磨牙仅隔非常薄的一层骨质，肿瘤容易经此向外扩展，临床出现牙齿松动或伴有疼痛。后壁与外壁分别与翼腭窝颞下窝相邻，两壁间没有明确分界线。上颌窦淋巴引流至 II 区淋巴结。1933 年，Öhngren 等通过连接内眦和下颌角，将上颌窦人为分为上后内部分以及下前外部分，发现上后内侧肿瘤治疗困难，且疗效差。

（三）筛窦

筛窦位于鼻腔上部与两眶间的筛骨迷路内，两侧常不对称，每侧约有 10 筛房。以中鼻甲附着缘为界，将筛窦分为前后两组。后组筛窦与视神经孔和其中的视神经关系密切。筛窦的上壁是位于前颅窝底很薄的筛骨水平板，并以此与颅腔相隔；外壁极薄，故称纸样板，与眼眶相邻，筛窦肿瘤易经此侵及眶内。成人筛窦前后径约 4~5cm，上下径约 2.5~3cm，后部内外径为 2cm，前部内外径约 1cm。前组筛窦引流至颌下淋巴结，后组筛窦引流至咽后淋巴结。

（四）蝶窦

位于蝶骨体内，鼻咽的后上方，筛窦的后方，视交叉和垂体下方，外侧与颈内动脉和海绵窦相邻。其形态常不对称，其大小变异也很大。常见被窦中隔分为左右两腔，两腔相通者很少见。淋巴引流至咽后淋巴结。

（五）额窦

额窦位于额骨的下部，数目和形状极不一致，其大小差异很大，窦内中隔常偏向一侧，左右额窦常不对称。额窦前壁的骨质较厚，后壁和低壁较薄，筛窦肿瘤易经底壁侵入额窦。原发于额窦的肿瘤罕见。淋巴引流至颌下淋巴结。

鼻腔、鼻窦解剖及淋巴引流见图 5-6-1~图 5-6-6。

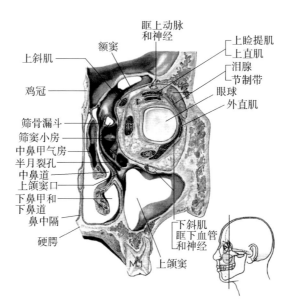

图 5-6-1　鼻腔、鼻窦解剖后面观

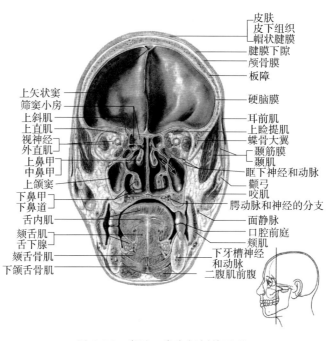

图 5-6-2　鼻腔、鼻窦解剖前面观

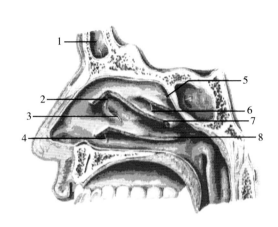

图 5-6-3　鼻腔、鼻窦开口示意图

注：1. 蝶窦；2. 探针通过额窦开口至蝶窦；3. 探针通过上颌窦开口；4. 探针通鼻泪管；5. 探针通过蝶窦开口；6. 探针通筛窦；7. 中鼻甲；8. 下鼻甲。

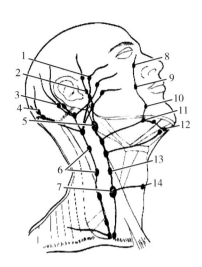

图 5-6-4　头颈部淋巴结引流图示

注：1. 腮腺淋巴结；2. 耳前淋巴结；3. 耳后淋巴结；4. 枕淋巴结；5. 颈内静脉二腹肌淋巴结；6. 颈浅淋巴结；7. 颈内静脉肩胛舌骨肌淋巴结；8. 眶下淋巴结；9. 颊淋巴结；10. 下颌淋巴结；11. 颌下淋巴结；12. 颏下淋巴结；13. 颈深淋巴结；14. 气管前淋巴结。

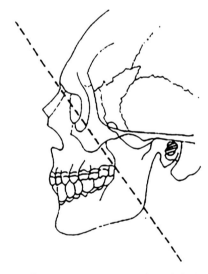

图 5-6-5　Öhngren 线侧面观：下颌骨角与内眦连线

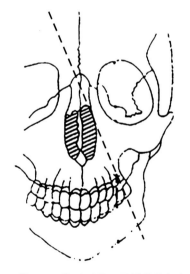

图 5-6-6　Öhngren 线正面观：下颌骨角与内眦连线

（六）鼻腔、鼻窦的生理功能

鼻腔是正常呼吸时的主要通道，对通过的空气具有加温、湿润和清洁作用。

鼻窦的生理功能目前还不十分清楚，一般认为可湿润和温暖吸入的空气，对发音有共鸣作用。

四、诊断

（一）临床表现

1. 鼻腔、筛窦肿瘤临床表现

（1）血涕　早期筛窦肿瘤症状多不明显，有时涕中可见血性分泌物。鼻腔受侵或肿瘤原发于鼻腔，表现为患侧鼻腔涕中带血或鼻出血，反复发作，逐渐加重，伴有感染者则为脓血涕。

（2）鼻塞、溢泪　肿瘤原发于鼻腔或由筛窦侵至鼻腔，出现鼻塞、嗅觉减退、脓血涕伴有恶臭、鼻外形改变等，肿瘤压迫堵塞鼻泪管或鼻泪管受侵，则出现溢泪；肿瘤在鼻腔堵塞相应的窦腔开口时，即可见相应的窦腔发生堵塞性炎症。

（3）眼球移位　肿瘤经纸样板侵及眼眶出现眼球移位、复视等，侵及眼球后部或眶尖可出现眼球外突、视力减退、Ⅱ、Ⅲ、Ⅳ脑神经麻痹等症状。

（4）其他　鼻咽受侵则出现耳鸣、听力下降，侵及鼻底出现硬腭肿块。

2. 上颌窦肿瘤的临床表现　侵及部位不同临床表现也不同。早期肿瘤局限于窦腔内黏膜，常无明显临床症状。以下按其侵犯部位叙述临床表现。

（1）侵及内侧壁或鼻腔　出现上述血涕、鼻出血、鼻塞等的表现。

（2）侵及底壁　可出现牙痛、牙齿松动。患者常因此就诊于口腔科，如果此时误诊为一般性疾病将松动牙齿拔除，则出现创口不愈，肿瘤从创口长出，甚至被误诊为牙龈肿瘤。此时颊龈沟或硬腭外份可触及肿物。

（3）前壁受侵　可出现面部肿胀、疼痛，严重者可发生皮肤破溃。眶下神经受侵，眼裂与唇裂间的皮肤感觉减退或疼痛。

（4）顶壁受侵　出现眼球胀痛、向上移位、外突，复视等；严重时，可累及眶周肌肉或视神经，而出现眼球活动障碍及视力减退等。

（5）肿瘤穿破后壁侵及翼腭窝及翼内外肌　出现颞部疼痛、张口困难；严重者可出现牙关紧闭。

（6）肿瘤累及鼻咽和颅底　出现耳鸣，听力减退，头痛，脑神经损伤表现等。严重时肿瘤可以侵犯海绵窦，而出现前组脑神经受累的表现。

淋巴结转移　鼻腔、筛窦、上颌窦癌常见Ⅱ区淋巴结转移，当肿瘤位于或侵及鼻腔后1/3或鼻咽时，可发生咽后淋巴结转移。肿瘤侵及鼻腔前庭时，发生双侧颌下淋巴结转移的机会增加。

3. 蝶窦肿瘤的临床表现　早期多无明显临床症状，肿瘤晚期侵及窦腔骨壁时，几乎所有患者都有头痛，其具体部位可表现为头顶、枕部疼痛和（或）颈项部疼痛。肿瘤向前侵及眶尖或眼眶时，可出现眼球外突，眼球固定，不同程度的视力减退，重者发生失明。肿瘤向两侧侵及海绵窦，出现Ⅱ、Ⅲ、Ⅳ、Ⅴ1、Ⅵ脑神经麻痹，同时伴发相应的症状和体征。

4. 鼻腔、鼻窦肿瘤的扩散途径

（1）局部扩散　是鼻腔鼻窦肿瘤的主要扩散途径。常同时侵犯上颌窦、鼻腔和筛窦，很难确定肿瘤最初来源，可将最大肿瘤部位作为原发部位。肿瘤常常破坏骨质，累及周围的组织器官等。腺样囊性癌还有沿神经播散的特性。

（2）淋巴结转移　鼻腔鼻窦的淋巴管分布相对稀疏，淋巴结转移概率不高，多为同侧淋巴结转移，对侧淋巴结转移概率较低，约为2.5%左右[77]。鳞癌的淋巴结转移率稍高，初诊时可有10%~20%的淋巴结转移率[78]。而腺癌在初诊时的淋巴结转移率极低[79]。一般淋巴结转移的主要区域位于Ⅰb区和Ⅱ区，鼻腔后部以及蝶窦和蝶窦窦的病变，可以出现咽后淋巴结的转移[80]。

（3）远处转移　初诊时远地转移率很低，随诊中远地转移率约为10%，通常与原发部位复发或淋巴结转移同时出现，主要的转移部位：骨、肝、肺[81]。

（二）体征

1. 鼻腔肿块、鳞癌　主要表现为菜花状肿物。恶性涎腺型肿瘤：主要为结节状肿块。

2. 鼻部和面部变形　主要为鼻背变宽、隆起或塌陷，面部隆起，软组织肿胀。

3. 口腔肿块　主要可以观察到硬腭，齿龈以及龈颊沟等处隆起的肿物，鳞癌患者常可见伴有黏膜的破坏，而腺癌的黏膜通常较完整。

4. 眼部体征　内眦触及皮下结节；眼球移位。

5. 脑神经麻痹表现　可能受累的脑神经主要是第Ⅱ、Ⅲ、Ⅳ、Ⅴ和Ⅵ对脑神经。

6. 颈部肿块　颈部淋巴结转移概率较低，但是也不能忽略此项检查。

（三）内镜检查

1. 前鼻镜　获得的信息较少，通常不能很好地观察肿瘤，必要的时候应该先行鼻甲收缩后，有助于鼻腔的观察。

2. 鼻内镜　过去常使用硬管鼻内镜，但是操作较困难。目前常使用的是纤维鼻镜，操作较容易，对患者的配合要求较低，但成像质量稍差于硬管鼻内镜。鼻内镜常能较全面的观察鼻腔肿瘤的形态，以及侵犯的部位。

（四）影像学检查

1. 常规 X 线片检查　常使用的检查为柯氏位片，瓦氏位片，鼻腔鼻窦的正位体层等，由于对体位准确性要求较高，影像显示不清晰，有较多结构的重叠等，目前认为诊断价值不大，已经被 CT/MRI 取代。

2. CT/MRI 检查　主要的检查方式，可以全面的观察肿瘤侵及的范围，并可以通过肿瘤外侵等的特点，帮助判断肿瘤的性质。一般在怀疑为恶性肿瘤的时候，推荐同时做 CT 和 MRI 的增强检查，有助于治疗手段的选择，以及放疗射野的准确性。

（1）CT 检查　推荐同时进行横断面及冠状面的扫描。或者采用薄层扫描（1mm）后进行冠状位和矢状位的重建，可以在三维上观察肿瘤的侵犯范围。疗前建议行胸腹部 CT 检查，以排除远地转移。

由于鼻腔鼻窦以及周边有较多骨质结构，CT 的骨窗显示可以很好地观察骨皮质的受累，这个特点优于 MRI。

（2）MRI 检查　MRI 有良好的软组织对比，可以进行三维扫描，还可以使用多种时相进行扫描，较 CT 能提供更多的肿瘤信息。在判断软脑膜，脑神经，额窦，筛板和海绵窦等处受累时有明显的优势，并可以更准确地分辨鼻窦内的炎症和肿瘤。

（3）PET-CT 检查　PET-CT 在鼻腔鼻窦肿瘤中的诊断作用尚未被证实，但是它有助于判断颈部肿大淋巴结的性质，以及是否有远地转移的情况，对准确分期，以及治疗的选择，提供了较准确的信息。

（五）组织学检查

1. 直接肿物活检　鼻腔、鼻窦肿瘤在治疗前，必须取得组织学或细胞学证实。原发于鼻腔的肿瘤，或鼻窦肿瘤侵及鼻腔，可直接取鼻腔肿物活检。活检前应去除肿瘤表面的坏死组织，用麻黄素收缩鼻甲，避免误取正常组织引发不必要的出血。当肿瘤伴有息肉、乳头状瘤时，需要深取或多点、多次活检才能获得阳性结果。

2. 穿刺病理/细胞学检查　当肿物被怀疑是纤维血管瘤，或是肿瘤深在，不易直接活检取到病理组织时，可以使用穿刺病理/细胞学检查，尤其肿瘤位于眼眶内侧者。在 CT 引导下进行穿刺活检，准确率更高。

3. 手术切开活检　如果肿瘤局限在上颌窦腔内则应行上颌窦开窗术，一方面取得病理证实，另一方面开窗引流。

（六）鼻腔、鼻窦恶性肿瘤常见的组织学类型

1. 鳞状细胞癌　是鼻腔、筛窦癌中最常见的病理类型。约占鼻腔、鼻窦肿瘤的 50%。过去根据细胞间桥和（或）角化数量的多少可分为高、中、低和未分化四个级别。现在认为淋巴上皮样癌和未分化型癌是独立的病理类型。鳞状细胞癌可以分为经典型以及变异型[82]，前者包括角化性及非角化性（即圆柱状细胞癌及移行细胞癌），而变异型鳞癌包括棘层松解性鳞癌，腺样鳞癌，基底样细胞鳞癌，乳头状鳞癌，梭形细胞鳞癌，疣状细胞鳞癌。不同的亚类型对预后的影响不同。临床结果显示[83]，乳头状和疣状细胞和基底样鳞癌的预后较好，而腺样和梭形细胞鳞癌的预后较差。

2. 淋巴上皮样癌　发生概率较低，病理特点表现为未分化肿瘤细胞间有较多的淋巴细胞浸润，边界常不清晰，EBV 抗体和编码的 RNA 可以表现为阳性。

3. 未分化癌　镜下细胞的细胞多呈现为多小型，边界清晰，可见较明显的坏死。此类患者与鳞癌不同，预后极差。

4. 腺癌　WHO 将鼻腔鼻窦的腺癌分为非涎腺型和涎腺来源两种类型。前者又分为肠型和非肠型，前者更为常见，主要发生在筛窦[84]。涎腺来源的腺癌有较多的亚型[85]，包括腺泡细胞癌，腺样囊性癌，非特异性腺癌，癌在多形性腺瘤中（恶性混合性腺瘤），透明细胞腺癌，黏液表皮样癌，上皮-肌上皮癌，肌上皮癌（恶性肌上皮瘤），嗜酸细胞腺癌，低级别多形性腺癌，涎腺导管癌。其中以腺样囊性癌居多，其亚型包括管状癌，筛状癌以及实性肿瘤，好发于鼻腔上部，容易向周围组织广泛浸润，有亲神经的特性。

5. 肉瘤　来自软组织的纤维肉瘤多发生自鼻甲，横纹肌肉瘤可分为成人型和胚胎型两种类型，以后者最常见。但是，原发于鼻腔、鼻窦者少见。血管肉瘤发病率极低，好发于上颌窦，发生于鼻腔、鼻窦的血管肉瘤预后可能好于其他部位。鼻腔、鼻窦的软骨肉瘤和骨肉瘤非常少见。

6. 嗅神经母细胞瘤　以男性多发，发病高峰在 20~30 岁[13]。肿瘤起源于鼻腔顶部嗅黏膜的神经上皮细胞。属高度恶性肿瘤，易发生淋巴结转移和血行转移。

7. 恶性黑色素瘤　高发年龄 40~60 岁，男女发病比例无明显差异。鼻腔、鼻窦恶性黑色素瘤并不多见。鼻腔恶性黑色素瘤多发生于鼻中隔，中下鼻甲，只有少数发生于鼻窦。淋巴结转移率约 20%~40%[14]血行转移亦较常见。

8. 内翻性乳头状瘤　为良性肿瘤，但其生物学行为呈恶性表现，易向周围组织侵犯和破坏骨组织质。内翻性乳头状瘤好发于鼻腔外侧壁和中鼻甲；鼻窦尤以筛窦多见，常为多中心、弥漫性生长，术后复发率极高，并进行性发展。约为 50%~70% 有既往手术史。有癌变倾向。由于肿瘤上皮向内翻转，长入肿瘤基质，临床组织学活检较难取到肿瘤组织，有时需要多次深取方可取得阳性结果。

9. 其他　如血液系统肿瘤，异位脑膜瘤等，发病率极低，均需要经过病理进行证实。

五、分期

目前多采用 2009 年 AJCC 分期。

1. 鼻前庭肿瘤常借鉴皮肤的 TNM 分期，见皮肤癌。

2. 上颌窦癌的分期

T 分期　　T_1：肿瘤局限于上颌窦内，无骨质侵蚀或破坏

T_2：肿瘤侵蚀或破坏骨质，包括侵犯硬腭和（或）中鼻道，但不包括侵犯上颌窦后壁和翼板

T_3：肿瘤侵犯以下任一部位：上颌窦后壁骨质、皮下侵犯、眼眶底部或内侧壁、翼窝、筛窦

T_{4a}：肿瘤侵犯眶内容前部、颊部皮肤、翼板、颞下窝、筛板、蝶窦或额窦

T_{4b}：肿瘤侵犯以下任一部位：眶尖、硬脑膜、脑组织、颅中窝、脑神经（除外 V_2 支）、鼻咽或斜坡

3. 鼻腔筛窦癌的分期

T 分期　　T_1：肿瘤局限于一个亚区*，伴/不伴骨质侵犯

T_2：肿瘤侵犯单一区域内的两个亚区*或侵犯鼻腔筛窦复合体内的一个邻近区域，伴/不伴骨破坏

T_3：肿瘤侵犯眼眶内侧壁或底壁，或上颌窦，或腭部，或筛板

T_{4a}：肿瘤侵犯下列任一部位：眶内容前部、鼻部或颊部皮肤、侵及 前颅窝、翼板、

　　蝶窦或额窦

　　　　T_{4b}：肿瘤侵犯以下任一部位：眶尖、硬脑膜、脑组织、颅中窝、脑神经（除外 V_2 支）、鼻咽或斜坡

注：*：筛窦分为两个亚区：以中隔作为界限，分为左右两个亚区。

鼻腔分为 4 个亚区：鼻中隔，鼻腔底壁，鼻腔侧壁，鼻腔前庭。

4. 额窦和蝶窦的发病率极低，目前尚无一个可以被广泛应用的分期。

5. 鼻腔鼻窦的颈部淋巴结分期

N 分期　　　N_x：区域淋巴结无法评估

　　　　　　N_0：无区域淋巴结转移

　　　　　　N_1：同侧单个淋巴结转移，最大径 $\leqslant 3cm$

　　　　　　N_2：同侧单个淋巴结转移，最大径 $>3cm$，但 $\leqslant 6cm$；或同侧多个淋巴结转移，最大径 $\leqslant 6cm$；或双侧/对侧淋巴结转移，最大径 $\leqslant 6cm$

　　　　　　　　N_{2a}：同侧单个淋巴结转移，最大径 $>3cm$，但 $\leqslant 6cm$

　　　　　　　　N_{2b}：同侧多个淋巴结转移，最大径 $\leqslant 6cm$

　　　　　　　　N_{2c}：双侧/对侧淋巴结转移，最大径 $\leqslant 6cm$

　　　　　　N_3：转移淋巴结最大径 $>6cm$

6. 远处转移分期

M 分期　　　M_x：远处转移无法评估

　　　　　　M_0：无远处转移

　　　　　　M_1：有远处转移

7. 总的分期

0 期：$T_{is}N_0M_0$

Ⅰ：$T_1N_0M_0$

Ⅱ：$T_2N_0M_0$

Ⅲ：$T_3N_0M_0$；$T_{1\sim3}N_1M_0$

ⅣA：$T_{4a}N_{0\sim1}M_0$；$T_{1\sim4a}N_2M_0$

ⅣB：$T_{4b}N_{any}M_0$；$T_{any}N_3M_0$

ⅣC：$T_{any}N_{any}M_1$

六、放疗前准备工作

　　头颈部肿瘤的治疗方法以多学科治疗为主。放疗前应该首先完善检查，评估患者的状态，进行多学科讨论，制定患者适宜的个体化治疗方案。步骤可以参见鼻咽癌的疗前准备工作。包括心理咨询，营养支持，以及口腔处理等。

　　此外，上颌窦癌患者放疗前应该行上颌窦开窗术，尤其是对于窦腔前壁未破坏，并合并窦腔内感染的患者。其目的有两个，一是取得组织学证实，明确诊断，二是开窗引流，减轻炎症，减少乏氧细胞，提高放疗敏感性。上颌窦开窗术后，如果出血较多，需要进行上颌窦填塞压迫止血，一般情况下 24 小时后取出填塞物，观察无活动性出血，既可置入带有侧孔的塑胶管进行引流和冲洗。放疗期间每日用生理盐水冲洗上颌窦 1~2 次，伴有感染时可在冲洗液中加入抗生素。

七、治疗

（一）治疗原则

综合治疗是鼻腔、鼻窦癌的主要治疗模式，因受很多因素的影响，最初制定的治疗方案在很多情

况下都有可能随着患者的情况，肿瘤的转归等情况而发生转变。临床医生需根据具体情况及时确定或调整治疗方案。以下治疗原则供参考。

1. 手术治疗 手术治疗是分化好的早期鼻腔肿瘤或拒绝放射治疗的患者，可行单纯手术治疗。NCCN2014 版的治疗指南建议对于早期的上颌窦癌首选手术治疗，而对于筛窦癌则推荐采用手术治疗。

手术方式较多，不同病理，不同部位，以及不同侵犯范围应该采用不同的手术方式，尽可能的完整切除病变。术式包括：①上颌骨根治术：是上颌窦恶性肿瘤的标准术式。对于肿瘤位于 Öhngren 线以下的病变，可以获得足够的手术切缘，但是对于 Öhngren 线以上的病变，通常不能达到根治目的，而且对外形影响较大，对于纸样板，以及眶底壁明显受累的患者，切除范围较局限；②内镜下肿瘤切除术：主要适用于良性病变，或分化较好，病变局限的恶性肿瘤；③上颌窦根治术：主要适用于肿瘤局限于上颌窦的病变，未累及局部骨质，分化较好；④筛窦切除术，主要用于筛窦的良性肿瘤，肿瘤局限于筛窦，或是累及眶内侧壁者，可以获得较充分的切除；⑤颅面联合根治术：切除范围较广泛，可以用于局部晚期的上颌窦，筛窦以及蝶窦的恶性肿瘤。但是对外形影响较大，而且对于海绵窦明显受累的患者，仍然无法达到根治性切除的目的。

由于鼻腔、鼻窦癌的发病较隐匿，局部晚期病变占较大比例，而且与较多的重要组织和器官相邻，手术通常不能达到根治性的目的，多与放疗及化疗联合使用，以提高局部区域的控制率，以提高生存率。NCCN（2014 版）治疗指南仅对局部早期的上颌窦癌（$T_{1\sim2}$）和筛窦癌（T_1）建议首选单纯手术治疗，此外均建议行综合治疗。

2. 单纯放疗/同步放化疗 可分为根治性和姑息性两种。姑息或根治都是相对而言，在治疗中可能因治疗效果或病情变化而互相转化。

（1）根治性放疗 组织学分化差的肿瘤对放疗的敏感性相对较好，原则上采用根治性放疗/同步放化疗的方法。对于早期病变，根治性放疗可以作为手术的替代治疗，尤其是对于自身合并症等原因无法接受手术治疗的患者。

NCCN（2017 版）治疗指南对于筛窦癌，无论局部是早期及晚期病变，均可以采用放射治疗。对于局部晚期无法手术切除的上颌窦癌，推荐使用放疗或放化疗综合治疗。

（2）姑息性放疗 患者一般情况尚能够耐受治疗，而肿瘤晚期无手术指征，并伴有明显疼痛，脑神经受累等症状，或肿瘤生长快伴轻度出血、肿瘤堵塞进食通道等，可以进行以姑息减症为目的的放疗。肿瘤堵塞或压迫呼吸道时，先气管切开，再行放疗。姑息放疗的射野可以适当缩小，通常给予根治剂量，有时姑息性放疗也可收到意想不到的效果，不但可以达到减轻患者症状的目的，还可以延长患者的生命。

3. 手术与放疗的综合治疗

（1）术前放疗 除分化差的肿瘤以外，凡有手术指征的鼻腔、鼻窦癌都适合采用有计划的术前放疗。术前放疗可以提高肿瘤的完整切除率。一般的，在放疗至 60Gy，应进行多学科综合会诊，决定是否可以进行手术治疗，以及术前放疗剂量是否可以加至 70Gy（一般对于眼眶，翼腭窝，或是海绵窦等手术不易根治性切除的部位受侵患者，局部放疗剂量应适当提高）。

即使是分化比较差的肿瘤，在以根治放疗为目的的治疗中，如果肿瘤消退不佳，也应该通过多学科综合会诊，来适时结束放疗，并进行手术治疗等综合治疗。

对于某些无法手术的晚期病变，姑息治疗中，如果肿瘤退缩较好，也应该即使调整治疗方式，将姑息放疗转变为术前放疗，进行手术，切除病灶，在不明显增加并发症及不明显影响患者生活质量的同时，给予根治的治疗。

术前的优点：缩小肿瘤体积，提高手术切除率，有助于功能性手术的完成；可以减少手术操作造成的肿瘤细胞的脱落，或转移。缺点：肿瘤缩小后，最初的侵犯范围的边界不清晰，可能使手术范围趋于保守，有造成切缘不足的可能，术前放疗剂量较高时，还可能增加手术的并发症和感染的可能性。

（2）术后放疗 对放疗比较抗拒的病理类型，如黏液表皮样癌、腺样囊性癌等，应该先行手术治疗，但由于鼻腔、鼻窦周围较多正常组织，手术往往不能获得较充分的切缘，术后放疗成为一种主要的综合治疗手段，而且可以给予相对高的剂量，以获得较好的局部控制。或者，因肿瘤出血危险性大，或肿瘤巨大引发呼吸困难的患者应先手术治疗，术后放疗亦是非根治性手术的一种补救措施。此外，因其他原因先手术治疗的分化差的肿瘤、T_3、T_4及有淋巴结转移的晚期病变、多次术后复发的内翻性乳头状瘤等，均需要行术后放疗。

术后放疗的优点：可以准确地做出病理诊断和病理分期，准确的确定肿瘤侵犯范围，有助于术后放疗范围的确定；并可以对鼻窦内的炎症进行引流，减少感染造成的乏氧；术后放疗不会增加手术的并发症。缺点：术床正常的血管网遭到破坏，可能造成放疗的抗拒；对局部侵犯广泛的患者，无法行功能性和根治性手术。

NCCN（2014版）治疗指南中，仅对于T_1的筛窦癌，和$T_{1~2}$的上颌窦癌，且不伴有不利因素者，推荐使用单纯手术治疗，其他情况，均建议行术后放疗或术后同步放化疗。

（3）术中放疗 在术前评估肿瘤范围时，由于肿瘤邻近某些重要器官，可能造成切除范围不充分，可以考虑术中放疗，使得局部获得较高的剂量，提高局部控制率。可以作为术前放疗或术后放疗的局部补量的方法，降低外照射的剂量，减少周围危及器官的剂量等。

4. 化疗 鼻腔、鼻窦恶性肿瘤中，化疗一般仅作为局部区域晚期以及有远地转移的患者的姑息治疗。由于病例数较少，没有较有利的临床证据证明有效的化疗方案，一般选择头颈部肿瘤常用的治疗方案，如TPF方案（紫杉醇+顺铂+氟尿嘧啶），但是化疗方案的选择还应该根据患者的情况，病理类型等进行调整。单纯放疗的疗效欠佳。

随着头颈部肿瘤综合治疗的开展，化疗与手术和放疗结合的综合治疗逐渐成为主要的治疗方式。化疗可以作为诱导化疗，放疗同期化疗，以及辅助化疗的方式参与鼻腔鼻窦恶性肿瘤（主要是鳞癌）的治疗，对于未分化癌，嗅神经母细胞瘤来说，化疗是治疗的重要部分，可以减小肿瘤范围，降低远地转移。

Hanna等的研究[86]认为诱导化疗的疗效可以预测治疗的疗效以及预后。Roux等[87]的研究显示，诱导化疗后，病灶的病理完全缓解率约14%，术后10年的OS为100%。

同步放化疗可以单纯或与诱导化疗联合使用，通常使用每周的化疗方案，以减少治疗的毒性反应。在日本，同步放化疗中多采用动脉灌注大剂量的顺铂，研究显示[88]可以获得较好的局部控制，较好的美容效果，5年的局部控制率和总生存率分别为78.4%和69.3%。

5. 靶向治疗 鼻腔、鼻窦鳞癌和腺癌中发现有一定比例的EGFR的过度表达，Jégoux等[89]认为对于无法手术的复发和转移病变，可以考虑DDP+西妥昔单抗作为一线治疗。此外，还发现在鼻窦恶性肿瘤中有VEGF，COX2，FGFR1等的过度表达，也有一定比率的p16的过度表达，因此靶向治疗在鼻腔鼻窦癌的治疗中可能会起到一定的作用（表5-6-1），但是目前尚无相关的临床研究来证实。

6. 淋巴结的处理原则 鼻腔、鼻窦的淋巴网分布相对于其他头颈部肿瘤来说，相对较少，淋巴结转移率相对较低。在初诊时，淋巴结转移率大约为10%左右，鳞癌的淋巴结转移率相对较高，常见的淋巴结转移部位为同侧颈部的Ⅰb区和Ⅱ区。淋巴结的处理在鼻腔鼻窦肿瘤中是非常重要的，对于未经淋巴结处理的N_0患者，淋巴结失败率为9%~33%[91]，而且淋巴结复发的患者，远地转移的概率有显著的增加，对预后有显著的影响。Paulino等[92]研究显示无淋巴结复发的患者，中位生存时间为80个月，而淋巴结复发的患者，中位生存期仅为25个月。Le等[93]的研究也得出了同样的结论，5年远地转移率两者分别为29%和81%，多因素分析$P=0.006$。

表 5-6-1　鼻腔、鼻窦鳞癌和腺癌的基因改变，以及可能有效的靶向治疗药物[90]

基因变异	非肠型腺癌	鳞　癌	靶向治疗药物
EGFR 过度表达	20%~33%	40%	西妥昔单抗，TKIs
ERBB2 过度表达	–	3%~7%	曲妥珠单抗，TKIs
KRAS 突变	15%	1%	Deltarasin
VEGFR 编码基因过度表达	–	50%	Sunitinib，TKIs
NF-κB 编码基因过度表达	36%	–	Solithromycin
FGFR1 复制	–	20%	Dovitinib
COX2 过度表达	40%~60%	8%	NSAIDs

注：TKIs：酪氨酸激酶抑制剂；NF-κB：核因子 κB；Solithromycin：大环内酯类抗生素；FGFR：成纤维细胞生长因子；NSAID：甾体类抗炎药物。

对于 N^+ 的患者，应该给予手术，放疗，化疗的综合治疗。对于未经颈部治疗的 N_0 患者，应对以下有淋巴结复发的高危因素的患者进行预防性颈部治疗，主要是行选择性的颈部放疗。

（1）早期、高分化的鼻腔、鼻窦癌，因淋巴结转移率低，无需行常规颈部淋巴结处理（包括手术和放疗）。

（2）T_3，T_4 的晚期肿瘤患者（包括 T_2 的上颌窦鳞癌患者，T_{4b} 恶性黑色素瘤）应行颈部淋巴结选择性照射。

（3）组织学分化差的鼻腔、鼻窦癌（包括分化差的鳞癌，嗅神经母细胞瘤，未分化癌等）应行颈部淋巴结预防性照射。

（4）有以下部位受侵的患者，淋巴结转移概率较高，包括：鼻底，齿龈黏膜，硬腭黏膜，鼻咽黏膜等。

（5）已发生淋巴结转移者，应该对原发灶与转移灶进行同期治疗，并行相应淋巴引流区的放疗，对于有淋巴结包膜外侵犯的患者，还应接受同步放化疗。

（6）根治性放疗的患者，如果原发病灶控制满意，颈部淋巴结残存时，可行挽救性手术。

NCCN（2014 版）治疗指南中，对 $T_{3~4}N_0$ 的上颌窦癌患者，术后行放疗，并行颈部的选择性照射。对 N^+ 的患者，在颈部清扫后还应进行术后颈部放疗，对于有不良因素的患者，推荐同步放化疗。

（二）放射治疗技术

1. 调强适形放疗　IMRT 越来越多的用于治疗头颈部恶性肿瘤，多数研究认为，IMRT 的使用可以提高头颈部肿瘤的治疗疗效以及降低严重并发症的发生。Beadle 等[94]在基于 SEER 数据库的数据基础上，对 IMRT 的疗效进行了分析，结果显示，IMRT 可以显著提高肿瘤相关生存率（CSS），IMRT 组和非 IMRT 组的 CSS 分别为 84.1% 和 66.0%，$P<0.001$。对于鼻腔、鼻窦恶性肿瘤瘤来说，多数研究的结果[95]虽然没有证实 IMRT 可以提高局部控制率，但是严重并发症的发生有了显著性的降低，尤其是视力及听力的损伤。最近，Pierro 等[96]报道了一组病例，比较 IMRT 和 2D/3D/治疗鼻窦癌的长期疗效，结果显示，5 年 OS 和 CSS 两者分别为 54% vs 31% 和 85% vs 50%，$P=0.001$，而严重并发症两组相似。

（1）模拟 CT 定位　体位的选择和固定：最佳体位为仰卧位，头垫合适角度的头架和头枕，医科院肿瘤医院放疗科一般采用头颈肩架，B/C 枕，根据肿瘤不同的部位，以及需要保护的器官，决定使用的头枕。对于特殊患者，如多次手术，或局部侵犯较明显，颈部为被迫体位者，应进行相应的调整。在定位时应该叮嘱患者摘除身体的配饰、义齿等，并使用鼻腔呼吸，并采用张口含口含器的方法，使软腭和舌体尽可能地远离照射部位，降低急性口腔黏膜炎的可能。为获得对称的模拟 CT 图像，应采用三维激光灯摆位，使得患者的身体端正后，使用头颈肩热塑膜进行固定，并将患者的姓名，病历号，头枕的型号等记录在患者的面罩上。

　　模拟 CT 扫描：采用螺旋 CT 进行扫描，所有患者均应使用碘造影剂进行增强扫描，层后 3mm，上界应包括颅顶，下界应包括主动脉弓上缘水平。扫描中心通常选择在治疗靶区的中心位置，尽量避免放置在鼻尖等凹凸不平的位置，以保证激光摆位的重复性。将扫描的图像并上传至计划系统。

　　（2）靶区的确定（图 5-6-7）　靶区的确定对于 IMRT 是非常重要的步骤，靶区勾画不准确有可能造成治疗的失败，或是并发症的概率增加。

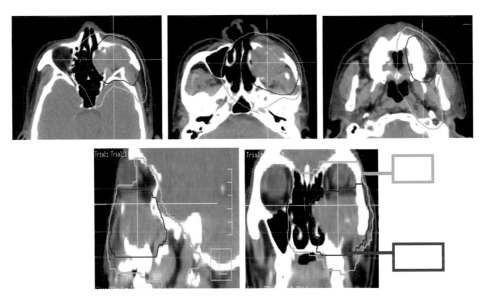

图 5-6-7　上颌窦癌靶区勾画示例

　　GTV 的确定：对于根治性放疗的患者来说，靶区确定是通过多种检查手段结合来进行的，包括临床查体（尤其是口腔内包括硬腭和齿龈的黏膜受侵的范围），纤维鼻镜的检查（观察黏膜的浸润范围）等。影像学方面，目前认为 MRI 更有助于靶区范围的精确判断。一般的，较难判断的病变是眼眶的浸润，前颅窝的侵犯，翼腭窝和颞下窝的侵犯以及神经周围的播散等。MRI 良好的软组织对比可以很好地显示病变的范围，明显优于 CT。PET-CT 目前尚无证据可以替代传统的 MRI/CT。

　　GTV 的勾画：在定位 CT 的轴位图像上勾画出确定好的原发灶的范围，并在三维图像上进行确认。一般的在颅底和眶周层面，不但要选择软组织窗，观察异常形态，异常增强的软组织影，还应在骨窗上对骨质破坏进行准确的判断。如果显示不清，应该采用图像融合技术，将 MRI 影像和定位 CT 图像进行融合后，进行靶区的勾画，以确保 GTV 勾画的准确性，给予病变以较高的照射剂量，提高局部控制率。

　　CTV 的确定和勾画：CTV 是根据肿瘤的位置，病理类型，肿瘤局部浸润的特点，以及淋巴结受累的区域来确定的。在临床中，还要及时总结治疗失败部位，确定肿瘤容易侵犯或转移的部位，来确定靶区的范围。对不同的患者采用个体化的治疗。例如，腺样囊性癌有嗜神经性，会沿着神经鞘膜进行播散，CTV 的范围应该沿着神经的传入或传出方向进行相应的扩大。

　　原发灶 CTV 的范围的原则：①一般在肿瘤侵犯部位外放一个结构，比如一侧鼻腔受累，应该包括同侧上颌窦，对侧鼻腔，双侧筛窦等；②未被肿瘤累及的骨质，硬脑膜均被认为是较好的屏障，可以很好地起到限制肿瘤扩散的作用，CTV 可以以这些屏障作为边界；③在某些薄弱环节，如窦腔的开口，颅底的孔洞（如破裂孔，卵圆孔等）等部位受累时，应该包括整个窦腔，或颅底的骨质。肿瘤累及咽旁间隙，颞下窝，咬肌间隙等，由于间隙内无良好的屏障，CTV 外放的范围也应该适当扩大，甚至包括整个间隙；④眼睛是否保留，应根据肿瘤范围和患者意见决定。并依此决定来确定放射野范围。一般的，眼眶骨质受累，CTV 应该外放 0.5~1.0cm，如果眼眶内受累，由于眼眶内为软组织，无良好的屏障，应该包括除眼球外的眼眶。当患者要求对眼睛进行保护的情况下，靶区勾画时应注意在保护晶体，角膜，泪腺和视神经，视交叉的情况下，尽可能包括大体肿瘤，而 CTV 应该适当减少外放范围。如果患者决定以治疗肿瘤为主要目的时，靶区也应该在包括全部肿瘤的情况下，尽量保护角膜，视神经，视交叉，尽可能降低上述结构的剂量。尤其需要注意角膜剂量，避免发生角膜溃疡。当双侧眼眶受侵时，治疗中尽可能保护病变较轻一侧的眼睛功能；⑤当骨质受累的时候，屏障作用消失，也应该适当扩大范围；⑥肿瘤在黏膜处（如鼻腔黏膜，鼻咽黏膜），或硬脑膜受累时，肿瘤的扩散有一定的范围，CTV 应该在大体肿瘤外放 1.0~1.5cm，部分病理类型，还应该外放更大的范围；⑦当神经受累时，如果是腺样囊性癌，应该包括颅底骨质以及神经出入颅腔的孔洞。

颈部淋巴结 CTV 的范围的原则：鼻腔鼻窦的淋巴结转移[97]主要位于同侧 I b 和 II 区，其余区域的淋巴结转移率<2%，淋巴结跳跃性转移率仅为 0.7%，V 区和咽后淋巴结是跳跃性转移较容易出现得而部位，双侧（对侧）淋巴结转移的概率仅为 2.5%。①淋巴结阳性时，同侧淋巴结引流区应该包括在 CTV 中，一般外放 1 个淋巴结引流区作为高危区进行治疗，其余的淋巴结引流区，可以作为选择照射区域进行治疗，照射剂量可以适当降低；②淋巴结阴性时，应该按照前述的淋巴结选择照射的原则进行靶区的设计。对于 $T_{3~4}$ 的鼻腔筛窦癌，$T_{2~4}$ 的上颌窦癌，Kadish B 期嗅神经母细胞瘤，以及 T_4 的鼻窦黏膜恶性黑色素瘤进行选择性照射；③咽后淋巴结的选择性照射：当病变侵及筛窦，鼻腔后 1/3 时，以及鼻咽受侵时，应行咽后淋巴结照射；④头颈部浅淋巴结照射：当面部皮肤明显受侵时，应将耳前淋巴结、腮腺淋巴结、颊淋巴结等包括在放射野内；⑤当中线结构明显受到侵犯时，应该考虑双侧颈部的选择性照射。

在这里仍然需要强调，淋巴结转移灶应与原发灶同时进行治疗。

靶区勾画范例：上颌窦的各壁破坏，伴有颞下窝，眶底及面部皮下组织受累。

CTV 包括肿瘤外放一个结构，同侧 I b~IV 区淋巴结预防照射。

（3）放疗剂量（图 5-6-8）

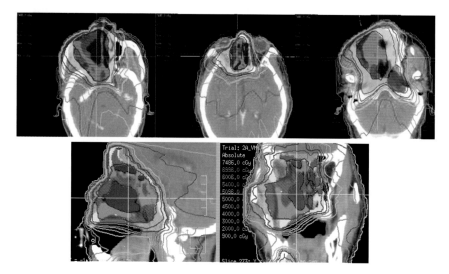

图 5-6-8　$T_3N_0M_0$ 的上颌窦癌的 IMRT 剂量分布

1）根治性放疗：中国医学科学院肿瘤医院的 IMRT 剂量处方为：PGTVp，GTVrpn 和 GTVnd 剂量 69.96Gy/33f，PTV1 的剂量为 60.06Gy/33f，PTV2 的剂量为 50.96Gy/38f。

2）术前放疗：一般，放疗至 60Gy 时，要与头颈外科，肿瘤内科一起进行 MDT 查房，决定下一步治疗方案，对于手术困难的区域，如颅底，翼腭窝等手术边界不足的区域，放疗剂量通常到根治性放疗剂量，即 69.96Gy/33f 后，手术在放疗后 1.5～2 个月时进行。

3）术后放疗：对于有肉眼残留的 R2 切除术，放疗剂量同根治性放疗。如果为 R0 切除术，术后剂量，根据手术的边界，和范围，给予不同的剂量。如果范围充分，则 PGTVtb 剂量为 60Gy/30f；手术范围不足者，PGTVtb 剂量可以增加至 66Gy/30～33f。对于有明显包膜受累的阳性淋巴结，淋巴结瘤床剂量为 66Gy/30～33f。

4）危及器官的限量：参照鼻咽癌相应章节。

（4）IMRT 的实施：IMRT 实施的每一步均需要精确周到。在实施中应该减少误差的产生，如需要锥形束 CT 确定摆位的准确；患者外形改变较明显时，需要再次进行 CT 定位，进行二次计划的设计等。

2. 常规放疗　鼻腔、鼻窦癌常规外照射根据肿瘤位置，侵犯范围，放射野设计不同。常用的射野包括（图 5-6-9～12）：①一前一侧野；②两前斜野；③或两侧野加一前野（通常包括筛窦及眼眶区，采用电子线小野）。射野设计时需加用不同角度的楔形板，等中心照射，使得剂量分布更加合理。常规外照射采用整体挡铅或多叶光栅技术。但是多叶光栅的适形度不如整体挡铅好，尤其在颅底的部位，所以主张使用整体挡铅技术。

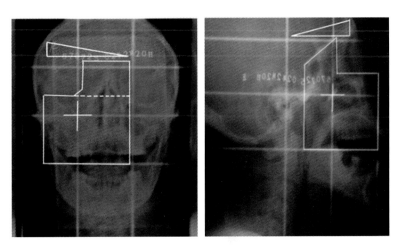

图 5-6-9　一前一侧野，眼眶未受侵，保护同侧眼球，无需颈部放疗者

模拟机定位的定位要求同 IMRT 的定位，目前也常采用头颈肩罩进行头颈部固定。但常规治疗在定位时应注意以下问题：①需要照射眼眶避免头过仰，尽可能使其面部与床面平行，以减少脑组织的照射范围，并以利于 X 线与电子线放射野的设计、衔接和治疗的实施；②需要保护眼睛的患者，应使头部适当后仰，尽量保护眼球。

靶区包括的范围同 IMRT 的范围，注意颈部需要放疗时，颈部和面部射野的衔接，尽量减少射野重叠，或是射野衔接不佳等情况，最好能够使用模拟 CT 进行定位，在完成射野布置后，通过剂量分布进行射野调整，包括楔形板，组织补偿，以及射野衔接等方面。

常规二维放疗技术的步骤：面罩固定→模拟机/模拟 CT 定位→在正交图像或 CT 的重建图像上勾画靶区→制作模板→校对模板→制作整体挡铅→验证→治疗。在 CT 上勾画靶区后，可以通过剂量分布，对放射野及剂量分布进行调整。

常规放疗时治疗能量选择：多选用 6MV 高能 X 线进行治疗，电子线用于筛窦、眼眶区和颈部淋巴结补量照射，需根据患者的实际情况分别选择不同照射区域的电子线能量。一般选择 6～12MeV 的能量。颈部 V 区淋巴结引流区根据阳性淋巴结的大小，选择 9~12Mev 的能量。

　　常规技术的处方剂量：原发灶和阳性淋巴结的区域 70Gy/35f，高危的淋巴结引流区 60Gy/30f，选择放疗的区域：50Gy/25f。采用缩野技术进行常规放疗。常规放疗剂主分布如图 5-6-13。

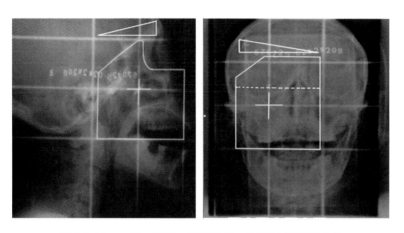

图 5-6-10　一前一侧野，眼眶受累，无需行颈部放疗者

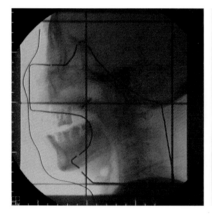 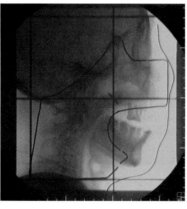 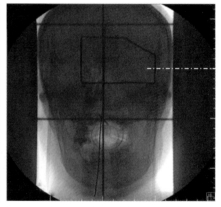

图 5-6-11　肿瘤过中线，考虑双侧颈部需要预防放疗者

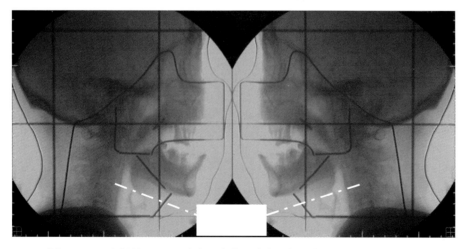

图 5-6-12　对穿野至 36Gy 后缩野放疗，改为两侧对穿野及颈部电子线野

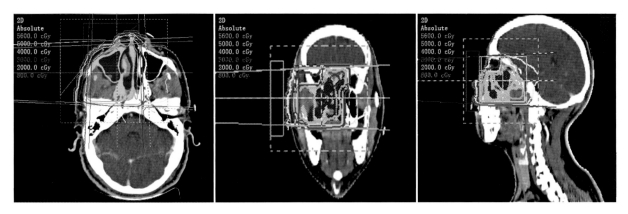

图 5-6-13　上颌窦癌常规治疗的剂量分布图

3. 质子，重粒子调强放射治疗　2014 年以及之前的两个 Meta 分析比较了质子重粒子调强放疗和光子 IMRT 的治疗疗效，结果显示，无论对初治的患者，还是复发再程放疗的患者，质子重粒子治疗都可以显著提高局部控制率和 DFS，$P<0.05$。但是 Meta 分析中显示并发症在质子重粒子中显著增加，尤其是神经损伤。质子重粒子治疗的进一步研究仍在进行中，还有待于进一步的数据收集和分析。

八、预后及影响预后的因素

（一）预后

1. 鼻腔、鼻窦癌的 5 年 OS 为 35%～60%[16,17]，不同治疗模式对生存影像较明显。中国医学科学院肿瘤医院 231 例鼻腔、筛窦癌不同治疗方法的 5 年生存率为：单纯放疗 34.1%，综合治疗 R+S 61.9%，S+R 75.0%。早期病变单纯放疗或综合治疗均可获得较好的 5 年生存率；晚期病变以综合治疗效果最佳[15]。

2. 上颌窦的 5 年 OS 为 32.5%～43.6%。不同治疗模式的 5 年生存率为：单纯手术 24.0%～24.9%；单纯放疗 16.4%～30.4%；术前放疗 56.2%～60%；术后放疗 45.6%～65.4%[34~37]。

3. 蝶窦癌和额窦癌　发病率较低，多为病例报道，由于发病较隐匿，发现时病变较晚，而且与周围正常器官关系密切，影响手术的完整切除，预后较差。我院治疗的 7 例原发性蝶窦癌，全部行单纯放疗，剂量 60Gy～70Gy/6～7 周。其中 5 例治疗后随诊 2 年以上，结果为 2 例无瘤生存，1 例治疗后 2 年局部复发带瘤生存，2 例死于远地转移[68]。

（二）影响预后的因素

1. 患者相关因素

（1）性别　临床上常发现女性患者的生存率高于男性，但是多数研究显示，两者之间无统计学差异。Dulguerov 等[51]的研究显示，男性和女性的 5 年局部控制率分别为 69% vs 53%，$P=0.02$，有显著差异，5 年肿瘤相关性生存率分别为 72% vs 57%，但是差异无统计学意义。Michel 等[98]在鼻窦的腺样囊性癌的病例中未发现性别对预后有影响。

（2）年龄　目前尚无较有利的证据证明年龄对预后的影响。Hoppe 等发现[99]：在鳞癌患者中，60 岁以下的患者局部区域复发率显著增高。

中国医学科学院肿瘤医院在分析鼻腔筛窦嗅神经母细胞瘤的病例时发现 30 岁以上和以下的患者 5 年的 OS 分别为 68.8% vs 27.8%，$P<0.05$。研究者[29]认为嗅神经母细胞瘤在年轻患者中，容易出现远地转移，因此生存率明显下降。

（3）种族 Hoppe 等[100]研究显示鳞癌患者中，非白种人的预后显著下降（HR=3.13）。

（4）一般情况 患者的一般情况，包括 KPS 评分等，在头颈部肿瘤中被认为是预后相关因素。

2. 肿瘤相关因素

（1）肿瘤部位 鼻腔肿瘤的预后要好于鼻窦，鼻窦中，上颌窦的生存率和局部控制率好于其他鼻窦。Dulguerov 等[51]的研究发现鼻腔，上颌窦，筛窦以及其他窦腔肿瘤的 5 年局部控制率分别为 77%、61%、44% 和 0%，5 年 OS 分别为 77%、62%、48% 和 25%，$P=0.001$。对于上颌窦癌来说，发生在不同部位的肿瘤，预后也不相同。1933 年 Öhngren 通过内眦与下颌角的假想线，将上颌骨分为前下结构和后上结构。并且认为两者间预后有明显差异。我院报道上颌窦后壁受侵患者的 3 年生存率 28.3%，明显低于无后壁受侵者的 66.7%[53]。可能与发生后壁的肿瘤难以达到根治性切除的原因。

肿瘤局部侵犯较广泛者，以下组织器官受累时，生存率和局部控制率有显著下降，包括硬脑膜、颅内、翼腭窝、颞下窝、额窦和蝶窦、筛板等[101]。

（2）分期 原发肿瘤的 T 分期对预后有显著影响。Dulguerov 等[51]的研究显示，$T_{1\sim4}$ 的 5 年局部控制和 CSS 分别为 92%、64%、72%、49% 和 79%、62%、67%、48%，P 分别为 0.0001 和 0.005。

对于初诊时有淋巴结转移的患者，即 N^+ 的患者，预后要显著下降。胡伟汉等研究[102]发现 N^+ 患者的 5 年 OS 为 40.0%，而 N^- 患者为 66.9%，$P=0.01$。Mirghani 等[103]的研究显示，N_0 和 N^+ 患者的 5 年生存率分别为 64.6% 和 14.6%，$P<0.0001$。

（3）病理类型 鼻腔、鼻窦癌发生率最高的病理类型为鳞癌和腺癌[104]，多数研究显示腺癌的预后好于鳞癌。胡伟汉等的研究显示腺癌和鳞癌的 5、10 年生存率分别为 74.9%、45.5% 和 56.5%、27.3%（$P=0.04$）。Dulguerov 等的研究鳞癌，腺癌和未分化癌的 5 年的生存率分别为 58%、69% 和 41%，$P=0.001$。

除了传统的病理类型，某些分子表型对预后也有明显的影响[105]。

CD31 和微血管密度：显示微血管的密度，研究中发现与分期早晚以及病理分化级别有相关性。微血管 $<100/mm^2$、$100\sim150/mm^2$ 以及 $>150mm^2$ 的患者 5 年 OS 分别为 45%、34% 和 30%，后者的生存率显著下降，$P<0.05$。

VEGF 免疫组化表达：在鼻腔鼻窦鳞癌的患者中，VEGF 阳性表达分为三个等级，5%～20%、20%～70% 以及 >70%，5 年生存率分别为 48%、29% 和 12%，$P<0.05$。

Ki-67：Ki-67 是显示肿瘤生长分裂的指标。将其分为 <25%、25%～50% 和 >50% 三个表达级别，后者的 5 年远地转移概率明显高于其他两组患者，5 年 OS 也显著下降，$P<0.05$。

3. 治疗相关因素

（1）治疗方式 目前的主要治疗方式包括手术，放疗，化疗，以及不同方式相结合的综合治疗。事实上，从 2017 年鼻腔、鼻窦癌患者生存率的提高得益于手术+放疗的综合治疗的广泛使用[22,23]。

Dulguerov 等[51]报道手术，手术+放疗，以及不包括放疗的综合治疗的 5 年 LCR 和 OS 分别为 70%，63%，40% 和 79%，66%，57%。Koivunen 等[106]也发现手术是否和放疗联合使用，对局部控制和生存率无显著影响。但是两个研究者均认为单纯手术的患者分期比较早，手术较易达到根治性切除，而对于手术不易切除的患者，术前或术后放疗可以提高控制率。Farris 等同样发现术前放疗可以提高 R0 切除率[107]。两项研究均显示单纯放疗的疗效最差，也可能是与单纯放疗患者的病变侵犯最广泛相关，但提出应该尽可能采用手术和放疗的综合治疗。Prestwich 等[108]报道，手术、根治性放疗以及术后放疗的疗效相似，复发和远地转移是主要的失败原因，淋巴结失败率较低。

Peng 等[109]比较了术后放疗，术前放疗以及放疗和手术的夹心治疗，3 者在 5 年 OS 上无显著差异，均为 45% 左右，局部复发为主要失败原因。

（2）手术 鼻腔鼻窦的手术有较多术式，上颌骨根治术，部分上颌骨切除术等不同的手术范围对局部控制率无显著影响。Dulguerov 等[51]发现当眼眶受侵时，眶内容物剜除术的局部控制率显著高于保守手术，局部控制率为 79% vs 14%，$P = 0.03$。

虽然手术范围对局部控制无显著影响，但手术切缘阴性，R0 切除手术可以显著提高疗效。Farris 等[110]发现 R0 切除患者 3 年无局部复发生存率为 90%，R1/R2 切除患者为 74%，但是由于病例数较少，差异无统计学意义。Dulguerov 等[51]等也同样发现切缘阳性患者的 5 年局部控制率为 45%，而切缘阴性的患者为 65%，$P = 0.05$。

（3）放疗

1）放疗技术：随着物理技术的发展，IMRT 的技术广泛应用于头颈部肿瘤的治疗中，多数报道均认为 IMRT 无显著提高局部控制率和 OS，但可以显著降低并发症的发生，改善患者的生活质量[111,112]。也有一些研究结果显示了 IMRT 的生存优势[113]。Wiegner 等[114]分析了 IMRT 的治疗结果，与过去使用常规方法治疗的病例分析比较，认为 IMRT 可以获得较好的治疗结果。Dirix 等[115]的研究发现和 3D-RT 比较，IMRT 可以显著提高 DFS（72% vs 60%，$P = 0.02$）。

2011 年和 2014 年的两项 Meta 分析研究显示：与光子放疗比较（包括 IMRT），质子和重粒子治疗可以显著提高鼻腔鼻窦肿瘤的局部控制和 OS[116,117]。

2）剂量：对术后放疗的患者，以及根治性放疗的患者来说，提高放疗剂量可以提高局部控制率，甚至可以提高 OS。

Farris 等[118]发现放疗剂量<58Gy，3 年的局部控制率显著下降（71% vs 90%，$P = 0.04$）。

Hoppe 等[119]报道了一组无法手术切除的鼻腔鼻窦肿瘤，放疗剂量≥65Gy 是显著影响 OS 和局部控制率的唯一因素，$P = 0.05$。

九、放疗并发症的预防和处理

（一）早期并发症

参见头颈部肿瘤其他相应章节。

（二）晚期并发症

放射治疗后常见的晚期放射损伤有口腔、鼻腔黏膜干燥、放射性龋齿、张口困难、视力损伤、干眼症、脑坏死、骨坏死、听力下降甚至丧失、垂体内分泌功能不足等。

多数报道，IMRT 可以显著降低晚期并发症的发生，尤其是视力损伤，脑损伤以及干眼症等[120]。

张口练习等功能锻炼以及口腔的护理可以降低张口困难以及龋齿的发生，使用唾液替代以及泪液替代药物可以缓解口干以及眼睛干涩等症状，保护牙齿，及眼球，降低并发症的发生。垂体功能分泌不足应该及时至内分泌科就诊，接受激素替代治疗，避免严重的继发性并发症的发生，改善生活质量。

参 考 文 献

1. 董志伟，谷铣之，等. 临床肿瘤学. 第 1 版，北京：人民卫生出版社，2003：500.

2. 李树玲，主编. 头颈肿瘤学. 第 1 版，天津：科学技术出版社，1993：369.

3. 汤钊猷. 现代肿瘤学. 第 1 版，上海：上海医科大学出版社，1993：772.

4. 张传享，邓德光，等. 耳鼻咽喉恶性肿瘤 1776 例分析. 中华耳鼻咽喉科杂志，1979，4：240.

5. DeMonte F, Ginsberg LE, Clayman GL, et al. Primary malignant tumors of the sphenoidal sinus. Neurosurgery, 2000, 46：1084.

6. Fukuda K, et al. Squamous cell cancer of the maxillary sinus in Hokkaido, Japan：a case-control study. Br J Ind Med, 1987, 44：263.

7. Shimizu H, et al. Chronic sinusitis and woodworking as risk factors for the maxillary sinus in northeast Japan. Laryngoscope, 1989, 99：58.

8. Decker J, Goldstein JC, et al. Risk factors in head and neck cancer. N Engl J Med, 1982, 306：1151.

9. Brinton LA, Blot WJ, Becker J, et al. A case-control study of cancers of the nasal cavity and paranasal sinuses. Am J Epidemiol, 1984, 119：896.

10. Clifford P, et al. Malignant disease of the nose and nasal sinuses in East Africa. Br J Surge, 1960, 48：15.

11. Muir CS, et al. Discriptive epidemiology of malignant neoplasms of nose, nasal cavites, middle ear and accessory sinus. Clin Otolaryngol and allied sciences, 1980, 5：195.

12. Battsista G, Comba P, Orsi D, et al. Nasal cancer in leather workers：an occupational disease. J cancer Res Clin Oncol, 1995, 121：1.

13. 赵路军，高黎，徐国镇，等. 修神经母细胞瘤的预后因素和治疗疖俄国分析. 中华肿瘤杂志, 2005, 27：561.

14. Ulusal BG, Karatas O, Yildiz AC, et al. Primary malignant melanoma of the maxillary gingival. Dermatol Surge, 2003, 29：304.

15. 高黎，徐国镇，胡郁华. 上皮源性鼻腔筛窦癌（附231例临床及疗效分析）. 中华放射肿瘤学杂志, 1999, 8：5.

16. Jakobsen MH, Larsen SK, Kirkegaard J, et al. Cancer of the nasal cavity and paranasal sinuses：prognosis and outcome of treatment. Acta Oncol, 1997, 36：27.

17. Pavel D, Michael SJ, Abdelkarim SA, et al. Nasal and paranasal sinus carcinoma：are we making progress. Cancer, 2001, 92：3012.

18. 董志伟，谷铣之，等. 临床肿瘤学. 第1版，北京：人民卫生出版社，2003：518.

19. 丘明生，蒋国樑，高志宏. 鼻腔与鼻窦肿瘤. 见：汤钊猷，主编，现代肿瘤学. 第2版，上海：上海医科大学出版社，1993：772.

20. 庄承海，齐玉琴，蔡伟明，等. 鼻腔筛窦癌的分期和治疗. 中华放射学杂志, 1979, 14：50.

21. AJCC, 2002年，TNM临床分期标准.

22. 王可敬，赏金标，许亚萍. 原发性鼻腔癌128例的治疗分析. 中华耳鼻咽喉科杂志, 2000, 3：168.

23. 袁伟，程庆芳，何少琴，等. 鼻腔癌治疗效果分析. 中华放射肿瘤学杂志, 2000, 2：80.

24. Temam S, Mamelle G, Marandas P, et al. Postoperative radiotherapy for primary mucosal melanoma of head and neck. Cancer, 2005, 103：313.

25. Perry G, Cras P, Siedlak SL, et al. Beta protein immuoresctivity is found in the majority of neurofibrillary tangles of Alzheimer's disease. Am J Pathal, 1992, 140：283.

26. Monroe AT, Hiermn RW, Andra RT, et al. Radiation therapy for esthesioneuroblastoma：rationale for elective neck irradiation. Head Neck, 2003, 25：529.

27. Koka VN, Julieron M, Bourhis I, et al. Esthesioneuroblastoma. J Laryngology Otol, 1998, 112：628.

28. Resto VA, Eisele DW, Forastie A, et al. Esthesioneuroblastoma the johns Hopkins experience. Head Neck, 2000, 22：550.

29. 刘文胜，唐平章，徐国镇等 嗅神经母细胞瘤34例临床治疗经验. 中华耳鼻咽喉科杂志, 2004, 39：328.

30. 胡伟汉，谢方云，方盛华，等. 163例鼻腔恶性肿瘤治疗分析. 中华肿瘤杂志, 2005, 27：117.

31. 胡伟汉，谢方云，方盛华，等. 87例鼻腔鳞状细胞癌的治疗与预后. 中华放射肿瘤学杂志, 2004, 13：159.

32. Jeffrey DS, Kee CS, Donald HS, et al. Squamous carcinoma of the nasal cavity and paranasal sinuses. Am J Surge, 1989, 158：328.

33. Gadeberg CC, Hjelm Hansen M, Sogaard H, et al. Malignant tumors of the paranasal sinus and nasal cavity：a series of 180 patients. Acta Radiol Oncol, 1984, 23：181.

34. 和云霞，陶运淦，付慈禧，等. 上颌窦癌74例的治疗与影响预后的因素. 中国癌症杂志, 2001, 11：462.

35. 郭桂芳，杨安奎，谢汝华，等. 151例上颌窦恶性肿瘤的预后分析. 癌症, 2004, 23：1546.

36. 哈献文. 上颌窦癌放射和手术综合治疗. 中华耳鼻咽喉科杂志, 1980, 15：211.

37. 张国义，胡伟汉，潘燊，等. 124例上颌窦癌预后分析. 中华放射肿瘤学杂志, 2005, 14：378.

38. 李树玲. 上颌窦癌术前60Co放射与手术综合治疗的远期疗效. 天津医药杂志, 1974, 2：395.

39. 李树玲. 上颌窦癌15年治疗经验. 天津医药肿瘤学附刊, 1978, 5：50.

40. 徐雅娟，刘文书. 上颌窦癌100例临床分析. 实用内肿瘤学杂志, 2000, 14：116.

41. 蒋国樑. 上颌窦癌的术后放疗. 中国放射肿瘤学, 1991, 5：153.

42. Ozsaran Z, Yalman D, Baltalarli B, et al. Radiotherapy in maxillary sinus carcinoma：evaluation of 79 cases. Rhinology, 2003, 41：44.

43. Gallagher TM, et al. Symposium：Treatment of malignancies of paranasal sinuses：Carcinoma of the maxillary antrum. Laryngoscope, 1970, 80：924.

44. Jeremic B, Shibamoto Y, MilicicB, et al. Elective ipsilateral neck irradiation of patients with locally advanced maxillary sinus carcinoma. Cancer, 2000, 88：2246.

45. Le QT, Fu KK, Kaplan MJ, et al. Lymph node metastasis in maxillary sinus carcinoma. Int J Radiate Once Boil phys, 2000, 46：541.

46. Yagi K, Fukuda S, Oridate N, et al. A clinical study on the cervical lymph node metastasis of maxillary sinus carcinoma. Auris Nasus Larynx, 2001, 28：S77.

47. Shah JP, Patel SG, Head and neck surgery and oncology (third edition). EdinburgLondon New York Oxford Philadelphia St Louis Sydney Toronto, 2003, 58：92.

48. 张震东, 刘爱华, 杨红健. 上颌窦癌 282 例临床分析. 耳鼻咽喉科——头颈外科, 1994, 1：99.

49. Kim GE, Park HC, Keum KG, et al. Adenoid cystic carcinoma of the maxillary antrum. Am J Otolaryngol, 1999, 20：77.

50. 张延平, 黄德亮. 上颌窦腺样囊性癌 14 例临床分析. 临床耳鼻咽喉科杂志, 2003, 17：466.

51. DulguerovP, Jacobsen MS, Allal AS, et al. Nasal and paranasal sinus carcinoma：are we making progress? A series of 220 patients and a systematic review. Cancer, 2001, 92, 3012.

52. 任保元, 崔雨田, 陈晋丽, 等. 晚期上颌窦鳞癌远期疗效分析. 中华耳鼻咽喉科杂志, 1999, 34：201.

53. 屠规益. 上颌窦癌侵蚀后壁的诊断与处理. 中华耳鼻咽喉科杂志, 1985, 20：194.

54. Neal AJ, Habib F, Hope-stone HF, et al. carcinoma of the maxillary antrum treated by pre-operative radiotherapy or radical radiotherapy alone. J Laryngol Otol, 1992, 106：1063.

55. 秦德兴, 胡郁华, 谷铣之. 开窗引流对提高上颌窦癌疗效的意义. 肿瘤防治研究, 1983, 10：142.

56. 王爱芬, 王兆星, 刘金安, 等. 开窗引流在中晚期上颌窦癌放射治疗中的作用. 中华放射肿瘤学杂志, 1996, 5：281.

57. Harbo-G, Grau-C, Bundgaard-T, et al. cancer of the nasal cavity and paranasal sinuses. Acta Oncol, 1997, 36：45.

58. Paulino AC, Fisher SG, Mars JE, et al. Is Prophylactic neck of irradiation indicated in patients with squamous carcinoma of the maxillary sinus? Int J Radiat Oncol Boil Phys, 1997, 39：283.

59. Hayashi T, Nonaka S, Bandoh N, et al. Treatment outcome of maxillary sinus squamous cell carcinomas. Cancer, 2001, 57：167.

60. Stata K, Aoki Y, Karasawa K, et al. Analysis of the results of combined therapy for maxillary carcinoma. Cancer, 1993, 7：2715.

61. SatoY, MoritaM, Takahashi H, et al. combined surgery radiation therapy and regional chemotherapy in carcinoma of the paranasal sinuses. Cancer, 1970, 25：571.

62. Roa WHY, Hazuka MB, Sandler HM, et al. Results of primary and adjuvant CT-based 3-dimeusion radiotherapy for malignant tumors of the paranasal sinuses. Int J Radiate Once Boil phys, 1994, 28：857.

63. 薛刚, 尚小领, 岳海清. 原发性蝶窦癌 1 例报告. 中国综合临床, 2000, 9：715.

64. 王胜军, 胡燕明, 肖波. 以视力下降为首发症状的蝶窦占位病变 5 例. 临床耳鼻咽喉科杂志, 2001, 15：225.

65. 王瑞花. 原发性蝶窦的囊肿和肿瘤. 中华肿瘤杂志, 1990, 12：130.

66. 张龙城, 刘达根, 杨伟炎. 蝶窦炎性病变和肿瘤的诊断与治疗. 中华耳鼻咽喉科杂志, 1994, 29：140.

67. 陈三三. 蝶窦肿瘤的影像学诊断. 放射学实践, 2004, 19：385.

68. 严洁华, 胡郁华, 杨宗贻, 等. 原发性蝶窦恶性肿瘤. 中华肿瘤杂志, 1983, 5：202.

69. Llorente JL, López F, Suárez C, et al. Sinonasal carcinoma：clinical, pathological, genetic and therapeutic advances. Nat Rev Clin Oncol, 2014, 11：460-472.

70. Ansa B, Goodman M, Ward K, et al. Paranasal sinus squamous cell carcinoma incidence and survival based on Surveil-

lance，Epidemiology，and End Results data，1973 to 2009. Cancer，2013，119：2602-2610.

71. Pilch BZ，Bouquot J，Thompson LDR. Squamous cell carcinoma. Wold health organization classification of tumours，pathology and genetics of head and neck tumours. In：Barnes L，Eveson J，Reichart P，Sidransky D，editors. Geneva：IARC press，2005，15-17.

72. IARC Working Group on the Evaluation of Carcinogenic Risks to Humans. Arsenic，metals fibres，and dusts. IARC Monogr Eval Carcinog. Risks Hum，2012，100，11-465.

73. Ansa B，Goodman M，Ward K，et al. Paranasal sinus squamous cell carcinoma incidence and survival based on Surveillance，Epidemiology，and End Results data，1973 to 2009. Cancer，2013，119：2602-2610.

74. Caruana SM，Zwiebel N，Cocker R，et al. Cancer，1997，79：1320-1328.

75. Youlden DR，Cramb SM，Peters S，et al. International comparisons of the incidence and mortality of sinonasal cancer. Cancer Epidemiol，2013，37：770-9.

76. Perrone F，et al. TP53，p14^{ARF}，p16^{INKra} and H-RAS gene molecular analysis in intestinal-type adenocarcinoma of the nasal cavity and paranasal sinuses. Int J Cancer，2003，105：196-203.

77. Ahn P. Risk of lymph node metastases and nodal level involvement based on site and histology in the paranasal sinus：A SEER analysis. Int J Radiotherapy Oncol Biol Phys，2013，87，Suppl1 S58-S59.

78. Ansa B，Goodman M，Ward K，et al. Paranasal sinus squamous cell carcinoma incidence and survival based on Surveillance，Epidemiology，and End Results data，1973 to 2009. Cancer，2013，119：2602-2610.

79. Bhayani MK，Yilmaz T，Sweeney A，et al. Sinonasal adenocarcinoma：A 16-year experience at a single institution. Head Neck，2014，36：1490-1496.

80. Fernández JM，Santaolalla F，Del Rey AS，et al. Preliminary study of the lymphatic drainage system of the nose and paranasal sinuses and its role in detection of sentinel metastatic nodes. Acta Otolaryngol，2005，125：566-70.

81. Ansa B，Goodman M，Ward K，et al. Paranasal sinus squamous cell carcinoma incidence and survival based on Surveillance，Epidemiology，and End Results data，1973 to 2009. Cancer，2013，119：2602-2610.

82. Lango MN[1]，Topham NS，Perlis CS. Surgery in the multimodality treatment of sinonasal malignancies. Curr Probl Cancer，2010，34：304-321.

83. Vazquez A，Khan MN，Blake DM，et al. Sinonasal squamous cell carcinoma and the prognostic implications of its histologic variants：a population-based study. International Forum of Allergy & Rhinology，2015，5：85-91.

84. Lund VJ，Chisholm EJ，Takes RP，et al. Evidence for treatment strategies in sinonasal adenocarcinoma. Head Neck，2012，34：1168-1178.

85. Lango MN[1]，Topham NS，Perlis CS，Surgery in the multimodality treatment of sinonasal malignancies. Curr Probl Cancer，2010，34：304-321.

86. Hanna EY，Cardenas AD，DeMonte F，et al. Induction Chemotherapy for Advanced Squamous Cell Carcinoma of the Paranasal Sinuses. Arch Otolaryngol Head Neck Surg，2011，137：78-81.

87. Roux FX，Brasnu D，Devaux B，et al. Ethmoid sinus carcinomas：results and prognosis after neoadjuvant chemotherapy and combined surgery-a 10-year experience. Surg Neurol，1994，42：98-104.

88. Homma A，Oridate N，Suzuki F，et al. Superselective High-Dose Cisplatin Infusion With Concomitant Radiotherapy in Patients With Advanced Cancer of the Nasal Cavity and Paranasal Sinuses. Cancer，2009，115：4705-4714.

89. Jégoux F，Métreau A，Louvel G and Bedfert C. Paranasal sinus cancer. European Annals of Otorhinolaryngology，Head and Neck diseases，2013，130：327-335.

90. Llorente JL，López F，Suárez C，et al. Sinonasal carcinoma：clinical，pathological，genetic and therapeutic advances. Nat Rev Clin Oncol，2014，11：460-472.

91. Takes RP，Ferlito A，Silver CE，et al. The controversy in the management of the N0 neck for squamous cell carcinoma of the maxillary sinus. Eur Arch Otorhinolaryngol，2014，271：899-904.

92. Paulino AC，Fisher SG，Marks JE. Isprophylactic neck irradiation indicated in patients with squamous cell carcinoma of maxillary sinus？Int J Radiat Oncol Biol Phys，1997，39：283-289.

93. Le QT，Fu KK，Kaplan MJ，et al. Lymph node metastasis in maxillary sinus carcinoma. Int J Radiat Oncol Biol Phys，

2000，46：541−549.

94. Beadle BM, Liao K-P, Elting LS, et al. Improved survival using intensity-modilated radiation therapy in head and neck cancer：A SEER-medicare analysis. Cancer，2014，120：702−710.

95. Chen AM, Daly ME, Bucci MK, et al. Carcinomas of the paranasal sinuses and nasal cavity treated with radiotherapy at a single institution over five decades：are we making improvement? Int J Radiat Oncol Biol Phys，2007，69：141−147.

96. Pierro MJ, Khwaja SS, Spencer CR, et al. Long-term outcomes in carcinoma of the paranasal sinuses：IMRT is associated with improved overall survival and cancer-specific survival compared to 2D/3D radiation therapy. Int J Radiat Oncol Biol Phys，2015，93 Suppl E306.

97. Ahn P. Risk of lymph node metastasis and nodal level Involvement based on site and histology in the paranasal sinus：a SE-ER analysis. Int J Radiat Oncol Biol Phys，2013，87，Suppl，S58−59.

98. Michel J, Fakhry N, Santini J, et al. Sinonasal adenoid cystic carcinoma：clinical outcomes and predictive factors. Int J Oral Maxillofac Surg，2013，42：153−157.

99. Hoppe BS, Stegman LD, Zelefsky MJ, et al. Treatment of nasal cavity and paranasal sinus cancer with modern radiotherapy techniques in the postoperative setting_the MSKCC Experience. Int J Radiat Onco Biol Phys，2007，67：691−702.

100. Hoppe BS, Stegman LD, Zelefsky MJ, et al. Treatment of nasal cavity and paranasal sinus cancer with modern radiotherapy techniques in the postoperative setting_theMSKCC Experience. Int J Radiat Onco Biol Phys，2007，67：691−702.

101. Mirghani H, Mortuaire G, Armas GL, et al. Sinonasal cancer：analysis of oncological failures in 156 consecutive cases. Head Neck，2014，36：667−674.

102. 胡伟汉，谢方云，陈德珠，等. 98 例鼻腔癌的治疗和预后. 癌症，2004，23：1542−1545.

103. Mirghani H, Mortuaire G, Armas GL, et al. Sinonasal cancer：analysis of oncological failures in 156 consecutive cases. Head Neck，2014，36：667−674.

104. Jégoux F, Métreau A, Louvel G, et al. Paranasal sinus cancer. European Annals of Otorhinolaryngology，Head and Neck diseases，2013，130：327−335.

105. Airoldi M, Garzaro M, Valente G, et al. Clinical and biological prognostic factors in 179 cases with sinonasal carcinoma treated in Italian Piedmont Region. Oncology，2009，76：262−269.

106. Koivunen P, Mäkitie AA, Pukkila M, et al. A national series of 244 sinonasal cancers in Finland in 1990~2004. Eur Arch Otorhinolaryngol，2012，269：615−621.

107. Farris M, Lucas Jr JT, Soike M, et al. Impact of treatment paradigm and elective nodal coverage on resection status and failure patterns in paranasal sinus tumors. Int J Radiat Oncol Biol Phys，2015，93 suppl：E339−E340.

108. Prestwich R, Birgi SD, Teo M, et al. Clinical outcomes and patterns of failure following radiotherapy for paranasal sinus and nasal cavity tumours. Radiotherapy and Oncology，2015，114 suppl 1：32.

109. Peng H, Ye MC, Wang LP, et al. Analysis of the outcomes of squamous cell carcinoma of maxillary sinus with 3 different comprehensive treatment. Shanghai Kou Qiang Yi Xue，2015，24：219−223.

110. Farris M, Lucas Jr JT, Soike M, et al. Impact of treatment paradigm and elective nodal coverage on resection status and failure patterns in paranasal sinus tumors. Int J Radiat Oncol Biol Phys，2015，93 suppl：E339−E340.

111. Hoppe BS, Stegman LD, Zelefsky MJ, et al. Treatment of nasal cavity and paransal sinus cancer with modern radiotherapy techniques in the postoperative setting _ the MSKCC Experience. Int J Radiat Onco Biol Phys，2007，67：691−702.

112. Daly ME, Chen AM, Bucci MK, et al. Intensity-modulated radiation therapy for malignancies of the nasal cavity and paranasal sinuses. Int J Radiat Oncol Biol Phys，2007，67：151−157.

113. Jégoux F, Métreau A, Louvel G and Bedfert C. Paranasal sinus cancer. European Annals of Otorhinolaryngology，Head and Neck diseases，2013，130：327−335.

114. Wiegner EA, Daly ME, Murphy JD, et al. Intensity-modulated radiotherapy for tumors of the nasal cavity and paranasal sinuses：clinical outcomes and patterns of failure. Int J Radiat Oncol Biol Phys，2012，83：243−251.

115. Dirix P, Vanstraelen B, Jorissen M, et al. Intensity-modulated radiotherapy for sinonasal cancer：improved outcome

compared to conventional radiotherapy. Int J Radiat Oncol Biol Phys, 2010, 78：998-1004.

116. Ramaekers BL, Pijls-Johannesma M Joore MA, et al. Systematic review and meta-analysis of radiotherapy in various head and neck cancers：comparing photon, carbon-ions and protons. Cancer Treat Rev, 2011, 37：185-201.

117. Patel SH, Wang Z, Wong WW, et al. Charged particle therapy versus photon therapy for paranasal sinus and nasal cavity malignant diseases：a systematic review andmeta-analysis. Lancet Oncol, 2014, 15：1027-1038.

118. Farris M, Lucas Jr JT, Soike M, et al. Impact of treatment paradigm and elective nodal coverage on resection status and failure patterns in paranasal sinus tumors. Int J Radiat Oncol Biol Phys, 2015, 93 suppl：E339-E340.

119. Hoppe BS, Nelson CJ, Gomes DR, et al. Int J Radiat Oncol Biol Phys, 2008, 72：763-769.

120. chen AM, Daly ME, Bucci MK, et al Carcinoma of the paranasal sinuses and nasal cavity treated with radiotherapy at a single institution over five decades：are we making improvement? Int J Radiat Oncol Biol Phys, 2007, 69：141-147.

第七章　甲状腺癌

黄晓东

一、概述

（一）流行病学

甲状腺癌（thyroid cancer）在国内外均为散发，总的发病率较低，仅占全身恶性肿瘤中的 1.3%~1.5%[1,2]，但在头颈部恶性肿瘤中其发病率却居首位，约占 30% 左右[3]，其中甲状腺乳头状癌和滤泡状癌约占 90%。近几年，甲状腺癌的发生率增长较快，美国 M. D. Anderson 肿瘤中心的报告显示甲状腺癌发生率的增加居所有实体肿瘤之首，每年的增长率约为 6.2%[34]。一般而言，甲状腺癌发病以女性居多，男：女=1：3，20~40 岁为发病年龄高峰，50 岁以后其发病率则有明显下降。

（二）发病原因[3,4]

1. 电离辐射　电离辐射是目前唯一已经确定的致癌原因。Sadetzki 等[5]对接受放疗治疗头癣的患儿进行了随访，结果发现患儿的甲状腺癌发生率有显著增加，并与剂量有相关性。患者在接受照射后 10~19 年后，甲状腺癌的发病率明显上升，20~30 年时达到高峰，40 年后有所下降。

2. 癌基因和生长因子

（1）生长因子　一般认为促甲状腺激素（TSH）具有调节甲状腺滤泡细胞的生长和分化功能，动物实验研究显示 TSH 可以促进甲状腺细胞的 DNA 合成。因此认为 TSH 与甲状腺癌的发生有相关性。其他生长因子包括类胰岛素生长因子（IGF）、表皮生长因子（EGF）、转化生长因子（TGF-ß）及血小板衍生生长因子（PDGF）等，均对甲状腺细胞的生长和分化起到重要的调节作用。

（2）癌基因（表 5-7-1）：在甲状腺癌的标本中发现有多种癌基因的表达，包括 ptc 癌基因、H-ras、c-myc 等。

3. 碘缺乏　研究显示缺碘可以刺激 TSH 的分泌，而且以间变/未分化型甲状腺癌多见。

4. 其他　高油脂的摄入，对烟酒的嗜好等也认为与甲状腺癌的发生有关[36]。家族遗传性疾病患者常伴有甲状腺癌，如 Gardner 综合征等。此外女性激素可以促进 TSH 的分泌，也是甲状腺癌可能病因之一。

二、局部解剖及淋巴引流[6]

甲状腺分为左、右两个侧叶，中间以峡部相连形同"蝶"状或"H"状。两叶贴附在甲状软骨和颈段食管的前面及两侧。甲状腺前面宽约 5.0cm，侧叶高 4.9cm，侧叶厚 2.0cm，峡部高 1.8cm。

甲状腺侧叶上极在甲状软骨后缘中、下 1/3 交界处附近，多数在环状软骨上缘上方，平均高出环状软骨上缘 1.2cm；侧叶下极在第 4、5 气管软骨环高度，少数位于第 3 或第 6 气管软骨环水平；峡部的位置多在第 1~3 或 2~4 气管软骨环范围。

表 5-7-1　甲状腺癌中绿袍细胞中发现的基因改变[35]

改变的基因	相关的甲状腺恶性肿瘤	基因改变率（%）
BRAF 突变	甲状腺乳头状癌	29～69
	间变甲状腺癌	0～12
RET/PTC 重排	甲状腺乳头状癌	13～25
TRK 重排	甲状腺乳头状癌	5～13
Ras 突变	甲状腺乳头状癌	0～21
	甲状腺滤泡状癌	40～53
	间变甲状腺癌	20～60
PAX8-PPAR-γ	甲状腺滤泡状癌	35～45
CTNNB1 变异	间变甲状腺癌	66
p53 变异	甲状腺乳头状癌	0～5
	甲状腺滤泡状癌	0～9
	间变甲状腺癌	67～88

甲状腺毗邻：①前缘：借筋膜与甲状腺前肌贴近，但峡部前面正中约 0.5～1.0cm 宽区域无肌肉覆盖，直接与筋膜和皮肤相邻；②外缘：颈内静脉；③后缘：颈总动脉和甲状旁腺；④前上缘：贴于甲状软骨斜线下方和环甲肌的外侧；⑤内缘：与颈部 4 个管状器官（喉、咽、气管和食管）相贴邻，甲状腺下动脉的两个腺体支、喉返神经和喉上神经外支也通行于侧叶内缘。

甲状腺的淋巴管起源于甲状腺滤泡周围，在腺体内形成丰富的淋巴管网，淋巴引流随着甲状腺上下血管而走行，可向上方、下方和侧方引流至颈内静脉上、中、下组，少数入咽后淋巴结。甲状腺癌发生区域性淋巴结转移较为常见，转移的第一站淋巴结为喉旁、气管旁和喉前淋巴结（Delphian 淋巴结），此站淋巴结位于颈前正中部，为Ⅵ区淋巴结。甲状腺的不同部位也有其不同的淋巴引流区域：一般的甲状腺峡部向上至 Delphian 淋巴结，向下至上纵隔淋巴结；侧叶的下部和中部则首先引流至沿喉返神经分布的气管食管沟淋巴结；侧叶上部引流至沿甲状腺上动静脉分布的淋巴结。第二站淋巴结则为颈内静脉淋巴结中、下组、锁骨上淋巴结，少数可以转移至颈内静脉淋巴结上组及副神经淋巴结（Ⅱ区和Ⅴ区），上纵隔淋巴结前后均可受累，但并不常见，颈部广泛淋巴结转移患者常可见到咽后淋巴结的转移，病变晚期时可由于淋巴管受阻引流至其他少见的淋巴结部位，包括颌下、颏下等，有些还可以沿甲状腺下静脉注入膈淋巴结（图 5-7-1，图 5-7-2）。甲状腺癌双侧以及同侧多个区域淋巴结转移较常见，边学等[7]报道分化型甲状腺癌的淋巴结双侧转移率为 21.5%，同侧多分区淋巴结转移者为 81.4%。

三、病理分类及临床生物学行为[8]

甲状腺癌可以起源于滤泡上皮细胞、滤泡旁的 C 细胞和间质细胞。

（一）分化型甲状腺癌

包括乳头状癌、乳头-滤泡混合型癌和滤泡状癌，均起源于滤泡细胞。

1. 乳头状癌　最常见，占全部甲状腺癌的 70%～80% 左右，女性多见，男∶女 = 1∶3，好发年龄为 30～40 岁，为低度恶性，病程缓慢。病理表现的特点为：微血管周围的分支状乳头为其特点，肿瘤细胞的核分裂象偶见，另一个特点是有钙化的沙瘤样小体。微小癌（肿瘤直径≤1.0cm）绝大多数为乳头状癌。乳头状癌常表现为多灶性，颈部淋巴结转移较多见：无论临床是否触及肿大淋巴结如均需行颈淋巴结清扫，经病理证实的淋巴结转移率为 80%～90%，即使是临床阴性的患者经颈清扫后病理证实的淋巴结转移率也有 46%~72%。血行转移少见，初诊时有远地转移者仅为 5%~10%，其中肺转移最为多见，其次为骨。即使发生远地转移，经积极治疗仍有治愈的希望。

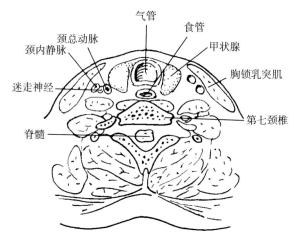

图 5-7-1　甲状腺横断面结构

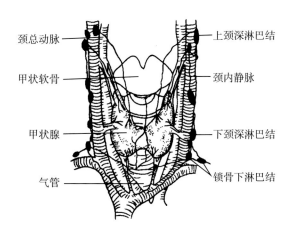

图 5-7-2　甲状腺淋巴引流

2. 滤泡状癌　约占原发性甲状腺肿瘤的 5%~20%，女性更为常见。滤泡状癌可发生于任何年龄，但发生于年龄较大者相对为多，确诊时的平均年龄为 50~58 岁。一般病程较长，肿瘤生长较缓慢。同乳头状腺癌相比，较少淋巴结转移，约为 15%~20%，但血行转移相对多见，约 15%~20%，主要转移部位为肺，其次为骨。

（二）甲状腺髓样癌

甲状腺髓样癌来源于滤泡周围的 C 细胞，又称为滤泡旁细胞癌或 C 细胞癌，这些细胞可分泌降钙素和癌胚抗原（CEA），属于 APUD 瘤的范畴。其发病、病理以及临床表现均不同于一般的甲状腺癌。其特点如下述。

1. 占所有甲状腺癌的 5%~10%。发病主要为散发性，发病中位年龄为 50 岁；约 20% 有家族史，常为多种内分泌肿瘤综合征中的一种表现，发病年龄较轻，常在 20 岁左右或以前发病，病变常两侧多发。

2. 中度恶性，可发生于任何年龄，男女发病率无明显差异。

3. 除了甲状腺肿块和颈淋巴结肿大外，还有类癌综合征的症状。

4. 淋巴结转移和血性转移率均较高。

（三）未分化癌

起源于滤泡细胞。

1. 临床少见，占甲状腺癌的 5% 左右。老龄患者多见[9]，男女比例相当[4]。

2. 常发生于碘缺乏的甲状腺肿高发地区，80% 的患者有甲状腺肿的病史，尤其在大细胞型未分化癌中更为明显。

3. 病理上包括小细胞型、大细胞型和梭形细胞型。

4. 属高度恶性，生长较快，常广泛侵犯甲状腺周围组织，Chang 等[10] 报道此型甲状腺癌的外侵率高达 90%。

5. 颈淋巴结转移及血行转移相当多见。

（四）中间分化型癌[37]

正如上述所介绍的将甲状腺癌分为 3 种类型：分化型，髓样癌和未分化型。近年来，也有学者将甲状腺癌分为高分化、中间分化和低（未）分化 3 种类型，其中中间分化型癌较分化型癌的侵袭性高，较未分化型癌的侵袭性低，主要包括：髓样癌，高细胞型变异，柱状细胞性变异，弥漫性硬化性变异，岛状细胞癌和 Hürthle 细胞癌。除了髓样癌，其他类型的中间分化型癌均认为是分化型甲状腺癌的变异表型，与分化型甲状腺癌相比较，变异型的中间分化型癌有更高的局部侵袭性，远地转移概率，在治疗方面应该区别对待，对此需要进行进一步的研究。

四、临床诊断

（一）病史

包括患者的年龄、性别、放射线接触史以及家族病史等。

（二）临床症状

1. 颈前肿物　多为患者、家人或医生在无意发现，可为单发或多发。肿物质硬、边界不清、缓慢生长，随吞咽上下移动，但无特异性。有时肿物合并出血时可出现肿瘤短期内增大或伴有疼痛等。

2. 周围结构受侵的症状　病变至晚期，由于周围结构的侵犯而出现相应的症状，如喉返神经受侵或受压表现为声音嘶哑，如气管、食管受侵或受压，则表现为呼吸困难或吞咽困难；如颈静脉受侵，则表现为颈静脉怒张、面部水肿等。

3. 合并颈淋巴结肿大或其他脏器的转移　甲状腺乳头状癌较容易出现颈部淋巴结转移，滤泡状癌的远地转移率较高，间变/未分化癌两者均常见。

（三）体格检查

应仔细检查甲状腺肿块的部位、大小、质地、活动度，以及区域淋巴结有无肿大，尤其注意颈内静脉链的淋巴结。对于声音嘶哑的患者，还应行间接喉镜/纤维喉镜检查，了解声带情况。

（四）辅助检查

1. 实验室检查

（1）甲状腺功能　多数患者的甲状腺功能表现为正常。

（2）肿瘤标志物

1）甲状腺球蛋白（thyroglobulin，TG）：TG 的生理作用主要是在 TSH 的作用下，促进 T_3 和 T_4 释放入血液。TG 的突变可以诱导无分泌性的甲状腺肿发展为甲状腺癌[38]。血清 TG 增高不但可以预测分化型甲状腺癌的发生，还可以了解是否有周围淋巴结转移。Besic[39] 和 Low 等[40]研究显示，血清 TG>300ng/ml 时与甲状腺癌的发病呈正相关，且有淋巴结转移的甲状腺癌患者血清中 TG 浓度高于无转移者。因此 TG 对分化型甲状腺癌的诊断，预测以及术后随诊中均起到较重要的作用。

2）血清降钙素（Calcitonin）的检测对诊断甲状腺髓样癌具有特异性，术前 Calcitonin 浓度 ≥20pg/ml 时，甲状腺髓样癌的预测率仅为 25% 左右，如果浓度 ≥100pg/ml，则预测值几乎为 100%[41]。此外髓样癌可以合并其他内分泌综合征而出现相应的内分泌水平增高。

3）半乳糖凝集素（galectin-3）：对分化型甲状腺癌，尤其是甲状腺乳头状癌有一定的诊断价值。Kopczyńska 等[42]认为和其他甲状腺肿瘤标志物，如 TSHR、ras 等一样，循环中的半乳糖凝集素的升高可作为诊断甲状腺癌的一项指标，特别与血清纤维粘连蛋白（fibronectin）和人骨髓内皮细胞标记物（HBME-1）联合，能进一步提高对分化型甲状腺癌诊断的灵敏度。Saussez 等[43]的研究认为血清中 galectin-3 浓度大于 3.2ng/ml，可区分甲状腺结节的良恶性，对大的甲状腺乳头状癌的检测率可以达到 87%，对甲状腺微小乳头状癌的检测率可以达到 67%。但同时作者认为良恶性甲状腺结节在 galectin-3 的血清值上有一定的交叉，还需进一步研究进行证明。

4）CK19：CK19 在分化型甲状腺癌中诊断的灵敏度和特异度较高，且乳头状癌的 CK 表达高于滤泡细胞癌[44,45]，其他病理类型的甲状腺癌尚缺乏特异性的实验室指标。

2. 影像学检查

（1）颈部超声[11]　超声检查是甲状腺癌原发病灶诊断最有价值的方法之一，可以确定肿物的位置、大小以及区分肿物与甲状腺的关系，并鉴别肿物为实性或囊性，实性肿物的恶性可能性大，但不能排除囊性肿物的恶性可能，在甲状腺恶性肿瘤中约 25% 表现为部分囊性结节。但是甲状腺超声可以随诊肿物大小变化、肿瘤的数量以及双侧叶和峡部的情况；检查甲状腺结节的钙化情况，如在甲状腺双侧叶的中上 1/3 处出现钙化可提示髓样癌（出现率约 40%）；超声引导下甲状腺肿物细针穿刺是术前甲状腺癌病理细胞学诊断的主要方法之一。美国甲状腺学会（ATA）推荐对所有甲状腺结节均需要行超声检查[46]。Papini 等[47]的研究对甲状腺结节进行了前瞻性的研究，共包括了 494 例患者。研究发现甲状腺癌的超声表现包括：低回声结节，边缘不规则，伴有微钙化灶及粗大迂曲的血流信号，特别是对乳头状癌的预测更高。该研究还对不同大小的结节进行具体分析，建议 8~15mm 的低回声结节如果合并以下一个独立危险因素（边缘不规则，微钙化灶，粗大迂曲血流信号）者均应性超声引导下的穿刺活检。此外，三维超声，超声造影以及超声弹性成像作为新的鉴别诊断技术的采用有望进一步提高甲状腺癌诊断的准确性[48]。

（2）CT/MRI 可在三维图像上观察甲状腺肿物的情况以及和周围的关系。如果发现有周围组织的侵犯、颈部或纵隔淋巴结异常肿大等等可提示恶性可能。此外在肿物为恶性情况下可以为手术提供肿瘤的范围以及淋巴结的情况，帮助医生决定手术方式和手术范围。

（3）PET[12] 可以发现较小的甲状腺肿瘤，尤其在碘摄取较少的肿瘤中有更高的 FDG 摄取，与其他影像学检查相比，PET 的敏感性更高，但由于部分炎性结节等良性病变也可以吸收 FDG，SUV 值可以达到 3.0~6.0，因此 PET 诊断的特异性不高，延时显像有助于鉴别诊断，其假阴性主要见于生长慢，分化好的病灶，或过小的原发灶和转移灶。此外 PET 还可以发现肿瘤的淋巴结转移和远地脏器的转移。但是此种检查费用昂贵，目前不推荐作为术前的常规检查。

（4）甲状腺放射性核素扫描：^{131}I、^{125}I、^{123}I 和 ^{99m}TC 是甲状腺扫描最常用的放射性核素。其作用包括：对临床可触及的甲状腺结节提供精确的解剖位置定位，并了解结节的功能状态；发现高危患者潜在或微小的癌灶；检出已发生区域性或远处转移的甲状腺癌的原发灶；发现出现于甲状腺的转移性病灶；以及评价治疗效果等。约 15%~25% 的甲状腺单发冷结节为甲状腺癌，余 75%~85% 为腺瘤或胶质囊肿。但应注意热结节中有 4%~7% 为癌，因此核素扫描的特异性低，对扫描提示的热结节也不能完全掉以轻心。近年来，甲状腺的核医学检出逐渐被超声检查和其他影像学检查（CT、MRI 等）所取代，但他仍有一定的临床意义，对甲状腺功能的检测，诊断异位甲状腺以及甲状腺癌的远处转移有一定的帮助[49]。

3. 细针穿刺细胞学检查（fine needle aspiration，FNA）[13,14,50] FNA 是评估甲状腺结节最精确，性价比做高的方法。FNA 对于 1~3cm 的结节往往可获得满意的检查结果。这种技术可区分良、恶性结节，超声引导下，其准确率可高达 95%，假阴性率不足 5%，假阳性率仅为 1%~3%，其结果受操作者水平以及肿物大小的影响。超声引导下的 FNA 还可以对小、不能触及的肿瘤进行穿刺细胞学检查。对有经验的医师而言，使用 FNA 并结合免疫组化技术有相当一部分患者可于手术前确诊，且部分病例的病理分型如乳头状癌，髓样癌，未分化癌也可明确。NCCN 指南中[51]，甲状腺结节的首选检查是 FNA，其结果分为 6 类：良性病变，不典型病变，滤泡样肿瘤，可疑恶性，恶性以及无法诊断。前 5 类表现的结节，最终证实为癌的概率分别为：<1%、5%~10%、20%~30%、50%~75%以及 100%。尽管如此，不少患者仍依靠手术切除肿物，术中快速冷冻诊断、术后标本常规病检来明确组织学类型及肿瘤扩展范围。需要注意的是 FNA 对滤泡样癌和 Hürthle 细胞癌的诊断比较困难，需要手术明确。

FNA 的结果可分为良性病变、不典型病变、滤泡样肿瘤、可疑恶性病变、恶性以及无法诊断 6 类，前 5 类最终诊断为癌的概率分别为<1%、5%~10%、20%~30%、50%~75%及 100%[52]。

临床上如何处理可参见图 5-7-3 所示的诊治过程。

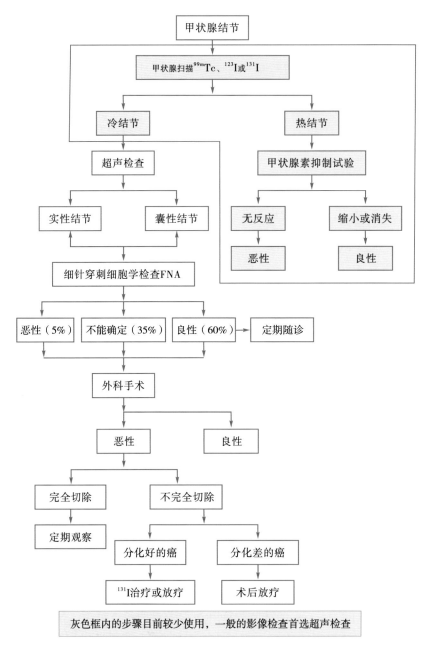

图 5-7-3　甲状腺结节的诊治过程（和过去诊治步骤的比较）

五、临床分期[15]　UICC 第 7 版

注：所有分类可再分为：S-单个病灶；M：多发病灶（以最大病灶的直径确定分期）。

T：原发灶

T_1：肿瘤最大直径≤2cm，局限于腺体内

T_{1a}：肿瘤局限于甲状腺内，最大直径≤1cm

T_{1b}：肿瘤局限于甲状腺，最大直径>1cm，但≤2cm

T_2：肿瘤最大直径>2cm，但≤4cm，局限于腺体内

T_3：肿瘤最大直径>4cm，局限于腺体内，或任何大小肿瘤伴有腺体外微小受侵（如胸骨甲状肌

或甲状腺外软组织）

T_4：晚期病变

T_{4a}：肿瘤侵犯甲状腺包膜外，并侵犯下列任意结构：皮下软组织、喉、气管、食管、喉返神经等

T_{4b}：肿瘤侵犯椎前筋膜、纵隔血管或包绕颈动脉；间变/未分化型甲状腺癌，均为 T_4

T_{4a}：局限于腺体内的任意大小肿瘤（肿瘤被认为能行手术切除）

T_{4b}：侵犯至腺体包膜外的任意大小肿瘤（肿瘤被认为不能手术切除）

N：区域淋巴结

N_0：无淋巴结转移

N_1：区域淋巴结转移

N_{1a}：转移淋巴结位于Ⅵ区（气管前和气管旁淋巴结包括喉前和 Delphian 淋巴结，后者指邻近甲状腺峡部的喉前淋巴结）；

N_{1b}：转移淋巴结位于同侧其他区、双侧或对侧颈部（Ⅰ、Ⅱ、Ⅲ、Ⅳ、Ⅴ区），或咽后淋巴结或上/前纵隔。

M：远处转移

M_0：无远处转移

M_1：有远处转移

分期：

分化的乳头状癌和滤泡状癌，年龄<45 岁

Ⅰ期：$T_{1\sim4}N_{0\sim1}M_0$

Ⅱ期：$T_{1\sim4}N_{0\sim1}M_1$

分化的乳头状癌和滤泡状癌，年龄≥45 岁，以及髓样癌

Ⅰ期：$T_1N_0M_0$

Ⅱ期：$T_2N_0M_0$

Ⅲ期：$T_3N_{0\sim1a}M_0$，$T_{1\sim2}N_{1a}M_0$

Ⅳ期：A：$T_{1\sim3}N_{1b}M_0$，$T_{4a}N_{0\sim1}M_0$

　　　B：$T_{4b}N_{0\sim1}M_0$

　　　C：$T_{1\sim4}N_{0\sim1}M_1$

间变/未分化型甲状腺癌（均为Ⅳ期）

Ⅳ期：A：$T_{4a}N_{0\sim1}M_0$

　　　B：$T_{4b}N_{0\sim1}M_0$

　　　C：$T_{1\sim4}N_{0\sim1}M_1$

六、诊断及治疗原则

（一）对于甲状腺结节的患者诊断的原则

甲状腺结节在人群中相当普遍，约有 50% 的人患有甲状腺结节，而且随着年龄的增长而提高。但相对于甲状腺结节，甲状腺癌的比率较低。

对于初次就诊的患者：

1. 如果出现 1~1.5cm 以上的结节时，具有以下因素的患者，应该注意排除恶性的可能：①男性；②年龄<15 岁；③结节直径>4cm；④有放射线暴露史；⑤与甲状腺癌相关的疾患（嗜铬细胞瘤，2 型多发神经内分泌瘤，Gardner 综合征，家族腺瘤性息肉病，Carney 综合征，Cowden 综合征）；⑥ B 超检查有可疑征象（中心血流丰富，边界不规则，微小钙化）；⑦PET 偶然发现的甲状腺阳性病灶。

2. 如果出现以下高危因素，则应高度怀疑为癌：①结节增长迅速；②质地坚硬；③与周围组织粘连固定；④具家族甲状腺癌病史；⑤声带固定；⑥颈部淋巴结肿大；⑦颈部组织或器官受侵。

高度怀疑为甲状腺癌时需要进行肿物穿刺，颈部超声以及 TSH 的检测。

3. 如果甲状腺结节在 1cm 以下者，如果无可疑征象，建议定期随诊，如增长或出现上述可疑症状时，则需要进行上述检查。

（二）治疗原则

分化型甲状腺癌的治疗需要根据患者的病灶分期，肿瘤的危险度进行选择，包括不同方式的手术治疗，^{131}I 治疗，甲状腺素的长期抑制治疗以及外放射治疗。

1. 甲状腺癌首选治疗方式为手术切除。不论病理类型如何，只要有指征就应尽可能地手术切除。

2. 因甲状腺癌对放射治疗敏感性差，单纯放射治疗对甲状腺癌的治疗并无好处。但对于手术后有残留者，术后放射治疗有价值，如中国医学科学院肿瘤医院的一组研究资料分析显示，甲状腺癌术后有残留癌者，加用术后放射治疗者的 5 年生存率为 77%（33/43），未加放射治疗者的 5 年生存率仅为 38%（17/45），故放射治疗原则上应配合手术使用，主要为术后放射治疗。具体实施应根据手术切除情况、病理类型、病变范围、年龄等因素而定：对恶性程度较低的癌如分化好的乳头状癌或滤泡癌，术后微小残存可用 ^{131}I 治疗，即使是术后局部复发者也可再作手术或颈清扫术，仍能达到根治或长久的姑息作用。如对这些患者进行较大范围的放射治疗后，一旦复发则很难再次手术或是手术变得很困难，因此，对这类病例放疗仅在无法再次手术切除时才考虑介入。当肿瘤累及较重要的部位如气管壁、气管食管沟、喉、动脉壁或静脉内有瘤栓等而手术又无法切除干净，且 ^{131}I 治疗又因残存较大无明显效果时才可考虑术后放射治疗。对年轻患者，病理类型一般分化较好，即使是出现复发转移也可带瘤长期存活，且 ^{131}I 治疗和再次手术都为有效的治疗手段，因此外照射的应用需慎重，否则不仅效果有限，而且影响下一步的治疗，同时放疗后遗症明显：既可导致颈部发育畸形，又有发生放射诱发癌的可能，因此对于甲状腺癌来说，外照射放疗仅在很小一部分患者中使用。

3. 对分化差的癌或未分化癌，如手术后有残留或广泛的淋巴结转移，则不受以上原则的限制，应及时给予大范围的术后放射治疗，以尽可能地降低局部复发率，改善预后。

（三）不同病理类型的甲状腺癌的主要治疗方式

1. 高分化的乳头状腺癌和滤泡状腺癌

（1）该病治疗应首选手术治疗，即使是局限性的病变，因为其有多灶性及弥漫性浸润的特点，也主张行甲状腺次全切术。对于有以下高危因素的患者，美国国立综合癌症网络（NCCN）推荐行全甲状腺切除，推荐等级为 2B，即专家之间有较大的分歧[76]：①年龄<15 岁或>45 岁者；②有放疗病史者；③发现远处转移灶者；④双侧腺叶发现肿瘤者；⑤有甲状腺被膜外侵犯；⑥肿瘤直径>4.0cm；⑦颈部淋巴结转移者；⑧高危病理类型，如高细胞型，柱状细胞型等。对术前可触及肿大淋巴结，或穿刺细胞学证实为转移者常规行颈清扫术，清扫范围包括中央区及 II～IV 区，V 区酌情进行清扫。对临床检查淋巴结阴性的患者的处理则有分歧，部分专家认为分化型甲状腺癌的颈部淋巴结转移尽管多见，但可长期留置在淋巴结包膜内而不发展，且大量临床资料证实作预防性颈清扫术和对照组预后并无明显差异，因此对颈部淋巴结的处理国内目前有不少方案，但归纳起来不外乎以下 3 种治疗意见：①仅切除原发灶，颈部观察；②常规行颈淋巴结清扫术；③根据原发灶具体侵犯情况决定是否行颈清扫术。一般对于临床淋巴结阴性的患者，多考虑行选择性中央区的清扫。

滤泡状腺癌同乳头状腺癌相比，较少淋巴结转移，但血行转移相对多见。手术上原发灶的处理同乳头状腺癌，对有颈淋巴结转移者行颈清扫术，但对临床阴性者因颈部淋巴结转移的概率低，故治疗意见比较统一：一般不作预防性颈清扫。

（2）TSH 抑制治疗　患者接受手术治疗后，还应考虑 TSH 抑制治疗，对部分患者，还应考虑放射性 ^{131}I 治疗以及外放射治疗等辅助手段，根据病理类型，病变范围，手术切缘，淋巴结有无转移等，对患者进行综合评估后，决定是否进行辅助治疗。

TSH 抑制治疗是分化型甲状腺癌的重要治疗手段之一，应该采用个体化的治疗，一般的，对于初始治疗的患者，手术全切的患者，应该在术后的 2~12 周检测甲状腺球蛋白（Tg）以及甲状腺球蛋白抗体（Tg-Ab），并进行全身核素扫描，如果 Tg<0.1μg/L，Tg-Ab 阴性，核素扫描阴性者，可不行核素治疗。对于低危患者，TSH 水平维持在正常值低限水平，对于高危患者，需将 TSH 抑制至低于 0.1mU/L。对于无病生存多年的患者，TSH 可以在正常水平。特别指出的是 TSH 抑制治疗的并发症，如心动过速，脱钙表现等，应同时服用钙片和维生素 D 片，推荐剂量分别为 1200mg/d 和 1000IU/d。

（3）^{131}I（radioactive iodine，RAI）治疗 甲状腺乳头状腺癌和滤泡状腺癌具有高浓缩吸收 ^{131}I 的功能，所以 RAI 成为分化型甲状腺癌治疗和随访的重要组成部分。

RAI 分为清甲治疗和清灶治疗。

清甲治疗的作用主要是清除术后残留的甲状腺组织，多采用固定剂量 ^{131}I 治疗：100mCi。在清甲治疗后 4~6 个月检查是否清甲完全。清甲完全的指标：①TSH 刺激后的核素扫描无甲状腺组织显影；②甲状腺吸收 ^{131}I 率<1%；③Tg 检查持续<1ng/ml。如果清甲不完全，可以考虑再次清甲。

清灶治疗的作用主要是清除残留或转移病灶，或缓解病情。清灶应在清甲治疗 3 个月后进行。一般给予 100~200mCi，目前尚无 ^{131}I 治疗剂量的上限，但随着治疗次数的增多，辐射副作用的风险显著增加。对于高龄，伴有严重合并症以及疗前有无法耐受的甲减的患者，不宜行清灶治疗。

美国甲状腺协会推荐 RAI 的指征：①肿瘤>4cm 者；②有远地转移者；③大体标本可见腺体外侵犯者。对于 1cm 以下的 DTC，使用 RAI 对于预防复发并无获益[53~54]。

对分化好的乳头状腺癌和滤泡状腺癌，国外常用的治疗方法为：行甲状腺次全切或全切术。术后 4~6 周，常规行 ^{131}I 扫描，如甲状腺区域外无任何吸收区，定期复查甲状腺扫描即可；如有超出甲状腺区域外的吸收区存在，常规给予 100mCi 的 ^{131}I。其远期效果甚佳，且副作用有限。即使再次复发，也不影响下一步的治疗。我国目前对低危的 DTC，仍多采用次全甲状腺切除术，术后进行 TSH 抑制治疗，并密切观察，而不采用 ^{131}I 治疗。

（4）外放射治疗 分化型甲状腺癌的外放射治疗有较大的争议，对于外放射治疗的选择，除了要考虑放疗疗效，还要与手术以及 RAI 治疗疗效进行比较，重要的还要衡量放疗的并发症，以及挽救手术可能发生的严重并发症。虽然目前有较先进的放疗技术，如 IMRT 等，放疗并发症仍然不能忽视。

甲状腺乳头状腺癌和滤泡状腺癌具有高浓缩吸收 ^{131}I 的功能，所以对其术后微小残存或复发转移者可行 ^{131}I 治疗，一般不行术后放疗。对于外放射治疗的选择，各个研究中心的意见并不一致。美国甲状腺协会推荐分化型甲状腺癌的外放射的指征：首先接受治疗的患者需>45 岁，然后满足以下条件者建议接受外放射治疗：①术中可见肿瘤有明显甲状腺外侵犯，且术后病理有明显的镜下残留者；②残留病灶无法进行再次手术切除，且对 RAI 无效者。英国甲状腺协会则推荐：对于年龄>60 岁者且满足以下条者建议接受外放射治疗：①对于术中可见肿瘤外侵明显，有明显肉眼残留的患者；②残留或复发病灶不能吸碘者。

目前国际上广泛采取的外放射的指征如下图（图 5-7-4）[55]。

中国医学科学院肿瘤医院放疗科外放射的指征包括：①肿瘤肉眼残存明显、而且不能手术切除，单纯依靠放射性核素治疗不能控制者；②术后残存或复发病灶不吸碘者。

（5）DTC 的化疗和靶向治疗 化疗在放疗抗拒的 DTC 中有效率较低，而且相关化疗方案的不良反应却较高，因此，对于 DTC 来说，一般不使用化疗。DTC 相关化疗的报道较少，一般采用的化疗药物为多柔比星（阿霉素），单用或者与顺铂联合使用，Shimaoka 等[56]报道有效率为 17% 和 26%，联合用药组有 5 例患者达完全缓解。

DTC 靶向治疗的药物比较多，主要是 TKIs 抑制剂，这些药物可以作用于多个靶点，同时可以作

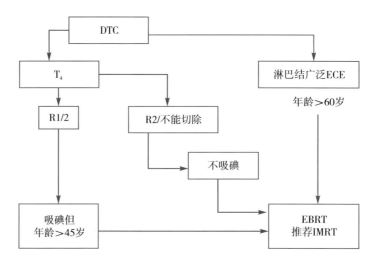

图 5-7-4 DTC 的放疗指征

用于正常细胞，因此在考虑疗效的同时，应该高度注意这些药物的并发症的发生。

1）Sorafenib（索拉非尼） Sorafenib 的作用靶点包括多种酪氨酸激酶（TKI），包括 BRAF（野生或 BRAF^V600E），VEGFR1、VEGFR2、VEGFR3、RET 等，不但可以抑制 DTC 细胞的增生，并可以抑制血管生成。Sorafenib 被批准用于晚期无法手术切除，或远地转移，并且无放射性碘吸收的 DTC 患者。

一项Ⅱ期临床研究显示 Sorafenib 口服 400mg，bid，共 27 周期，PR23%，SD53%，血浆 Tg 水平约有 70% 患者有显著下降。一项Ⅲ期临床研究[77]显示 Sorafenib 组和安慰机组的 PFS 分别为 10.8 个月和 5.8 个月，$P<0.0001$。主要的并发症包括手足皮肤反应、腹泻、脱发、乏力以及高血压等，多数副作用为Ⅰ～Ⅱ度。

2）Lenvatinib（乐伐单抗） Lenvatinib 作用于 VEGFR2/KDR 和 VEGFR3，其他可能作用靶点包括 VEGFR1/Flt-1、FGFR1、FGFR 2、FGFR 3、FGFR 4、PDGFR-ß，主要抑制肿瘤细胞的迁移以及浸润特性，但是对肿瘤细胞的增生抑制不显著。

一项Ⅲ期临床研究[57]显示与，Lenvatinib 组和安慰剂组的中位 PFS 时间为 18.3 个月和 3.6 个月，$P<0.001$。主要的并发症包括高血压、腹泻、乏力、食欲减退、体重下降以及恶心等。约 14.2% 的患者因无法耐受药物并发症而中断治疗。

2. 髓样癌的治疗

（1）手术 由于髓样癌有较高的颈部淋巴结转移概率，约 50% 患者可以出现颈部淋巴结转移[58]，治疗主要是甲状腺全切除术±颈清扫术，由于影像学，包括超声检查，对是否有颈部淋巴结转移的评估准确度较高，因此可以根据患者的危险度，以及影像学是否显示有颈部淋巴结转移，来决定颈部淋巴结是否进行清扫，以及清扫范围等。

（2）外放射治疗 对手术不能全切，或是复发的患者，是否应该进行外放疗尚缺乏有力的证据，但是通常认为外放疗有助于这些患者的局部控制。

髓样癌的外放疗指征（图 5-7-5）[59]。

（3）化疗及靶向治疗 对于髓样癌来说，化疗的作用微乎其微。近来发现约有 50% 的患者有编码 EGFR 受体的 RET 原癌基因的突变，目前批准使用临床的靶向治疗药物包括 Vandetanib 和 Cabozatinib。

Vandertanib 可以选择性阻滞 RET、VEGF2 和 VEGF3，并在Ⅲ期临床研究（ZETA 研究）中显示可以显著延长无进展生存时间（PFS）（30.5 个月 vs 19.3 个月，$P<0.001$）[60]。

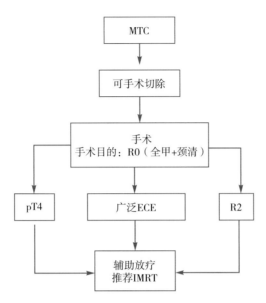

图 5-7-5 髓样癌的放疗指征

Cabozatinib 是另一种口服的靶向药物，是多个靶点的阻滞剂，如 RET，VEGFR2，HGFR（肝细胞生长因子受体）和 MET 等。Ⅲ 期临床研究（EXAM）比较了 Cabozatinib 的疗效，结果显示：Cabozatinib 可以显著延长 PFS（11.2 个月 vs 4.0 个月，$P<0.001$），但值得注意的是治疗组有 16% 的患者因出现并发症而中断治疗，对照组为 8%，主要的并发症包括乏力、高血压和腹泻等[61]。

3. 未分化癌型癌（ATC）的治疗[9]　由于 ATC 的恶性度较高，有极高的淋巴结转移率和远地转移率（可高达 90%），综合治疗是主要的治疗方式，而且要根据患者的具体情况，进行个体化的治疗，但各种治疗疗效极差，鲜有可以延长生命的治疗手段。

（1）化疗　由于多数 ATC 可以出现远地转移，化疗是主要的治疗方式之一，但疗效极差，主要的化疗方案包括多柔比星（阿霉素）单药化疗（有效率为 22.1%），或以多柔比星为主的联合化疗方案（如 DDP、BLM、马法兰及泰素等）。

（2）外放射治疗　放疗可作为术前、术后综合治疗的一部分发挥作用，也可以采用单纯放疗的形式缓解患者症状，控制病变生长，从而延长生存期，起到姑息治疗的目的。由于本病发展迅速，绝大多数患者在确诊时已无法手术切除，可行高剂量放疗（推荐剂量高达 60Gy）（疗前有呼吸困难及憋气者可行气管切开术）以暂时控制瘤体生长，缓解症状，但不能根治，多于半年内死亡。但对有手术指征者仍应争取手术切除，术后常规行放疗，个别患者仍可长期存活，但目前手术+放疗可以延长生存期的数据较少。

（3）手术　由于肿瘤生长较快，较早期侵犯周围正常组织，很难进行根治性手术。因此手术在 ATC 中的作用是有较大争议的。手术指征包括：①FNA 不能确定是 ATC 还是淋巴瘤者；②局部进展较快的患者行气管切开手术；③很少的局限于甲状腺的肿瘤可以完整切除肿瘤。

在诊断甲状腺小细胞性未分化癌时，应考虑到甲状腺非霍奇金淋巴瘤（NHL）的存在，因为两者有时不易鉴别，多数情况下是术后病理切片检查并结合免疫组化技术以资鉴别。两者鉴别的重要意义在于两者的预后明显不同，甲状腺 NHL 是一种单用放疗即有可能治愈的肿瘤。

七、外放疗技术

（一）放疗前应详细检查以明确肿瘤的具体情况，为靶区的制定作准备

1. 对出现声嘶、吞咽困难、喘鸣者表明肿瘤已侵出甲状腺体范围而达喉返神经、食管、气管等。

2. 颈部详细检查有无肿大淋巴结以确定有无区域性淋巴结转移。

3. 间接喉镜检查以明确有无声带麻痹而肯定是否有喉返神经受侵。

4. 颈部超声、CT 可用于明确肿瘤具体侵犯范围及颈部淋巴结肿大情况；胸片，腹部超声、骨扫描应常规检查以除外远地转移的可能。

5. 术后放疗者应详细了解手术情况、术后有无残留及术后病理结果。

（二）放疗技术

放疗技术以及处方剂量在不同的治疗中心有较大的不同，目前尚未有统一的标准。多数研究中心已经采用 3D 适形放疗和调强适形放疗替代了二维放疗技术。

1. 调强适形放疗（IMRT）和三维适形放疗（3D-RT）　IMRT/3D-RT 虽然不能显著提高 DTC 的生存，但是可以显著降低患者的远期并发症。Schwartz 的研究[62]显示远期严重并发症从 12% 降至 2%。

（1）模拟 CT 定位

1）体位的选择：最佳体位为仰卧位，头垫合适角度的头架（保证头尽量仰伸）和头枕，并采用头颈肩热塑膜固定。中国医学科学院肿瘤医院放疗科一般采用 C 枕，可以是颈部保持过伸位。对于特殊患者，如多次手术，或局部侵犯较明显，无法实施颈部过伸时，需要进行相应的调整。

2）模拟 CT 扫描：采用螺旋 CT 进行扫描，所有患者均应使用碘造影剂进行增强扫描，层厚 3mm，上界应包括颅顶，下界应包括所有肺组织。并上传至计划系统。

（2）靶区的制定（图 5-7-6）　靶区的范围在不同的研究中心，甚至在同一治疗中心不同的医生之间都可能存在差异。靶区的设计应根据病理类型、病变范围、淋巴结有无受侵等具体情况而定。一般而言，对高分化癌用小野，低分化或未分化癌用大野，要充分关注外科医师对其手术后高复发区域的评价。由于甲状腺床的位置位居舌骨至气管分叉水平之间，且颈部淋巴结很少发生舌骨水平以上的转移，所以甲状腺癌照射野在包括全部甲状腺体及区域淋巴引流的原则上，上界通常至舌骨水平。但是，临床实践中，需要接受放疗的患者通常有局部病灶大，淋巴结多发转移等的特点，应该根据肿瘤侵犯范围，以及淋巴结转移的范围决定上界下界可根据具体病变侵犯范围而定。但对未分化癌而言，上界应包括上颈部淋巴结，下界应至气管分叉水平以包括上纵隔淋巴结（图 5-7-6）。

一般情况下，由于接受放疗的甲状腺癌病变期别较晚，需要照射的范围较大，局部需要包括原发

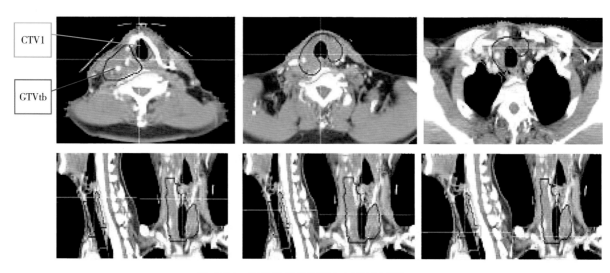

图 5-7-6　甲状腺癌的靶区勾画典型层面

灶肿瘤侵犯的范围，其至包括部分气管、食管、颈鞘等，其周围的正常组织，如脊髓以及腮腺限制了剂量的提高以及均匀性。多项研究均证实有甲状腺外结构受累的病变，淋巴结转移概率明显增高。

颈部淋巴结转移的分布也是决定高危区和选择治疗区的范围的主要因素。甲状腺分化型癌，尤其是乳头状癌的颈部转移率较高，初次治疗的患者，颈部淋巴结转移可高达60%~80%[63]。临床检查颈部淋巴结阳性的患者淋巴结转移多位于Ⅱ、Ⅲ、Ⅳ和Ⅵ区，转移率均在60%左右，Ⅴ区淋巴结转移率约为20%[64]。对于Ⅴ区淋巴结，中国医学科学院肿瘤医院刘杰等[65]对临床颈部淋巴结阳性，而Ⅴ区淋巴结阴性的患者进行了分析，结果发现对于颈部淋巴结转移仅为1枚者，Ⅴ区淋巴结未发现有转移者，而2~10枚淋巴结阳性者，Ⅴ区淋巴结转移率仅为4.5%，而转移超过10枚者，转移率可高达24.6%。他按照美国纽约纪念医院的标准将患者分为高中低危组（根据年龄，原发灶大小及有无包膜外侵犯，有无远处转移进行划分），结果发现高中危组的患者Ⅴ区淋巴结转移率可高达24.1%和19.2%，而低危组仅为9.1%。此外，向俊等[66]对于咽旁间隙淋巴结转移的患者特点进行了分析，结果发现，咽旁间隙淋巴结阳性患者均伴有Ⅱ区淋巴结的转移。因此，对于Ⅱ区淋巴结阳性的患者，放疗应该包括咽旁淋巴结区域。

1）瘤床（GTVtb）：包括术前肿瘤侵犯的区域，以及转移淋巴结累及的范围，对于手术不规范者，应考虑将术床作为GTVtb进行勾画。

2）高危区（CTV1）：包括甲状腺区域、周围的淋巴结引流区以及所有的有病理证实的淋巴结阳性区域。

3）选择治疗区（CTV2）：包括无病理证实但可能出现转移的Ⅱ~Ⅵ淋巴结引流区和上纵隔淋巴结，咽后淋巴结和Ⅰ区淋巴结转移率较低，但如果Ⅱ区有淋巴结转移时，咽后淋巴结转移概率显著增加，Ⅱa区有较大淋巴结转移时，Ⅰb区淋巴结转移概率也有所上升，也应包括在治疗范围内。CTV2的上界一般为乳突尖水平，下界为主动脉弓水平（如果上纵隔有病理证实的淋巴结转移时，下界应适当向下移）。

英国Royal Marsden医院放疗科的高危区域包括甲状腺床（至少从环状软骨至胸骨切迹水平），转移的淋巴结区域，常规包括自环状软骨至胸骨切迹的Ⅵ区淋巴结区。其他Ⅱ~Ⅴ区淋巴结以及上纵隔淋巴结区均包括在CTV2中，对于未受累的限制肿瘤扩撒的屏障结构，包括肌肉和骨骼等，不需要接受治疗[67]。

纽约纪念医院的甲状腺IMRT的靶区与前者相仿，对于选择治疗区的上界，不同医师的做法不同，部分采用乳突气房作为上界，而部分医师则在勾画CTV2时上界包括了Ⅶa区和Ⅶb区[18]。

Kim等[68]比较了累及射野（仅包括手术床或复发灶以及转移淋巴结）和扩大野（累及野+颈部以及上纵隔的淋巴引流区）的疗效，结果显示5年局部控制率40% vs 89%，$P=0.041$。

（3）处方剂量[69~70]（图5-7-7）

1）选择性治疗区（或低危区）：一般的给予50~54Gy。

2）高度可疑受累区：59.4~63Gy。

3）切缘病理阳性区：63~66Gy。

4）肉眼残存区域：66~70Gy。

5）正常组织限量：脊髓最高剂量≤4000cGy；腮腺平均剂量≤2600cGy；喉的最高剂量≤7000cGy（在喉的区域不应有热点出现）。

2. 常规放疗技术

（1）定位　体位同IMRT的体位，推荐使用模拟CT进行定位，并在计划系统上勾画射野，可以很好地观察受照射部位的剂量分布。如果没有模拟CT设备，也可以使用X线正交图像进行射野的勾画。

（2）放射野设计

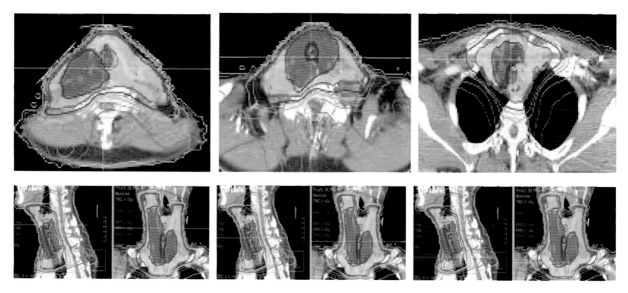

图 5-7-7 甲状腺癌 IMRT 剂量分布的典型层面

1）两前斜野交角楔形照射技术（图 5-7-8）。

2）电子线单前野照射（图 5-7-9，10）：根据 TPS 颈前选用合适厚度的蜡块、油纱等充填物可保证甲状腺及颈淋巴结得到满意的剂量分布，而脊髓则处于低剂量区，但应注意该方法的皮肤反应较大，所以一般不能单独给至根治剂量，可与高能 X 线配合使用以达到根治剂量。

3）X 线与电子线的混合照射技术（图 5-7-11）：先高能 X 线前后大野对穿照射或单前野 X 线照射，DT36~40Gy 时颈前中央挡铅 3cm 继续 X 线照射，而挡铅部分用合适能量的电子线照射，即保证了靶区足够的剂量，又使脊髓的受量处于安全剂量范围内。

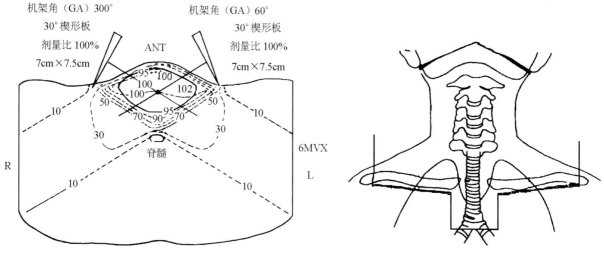

图 5-7-8 两前斜野交角楔形照射技术　　　　图 5-7-9 甲状腺癌常规照射的标准照射野

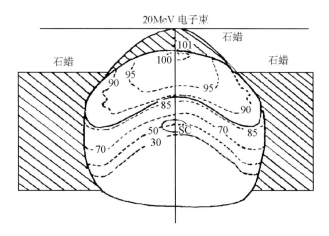

图 5-7-10 20MeV 电子线单前野照射的剂量分布

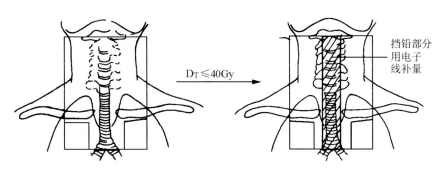

图 5-7-11 高能 X 线与电子线混合照射技术

4）小斗篷野（mini-mantle field）照射技术
（图 5-7-12）：是一种前后野对穿技术，均用高能
X 线，前野颈髓不挡铅而后野颈髓挡铅，两野每
日均照，前后野的剂量比例为 4：1。剂量参考
点选在颈椎椎体前缘左右。DT40Gy 时，脊髓受
量仍在耐受剂量范围内，且甲状腺、颈部及上纵
隔均可得到满意的剂量分布。最后加量时将下界
上移至胸切迹水平，改为双侧水平野对穿或两前
斜野楔形照射，使总量达到根治剂量。

（3）放射源 ^{60}Co 或 4~6MV 高能 X 线，
8~15MeV 电子线。

（4）照射剂量 在剂量实施中，按常规剂
量分割方式：分次剂量 200cGy，每日 1 次，每周
5 次，大野照射 5000cGy，然后缩野针对残留区

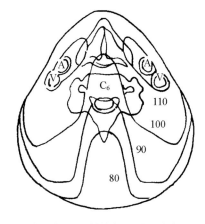

图 5-7-12 小斗篷野照射技术的剂量分布（10MV X）

加量至 6000~7000cGy，注意脊髓量勿超过耐受量。Meadows 等[19]根据其治疗经验，推荐剂量为
≥6400cGy。

八、疗效和预后

（一）疗效

1. 生存率　不同病理类型的甲状腺癌生存率有很大差别。分化型甲状腺癌约占甲状腺癌的 90% 以上，其生物行为偏良性，生存期较长，最近报道的 10 年生存率，甲状腺乳头状癌为 74%～95%，滤泡状癌为 43%～95%[20~24]。未分化型甲状腺癌的恶性度极高，Are 等[9] 总结了近年来报道，其中病例数超过 50 例的报道显示中位生存期仅为 2.5~7.5 个月，2 年生存率仅为 10%。

中国医学科学院肿瘤医院分析 1958～1980 年手术治疗的 407 例甲状腺癌患者，显示乳头状癌，滤泡状癌，髓样癌的 10 年总生存率及无瘤生存率分别为：87.1%、85.2%；59%、54%；69.7%、57.5%；而未分化癌的 5 年生存率仅为 17.5%。

2. 局部区域控制率　乳头状癌的局部复发率约为 20%，但复发的患者淋巴结转移率高达 85%。滤泡状癌的局部复发率稍高为 35%，淋巴结的复发率为 7.2%。

3. 远地转移率　乳头状癌远地转移率也可达 12%，滤泡状癌则可达 25% 左右。

（二）预后因素

1. 患者的情况

（1）性别　女性甲状腺癌的生存率高于男性。Yildirim 等[25] 报道了分化型甲状腺癌中男性的 10 年生存率为 50%±8%，而女性为 75%±3%，$P=0.02$，有显著性差异。Kebebew 等[26] 对未分化型甲状腺癌的单因素分析中也显示了男性的生存率显著低于女性，$P=0.0028$。

（2）年龄　Yildirim 等[25] 的结果表明年龄超过 45 岁的分化型癌患者的 10 年生存率为 47%±6%，而 45 岁及以下的患者则为 91%±2%。未分化型癌发病年龄晚，高峰在 50~60 岁，以 60 岁划分进行分析，结果显示未分化型癌的预后也与年龄有相关性[26]，$P=0.0009$。

最近一项荟萃分析显示亚洲患者中以 45 岁为界进行分析，发现年龄并不是复发的影响因素，但在欧洲患者中，则 <45 岁者的复发率显著降低，$P<0.00001$[71]。

2. 肿瘤情况

（1）病理类型　不同的病理类型有不同的生物学行为，决定了预后不同，一般的乳头状癌预后最佳，其次是滤泡状癌和髓样癌，未分化癌最差。Yildirim 等[25] 的报道显示乳头状癌的 10 年生存率为 74%±3%，滤泡状癌为 56%±7%。Kebebew 等[26] 分析的未分化癌的 1 年生存率仅为 20%，疗效最差。

即使同一种病理类型，不同的亚型，预后依然有一定的差异。Shi 等[72] 分析了多个研究中心的 4702 例甲状腺乳头状癌的患者，分析了三种亚型经典乳头状癌，滤泡样乳头状癌和高柱细胞样乳头状癌的复发率和死亡率，分别为 16.1% and 2.5%，9.1% and 0.6% 和 27.3% and 6.7%，有统计学的差异。因此进一步进行病理亚型的分析，有助于个体化治疗的选择。

（2）分期，肿瘤大小以及外侵等　Yildirim 等[25] 的研究显示有颈淋巴结转移的患者生存率显著低于无淋巴结转移者（52% 对 75%，$P=0.002$）；有远地转移者生存率显著低于无远地转移者（82% vs 13%，$P=0.00001$）；包膜受侵者预后差（84% 对 49%，$P=0.00001$）；血管受侵生存率低（82% vs 40%，$P=0.00001$）肿瘤大者生存率低（80% vs 47%，$P=0.008$）等。是否双侧受侵、是否多灶性以及是否合并坏死和出血不影响预后。Kwon 等[73] 的研究显示气管和食管受侵是影像总生存的预后因素（5 年 OS 分别为 100% vs 80% 和 100% vs 75%）。

3. 治疗

（1）手术类型　甲状腺癌可以在双侧叶多发，行腺叶切除后，对侧叶复发概率为 10%～24%，而全切后仅为 2%，因此在国外多主张行甲状腺全切术，Yildirim 等[25] 研究显示行甲状腺全切或近全切者预后好于次全切者（79% vs 35%，$P=0.00001$）。但也有不同意见认为诊断时未发现双侧叶病灶可多选择甲状腺次全切除，如果出现对侧叶复发，再次手术不影响预后。

（2）^{131}I治疗：可作为甲状腺全切手术后的辅助治疗，杀灭隐性存在的肿瘤细胞，降低远地转移和局部区域复发率。

（3）放射治疗：对于术后有镜下或肉眼残存的病变，放疗可以提高局部区域控制率。Tsang等[27]对155例术后有镜下残存的乳头状癌患者进行分析，结果显示行术后放疗的患者10年局部区域控制率为93%，未行放疗为78%，两者间比较差异有统计学意义，$P=0.01$。对于未分化癌患者，如果给予积极的综合治疗，部分患者可以延长生存期。De Crevoisier等[28]报道根治术后使用放化疗可以提高生存率，此研究的病例数较少，3年生存率可达27%，但治疗并发症有明显的提高。

多个研究单位都试图通过对预后因素的分析来将患者分为不同的危险度组，从而综合的判断患者的预后，并根据危险因素给予相应的治疗。

2005年，Yildirim等[25]通过对347例分化型甲状腺癌进行分析，将疗前的各个因素对预后影响的危险度转换成数学模式［预后模式（Pm）］：$\lambda(t, X)/\lambda_0(t) = exp[(0.2\times$肿瘤大小cm$)+(1,$如果患者年龄>45岁$)+(0.7,$如果原发灶有血管侵犯$)+(1,$如果疗前有远地转移$)]$，并将患者区分为4组：Pm≤55%为极低危组，共37例（10.7%）；55%<Pm≤85%为低危组，共219例（63.1%）；85%<Pm≤95%为高危组，共64例（18.4%）；Pm>95%为极高危组，共27例（7.8%）。该4组的总死亡率分别为0%、11%、59%和85%（$P=0.00001$）。他们还将治疗的情况加入至预后数学模式［预后模式（Pm）］：$\lambda(t, X)/\lambda_0(t) = exp[(0.2\times$肿瘤大小cm$)+(0.8,$如果患者年龄>45岁$)+(0.5,$如果原发灶有血管侵犯$)+(0.6,$如果疗前有远地转移$)-(0.9,$如果患者接受了甲状腺全切或近全切除术$)-(0.7,$如果患者接受了辅助性核素治疗$)]$，由于甲状腺全切除和辅助性核素治疗可以提高生存率，因此接受治疗的患者复发和死亡的危险度下降（表5-7-2）。

表5-7-2 不同的危险度组的生存情况以及不同治疗组之间的生存情况

组 别	术 式	5年OS	10年OS	P值	核素治疗	5年OS	10年OS	P值
极低	次全	1.00	1.00	NS	否	1.00	1.00	NS
					是	1.00	1.00	
	全切	1.00	1.00		否	1.00	1.00	NS
					是	1.00	1.00	
低	次全	0.86±0.06	0.50±0.10	<0.00001	否	0.71±0.10	0.36±0.10	NS
					是	0.91±0.06	0.54±0.10	
	全切	0.98±0.01	0.95±0.01		否	0.91±0.05	0.68±0.20	0.01
					是	0.99±0.01	0.96±0.01	
高	次全	0.50±0.10	0.00	0.0002	否	0.46±0.10	0.00	NS
					是	0.57±0.10	0.00	
	全切	0.80±0.05	0.36±0.10		否	0.50±0.10	0.10±0.01	0.002
					是	0.91±0.04	0.52±0.10	
极高	次全	0.48±0.10	0.00	0.05	否	0.44±0.10	0.00	NS
					是	0.52±0.20	0.00	
	全切	0.71±0.10	0.10±0.01		否	0.49±0.10	0.00	0.01
					是	0.75±0.20	0.25±0.02	

Mayo Clinic 医院，美国 Memorial Sloan-Kettering Cancer Center 以及其他的一些研究中心，先后提出了多种预后分组方法，包括 AMES（年龄、远地转移、腺体外侵犯、肿瘤大小）以及 AGMS（年龄、肿瘤病理分级、腺体外侵犯、肿瘤大小）等都是基于不同的预后因素对患者进行危险度评分的[74,75]。美国甲状腺协会在 2009 年推荐了甲状腺的危险评价，见表 5-7-3。

表 5-7-3　美国 ATA2009 年危险度评价

低危组	中危组	高危组
1. 无淋巴结和远地转移	1. 首次手术时甲状腺周围软组织有镜下浸润	1. 肿瘤肉眼浸润
2. 无肉眼残留肿瘤		2. 肿瘤不能完全切除
3. 肿瘤未累及局部区域组织或结构	2. 有颈部淋巴结转移，或甲状腺[131]I 清甲后，RAI 扫描仍可发现有甲状腺床以外的组织有[131]I 的摄取	3. 远地转移
4. 肿瘤为非侵袭性病理类型（如高细胞，岛状细胞，柱状细胞等），或无血管侵犯		4. 治疗后全身扫描可见到明显增高的甲状腺球蛋白血症
5. 疗后首次全身 RAI 扫描，甲状腺床外无[131]I 摄取	3. 肿瘤为侵袭性病理或有血管侵犯	

虽然分化型甲状腺癌疗效较好，可以经手术及核素治愈，但仍有相当部分的患者出现复发和转移；未分化癌的治疗也仍然是个难点。因此对于这些患者来说应该寻找更好的治疗方法[31]。

随着基础研究的发展，出现了越来越多的新型的治疗方式，多种靶向治疗药物在临床上获得了令人兴奋的疗效，使得部分患者可以获得生存获益。

九、随诊

对于 DTC，目前的观点认为不应进行过度的随访，包括随访频率和检查项目。推荐随访日期为术后 6 个月和 1 年的查体，并进行 TSH、Tg、Tg-Ab 检查，颈部超声等，如果无异常发现，则可以每年复查一次。如果有异常发现，或初始评估肿瘤分期为 $T_{3\sim4}$、M_1，还应考虑 rhTSH 刺激下的同位素碘造影检查，如果异常，应该考虑进一步的治疗。

参 考 文 献

1. Welker MJ, Orlov D. Thyroid nodules. Am Fam Physician, 2003, 67：559-566.

2. Haq M and Harmer C. Thyroid Cancer：an overview. Nucl Med Commun, 2004, 25：861-867.

3. 李树玲，刘科，张仑. 第十七章甲状腺癌. 见：李树玲主编，头颈肿瘤学. 天津科学技术出版社，1993，717-757.

4. Sessions RB and Burman KD. Cancer of the thyroid gland. Editors：Harrison LB, Sessions RB and Hong WK. Head and Neck Cancer：a multidisciplinary approach, 2nd ed. Philadelphia：Lippincott Williams & Wilkins, 2003, 715.

5. Sadetzki S, Chetrit A, Lubina A, et al. Risk of thyroid cancer after childhood exposure to ionizing radiation for tinea capitis. J Clin Endocrinology & Metabolism, 2006, 91：4798-4804.

6. 钟世镇，张为龙，钟世镇. 临床解剖学丛书头颈部分册. 北京：人民卫生出版社，1988，361-362.

7. 边学，徐震钢，张彬，等. 中华耳鼻喉头颈外科杂志，2006，41：599-602.

8. 刘复生. 甲状腺癌病理特点与预后关系. 中华病理学杂志，1993，15：381.

9. Are C and Shaha AR. Anaplastic thyroid carcinoma：biology, pathogenesis, prognostic factors, and treatment approaches. Annals of Surgical Oncology, 2006, 13：453-464.

10. Chang H-S, Nam K-H, Chung WY and Park CS. Anaplastic thyroid carcinoma：a therapeutic dilemma. Yonsei Medical Journal, 2005, 46：759-764.

11. Frates MC, Benson CB, Charboneau JW, et al. Management of thyroid nodules detected at US：Society of radiologists in

ultrasound consensus conference statement. Radiology, 2005, 237：794-800.

12. Khan N, Oriuchi N, Higuchi T, et al. PET in the follow-up of differentiated thyroid cancer. Bri J Radiology, 2003, 76：690-695.

13. Castro MR and Gharib H. Continuing controversies in the management of thyroid nodules. Ann Intern Med, 2005, 142：926-931.

14. Suen KC. Fine-needle aspiration biopsy of the thyroid. CMAJ, 2002, 167：491-495.

15. Greene FL, Page DL, Fleming ID, et al. AJCC cancer staging manual, 6th ed. New York：Springer-Verlag, 2002.

16. 吴雪林, 胡郁华, 李庆宏. 甲状腺癌手术后放射治疗的价值. 中华放射肿瘤学, 1988, 2：8-11.

17. O'Connell ME, A'Hern RP and Harmer CL. Results of external beam radiotherapy in differentiated thyroid carcinoma：A retrospective study from the Royal Marsden Hospital. Eur J Cancer, 1994, 30A：733-739.

18. Rosenbluth BD, Serrano V, Happersett L, et al. Intensity-modulated radiation therapy for the treatment of nonanaplastic thyroid cancer. Int J Radiation Oncology Biol Phys, 2005, 63：1419-1426.

19. Meadows KM, Amdur RJ, Morris CG, et al. External beam radiotherapy for differentiated thyroid cancer. Am J Otolaryngology-Head and Neck Medicine and Surgery, 2006, 27：24-28.

20. Eustatia-Rutten CFA, Corssmit EPM, Biermasz NR, et al. Survival and death causes in differentiated thyroid carcinoma. J Clini Endocrinology & Metabolism, 2006, 91：313-319.

21. Gimm O. Thyroid cancer. Cancer lett, 2001, 163：143-156.

22. Passler C, Prager G, Scheuba C, et al. Application of staging systems for differentiated thyroid carcinoma in an endemic goiter region with iodine substitution. Ann Surg, 2003, 237：227-234.

23. Steinmüller T, Klupp J, Rayes N, et al. Prognostic factors in patients with thyroid carcinoma. Eur J Surg, 2000, 166：29-33.

24. Lerch H, Schober O, Kuwert T, et al. Survival of differentiated thyroid carcinoma studied in 500 patients. J Clin Oncol, 1997, 15：2067-2075.

25. Yildirim E. A model for predicting outcomes in patients with differentiated thyroid cancer and model performance in comparison with other classificationsystem. J Am Coll Surg, 2005, 200：378-392.

26. Kebebew, E, Greenspan FS, Clark OH, et al. Anaplastic thyroid carcinoma. Cancer, 2005, 103：1330-1335.

27. Tsang RW, Brierley JD, Simpson WJ, et al. The effects of surgery, radioiodine, and external radiation therapy on the clinical outcome of patients with differentiated thyroid carcinoma. Cancer, 1998, 82：375-388.

28. De Crevoisier R, Baudin E, Bachelot A, et al. Combined treatment of anaplastic thyroid carcinoma with surgery, chemotherapy, and hyperfractionated accelerated external radiotherapy. Int J Radiation Oncology Biol Phys, 2004, 60：1137-1143.

29. McConahey WM, Hay ID, Wooler LB, et al. Papillary thyroid cancer treated at the Mayo Clinic, 1946~1970：Initial manifestations, pathologic findings, therapy and outcome. Mayo Clinic Proc, 1986, 61：978-996.

30. Shaha AR, Shah JP, Loree TR. Patterns of failure in differentiated carcinoma of the thyroid based on risk groups, Head and Neck, 1998, 20：26-30.

31. Burman KD. A new Paradigm in the treatment of carcinoma：specific molecular targeting. Endocrinology, 2004, 145：1027-1030.

32. Schoenberger J, Grimm D, Kossmehl P, et al. Effects of PTK787/ZK222584, a tyrosine kinase inhibitor, on the growth of pooly differentiated thyroid carcinoma：an animal study. Endocrinology, 2004, 145：1031-1038.

33. Robbins RJ and Robbins AK. Recombinant human thyrotropin and thyroid cancer management. J Clini Endocrinology & Metabolism, 2003, 88：1933-1938.

34. Tullte RM. Thyroid carcinoma. J Natl Compr Canc Netw, 2010, 8：1228-1274.

35. Lebastchi AH and Callender GG. Thyroid Cancer. Curr Probl Cancer, 2014, 38：48-74.

36. Randi G. Ann Oncol, 2008, 19：380-383. Guignard R, et al. Am J Epidemoil, 2007, 166：1140-1149.

37. 金城, 王家东. 中间分化型甲状腺癌. 现代肿瘤医学, 2009, 17：380-384.

38. Lin JD. Thyroglobulin and human thyroid cancer. Clin Chim Acta, 2008, 388：15-21.

39. Besic N. Predictive factors of carcinoma in 327 patients withfollicular neoplasm of the thyroid. Med Sci Monit, 2008, 14：CR459-467.

40. Low TH. Lymph node status influences follow-up thyroglobulin levels in papillary thyroid cancer. Ann Surg Oncol, 2008, 15：2827-2832.

41. Costante G. Predictive value of serum calcitonin levels for preperative diagnosis medullary thyroid carcinoma in a cohort of 5817 consecutive patients thyroid nodules. J Clin Endocrinol Metab, 2007, 92：450-455.

42. Kopczyńska E. Cellular tumor markers in thyroid cancer. Pol Merkur Lekarski, 2007, 22：295-299.

43. Saussez S. Serum galectin-1 and galectin-3 levels in benign and malignant nodular thyroid disease. Thyroid, 2008, 18：705-712.

44. Park YJ. Diagnostic value of galectin-3, HBME-1, cytokeratin 19, highmolecular weight cytokeratin, cyclin D1 and p27 (kip1) in the differential diagnosis of thyroid nodules. J Korean Med Sci, 2007, 22：621-628.

45. Laco J. Expression of galectin-3, cytokeratin 19, neural cell adhesionmolecule and #-cadhedrin in certain variants of papillary thyroid carcinoma. Cesk Patol, 2008, 44：103-107.

46. Cooper DS. Manegement guideline for patients with thyroid nodules and differentiated thyroid cancer. Thyroid, 2006, 16：1-33.

47. Papini E. Risk of malignancy in nonpalpable thyroid nodules：predictive value of ultrasound and color-Doppler feature. J Clin Endocrinol Metab, 2002, 87：1941-1946.

48. 曾广绥, 罗葆明. 中华医学超声杂志（电子版）, 2009, 6：82-85.

49. 吴毅. 甲状腺癌的诊治原则. 医学与哲学（临床决策论坛版）, 2010, 31：13-14.

50. Baloch ZW. Diagnostic terminology and morphologic criteria for cytologic diagnosis of thyroid lesion：a synopsis of the National Cancer Institute Thyroid Fine-Needle Aspiration state of the science conference. Diagn Cytopathol, 2008, 36：425-437.

51. 唐平章. 中国实用外科杂志, 2010, 30：856-858.

52. Layfield LJ, Cibas ES, Gharib H, et al. Thyroid aspiration cytology：current status. CA Cancer J Clin, 2009, 59：99-110.

53. Hay ID, Hutchinson ME, Gonzalez-Losada T, et al. Papillary thyroid microcarcinoma：a study of 900 cases observed in a 60-year period. Surgery, 2008, 144：980-987.

54. Ross DS, Litofsky D, Ain KB, et al. Recurrence after treatment of micropapillary thyroid cancer. Thyroid, 200g, 19：1043-1048.

55. Sun XS, Sun SR, Guevara N, et al. Indications of external beam radiation therapy in non-anaplastic thyroid cancer and impact of innovative radiation techniques. Critical Reviews in Oncology/Hematology, 2013, 86：52-68.

56. Shimaoka K, Schoenfeld DA, DeWys WD, et al. A randomized trial of doxorubicin versus doxorubincin plus cisplatin in patients wit advanced thyroid carcinoma. Cancer, 1985, 56：2155-2160.

57. Schlumberger M, Tahara M, Wirth L, et al. Lenvatinib versus placebo in radioiodine-refractory thyroid cancer. N Engl J Med. 2015, 372：621-630.

58. Lebastchi AH and Callender GG. Thyroid Cancer. Curr Probl Cancer, 2014, 38：48-74.

59. Sun XS, Sun SR, Guevara N, et al. Indications of external beam radiation therapy in non-anaplastic thyroid cancer and impact of innovative radiation techniques. Critical Reviews in Oncology/Hematology, 2013, 86：52-68.

60. Wells Jr SA, Robinson BG, Gagel RF, et al. Vandetanib in patients with locally advanced or metastatic medullary thyroid cancer：a randomized double-blind phase Ⅲ trial. J Clin Oncol, 2012, 30：134-141.

61. Elisei R, Schlumberger MJ, Müller SP, et al. Cabozantinib in progressive medullary thyroid cancer. J Clin Oncol, 2013, 31：3639-3646.

62. Schwartz DL, Lobo MJ, Ang KK, et al. Postoperative external beam with conformal treatment. Int J Radiat Oncol Biol Phys, 2009, 74：1083-1091.

63. 边学, 徐震纲, 张彬, 等. 分化型甲状腺癌的颈淋巴结转移规律. 中华耳鼻咽喉头颈外科杂志, 2006, 8：599-602.

64. 边学, 徐震纲, 张彬, 等. 中华耳鼻咽喉头颈外科杂志, 2006, 8∶599-602.

65. 刘杰, 唐平章, 徐震纲. 甲状腺乳头状癌颈后三角淋巴结隐匿转移的临床分析. 中华肿瘤杂志, 2010, 32∶313-315.

66. 向俊, 李端树, 沈强, 等. 甲状腺乳头状癌咽旁间隙淋巴结转移的外科治疗. 2014 年第六届全国甲状腺肿瘤学术大会论文集.

67. Urbano TG, Clark CH, Hansen VN, et al. Intensity Modulated Radiotherapy (IMRT) in locally advanced thyroid cancer: Acute toxicity results of a phase I study. Radiotherapy Oncology, 2007, 85∶58-63.

68. Kim TH, Chung KW, Lee YJ, et al. The effect of external beam radiotherapy volume on locoregional control in patients with locaregionally advanced or recurrent nonanaplastic thyroid cancer. Radiation Oncology, 2010, 5∶69.

69. Rosenbluth BD, Serrano V, Happersett L, et al. Intensity-modulated radiation therapy for the treatment of nonanaplastic thyroid cancer. Int J Radiat Oncol Biol Phys, 2005, 63∶1419-1426.

70. Schwartz DL, Lobo MJ, Ang KK, et al. Postoperative external beam with conformal treatment. Int J Radiat Oncol Biol Phys, 2009, 74∶1083-1091.

71. Guo K and Wang ZY. Risk factors influencing the recurrence of papillary thyroid carcinoma: a systematic review and meta-analysis. Int J Clin Exp Pathol 2014, 7∶5393-5403.

72. Shi X, Liu R, Basolo F, et al. Differential Clinicopathological Risk and Prognosis of Major Papillary Thyroid Cancer Variants. J Clin Endocrinol Metab, 2015, 3∶jc20152917.

73. Kwon J, Wu H-G, Youn Y-K, et al. Role of adjuvant postoperative external beam radiotherapy for welldifferentiated thyroid cancer. Radiation Oncology Journal, 2013, 31∶162-170.

74. Shaha AR. Implications of prognostic factors and risk groups in the management of differentiated thyroid cancer. Laryngoscope, 2004, 114∶393-402.

75. Cooper DS, Doherty GM, Haugen BR, et al. Revised American Thyroid Association management guidelines for patients with thyroid nodules and differentiated thyroid cancer. Thyroid, 2009, 19∶1167-1214.

76. 唐平章. 中国实用外科杂志, 2010, 30∶856-858.

77. Marcia SB, Christopher MN, Barbara J, et al. Sorafenib in radioactive iodine-refractory, locally advanced or metastatic differentiated thyroid cancer: a randomised, double-blind, phase 3 trial. Lancet, 2014, 384∶319-328.

第八章 涎腺恶性肿瘤

黄晓东

一、流行病学

涎腺肿瘤可发生于任何年龄，儿童涎腺肿瘤较少，约65%为良性，主要类型为黏液表皮样癌，而成人涎腺肿瘤以良性居多，老年人涎腺肿瘤中85.6%为良性[1]。不同国家、不同地区，涎腺肿瘤的发病率亦不同。根据中国上海市1982年和1993年市区恶性肿瘤发病登记显示，涎腺肿瘤的发病率为：男性0.5~0.6/10万，女性0.4~0.5/10万。根据国内4所肿瘤医院资料，涎腺恶性肿瘤占全身恶性肿瘤的0.7%~1.6%，占头颈部恶性肿瘤的2.3%~10.4%[2]。国外文献报道涎腺恶性肿瘤占头颈部恶性肿瘤的5%[3]。加拿大的因纽特人涎腺肿瘤发病率为，男性3.9/10万，女性7.7/10万。英美等国家资料显示，涎腺肿瘤的发病率为1~3/10万，占头颈部肿瘤的6%。

大涎腺的恶性肿瘤发病率较低，世界报道的发生率为0.05~2/10万，英国的一项报道认为涎腺癌的发病率较20世纪70年代有上升的趋势[53]，$P=0.002$。美国的统计结果显示每年约700例患者死于显现恶性肿瘤，其中男性为0.4/10万，女性为0.2/10万。

在不同的涎腺中，肿瘤的发病率和良性肿瘤与恶性肿瘤的比例也有差异。大涎腺中腮腺肿瘤的发病率最高，约占涎腺肿瘤的70%~80%，但良性肿瘤占绝大多数，恶性肿瘤约占15%~32%，颌下腺肿瘤约占10%~15%，其中恶性肿瘤约占41%~45%，舌下腺肿瘤最少见，恶性肿瘤的比率最高，约占70%~90%。小涎腺肿瘤恶性肿瘤的比率与所发生的部位不同而有差异，发生在舌及口底的小涎腺肿瘤，恶性比率可以高达90%[54]。小涎腺恶性肿瘤的发病率约占口腔恶性肿瘤的10%[4]。小涎腺肿瘤最常发生于腭腺，唇腺及颊腺次之。

二、病因学

涎腺肿瘤的发病原因目前尚不清楚。可能与下列因素有关。

1. 营养因素　增加蔬菜和水果的摄入，尤其是维生素C含量高的食品，并减少含胆固醇较高食品的摄入，可以降低涎腺癌的发生。Zheng等报道[55]，饮食干预试验可以降低70%的发生率。维生素A缺乏也有可能是重要的致病因素之一。

2. 放射线[56]　低剂量照射15~20年后，可以发现涎腺癌的发病率有所上升，主要包括多形性腺瘤癌变，黏液表皮样癌和鳞癌。这一点在日本原子弹幸存者以及儿童时期接受了小剂量放疗的人群中可以得到证实。

3. 化学因素[57]　对于一些行业（如橡胶、镍、二氧化硅以及亚硝胺等相关生产工业）的工人，涎腺癌的发生率明显增高。动物实验证明多环芳香烃化合物可引起涎腺导管系统上皮化生，进而发展为癌。

4. 生物因素[5]　实验证明多瘤病毒可诱发涎腺肿瘤。亦有作者报道 EB 感染与涎腺良性淋巴上皮病损发生癌变可能有密切关系。

5. 遗传因素、内分泌因素和机体免疫状况等都可能使涎腺癌的发生率增加[58]。HIV 感染高危人群中，涎腺癌的发生率显著上升。

目前尚未能明确涎腺的慢性感染，以及烟酒对涎腺癌发病的影响[59~61]。

三、应用解剖及生理功能（图 5-8-1）

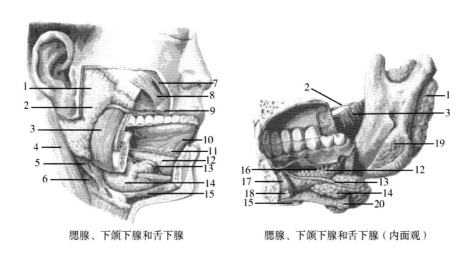

腮腺、下颌下腺和舌下腺　　　　腮腺、下颌下腺和舌下腺（内面观）

图 5-8-1　涎腺解剖图

注：1. 腮腺；2. 腮腺管；3. 咬肌；4. 胸锁乳突肌；5. 二腹肌后腹；6. 茎突舌骨肌；7. 提上唇肌；8. 颧肌；9. 口轮匝肌；10. 舌下襞；11. 舌下阜；12. 舌下腺；13. 颌下腺管；14. 颌下腺；15. 二腹肌前腹；16. 舌下腺管；17. 颏舌肌；18. 颏舌骨肌；19. 翼内肌；20. 下颌舌骨肌。

解剖学将涎腺分大涎腺和小涎腺。大涎腺包括腮腺、颌下腺和舌下腺。小涎腺数以百计，广泛分布于上呼吸道和上消化道的黏膜下。

胚胎发生上，涎腺形成于胚胎的 6~9 周，大涎腺主要起源于外胚层，而小涎腺根据部位不同，可以起源于内胚层或外胚层。大涎腺中，颌下腺的行程早于腮腺，腮腺在胚胎的晚期行程，因而腺体内包括了一些淋巴组织，大多数的淋巴结位于腮腺浅叶。

（一）腮腺

腮腺是三大腺体中最大的一对，系浆液性腺体。

腮腺区位于颧弓以下，颌骨下缘沿线以上，前外界为下颌支内面后份和翼内肌后缘，后外界为外耳道的前下部并延伸到乳突尖部，下界为胸锁乳突肌和二腹肌后腹。腮腺长约 4~5cm，宽约 3~3.5cm，厚约 2~2.5cm，重约 15~30g。不但每个人的腮腺大小不同，而且由于受周围结构的影响，以至腮腺的结构也很不规则。大体呈楔形。底向外尖向内，以面神经为界将腮腺分为深叶和浅叶。浅叶较大，覆盖于咬肌后部的浅面，腮腺肿瘤约 90% 发生在浅叶。腮腺深叶较小，在外耳道软骨下方绕下颌骨后缘向内，紧邻咽旁间隙。腮腺表面覆有由颈深筋膜浅层形成的筋膜，由于深面的腮腺筋膜较薄弱，肿瘤易穿透筋膜侵入咽旁间隙或口咽。腮腺后缘上端有颞浅静脉，颞浅动脉和耳颞神经穿出。腮腺前缘和下端有面神经分支和面横动脉穿出。腮腺导管全长约 3.5~5cm，直径约 0.3cm，自腮腺前缘穿出后，平行于颧弓下约 1.5cm 水平的咬肌表面，至咬肌前缘几乎呈直角转向内侧，开口于上颌第二磨牙相对应的颊黏膜处。开口处形成腮腺乳头。约 50% 的人有副腺体，多位于腮腺导管的上方，但是副腮腺的数量和大小均无定数。由于副腮腺的组织结构和生理功能与腮腺完全一致，所以腮腺的疾患完全可能发生在副腺体。

腮腺淋巴结可分为腮腺浅淋巴结和腮腺深淋巴结，即腺内和腺外淋巴结。腺内淋巴结位于腮腺实质内，面后静脉周围，绝大多数的腺内淋巴结位于腮腺的浅叶，平均为 11 枚，少数位于深叶，平均为 2 枚。腺外淋巴结主要在耳屏前，腮腺前缘的咬肌浅面以及腮腺后面和胸锁乳突肌间。值得一提的是腮腺的淋巴引流经腮腺浅和腮腺深淋巴结，除了引流至颈深上，同时也可以至颈浅淋巴结。

（二）颌下腺

颌下腺是仅次于腮腺的第二大涎腺组织，是混合性腺体，以浆液腺泡为主。

颌下腺位于二腹肌前腹、后腹和下颌骨下缘所形成的颌下三角内。腺体外面紧邻下颌骨的内面和翼内肌的下部。舌下神经经由腺体的内下方行于舌骨舌肌浅面入舌。舌神经和颌下神经节在腺体的浅面和颏舌肌之间穿过。舌神经管理舌前 1/3 的一般感觉和味觉，它在腺深部的上方经舌骨肌浅面入舌。颌下腺被致密的颈深筋膜所包裹，与周围组织有清楚分界。颌下腺亦可分为深浅两叶，浅叶大，深叶小。其内侧有一延长部，与舌下腺后端相连。颌下腺导管自腺体发出后，向前上经舌下区，开口于口底黏膜的舌下肉阜。颌下腺周围有 4~6 个淋巴结，腺体内无淋巴结。淋巴引流自颌下至颈深上组。

（三）舌下腺

舌下腺是三大腺体中最小的一对，为混合腺体，以黏液腺泡为主。

舌下腺呈扁平梭形，分内外两面，前后两端，是个没有包膜的腺体，位于颌下腺的内上方偏前的部位。其下方有下颌舌骨肌，外面与下颌骨体内侧面的舌下腺窝相接，内侧面紧邻颏舌肌，其间有舌神经和颌下腺管通过。前端与对侧舌下腺相邻。舌下腺导管开口于舌系带两侧。舌下腺的淋巴引流从颏下及颌下淋巴结至颈深上淋巴结。

（四）小涎腺

小涎腺腺体均无包膜，腺体总数 450~750 个，主要分布于口腔黏膜下组织内，可见于软硬腭、颊、磨牙后、唇（上唇多于下唇）、口底、舌（分为舌前腺、舌中腺、舌后腺三部分）、扁桃体区和口咽。只有少部分小涎腺分布于上呼吸道的鼻腔、鼻窦、鼻咽喉等部位。其中以腭腺最多，分布于软腭及后 1/3 硬腭处，前 2/3 硬腭无腺体分布。每个腺体均为独立的单位，有独立的导管，并开口于口腔，咽腔等。磨牙后腺和唇腺为混合腺，颊腺是以黏液腺泡为主的混合腺，舌前腺、舌后腺、腭腺为黏液腺，舌中腺为浆液腺。

不同部位的小涎腺的淋巴引流与其发生部位相同，如硬腭的淋巴引流主要是颌下和颈深上淋巴结群，也可转移至咽后淋巴结。软腭的淋巴引流主要至颈深上淋巴结。

（五）唾液的生理功能

唾液分泌的调节完全是神经反射性的（包括条件反射和非条件反射）。条件反射是因食物的色、味、形及进食环境甚至谈论美味所引起的唾液分泌。非条件反射性唾液分泌是由食物对口腔黏膜机械、化学和温度刺激引起的。

唾液是无色、无味、近于中性的低渗液体。涎腺每天分泌的唾液量约为 1000~1500ml，其中腮腺分泌占 45%，颌下腺占 45%，舌下腺和小涎腺分泌量占 5%。唾液中有机物和无机物只占很少一部分，水分占 99%。有机物主要有黏蛋白、球蛋白、唾液淀粉酶和溶菌酶等。有机物是一些离子，如 Cl^-、Ca^+ 等。

唾液的功能有：

1. 消化和营养功能 ①湿润溶解食物，帮助咀嚼，引起味觉并易于吞咽；②在唾液淀粉酶的作用下，使淀粉分解为麦芽糖；③浓缩和吸收多种无机成分。

2. 保护功能 ①当有害物质入口时可冲淡中和这些物质，并将其从口腔黏膜上冲洗掉；②溶菌酶有杀菌作用；③促进上消化道的组织修复过程；④唾液中的蛋白质和脂质覆盖于牙釉质上，形成保护膜，抑制菌斑，维持口腔正常 pH 值，维持牙齿矿化。

四、诊断

（一）临床表现[62]

1. 大涎腺肿瘤的临床表现和体征　大涎腺中，发现任何无痛性的肿物均引起怀疑，尤其是舌下腺和颌下腺来源的肿瘤。通常，涎腺恶性肿瘤表现为质地中等或偏硬的肿块，边界不清，部分可有囊性感，其中约 40% 生长较慢，尤其在 <40 岁的患者中，而约 40% 的肿物呈现浸润性生长，可伴有间断或持续性疼痛，部分患者有神经受侵表现，如表现为受损神经支配区域的黏膜或皮肤感觉麻木，面神经受累时，可出现不同程度的面神经瘫痪表现。肿块的活动度依肿瘤与周围组织的粘连或浸润程度而定。当皮肤或黏膜受侵时，可出现经久不愈的溃疡。乳头状囊腺癌皮肤破溃后，可有黏液样或脓性分泌物。临床上肿块为恶性的征象有：肿块生长较快，肿块局部出现疼痛表现、面神经瘫痪、颈部肿块等。但是，即使肿块生长速度较慢，也不能排除恶性的可能。

（1）腮腺　腮腺浅叶肿瘤多表现为耳垂前下或耳垂后的无痛性肿块。腮腺深叶肿瘤因其部位深在，不容易早期发现，就诊有时可见肿瘤突入口咽侧壁。发生于腮腺的囊腺癌，鳞癌，涎腺导管癌、未分化癌等容易侵及面神经而出现面神经麻痹。Stodulski 等[63]对文献进行了分析，面神经麻痹的发生率各研究中心报道不同，7.4%~40.0%，作者总结的 131 例患者中面神经麻痹发生率为 20.6%。腮腺肿瘤可侵及颌骨，颞下窝，翼腭窝，咽旁间隙等部位。当咀嚼肌受侵时出现张口受限。

（2）颌下腺、舌下腺　颌下腺及舌下腺肿瘤多表现为颌下或舌下生长速度不一的肿块。舌下腺肿瘤不易被患者察觉，常因肿瘤生长影响某些功能而就诊，如张口受限。少数患者可有患侧舌痛或舌麻等症状。晚期肿瘤需与口底癌相鉴别。医生行双合诊检查舌下区及颌下区，有助于临床诊断和鉴别诊断。

2. 小涎腺　小涎腺肿瘤中，约 1/2 发生在腭腺，软硬腭交界处是好发部位，另外 1/2 的小涎腺肿瘤发生在颊腺、磨牙后腺、唇腺、舌后腺、鼻腔鼻窦、鼻咽、喉、下咽等部位。根据部位不同，恶性所占比率不同，发生在软硬腭的肿瘤约 50% 为恶性，而发生在舌和口底的肿物，恶性比例可高达 90%。多数表现为黏膜下肿物，表面黏膜通常较完整，但也可伴有小溃疡。肿瘤侵及部位不同，其临床症状也各异，如发生在鼻腔鼻窦的肿瘤可能出现鼻出血，鼻塞，面部肿胀等症状，发生在喉部的肿瘤可能引起声嘶，甚至呼吸困难等。腺样囊性癌有亲神经性侵犯的特性，可以沿着侵犯的神经侵犯至颅底，甚至通过颅底的神经通路进入颅内。

（二）体格检查

由于涎腺肿瘤最主要的表现为无痛性肿物，因此体格检查非常重要。触诊，包括口腔内，颌下区的双合诊来检查腮腺深叶肿瘤，颌下腺和舌下腺肿瘤等，以及，可以判断肿物的大小，性质，软硬度，活动度与周围组织的关系等，当有黏膜破损时，还要观察黏膜受侵的范围等。除了对肿瘤的直接检查，还要检查有无相应的神经受侵的表现，如面瘫，黏膜麻木等，对鼻腔，鼻咽，喉等部位的肿瘤，还需要进行前鼻镜，间接鼻咽镜和间接喉镜的检查，判断肿瘤范围等。此外还要注意皮肤以及黏膜的病变，其淋巴引流至腮腺或颌下区，从而产生肿块，与涎腺肿瘤相混淆。颈部的初诊可以发现有无转移淋巴结。

（三）辅助检查

随着影像学技术的迅速发展，超声、CT、MRI、唾液腺造影、放射性核素等检查技术提高了涎腺肿瘤诊断的准确率。

1. 超声　是涎腺肿瘤常用的辅助检查方法之一。对于检查腮腺浅叶、颌下腺、舌下腺有无肿瘤及肿瘤大小和颈部有无淋巴结转移是简便易行的方法。他根据声相图特点和血供情况判断肿瘤的囊实性和良恶性质。其缺点是对腮腺深叶的病变显示远不及 CT 和 MRI。新型的超声技术，包括高分辨率探针，谐波成像技术等，可以进一步准确的判断肿瘤的位置，均匀性，血供以及边界，甚至可以提示某些肿瘤的类型[64]。

2. CT/MRI 检查　与超声相比，CT、MRI 增强扫描的优越性在于它可清晰的显示涎腺原发性肿瘤和转移淋巴结的位置、大小，侵犯的范围及其与周围组织结构的关系。MRI 软组织的分辨率高于CT，MRI，尤其 T_1 像良好的软组织对比，各个间隙之间的脂肪间隔，可以很好地显示肿瘤及周边结构，不但能清晰显示肿瘤与周围软组织及血管的关系，还可显示腮腺、颌下腺的被膜及转移淋巴结被膜是否受侵，区分涎腺内和涎腺外病变等，区分良恶性病变，并有利于与其他疾病的鉴别，如腮腺深叶病变和咽旁肿瘤的区分。良恶性肿瘤在 MRI 的不同时相上显示不同的信号。如一个边界清晰的腮腺肿瘤，T_2 相显示为高信号时通常考虑为良性混合瘤或是多形性腺瘤，而恶性肿瘤，虽然也可能有较好的边界，但 T_2 相的信号相对较低，增强 MRI 影像有助于判断良恶性。

对于小涎腺肿瘤，尤其位于鼻腔鼻窦，鼻咽，喉等部位，体格检查常不能获得完整的资料，通常需要借助 CT/MRI 的检查，获得肿瘤的信息，为治疗方式的选择提供支持。

3. 唾液腺造影　该检查是根据涎腺导管受压移位、腺泡的充盈缺损、造影剂的溢出及颌骨变化等情况来判断肿瘤位置、大小和良恶程度。但在如今超声、CT、MRI 应用如此广泛的条件下，可采用唾液腺造影技术与 CT、MRI 结合，以显示腮腺及颌下腺导管的病变。单纯唾液腺造影技术的临床应用价值显得微不足道，基本被淘汰。

4. X 线平片　在检查腭部、颌下腺、舌下腺肿瘤有无骨质破坏方面有时优于 CT。

5. 放射性核素显像检查　此检查是根据放射性核素示踪原理，利用核医学显像仪器，如单光子发射计算机断层成像（SPECT）和以发射正电子放射性核素为显像剂的正电子发射计算机断层显像仪（PET）等，对引入机体的放射性核素极其标记化合物进行检测，获得受检部位的三维或四维图像，由此显示肿瘤的位置大小，结合动态和静态显像，了解唾液腺功能和生理代谢的变化，综合判断肿瘤的性质。其缺点是，肿瘤定位较差，对检测较小的占位病变不敏感，与 CT 相结合，可以提高检出率。

对于腮腺肿瘤来说，与其他头颈部肿瘤相似，PET 主要用于评价颈部淋巴结转移和远地转移情况。对于良恶性肿瘤的区分上，容易产生混淆。涎腺的良性肿瘤，如良性混合瘤，特别是腺淋巴瘤，可以有较高的代谢活性，甚至高于恶性肿瘤的 FDG 摄取。

6. 组织学检查　大涎腺肿瘤禁忌在手术前做切取活检，一般情况下是在术中进行冷冻切片检查，明确肿瘤性质，确定手术范围。对于无手术指征的大涎腺肿瘤患者，在做其他治疗（放疗或化疗）之前，为明确肿瘤的性质，减少肿瘤种植和转移的机会，可行细针穿刺细胞学检查，以便指导临床治疗[65]。在超声或 CT 引导下可以对深在的、不易获得病理的肿瘤进行穿刺，获得组织学或细胞学的证实，准确度可高达 90% 以上[66]。

穿刺细胞学检查有其局限性，由于只是获取肿物某一点的细胞进行诊断，难免出现偏差，亦不可因涂片中未见癌细胞而否定肿瘤的存在。对于口腔等部位的小涎腺肿瘤，由于肿瘤表面黏膜完整，可采取穿刺或切取活检；表面黏膜已破溃者可直接咬取活检。中国医学科学院肿瘤医院针对 42 例腭部腺样囊性癌多因素分析资料显示，活检未增加转移率[6]。免疫组化检查有助于肿瘤的鉴别诊断。

流式细胞仪的检查可以判断肿瘤细胞的性质，并可通过检测细胞的 DNA 倍体，指数和 S 期增生率，来判断恶性肿瘤的恶性程度和预后[67]。

五、组织学类型

涎腺肿瘤绝大多数来自于腺上皮，少数来源于中胚叶，病理类型十分复杂，因其生物学行为不同，临床表现和预后也各异。

（一）病理类型[68]

2005 年，WHO 将涎腺恶性肿瘤分为 30 个类型，以下介绍常见肿瘤病理类型。

1. 黏液表皮样癌　是涎腺肿瘤中最常见的恶性肿瘤。可发生与任何年龄，女性略多于男性。大涎腺中多见于腮腺，小涎腺常见于腭腺和磨牙后腺，较少发生于颌下腺及舌下腺。绝大多数肿瘤直径在 4cm 左右。

黏液表皮样癌包括两种细胞成分，根据腺体结构、细胞成分以及细胞特性不同，分为高、中、低分化 3 型[69]。高分化黏液表皮样癌较多见，肿瘤通常较小，部分可有包膜，瘤内部分区域有囊腔形成，内含淡黄色黏稠液体，可有波动感。发生在腭部及磨牙后区的肿瘤位置浅表，肿块某些区域或黏膜下可出现淡蓝色或暗紫色，表面黏膜光。穿刺可抽出淡黄色或暗紫色液体。应注意与血管瘤或黏液囊肿相鉴别。镜下可见有大片的黏液细胞，被上皮细胞束分成不同的间隔，黏液细胞的核为圆形，透亮的形态。中低分化癌多呈浸润性生长，通常无包膜，边界不清，活动差，瘤内囊腔较少，常呈实质性包块表现，切面多为灰白色。患者常有疼痛症状，黏膜皮肤受侵可出现溃疡，可累及神经。发生于腭腺的黏液表皮样癌容易侵及上颌骨。镜下可见上皮细胞巢明显增多，黏液细胞明显减少，甚至消失，表现与鳞状细胞癌相似，仅通过特殊染色进行区分。

黏液表皮样癌的生物学行为根据其分化程度不同，有较大的差异。高分化型有较大的惰性，肿瘤生长较慢，无明显浸润性，多数患者病史较长。适当的治疗后，预后极好。中低分化型则生长较快，呈浸润性生长，容易发生区域淋巴结转移，亦可血行转移至肺、骨、皮下等部位。手术后复发率较高。

2. 腺样囊性癌　又称圆柱瘤或筛状癌，在涎腺恶性肿瘤的发病率中占第 2 位，仅次于黏液表皮样癌，是颌下腺最常见的恶性肿瘤。占涎腺恶性肿瘤的 24%。40~60 岁年龄多发，其发病率无明显性别差异。好发于腭部小涎腺和三大涎腺中较小的腺体。

腺样囊性癌大体标本通常表现为单叶的无包膜的肿块，切面常呈现粉灰色，向周围组织浸润性生长。镜下，肿瘤以基底样上皮结构组成柱状结构。根据组成的大体构架不同分为 3 个亚型：筛状，管状以及柱状型（实性型）。筛状癌有典型的瑞士奶酪样的形态，囊腔内充满了湿陷性的黏液物质；管状癌的细胞主要排列成细小的导管，囊腔较小，不明显；柱状癌在镜下可见到大片的肿瘤细胞，几乎见不到囊腔结构。同一个肿瘤可以有多种不同类型的表现，但是有一个共同的表现，即沿神经周围的侵犯，这也是腺样囊性癌即使接受扩大切除术，亦不易获得根治切除的原因。

腺样囊性癌肿瘤生长较慢，但肿瘤侵袭性极强，与周围组织界限不清，易沿神经、血管向周围侵袭，甚至侵及肌肉、骨髓腔、血管等，术后局部复发率高。淋巴结转移较少见，但是血行转移较常见，尤其当血管内受侵形成瘤栓时，远地转移概率更高。最常见的转移部位是肺，偶有肝，骨等其他部位的转移。发生于颌下腺的腺样囊性癌较其他部位预后差。

3. 腺泡细胞癌　较黏液表皮样癌和腺样囊性癌少见。中年以上发病率高，男性与女性的发病率各家报道不一。绝大多数发生于腮腺，其次是颌下腺，少数患者发生双侧病变，颌下腺及小涎腺发病率较低。

肿瘤大体表现为有包膜的分叶状肿物，切面常呈灰白色，质地较硬。镜下可见肿瘤细胞类似浆液细胞，形态较均一，肿瘤细胞聚集成癌巢。

此肿瘤虽然属低度恶性，但常侵犯包膜，可发生淋巴结转移或血行转移。远地转移部位常见于肺和骨；而骨转移多发生于椎骨。此病理类型是涎腺恶性肿瘤中预后最好的。

4. 腺癌　又称非特异性腺癌，是指组织学有不同程度的腺性分化，但又不能归于某一特定类型的癌瘤。近来，多项研究采用免疫组化法对多种基因表型进行测定，试图进一步分型。

非特异性腺癌的发病率虽低，其生物学行为高度恶性，易发生区域淋巴结转移和远地转移，局部复发率也高。有的病理学家将其分为低和高分化，但总的来说，其侵袭性均较高。

5. 多形性腺瘤　又称多形性腺瘤癌变，40~60 岁发病率较高，男女之比约为 1.5∶1。以腮腺多发，只有 10%~15% 发生在 颌下腺和小涎腺。癌在多形性腺瘤中多为多形性腺瘤（良性混合瘤）恶变而来，多形性腺瘤是临床常见的良性肿瘤，术后容易复发，随着复发次数的增多和复发间隔时间的缩短，恶性变的危险性随之增加。

肿瘤大体表现为分叶状，质地较坚实，肿物中心常有坏死和出血。镜下可见到多形性腺瘤中，有细胞恶性变过程的表现，恶性变的细胞可以表现为腺癌，鳞癌以及未分化癌等多种类型。

癌在多形性腺瘤中常表现有侵袭性的表现，预后较差，颈部淋巴结转移和远地转移较常见。

6. 鳞状细胞癌　原发于涎腺的鳞状细胞癌很少见。约占涎腺上皮肿瘤的0.1%。多见于中老年男性。好发于腮腺及颌下腺，小涎腺少见。

病理上要与高级别黏液表皮样癌进行鉴别，还要与皮肤或其他上呼吸消化道癌的腮腺转移癌相鉴别。镜下表现与其他头颈部鳞癌的表现一致。

涎腺鳞癌恶性程度高，肿瘤生长迅速，易侵及面神经或颌下神经，淋巴结转移率高，很少发生远地转移。预后差。

7. 涎腺导管癌　多见于老年男性，但发病率很低。好发于腮腺，也可见于颌下腺。因其恶性度高，侵袭性强，肿瘤生长较快，面神经受侵较常见，发生于颌下腺时，亦会出现颌下神经麻痹。易发生淋巴结转移及远地转移，初诊时淋巴结转移率即高达50%。术后复发率极高[7]。预后较差。

8. 基底细胞腺癌　多见于老年人，好发于腮腺，颌下腺次之。此肿瘤具有浸润性，可沿神经扩散或侵犯血管。淋巴结转移率<10%，约1/4患者治疗后局部复发。很少发生远地转移。

9. 乳头状囊腺癌　又称乳头状腺癌；恶性乳头状囊腺癌等，男性发病率高于女性，可发生于所有的大小涎腺。腮腺多见，颌下腺及腭腺次之，偶可见于口腔内其他小涎腺。属低度恶性，偶有远地转移发生。术后复发率高，近1/3发生淋巴结转移率，预后较差。

10. 未分化癌　少见，常见于因纽特人、阿拉斯加和中国南方的鼻咽癌高发区。老年男性多发。好发于腭部小涎腺。大涎腺中多见于腮腺。属高度恶性肿瘤。肿瘤易向周围组织广泛浸润，常边界不清，容易发生区域淋巴结转移和远地转移。预后最差。

11. 上皮-肌上皮癌　又称腺肌上皮瘤；透明细胞腺瘤；透明细胞癌；恶性肌上皮瘤；管状实性腺瘤等。此肿瘤发病率很低，老年男性相对多发。约1/2发生于腮腺，腭腺和颌下腺次之。此肿瘤为低度恶性，因其具有较强的局部浸润性和破坏性，治疗后局部复发率较高。淋巴结转移率10%～20%，远地转移率7.5%～26.3%。可转移至肺、肝、骨、肾脏及脑组织。预后较差。

12. 肌上皮癌　又称恶性肌上皮瘤，是一种很少见的肿瘤，多见于男性，好发于腮腺，其次为颌下腺和腭腺。淋巴结转移机会较少，晚期可出现血行转移，常见血行转移部位为肺、肝、骨。局部复发率高。放射敏感性差。

13. 多形性低度恶性腺癌　又称终末导管癌，涎腺小叶癌，女性多见，50～70岁为高发年龄。几乎全部发生于小涎腺，其中以腭部小涎腺最多见，偶见于鼻腔。临床常表现为无痛、无溃疡，局部隆起的固定或半固定肿块。此肿瘤具有侵袭性，可发生区域淋巴结转移，淋巴结转移率约10%，但是极少发生血行转移，预后较好。

14. 嗜酸细胞癌　又称恶性嗜酸细胞瘤，是一种罕见肿瘤。老年人腮腺多发，其他腺体罕见。此肿瘤的局部复发率、淋巴结转移率和远地转移率均较高。预后较差。

15. 其他　包括小细胞癌、大细胞癌、淋巴上皮癌等，还有淋巴瘤、软组织肉瘤等，均较少见。

（二）病理分级[70]

除了病理类型外，较简便而易行的分组方法是根据涎腺癌的恶性程度进行分组，包括高，中，低度恶性组。分组更直接的反映了肿瘤的生物学特性，即侵袭性强，侵袭性中等以及惰性，一些不同类型的肿瘤有相似的生物学特性，比如腺样囊性癌和腺癌，而相同病理类型的不同分化的肿瘤却有着极其不同的生物学特性，如高级别和低级别黏液表皮样癌。

1. 高度恶性组　主要包括高病理分级的黏液表皮样癌、涎腺导管癌，癌在多形性腺瘤中，这组疾病恶性程度较高，肿瘤表现有较高的侵袭性，治疗后局部复发率高，并有较高的区域和远地转移概率，治疗效果不佳，预后极差。

2. 低度恶性组　主要包括低病理分级的黏液表皮样癌、腺泡细胞癌和低度恶性多形性腺癌，这组疾病恶性程度低，肿瘤表现较为惰性，生长缓慢，可较长时间保持一定的大小和范围而不进展，侵袭性低，区域淋巴结转移和远地转移概率很低。

3. 中度恶性组　主要包括腺样囊性癌、肌上皮癌、上皮-肌上皮癌等。肿瘤表现介于高低度恶性组之间。

4. 由于涎腺肿瘤可由多种细胞构成，成分复杂。WHO 建议对于非特异性腺癌，腺泡细胞癌和涎腺导管癌进行病理分级，来反映不同的生物学行为和预后。

（三）细胞分子生物学特点[71]

由于涎腺恶性肿瘤的多样性，常规组织病理学的诊断常不能准确反映涎腺癌的本质，细胞分子生物学的检测十分重要，为进一步的判断肿瘤预后，选择治疗方式，以及获得新型的靶向治疗提供了有利的帮助。

1. EGFR　表皮生长因子受体，是涎腺癌异常表达率最高的基因。

2. HER2/neu　其基因活化以及蛋白的过度表达常见于涎腺导管癌，表达率可以高达 57%~73%。与乳腺癌相似，HER2/neu 的过度表达是预后不良的因素之一。

3. Ras　在 23%~45% 的涎腺癌患者中可以出现 Ras 基因的突变。有报道在癌在多形性腺瘤中的表达可以高达 50%。Ras 的突变与肿瘤细胞的分化有相关性。

4. C-kit & CD117　酪氨酸激酶的膜受体。主要在腺样囊性癌，淋巴上皮样癌以及黏液表皮样癌中表达，腺样囊性癌中可高达 92%，常不伴有 11 和 17 外显子的突变。

5. 多形性腺瘤基因（PLAG1）　编码锌指蛋白，可以上调多种生长因子，如胰岛素样生长因子。

6. 基因重排　涎腺癌中可见到的基因异位，t（6；9）（q22-23；p23-24）、t（11；19）等，导致癌基因扩增，或与转录等基因相融合，使得细胞凋亡，生长出现异常。

7. 其他　此外，常见的 VEGF、Ki-67、PCNA、p53、COX-2，激素受体等均有一定的异常表达。

六、分期

大涎腺 TNM 分期（根据 UICC2009 年第 7 版的 TNM 分期）

T_1：肿瘤直径≤2cm，无腺体实质外侵犯*

T_2：2cm<肿瘤最大径≤4cm，无腺体实质外侵犯*

T_3：肿瘤最大径>4cm，和（或）侵犯腺体实质外结构*

T_4：a：肿瘤侵犯皮肤，下颌骨，外耳道或面神经

　　　b：肿瘤侵犯颅底、翼板，或包绕颈动脉

注：*实质外受侵是指临床或肉眼可见的软组织或神经受侵证据，T_{4a} 和 T_{4b} 除外。显微镜下实质外受侵不作为分期因素。

N_0：无淋巴结转移

N_1：同侧单个淋巴结转移最大直径≤3cm

N_2：a：同侧淋巴转移结最大径>3cm，但≤6cm

　　　b：同侧单个淋巴结转移，最大径≤6cm

　　　c：双侧或对侧淋巴结转移，最大径≤6cm

N_3：转移淋巴结的最大径>6cm

分期

0 期：$T_{is} N_0 M_0$

Ⅰ期：$T_1 N_0 M_0$

Ⅱ期：$T_2 N_0 M_0$

Ⅲ期：$T_3 N_{0\sim1} M_0$　$T_{1\sim2} N_1 M_0$

Ⅳ期：a：$T_{1\sim3} N_2 M_0$　$T_{4a} N_{0\sim2} M_0$

　　　b：$T_{4b} N_{0\sim3} M_0$　$T_{1\sim4} N_3 M_0$

　　　c：$T_{1\sim4} N_{0\sim3} M_1$

七、治疗原则

涎腺肿瘤的治疗原则是以外科手术治疗为主，一般不做术前放疗及单纯放疗。以往认为涎腺恶性肿瘤对放射线抗拒，放射治疗仅为姑息治疗的手段之一。20世纪70年代后，随着放疗设备和技术的提高，多数学者认为术后放射治疗是非常重要的。越来越多有关涎腺肿瘤放疗的研究报告证实，放射治疗在涎腺肿瘤的治疗中，在降低局部复发率，提高治愈率方面占有非常重要的地位[72]。和其他的头颈部肿瘤一样，在治疗之前，对于不同部位，不同病理类型的肿瘤进行多学科的讨论，包括患者的分期，分级，治疗手段以及后续的组织修复，心理以及营养等，使得患者得到最佳的治疗，而且帮助患者获得最佳的生活质量和社会行为。

（一）手术

1. 手术范围[73]

（1）腮腺癌　病变位于浅叶的早期病变，腮腺浅叶切除+面神经解剖术是标准的术式。单纯的肿瘤扩大切除术由于其较高的局部复发率，目前已经不予采用[74]。当肿瘤累及腮腺深叶，应进行全腮腺的切除术。随着肿瘤的外侵，手术范围应进一步扩大，包括周围肌肉，咽旁间隙，甚至神经，骨骼的切除术。对于面神经的处理，有较大的争议，但是对于面神经未受累时，手术应予以保护，这一点得到了多数专家的认同。对于术前有面神经受累时，包括有面神经不同程度和不同范围瘫痪的表现，或是虽然没有面瘫表现，但是有镜下受侵者，也应该进行切除，并在术中进行冷冻病理检查，以保证足够的切缘，否则将局部复发率将有明显的增加。

（2）颌下腺/舌下腺癌　应行腺体整个切除术，周围受累的组织也要一并切除，包括颌下三角内的所有结构，包括受累的舌神经，舌下神经，二腹肌，下颌舌骨肌，甚至是下颌骨等。神经受累时，在术中应进行冷冻病理检查，已确定足够的切缘。

（3）小涎腺癌　不同部位的小涎腺癌切除范围可以参照统一部位的鳞癌的切除范围。要注意周围神经的受侵情况，如三叉神经的上颌支和下颌支，如果受侵，同样要进行冷冻病理检查，以获得足够切缘。

2. 颈部淋巴结的处理　对于颈部淋巴结转移的患者，应行同侧的颈部淋巴结清扫术。对于颈部淋巴结阴性的患者，如果病变较小，且低度恶性的肿瘤，如腺泡细胞癌等，可考虑不做颈部的选择性清扫。除此之外，颈部淋巴结清扫是必须的，一般进行肩胛舌骨肌上清扫术。具体的指征同术后放疗的指征。丹麦的头颈肿瘤组（DAHANCA）建议对于所有的腺样囊性癌患者进行Ⅰ～Ⅲ区的颈部淋巴结清扫[75]。

（二）放疗

1. 术后放疗适应证　分化较好的低度恶性的肿瘤，如低级别黏液表皮样癌和腺泡样癌，根治术后局部复发率和总生存率均较高，可以达到80%以上[76]，因此术后辅助治疗（包括术后放疗）的意义不大，有较大的争议。但是对于高危的患者，术后放疗可以显著提高肿瘤患者的生存率[77]。

对有下述情况之一者应行术后放射治疗。

（1）高危的病理因素　如分化差的黏液表皮样癌，鳞状细胞癌，腺，涎腺导管癌，未分化癌，嗜酸细胞癌等。或是有较高的细胞增生指数，如Ki-67等较高者，提示肿瘤的恶性度较高。

（2）侵袭性强容易侵及神经的组织学类型　如腺样囊性癌，鳞状细胞癌，涎腺导管癌，黏液表皮样癌，未分化癌等。

（3）治疗前已发生神经麻痹（面神经、舌神经、舌下神经麻痹）需行术后放疗。马大权等指出，由于涎腺肿瘤的起源和生长方式不同，对面神经浸润的能力和程度有很大差异，术中面神经保留与否，取决于临床和术中表现，而不是病理诊断[8]。也就是说只要手术中见肿瘤侵及面神经、舌神经、舌下神经或与之关系密切者，无论是否已行神经解剖及神经切除，无论术后病理结果神经受侵与否，均应行术后放疗。

（4）手术切缘阳性，或肿瘤残存，或由于解剖条件限制安全界<5mm，无再手术机会者。

（5）局部病变晚期（$T_{3\sim4}$），肿瘤侵及包膜或包膜外，或肿瘤广泛侵及周围肌肉、神经、骨骼等组织，血管淋巴管受侵，腮腺肿瘤深叶受侵，或术中肿瘤外溢污染术床。

（6）已发生区域淋巴结转移，或有较高的隐性淋巴结转移概率，未行颈部手术的患者。

（7）单纯手术后复发的涎腺恶性肿瘤患者，或多次术后复发的良性混合瘤以往未行放射治疗者。

（8）腮腺肿瘤术后发生腮腺瘘，经加压包扎等一般性处理仍不能完全控制时，可行患侧腮腺区小剂量放疗。

NCCN指南建议术后放疗的指征：①低度恶性腮腺癌，术中出现囊液渗漏/神经周围侵犯者；②腺样囊性癌和中低分化肿瘤以及有不良因素的患者；③颈部淋巴结转移者；④不全切除的患者；⑤复发后再次手术后。

2. 单纯放疗适应证　涎腺癌对放疗敏感性较差，但放疗在减小肿瘤体积，缓解症状方面仍有较好的效果，只是达到根治效果的可能性较小。因此，手术仍然是首选的根治性治疗手段。

（1）拒绝手术治疗或因其他疾患不能接受手术治疗者。

（2）因肿瘤晚期无手术指征者。尤其当患者身体状况较好，能耐受较强的治疗手段时，应给予根治性治疗目的的放疗。

（3）原发灶较大，引起较明显的症状者。如肿瘤占据进食通道影响进食者，或肿瘤堵塞呼吸通道者，均可以进行放疗，缓解症状，后者需要先行气管切开后在接受放疗。

（4）远地转移者。骨转移或肺部转移，有明显症状者，可以姑息减症治疗。

上述情况的放射治疗剂量应根据患者的肿瘤部位，分期，以及患者的一般情况决定，在可能的情况下，建议试行根治剂量的放疗，患者可得到不同程度的缓解。个别患者还有可能获得长期生存。

3. 术前放疗适应证　涎腺肿瘤一般情况下不做术前放疗。对于手术切除有困难者，可以接受术前放疗，肿瘤缩小后，获得手术机会。

4. 颈部区域淋巴结放射治疗指征　即使对做了颈清扫的患者，选择性颈部照射显著降低颈部淋巴结失败率[78]，10年区域失败率，ENI组0% vs 未行ENI组26%，$P=0.0001$。未行ENI患者中腺样囊性癌和腺泡细胞癌中无颈部失败者，而鳞癌颈部失败率67%，未分化癌50%，腺癌34%，黏液表皮样癌29%。

因此颈部的放疗非常重要，但由于放疗范围增大，可能增大患者的放疗并发症，因此应该选择颈部转移高危的患者，进行治疗。

1. 颈部淋巴结阳性。

2. 局部晚期（$T_{3\sim4}$）肿瘤。

3. 高度恶性、易发生淋巴结转移的组织学类型，如腺癌、鳞癌、未分化癌、涎腺导管癌，嗜酸细胞癌，癌肉瘤等。

4. 发生在颌下腺、舌下腺、舌腺、软腭及咽部小涎腺的肿瘤。

（三）化疗及靶向治疗

1. 单纯化疗　一般用于复发及远地转移性涎腺癌，且无法接受手术及放疗的患者。

2. 同步放化疗　目前多项研究均显示对于有术后放疗指征的患者，接受同步放化疗，均可以提高局部控制率，以及生存率[79]。对于腺样囊性癌来说效果不佳。

NCCN 指南建议对于有不良因素的患者，不能手术、放疗或不能做 R0 手术者，复发无法手术者，有远地转移者进行姑息化疗（3 类证据），或者开展临床研究。

3. 常采用的药物

（1）铂类药物　包括顺铂和卡铂，可以与 DNA 形成交联，组织细胞的修复。虽然顺铂和卡铂有相同的机制，但文献报道，顺铂的疗效要由于卡铂[80]。几乎对所有病理类型的涎腺癌均有一定效果。

（2）环磷酰胺　氮芥衍生物，可以与细胞内的大分子，包括 DNA、RNA 进行结合。

（3）紫杉醇　是微管稳定剂，可使细胞在 G_2 期和 M 期静止，易于放疗或其他化疗药物的杀伤。对腺样囊性癌无效。

（4）多柔比星（阿霉素）　抑制 DNA 双链形成。

（5）联合用药[81]　目前报道环磷酰胺+多柔比星+顺铂治疗是最佳的方案。多项研究证明联合用药的有效率高于单药，如 PF 方案由于单药顺铂[82]。常用的联合方案还包括 PAF（顺铂+多柔比星+5-氟尿嘧啶）、PF、PV（顺铂+长春新碱）、TP（紫杉醇+顺铂）等。

（6）靶向药物　涎腺癌有较多的基因扩增，或过度表达，在组织病理学已经讲述。靶向药物主要针对 EGFR、VEGFR、HER2/neu，包括西妥昔单抗、伊马替尼、拉帕替尼以及曲妥珠单抗（赫赛汀）等，多数研究显示靶向治疗疗效有限。对于选择的病例，如 HER2/neu 过度表达，免疫组化显示强阳性者，曲妥珠单抗有一定疗效[83]。

八、放射治疗技术

随着放疗技术的提高，目前调强适形放疗已普遍应用于头颈部肿瘤的治疗，由于头颈部有较多正常组织和器官与患者的生活质量密切相关，因此，IMRT 在多种头颈部肿瘤中已被证实可以显著降低并发症的发生率和级别，但是关于 IMRT 在涎腺癌治疗中的意义，研究较少。Münter 等认[84]为 IMRT 在头颈腺样囊性癌的治疗中可以获得较满意的局部控制率，而且并发症发生率低。Jensen 等[85]也认为采用新的放疗技术，如 IMRT，将剂量提高，或是采用高 LET 射线进行放疗，均可提高肿瘤的局部控制率。

（一）IMRT

头颈部不同部位的涎腺肿瘤，包括大涎腺，和口腔及在鼻窦等部位的小涎腺肿瘤，均可以接受 IMRT 的治疗。

1. 体位的选择和固定　一般选择仰卧位，这是最舒适，保持时间最长的姿势，减少患者自身的移动带来的误差。对于不同部位的肿瘤，如口腔或鼻腔鼻窦，定位时应使用张口器，尽量减少不需照射部位的剂量，减少并发症的发生。

使用 B 或 C 枕，采用激光灯定位，使患者的身体尽量平行于床面，中线位置保持一条直线后，使用头颈肩面罩进行固定，后将患者姓名、病历号、头枕型号等标注于头颈肩罩上，对于张口含瓶，或组织补偿等特殊的摆位方式，也应予以记录，并标记在固定面罩上。特别提出的是，对于增加皮肤剂量的组织补偿最好在定位前制作完成，使用面罩固定时同时使用后，再进行定位扫描。

2. 模拟 CT 扫描（第一章　鼻咽癌）

（1）确定扫描中心　扫描中心一般选择病变中心的层面，或是需要照射部位的中间层面，定位时一般将中心放置在体中线位置。确定好中心后，应使用金属标记在固定面罩上进行标记。

（2）确定扫描范围　不同部位的涎腺肿瘤扫描范围不同。扫描范围要考虑治疗的范围，淋巴结引流区域，以及非共面放射野的要求，以及正常危及器官的评估等。我院对于头颈部肿瘤的扫描范围一般从颅顶至气管分叉水平，必要时需要适当调整。由于不同医师，对治疗的区域有不同的意见，因此要考虑到多级医师查房，或全科查房后照射范围的调整，扫描范围应适当扩大。德国的医师要求扫描范围至少要包括需要照射区域上界的 5cm，下界需要包括所有可能包括的淋巴结引流区域[86]。

（3）CT 扫描 扫描前应核对输入的患者的姓名、性别、病历号等一般资料，以免出现误输入的情况。采用 CT 模拟机进行扫描及图像收集。所有患者尽量进行增强扫描，层厚采用 3mm。之后连同患者的一般信息一并传至计划系统，并在工作站上确认。

3. 靶区勾画（图 5-8-2、图 5-8-3） 这是 IMRT 治疗最关键的步骤，多项研究均证实最大的系统误差就是肿瘤放疗专家对靶区的确定和勾画中出现的误差[87]。Peters 等[88] 根据 TROG02.02 研究对放疗的质量控制对预后的影响进行了分析，结果显示 12% 的治疗计划中有靶区选择和勾画以及剂量分布的不恰当，导致了 2 年的局部区域控制率（LRCR）下降 24%。

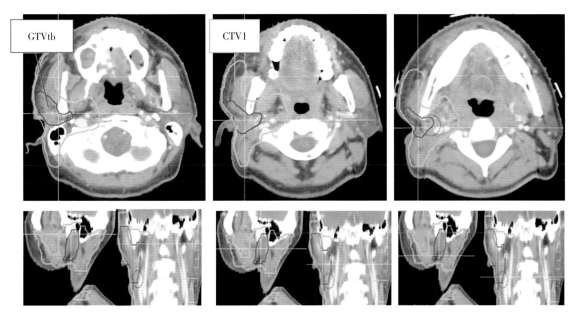

图 5-8-2 腮腺癌的靶区勾画典型层面

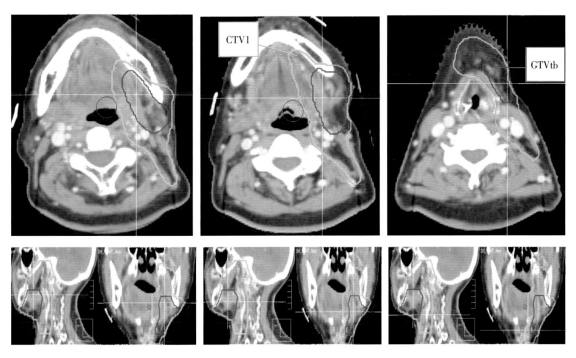

图 5-8-3 颌下腺癌的靶区勾画典型层面

降低勾画靶区误差的方法可以采用以下几种方法：①多种检查手段，多种影像资料进行融合，确定肿瘤的范围；②多级医师，多学科医师共同确定肿瘤范围；③充分了解各种肿瘤的生物特性以及浸润和转移的特点，学习各种肿瘤靶区勾画的指南，并熟练应用。

涎腺癌患者在手术前，应该遵循各个医院的肿瘤分期诊断的流程进行。肿瘤患者治疗前的精确分期，对治疗选择的合理化和个体化起到了关键性的作用。我院要求对于头颈肿瘤患者应该接受肿瘤相关部位的体格检查，鼻咽喉镜检查，增强 MRI 检查，颈胸部增强 CT，腹部超声/增强 CT，颈部超声，完善的血液及生化检查，全身骨扫描，以及口腔科，营养科，必要时心理门诊的会诊等，然后根据所有的资料，进行多学科会诊，决定患者的治疗方案，并在治疗过程中，随着病情变化，进行多次多学科会诊，及时调整治疗计划，使得患者得到最恰当的治疗。

（1）GTV 的确定

1）术后放疗的 GTVtb（瘤床）的确定：涎腺癌的放疗，绝大多数是手术治疗后的术后放疗。对于术后的患者，体格检查仍然是必不可少的环节，检查患者手术切除后有无肿瘤的残留，有无肿瘤的复发，手术切口是否愈合，修复皮瓣是否已成活等。

我院涎腺癌术后 GTVtb 的定义：根据体格检查结果，术前术后增强 MRI 及 CT 显示的肿瘤的范围（包括侵犯的周围的肌肉，骨骼，颅底的孔洞，神经等）以及手术中描述并切除的原发灶范围确定为 GTVtb。由于手术后，解剖结构有所改变，对于对称部位的肿瘤，可以参照正常一侧，和周围正常组织的相对关系进行勾画。

2）根治性放疗的 GTVp 的确定：对于不能手术切除，或是拒绝手术的患者，IMRT 是一种很好的替代治疗方式。患者经过严格的疗前检查和 MDT，决定患者应该接受放疗后，应该对患者进行详尽的体格检查，尤其是小涎腺肿瘤，通常其表面有较完整黏膜覆盖，需要触诊来确定其真正的范围，如果有黏膜的破坏，还要确定肿瘤在黏膜面延伸的范围。对于可能受累神经区域的感觉和运动的检查也是非常重要的。

根治性或术前 GTVp：我院以疗前的体格检查，纤维鼻咽喉镜检查，增强 MRI/CT 显示的肿瘤范围，目前尚未将 PET-CT 作为确定肿瘤范围的必要手段。

由于部分涎腺癌有易累及神经血管的特质，影像学上的表现较隐匿，因此对于 GTVp 的确定，应该经多级医师共同确定，必要时应请影像科等多学科医师共同会诊，避免判断失误，造成治疗失败。

（2）CTV 的勾画　CTV 的确定，是非常复杂的过程，这需要医师在充分了解不同部位，不同病理类型涎腺肿瘤的生物学行为和临床特点以及淋巴结转移规律等的基础上，进行的确定。

1）原发灶 CTV 的勾画：对于手术后获得较好的局部控制率，可以参照其手术范围来制定 CTV 覆盖的范围。对于腺样囊性癌来说，由于易累及神经，建议包括受侵神经出颅的部位，如面神经需要包括至茎乳孔，舌下神经需要包括舌下神经孔，舌神经考虑其来源于下颌神经，以及有面神经的分支，建议包括茎乳孔和卵圆孔等部位。

腮腺癌（表5-8-1）：腮腺被人为地以面神经主干及其发出分之处为界，分为浅叶和深叶。一般对于浅叶的病变，即使是低度恶性的肿瘤，也需要包括全部腮腺的区域。对于有深浅叶交界区的浸润，即面神经周围的侵犯者，或是侵犯深叶者，除了包括全腮腺区域，还要包括咽旁间隙。对于咽旁间隙明显受侵的患者，颞下窝区域也应包括在 CTV 的范围内。对于局部侵犯较广泛的病变来说，亚临床灶需要包括周围肌肉，骨骼和皮肤。CTV 的大小应根据病变的范围以及病理类型进行调整，原则上除了上述区域外，还应包括术后改变区域。

表 5-8-1　腮腺区的界限

上界	颧弓上缘
下界	二腹肌后腹上缘
前界	上颌第二磨牙
后界	乳突，外耳道被腺体包围
外侧界	面部颈部的软组织和皮肤
内侧界	茎突及附属肌肉

对于腮腺导管，Jensen 等[89]建议应包括在选择照射的低危区域内。Schoenfeld 等建议应该包括涎腺外1~1.5cm 的范围（如有较好的屏障，如骨，可以适当缩小 CTV 的范围）[90]，对于腺样囊性癌来说上界应该包括至受累神经入颅处[91]。

颌下腺癌：CTV 应该包括全部颌下腺区域以及其邻近的肌肉，颌下腺周围有口底的黏膜和肌肉，有二腹肌的前后腹，还与下颌骨水平支为邻，如果邻近的下颌骨受累，还应包括受累的骨及外放安全距离，一般以 1.5cm 为安全范围。颌下腺腺体的区域可以参照对侧未手术切除的颌下腺的范围进行勾画。除此之外，还应该包括手术改变区域。对于有神经受累的患者，尤其是腺样囊性癌，应包括至受累神经出颅的部位。

舌下腺：原发灶区域的 CTV 与颌下腺相似，也应包括全部腺体区域以及周围的相邻组织，以及手术区域。舌下腺相邻的组织结构包括下颌骨、颏舌肌、下颌舌骨肌、口底黏膜等，应适当包括在 CTV 内。

小涎腺癌：由于小涎腺癌可以分布在头颈部的不同部位，一般手术的范围参照同一部位鳞癌的切除范围，而放疗野 CTV 的范围也参照相同部位鳞癌的治疗原则，同时需要包括手术的操作区域。至少包括术前 GTV 外放 1.5cm 的范围。

2）淋巴结 CTV 的勾画：一般需要放疗的涎腺癌，均有预后不良因素，包括局部晚期，病理为高度恶性者等，淋巴结转移概率均较高，因此，需要放疗的患者，即使 N_0，均需要进行颈部淋巴结的选择性放疗。此外涎腺癌的隐性转移率较高，文献报道 12%~45%[92,93]，因此颈部淋巴结的处理是非常重要的。值得提出的是，腺样囊性癌和腺泡细胞癌的淋巴结转移概率较低，病变相对早期时，可以不做淋巴结的选择性放疗。

对于不同部位，不同病理类型的病变来说，淋巴结引流的区域不同，容易出现转移的淋巴结的区域不同。这里主要介绍腮腺癌和颌下腺癌的淋巴结引流区域，对小涎腺癌来说，淋巴引流的区域同相同部位的鳞癌，对于中线结构的肿瘤来说，同样有双侧引流的可能性，需要双侧颈部进行选择性放疗。

腮腺癌：淋巴引流主要至同侧的腮腺内，腮腺周淋巴结，Ⅰb、Ⅱ、Ⅲ、Ⅳ及Ⅴa 区淋巴结。对侧淋巴结转移及失败的概率较低[94]。对于颈部有转移淋巴结时，CTV 应包括同侧的Ⅰb~Ⅴa 的淋巴结区域。腮腺癌颈部淋巴结阴性时，隐性淋巴结转移的部位主要位于Ⅰb、Ⅱ和Ⅴ区[95]，但是Ⅲ~Ⅳ区也有一定的隐性转移的可能性，概率不高，可以考虑仅对于Ⅰb~Ⅲ和Ⅴa 区的选择性治疗。但对于恶性度较高，分期较晚的患者来说，颈部的治疗应该同颈部淋巴结转移的病例。

颌下腺癌：淋巴引流主要至同侧的Ⅰb~Ⅲ区，对于有口底受累的患者，Ⅰa 区也有一定的淋巴结转移概率。同腮腺癌一样，对侧淋巴结转移和复发的概率较低。颈部淋巴结阳性时，至少应该包括Ⅰ~Ⅲ区，并且要外放一个淋巴结引流区。对于颈部淋巴结阴性的患者，CTV 应该包括Ⅰ~Ⅲ区的淋巴结区。

舌下腺癌：淋巴结引流区域的 CTV 同颌下腺较相似。Ⅰa 区的范围应该常规包括在 CTV 中。

小涎腺癌：小涎腺癌的恶性度一般高于大涎腺癌，淋巴结转移概率也较高。由于小涎腺的发生部位不同，淋巴结转移的范围也有明显的差异，一般参照相应部位鳞癌的颈部 CTV 的范围进行勾画。

（3）PTV　PTV 的确定应该根据不同治疗中心的具体测量值进行确定，一般需要 GTVtb 和CTV 外放 3~5mm 构成 PGTVtb 和 PTV。对于与危及器官相邻的靶区外放 PTV 时应该考虑到并发症发生的可能以及可能对患者生活质量的影响，决定外放的范围。我院经过测量确定外放 3mm构成 PTV。

（4）正常危及器官的勾画　头颈部放疗需要勾画的危及器官较多，每一个组织器官均影响着患者的生活治疗，因此准确的勾画和限量也是非常重要的。

一般的，需要勾画的危及器官包括：脑干、脊髓、颞叶、垂体、晶体、视神经、视交叉、下颌骨、腮腺、口腔黏膜、咽缩肌、喉、器官、甲状腺等，必要时还应勾画角膜、眼球、泪腺、颌下腺、耳蜗等。

4. 各靶区剂量的限定（图 5-8-4、图 5-8-5）

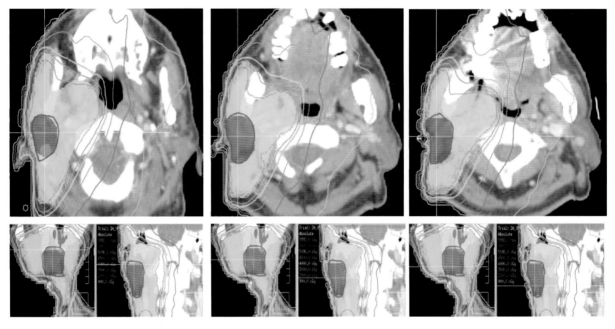

图 5-8-4　腮腺癌 IMRT 剂量分布的典型层面

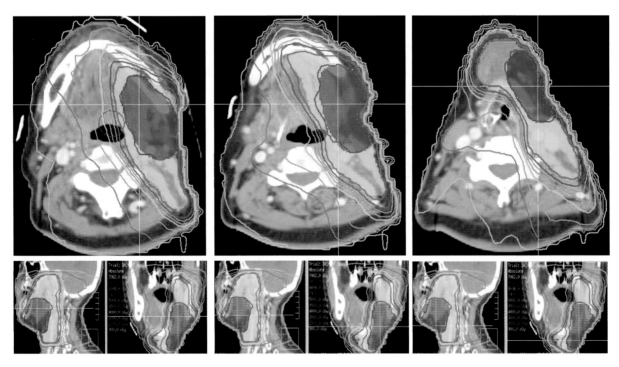

图 5-8-5　颌下腺癌 IMRT 剂量分布的典型层面

（1）PGTVtb 多数涎腺发生的肿瘤，对放疗的敏感性差于鳞癌，过低的剂量不足以获得较好的局部控制。我院使用的术后放疗剂量为：对于完全切除的患者，放疗剂量为60Gy；对于近切缘，或手术医师自觉手术范围不充分者，放疗剂量为66Gy；对于阳性切缘，或是肉眼残留的患者，放疗剂量为70Gy。

多个研究中心的研究结果也显示了放疗剂量≥60Gy，可以获得较好的局部控制率，甚至可以提高肿瘤相关的生存率。同我院的规范相似，美国斯坦福大学医学院放疗科的Zeidan等[96]推荐剂量为：①对于R0切除的高危患者，放疗剂量推荐60Gy；②对于R1切除的患者，推荐剂量为66Gy；③对于有肉眼残留的R2切除的患者，推荐剂量为70Gy。

NCCN指南推荐术后放疗的瘤床剂量为60~66Gy。

（2）CTV 我院对于肿瘤侵犯的高危区域，以及淋巴结转移的高危区域，建议放疗剂量为58~60Gy。对于低危的淋巴结引流区域，建议放疗剂量为50Gy。

Schoenfeld等[97]采用的放疗剂量同我院相似，为60Gy，甚至Chen等[98]建议对部分患者，放疗剂量提高至66Gy。

（3）危及器官及PRV的剂量限定 给予适当的限量[99]，尽可能在不降低治疗疗效的基础上，降低正常危及器官的剂量。此外，限制危及器官的剂量由于头颈部肿瘤的局部复发是主要的失败方式之一，有相当一部分的患者需要进行二程放疗。因此，在首程放疗中，需要尽量降低正常器官的受照剂量，以利于下一步的治疗。

我院的PRV的限量见第一章鼻咽癌。

（二）常规放疗技术（图5-8-6、图5-8-7、图5-8-8）

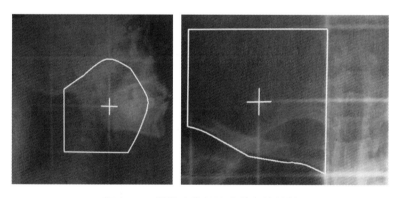

图5-8-6 腮腺癌常规放疗技术的射野

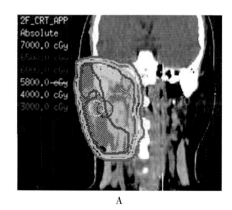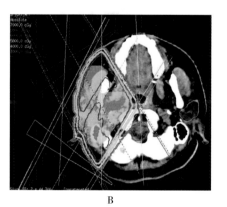

图5-8-7 腮腺癌二维放疗的剂量分布

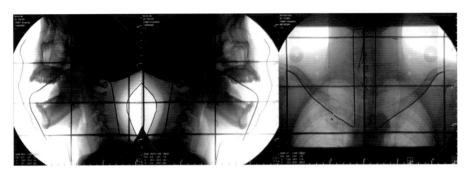

图 5-8-8 舌下腺与颌下腺癌放射野，下颈锁骨上照射野

1. 定位 常规放疗技术的定位也同样重要，要考虑到体位的重复性，射野方向上对正常组织的保护，靶区更容易获得合理的剂量分布等。在定位时候，可以与物理师共同决定患者采用的体位，以及头枕等。

患者通常采用仰卧位。可以进行 CT 扫描定位，也可以使用模拟 X 线机定位。目前多数的研究单位都拥有模拟 CT，推荐前者定位，可以获得较准确的剂量分布曲线。具体定位步骤同 IMRT。如果使用模拟 X 线机定位，应在面罩固定后，将治疗等中心点确定，并标注在固定面罩上，一般采用肿瘤中心位置作为射野中心。

2. 射野

（1）腮腺肿瘤

1）可采用患侧前后两野交角、等中心、加楔板照射技术，此方法可得到一个比较好的计量分布曲线，但表面计量往往偏低，为使表面得到比较合理的计量，有时需要做等效组织补偿。放射野大小及两野夹角度数应在治疗计划系统获得。

2）X 线和电子线混合束单野照射 此技术通过 X 线与电子线剂量的合理配比，既减少了眼，脑，脑干，脊髓的受量，又无须组织补偿提高了皮肤表面计量。由于术后改变，每位患者的情况相差很大，因此，X 线与电子线的剂量比例一定要在治疗计划系统确定，不可以想当然的完全套用其他患者的计划。单野照射时，应视肿瘤具体情况来确定放射野各部位界限。一般情况下前界：咬肌前缘，后界：至乳突后缘，上界：颧弓上缘或更高，下界：下颌骨水平下 1.0~1.5cm。具体界限应根据术前及术后 CT 或 MRI 及术后病理类型确定。腮腺癌淋巴结转移率Ⅱ、Ⅲ、Ⅳ、Ⅰ、Ⅴ区顺序递减。

（2）颌下腺 舌下腺肿瘤，双侧平行对穿野照射适合舌下腺肿瘤及过中线或已达中线，或肿瘤分化差接近中线，或局部广泛浸润的颌下腺晚期肿瘤。一前或一前斜野加一侧野，加楔形板照射技术，适合分化好的距中线大于 1cm 的颌下腺肿瘤。

1）侧野：上界：对于易侵及神经的组织学类型及已有神经受侵的患者应包括颅底（脑神经出颅及至病灶的途径）。下界：根据术前肿瘤情况、手术瘢痕、淋巴结转移位置及面罩固定后头后仰的程度等具体情况来确定，一般情况下在甲状软骨切迹水平。后界：包括Ⅱ区淋巴引流区。前下界开放，前上界适当保护口腔黏膜和部分鼻腔；

2）前野：内界：根据肿瘤情况应过中线 0.5~1cm。适时避开脊髓，使脊髓的受量限制在 40Gy 以内。外界开放，前野上下界要求与侧野一致。在不丢靶区的前提下使口腔黏膜和鼻腔少受照射。颌下腺淋巴结转移率依Ⅰ、Ⅱ、Ⅲ、Ⅳ、Ⅴ区顺序递减。上颈已有淋巴结转移者，只做了区域性清扫，应行下颈锁骨上淋巴结预防照射。已行根治性颈清扫的患者，原则上不做下颈淋巴结区域照射。如果为不规范的颈清扫，且淋巴结转移较多者应考虑行颈部照射。

（3）小涎腺肿瘤　腭腺、舌腺、唇腺部位的肿瘤多采用双侧对穿野，颊腺、部分局限的磨牙后腺肿瘤采用单侧野或一前一侧野，加楔形板照射。照射范围依具体肿瘤部位、侵及范围和病理类型而定。上颌窦底骨质受侵时，放射野应包括整个上颌窦。特别应该指出是，腭腺的腺样囊性癌具有极强的侵袭性，易侵犯相邻的骨壁，并沿骨髓腔、上颌窦黏膜、咽旁间隙、腭大神经及上颌神经等向周围蔓延生长。因此，放射野除包括相应受侵部位外，上界一定要包括颅底。

（4）颈部淋巴结的处理　见 IMRT 一节。

3. 能量选择及照射剂量　涎腺肿瘤放射治疗可选择 60Co 或 6MV-X 线。混合线照射时，需在治疗计划系统进行治疗计划设计，获得合适的电子线能量及其与 X 线的剂量配比。

术后常规外照射为每周 5 次，2.0Gy/次，一般总剂量不低于 60Gy/6 周。术后切缘阳性或肿瘤残存者，需将照射剂量提高到 66~70Gy/6~7 周。腺样囊性癌照射总剂量不应低于 66Gy。

单纯放疗剂量应视患者全身状况和肿瘤消退情况而定，一般在 70Gy 左右。腺样囊性癌可适当提高剂量。

（三）中子/质子/重离子治疗

快中子对涎腺癌的局部控制率较高，但是，严重的毒副作用（Ⅲ~Ⅳ度）发生率较高，以及设备要求较高，阻碍了快中子的常规使用，多用来和 IMRT 联合使用。重离子的单独使用以及和 IMRT 相结合，可以达到和快中子相同的局部控制率，并且并发症有显著下降。

NCCN 推荐的剂量：对于根治性放疗，剂量为 19.2nGy（1.2nGy/f）；对于术后放疗，推荐剂量：18nGy（1.2nGy/f）。

八、预后及影响预后的因素

（一）预后

涎腺癌的生物学特性以及生长方式有极大的不同，不同部位之间，不同分期之间，不同病理，以及同一病理不同分级之间，均有较明显的差异。因此，5 年和 10 年的 OS 有很大的差异，报道的 5 年 OS 30%~95% 不等，与上述的差异有显著相关性。一般高分级病理的 5 年生存率较低，如高分级黏液表皮样癌的 DFS 为 30%~50%[100]，而低分级的黏液表皮样癌的 DFS 可高达 80%~95%[101]。对于腺样囊性癌来说，不同亚型的预后也不同，血行转移发生较早，主要转移至肺。但是即使出现肺转移，病灶也可以为惰性表现，仍可有部分患者有 15 年，甚至更长的生存期。荷兰和丹麦的数据显示涎腺癌的 10 年的 OS 均在 50% 左右，LCR、DFS、DMFS 和 DFS 为 78%、87%、67% 和 58%[102,103]。

局部侵犯与病理恶性程度有显著相关性，高分级的患者周边组织以及神经侵犯较常见，而低分级的患者则常表现为生长缓慢，浸润性较小，甚至于良性肿瘤无法区分。

淋巴结转移率比同样部位的鳞癌低，但是对于一些病理类型，如高级别黏液表皮样癌，导管癌等，转移里较高，相反低级别黏液表皮样癌，腺泡细胞癌以及腺样囊性癌等则淋巴结转移率极低。

远地转移主要发生的部位为肺，占 80%，位于第 2 位的转移部位是骨，转移率占 15%，其他部位较少，如肝等，不足 5%[104]。

丹麦头颈肿瘤组（DAHANCA）的数据[105]显示 334 例患者，总失败率为 38%，单独局部复发 15%，单独区域复发仅 3%，单独血行转移 8%，T+N 复发 5%，T+M 复发 4%，N+M 复发 2%，T+N+M 复发 2%。

（二）影响预后的因素

1. 患者相关因素

（1）年龄　年龄对涎腺癌预后的影响各家报道不一。Pohar 等[106]的研究显示年龄>55 岁，局部区域控制率，CSS 和 OS 均有显著的下降，$P = 0.000$。Poulsen 等[107]和 Kirkbride 等[108]均发现年龄与局部控制，或是 CSS 的相关性

（2）性别　对于性别对涎腺癌预后的影响，报道的较少，多数均认为无显著影响。

波兰的一项回顾性研究显示男性是不良预后因素[109]：全组的 5 年 DFS 为 50%，而男性患者的 5 年 OS 仅为 37.7%，$P=0.016$，显著低于女性。

2. 肿瘤相关因素

（1）病程长短　多数研究均显示病程长短对预后影响较小。丹麦的多项回顾性研究显示[110]：中位病程为 8 个月，病程≥8 个月 vs<8 个月的 5 年和 10 年生存率分别为 75%和 58% vs 57%和 43%，$P<0.0001$。

而波兰的 Stodulski 等的研究[111]显示病理分级高低的患者病程长短并无明显差异，而且单因素分析显示肿物生长快慢对生存率以及局部控制无显著影响。

（2）肿瘤部位　荷兰的一项研究[112]显示位于口腔的小涎腺肿瘤通常体积较小，完全切除率高。多因素分析显示，口腔小涎腺癌的无局部复发率和总生存显著高于其他部位的涎腺癌，$P=0.02$。

大涎腺癌中腮腺癌发病率最高，但是预后最好。总的 5 年生存率 57%~80.2%，10 年生存率 43%~62.0%[10~12]，颌下腺总的 5 年生存率 32.1%~58.3%，10 年生存率 21.1%~33.3%[18,19]，明显低于腮腺癌。

对于腮腺癌来说，不同部位的肿瘤预后不同。位于深叶的恶性肿瘤，更容易出现面神经侵犯，预后较差。

（3）神经血管侵犯　多数研究均发现神经周及神经的侵犯，尤其是有命名的大神经的明显侵犯，显著影响患者的生存率和局部区域控制率。Bjørndal 等[113]的研究显示神经周围侵犯和血管侵犯的 5 年 OS 分别为 55%和 37%，而无此不良因素的患者则分别为 76%和 76%，$P<0.0001$。

由于腺样囊性癌有明显的亲神经侵犯性，Chung 等[114]将腺样囊性癌排除后进行了大涎腺癌的生存分析，结果仍然显示神经周围的侵犯显著影响 CSS 和局部区域控制率，$P=0.02$，但是对于 OS 的影响差异无统计学意义。

（4）分期　分期对预后的影响得到了绝大多数研究的证实。AJCC 分期多基于回顾性研究的结果，根据其分期，Ⅰ~Ⅳ期患者的 5 年生存率分别为 85%、66%、53%和 32%。Kim 等[115]报道了腮腺癌的手术治疗结果（平均随诊时间 29.7 个月），Ⅰ~Ⅳ期的 DSS 分别为 97%，81%，56%和 15%。国内的一组报道也获得了相似的结论：腮腺癌不同临床分期的 5 年生存率分别是：Ⅰ期 96.8%~100%；Ⅱ期 87%~95.7%；Ⅲ期 43.7%~66.7%；Ⅳ期 28.6%~44.4%[12~14]。匹兹堡大学的研究[116]结果显示，病理 N 分期显著影响 OS 和 RFS，$N_{0~1}$ 和 N_2 的中位 OS 和 RFS 时间分别为 6.6 年、7.6 年和 2.8 年、2.0 年，P 分别为 0.003 和 0.0004。上海复旦大学对头颈部腺样囊性癌的研究[117]中发现：T 分期显著影响预后，$T_{1~2}$ 和 $T_{3~4}$ 的 5 年 DFS 分别为 71.7%和 52.0%，$P=0.014$。

（5）病理类型及分级

1）不同病理类型的涎腺癌的生存率有显著不同：我院[12]106 例腮腺癌资料显示，黏液表皮样癌和腺泡细胞癌预后最好，5 年生存率均为 100%；未分化癌和鳞癌预后最差，5 年生存率均未超过 50%。俞光岩等[18]分析 342 例涎腺癌生存率时发现，病理类型对预后影响显著，按 5 年生存率高低排列，依次为：腺泡细胞癌>黏液表皮样癌>乳头状囊腺癌>恶性混合瘤>腺样囊性癌>腺癌>鳞癌>未分化癌（表 5-8-2）[118]。

2）病理分级：肿瘤病理分级的信息常对治疗的选择起到了关键的作用。手术中的冷冻常不能对肿瘤进行病理分级，敏感性仅为 62.5%，特异性较高 100%。应该在冷冻病理和石蜡病理切片上均对肿瘤进行分级，决定手术范围，颈部清扫范围，以及术后辅助治疗等。

对于低度恶性组 10 年生存率可达 80%~95%，而高度恶性组仅为 25%~50%[119]。丹麦 Bjørndal 等[120]回顾性的研究结果显示低度恶性的病理类型疗效显著增高，10 年 OS、DSS 和 LRFS，低级别病理类型 vs 高级别病理类型分别为 73% vs 41%，89% vs 57%，76% vs 47%，$P<0.0001$。美国的一项回顾性研究[121]也获得了同样的结果。

表 5-8-2　不同病理类型对生存率的影响

病理类型	5y OS
低度恶性多形性腺癌	95%~100%
腺泡细胞癌	75%~96%
黏液表皮样癌 LG	75%~89%
黏液表皮样癌 HG	23%~50%
肌上皮癌	67%
腺样囊性癌	35%~70%（10y DFS 10%~20%）
癌在多形性腺瘤中	40%（根据癌的病理类型 30%~96%）
涎腺导管癌	4yDFS 20%~35%

3. 治疗相关因素

（1）手术切缘　多数研究均认为手术切缘对预后的影响有显著性。

Chen 等[122]研究显示单纯手术后，手术切缘阳性的患者 10 年局部区域控制率为 59%，而切缘阴性的患者为 79%，$P=0.01$，多因素分析也显示切缘是独立的预后因素。丹麦头颈肿瘤研究组（DAH-ANCA）的研究[123]包括了 201 例患者，长期随诊结果显示手术切缘阴性的患者生存率和局部控制率均显著高于近切缘和切缘阳性的患者，10 年局部区域控制率为 82% vs 62%，肿瘤相关生存率为 89% vs 66%，P 分别为 0.0004 和 0.0007。

（2）放疗

1）术后放疗可以显著提高具有不良因素的涎腺癌的局部控制率，部分研究还显示可以提高 CSS。

Terhaard 等研究[124]显示术后放疗可以显著提高有不良因素涎腺癌的 10 年局部控制率，如 $T_{3~4}$ 的患者，术后放疗组和单纯手术组的 10 年局部控制率分别为 84% vs 18%，$P<0.001$。

对于颈部淋巴结复发率，术后放疗也有显著的提高，Terhaard 等报道单纯放疗和手术放疗的综合治疗相比，颈部复发的相对危险度为 2.3[125]。

对于适宜的放疗剂量，Chung 等[126]的研究显示术后放疗剂量>60Gy，可以显著提高 CSS，无复发生存率和 OS，P 分别为 0.003、0.004 和 0.003。而对于不能手术的涎腺癌患者，多数研究均认为放疗是最佳的选择。Chen 等研究[127]认为单纯放疗的剂量应高于 66Gy，多因素分析显示放疗剂量<66Gy，是局部控制率不佳的独立预后因素，$P=0.001$。

Mahmood 等[128]分析了 SEER 数据库符合条件的病例，结果发现，对于病理为高分级以及局部晚期的患者，术后放疗可以显著提高生存率，多因素分析显示 $P<0.001$。

2）手术至放疗的间隔时间：辅助放疗应该在手术后尽快进行，有报道显示：在手术后 2 周内进行放射治疗的 5 年生存率为 86.67%，手术与放疗间隔时间大于 4 周的 5 年生存率为 57.14%[15]。

3）快中子/质子/重离子治疗：快中子对涎腺癌的局部控制率较高，Douglas 等[129]报道了快中子治疗涎腺癌患者 6 年总的肿瘤相关生存率为 67%，尤其对于无肉眼残留病变的患者，6 年的局部控制率为 100%。但是，全程快中子治疗，严重的毒性不良反应（Ⅲ~Ⅳ度）发生率较高。

多个研究采用中子或重离子（如 C-12）与 IMRT 相结合，4 年的局部控制率可高达 78%[130]，而且Ⅲ度以上的并发症仅为 6%，与快中子比较，有明显下降。

（3）化疗　多数研究者认为化疗在根治治疗中所起的作用有限，辅助和诱导化疗不建议常规使用，但是对于具有高危因素的涎腺癌患者，虽然目前尚无有力的循证医学的证据予以支持，同步放化疗的使用越来越普遍。

Tanvetyanon 等[131]采用配对研究，比较了高危患者术后同步放化疗和单纯放疗的疗效，结果显示，3 年 OS 分别为 83% vs 44%，$P = 0.05$。

Rosenberg 等[132]和 Pederson 等[133]的研究均显示术后同步放化疗可以获得较好的局部控制率和总生存，同时，患者的耐受性较好。

九、展望

即使采用综合治疗的方式，涎腺癌仍有较高的局部复发率，远地转移也是主要的失败原因之一。由于放化疗敏感性较差，复发转移后的疗效较差。因此需要发现新型的治疗方式，进一步有效的杀伤杀灭涎腺癌细胞。

目前部分病理类型的涎腺癌的细胞来源，染色体的改变，癌基因的位点以及启动基因等越来越多地被发现[134]，靶向以及基因的治疗的研究正在进行，希望能够在不远的将来，发现简单有效的治疗方式。

参 考 文 献

1. 蔡业军，朱岳，裴丽娟，等. 104 例老年人涎腺肿瘤的临床分析. 中华老年医学杂志，2004，23：400-401.

2. 实用肿瘤学编辑委员会. 实用肿瘤学第三册. 北京：人民卫生出版社，1979，3.

3. Douglas Jg, Koh WJ, Austin-seymour M, et al. Treatment of salivary gland neoplasms with fast neutron radiotherapy. Arch Otolaryngol Haed Neck Surge, 2003, 129：944-948.

4. Spiro RH, Koss LG, Hajdu SI, et al. Tumors of minor salivary origin——A clinicopathologic study of 492 cases Cancer, 1973, 31：117-129.

5. 吴兰雁，程君，卢勇，等. EB 病毒感染与涎腺良性淋巴上皮病变的关系. 中华口腔医学杂志，2004，39：291-293.

6. 刘文胜，唐平章，祁永发，等. 腭部腺样囊性癌的诊治及预后因素的探讨. 中华肿瘤杂志，2004，26：485-489.

7. 俞光岩，吴奇光，马大权，等. 11 例涎腺导管癌的病理研究. 中华口腔医学杂志，1993，28：134-136.

8. 马大权，等. 涎腺癌的诊断与治疗现状. 中华口腔医学杂志，1998，14：259-260.

9. 苏涛，孙宏晨，欧阳喈，等. hTERT Promoter/Bax 靶向性涎腺恶性肿瘤基因治疗系统的构建. 口腔医学研究，2004，20：567-569.

10. 郭良，王可敬，刘爱华，等. 244 例腮腺癌治疗评估. 耳鼻咽喉头颈外科，1999，6：15-153.

11. Spiro RH, Huros AG, Strong EW, et al. cancer of the parotid gland. A clinicopathologic sdudy of 288 primary case. Am J Surg, 1975, 130：452-459.

12. 屠规益，蒋佩珏，等. 腮腺癌的手术与综合治疗. 中华口腔科杂志，1982，17：133-136.

13. 徐洪泉，孟令秋，相金贵，等. 腮腺癌 102 例的治疗和预后探讨. 口腔医学，2003，23：149-150.

14. 范凤云，魏文胜，郭艳，等. 腮腺癌术后放疗的评价. 实用口腔医学杂志，2004，20：678-680.

15. 陈建武，刘秀英，李建成，等. 腮腺癌术后放疗价值探讨. 临床肿瘤学杂志，2003，8：105-107.

16. 孟彦，曹淑芬，许燕玲，等. 腮腺癌 189 例回顾分析. 实用口腔医学杂志，2001，17：349-350.

17. 秦德兴，严洁华，徐国镇，等. 中晚期腮腺癌放疗 116 例分析. 中华放射肿瘤学杂志，1993，2：160-161.

18. 俞光岩，马大权，等. 涎腺癌 342 例临床分析. 中华肿瘤杂志，1986，8：395-398.

19. 陆东辉，万飞，等. 颌下腺癌 19 例临床病理及治疗分析. 现代口腔医学杂志，1995，9：76-78.

20. 贾超英，屠规益，等. 颌下区恶性肿瘤. 中华耳鼻咽喉科杂志，1994，6：346.

21. Choi CS, Choi G, Jung KY, et al. Low experession of P27（Kip 1）in advanced mucoepidermoid carcinoma of head and neck, Head Neck, 2001, 23（4）：292-297.

22. Goode RK, Auclair PL, Ellis GL, et al. mucoepidermoid carcinoma of the major salivary glands：clinical and histopathology analysis of 234 cases with evaluation of grading criteria. Cancer, 1998, 82（7）：1217-1224.

23. 郭海鹏，扬熙鸿，林建英，等. 口腔小涎腺肿瘤的诊断和治疗. 现代肿瘤医学，2005，13：93-94.

24. 徐慧高，王隆香，等. 南京医科大学学报，2000，20：75-76.

25. 刘学奎，曾宗渊，陈福进，等. 硬腭小涎腺癌的疗效评价和预后因素分析. 癌症，2003，22：1088-1092.

26. Le QT, Birdwell S, Terris DJ, et al. Postoperative irradiation of minor salivary gland malignancies of the head and neck. Radiother Oncol, 1999, 52：165-171.

27. 顾晓明，等. 黏液表皮样癌128例疗效观察. 实用口腔医学杂志, 2001, 17：41-43.

28. 马大权，俞光岩，等. 小涎腺肿瘤184例临床病理分析. 中华口腔科杂志, 1985, 20：81-82.

29. 李正江，唐平章，徐国镇，等. 126例涎腺腺样囊性癌的疗效及预后因素. 中华放射肿瘤学杂志, 1999, 4：204.

30. 薛桂平，袁文化，周正岩，等. 涎腺肿瘤的复发转移及治疗分析. 肿瘤, 2004, 24：176-178.

31. 黄敏娴，马大权，孙升华，等. 涎腺腺样囊性癌预后因素的探讨. 中华口腔医学杂志, 2000, 35：430-433.

32. Matsuba HM, Spector GJ, Thaw ley SE, et al. Adenoid cystic salivary patterns. Cancer, 1986, 57：519-524.

33. 吴运堂，赵燕平，赵福运，等. 口腔颌面部恶性肿瘤肺转移（70例报告分析）. 中华口腔医学杂志, 1989, 24：130-133.

34. Seaver PR, Kuehn PG, et al. Adenoid cystic carcinoma of the salivary glands：a study of ninety-three cases. Am J Surg, 1979, 137：449-455.

35. Batsakis JG, et al. Pathology consultation. Metastatic Patterns of salivary gland neoplasms. Ann Otol Rhinol Laryngol, 1982, 91：465.

36. Bosch A, et al. Lymph node metastases in adenoid cystic carcinoma of the submaxillary gland. Cancer, 1980, 45：2872.

37. Marsh WL, Allen MS, et al. Adenoid cystic carcinoma：biologic in 38 patients. Cancer, 1979, 43：1463.

38. Allen MS, Marsh WL, et al. Lymph node involvement by direct extension in adenoid cystic carcinoma. Absence of classic embolic lymph node metastasis. Cancer, 1976, 38：2017.

39. Garden AS, Weber RS, Morrison WH, et al. The influence of positive margins and nerve invasion in adenoid cystic carcinoma of the head and neck treated with surgery and radiation. Int J Radiate Once Boil Phys, 1995, 32：619.

40. Fordice J, Kershaw C, El-Naggar A, et al. Adenoid cystic carcinoma of the head and neck：predictors of morbidity and mortality. Arch Otolaryngol Head Neck Surge, 1999, 125：149.

41. Spiro RH, Huvos AG, Strong EW, et al. Adenoid cystic carcinoma of salivary origin. A clinico-pathologic study of 242 cases. Am J Surge, 1974, 128：512.

42. Skbba JL, Hurley JD, Ravelo HV, et al. Complete response of a metastatic adenoid cystic carcinoma of the parotid gland to chemotherapy. Cancer, 1981, 47：2543.

43. Sune JY, Johns ME. Chemotherapy for salivary gland cancer. Laryngoscope, 1982, 92：235.

44. 郭传宾，俞光岩，黄敏娴，等. 临床因素在涎腺腺样囊性癌血行转移中的作用. 现代口腔医学杂志, 1997, 11：109-122.

45. Spiro RH, Huvos AG, Strong EW. Adenoid cystic carcinoma：factors influencing servival. Am J Surg, 1979, 138：579-583.

46. Parsons JT, Mendenhall WM, Stringer SP, et al. Management of minor salivary gland carcinoma. Int J Radiate Once Boil Phys, 1996, 35：443-454.

47. Ampil FL, Misra RP, et al. Factors influencing survival of patients with adenoid cystic carcinoma of the salivary glands. J Oral Maxillofacial Surge, 1987, 45：1005-1010.

48. 顾云峰，周正炎，季振威，等. 口腔小涎腺腺样囊性癌47例局部复发及转移的临床分析. 口腔颌面外科杂志, 2001, 11：98-101.

49. Gnepp DR, et al. Malignant mixed tumors of the salivary gland：a review . Pathol Ann, 1993, 28：279-328.

50. Ellis GL, Corio RL, et al. Acinic cell adenocacinoma——A clinicaopathologic analysis of 294 cases. Cancer, 1983, 52：542-559.

51. 张晓珊，刘瑗如，刘桢，等. 45例涎腺腺泡细胞癌临床病理分析. 中华口腔医学杂志, 1989, 24：4-7.

52. Kagan AR, et al. Recurrences from malignant parotid salivary gland tumors. Cancer, 1976, 37：2600-2604.

53. Carvalho AL, Nishimoto IN, Califano JA, et al. Trends in incidence and prognosis for head and neck cancer in United States：a site-speccific analysis of the SEER database. Int J Cancer, 2005, 114：806-816.

54. Guzzo M, Locati LD, Gatta G, et al. Major and minor salivary gland tumors. Critical Reviews in Oncology/Hematology, 2010, 74：134-148.

55. Zhang W, Shu XO, Ji BT, et al. Diet and other risk factors for cancer of the salivary glands: a population-based case-control study. Int J Cancer, 1996, 67: 194-198.

56. Schneider AB, Lubin J, Ron E, et al. Salivary gland tumors after childhood radiation treatment for benign conditions of the head and neck: dose-response relationships. Radiat Res, 1998, 149: 625-630.

57. Straif K, Weiland SK, Bungers M, et al. Exposure to nitrosamines and mortality from salivary gland cancer among rubber workers. Epidemiology, 1999, 10: 786-787) (Horn-Ross PL, Ljung BM, Morrow M. Environmental factors and risk of salivary gland cancer. Epidemiology, 1997, 8: 414-419.

58. Serraino D, Boschini A, Carrieri P, et al. Cancer risk among men with or at risk of HIV infection in southern Eruope. AIDS, 2000, 14: 553-559.

59. Guzzo M, Locati LD, Gatta G, et al. Major and minor salivary gland tumors. Critical Reviews in Oncology/Hematology, 2010, 74: 134-148.

60. Straif K, Weiland SK, Bungers M, et al. Exposure to nitrosamines and mortality from salivary gland cancer among rubber workers. Epidemiology, 1999, 10: 786-787.

61. Horn-Ross PL, Ljung BM, Morrow M. Environmental factors and risk of salivary gland cancer. Epidemiology, 1997, 8: 414-419.

62. Guzzo M, Locati LD, Gatta G, et al. Major and minor salivary gland tumors. Critical Reviews in Oncology/Hematology, 2010, 74: 134-148.

63. Stodulski D, Mikaszewski B, Stankiewicz C. Signs and symptoms of parotid gland carcinoma and their prognostic value. Int J Oral Maxillofac Surg, 2012, 41: 801-806.

64. Yuan WH, Hsu HC, Chou YH, et al. Gray-scale and color Doppler ultrosonographic features of pleomorphic adenoma and warthin's tmor in major salivary glands. Clin Imaging, 2009, 33: 348-53.

65. Patel KR, Scognammiglio T, Kutler DI, et al. Retrospective assessment of the utility of imaging, fine-needle aspiration biopsy, and intraoperative frozen section in the management of parotid neoplasms: the Weill Cornell Medical College expeience. ORL, 2015, 77: 171-179.

66. 吕秀英, 颜雨春, 刘斌, 等. CT 灌注成像与细针穿刺细胞学检查在涎腺肿瘤诊断中应用. 实用口腔医学杂志, 2010, 26 (2).

67. 段瑞, 刘永生, 赵斌. 流式细胞术在涎腺肿瘤诊断及预后中的应用. 医学研究杂志, 2006, 35 (7).

68. Barnes L, Eveson JW, Reichart P, et al. World Health Organization classification of tumours. In: Pathology and genetics of head and neck tumours. Lyon: IARC Press, 2005, 254-258.

69. Adelstein DJ, Koyfman SA, EI-Naggar AK, et al. Eiology and management of salivary gland cancers. Seminars in Radiation Oncology, 2012, 22: 245-253.

70. Stenner M, Klussmann JP. Current update on established and novel biomarkers in salivary gland carcinoma pathology and molecular pathways involved. Eur Arch Otorhinolaryngol, 2009, 266: 333-341.

71. Elledge R. Current concepts in research related to oncogenes implicated in salivary gland tumourigenesis: a review of the literature. Oral Diseases, 2009, 15: 249-254.

72. Adelstein DJ, Koyfman SA, EI-Naggar AK, et al. Eiology and management of salivary gland cancers. Seminars in Radiation Oncology, 2012, 22: 245-253.

73. 王建淦, 吴宇. 涎腺肿瘤规范化治疗 52 例分析. 福建医药杂志, 2011, 33: 39-40.

74. Guzzo M, Locati LD, Gatta G, et al. Major and minor salivary gland tumors. Critical Reviews in Oncology/Hematology, 2010, 74: 134-148.

75. Bjørndal K, Krogdahl A, Therkildsen MH, et al. Salivary adenoid cystic carcinoma in Denmark 1990-2005: outcome and independent prognostic factors including the benefit of radiotherapy. Results of the Danish Head and Neck Cancer Group (DAHANCA). Oral Oncol, 2015, 51: 1138-1142.

76. Ghosh-Laskar S, Murthy V, Wadasadawala T, et al. Mucoepidermoid carcinoma of the parotid gland: factors affecting outcome. Head Neck, 2011, 33: 497-503.

77. Jegadeesh N, Liu Y, Prabhu RS, et al. Outcomes and prognostic factors in modern era management of major salivary gland

cancer. Oral Oncology, 2015, 51：770-777.

78. Chen AM, Garcia J, Lee NY, et al. Patterns of nodal relapse after surgery and postoperative radiation therapy for carcinomas of the major and minor salivary glands：what is the role of elective neck irradiation? Int J Radiat Oncol Biol Phys, 2007, 67：988-994.

79. Cerda T, Sun XS, Vignot S, et al. A rationale for chemoradiation (vs radiotherapy) in salivary gland cancers? On behalf of the REFCOR (French rare head and neck cancer network). Critical Reviews in Oncology/Hematology, 2014, 91：142-158.

80. Cerda T, Sun XS, Vignot S, et al. A rationale for chemoradiation (vs radiotherapy) in salivary gland cancers? On behalf of the REFCOR (French rare head and neck cancer network). Critical Reviews in Oncology/Hematology, 2014, 91：142-158.

81. Lagha A, Chraiet N, Ayadi M, et al. Systemic therapy in the management of metastatic or advanced salivary gland cancers. Head Neck Oncol, 2012, 4：19-30.

82. Laurie SA, Ho AL, Fury MG, et al. Systemic therapy in the management of metastatic or locally recurrent adenoid cystic carcinoma of the salivary glands：a systematic review. Lancet Oncol, 2011, 12：815-824.

83. Haddad R, Colevas AD, Krane JF, et al. Herceptin in patients with advanced or metastatic salivary gland carcinomas. A phase II study. Oral Oncol, 2003, 39：724-727.

84. Münter MW, Schulz-Ertner D, Hof H, et al. Inverse planned stereotactic intensity modulated radiotherapy (IMRT) in the treatment of incompletely and completely resected adenoid cystic carcinomas of the head and neck：initial clinical results and toxicity of treatment. Radiation Oncology, 2006, 1：17-22.

85. Jensen AD, Nikoghosyan A, Windemuth-Kieselbach C, et al. Combined treatment of malignant salivary gland tumours with intensity-modulated radation therapy (IMRT) and canbon ions：COSMIC. BMC Cancer, 2010, 10：546-550.

86. Münter MW, Schulz-Ertner D, Hof H, et al. Inverse planned stereotactic intensity modulated radiotherapy (IMRT) in the treatment of incompletely and completely resected adenoid cystic carcinomas of the head and neck：initial clinical results and toxicity of treatment. Radiation Oncology, 2006, 1：17-22.

87. Mukesh M, Benson R, Jena R, et al. Interobserver variation in clinical target volume and organs at risk segmentation in post-parotidectomy radiotherapy：can segmentation protocols helps? British J Radiology, 2012, 85：e530-e536.

88. Peters LJ, O'Sullivan B, Giralt J, et al. Critical impact of radiotherapy protocol compliance and quality in the treatment of advanced head and neck cancer：results from TROG 02.02. J Clin Oncol, 2010, 28：2996-3001.

89. Jensen AD, Nikoghosyan A, Windemuth-Kieselbach C, et al. Combined treatment of malignant salivary gland tumours with intensity-modulated radation therapy (IMRT) and canbon ions：COSMIC. BMC Cancer, 2010, 10：546-550.

90. Schoenfeld JD, Sher DJ, Norris Jr CM, et al. Salivary gland tumors treated with adjuvant intensity-modulated radiotherapy with or without concurrent chemotherapy. Int J Radiat Oncolo Biol Phys, 2012, 82：308-314.

91. Zeidan YH, Pekilis L, An Y, et al. Survival benefit for adjuvant radiation therapy in minor salivary gland cancers, 2015, 51：438-445.

92. Armstrong JG, Harrison LB, Thaler HT, et al. The indications for elective treatment of the neck in cancer of major salivary glands. Cancer, 1992, 69：615-619. 93. Stennert E, Kisner D, Jungehuelsing M, et al. High incidence of lymph node metastasis in major salivary gland cancer. Arch Otolaryngol Head neck Surg, 2003, 129：720.

94. Chisholm EJ, Elmiyeh B, Dwivedi RC, et al. Anatomic distribution of cervical lymph node spread in parotid carcinoma. Head Neck, 2011, 33：513-515.

95. Klussman JP, Ponert T, Mueller RP, et al. Patterns of lymph node spread and its influence on outcome in resectable parotid cancer. EJSO, 2008, 34：932-937.

96. Zeidan YH, Pekilis L, An Y, et al. Survival benefit for adjuvant radiation therapy in minor salivary gland cancers. Oral Oncol, 2015, 51：438-445.

97. Schoenfeld JD, Sher DJ, Norris Jr CM, et al. Salivary gland tumors treated with adjuvant intensity-modulated radiotherapy with or without concurrent chemotherapy. Int J Radiat Oncolo Biol Phys, 2012, 82：308-314.

98. Chen AM, Bucci MK, Weinberg V, et al. Adenoid cystic carcinoma of the head and neck treated by surgery with or with-

out postoperative radiation therapy: prognostic features of recurrence. Int J Radiat Oncol Biol Phys, 2006, 66: 152-159.

99. Marks LB, Ten Haken RK and Martel MK. Guest editor's introduction to QUANTEC: a users guide. Int J Radiat Oncol Biol Phys, 2010, 76 Suppl 3: S1-S2.

100. Goode RK, Auclair PL, Ellis GL. Mucoepidermoid carcinoma of the major salivary glands: clinical and histopathologic analysis of 234 cases with evaluation of grading criteria. Cancer, 1998, 82: 1217-1224.

101. Brandwein MS, Ivanov K, Wallace DI, et al. Mucoepidermoid carcinoma: a clinicopathologic study of 80 patients with special reference to histological grading. Am J Surg Pathol, 2001, 25: 835-845.

102. Terhaard CHJ, Lubsen II, Van der Tweel I, et al. Salivary gland carcinoma: independent prognostic factors for locoregional control, distant metastases, and overall survival: results of the Dutch Head and Neck Oncology Cooperative Group. Head Neck, 2004, 26: 681-693.

103. Bjørndal K, Krogdahl A, Therkildsen MH, et al. Salivary adenoid cystic carcinoma in Denmark 1990~2005: outcome and independent prognostic factors including the benefit of radiotherapy. Results of the Danish Head and Neck Cancer Group (DAHANCA). Oral Oncol, 2015, 51: 1138-1142.

104. Guzzo M, Locati LD, Gatta G, et al. Major and minor salivary gland tumors. Critical Reviews in Oncology/Hematology, 2010, 74: 134-148.

105. Bjørndal K, Krogdahl A, Therkildsen MH, et al. Salivary adenoid cystic carcinoma in Denmark 1990~2005: outcome and independent prognostic factors including the benefit of radiotherapy. Results of the Danish Head and Neck Cancer Group (DAHANCA). Oral Oncol, 2015, 51: 1138-1142.

106. Pohar S, Gay H, Rosenbaum P, et al. Malignant parotid tumors: presentation, clinical/pathologic prognostic factors, and treatment outcomes. Int J Radiat Oncol Biol Phys, 2005, 61: 112-118.

107. Poulsen MG, Pratt GR, Kynaston B, et al. Prognostic variables in malignant epithelial tumors of the parotid. Int J Radiat Oncol Biol Phys, 1992, 23: 327-332.

108. Kirkbride P, Liu FF, O'Sullivan B, et al. Outcome of curative management of malignant tumors of the parotid gland. J Otolaryngol, 2001, 30: 271-279.

109. Stodulski D, Mikaszewski B, Stankiewicz C. Are all prognostic factors in parotid gland caricnom well recognized? Eur Arch Otorhinolaryngol, 2012, 269: 1019-1025.

110. Bjørndal K, Krogdahl A, Therkildsen MH, et al. Salivary gland carcinoma in Denmark 1990~2005: Outcome and prognostic factors. Results of the Danish Head and Neck Cancer Group (DAHANCA). Oral Oncol, 2012, 48: 179-185.

111. Stodulski D, Mikaszewski B, Stankiewicz C. Signs and symptoms of parotid gland carcinoma and their prognostic value. Int J Oroal Maxillofac Surg, 2012, 41: 801-806.

112. Terhaard CHJ, Lubsen H, Van der Tweel I, et al. Salivary gland carcinoma: independent prognostic factors for locoregional control, distant metastases, and overall survival: results of the DutCh Head and Neck Oncology Cooperative Group. Head Neck, 2004, 26: 681-693.

113. Bjørndal K, Krogdahl A, Therkildsen MH, et al. Salivary gland carcinoma in Denmark 1990~2005: Outcome and prognostic factors. Results of the Danish Head and Neck Cancer Group (DAHANCA). Oral Oncol, 2012, 48: 179-185.

114. Chung MP, Tang C, Chan C, et al. Radiotherapy for nonadenoid cystic carcinomas of major salivary glands. Am J Otolaryngology-Head and Neck Medicine and surgery, 2013, 34: 425-430.

115. Kim WS, Lee HS, Park YM, et al. Surgical outcome of parotid cancer: a 10-year expeience. Otolaryngol Head Neck Surg, 2012, 147 Suppl 2: P180-P181.

116. Feinstein TM, Lai SY, Lenzner D, et al. Prognostic factors in patients with high-risk locally advanced salivary gland cancers treated with surgery and postoperative radiotherapy. Head Neck, 2011, 33: 318-323.

117. Shen C, Xu T, Huang C, et al. Treatment outcomes and prognostic features in adenoid cystic carcinoma originated from the head and neck. Oral Oncology, 2012, 48: 445-449.

118. Guzzo M, Locati LD, Prott FJ, et al. Major and minor salivary gland tumors. Critical Reviews in Oncology/Hematology, 2010, 74: 134-148.

119. Guzzo M, Locati LD, Prott FJ, et al. Major and minor salivary gland tumors. Critical Reviews in Oncology/Hematology,

2010, 74：134-148.

120. Bjørndal K, Krogdahl A, Therkildsen MH, et al. Salivary gland carcinoma in Denmark 1990~2005：Outcome and prognostic factors. Results of the Danish Head and Neck Cancer Group（DAHANCA）. Oral Oncol, 2012, 48：179-185.

121. Pohar S, Gay H, Rosenbaum P, et al. Malignant parotid tumors：presentation, clinical/pathologic prognostic factors, and treatment outcomes. Int J Radiat Oncol Biol Phys, 2005, 61：112-118.

122. Chen AM, Granchi PJ, Garcia J, et al. Local-regional recurrence after surgery without postoperative irradiation for carcinomas of the major salivary glands：implications for adjuvant therapy. Jnt J Radiat Oncol Biol Phys, 2007, 67：982-987.

123. Bjørndal K, Krogdahl A, Therkildsen MH, et al. Salivary adenoid cystic carcinoma in Denmark 1990~2005：outcome and independent prognostic factors including the benefit of radiotherapy. Results of the Danish Head and Neck Cancer Group（DAHANCA）. Oral Oncol, 2015, 51：1138-1142.

124. Terhaard CHJ, Lubsen H, Rasch CRN, et al. The role of radiotherapy in the treatment of malignant salivary gland tumors. Int J Radiat Oncol Biol Phys, 2005, 61：103-111.

125. Terhaard CHJ, Lubsen H, Van der Tweel I, et al. Salivary gland carcinoma：independent prognostic factors for locoreginoal control, distant metastases, and overall survival：results of the Dutch Head and Neck Oncology Cooperative Group. Head Neck, 2004, 26：681-693.

126. Chung MP, Tang C, Chan C, et al. Radiotherapy for nonadenoid cystic carcinomas of major salivary glands. Am J Otolaryngology-Head and Neck Medicine and surgery, 2013, 34：425-430.

127. Chen AM, Bucci MK, Quivey JM, et al. Long-term outcome of patients treated by radiation therapy alone for salivary gland carcinomas. Int J Radiati Oncol Biol Phys, 2006, 66：1044-1050.

128. Mahmood U, Koshy M, Goloubeva O, et al. Ajuvant radiation therapy for high-grade and/or locally advanced major salivary gland tumors. Arch Otolaryngol Head Neck Surg. 2011, 137：1025-1030.

129. Douglas JG, Koh WJ, Austin-Seymour M, et al. Treatment of salivary gland neoplasm with fast neutron radiotherapy. Arch Otolaryngol Head Neck Surg, 2003, 129：944-948.

130. Schulz-Ertner D, Nikoghosyan A, Didinger B, et al. Therapy strategies for locally advanced adenoid cystic carcinomas using modern radiation therapy techniques. Cancer, 2005, 104：338-344.

131. Tanvetyanon T, Qin D, Padhya T, et al. Outcomes of postoperative concurrent chemoradiotherapy for locally advanced major salivary gland carcinoma. ArchOtolaryngol Head neck Surg, 2009, 135：687-692.

132. Rosenberg L, Weissler M, Hayes ND, et al. Concurrent chemoradiotehrapy for locoregional advanced salivary gland malignancies. Head Neck, 2012, 34：872-876.

133. Pederson AW, Salama JK, Haraf DJ, et al. Adjuvant chmoradiotherapy for locoregionally advanced and high-risk salivary gland malignancies. Head Neck Oncol, 2011, 3：31-36.

134. Bell D and Hanna EY, Salivarygland cancers：Biology and molecular targets for therapy. Curr Oncol Rep, 2012, 14：166-174.

第九章　原发灶不明的颈部转移癌

黄晓东　高　黎

一、概述

原发灶不明颈部转移癌的诊断、治疗以及随诊是肿瘤学中的难点。尤其在寻找原发灶的过程中需要了解不同肿瘤的自然病程，转移途径以及发生早期潜在转移概率等。而且在转移淋巴结的病理为分化差的癌或非鳞癌时，则需要更先进的诊断手段，如免疫组化等，治疗上也存在着较大的差异。

头颈部肿瘤中以颈部转移淋巴结为首发症状者约占10%[13]，其中通过各种检查（包括盲取活检）发现原发灶者约7%，仅有3%左右为真正的原发灶不明转移癌，其中鳞状细胞癌转移性原发不明约其中占53%~77%，尤其是发生在上中颈的淋巴结转移，原发灶通常位于头颈部[40]。通常的，原发不明转移癌的比率高低常反映影像学技术，病理技术的水平，同时也是诊疗规范的准确性和覆盖范围的反映。原发不明颈部转移性癌的治疗同其他的原发不明转移癌（carcinoma of unknown primary，CUP）一样，诊疗上有很大差异，即使是颈部转移性鳞状细胞癌，在不同分期的治疗原则上也存在着较大的争议。治疗方式的选择不但要考虑到原发灶可能延迟出现，还要考虑到头颈部肿瘤较高的第二原发癌发生率。

由于原发灶不明颈部转移性鳞癌以局部-区域治疗为主，放疗是主要治疗手段之一，本章节主要对此病的临床表现以及治疗原则进行讨论，对于其他病理类型的颈部转移癌仅作简要介绍。

（一）流行病学

CUP发生约占所有肿瘤的2.3%~4.2%，位于世界肿瘤发生的第7~8位，位于肿瘤死亡原因的第四位[1]。除了原发灶不明肺转移、肝转移和骨转移外，颈部淋巴结转移所占比例也较大，Weber等[2]报道约占19%。其中约70%~80%病变的原发灶位于头颈部，尤其病理为鳞状细胞癌者。

原发灶不明颈部转移癌仅占头颈部肿瘤的2%~4%[3,41]。丹麦的调查显示[4]从1975年1月1日到1995年5月30日，全国原发灶不明颈部转移性鳞癌的年发病率平均为0.34/10万年，发病率从2.5%降到1.7%，调查者认为是由于影像、纤维内镜等诊断技术的提高和广泛应用的结果。

发病的平均年龄为55~65岁，部分研究显示发病年龄较年轻，可能是因为未分化癌的比例高的原因[5]，近年来随着人乳头瘤病毒感染的逐渐增加，颈部淋巴结转移性鳞癌的发病年龄趋于年轻化[42]。中国医学科学院肿瘤医院殷玉林等报道[6]的114例患者，年龄18~78岁，中位年龄48岁，但此组病例中大部分为分化差的癌（71/114）。

和其他头颈部肿瘤相似，男性此病的发病率高于女性[5]。Weir等[7]的调查显示男女发病比例约为3.2：1。法国的一篇报道显示[8]男女发病比例为8.6：1。多数报道结果显示从首发症状到获得诊断的中位时间为3个月[5]。

原发灶不明颈部转移癌最常见的首发症状是颈部肿块，Grau 等报道[4]的占 94%，而疼痛和体重下降仅占 9%和 7%。最易受累的淋巴结区为Ⅱ区，其次是Ⅲ区，而Ⅰ、Ⅳ、Ⅴ区单独受累少见。单侧淋巴结受累常见，双侧同时受累者仅占 10%[5]。Erkal 等[9]报道的 126 例患者中，双侧淋巴结转移者 14 例（占 11%），单侧淋巴结转移者 112 例（占 89%）；其中Ⅱ区受累率最高为 68%，其次为Ⅲ区 19%，Ⅰ区为 9%，Ⅳ、Ⅴ区仅为 3%和 1%；转移淋巴结的中位直径为 5cm（2~14cm）；分期以 N_{2a} 为主，约占 57%。病程（发现颈部淋巴结肿大到就诊的时间）为 2~5 个月。

原发灶出现的概率各家报道不同，1.7%~66%不等，多数为 6%~22%，与治疗方式不同有关[7,10~13]。

到目前为止，此病的发病原因或相关危险因素尚不清楚。对于原发灶不明颈部转移性鳞癌来说，多数患者有吸烟和饮酒的病史。

（二）定义

根据 WHO 的定义，CUP[2,14]是指有组织病理学证实的淋巴结转移或远地转移，而在常规检查中无法确定原发灶部位的不同种类疾病的总称。Davidson 等[15]认为目前较为确切的定义为：①无可疑恶性病变切除的病史；②无特定器官系统相关特异性症状的病史；③无临床或实验室的证据证明有原发病变的存在；④组织病理学或细胞学证实颈部转移灶为癌。他还认为这项定义应包括头颈部的全面检查，包括麻醉下的内镜检查未发现原发病灶者，而对于头颈部临床正常黏膜的盲取活检，不列为常规检查中。而 Haas 等[3]通过包括扁桃体切除等的活检手段，使原发灶不明颈转移癌的发生率由 3.5%降到 2.3%，因此，他认为盲取活检是有必要的诊断手段。到目前为止，对于 CUP 的检查应该包括哪些项目还没有一致的意见。

二、颈部淋巴结的分区及收集淋巴结引流的部位

（一）解剖

对于原发灶不明颈部转移癌的诊断，以及原发灶的寻找，确切地了解颈部淋巴结的解剖以及引流的区域是非常重要的。

颈部淋巴组织较丰富，颈部淋巴结约占全身淋巴结的 20%。颈部淋巴结可分为中间群和终末群两部分，前者可根据其位置和淋巴输入管的收集范围又分为深浅。

1. 中间群淋巴结

（1）浅组

枕浅淋巴结：收集枕部淋巴管，注入枕深淋巴结或直接注入颈外侧浅淋巴及副神经。

耳后淋巴结：收集颞部和顶部头皮以及耳郭后面和外耳道后壁的淋巴管，注入颈深淋巴结上群和腮腺淋巴结。

耳前淋巴结：收集颞部和额部头皮、眼睑外侧部、耳郭前面上部以及外耳道前壁的淋巴管，注入颈深淋巴结上组和腮腺淋巴结。

腮腺淋巴结：收集范围与耳前淋巴结相似，并收集中耳及腮腺的淋巴管，注入颌下淋巴结。

颌下淋巴结：收集鼻、颊、上唇、下唇外侧、几乎全部牙及牙龈（下颌前部牙及牙龈除外）以及舌外侧部前 1/3 的淋巴管，并收集来自面深淋巴结、舌淋巴结和颏下淋巴结的输出管，注入颈浅淋巴结或颈深上、下淋巴结。

颏下淋巴结：收集颏部、舌尖、口底和下唇中央部黏膜和皮肤、下颌前部牙和牙龈处的淋巴管，注入颌下淋巴结或颈深上淋巴结。

颈浅淋巴结：收集耳垂、外耳道底、下颌角和腮腺下部皮肤的淋巴管，注入颈深上淋巴结或颈深下淋巴结。

颈前淋巴结：收集舌骨以下颈前部淋巴管，注入两侧颈深淋巴结，或舌骨下淋巴结、喉前和气管

前淋巴结等。

（2）深组

枕深淋巴结：收集枕浅淋巴结的输出管以及枕部深层肌肉及骨膜的淋巴管，注入副神经淋巴结。

咽后淋巴结：收集鼻腔、鼻窦、鼻咽腔、咽鼓管咽口附近以及硬腭部分淋巴管，注入颈深上淋巴结。

气管旁淋巴结：收集气管和甲状腺下部的淋巴管，注入颈深下淋巴结。

舌骨下淋巴结、喉前淋巴结和气管前淋巴结：收集颈前淋巴结的输出管以及喉下部、气管颈段和甲状腺下部的部分淋巴管，注入颈深淋巴结。

舌淋巴结：此组淋巴结有时缺如，收集舌背轮廓乳头附近及其深部的淋巴管丛，注入颌下淋巴结。

2. 终末群淋巴结 即颈深淋巴结，主要沿颈内动静脉和颈总动脉排列，数目较多，一般为15~30 格，多按上、中、下三群分类。

（1）上群 包括颈内静脉二腹肌淋巴结和颈内静脉前淋巴结。

颈内静脉二腹肌淋巴结：又称角淋巴结，收集鼻咽部、舌根和腭扁桃体的淋巴管。

颈内静脉前淋巴结：收集颈外侧浅淋巴结的输出管。

上群淋巴结注入颈深淋巴结的中群。

（2）中群 包括颈内静脉外侧淋巴结、副神经淋巴结和颈静脉肩胛舌骨肌淋巴结。

颈内静脉外侧淋巴结：收集颈深淋巴结上群的输出淋巴管和枕淋巴结、耳后淋巴结的输出管，注入副神经淋巴结及颈内静脉肩胛舌骨肌淋巴结。

副神经淋巴结：收集枕部、项部、肩部的淋巴管，鼻咽部一部分淋巴管可经咽后淋巴结注入此组淋巴结。注入颈深淋巴结下群。

颈内静脉肩胛舌骨肌淋巴结：收集舌尖部的输出淋巴管，舌癌常可累及此淋巴结区。

（3）下群 收集副神经淋巴结输出管以及胸上部和上肢来的淋巴管，左颈斜角肌淋巴结又称 Virchow 淋巴结，是胃癌或食管下段癌常受到侵害的淋巴结之一。此组淋巴结注入颈淋巴干、胸导管或右淋巴导管，有时可直接汇入静脉角。

（二）分区

为了便于诊断和治疗，许多研究者按照颈部淋巴结的引流情况将颈部淋巴结分为 X 区。具体分区情况见口咽癌一章。对不同解剖位置淋巴结引流部位的详细了解可有助于原发灶的寻找和发现。

三、疾病诊断及原发病灶的寻找

原发不明颈部转移性鳞癌诊断主要有两个目的：转移肿瘤的病理类型以及寻找原发灶。此外还应该确定疾病 N 和 M 分期，为治疗提供依据。各个治疗中心应该根据本中心的诊疗水平制定相应的诊疗规范。

（一）详细的询问病史

临床表现 典型的临床表现是单侧颈部无痛性肿块，进行性增大。部分患者伴有感染或坏死的情况下可出现局部疼痛。此外患者还可能出现发热、体重下降及盗汗等全身症状。对于颈部淋巴结的情况还应了解发生的时间、最先出现的部位、是如何进一步发展的、生长的速度、接受了何种治疗以及颈部淋巴结的变化等。

患者的个人史也有助于原发部位的寻找，如吸烟及饮酒史与黏膜发生的鳞状细胞癌相关；多个性伴侣史或口交史与口咽癌的发生有关；过度的阳光暴晒与皮肤癌的发生有关；放射线接触史与甲状腺、腮腺和皮肤癌相关等等。还应询问患者有无其他相关症状以及既往有无手术史等，对于浅表的皮损，偶尔可能因未行病理检查而漏诊。

另外，患者的籍贯（如鼻咽癌以两广地区多见等）、肿瘤家族史等，也可提供寻找原发灶的信息。

（二）应做的临床检查

一般的常规体格检查也非常重要，是寻找原发灶的第一步，可以检出40%以上的原发灶。

1. 全面的体格检查　包括头颈部、胸部、腹部及生殖泌尿系统的体格检查。

（1）颈部淋巴结　记录位置、大小、质地、活动度以及表面的皮肤情况等。

（2）颈部转移癌约76%来源于头颈部[2]，尤其分布于上中颈部的淋巴结转移。由于不同分区的淋巴结，接收不同原发部位的淋巴引流，这些淋巴结通常为前哨淋巴结，因此淋巴结的部位对原发灶的提示有很大帮助。表5-9-1列出了不同原发部位的前哨淋巴结。

表 5-9-1　不同部位原发病变的淋巴结转移部位一览表[23]

解剖部位	前哨淋巴结
泪腺	耳前淋巴结、腮腺淋巴结和颌下淋巴结
眼睑、结膜	耳前淋巴结、腮腺淋巴结和颌下淋巴结
鼻翼	耳前淋巴结、腮腺淋巴结、耳后淋巴结和颈深淋巴结上群
鼻外侧	颌下淋巴结
鼻腔	咽后淋巴结和颈深淋巴结上群
外耳道	腮腺淋巴结和颈深淋巴结上群
中耳	耳前淋巴结、咽后淋巴结和颈深淋巴结上群
鼻窦	咽后淋巴结和颈深淋巴结上群
上唇	颌下淋巴结、颏下淋巴结和耳前淋巴结
下唇	颏下淋巴结和颌下淋巴结
颊部皮肤	颌下淋巴结、颏下淋巴结和耳前淋巴结
颊部黏膜	颌下淋巴结
舌尖	颏下淋巴结和颈深淋巴结上、中群
舌侧缘和后部	颌下淋巴结和颈深淋巴结上群
口底	颌下淋巴结、颏下淋巴结和颈深淋巴结上、中群
下齿龈	颌下淋巴结、颏下淋巴结和颈深淋巴结上、中群
上齿龈	颌下淋巴结、咽后淋巴结
硬腭和软腭腹面	颈深淋巴结上群、颌下淋巴结和咽后淋巴结
软腭背面	颈深淋巴结上群和咽后淋巴结
扁桃体	颈深淋巴结上群
鼻咽	颈深淋巴结上群、咽后淋巴结和副神经淋巴结
梨状窝、环后区	颈深淋巴结上、中群
咽后壁上部	咽后淋巴结和颈深淋巴结上群
咽后壁下部	颈深淋巴结中群、少数咽后淋巴结，气管前和气管食管沟淋巴结转移
喉声门上区	颈深淋巴结上、中群
喉声门下区	颈深淋巴结中、下群、颈段气管前淋巴结和喉前淋巴结
颈段气管	颈段气管前淋巴结、颈段气管旁淋巴结和喉前淋巴结
甲状腺	颈段气管前、气管旁淋巴结、颈深淋巴结上、中、下群和咽后淋巴结
腮腺	腮腺淋巴结和颌下淋巴结
颌下腺、舌下腺	颌下淋巴结和颈深淋巴结上群

一般情况下，颈部Ⅰ～Ⅲ区淋巴结肿大通常来源于唇，口腔或鼻腔前部；Ⅱ～Ⅳ区淋巴结肿大，需要对鼻咽，口咽、下咽、喉等部位进行细致检查；甲状腺淋巴结转移的部位也位于颈深链，但病变位置偏下，而且多有Ⅵ区淋巴结的转移；局限与Ⅳ区和锁骨上的淋巴结转移，原发灶约50%位于锁骨下组织器官的转移（如肺，食管，胃肠道，肾，卵巢等）；Ⅴ区淋巴结通常要考虑鼻咽癌或是皮肤来源肿瘤；腮腺区淋巴结肿大应该检查皮肤，包括头皮或者腮腺本身的肿瘤；部分中线结构，如软腭、舌根、鼻咽等可以出现双侧或对侧颈部的转移；还有2%～10%左右的淋巴结为跳跃性转移，如舌癌等。

头颈部专科检查：全面检查头颈部各器官的黏膜，包括鼻咽、口咽、下咽、口腔（包括颊部、颚部、舌、齿龈、唇、口底等）、喉、鼻腔、眼结膜、巩膜等部位；还应包括头皮和颈面部的皮肤，包括耳郭及外耳道的检查。对各咽腔应采用间接镜来观测有无可疑病变部位，并进行详细的口腔、口咽、涎腺等部位的触诊。

2. 实验室检查　此项检查缺乏特异性和敏感性，但部分指标的提高对原发灶部位有所提示。

（1）血清 EB 病毒抗体的测定　有助于对鼻咽癌和淋巴瘤进行诊断。

（2）咽拭子 HPV 检测　有助于口咽癌的诊断。

（3）血清 Cyfra21　有助于对肺癌的诊断。

（4）SMA-20　是肝脏受损的指标。

3. 内镜检查　目前多采用纤维内镜对上呼吸消化道进行检查，范围包括鼻咽、口咽、口腔、下咽、喉、食管和气管支气管，并对可疑部位进行活检。除了纤维内镜，麻醉下行直达喉镜、鼻咽镜、直达食管镜检查，可以更加细致地进行观察。Weber 等[2]报道由于1995年后内镜成为常规检查项目，原发灶经内镜检查检出率从25%提高到47%。因此，内镜的检查在原发灶不明颈部转移癌的诊断中是不可缺少的。内镜检查应该建议进行多次检查，尤其在初次检查活检时位置不恰当，或不准确时，应行再次活检。窄带白光检查（NBI）模式越来越多的在内镜检查中应用，通过对黏膜表面血管网的观察，可以发现微小的病灶，对原发灶的发现有进一步的提高。

4. 影像学检查

（1）形态影像学　包括胸部 X 线片、颈部和腹部 B 超、下咽及上消化道造影、有条件者可行包括头颈部、胸部和腹部的全身 CT/MRI 检查，CT/MRI 的使用可使15%～20%的患者发现原发病灶。除了发现原发灶的目的，影像学检查还应对颈部转移淋巴结的范围进行确定，并排查是否有远地转移的发生。

值得强调的是所有的影响学检查均应在有创操作（如穿刺活检、可疑部位盲检、扁桃体切除术等）前进行，以免组织创伤或其他干扰等产生假阳性表现。

B 超：操作简单，费用较低，但需要诊断医师有较丰富的经验。彩色超声还可探查颈部淋巴结的血流情况，有助于对良恶性的判断。但对原发灶的寻找，作用不明显。

CT：有较高的密度和空间分辨率，对肺部和骨质病变的诊断有较高的价值，螺旋 CT 可做多维重建图像，立体的显示解剖结构、深部病变和毗邻的关系。通过增强扫描还可以显示病变部位由轻到中度的增强。扫描范围至少应该包括颅底至锁骨上的范围，必要时包括乳腺，食管及肺。此外，CT 重建内视技术可起到内镜的作用，观察管腔内的细小病变。

MRI：有较高的软组织分辨率，通过 T_1 和 T_2 等权重对比，可显示较小的病灶。强化后肿瘤组织可增强，能很好地分辨肿瘤、炎症、水肿和出血等；并可提供三维图像。但对骨质的微小损伤不易发觉。

增强 CT/MRI 结合内镜，对可疑部位的活检，可以提高原发灶的检出率，部分报道可高达60%。

中国医学科学院肿瘤医院报道的 B 超诊断的敏感性、特异性和准确性分别为88.3%、97.2%和89.7%；CT 诊断分别为94.6%、94.4%和94.6%[16]。

当原发灶有来源于头颈部其他部位时，应该扩大检查范围，或进行全身功能影像检查后进行特定部位的形态影像学的检查。

（2）功能影像学　甲状腺核素扫描、骨扫描和 FDG-SPECT（单光子发射断层扫描）、FDG-PET（正电子发射断层扫描）。

PET：对于 PET 在原发灶不明转移癌的诊断上仍有较大争议。Rusthoven 等[17]对 1994～2003 年发表的关于 PET 检测 CUP 的 16 篇文献 302 例患者进行了总结，结果显示：PET 可以增加原发灶的检出率 24.5%，他的敏感性、特异性以及准确性分别为 88.3%、74.9% 和 78.8%。尤其扁桃体区的假阳性率高达 39.3%。最近 Waltonen 等[43]，以及 Keller 等[44]分别对 PET 和 PET/CT 进行了 Meta 分析结果表明 PET-CT 可以提高原发灶检出率，Waltonen 等在研究中对两者的扫描数据进行了比较（表 5-9-2）。

PET 及 PET/CT 在颈部原发不明转移癌中尚不能常规应用，除了费用较高，扫描标准尚未统一外，假阳性和假阴性率较高也是原因之一。假阳性率较高，原因可能为：丰富的淋巴组织，如扁桃体等；反应性淋巴结增生；咀嚼肌以及涎腺内的良性结节等均可有高 FDG 摄取，导致 PET 阳性表现。假阴性率的原因为，头颈部的本底较高，尤其是在脑部，可能影响肿瘤的诊断；分化较好的肿瘤 FDG 摄取较低；部分原发灶位于黏膜较表浅的部位且直径≤5mm。Stoeckli 等[18]设计了一个前瞻性研究来观察 PET 在原发灶不明颈转移性鳞癌中的作用，结果显示：敏感性、特异性以及准确性分别为 63%、90% 和 78%，在此研究中 PET 与常规影像+内镜检查相比没有优势。但作者认为全身 PET-CT 有助于准确分期，发现远地转移部位；在非鳞癌的 CUP 中有较大的诊断价值。Garg 等[45]认为 PET/CT 也有助于颈部淋巴结分期的准确性。此外，其他示踪迹的 PET 可能增加原发灶的诊断，但需要进一步的研究证实。

（三）病理获得以及诊断

不同部位的已发生的肿瘤有其病理学的特点，不同的病理类型及分化程度可以提示原发灶的部位（表 5-9-3），有助于原发灶的寻找。

表 5-9-2　PET 和 PET-CT 在原发灶检出中的比较

	PET	PET-CT
原发灶检出率	14.6%	44.2%
敏感性	42.9%	74.2%
特异性	72.4%	72%
阳性预测值	42.9%	76.7%
阴性预测值	72.4%	69.2%
准确度	55.1%	68.3%

表 5-9-3　病理类型和分化程度与原发灶部位的关系

最常见的原发部位	淋巴结的病理类型
Waldeyer's ring 肿瘤	多为低分化鳞癌和未分化
口腔肿瘤	高分化鳞癌常见
喉部肿瘤	高、中分化鳞癌
下咽肿瘤	中、低分化鳞癌常见
鼻腔、鼻窦肿瘤	鳞癌为主，小涎腺肿瘤也较常见
涎腺肿瘤	腺癌
甲状腺	乳头状腺癌或滤泡状腺癌常见
其他	食管：鳞癌；肺：鳞癌、腺癌、小细胞癌；乳腺癌：腺癌等

1. 获得转移淋巴结的病理或细胞学诊断　对于耳鼻喉科医生和头颈外科医生来说，当发现颈部肿块时应先对头颈部进行详尽的全面的检查，而非对颈部肿块进行活检，这是对此疾病处理的准则[15]。

（1）细针穿刺细胞学检查（FNAB）　当临床体查，内镜以及影像学检查均未能寻找到原发灶时，可先对淋巴结行细针穿刺细胞学检查。此种操作对组织的创伤较小，水肿不明显，可以在影像学检查之前进行。细针穿刺细胞学检查可以显示多种恶性形态，而且结合免疫组化和分子学诊断技术，还可以对分化差的细胞学类型进行进一步的分类。

特点：创伤小，费用低，操作简单，一般不会出现穿刺途径上的肿瘤细胞的种植转移。

对于有经验的组织病理学家的诊断，FNAB 的细胞学诊断敏感性可以达到 83%~97%，特异性可以达到 91%~100%。但是对于上颈部囊性转移淋巴结来说，假阴性率可以达到 42%，而敏感性则仅为 33%~50%，应与脓肿，腮裂囊肿以及结核性淋巴结肿大进行鉴别。必要时可以采用影像引导下穿刺，以确定可以获得淋巴结实性部分的细胞标本，可以是穿刺的精确性进一步提高，Goldenberg 等[46] 报道 80% 的囊性转移淋巴结可以通过 FNAB 获得证实。

（2）套管针穿刺活检　可以获得较 FNAB 更多的细胞或组织标本，可以获得确定的病理诊断。但是套管针穿刺的技术要求更高，通常需要局部麻醉，可能出现的严重并发症包括：出血，感染以及窦道形成等。

（3）淋巴结切除/切取活检　当多种检查未能发现原发灶时，淋巴结手术的指征：①多次 FNAB 检查以及套管针初次无法获得病理或细胞学检查者；②临床怀疑为淋巴瘤者。

Pfeiffer 等报道[47]采用超声引导下的切割穿刺针穿刺可以对 92% 的淋巴瘤标本进行亚型的诊断。作者建议可以替代淋巴结切除活检。

McGuirt 等[19]认为在疗前接受颈部淋巴结活检的患者有较高的颈部复发率和远地转移率，但不影响总生存。但是 Ellis 等[39]认为疗前淋巴结的活检并不影响预后。Davidsen 等[15]认为在放疗作为治疗的一部分时，疗前的活检对预后影响不大，但不提倡行颈淋巴结的切除活检。

最常见的原发部位为扁桃体和舌根，其次为鼻咽、下咽和喉。后三者的发生率有所下降是由于内镜以及 PET-CT 的使用使鼻咽、下咽和喉癌的检出率上升的原因。

2. 原发灶病理获得　在临床正常的黏膜部位盲取活检的真正价值，各家看法不一。多数主张对鼻咽、扁桃体、舌根和梨状窝等部位做随机活检。我国是鼻咽癌的高发地区，原发灶位于鼻咽者较常见，中国医学科学院肿瘤医院报道的 114 例原发灶不明颈部转移癌患者的回顾性分析显示[6]，对于颈部分化差的转移癌来说，鼻咽癌的发生率最高。杨宗贻等[30]对 22 例原发灶不明中、上颈部转移癌，对鼻咽行随机活检，阳性率为 3/22（13.6%）。

因此，对于中国的患者来说，鼻咽部的盲取活检是必不可少的诊断手段之一。

Randall 等[20]认为腔镜的活检取材表浅，而扁桃体的病变多较深在，活检常导致假阴性诊断，扁桃体切除活检有助于原发病灶的确定，他的研究现实通过扁桃体切除术可有 6/34（18%）发现原发灶。Waltonen 等[48]认为在临床检查未能发现的病灶，扁桃体切除的原发灶发生率较深取活检显著增高（29.5% vs 3.2%，$P=0.0002$）。但部分作者认为影像学未发现可疑病灶时，扁桃体切除的阳性率 ≤10%，有的报道甚至仅为 3%，而且切除术后，部分患者可出现咽部不适等症状。Lapeyre 等[8]认为当颈部淋巴结为单发，部位位于扁桃体癌的前哨淋巴结部位时应行扁桃体切除活检，发现率可达 26%。到目前为止，对扁桃体切除活检的价值有较大争议。在国外，扁桃体癌发生概率较高，多数研究者还是对同侧的扁桃体切除活检表示赞同，但不推荐对侧扁桃体切除活检。

3. 病理诊断

（1）常规病理检查　原发灶不明颈部转移癌的病理类型多以鳞状细胞癌为主，约占 60% 左右，其次是低分化或未分化癌，约占 20% 左右，其他病理类型包括恶性黑色素瘤、腺癌、软组织肉瘤等的发生率较低。

（2）免疫组化[21,49]

1）甲状腺癌：甲状腺球蛋白（thyroglobulin），细胞角蛋白（cytokeratin），上皮膜抗原（EMA），降钙素（calcitonin），TTF-1（甲状腺转录因子-1）等。

2）口咽癌：人乳头状病毒蛋白 p16。

3）恶性黑色素瘤：S-100、HMB-45、vimentin、神经元特异性烯醇化酶（NSE）。

（3）分子生物学检查

1）EB 病毒：对转移性低分化鳞癌进行原位杂交，如果发现 EB 病毒，则支持鼻咽癌的诊断，建议对鼻咽黏膜行多点盲取病理检查。

Singhi 等[50]采用原位杂交和免疫组化的方法检测 EB 病毒和 p16 的阳性率，结果显示非角化鼻咽癌中 EB 病毒阳性率 76%，而 p16 阳性率仅为 9%，而且在亚裔的鼻咽癌患者中 EB 病毒感染可以高达 90% 以上。我国是鼻咽癌的高发区，EB 病毒感染和鼻咽癌的发生有着较密切的关系，如果颈部淋巴结病理免疫组化显示有 EB 阳性表现，应该对鼻咽进行较细致的检查，甚至进行多点盲检，进行病理检查。

2）HPV（人乳头瘤病毒）：原位杂交检测法是标准检测方法，但是目前临床上通常采用 PCR 技术来检测人乳头瘤病毒。

多个研究显示 HPV 感染和口咽癌的发生有密切关系。Fotopoulos 等[51]对 HPV 和 p16 对 CUP 的作用进行了文献复习，结果显示 HPV 和 p16 与口咽癌的发生有显著相关性，HPV 提示口咽癌的敏感性和阴性预测率高达 90% 和 92.6%，p16 则分别为 80% 和 86.2%。因此在淋巴结病理检查显示 p16 阳性的患者，应该对口咽，尤其是扁桃体癌进行细致的检查，正如上文所提到的，部分学者认为应该行同侧扁桃体的切除活检，对 p16 阳性的患者，检出明显增高。

3）微卫星变异分析[22]：对转移淋巴结和正常咽部黏膜的标本进行微卫星变异分析，如果两者的变异相同，则对原发灶的部位有所提示，有助于寻找原发灶。

4. 远地转移的评估　Regelink 等[52]报道原发不明颈部转移癌的远地转移率为 14%，而且对治疗放射的选择以及对生存率均有较明显的影响。通常的远地转移评估的手段包括胸部 CT，腹部超声/CT，骨扫描等，尤其对 N3，或淋巴结位于 Ⅳ/Ⅴb 区的患者，远地转移的排查是必不可少的。Senft 等[53]的随机研究显示 PET 可以提高远地转移的检出率，和 CT 相比，敏感性为 53% vs 37%，阳性预测值为 80% vs 75%。当使用 PET-CT 时，敏感性可提高至 63%。Xu 等[54]的 Meta 分析比较了 PET 和 PET/CT 的诊断准确性，结果显示两者均有较高的准确性，PET/CT 准确率更高。Ng 等比较了 PET/CT 和全身 3T-MRI 检查在鼻咽癌中对远地转移诊断的准确性，结果显示两者相似，两者的敏感性为 77.8% vs 72.2%，特异性为 98.5% vs 97.7%，P>0.05，两者结合并未能增加远地转移的检出率。

附：原发不明颈部转移癌的诊断流程：

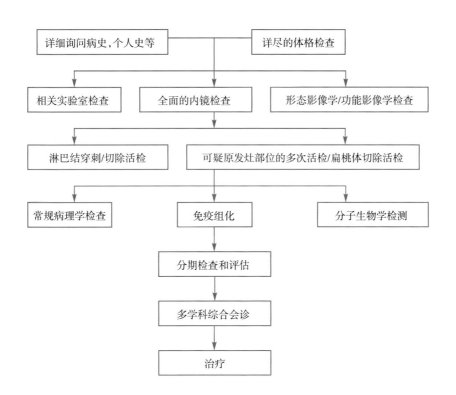

五、临床分期

目前国内外普遍采用的分期是根据其他头颈部肿瘤的颈部转移和远地转移标准制定的（AJCC 分期）[15,24,25]。AJCC 分期在 2017 年进行了修订，新的分期为第八版分期将于 2018 年开始使用。

AJCC 第八版分期中原发不明颈部淋巴结转移癌的分期不包括鼻咽癌（EB 病毒阳性），HPV 相关型口咽癌，皮肤恶性黑色素瘤，黏膜恶性黑色素瘤，甲状腺癌，软组织肉瘤和眼睑癌。EB 病毒阳性的淋巴结转移性癌将在鼻咽癌分期中分为 T_0，p16 阳性的淋巴结转移性癌将在 HPV 相关型口咽癌分期中分为 T_0。

由于淋巴结包膜受侵对预后有显著的影响，AJCC 第八版分期中将淋巴结包膜外侵犯（ENE）纳入 N 分期的条件，部分患者的分期有所改变，主要表现为升期。

T_0：原发灶不明或无原发灶证据

N_x：区域淋巴结无法判断

N_0：未发现区域淋巴结转移

N_1：单个淋巴结转移，最大径≤3cm，ENE（−）

N_2：单个淋巴结转移，最大径>3cm，但≤6cm，ENE（−）；或同侧多个淋巴结转移，最大径均≤6cm，ENE（−）；或双侧/对侧多个淋巴结转移，最大径均≤6cm，ENE（−）

N_{2a}：单个淋巴结转移，最大径>3cm，但≤6cm，ENE（−）

N_{2b}：同侧多个淋巴结转移，最大径均≤6cm，ENE（−）

N_{2c}：双侧/对侧多个淋巴结转移，最大径均≤6cm，ENE（−）

N_3：淋巴结转移，最大径>6cm，ENE（−）；或转移淋巴结伴有临床明显 ENE（+）

N_{3a}：淋巴结转移，最大径>6cm，ENE（−）

N_{3b}：转移淋巴结伴有临床明显的 ENE（+）

M_x：无法判断远地转移的情况

M_0：无远地转移

M_1：有远地转移

在 AJCC 肿瘤分期手册第六版中，将位于上颈部的淋巴结（环状软骨以上部位）标记为"U"，而下颈部的淋巴结（环状软骨以下部位）标记为"L"。

对于接受颈部淋巴结清扫手术的患者则采用术后的病理 N 分期。

N_x：区域淋巴结无法评价

N_0：无区域淋巴结转移

N_1：同侧单个淋巴结转移，最大径≤3cm，ENE（−）

N_2：单个淋巴结转移，最大直径≤3cm，ENE（+）；单个淋巴结转移，最大直径>3cm，但≤6cm，ENE（−）；同侧多个淋巴结转移，最大直径≤6cm，ENE（−）；双侧/对侧多个淋巴结转移，最大直径≤6cm，ENE（−）

N_{2a}：单个淋巴结转移，最大直径≤3cm，ENE（+）；单个淋巴结转移，最大直径>3cm，但≤6cm，ENE（−）

N_{2b}：同侧多个淋巴结转移，最大直径≤6cm，ENE（−）

N_{2c}：双侧/对侧多个淋巴结转移，最大直径≤6cm，ENE（−）

N_3：转移淋巴结，最大直径>6cm，ENE（−）；同侧多个转移淋巴结，对侧，双侧淋巴结转移，直径大小不限，伴有 ENE（+）

N_{3a}：转移淋巴结，最大直径>6cm，ENE（−）

N_{3b}：同侧多个转移淋巴结，对侧，双侧淋巴结转移，直径大小不限，伴有 ENE（+）

由于患者均有淋巴结转移，因此原发灶不明颈部转移癌的病变均为Ⅲ、Ⅳ期。

Ⅲ期：$T_0N_1M_0$

ⅣA期：$T_0N_2M_0$

ⅣB期：$T_0N_3M_0$

ⅣC期：$T_0N_{0\sim3}M_1$

六、治疗

原发灶不明颈部转移癌的治疗包括同侧颈部放疗、单纯颈清扫±同侧颈部放疗、可疑原发部位及双全颈放疗（±化疗）±颈清扫。由于缺少前瞻性随机研究，治疗多根据回顾性分析的结论进行选择，因此各研究单位的治疗原则有较大的差异[9,14,26]。

对于原发不明颈部淋巴结转移性鳞癌的最佳治疗仍然存在较大的争议，一般情况下，影响治疗方式选择的主要有以下因素：患者因素（年龄、合并症以及患者的意愿），病变因素（转移淋巴结的病理类型、转移发生的部位和分期）以及既往治疗等。通常，对于原发不明患者的治疗方式相似于局部晚期头颈部肿瘤患者的治疗，常采用综合治疗方法。

目前，治疗方式选择的原则大致为[55]：① pN_1/cN_1，且病理或影像学显示无包膜受累者（ECC阴性），可以采用单一治疗方式，即单一颈清扫或同侧累及野单纯放疗；② N_1，且伴有ECE阳性者以及 $N_{2\sim3}$ 者，建议采用综合治疗，术后同步放化疗以及术前同步放化疗（仅临床或影像未达到CR的患者接受手术治疗）的疗效相似；③对于HPV阳性的患者，尤其是不吸烟的患者，单一的治疗模式是否足够尚需要进一步的确定。

目前，随着诊断水平的提高，对全咽部黏膜照射提出了一些质疑。由于病例数较少，多数研究者的结论建立在回顾性研究或是配对对比研究结果上。Perkins 等[56]研究显示，单侧颈部放疗可以获得较好的局部区域控制，OS和DFS和接受全咽部黏膜放疗的患者相似，原发灶出现的概率也相似（8.7% vs 4.3%）。Ligey 等[57]的研究也获得了相似的结果。Miller 等[58]研究显示在内镜和PET/CT的广泛使用，当按照诊断规范进行检查后，仍未发现原发灶部位者，原发灶的出现率不足6%。而且部分研究者认为单颈照射后原发灶出现的概率同头颈部第二原发癌的发生率相似，并且原发灶出现与否与OS无显著相关性等。这些研究结果均不支持全黏膜的照射。相反的，Zhuang 等[59]分析指出咽部及颈部的大野放疗较局限野可以获得更高的5年总生存率（57.6% vs 24%，$P<0.01$）。而且，在IMRT广泛使用的当今，全黏膜照射所造成的严重并发症较常规治疗年代显著降低，因此，不少研究者仍然采用全颈+全咽部黏膜放疗。Wallace 等[60]对咽部黏膜采用了选择性的放疗，他们认为原发灶多来源于口咽和鼻咽，因此仅常规包括这两个部位的黏膜，仅出现Ⅲ区淋巴结转移时，才包括下咽和喉部的黏膜。他们的结果显示5年的原发灶控制率达92%。

中国医学科学院肿瘤医院目前对原发灶不明颈部转移癌的治疗原则为：单纯手术治疗的适应证：① N_1 鳞癌，转移淋巴结包膜无受侵以及无淋巴结切除或切取活检史者可行单纯手术治疗也可选择单纯放疗；②对中、上颈转移性低分化或未分化癌患者采用单纯放疗，放疗后如有残存可行手术挽救治疗；N_1 但有淋巴结包膜受侵、有活检手术史或手术切除不净以及 $N_{2\sim3}$ 且病理分化较好的病变应行肿瘤切除或颈淋巴结清扫术+术后放疗；③对于转移性腺癌，则采用单纯手术或以手术为主的综合治疗，如果病理可提示甲状腺来源者，应同时行甲状腺腺叶切除术；锁骨上区淋巴结转移多来源于锁骨下部位，患者一般情况允许时，可给予积极的局部治疗+化疗；对于晚期病变，可使用同步放化疗或辅助化疗。

（一）放疗

1. 调强适形放射治疗（IMRT）

（1）靶区（图 5-9-1~4）

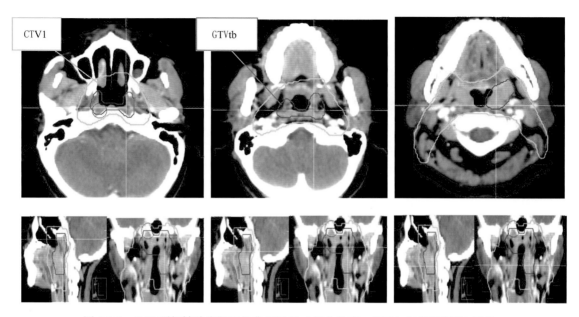

图 5-9-1　CUP 颈部转移癌靶区的典型层面（低分化癌，GTVtb 包括鼻咽及口咽）

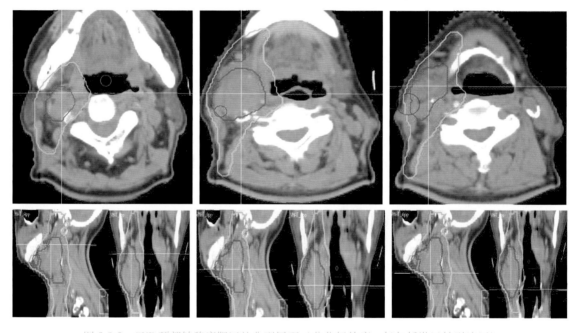

图 5-9-2　CUP 颈部转移癌靶区的典型层面（分化好的癌，仅包括淋巴结引流区）

GTVp：关于头颈部黏膜的选择性照射，我院对于低分化癌或未分化癌来说，仍采用全咽部+全颈的放疗方式，但是对于分化比较好的鳞癌，采用较保守的治疗方式，单颈或双颈的放射治疗，一般不包括黏膜的放疗。对于 HPV 阳性，或是 EBER 阳性的患者，并且在影像上有可疑的病灶者，虽然未能获得病理证实，也可以选择性的进行口咽或是鼻咽的黏膜的放疗[61~62]。

GTVnd：包括转移淋巴结，或是术后有 ECE 的淋巴结术床。

CTV：包括全颈或单侧颈部的淋巴结引流区域，对于有Ⅳ区或Ⅴb区淋巴结转移的患者，CTV 包

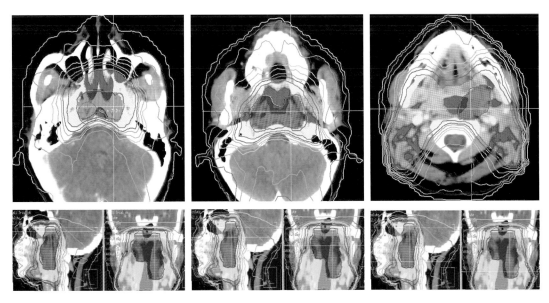

图 5-9-3　CUP 颈部转移癌 IMRT 剂量分布的典型层面（低分化癌，GTVtb 包括鼻咽及口咽）

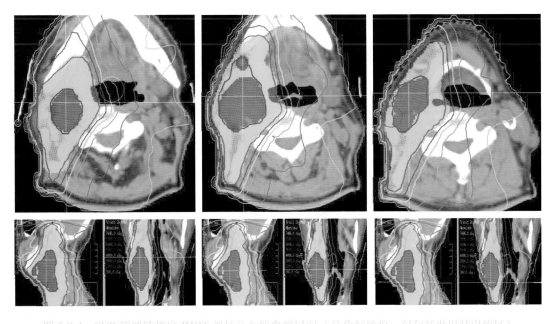

图 5-9-4　CUP 颈部转移癌 IMRT 剂量分布的典型层面（分化好的癌，仅包括淋巴结引流区）

括锁骨下淋巴结引流区。CTV1 和 CTV2 的划分见鼻咽癌的颈部淋巴结的放疗原则。对于颈部淋巴结单侧还是双侧放疗，目前没有统一的标准，文献报道也有较大的争议。一般的，对于可疑中线部位来源的肿瘤，或是单侧淋巴结转移范围较广，对侧淋巴结隐性转移的概率较高的患者，应该给予双颈的放疗[63]。此外，我院对于病理为低分化癌的病变，多考虑来源于咽部肿瘤，也是采用双侧颈部的放疗。

PTV：PGTVp 为 GTVp 外放 3mm，PTV1 为 CTV1 外放 3mm，PTV2 为 CTV2 外放 3mm。

（2）剂量

GTVnd：文献报道的对于转移淋巴结，通常给予 70Gy 的根治剂量，如果对于淋巴结术后的术床，通常的治疗剂量为 64~66Gy[64]。我院 GTVnd 的剂量通常为 70Gy，对于术后有 ECE 的淋巴结的术床，DT66~70Gy，对于无 ECE 的淋巴结术床，DT60Gy。

PGTVp：文献报道对于黏膜的放疗，DT54~66Gy[65,66]，我院对于潜在的可能为原发病变的黏膜区给予 66~70Gy 的剂量。

PTV1：对于高危的淋巴结引流区，各个研究中心的报道相对比较一致，给予 60~66Gy 的照射剂量[67]。我院对于原发不明颈部转移癌的颈部照射剂量同其他头颈部肿瘤一样，对于高危的淋巴结引流区，给予 60Gy 的剂量。

PTV2：对于低危的淋巴结引流区域，一般给予 50~54Gy 的照射剂量（同 PTV1）。我院采用的放疗剂量为 50Gy。

2. 常规放疗技术[27]

（1）照射野设计 全颈加全咽部野（图 9-5-5、图 9-5-6）：主要用于上颈和中颈部转移性鳞癌、低分化癌和未分化癌的病例。

两侧面颈联合野+下颈锁骨上区单前野照射（表 9-5-4、图 9-5-5）：照射范围包括韦氏环、下咽、喉和双颈、锁骨上淋巴引流区。

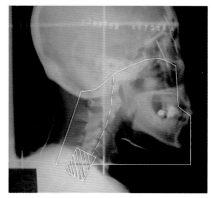

图 5-9-5 全颈全下咽野——面颈联合野

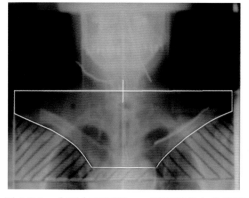

图 5-9-6 全颈全下咽野——下颈锁骨上单前野

表 9-5-4 面颈联合野边界

面颈联合野	
上界	颅底线
下界	环状软骨下缘（C6 下缘）
前界	同侧眼眶后缘-颈前开放；根据淋巴结的位置选择是否包括 I 区淋巴结
后界	脊突后缘后 0.5~1cm，并根据颈部淋巴结的大小进行调整

表 9-5-5 下颈切线野边界

下颈切线野	
上界	环状软骨下缘（C6 下缘），正中挡铅 2~2.5cm×2cm *
下界	锁骨下缘；如合并有锁骨上区淋巴结转移，应放在锁骨下缘下 0.5~1cm
侧界	肩关节内侧

注：*：如果高度怀疑下咽、颈段食管病变，在面颈联合野下界当脊髓 2.5cm×2cm。

当放疗至 36~40Gy 后，面颈联合野后界前移至椎体的后 1/3，避开脊髓。后颈部分采用 9MeV 电子线补量（根据淋巴结的大小和脊髓深度调整电子线的能量）。

但是，美国佛罗里达州大学医学院的 Mendenhall 等[9,26]认为原发灶不明颈部转移癌的原发灶约 83% 位于口咽部（舌根和扁桃体），下咽和喉的发生率极低，因此该机构从 1997 年开始将面颈联合野的下界移至甲状软骨前上缘水平，以保护喉免受照射。

大面颈联合野对穿照射（图 9-5-7、图 9-5-8）：照射范围同上。由于患者颈短或淋巴结位置或大小的原因，面颈联合野的下界无法达到 C_6 下缘者可采用此照射野，上界与面颈联合野相同，下界到锁骨下缘，床转角 ±5°～±10°，以避开同侧肩部的遮挡。放疗至 36Gy 时，后界前移至椎体中后 1/3 交界处，避开脊髓，后颈部分采用 9MeV 电子线补量。

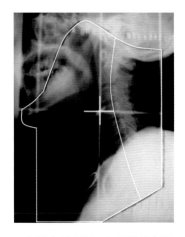

图 9-5-7　全颈全下咽野－大面颈联合野（左侧）

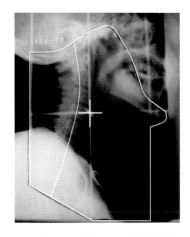

图 9-5-8　全颈全下咽野－大面颈联合野（右侧）

全颈加次全咽部野：主要用于中下颈转移性鳞癌，可疑原发部位排除鼻咽来源可能，主要为下咽和喉者，放疗野上界可以放至软腭水平，不包括鼻咽部。但由于下咽癌可转移至咽后和Ⅱ区淋巴结，因此照射范围应包括颅底下缘，照射野可参照全颈+全咽部照射，在放疗至 50Gy 后，可将照射野上界下移避开鼻咽，继续加量照射。

单纯颈部照射野：主要用于颈部转移性腺癌、排除口咽和鼻咽病变可能、一般情况差，不能耐受大面积照射者、有远地转移，放疗为姑息减症治疗者。

全颈照射野（表 9-5-6）：照射范围包括颈下、颌下、颈深淋巴结组、副神经链组、锁骨上组淋巴结。采用仰卧位、颈过伸体位，是听眦线（OM 线）尽量垂直于治疗床面。此照射野可通过单前野照射，也可通过前后野对穿照射（等中心照射技术）。后者可通过后也挡脊髓或调整前后野的剂量权重来保证脊髓的照射剂量在安全范围（≤40Gy）。

下颈锁骨上野（表 9-5-7）：照射范围包括下颈和锁骨上淋巴结引流区。主要用于锁骨上淋巴结转移者，原发灶多数来源于锁骨下部位，预后较差。

表 9-5-6　全颈照射野边界

全颈照射野	
上界	全颅底，如疑 NPC 则上界应包括中颅窝在内
下界	环状软骨下缘（C_6 下缘）
前界	同侧眼眶后缘－颈前开放；根据淋巴结的位置选择是否包括Ⅰ区淋巴结
后界	脊突后缘后 0.5～1cm，并根据颈部淋巴结的大小进行调整

表 9-5-7　下颈锁骨上野边界

下颈锁骨上野	
上界	环状软骨下缘（C_6 下缘），正中挡铅 2～2.5cm×2cm
下界	锁骨下缘；如合并有锁骨上区淋巴结转移，应放在锁骨下缘下 0.5～1cm
侧界	肩关节内侧

（2）放射源选择：^{60}Co 或 4~6MV 高能 X 线以及 8~12MeV 电子线。

（3）照射剂量分割方式及剂量　放疗一般采用常规照射方式 200cGy/次，5 次/周。

预防照射区域可根据不同的病理类型给予总剂量 50~56Gy/5~5.5w。

隐性原发灶的放射剂量为：60~66Gy/6~6.5w。

术前放疗剂量：应在保证隐性原发灶的剂量的条件下，颈部给予 50Gy/5w 的剂量。

术后放疗剂量：对于手术切除彻底，病理切缘阴性，淋巴结外侵不严重者，照射剂量为 56~60Gy/5.5~6w；对于手术镜下残存者，照射剂量为 60~66Gy/6~6.5w，对术中肉眼残存的病灶，照射剂量为 66~70Gy/6.5~7w。

具体的照射技术以及剂量设定，应根据肿瘤情况以及患者的情况给予，应做到治疗个体化。肿瘤较大，或生长较快时，可采用超分割或加速超分割的照射技术，提高肿瘤照射剂量或缩短肿瘤放疗总时间，以提高肿瘤的控制率。

对直径大、质地硬、固定的病变还应采用局部热疗来提高放射敏感性。

（二）其他治疗方式

1. 手术　对于原发不明的颈部淋巴结转移性鳞癌来说，单纯手术治疗的失败率较高，可高达 34%，原发病变的出现率超过 25%[68~69]，因此认为单纯手术不适合作为原发不明颈部转移癌的首选治疗方式，通常推荐与根治性的放疗联合使用。对于颈部 I 区 pN_1/cN_1 以及 N_{2a}，且病理或影像学显示无包膜受累者（ECC 阴性），可以采用单一治疗方式，即单一颈清扫，除此之外的情况，均建议采用综合治疗。

Zhuang 等[70]提出：对于原发不明的颈部淋巴结转移性癌来说，颈清扫应该放在诊治最后一步进行，只有在任何诊断方法均无法找到原发灶的时候，才可以实施。颈部淋巴结标本必须足够，以便可以进行提示原发灶部位免疫组化的检查。

2. 化疗　对于颈部淋巴结转移的 CUP 来说，全身化疗的经验较少，一般的，在临床上参考头颈部肿瘤化疗的指征：①远地转移者，可以使用姑息性全身化疗；②淋巴结转移为 N_{2b}、N_{2c} 或 N_3 者，可以使用同步放化疗；③淋巴结经影像学或术后病理证实为 ECE 阳性者，可以行同步放化疗；④颈部淋巴结较大，患者局部压迫症状较明显者，可先行诱导化疗。化疗的方案通常也参考晚期头颈部肿瘤的治疗，单纯化疗时，通常使用 TPF/TP 方案，而同步化疗时通常单用 DDP 或者含有 DDP 的联合方案。需要指出的是，要根据患者的病灶情况和其自身的情况，包括 KPS 评分，合并症等，决定治疗方法。

七、并发症

（一）放疗相关的急性不良反应[9,28]

包括皮肤和黏膜反应，以及由黏膜反应引起的暂时性的咽部疼痛、进食困难和声嘶，其程度与照射野的大小、照射剂量、剂量分割、采用的照射技术和个体差异有关，以 II 度较常见，一般经对症处理可以缓解，放疗结束后症状可以自行消失。Christiansen 等[14]报道的放疗急性副反应：皮肤黏膜 III 度反应仅为 4% 和 7%，其他未见有 III 度不良反应者。

（二）放疗相关的晚期不良反应[9,28]

常见的放射性晚反应有放射性皮肤和软组织纤维化、口干、吞咽困难和放射性龋齿，其他少见的晚期并发症包括张口困难、放射性下颌骨坏死、放射性脊髓炎、放射性脑坏死、食管狭窄、喉和气管软骨坏死以及喉水肿等。有证据证明，全甲状腺和垂体受照射后，其甲状腺功能减退（hypothyroidism）的发生率较高（30%~40%）。

（三）放疗加手术的主要并发症

喉水肿、软组织纤维化、伤口不愈合和感染，瘘管或窦道形成等，颈内动脉破裂的发生率较低。

IMRT 的使用对晚期并发症的减少有一定作用。

Madani[71]和 Chen[72]等的回顾性研究显示，IMRT 与常规放疗技术相比，口干的发生率分别为 11% vs 58%，3 度食管炎的发生率分别为 17% vs 42%，1 年时胃管依赖的发生率分别为：0% vs 33%，总的 3 度以上的晚期反应发生率分别为 29% vs 63%，其中皮肤纤维化的发生率分别为 0 vs 26%，较传统的二维治疗，IMRT 均有明显的优势（$P \leq 0.05$）。

八、疗效及预后

（一）疗效

1. 生存率　各家报道差异较大，5 年总生存率为 13.3%~82%[2,4,6,7,9,11,14,26,29~35]，当采用颈清扫和放疗技术时，5 年生存率可达 35% 以上。Nieder 等[29]经文献分析及病例总结，结果显示：根治性放疗（包括双颈+可疑原发灶）的 5 年生存率为 34%~63%（中位 50%），而单侧颈部放疗仅为 22%~41%（中位 36.5%）。Barker 等[26]采用单纯根治性放疗±颈清扫治疗 17 例鳞癌患者，放疗野采用面颈联合野包括韦氏环及全颈淋巴结，未照射喉及下咽。5 年总生存率和肿瘤特异性生存率分别为 82% 和 88%。

2. 原发灶出现率　颈部转移性鳞癌的原发灶出现率为 2%~44%。Nieder 等[29]分析不同治疗范围原发灶出现率，仅做同侧颈部治疗者，原发灶出现率为 5%~44%，而双侧颈部治疗者为 2%~13%，但中位出现率两组相似，分别为 8% 和 9.5%。Grau 等[4]分析显示单纯手术者，原发灶出现率为 54±1%，而合并放疗者仅为 15±3%。多数研究者认为原发灶在 2 年内出现，时间较长者应与第二原发癌相区别。随着诊断技术的提高以及内镜的常规使用，原发灶检出率逐渐提高，放疗野缩小有可能成为治疗趋势。Reddy 等[11]报道原发灶出现后再治的生存率为 20% 左右。

在头颈部咽腔黏膜放疗靶区勾画的部分提到，在规范且完善的检查下仍未发现原发灶者，Miller 等[73]研究显示原发灶的出现率不足 6%。因此随着诊断流程的规范化，以及诊断水平以及病理分子学检查水平的提高，原发灶的发现会逐渐提高，是否需要进行咽部黏膜的放疗还需要进一步研究。

3. 区域控制率　淋巴结区域控制率对原发灶不明颈部转移癌来说是主要的生存指标。各家报道对此指标相似，均为 70% 左右。对于接受手术+放疗综合治疗的患者[15]，N_1 的控制率为 82%~88%、N_2 的控制率为 70%~94%、N_3 的控制率为 50%~69%。Nieder 等[29]认为单侧颈部治疗的颈部复发率可达 31%~63%（中位 51.5%），双侧颈部则复发率降低至 8%~45%（中位 19%）。因此治疗方式应根据不同的 N 分期等具体情况选择，在保持区域控制率的同时，减少治疗范围。

4. 远地转移率　中上颈部鳞癌患者的远地转移率较低，多数报道为 15% 左右，但腺癌或锁骨上区淋巴结转移者则较高。出现远地转移的患者中位生存期仅为 4~6 个月。

第二原发癌：原发灶不明颈部转移癌的第二原发癌发生率与其他头颈部肿瘤相似，甚至有发病率低的报道。

（二）预后因素

1. N 分期　N 分期是原发灶不明颈部转移癌的主要预后因素。随着 N 分期的增加，区域控制率和总生存均显著下降。Grau 等[4]报道综合治疗后 $N_{1~3}$ 的颈部控制率分别为 69%、58% 和 30%，$P = 0.00001$；5 年生存率分别为 48%、38% 和 25%。

2. 淋巴结固定或包膜外侵　与其他头颈部肿瘤一样，淋巴结包膜受侵是预后不良的指征一样。Boscolo-Rizzo 等[34]报道转移淋巴结临床活动这 5 年生存率为 68.6%，固定者仅为 19.8%，$P = 0.0096$。Colletier 等[32]报道转移淋巴结有包膜受侵者，5 年生存率为 69%，而无受侵者为 82%，后者高于前者，但由于病例数少，两者之间无显著差异，$P = 0.1$。

3. 颈部转移灶部位　锁骨上区转移者，病理为腺癌的比例较高，且原发灶多位于锁骨下区，远地转移率较高，预后较差，即使均为鳞癌患者，预后也显著低于中上颈转移患者。

Colletier 等[32]经回顾性分析发现位于转移部位为下颈部的，远地转移率为36%，中上颈部者仅为11%，$P = 0.03$。

4. 病理类型　颈部淋巴结转移性腺癌的远地转移率高，预后较差。Lee 等[36]分析的 233 例患者，76%淋巴结位于锁骨上，86%出现颈部外的转移，中位生存期仅为 8 个月，5 年生存率为 9%，但上颈的转移性腺癌的 5 年生存率可达 20%。不同分化的鳞癌对原发灶出现率也有较显著的影响。Grau 等[4]报道了低分化和未分化癌的原发灶出现率和 5 年肿瘤特异性生存率分别为 14%和 51%，而中高分化鳞癌为 38%和 43%，P 值分别为 0.0009 何 0.05，均有显著性差异。

5. 治疗方式　单纯手术治疗的患者，原发灶出现率高。Issing 等[33]报道显示单纯手术的 10 年原发灶出现率为 25%，而接受放疗者为 6.0%，$P = 0.004$。Reddy 等[11]研究显示不同的手术方式也影响预后，行颈淋巴结清扫术+放疗患者的 5 年无瘤生存率为 61%；仅做活检+放疗者为 37%，$P = 0.05$。但 Nieder 等[29]认为对早期 pN_1，无淋巴结包膜受侵者可行单纯手术治疗。手术的最佳术式还需进一步进行分析。

6. 放疗技术

（1）放疗范围　目前认为双颈部+可疑原发灶部位的照射范围是最佳的治疗范围。Strojan 等[37]报道 56 例患者接受大野治疗的 5 年肿瘤相关性生存率为 71%，而单侧颈部照射者仅为 37%。Grau 等[4]研究显示放疗患者中单侧颈部治疗原发灶出现危险性为双侧治疗的 1.9 倍。Barker 等[26]采用不包括喉和下咽的照射野治疗，获得了良好的生存率，且喉的并发症有所下降，原发灶无 1 例出现，5 年生存率为 82%。但这只是个别报道，应进行进一步的研究。

（2）放疗剂量　Harper 等[38]研究发现当放疗剂量超过 55~60Gy 时，原发灶控制率为 93%，而<50Gy 时为 81%，有显著下降。中国医学科学院肿瘤医院的报道显示，全颈剂量≥50Gy 时，5 年颈部控制率为 70.4%，不足者为 45.3%。

（3）放疗时间　对于接受放疗的患者来说，放疗总时间的延长可导致疗效的下降。Grau 等[4]发现放疗总时间超过 50 天者，颈部淋巴结控制率显著下降（45% vs 55%，$P = 0.03$）。

隐性原发灶的出现：在接受放疗±手术治疗后，原发灶出现后的再程治疗较困难。Issing 等[33]报道了原发灶出现者的 10 年生存率为 6.0%，未出现者为 25%。但在治疗前发现原发灶则可以有的放矢的治疗，Weber 等[2]报道疗前未检出原发灶患者的 5 年总生存率为 10.3%，检出原发灶者为 21.3%，因此他认为原发灶的寻找是非常重要的。

（4）放疗方式　IMRT 的使用，不仅对于并发症有一定的改善，同样可以提高疗效。Lygey 等[74]经过病例分析及对比发现 IMRT/3D-RT 可以显著提高局部控制率和总生存率（P 值分别为 0.025 和 0.011）。

7. 其他　部分作者报道了患者相关因素，如疗前行为状态、年龄大以及血红蛋白水平低也是预后不良的因素。Grau 等[4]报道了年龄大于和小于 62 岁者 5 年生存率分别为 43%和 28%，$P = 0.002$；患者一般情况差者的生存率仅为 21%，而好者为 50%，$P = 0.009$；血红蛋白水平低于正常者的生存率为 25%，而正常者为 45%，$P = 0.01$。

目前对最佳的诊断和治疗方式仍有较大的争议，内镜已普遍认为是诊断原发灶不明颈部转移癌的必不可少的手段之一，但是对于 PET 是否可以作为常规检查手段仍没有统一意见，需要在世界范围内建立诊断标准及常规检查范围。对于治疗，一方面要考虑患者的生存率，另一方面还要提高患者的生存质量，并评价新型治疗方法的价值，如同步放化疗、热疗等。2004 年，EORTC 和 RTOG 进行了第一个随机研究来寻找术后放疗射野的最佳范围。

参　考　文　献

1. Pavlidis N, Fizazi K. Cancer of unknown primary（CUP）. Critical Reviews in Oncology/Hematology, 2005, 54：

243-250.

2. Weber A, Schmoz S, Bootz F. CUP（carcinoma of unknown primary）syndrome in head and neck：clinic，diagnostic，and therapy. Onkologie, 2001, 24：38-43.

3. Haas I, Hoffmann TK, Engers R. Diagnostic strategies in cervical carcinoma of an unknown primary（CUP）. Eur Arch Otorhinolaryngol, 2002, 259：325-333.

4. Grau C, Johansen LV, Jakobsen J, et al. Cervical lymph node metastases from unknown primary tumours results from a national survey by the Danish Society for head and neck oncology. Radiotherapy and Oncology, 2000, 55：121-129.

5. Jereczek-Fossa, BA, Jassem J, Orecchia R. Cervical lymph node metastases of squamous cell carcinoma from an unknown primary. Cancer Treatment Reviews, 2004, 30：153-164.

6. Yalin Y, PingZhang T, Smith GI, et al. Management and outcome of cervical lymph node metastases of unknown primary sites：a retrospective study. Britishi Journal of Oral and Maxillofacial Surgery, 2002, 40：484-487.

7. Weir L, Keane T, Cummings B, et al. Radiation treatment of cervical lymph node metastases from an unknown primary：an analysis of outcome by treatment volume and other prognostic factors. Radiotherapy Oncol, 1995, 35：206-211.

8. Lapeyre M, Malissard L, Peiffert D, et al. Cervical lymph node metastasis from an unknown primary：is a tonsillectomy necessary? Int J Radiation Oncology Biol Phys, 1997, 39：291-296.

9. Ekal HS, Mendenhall WM, Amdur RJ, et al. Squamous cell carcinomas metastatic to cervical lymph nodes from an unknown head-and-neck mucosal site treated with radiation therapy alone or in combination with neck dissection. Int J Radiation Oncology boil Phys, 2001, 50：55-63.

10. Iganej S, Kagan R, Anderson P, et al. Metastatic squamous cell carcinoma of the neck from an unknown primary：management options and patterns of failure. Head Neck, 2002, 24：236-246.

11. Reddy SP, Marks JE. Metastatic carcinoma in the cervical lymph nodes from an unknown primary site：results of bilateral neck plus mucosal irradiation vs. ipsilateral neck irradiation. Int J Radiat Oncol Biol Phys, 1997, 31：854-859.

12. Coster JR, Foote RL, Olsen KD, et al. Cervical nodal metastasis of squamous cell carcinoma of unknown origin：indications for withholding radiation therapy. Int J Radiat Oncol Biol Phys, 1992, 23：743-749.

13. Friesland S, Lind MG, Lundgren J, et al. Outcome of ipsilateral treatment for patients with metastases to neck nodes of unknown origin. Acta Oncologica, 2001, 40：24-28.

14. Christiansen H, Hermann RM, Martin A, et al. Neck lymph node metastases from an unknown primary tumor. Strahlenther Onkol, 2005, 181：355-362.

15. Davidson BJ, Harter KW. Metastatic cancer to the neck from an unknown primary site. Editors：Harrison LB, Sessions RB and Hong WK. Head and Neck Cancer：a multidisciplinary approach, 2nd ed. Philadelphia：Lippincott Williams & Wilkins, 2003, 254.

16. 肖光莉. 第九章原发灶不明的颈部转移癌. 殷蔚伯、谷铣之主编. 第 3 版, 肿瘤放射治疗学. 北京：中国协和医科大学出版社, 2002：590-591.

17. Rusthoven KE, Koshy M, Paulino AC. The role of fluorodeoxyglucose positron emission tomography in cervical lymph node metastases from an unknown primary tumor. Cancer, 2004, 101：2641-2649.

18. Stoeckli SJ, Mosna-Firlejczyk, K, Goerres GW. Lymph node metastasis of squamous cell carcinoma from an unknown primary：impact of positron emission tomography. Eur J Nucl Med, 2003, 30：411-416.

19. McGuirt WE, McCabe BF. Significance of node biopsy before definitive treatment of cervical metastatic carcinoma. Laryngoscope, 1978, 88：594-597.

20. Randall DA, Johnstone PAS, Foss RD, et al. Tonsillectomy in diagnosis of the unknown primary tumor of the head and neck. Otolaryngol Head Neck Surg, 2000, 122：52-55.

21. Roh MS, Hong SH. Utility of thyroid transcription factor-1 and cytokeratin 20 in identifying the origin of metastatic carcinomas of cervical lymph nodes. J Korean Med Sci, 2002, 17：512-517.

22. Califano J, Westra WH, Koch W, et al. Unknown primary head and neck squamous cell carcinoma：molecular identification of the site of origin. J Natl Cancer Inst, 1999, 91：599-604.

23. Martinez-Monge R, Fernandez PS, Gupta N, et al. Cross-sectional nodal atlas：a tool for definition of clinical target vol-

umn in three-dimensional radiation therapy planning. Radiology, 1999, 211：815-828.

24. Greene FL, Page DL, Fleming ID, et al. AJCC cancer staging manual, 6th ed. New York：Springer-Verlag, 2002.

25. Sobin LH, Wittekind CH. TNM Classification of Malignant Tumours. 6th Edition. New York, NY, USA：John Wiley & Sons, 2002.

26. Barker CA, Morris CG, Mendenhall WM. Larynx-sparing radiotherapy for squamous cell carcinoma from an unknown head and neck primary site. Am J Clin Oncol, 2005, 28：445-448.

27. 罗京伟, 徐国镇, 高黎编. 头颈部肿瘤放射治疗图谱. 北京：人民卫生出版社, 2005, 146-150.

28. 高黎. 原发不明的颈淋巴结转移癌. 屠规益、徐国镇主编, 头颈恶性肿瘤的规范性治疗. 北京：人民卫生出版社, 2003, 279-295.

29. Nieder C, Gregoire V, Ang KK. Cervical lymph node metastases from occult squamous cell carcinoma：cut down a tree to get an apple? Int J Radiation Oncology Biol Phys, 2001, 50：727-733.

30. 谷铣之, 殷蔚伯, 刘泰福, 等主编, 肿瘤放射治疗学. 第 2 版, 北京：北京医科大学 中国协和医科大学联合出版社, 1993：485.

31. Mendenhall WM, Mancuso AA, Amdur RJ, et al. Squamous celll carcinoma metastatic to the neck from an unknown head and neck primary site. Am J Otolaryngol, 2001, 22：261-267.

32. Colletier PJ, Garden AS, Morrison WH, et al. Postoperative radiation for squamous cell carcinoma metastatic to cervical lymph nodes from an unknown primary site：outcomes and patterns of failure. Head Neck, 1998, 20：674-681.

33. Issing WJ, Taleban B, Tauber S. Diagnosis and management of carcinoma of unknown primary in the head and neck. Eur Arch Otorhinolaryngol, 2003, 260：436-443.

34. Boscolo-Rizzo P, Da Mosto MC, Gava A, et al. Cervical lymph node metastases from occult squamous cell carcinoma：analysis of 82 cases. ORL J Otorhinolaryngol Relat Spec, 2006, 68：189-194.

35. Guntinas-Lichius O, Klussmann JP, Dinh S, et al. Diagnostic work-up and outcome of cervical metastases from an unknown primary. Acta Oto-Laryngologica, 2006, 126：536-544.

36. Lee NK, Byers RM, Abbruzzese JL, et al. Metastatic adenocarcinoma to the neck from an unknown primary source. Am J Surg, 1991, 162：306-309.

37. Strojan P, Anicin A. Combined surgery and postoperative radiotherapy for cervical lymph node metastases from an unknown primary tumour. Radiotherapy and Oncology, 1998, 49：33-40.

38. Harper CS, Mendenhall WM, Parsons IT, et al. Cancer in neck nodes with unknown primary site：role of mucosal radiotherapy. Head Neck, 1990, 12：463-469.

39. Ellis ER, Mendenhall WM, Rao PV, et al. Incisional or excisional neck node biopsy before definitive radiotherapy, alone or followed by neck dissection. Head Neck, 1991, 13：177-183.

40. Strojan P, Ferlito A, DPath D, et al. Contemporary management of lymph node metastses from an unknown primary to the neck：I. A review of diagnostic approaches. Head Neck, 2013, 35：123-132.

41. Ali AN, Switchenko JM, Kim S, et al. A model and nomogram to predict tumor site origin for squamous cell cancer confined to cervical lymph node. Cancer, 2014, 120：3469-3476.

42. D'souza G, Zhang HH, D'souza WD, et al. Moderate predictive value of demographic and behavioral characteristics for a diagnosis of HPV 16-negative head and neck cancer. Oral Oncol, 2010, 46：100-104.

43. Waltonen JD, Ozer E, Hall NC, et al. Metastatic carcinoma of the neck of unknown primary site. Ann Otol Rhinol Laryngol, 2009, 118：662-669.

44. Keller F, Psychogios G, Linke R, et al. Carcinoma of unknown primary in the head and neck：comparison between positron emission tomography (PET) an PET/CT. Head Neck, 2011, 33：1569-1575.

45. Garg MK, Glanzman J, Kalnicki S. The evolvingrole of positron emission tomography-computed tomography in orgaprserving treatment of head and neck cancer. Semin Nucl Med, 2012, 42：320-327.

46. Goldenberg D, Begum S, Westra WH, et al. Cystic lymph node metastasis in patients with head and neck cancer：an HPV-asscociatied phenomenon. Head Neck, 2008, 30：898-903.

47. Pfeiffer J, Kayser G, Ridder GJ. Sonography-assisted cutting needle biopsy in the head and neck for the diagnosis of lym-

phoma：can it replace lymph node extirpation? Laryngoscope，2009，119：689-695.

48. Waltonen JD，Ozer E，Hall NC，et al. Metastaticcarcinoma of the neck of unknown primary origin：evaluation and efficacy of the modern workup. Arch Otolaryngol Head Neck Surg，2009，135：1024-1029.

49. Nicholas P，Fizazi K. Carcinoma of unknown primary （CUP）. Critical Reviews in Oncology/Hematology，2009，69：271-278.

50. Singhi AD，Califano J，Westra WH，et al. High-risk human papillomavirus in nasopharyngeal carcinoma. Head Neck，2012，34：213-218.

51. Fotopoulos G，Pavlidis N，et al. The role of human papilloma virus and p16 in occult primary of the head and neck：a comprehensive review of the literature. Oral Oncol，2015，51：119-123.

52. Regelink G，Brouwer J，de Bree R，et al. Detection of unknown primary tumors and distant metastases in patients with cervical metastases：value of FDG-PET versus conventional modalities. Eur J Nucl Med Mol Imaging，2002，29：1024-1030.

53. Senft A，de Bree R，Hoekstra OS，et al. Screening for distant metastases in head and neck cancer patients by chenst CT or whole body FDG-PET：a prospective multicenter trial. Radiotherapy Oncology，2008，87：221-229.

54. Xu GZ，Zhu XD，Li MY. Accuracy of whole-body PET and PET-CT in initial M staging of head and neck cancer：a meta-analysis. Head Neck，2011，33：87-94.

55. Strojan P，Ferlito A，Langendijk JA，et al. Contemporary management of lymph node metastases from an unknown primary to the neck：Ⅱ. A review of therapeutic options. Head Neck，2013，35：286-293.

56. Perkins SM，Spencer CR，Chernock RD，et al. Radiotherapeutic management of cervical lymph node metastases from an unknown primary site. Arch Otolaryngol Head neck Surg，2012，138：656-661.

57. Ligey，A，Gentil J，Gréhange G，et al. Impact of target volumes and radiation technique on loco-regional control and survival for patients with unilateral cervical lymph node metastases from an unknown primary. Radiother and Oncol，2009，93：483-487.

58. Miller FR，Karnad AB，Eng T，et al. Management of the unknown primary carcinoma：long-term follow-up on a negative PET scan and negative panendoscopy. Head Neck，2008，30：28-34.

59. Zhuang S-M，Xu X-F，Li J-J，et al. Management of lymph node metastases from an unknown primary site to the head and neck （Review）. Molecular and Clinical Oncology，2014，2：917-922.

60. Wallace A，Richards GM，Harari PM，et al. Head and neck squamous cell carcinoma from unknown primary site. Am J Otolaryngol，2011，32：286-290.

61. El-Mofty S，Zhang M，Davila R. Histologic identification of human papillomavirus （HPV）-relatied squamous cell carcinoma in cervical lymph nodes：a reliable predictor of the site of an occult head and neck primary carcinoma. Head Neck Pathol，2008，2：163-168.

62. Singhi AD，Califano J，Westra WH. High-risk human papilomavirus in nasopharyngeal carcinoma. Head Neck，2012，34：213-218.

63. Strojan P，Ferlito A，Langendijk JA，et al. Contemporary management of lymph node metastases from an unknown primary to the neck：Ⅱ. A review of therapeutic options. Head Neck，2012，35：286-293.

64. Frank SJ，Rosenthal DI，Petsuksiri J，et al. Intensity-modulatedradiotherapy for cervical node squamous cell carcinoma metastases from unknown head-and-neck primary site：M. D. Anderson Cancer Center outcomes and patterns of failure. Int J Radiat Oncol Bil Phys.

65. Frank SJ，Rosenthal D，Petsuksiri J，et al. Intensity-modulated radiotherapy for cervical node squamous cell carcinoma metastases from unknown head-and-neckprimary site：M. D. Anderson cancer center outcomes and patterns of failure. Int J Radiat Oncol Biol Phys，2010，78：1005-1010.

66. Madani，I，Vakaet L，Bonte K，et al. Intensity-modulated radiotherapy for cervical lymph noce metastases from unknown primary cancer. Int J Radia Oncol Biol Phys，2008，71：1158-1166.

67. Ligey A，Gentil J，Créhange G，et al. Impact of taget volumes and radiation technique on loco-regional control and survival for patients withunilateral cervical lymph node metastases from an unknown primary. Radioth Oncol，2009，93：483-487.

68. Coster J，Foote RL，Olsen KD，et al. Int J Radiat Oncol Biol Phys，1992，23：743-749.

69. Grau C, Johansen LV, Jakobsen J, et al. Radiother Oncol, 2000, 55：121-129.

70. Zhuang S-M, Xu X-F, Li J-J and Zhang G-H. Management of lymph node metastases from an unknown primary site to the head and neck (Review). Molecular and Clinical Oncology, 2014, 2：917-922.

71. Madani, I, Vakaet L, Bonte K, et al. Intensity-modulated radiotherapy for cervical lymph noce metastases from unknown primary cancer. Int J Radia Oncol Biol Phys, 2008, 71：1158-1166.

72. Chen AM, Li BQ, Farwell DG, et al. Improved dosimetric and clinical outcomes with intensity-modulated radiotherapy for head-and neck cancer of unknown primary origin. Int J Radiat Oncol Biol Phys, 2011, 79：756-762.

73. Miller FR, Karnad AB, Eng T, et al. Management of the unknown primary carcinoma：long-term follow-up on a negative PET scan and negative panendoscopy. Head Neck, 2008, 30：28-34.

74. Ligey A, Gentil J, Créhange G, et al. Impact of taget volumes and radiation technique on loco-regional control and survival for patients withunilateral cervical lymph node metastases from an unknown primary. Radioth Oncol, 2009, 93：483-487.

第十章 头颈部少见肿瘤

第一节 中耳外耳道肿瘤

一、发病情况

在头颈部肿瘤中，外耳道、中耳乳突恶性肿瘤发病率非常低。原发于外耳道和中耳的肿瘤统称为颞骨肿瘤。根据 1968~1995 年中国医学科学院肿瘤医院收治的肿瘤患者统计数据显示，颞骨恶性肿瘤占同期头颈部恶性肿瘤的 1/180，占全身肿瘤的 1/110[1]。多数患者就诊时外耳道和中耳均已被肿瘤侵犯，不易区分肿瘤的原发部位。外耳以皮肤癌最常见，本章不作重点讨论，详见皮肤癌一章。外耳道肿瘤高发年龄 50~60 岁，女性多于男性，中耳癌高发年龄为 40~60 岁。男性与女性发病比例基本相同，成年人以癌常见，儿童多为胚胎性横纹肌肉瘤。

颞骨除原发肿瘤外，亦可见继发性肿瘤，其中包括血行转移性肿瘤和周围器官组织肿瘤直接侵犯两种来源。乳腺癌，肾上腺癌，肺癌转移至颞骨较前列腺癌、肝癌、甲状腺癌常见，消化道肿瘤转移至颞骨最少见。腮腺癌、耳周皮肤癌和鼻咽癌晚期可侵及外耳及中耳。

二、病因

中耳、外耳道肿瘤的确切病因尚不清楚，可能与下列因素有关。

（一）物理因素

长期阳光照射、从事放射专业的工作人员，或因头颈部肿瘤、耳周围其他肿瘤接受放射治疗诱发耳郭皮肤癌、外耳道癌和中耳癌。

（二）长期慢性炎症刺激

文献报道约 54.5%~90%[2~4] 的外耳道、中耳癌患者有长期反复发作的慢性化脓性中耳炎病史。中耳鼓室内受到长期慢性炎症刺激，局部血循环和营养不佳，加之鼓室内氧气和二氧化碳比例发生变化等因素，可能是中耳黏膜癌变的组织学基础。

还有另外一些学说，如内分泌因素、化学及环境因素、自身免疫因素、真菌及病毒感染等。

三、解剖及生理功能

（一）解剖

耳由外耳、中耳及内耳三部分构成。

1. 外耳　包括耳郭、外耳道和鼓膜。耳郭的支架是弹性软骨，其表面覆以皮肤和附属器。外耳道全长 2~3.5cm，外 1/3 为软骨部，与耳郭软骨相连，内 2/3 为骨性部，为颞骨的一部分。耳郭的皮下组织较少，故与软骨膜骨膜紧贴。耳道软骨部皮肤及皮下组织较厚，其内有毛囊、皮脂腺和耵聍腺。鼓膜将外耳和中耳分隔开。耳郭前上部的淋巴引流主要至耳前淋巴结，少部分至腮腺浅淋巴结；后上部引流至乳突淋巴结；外耳道和鼓膜的淋巴引流至腮腺区淋巴结；最终均引流至颈深上区淋巴结。

2. 中耳　包括鼓室、咽鼓管（耳咽管）、鼓窦和乳突小房四部分。淋巴引流至腮腺淋巴结或咽喉淋巴结，最终引流直至颈深上淋巴结。

3. 内耳　深藏于颞骨岩部内，呈回旋弯曲的间隙，又称迷路。其内含有淋巴液。

（二）生理功能

听觉是通过骨传导和空气传导，将音波刺激通过耳蜗神经将来自螺旋器的听觉冲动传入大脑中枢，并经处理后成为我们所能感受到的声音。平衡功能是依靠本体感受、视觉及前庭器感觉等协同作用完成的。其中以前庭器最重要（图 5-10-1）。

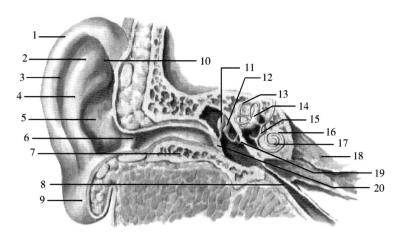

图 5-10-1　前庭蜗器（切面）

注：1. 耳轮；2. 对耳轮脚；3. 耳舟；4. 对耳轮；5. 耳甲；6. 外耳道；7. 鼓室；8. 耳咽管；9. 耳垂；10. 三角窝；11. 锤骨；12. 砧骨；13. 骨半规管；14. 椭圆囊；15. 球囊；16. 前庭；17 耳蜗；18. 岩部；19. 镫骨；20. 鼓膜。

四、诊断

（一）临床表现

1. 外耳肿瘤　始发症状可为耳郭部皮肤发痒，逐渐增厚，进而形成鳞屑状斑丘疹、菜花样或结节样肿物，亦可行成边缘隆起的溃疡，易出血。原发于外耳道的肿瘤，初期肿瘤较小，患者多无明显症状，肿瘤外观呈红色或分红色，带假蒂或浸润性生长，部分表面光滑，破溃后常有血性溢液，患者有夜间疼痛的主诉。肿瘤堵塞外耳道可出现传导性耳聋。原发于外耳道前壁的肿瘤，向前可侵及下颌关节，甚至破坏下颌骨髁状突，生长于外耳道下壁的肿瘤，常侵及腮腺，外耳道后壁肿瘤可侵及乳突、乙状窦等；肿瘤向内发展易穿破鼓膜侵及中耳，向外生长侵及耳郭，并出现相应的临床症状。无论原发于耳郭还是外耳道的肿瘤，当其侵及软骨骨膜时，可引发剧烈疼痛，并向患侧颞、枕、颈等部位放射。晚期可出现耳前或上颈淋巴结转移。

2. 中耳肿瘤　早期患者可有耳鸣，听力下降，耳聋，早期为传导性，晚期为神经性耳聋。耳道流出水样或脓血性分泌物，有时伴有臭味。这些是最常见的临床症状，但是由于既往患有中耳炎，多未引起重视。耳内胀痛感，是患者常见的就诊原因。随着病情的进展，疼痛逐渐加重，临床检查见中耳腔或骨性耳道后壁有肉芽样组织，质脆易出血，早期耳部疼痛多不明显，晚期常为持续性耳深部跳痛或刺痛，并向患侧颞部、面部、额部、枕部和颈部放射，患侧睡眠时加重。患者常因疼痛而前来就诊。晚期由于骨质破坏和血管受侵，可能发生不同程度的出血，累及颈内动脉可引发大出血，危及生命。眩晕是中耳肿瘤晚期迷路受侵的临床表现，因为在中耳癌早期迷路骨壁不易受到侵犯。面神经麻痹出现可早可晚。肿瘤侵及颞颌关节或翼肌而出现张口困难。甚至出现多组脑神经麻痹（Ⅴ、Ⅵ、Ⅶ、Ⅸ、Ⅹ、Ⅺ、Ⅻ）。患者还可有恶心、呕吐、眼球震颤等。由于硬脑膜的屏障保护作用，在肿瘤早期脑组织受侵比较少见。肿瘤晚期广泛侵及咽旁间隙、翼腭窝、翼肌、颞下窝、腮腺、鼻咽、颞颌关节、岩骨尖、中颅窝、小脑延髓池等周围组织结构，颈淋巴结转移常发生于患侧颈部，晚期可发生双侧颈部淋巴结转移。血行转移可至肺、肝、骨等部位。

由于中耳癌病变部位隐匿，长期的中耳炎病史干扰了患者的警惕性，就诊时多数已属晚期，甚至无法鉴别原发肿瘤部位是在中耳还是外耳，因此其预后不容乐观。

慢性化脓性中耳炎患者有以下情况应警惕恶性肿瘤的可能：①外耳道或中耳发现肉芽样肿物生长较快，易出血；②耳痛伴有面瘫；③乳突无痛性肿胀，影像检查有骨质破坏。

（二）影像学检查

1. CT 和 MRI 检查　耳颞区结构多而复杂，传统的 X 线检查因不能适应现代医疗发展的需要，而被 CT 和 MRI 所取代。CT 和 MRI 不仅可提供详细的立体影像资料，明确肿瘤范围，依此判断原发肿瘤的部位，制定治疗方案，提高手术治疗的安全性。还能为今后制定耳部肿瘤的临床分期标准提供可靠的依据。

外耳道、中耳肿瘤需要在特定的体位和角度下进行高分辨率 CT 薄层增强（0.1cm 左右）扫描，并获得横断面、矢状面、冠状面图像，根据不同的窗位可准确判断肿瘤侵及的部位或范围。特别是面神经骨管，颈动脉骨管，颈静脉球，乙状窦等重要解剖结构，在特定的扫描角度可获得非常满意的影像。中耳癌的 CT 特征是以中下鼓室为中心的软组织密度肿块，增强扫描中度强化。外耳道后壁骨或前壁可见骨质破坏。骨质破坏多呈溶骨性改变。肿瘤可侵入颞叶，小脑或脑干形成肿块，但周围脑水肿并不明显。高分辨率薄层 CT 扫描的优点是容积效应少，病灶和内部结构可清晰显示，由于中耳结构以骨质和气体为主，所以在显示面神经管是否受侵方面 MRI 远不如 CT。薄层高分辨率 CT 检查特别适用于微小骨性结构为主的解剖结构。缺点是，对软组织的分辨率低，伪影较多，而 MRI 则可弥补这一缺陷。

可清晰显示脑膜和脑组织是否受侵，颈静脉孔的神经、血管结构，

2. 超声波检查　了解颈部淋巴结情况及腹部有无转移和其他病变。

3. 其他检查　包括必要的实验室检查和其他辅助检查。

（三）组织学检查

单纯放疗或术前放疗的患者，放疗前必须取得组织学证实。手术治疗后的患者已有明确的病理诊断，无需进一步的组织学检查。如果手术后患者耳道内仍可见肉芽样新生物应再取活检。

五、组织学类型

常见的原发性肿瘤有上皮来源的各种癌和间叶来源的肉瘤。继发性耳颞部肿瘤包括其周围器官肿瘤直接侵犯和其他脏器或部位肿瘤转移而来。以下重点介绍较常见的外耳道及中耳原发性肿瘤的组织学类型。

（一）鳞状细胞癌

在耳部肿瘤中鳞状细胞癌最常见，他可发生于外耳、中耳和乳突。其中以外耳最多见，90%以上为高分化鳞癌，分化差的鳞癌非常少见。

（二）基底细胞癌

多发生于耳郭，亦可发生于外耳道、耳后等部位。耳部的基底细胞癌少见，属低度恶性肿瘤，可

向深部浸润，一般不发生转移，预后较好。

（三）恶性黑色素瘤

主要发生在外耳，发生于外耳道者少见，中耳乳突更少见。国内文献报道耳部恶性黑色素瘤占耳部恶性肿瘤的0.6%~2.6%。国外文献报道耳部恶性黑色素瘤约占耳部恶性肿瘤的1/3。外耳的恶性黑色素瘤源于皮肤黑色素痣恶变。中耳乳突的恶性黑色素瘤来源于中耳乳突黏膜内的黑色素细胞。恶性黑色素瘤属度高恶性，预后差，淋巴结转移与肿瘤浸润的深度密切相关。

（四）腺样囊性癌

这是外耳道耵聍腺肿瘤中较常见的一种类型，国外文献报道占耵聍腺肿瘤的32%~64%[5,6]，国内资料显示占耵聍腺肿瘤的58.4%[7]。中耳的腺样囊性癌可能来自中耳的黏膜上皮或异位涎腺组织。40~50岁为高发年龄，男性与女性发病比例无明显差异。有文献报道女性略高于男性。腺样囊性癌是一种浸润性非常强的肿瘤，早期即可沿神经向颅内、周围软组织、骨组织、中耳、腮腺、颞颌关节等部位广泛浸润。远地转移明显高于淋巴结转移，远地转移以肺部最常见。

（五）耵聍腺腺癌

较少见。约占耵聍腺肿瘤的14%~21%，约占耳部恶性肿瘤的4%[7]。属低度恶性肿瘤。具有局部侵袭破坏能力，也可发生转移。采用临床活检的小标本进行组织学诊断时，应注意与腺瘤鉴别。

（六）中耳腺癌

少见。根据其组织学分化程度可分为高度恶性和低度恶性，其中以低度恶性腺癌最常见。肿瘤主要发生在中耳和乳突，肿瘤生长缓慢，属低度恶性，但侵袭性较强，不但破坏中耳乳突骨壁，还可破坏岩骨进入颅内，很少发生远地转移。单纯放疗效果不佳。

（七）中耳类癌

很少见，肿瘤生长较慢，肿瘤细胞内可见神经内分泌颗粒。虽然属低度恶性肿瘤，但具有局部侵袭性，可扩展到乳突或咽鼓管，无转移发生。

（八）侵袭性乳头状中耳肿瘤

是一种少见肿瘤。肿瘤常发生于颞骨岩部，内听道和乙状窦之间。肿瘤来自内淋巴囊或淋巴管，具有较强的局部侵袭破坏作用，所有患者都会发生不同程度的岩骨溶骨性破坏，前庭迷路受损，治疗后可出现局部复发，几乎不发生转移。

（九）Merkel细胞癌

亦有称其为皮肤内分泌癌，皮肤原发性小细胞癌、皮肤小梁癌等。Merkel细胞存在于皮肤和口腔黏膜。文献报道[8~11]Merkel细胞癌约50%发生于头颈部，发生在颊、眼睑、额等部位皮肤多于耳部。此肿瘤局部浸润性较强，复发和转移均较常见。约34%的Merkel细胞癌内有鳞癌成分，是不良预后因素之一。

（十）颈静脉球瘤（颈静脉鼓室球瘤、非嗜铬性副神经节瘤、化学感受器瘤等）

临床甚为少见，多发生在中耳腔，起自与舌咽神经耳支相随的副神经结组织。女性较男性多发。免疫组化和电镜下均可见到神经内分泌颗粒。其生物学行为属低度恶性或介于良恶性之间的肿瘤，一般生长较慢，患者病程较长。可侵及邻近周围软组织、骨组织，并且可侵及鼻咽、颈静脉孔和颅内，出现颈静脉孔综合征——Ⅸ、Ⅹ、Ⅺ和Ⅴ、Ⅶ、Ⅻ等脑神经麻痹、Horner症等，耳出血者亦不少见。少数患者可发生转移。

常见间叶组织来源的耳颞部肿瘤有横纹肌肉瘤、纤维肉瘤、平滑肌肉瘤、骨肉瘤及软骨肉瘤等。多发生在中耳乳突和颞骨岩部。横纹肌肉瘤多发生于15岁以下男性儿童。软骨肉瘤则以30~50岁多见。由于肉瘤的生物学行为高度恶性，可发生广泛的骨质破坏，继而发生脑神经麻痹，最常见第Ⅶ脑神经损伤，亦可发生Ⅲ、Ⅴ、Ⅵ、Ⅷ、Ⅸ、Ⅹ、Ⅺ、Ⅻ等脑神经麻痹。患者多死于颅内侵犯或远地转移。

中国医学科学院肿瘤医院 72 例外耳中耳癌统计，60% 为鳞状细胞癌，29% 为腺癌，6.9% 为黑色素瘤，4.1% 为横纹肌肉瘤。

六、治疗

由于外耳道中耳癌的发病率很低，各家治疗方法不一。虽然不乏可参考的分期标准，但缺乏公认的 TNM 分期，其预后评价标准也不尽相同。多年来随着经验的不断积累，逐步认识到以往采用的颞骨整块切除方法，手术难度大，风险大，并发症多，生存质量差[3]。目前较为广泛采用的治疗方法为乳突根治术加术前或术后放射治疗，并且取得了较好的 5 年生存率，降低了术后并发症的发生率。

（一）治疗原则

1. 外耳道肿瘤 中晚期外耳道癌以外科手术治疗为主，病变较广泛的外耳道癌，可采用先放疗后手术的综合治疗方法。早期外耳道癌可采用单纯放疗。由于单纯放疗可能导致软骨或骨坏死，临床工作中应特别注意掌握放疗剂量。对于那些因其他严重疾患无法接受手术或因局部肿瘤晚期无手术机会以及拒绝手术治疗的患者可考虑行单纯放疗。耳郭部肿瘤以皮肤癌最多见，其治疗治疗详见皮肤癌一章

2. 中耳肿瘤 采用综合治疗方法。手术加有计划的术后放疗或术前放疗可收到较好效果。这种治疗方法特别适合于肿瘤局限于中耳和乳突的患者。

（二）治疗模式

1. 手术治疗 手术治疗方式主要有乳突根治术、颞骨次全切除术和全颞骨切除术。由于颞骨附近重要功能器官结构较多，即便颞骨整块切除，也很难将肿瘤完全切除干净，而且术后并发症和死亡率高，中国医学科学院肿瘤医院的总结数据和其他文献资料证明，乳突根治术加计划性放疗的患者，术后对功能和外形损害小，并发症较低，并且治疗效果不亚于颞骨全切术。因此目前较普遍采用的手术方式为乳突根治术。

2. 术后放射治疗（S+R） 乳突根治术并非肿瘤根治术，特别是那些浸润性较强的肿瘤，单纯手术难以切除彻底，手术只是将大部分肿瘤去除后，起到肿瘤定位和通畅引流的作用，所以需要行术后放射治疗。术后放疗的有利点是，手术减小了肿瘤负荷，局部引流改善，感染减轻或容易得到控制，乏氧细胞减少，有利于提高放射治疗的敏感性。术后放疗与术前放疗比较，最大的好处是可提高肿瘤靶区的放疗剂量，有利于提高肿瘤的局部控制率。如果 R+S 后肿瘤仍有残存，再补量放疗，不但剂量较难掌握，并且会增加严重放射损伤的机会。另外，中耳位于岩骨内，因岩骨致密而坚硬，其血供并不丰富，术前或术后放疗区别不大。手术后放疗应在术后 2~4 周内进行。

3. 术前放射治疗（R+S） 凡有手术指征的中耳癌患者均适用综合治疗，特别是那些因肿瘤范围较广，手术有一定困难的中晚期中耳肿瘤患者，术前放疗可缩小肿瘤体积，有效控制亚临床病灶，提高肿瘤切除率，减小器官功能损害。部分无手术指征的晚期中耳肿瘤，术前剂量的放疗可能因肿瘤缩小满意，从而获得手术机会。

4. 单纯放射治疗（R） 适用于早期外耳道癌和晚期无手术指征或拒绝手术的外耳中耳癌患者，前者为根治目的，而后者则为姑息治疗。为避免发生放射性骨坏死和大出血，放疗剂量不宜过高。部分无手术指征的晚期中耳肿瘤患者，放疗 50Gy 后，由于肿瘤消退满意，可能获得手术机会。一些因其他疾患不能接受手术治疗的患者，如果能恰当掌握放射治疗技术和剂量，单纯放疗可达到不亚于术前或术后放疗的效果[4]。

我院曾采用夹心治疗（放疗+手术+放疗）方法治疗中耳外耳道癌，并获得了较好的疗效。术前与术后放疗这种治疗模式，中间间隔在 30 天左右，放疗总剂量特别是术后再放的剂量不容易掌握，剂量过低对局部肿瘤控制不利，照射剂量过高可能发生颞骨放射性坏死，甚至由此引发大出血，危及患者生命，因此，到目前为止夹心治疗尚未被推荐为常规治疗方法。

5. 术前同步化放疗（CCRT+S） CCRT 是目前局部晚期头颈部恶性肿瘤最常采用的治疗方法，同单纯放疗和单纯化疗相比，同步放化疗具有以下优势：①化疗药物增加放疗的敏感性。表现为药物使肿瘤细胞同步化，处于同一细胞周期；缩小瘤体有利于放疗对乏氧细胞增敏，消除肿瘤细胞对放疗的抗拒性；化疗药物可以干扰肿瘤细胞的亚致死损伤后的 DNA 修复；② 化疗药物具有诱导肿瘤细胞凋亡和直接杀伤肿瘤及可能消灭血液和淋巴结内微小转移灶的功能；③化疗药物可以降低由于放疗中断造成的生存率降低。Kiyoto Shiga 报道了应用 CCRT 治疗 9 例 T_4 期颞骨鳞癌患者，化疗方案采用 TPF 方案。所有患者以及全部 T_4 患者的 5 年生存率分别为 78% 和 67%，并且有 1 例 T_4 期患者在应用 1 周期 TPF 诱导化疗后行 CCRT 治疗，再行乳突切除术，术后病理学检测达到了病理缓解。近些年国外学者报道通过超选择动脉内置管同步放化疗对晚期肿瘤患者的治疗取得了良好的效果。但由于病例数有限，同步化放疗在颞骨鳞癌中的疗效需随机分组结果进一步证实。

6. 颈部淋巴结的处理 外耳道、中耳癌的淋巴结转移率较低，多数文献报道不超过 15.0%。因此在无淋巴结转移的情况下，无需行颈部淋巴结预防性照射。对于已发生淋巴结转移的患者，无论采取手术或放射治疗，原发灶和颈部转移灶应同时给予治疗。颈部淋巴结清扫术后，可根据清扫范围、术中所见、淋巴结转移数目、是否侵犯包膜及肿瘤分化程度等决定是否需要术后放疗。

7. 复发再治 为避免出现严重的晚期损伤，中耳和外耳道癌放疗后原发灶复发，一般不适宜行再程放射治疗，有手术指征的患者应进行再次手术。单纯颈部淋巴结转移灶放疗后复发，首选治疗方法为手术，必要时补充术后放疗，但预后不佳。

放疗前大多数外耳道、中耳癌患者伴有不同程度的局部感染，因此放疗前应首先控制局部炎症，放疗中保持耳道清洁，减轻临床症状，改善全身情况。有利于提高放疗敏感性和提高局部控制率。

（三）放射治疗技术

外耳、中耳癌可采用二维普通常规外照射，也可选择三维适形或调强放疗。

为提高摆位的重复性和治疗的准确性，目前普遍采用体位固定装置。用体位固定后获得的定位 CT 图像进行二维或三维治疗计划的设计，目的是最大限度的保护周围正常组织和器官，提高靶区剂量和局部控制率。

二维放射治疗多采用患侧耳前与耳后两野交角照射，或三野照射，同时加楔形板。也可采用单一照射野混合线（电子线与 X 线混合）治疗外耳道癌，无论采用几个照射野，都需在治疗计划系统进行二维放射治疗计划设计。确定野与野间的夹角和楔形板的角度。采用混合线照射的患者，需要在治疗计划系统调整 X 线与电子线的配比。由于人与人之间的外轮廓和解剖结构有一定差异，手术后差异更大，所以不可随便套用他人计划。耳道和术后残腔会影响剂量分布的均匀性，可置水囊或其他等效材料进行填充。放射野大小依肿瘤范围而定。通过治疗计划设计，明确靶区的剂量分布情况，同时可准确掌握周围正常组织和器官的准确受量。减少晚期损伤的发生率。

二维常规治疗每周 5 次，每次剂量 2.0Gy。术前放疗 50~60Gy/5~6w，术后放疗或单纯放射治疗总剂量 60~70Gy。放疗总剂量不应低于 60Gy/6 周。中耳外耳二维治疗计划剂量分布图见图 5-10-2。恶性黑色素瘤以手术治疗为主，放疗为辅。为防止发生骨坏死、大出血等严重并发症。尽可能避免单次大剂量（400~800cGy）照射。

高剂量率近距离后装治疗可作为外耳道癌

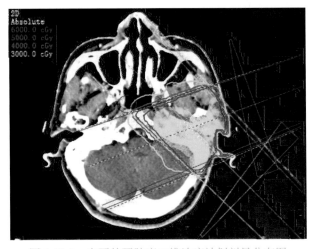

图 5-10-2 中耳外耳肿瘤二维治疗计划剂量分布图

的补量治疗，需严格掌握外照射与近距离治疗的间隔时间，分次剂量、分割次数及剂量参考点；以免发生放射性骨坏死。

三维适形放射治疗计划的设计图 5-10-3A、B、C、D 是根据定位 CT 图像显示的肿瘤情况，勾画 GTVp 或 GTVtb（瘤床）、GTVnd、CTV1、PTV1。GTVp、GTVtb 单次剂量 2.12～2.3Gy，GTVnd 单次剂量 2.12～2.2Gy，PTV1 单次剂量不应低于 1.82Gy。

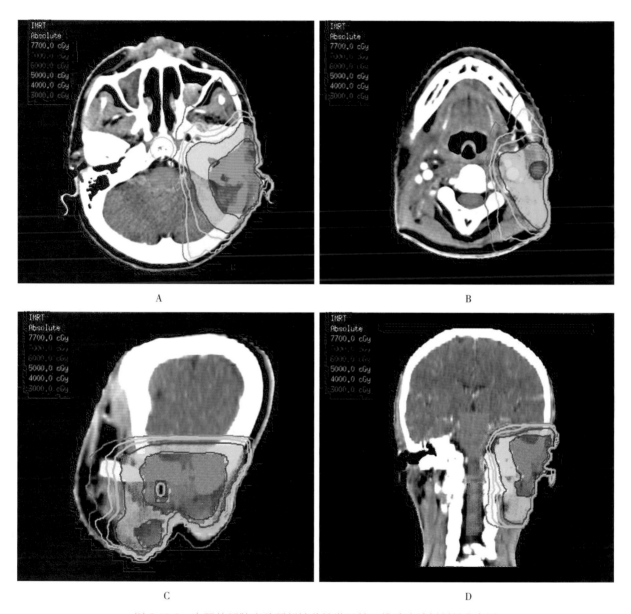

图 5-10-3 中耳外耳肿瘤及颈部转移性淋巴结三维治疗计划剂量分布图

注：A. 外耳鳞癌原发灶 IMRT 剂量分布图 水平位；B. 外耳鳞癌转移淋巴结 IMRT 剂量分布图 水平位；C. 外耳鳞癌 IMRT 剂量分布图 矢状位；D. 外耳鳞癌 IMRT 剂量分布图 冠状位

术前放疗 GTVp 或 GTVtb 总剂量 60Gy/27～28 次，PTV1 剂量 51Gy/27～28 次。

术后放疗 GTVp 或 GTVtb 总剂量 70～75.9Gy/33～35 次。PTV1 剂量 60Gy/33 次。PTV2 为预防照射区，总剂量 50Gy/27 次。

单纯放射治疗总剂量 GTVp 可达到 72.6～75.9Gy/33～35 次。PTV1 剂量 60Gy/33 次左右。

调强放射治疗作为一种高度适形的三维放疗技术，主要在头颈部肿瘤治疗中应用，表现出在提高靶区覆盖及保护正常组织方面具有剂量学优势。中耳及外耳由于不规则的解剖部位及临近脑干等危机器官，调强放疗技术应是一种理想的治疗手段。

三维适形放射治疗计划勾画靶区时注意结合薄层 CT 及 MRI 资料、术中所见、术后病理描述，合理勾画 GTVp 或 GTVtb，避免颞颌关节、耳周软组织、耳道顶端、靶区边缘遗漏，造成局部复发。

七、预后及影响预后的因素

（一）治疗模式对预后的影响

1977 年我院总结了 14 例外耳中耳癌，结果显示外科与放射综合治疗的 5 年生存率明显高于单纯放疗[17]。这个结果给了我们很大启发，之后继续采用综合治疗方法治疗外耳中耳癌。1998 年我院总结了 33 例颞骨鳞癌初治病例，结果显示，总的 5 年生存率为 51.7%，综合治疗和单纯放射治疗的 5 年生存率分别为 59.6% 和 28.7%[3]。国内外其他作者报道外耳道中耳癌不同治疗方法的 5 年存率分别为，单纯手术 28.5%～75%；单纯放疗 38.1%～65.3%，术前放疗 25%～73.6%，术后放疗 58.3%～76.1%，术前术后放疗 50%[4]。上述结果均显示局部晚期病变综合治疗效果好于单纯手术或单纯放疗。

（二）肿瘤部位和侵犯范围对预后的影响

外耳道中耳癌的预后不仅与治疗方式有关，也与肿瘤部位、侵及范围、是否发生淋巴结转移等因素密切相关。单纯外耳道癌疗效好于中耳癌，5 年生存率 78.6%～100%；病变局限于中耳的 5 年生存率为 33.3%～88.2%；中耳外耳均有肿瘤的 5 年生存率为 57.1%～70.4%[3,4,6]。中耳肿瘤侵及邻近大血管，是预后不良的征兆。有作者根据 Stell 提出的中耳癌分期方法进行分析，其结果为 T_1、T_2、T_3 的 5 年生存率分别为 77.8%～100%、53.3%～55.6%、9.5%～42.3%。我院根据 Prasad 等文献综述中所采用的分期方法，将 33 例颞骨鳞癌患者分成 3 个亚组，Ⅰ组为肿瘤局限于外耳道，Ⅱ组肿瘤侵犯中耳或乳突，或面神经麻痹；Ⅲ组肿瘤侵及岩尖、脑膜或脑组织，分析Ⅰ组、Ⅱ组、Ⅲ组的 5 年生存率分别为 100%；68.8% 和 9.6%。由于缺乏统一的临床分期标准，各家根据临床分期计算生存率的数据会有一些差别。但总体上仍遵循早期病变预后好于晚期，外耳道癌预后好于中耳及中耳外耳均有肿瘤这一规律。病变侵犯面神经管出现面神经麻痹者预后差。

（三）淋巴结转移和远地转移与预后的关系

在所有影响预后的因素中，淋巴结转移和远地转移对生存率的影响最大。外耳道、中耳癌的淋巴结转移率低，约为 9.1%～15.0%[2,4]。已发生淋巴结转移的患者多在 2～3 年内死亡。虽然淋巴结转移对预后影响很大，但是因其发生率低，无需行常规淋巴结预防照射。治疗后的淋巴结转移率不足 5%。远地转移可发生于肺、肝、骨、腹腔等部位。远地转移率 2.9%～14.9%[4]。

（四）解剖部位、病理与预后的关系

外耳道鳞癌 5 年生存率 65.1%～83.3%，腺癌 83%～90%，乳头状瘤癌变 72.9%～80%，基底细胞癌 100%。中耳鳞癌 5 年生存率 33.3%。外耳中耳鳞癌 5 年生存率 60%。

腺样囊性癌主要发生于大小涎腺。发生于外耳道的腺样囊性癌与发生于其他部位一样具有较强的侵袭性，常侵及腮腺、颞颌关节、中耳、面神经、甚至颅内，淋巴结转移少见。早期 5 年生存率可达 90% 以上，中晚期病变 5 年生存率约为 30%～70%。失败原因主要是局部复发和血行转移。血行转移最常见于肺部，部分发生肺转移的患者可带瘤长期生存。

发生于外耳皮肤的 Merkel 细胞癌，浸润性较强，肿瘤周围的血管和淋巴管常被累及，因此常见区域淋巴结转移及远地转移。局部复发率较高，特别是 Merkel 细胞癌内有鳞癌成分的比无鳞癌成分的复发率更高。Merkel 细胞癌又被称为内分泌癌，实际上一般无多肽类内分泌功能，只有少数患者

ACTH 和 CT（Clitoris 甲状腺降钙素）增高，在随诊过程中可观察 Clitoris 的变化，如果升高，提示可能肿瘤复发。

中耳类癌由于恶性程度低，多数患者病变范围局限，未曾见淋巴结转移的报道，预后较好。

横纹肌肉瘤发生于耳部非常少见，治疗后局部复发率高，多半发生在治疗后 1 年内。患者生存期很少超过 5 年。

恶性黑色素瘤属高度恶性，局部复发率、淋巴结转移率、远地转移率均较高，预后差，淋巴结转移与肿瘤浸润的深度密切相关。耳郭周边部恶性黑色素瘤比中心部位预后好。

中耳颈静脉球瘤可广泛侵及周围骨组织。因肿瘤生长缓慢，多数患者病程较长。手术中因易出血而难以切除干净，肿瘤残存率和复发率较高，放射治疗有抑制其生长的作用。由于肿瘤进展缓慢，需长期随诊观察。少数患者可发生淋巴结转移和血行转移。

（五）复发时间

外耳道中耳癌治疗后的主要失败原因为局部复发，局部复发多发生于治疗后 2 年左右。上海肿瘤医院资料显示，总局部复发率为 15.3%，其中 45.2% 在一年内复发，83.2% 在 3 年内复发。患者生存 3 年后局部复发率明显降低。我院 33 例患者中有 12 例在治疗后 2 年内死于肿瘤，其中 10 例（83.3%）死于肿瘤局部复发。肿瘤复发后患者生存率明显下降，我院回顾性分析结果显示，外耳道癌无复发和复发患者的 5 年生存率分别为 91.7%、28.6%（$P<0.001$）。

（六）放疗剂量对预后的影响

对于外耳中耳肿瘤，并非照射剂量越高越好。常规放射治疗受周围组织和重要器官的限制 剂量很难提高。另外，放射治疗的晚期并发症也不允许将剂量推得太高。近年来，我们将单纯放疗或术后放疗的常规外照射总剂量多控制在 70Gy 以内。适形调强治疗可考虑将 PTV 剂量适当提高，可能对提高局部控制率有好处。

（七）术后切缘对预后的影响

对于已接受手术治疗的病例，肿瘤是否完整切除及术后病理切缘有无残存肿瘤亦影响生存率及局部复发。Kazuhiko Ogawa 等一项多中心回顾分析 87 例外耳道中耳癌的研究结果显示，切缘阴性、切缘阳性、镜下肿瘤残存分别 5 年无复发生存为 83%、55%、38%。

八、并发症及其处理

1. 感染 外耳道、中耳肿瘤患者会半数以上有中耳炎病史，如果炎症得不到有效控制，可继发感染并发脑膜炎或硬膜外脓肿。

2. 脑脊液漏 是颞骨切除术后最多见的并发症之一，可经久不愈，形成瘘孔，很难自愈，可因此并发危及生命的脑膜炎。因此在放疗前及放疗中需进行局部清洁换药和必要的全身用药，积极控制感染，局部换药还可减少耳道闭锁的发生。

3. 全颞骨切除 可能因损伤脑膜致使脑组织膨出、还可出现眩晕、恶心、呕吐、疼痛等。应给予相应的对症处理，减少患者痛苦，改善全身情况，提高患者对治疗的耐受性。

4. 放射性骨坏死 与射线的质和放疗剂量有关。20 世纪 70 年代以前，受医疗设备和医疗条件的限制，有相当数量的肿瘤患者接受深部 X 线外照射及镭腔内后装治疗，由于骨吸收高，加之照射总剂量高，引发颞骨坏死和大出血的机会也随之增加。近 30 年来，我国临床普遍采用^{60}Co 和加速器治疗较深部的肿瘤，近年来随着三维适形和调强适形放疗在临床逐渐推广应用，有望进一步提高外耳道中耳癌的局部控制率，同时减少放疗后并发症的发生。

5. 张口困难 外耳道中耳癌放疗后发生张口困难，可能由于以下原因引起，炎症、肿瘤、放疗后纤维化，三者间应根据辅助检查进行鉴别诊断。并给予患者相应的治疗或指导。以改善张口困难。

九、分期

Stell 等 1985 年提出的中耳癌分期标准仅供参考：

T_1 肿瘤局限于鼓室腔，无面神经麻痹及骨质破坏。

T_2 肿瘤局限于中耳乳突，有面神经麻痹或骨质破坏。

T_3 肿瘤超出颞骨范围，侵犯周围结构（如硬脑膜、颅底、腮腺及颞颌关节等）。

T_x 缺乏明确的分期资料，包括以前在其他医院就诊和治疗者。

改良的匹兹堡分期（2000 年）：

T_1 肿瘤局限于外耳道，无骨质受累或软组织受累。

T_2 肿瘤局限于外耳道有骨质受累（未累及全层），或局限性软组织受累（<0.5cm）。

T_3 肿瘤侵及骨性外耳道，且局限性软组织受累（<0.5cm）或肿瘤累及中耳或乳突。

T_4 肿瘤侵及耳蜗、岩尖、中耳内壁、颈动脉管，颈静脉孔或硬脑膜，或广泛的软组织受累（>0.5cm），如侵及颞下颌关节或茎突或面神经。

参 考 文 献

1. 董志伟，谷铣之，等. 临床肿瘤学. 北京：人民卫生出版社，2003 年，第一版，495.

2. 王新春，王梦，等. 中耳癌 20 例报告. 临床耳鼻咽喉科杂志，2003，17，600.

3. 张彬，屠规益，徐国镇，等. 颞骨鳞癌 33 例远期疗效分析. 中华耳鼻咽喉科杂志，1998，33，261.

4. 上海肿瘤医院放射科. 外耳道及中耳癌的治疗——附 274 例临床分析. 中华肿瘤杂志，1979，1，41.

5. Wetli CV，Pardo V，Millard M，et al. Tumours of cerumiomas glands. Cancer. 1972，29；1169.

6. Dehner LP，Chen KTK，Primary tumors of the external and middle ear，Benign and malignant glandular neoplasms. Arch Otolaryngol. 1980，106；134.

7. 刘复生，刘彤华，等. 肿瘤病理学. 北京医科大学，中国协和医科大学联合出版社，1997 年，第一版，549.

8. Toker C，Trabecular carcinoma of the skin. Arch Dermatol. 1972，105：107.

9. Rice RD，JR，Chonkich GD，Thompson Ks，et al. Merkel cell tumor of the head and neck，five new cases with literature review. Arch Otolaryngol HNS. 1993，119：782.

10. Leong AS，Philips GE，Pieterse AS，et al. Cirteria for the diagnosis of primary endoxrinecarcinoma of the skin（Merkel cell carcinoma）. A histological，immunohistochemical and Ultrastructural study of 13 cases. Pathology. 1986，18：393.

11. Hanna GS，Ali MH，Akosa EJ. Merkel-cell carcinoma of the pinna. J Laryngol Otol，1988，102：608.

第二节　神经内分泌癌

罗京伟

一、概述 [1~4]

神经内分泌细胞是存在于体内一些分泌肽类物质的细胞，具有摄取胺前体、脱去其羧基变为活性胺的能力（amine precursior uptake and decarboxylation，APUD），因此又被称之为 APUD 细胞。

APUD 细胞或神经内分泌细胞发生的肿瘤称为 APUD 肿瘤（apudoma）或神经内分泌肿瘤（neuroendocrine tumors，NET），是一组发生于不同部位、恶性度不一的肿瘤，包括胃肠道类癌、胰腺内分泌肿瘤、支气管类癌、肺小细胞未分化癌、甲状腺髓样癌、嗜铬细胞瘤以及垂体腺瘤、喉部"神经内分泌癌"、皮肤"神经内分泌癌"（Meckel 细胞癌）等。

神经内分泌肿瘤在功能和形态上，具有以下共同特点：

1. 具有内分泌功能，患者血中可出现肿瘤分泌产物，如促肾上腺皮质激素（ACTH）、儿茶酚胺、5-羟色胺、降钙素、抗利尿素、催乳素等，并可引起相应的临床综合征。

2. 肿瘤组织可摄取相应的激素类物质，免疫细胞化学染色呈特异性阳性反应。

3. 肿瘤细胞在电镜下可见其有被膜的神经分泌颗粒。

但并非所有的神经内分泌肿瘤均具有神经内分泌功能，临床上所见多不伴有内分泌症状，称之为无功能性肿瘤，一方面因为肿瘤并不具备神经内分泌功能，另一方面可能是肿瘤分泌量很少，不足以产生临床表现的内分泌症状。

神经内分泌肿瘤分类众多，广义而言，神经内分泌肿瘤包括两大类，第一类为来源于上皮的恶性肿瘤，如类癌（典型和非典型）、小细胞癌；第二类包括神经起源的肿瘤，如副神经节瘤，嗅神经母细胞瘤，和尤文瘤/原始神经外胚层肿瘤（PNET）。

临床沿用几十年、最为常见的神经内分泌肿瘤分为以下 4 类：

1. 高分化神经内分泌癌 典型类癌（typical carcinoid，TC）。

2. 中分化神经内分泌癌 不典型类癌（atypical carcinoid，AC）。

3. 低分化神经内分泌癌 小细胞型（small celL neuroendocrine carcinoma，SCNEC）。

4. 低分化神经内分泌癌 大细胞型（large celL neuroendocrine carcinoma，LCNEC）。

其中典型类癌为低度恶性、不典型类癌为中度恶性、而大细胞神经内分泌癌和小细胞神经内分泌癌属于高度恶性。

以后有学者提出将神经内分泌肿瘤分为 3 大类，即将 4 类中的第 3、第 4 合二为一为"低分化神经内分泌肿瘤"，但包括小细胞型和大细胞型。

2010 年，WHO 将神经内分泌肿瘤分类做了较大的调整，根据肿瘤细胞形态、标志物表达情况、核分裂象等因素做了细化和量化，而分为以下 4 个组织类型：

1. 神经内分泌肿瘤（NET） 为分化良好的神经内分泌肿瘤。肿瘤细胞类似正常内分泌细胞，表达神经内分泌标志物（通常弥漫强烈表达 Chromogranin A 和 synaptophysin）和激素，轻度或中度细胞核不典型性改变，低细胞核分裂数（<20/10HPF）。NET 包括第一级（G_1）和第二级（G_2）神经内分泌肿瘤。NET 包括临床上传统分类中的"类癌"（carcinoid）。

2. 神经内分泌癌（neuroendocrineCarcinoma，NEC） NEC 为分化不良的高级别恶性肿瘤。肿瘤由小，中等，或大细胞组成，偶有与 NET 相似的器官样结构，弥漫表达神经内分泌分化标记物（弥漫表达 synatophysin，局部表达 chromogranin），具有明显核非典型性改变，多灶性坏死，高核分裂数（>20/10HPF）。此类肿瘤包括小细胞癌，大细胞神经内分泌癌，以及低分化神经内分泌癌。

3. 混合性腺神经内分泌癌（mixedadenoneuroendocrine carcinoma，MANEC） 表型上具有形成腺管的上皮细胞和神经内分泌细胞，且因为两者都是恶性而可定义为癌。偶有鳞癌成分但少见。一般人为的设定两种成分至少占肿瘤成分的30%以上才能诊断为混合癌。仅在腺癌中发现少量免疫组化阳性的神经内分泌细胞则不足以诊断混合癌。

4. 部位特异性和功能特异性神经内分泌肿瘤。

同时，根据核分裂象计数和 Ki-67 指数的高低将该类肿瘤分为 3 个组织级别，即：低级别（G_1，核分裂象为 1 个/10 HPF，Ki-67<3%）；中级别（G_2，核分裂象为 2～20 个/10 HPF，Ki-67 3%～20%）；高级别（G_3，核分裂象>20 个/10 HPF，Ki-67>20%）。

发生于头颈部的神经内分泌肿瘤包括：①甲状腺髓样癌；②喉类癌；③嗅神经母细胞瘤；④Meckel细胞癌；⑤神经母细胞瘤；⑥垂体腺瘤；⑦副神经节瘤。

二、治疗原则[4~7]

一般认为，典型类癌为良性，但有时也出现转移，不典型类癌预后相对较差，以手术治疗为主，而高度恶性的未分化小细胞和未分化大细胞神经内分泌癌预后差，以放疗、化疗综合治疗为主。

（一）外科手术

对典型类癌和不典型类癌，外科手术是唯一的根治办法，如甲状腺髓样癌、喉类癌、垂体瘤均以手术切除为主。

（二）放疗

典型类癌和不典型类癌属放疗不敏感肿瘤，放疗仅用于不适合手术或术后有残留的患者。

小细胞神经内分泌癌，属放射治疗敏感性肿瘤，如发生于肺的 SCLC 对放疗高度敏感，但临床上发现发生于头颈部的小细胞神经内分泌癌放射敏感性差别较大。治疗上主张放化疗联合治疗：过去多采取先诱导化疗，然后放疗，目前主张放疗应早期进行，对全身情况好的患者可同步放化疗。

（三）化疗

化疗对类癌的疗效不理想，对未切除的类癌目前尚无有效化疗方案。

发生于肺的小细胞癌属于化疗敏感肿瘤，一线治疗方案为依托泊苷+顺铂（EP）或表柔比星+环磷酰胺（EC），但发生于头颈部的小细胞癌，化疗敏感性差异较大，且化疗方案以包括多柔比星、异环磷酰胺等药物为主。

三、放射治疗技术

靶区的设计同发生部位的鳞癌相似。

典型类癌和不典型类癌仅包括肿瘤及周围一定范围的正常组织，不常规做淋巴引流区的预防性照射。

而小细胞内分泌癌主张淋巴引流区的预防性照射。预防性照射剂量 50Gy，治疗性剂量应不低于60Gy，对放疗中肿瘤消退缓慢者局部加量争取总量达到 70Gy。

如嗅神经母细胞瘤放疗时主张全颈部的预防性照射或至少上、中颈部的预防性照射；Meckel 细胞癌则根据发病部位的不同而作不同部位的预防性照射，如发生于鼻翼皮肤的 Meckel 细胞癌应预防性照射耳前淋巴引流区及上、中颈或全颈的淋巴引流区。

四、预后

典型类癌在临床上表现为良性肿瘤，临床症状不多见，预后好，5 年生存率达 90% 以上。小细胞神经内分泌癌则是一类恶性度较高的肿瘤，生长迅速、转移快，但经过有效的综合治疗，其预后明显改善，但具体预后也因发生部位的不同而不同，如肺的 SCLC 综合治疗 5 年生存率目前已超过 30%，嗅神经母细胞瘤的 5 年生存率超过 50%，而 Meckel 细胞癌的预后甚差，5 年生存率一般不超过 20%。

参 考 文 献

1. Mills SE. Neuroectodermal neoplasms of the head and neck with emphasis on neuroendocrine carcinomas. Mod Pathol，2002，15：264-278.

2. Barnes L. Neuroendocrine tumours. In：Barnes L, Eveson JW, Reichart P, Sidransky D, editors. World Health Organization classification of tumours. Pathology and genetics. Head and neck tumours. Lyon：IARC Press，2005，135-139.

3. Moran CA，Suster S. Neuroendocrine carcinomas（carcinoid，atypical carcinoid，small cell carcinoma，and large cell neuroendocrine carcinoma）：Current concepts. Hematol Oncol Clin North Am，2007，21：395.

4. Oberg KE. The management of neuroendocrine tumours：Current and future medical therapy options. Clin Oncol，2012，24：282.

5. Kusafuka K，Ferlito A，Lewis JS，et al. Large cell neuroendocrine carcinoma of the head and neck. Oral Oncology，2012，48：211-215.

6. Galland-Girodet S，Maire JP，De-Mones E. The role of radiation therapy in the management of head and neck paragangliomas：Impact of quality of life versus treatment response Radiotherapy and Oncology，2014，111：463-467.

7. Czapiewski P，Biernat W. Merkel cell carcinoma-Recent advances in the biology，diagnostics and treatment. The International Journal of Biochemistry & Cell Biology，2014，53：536-546.

第三节　头颈部横纹肌肉瘤

易俊林

一、流行病学和发病率

横纹肌肉瘤是一种高度恶性的肿瘤，起源于具有横纹肌分化潜能的胚胎间叶细胞[1]。他可以发生于身体的各个部位，具有局部侵袭生长，在疾病早期就可以广泛播散。横纹肌肉瘤是儿童软组织肿瘤中最常见的。在小于15岁的儿童中，横纹肌肉瘤占所有恶性肿瘤的3.5%，15~19岁的青少年中占2%。70%患儿发病年龄小于10岁，发病高峰年龄为2~5岁[2,3]。约有1/3的患者合并有胃肠道、泌尿生殖道、心血管以及中枢神经等系统的先天性异常。头颈部横纹肌肉瘤的发病率低，约占头颈肿瘤的1%。男女比例约为1.4：1。淋巴结转移在20%左右[4~7]。

二、病理学分类

头颈部软组织肉瘤以横纹肌肉瘤多见，包括胚胎性横纹肌肉瘤、葡萄簇型横纹肌肉瘤、梭形细胞型横纹肌肉瘤、腺泡型横纹肌肉瘤、多形型横纹肌肉瘤以及横纹肌肉瘤伴有节细胞分化等亚型[4,6,8~15]。

三、生物学特点

尽管横纹肌肉瘤的起源和遗传学特点并不是很清楚，但近年的研究在细胞遗传学、细胞周期调控、和癌基因等方面取得一些认识。

腺泡状横纹肌肉瘤常常具有两种特征性的13号染色体易位，分别是t（2；13）（p35；q14）和t（1；13）（p36；q14）。前一种易位产生融合基因PAX3（一种转录调节子），结合到FKHR转录因子，这种易位占儿童腺泡状横纹肌肉瘤70%；后一种易位融合产生PAX7基因，也结合到FKHR转录因子上，这种易位占儿童腺泡状横纹肌肉瘤的20%，更常见于年龄小的患者，其预后比有PAX3基因重排的患儿好。将来如果能够采用比较敏感的实验技术来检验这些融合基因的产物，对检测治疗后是否有微小残存以及进一步治疗有指导意义[16~25]。

胚胎性横纹肌肉瘤遗传学特征性改变是11号染色体p15.5杂合子丢失，提示在这个位置存在肿瘤抑制基因[26]。

大约有50%的腺泡状横纹肌肉瘤患者有癌基因n-myc扩增，这种改变在胚胎性横纹肌肉瘤患者中少见[27,28]。

四、恶性程度

软组织肿瘤依据组织来源，细胞分化程度，肿瘤的位置（表浅或深在）等因素，来区别不同肿瘤的恶性度。一般分类为以下 3 种。

（一）低度恶性（G_1）

隆突性皮纤维肉瘤、纤维肉瘤、纤维黄色肉瘤、高分化黏液脂肪肉瘤、脂肪瘤样脂肪肉瘤。

（二）中度恶性（G_2）

多型性横纹肌肉瘤、表浅的恶纤组、低分化的黏液脂肪瘤、腺泡状软组织肉瘤、平滑肌肉瘤。

（三）高度恶性（G_3）

滑膜肉瘤、腺泡状横纹肌肉瘤、深部恶纤组、胚胎性横纹肌肉瘤、血管肉瘤。

五、临床表现

横纹肌肉瘤可发生于身体任何一个部位，可以是骨骼肌，也可以是通常不容易发现骨骼肌的部位，最常见的部位是泌尿生殖道和头颈部[1,29,30]。

头颈部横纹肌肉瘤根据部位分为两大类，脑膜旁部位和脑膜旁以外部位。脑膜旁部位主要是指鼻咽、鼻腔、鼻窦，中耳乳突区、颞下窝、翼腭板和咽旁间隙；脑膜旁以外部位指腮腺区、颊部、胸乳肌、口腔、口咽、下咽、喉、头皮、脸部及鼻翼等[31]。

横纹肌肉瘤通常表现为边界不清的包块，临床表现与发生的部位密切相关。脑膜旁横纹肌肉瘤可表现为气道阻塞和局部破坏导致的症状和体征。如颅底侵犯所致头痛和脑神经麻痹，侵入颅内可引起颅高压症状和脑功能区受损症状，如恶心、呕吐、复视、记忆及活动障碍。侵犯颊部和喉引起上消化道症状。眼眶横纹肌肉瘤会导致突眼、复视、幻视和眼球活动障碍等。

六、诊断

根据临床表现，体格检查，确认肿瘤生长部位，取得病理诊断。在诊断时要注意明确肿瘤的侵犯范围和是否有远地转移。结合免疫组化检查，检测与调控肌肉分化的相关基因产物，如 MyoD 蛋白家族中的 myogenin、MYF5、MYF6 等，有助于诊断。

七、分期

肿瘤分期的目的之一是评价和估计预后，软组织肉瘤由于种类繁多，不同组织来源，不同发病年龄，不同分化程度对预后的影响相差很大。因此，很难有一个广泛接受的分期。应用较为广泛的是 Russell 的 GTNM 分期法[32]。Enneking 等认为软组织肉瘤的分级不需过细，将其简化为低分级和高分级两类，而且认为一旦出现淋巴结转移，其预后与血行转移一致，因此，将其简化为 GTM 分期法。2010 年第 7 版 UICC 分期中加入了肿瘤深度这一预后因素，可作为近期的分期指导原则，了解分期的发展过程对了解软组织肉瘤的预后有帮助。

1977 Russell 分期 GTNM 分期法

T 分期　　　原发肿瘤：

T_x　　　　无法明确原发肿瘤体积

T_0　　　　原发肿瘤未扪及

T_1　　　　原发肿瘤<5cm

T_2　　　　原发肿瘤>5cm

T_3　　　　原发肿瘤侵犯邻近骨质和重要神经和血管

N　　　　区域淋巴结：

N_0　　　病理检查无淋巴结转移

N_1　　　有淋巴结转移

M　　　远地转移

M_0　　　无远地转移

M_1　　　有远地转移

2010　7th　UICC　TNM 分期法：

T_1　　肿瘤最大径≤5cm

　　T_{1a}　　　表浅肿瘤

　　T_{1b}　　　深部肿瘤

T_2　　肿瘤最大径≥5cm

　　T_{2a}　　　表浅肿瘤

　　T_{2b}　　　深部肿瘤

表浅肿瘤：完全在浅筋膜上方且无浅筋膜受侵

深部肿瘤：浅筋膜下方或虽在浅筋膜上方但有筋膜受侵

N 分期：

　　N_0　无区域淋巴结转移

　　N_1　区域淋巴结转移

　　备注：无远转患者出现阳性淋巴结归为临床Ⅲ期。

M 分期

M_0无远地转移

M_1有远地转移

＊Note：Presence of positive nodes（N_1）in M_0 tumors is considered Stage Ⅲ

临床分期：

	G	T	N	M
Stage Ⅰ A 1/x	1a/b	0	0	
Stage Ⅰ B	1/x	2a/b	0	0
Stage Ⅱ A 2/3	1a/b	0	0	
Stage Ⅱ B 2	2a/b	0	0	
Stage Ⅲ 3	2b	0	0	
Any	Any	1	0	
Stage Ⅳ Any	any	any	1	

尽管 UICC 的 TNM 分期对软组织肉瘤的分期具有指导意义，但是，横纹肌肉瘤是软组织肉瘤的一部分，具有独特的临床病理特征。欧美国家对横纹肌肉瘤的研究进行了很多，最有名的是北美横纹肌肉瘤协作组（IRSG），从 1972 年到现在，他们就儿童和青少年（年龄小于 21 岁）横纹肌肉瘤的综合治疗开展了一系列连续的临床研究，其目的是提高治疗疗效，降低毒副作用，寻找更为合理的手术和放疗化疗的结合方式以及最佳的化疗方案，已经完成了四项研究[29,30,33~35]，这个研究组持续数十年到现在仍在继续中，对横纹肌肉瘤的治疗做出了比较大的贡献。分期的目的是要求反映预后，通常各种预后因素间有相互影响，因此，IRSG 从研究开始就采用一种临床病理分类的办法将病人分组[36]，来指导治疗和进行预后分析，这种分组主要是建立在手术后化疗前肿瘤的范围来确定的（表 5-10-1）。

目前，IRSG 正在进行第五个随机分组研究。从已经完成的临床试验的结果来看，不同部位的横纹肌肉瘤肿瘤的预后是不一样的。在 IRSG 的临床研究过程中 IRSG-Ⅳ 和 IRSG-Ⅴ 使用的 TNM 分期整合了肿瘤大小、侵犯情况、淋巴结状态、是否有远地转移，以及肿瘤部位等影响预后的因素，对临床治疗方案的选择具有指导意义[37,38]，详见表5-10-2。

表 5-10-1　IRS 分组系统

预后风险分组	定　义
Group I	病变局限，完整切除 a. 局限于肌肉或原发器官 b. 侵犯到肌肉或原发器官以外
Group II	大体肿瘤切除，但 a. 显微残存 b. 区域淋巴结转移，已切除 c. a 和 b 两者都有
Group III	不完全切除，肿瘤大体残存 a. 仅仅活检 b. 大部分切除（大于50%）
Group IV	诊断时有远地转移

表 5-10-2　IRS-V 研究使用的治疗前 TNM 分期

临床分期	部　位	肿瘤侵犯	肿瘤大小	淋巴结	转移 M
I	眼眶 脑膜旁结构以外的头颈部 非膀胱/前列腺的泌尿生殖道 胆道	T_1 或 T_2	a 或 b	任何 N	M_0
II	膀胱或前列腺 肢体 临近脑膜旁结构的头颈部 其他（躯干、腹膜后等）	T_1 或 T_2	a	N_0 或 N_x	M_0
III	同 II	T_1 或 T_2	a b	N_1 AnyN	M_0
IV	所有部位	T_1 或 T_2	a 或 b	AnyN	M_1

八、治疗原则

儿童横纹肌肉瘤强调整合分期、危险因素的多学科综合治疗。目前国际上有两大组织对儿童横纹肌肉瘤的治疗进行多中心合作研究。一个研究组是美国的儿童肿瘤软组织肉瘤委员会（Soft tissue Sarcoma committee of the children's oncologygroup，COG，即以前的横纹肌肉瘤研究协作组 IRSG），该组织正对青少年横纹肌肉瘤开展了 I ~ V 个随机分组研究，其治疗方案总结在表5-10-3和表5-10-4，疗效见表5-10-5[33,39~45]。另一个是最近成立的欧洲儿童软组织肉瘤研究组（European Paediatric Soft tissue sarcoma study group，EPSSG）是由儿童肿瘤国际协会恶性间质肿瘤委员会（SIOP-MMT），德国软组织协作组和意大利协作组联合组成的[46,47]。

表 5-10-3　IRSG Ⅰ～Ⅱ 临床研究方案（手术后治疗）

预后风险分组	IRSG- Ⅰ		IRSG- Ⅱ	
	放化疗方案	放疗剂量	放化疗方案	放疗剂量
Group Ⅰ	VAC vs VAC+RT	原发灶 50~60Gy <3 岁者，DT<40Gy	VAC 2 年 vs VA 1 年	不放疗
Group Ⅱ	RT+VA vs RT+VAC	原发灶 50~60Gy <3 岁者，DT<40Gy	RT+VA 1 年 vs RT+VAC 1 年	原发肿瘤 40~45Gy
Group Ⅲ/Ⅳ （活检术）	RT+VAC vs RT + VAC + 多柔比星	原发灶 50~60Gy <3 岁者，DT<40Gy 有肺转移：全肺照射 ≤18Gy/9f	VAC+RT vs VAC+ ADR 与 VAC 交替+RT	Group Ⅲ 原发灶和阳性淋巴结区 小于 6 岁 T<5cm，40~45Gy；T≥5cm，45~50Gy 大于 6 岁 T<5cm，45~50Gy；T≥5cm，50~55Gy Group Ⅳ 原发灶和阳性淋巴结区同 group Ⅲ 有肺转移：全肺照射≤18Gy/9f 骨和软组织转移灶 50~55Gy

表 5-10-4　IRSG Ⅲ～Ⅳ 临床研究方案（手术后治疗）

预后风险分组	IRSG～Ⅲ		IRSG～Ⅳ	
	放化疗方案	放疗剂量	放化疗方案	放疗剂量
Group Ⅰ				No RT
胚胎性	VAC 1 年	No RT	VA	
非胚胎性	VAC+ADR+DDP 1 年 vs RT+VA 1 年	RT 36Gy		
Group Ⅱ				
胚胎性	VA 1 年+RT vs	RT 36Gy	VAC vs VAI vs VIE	41.4Gy
非胚胎性	VA+ADR 1 年+RT VAC+ADR+DDP 1 年 +RT vs VA 1 年+RT			
Group Ⅲ	VAC+RT 2 年	45Gy	VAC vs VAIvsVIE	常规分割：50.4Gy 超分割 59.4Gy
Group Ⅳ	VAC+ADR+DDP 2 年+RT vs VAC+ADR+DDP+VP-16 2 年+RT	50~55Gy	不包括	

注：VAC：长春新碱，放线菌素 D，环磷酰胺；ADR：多柔比星（阿霉素），DDP：顺铂，VAI：长春新碱，放线菌素 D，异环磷酰胺，VIE：长春新碱，异环磷酰胺，鬼臼毒素，RT：放射治疗。

表 5-10-5　IRSG 各临床研究的结果

研究序列 临床分组	IRS-Ⅰ 5 年		IRS-Ⅱ 5 年		IRS-Ⅲ 5 年		IRS-Ⅳ 3 年	
	OS%	DFS%	OS%	DFS%	OS%	DFS%	OS%	DFS%
Group Ⅰ	83	75	87	76	93	83	100	89
Group Ⅱ	70	70	84	72	73	66		
Group Ⅲ	52	40	61	52	65	59	82	72
Group Ⅳ	20	15	27	23	29	28	NA	NA
Total	55	NA	63	55	71	65	86	77

注：OS：总生存　DFS：无瘤生存　NA：无法得到。

九、手术治疗

尽管手术治疗在儿童和成人横纹肌肉瘤治疗中都具有重要作用，但手术最佳时机的认识上，美国和欧洲的研究组在治疗理念上存在着明显的差别，从一定程度上反映了儿童横纹肌肉瘤治疗的面临的困难。SIOPMMT 研究尝试减少局部破坏性治疗，建议在一线化疗甚至二线化疗失败后性局部挽救治疗，患者在复发后需要更多的挽救治疗。而 COG 的指南则推荐在首次诊断时给予强力的局部治疗，包括手术和放疗，尽管这些治疗将带来潜在的副作用。在生存上，COG IRS-Ⅳ 研究比 MMT-89 研究有优势，总生存率分别为 84% 和 71%，无事件生存率为 78% 和 57%。特别是在腺泡状横纹肌肉瘤组织类型，5 年总生存率两个研究分别为 71% 和 38%，头颈部（非脑膜旁）5 年总生存率分别为 89% 和 64%。而脑膜旁肿瘤小于 3 岁患儿 5 年总生存率分别为 64% 和 59%，大于 3 岁患儿 5 年总生存率分别为 78% 和 65%，两个研究差别不大[39,48~52]。

十、放射治疗

放射治疗在头颈部横纹肌肉瘤治疗中起非常重要的作用。包括首诊时不能手术切除的根治性放疗和术后有显微残存的和有淋巴结转移的患者进行术后放疗[29,30,44,48,50,53~70]。在欧洲研究组开展的研究中，对<3 岁的脑膜旁横纹肌肉瘤试图省略放射治疗，结果导致总生存率从 62% 下降到 44%。根治性切除术后，腺泡状横纹肌肉瘤从术后放疗中获益约 5%，10 年无失败生存率从 25% 提高到 30%。IRS-Ⅴ（D9620）研究中，病人分为两组：A 组（包括：病理类型为胚胎性横纹肌肉瘤；临床Ⅰ期，完整切除/显微残存；临床Ⅰ期，原发部位眼眶，大体残存；临床Ⅱ期，完整切除）；接受长春新碱（V），放线菌素 D（A）方案化疗 45 周（VA 方案）。B 组（包括：病理类型为胚胎性横纹肌肉瘤；临床Ⅰ期，淋巴结转移，已切除但有显微残存，或同时有原发灶和转移淋巴结纤维残存；临床Ⅰ期，非眼眶部位，大体残存；临床Ⅱ期，显微残存；临床Ⅲ期，完整切除或者显微残存）接受长春新碱（V）；放线菌素 D（A），环鳞酰胺（C）方案化疗 45 周（VAC 方案）。有显微残存和大体残存的患者，两组均接受放疗，放疗剂量与 IRS-Ⅳ 比较，临床Ⅰ期者显微残存者，剂量从 41.4Gy 降到 36Gy，大体残存的眼眶患者放疗剂量从 50Gy 或 59Gy 降至 45 Gy。结果显示，在使用 VA 化疗方案的 A 组患者局部控制率没有下降。B 组患者（预后比 A 组差）接受 VAC 化疗方案的患者，放疗剂量降低后生存率下降，两组无事件生存率分别为 89% 和 85%，与 IRS-Ⅲ 比较，无事件生存率和总生存率相近；B 组患者比 IRS-Ⅳ 研究结果差。因此，对于 B 组患者，增加环磷酰胺和提高放疗剂量有利于提高局部控制率。

来自 IRSG-Ⅳ 研究的结果显示，脑膜旁 Group Ⅲ 患者，超分割放疗和常规分割放疗黏膜炎发生率分别为 66% 和 46%。非脑膜旁肿瘤患者，超分割放疗皮肤反应和恶心、呕吐发生率分别为 16% 和 13%，而常规分割放疗皮肤反应和恶心、呕吐发生率分别为 7% 和 5%。5 年无失败生存率和总生存率分别为 73% 和 77%，超分割放疗和常规分割放疗两组间比较差异无统计学意义。调强放射治疗技术有利于提高肿瘤剂量，降低周围组织剂量从而降低放疗相关毒性不良反应。在放射治疗最佳时机研究中，IRS-Ⅳ 和 D9803 研究对中危组接受诱导化疗后的患者，在 9~12 周后给予放射治疗，结果显示 2% 的患者在接受放疗前出现原发灶早期进展，提示在诱导化疗后早一些进行放疗可能能够降低局部复发率。

十一、化学治疗

从 20 世纪 70 年代化疗引入到横纹肌肉瘤的治疗后，儿童横纹肌肉瘤的疗效得到了大幅度的提高，目前无论欧洲研究组还是美国研究组都采用联合化疗方案来治了儿童横纹肌肉瘤。由 IRSG Ⅰ~Ⅴ临床研究一直在探索什么是最优的化疗方案，对于低危组患者，推荐使用 VA 化疗方案，低危组有不良预后因素者使用 VAC 方案，IRS-Ⅳ比较长春新碱+放线菌素 D+环磷酰胺（VAC）方案，长春新碱+异环磷酰胺+放线菌素 D 和长春新碱+异环磷酰胺+鬼臼毒素（VIE）方案。IRS-V 结果尚未报告。由 SIOPMMT 完成的旨在比较在未完整切除的胚胎性横纹肌肉瘤患者中，异环磷酰胺，长春新碱和放线菌素 D 三药联用是否优于 IVA 基础上增加卡铂，表柔比星和鬼臼毒素的 6 药联用方案，结果表明 6 药联用在疗效上未能优于 IVA 方案，毒副作用明显增加[29,30,33,34,39,43,44,47~49,69~78]。

基于 IRSGⅢ和Ⅳ研究，在低危组（胚胎性横纹肌肉瘤；临床Ⅰ/Ⅱ期，完整切除/显微残存；临床Ⅰ期，原发部位眼眶，大体残存）患者中，VAC 方案优于 VA 方案；以及 D9602 研究中，B 组患者增加环磷酰胺，放疗剂量在 36~45Gy 时，达到了 IRSG-Ⅲ研究的水平（尽管比 IRS~Ⅳ要差）。为了降低化疗带来的相关毒性，COG 针对这组低危患者开展了一项非随机非劣效性临床研究（ARST 0331），患者接受 4 周期 VAC 方案（环磷酰胺累积剂量<4.8g/m²）和 4 周期 VA 方案，化疗时间从 45 周降低到 22 周；放疗方案为：完整切除者不给予放射治疗；原发灶显微残存者给予 36 Gy；有淋巴结转移，已切除和有大体残存者给予 41.4 Gy，眼眶部位有大体残存者给予 45Gy 照射，常规分给，三维适形或调强放疗或者质子治疗技术均可，结果显示 3 年无失败生存率和总生存率分别为 89% 和 98%。提示对于这一低危组患者，缩短化疗时间不降低无失败生存率。

对于局部晚期或者转移性横纹肌肉瘤，在新药探索上，欧洲肿瘤治疗与研究组织（EORTC）软组织和骨肿瘤组开展了一项Ⅱ期临床研究，比较了 Brostallicin（一种 DNA 小沟结合物）与多柔比星的疗效，结果未能证实 Brostallicin 优于多柔比星[79]。

北美横纹肌肉瘤协作组第Ⅱ和第Ⅲ研究结果显示，肿瘤原发部位与预后有密切相关性，发生于眼眶部位的肿瘤预后最好，5 年生存率为 95%。将眼眶、膀胱前列腺以外的泌尿生殖系统归为预后好的部位。因此，在 IRSG-V 的临床研究中，根据患者的预后因素和以往研究的结果按患者的危险程度分为低危、中危和高危 3 个组，而制定不同的治疗方案，其结果尚在等待中，治疗方案仅供参考，详见表 5-10-6。

表 5-10-6　IRSG-V 临床研究

分　　组	定　　义	治疗方案
低危组	a. 发生在预后好的部位，完整切除 b. 发生在预后不良的部位，完整切除或有显微残存	化疗： VA 方案 45 周：（预后好的部位，Group Ⅰ/Ⅱ，包括眼眶 GroupⅢ 患者；预后不好的部位，Group I 患者） VAC 方案 45 周：其他低危组患者 放疗： 对有显微残存但无区域淋巴结转移者给予 36Gy 放疗，对眼眶大体肿瘤残存者给予 45Gy；浅表的头颈部肿瘤给予 36~41.4Gy
中危组	a. 发生在预后不良的部位，大体残存 b. 年龄小于 10 岁，伴有转移 任何部位的无转移的腺泡状横纹肌肉瘤或未分化肉瘤	化疗： VAC 与 VAC/VTC 交替方案随机分组比较 放疗： 对诱导化疗有效，二期探查手术后完全缓解者 36Gy，显微残存者 41.4Gy。同时对 GroupⅢ和对诱导化疗无效的患者进行术前放疗的研究
高危组	诊断时有转移的腺泡状横纹肌肉瘤或未分化肉瘤除外中危组 b 情形	化疗： 伊利替康+长春新碱化疗，有效者给予 VAC 方案巩固治疗

注：V：vincristine，长春新碱；A：actinomycin D，放线菌素 D；C：cyclophosphamide，环磷酰胺；T：topotecan，拓扑替康。

十二、分子靶向治疗

近 10 年来分子靶向治疗得到了飞速发展，针对横纹肌肉瘤不同发病机制有新的靶标，新的靶向药物主要针对受体、生长因子、细胞间信号分子、细胞周期凋亡蛋白、蛋白水解酶、热休克蛋白-90，组蛋白去乙酰化酶、促血管生成蛋白以及腺泡状横纹肌肉瘤中的融合蛋白 PAX3-FOXO1）等。目前分子靶向治疗仍处在临床 I／II 期研究阶段[80]。

十三、预后及影响因素

自从 IRS 开展系列研究以来，横纹肌肉瘤的治疗原则逐渐明确，疗效已经得到很大提高，详见表 5-10-7。

表 5-10-7 RSG 各临床研究的结果

研究序列临床分组	IRS-I 5 年		IRS-II 5 年		IRS-III 5 年		IRS-IV 3 年	
	OS%	DFS%	OS%	DFS%	OS%	DFS%	OS%	DFS%
Group I	83	75	87	76	93	83	100	89
Group II	70	70	84	72	73	66		
Group III	52	40	61	52	65	59	82	72
Group IV	20	15	27	23	29	28	NA	NA
Total	55	NA	63	55	71	65	86	77

注：OS：总生存   DFS：无瘤生存   NA：无法得到。

影响预后的因素主要有组织学类型、分期、分组、原发肿瘤部位以及年龄等。

不同组织学类型的横纹肌肉瘤的预后是不一样的，根据横纹肌肉瘤国际分类系统，分为葡萄簇型、梭形细胞型、胚胎型、腺泡型和未分化型等 5 型。前两种的预后好，胚胎型为中等预后类型。腺泡型和未分化型的预后最差，详见表 5-10-8 和表 5-10-9。

儿童横纹肌肉瘤预后明显好于成人，来自美国 SEER 数据库的资料表明，在 1973~2005 年期间的 2600 例横纹肌肉瘤患者，其中<19 岁 1529 例，>19 岁的 1071 例。全部病例中，成人和儿童的 5 年总生存率为 61% 和 27%；病变局限的患者，成人和儿童的 5 年生存率分别为 47% 和 82%。

表 5-10-8 横纹肌肉瘤国际分类不同组织学类型的预后

预后分组	各组织学类型分布%	实际 5 年生存率%
1. 预后良好组		95
a. 葡萄簇型	6	
b. 梭形细胞型	3	
2. 中等预后组		88
胚胎型	79	
3. 预后不良组		
a. 腺泡型	32	54
b. 未分化型	1	40
其他	9	

表 5-10-9　不同原发肿瘤部位的预后情况

部　　位	病例数	失败例数	3 年生存率%	5 年生存率%
眼眶	107	2	98	95
头颈部	106	17	87	76
脑膜旁部位	134	33	82	74
非膀胱前列腺的泌尿生殖道	158	14	92	89
膀胱前列腺	104	18	85	81
肢体	156	31	79	74
其他	147	43	70	67

脑膜旁部位的横纹肌肉瘤

脑膜旁部位的横纹肌肉瘤，约占头颈部横纹肌肉瘤的 35%，绝大多数患者年龄<10 岁。胚胎型和腺泡型横纹肌肉瘤的比例为 4∶1。在 IRS-Ⅲ 研究中，脑膜旁横纹肌肉瘤占头颈部的 41%，所有部位的 15%。他能够侵犯到颅内，产生肿瘤性脑膜炎。中耳肿瘤可通过鼓室盖侵犯中颅窝或通过乳突侵犯后颅窝。鼻咽、鼻腔、鼻窦肿瘤可以通过颅底的通路侵犯颅内，鼻咽肿瘤通过侵犯颅底斜坡等到达颅内，有 35% 的鼻咽部横纹肌肉瘤破坏颅底，侵及海绵窦并引发脑神经损伤症状。在 IRS-Ⅲ 的研究中，约 20% 的患者有淋巴结转移。

对于脑膜旁横纹肌肉瘤，是否有脑膜浸润和蛛网膜种植是治疗前应该做的评价。

（一）手术治疗

对于脑膜旁的横纹肌肉瘤，由于肿瘤和周围重要脏器、正常组织的关系，完整切除肿瘤并保存良好的美容和功能是不可能的。手术的作用主要是取得病理诊断和次全切除肿瘤。在 IRS-Ⅲ 研究中，约 67% 的脑膜旁肿瘤为 Group Ⅲ。根治性颈淋巴结清扫一般没有必要，因为淋巴结转移率较低。如果有临床怀疑的颈转移淋巴结应该行手术活检或区域清扫。

（二）放射治疗

脑膜旁横纹肌肉瘤，脑膜受侵提示中枢神经系统的复发率高，并且 90% 的死亡由中枢神经系统复发所致。

在 IRS-Ⅰ 研究中，放射治疗后脑膜失败提示与照射野不合适以及剂量低于 50Gy 有关，同时也提示采用全脑照射野也未能提高控制率，并且增加治疗相关死亡率。

IRS-Ⅱ 的研究结果显示，肿瘤容易侵犯蛛网膜下腔的 3 个危险因素是颅底受侵、脑神经麻痹、颅内侵犯。三者之中任何一个因素的 3 年无进展生存率为 51%，而没有危险因素的患者 5 年生存率为 81%。

在 IRS-Ⅲ 研究中，如果没有证据表明肿瘤侵犯颅内，脑脊液细胞学阴性，没有颅底骨和脑神经侵犯，照射野范围包括原发肿瘤外放 5cm，包括邻近脑膜组织。不符合上述条件者，除放射治疗外，给予鞘内化疗。如果 CT 或 MRI 提示原发肿瘤有连续的颅内受侵，但脑脊液细胞学阴性，给予全脑预防照射。如果脑脊液阳性，全脑全脊髓需要照射。

在 IRS-Ⅳ 研究中，照射野的边界缩小到肿瘤外放 2cm，有弥漫性颅内脑膜浸润以及多部位的脑实质病变者才给予全脑放疗。目前，对于有明确证据表明颅内受侵，如脑脊液细胞学阳性，或 MRI 影像上有任一证据提示有肿瘤接触，挤占，侵犯，扭曲或其他导致硬脑膜信号改变时，首先给予放射治疗，如果没有上述证据，则先给予化疗，放射治疗在术后第 12 周给予。鞘内化疗和全中枢照射已不再应用。从 1978~1997 年，IRS-Ⅱ 到Ⅳ 的研究中，总共有 595 例脑膜旁横纹肌肉瘤入组，其中 95% 是

Group Ⅲ 的患者。由于年代跨度大，放射治疗剂量从 IRS-Ⅱ/Ⅲ 的 40Gy 到 50.4Gy，IRS-Ⅳ 研究中 50~59.4Gy。在这些研究中，如果有脑神经麻痹，颅底骨破坏伴或不伴有颅内受侵，均要求在进入研究的当天开始放射治疗。应用 CT 或 MRI 诊断技术后，颅内受侵的阳性率由 24% 提高到了 41%。

1. 照射剂量　<6 岁的儿童，肿瘤<5cm，给予 40Gy。年龄>6 岁，肿瘤>5cm，给予 50Gy 左右。年龄<6 岁或肿瘤>5cm 者，给予 45Gy。对于成年人，根据手术后残存肿瘤的大小，可以通过缩野技术使残存肿瘤接受 60Gy 照射。

2. 照射野　照射野的边界缩小到肿瘤外放 2~3cm，有弥漫性颅内脑膜浸润以及多部位的脑实质病变者才给予全脑放疗。鞘内化疗和全中枢照射已不再应用。如果患者先接受化疗，后接受放疗，Chen 等认为采用缩野技术，大野参考化疗前的肿瘤大小设计，给予中位剂量 36Gy，然后，缩野到化疗后残存肿瘤的范围，补量照射到中位剂量 50.4Gy，作者认为这样给患者带来的损伤较小，尤其是对年龄小的患儿。

随着三维适形和调强放射治疗技术的推广和普及，已有少数文献报道这种技术在横纹肌肉瘤治疗中的作用，Wolden 等[81] 报道了 28 例头颈部横纹肌肉瘤调强放射治疗的结果，其中 21 例为脑膜旁横纹肌肉瘤。临床靶区（CTV）为大体肿瘤（GTV）外放 1cm，CTV 外放 0.5cm 形成计划靶区（PTV），处方剂量为 50.4Gy。结果显示脑膜旁肿瘤的 3 年实际生存率为 65%。3 年局部无失败率为 95%，区域无失败率为 90%，中枢神经系统无失败率为 88%，无远地转移率为 80%。所有患者均接受了 VA 或 VAC 方案的全身化疗。Wolden 等[68] 报道了纽约纪念医院三维适形放疗的长期结果，计划靶体积由大体肿瘤外放 2cm 边界形成，处方剂量为 50.4Gy。Yock 等[82] 比较了质子治疗和光子三维适形放疗的剂量分布情况，以及质子治疗的 7 例眼眶横纹肌肉瘤患者的生存情况，认为质子治疗比光子三维适形放射治疗优越，能够更好地保护正常组织。放射治疗的作用和放疗新技术在头颈部横纹肌肉瘤中的作用得到充分肯定和研究[48,49,59,62,63,83~86]。

对于<3 岁的脑膜旁横纹肌肉瘤患者，在 ISOP MMT 89 和 95 两个研究，希望通过免除放射治疗来避免放射治疗的毒副作用。59 例儿童进入了这两个研究，50 例患者达到了局部完全缓解，其中 28 例接受了放疗，22 例未接受放疗。9 例未达到完全缓解的均死亡（4 例接受了局部放疗）。接受了局部放疗的患儿 5 年无事件生存率明显好于未接受放疗者，分别为 59% 和 28%。因此，尽管放射治疗有相关毒副作用，即使小于 3 岁的脑膜旁横纹肌肉瘤患者，放射治疗不宜省略。

3. 影响放射治疗疗效的因素　影响脑膜旁横纹肌肉瘤的因素有：组织学类型，有颅内受侵的情况下，确诊和放射治疗的间隔时间；放射治疗剂量；肿瘤大小明显影响放射治疗疗效。

脑膜旁横纹肌肉瘤，起源于中耳的横纹肌肉瘤的预后要比其他部位好。

IRS-Ⅱ~Ⅳ 的结果表明，对于有颅底/颅内受侵的患者，放疗开始与确诊间隔时间>2 周和<2 周相比，局部复发率分别为 33% 和 18%，$P=0.03$。而没有颅底/颅内受侵征象的患者，放疗开始与确诊间隔时间>10 周和<10 周相比，局部复发率分别为 10% 和 8%，没有统计学差异。

肿瘤>5cm，Group Ⅲ 的患者，放疗剂量>47.5Gy 与<47.5Gy 相比，局部失败率为 18% 和 35%，$P=0.14$。但多因素分析表明，放疗剂量>47.5Gy 局部复发率低。

（三）化学治疗

对于横纹肌肉瘤，手术后必须接受化疗，化疗方案目前通常采用 VA 或 VAC 方案。

眼眶和眼睑横纹肌肉瘤

眼眶肿瘤由于较早引起眼球运动障碍和视力障碍，因此通常发现较早。最常见的症状是眼睑肿胀和眼球位置发生改变。

在 1960 年以前，眶内容物摘除是标准治疗手段，但几乎没有治愈的情况。1960 年，Cassady 等[87] 发现 5 个眼眶横纹肌肉瘤患者在活检术后给予放疗，均取得局部控制。目前放射治疗在眼眶横纹肌肉瘤治疗中起主要作用。

在IRSG-Ⅲ/Ⅳ的研究中，Group Ⅰ患者给予手术+VA方案的综合治疗，Group Ⅱ的患者给予手术+放射治疗+VA方案的综合治疗，3年无瘤生存率89%~92%，3年总生存率100%。约有2/3的患者是Group Ⅲ期，根据其研究结果，Group Ⅱ以上期别肿瘤应该采取活检手术+放疗+化疗的综合治疗手段，化疗方案应该比VA方案更为强烈，如长春新碱+放线菌素D+环磷酰胺（VAC）方案。放射治疗的照射野设计应该在原发肿瘤外放2~3cm，并包括受累及的器官或解剖结构，放射治疗剂量根据患者年龄和肿瘤残存大小来决定，参考脑膜旁横纹肌肉瘤的剂量标准，注意保护晶体和角膜免受高剂量照射。

区域淋巴结是否预防照射，目前没有定论，根据原发肿瘤的术前分期，对晚期患者，可考虑给予1~2站淋巴结预防。

其他部位横纹肌肉瘤

腮腺，口腔，口咽和喉部以胚胎性横纹肌肉瘤多见。颊部和头皮则以腺泡状横纹肌肉瘤多见。对于较小的表浅的头颈部横纹肌肉瘤来讲，可以做到完整切除并保存良好的美容效果，由于头颈部的美容和功能的要求，手术安全切缘的要求可以适当降低，1mm安全切缘是可以接受的，术后辅以放疗和（或）化疗，可以获得良好的美容效果和局部控制率。对于比较深在的肿瘤，放射治疗是必需的。来源于口腔、颊黏膜、喉、咽旁、腮腺等区域的横纹肌肉瘤的预后相对较好，因此在IRS-Ⅳ和IRS-Ⅴ中，这些部位的肿瘤归为Ⅰ期，接受的化疗强度比脑膜旁横纹肌肉瘤要小。

以上部位的横纹肌肉瘤的淋巴结转移情况，尽管IRS-Ⅰ和IRS-Ⅱ报道的转移概率为8%。这可能与对淋巴结转移的评价不充分有关，在有淋巴结状态描述的文献中，淋巴结转移的概率为20%左右。阳性淋巴结区域可予清扫或放射治疗。因此对上述部位的横纹肌肉瘤，如果分期较晚，临床评价颈部淋巴结 N_0 时，一般应该给予至少同侧1~2站淋巴结区域预防照射，对于中线结构的肿瘤，应该双颈预防。

参 考 文 献

1. Maurer H，Ruymann F，Pochedly C. Rhabdomyosarcoma and related tumors in children and adolescents. Boca Raton. FL：CRC Press，1991.

2. Anonymous：SEER cancer statistics review 1973~1996. Bethesda，MD：National Caner Insitute，1999.

3. Gurgey JG，Severson RK，Davis S. Incidence of cancer in children in the United States，Sex，race，and 1-year age-specific rates by histologic type. Cancer Genet Cytogenet，1995，75：2186-2195.

4. Hosoi H，Teramukai S，Matsumoto Y，et al. A review of 331 rhabdomyosarcoma cases in patients treated between 1991 and 2002 in Japan. Int J Clin Oncol，2007，12：137-145.

5. Marcus KJ，Tishler RB. Head and neck carcinomas across the age spectrum：epidemiology，therapy，and late effects. Semin Radiat Oncol，2010，20：52-57.

6. O'Neill JP，Bilsky MH，Kraus D. Head and neck sarcomas：epidemiology，pathology，and management. Neurosurg Clin N Am，2013，24：67-78.

7. Peng KA，Grogan T，Wang MB. Head and Neck Sarcomas：Analysis of the SEER Database. Otolaryngol Head Neck Surg，2014，151：627-633.

8. Agarwal NM，Popat VC，Traviad C，et al. Clinical and histopathological study of mass in ear：a study of fifty cases. Indian J Otolaryngol Head Neck Surg，2013，65：520-525.

9. Romanach MJ，Leon JE，de Almeida OP，et al. Soft tissue sarcomas of the head and neck. SADJ，2012，67：582-584.

10. Pacheco IA，Alves AP，Mota MR，et al. Clinicopathological study of patients with head and neck sarcomas. Braz J Otorhinolaryngol，2011，77：385-390.

11. Kamau MW, Chindia ML, Dimba EA, et al. Clinico-histopathologic types of maxillofacial malignancies with emphasis on sarcomas: a 10-year review. East Afr Med J, 2011, 88: 39-45.

12. Kragelund C, Meer S, Pallesen L, et al. Clinico-pathologic conference: case 2. Embryonal rhabdomyosarcoma (RMS). Head Neck Pathol, 2010, 4: 334-338.

13. Sengupta S, Pal R. Clinicopathological correlates of pediatric head and neck cancer. J Cancer Res Ther, 2009, 5: 181-185.

14. Adeyemi BF, Adekunle LV, Kolude BM, et al. Head and neck cancer—a clinicopathological study in a tertiary care center. J Natl Med Assoc, 2008, 100: 690-697.

15. Newton WA, Jr., Gehan EA, Webber BL, et al. Classification of rhabdomyosarcomas and related sarcomas. Pathologic aspects and proposal for a new classification—an Intergroup Rhabdomyosarcoma Study. Cancer, 1995, 76: 1073-1085.

16. Mentrikoski MJ, Golden W, Bourne TD, et al. Spindle cell rhabdomyosarcoma of the neck with t (6; 8) translocation: report of a case and literature review. Pediatr Dev Pathol, 2013, 16: 35-38.

17. Manor E, Joshua BZ, Nash M, et al. Cytogenetics of primary embryonal rhabdomyosarcoma of the cheek. Br J Oral Maxillofac Surg, 2012, 50: 788-790.

18. Liu J, Guzman MA, Pezanowski D, et al. FOXO1-FGFR1 fusion and amplification in a solid variant of alveolar rhabdomyosarcoma. Mod Pathol, 2011, 24: 1327-35.

19. Kapels KM, Nishio J, Zhou M, et al. Embryonal rhabdomyosarcoma with a der (16) t (1; 16) translocation. Cancer Genet Cytogenet, 2007, 174: 68-73.

20. Wachtel M, Dettling M, Koscielniak E, et al. Gene expression signatures identify rhabdomyosarcoma subtypes and detect a novel t (2; 2) (q35; p23) translocation fusing PAX3 to NCOA1. Cancer Res, 2004, 64: 5539-5545.

21. Sorensen PH, Lynch JC, Qualman SJ, et al. PAX3-FKHR and PAX7-FKHR gene fusions are prognostic indicators in alveolar rhabdomyosarcoma: a report from the Children's Oncology Group. J Clin Oncol, 2002, 20: 2672-2679.

22. Missiaglia E, Williamson D, Chisholm J, et al. PAX3/FOXO1 fusion gene status is the key prognostic molecular marker in rhabdomyosarcoma and significantly improves current risk stratification. J Clin Oncol, 2012, 30: 1670-1677.

23. Missiaglia E, Williamson D. Chisholm PAX3/FOXO1 Fusion Gene Status Is the Key Prognostic Molecular Marker in Rhabdomyosarcoma and Significantly Improves Current Risk Stratification. J Clin Oncol, 2012, 30: 1670-1677.

24. Kikuchi K, Tsuchiya K, Otabe O, et al. Effects of PAX3-FKHR on malignant phenotypes in alveolar rhabdomyosarcoma. Biochem Biophys Res Commun, 2008, 365: 568-574.

25. Kazanowska B, Reich A, Stegmaier S, et al. Pax3-fkhr and pax7-fkhr fusion genes impact outcome of alveolar rhabdomyosarcoma in children. Fetal Pediatr Pathol, 2007, 26: 17-31.

26. Merlino G, Helman LJ. Rhabdomyosarcoma—working out the pathways. Oncogene, 1999, 18: 5340-5348.

27. Dias P, Kumar P, Marsden HB, et al. N-myc gene is amplified in alveolar rhabdomyosarcomas (RMS) but not in embryonal RMS. Int J Cancer, 1990, 45: 593-6.

28. Driman D, Thorner PS, Greenberg ML, et al. MYCN gene amplification in rhabdomyosarcoma. Cancer, 1994, 73: 2231-2237.

29. Maurer HM, Beltangady M, Gehan EA, et al. The Intergroup Rhabdomyosarcoma Study-I. A final report. Cancer, 1988, 61: 209-220.

30. Maurer HM, Gehan EA, Beltangady M, et al. The Intergroup Rhabdomyosarcoma Study-II. Cancer, 1993, 71: 1904-1922.

31. Wharam MD, Beltangady MS, Heyn RM, et al. Pediatric orofacial and laryngopharyngeal rhabdomyosarcoma: An Intergroup Rhabdomysarcoma Study report. Arch Otolaryngol Head Neck Surg, 1987, 113: 1225-1227.

32. Russell WO, Cohen J, Enzinger F, et al. A clinical and pathological staging system for soft tissue sarcomas. Cancer, 1977, 40: 1562-1570.

33. Burke M, Anderson JR, Kao SC, et al. Assessment of response to induction therapy and its influence on 5-year failure-free survival in group III rhabdomyosarcoma: the Intergroup Rhabdomyosarcoma Study-IV experience—a report from the Soft Tissue Sarcoma Committee of the Children's Oncology Group. J Clin Oncol, 2007, 25: 4909-4913.

34. Crist WM, Anderson JR, Meza JL, et al. Intergroup rhabdomyosarcoma study-Ⅳ: results for patients with nonmetastatic disease. J Clin Oncol, 2001, 19: 3091-3102.

35. Wharam MD, Meza J, Anderson J, et al. Failure pattern and factors predictive of local failure in rhabdomyosarcoma: a report of group Ⅲ patients on the third Intergroup Rhabdomyosarcoma Study. J Clin Oncol, 2004, 22: 1902-1908.

36. Weiss AR, Lyden ER, Anderson JR, et al. Histologic and clinical characteristics can guide staging evaluations for children and adolescents with rhabdomyosarcoma: a report from the Children's Oncology Group Soft Tissue Sarcoma Committee. J Clin Oncol, 2013, 31: 3226-3232.

37. Rodary C, Gehan EA, Flamant F, et al. Prognostic factors in 951 nonmetastatic rhabdomyosarcoma in children: a report from the International Rhabdomyosarcoma Workshop. Med Pediatr Oncol, 1991, 19: 89-95.

38. Raney RB, Anderson JR, Barr FG, et al. Rhabdomyosarcoma and undifferentiated sarcoma in the first two decades of life: a selective review of intergroup rhabdomyosarcoma study group experience and rationale for Intergroup Rhabdomyosarcoma Study V. J Pediatr Hematol Oncol, 2001, 23: 215-220.

39. Raney RB, Walterhouse DO, Meza JL, et al. Results of the Intergroup Rhabdomyosarcoma Study Group D9602 protocol, using vincristine and dactinomycin with or without cyclophosphamide and radiation therapy, for newly diagnosed patients with low-risk embryonal rhabdomyosarcoma: a report from the Soft Tissue Sarcoma Committee of the Children's Oncology Group. J Clin Oncol, 2011, 29: 1312-1318.

40. Rodeberg DA, Paidas CN, Lobe TL, et al. Surgical Principles for Children/Adolescents With Newly Diagnosed Rhabdomyosarcoma: A Report from the Soft Tissue Sarcoma Committee of the Children's Oncology Group. Sarcoma, 2002, 6: 111-122.

41. Meza JL, Anderson J, Pappo AS, et al. Analysis of prognostic factors in patients with nonmetastatic rhabdomyosarcoma treated on intergroup rhabdomyosarcoma studies Ⅲ and Ⅳ: the Children's Oncology Group. J Clin Oncol, 2006, 24: 3844-3851.

42. Joshi D, Anderson JR, Paidas C, et al. Age is an independent prognostic factor in rhabdomyosarcoma: a report from the Soft Tissue Sarcoma Committee of the Children's Oncology Group. Pediatr Blood Cancer, 2004, 42: 64-73.

43. Ruymann FB. The development of VAC chemotherapy in rhabdomyosarcoma: what does one do for an encore? Curr Oncol Rep, 2003, 5: 505-509.

44. Donaldson SS, Meza J, Breneman JC, et al. Results from the IRS-Ⅳ randomized trial of hyperfractionated radiotherapy in children with rhabdomyosarcoma—a report from the IRSG. Int J Radiat Oncol Biol Phys, 2001, 51: 718-728.

45. Van Gaal JC, De Bont ES, Kaal SE, et al. Building the bridge between rhabdomyosarcoma in children, adolescents and young adults: the road ahead. Crit Rev Oncol Hematol, 2012, 82: 259-279.

46. Ferrari A, De Salvo GL, Brennan B, et al: Synovial sarcoma in children and adolescents: the European Pediatric Soft Tissue Sarcoma Study Group prospective trial (EpSSG NRSTS 2005). Ann Oncol, 2015, 26: 567-572.

47. Bisogno G, Ferrari A, Bergeron C, et al. The IVADo regimen—a pilot study with ifosfamide, vincristine, actinomycin D, and doxorubicin in children with metastatic soft tissue sarcoma: a pilot study of behalf of the European pediatric Soft tissue sarcoma Study Group. Cancer, 2005, 103: 1719-1724.

48. Minn AY, Lyden ER, Anderson JR, et al. Early treatment failure in intermediate-risk rhabdomyosarcoma: results from IRS-Ⅳ and D9803—a report from the Children's Oncology Group. J Clin Oncol, 2010, 28: 4228-4232.

49. Defachelles AS, Rey A, Oberlin O, et al. Treatment of nonmetastatic cranial parameningeal rhabdomyosarcoma in children younger than 3 years old: results from international society of pediatric oncology studies MMT 89 and 95. J Clin Oncol, 2009, 27: 1310-1315.

50. Wolden SL, Anderson JR, Crist WM, et al. Indications for radiotherapy and chemotherapy after complete resection in rhabdomyosarcoma: A report from the Intergroup Rhabdomyosarcoma Studies Ⅰ to Ⅲ. J Clin Oncol, 1999, 17: 3468-3475.

51. Walterhouse DO, Pappo AS, Meza JL, et al. Shorter-duration therapy using vincristine, dactinomycin, and lower-dose cyclophosphamide with or without radiotherapy for patients with newly diagnosed low-risk rhabdomyosarcoma: a report from the Soft Tissue Sarcoma Committee of the Children's Oncology Group. J Clin Oncol, 2014, 32: 3547-3552.

52. Oberlin O, Rey A, Sanchez de Toledo J, et al. Randomized comparison of intensified six-drug versus standard three-drug chemotherapy for high-risk nonmetastatic rhabdomyosarcoma and other chemotherapy-sensitive childhood soft tissue sarcomas: long-term results from the International Society of Pediatric Oncology MMT95 study. J Clin Oncol, 2012, 30: 2457-2465.

53. Rodeberg DA, Wharam MD, Lyden ER, et al. Delayed primary excision with subsequent modification of radiotherapy dose for intermediate-risk rhabdomyosarcoma: A report from the Children's Oncology Group Soft Tissue Sarcoma Committee. Int J Cancer, 2015, 137: 204-211.

54. Modesto A, Filleron T, Chevreau C, et al. Role of radiation therapy in the conservative management of sarcoma within an irradiated field. Eur J Surg Oncol, 2014, 40: 187-192.

55. Yang JC, Wexler LH, Meyers PA, et al. Parameningeal rhabdomyosarcoma: outcomes and opportunities. Int J Radiat Oncol Biol Phys, 2013, 85: e61-66.

56. Terezakis SA, Wharam MD. Radiotherapy for rhabdomyosarcoma: indications and outcome. Clin Oncol (R Coll Radiol), 2013, 25: 27-35.

57. Liu W, Frank SJ, Li X, et al. PTV-based IMPT optimization incorporating planning risk volumes vs robust optimization. Med Phys, 2013, 40: 021709.

58. Trifiletti D, Amdur RJ, Dagan R, et al. Radiotherapy following gross total resection of adult soft tissue sarcoma of the head and neck. Pract Radiat Oncol, 2012, 2: e121-128.

59. Lin C, Donaldson SS, Meza JL, et al. Effect of radiotherapy techniques (IMRT vs 3D-CRT) on outcome in patients with intermediate-risk rhabdomyosarcoma enrolled in COG D9803—a report from the Children's Oncology Group. Int J Radiat Oncol Biol Phys, 2012, 82: 1764-1770.

60. Zevallos JP, Jain K, Roberts D, et al. Modern multimodality therapy for pediatric nonorbital parameningeal sarcomas. Head Neck 32: 1501-1505, 2010.

61. Rodeberg DA, Stoner JA, Hayes-Jordan A, et al. Prognostic significance of tumor response at the end of therapy in group III rhabdomyosarcoma: a report from the children's oncology group. J Clin Oncol, 2009, 27: 3705-3711.

62. Kozak KR, Adams J, Krejcarek SJ, et al. A dosimetric comparison of proton and intensity-modulated photon radiotherapy for pediatric parameningeal rhabdomyosarcomas. Int J Radiat Oncol Biol Phys, 2009, 74: 179-1786.

63. Curtis AE, Okcu MF, Chintagumpala M, et al. Local control after intensity-modulated radiotherapy for head-and-neck rhabdomyosarcoma. Int J Radiat Oncol Biol Phys, 2009, 73: 173-177.

64. Raney RB, Chintagumpala M, Anderson J, et al. Results of treatment of patients with superficial facial rhabdomyosarcomas on protocols of the Intergroup Rhabdomyosarcoma Study Group (IRSG), 1984 ~ 1997. Pediatr Blood Cancer, 2008, 50: 958-964.

65. Raney B, Anderson J, Breneman J, et al. Results in patients with cranial parameningeal sarcoma and metastases (Stage 4) treated on Intergroup Rhabdomyosarcoma Study Group (IRSG) Protocols II-IV, 1978 ~ 1997: report from the Children's Oncology Group. Pediatr Blood Cancer, 2008, 51: 17-22.

66. Plowman PN, Cooke K, Walsh N. Indications for tomotherapy/intensity-modulated radiation therapy in paediatric radiotherapy: extracranial disease. Br J Radiol, 2008, 81: 872-880.

67. McDonald MW, Esiashvili N, George BA, et al. Intensity-modulated radiotherapy with use of cone-down boost for pediatric head-and-neck rhabdomyosarcoma. Int J Radiat Oncol Biol Phys, 2008, 72: 884-891.

68. Wolden SL, La TH, LaQuaglia MP, et al. Long-term results of three-dimensional conformal radiation therapy for patients with rhabdomyosarcoma. Cancer, 2003, 97: 179-185.

69. Crist W, Gehan EA, Ragab AH, et al. The Third Intergroup Rhabdomyosarcoma Study. J Clin Oncol, 1995, 13: 610-630.

70. Donaldson SS, Castro JR, Wilbur JR, et al. Rhabdomyosarcoma of head and neck in children. Combination treatment by surgery, irradiation, and chemotherapy. Cancer, 1973, 31: 26-35.

71. Arndt CA, Stoner JA, Hawkins DS, et al. Vincristine, actinomycin, and cyclophosphamide compared with vincristine, actinomycin, and cyclophosphamide alternating with vincristine, topotecan, and cyclophosphamide for intermediate-risk rhabdomyosarcoma: children's oncology group study D9803. J Clin Oncol, 2009, 27: 5182-5188.

72. Baker KS, Anderson JR, Link MP, et al. Benefit of intensified therapy for patients with local or regional embryonal rhabdomyosarcoma: results from the Intergroup Rhabdomyosarcoma Study Ⅳ. J Clin Oncol, 2000, 18: 2427-2434.

73. Bisogno G, De Rossi C, Gamboa Y, et al: Improved survival for children with parameningeal rhabdomyosarcoma: results from the AIEOP soft tissue sarcoma committee. Pediatr Blood Cancer 50: 1154-8, 2008.

74. Blank LE, Koedooder K, Pieters BR, et al. The AMORE protocol for advanced-stage and recurrent nonorbital rhabdomyosarcoma in the head-and-neck region of children: a radiation oncology view. Int J Radiat Oncol Biol Phys, 2009, 74: 1555-1562.

75. Fayette J, Penel N, Chevreau C, et al. Phase Ⅲ trial of standard versus dose-intensified doxorubicin, ifosfamide and dacarbazine (MAID) in the first-line treatment of metastatic and locally advanced soft tissue sarcoma. Invest New Drugs, 2009, 27: 482-489.

76. Hawkins DS, Spunt SL, Skapek SX. Children's Oncology Group's 2013 blueprint for research: Soft tissue sarcomas. Pediatr Blood Cancer, 2013, 60: 1001-1008.

77. Judson I, Verweij J, Gelderblom H, et al. Doxorubicin alone versus intensified doxorubicin plus ifosfamide for first-line treatment of advanced or metastatic soft-tissue sarcoma: a randomised controlled phase 3 trial. Lancet Oncol, 2014, 15: 415-423.

78. Minard-Colin V, Ichante JL, Nguyen L, et al. Phase Ⅱ study of vinorelbine and continuous low doses cyclophosphamide in children and young adults with a relapsed or refractory malignant solid tumour: good tolerance profile and efficacy in rhabdomyosarcoma—a report from the Societe Francaise des Cancers et leucemies de l'Enfant et de l'adolescent (SFCE). Eur J Cancer, 2012, 48: 2409-2416.

79. Gelderblom H, Blay JY, Seddon BM, et al. Brostallicin versus doxorubicin as first-line chemotherapy in patients with advanced or metastatic soft tissue sarcoma: an European Organisation for Research and Treatment of Cancer Soft Tissue and Bone Sarcoma Group randomised phase Ⅱ and pharmacogenetic study. Eur J Cancer, 2014, 50: 388-396.

80. Wachtel M, Schafer BW. Targets for cancer therapy in childhood sarcomas. Cancer Treat Rev, 2010, 36: 318-327.

81. Wolden SL, Wexler LH, Kraus DH, et al. Intensity-modulated radiotherapy for head-and-neck rhabdomyosarcoma. Int J Radiat Oncol Biol Phys, 2005, 61: 1432-1438.

82. Yock T, Schneider R, Friedmann A, et al. Proton radiotherapy for orbital rhabdomyosarcoma: clinical outcome and a dosimetric comparison with photons. Int J Radiat Oncol Biol Phys, 2005, 63: 1161-1168.

83. Chen C, Shu HK, Goldwein JW, et al. Volumetric considerations in radiotherapy for pediatric parameningeal rhabdomyosarcomas. Int J Radiat Oncol Biol Phys, 2003, 55: 1294-1299.

84. Hawkins DS, Anderson JR, Paidas CN, et al. Improved outcome for patients with middle ear rhabdomyosarcoma: a children's oncology group study. J Clin Oncol, 2001, 19: 3073-3079.

85. Luu QC, Lasky JL, Moore TB, et al. Treatment of embryonal rhabdomyosarcoma of the sinus and orbit with chemotherapy, radiation, and endoscopic surgery. J Pediatr Surg, 2006, 41: 15-17.

86. Nerurkar Nupur K, Joshi Anagha A, Pathan Fuzail A, et al. Salvaging vision in an extensive parameningeal rhabdomyosarcoma: A case report. Indian J Otolaryngol Head Neck Surg, 2007, 59: 49-50.

87. Cassady JR, Sagerman RH, Tretter P, et al. Radiation therapy for rhabdomyosarcoma. Radiology, 1968, 91: 116-120.

第四节　嗅神经母细胞瘤

易俊林

一、概述

嗅神经母细胞瘤（esthesioneuroblastoma，ENB）是一种少见的恶性肿瘤，约占所有鼻腔肿瘤的3%~5%[1]，其发病率为0.4/100万[2]。尽管其组织学来源仍未最终确定，但一般认为起源于鼻腔顶部的嗅神经上皮，属于神经外胚层肿瘤[3,4]。

二、流行病学与病因

嗅神经母细胞瘤发病率较低，仅占所有鼻腔鼻窦肿瘤的 3%~5%[1]，其发病率为 0.4/1,00 万[2]。可发生于任何年龄，文献报道 1~90 岁均可发生[5]，有两个发病高峰，分别在 10~20 岁和 50~60 岁[6]。但有的文献表示并未发现明确的发病高峰[7]。男女发病率相似[3,7,8]。目前嗅神经母细胞瘤发病病因尚不详，尚未发现与嗅神经母细胞瘤明确相关的致病因素或暴露因素，吸烟与饮酒这两个与头颈部肿瘤发生密切相关的因素，在嗅神经母细胞瘤中并未发现明确的致病关系。但在动物实验中发现，啮齿动物的连续亚硝胺暴露后可诱发嗅神经母细胞瘤。

三、解剖

嗅神经母细胞瘤目前起源尚不明，但大多数学者认为起源于嗅区上皮。嗅区位于上鼻甲以上及与其相对的鼻中隔黏膜区域，在活体呈苍白或淡绿色。嗅神经则分布于鼻甲上方及鼻中隔上方嗅区的嗅黏膜中，经筛孔入颅，向上终止于嗅球的前端（图 5-10-4），因而嗅神经母细胞瘤的好发部位及病变中心多位于上鼻腔及前组筛窦，其自然病史也非常类似于筛窦肿瘤。向上经筛板侵犯前颅窝，向两侧经纸样板侵犯眼眶及眶内容物、翼腭窝，向后可累及视神经，鼻咽等部位。

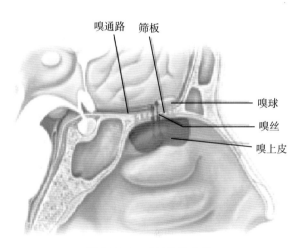

图 5-10-4　嗅通路示意图

四、淋巴引流

早期嗅神经母细胞瘤的淋巴结转移概率较低，多认为 Kadish A/B 期者出现淋巴结转移的概率低于 10%，而 Kadish C 期者淋巴结转移概率增加，达 20%~44%[9]。淋巴结阳性预后欠佳[1,10]。对于嗅神经细胞瘤，其最常见的淋巴结转移部位为颈部淋巴结和咽后淋巴结，与原发肿瘤部位及侵犯范围相关，颈部淋巴结转移以ⅠB区及Ⅱ区多见[11]。

五、临床表现

最常见的临床表现为鼻塞和鼻出血，与其他鼻窦病变的症状相似，缺乏特异性。其他症状有头痛、溢泪、嗅觉丧失、眼球突出、视物模糊、颈部肿块等[12~16]。有约<1%的病例可出现内分泌异常，主要为抗利尿激素分泌增加和库欣综合征[17,18]。

临床检查肿瘤为位于鼻顶、上鼻甲或鼻中隔后上方的息肉样肿物，部分肿物呈结节状，质地偏脆，触之易出血。就诊时病变常已累及筛窦，并可侵犯颅底及颅内脑组织、上颌窦、眼眶、视神经等。文献报道的从首发症状到诊断该病的中位时间为 6~11 个月[16]。颈部淋巴结转移较多见，就诊时 4%~18% 的病人伴有颈部淋巴结转移[19~21]，累积颈淋巴结转移率 20%~33%[10,20,21]，在 Kadish C 期病人中，淋巴结转移率可高达 44%[9]。该病易出现远地转移，累积远地转移率可高达 33%~40%[12,22]，最常见的部位为骨，肺和脑，乳腺、大动脉、脾脏、前列腺、脑脊膜等部位的转移也有报道。嗅神经母细胞瘤的临床异质性很大，有的病变进展很快，生存期很短。而有的在发现肿瘤后，甚至可带瘤生存 20 年以上。

六、诊断与分期

嗅神经母细胞瘤的临床表现无特异性，确诊有赖于病理诊断[23]。当肿瘤分化很差时，在光镜下与发生于鼻腔的其他小细胞肿瘤（如恶性黑色素瘤、胚胎性横纹肌肉瘤、神经内分泌癌、恶性淋巴瘤、髓外浆细胞瘤、鼻腔的未分化癌及 Ewing's 瘤等）较难鉴别。

免疫组化检查在嗅神经母细胞瘤的鉴别诊断中有着重要的意义，嗅神经母细胞瘤没有特异的细胞免疫特征，多数肿瘤对神经元及神经内分泌标记呈阳性反应，如神经元特异性烯醇化酶（NSE）、S-100 蛋白、嗜铬粒蛋白（chromogranin A）、突触素（synaptophysin）等，而上皮膜抗原（EMA）、淋巴细胞共同抗原（LCA）、角蛋白（Keratin）等呈阴性反应。电镜检查对免疫组化仍不能鉴别的病例可以提供帮助[23]。

嗅神经母细胞瘤的组织学特征与预后有一定相关性。Hyams 根据组织学特征将嗅神经母细胞瘤分为 4 级[24]（表 5-10-9），并认为病理分级和预后相关。另外，Hirose[25] 及 Eriksen[26] 均发现在嗅神经母细胞瘤中，S-100 蛋白阴性及 Ki-67 标记指数超过 10% 也与不良预后相关。

表 5-10-9　嗅神经母细胞瘤 Hyams 病理分级

特　征	1 级	2 级	3 级	4 级
小叶结构	存在	存在	±	±
核分裂象	无	可见	较多	明显
核多形性	无	中等	较明显	显著
菊形团	*H-W 菊形团±	*H-W 菊形团±	**Flexner 菊形团±	无
坏死	无	无	偶有	常见
钙化	可有	可有	无	无

注：*. H-W 菊形团：即 Homer-Wright 菊形团（又名假菊形团），瘤细胞呈环形排列，中心为嗜酸性的细胞突起；**. Flexner 菊形团：又名真菊形团，瘤细胞呈环形排列，中心为空腔，似腺样结构。

嗅神经母细胞瘤的分期系统最早是由 Kadish[27] 于 1976 年提出的，根据肿瘤的侵犯范围分为 A、B、C 三期，A 期是指肿瘤局限于鼻腔，B 期指肿瘤侵及鼻窦，C 期指肿瘤超出鼻腔和鼻窦范围，包括局部晚期、颈部淋巴结转移和远处转移等情况。后来一些文献认为，Kadish 分期中的 Kadish C 期存在很大的异质性，将局部晚期 ENB 及已出现颈部淋巴结转移或远处转移的病例一起归为 Kadish C 期，影响预后判断。于 1993 年 Foote[28] 提出的改良方案增加了 D 期，即有颈淋巴结或远处转移者为 D 期。Dulgureov[29] 则重新制定了嗅神经母细胞瘤的分期，采用 TNM 分期方式。但目前应用最广的仍是 Kadish 分期。嗅神经母细胞的具体分期标准见表 5-10-10。

表 5-10-10　嗅神经母细胞瘤分期

1. Kadish 分期
A 期：肿瘤局限于鼻腔
B 期：肿瘤局限于鼻腔及鼻窦
C 期：肿瘤超出鼻腔和鼻窦范围，包括筛板、颅底、眼眶、颅内受侵，以及颈部淋巴结转移和远处转移
2. Mortia 的改良 Kadish 分期
A、B 期：同 Kadish 分期
C 期：肿瘤超出鼻腔和鼻窦范围，包括筛板、颅底、眼眶、颅内受侵
D 期：肿瘤发生颈部淋巴结转移或远处转移
3. Dulgureov 和 Calcaterra TNM 分期
T_1：肿瘤累及鼻腔和（或）鼻窦（不包括蝶窦），但筛窦最上筛小房未受侵
T_2：肿瘤累及鼻腔和（或）鼻窦（包括蝶窦），同时侵达或破坏筛窦
T_3：肿瘤侵入眶内或突入前颅窝，未累及硬脑膜
T_4：肿瘤侵及脑组织
N_0：无颈部淋巴结转移
N_1：任何形式的经淋巴结转移
M_0：无远处转移
M_1：远处转移

七、治疗

关于嗅神经母细胞的治疗，目前无成熟的治疗模式，许多小样本数据认为手术联合放疗为优选、应用最广、疗效最佳的治疗模式，能够降低局部复发率，延长生存。Dulgureov[1] 报道的系统回顾中，手术加放疗者的 5 年生存率为 65%，单纯手术者为 48%，单纯放疗者为 37%，P 值比较差异有统计学意义。全组的局部复发率为最主要的失败模式，达 30%，而手术后辅助放疗的加入，将局部复发率降低至 10% 以内。Bailey[30] 等报道的 117 例采用不同治疗模式的远期结果，单纯放疗的 5 年总生存率为 36%，单纯手术者为 56%，而手术+放疗综合治疗者 5 年生存率最高达 67%。许多研究结果均表明手术和放疗的综合治疗模式是 ENB 最有效的治疗手段[1,3,28,29,31]，因此对 ENB 的治强调手术和放疗的综合治疗，以尽可能地改善预后。表 5-10-11 总结的是手术联合放疗对比单放的治疗疗效对比，均为回顾性研究。

表 5-10-11　嗅神经母细胞瘤综合治疗（R+S）与单纯手术（S）疗效比较

作　者	发表年代	总病例数	组　别	局部控制率	5 年生存率
Dulguerov	1992	19	S	14%（1/7）	NR
			R+S	83%（10/12）	NR
Morita	1993	38	S	45%	NR
			R+S	81%	NR
Foote	1993	49	S	72.5%	NR
			R+S	85.9%	NR
Broich	1997	234	S	NR	62.5%
			R+S	NR	72.5%
Dulguerov	2001	390	S	NR	48%
			R+S	NR	65%
Kane	2010	664	S	NR	74%
			R+S	NR	71%

目前关于嗅神经母细胞瘤的治疗争论较大，争论的焦点集中在手术方式、化疗的价值、颈部淋巴结的预防治疗等几个方面。

（一）手术治疗

外科手术在治疗嗅神经母细胞瘤的一个显著进步是在 20 世纪 70 年代，其标志为在 1976 年由 Virginia 大学的 Jane 和 Fitz-Hugh 医师介绍的颅面联合外科手术用于治疗 ENB，使手术切除率得到明显提高，改善了其预后。一些文献报道认为从 1970 年后的 ENB 的疗效的提高，归结于颅面联合手术的开展。Spaulding[32] 分析采用颅面联合手术术式前后的两组病例共 25 例，结果发现采用颅外手术方式者 2 年生存率为 70%（7/10），而采用颅面联合手术者为 87%（13/15）。在 Kadish C 期病例，两者生存率差别更大，分别为 50%（2/4）和 88%（7/8）。而近现代微创手术的迅速进展，包括在颅底及前颅窝肿瘤的应用，使得腔镜手术在嗅母治疗中的应用越来越广。一些小样本的研究报道内镜手术疗效不差于开放手术[33,34]。Devaiah[35] 回顾性分析 361 例嗅神经母细胞瘤不同手术方式的疗效时，发现接受内镜手术的生存优于接受开放手术。然而不同手术方式的选择存在一定的偏移，接受内镜手术的患者病期偏早，术后接受更为积极的放化疗，随访期短。因嗅神经母细胞瘤发病率少，目前针对腔镜手术在嗅神经母细胞瘤中的应用仍存在争议，有的研究认为能够达到完整切除的腔镜下手术其预后与颅面联合手术类似。手术切缘是否阴性是影响预后的重要因素。而目前由于嗅神经母细胞瘤多累及前颅窝，即使颅面联合手术也不一定能达到阴性切缘，因此腔镜手术与开放手术孰优孰劣尚不明确[36]。

（二）放射治疗

许多作者认为手术联合放疗的综合治疗模式疗效较好。其较单纯手术或单纯放疗能提高局部控制率，延长生存期，但这些资料均未得出有统计学意义的结果，考虑可能与病例数少、接受术后放疗者较单纯手术者病期相对更晚等有关。在综合治疗中，采用术前放疗或是术后放疗目前尚无定论，如 Eden 等[37] 的结果提示无论采用术前，或是术后放疗，总生存率差异无统计学意义，但术前放疗较术后放疗提高了局部肿瘤控制率。在放疗与手术的顺序上，国内外有一定区别，国外多主张先行手术切除，然后根据分期、手术情况决定术后的放射治疗方案，如 MD Anderson 肿瘤中心的治疗原则为先行颅面外科手术，然后术后放疗；国内如中国医学科学院肿瘤医院则主张对已明确诊断的 ENB 应先行放射治疗，DT50~60Gy 时评价疗效，如肿瘤达完全消退或消退明显，可给予根治性放疗，手术留待挽救治疗，如肿瘤消退不明显，则休息 2~4 周外科手术切除。而目前随着腔镜手术的发展，许多学者开始探索微创手术加高剂量放疗用于 ENB 的治疗。Polin 等[38] 分析了 34 例嗅神经母细胞瘤，采用术前放疗加或不加化疗，取得了 81% 的 5 年生存率。2001 年 Unger 等[39] 也报道了 6 例病人，应用内镜下手术加 γ-刀治疗，6 例病人中，B 期和 C 期各 3 例；Hyam's 病理分级 2 级 1 例，3 级 3 例，4 级 2 例；放疗在术后 3 个月内进行，靶区周边剂量（45%~85%）为 16~34Gy。平均随访 57 个月，所有病例均无病生存。以上结果令人鼓舞，微创手术加高剂量放疗给嗅神经母细胞瘤的治疗提供了一个新的选择，值得进一步探索。

对于手术无法切除者，根治性放疗是可选择的治疗手段，既往各文献报道的单纯放疗的治疗效果不一，从 37%~52%[1,3,5,7]，但病例数少。Broich[3] 复习文献发现 165 例单纯放疗的病人，5 年生存率为 53.85%。Dulguerov[1] 分析 24 篇病例随访满 5 年的文献后发现，单纯放疗 5 年生存率为 37%。Kane[5] 报道的 88 例单放的嗅神经母细胞瘤病例，其 5 年生存率为 52%。在比较放疗和手术的疗效时应该注意到，单纯放疗多用于晚期不能手术的病人，因而结果的可比性较差。

1. 放疗技术　常规放射 ENB 的常规放疗技术与鼻腔筛窦癌相同，根据病变的侵犯范围而设计一正一侧两野交角楔形照射技术，或两侧野对穿照射技术。因侧野未照射到筛窦前组，因此前野开一电子线野，对前组筛窦进行补量，电子线能量多选择 6~9MeV。

2. 调强放疗　按中国医学科学院的治疗经验 GTV 为结合影像学的肿瘤体积，CTV1 包括 GTV、侵犯的周围邻近器官及周围的高危区域，如包括全部鼻腔、筛窦、侵犯上颌窦的全部、对侧上颌窦的内 1/3、鼻咽腔、咽后淋巴结、双侧ⅠB、Ⅱ区淋巴结引流区等，CTV2 为颈部预防区（表 5-10-12）。KadishA/B 期颈部淋巴结转移率低于 10%，是否做颈部预防尚无明确定论，对于 Kadish C 期，则需常规行颈部预防照射，行双中上颈（Ⅰb、Ⅱ、Ⅲ区淋巴结引流区）或全颈照射。调强放疗剂量：GTV：70~76Gy/6~7w，PTV1：60~66Gy/6~7w，PTV2：50Gy/5w。此为根治性放疗剂量，术前放疗剂量为 50Gy，术后放疗剂量为 50~60Gy（图 5-10-5）。

表 5-10-12　嗅神经母细胞瘤调强靶区定义和推荐剂量

	定　　　义	剂　　量
GTVp	为结合查体，影像学资料，腔镜所见的肿瘤体积	70~76Gy/6~7w（根治剂量） 50~60Gy/5~6w（术前放疗剂量）
GTVtb	为结合手术记录，影像学资料勾画的瘤床区域	60~66Gy/6~6.5w
CTV1	为高危区，全部鼻腔、筛窦、侵犯上颌窦的全部、对侧上颌窦的内 1/3、鼻咽腔咽后淋巴结引流区、双侧ⅠB、Ⅱ区淋巴结（N0），及淋巴结转移区（N+）	60Gy/6w
CTV2	为低危区，为预防性淋巴放疗区	50Gy/5w

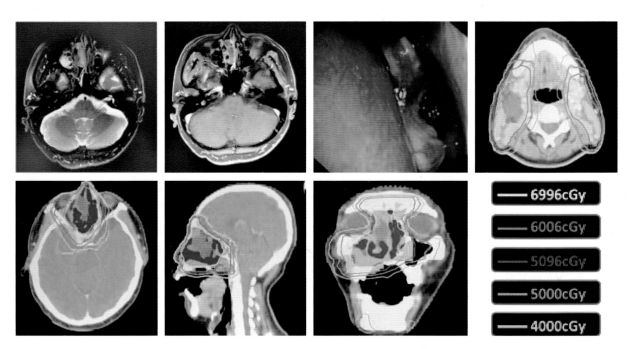

图 5-10-5　kadish C 期患者，右颈Ⅰb区及Ⅱ、Ⅲ区淋巴结转移

注：行根治性同步放化疗，放疗的靶区 CTV1 包括了全部鼻腔，筛窦，同侧上颌窦，对侧上颌窦内侧，鼻咽腔，咽后淋巴结引流区，双侧ⅠB、Ⅱ区，右侧Ⅲ、Ⅳ区；CTV2 包括左侧Ⅲ、Ⅳ区。

3. 放疗后不良反应　鼻腔及鼻窦肿瘤放疗后软组织及软骨坏死并不常见[40]，总发生率为 5%~10%。其中严重的不良反应为眼睛及视通路的不良反应。文献报道若泪腺接受 30~40Gy 以上的剂量，干眼症是最常见的不良反应。若角膜接受 55Gy 以上的剂量，发生慢性角膜炎的概率约为 20%；白内障的发生与晶体接受的剂量密切相关，若接受 10Gy，则 5 年出现白内障的可能性为 5%，若为 18Gy，则白内障的发生风险增加至 50%；而放疗导致的视网膜病变发生在放疗结束后 18 个月至 5 年，剂量小于 45Gy 时视网膜病变发生率很低，而剂量增加至 55Gy 时，其发生率增加至 50%；视神经病变亦发生在放疗后 2~4 年，视神经接受剂量为 50~60Gy 时，视神经病变发生率小于 5%，而在剂量增加至 61~78Gy 时，视神经病变的发生率为 30%。

（三）化疗

自 1988 年化疗首次应用于嗅神经母细胞瘤治疗后，化疗也越来越多用于 ENB 的治疗。在嗅神经母细胞瘤的治疗中多作为辅助治疗或术前新辅助治疗，一般不作为单一治疗手段，关于化疗在嗅神经母细胞瘤中的作用目前尚不肯定[41~43]。常用的化疗药物[44]包括顺铂、多柔比星、长春新碱、环磷酰胺、足叶乙苷等。化疗在嗅神经母细胞瘤治疗中的地位尚不明确，诱导化疗可以减轻肿瘤负荷，减少肿瘤范围，提高肿瘤切除率，并可能降低远转率。Bhattacharyya 等[45]报告了 9 例嗅神经母细胞瘤及神经内分泌癌病人，其中嗅神经母细胞瘤 5 例，应用两周期环磷酰胺、足叶乙苷及顺铂化疗，然后行质子加光子立体定向放疗，放疗剂量 68Gy，放疗结束后再加用两周期化疗，结果平均随访 20.5 个月，所有病例均无病生存。Dulguerov[1] 报道的 75 例放疗联合化疗者 5 年总生存率 51%，而单纯放疗者仅为 37%，因病例数较少，未达到统计学意义。Kane[5] 报道的 54 例高级别嗅神经母细胞瘤术后或手术联合放疗后是否使用辅助化疗的疗效，其中例为手术或手术联合放疗+化疗组 5 年生存率为 75%，而无辅助化疗组 5 年总生存为 47%，但差异无统计学意义。可以看出化疗的加入可以改善 ENB 的预后，但因均为回顾性分析，病例数少，差异无统计学意义。

目前，对嗅神经母细胞瘤的治疗还存在较多争议。但人们普遍认为，早期病例（Kadish A、B 期或 Dulguerov T_1、T_2 期），病理分级为低度恶性（Ⅰ 或 Ⅱ 级），手术切缘干净者，可以考虑单纯手术；而对于其他 A、B 期病例，加用术后放疗是合理的。目前国外应用最多的手术方案为颅面联合手术。对局部晚期病例（如 Kadish C 期）或切缘阳性病例，加用术后放疗可以明显提高疗效，也可使用术前放疗加或不加化疗。多数文献报道单纯放疗的疗效低于单纯手术，但应该注意到，接受非手术治疗的病人较接受手术治疗的病人病期更晚，因而放疗的地位有待进一步正确评定。对不能接受手术治疗的病人，放疗加化疗的综合治疗应为首选。对于局部晚期病例，颈部应作预防性放疗。

八、失败模式

局部区域失败及远处转移是主要的失败模式，既往报道的局部复发占 18%~30%；区域淋巴结复发占 16%~18%；远处转移占 10%~27%。中国医学科学院肿瘤医院[20]报道的 49 例嗅神经母细胞瘤局部失败率为 25%，区域失败率为 12%，远地失败率为 29%，其中首次复发时间为 2~77 个月，中位复发时间为 22 个月，但不少失败发生在治疗 5 年之后，因此嗅神经母细胞瘤需长期随访。复发的患者中近 90% 接受挽救治疗，复发后的生存时间可达 20 个月，因此对于复发后的患者亦需积极治疗，部分患者可获得长期生存。

九、预后因素

（一）年龄

Kane[5] 分析 956 例嗅神经母细胞瘤中，发现年龄大于 65 岁与 ≤65 岁相比，5 年总生存分别为 53% 与 78%，预后更差。

（二）颈部淋巴结转移

Dulguerov[1] 等复习文献报道的 390 例嗅神经母细胞瘤后发现，有颈部淋巴结转移和无颈部淋巴结转移 5 年生存率分别为 29% 和 64%。中国医学科学院肿瘤医院[20]分析 49 例 ENB 亦证实有颈部淋巴结转移和无颈部淋巴结转移的 5 年总生存率分别是 17.8% 和 70.8%，5 年无病生存率分别是 0 和 53.4%，差异有统计学意义。颈部淋巴结转移是预后不良因素。而既往对于是否进行淋巴结预防性照射存在争议。鉴于嗅神经母细胞瘤初诊时淋巴结转移率从 10%~30%，Kadish C 期淋巴结转移率可达 44%。在整个病程中出现淋巴结受累的占 40%，其中在治疗失败分析时，区域失败是较为常见的失败模式，因而多数作者认为，对于局部晚期病例，颈部应作预防性放疗。Koka[22]分析了 33 例治疗前无颈部淋巴结转移的病例，接受预防放疗者 12 例，随访期内没有一例发生颈部淋巴结转移，没接受预防放疗者 21 例，有 19% 出现了颈部淋巴结转移。颈部预防放疗的剂量一般给予 46～50Gy。对于早期病例，颈部淋巴结的转移率 ≤10%左右，预防性放疗似无必要。如果已经发生颈部淋巴结转移，积极治疗仍有部分病例可长期存活，淋巴结复发的挽救治疗仍可获得较好疗效，Morita[31]报告部分病例可存活 10 年以上。

1. Kadish 分期　2001 年 Duguerov[1]报道的 1990～2000 年 390 例 ENB 中 Kadish A 期的 5 年总生存率为 72%，KadishB 期的 5 年总生存率为 59%，KadishC 期 5 年总生存率为 47%。2007 年 Jethanamest D[7]基于 SEER 数据库中从 1993～2000 年共 261 例 ENB 病例中，KadishA 期的 10 年生存率为 83.4%，Kadish B 期 10 年 OS 为 68.3%，Kadish C 期 10 年 OS 38.6%，Kadish D 期的 10 年总生存为 13.3%。2010 年 Kane[5]报道的 1995～2009 年 956 例嗅母 Kadish A 期的 5 年及 10 年生存率为 88% 及 79%；Kadish B 期的 5 年及 10 年总生存分别为 79% 及 74%，Kadish C 期的 5 年及 10 年生存率分别为 68% 及 50%。各分期间生存率比较差异有统计学意义，Kadish 分期是 ENB 重要的预后因素。

2. Hyams 分级　嗅神经母细胞瘤的组织学特征与预后有一定相关性。Morita[31]等观察 49 例嗅神经母细胞瘤发现，病理分级是一个具有显著意义的预后因子，低分级（Ⅰ/Ⅱ级）肿瘤的 5 年生存率为 80%，而高分级者（Ⅲ/Ⅳ级）为 40%（$P = 0.0001$）。Dulguerov[1]的一篇荟萃分析汇总了 390 例嗅神经母细胞瘤的资料，发现 HyamsⅠ/Ⅱ级者 5 年生存率为 56%，而Ⅲ/Ⅳ级者为 25%，危险比为 6.2。最近 Kane[5]分析 63 例 ENB 患者治疗疗效，发现 hyams Ⅰ/Ⅱ级与Ⅲ/Ⅳ级的 5 年总生存率分别为 89% vs 49%。即使在局部晚期病例中，即 Kadish C 期病例中，hyams 分级影响预后，低分级者预后较好，虽然其局部病变非常广泛，其 5 年总生存率为 86%，5 年无病生存率为 65%，而高分级者 5 年总生存率为 56%，5 年无病生存率为 49%。Gabrial G[46]认为 Hyams 分级与 ENB 的生物学行为有一定的相关性。低级别及高级别嗅神经母细胞瘤的自然病程预后不同，低级别者自然病程长，进展慢，淋巴结转移率低，对诱导化疗有效率低，但病变较局限，较少出现颈部淋巴结转移和远处转移，预后较好；而高级别嗅神经母细胞瘤自然病程短，侵袭性强，发病时多为局部晚期，出现颈部淋巴结概率高，对诱导化疗有效，但同时容易复发及远转，预后差。但也有作者报道了相反的结果，认为 Hyams 病理分级不能判断预后。由于目前 hyams 病理分级对嗅神经母细胞瘤的预后预测作用尚不明确，因此并没有将 hyams 分级作为常规病理分级。

3. 手术切缘状态　Gruber G[47]报道的 28 例嗅神经母细胞瘤中，其中 13 例为 R0/R1 切除，15 例为 R2 切除或仅为活检术，两组的 5 年局部失败率分别为 8% 和 47%，无病生存率分别为 55% 和 0%，肿瘤特异性生存分别为 91% 和 51%，两组间比较差异有统计学意义。有研究认为，在腔镜手术情况下，若能达到阴性切缘，预后与开放手术相同。手术切原状态相对于手术方式对预后产生的影响更为明显。

十、研究进展

因嗅神经母细胞瘤发病率非常少，目前国际上尚无明确的治疗原则及规范的 TNM 分期系统。目前研究的热点主要在于化疗在嗅神经母细胞瘤中的作用，微创手术联合放疗能否取代开放手术联合放疗，颈部淋巴结预防性治疗等方面。

参 考 文 献

1. Dulguerov P，Allal A S，Calcaterra T C. Esthesioneuroblastoma：a meta-analysis and review ［J］. Lancet Oncol，2001，2（11）：683-690.

2. Van Gompel J J，Giannini C，Olsen K D，et al. Long-term outcome of esthesioneuroblastoma：hyams grade predicts patient survival ［J］. J Neurol Surg B Skull Base，2012，73（5）：331-336.

3. Broich G，Pagliari A，Ottaviani F. Esthesioneuroblastoma：a general review ofthe cases published since the discovery of the tumour in 1924 ［J］. Anticancer Res，1997，17（4A）：2683-2706.

4. Sorensen P H, Wu J K, Berean K W, et al. Olfactory neuroblastoma is a peripheral primitive neuroectodermal tumor related to Ewing sarcoma [J]. Proc Natl Acad Sci U S A, 1996, 93 (3): 1038-1043.

5. Kane A J, Sughrue M E, Rutkowski M J, et al. Posttreatment prognosis of patients with esthesioneuroblastoma [J]. J Neurosurg, 2010, 113 (2): 340-351.

6. Elkon D, Hightower S I, Lim M L, et al. Esthesioneuroblastoma [J]. Cancer, 1979, 44 (3): 1087-1094.

7. Jethanamest D, Morris L G, Sikora A G, et al. Esthesioneuroblastoma: a population-based analysis of survival and prognostic factors [J]. Arch Otolaryngol Head Neck Surg, 2007, 133 (3): 276-280.

8. Eich H T, Staar S, Micke O, et al. Radiotherapy of esthesioneuroblastoma [J]. Int J Radiat Oncol Biol Phys, 2001, 49 (1): 155-160.

9. Davis R E, Weissler M C. Esthesioneuroblastoma and neck metastasis [J]. Head Neck, 1992, 14 (6): 477-482.

10. Ozsahin M, Gruber G, Olszyk O, et al. Outcome and prognostic factors in olfactory neuroblastoma: a rare cancer network study [J]. Int J Radiat Oncol Biol Phys, 2010, 78 (4): 992-997.

11. Howell M C, Branstetter B T, Snyderman C H. Patterns of regional spread for esthesioneuroblastoma [J]. AJNR Am J Neuroradiol, 2011, 32 (5): 929-933.

12. Resto V A, Eisele D W, Forastiere A, et al. Esthesioneuroblastoma: the Johns Hopkins experience [J]. Head Neck, 2000, 22 (6): 550-558.

13. Chao K S, Kaplan C, Simpson J R, et al. Esthesioneuroblastoma: the impact of treatment modality [J]. Head Neck, 2001, 23 (9): 749-757.

14. Lund V J, Howard D, Wei W, et al. Olfactory neuroblastoma: past, present, and future? [J]. Laryngoscope, 2003, 113 (3): 502-507.

15. Eich H T, Muller R P, Micke O, et al. Esthesioneuroblastoma in childhood and adolescence. Better prognosis with multimodal treatment? [J]. Strahlenther Onkol, 2005, 181 (6): 378-384.

16. Zafereo M E, Fakhri S, Prayson R, et al. Esthesioneuroblastoma: 25-year experience at a single institution [J]. Otolaryngol Head Neck Surg, 2008, 138 (4): 452-458.

17. Yumusakhuylu A C, Binnetoglu A, Topuz M F, et al. Syndrome of inappropriate antidiuretic hormone secretion associated with olfactory neuroblastoma [J]. J Craniofac Surg, 2013, 24 (6): 2189-2193.

18. Reznik M, Melon J, Lambricht M, et al. [Neuroendocrine tumor of the nasal cavity (esthesioneuroblastoma). Apropos of a case with paraneoplastic Cushing's syndrome] [J]. Ann Pathol, 1987, 7 (2): 137-142.

19. 杨勇, 高远红, 张玉晶, 等. 54 例嗅神经母细胞瘤的远期疗效分析 [J]. 中华放射肿瘤学杂志, 2011, 20 (2): 94-95.

20. 赵路军, 高黎, 徐国镇, 等. 嗅神经母细胞瘤的预后因素和治疗结果分析 [J]. 中华肿瘤杂志, 2005, 27 (9): 561-564.

21. Ow T J, Hanna E Y, Roberts D B, et al. Optimization of long-term outcomes forpatients with esthesioneuroblastoma [J]. Head Neck, 2014, 36 (4): 524-530.

22. Koka V N, Julieron M, Bourhis J, et al. Aesthesioneuroblastoma [J]. J Laryngol Otol, 1998, 112 (7): 628-633.

23. Lund V J, Milroy C. Olfactory neuroblastoma: clinical and pathological aspects [J]. Rhinology, 1993, 31 (1): 1-6.

24. Hyams VJ. Tumors of the upper respiratory tract and ear. In: Hyams VJ, Batsakis JG, Michaels L, et al. eds. Atlas of Tumors Pathology. 2nd series, Fascile 25, Washington, DC: Armed Forces Institute of Pathology, 1988: 240-248.

25. Hirose T, Scheithauer B W, Lopes M B, et al. Olfactory neuroblastoma. An immunohistochemical, ultrastructural, and flow cytometric study [J]. Cancer, 1995, 76 (1): 4-19.

26. Eriksen J G, Bastholt L, Krogdahl A S, et al. Esthesioneuroblastoma—what is the optimal treatment? [J]. Acta Oncol, 2000, 39 (2): 231-235.

27. Kadish S, Goodman M, Wang C C. Olfactory neuroblastoma. A clinical analysis of 17 cases [J]. Cancer, 1976, 37 (3): 1571-1576.

28. Foote R L, Morita A, Ebersold M J, et al. Esthesioneuroblastoma: the role of adjuvant radiation therapy [J]. Int J Radiat Oncol Biol Phys, 1993, 27 (4): 835-842.

29. Dulguerov P, Calcaterra T. Esthesioneuroblastoma: the UCLA experience 1970～1990 [J]. Laryngoscope, 1992, 102 (8): 843-849.

30. Bailey B J, Barton S. Olfactory neuroblastoma. Management and prognosis [J]. Arch Otolaryngol, 1975, 101 (1): 1-5.

31. Morita A, Ebersold M J, Olsen K D, et al. Esthesioneuroblastoma: prognosis and management [J]. Neurosurgery, 1993, 32 (5): 706-714, 714-715.

32. Spaulding C A, Kranyak M S, Constable W C, et al. Esthesioneuroblastoma: a comparison of two treatment eras [J]. Int J Radiat Oncol Biol Phys, 1988, 15 (3): 581-590.

33. Mohindra S, Dhingra S, Mohindra S, et al. Esthesioneuroblastoma: Good Local Control of Disease by Endoscopic and Endoscope Assisted Approach. Is it Possible? [J]. Indian J Otolaryngol Head Neck Surg, 2014, 66 (3): 241-247.

34. De Bonnecaze G, Chaput B, Al H A, et al. Long-term oncological outcome after endoscopic surgery for olfactory esthesioneuroblastoma [J]. Acta Otolaryngol, 2014, 134 (12): 1259-1264.

35. Devaiah A K, Andreoli M T. Treatment of esthesioneuroblastoma: a 16-year meta-analysis of 361 patients [J]. Laryngoscope, 2009, 119 (7): 1412-1416.

36. Soler Z M, Smith T L. Endoscopic versus open craniofacial resection of esthesioneuroblastoma: what is the evidence? [J]. Laryngoscope, 2012, 122 (2): 244-245.

37. Eden B V, Debo R F, Larner J M, et al. Esthesioneuroblastoma. Long-term outcome and patterns of failure—the University of Virginia experience [J]. Cancer, 1994, 73 (10): 2556-2562.

38. Polin R S, Sheehan J P, Chenelle A G, et al. The role of preoperative adjuvant treatment in the management of esthesioneuroblastoma: the University of Virginia experience [J]. Neurosurgery, 1998, 42 (5): 1029-1037.

39. Unger F, Walch C, Stammberger H, et al. Olfactory neuroblastoma (esthesioneuroblastoma): report of six cases treated by a novel combination of endoscopic surgery and radiosurgery [J]. Minim Invasive Neurosurg, 2001, 44 (2): 79-84.

40. Steven JF. Cancer of nasal cavity and paranasal sinus. In: Edward CH, David EW, Calos AP et al. Principle and practice of radiation oncology. six edition. 2013; 2893-2952.

41. Porter A B, Bernold D M, Giannini C, et al. Retrospective review of adjuvant chemotherapy for esthesioneuroblastoma [J]. J Neurooncol, 2008, 90 (2): 201-204.

42. Aljumaily R M, Nystrom J S, Wein R O. Neoadjuvant chemotherapy in the setting of locally advanced olfactory neuroblastoma with intracranial extension [J]. Rare Tumors, 2011, 3 (1): e1.

43. Sohrabi S, Drabick J J, Crist H, et al. Neoadjuvant concurrent chemoradiation for advanced esthesioneuroblastoma: a case series and review of the literature [J]. J Clin Oncol, 2011, 29 (13): e358-e361.

44. Turano S, Mastroianni C, Manfredi C, et al. Advanced adult esthesioneuroblastoma successfully treated with cisplatin and etoposide alternated with doxorubicin, ifosfamide and vincristine [J]. J Neurooncol, 2010, 98 (1): 131-135.

45. Bhattacharyya N, Thornton A F, Joseph M P, et al. Successful treatment of esthesioneuroblastoma and neuroendocrine carcinoma with combined chemotherapy and proton radiation. Results in 9 cases [J]. Arch Otolaryngol Head Neck Surg, 1997, 123 (1): 34-40.

46. Malouf G G, Casiraghi O, Deutsch E, et al. Low-and high-grade esthesioneuroblastomas display a distinct natural history and outcome [J]. Eur J Cancer, 2013, 49 (6): 1324-1334.

47. de Gabory L, Maunoury A, Maurice-Tison S, et al. Long-term single-center results of management of ethmoid adenocarcinoma: 95 patients over 28 years [J]. Ann Surg Oncol, 2010, 17 (4): 1127-1134.

第五节　颌骨原发性骨内鳞状细胞癌

陈　波　高　黎

颌骨的原发性骨内鳞状细胞癌（primary intraosseoussquamous cell carcinoma, PIOSCC）是原发于颌骨的一种鳞状细胞癌，与口腔黏膜没有原始联系，可能由牙源性上皮残存组织发展而成[1]。1913

年 Loos 第一次描述了这种肿瘤，称为"中心性表皮样癌"[2]。1948 年 Wills 提出"牙槽内表皮样癌"[3]。1972 年 WHO 的牙源性肿瘤的组织学分类正式命名为"原发性骨内癌"[4]。1992 年 WHO 的牙源性肿瘤的组织学分类第 2 版再次对"原发性骨内癌"进行了说明[1]。1994 年 Suei 等提出了颌骨原发性骨内癌的 3 条诊断标准，明确将来源于囊性的颌骨鳞癌排除在诊断范围内[5]。2005 年 WHO 肿瘤分类头颈部肿瘤分册牙源性肿瘤中对"原发性骨内癌"重新命名为"原发性骨内鳞状细胞癌"，将源于颌骨内角化囊性牙源性良性肿瘤的鳞癌和源于颌骨内牙源性囊肿的鳞癌也纳入其中，与传统定义的实体瘤型原发性骨内鳞状细胞癌共同定义为"原发性骨内鳞状细胞癌"，并具体分为 3 种病理亚型[6]。颌骨的原发性骨内鳞状细胞癌占牙源性恶性肿瘤的 5%[7]，其预后较差，手术加术后放疗的综合治疗具有提高疗效的趋势[8]。

一、病理分类与组织学来源

原发性骨内鳞状细胞癌是一类源于牙源性上皮残留组织的发生于颌骨中央的肿瘤，2005 年 WHO 肿瘤分类头颈部肿瘤分册牙源性肿瘤将原发性骨内鳞状细胞癌分为 3 种病理亚型，①实体瘤型；②源于颌骨内角化囊性牙源性良性肿瘤的原发性骨内鳞状细胞癌；③源于颌骨内牙源性囊肿的原发性骨内鳞状细胞癌[6]。

（一）实体瘤型原发性骨内鳞状细胞癌

又称原发牙槽内表皮样癌，是传统定义的原发性骨内癌[1~4]，其以具有鳞状表皮癌巢为特征，大多数病变为中等分化而无明显的角化特征。与颌骨转移性鳞状细胞癌或侵及颌骨的原发上呼吸消化道黏膜的鳞癌细胞癌相比，无明显特征性组织病理表现。

（二）源于颌骨内角化囊性牙源性良性肿瘤的原发性骨内鳞状细胞癌

该病理亚型起源于一种与口腔黏膜无关联的发生于颌骨内的角化囊性牙源性肿瘤（keratocystic odontogenic tumour，KCOT），病变的组织特征表现为典型的与 KCOT 相关的角化的鳞状细胞癌分化好，该病理亚型比较少见，文献报道的也较少。

（三）源于颌骨内牙源性囊肿的原发性骨内鳞状细胞癌

该病理亚型起源于与口腔黏膜无关联的发生于颌骨内的牙源性囊肿，病变的组织特征表现为牙源性囊肿的上皮组织出现鳞状细胞癌，同时可以在牙源性囊肿的上皮组织中见到不同级别的不典型增生。

实体瘤型原发性骨内鳞状细胞癌是传统定义的原发性骨内癌，相关研究报道较多，放射治疗在治疗中的作用也相对较为明确，本章主要介绍该种病理类型的临床表现、诊断与治疗。

二、颌骨的解剖学基础

上颌骨和下颌骨分别由胚胎时期的上颌隆起和下颌隆起发育而来，上颌骨和下颌骨是由左右两个上颌隆起和下颌骨隆起向前朝中线生长，最终融合形成[9]。因此从胚胎形成的解剖结构上来说颌骨未过中线的病变，淋巴结转移常局限于同侧。

上颌骨由体和额突、颧突、腭突和牙槽突所构成，体位于中央，其内中空，为上颌窦所在处。由体的前内侧角向上伸出的为额突，与额骨相连；颧突构成体的外侧角，与颧骨相连；水平位的腭突起自体内侧面的下缘，与对侧的腭突相连，构成硬腭的前份，两腭突之间有一管，称切牙管，有鼻腭神经和血管通过；牙槽突由体向上伸出，形成容纳上颌牙的牙槽[10]。

下颌骨由体和两侧的下颌支构成。体的上缘是牙槽突，外侧面有颏孔，为颏神经和血管穿出处；体的前正中线位置有一条融合线，称颏联合，又称下颌联合。下颌支为一长方形的骨板，下颌支后界与下颌体相移行处，为下颌角。下颌角的外面和内面的骨面上，有不规则的粗涩面，分别为咬肌和翼内肌的附着处。在咬肌附着处的前方有面动脉沟，面动脉由此进入面部。下颌支的上端为冠突和髁突，冠突为颞肌的附着点，髁突向后突出，与颞骨形成颞颌关节。冠突和髁突之前的弓形区域为下颌切迹，咬肌的血管和神经经此到达咬肌。下颌切迹行向后上与髁突的外侧端相会合，在此嵴的内侧和下颌颈前方的凹陷为翼肌凹，为翼外肌的附着点。在下颌支内侧面近中间处，有下颌孔，通向下颌管，管内有下牙槽神经和血管[9,10]。

三、临床表现

颌骨原发性骨内癌最常见的临床症状是牙痛、牙松动，近一半的患者以牙痛或牙松动，及拔牙后创面不愈的症状就诊，其次是颌面部感觉异常或麻木，以及颌面部肿胀。男性多见，男女比例为2.7~3:1，中位年龄54~57岁。以原发下颌骨骨内癌常见，约占80%。发生于下颌骨的肿瘤以第一、二下磨牙所对应的部位最为多见，发生于上颌骨的则以侧切牙和尖牙所对应的部位最为多见。同侧颌下淋巴结转移率约为30%，下颈淋巴结转移少见，未过中线的病例，极少发生对侧淋巴结转移。晚期患者约近10%出现远处转移，常见的转移部位为肺和骨[11~13]。

四、诊断

由于实体瘤型原发性颌骨骨内鳞状细胞癌与颌骨转移性的鳞状细胞癌或侵及颌骨的原发上呼吸消化道黏膜的鳞癌细胞癌相比，无明显特征性组织病理表现，因此结合 Suei 等[5] 和 Thomas G[14] 等提出的诊断标准，目前的诊断主要包括以下 3 点：①为排除由口腔黏膜来源的鳞癌，在口腔黏膜必须没有溃疡形成（由外伤或拔牙所形成的溃疡除外）；②全身检查，排除其他部位鳞癌骨转移的可能，即通过临床体检、鼻咽镜检查、胸片及 CT 扫描在口腔、鼻腔、鼻窦、上消化道、上呼吸道以及肺等未发现原发病灶；③为排除其他两个亚型来源的可能，标本的组织学表现上必须无囊性和其他牙源性肿瘤细胞成分。

五、分期

目前无专门适用于颌骨原发性骨内癌的 TNM 分期系统。第七版 AJCC 头颈部肿瘤的 TNM 分期没有专用的分期，而第七版 AJCC 骨肿瘤的 TNM 分期以直径 8cm 作为 T_1 和 T_2 分期的界值，这个分期显然不适用于指导颌骨的原发性骨内鳞状细胞癌的治疗与预后。Zwetyenga 等[8] 提出的颌骨原发性骨内癌原发灶的 CT 分期标准更有利于指导颌骨原发性骨内癌的治疗与预后，具体分期见 5-10-13，建议参考该分期，以指导治疗与评估预后。

表 5-10-13　Zwetyenga 等提出的颌骨原发性骨内癌的 CT 分期标准

分　　期	肿瘤范围
T_1	局限于颌骨内
T_2	已经发生了骨皮质的破坏，但尚未侵犯周围软组织
T_3	侵犯周围软组织

六、治疗

颌骨原发性骨内癌以手术治疗为主，同时辅以术后放疗，术后是否化疗目前尚无明确证据，术后同步化放疗是否可提高疗效也无明确证据[5,13,15,16]。

放疗主要用于手术后的辅助治疗。Zwetyenga N 等[8] 通过综合 36 例病例的治疗结果分析，11 例行术后放疗的 2 年和 3 年生存率分别是 61.3% 和 40.9%，而 25 例仅行手术治疗的 2 年和 3 年生存率分别为 59.7% 和 31.3%，放疗具有提高疗效的倾向，手术加术后放疗为最佳的综合治疗方案。中国医学科学院肿瘤医院陈波等[11]通过对中国医学科学院肿瘤医院治疗的 13 例病例及 27 篇文献有完整诊治资料的 46 例病例的综合分析（1 例拒绝治疗），结果显示 22 例仅行手术治疗患者的 1 年、2 年和 3 年生存率分别为 81.8%、71.2%、35.1%，27 例行手术加术后放疗患者的 1 年、2 年和 3 年总生存率分别是 78.4%、53.9% 和 34%，9 例其他治疗患者的 1 年、2 年和 3 年总生存率分别为 55.6%、22.2%、11.1%。单纯手术组与手术加放疗组没有显著性差异（$P>0.05$），但两者明显优于其他治疗组（$P<0.05$）。进一步进行分层分析的结果显示：①对于 Zwetyenga 分期 $T_{1\sim2}$ 期的病例，单纯手术组的生存率明显好于手术加放疗组（$P<0.05$），而从行半颌切除术的病例来看，单纯手术组也具有优于手术加放疗组的倾向。由于为回顾性研究，分析其中可能的原因：一是对 $T_{1\sim2}$ 期的病例，外科医生手术中认为手术完整切除，术后病理示切缘阴性的未行放疗，而行术后放疗的主要是那些外科医生手术中认为不能确定是否完整切除及术后病理示切缘阳性的病例，两组病例本身存在偏倚，二是术后放疗并不能改善手术完整切除，术后病理示切缘阴性 $T_{1\sim2}$ 期病例的生存率；②对于 Zwetyenga 分期 T_3 期、颈淋巴结阳性、行局部切除术治疗的手术加放疗组与单纯手术组相比，术后放疗具有提高患者生存率的倾向，但 P 值未达到显著性。不过考虑到前述回顾性研究病例选择性偏倚的存在，该研究认为术后放疗能够使 Zwetyenga 分期 T_3 期或颈淋巴结阳性或行局部切除术的颌骨原发性骨内癌的生存受益。

基于以上研究结果，推荐颌骨原发性骨内癌术后放疗的适应证为：①手术切缘阳性；②原发灶侵及周围软组织；③颈淋巴结转移；④行病灶局部切除。虽然目前尚无证据术后同步化放疗是否可提高疗效，但根据头颈部鳞癌的治疗结果，对于手术切缘阳性或颈淋巴结转移患者，术后可考虑行同步化放疗。

对于拒绝手术者，可以考虑根治性放疗，但文献报道较少，目前所报道的结果来看单纯根治性放疗预后不佳[11,17]，但病例数少，尚需开展大样本的治疗结果分析。

七、术后放疗的照射范围与剂量

目前，对于术后放疗的推荐的照射范围及剂量仅中国医学科学院肿瘤医院陈波等[11]进行了总结分析与报道。通过分析 59 例病例的失败模式，对放疗范围进行推荐：

（一）原发灶的失败模式与放疗范围推荐

局部复发率为 25.4%（15/59），复发部位均为原发部位，其中 1 例位于 32、33、34、35 牙齿对应的左下颌骨病变，复发时同时累及了对侧下颌骨。根据局部复发特点，同时结合颌骨胚胎发育与解剖特点[9,10]，推荐：

1. 当病变仅累及同侧前磨牙及其以后的颌骨区域时，原发灶的放疗范围仅包括同侧下颌骨区或同侧手术区。

2. 当病变累及同侧尖牙及其以前的颌骨区区域时，原发灶的放疗范围应包括双侧下颌骨区域。

原发灶放疗剂量：对于手术切缘阴性给予 60Gy，而对于手术切缘阳性则应局部推量至 66~70Gy；

（二）淋巴结的失败模式与放疗范围推荐

淋巴结转移率为 29.3%（17/59），其中下颌骨原发性骨内癌的为 32%，上颌骨原发性骨内癌的为 12.5%，而发生的主要部位是同侧颌下淋巴结。根据淋巴结转移特征，推荐：

1. 若手术行颈淋巴结清扫术，则颈部放疗范围应包括所有的手术清扫区域。

2. 对于术后病理示颈淋巴结阴性且原发灶未侵及周围软组织（即 $T_{1\sim2}$）的病例，若病变仅累及同侧前磨牙及其以后的颌骨区域，则仅对同侧舌骨下缘以上（Ⅱ区）颈部行预防照射；若病变累及同侧尖牙及其以前的颌骨区域，则应对双侧舌骨下缘以上（Ⅱ区）颈部行预防照射。

3. 对于术后病理示同侧上颈淋巴结阳性或者原发灶侵及周围软组织（即 T_3）且仅累及同侧前磨牙及其以后的颌骨区域的病例，则应行半颈照射（同侧颈部Ⅱ、Ⅲ、Ⅳ区）。

4. 对于同侧中下颈淋巴结阳性或者对侧颈淋巴结阳性或者原发灶侵及周围软组织（即 T_3）且累

及同侧尖牙及其以前的颌骨区域的病例，则应行全颈照射（双侧颈部Ⅱ、Ⅲ、Ⅳ区）。

颈部淋巴结引流区放疗剂量：预防剂量50Gy，淋巴结阳性的颈部区域给予60Gy。

调强放射治疗（IMRT）靶区勾画目前尚无文献报道，建议结合术前肿瘤范围及前述靶区范围定义。靶区定义及处方剂量推荐如下：

GTVtb：结合术前影像资料及手术记录，勾画瘤床所在范围；

CTV1：GTVtb外放1~2cm，若病变仅累及同侧前磨牙以后的区域，包括全部同侧颌骨，若病变累及同侧尖牙及以前的区域，则需包括沿对侧颌骨方向外放2cm。同时包括淋巴结阳性的颈部高危区（范围参考前述颈部放疗范围推荐）。

CTV2：颈部预防区（范围参考前述颈部放疗范围推荐）。

PGTVtb，PTV1，PTV2分别为GTVtb，CTV1，CTV2按各单位实际测定三维外放，通常外放0.3~0.5cm形成。

处方剂量：PTV1推荐60Gy，PTV2推荐50Gy；若切缘阳性，PGTVtb推量至66~70Gy。正常组织限量与前述各章头颈部肿瘤相同。

八、预后

颌骨原发性骨内癌经手术为主的治疗后的2年生存率50%~70%，3年生存率30%~40%[8,11,13]。预后的影响因素主要包括原发灶T分期，颈部淋巴结转移，肿瘤分级，综合治疗方案等[11,13]。总体来说，由于颌骨原发性骨内癌罕见，文献报道均病例数较少，其生物学行为、最优综合治疗方案、预后因素等均有待大样本量的病例进一步证实，以上治疗推荐供临床参考使用。

参 考 文 献

1. Kramer IR, Pindborg JJ, Shear M. Histological typing of odontogenic tumours. 2nd edition. World Health Organization. Berlin：Springer-Verlag，1992.

2. Morrison R, Deeley TJ. Intra-alveolar carcinoma of the jaw. Treatment by supervoltage radiotherapy. The British journal of radiology，1962，35：321-326.

3. Wills RA. Pathology of Tumors. London：The C. V. Mosby Company，1948. 1044+xxiii.

4. Pindborg JJ, Kramer JR, Torloni H. Histological typing of odontogenic tumours, jaw cysts and allied lesions. Geneva：World Health Organization，1971.

5. Suei Y, Tanimoto K, Taguchi A, et al. Primary intraosseous carcinoma：review of the literature and diagnostic criteria. Journal of oral and maxillofacial surgery：official journal of the American Association of Oral and Maxillofacial Surgeons，1994，52：580-583.

6. Barnes L, Eveson JW, Reichart P, et al. WHO Classification of Tumours. Pathology & Genetics. In：Head and neck tumours. Chapter 6, Odontogenic tumours. Lyon：IARC Press，2005.

7. Sekerci AE, Nazlim S, Etoz M, et al. Odontogenic tumors：A collaborative study of 218 cases diagnosed over 12 years and comprehensive review of the literature. Medicina oral, patologia oral y cirugia bucal，2015，20：34-44.

8. Zwetyenga N, Pinsolle J, Rivel J, et al. Primary intraosseous carcinoma of the jaws. Archives of otolaryngology—head & neck surgery，2001，127：794-797.

9. Hiatt JL, Gartner LP. Textbook of head and neck anatomy：Wolters Kluwer Health/Lippincott William & Wilkins，2010.

10. 张为龙，钟世镇. 临床解剖学丛书头颈部分册. 北京：人民卫生出版社，1988.

11. 陈波，高黎，徐国镇，等. 颌骨原发性骨内癌术后放射治疗初探. 中华肿瘤杂志，2007，29：540-544.

12. Woolgar JA, Triantafyllou A, Ferlito A, et al. Intraosseous carcinoma of the jaws：a clinicopathologic review. Part Ⅲ：Primary intraosseous squamous cell carcinoma. Head & neck，2013，35：906-909.

13. Huang JW, Luo HY, Li Q, et al. Primary intraosseous squamous cell carcinoma of the jaws. Clinicopathologic presentation

and prognostic factors. Archives of pathology & laboratory medicine，2009，133：1834-1840.

14. Thomas G，Pandey M，Mathew A，et al. Primary intraosseous carcinoma of the jaw：pooled analysis of world literature and report of two new cases. International journal of oral and maxillofacial surgery，2001，30：349-355.

15. Boni P，Sozzi D，Novelli G，et al. Primary Intraosseous Squamous Cell Carcinoma of the Jaws：6 New Cases，Experience，and Literature Comparison. Journal of oral and maxillofacial surgery：official journal of the American Association of Oral and Maxillofacial Surgeons，2016，74：541-546.

16. To EH，Brown JS，Avery BS，et al. Primary intraosseous carcinoma of the jaws. Three new cases and a review of the literature. The British journal of oral & maxillofacial surgery，1991，29：19-25.

17. McGowan RH. Primary intra-alveolar carcinoma. A difficult diagnosis. The British journal of oral surgery，1980，18：259-265.

第六节　鼻咽纤维血管瘤

王　凯　罗京伟

一、概述

鼻咽纤维血管瘤（nasopharyngeal Angiofibroma，NPAF），是鼻咽顶部、后鼻孔区最常见的良性肿瘤，约占头颈部肿瘤的 0.5%[1~3]。本病好发于 10~25 岁青年男性，男女比例达 19：1，>25 岁很少发病，因而又称为男性青春期出血性鼻咽纤维血管瘤或青少年鼻咽纤维血管瘤（juvenile nasopharyngeal angiofibroma）[1]。该病虽属良性肿瘤，但亦可破坏颅底骨质及周围软组织，导致严重的并发症，同时手术治疗风险也比较大，且术后易复发。

二、病因

目前具体病因尚不明确，可能与以下一种或多种机制有关。

（一）性激素依赖学说

由于患者以青春期男性占明显比例，故有人认为可能与男性雌激素不足，雄激素相对过多引起内分泌功能紊乱，从而刺激血管纤维组织增生而致病。

（二）发育异常

1. 胚胎发育过程中，特殊生殖组织移位遗留在鼻咽部，青春期在雄激素刺激下产生肿瘤。

2. 第一腮弓动脉退化不完全，青春期生长发育刺激，使之发展为纤维血管瘤。

（三）炎症刺激

骨外膜或胚源性纤维软骨、枕骨和蝶骨底的结缔组织反应性增生。

（四）上颌动脉终末支的非嗜铬副神经节细胞学说。

三、病理特点及肿瘤生长与扩展途径

肿瘤血供主要来自颌内动脉和咽升动脉，也可来自颈内动脉的眼动脉与脑膜支，以及椎动脉系统的分支。肿瘤起源于枕骨底部、蝶骨体及翼突内侧的骨膜。肿瘤瘤体由致密结缔组织、大量弹性纤维和血管组成，因而与一般纤维瘤的构成不同。肿瘤的血管壁较薄，缺乏弹性，这些大量分叉而扩张的血管管壁为一单层内皮细胞，其下无平滑肌细胞，因此手术中出血较多且凶猛[4~7]。

肿瘤具有向邻近结构侵袭的特点，可通过蝶腭孔播散至翼上颌裂、翼突和颞下窝，也可侵入鼻腔、鼻窦、鼻咽、蝶窦和斜坡，还可进一步扩展到眼眶和中颅窝，压迫海绵窦[8,9]。

四、诊断

（一）临床表现

1. 鼻咽反复出血　常为病人首诊主诉。初期出血为间断发生，逐渐发展为不易制止的大出血。合并有感染或有溃疡者，出血更为严重。

2. 鼻塞症状　鼻塞初为单侧，进行性加重。肿瘤继续长大，可致双侧鼻塞。常伴有流鼻涕，闭塞性鼻音，嗅觉减退等。

3. 较大的肿瘤可以压迫颅底骨质引起邻近骨质压迫吸收和相应器官的功能障碍，肿瘤侵入邻近结构（包括眼眶、鼻窦、翼腭窝等）而出现突眼、复视、头痛和脑神经麻痹等相应症状。

4. 常无淋巴结肿大。

5. 继发性贫血。

（二）检查

1. 体格检查　前鼻镜检查常见一侧或双侧鼻腔有炎性改变，收缩下鼻甲后，可见鼻腔后部粉红色肿瘤。纤维鼻咽镜和间接鼻咽镜检查可以发现鼻咽部圆形或分叶状，淡红色至暗紫红色如紫红葡萄样肿物，表面光滑而富有血管，极易出血。一般不经间接鼻咽镜咬取活检，以免发生严重出血，必要时可在手术室活检或经手术切除后病理确诊。

2. 影像学检查　CT/MRI 增强扫描或 MRA 可基本确诊，CT/MRI 增强扫描检查可清晰显示瘤体位置、大小、形态，了解肿瘤累及范围和周围解剖结构的关系。数字减影血管造影（DSA）可了解肿瘤的血供并可进行血管栓塞，以减少术中出血。

（1）CT　鼻咽部肿块呈等或稍高密度影，边缘可以较光滑锐利，强化明显，可以有周边骨质的压迫性吸收破坏。侵犯颅内时，与路外肿块密度一致，密度高于脑实质，并与脑实质分界较清晰，周围常无明显水肿带。

（2）MRI　鼻咽部分叶状/不规则软组织影，通常 T_1WI 显示中等或稍高信号，T_2WI 显示明显增高信号，可有低信号区混杂其中，与血管和纤维成分的比例有关，增强后明显强化。椒盐征是诊断 NPAF 的特征性影像表现：瘤内血管因流空效应可形成点条状低信号，增强后，流空血管影显示更清晰。

（3）动脉造影术　可以观察肿瘤供血情况，以及向颅内扩展的情况。

根据病史及检查，结合年龄及性别不难做出鼻咽纤维血管瘤的诊断。因肿瘤极易出血，活检应列为禁忌。对于病史不典型或肿瘤扩展至邻近结构而出现相应症状者，有时难以做出诊断，常需与后鼻孔出血性息肉、鼻咽部脊索瘤、鼻咽淋巴类肿瘤以及鼻咽癌等鉴别，最终诊断有赖于术后的病理检查。

五、分期

确切的分期对治疗方式的正确选择以及评估预后非常重要。鼻咽纤维血管瘤目前存在很多分期，以 Radowski 分期应用最常用[10]，详见表 5-10-14。

六、治疗选择

（一）手术治疗

目前外科手术仍是首选的治疗方法。因肿瘤位于鼻咽腔，易向鼻腔、鼻窦、翼上颌间隙侵入，由于位置深在，不易暴露，常有猛烈出血，使手术操作有一定的困难和危险，有时因切除肿瘤不彻底而复发[10]。因此，手术前必须做好充分准备，采用优良的麻醉方法，选择适当的手术途径暴露肿瘤及熟练的手术操作，以避免危险及减少术后的复发。对于全身状况良好、无手术禁忌证的年轻患者，宜择期作根治性手术切除。若患者已经伴有视力障碍时，需尽快安排手术切除。

表 5-10-14　Radowski 分期

分　期	I	II	III	IV
Onerci 分期（2006）	位于鼻腔和（或）鼻咽，筛窦和蝶窦，以及最小限度扩展至翼腭窝	侵入上颌窦或前颅窝，占满翼腭窝，有限的扩展至颞下窝	扩展到翼突底部的网状骨，蝶骨大翼，蝶骨体侧面，颞下窝或翼板后面，眼眶或海绵窦	颅内颈内动脉与垂体腺之间，颅中窝，颈内动脉侧面，及广泛颅内扩展
Rodowski 分期（1996）	Ⅰa：局限于鼻咽及鼻腔；Ⅰb：累及 1 个或 1 个以上鼻窦	Ⅱa：累及翼腭窝 Ⅱb：翼腭窝完全被占据，伴或不伴眼眶骨质破坏 Ⅱc：累及颞下窝，翼板破坏	Ⅲa：侵犯颅底，未侵入颅内 Ⅲb：侵入颅内，伴或不伴海绵窦受累	
Andrews 分期（1989）	局限于鼻腔和（或）鼻咽部，不伴有骨破坏	侵犯翼腭窝，上颌窦，筛窦，蝶窦，伴有骨破坏	侵犯颞下窝，眶周，鼻窦外侧区域	广泛侵犯鼻窦，视交叉区域和垂体窝
Chandler 分期（1984）	局限于鼻咽	侵犯鼻腔或蝶窦	侵犯翼腭窝，上颌窦，筛窦，颞下窝，眼眶或面颊部	侵犯颅内
Fisch 分期（1983）	局限与鼻腔和（或鼻咽），骨质破坏极少	侵犯翼腭窝，筛窦，蝶窦	Ⅲa：侵犯颞下窝，眼眶并有骨质破坏，无颅内侵犯 Ⅲb：上述范围，有颅内侵犯	ⅠVa：侵犯硬脑膜内，未侵犯海绵窦，垂体窝及视交叉 ⅠVb：侵犯硬脑膜内，以及海绵窦，垂体窝和视交叉

（二）放射治疗

最初的个案报道 2 例 4 期不完全切除的鼻咽纤维血管肿瘤患者，分别给予 30Gy 和 40Gy 的剂量放疗，二者分别在 1 和 6 年内未观察到肿瘤复发。这一发现表明对于复发或残留的病变，放疗可能是一种有效的辅助治疗手段。文献总结的自 1984～2002 年以来的 6 项临床研究总计 135 例患者，放疗剂量 30～55Gy，局控为 73.33%～100%[11～16]。总之，放射治疗提供了一个高达 80%～85% 的局部控制，随着调强以及图像引导 IGRT 等先进放射治疗技术的广泛应用，放疗对于该病的治疗将发挥更大的作用。然而，潜在的危险即与常规放疗相关的急性和晚期副损伤也必须被考虑到，这些副作用包括放射性骨坏死、骨骼生长异常以及第二恶性肿瘤的发生，此外还包括垂体功能减退症、颞叶坏死、白内障等。McAfee 等研究的病患给予 30～36 Gy 的剂量，局部控制达 91%，且随诊 5 年没有观察到任何放疗并发症[17]。

1. 放射治疗的原则和目的　对于患者拒绝手术、术后残存明显或术后复发且病变广泛的，可酌情选用放射治疗，以期达到控制病变进展，降低局部复发以及减少出血的发生。

2. 放射治疗的适应证[18]

（1）不能耐受手术治疗或因各种原因患者拒绝手术。

（2）手术切除后残存明显者。

（3）手术切除后复发，且病变广泛者。

（4）手术不能切除的病变，包括颅内广泛侵犯者。

3. 放射治疗的靶区

（1）GTV　包括 CT/MRI 中明显增强或强化的肿瘤区域。

（2）CTV　GTV 外放 5mm[18]。

4. 放疗剂量　32～36Gy/1.8～2.0Gy/f。

5. 放疗后的转归　报道有 0～55% 的病例复发，通常发生在治疗后 6～36 个月，平均 17 个月[19]。放射治疗后残存肿瘤的消退可能会非常缓慢，不同作者报道 40% 左右的病例放疗后 24 个月，甚至一些病人需要 3 年以上达到完全消退 CR[20,21]。需要注意的是，仅在有明显肿瘤复发的充足证据时才能作出复发的诊断[17]。

6. 随诊　建议患者完成放疗 1 个月后，以及随后每 3 个月进行临床检查和内镜检查。原则上头面部的增强 CT 和（或）强化 MRI 应 1 年做 1 次，随访 3~5 年[20,21]。

（三）其他治疗手段

鼻咽纤维血管瘤的治疗除了改善营养、纠正贫血等基础治疗外，还有局部注射硬化剂、动脉栓塞、冷冻以及内分泌治疗等，但均无根治效果。如术前可以采用动脉栓塞或口服己烯雌酚（5mg/d，连续 15~30 天）等方法，可使肿瘤血供减少和质地变脆，从而使肿瘤切除较为容易。还可以注射硬化剂，减少术中出血。

七、预后

鼻咽纤维血管瘤术后复发率是相当高的，据统计约有 17%~50%，多因肿瘤基底较广，在切除肿瘤时，出血量大，无法切净；或肿瘤绕过翼板后，或经由翼板、翼上颌裂达颞下窝、翼腭窝亦不易彻底切除，在术后继续增长所致。对于复发肿瘤可酌情再行手术、注射硬化剂、放疗或冷冻等综合治疗。至于术后肿瘤复发自行消失的问题，目前对此仍有争议，但可能性是存在的。

随着 IMRT 技术的广泛使用，鼻咽纤维血管瘤的放射治疗急性不良反应进一步降低，但仍应重视和预防中枢神经系统远期损伤的发生，并且在随诊过程中也不应忽视辐射致癌的问题。

参 考 文 献

1. Garça MF. Juvenile nasopharyngeal angiofibroma, Eur J Gen Med, 2010, 7（4）：419-425.

2. Shahid G. Common presenting symptoms diagnosis and management of angiofibroma a study of twenty cases, Pak J Med Sci, 2004, 20（4）：377-380.

3. de Andrade NA, Nasopharyngeal angiofibroma：review of the genetic and molecular aspects, Int Arch Otorhinolaryngol（Sao Paulo），2008, 12（3）：442-449.

4. Onerci M. Juvenile nasopharyngeal angiofibroma：a revised staging system, Rhinology, 2006, 44（1）：39-45.

5. Beham A. Expression of CD34-antigen in nasopharyngeal angiofibromas, Int J PediatrOtorhinolaryngol, 1998, 44（3）：245-250.

6. Beham A. Nasopharyngeal angiofibroma：true neoplasm or vascular malformation？Adv Anat Pathol, 2007, 7（1）：36-46.

7. Schick B. Aetiology of angiofibromas：reflection on their specific vascular component, Laryngorhinootologie, 2002, 81（4）：280-284.

8. Andrade NA. Exclusively endoscopic surgery for juvenile nasopharyngeal angiofibroma, Otolaryngol Head Neck Surg, 2007, 137（3）：492-496.

9. Tang IP, Juvenile nasopharyngeal angiofibroma in a tertiary centre：ten-year experience, Singapore Med J, 2009, 50（3）：261-264.

10. 王德辉. 鼻咽纤维血管瘤的诊断和治疗进展, 中国眼耳鼻喉科杂志, 2009, 9：140-141.

11. Cummings BJ, Blend R, Keane T, et al. Primary radiation therapy for juvenile nasopharyngeal angiofibroma. Laryngoscope, 1984；94：1599-1605.

12. Robinson AC, Khoury GG. Evaluation ofresponse following irradiation of juvenile angiofibromas. Br J Radiol, 1989, 62：245-247.

13. McGahan RA, et al. The treatment of advanced juvenile nasopharyngeal angiofibroma. Int J Radiat Oncol Biol Phys, 1989, 17：1067-1072.

14. Fields JN, et al. Juvenile nasopharyngeal angiofibroma：Efficacy of radiation therapy. Radiology, 1990, 176：263-265.

15. Lee JT, et al. The role of radiation in the treatment of advanced juvenile angiofibroma. Laryngoscope, 2002, 112：1213-1220.

16. Reddy KA, et al. Long-term results of radiation therapy for juvenile nasopharyngeal angiofibroma. Am J Otolaryngol, 2001,

22：172-175.

17. McAfee WJ, et al. Definitive radiotherapy for juvenile nasopharyngeal angiofibroma. Am J Clin Oncol, 2006, 29：168-170.

18. Mallick S1, Benson R. Conformal radiotherapy for locally advanced juvenile nasopharyngeal angio-fibroma. J Cancer Res T-her, 2015, 11 (1)：73-77.

19. A. McCombe, J. J. Howard, Recurrence injuvenile angiofibroma, Rhinology, 1990, 28：97-102.

20. Lee JT, Chen P, The role of radiation in the treatment of advanced juvenile angiofibroma. Laryngoscope, 2002, 112：1213-20.

21. Chakraborty S, Ghoshal S. Conformal radiotherapy in the treatment of advanced juvenile nasopharyngeal angiofibroma with intracranial extension：An institutional experience. Int J Radiat Oncol Biol Phys, 2011, 80：1398-1404.

第七节　血管球体瘤

曲　媛　罗京伟

一、概述

血管球体瘤是一类少见的神经内分泌肿瘤，也被称为化学感受器瘤、副神经节瘤等。临床上常根据副神经节瘤的特定解剖位置分为：①位于鼓室的鼓室球瘤；②位于颈静脉球上的颈静脉球瘤；③位于颈动脉分叉处的颈动脉体瘤；④位于上纵隔主动脉球体瘤；⑤位于迷走神经的神经球体瘤。

血管球体瘤组织学为良性，但个别肿瘤可沿静脉腔生长并转移至区域淋巴结，而远处转移罕见。

以下内容主要为头颈部常见的颈静脉球瘤和颈动脉体瘤的相关内容。

颈静脉球瘤，来源于颈静脉球顶端，有类似颈动脉球体的化学感受器的作用，因此称之为颈静脉球体瘤。

瘤体发生部位固定，可以通过解剖通路向邻近组织扩展，如颈静脉孔、外耳道、咽鼓管等，也可侵蚀破坏骨质向颅中窝、颅后窝蔓延，压迫邻近组织和神经。

临床表现由于瘤体所在部位的不同而出现不同的临床表现及体征，中耳的颈静脉球瘤由于颅底受侵而可导致脑神经麻痹；颈静脉孔受侵则会出现第Ⅸ、Ⅹ、Ⅺ对脑神经的麻痹。

而颈动脉体的化学感受器瘤通常表现为缓慢生长的上颈部无痛性肿物，可扩展进入咽旁间隙，因此口咽检查时可以看到肿物。

高分辨率 CT 并结合增强扫描是一高度特异且敏感的检查方式，再结合 MRI 检查、血管造影一般临床诊断并不困难[1~2]。

二、治疗原则

以手术治疗为主，但病变位于比较特殊的部位、和（或）手术损伤神经明显时，如肿瘤已破坏岩骨、颈静脉窝、枕骨或有颈静脉孔综合征的病人，应首选放射治疗[3~5]。

三、放射治疗技术

主张适形或调强放疗技术，无条件者可采用两野交角照射技术，以更好地保护对侧的正常组织和器官。分次剂量 1.8~2Gy，一周 5 次，总剂量 50Gy 左右[6~9]。

四、具体病例介绍

患者 24 岁，女性，因声音嘶哑，呛咳就诊，发现右侧颈静脉球瘤，外科手术后 2 年局部复发，无法二次手术，行单纯放疗，采用三野适形照射技术，总剂量 50.40Gy/28 次（分次剂量 1.8Gy）。放疗结束瘤体无任何变化，但症状改善，放疗后 3 年半复查瘤体几近消失（图 5-10-6）。

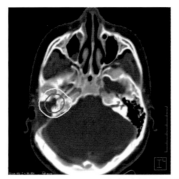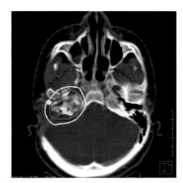

CTV包括瘤体及其周围 0.5~1cm正常组织

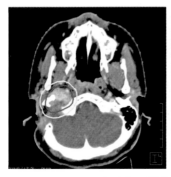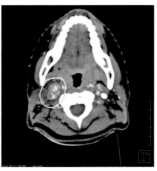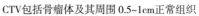

CTV包括瘤体及其周围 0.5~1cm正常组织　　　　　　CTV包括骨瘤体及其周围 0.5~1cm正常组织

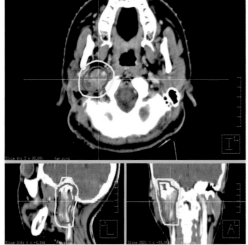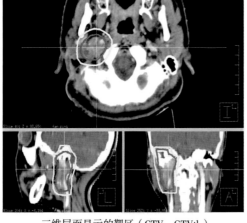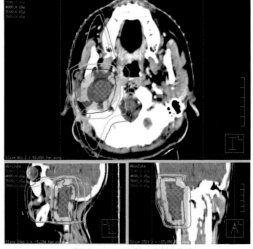

三维层面显示的靶区（CTV、GTVtb）　　　　　　　　三维层面显示的靶区剂量分布

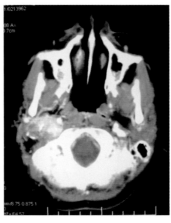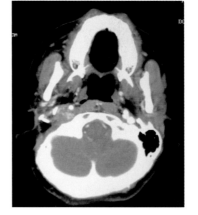

放疗前CT　　　　　　　　　　　　　　　放疗后3年半CT

图 5-10-6　颈静脉球瘤三维适形放疗的靶区设计、剂量分布及疗效

参 考 文 献

1. Chakeres DW, LaMasters DL. Paragangliomas of the temporal bone: high-resolution CT studies. Radiology, 1984, 150：749-753.

2. Policeni BA, Smoker WR. Pathologic conditions of the lower cranial nerves IX, X, XI, and XII. Neuroimaging Clin N Am, 2008, 18：347-368.

3. Larner JM, Hahn SS, Spaulding CA, et al. Glomus Jugulare tumors. Long-term control by radiation therapy. Cancer, 1992, 69：1813-1817.

4. Cole JM, Beiler D. Long term results of treatment for glomus jugulare and glomus vagale tumors with radiotherapy. Laryngoscope, 1994, 104：1461-1465.

5. Sua'rez C, Rodrigo JP, Bödeker CC, et al. Jugular and vagal paragangliomas: systematic study of management with surgery and radiotherapy. Head Neck, 2013, 35：1195-1204.

6. Hinerman RW, Mendenhall WM, Amdur RJ, et al. Definitive radiotherapy in the management of chemodectomas arising in the temporal bone, carotid body and glomus vagale. Head Neck, 2001, 23：363-371.

7. Kim JA, Elkon D, Lim ML, et al. Optimum dose of radiotherapy for chemodectomas of the middle ear. Int J Radiat Oncol Biol Phys, 1980, 6：815-819.

8. Spector GJ, Compagno J, Perez CA, Maisel RH, Ogura JH Glomus jugulare tumors: effects of radiotherapy. Cancer, 1975, 35：1316-1321.

9. Hinerman RW, Amdur RJ, Morris CG, et al. Definitive radiotherapy in the management of paragangliomas arising in the head and neck: a 35-year experience. Head Neck, 2008, 30：1431-1438.

第十一章 — 头颈肿瘤患者的营养支持

王 凯

代谢紊乱，营养不良和体重下降经常伴随于恶性肿瘤的发生、发展和治疗过程中。患者通常在治疗前即存在消瘦。在放疗期间，由于放疗和（或）化疗的作用致使食欲下降，加之口腔黏膜反应而影响进食和其他全身反应，若无营养支持，则导致营养状况进一步恶化，无法耐受全程治疗，导致治疗中断或治疗终止，进而影响疗效和预后。因此营养不良是每一位临床医生必须面对和需要重视的问题。适当的营养支持，能改善患者的一般状况，扩大治疗方法的选择范围，并且在临床治疗过程中能够较好的耐受治疗。

头颈部肿瘤患者在治疗前即常有咽部不适、吞咽疼痛、肿瘤出血、鼻塞、张口受限以及剧烈头痛等症状，并由此产生进食不足，甚至导致贫血等，因此头颈部肿瘤患者常处于营养不良的状态。中国医学科学院肿瘤医院1990~1999年收治的鼻咽低分化癌患者中约30%在治疗前出现不同程度的贫血。Bruera等[1]认为上消化道肿瘤的患者在诊断的时候约有80%患者有营养不良。

此外肿瘤治疗（包括放疗和化疗）的副作用可以使患者出现营养不良。头颈部肿瘤患者放疗中出现急性的放射反应包括吞咽疼痛（绝大多数患者会出现Ⅱ°以上的放射性黏膜炎、食管炎）、吞咽困难、口干、嗅觉障碍和味觉减退以及化疗产生的恶心、呕吐等胃肠道反应等，均可造成患者进食困难和食欲下降，因此经口摄取水和食物明显减少，继而出现乏力、脱水、营养不良，甚至是恶病质[2,3]。Piquet等[4]研究发现在头颈部肿瘤患者接受放疗的第2~3周，几乎所有患者均会出现放射性黏膜炎及吞咽困难，同时口服摄取食物的数量明显下降（可下降65%）。因此Lee等[4,5]认为早期营养支持非常重要，可以降低脱水的发生，减少体重降低幅度以及改善患者的生活质量。

一、营养不良与恶病质的原因和发生机制

以往将营养摄入或供给不足所引发的一系列临床症状称之为营养不良。现在人们对这一概念有了新的理解，营养不良不仅包括营养不足而且包括过度喂养，即任何一种营养失衡都可称为营养不良，因为它们都会给机体带来严重的不良后果。

二、肿瘤患者的代谢特点

代谢功能异常是导致患者出现恶病质的常见原因之一。肿瘤患者常出现能量消耗过大，蛋白质分解代谢增加，脂肪分解代谢增加，糖代谢异常包括糖耐量异常、胰岛素敏感性下降、糖氧化反应减少以及糖质新生率增加。这些代谢改变在正常人群中是维持代谢平衡，而在肿瘤患者中则是体重下降的直接原因，从而导致恶病质。

（一）蛋白质代谢异常

正常人在饥饿的情况下，糖的利用将有脂肪组织转化成酮体来提供能量，而肝脏和肌肉中氨基酸糖化生的作用降低。但肿瘤患者则不然，因而机体消耗增加，而缩短生存时间[8]。肿瘤患者骨骼肌的消耗还与肿瘤组织分泌 PIF（proteolysis-inducing factor）相关[9]，PIF 是一种硫酸糖蛋白，分子质量为24kDa。他可以诱导蛋白质降解，并抑制蛋白质的合成。此外机体产生的一些因子，如干扰素等，虽然不直接影响蛋白质的代谢，但可以影响蛋白质的修复程序，进一步加重了骨骼肌的失用[10]。肿瘤对氮有特殊的亲和力，它通过消耗宿主的蛋白组织来满足其对氮的需求。此时肿瘤患者全身蛋白和肝脏蛋白的合成增加，而肌肉蛋白合成却下降，同时伴有全身肌肉消耗。在单纯饥饿状态下，肌肉蛋白的合成和肝脏合成蛋白的速度均下降。这是由于癌症患者机体失去了保存体内蛋白的正常机制。Jeevanadam 等对肿瘤和非肿瘤营养不良患者的对比研究发现，肿瘤患者蛋白消耗较非肿瘤患者增加[7]。

（二）糖代谢异常

大多数实体肿瘤代谢均可以产生大量的乳酸盐，这些乳酸盐在患者肝脏中进行糖质新生，转化成糖。这个过程需要大量的 ATP 分子，对患者来说，这个过程增加了能量的消耗，从而使患者出现体重下降，出现营养不良。Tisdale 等[11]发现体重下降的肿瘤患者中，约有 40% 出现肝糖原产生增加，进一步证实了糖代谢异常和营养不良，甚至恶病质的关系。Lundholm 等[12]还发现，荷瘤状态下胰岛素 β 细胞受体对葡萄糖负荷的敏感性下降，导致血胰岛素水平下降，血糖升高，机体处于类似于糖尿病的状态，这种改变对组织的消耗起着很大作用，也增加了感染率和治疗并发症的机会。碳水化合物是最重要的热量供应源。他的代谢改变主要表现在糖代谢异常，即全身葡萄糖更新加快，葡萄糖的清除速度延迟，肝脏合成葡萄糖增加，即便是在饥饿的状态下。在早期肿瘤患者或无体重下降的情况下，葡萄糖的更新率尚无明显变化。但在晚期患者，特别是伴有体重下降者，葡萄糖的更新率和生成明显增加。

（三）脂质代谢异常

正常成人 90% 的能量是以脂肪的形式储备的，脂肪丢失是癌性恶病质的典型特征之一。肿瘤患者脂质的代谢改变包括脂质动员增加、脂肪生成减少、脂蛋白脂酶活性降低等。Tisdale MJ. 和 Hirai K等[13,14]在恶病质实验动物的肿瘤和癌症患者的尿液中发现了脂肪动员因子（lipid mobilizing factor, LMF），动物模型显示肿瘤产生 LMF 可以直接作用于脂肪组织，分解成游离脂肪酸和甘油。这些脂肪代谢的改变可以直接导致机体脂肪储备减少，能量消耗增加，从而导致肿瘤患者的体重下降，如果合并有进食减少，则可加重恶病质的程度。另外肿瘤本身也可以引起脂肪动员增加，降低甘油三酯清除速度，促使血脂增高。Shan 等利用放射性同位素技术测定甘油和脂肪酸动力学发现，消瘦的肿瘤患者甘油和脂肪酸转化率较体重正常的肿瘤患者增加[9]。

除上述三大营养物质代谢异常外，还可能发生因神经内分泌因素所致 5-羟色胺代谢异常，使色氨酸增高及体内乳酸水平升高等。氨基酸等代谢异常亦不容忽视，从某种程度上讲，人体蛋白质代谢的生理意义取决于氨基酸代谢。

三、营养不良的诊断

营养不良的表现：体重下降、低白蛋白血症、骨骼肌体积减少、脂肪储量下降、贫血以及免疫功能抑制等，严重营养不良的状态即为恶病质。Inui A 教授[32]指出通过临床检测如体重、皮肤皱褶厚度以及上臂中部的臂围等可以对患者的营养状态做出评价。但是大多数临床医生常通过体重的测量来做出营养状况的评价。正常健康成人体重变化的标准为，1 个月内变化 ±2%，3 个月变化 ±3.5%，半年内变化 ±5%。如果体重超过这个范围则认为异常。如果半年内体重下降超过 5%，且伴有肌肉费用的表现则认为有营养不良，如果下降 10% 以上则认为是恶病质的开始。

恶病质的临床表现为食欲降低、体重降低、严重的组织失用、衰弱以及器官系统功能障碍。肿瘤相关性恶病质是肿瘤患者最常见的致死原因之一[6]，它是由胃肠道营养吸收下降、食欲显著改变、激素改变引起的代谢改变以及肿瘤相关免疫活性下降等引起的[7]。

肿瘤患者营养不良和恶病质的发生率因肿瘤分期和肿瘤部位不同而不同。约 2/3 的肿瘤患者存在不同程度的营养不良。这与临床所见到的中晚期肿瘤患者占多数有关。其中消化道肿瘤患者营养不良的发生率高于非消化道肿瘤患者，上消化道又高于下消化道。肿瘤患者的营养不良和恶病质多发生在中晚期，由于早期肿瘤负荷小，对机体的正常代谢影响较轻，因此全身营养状况基本正常，而且患者对各种抗肿瘤治疗具有良好的耐受性。一般情况下，这部分早期患者只需要进行膳食调节，维持正常饮食即可，则不一定要提供额外的营养治疗。但是对于那些在抗肿瘤治疗的过程可能出现营养不良的高危人群或已经存在轻中度营养不良者应该进行营养支持治疗。中晚期肿瘤患者出现营养不良和恶病质的机制有肿瘤局部的原因，也有来自抗肿瘤治疗的原因，更有来自全身性的复合因素，其发生机制较为复杂。

肿瘤患者多伴有不同程度的厌食症状，厌食分肿瘤性厌食和治疗性厌食，患者食欲受血液内营养素水平、视觉感受、气味和环境气氛等多种因素的影响，大脑对上述各种因素进行汇总，其中任何一种或多种因素都可能导致厌食。有 33%～75% 的肿瘤患者有厌食表现，其中 80% 是进展期患者。化疗和放疗对中枢神经和消化道的影响都可引发治疗性厌食，头颈部肿瘤的放射治疗可导致口干、味觉异常，当患者不能辨别酸甜时，就无法通过神经通路激发正确的感知反射，进而出现食欲下降。头颈部肿瘤患者放疗后，由于唾液酶的减少，食物营养不能充分吸收，加重了体重下降。化疗和放疗对中枢神经和消化道的影响都可引发治疗性厌食，使患者处于不同程度的饥饿状态。患者在饥饿状态下，机体为了降低消耗首先降低机体代谢率。为减少糖原异生，及氮的消耗，原来只靠葡萄糖供能的神经系统、肾髓质及血中的有形成分等改用氧化酮体供应能量，除此之外，每日尿氮排除量也减少到原来的 1/2～1/3。厌食是导致癌性饥饿的重要原因。最终引发不同程度的营养不良，甚至恶病质。

细胞因子系某些被激活细胞产生的多肽物质。它可能是导致恶病质病理生理改变的重要效应分子。如：肿瘤坏死因子（tumor necrosis factor TNF）、白细胞介素 1（IL-1）、IL-6 和 γ-干扰素等。它们除了能引起厌食和发热以外，还能减少体内脂肪和蛋白的合成，增加其分解。动物实验发现，荷瘤小鼠在被给予 TNF、IL-1、IL-6 和 γ-干扰素的抗体后，它们的进食情况改善，消瘦减轻。尽管如此，细胞因子并非恶病质的单一介导因素。

目前治疗肿瘤的主要手段有 3 种，即放射治疗、手术和化疗，其中任何一种治疗方法都可能引起进食困难，导致体重下降，加重已有的营养不良。放射治疗可能引起肿瘤患者营养不良或加重营养不良的因素取决于放射治疗的方法、放疗技术、受照射的部位、受照射面积、照射剂量（包括剂量分割方式和总剂量）和放疗前患者的营养状况等。头颈部肿瘤的放射治疗可以导致口腔黏膜干燥，口腔黏膜炎、黏膜溃疡、疼痛、味觉和嗅觉异常、软腭、颞颌关节和颈部软组织纤维变、张口困难、吞咽困难等。消化道肿瘤放射治疗可出现恶心、呕吐、腹泻、小肠吸收功能不良、食道或肠穿孔、纤维变、狭窄或梗阻等。上述放射治疗引发的各种早期反应和晚期损伤都不利于患者的营养恢复。此时营养支持就显得尤为重要。

Van 等[15,16]认为体重下降使患者一般状况和免疫功能下降，对治疗的耐受性下降，并影响疾病的疗效。Lars Vendelbo 等[17]发现男性 NPC 患者中，疗前贫血患者的生存率显著降低（71% 对 38%，$P=0.04$），国内谢良喜等[18]也有类似发现。雷风等[19]和 Bush 等[20]研究显示中晚期 NPC 患者中，疗后贫血者的转移率显著增高（41.6% vs 4.0%，$P=0.01$）。营养不良时可以增加不良反应的发生率以及发生的程度，阻碍黏膜炎或皮肤炎等的修复和愈合，甚至可能导致放疗中断，延长放疗时间，致使肿瘤控制率下降。Kwong 等[21]发现 NPC 患者放疗中断或治疗时间延长，均可降低肿瘤控制率，降低生存率。Beaver ME 等[22]发现治疗中体重下降显著者预后差，因此正确的营养支持可以减少死亡率、增加治疗的耐受性。Michael H 等也认为营养不良可以增加患者手术的并发症和死亡率，同时使患者对放、化疗的耐受性降低。无论是何机制导致体重下降，总之体重下降使患者一般状况和免疫功能下降[23]，对治疗的耐受性下降，并影响疾病的疗效[15,16]。目前尚无有效方法预防和治疗放射性黏膜炎。因此在放疗开始时建立有效的肠内营养支持是非常重要的[5]。

四、营养状况评估

给予营养支持前，应首先估价患者的营养状态。只有这样才能有的放矢的给予营养支持，改善患者的营养状况，保证治疗的顺利实施。

营养不良可分为 3 种类型：①蛋白质缺乏性营养不良；②蛋白质热量缺乏性营养不良；③混合性营养不良。头颈部肿瘤最常见的是蛋白质热量缺乏性营养不良，其原因是由于肿瘤部位或放疗反应影响进食，较长时间蛋白质热量摄入不足，从而导致机体肌肉与脂肪组织的消耗。临床特点是体重明显下降，肌酐/身高指数（患者 24 小时尿中排出的肌酐量，除以相同高度正常人排出的预计量）及其他测量值均较低，血浆蛋白正常。正常人肌酐身高指数为 1.09，营养不良时为 0.5。

评价营养状况的指标包括两部分：既人体测量指标和试验室指标。人体测量中以体重的变化最有意义。其方法简单、直接、可靠。体重的改变与机体能量与蛋白质的平衡改变相平行。

询问病史，了解患者的饮食情况和详细的体格检查是任何营养状态评估指标中最基本的项目。临床医生要注意询问患者的饮食结构和饮食习惯，有无厌食、恶心、呕吐、腹泻等，检查其体重、身高、脂肪和肌肉消耗情况及皮肤弹性等。

近期的进行性的不自觉体重丢失是临床上能获得的判断患者营养不良严重程度和潜在危险的最直接和最佳指征。体重丢失通常代表蛋白热量性营养不良，主要是由于能量摄入不足造成的，这种现象称为消瘦。患者不自觉体重丢失 10%～15%时，机体各种功能下降。身体质量指数（BMI）正常值为 $18.5 \leqslant BMI < 25$。机体重量指数的计算方法：BMI ＝ 体重（kg）/身高^2（m^2）。体重丢失≥20%，BMI 低于 18 被认为是中度到重度蛋白热性营养不良，这是一个绝对需要支持治疗的指标。

但是在肝硬化腹腔积液，心功能不全水肿或使用利尿剂的情况下，单一的体重指标不能确切地反映患者的营养状态，应该结合其他的营养指标进行综合判断。实验室指标如尿常规、24 小时尿肌酐、血常规、血糖、血清白蛋白、转铁蛋白、电解质指标、肝脏功能及肾脏功能等。有研究表明，测定肿瘤患者的转铁蛋白非常重要，它可反映患者体内蛋白的储备情况。营养治疗 2 周后，转铁蛋白是否升高可提示预后及是否能良好的耐受治疗。血清的蛋白含量常被用于估价患者的营养状况。如白蛋白、转铁蛋白、前蛋白、胰岛素样生长因子-1（IGF-1）及维生素 A 结合蛋白等。多数营养不良的患者上述蛋白指标都会有不同程度的下降。有作者认为他们的下降不一定与营养不良有关，低蛋白血症实际上是系统炎症反应的主要表现。他不能作为养分补给足量与否的标准，因为疾病创伤因素未被有效控制以前，即便给了充足的营养支持仍然维持在一个低水平上。也有作者认为低蛋白血症是营养不良最明显的生化指征，特别是肿瘤患者，只有长期蛋白质摄入不足或营养不良的情况下才有显著下降。它的下降不是肝脏合成能力不足，而是体内缺乏合成蛋白质的基质。

机体在营养不良状态下其免疫功能下降，这时，机体容易发生感染，而感染又可使机体分解代谢增强，进一步加重营养不良，肿瘤本身也可产生抑制机体免疫的因子，导致免疫功能更加低下，肿瘤也趁此机会向周围扩展或发生远地转移。营养、感染、免疫功能三者互相影响，互为因果，可行成恶性循环。因此，在肿瘤患者治疗前、中、后检测其免疫功能是非常必要的。免疫功能测定包括总淋巴细胞计数、免疫球蛋白和、r-DNA 指标检查等。

氮平衡（NB）是最常用的评价机体蛋白质营养状况的最可靠指标。其计算公式为：

$$NB = (Nintake) - (UN + FN + IN + NPN + BFN) \tag{5-11-1}$$

公式中 Nintake 为摄入的氮，其中包括经口摄入，经静脉和肠道营养输入的氮；UN 为尿氮；FN

为粪便排出的氮；IN 为体表丢失的氮；NPN 为非蛋白氮；BFN 为体液丢失氮。根据上述公式计算，了解患者是处于哪一种氮平衡状态（是入多排少的正氮平衡还是排多入少的负氮平衡，还是摄入与排出相等的氮平衡状态）

简单的氮平衡计算方法是：

$$氮平衡 = \frac{每日蛋白质摄入量(g)}{6.25} - \left[24小时尿尿素氮(g) + 3 \right] \qquad (5\text{-}11\text{-}2)$$

上臂测量法包括三头肌皮皱厚度及肩胛下皮皱厚度，上臂围和上臂肌围等测量指标。他们可间接反映皮下脂肪含量和体内蛋白质的贮存情况，也与血清蛋白水平密切相关。测量皮皱的厚度需要用皮皱厚度测量计。上臂围的测量方法是，被测者上臂自然下垂，取上臂的中点，用软尺测量。上臂肌围可由公式换算获得。上臂肌围（cm）=上臂围（cm）-3.14×三头肌皮皱的厚度（cm），正常参考值男性为 24.8cm，女性为 21.0cm。体重的变化幅度应与速度结合起来评定。体重变化的评定标准及体重指数评定标准见表 5-11-1。

表 5-11-1　体重变化的评定指标[※]

时　间	中度体重丧失	重度体重丧失
1 周	1%~2%	>2%
1 个月	5%	>5%
3 个月	7.5%	>7.5%
6 个月	10%	>10%

注：[※]蒋朱明，吴蔚然主编. 肠内营养. 第 2 版。

表 5-11-2　体重指数（BMI）的评定标准[※]

等　级	BMI 值
正常值	18.5≤BMI<25
肥胖 I 级	25~29.9
肥胖 II 级	30~40
肥胖 III 级	>40
蛋白质-热量营养不良 I 级	17.0~18.4
蛋白质-热量营养不良 II 级	16.0~16.9
蛋白质-热量营养不良 III 级	<16

注：[※]蒋朱明，吴蔚然主编. 肠内营养. 第 2 版。

1987 年 Detsky 等提出的临床营养评价法（表 5-11-3），主观综合性营养评估（SGA）是一个可重复的有效的评价患者营养状态的指标。包括最近体重和营养摄入的变化，胃肠道症状，水肿情况，皮下脂肪和肌肉消耗程度，功能活动情况等。评分标准包括体重丢失评分表、饮食变化评分表、皮下脂肪厚度、肌肉消耗程度等，其中体重变化和体检尤其重要。评分 A. 正常（评分 6~7 分，或近期有明显改善）；B. 轻~中度营养不良（评分 3~5 分）；C. 重度营养不良（评分 1~2 分）。是根据详细的病史和临床检查结果来主观、全面评定患者营养状态的。这个评定方法简便易行，省略了人体测量和生化检查等繁琐环节。

表 5-11-3　主观全面评定的主要内容及标准[※]

指　标	A 级	B 级	C 级
近 2 周体重改变	无/升高	减少<5%	减少>5%
饮食改变	无	减少	不进食/低热量流食
胃肠症状（持续 2 周）	无/食欲不减	轻度恶心、呕吐	严重恶心、呕吐
活动能力改变	无/减退	能下床活动	卧床
应激反应改变	无/低度	中度	高度
肌肉消耗	无	轻度	重度
三头肌皮皱厚度	正常	轻度减少	重度减少
踝部水肿	无	轻度	重度

注：[※]蒋朱明，吴蔚然主编. 肠内营养. 第 2 版。

目前在临床上经常针对肿瘤病人进行营养不良筛选的量表包括 PG-SGA，SGA，NRI 等。其中 PG-SGA 专门为肿瘤病人所设计，使用简便，值得在临床上推广与应用。

营养不良风险筛查法（nutrition risk screening）：结合了以下四方面内容：身体质量指数（BMI）、疾病的结局和营养支持的关系、近期体重变化以及近期营养摄入变化（表 5-11-4，表 5-11-5）。

表 5-11-4　初筛表格

1	BMI<20.5？	是	否
2	最近 3 个月内是否有体重下降		
3	最近 1 周是否出现进食减少		
4	是否患有重病（如在治疗中）		
是：	如果任一项问题回答为"是"，进行终筛表格的填写		
否：	如果回答均为"否"，需要每周进行一次重筛		

表 5-11-5　终筛表格

营养状况下降			严重的疾病 营养需求增加		
无	0	正常营养状况	无	0	正常营养需求
轻度	1	3 个月内体重下降>5% 1 周内食物摄取下降至正常的 50%~75%	轻度	1	髋部骨折，慢性病患者特别是伴有急性并发症者：肝硬化/慢性阻塞性肺疾病/慢性肾功能不全透析者/糖尿病/恶性肿瘤
中度	2	2 个月内体重下降>5% BMI 18.5~20.5，伴有一般情况下降 1 周内食物摄取降至正常的 25%~50%	中度	2	大型腹部手术/脑卒中/严重的肺炎/恶性血液病
严重	3	1 个月内体重下降>5% BMI<18.5，伴有一般情况下降 1 周内食物摄取降至正常的 0~25%	严重	3	颅脑外伤/骨髓移植/ICU 患者
评分	+		评分	=总评分	
年龄	≥70 岁，总分+1=年龄调整总分				

评分≥3：患者处于营养不良风险中，需要开始营养支持

评分<3：每周进行一次营养评估筛查。如果已经安排了大型手术等，建议进行预防性营养支持

五、营养支持的目的

使患者处于良好的营养状况，增强机体免疫功能，提高对肿瘤治疗的耐受性，降低肿瘤治疗的并发症和死亡率，从而提高生活质量和延长生存期，对于晚期患者来说，保持良好的营养状态，不仅可以延长患者的生存期，而且在心理上可以抑制焦虑的发生，并增加患者的社会行为[24]。

不同阶段的对肿瘤患者进行营养支持的目的不同。肿瘤治疗前和治疗中应保持营养的充足和均衡以及防止体重下降以达到改善营养状况，改善临床症状，增强机体抵抗力和免疫功能，促进组织修复的目的，从而扩大了治疗方法的选择范围，提高患者治疗过程中的生存质量以及对抗肿瘤治疗的耐受性，顺利完成整个疗程的治疗。在此期间肿瘤治疗（手术、放疗和化疗等）是首要的，营养治疗是辅助治疗。

（一）营养支持指征

当体重下降超过5%或是有明显的食物摄取下降等病史时，患者就应该进行营养支持。

（二）营养支持时机

Brown 等认为在治疗开始时就应该及时建立营养通道[3]，而 Inui 等[32]认为营养支持治疗的时机取决于对患者营养状态的估价，最理想的是在潜在的营养不良期就开始营养支持。肿瘤患者的营养不良不同于良性疾病所致的营养不良。因为肿瘤本身是一种消耗性疾病，特别是在中晚期患者，原有的体重丢失和近期的进食不足加之肿瘤对身体的消耗和抗肿瘤治疗带来的不适，完全可能加重营养不良，使患者机体的各种功能和生活质量明显下降，影响抗肿瘤治疗的实施。为保证抗肿瘤治疗的正常进行，对于抗肿瘤治疗前和治疗中的营养不良患者应尽早给予营养支持。建议在患者体重减轻10%，由于肿瘤原因或治疗原因导致进食困难甚至不能进食的情况下，即开始给予适当的营养补充。

如何选择食物以确保营养的充足和均衡？

很多人认为所有的脂肪、蛋白质或碳水化合物的作用都是相同的，其实不然，不同类型的脂肪、蛋白质和碳水化合物在人的健康中均起到不同的作用。因此不但要保证营养的数量充足，更重要的是食物种类选择。

过去许多人认为高脂肪饮食与乳腺癌和结肠癌的发生相关，但目前认为部分种类的脂肪饮食，如含有不饱和脂肪酸的饮食，则可以降低心脏疾患和肿瘤的发生率，但其他类型，如饱和脂肪，则有相反的作用。Gogos 等[26]研究认为不饱和脂肪酸 Ω-3 脂肪酸（鱼和胡桃等）对癌症患者有益，可以延长生存。

Wang 等[27]的动物实验表明，富含 η-3 不饱和脂肪酸的亚麻籽油可以抑制肿瘤的生长，降低肿瘤的淋巴结转移和肺转移，P 值均<0.05。此外，实验中还发现 η-3 不饱和脂肪酸治疗组的肿瘤细胞的增殖因子（Ki-67）表达降低，而凋亡因子（AI）表达增加。Dabrosin 等[28]的实验表明亚麻籽油还可以抑制细胞外血管内皮生长因子的表达。Demark-Wahnefried 等[29]在接受手术治疗对前列腺癌的患者采用亚麻籽油（富含 η-3 不饱和脂肪酸）的补充治疗，结果显示亚麻籽油添加组的增殖指数显著低于对照组（5.0±4.9 vs 7.4±7.8，P=0.01），凋亡指数显著增加（P=0.01），对于 Gleason 指数<7 的患者，PSA 稍有下降（7.09±0.77 下降至 6.43±0.81，但 P=0.1）。但这个结论还需进一步前瞻性随机研究来证实。

维生素虽然不是体内供能物质，而且每日需要量很少，但他是维持机体正常代谢所必需的营养要素，与细胞免疫和体液免疫密切相关。由于体内不能合成或合成不足，必须外援性补充。如维生素 A 又称视黄醇，体内不能合成，依靠从膳食中摄入足够的维生素 A 或胡萝卜素来满足机体需要，当其缺乏时免疫功能下降。维生素 C、维生素 B_{12}、维生素 E 缺乏时可影响中性粒细胞和巨噬细胞的功能。维生素 C、维生素 B 族、维生素 E 还有反止放射损伤的作用。放疗中应适当补充。在治疗中补充维生素和矿物质是有争论的。多种维生素中含有较多的抗氧化剂（如维生素 C 和维生素 E），Labriola

等[30]认为在放疗中使用抗氧化剂可能会降低放疗对肿瘤的杀伤作用，但也有研究者认为[31]，抗氧化剂对肿瘤细胞的保护只是假设，而对正常组织的保护功能却是存在的。虽然目前的证据认为抗氧化剂的使用利大于弊，但尚无肯定的答案。因此建议肿瘤患者在化放疗中慎重补充超过推荐剂量的抗氧化剂，如维生素 C 和维生素 E 及硒等。

此外，蛋白质和碳水化合物的补充也是非常重要的。实体瘤患者每日的蛋白质补充应为 1.5g/kg 体重以上，最少要保持 1g/kg 体重的补充。由于肿瘤患者胰岛素对葡萄糖的敏感性降低，即胰岛素抗性，因此碳水化合物的过度补充可以增加这种胰岛素的抗性，从而使机体的消耗增加，甚至导致体重下降。因此应限制碳水化合物的供给。

1. 需要手术的肿瘤患者的营养治疗目标　提高病人对手术的耐受性，降低手术并发症发生率和手术死亡率。

2. 需要放化疗的肿瘤患者的营养治疗目标　预防和治疗营养不良或恶病质，提高病人对放化疗的耐受性和依从性，控制放化疗的不良反应，改善生活质量。

治疗前已存在中重度营养不良的病人；在放化疗中出现严重不良反应，预计≥1 周不能进食的病人，应及时进行营养治疗。如果通过胃肠道每天摄入能量，蛋白质<60%，超过 10 天，应补充肠外营养。一般来说，20~25kcal/（kg·d）来估算卧床患者的需求，以 25~30kcal/（kg·d）来估算可以下床活动患者的需求。

六、营养支持治疗的途径

营养支持治疗有两种途径，即肠内营养和肠外营养。大多数权威人士认为，如果患者的胃肠功能正常，则肠道喂饲是最佳营养给予途径。在不能经肠道或不允许经肠道营养的情况下，完全肠外营养是唯一的营养支持途径。在能接受放射治疗的患者中，除特殊情况外，一般很少应用完全肠内营养或完全肠外营养。多采用部分肠内营养和部分肠外营养结合应用。对于较复杂的病情应请营养师会诊，提出营养治疗原则，制定合理可行的个体化方案。

七、肠内营养途径

肠内营养可以经口、鼻胃管、鼻十二指肠置管、鼻空肠置管、胃造瘘、空肠造瘘经皮内镜胃造瘘、经皮内镜空肠造瘘等途径供给。肠内营养具有安全、简便、经济、高效、符合生理功能、保护肠黏膜、防止细菌移位等优点。但是也可出现一些不适和并发症，如气管误入、恶心、腹胀、腹泻及肠道供血障碍等。如果患者不愿接受胃管的置入或发现肠道营养效果不佳，则应及时转换供给方式。

头颈部肿瘤由于大部分消化道未被肿瘤累及且不受放疗的影响，非常适合肠内营养。Daly 等对放疗期间的头颈部肿瘤患者进行了经鼻胃管和经口进食的对照研究，结果发现，胃管喂养组患者的热能摄入比经口进食组高，放疗结束时鼻胃管喂养组患者体重明显增加，血清白蛋白水平恢复正常。但两组间生存率比较差异无统计学意义。

在临床实际工作中，头颈部肿瘤营养不良患者在放疗前或放疗中时常用采用鼻饲流质的营养方式。由于患者不适应鼻饲管的置入，可能出现鼻咽不适，长期放置粗而硬的喂养管时易压迫鼻咽造成黏膜糜烂和坏死，严重者发生大出血。如果鼻饲管压迫耳咽管开口可能引起中耳炎。由于所有鼻窦开口都位于鼻腔，鼻饲管的刺激或压迫会出现鼻腔局部充血、水肿、引流不畅、最终导致急性鼻窦炎或鼻脓肿。鼻饲管的长期刺激和压迫还可能出现声音嘶哑、呃逆、食管炎、咽喉及食管溃疡和狭窄甚至发生气管食管瘘。有食管静脉曲张的患者可能导致曲张的静脉破裂。为了防止上述情况的发生，可选用软管喂饲。在情况允许的条件下，尽可能缩短鼻饲管的喂养时间。管饲一般适应较短期应用，超过 4 周应考虑胃肠造瘘。

肿瘤患者在置管途径中如果有肿瘤生长或由于其他严重疾患不宜置管时，可选择鼻饲方法以外的营养支持途径。严格地说接受放射治疗的头颈部肿瘤患者，更适合采用受照射范围以外的肠内营养途径和肠外营养途径。这样可以避免因接受放射治疗带来的不良影响。减少并发症的发生率。

目前肠内营养制剂的种类较多，可分为要素型肠内营养制剂，非要素型肠内营养制剂，组件型肠内营养制剂和特殊应用型肠内营养制剂。

要素型肠内营养制剂成分明确，营养全面，几乎不含残渣，不含乳糖，无需消化可直接或接近直接吸收，但气味及口感不佳，以管饲效果为好。

非要素型肠内营养制剂，以整蛋白质或蛋白质游离物为氮源，接近等渗，口感好，适于胃肠功能较好的患者。

组件型肠内营养制剂，是以某种营养素为主的肠内营养制剂。可采用两种或多种组件型肠内营养制剂来满足患者的不同需求。

特殊应用型肠内营养制剂，亦称疾病导向性制剂。是为婴幼儿和不同疾病配制的。例如，婴儿用制剂、肾衰竭用制剂、肝衰竭用制剂等。

八、肠外营养途径

肠外营养可通过外周静脉和中心静脉途径给予。外周静脉用来输注葡萄糖、氨基酸和脂肪乳等。为防止周围静脉发生硬化，这些溶液必须等渗。脂肪乳与葡萄糖、氨基酸同时使用可减少后两者对外周静脉的刺激。临床常用的中心静脉置管包括：①经皮锁骨下区穿刺锁骨下静脉置管；②经皮锁骨上区穿刺锁骨下静脉置管；③经皮穿刺颈内静脉置管；④经皮穿刺颈外静脉置管或切开颈外静脉置管。其中经皮穿刺锁骨下静脉插管是目前最常用的给药途径。

肠外营养有肠内营养所不具备的优点，比如患者容易接受，途径可靠，减少误入气管的可能，通过补液配方可很快纠正体液丢失和电解质紊乱，可迅速得到所需的蛋白/热量补充比例。其缺点是，肠外营养价格昂贵，静脉置管可能造成气胸、出血、感染等，高营养代谢可导致肝脏功能异常。肿瘤患者长期中心静脉插管的并发症是血栓形成和感染。一项调查表明，在长期置管的患者中，临床怀疑锁骨下静脉血栓形成的患者占插管总人数的3%，而通过静脉造影或放射性核素显像技术发现静脉血栓的发生率高达35%。肠内外营养即独立又统一。有时，因肠外营养向肠内营养过渡需要有一个过程，或病情需要，可以出现肠内营养与肠外营养并存的情况。

九、肿瘤营养支持的制剂和使用原则

肿瘤病人的营养支持的原则和配方，目前主要遵循的仍是一般病人或危重病人的营养支持的普遍原则，胃肠道有功能首选肠内营养，胃肠道功能不全或障碍时使用肠外营养。更推荐肠内与肠外营养联合使用，以获得肠内营养维护肠黏膜屏障与免疫调控功能，肠外营养来提供能量与营养底物的需要。有证据显示，使用 η-3 脂肪酸，核苷酸等免疫增强型肠内营养，可能对大手术病人或体重下降的肿瘤病人有益。

临床上常被忽视的一种情况是，营养支持的原则强调如果口服进食量少于正常需要量60%达或预期达5~7天以上时，就应该尽早启用肠内或肠外营养支持。因此，这就要求临床上医护人员不但要关心病人吃了没有，而且还要评估吃了多少，质量如何。如病人进食的质和量达不到标准，就是临床需要进行营养干预的人群。

十、营养支持疗效监测

营养支持治疗取得成效可根据以下指标判定：氮平衡改善（可用前面所述公式进行计算），血清白蛋白和转铁蛋白恢复正常。体重和体力增加，人体测量值改善（皮皱厚度，上臂围等），免疫功能恢复，合并症降低等。

过度的肠内和肠外营养支持对患者都极为不利，肠内外营养最重要的原则是严格掌握适应证，合理选择营养支持的途径，特别是完全肠内或完全肠外营养的情况下，需要精确计算营养支持的给量和持续时间。在实行完全肠内营养时应请专业营养师根据患者的具体情况制定营养支持方案。

十一、营养支持治疗的实施

肿瘤患者的营养支持可分为两部分。一部分是晚期恶病质不能进食的患者需要全肠内或全肠外营养支持。另一部分是有或无治疗指征的中晚期营养不良肿瘤患者，他们需要部分肠内或肠外的营养支持。这里主要讨论后一部分中有治疗指征的中晚期营养不良肿瘤患者的营养支持。

良性疾病营养补充的目的是最大限度地提供代谢功能的营养物质，促进蛋白合成。恢复糖原贮存，支持重要脏器功能，限制骨骼肌蛋白降解，补充多种维生素和微量元素，纠正电解质紊乱，保持酸碱平衡。但是对于有治疗指征的肿瘤患者来说，营养支持的目的主要在于改善营养状况，改善临床症状，增强机体抵抗力和免疫功能，促进组织修复，扩大治疗方法的选择范围，提高患者治疗过程中的生存质量和对抗肿瘤治疗的耐受性，顺利完成整个疗程的治疗。有资料证实，中晚期肿瘤患者除蛋白质热量营养不良外，还同时伴有明显的免疫功能低下。对于这部分患者在治疗肿瘤的同时还应给予积极的提高免疫功能的治疗。

营养支持治疗的时机取决于对患者营养状态的估价，最理想的是在潜在的营养不良期就开始营养支持。非肿瘤患者在体重丢失大于15%，5~7天未进食开始给予营养补充。肿瘤患者的营养不良不同于良性疾病所致的营养不良。因为肿瘤本身是一种消耗性疾病，特别是在中晚期患者，原有的体重丢失和近期的进食不足加之肿瘤对身体的消耗和抗肿瘤治疗带来的不适，完全可能加重营养不良，使患者机体的各种功能和生活质量明显下降，影响抗肿瘤治疗的实施。为保证抗肿瘤治疗的正常进行，对于抗肿瘤治疗前和治疗中的营养不良患者应尽早给予营养支持。建议在患者体重减轻10%，由于肿瘤原因或治疗原因导致进食困难甚至不能进食的情况下，即开始给予适当的营养补充。

机体能量消耗的估算方法参考1919年Harris和Benedict发表的并且沿用至今的正常人基础代谢的经典公式。此公式根据身高、体重、性别及年龄来计算机体基础能量的消耗。

男性：BEE（kcal/d）= 66.4730+13.7513W+5.0033H−6.7750A；

女性：BEE（kcal/d）= 655.0955+9.5634W+1.8496H−4.6756A。

放射治疗中的头颈部肿瘤患者，由于口腔和（或）咽喉部急性放射性黏膜反应，常处于饥饿状态，这时机体能量消耗下降40%。因此在补充能量时，还要考虑到其他影响能量代谢的因素。

肠外营养制剂包括能源制剂，蛋白质和氨基酸制剂，电解质、维生素、微量元素、生长激素等。临床常用的有葡萄糖、脂肪乳、氨基酸、各种维生素、电解质等制剂。葡萄糖和脂肪乳是营养治疗中的主要能源物质。等渗脂肪乳溶液含大量必需脂肪酸，可提供较多的热量，改善氮平衡。

临床应用最广泛的供静脉输注的碳水化合物是葡萄糖。他能直接被脑和红细胞所利用。人体大脑每日需要120~140g葡萄糖作为能量来源，如果没有碳水化合物的补充，机体每日分解150~200g蛋白质才能满足大脑对葡萄糖的需求（蛋白质或葡萄糖分别可产生4kcal/g的热量）。机体每天对葡萄糖的最大利用率是750g，实际用量以300~400g为宜，以免输注葡萄糖超量引起高血糖及糖转化为脂肪沉积于内脏。同时还要注意胰岛素的应用，特别是糖尿病患者。果糖、山梨醇及木糖醇在不依赖胰岛素方面而优于葡萄糖，但其利用率远不及葡萄糖。临床极少应用。对于能量及营养素的补充应根据肿瘤患者本身的代谢情况具体分析制定。

实体瘤患者每日供给能量25~40 kcal/kg体重，蛋白质1.5g/kg以上，如果患者由于某种原因补液受限也应保证提供蛋白质1g/kg体重和1000kcal热量（葡萄糖和氨基酸）。同时维持体内葡萄糖和酸性环境的稳定。

人体蛋白质由20种左右的氨基酸组成。成人机体每日蛋白最低生理需求量为30~50g。机体在中断供给蛋白质或氨基酸后，出现低血红蛋白和低蛋白血症，机体免疫力下降，继而出现一系列的疾病状况。氨基酸可分为必需氨基酸和非必需氨基酸两大类。所谓必需和非必需氨基酸不是从营养价值来说的，而是指体内是否能够合成而言。就体内代谢而论，所有氨基酸都是必需的，而且非必需氨基酸能促进必需氨基酸的利用。目前临床应用最广泛的氨基酸制剂所含氨基酸多达 14~20 种。是目前较理想的供氮物质（临床常用入氮量和出氮量来表示机体对蛋白质的摄入量和排出量）。为使输入的氨基酸在体内得到充分利用，输注氨基酸时必须同时给予葡萄糖和脂肪乳。

脂肪溶液等渗，对血管无损伤，产热量高，代谢后不增加肺功能负担，还可作为脂溶性维生素的载体，有利于脂溶性维生素的吸收。脂肪乳的输注一般每日<2g/kg，输注速度以每分钟 2ml 为宜。长期使用时，应定期检测肝功能有无损害。

维生素虽然不是体内供能物质，而且每日需要量很少（表5-11-6），但他是维持机体正常代谢所必需的营养要素，与细胞免疫和体液免疫密切相关。由于体内不能合成或合成不足，必须外援性补充。维生素分脂溶性（A、D、E、K）和水溶性（B族、维生素C及生物素等）两大类。因水溶性维生素可从尿中排出，所以输液中的给量可以比日常膳食中的许可量高一些。由于脂溶性维生素在体内有储蓄，代谢需要时间较长，输液中的给量不应超过日常膳食中的许可量，避免引起中毒。不是任何一种维生素在任何时候对人体都有益处。临床工作中应认真分析患者病情，选择性的应用各种维生素。例如，B族维生素参与蛋白质的代谢，高血钙患者就不宜应用维生素D。维生素K有促凝血功能等。维生素A又称视黄醇，体内不能合成，依靠从膳食中摄入足够的维生素A或胡萝卜素来满足机体需要，当其缺乏时免疫功能下降。维生素C、维生素B_{12}、维生素E缺乏时可影响中性粒细胞和巨噬细胞的功能。维生素C、维生素B族、维生素E还有反止放射损伤的作用，放疗中应适当补充。

表 5-11-6 营养素需要量

名　　称	需求量		条　　件
微量元素	钾 1mmol　　镁 1.0mmol　　钙 800mg		
电解质	钠 100~200mmol	铁 1~2mg	成人正常日需要量和推荐量
	锌 25mg　　硒 30ug	碘 150μg	
维生素	A800~1000IU	E5~10mg	成人正常日需要量和推荐量
	D400IU	B_1 2~5mg	
	B_2 1.2~1.6mg	B_3 4~7mg	
	B_6 2mg	B_{11} 100~300μg	
	B_{12} 2~3μg	C 200mg	

电解质是体液和组织的重要组成部分，对维持机体水、电解质和酸碱平衡及正常营养代谢有重要作用。目前常用的主要有氯化钠、乳酸钠、碳酸氢钠、氯化钾、氯化钙、葡萄糖酸钙、硫酸镁溶液等。由于患者病情在不断变化，每日对电解质的需要量差异较大，应根据临床具体情况确定需要补充的计量。

水占人体重量的 60%，正常成人每天需要水分 30ml/kg 体重。脱水超过机体水分总量的 40%时，生命将不能维持。每日补充的液体总量必须根据患者每日的液体丢失和生理需要量而定。

并非所有接受营养支持治疗的患者都一定从中受益，应视个体情况而定。无论是肠内营养还是肠外营养都应掌握一个原则，即任何营养支持都应有利于患者的机体健康，而不应刺激肿瘤或促进其生长。更确切地说如果营养支持方法不当或有证据表明营养支持并不能改善患者的生活质量，不能增加抗肿瘤的疗效，也无益于延长患者的生存期，那么这种营养支持实际上是没有意义的。

有人认为"强迫进食"是一种侵犯性医疗干预，但无论是从伦理方面还是从法律方面来讲几乎所有的人都支持营养治疗作为一种医疗干预。在临床实际工作中，绝大多数临床医生仍给予营养不良患者比较积极的营养支持。如果用卫生经济学进行成本-效果（比较获得相同结果时，不同方法的成本）及成本-效用分析（目的是以一定的资源消耗争取到最理想的经济效果），给予晚期垂危患者过分的营养支持实际上是一种浪费，从医学的角度来讲甚至是有害的。但对患者本人及其家属则是一种精神和心理安慰。

在决定是否使用营养支持前，患者及家属应考虑到可能的经济负担和收益。医生应向家属和（或）患者说明需要承担的风险，并评价能否达到预期目的。在评价获得的利益和负担时，患者或受委托人是最后的决定者。医生应视临床具体情况灵活掌握。

十二、营养支持的相关问题

虽然有些动物实验和个别临床实验表明高蛋白饮食可能促进肿瘤生长，但因影响因素较多目前尚无定论。Baron 等用流式细胞仪技术分析了头颈部肿瘤患者接受 TPN（全肠外营养）后的肿瘤细胞动力学变化，发现 TPN 后肿瘤细胞增生活跃。异倍体细胞百分率明显提高。从而推论 TPN 有促进肿瘤细胞生长的作用。国内外作者实验证明肠外营养具有干扰细胞动力学的作用。但是临床结果表明接受营养治疗与未接受营养治疗的胃癌患者术后 5 年生存率基本相同，未显示出营养治疗对远期疗效的影响。Burby 认为葡萄糖具有促进肿瘤生长的作用，而脂肪乳则有抗肿瘤作用。有动物试验表明，将蛋白质供给量限制在一定范围，可达到饥饿肿瘤满足宿主基本代谢需要的目的。另有研究表明，谷氨酰胺是许多肿瘤赖以生存的主要原料，在调节细胞增殖方面起重要作用。也有不同的研究结果显示，在营养支持中谷氨酰胺对调节机体免疫力、改善氮平衡和保护胃黏膜方面起积极作用。多数前瞻性随机对照研究显示，接受放疗或化疗的消化系统、呼吸系统及头颈部肿瘤患者给予或不给予营养支持其生存率或生存期两组间无显著差异。还有临床及动物实验证实，对患有恶性肿瘤的宿主施行静脉营养时，促进了肿瘤的生长。而同时加用响应的抗肿瘤药物后，肿瘤生长受到明显抑制。因此建议营养支持的同时加用抗肿瘤药物。

肠内营养途径　肠内营养可以经口、鼻胃管、鼻十二指肠置管、鼻空肠置管、胃造瘘、空肠造瘘经皮内镜胃造瘘，（图 5-11-1）经皮内镜空肠造瘘等途径供给。肠内营养具有安全、简便、经济、高效、符合生理功能、保护肠黏膜，防止细菌移位等优点。但是也可出现一些不适和并发症，如气管误入、恶心、腹胀、腹泻及肠道供血障碍等。如果患者不愿接受胃管的置入或发现肠道营养效果不佳，则应及时转换供给方式。

头颈部肿瘤由于大部分消化道未被肿瘤累及且不受放疗的影响，非常适合肠内营养。Daly 等[25]对放疗期间的头颈部肿瘤患者进行了经鼻胃管和经口进食的对照研究，结果发现，胃管喂养组患者的热能摄入比经口进食组高，放疗结束时鼻胃管喂养组患者体重明显增加，血清白蛋白水平恢复正常。但两组间生存率差异无显著性。Piquet 等[33]对口咽癌患者行经皮胃造瘘术进行早期营养干预，结果显示干预组的体重丧失显著低于对照组（3.5±0.7 vs 6.1±0.7），因脱水而入院治疗的患者显著降低（0% vs 18%，$P=0.01$）。作者认为早期营养干预可以改善患者的生活质量。中国医学科学院肿瘤医院于 2002～2006 年收治的同步放化疗随机分组研究鼻咽癌患者共 115 例，分别行单纯放疗和同步放化疗，疗中体重下降较明显，全组体重下降为 4.51±3.33kg。目前，鼻饲或胃造瘘术等进行营养支持已得到广泛的推广，因此有待于大量病例进行分析。

总之，对于肿瘤患者来说正确的营养支持可以使患者有更多的治疗选择，可以降低治疗并发症，可以改善生活质量并能延长寿命。目前不认为通过饮食疗法能够达到抗肿瘤杀灭肿瘤的疗效。但营养支持是肿瘤综合治疗中一个重要的组成部分。营养的补充不但能增加体重，而且可以改善免疫功能，具有抗氧化应激等多重作用。免疫营养学和营养药理学已将营养支持提升到了营养治疗的新水平。

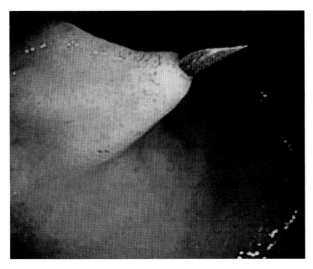

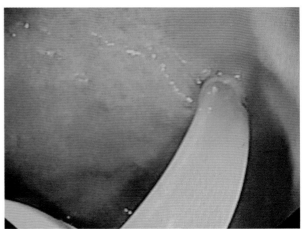

A   B

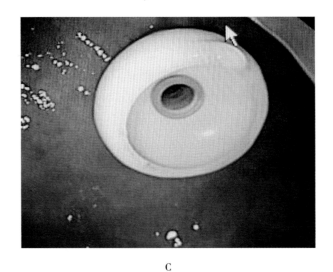

C

图 5-11-1　内镜引导下经皮胃造瘘术

注：A. 经皮穿刺（胃镜视角）；B. 经胃壁置造瘘管；C. 置管成功。

参 考 文 献

1. Bruera E，Strasser F，Palmer JL，et al. Effect of fish oil on appetite and other symptoms in patients with advanced cancer and anorexia/cachesia：a double-blind，placebo-controlled study. J Clin Oncol，2003，21：129-134.

2. Smith RV，Kotz T，Beitler JJ，et al. Long-term swallowing problems after organ preservation therapy with concomitant radiation therapy and intravenous hydroxyurea：initial results. Arch Otolaryngol Head Neck Surg，2000，126：384-389.

3. Brown JK，Byers T，Doyle C，et al. Nutrition and physical activity during and after cancer treatment：an American Cancer Society guide for informed choices. CA A Cancer J Clini，2003，53：268-291.

4. Piquet M-A，Ozsahin M，Larpin I，et al. Early nutritional intervention in oropharyngeal cancer patients undergoing radiotherapy. Support Care Cancer，2002，10：502-504.

5. Lee JH, Machtay M, Unger LD, et al. Prophylactic gastrostomy tubes in patients undergoing intensive irradiation for cancer of the head and neck. Arch Otolaryngol Head Neck Surg, 1998, 124：871-875.

6. Inagaki J, Rodriguez V, Bodey G. Causes of death in cancer patients. Canceer, 1974, 33：568-573.

7. Ravasco P, Monteiro-Grillo I, Vidal PM, et al. Nutritional deterioration in cancer：the role of disease and diet. Clin Oncol, 2003, 15：443-450.

8. Baracos VE. Regulation of skeletal-muscle-protein turnover in cancer-associated cachexia. Nutrition, 2000, 16：1015-1018.

9. Todorov P, Cariuk P, McDevitt T, et al. Characterization of a cancer cachectic factor. Nature, 1996, 379：739-742.

10. Tisdale MJ. Protein loss in cancer cachexia. Science, 2000, 289：2363-2366.

11. Tisdale MJ. Metabolic abnormalities in cachexia and anorexia. Nutrition, 2000, 16：1013-1014.

12. Lundholm K, Edstrom S, Karlberg I, et al. Giucose turnover, gluconeogenesis from glycerol, ane estimation of net glucose cycling in cancer patients. Cancer, 1982, 50：1142.

13. Tisdale MJ. Cancer anorexia and cachexia. Nutrition, 2001, 17：438-442.

14. Hirai K, Hussey HJ, Barber Md, et al. Biological evaluation of a lipid-mobilizing factor isolated from the urine of cancer patients. Cancer Res, 1998, 58：2359-2363.

15. Van der Schueren MA, Van Leeuwen PA, Sauerwein HP, et al. Assenssment of malnutrition parameters in head and neck cancer patients and their relation to postoperative complications. Head Neck, 1997, 19：419-425.

16. Van der Schueren MA, Van Leeuwen PA, Kuik DJ, et al. The impact of nutritional status on the prognoses of patients with advanced head and neck cancer. Cancer, 1999, 86：519-527.

17. Lars Vendelbo J, Mestre M, Overgaard J. Carcinoma of the nasopharynx：Analysis of treatment results in 167 consecutively admitted patients. Head&Neck, 1992, 14：200-207.

18. 谢良喜，陈志坚，李德镜. 早期 NPC 66 例放射治疗结果和预后因素分析. 中华放射肿瘤学杂志，1999，8：176-17.

19. 雷风，陆小军. 中晚期 NPC 放化综合治疗近期疗效观察. 实用肿瘤学杂志，2000，14：230-231.

20. Bush RS Current status of treatment of localized disease and future aspect. Int. J. Radiat. oncol. biol. Phys, 1984, 10：1165-1174.

21. Kwong DLW, Sham JST, Chua DTT, et al. The effect of interruptions and prolonged treatment time in radiotherapy for nasopharyngeal carcinoma. Int J Radiat Oncol Biol Phys, 1997, 39：703-710.

22. Beaver ME, Myers JN, Griffenberg L, et al. Percutaneous fluoroscopic gastrostomy tube placement in patients with head and neck cancer. Arch Otolaryngol Head Neck Surg, 1998, 124 (10)：1141-4.

23. Van der Schueren MA, Von Blomberg A, Van der Flier BME, et al. Differences in immune status between well-nourished and malnourished head and neck cancer patients. Clin Nutr, 1998, 17：107-111.

24. Paltiel O, Avitzour M, Peretz T, et al. Determinants of use of complementary therapies by patients with cancer. J Clin Oncol, 2001, 19：2439-2448.

25. Daly T, Poulsen MG, Denham JW, et al. The effect of anaemia on efficacy and normal tissue toxicity following radiotherapy for locally advanced squamous cell carcinoma of the head and neck. Radiother Oncol, 2003, 68 (2)：113-22.

26. Gogos CA, Ginopoulos P, Salsa B, et al. Dietary omega-3 polyunsaturated fatty acids plus vitamin E restore immunodeficiency and prolong survival for severely ill patients with generalized malignancy：a randomized control trial. Cancer, 1998, 15；82 (2)：395-402.

27. Wang L, Chen J, Thompson LU. The inhibitory effect of flaxseed on the growth and metastasis of estrogen receptor negative human breast cancer xenografts is attributed to both its lignan and oil components. Int J Cancer, 2005, 116：793-798.

28. Dabrosin C, Chen J, Wang L, et al. Flaxseed inhibits metastasis and decreases extracellular vascular endothelial growth factor in human breast cancer xenograft. Cancer Letters, 2002, 185：31-37.

29. Demark-Wahnefried, W, Price DT, Polascik TJ, et al. Pilot study of dietary fat restriction and flaxseed supplementation in men with prostate cancer before surgery：exploring the effects on hormonal levels, prostate-specific antigen, and his-

topathologic features. Urology, 2001, 58：47-52.

30. Labriola D and Livingston R. Possible interactions between dietary antioxidants and chemotherapy. Oncology, 1999, 13：1003-1008.

31. Prasad K, Kumar A, Kochupillai V, et al. High doses of multiple antioxidant vitamins：essential ingredients in improving the efficacy of standard cancer therapy. J Am Coll Nutr, 1999, 18：13-25.

32. Inui A. Cancer Anorexia-Cachexia Sydrome：current issurs in research and management. CA Cancer J Clin, 2002, 52：72-91.

33. Piquet M-A, Ozsahin M, Larpin I, et al. Early nutritional intervention in oropharyngeal cancer patients undergoing radio-therapy. Support Care Cancer, 2002, 10：502-504.

34. 李振权. 鼻咽癌临床与实验研究. 第 1 版, 广州：广东科技出版社, 1983.

35. Wadleigh RG, Redman RS, Graham ML, et al. Vitamin E in the treatment of chaemoinduced mucositis. Am J Med, 1992, 92：481.

36. Osaki T, Ueta E, Yoneda K, et al. Prophylaxis of oral mucositis associated with chemoradiotherapy for oralcarcinoma by azelastine hydrochloride with orher antioxidants. Head Neck Surg, 1994, 16：331.

37. Foote RL, Loprinzi CL, Frank AR, et al. Randomized Trial of a chorhexidine mouthwash for alleviation of radiation-induced mucositis. J Clin Oncol, 1994, 12：2630.

38. 吴永和, 张有望. 鼻咽癌放疗前后张口变化. 中华放射肿瘤学杂志, 1994, 3（3）：154-156.

39. 中山医学院肿瘤医院放疗科. 鼻咽癌的放射治疗——分段治疗与连续分次放疗的比较. 中华医学杂志, 1974, 54：687.

40. Jeevanandam M, Lowry Sf, Horowitz GD, et al. Canaer cachexia and protein metabolism. Lancet, 1984, 1：423.

41. Lundholm K, Edstrom S, Karlberg I, et al. Giucose turnover, gluconeogenesis from glycerol, ane estimation of net glucose cycling in cancer patients. Cancer, 1982, 50：1142.

42. Shan JHF, Wolfe RR. Glucose and urea Kinetics in patients with early and advanced gastrointestinal cancer：theresponse to g；ucose infusion, parenteral feeding, and surgical resection. Surgery, 1986, 101：181.

43. Cleeland CS. The impact of pain on patents with cancer. Cancer 54：2635-2641, 1984.

44. Cleeland CS, Gonin R Hatfield AK, et al. Pain and its treatment in outpatiens with metastatic cancer. N Engl J Med, 1994, 330：592.

45. Blizer PH. Reanalysis of the RTOG stady of the palliation of symptomatic osseous metasrasis. Cancer, 1985, 55：1468.

46. Arcangeli G, Micheli A. The responsiveness to radiotherapy：The effect of site, histoiogy and radiation dose on pain relief. Radiother Oncol, 1989, 14：95.

47. 吴肇汉. 实用临床营养治疗学. 第 1 版, 上海科学技术出版社, 2001.

48. 蒋朱明. 肠内营养. 第 2 版, 人民卫生出版社, 2002.

49. 余永明. 中国病案管理. 第 1 版, 中国协和医科大学出版社, 2000.

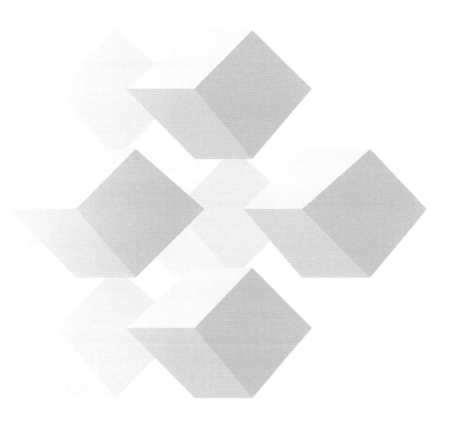

· 第六篇 ·

胸 部 肿 瘤

第一章　肺　癌

第一节　总　论

王绿化　王小震

肺癌是原发于肺、气管及支气管的恶性肿瘤。全球范围内肺癌居新发病例及癌症死因第一位。据全国肿瘤防治研究办公室调查统计，20世纪70年代中期，肺癌在我国癌症死因中居第5位，至90年代初上升为第3位。近年的流行病学调查数据显示，肺癌是我国人群中发病率和死亡率上升最快的恶性肿瘤，全国肿瘤登记中心2014年发布的数据显示，2010年，我国新发肺癌病例60.59万（男性41.63万，女性18.96万），居恶性肿瘤首位（男性首位，女性第2位），占恶性肿瘤新发病例的19.59%（男性23.03%，女性14.75%）。发病率为35.23/10万（男性49.27/10万，女性21.66/10万）。同期，我国肺癌死亡人数为48.66万（男性33.68万，女性16.62万），占恶性肿瘤死因的24.87%（男性26.85%，女性21.32%）。肺癌死亡率为27.93/10万（男性39.79/10万，女性16.62/10万）。未来我国的肺癌发病率有可能进一步攀升，应高度重视肺癌的防治工作。

在高危人群中开展肺癌筛查有益于早期发现早期肺癌，提高治愈率。低剂量CT（low-dose computed tomography，LDCT）发现早期肺癌的敏感度是常规胸片的4~10倍，可以早期检出早期周围型肺癌。国际早期肺癌行动计划数据显示，LDCT年度筛查能发现85%的Ⅰ期周围型肺癌，术后10年预期生存率达92%。美国全国肺癌筛查试验证明，LDCT筛查可降低20%的肺癌死亡率，是目前最有效的肺癌筛查工具。我国目前在少数地区开展的癌症筛查与早诊早治试点技术指南中推荐采用LDCT对高危人群进行肺癌筛查。

美国国立综合癌症网络（national comprehensive cancer network，NCCN）指南中提出的肺癌筛查风险评估因素包括吸烟史（现在和既往）、氡暴露史、职业史、患癌史、肺癌家族史、疾病史（慢性阻塞性肺疾病或肺结核）、烟雾接触史（被动吸烟暴露）。风险状态分三组：①高危组：年龄55~74岁，吸烟史≥30包/年，戒烟史<15年（1类）；或年龄≥50岁，吸烟史≥20包/年，另外具有被动吸烟除外的危险因素（2B类）。②中危组：年龄≥50岁，吸烟史或被动吸烟接触史≥20包/年，无其他危险因素。③低危组：年龄<50岁，吸烟史<20包/年。NCCN指南建议高危组进行肺癌筛查，不建议低危组和中危组进行筛查。

一、解剖及淋巴引流

肺位于胸腔内，左右各一，表面覆盖脏层胸膜，在肺门和下肺韧带处与壁层胸膜相延续。脏层胸膜与壁层胸膜间存有胸膜腔，两者间可以分离及滑动，病理状态下如肿瘤侵及胸膜腔可引起胸腔积液或气胸。

斜裂由肺表面延伸至肺门，将双肺分为上叶和下叶两个部分，右肺水平裂从前缘向斜裂延伸，将右肺中叶和上叶分开，左肺上叶舌段对应右肺中叶。气管上端起自环状软骨下缘，进入上纵隔并大致在第 5 胸椎处分叉形成左右主支气管。气管分叉处也称为隆突，在解剖学上有很重要的意义，胸部放射治疗中的体位校验常采用隆突为标志。右主支气管与气管中轴延长线夹角一般为 25°~30°，小于左主支气管的 40°~50°夹角，隆突角一般为 65°~80°，隆突周围组织病变，如隆突下淋巴结转移，则可能引起隆突角增大及隆突尖变钝等改变，故有实际临床意义。

肺根由支气管、肺动静脉、支气管动静脉以及神经、淋巴结、淋巴管组成，其结构之间为疏松结缔组织，周边为胸膜所包绕。肺根结构进出肺脏的部位称为肺门。左右主支气管经肺门入肺后，在左肺分出左肺上叶支气管和下叶支气管，在右肺分出右肺上叶支气管和中间段支气管，为中下叶支气管的共同通道，约长 2~3cm，中间段支气管再分出中叶和下叶支气管。肺叶支气管在肺内再次分支形成肺段支气管及亚段支气管。近年来支气管树近端区概念受到重视，支气管树近端结构有隆突、左右主支气管、左右上叶支气管、中间段支气管、右中叶支气管、舌叶支气管及左右下叶支气管。支气管树近端区为其结构各方向外放 2cm 的范围，此范围可视为放射治疗中央型与外周型肺癌的分界。

为便于统计与交流，国内外对纵隔淋巴结的位置描述多采用 2009 年国际肺癌研究协会（IASLC）淋巴结分布图，该分布图与美国癌症联合委员会（AJCC）第七版 TNM 分期系统相对应。

不同肺叶肺癌的淋巴引流途径是不同的。上叶引流：右上叶淋巴主要引流至右侧气管旁淋巴结（4R 区和 2R 区）。左上叶淋巴主要引流至主动脉旁和主动脉下淋巴结（5 区、6 区、4L 区），也可能至对侧上纵隔静脉角。中叶和下叶淋巴引流：左右下叶淋巴引流至肺门和隆突下淋巴结（7 区），并进一步至右侧气管旁淋巴结（4R 区、2R 区），左下叶也可引流至左侧气管旁淋巴结（4L 区、2L 区）（图 6-1-1）。跳跃性转移：手术切除肺癌标本显示 7%~26% 的肿瘤不经肺门和叶间淋巴结而直接引流至纵隔淋巴结，这种情况在上叶肿瘤中更常见。对于胸壁受侵的病例，有可能转移至肋间神经和血管附近的肋间淋巴结。以上引流规律对于肺癌术后放疗范围有实际指导意义。

二、分期

（一）非小细胞肺癌的分期

非小细胞肺癌的分期采用 2009IASLC 国际肺癌分期（第七版）（表 6-1-1）。

表 6-1-1　肺癌的 TNM 分期

1. 原发灶

T_x：无法评估原发肿瘤，或痰液、支气管冲洗液中找到恶性肿瘤细胞，但影像学或支气管镜下未见肿瘤

T_0：无原发肿瘤证据

T_{is}：原位癌

T_1：肿瘤最大直径≤2cm，局限于肺和脏层胸膜内，未累及主支气管；或局限于气管壁的肿瘤，不论大小，不论是否累及主支气管，一律分为 T_{1a} 期

T_{1b}：肿瘤最大直径>2cm，≤3cm

T_{2a}：肿瘤有以下任何一项情况者：最大直径>3cm，≤5cm；累及主支气管但距隆突≥2cm；累及脏层胸膜；肺不张或阻塞性肺炎但未累及全肺

T_{2b}：肿瘤最大直径>5cm，≤7cm

T_3：肿瘤>7cm，或直接侵犯以下任意部位：胸壁（包括肺上沟瘤）、横膈、膈神经、纵隔胸膜、心包或支气管（肿瘤距离隆突<2cm，但未及隆突）；全肺不张或阻塞性肺炎；原发肿瘤同一肺叶出现卫星结节

T_4：任何大小的肿瘤，侵及以下之一者：心脏、气管、食管、大血管、纵隔、喉返神经、隆突或椎体。原发肿瘤同侧不同肺叶出现卫星结节

2. 区域淋巴结

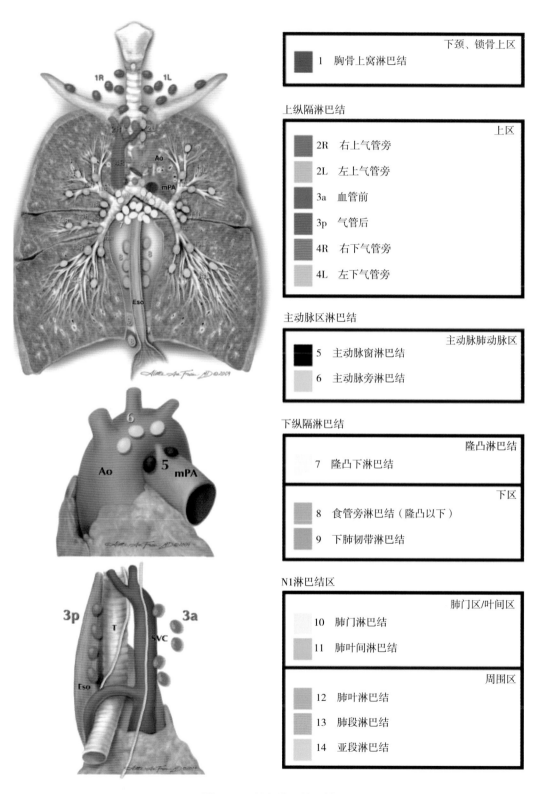

图 6-1-1 肺部淋巴结区域

续　表

N_x：淋巴结转移情况无法评估

N_0：无区域淋巴结转移

N_1：同侧支气管或肺门或肺内淋巴结转移，包括直接浸润的淋巴结

N_2：同侧纵隔和（或）隆突下淋巴结转移

N_3：对侧纵隔和（或）对侧肺门和（或）同侧或对侧前斜角肌或锁骨上区淋巴结转移

3. 远处转移

M_x：无法评价有无远处转移

M_0：无远处转移

M_{1a}：原发肿瘤对侧肺叶出现卫星结节及胸膜播散（恶性胸腔积液、心包积液或胸膜结节）

M_{1b}：有远处转移（肺/胸膜除外）

4. TNM综合分期

隐匿性癌：$T_x N_0 M_0$

0期：$T_{is} N_0 M_0$

I_a期：$T_{1a} N_0 M_0$，$T_{1b} N_0 M_0$

I_b期：$T_{2a} N_0 M_0$

II_a期：$T_{2b} N_0 M_0$，$T_{1a} N_1 M_0$，$T_{1b} N_1 M_0$，$T_{2a} N_1 M_0$

II_b期：$T_{2b} N_1 M_0$，$T_3 N_0 M_0$

III_a期：$T_{1a} N_2 M_0$，$T_{1b} N_2 M_0$，$T_{2a} N_2 M_0$，$T_{2b} N_2 M_0$，$T_3 N_1 M_0$，$T_3 N_2 M_0$，$T_4 N_0 M_0$，$T_4 N_1 M_0$

III_b期：$T_{1a} N_3 M_0$，$T_{1b} N_3 M_0$，$T_{2a} N_3 M_0$，$T_{2b} N_3 M_0$，$T_3 N_3 M_0$，$T_4 N_2 M_0$，$T_4 N_3 M_0$

IV期：任何T，任何N，M_{1a}或M_{1b}

（二）小细胞肺癌的分期

对于接受非手术治疗的患者采用美国退伍军人肺癌协会的局限期和广泛期分期方法（详见小细胞肺癌有关章节），同时采用2009年IASLC第七版分期标准。

三、病理分型

肺癌主要有四种常见病理类型：鳞癌、腺癌、大细胞癌和小细胞未分化癌。前三种统称为非小细胞肺癌，占所有肺癌病例的75%~80%。既往鳞癌是最常见的病理类型，但近些年来东亚地区腺癌发病率不断上升，在女性中表现尤为明显。自20世纪60年代以来，世界卫生组织（WHO）先后出版了1967、1981、1999和2004年肺癌组织学分类，前3次都是纯粹的形态学分类：1967年，人们把肺腺癌分为支气管源性和肺泡源性；1981年又出现了腺泡状腺癌、乳头状腺癌、细支气管肺泡癌（BAC）、实性腺癌4种基本分类；在1995年Noguchi发现肺腺癌6种预后不同的分型后，近年来，BAC成为肺癌研究领域的主角之一；而2004年肺腺癌表皮生长因子受体（EGFR）活化突变被发现，更使高突变率BAC腺癌混合亚型成为热词。2004年分类引入一些分子遗传学和临床资料，但对肺腺癌的组织学分型仍未形成一个普遍接受的诊断标准。自21世纪以来，肺腺癌研究领域取得了巨大的进展，以EGFR基因突变为治疗靶点的小分子酪氨酸激酶抑制剂（TKIs）如吉非替尼和埃罗替尼的使用，能明显改善肺腺癌患者的预后。检测EGFR基因突变也逐渐成为预测TKIs疗效和患者预后的常规手段。2011年，新的肺腺癌分类标准首次提出了分别适用于手术切除标本、小活检及细胞学的分类方法。大约70%的肺癌是以小活检和细胞学为诊断依据的，因此新分类标准提供了较详细的针对小

活检和细胞学标本的指引。新版本不再使用细支气管肺泡癌（BAC）和混合型腺癌的名称，而代之以原位腺癌（AIS）和微浸润腺癌（MIA）的命名；对浸润性腺癌提倡全面而详细的组织学诊断模式。此外，新分类标准对标本也有特定要求。不应在小活检或细胞学标本中做出 AIS、MIA 或大细胞癌的诊断。这是因为，此类诊断须在对肿瘤进行全面取材基础上得出。

四、肺癌的分子诊断

对活检组织标本的统筹安排至关重要，尤其是对小活检和细胞学标本，应该提供尽可能多的、高质量的组织来进行分子研究（图 6-1-2）。如果病理医生不能在光镜的基础上对肿瘤进行明确分类，则应该借助于免疫组化和（或）组织化学染色等来进一步分类，同时在病理报告中要注明分类是在进行免疫组化或组织化学染色的基础上得出的。应该尽可能地少用组织学类型不明确型 NSCLC（NSCLC-NOS）这一术语。如果 NSCLC 缺乏鳞癌或腺癌形态学表现，可选用免疫组化辅助诊断。为了尽量保留更多的组织标本进行分子学检测，建议先使用一个腺癌和一个鳞癌标志进行鉴别诊断。迄今为止，TTF-1 被认为是最好的单一腺癌标志，75%～80% 的肺腺癌 TTF-1 阳性，Shiff 碘酸和黏液卡红染色也有助于腺癌的鉴别诊断。p63 是可靠的鳞癌标志，CK5/6 也有鉴别诊断价值，其他抗体如 34βE12 和 S100A7 特异性和敏感性都比较差。选用细胞核和质阳性的"鸡尾酒"抗体，如 TTF-1/CK5/6 或 p63/naspin-A 可实现用尽量少的抗体达到鉴别诊断的目的。腺癌标志（TTF-1）和（或）黏液染色

■ 附国际肺癌研究学会、美国胸科学会和欧洲呼吸学会（IASLC、ATS、ERS）肺腺癌新分类标准部分图表

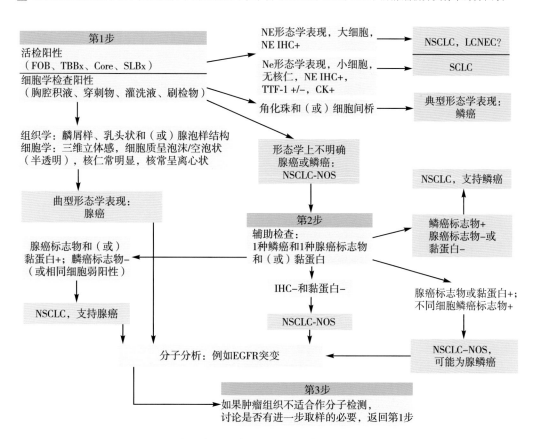

图 6-1-2　小活检和（或）细胞学标本肺腺癌诊断流程图

注：NSCLC：非小细胞肺癌；SCLC：小细胞肺癌；FOB：光导纤维支气管镜检查；TBBx：经支气管肺活检；Core：粗针穿刺活检；SLBx：外科肺活检；NE：神经内分泌；IHC：免疫组化+（阳性）-（阴性）；TTF-1：甲状腺转录因子-1；CK：细胞角蛋白；LCNEC：大细胞神经内分泌癌；NSCLC-NOS：非小细胞肺癌-组织学类型不明确型。

阳性鳞癌标志（p63）阴性的肿瘤应该归类为 NSCLC（倾向于腺癌）；鳞癌标志呈中度以上的弥漫性阳性，同时腺癌标志和（或）黏液染色阴性的肿瘤应该归类为 NSCLC（倾向于鳞癌）。由于多达 1/3 的腺癌可以表达 p63，如果腺癌标志（如 TTF-1）阳性，即使同时表达任一鳞癌标志（如 p63），该肿瘤仍然要归类为 NSCLC（倾向于腺癌）。实际上那些表达 p63 和 TTF-1 形态学缺乏鳞癌特征的肿瘤可能都是腺癌。但如果 p63 和 TTF-1 表达于不同的肿瘤细胞，则支持腺鳞癌的诊断。腺鳞癌的诊断条件是每种肿瘤成分占 10% 以上，因此该诊断术语应该局限于手术切除标本，对于小的活检和（或）细胞学标本，推荐使用 NSCLC-NOS（倾向于腺鳞癌）这一术语。NSCLC 可表现神经内分泌（neuroendocrine，NE）形态特征，通过 NE 标志如 CD56、嗜镉素、突触素等可以证实，提示肿瘤

表 6-1-2　IASLC/ATS/ERS 推荐的肺癌小活检标本/细胞学分类

2004 年 WHO 分类	小活检标本/细胞学：IASLC/ATS/ERS 分类
腺癌	形态学具有明确腺癌特征
混合型	腺癌，形态学特征可被识别（2004 年 WHO 未明确分类的微乳头结构）
腺泡状	
乳头状	注：如果"纯"贴壁生长，要注明由于样本太小，浸润癌不能除外
实性	
细支气管肺泡癌（非黏液型）	腺癌伴贴壁生长（如果"纯"贴壁生长，要注明：浸润癌不能除外）
胎儿型	腺癌伴胎儿型特征
黏液（胶样）	腺癌伴胶样特征
印戒样	腺癌伴（XX 已知类型）及印戒样特征
透明细胞	腺癌伴（XX 已知类型）及透明细胞特征
2004 年 WHO 分类未列出大部分是实性腺癌	形态学无腺癌特征（需特殊染色证实）非小细胞癌，倾向于腺癌
鳞状细胞癌	形态学具有明确鳞癌特征
乳头型	
透明细胞	鳞状细胞癌
小细胞	
基底样	
2004 年 WHO 分类未列出	形态学无鳞癌特征（需经染色证实） 非小细胞癌，倾向于鳞癌
小细胞癌	小细胞癌
大细胞癌	非小细胞癌，非特殊类型（NOS）
大细胞神经内分泌癌（LCNEC）	非小细胞癌伴神经内分泌特征（神经内分泌标志阳性），可能是 LCNEC
大细胞癌伴神经内分泌特征	非小细胞癌伴神经内分泌特征（神经内分泌标志阴性） 注：肿瘤为非小细胞癌，疑为 LENCE，但染色未能证实神经内分泌分化
腺鳞癌	形态学具有鳞癌和腺癌特征 非小细胞癌，伴有鳞癌和腺癌特征 注：可用来表示腺鳞癌
2004 年 WHO 分类未列出	形态学无鳞癌或腺癌特征，但免疫组化支持分离的腺样或腺癌成分 非小细胞癌，非特殊类型（特指免疫组化结果） 注：可以用来表示腺鳞癌
肉瘤样癌	差分化非小细胞癌伴有梭形和（或）巨细胞癌（如果存在腺癌或者鳞癌，需要注明）

可能是大细胞神经内分泌癌（large cell NE carcinoma，LCNEC）。当小活检标本怀疑但又不能明确诊断 LCNEC 时，新分类认为最恰当的诊断术语是 NSCLC，LCNEC 可能。腺癌和鳞癌中经免疫组化证实的 NE 成分不影响患者的预后和治疗，因此对于形态学缺乏 NE 特征的肿瘤，不推荐进行常规 NE 标志。此外，β-catenin 基因突变可能是促使胎儿型腺癌发病的重要机制，免疫组化染色能够检测到肿瘤上皮细胞核和质异常表达 β-catenin，提示 Wnt 信号通路分子如 β-catenin 表达上调在低级别胎儿型腺癌和双向分化的肺母细胞瘤的发病中发挥重要作用。此外，肠型腺癌列为一类独立的浸润性腺癌的变型。当此类肿瘤成分超过 50% 就可以归类为肠型分化腺癌。肠型腺癌至少表达 1 种肠型分化标志（如 CDX-2、CK20 或 MUC2），半数病例表达 TTF-1，CK7 呈一致性表达，但文献报道也有 CK7 阴性的病例。对于形态学与结直肠腺癌相似但免疫组化不表达肠型分化标志的肺原发性腺癌，使用肺腺癌伴肠形态学特征比肺腺癌伴肠型分化这一术语更加合适[11]。

表 6-1-3　2011 年 IASLC/ATS/ERS 多学科肺腺癌分类

浸润前病变
不典型腺瘤样增生
原位腺癌（≤3cm 以前的细支气管肺泡癌）
非黏液性
黏液性
黏液/非黏液混合性
浸润性腺癌
贴壁为主型（以前的非黏液性细支气管肺泡癌，浸润灶>5cm）
腺泡为主型
乳头为主型
微乳头为主型
实性为主型伴黏液产生
浸润性腺癌变型
浸润性黏液腺癌（以前的黏液性细支气管肺泡癌）
胶样型
胎儿型（低度和高度）
肠型

五、临床表现与诊断

（一）病史

详细询问既往有无吸烟史、高危职业接触史（如接触石棉）、电离辐射接触史，有无肺部慢性感染病史，有无肺癌家族史等。

（二）临床表现

1. 咳嗽　约 50%~75% 病例表现为咳嗽，多见于中央型肺癌，气管易受侵，多为鳞癌或小细胞肺癌。当气管受累加剧时表现为喘鸣，完全堵塞气道会导致肺不张，从而出现气短。气短也可由阻塞性肺炎或心包、胸腔积液所致。

2. 咯血　因肿瘤侵及血管，约 25% 的病例表现为咯血。

3. 胸痛　20% 的病例表现为胸痛，多数是由原发肿瘤的直接侵犯所致。胸膜受侵也可表现为胸膜增厚或胸腔积液。

4. 神经受累症状　肿瘤直接侵犯纵隔或淋巴结转移会导致神经受累，如侵犯位于主肺动脉窗的喉返神经会导致声嘶，侵犯膈神经早期会导致呃逆，随后逐渐出现横膈麻痹和气短。

5. 上腔静脉综合征（superior vena cava syndrome，SVCS）　当原发肿瘤或转移淋巴结侵及纵隔可能导致上腔静脉综合征，表现为头颈部肿胀、呼吸困难和颈静脉、胸壁静脉怒张等症状和体征。小细胞肺癌较非小细胞肺癌常见。

6. 起源于肺上沟的原发肿瘤会导致 Pancoast 综合征，表现为肩部疼痛、霍纳综合征和臂丛神经症状，病理分类上多为鳞癌，极少为小细胞未分化癌。

7. 副癌综合征　较为常见。其发生机制可能是由于肿瘤分泌某些特殊的激素、抗原、酶或代谢产物所导致，也可能是由于机体对肿瘤的免疫反应所致。症状随肿瘤缓解而缓解，复发时会再次出现。表现为异位 Cushing 综合征、抗利尿激素综合征、高钙血症、类癌综合征、副癌神经综合征、副癌皮肤综合征、凝血和造血系统异常、类风湿综合征和增殖性骨关节病等。

（三）体格检查

1. 肺癌早期多无明显阳性体征。

2. 肺癌患者可有肺外征象，如杵状指（趾）、非游走性关节疼痛、男性乳腺增生、皮肌炎、共济失调和静脉炎等。

3. 当肺癌局部侵犯、转移时，可表现为声带麻痹、上腔静脉综合征、霍纳综合征、Pancoast 综合征等。

4. 当肺癌远处转移时，可触及肝大、肝脏结节、皮下结节、锁骨上窝淋巴结肿大等。

（四）辅助检查

1. 实验室检查　包括血常规、肝肾功能在内的生化全项、肿瘤标志物等。

2. 影像学检查

（1）胸部 X 线　简便易行、经济有效，仍为初诊时最基本的检查方法。

（2）胸腹部 CT　胸部及包含肝脏和肾上腺的上腹部增强扫描 CT 应用于所有疑似肺癌的病例，是目前肺癌诊断、分期、疗效评价和随访中最主要和最常用的方法。目前纵隔淋巴结转移的 CT 诊断标准为淋巴结的短径>1cm，但已有研究显示，44%病理证实的转移淋巴结直径<1cm。荟萃分析显示 CT 对于纵隔淋巴结转移诊断的敏感性和特异性分别为59%和79%。

（3）正电子发射断层显像仪（PET）或 PET/CT　近年来应用日趋广泛，已渐成为肺癌分期的标准检查手段。PET 可以提供功能成像，CT 可以提供解剖图像，与 PET 融合后还可以对病变进行准确定位，如当肺部原发病变与肺不张混合在一起时 PET/CT 可将其区分开，对靶区确定帮助尤大。PET/CT 检查尚可以发现隐匿性的纵隔淋巴结转移，荟萃分析显示 PET 对于纵隔淋巴结转移诊断的敏感性和特异性分别为81%和90%。但 PET/CT 仍有其局限性，当其应用于放疗靶区勾画时应特别注意其假阴性率，对于直径<1cm 纵隔淋巴结其假阴性率约为25%，从而造成靶区脱漏[12,13,14,15]。

3. 病理

（1）痰细胞学检查　简便，无创，仍为肺癌诊断的有效方法之一。应注意取早晨第一口痰（晨痰），取痰前应刷牙、漱口，深呼吸后用力咳痰，连送 3 天以提高痰检阳性率。

（2）支气管镜　能够观察到段支气管以上的支气管树，通过活检及刷检取得病理及细胞学标本。已有研究显示当镜下疑为肺癌时，活检及刷检的阳性率分别为77.5%及53.7%，当镜下未见明显肿瘤征象时，据影像学提示行刷检，阳性率为22.9%。当将支气管镜与特别的 CT 装置相结合时甚至可以检查更加外周的病变。

（3）CT 引导下经皮细针穿刺活检　对于支气管镜不能抵达的外周部位可以采用此方法，造成气胸的概率为25%，但大部分都是无症状的，无需处理，仅5%的病例需要放置引流管。对肺内良性病变的诊断准确率在80%以上，对恶性病变诊断的准确率在90%以上。

（4）内镜下细针穿刺活检　主要包括支气管腔内超声引导下的经支气管针吸活检和经食管针吸活检两类。前者对于气管旁（2区和4区淋巴结）、隆突下（7区淋巴结）和肺门淋巴结（10区）有较大优势，后者对于纵隔后下区域的淋巴结如气管后（3p区淋巴结），隆突下（7区淋巴结）、食管旁（8区淋巴结）和下肺韧带淋巴结（9区淋巴结）更为准确[16,17]。

（5）胸腔穿刺　肺癌的胸腔积液多为恶性，表现为血性渗出液，故可行胸腔穿刺取得病理。总体而言，恶性胸水胸腔穿刺取得病理的阳性率为70%~80%。

（6）纵隔镜检查术　纵隔镜在评估气管旁（2区和4区）、血管前气管后（3a区和3p区）、隆突下（7区）和肺门淋巴结（10区）时仍为最准确的手段。主肺动脉窗（5区）和主动脉旁淋巴结（6区）的诊断可以采用前纵隔镜技术。虽为金标准手段，但纵隔镜仍有10%的假阴性率，且随着损伤更小的腔内超声引导下穿刺技术的发展，纵隔镜在转移淋巴结诊断中的应用常被替代，但当其他技术不能诊断的淋巴结时仍应考虑纵隔镜检查。对于局部晚期病变应行纵隔镜检查以排除不宜手术的 N_3 期病变，确诊需诱导治疗的 N_2 期病变。

六、鉴别诊断

1. 肺结核　最易相互误诊，如果诊断结核后抗结核治疗无效，应进一步检查排除肺癌。
2. 肺炎　咳嗽较轻，咯血少见，感染中毒症状重，X线片上呈现云絮状阴影，跨段、叶。
3. 肺脓肿　急性病史，高热，大量脓臭痰，抗感染有效。肺癌形成的脓肿排痰量较少。
4. 支气管扩张　反复感染、咯血，病史长，X线片上无具体肿块影。
5. 肺曲菌病　好发于中下肺野，边光，与囊壁有半月形间隙，随体位移动。
6. 肺炎性假瘤　女性多，发病年轻，多无症状。孤立圆形阴影，边缘锐利，密度均匀，偶见斑点状钙化和肺门淋巴结肿大，病变多长期无变化。
7. 肺内孤立转移瘤　常与周围型肺癌混淆。可从病史、体检、形态方面做鉴别。原发灶常位于乳腺、胃、甲状腺、肾、子宫、骨、软组织、鼻咽、肝、结肠、食管等。
8. 结节病　肺与肺门淋巴结受累者占80%~90%。支气管和气管周围淋巴结肿大，双侧对称性，呈分叶状，边界清晰。肺表现为网状或结节状，或为不清晰的暗影，似肺泡影，可分散或融合，或为大而致密的圆形病变，似转移癌。
9. 肺的其他肿瘤　肺脏的良性肿瘤如错构瘤、平滑肌瘤、血管瘤、脂肪瘤、良性透明细胞瘤、神经鞘瘤、肺囊肿等；一般无症状或症状少而轻微，病程长，生长慢。肺的其他恶性肿瘤如纤维肉瘤、平滑肌肉瘤、横纹肌肉瘤、原发恶性淋巴瘤、原发浆细胞瘤等。瘤体较大，生长快。

七、转移途径

肺癌主要有局部侵犯、淋巴转移和远处转移三种进展方式。当诊断明确时，约15%的病例仍局限在原发部位，22%有区域淋巴结转移，56%有远处转移。以病理分类，非小细胞肺癌诊断明确时约50%为局限性或局部晚期病变，50%为晚期病变；而小细胞肺癌约70%~80%为晚期病变。

肺癌可以转移至全身各器官，最常见的是肺、肝、骨、肾上腺和脑转移，从而引起相应症状。

八、治疗

放射治疗是肺癌治疗的重要组成部分，为局部治疗手段。与手术治疗相比，其适应证更为宽泛，主要用于不能手术切除的局部晚期非小细胞肺癌的综合治疗、手术切除的Ⅲ期病例的术后放疗、晚期病例的姑息治疗等。近年来因放射治疗设备及放射物理的迅速进步，早期不能手术的非小细胞肺癌的立体定向放射治疗获得很大进步，已渐成为首选治疗手段[18,19,20,21]。

已有研究显示在小细胞肺癌的治疗中，约54%的病例在其病程的不同时期需要接受放射治疗，

46%的病例在首程治疗中需行放射治疗，而非小细胞肺癌相应比例分别为64%和46%。一方面随着技术与设备的进步放射治疗在肺癌治疗中的使用将更为广泛，另一方面由于各种新的药物及治疗技术的出现，且放射治疗会造成周边正常器官和组织的损伤，故如何在合适的时机以合适的技术实施肺癌的放射治疗非常重要。

参　考　文　献

1. 陈万青，张思维，曾红梅，等. 中国2010年恶性肿瘤发病与死亡. 中国肿瘤，2014，23（1）：1.

2. Henschke CI, Yankelevitz DF, Libby DM, et al. Early Lung Cancer Action Project-Annual screening using single-slice helical CT. Ann N Y Acad Sci, 2001, 124-134.

3. The National Lung Screening Trial Research Team. Reduced lung-cancer mortality with low-dose computed tomographic screening. N Engl J Med, 2011, 365（5）：395-409.

4. Aberle DR, DeMello S, Berg CD, et al. Results of the two incidence screening in the National Lung Screening Trial. N Engl J Med, 2013, 369（10）：920-931.

5. The National Lung Screening Trial Research Team. Results of initial low-dose computed tomography screening for lung cancer. N Engl J Med, 2013, 368：1980-1991.

6. Valerie W. Rusch, Hisao Asamura, Hirokazu Watanabe, et al. The IASLC Lung Cancer Staging Project：A Proposal for a New International Lymph Node Map in the Forthcoming Seventh Edition of the TNM Classification for Lung Cancer. J Thorac Oncol Volume 4, Issue 5, May, 2009, 568-577.

7. Neef H. Anatomical pathways of lymphatic flow between lung and mediastinum. Ann Ital Chir, 1999, 70（6）：857-866.

8. Riquet M, Hidden G, Debesse B. Direct lymphatic drainage of lung segments to the mediastinal nodes. An anatomic study on 260 adults. J Thorac Cardiovasc Surg, 1989, 97（4）：623-632.

9. Mountain CF, Dresler CM. Regional lymph node classification for lung cancer staging. Chest, 1997, 111：1718-1723.

10. 殷蔚伯，余子豪，徐国镇，等. 肿瘤放射治疗学. 第四版. 北京：中国协和医科大学出版社，2008，578-609.

11. Travis WD, Brambilla E, Noguchi M, et al. International association for the study of lung cancer/American Thoracic Society/European Respiratory Society international multidisciplinary classification of lung adenocarcinoma. J Thorac Oncol, 2011, 6：244-285.

12. Liao CY, Chen JH, Liang JA, et al. Meta-analysis study of lymph node staging by 18 F-FDG PET/CT scan in non-small cell lungcancer：comparison of TB and non-TB endemic regions. Eur J Radiol, 2012, 81（11）：35183523；doi：10.1016/j. ejrad, 2012, 02.007. Epub 2012, 19.

13. Mia Schmidt-Hansen, David R Baldwin, Elise Hasler, et al. PET-CT for assessing mediastinal lymph node involvement in patients with suspected resectable non-small cell lung cancer. Cochrane Database Syst Rev. 2014, 13；（11）：CD009519. doi：10.1002/14651858. CD009519. pub2. Review.

14. Pak K, Park S, Cheon GJ, et al. Update on nodal staging in non-small cell lung cancer with integrated positron emission tomography/computed tomography：a meta-analysis. Ann Nucl Med, 2015, 29（5）：409-419；doi：10.1007/s12149-015-0958-6. Epub 2015, 6.

15. Shen G, Hu S, Deng H, Jia Z. Diagnostic value of dual time-point 18 F-FDG PET/CT versus single time-point imaging for detection of mediastinal nodal metastasis in non-small cell lung cancer patients：a meta-analysis. Acta Radiol, 2015, 56（6）：681-687；doi：10.1177/0284185114535210. Epub, 2014, 10.

16. Micames CG, McCrory DC, Pavey DA, et al. Endoscopic ultrasound-guided fine-needle aspiration for non-small cell lung cancer staging：A systematic review and metaanalysis. Chest, 2007, 131（2）：539-548. Review.

17. Gu P, Zhao YZ, Jiang LY, et al. Endobronchial ultrasound-guided transbronchial needle aspiration for staging of lung cancer：a systematic review and meta-analysis. Eur J Cancer, 2009, 45（8）：1389-1396；doi：10.1016/j. ejca. 2008.11.043. Epub, 2009, 3. Review.

18. Ricardi U, Badellino S, Filippi AR. Stereotactic radiotherapy for early stage non-small cell lung cancer. Radiat Oncol J, 2015, 33（2）：57-65；doi：10.3857/roj. 2015.33.2.57. Epub, 2015, 30.

19. Chehade S, Palma DA. Stereotactic radiotherapy for early lung cancer：Evidence-based approach and future directions. Rep Pract Oncol Radiother, 2015, 20 (6)：403-410；doi：10.1016/j. rpor. 2014.11.007. Epub, 2014, 12.

20. David P, Otto V, Frank JL, et al. Impact of introducing stereotactic lung radiotherapy for elderly patients with stage I non-small-cell lung cancer：a population-based time-trend analysis. J Clin Oncol, 2010, (28)：5153-5159.

21. Shervin M. Shirvani, Jing Jiang, Joe Y. Chang, *et al.* Comparative effectiveness of 5 treatment strategies for early-stage non-small cell lung cancer in the elderly. Int J Radiat Oncol Biol Phys, 2012, (84)：1060-1070.

第二节　非小细胞肺癌的放疗

王绿化　毕　楠　惠周光

在非小细胞肺癌（NSCLC）中，20%~30%为早期肺癌（Ⅰ、Ⅱ期），肺叶或全肺切除加纵隔淋巴结清扫是标准治疗方案。Ⅰ期 NSCLC 的术后 5 年生存率为 65%（55%~90%），Ⅱ期为 41%（29%~60%）[1~4]。但早期 NSCLC 患者中有相当一部分不能耐受或不愿接受根治性手术。对于这类患者，根治性放疗提供了可能根治的机会，被认为是这一亚群病人的标准治疗模式。

一、早期非小细胞肺癌的根治性放疗

（一）不能手术的早期非小细胞肺癌

导致肺癌患者不能耐受手术的医学因素主要包括：高龄、肺功能储备不良（慢性阻塞性肺病、肺气肿等）、严重的心血管疾病、体力状况评分差、肝肾功能不良等。对于无法耐受根治性手术切除的Ⅰ、Ⅱ期 NSCLC，在不进行任何治疗的情况下，中位生存期约 14 个月，3 年生存不到 10%[5]；放疗成为根治性治疗的主要手段，既往主要采用常规分割的放疗方法[6]；近年来，大分割立体定向放射治疗提高了生物效应剂量，逐渐成为标准治疗。

1. 常规分割放疗　与不进行治疗相比，接受常规分割放疗能够改善无法耐受手术的早期 NSCLC 患者生存。表 6-1-4 总结了早期非小细胞肺癌接受常规分割放射治疗的临床结果[7]。虽然不同的报道在治疗方法、放疗剂量、入选条件方面有不同，总体疗效仍然较低，5 年生存率Ⅰ期约 30%，Ⅱ期约 25%。作者分析可能的原因包括：不能耐受手术的患者身体状况相对较差、陈旧的临床分期手段以及不足的肿瘤照射剂量。Fletcher[8]预测采用 1.8~2.0Gy 的常规分割剂量，治疗直径 5cm 的 NSCLC 需要 100Gy 以上的总剂量；而采用现有放疗技术实施常规分割，肿瘤最大剂量很难达到这一水平。

2001 年 Rowell 和 Williams[33]对接受>40Gy/20 次或相等生物剂量放射治疗的Ⅰ/Ⅱ期 NSCLC 的临床结果进行了系统综述，共纳入一个随机对照研究和 26 个非随机对照研究。26 项非随机对照研究共包括 2003 例病人，完全缓解率（CR）为 33%~61%；2 年生存率为 33%~72%，3 年生存率 17%~55%，5 年生存率 0~42%；肿瘤特异生存率（cancer-specific survival，CSS），2 年为 54%~93%，3 年为 22%~56%，5 年为 13%~39%，局部失败率为 6%~70%，约 25%的病例发生远处转移；非肿瘤死亡占 11%~43%。多因素分析结果显示，肿瘤缓解率和生存率与肿瘤大小和照射剂量有关。Sibley 等[34]回顾了 10 项不能手术的Ⅰ期 NSCLC 根治性放疗的研究，中位剂量 60~66Gy。长期生存 15%，25%的患者死于伴发疾病，30%死于远处转移，另 30%死于局部失败。致局部失败时间和总生存时间与放疗剂量有关，再次验证提高剂量是提高肿瘤控制以及生存时间的有效方法。

2. 立体定向放射治疗　立体定向放射治疗（stereotactic ablative radiotherapy，SABR）是利用立体定向装置、CT、磁共振和 X 线减影等先进影像设备及三维重建技术确定病变和邻近重要器官的准确位置和范围，利用三维治疗计划系统确定 X（γ）射线的线束方向，精确地计算出靶区和邻近重要器官间的剂量分布计划，使射线对病变实施手术式照射。SBRT 与常规分割放疗相比具有靶区小、单次剂量高、靶区定位和治疗立体定向参数要求特别精确、靶区与周边正常组织之间剂量变化梯度大、射线从三维空间分布汇聚于靶区等特点。

表 6-1-4　早期非小细胞肺癌常规放射治疗结果

作者（年代）	病例数	中位年龄（岁）	分　　期	剂量（Gy）	中位生存（月）	5 年生存率（%）
Haffty（1988）[9]	43	64	$T_{1\sim2}N_{0\sim1}$	54~60	28	21
Noordijk（1988）[10]	50	74	$T_{1\sim2}N_0$	60	27	16
Zhang（1989）[11]	44	57	$T_{1\sim2}N_{0\sim2}$	55~70	>36	32
Talton（1990）[12]	77	65	$T_{1\sim3}N_0$	60	~16[a]	17
Sandler（1990）[13]	77	72	$T_{1\sim2}N_0$	<50~>60	20	10
Ono（1991）[14]	38	–	T_1N_0	39~70	~40	42
Dosoretz（1992）[15]	152	74	$T_{1\sim3}N_{0\sim1}$	<50~>70	17	10
Rosenthal（1992）[5]	62	68	$T_{1\sim2}N_1$	18~65[b]	17.9	12
Kaskowitz（1993）[17]	53	73	$T_{1\sim2}N_0$	<50~>70	20.9	6
Slotman（1994）[18]	47	75	$T_{1\sim2}N_0$	32~56	20	15
Graham（1995）[19]	103	67	$T_{1\sim2}N_{0\sim1}$	18~60[b]	16.1	14
Gauden（1995）[20]	347	70	$T_{1\sim2}N_0$	50	27.9	27
Krol（1996）[21]	108	74	$T_{1\sim2}N_0$	60~65	~24	15
Slotman（1996）[22]	31	75	$T_{1\sim2}N0$	48	33	8
Kupelian（1996）[23]	71	–	$T_{1\sim4}N_0$	<50~>60	~16	12
Morita（1997）[24]	149	75	$T_{1\sim2}N_0$	55~74	27.2	22
Jeremic（1997）[25]	49	60	$T_{1\sim2}N_0$	69.6	33	30
Sibley（1998）[26]	141	70	$T_{1\sim2}N_0$	50~80	18	13
Hayakawa（1999）[27]	26	–	$T_{1\sim2}N_0$	60~81[c]	~33[a]	23
Jeremic（1999）[28]	67	60	$T_{1\sim2}N_1$	69.6	27	25
Cheung（2000）[29]	102	71.5	$T_{1\sim3}N_{0\sim1}$	50~52.5	24	16
Zierhut（2001）[30]	60	69	$T_{1\sim2}N_{0\sim1}$	60	20.5	–
Hayakawa（2001）[31]	114	69	$T_{1\sim2}N_{0\sim1}$	60~80	–	12
Lagerwaard（2002）[32]	113	–	$T_{1\sim2}N_0$	<66~70	20	12

注：[a] Estimated from the available survival curve；[b] median dose；[c] one patient irradiated with 48Gy。

与颅内立体定向放疗相比，由于呼吸运动的影响，肺癌的体部立体定向放射治疗（stereotactic body radiation therapy，SBRT）更加复杂。Liu 等[35]用四维计算机断层扫描（4D-CT）研究 72 例肺癌患者，在呼吸周期中，有 13% 患者肿瘤运动大于 1cm，特别是下叶靠近膈肌的病灶。因此应个体化考虑呼吸运动对照射野的影响。多种方法用来减少呼吸运动对放疗的影响，常见有屏气方法、腹部压块、呼吸门控技术、实时追踪技术等。随着多层探测器和快速图像重建等新技术的发展，目前已能够获得呼吸的即时图像，并利用 4D-CT 评估器官运动，为 SBRT 提供了更多精确图像[36]。

（1）周围型早期 NSCLC 的立体定向消融放疗　自 1995 年 SBRT 临床应用于不能手术的 I 期 NSCLC，大量的临床研究不断开展。显示 SBRT 治疗无法耐受手术的早期 NSCLC，局部控制率达 90%，与手术相当（表 6-1-5）。与常规放疗相比，SBRT 显著提高了早期 NSCLC 的局部控制和生存率，文献回顾显示 3 年生存率达 43%~83%[37]，部分研究报道现实 5 年生存率为 40%[38]。2012 年，SBRT 成为 NCCN 推荐的不能耐受手术的早期 NSCLC 的首选治疗。图 6-1-3 展示了基于 4D-CT 的 SBRT 治疗早期周围型 NSCLC 的实际病例。

表 6-1-5　早期周围型非小细胞肺癌立体定向放射治疗的前瞻性研究结果

作者（年代）	病例数	分　期	剂量（Gy）	3 年局控率	3 年生存率（%）
Timmerman R（2014）[38]	55	$T_{1\sim2}N_0$	54/3f	93%（5 年）	40%（5 年）
Taremi M（2012）[39]	92	$T_{1\sim2}N_0$	48~60/3~4f	89%（4 年）	30%（4 年）
Timmerman R（2010）[40]	55	$T_{1\sim2}N_0$	54/3f	97.6%	55.8%
Ricardi U（2010）[41]	62	$T_{1\sim2a}N_0$	45/3f	87.8%	57.1%
Baumann P（2009）[42]	57	$T_{1\sim2}N_0$	45/3f	92%	60%
Fakiris AJ（2009）[43]	48	$T_{1\sim2}N_0$	60，66/3f	88.1%	42.7%
Baumann P（2009）[42]	57	$T_{1\sim2}N_0$	45/3f	92%	60%
Koto M（2007）[44]	30	$T_{1\sim2}N_0$	45/3f，60/8f	77.9%（T_1），40.0%（T_2）	71.7%
Zimmermann FB（2006）[45]	68	$T_{1\sim2}N_0$	24~40/3~5f	88%	53%
Timmerman R（2006）[46]	70	$T_{1\sim2}N_0$	24~60/3f	95%（2 年）	54.7%（2 年）
Le QT（2006）	21	$T_{1\sim2}N_0$	15~30/1f	91%（>20Gy，1 年），54%（<20 Gy）	NR
Nagata Y（2005）[47]	45	$T_{1\sim2}N_0$	48/4f	97.8%	83%（IA），72%（IB）

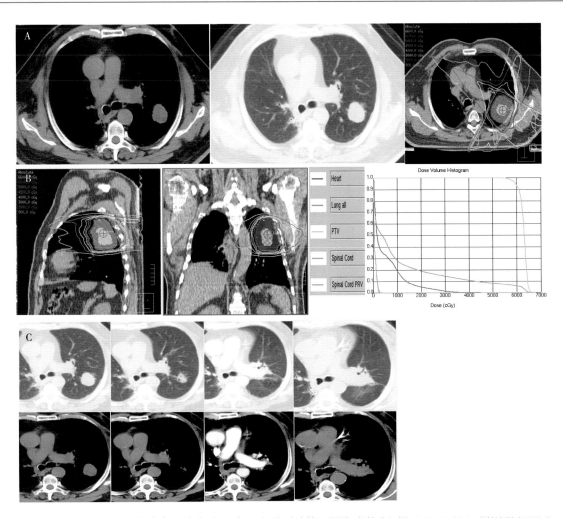

图 6-1-3　1 例右肺下叶鳞癌术后放疗后 10 年，左肺下叶第 2 原发癌的 Ib 期（$cT_{2a}N_0M_0$）周围型 NSCLC

注：A 为 SBRT 治疗前左肺下叶 CT 表现；B 为 SBRT 计划的剂量分布曲线和剂量体积直方图；C 为疗前、疗中（40Gy）、疗后 3 年和疗后 4 年肿瘤变化情况的 CT 表现。该患者行 SBRT 治疗后，肿瘤达完全缓解，疗后 5 年随访为无瘤生存状态。

由于 SBRT 技术的精确性，为高剂量放疗提供了可能，放射肿瘤学家对减少照射次数、提高分割剂量展现出极大热情。美国印第安纳大学放射肿瘤学组对 SBRT 治疗早期不能耐受手术的 NSCLC 进行了一系列严格的前瞻性研究。Ⅰ期剂量毒性递增试验提示对于 T_1 和<5cm 的 T_2 肿瘤单次大剂量的照射是安全可行的[48]，T_2>5cm 的肿瘤最大耐受量可达 22Gy×3f。随后进行的前瞻性Ⅱ期临床研究纳入 70 例不能耐受手术的临床 T_1N_0 和 T_2N_0 的 NSCLC 患者，分别给予 60Gy/3 次和 66Gy/3 次的 SBRT 治疗[43]。3 年局控率达到 88.1%，3 年总生存为 42.7%，中位生存期为 32.4 个月。随后开展的 RTOG0236 研究[40]，是北美第 1 个针对临床上不能手术切除的早期肺癌行 SBRT 治疗的多中心试验。55 例 $T_{1~2}N_0$ 期 NSCLC 患者予以肿瘤的处方剂量为 18Gy×3＝54Gy。试验结果 3 年的原发肿瘤控制率达 98%，生存率为 56%，3 年局部区域控制率为 87%，远处转移率为 22%，中位生存期为 4 年，3~4 级毒副反应为 16.3%。该研究奠定了 SBRT 逐步成为早期不能耐受手术的 NSCLC 的标准治疗的基础，18 Gy×3 的治疗剂量模式也成为对于不可切除周围型肺癌 SBRT 治疗的 RTOG 临床试验所采用的标准。2014 年 ASTRO 会议上更新其 5 年随访结果，5 年局部复发率仅为 7%，5 年生存率为 40%[38]。为了减少再群体化，还有许多研究提倡单次放疗，Hara 等[49]报道了单次最大剂量的放疗模式，34Gy/次的 SBRT 治疗早期 NSCLC 的 2 年生存率为 41%，3 级以上肺损伤发生率为 1.7%。MD. Anderson 癌症中心常用的治疗模式是 50Gy/4f，Chang 等[50]报道中位随访 17 个月，局部控制率达 100%。在日本，多采用 48Gy/4 次的分割模式[47]，Ⅰ A 期和Ⅰ B 期的 3 年生存率为 83% 和 72%，无 3 级以上放射性肺炎发生。综上所述，周围型肺癌 SBRT 的分割方式尚无统一推荐标准的方案。日本正在进行的 JCOG0702 研究，是一项探索不能手术的 $T_2N_0M_0$ 的 NSCLC 耐受剂量的Ⅰ期 SBRT 剂量递增实验，初期汇报结果推荐剂量为 55Gy/4f。根据日本的一项多中心回顾性研究，14 个中心 257 例接受 SABR 治疗的Ⅰ期 NSCLC 中，BED<180Gy 足够安全，在此范围内，BED≥100Gy 的患者 5 年生存率达 70.8%，明显高于 BED<100Gy 组（30.2%）[51]。因此，BED≥100 Gy 成为目前广泛接受的 SABR 的总剂量推荐。

（2）中心型早期 NSCLC 的立体定向消融放疗　中心型 NSCLC 邻近纵隔重要器官，单次大剂量的 SABR 可能导致纵隔的正常器官产生严重的急性或晚期反应。Timmerman 等提出将肿瘤距离支气管树 2cm 以内定义为中心型肺癌，以外定义为周围型肺癌[46]。采用 60~66Gy/3 次的分割模式治疗中心型肺癌，3~5 级副损伤达 46%。MD. Anderson 癌症中心的 Chang 等[52]提出将肿瘤距离椎体 1cm 以内，或距离臂丛神经、食管、心脏、大血管等重要脏器 2cm 以内定义为中心型肺癌，作为高剂量分割的"禁飞区"。因而早期的研究主要集中在周围型肺癌，认为 SBRT 的使用在远离胸壁的周围型肺癌病灶中更为合适。

然而，近期的一些研究显示中等剂量分割模式的 SBRT 对于中央型肺癌安全有效。表 6-1-6 列出了中央型 NSCLC 接受 SABR 治疗的临床结果。荷兰 VU 大学给予 37 例早期中央型肺癌患者 7.5Gy×8f 的方案，3 级以上不良反应为 10.8%，3 年总生存率达 64.3%，甚至好于同期治疗的周围型肺癌（51.1%）[53]。而 MD. Anderson 癌症中心 Chang 等[52]更提出在合适的正常组织限量条件下给予中央型肺癌 50Gy/4f 或 70Gy/10f 的 SABR 是安全有效的，实现了在"禁飞区"的 SBRT 治疗。Chang 对中央型肺癌 SBRT 的相关文献进行系统综述，认为如果正常组织的剂量体积限量不超过表内要求（表 6-1-7），可给予 45~50Gy/4f 或 50~60Gy/5f 的方案；更加保守的情况下，可以给予 60Gy/8f 或 70Gy/10f 的方案[54]。由此可见，中心型肺癌不是 SABR 的绝对禁忌，可在综合考虑肿瘤大小、分割剂量、总剂量、照射间隔时间及危险器官受照剂量等因素的前提下谨慎应用 SABR。但需注意的是，当肿瘤直接侵犯食管、大血管、主支气管等纵隔关键器官时，则是 SABR 治疗的禁忌。图 6-1-4 是 SBRT 治疗早期中央型 NSCLC 的病例。正在进行的 JROSG10-1 和 RTOG0813 的Ⅰ期临床研究，分别从总剂量 7.5Gy×8＝60Gy 和 10Gy×5＝50Gy 开始。通过剂量爬坡研究，探索 SBRT 治疗早期中央型非小细胞肺癌的最大耐受放疗剂量。

表 6-1-6　中央型肺癌的 SBRT 研究

作者（年代）	病例数	剂量（Gy）	3 年局控率	3 年生存率（%）
Chang（2014）[52]	100	50Gy/4f	96.5%	70.5%
Rowe（2012）[55]	47	50Gy/4f	94%（2 年）	NA
Nuyttens（2012）[56]	56	48Gy/6f	76%（2 年）	60%（2 年）
Haasbeek（2011）[53]	63	60Gy/8f	92.6%（5 年）	49.5%（5 年）
Xia（2006）[57]	43	70Gy/10f	95%	91%
Timmerman R（2006）[46]	70	60,66/3f	95%（2 年）	54.7%（2 年）
RTOG 0813	94	50~60Gy/5f	进行中	进行中

表 6-1-7　中央型肺癌不同 SABR 分割方案的正常组织限量

危及器官	50Gy/4 次		70Gy/10 次		50~60Gy/5 次（RTOG0813）	
肺	体 积	最大剂量	体 积	最大剂量	体 积	最大剂量
全肺	$MLD \leqslant 6Gy$		$MLD \leqslant 9Gy$		$V_{12.5} \leqslant 1500cm^3$	
	$V_5 \leqslant 30\%$		$V_{40} \leqslant 7\%$		$V_{13.5} \leqslant 1000cm^3$	
	$V_{10} \leqslant 17\%$					
	$V_{20} \leqslant 12\%$					
	$V_{30} \leqslant 7\%$					
肺	$iMLD \leqslant 10Gy$		NA		NA	
	$iV_{10} \leqslant 35\%$					
	$iV_{20} \leqslant 25\%$					
	$iV_{30} \leqslant 15\%$					
气管	$V_{35} \leqslant 1cm^3$		$V_{40} \leqslant 1cm^3$	$D_{max} < 60Gy$	$V_{18} \leqslant 4cm^3$	$D_{max} < 105\%PTV$
支气管树	$V_{35} \leqslant 1cm^3$	$D_{max} < 38Gy$	$V_{50} \leqslant 1cm^3$	$D_{max} < 60Gy$	$V_{18} \leqslant 4cm^3$	$D_{max} < 105\%PTV$
肺门大血管	$V_{40} \leqslant 1cm^3$	$D_{max} < 56Gy$	$V_{50} \leqslant 1cm^3$	$D_{max} < 75Gy$		
其他胸腔大血管	$V_{40} \leqslant 1cm^3$	$D_{max} < 56Gy$	$V_{50} \leqslant 1cm^3$	$D_{max} < 75Gy$	$V_{47} \leqslant 10cm^3$	$D_{max} < 105\%PTV$
食管	$V_{30} \leqslant 1cm^3$	$D_{max} < 35Gy$	$V_{40} \leqslant 1cm^3$	$D_{max} < 50Gy$	$V_{27.5} \leqslant 5cm^3$	$D_{max} < 5\%PTV$
心脏/心包	$V_{40} \leqslant 1cm^3$	$D_{max} < 45Gy$	$V_{45} \leqslant 1cm^3$	$D_{max} < 60Gy$	$V_{32} \leqslant 15cm^3$	$D_{max} < 105\%PTV$
	$V_{20} \leqslant 5cm^3$					
臂丛	$V_{30} \leqslant 0.2cm^3$	$D_{max} < 35Gy$	$V_{50} \leqslant 0.2cm^3$	$D_{max} < 55Gy$	$V_{30} \leqslant 3cm^3$	$D_{max} < 32Gy$
脊髓	$V_{20} \leqslant 1cm^3$	$D_{max} < 25Gy$	$V_{35} \leqslant 1cm^3$	$D_{max} < 40Gy$	$V_{22.5} \leqslant 0.25cm^3$	$D_{max} < 30Gy$
					$V_{13.5} \leqslant 0.5cm^3$	

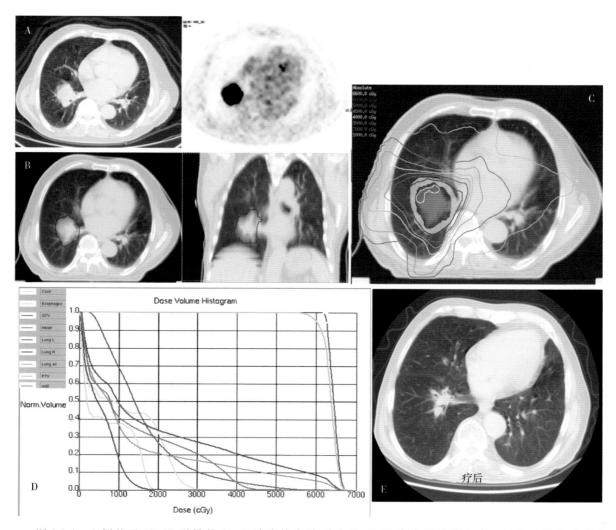

图 6-1-4　1 例基于 4D-CT 引导的 SBRT 治疗的右肺下叶 $T_{2b}N_0M_0$ 中央型鳞癌患者，处方剂量给予 95%
PGTV 60Gy/10f

注：A. 疗前肿瘤的 CT 和 PET 影像；B. 4D-CT 引导下对靶区勾画的比较（横断位和冠状位）；C. SBRT 计划肿瘤的剂量分布曲线；D. GTV（红色）、PTV（绿色）和正常组织剂量体积直方图；E. 治疗后。

（3）SABR 治疗的失败模式　SABR 治疗早期 NSCLC 能够获得高达 90% 的局部控制。荷兰 UV 大学的一项大样本回顾性分析显示，676 例纳入分析的早期 NSCLC，中位随访 32.9 个月，18%（124例）出现肿瘤进展，5 年局部、区域和远处失败率分别为 10.5%（95% CI 6.4~14.6）、12.7%（95% CI 8.4~17.0）和 19.9%（95% CI 14.9~24.6）[58]。

远处转移是 SBRT 治疗早期不能手术的 NSCLC 的主要失败模式，发生率为 20%~30%[59,60]，上述荷兰研究中 124 例进展的患者中有 66%（82 例）为远处转移。因此全身辅助治疗或生物治疗引起了许多研究者的兴趣。四川大学一项研究显示，接受含铂方案辅助化疗的 $T_{1~3}N_0M_0$ 的 NSCLC 较单纯 SBRT 治疗的患者可提高生存（5 年 46% vs 31.5%）[61]。多项研究发现远处转移的发生率与原发肿瘤的大小相关。Dosoretz 等[62] 报道肿瘤直径<3cm 的 3 年转移发生率为 8%，而肿瘤直径为 3~5cm 的转移率为 27%，直径>5cm 的转移率为 50%。CALGB9633 是一项比较 IB 期 NSCLC 是否辅助化疗的Ⅲ期随机对照研究，结果显示化疗与未化疗组的 OS 和 DFS 都无显著差别；进一步的亚组分析显示在

≥4cm的肿瘤中，辅助化疗组具有显著延长的 OS 和 DFS；而在肿瘤最大径<4cm的亚组中，辅助化疗未能带来任何生存优势[63]。基于现有研究，目前尚不能确定辅助治疗在 IB 期 NSCLC 中的价值。NCCN 指南目前以 2B 类的证据推荐对于高危的ⅠB~Ⅱ期患者考虑术后辅助化疗，对于不能手术的 NSCLC，高危因素主要是指肿瘤>4cm。

区域淋巴结失败也是 SABR 治疗后的早期 NSCLC 的另一失败模式。准确分期，尤其是淋巴结的准确分期是制定 SBRT 治疗方案的重要因素。PET/CT 是目前诊断Ⅰ期 NSCLC 准确率较高的无创诊断手段。Cerfolio 等[64]回顾性分析了行手术治疗的 721 例临床Ⅰ期（PET-CT 及 CT 分期）NSCLC 患者的临床病理资料，显示 PET 诊断Ⅰ期 NSCLC 的敏感度、特异度、阳性预测值、阴性预测值和准确率分别为 80%、81%、56%、93% 和 81%。中国医学科学院肿瘤医院对 PET/CT 在 $T_{1~2}N_0$ 期 NSCLC 淋巴结分期中的价值进行了系统综述，诊断的假阴性率为 13%[65]。虽然通过 PET-CT 诊断为临床 N_0 的Ⅰ期 NSCLC 隐匿性淋巴结转移的发生率为 6%~18%[65~67]，但 Meta 分析[68,69]显示，SBRT 治疗早期 NSCLC 的研究中，区域失败率多数<10%。这可能与局部淋巴结在治疗过程中也接受了一定剂量的附带照射有关[70]，也有文献认为可能是与原发灶的消融效应有关[71]。另有临床资料显示：不进行预防性淋巴结照射与预防性淋巴结照射相比，没有降低局部控制率，区域淋巴结复发不到 5%[72,73]。因而目前对于明确诊断的早期 NSCLC 仍推荐 SABR，尚不建议进行淋巴结预防照射。

（4）SBRT 治疗相关毒性及正常组织剂量-体积参数　由于 SBRT 理想的肿瘤控制率，其应用越来越广泛，如何在不影响治疗效果的基础上尽可能降低治疗后毒副反应的发生是目前临床医生关注的重点。近年来报道相对较多的毒副反应主要是放射性肺炎、胸壁损伤、放射性神经病变、中央大气道损伤、食管炎、血管损伤等。

1）放射性肺炎：放射性肺炎是最受关注的毒性反应。文献报道 SBRT 治疗后发生需进行临床干预的放射性肺炎约 0~29%，但由于靶区小、受照正常肺组织少，三级以上的放射性肺炎较少[74]。尽管如此，3~5 级肺炎的报道率可高达 20%[46]。放射性肺炎发生最重要的相关因素[75]为肺平均受量（MLD），其次为 V_5 和 V_{20}[76~79]。肿瘤的解剖位置也与放射性肺炎的发生相关，肿瘤位于下叶肺更易发生放射性肺炎[80]，可能与下叶肺对肺功能的影响更大，以及呼吸动度有关[81]。另外，有报道认为靶区大小和靶区适形度（conformity index，CI）也是放射性肺炎的预测因素[79,82]。除了剂量学因素，患者自身因素与放射性肺炎的相关性也是研究关注的热点。但研究发现Ⅲ~Ⅳ级 COPD 的患者使用合适的剂量分割方案，3 级以上放射性肺炎的发生率仅 1.3%[83]。另有研究显示肺气肿与放射性肺炎的发生无关[84]。值得一提的是，有研究显示吸烟与放射性肺炎的发生呈负相关[85]，可能与吸烟抑制射线诱导的炎症反应、上调谷胱甘肽水平以及阻断肺的氧化性损伤相关[74]。

2）胸壁毒性：慢性胸痛和肋骨骨折是 SBRT 治疗距胸壁较近的周围型肺癌需特别注意的晚期并发症。Meta 分析的数据显示 SBRT 治疗后胸壁疼痛的发生率为 18.67%，95% CI（13.77%~24.11%）[86]。年轻、吸烟和肥胖是目前报道与慢性胸痛有关的因素[74]。SBRT 后肋骨骨折的发生还与小体积/高剂量照射相关，胸壁 D-8cc>54Gy 时，骨折发生率显著增加 [8.1% vs 32.6%（2~3级）][87]。Meta 分析的肋骨骨折的发生率为 12.45%，95%CI（7.28%~20.47%）[86]。接受>30G 照射的胸壁体积（V_{30}）是胸壁疼痛和肋骨骨折的最佳预测因子[88,89]，美国弗吉尼亚大学放疗科建议尽可能将胸壁的 V_{30} 限制在<30mm³，以减少胸壁毒性反应的发生，如果超过 35mm³ 则发生严重胸痛或肋骨骨折的风险可达 30%[90]。

3）臂丛神经损伤：臂丛损伤多见于肺尖癌，印第安纳大学观察了 276 例接受 SBRT 治疗（中位剂量 57Gy/3 次）的肺尖癌患者，臂丛神经病变的发生率为 13%（36/276）[91]。放射性臂丛神经损伤的剂量学研究较少，但均显示出阈效应。Forquer 等[91]发现臂丛受量超过 26Gy（3~4 次）的 2 年神经病变风险明显高于≤26Gy 组（46% vs 8%，$P=0.04$）。Chang 等同样发现 50Gy/4 次的方案治疗的中央型肺癌中，臂丛病变都发生在臂丛最大受量>35Gy 或者 V_{30}>0.2cm^3 者[52]。

4）中央大气道损伤：中央型肺癌（距离肺门和主支气管 2cm 以内）邻近纵隔组织，不良反应发生率较高，特别是采用较高剂量（20～22Gy×3 次）时[46]。其中大气道的损伤主要表现为气管狭窄、肺不张、气道坏死、气管支气管瘘。常规分割放疗的资料显示 ≥73.6Gy 的高剂量照射后 3 个月即可出现主支气管狭窄[92]。目前关于 SBRT 相关的大气道损伤研究资料很少，小样本回顾性分析报道中央型肺癌给予 40～60Gy/3～4 次的治疗约 89%（8/9）的患者发生气道狭窄[93]。Karlsson K 等[94]对 SBRT 致肺不张的发生及剂量-效应关系进行了分析，74 例患者肺不张发生率为 24.3%，其发生与支气管高量点的剂量相关，发生肺不张的患者支气管树 0.1cc 体积接受的中位剂量的 EQD2 为 210Gy。Timmerman 等[46]提出 60Gy/3 次的治疗方案不适合肿瘤位于中央气管 2cm 以内的患者。

5）食管损伤：SBRT 造成的食管损伤主放疗于中央型肺癌，可呈轻度食管炎至食管狭窄、穿孔、气管食管瘘等程度不一的毒性表现。食管接受高量的体积（Vd）是食管毒性的剂量学相关因素，Palma 等分析发现 V_{60} 是 3D-CRT 或 IMRT 中放射性食管炎的最佳预测因素，每升高 10%，相对风险为 1.33 倍[95]。有研究设定了食管剂量学的安全阈值，单次 D_{5cc} 限于 14.5Gy，$D_{2cc} \leq 15$Gy，$D_{max} \leq 19$Gy[96,97]。

6）大血管损伤：虽然大血管被认为是看见抗拒的组织，但 SBRT 的高剂量仍可致严重的血管损伤，尤其是动脉损伤，可能导致咯血、主动脉破裂大出血、主动脉瘤等。MDACC 对主动脉毒性的剂量学分析显示，5 级主动脉损伤总发生率为 5.7%，其中 0.1cm^3 主动脉接受的最大剂量 ≥120.0 Gy 的患者明显高于<120 Gy 组（25% vs 0%，$P = 0.047$）[98]。

为了减少和预防这些急性和慢性毒副作用，对 SBRT 治疗的 NSCLC 患者需要更加严格的质量控制。除了需合理选择适应证，全面评估肿瘤和器官功能状况，采用立体定向、适形调强放疗、图像引导等技术的精确放疗，可有效减少正常组织的受量，预防这些毒性反应的发生。另一重要方法是改变 SBRT 方案的分割剂量模式。Lagerwaard 等[99]报道，采用"风险调整"方案，中央型 NSCLC 的生物等效剂量限制在 105Gy 以内，仅观察到轻微的近期不良反应，其中疲倦（32%）、恶心（10%）和胸痛（8%）等是最常见的近期不良反应；晚期不良反应发生率很低，仅 6 例（3%）发生 Ⅱ 级以上放射性肺炎。确定理想的 SBRT 方案是临床研究的热门课题，RTOG 牵头的两项临床试验（RTOG 0813、RTOG 0915）正在进行中。

因为 SBRT 技术治疗肺癌长期的临床资料有限，所以目前剂量-体积参数是根据经典的临床试验的剂量规定在常规分割和 RBE 计算方式的基础上得出的。表 6-1-8 为根据重要的临床研究中几种经典剂量分割方案推荐的正常组织限量的总结。NCCN 根据 RTOG 0618、RTOG0813、RTOG0915 也给出了不同分割模式下的剂量限值的建议[100]。MD Anderson 癌症中心对于早期 NSCLC 给予 PTV50Gy/4f 的处方剂量，危及器官的剂量-体积参数建议[101]：

肺：V_{20}<20%；

食管：40Gy<1cm^3，36Gy<10cm^3；

气管：40Gy<1cm^3，36Gy<10cm^3；

主支气管：48Gy<1cm^3，40Gy<10cm^3；

心脏：48Gy<1cm^3，40Gy<10cm^3；

臂丛神经及大血管：48Gy<1cm^3，40Gy<10cm^3；

脊髓：Dmax<25Gy。

对于曾接受过放疗的患者，需要对以前的治疗计划进行评估，尤其是重要器官剂量分布，并依据生物等效剂量做出临床判断。

表 6-1-8　不同 SBRT 方案的正常组织剂量限制推荐

危及器官	1 次 （RTOG0915）	3 次 （RTOG 0236/0618）	4 次（RTOG0915）	5 次（RTOG0813）
脊髓	$D_{max} \leqslant 14Gy$ $V_{10} \leqslant 0.35cc$ $V_7 \leqslant 1.2cc$ $V20 \leqslant 10\%$	$D_{max} \leqslant 18Gy$（6Gy/fx）	$D_{max} \leqslant 26Gy$（6.5Gy/fx） $V_{20.8} \leqslant 0.35cc$（5.2Gy/fx） $V_{13.6} \leqslant 1.2cc$（3.4Gy/fx） $V_{20} \leqslant 10\%$	$D_{max} \leqslant 30Gy$（6Gy/fx） $V_{22.5} \leqslant 0.25cc$（4.5Gy/fx） $V_{13.5} \leqslant 0.5cc$（2.7Gy/fx） $V_{20} \leqslant 10\%$
肺	$V_7 \leqslant 1500cc$ $V_{7.4} \leqslant 1000cc$	$V_{20} \leqslant 10\%$	$V_{11.6} \leqslant 1500cc$（2.9Gy/f） $V_{12.4} \leqslant 1000cc$（3.1Gy/f）	$V_{12.5} \leqslant 1500cc$（2.5Gy/f） $V_{13.5} \leqslant 1000cc$（2.7Gy/f）
食管	$D_{max} \leqslant 15.4Gy$ $V_{11.9} \leqslant 5cc$	$D_{max} \leqslant 27Gy$（9Gy/f）	$D_{max} \leqslant 30Gy$（7.5Gy/f） $V_{18.8} \leqslant 5cc$（4.7Gy/f）	$D_{max} < 105\%$处方剂量 $V_{27.5} \leqslant 5cc$（5.5Gy/f）
臂丛	$D_{max} \leqslant 17.5Gy$ $V_{14} \leqslant 3cc$	$D_{max} \leqslant 24Gy$（8Gy/f）	$D_{max} \leqslant 27.2Gy$（6.8Gy/f） $V_{23.6} \leqslant 3cc$（5.9Gy/f）	$D_{max} \leqslant 32Gy$（6.4Gy/f） $V_{30} \leqslant 3cc$（6Gy/f）
心脏	$D_{max} \leqslant 22Gy$ $V_{16} \leqslant 15cc$	$D_{max} \leqslant 30Gy$（10Gy/f）	$D_{max} \leqslant 34Gy$（8.5Gy/f） $V_{28} \leqslant 15cc$（7Gy/f）	$D_{max} < 105\%$处方剂量 $V_{32} \leqslant 15cc$（6.4Gy/f）
大血管	$D_{max} \leqslant 37Gy$ $V_{31} \leqslant 10cc$	NS	$D_{max} \leqslant 49Gy$（12.25Gy/f） $V_{43} \leqslant 10cc$（10.75Gy/f）	$D_{max} < 105\%$处方剂量 $V_{47} \leqslant 10cc$（9.4Gy/f）
气管/支气管	$D_{max} \leqslant 20.2Gy$ $V_{10.5} \leqslant 4cc$	$D_{max} \leqslant 30Gy$（10Gy/f）	$D_{max} \leqslant 34.8Gy$（8.7Gy/f） $V_{15.6} \leqslant 4cc$（3.9Gy/fx）	$D_{max} < 105\%$处方剂量 $V_{18} \leqslant 4cc$（3.6 Gy/fx）
肋骨	$D_{max} \leqslant 30Gy$ $V_{22} \leqslant 1cc$	$D_{max} \leqslant 30Gy$（10Gy/f）	$D_{max} \leqslant 40Gy$（10Gy/f） $V_{32} \leqslant 1cc$（8Gy/f）	NS
皮肤	$\leqslant 26Gy$ $V_{23} \leqslant 10cc$	$\leqslant 24Gy$（8Gy/f）	$D_{max} \leqslant 36Gy$ $V_{33.2} \leqslant 10cc$（8.3Gy/fx）	$\leqslant 32Gy$（6.4Gy/f） $V_{30} \leqslant 10cc$（6Gy/fx）

3. 随访推荐/参考　NCCN 指南并未对 SBRT 治疗后的早期 NSCLC 的随访做出特别规定，Ⅰ～Ⅳ 期的 NSCLC 均推荐治疗后前 2 年每 6～12 个月随访病史、体检和胸部 CT（增强），以后每年随访病史、体检和胸部 CT。PET/CT 在常规随访中不做要求，仅在标准 CT 难以区分肿瘤和肺组织改变（如肺不张、实变和放射性纤维化）时用以鉴别。参照Ⅱ期前瞻性随机临床研究对 SBRT 治疗后的随访规定[40]，治疗后首次评估一般在 6 周左右，之后 1～2 年内每 3 个月，3～4 年每 6 个月随访 1 次，以后每年随访 1 次，包括 CT、肺功能等。

（二）可手术的早期 NSCLC

SBRT 能否替代手术尚存争议，但现有的回顾性分析和Ⅱ期前瞻性单臂研究显示 SBRT 用于可耐受手术的Ⅰ期 NSCLC 可取得近似手术的生存结果。表 6-1-9 总结了 SBRT 在可手术的早期 NSCLC 中应用的证据。美国威廉博蒙特医院 Grills 等[102]回顾性对比了 SBRT（58 例）和楔形切除（69 例）治疗Ⅰ期 NSCLC 的疗效，显示两种治疗远处转移率和无病生存率相同，而且 SABR 组显示有更低的局部和区域复发的趋势，虽然统计学无显著差异。Crabtree 等[103]对临床Ⅰ期 NSCLC 患者接受 SBRT（76 例）和手术（463 例）治疗进行了比较研究。对 57 例高危手术患者和 57 例 SBRT 治疗患者的倾向评分配比分析结果显示，3 年局部无复发率（88% 和 90%）、无病生存率（77% 和 86%）以及总生存率（54% 和 38%）的差异均无统计学意义（均 $P > 0.05$）。

表 6-1-9　可耐受手术的早期肺癌的 SBRT 研究

作者（年代）	病例数	剂量（Gy）	3 年局控率（%）	3 年生存率（%）	毒　　　性	研究类型
Crabtree（2010）[103]	76	54Gy/3f	90%	38%	无 SBRT 相关死亡	比较研究
Grills（2010）[102]	58	48~60Gy/4~5f	96%	72%	2~3 级肺炎 11%	回顾性
Onishi H（2011）[104]	87	45~72.5Gy/3~10f	92%（T_1）	72%（T_1）	≥2 级肺炎 1.1%	回顾性
JCOG0403（2010）[105]	65	48Gy/4f	NA	76%	3 级肺炎 9.2%	前瞻性Ⅱ期
Lagerwaard（2012）[106]	177	60Gy/3~8f	93%	84.7%	≥3 级肋骨骨折 3%	前瞻性Ⅱ期
RTOG 0618[107]	26	54Gy/3f	80.8%（2 年）	84.4%（2 年）	3 级毒性 16%	前瞻性Ⅱ期
Palma D（2011）[108]	60	32~60Gy/2~8f	NA	42%	30 天死亡率 1.7%	人群配对比较
Shirvani SM（2012）[109]	124	NA	配对分析 SBRT 和肺叶切除总生存和肿瘤专项生存相似			人群配对比较
Zheng（2014）[110]	3330	NA	83.9%（5 年）	41.2%（5 年）	NA	Meta 分析
Chang（2015）[111]	SABR：31 周围		NA	SABR：95%	SABR：3 级毒性	Ⅲ期研究汇集分析
POSITIVE				正在进行		前瞻性Ⅱ期
VALOR				正在进行		Ⅲ期
SABRTooth				正在进行		Ⅲ期

　　JCOG0403 是第一个评价 SBRT 在ⅠA 期可耐受手术的 NSCLC 患者中治疗效果的前瞻性Ⅱ期临床试验[105]。共入组 65 例，中位年龄 79 岁，包括 40 例腺癌，21 例鳞癌和 4 例其他病理类型，等中心剂量给予 48Gy/4 次。3 年总生存 76%，无进展生存 69%，3 级毒性仅 6 例。另一项Ⅱ期临床研究 RTOG 0618 在 2013 年 ASCO 会议上汇报了其中期结果，26 例 $T_{1~2}N_0M_0$ 期可手术的 NSCLC 纳入分析，SBRT 治疗后 2 年 PFS 和 OS 分别为 65.4% 和 84.4%，无 4~5 级治疗毒性[107]。

　　大规模人群研究目前有两项，一项为荷兰北部省对 75 岁以上的肿瘤登记患者接受手术和 SBRT 治疗进行比较，基线校正后两组长期生存无统计学差异，而治疗 30 天内死亡率手术组明显较高（8.3% vs 1.7%）[108]。另一项来自 SEER 数据库对 65 岁以上患者 SBRT 治疗和楔形切除或肺叶切除的比较[109]。SBRT 组短期死亡率低（<1% vs 4%），配对分析显示 SBRT 和肺叶切除患者总生存和肿瘤专项生存相似。近期一项 meta 分析对纳入的 23 个研究的 7071 例手术患者和 27 个研究中 4850 例 SBRT 治疗患者经年龄和可耐受手术比例的校正后进行比较，显示 3330 例可耐受手术的 NSCLC 接受 SBRT 治疗与手术组相比 OS 和 DFS 均无明显差异[110]。

　　目前，共开展了 3 项Ⅲ期头对头随机对照研究，包括荷兰医学中心的 ROSEL 研究［NCT00687986］、MD. Anderson 癌症中心发起 STARS 研究［NCT00840749］和 ACOSOG Z4099 研究［NCT01336894］，但由于入组缓慢，均已提前关闭。令人振奋的是，2015 年 6 月来自 MD. Anderson 的最新报道，汇总分析了 ROSEL 和 STARS 两项对比 SBRT 和手术在可手术Ⅰ期 NSCLC 作用的随机研究，3 年总生存率 SBRT 组和手术组分别是 95% 和 79%（HR 0.14，$P=0.037$）。3 年无复发生存率 SBRT 组和手术组分别是 86% 和 80%（HR 0.69，$P=0.54$）[111]。为 SBRT 作为可手术Ⅰ期 NSCLC 的治疗选择提供了依据。但由于样本量小，统计效力尚有一定欠缺。目前美国和英国正准备开展更大样本的Ⅲ期研究（VALOR 和 SABRTooth）对比 SBRT 和手术的差异。Ⅱ期临床研究 POSITIVE/RTOG 3502 也正在进行中。

　　（三）术后辅助放疗

　　从早期患者的失败模式上看，Ⅰ期 NSCLC 手术切除后胸内复发率达 6%~28%，Ⅱ期患者胸内复发率为 9%~35%（表 6-1-10）。但目前的荟萃分析和大宗回顾性分析结果显示术后放疗虽然降低了早期 NSCLC 局部区域复发率，但无生存优势，甚至是有害的[75,112~114]。1998 年 PORT Meta-analysis Trialists Group 发表的探索非小细胞肺癌术后放疗作用的荟萃分析包含了 9 个随机分组研究，结果显示术后放疗降低生存（$P=0.001$），术后放疗组的 2 年绝对总生存率下降了 7%[115]。2010 年更新了数据的荟萃分析结果也显示了相似结果。进一步的亚组分析显示，对于Ⅰ、Ⅱ期的患者，术后放疗是有害的。但该荟萃分析存在多个缺陷，包括纳入分析的研究中许多自 20 世纪 60 年代以来的研究，当时并没有明确的临床分期；多数患者接受的是剂量分布不均匀的^{60}Co 放疗设备的治疗；放疗剂量具有很大异质性；主要为二维治疗技术；数据分析中缺乏术后放疗的具体时机的选择；而且分析中也包括了部分未发表的资料。Lally 等分析了美国 SEER 数据库中的 7465 例 AJCC 第 6 版分期为Ⅱ和Ⅲ期行根治手术治疗的非小细胞肺癌患者。亚组分析显示，术后放疗降低了术后 N_0 和 N_1 患者的生存（$P=0.0435$ 和 $P=0.0196$）[116]。ANITA 研究的亚组分析中也显示对于术后 N_0 和 N_1 组，术后化疗联合放疗组比单纯化疗组生存低[117]。除了前述的技术方面局限性，术后放疗可能引起的心肺毒性是开展辅助放疗的另一顾虑。Machtay 等报道 PORT 后伴发疾病相关死亡率（dead of intercurrent disease，DID）为 13.5%，与人群数据的 10% 无统计学差异，但发生率与肿瘤剂量相关，>54Gy 组的患者，DID 可达 17%[118]。

表 6-1-10 早期肺癌术后复发模式

作　者	分　期	病　例	生存（5-yr）	仅胸内复发（%）	仅远处转移（%）
Feld[119]	T_1N_0	162	NS	9	17
	T_2N_0	196	NS	11	30
	T_1N_1	32	NS	9	22
Pairolero[120]	T_1N_0	170	71%	6	15
	T_2N_0	158	59%	6	23
	T_1N_1	18	33%	28	39
Saynak[121]	T_1N_0	119	NS	14	2
	T_1N_1	21	NS	20	5
	T_2N_0	97	NS	19	14
	T_2N_1	38	NS	13	43
	T_3N_0	34	NS	20	18
Martini[122]	T_1N_0	291	82%	8	19
	T_2N_0	307	65%		
Ginsberg[3]	T_1N_0	247	>50%	12	13
Lardinois[123]	Ⅰ	46	NS	28	20
	Ⅱ	23	NS	35	43
Matsuoka[124]	$T_{1~2}N_1$	128	42.2%	14	27
Harpole[125]	$T_{1~2}N_0$	289	63%	11	14

随着时代的变化，放疗和化疗都取得了长足的进步和发展，新的三维适形或调强放疗技术的应用，显著降低了治疗相关毒性反应。一些探索性研究尝试将新的放疗技术应用于局部复发的高危人群，评估是否能够带来局部控制和整体生存的改善。但目前该方面研究较少，高危复发因素结果报道不一，未达成共识；亦缺少设计较好的正在进行的前瞻性研究，是未来 NSCLC 辅助治疗研究的一个方向。

（四）T_3N_0 的肺上沟瘤的放射治疗

肺上沟瘤（pancoast tumor）是一类发生率较低的特殊类型的肿瘤，占所有肺癌的不到 5%[126]。往往伴有邻近结构，如臂丛、脊柱、纵隔、胸膜或肋骨的直接受侵，分期通常为 T_3~T_4。许多回顾性研究和小样本前瞻性研究认为，单一治疗手段疗效差，同步放化疗联合手术切除是可切除Pancoast肿瘤的首选治疗，术前放疗通常采用45Gy常规分割方式[127~129]，R0切除率约76%~97%[127,130,131]，5年生存率约38~56%[128,130,132]。MD Anderson的一项Ⅱ期前瞻性研究还报道了手术联合辅助放化疗的综合治疗模式[132]。术后放疗采用超分割治疗模式，切缘阴性者剂量给予60Gy，切缘阳性给予64.8Gy，5年生存率可达50%。

对于不可手术切除的Pancoast肿瘤，同步放化疗仍考虑为标准治疗。根治性放疗剂量给予常规分割60~74Gy。早期的研究显示，放疗可获得较好的局部控制。一项研究报道了32例行根治性放疗的肺上沟瘤，91%的患者疼痛缓解，75%的Horner综合征症状改善[133]。继而小样本研究显示加入同步化疗可提高局部控制和生存率。荷兰的一项研究中[134]，49例Ⅱ、Ⅲ期Pancoast瘤患者给予66Gy放疗联合顺铂同步化疗，有19例患者转为可切除，其病理完全缓解率（pCR）达53%，5年生存率为18%，接受手术者为33%。

在AJCC第7版分期中，对于同一肺叶内多发肿瘤结节不伴淋巴结转移的病变（$T_3N_0M_0$）也被划为ⅡB期。但目前尚无针对$T_3N_0M_0$期肿瘤的研究报道。结合既往报道中该部分患者的数据，目前认为对于该期病变，首选手术切除，主要为肺叶切除，R0切除后给予辅助化疗，非R0切除后需行术后放化疗以改善局控。

二、局部晚期非小细胞肺癌的放射治疗

局部晚期非小细胞肺癌（locally advanced non-small cell lung cancer，LA NSCLC）约占全部NSCLC的1/3，是异质性很大的一组疾病，7thAJCC分期ⅢA包括$T_3N_1M_0$；$T_{1~3}N_2M_0$；$T_4N_{0~1}$，ⅢB包括$T_{1~3}N_3M_0$、、$T_4N_2M_0$等。LA-NSCLC从治疗上首先分为可手术和不可手术两组，临床治疗强调是多学科综合性治疗。对于ⅢA期的患者：中位生存时间（MST）约为14个月，5年总生存率（OS）19%；ⅢB期的患者MST约为10个月，5年总生存率（OS）为7%。而病理分期为ⅢA期的患者：中位生存时间（MST）约为22个月，5年总生存率（OS）24%；ⅢB期的患者MST约为13个月，5年总生存率（OS）为9%[135]。

（一）不可手术局部晚期非小细胞肺癌的放射治疗

放射治疗是不可手术局部晚期NSCLC的主要治疗手段。早期研究显示单纯放射治疗可以提高生存率并对大部分病例起到姑息治疗的作用，而近年来晚期肺癌的化疗取得长足的进展，多项随机分组临床研究显示化疗的加入能够进一步提高局部晚期NSCLC的生存率，因此放射治疗与化疗的综合治疗是目前局部晚期NSCLC的主要治疗策略，而同步放化疗已成为局部晚期NSCLC的标准治疗。

1. 放射治疗的作用 早在放化综合治疗策略确立之前，单纯根治性胸部放疗（definitive thoracic radiotherapy，TRT）已被认为是不能手术的局部晚期非小细胞肺癌的主要治疗手段，其疗效明显优于最佳支持治疗，中位生存时间约10个月，5年生存率为5%。尽管近年来化疗在已有远处转移的非小细胞肺癌中得了令人瞩目的进展，然而单纯化疗对不能手术的局部晚期非小细胞肺癌疗效非常有限。Kubota等报道一组对于不能手术的局部晚期NSCLC患者的Ⅲ期临床研究结果显示[136]，单纯化疗的疗效明显差于放化疗综合治疗（表6-1-11），2年生存率为9%，3年生存率仅为3%。因此，目前局部晚期非小细胞肺癌患者的治疗方案应由肿瘤内科和肿瘤放疗科医师联合决定。单纯化疗的病例仅限于因肿瘤体积大、肺受照射体积大、病人肺功能差等因素放射治疗医师认为不宜放疗的患者。而对于一般情况差、合并严重内科疾病、明显的体重减轻肿瘤内科认为不宜化疗的患者应考虑行胸部放疗。

（1）根治性放射治疗的剂量和分割 非小细胞肺癌肿瘤细胞对X线照射呈中等程度敏感，并具有显著的剂量-效应关系。RTOG-7310是评价照射剂量影响局部晚期NSCLC疗效的Ⅲ期随机对照研究[137]，比较单纯放疗、常规分割条件下照射剂量为40Gy、50Gy和60Gy的疗效，高剂量组的局部控制率明显优于低剂量组（52%，62%和73%），各组中位生存时间相似（10.6个月，9.5个月，10.8个月），因此60Gy/30次成为目前局部晚期非小细胞肺癌的标准放射治疗方案。

表 6-1-11　单纯化疗与放疗+化疗的Ⅲ期临床研究

	中位生存（天）	2年生存率（%）	3年生存率（%）	5年生存率（%）
化疗→放疗	461	36	29	9.7
化疗	447	9	3.1	3.1

当放化疗相结合时，最佳照射剂量又是多少呢？Ⅰ期剂量递增研究证明，74Gy是每周卡铂/紫杉醇方案（PC）同步化疗时的最大耐受剂量。随后进行的GALGB30105和RTOG1107两项观察74Gy同步PC方案化疗疗效的Ⅱ期研究，分别报道了24.3个月和25.9个月的中位生存时间，结果非常令人满意[138,139]。RTOG0617是在此基础上进行的2×2随机对照Ⅲ期临床研究，研究分为4组，分别对比高剂量（74Gy/37次）和标准剂量（60Gy/30次）、同步PC方案化疗+/-西妥昔单抗（C225）的疗效[140]。入组标准包括：Ⅲ期NSCLC、Zubrod状态评分0~1分、肺功能可耐受放化疗、没有锁骨上或对侧肺门淋巴结转移；患者1:1:1:1随机分为：标准剂量组（60Gy放疗同步PC方案化疗）、高剂量组（74Gy放疗同步PC方案化疗）、标准剂量靶向治疗组（60Gy放疗同步PC方案化疗加C225）、高剂量靶向治疗组（74Gy放疗同步PC方案化疗）。从2007~2011年，各组分别入组166例、121例、147例和110例。接受60Gy照射的患者中位生存时间为28.7个月（95%CI 24.1~36.9），明显优于74Gy照射组的20.3个月（95%CI 17.7~25.0，$P=0.004$）；而接受靶向治疗的患者中位生存时间为25.0个月（95%CI 20.2~30.5），与无C225治疗的患者没有显著性差异（24.0，95%CI 19.8~28.6，$P=0.29$）。不同放疗剂量组3级及以上毒性两组间无显著差异，但74Gy组治疗相关死亡8例，高于60Gy组（3例）。该研究说明：在目前放射治疗的技术条件和靶区定义下，74Gy的高剂量并未优于60Gy，并且很可能疗效更差，因此60Gy仍是同步放化疗时的标准剂量。

在剂量分割方面，一些研究尝试超分割方案和加速分割放案，前者指1天两次或3次照射，每次照射剂量低于2Gy，但总治疗时间不变；而后者指总剂量和每次治疗剂量不变，缩短总治疗时间的分割方案。目前尚无研究显示超分割可以使非小细胞肺癌患者获益。两项前瞻性Ⅱ期研究探索了在现代精确放射治疗技术下单次剂量大于2Gy的大分割方案与含铂化疗方案同步治疗局部晚期非小细胞肺癌的可能。分次剂量为2.5~2.75Gy，并取得了不错的疗效：中位生存时间均达到20个月[141,142]，但尚需要进一步Ⅲ期随机对照研究加以检验。

（2）序贯放化疗　由于对不可手术的局部晚期非小细胞肺癌单纯放射治疗结果并不能令人满意，自20世纪80年代人们开始探讨化疗与放疗相结合的治疗策略是否可以显著提高患者的生存，最初的研究从序贯放化疗开始。CALGB 8433研究将155例患者随机分为2周期长春碱（vinblastine）/顺铂（cisplatin）后加60Gy放疗的序贯放化疗组和单纯60Gy放射治疗两组，序贯放化疗组的中位生存时间为13.8个月，1、2、3、5年生存率分别为55%、26%、23%和17%；明显长于单纯放射治疗组（中位生存时间9.7个月，1、2、3、5年生存率分别为40%、13%、11%和6%，$P=0.0066$）[143,144]。之后进一步进行了相似方案的Ⅲ期随机对照研究—RTOG 88-08（ECOG 4588）[145,146]。该研究包括452例Ⅲ期NSCLC患者，并得到了与CALGB 8433研究相似的结论，即诱导化疗+放射治疗的综合治疗策略与单纯放射治疗相比，可以显著延长患者的生存：中位生存期从11.4个月延长至13.2个月，5年生存率从5%延长至8%（$P=0.04$）。1996年发表了一项基于单个病人资料的荟萃分析，总共纳入了52项研究9387例患者，其中3033例比较的是单纯放疗与放化疗综合治疗；结果显示化疗的加入显著延长了生存（HR=0.90，$P=0.006$），死亡风险下降10%，2年绝对获益3%，5年绝对获益2%。该获益大部分得益于局部复发的下降，而非得益于远处转移的控制。与不含顺铂的化疗方案相比，含顺铂的化疗方案可以显著延长生存（HR=0.87，P=0.005），死亡风险下降13%，2年绝对获益4%，5年绝对获益2%[147]。上述随机对照研究和荟萃分析证明：对于不可手术的局部晚期非小细胞肺癌，序贯放化疗的疗效显著优于单纯放射治疗。

（3）同步放化疗 RTOG9410是较早发表的对比同步放化疗和序贯放化疗的随机Ⅲ期临床研究[148]。该研究设计将患者随机分为三组：①序贯放化疗（SEQ）：顺铂100mg/m^2，第1天；长春碱5mg/m^{2}每周1次连用5周，放射治疗在第50天开始，剂量63Gy/34次（1.8Gy×25次后再照射2Gy×9f）；②同步放化疗常规分割组（CON-QD）：放、化疗的方案和剂量同①，但放疗从化疗第1天开始；③同步放化疗超分割组（CON-BID）：顺铂50mg/m^2，第1、8、29、36天，VP-16 50mg，bid（第1、2周和第5、6周），放射治疗在治疗第1天开始，总量69.6Gy，1.2Gy每日2次）。从1994年到1998年，共有来自153个中心的610名患者入组，其中序贯放化疗组203人、同步放化疗组204人、同步放化疗超分割组203人；中位随访时间11年。3组的中位生存时间分别为14.6、17.0和15.6个月，同步放化疗组的5年生存率为16%（95%CI：11%~22%），明显高于序贯放化疗组10%（95%CI：7%~15%）。同步放化疗组的3~5级非血液学毒性明显增高（主要是3级及以上放射性食管炎），而晚期毒性在两组并没有显著性差异。

目前共有5项Ⅲ期随机分组研究[148-152]和2项荟萃分析[153,154]，将局部晚期NSCLC同步放化疗与序贯放化疗的疗效进行对比。从表6-1-12中可以看到，这5项大宗的随机对照研究的放疗剂量为56~66Gy，虽然采用的同步化疗方案并不统一，包括MVP（长春新碱、顺铂、丝裂霉素）、PVbl（长春碱、顺铂）、EP（足叶乙苷、顺铂）、PVr（长春瑞滨、顺铂）和TCb（紫杉醇、卡铂）等，但均显示同步放化疗与序贯放化疗相比可以显著提高生存：在同步放化疗组中位生存时间16.3~18.7个月，而在序贯放化疗组是12.9~14.6个月。毒副作用方面：同步放化疗最常见的急性副作用为血液学毒性、放射性食管炎和放射性肺炎。同步放化疗组出现急性食管炎的比率显著高于序贯放化疗组。

表6-1-12 局部晚期NSCLC同步放化疗对比序贯放化疗的Ⅲ期随机分组研究结果

研究组 （入组时间）	病例数	分 组	放疗总剂量/放疗次数	MST （月）	OS （%）	P
WJLCG （1992~1994）	314	MVP-RT	56/28	16.5	15.8（5y）	
		MVP×2→RT		13.3	8.9（5y）	
RTOG9410 （1994~1998）	407	PVbl-RT	63/34	17.0	16（5y）	0.046
		PVbl×2→RT		14.6	10（5y）	
GLOT-GFPC NPC95-10 （1996~2000）	205	EP-RT→PVr×3	66/33	16.3	20.7（4y）	
		PVr×3→RT		14.5	18.6（4y）	
Czech study （NR）	102	PVr×1→PVr-RT	60/30	16.6	18.6（3y）	
		PVr×3→RT		12.9	9.5（3y）	
CTRT99/97 （1997~2003）	214	TCb×2→TCb-RT	60/30	18.7	NR	
		TCb×2→RT		14.1		

此外同步放化疗对局部晚期NSCLC治疗究竟有何价值？2010年发表的2个荟萃分析对这个问题进行了探讨。O'Rourke N等对6个不可手术局部晚期NSCLC同步放化疗随机对照研究进行了荟萃分析（n=1024），结果显示与序贯放化疗相比，同步放化疗可以显著延长生存（HR=0.74；95%CI：

0.62~0.89)、2年总生存率提高10%。Auperin A 对 6 个随机研究中的 1205 例不可手术局部晚期 NSCLC 的单个病人资料进行荟萃分析，得到了相似的结论：同步放化疗可以显著改善生存（HR = 0.84；95%CI：0.74~0.95），3 年生存率提高 5.7%（序贯放化疗组 18.1%，同步放化疗组 23.8%），5 年生存率提高 4.5%（序贯放化疗组 10.6%，同步放化疗组 15.1%）；并且显著降低局部区域复发（HR = 0.79，95%CI：0.62~0.95），3 年局部区域复发率下降 6.0%（序贯放化疗组 34.1%，同步放化疗组 28.1%），5 年局部区域复发率下降 6.1%（序贯放化疗组 35.0%，同步放化疗 28.9%）。但远地转移率两组无显著性差别（HR = 1.04，95%CI：0.86~1.25，P = 0.69），提示与序贯放化疗相似，同步放化疗改善生存的作用机制主要也是降低局部区域复发。在毒副作用方面，与单纯放疗相比，同步放化疗治疗显著增加治疗相关急性毒副反应[154]。一项系统回顾对 19 项随机对照研究进行了汇总分析，结果显示：对比单纯放疗，同步放化疗的治疗相关死亡风险略高，但未达到统计学显著性差异（RR 1.38，95% CI 0.51~3.72）；3 级及以上急性食管炎（RR1.76，95% CI 1.34~2.31）、中性粒细胞下降（RR 3.53，95% CI 1.84~6.77）和贫血（RR4.17，95% CI 1.13~15.35）的发生风险均显著性增高，而放射性肺炎等其他毒副反应未达统计学差异。对比同步放化疗与序贯放化疗，治疗相关死亡风险分别为 4% 和 2%，无统计学差异（RR 2.02，95% CI 0.90~4.52）；3 级及以上急性食管炎的发生风险显著性增高（RR 4.96，95% CI 2.17~11.37），血液系统及放射性肺炎等其他毒副反应未达统计学差异[153]。

同步放化疗方案的选择，目前推荐铂类为主的双药方案，最常用的是 EP 方案（顺铂 50mg/m^2，d1、8、29、36；VP-16 50mg/m^2 d1-5、29-33）和 PC（泰素 50mg/m^2，卡铂 AUC = 2）每周方案。前者较早应用于肺癌同步放化疗中，多项研究均显示 EP 联合同步放疗较序贯放化疗可延长患者生存期，并且更为方便、经济；而后者近十余年来在晚期肺癌的单纯化疗方面取得了令人满意的效果，在美国同步放化治疗中较为常用，并被认为耐受性更好。二者孰优孰劣，目前尚无Ⅳ期随机对照研究加以直接对比。中国医学科学院肿瘤医院 2012 年发表的唯一一项前瞻性Ⅱ期随机对照研究，共入组 65 人，随机分为 EP 组和 PC 组，均给予 60Gy/30 次的放疗[155]。结果显示：3 年总生存率 EP 组明显优于 PC 组（33.1% vs 13%，P = 0.04），EP 组的 3、4 级中性粒细胞下降发生率略高于 PC 组（78.1% vs 51.5%，P = 0.05），而 PC 组的 2 级及以上放射性肺炎发生率略高（48.5% vs 25%，P = 0.09）。另一项 2015 年发表的基于美国退伍军人健康管理局资料的大宗病例回顾性研究，通过对 1 842 例局部晚期 NSCLC 患者进行比较，多因素 Cox 回归结果显示 EP 和 PC 方案二者的生存获益相当，但 EP 方案的毒性更大[156]。由于该研究是一项回顾性队列分析，存在以下局限性：首先在生存结果方面，虽然经过统计学校正后 PC 和 EP 方案的疗效相当，但在全体人群的生存分析中，EP 方案的中位生存为 17.3 个月，明显优于 PC 全组（14.6 个月，HR，0.88；95% CI，0.79 to 0.99；P = 0.0209）。其次目前普遍认为 PC 方案的放射性肺炎发生率较 EP 方案更高，但该文献并没有将其纳入毒性评价范畴。基于上述原因，尚不能据此对同步放化的最佳化疗方案做出定论，迫切需要一项或多项大规模前瞻性的Ⅲ期临床研究加以头对头比较，以提供高级别的循证医学证据指导临床实践。

培美曲塞（pemetrexed, pem）是一种新型化疗药物，其作用机制为多靶点抗叶酸。在Ⅳ期 NSCLC 治疗的研究中，培美曲塞联合顺铂较既往标准化疗方案能够进一步延长非鳞癌的生存期，而且具有较低的不良反应，使其成为治疗晚期非鳞癌的非小细胞肺癌的首选化疗方案之一。PROCLAIM 研究是一项多中心Ⅲ期随机对照研究，入组标准为不可手术局部晚期的非鳞癌的非小细胞肺癌，接受 66Gy/33 次的胸部放疗联合培美曲塞联合顺铂方案（Pem 500 mg/m^2+Cis 75 mg/m^2，21 天周期）或 EP 方案同步化疗，巩固化疗方案实验组为单药培美曲塞 2 周期，对照组为 EP、PC、NP 方案 2 周期。2015 年 ASCO 大会上发布的最新结果显示：555 人接受了治疗，Pem 组 283 例，对照组 272 例，两组的中位生存时间分别为 26.8 和 25.0 个月，未达到统计学差异（HR0.98，95%CI 0.79~1.20，P = 0.831）；中位 PFS 分别为 11.4 个月和 9.8 个月，无明显差异（P = 0.130）。但培美曲塞加顺铂组的

3、4 级毒性反应发生率明显低于对照组（64% vs 76.8%，$P=0.001$），具体见表 6-1-13。该研究结果显示：与 EP 方案项相比，培美曲塞联合顺铂的同步放化疗方案并不能进一步改善患者的生存，但毒副作用明显减轻。

表 6-1-13 培美曲塞+顺铂同步放化疗在局部晚期非鳞癌的非小细胞肺癌中的Ⅲ期随机对照研究（PROCLAIM 研究）

	中位 OS（月）	P	中位 PFS（月）	P	3/4 级总毒性反应	3/4 级粒细胞下降	3/4 级肺炎	3/4 级食管炎
Pem 组（N=283）	26.8	0.831	11.4	0.130	64.0%	24.4%	1.8%	15.5%
对照组（N=272）	25.0		9.8		76.8%	44.5%	2.6%	20.6%

总之，对于不可手术的局部晚期非小细胞肺癌，同步放化疗可以显著延长总生存率，主要降低了局部复发率；同步放化疗时 3 级及以上放射性食管炎等急性并发症增加，但远期并发症和治疗相关死亡率并无显著性影响。

（4）诱导化疗和巩固化疗 尽管放化疗综合治疗可显著降低肿瘤的局部复发率，发生远处转移的患者比率依然高达 35%~40%，并且从肿瘤内科的角度认为在同步放化疗中仅仅接受两个周期的化疗作为全身治疗，其治疗强度可能不足。因此有人提出在同步放化疗前给予诱导化疗或其后给予巩固化疗是否可以进一步延长生存，取得更好的结果？但令人遗憾的是，目前已报道的各项Ⅱ、Ⅲ期临床研究结果均未能提供有力的支持证据。

在诱导化疗方面，目前有两个随机分组研究发表。CALGB39801 是一项Ⅲ期随机对照临床研究，同步放化疗组接受 66Gy/33 次的胸部放疗同步泰素/卡铂每周化疗（泰素 50mg/m^2，卡铂 AUC=2），诱导化疗组在同步放化疗前给予 2 周期泰素/卡铂的诱导化疗，剂量泰素 200mg/m^2，卡铂 AUC=6，21 天为一个周期[158]。可分析病例同步放化疗组 161 例、诱导化疗组 170 例，有效率分别为 66% 和 62%，中位生存时间分别为 12 个月和 14 个月，2 年生存率分别为 29% 和 31%，3 年生存率分别为 19% 和 23%，均无显著性差异。在毒副作用方面，诱导化疗增加了中性粒细胞减少的发生和总的最大毒性，但并未增加放疗相关毒性。另外一项Ⅱ期研究-LAMP 研究将 257 例患者随机分为三组：同步放化疗组（N=91）、诱导化疗组（N=74）和巩固化疗组（N=92）[159]。诱导化疗方案与 CALGB39801 研究一致，放疗方案为 63Gy/34 次。同样，该研究未证明诱导化疗可以进一步改善生存，两组的中位生存时间分别为 13.0 个月和 12.7 个月。因此目前尚无证据表明诱导化疗对局部晚期非小细胞肺癌患者有益；其应用主要限于病变体积大、发生放疗相关毒性风险较高的患者，如果这些患者进行诱导化疗有效、病变明显缩小，则可以进一步进行根治性的同步放化疗。

在巩固化疗方面，最初发表的 S9504 单臂Ⅱ期研究结果令人鼓舞：该研究采用 PE/RT→泰索帝（D）巩固化疗；PE 方案：顺铂 50mg/m^2，d1、8、29、36；VP-16 50mg/m^2 d1~5、29~33；放疗第 1 天开始，总剂量 61Gy；单药泰索帝巩固化疗，75~100 mg/m^2 dl，21 天一个周期，连续 3 个周期[160]。共纳入 83 例患者，中位无进展生存时间 16 个月，中位生存时间 26 个月，1、2、3 年生存率分别为 76%、54% 和 37%，明显高于同期进行的 S9019 研究结果。而后者采用的是 PE/RT→3 周期 PE 巩固化疗，中位生存时间仅为 15 个月，1、2、3 年生存率分别为 58%、34% 和 17%。在此基础上 SWOG 进行了 S0023 Ⅲ期随机对照研究，包括三个部分：PE 方案同步放化疗，泰索帝巩固化疗和吉非替尼维持治疗，由于吉非替尼在非选择人群中的阴性研究结果，该研究提前关闭[161]。根据 574 例完成同步放化疗达巩固化疗阶段、263 例到达维持治疗阶段的患者资料，维持治疗病例的中位生存似乎重复了 S9504 的结果，显示 PE 方案同步放化疗后单药泰索帝巩固化疗在局部晚期非小细胞肺癌中取得较为满意的临床疗效（中位生存时间安慰剂组达 35 个月，吉非替尼组 27 个月），而吉非替尼维持治疗并未提高患者生存。HOG LUNG01-24 是第一项直接比较巩固化疗是否获益的Ⅲ期随机对照研究，入组条件包括不可手术的Ⅲ期 NSCLC、ECOG0-1 分、FEV-1>1 升等，根据 PS、分期和同步放化疗疗效进行分层随机，同步放化疗方案：PE 方案：顺铂 50mg/m²，d1、8、29、36；VP-16 50mg/m² d1~5、29~33；放疗 59.4Gy/（1.8Gy·33f）；随机接受 3 周期泰素单药巩固化疗（75mg/m² 21 天每周期，N=73）或观察（N=74）；主要研究终点为总生存时间，次要研究终点为 PFS 和毒性。巩固化疗与观察两组的生存无差别（21.2 个月对比 23.2 个月，$P=0.88$），而前者治疗相关毒性明显增加[162]。2014 年 ASCO 公布了另一项韩国多中心Ⅲ期随机对照研究，比较多西他赛+顺铂巩固化疗的疗效[163]。治疗方案：同步化疗多西他赛 20 mg/m² 和顺铂 20 mg/m² 每周方案，同步 66Gy/33 次胸部放疗，巩固化疗组接受 3 周期多西他赛和顺铂 35mg/m² d1、8 天、3 周方案。主要研究终点为 PFS，次要研究终点包括总生存时间、有效率、失败模式和毒副作用。共有 419 人完成同步放化疗，其中巩固化疗组 208 例、观察组 211 例。两组无论在 PFS（8.0 个月对比 9.1 个月，$P=0.38$）和总生存时间上（20.6 个月对比 21.2 个月，$P=0.48$）均无差异。综上所述，对于不可手术的局部晚期非小细胞肺癌，巩固化疗并不能提高总生存率，因此目前尚不能作为标准治疗加以推荐。

表 6-1-14　巩固化疗在两个Ⅲ期随机分组研究的疗效对比

	HOG LUNG01-24			CcheIN		
	对照组（N=74）	巩固化疗组（N=75）	P	对照组（N=211）	巩固化疗组（N=208）	P
MST	23.2	21.2	0.88	21.2	20.6	0.48
PFS	NR	NR	NR	9.1	8.1	0.38

（5）放疗联合靶向治疗　实验观察到表皮生长因子受体（EGFR）高表达的肿瘤侵袭性强、对细胞毒药物及射线呈抵抗状态，EGFR 在 DNA 损伤修复活化、抗凋亡以及放射治疗后肿瘤细胞再增殖中发挥着重要作用。放疗本身能够激活 EGFR 信号途径，EGFR 自身磷酸化水平增高，导致 EGFR 活化以及下游分子通路激活，同时研究显示 EGFR 表达与分期晚和放疗后预后差密切相关。因此，理论上 EGFR-TKI 联合放疗可以协同抑制肿瘤细胞的生长。并且在临床前研究中观察到 EGFR 抑制剂具有放疗增敏的作用[164,165]。

CALGB 的一项随机对照Ⅱ期研究，一组接收 70Gy 放疗同步培美曲塞和卡铂化疗，而另一组在此基础上在联合西妥昔单抗靶向治疗，两组 18 个月的总生存率分别为 58% 和 54%，并显示西妥昔联合放化疗具有很好的耐受性[166]。RTOG0324 研究观察 PC 方案同步放化疗联合西妥昔单抗靶向治疗的疗效，放疗剂量 63Gy，中位生存时间 22.7 个月，2 年总生存 49.3%[167]。RTOG0617 研究是在此基础上进行的Ⅲ期随机对照研究，对比不同放疗剂量作用的同时，还观察了同步 PC 方案化疗+/-西妥昔单抗（C225）的疗效[140]。有（无）西妥昔单抗治疗两组的中位生存分别是 25.0 个月（95%CI 20.2~30.5）和 24.0 个月（95%CI 19.8~28.6），两组没有显著性差异（$P=0.29$）。西妥昔单抗治疗组 3 级及以上毒副作用（86% vs 70%，$P<0.0001$）及治疗相关死亡（10 例 vs 5 例）均明显高于对照组。说明：西妥昔单抗联合同步放化疗未能进一步提高疗效，反而显著增加了毒副作用。

另一类广泛应用的 EGFR 抑制剂是小分子 EGFR-络氨酸激酶抑制剂（EGFR-TKI），代表药物有吉非替尼、厄罗替尼、艾克替尼等。目前已有多项Ⅲ期随机对照研究证明 EGFR-TKI 是具有 EGFR 基因 19 和 21 号外显子突变的晚期 NSCLC 的一线标准治疗，有效率高达 70% 左右，明显优于化疗，并且具有较低的毒副作用。但对于未携带敏感突变的患者，EGFR-TKI 类药物的有效率仅 10% 以下，治疗效果明显差于化疗。目前 SWOG0023、CALEB30106 临床研究已表明：LA-NSCLC 非选择人群中放化疗或放化疗同步 EGFR-TKI 后 EGFR-TKI 用于维持并未能为患者带来生存获益、甚至可能是有害的；而关于 EGFR-TKI 类药物联合单纯放疗的研究均为回顾性研究或小样本前瞻性研究，Komaki 报道 46 例Ⅲ期 NSCLC，采用周一卡铂+紫杉醇，周二至周日序贯厄洛替尼联合 RT；之后卡铂+紫杉醇巩固化疗 2 周期，MST 达到 34.1 个月。Niho 报道 38 例Ⅲ期 NSCLC，采用长春瑞滨联合顺铂诱导化疗 2 周期，序贯吉非替尼 2 周后，再吉非替尼联合 RT，MST 为 28.5 个月，2 年总生存达 65.4%[168,169]。尚缺少有针对药物敏感突变人群、与标准治疗模式（同步放化疗）进行比较的前瞻性随机研究数据报道。

（二）放射治疗技术

目前国内外对于局部晚期 NSCLC 的胸部放射治疗主要采取现代精确放射治疗技术，包括三维适形放射治疗技术（3D-CRT）和调强放射治疗技术（IMRT）。肺癌的放射治疗技术和计划设计主要存在以下难点：①精确的靶区确认存在困难；②肺、食管、心脏、脊髓等剂量限制性器官；③胸廓外轮廓不规则；④靶区内组织密度不均一（肺、骨等）；⑤需要不规则野计算；⑥器官运动幅度大（呼吸运动、心脏和血管的搏动）。自 20 世纪 90 年代以来，随着计算机技术的应用，3D-CRT 技术在肺癌的放射治疗中被广泛应用，与常规技术相比，3D-CRT 准确性明显提高，可以使肿瘤组织得到更高照射剂量和更均匀的照射，同时能够显著降低靶区周围正常组织的受照剂量，降低并发症的发生率，提高了治疗比。

作为更加精准的放射治疗技术，IMRT 在靶区剂量分布和降低周围危及器官的高剂量照射体积等方面较 3D-CRT 存在明显优势；但其在肺癌治疗中的应用一直存在争论，主要集中在肿瘤呼吸动度的影响以及肺低剂量受照体积增加两个方面。由于 IMRT 在技术上具有先进性，目前已不太可能进行头对头的大规模前瞻性随机对照研究比较 IMRT 与 3D-CRT 治疗局部晚期非小细胞肺癌的效果差异；探讨 IMRT 是否能使 LA-NSCLC 患者进一步获益的临床证据主要来自以下三个层面。

1. 单中心回顾性数据　MD Anderson 肿瘤中心回顾性分析 1999~2006 年在该中心接受同步放化疗的局部晚期非小细胞肺癌患者共 496 例，其中 91 例接收 IMRT 技术治疗、318 例接受 3D-CRT 技术治疗，两组中位随访时间分别为 1.3 年和 2.1 年，结果显示：两组肺的平均受照剂量相似，但 IMRT 组的 V20 明显低于 3D-CRT 组（34.4% vs 37%，$P=0.0013$），V5 明显高于 3D-CRT 组（64.5% vs 54.9%，$P<0.0005$）；IMRT 组的中位生存时间为 1.4 年，优于 3D-CRT 组（MST=0.85 年）；3 级及以上放射性肺炎发生率明显低于 3D-CRT 组（$P=0.017$）。另一组来自美国 Memorial Sloan-Kettering 肿瘤中心的回顾性分析结果也证明尽管接受 IMRT 组患者的肿瘤偏大、分期偏晚，IMRT 组仍然获得了较好的疗效：2 年局部控制率和总生存率均为 58%，中位生存时间 25 个月，3 级及以上急性肺损伤的发生率为 11%[171]。

2. 大规模群体数据回顾性分析结果　两项研究回顾性分析了美国 SEER、Medicare 数据库中局部晚期非小细胞肺癌患者的治疗资料，结果显示 IMRT 与 3D-CRT 两组的生存及治疗相关毒副作用无显著性差异，但需要指出的是 SEER 数据库中对于毒性的纪录不够详细准确[172,173]。

3. 局部晚期非小细胞肺癌同步放化疗大样本前瞻性研究的亚组分析结果　近期结束的多中心随机对照Ⅲ期临床研究——RTOG0617，全部 862 例患者中有 404 例（46.9%）接受 IMRT 治疗。2013 年 ASTRO 大会上报道了该研究的病人生活质量分析结果显示：IMRT 组的生活质量明显优于 3D-CRT 组。此外，从计划制定的技术层面，IMRT 由于采取计算机自动计算的逆向优化方法，尤其对于复杂的病例，其计划完成的时间和质量都明显优于 3D-CRT。需要强调的是：肺癌的 IMRT 计划与头颈部肿瘤、前列腺等有所不同，更加强调的是寻找靶区适形度与肺受照剂量的最佳平衡点（state of the art），这是由于适形度越好意味着所需照射野的增加，从而使得肺低剂量照射体积（如 V5）明显增加，而后者被认为与放射性肺炎的发生密切相关。

3D-CRT 和 IMRT 的精确性有赖于对靶区、呼吸动度及摆位误差的准确定义，因此需要结合

PET-CT 等先进影像学诊断工具、4D-CT 模拟定位、图像引导放射治疗（IGRT）等技术为基础，并遵守严格的流程和规范，具体如下：

1. 临床准备阶段 应利用一切临床信息以准确合理实施 3D-CRT/IMRT。常用的影像学检查包括胸部 CT、MRI、B 超、全身 PET-CT 等。其中 CT 应用广泛；当骨与软组织受侵时可考虑 MRI；PET-CT 是代谢影像，在确定病变范围尤其是纵隔淋巴结的分期和远处转移方面具有一定的优势。其他重要的检查如支气管镜、纵隔镜和腔内超声。支气管镜可以明确气管受侵的情况，从而为病变分期和确定靶区提供可靠依据；经支气管镜腔内超声（endobronchial ultrasonography，EBUS）近年来得以广泛开展，其适应证包括气管、支气管黏膜下病灶；气管、支气管狭窄；表面黏膜正常而疑有管壁或管外浸润性病变者；周围支气管小结节病灶；纵隔内病变，包括肿大淋巴结等的鉴别；纵隔、气管、支气管病变需穿刺定位者等；纵隔镜目前在国内还不普及，可以准确鉴定纵隔淋巴结转移情况，但存在盲区。

2. 4D-CT 扫描及靶区定义

（1）病人的体位与固定 肺癌放疗常用体位为仰卧位，双手抱肘上举过顶，使用不同固定装置。目前国内常用的体位固定装置主要为三种：水解塑料成形技术、真空袋成形技术和液体混合发泡成形技术，国外尚有丁字架及肺板等固定装置。总体应遵循以下两个原则：病人的舒适性好和体位重复性强。

（2）普通 CT 模拟定位机和 4D-CT 模拟定位机 放疗专用 CT 模拟定位机除了普通 CT 的功能外具有以下两个特点：①大孔径，满足放疗定位的各种特殊扫描体位要求；②带有放射治疗专用的激光定位系统及图像软件系统。扫描层厚常用 5mm，若病灶小可采用 2~3mm 层厚。推荐定位 CT 扫描时行静脉增强，McGibney 等发现使用静脉增强 CT 勾画 GTV 与无增强相比可减少 22%~34% 的 GTV 体积，而增强 CT 对计划系统运算没有明显影响。4D-CT 模拟定位技术：不但具有精确的空间及密度分辨能力，而且具有时相提取能力；因此能够准确提供胸部肿瘤随呼吸运动的空间运动特征。目前在 CT 模拟机上实现 4D-CT 的一般过程是：在图像采集时利用呼吸监测系统监测患者的呼吸，该检测系统与 CT 模拟定位机相连，同步采集 CT 图像和呼吸信号，使采集到的每层 CT 图像都关联有其在呼吸周期中所处的时间信息（即相位），然后按相位分别对所有 CT 图像重新进行分组和三维重建，各时相的三维图像构成一个随时间变化的三维图像序列，即 4D-CT。Liu 等报道通过 4D-CT 检测到超过 50% 的 NSCLC 肿瘤移动度大于 5mm，11% 大于 1cm（最大移动度 4cm），下肺膈肌附近的肿瘤动度最大[174]。

（3）靶区定义及勾画 根据 ICRU50 及 ICRU60 号报告，GTV、CTV、PTV 和 ITV 分别定义为：GTV 指肿瘤的临床病灶，为诊断手段能够诊断出的、可见的、具有一定形状和大小的恶性病变范围，包括转移淋巴结和其他转移病灶；CTV 指 GTV 基础上包括周围亚临床病灶可能侵犯的范围和淋巴引流区；ITV 指人体内部运动所致的 CTV 体积和形状变化的范围；PTV 指包括 CTV、ITV、摆位误差、系统误差及疗中靶位置和靶体积变化等因素以后的照射范围。

1）GTV：包括原发灶和淋巴结。肺内病变在肺窗（窗宽 1600，窗位-600）中勾画，纵隔病变在纵隔窗（窗宽 400，窗位 20）勾画。对纵隔淋巴结勾画应根据改良 Naruke 纵隔淋巴结分区图。CT 纵隔淋巴结短径≥10mm 通常被作为纵隔淋巴结转移的标准，阳性淋巴结均勾画入 GTV。PET-CT 有助于更加准确地勾画 GTV，尤其对于准确定义纵隔淋巴结转移范围及有肺不张和胸膜浸润的患者。对于阻塞性肺不张的患者，研究表明 PET-CT 可以明显减小靶区范围，应根据 PET-CT 图像在 GTV 的勾画中除外不张的肺组织；如无条件行 PET-CT 检查，MRI 也有助于判断肺不张的范围。经过一段时间治疗，不张的肺重新张开，肿瘤可能移位，此时需重新定位、勾画靶区。

2）CTV：Giroud 等通过对 70 例手术标本进行研究后发现：肺腺癌的平均微小浸润距离是 2.69mm，鳞癌是 1.48mm；外放 8mm 可以包全 95% 以上的腺癌微小浸润灶，外放 6mm 可以 95% 以上的鳞癌微小浸润灶。来自手术切缘的研究表明：鳞癌向近端支气管浸润的最大距离为 3cm，腺癌为 2cm，1.5cm 的支气管切缘可以保证 93% 的 NSCLC 患者切缘阴性，该标准同样适用于放疗。除非有明确的外侵证据，CTV 的勾画不应超过椎体、大血管等解剖边界。淋巴结不做预防性淋巴结照射（elective node irradiation，ENI）。在临床实际工作中不宜教条，应在提高肿瘤剂量与降低正常组织剂量之间取得一个较好的平衡（state of the art），如果病人肺功能很差，或者 GTV 体积较大，需要在使肿瘤获得良好的剂量分布同时考虑到放射毒性，必要时可以考虑修改 CTV 或制定局部同步加量计划。

3）ITV：是 ICRU62 号报告针对运动时间问题特别提出的概念，指由于运动而致 CTV 体积和形状变化的范围。临床上可以通过以下三种方法生成 ITV：①4D-CT；可以三维状态下观察肿瘤的运动情况，图像质量高。②普通模拟机上测定肿瘤运动范围。③分别进行吸气末和呼气末屏气快速 CT 扫描测定肿瘤运动范围。

4）PTV：基本等于 CTV 加上运动加摆位误差。肺癌的运动主要包括呼吸运动及心血管搏动，前者尤为重要，研究显示呼吸运动没有规律，头脚方向的肿瘤位移大于前后及左右方向的位移，下叶大于上叶，纵隔淋巴结的呼吸移动均值明显小于原发灶，并且与之无明显关联。PTV 应该在 ITV 基础上形成，如果已行 4D-CT 模拟定位获得比较准确的 ITV，外放摆位误差即可形成 PTV，即最终照射靶区。则 PTV 只需外放。目前临床常用的减少呼吸影响的技术包括：①网罩固定可以有限的减少呼吸幅度；②呼吸训练法；③腹部压迫法；④深吸气屏气法；⑤呼吸门控技术；⑥靶区自动追踪技术。这些方法有的比较简单但作用有限，有的部分患者无法耐受，有的操作复杂价格不菲，目前通常认为如果肿瘤移动度较大（>1cm）建议采取屏气或呼吸门控等措施以尽可能地限制呼吸、提高治疗的准确程度。在摆位误差方面，由于受机器设备、人员训练及质控状况等多因素影响各个治疗中心的数据是不一样的，建议各中心均应测量得到自己的误差值。目前减少摆位误差的方法主要分为在线校正（online correction）和离线校正（off-line correction）两大类，前者以图像引导放射治疗（image guided radiation therapy，IGRT）为代表，是近年来发展并应用的先进放疗技术：通过直线加速器机载锥形束 CT（cone beam CT，CBCT）在治疗前进行扫描，重建三维容积图像后同计划 CT 图像进行配准对比，显示患者实际治疗体位同定位体位之间的位置偏差，并予以在线调整，应用 4D-CT 定位和 IGRT 技术对肺癌患者进行精确放疗时，PTV 边界建议外放 0.3~0.5cm。离线校正主要通过每个病人治疗时采用电子射野影像系统（EPID）多次拍摄验证片，计算出误差的均值并予以校正。在图像比较的过程中，前后位置重复性较好的参考标志是胸壁和气管，而侧位方向上则为椎体和胸骨。

3. 计划制定与评估　3D-CRT/IMRT 治疗计划完成后需要进行评估，包括对靶区剂量的评估危及器官（OAR）剂量评估两个方面，剂量体积直方图（DVH 图）是基本工具，显示了 PTV 等靶区和重要 OAR 的剂量分布，但不能提供剂量曲线的三维空间分布。对靶区应尽可能提高靶区适形度，并兼顾剂量均匀度及冷热点分布，要求至少 95% 的 PTV 达到处方剂量，剂量均匀度在 95%~107%，临床工作中因肿瘤体积或位置等原因有时很难兼顾，需要临床医师根据经验决定；并且计划的评估应由医师与物理师共同完成，因为一个从放射物理学角度合格的计划从临床医学和生物学角度未必满意。

需要的注意限量的正常组织包括肺、食管、脊髓、心脏等（表 6-1-15）。放射性肺炎是重要的剂量限制性毒性，肺 V_{20}、V_{30}、平均肺剂量（MLD）、V_5 等 DVH 参数与放射性肺炎发生明显相关，因为同步放化疗较序贯放化疗增加放射性肺炎发生的风险，因此对 V_{20} 的限制需要更为严格。

放射性食管炎是另一重要的剂量限制性毒性，目前普遍认为接受较高剂量（50~60Gy）照射的食管体积（V_{50}）与二级以上放射性食管炎的发生密切相关，还需要尽可能避免靶区内的高量点落在食管上。

表 6-1-15 局部晚期非小细胞肺癌放射治疗重要危及器官的剂量限定

危及器官	单纯放疗	同步放化疗	术后放疗
脊髓	45Gy	45 Gy	45 Gy
肺	$V_{20}<30\%$	$V_{20}<28\%$	肺叶切除 $V_{20}<20\%$ 全肺切除 $V_{20}<10\%$
心脏	$V_{30}<40\%$，$V_{40}<30\%$	$V_{30}<40\%$，$V_{40}<30\%$	$V_{30}<40\%$，$V_{40}<30\%$
食管	$V_{50}<50\%$	$V_{50}<50\%$	$V_{50}<50\%$
肝脏	$V_{30}<30\%$	未知	$V_{30}<30\%$
肾脏	$V_{20}<40\%$	未知	$V_{20}<40\%$

脊髓受照剂量不应超过 45Gy，大分割照射时应根据公式计算脊髓受照生物等效剂量（BED），原则上脊髓剂量上限应为 40Gy。

靶区勾画病历分享：患者男性，56 岁。因咳嗽伴血痰 1 个月，做 FOB 检查发现左肺上叶肿物。活检病理提示鳞癌。PET/CT 提示左肺上叶癌，左肺门及纵隔 4L、5 区淋巴结转移。诊断为左肺上叶鳞癌，左肺门及纵隔淋巴结转移 $T_4N_2M_0$。靶区勾画详见图 6-1-5、6。

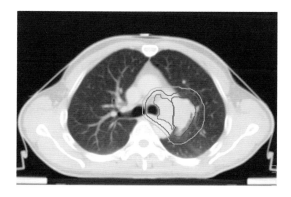

图 6-1-5 肺窗

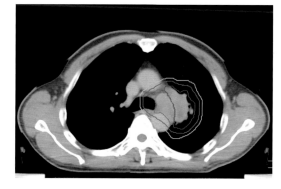

图 6-1-6 纵隔窗

三、Ⅳ期非小细胞肺癌的治疗

据美国国立癌症数据库报告，1998~2006 年间Ⅳ期 NSCLC 占所有初诊 NSCLC 的比例逐渐上升，至 2006 年已达到近 40%[175]。常见转移部位包括脑、骨、肝、肺等，根据尸检结果报告总结，NSCLC 的常见转移部位及比例见表 6-1-16[176,177]。目前Ⅳ期 NSCLC 的治疗仍以包括化疗和靶向治疗在内的全身治疗为主；对于转移灶数目有限的寡转移可考虑联合根治性局部治疗手段；对于广泛转移的病人，可通过局部姑息治疗手段改善症状及病人生活质量[178,179]。

（一）全身化疗

全身系统治疗是Ⅳ期 NSCLC 的主要和首选治疗手段。大量随机对照研究证据已经证实，对于 PS 0~2 分的病人，相较最佳支持治疗（best supportive care，BSC），系统化疗能够延长生存、改善症状及生活质量。Cochrane 数据库公布的最新一版比较化疗与 BSC 的荟萃分析包含了 16 项Ⅲ期随机对照研究（randomized controlled trial，RCT）共 2714 例病人。研究结果显示相较 BSC，化疗组相对死亡风险降低 23%（HR=0.77，95% CI 0.71~0.83，P<0.0001），1 年生存率提高 9%（20% vs 29%），中位生存时间延长 1.5 个月（4.5 个月 vs 6 个月）[180]。

表 6-1-16　NSCLC 的常见转移部位及比例

转移部位	鳞　癌	腺　癌	小细胞癌	未分化癌
淋巴结	137（54%）	163（85%）	135（76%）	42（75%）
肝脏	58（23%）	122（64%）	67（38%）	26（47%）
肾上腺	54（21%）	84（44%）	69（39%）	17（30%）
骨	59（23%）	75（39%）	53（30%）	23（41%）
脑	26（17%）	45（42%）	30（24%）	13（39%）
肾	39（15%）	28（15%）	24（14%）	11（20%）
胰腺	9（4%）	46（24%）	25（14%）	3（5%）
肺	31（2%）	13（7%）	15（8%）	8（14%）
胸膜	18（7%）	12（11%）	9（5%）	3（5%）
总计	255	191	179	56

　　基于铂类的双药联合方案是目前晚期 NSCLC 的首选方案推荐。顺铂（DDP）或卡铂（CBP）已被证实与下列药物联用有效：紫杉醇、多西他赛、吉西他滨、依托泊苷、长春瑞、长春新碱、培美曲塞或脂质体紫杉醇[181,182]。在顺铂和卡铂的选择上，Cochrane 数据库 2013 年发布了一项包括 10 项随机对照研究的荟萃分析[183]。结果显示在与第三代化疗药物（紫杉醇、多西他赛、吉西他滨、长春瑞滨、伊立替康）联合应用的前提下，DDP 组和 CBP 组的总生存时间无差别（HR=1.00，95% CI 0.51~1.97），基于 DDP 的方案通常具有更高的疾病缓解率（RR=0.88；95% CI 0.79~0.99），但当与紫杉醇或者吉西他滨联用时，CBP 组和 DDP 组的疾病缓解率相似。二者的治疗相关毒性具有明显差别，DDP 的消化道反应相对更高，CBP 的血小板减少和神经毒性更为明显，两种铂类在Ⅲ/Ⅳ级贫血、中性粒细胞减少、脱发或肾毒性上并无显著差别。

　　化疗方案的选择主要基于组织学类型、患者一般情况及基础疾病[184]。非鳞癌且不具有或无法进行 EGFR 突变或者 ALK 重排检测的患者中，顺铂/培美曲塞是首选方案[185~186]。在鳞癌中，顺铂/吉西他滨方案优于顺铂/培美曲塞[185]；卡铂/紫杉醇以及顺铂/长春瑞滨也为 NSCLC 的首选化疗推荐[182]；但含培美曲塞和贝伐单抗方案目前不推荐用于鳞癌。整体而言，目前铂类双药联合化疗方案的疗效为：总有效率 25%~35%；至肿瘤进展时间（time to tumor progression，TTP）4~6 个月；中位生存时间 8~10 个月，1 年生存率 30%~40%；2 年生存率 10%~15%[178]。

　　对于无 EGFR 基因突变或 ALK 重排、PS 0~1 且近期无出血史的非鳞癌，在标准双药化疗基础上可加用贝伐单抗[187]。Ⅲ期随机对照研究 ECOG 4599 比较了 PC（紫杉醇+卡铂）双药方案化疗对比 PC 联合贝伐单抗治疗复发或转移性 NSCLC 的临床结果，显示贝伐单抗组的肿瘤缓解率（35% vs 15%）、无进展生存时间（6.2 vs 4.5 个月）和总生存时间（12.3 vs 10.3 个月）都显著优于单纯化疗组，但治疗相关死亡高于单纯化疗组，其中包括 5 例病人死于肺出血。因此任何有出血倾向、出血史或者血小板减少倾向的病人，不推荐联合使用贝伐单抗。

　　（二）靶向治疗

　　对于具有特定驱动基因改变的Ⅳ期 NSCLC，靶向治疗是全身治疗的另一重要选择。表 6-1-17 列出了目前已被批准或正在研究中的用于治疗 NSCLC 的靶向治疗药物及对应靶点。

表 6-1-17　应用于 NSCLC 的靶向药物列表

靶　　点	药　　物	NCCN 推荐适应证及级别
EGFR19、21 外显子突变	Erlotinib，Gefitinib，Afatinib	一线治疗（1 类）
	Icotinib（国产）	国内目前推荐用于二线治疗
ALK 重排	Crizotinib	一线治疗（1 类）
ALK 重排	Ceritinib	Crizotinib 治疗失败或无法耐受 Crizotinib
MET 扩增	Crizotinib	2A
ROS1 重排	Crizotinib	2A
BRAF V600E 突变	Vemurafenib，Debrafenib	2A
HER2 突变	Trastuzumab，Afatinib	2B
RET 重排	Cabozantinib	2B
PD-1	NⅣolumab	一线化疗失败后转移性鳞癌
VEGFR2	Ramucirumab	一线化疗失败后，Ramucirumab 联合多西他赛

目前，已获批准的靶向药物都是针对非鳞癌；对于病理类型为单纯鳞癌的病人，尚无靶向治疗药物推荐。EGFR 酪氨酸激酶抑制剂（tyrosine kinase inhibitor，TKI）是最早获批的 NSCLC 靶向药物。根据 NCCN 指南推荐，对所有腺癌病人都应进行 EGFR 突变及 ALK 基因重排检测；在不吸烟或诊断标本较少（非手术标本，有可能为混有鳞癌成分，而非纯鳞癌）的鳞癌中或者混合类型的 NSCLC 中，也可以考虑进行 EGFR 或 ALK 基因检测[178]。TKI 敏感相关 EGFR 基因突变具有种族特异性，在亚裔腺癌人群中，EGFR 基因突变率可高达 50%，而在高加索人种中约占 10%。KRAS 基因突变提示 NSCLC 病人对 TKI 耐药[188~190]，同时也是预后因素，KRAS 突变阳性病人预后差[191~192]。EGFR20 外显子的 T790M 突变与 TKI 获得性耐药有关，50%接受 TKI 治疗后耐药的病人具有 T790M 突变[193~194]。目前已经开发出多种基因突变筛查试剂盒，能够检测包括 EGFR 在内的超过 50 个位点的突变。但这些基于多重 PCR 的试剂盒无法检测基因重排。目前 ALK 基因重排检测主要采用荧光原位杂交（fluorescence in situ hybridization，FISH）方法，也可采用免疫组织化学（immunohistochemistry，IHC）方法进行检测，如果阳性，采用 FISH 进一步确认。二代测序技术（Next-generation sequencing，NGS）则能够同时检测基因突变和重排。

EGFR TKIs 厄洛替尼（erlotinib）、吉非替尼（gefitinib）或阿法替尼（afatinib）已被推荐作为具有 TKI 敏感相关 EGFR 基因突变患者的一线治疗方案[178]。众多Ⅲ期研究结果显示在该类选择性人群中，相较标准一线化疗，TKI 组的治疗耐受性更好，病人生活质量更高，且显著延长了 PFS，但尚未显示 OS 优势，可能与疾病进展后应用 TKI 进行二线治疗有关，表 6-1-18 列出了 EGFR TKIs 对比一线化疗的部分结果。

NSCLC 整体人群中有 2%~7%表现为 ALK 基因重排，与 EGFR 突变人群具有相似的临床特点，即腺癌，非吸烟或少吸烟；在这部分选择性人群中，ALK 阳性人群约占 30%。EGFR 基因突变和 ALK 基因重排同时出现在同一病人的概率小于 1%[204~205]。克唑替尼（crizotinib）是 ALK、ROS1、MET 的酪氨酸激酶抑制剂。在具有相关基因改变的选择性人群中，客观缓解率可高达 60%。近期发表的一项Ⅲ期随机对照研究比较了克唑替尼与培美曲塞/顺铂或卡铂在 ALK 阳性 NSCLC 人群中的临床疗效。结果显示克唑替尼和培美曲塞组的 PFS 分别为 10.9 月和 7.0 月，客观缓解率分别为

74%和45%，1年生存率分别为84%和79%，两种药物具有不同的治疗副反应表现，整体而言克唑替尼组的肺部症状改善更显著，生活质量更高[206]。基于该研究，克唑替尼被推荐为ALK阳性病人的一线用药。

表6-1-18 EGFR TKIs 对比一线化疗的部分研究结果

研 究	TKI	病例数	PFS（月）			OS（月）		
			TKI	化疗	HR（95%CI）	TKI	化疗	HR（95%CI）
IPASS（21）*	吉非替尼	261	9.5	6.3	0.48 (0.36~0.64)	21.6	21.9	0.78 (0.50~1.20)
First Signal（22）*	吉非替尼	42	8.0	6.3	0.544 (0.269~1.100)	27.2	25.6	1.043 (0.498~2.182)
NEJ002（23）	吉非替尼	228	10.8	5.4	0.30 (0.22~0.41)	30.5	23.6	NA, P=0.31
WJTOG3405（24）	吉非替尼	172	9.2	6.3	0.489 (0.336~0.710)	30.9	not reached	1.638 (0.749~3.582)
OPTIMAL（25）	厄洛替尼	154	13.1	4.6	0.16 (0.10~0.26)	NA	NA	NA
ENSURE（26）	厄洛替尼	217	11.1	5.7	0.43 (0.29~0.24)	NA	NA	NA
EURTAC（27）	厄洛替尼	174	9.7	5.2	0.37 (0.25~0.54)	19.3	19.5	1.04 (0.65~1.68)
Lux-lung 3（28）	阿法替尼	345	11.1	6.9	0.58 (0.43~0.78)	NA	NA	NA
Lux-lung 6（29）	阿法替尼	364	11.0	5.6	0.29 (0.20~0.33)	NA	NA	NA

注：* Ⅲ期随机对照研究亚组分析。

对肿瘤组织没有特定基因改变的NSCLC患者，不推荐应用靶向药物作为一线或二线治疗。研究结果显示EGFR野生型NSCLC病人接受一线EGFR TKI治疗，相较标准一线化疗，死亡风险增加18%~20%，肿瘤进展风险增加50%~185%[195,196]。在EGFR突变状态不明的NSCLC中，相较于GP一线化疗+厄洛替尼二线治疗组，厄洛替尼一线治疗+GP二线治疗组的死亡风险增加24%[207]。在二线治疗中，多项研究结果显示，在EGFR突变不明的NSCLC中，EGFR TKI治疗组的PFS显著差于标准二线化疗组[208,209]，因此也不推荐TKIs直接作为EGFR野生型或突变状态不明的NSCLC的二线治疗。我国自主研发的EGFR TKI艾克替尼（凯美纳），经Ⅲ期对照研究证实，可作为一线治疗后失败后NSCLC的二线治疗，取得与吉非替尼相似的PFS，且治疗相关毒性更低，在我国目前推荐作为具有EGFR突变NSCLC的二线治疗方案[210]。色瑞替尼（ceritinib）是抑制ALK的另外一种口服TKI，还能够抑制IGF-1，但不能抑制MET。近期研究显示，既往克唑替尼治疗失败后病人应用色瑞替尼，缓解率为56%，中位PFS为7个月[211]。基于此研究，色瑞替尼被FDA批准用于克唑替尼治疗后无效或进展的ALK阳性的转移性NSCLC。

（三）局部治疗

在全身治疗的基础上，Ⅳ期NSCLC的治疗有时也需要联合局部治疗手段，如手术、放疗、射频、介入治疗等，以达到姑息或根治性治疗的目的。

1. 转移灶根治性局部治疗 相对适应证：一般情况好，预期生存时间>6个月，转移灶有限（如寡转移），预计原发灶可控或已控。目前肺癌颅内寡转移的根治性局部治疗已被作为标准推荐治疗，其他部位寡转移的局部治疗尚处研究阶段，在 NCCN 指南中多为 2B 类证据[178]。

寡转移（oligonucleotides transfer）的概念于1999年由 Hellman 和 Weichselbaum 提出，描述了可能存在的一个介于局部病变和广泛转移之间的中间状态，即有限数目的转移灶和转移部位，通常被界定为转移灶数目≤5个；设想在原发灶可控的前提下，有可能通过局部治疗手段对包括转移灶在内的所有病灶进行清除，以达到长期生存乃至治愈的效果[212,213]。根据转移发生的时间，可将转移分为同期（synchronous）发生转移和异时（metachronous）发生转移。同期发生转移指与原发灶同时确诊的转移灶，即初诊IV期病变或治疗后短期即发生的转移（通常指治疗后结束后≤6个月内）；异时发生转移指初诊的非IV期病变，在治疗后维持无进展状态一定时间后（通常6个月以上）发生的远处转移，可以同时伴或不伴有原发灶的进展。随着影像技术的发展，尤其是 PET/CT 的应用，使传统影像手段诊断的 I～III 期 NSCLC 中检出了19%的隐匿转移，大部分病例为寡转移[214]。

除了全身治疗，在原发灶可控的基础上，采用局部治疗手段如手术切除或放射治疗对转移灶给予根治为目的的积极治疗（aggressive metastasis-directed therapy）是目前对 NSCLC 寡转移的主要治疗推荐[178,179]。这种寡转移的局部治疗可以在全身治疗后应用以巩固疗效；也可以在全身治疗前进行，旨在通过局部治疗来减小肿瘤负荷，提高肿瘤控制，并进一步增加化疗敏感性。早期的寡转移治疗研究主要集中在针对颅内寡转移和肾上腺转移，对转移灶给予根治为目的的积极治疗。迄今为止，颅内寡转移的根治性治疗已经形成了包括手术、SABR、SRS 等根治性局部治疗手段的完整体系，已有多项 III 期随机对照研究以及荟萃分析证实了颅内病灶根治性局部治疗能够带来生存获益，并可能更好的保留认知功能[215~218]。

然而在 NSCLC 中，是否真正存在寡转移这样一个中间状态并不明确，而转移灶数目是否为判断寡转移状态的唯一标准亦不明确。Ashworth 等通过检索 1985～2012 年 MEDLINE，EMBASE 和会议摘要，针对接受局部根治性治疗的寡转移 NSCLC 进行了一项系统综述分析[219]。局部根治性治疗手段包括手术切除、SABR、SRS 或外照射 EQD2≥50Gy。转移发生时间未予限制，既包括了同期发生寡转移，也包括了异时发生寡转移。最终49项临床研究符合纳入标准，其中大部分研究是回顾性病例分析，另有1项前瞻性病例报告，1项前瞻性 II 期单臂临床研究，无随机对照研究。系统综述结果显示纳入分析的82%病人原发灶已控，60%的病人为单纯颅内转移。各项研究报告的生存时间具有很大异质性，1年生存率15%～100%，2年生存率18%～90%，5年生存率8.3%～86%，中位 OS 5.9～52个月，中位至肿瘤进展时间（time to any progression，TTP）4.5～23.7个月。多因素分析显示原发灶接受根治性治疗、局部 N 分期较早和无病生存时间至少6~12个月是预后良好的预测因素。这项系统综述的结果提示虽然研究对象都为接受局部根治性治疗的寡转移 NSCLC，其预后生存也存在很大差别，但的确有长期生存者存在。因此，当务之急是如何确认这些真正具有中间状态预后的病人，给予局部根治性治疗，从而达到非转移性 NSCLC 的生存结果。

2. 原发灶根治性局部放疗 随着 3DCRT、IMRT、SABR 以及微创手术技术的发展，寡转移 NSCLC 的胸内原发灶进行根治性局部治疗也开始得以尝试。关于胸部放疗，现有研究多为回顾性，只有若干小样本 II 期前瞻性研究和两项基于回顾数据的配对病例分析（propensity score matching）；尚无 III 期随机对照研究发表。表6-1-19列出了2000年以后发表的部分有关IV期 NSCLC 接受胸部局部放疗的研究报告结果，显示在±全身治疗基础上，寡转移 NSCLC 接受胸部局部根治性放疗±转移灶局部治疗，中位生存时间10~27个月，3年生存率10%～62.5%，中位 PFS 6.6~16个月；从数值上明显优于前述全身化疗的结果；而且部分研究还报告了长期生存结果，5年生存率可达21%。

表 6-1-19　寡转移（包括同期和异时）NSCLC 胸部放疗后的临床疗效

作者，发表年代	研究设计	病例数（转移灶数）	剂量（Gy）（中位）	中位 OS（月）	2 年 OS	3 年 OS	5 年 OS	中位 PFS（月）
Iyengar，2014（50）#	前瞻	24（52）	27~33Gy/3F 35~40Gy/5F 19~20Gy/1F	20.4	NA	NA	NA	14.7
Collen，2014（51）#√	前瞻	26（48）	50Gy/10F	23	67%（1y）	NA	NA	11.2
Gray，2014（52）#	回顾	66（1~4）	根治性切除或>45Gy RT	26.4	54%	29%		NA
Sheu，2014（47）	回顾	69（1~3）	根治性切除或放疗	27.1	NA	NA	NA	11.3
Parikh，2014（48）	回顾	53（1~5）	45~70（60）	19	NA	NA	NA	NA
Su，2013（53）	前瞻	201（312）	30~72（63）	10	16.4%	9.6%	NA	NA
Griffioen，2013（54）	回顾	61（74）	58.2 ± 9.5	13.5	38%	NA	NA	6.6
Lopez Guerra，2012（55）	回顾	78（103）	45~74（63）	NA	32%	25%	NA	NA
Hasselle，2012（56）	回顾	25（62）	64.6（37.6~73.9）*	22.7	52.9%（1.5y）	NA	NA	7.6
De Ruysscher，2012（57）	前瞻	39（45）	62.3 ± 10.1/35.9 ± 8.4F	13.5	23.3%	17.5%	NA	12.1
Chang，2011（58）	回顾	23（52）	40~50/16~20F	未达到	82.5%	62.5%	NA	16
Flannery，2008（59）#	回顾	26（26）	45~68.4（61.2）	26.4	NA	NA	34.6%	NA
Khan，2006（60）	回顾	23（26）	60 for chemoRT 40 for pre-OP RT	20	NA	NA	NA	12

注：RT=放疗；OS=总生存时间；PFS=无进展时间；NA=结果未给出；chemoRT=同步放化疗；pre-OP=术前放疗

#：所有病灶都采用 SABR 治疗；#：局限于颅内的寡转移；*：颅外病灶的等效剂量；&：单器官转移，转移灶数目不详；√：包括小部分异时发生寡转移病人；∑：肾上腺单发转移。

　　近期发表的一项Ⅱ期前瞻性临床研究，24 例一线化疗失败后的寡转移（≤6 个转移灶）NSCLC，对原发灶和所有转移灶都给予 SABR 治疗，同步厄洛替尼靶向治疗直至病变进展。24 例病人中 13 例进行了 EGFR 突变检测，但无突变阳性者。全组病人中位随访 11.6 个月，随访 9 个月内未见复发病灶；中位 PFS 为 14.7 个月，中位 OS 为 20.4 个月。这组 EGFR 基因突变状态不明或野生型的病人中，厄洛替尼同步 SABR 治疗寡转移 NSCLC 获得了非常可观的临床疗效，而这部分生存结果主要考虑为来自于对局部病灶给予高剂量局部放疗可能带来临床获益。目前，一项Ⅱ期前瞻性临床研究 SABR-COMET 正在进行中，采用 SABR 治疗包括原发灶在内的所有病灶对比传统全身化疗在寡转移 NSCLC 中的临床疗效[220]。采用意向性评分法（propensity score，PS），两项回顾性研究评估了是否接受胸部放疗对寡转移 NSCLC 的生存影响；在非 PS 校正的情况下，胸部放疗是长期生存的独立预测因素；经 PS 校正后，两项研究结果都仍然显示胸部放疗组的 OS 和 PFS 显著优于未行胸放组[221,222]。另有一项基于病人具体资料的荟萃分析。入组标准包括：1985～2012 年公开发表或者会议报告的原发灶和转移灶都接收根治性局部治疗（手术切除、EBRT 剂量 BED≥60Gy、SBRT）的寡转移 NSCLC，包括同时或异时寡转移。共 757 例病人纳入分析，在不考虑 M 分期的前提下，2/3 病人的局部分期为Ⅰ～Ⅱ期，1/3 为Ⅲ期；84% 病人的原发灶接受手术根治性切除，16% 接受根治为目的的放疗；63% 病人的转移灶接受手术切除，37% 接受局部放疗。整体中位总生存时间（OS）为 26 个月，1、2、5 和 8 年生存率分别为 70.2%、51.1%、29.4% 和 23.4%；中位无进展生存时间（PFS）为 11 个月，1、2、5 年 PFS 分别为 45.7%、25.6% 和 13.1%。多因素分析结果显示：非同期诊断寡转移、N_0、腺癌与总生存时间延长有关；原发灶手术切除、无肺内转移、无脑转移是 PFS 延长的相关因素[223]。

尽管上述研究中生存结果非常令人鼓舞，但基于小样本前瞻性单臂研究和回顾性研究的局限性，局部手段根治性治疗转移性 NSCLC 中的证据尚不充足（2B），仍需前瞻性Ⅲ期随机对照研究的证实。迄今为止，在美国国立卫生研究院（National Institutes of Health，NIH）的 Clinical Trial 网站登记的临床研究中，有两项关于转移性Ⅳ期 NSCLC 胸部放疗的Ⅲ期随机对照研究，包括一项来自中国的研究（OITROL，NCT02076477），拟比较同步放化疗+巩固化疗 2 周期 vs. 新辅助化疗 2 周期+同步放化疗治疗Ⅳ期寡转移 NSCLC，以评估放射治疗的最佳介入时间，拟入组 420 例病人，目前正在入组病人；一项来自英国的研究（SARON NCT02417662），拟比较传统双药化疗±原发灶外照射及转移灶 SABR 的临床疗效，主要研究终点为总生存时间，拟入 340 例病人，目前尚未开始入组病人。

3. 姑息性胸部放疗 适应证：不考虑远期效应，目的为减轻症状，改善生活质量。

2012 年国际姑息放疗和症状控制工作组发布了第三版胸部姑息放疗专家共识[235]。姑息治疗方案设计和实施前需要全面考虑病人的一般情况、症状、肿瘤分期、肺功能、治疗体积、体重下降情况及病人意愿等。目前无统一的姑息治疗剂量推荐。最新的一项纳入 13 项随机对照研究的荟萃分析结果显示，高剂量姑息性胸部放疗（≥35Gy/10F）能够带来生存获益（1 年生存率：27% vs 22%，$P=0.002$），更高的症状缓解率（77% vs 65%，$P=0.002$），同时伴有更高的放射性食管炎发生率[236]。此共识推荐对于一般情况较好的病人，可给予相对较高剂量的放疗，如等效为 30Gy/10F 甚至更高剂量，也许能够带来小的生存获益。对于一般情况欠佳，以缓解症状为目的的病人，建议给予大分割短程放疗（如 1～2F），达到改善症状、不增加治疗毒性、简单方便且不增加治疗机器的压力。近距离治疗可作为接受胸部外照射放疗后气道内复发或缓解阻塞性肺炎症状的治疗手段，可行腔内近距离照射，剂量参考点黏膜下 1.5cm，照射 1 次 DT10～15Gy，但不推荐作为姑息性胸部放疗的常规或首选治疗方式。不推荐在姑息性胸放的同时给予同步化疗。

（三）胸内复发性 NSCLC 的治疗

1. 术后复发的放射治疗 对于术后局部区域复发的 NSCLC，可行再次手术切除和外照射放疗。既往研究报告显示，术后局部复发的 NSCLC 中仅有不到 2% 的病人接受了再次根治性切除[237~239]，放射治疗是更为常见的治疗手段。密歇根大学的一项回顾性研究比较了 12 年间在该中心接受治疗的术后胸内复发与初诊的 NSCLC 的生存时间，结果显示二组病人的中位生存时间分别为 19.8 个月和 12.2 个月，5 年生存率分别为 14.8% 和 11.0%（$P=0.037$）；对于初诊和复发后再分期的Ⅰ～Ⅲ期亚组病人，两组 5 年总生存率和 PFS 都没有显著差别，两组的中位 PFS 分别为 13.8 个月和 12.6 个月，5 年 PFS 分别为 8.9% 和 9.7%[240]。该研究提示对术后复发的 NSCLC 病人给予相对积极的治疗，有可能取得与初治 NSCLC 同样的临床疗效。关于术后复发 NSCLC 的放疗靶区设计，建议参考术后辅助放疗及局部晚期 NSCLC 放疗的靶区设计；建议根据不同的治疗目的进行适当的剂量调整。表 6-1-20 列出了术后胸内复发放疗的相关研究结果。

表 6-1-20 术后胸内复发的放疗结果

作　者	病例数	初治至复发时间（月）	复发部位	放疗剂量	2y-OS	5y-OS	MS（月）	疾病缓解率	症状缓解率	失败模式
Shaw, 1992[241]	37	NA	33 例肺内、肺门、纵隔或锁骨上淋巴结复发；4 例胸壁复发	40/10F，分段治疗	30%	4%	13.7	50%	NA	46%局部复发，32%远处转移，18%局部+远转
Curran, 1992[242]	37	13	25 例淋巴结，4 例胸壁/胸腔，8 例支气管残端	56Gy	22%	NA	12&	NA	NA	NA
Leung, 1995[243]	45	16	10 例单纯支气管残端复发，35 例淋巴结或者肺内+/-支气管残端复发	17 例 60Gy/6w；28 例 20~36Gy/5~12F	27%	NA	10	NA	NA	NA
Emami, 1997[244]	52	14	8 例支气管残端，10 例同侧肺内，6 例胸壁，区域淋巴结 5 例，多部位复发 23 例	12 with less than 40 Gy；5 with 40~50；20 with50~60；15 with>60 Gy	18%	4%	8.5&	70% 残端、肺内及胸壁复发，50%淋巴结复发得以控制 残 CR 9 PR 24 NR 11 PD 6 NA 2	31%胸外复发 27% 胸内野外复发 15%胸内外复发 73% 远转 +/- 胸内复发
Kagami, 1998[245]	32	18	10 例支气管残端，14 例残端+纵隔或锁上淋巴结，8 例淋巴结	47.5~65Gy/2.5Gy	28.1%	12.5%	14@	25% CR 40.6% PR	89%	46.9%单纯据不复发 18.8%单纯远转 18.8%同时局部复发+远转 15.6%无进展
Jeremi, 1999[246]	61	14	19 例支气管残端，27 淋巴结，8 例胸壁/胸膜，7 例支气管残端+淋巴结	根治目的 55~60Gy/26~30F 姑息目的 30/10F	28% 根治目的 36% 姑息目的 11%	9.8% 根治目的 14% 姑息目的 0	13 & 根治目的 18% 姑息目的 7%	NA	根治目的 72% 姑息目的 42%	局部复发：根治目的 50%，姑息目的 74% 远转率无差别
Foo, 2005[247]	55	NA	13 例支气管残端，11 例胸壁，6 例纵隔，5 例肺门，1 例锁骨上淋巴结，16 例多发部位复发	根治目的 40~66Gy 姑息目的 16~60Gy	24%	NA	11.5& 根治目的 26% 姑息目的 10.5%	NA	55%	NA
Tada, 2005[248]#	31	NA	7 例支气管残端，20 例区域淋巴结，3 例胸壁，1 例胸壁+淋巴结	60 Gy/30F	30%	15%（4y）	14%	87%	NA	15 例局部区域复发+/-远转，7 例远转

注：#肺切除术后；NA 数据未提供；MS 中位生存时间；& 自复发后生存时间；@ 自手术后生存时间。

2. 放疗后胸内复发的二程放疗 对于既往接受过胸部放疗的病人，胸部二程放疗不是绝对禁忌。如果首程治疗后，正常组织的受照剂量就已经达到或超出了最大耐受剂量，而二程放疗又不可避免地照射同一器官或者部位，那么短期内无疑是无法进行二次放疗的；但对于那些在首程治疗中正常组织的受照体积或者剂量未达到最大耐受剂量，经过一段时间间隔后器官功能有可能部分或者全部恢复。因此二程放疗执行之前必须严格衡量正常组织可能的损伤程度与再程治疗可能带来的获益之间的关系。表 6-1-21 列出了采用 3DCRT 技术进行肺部二程放疗的研究结果，显示经过谨慎选择病例后，可以获得较好的生存，且无严重治疗相关毒性的发生。中国医学科学院肿瘤医院一项回顾性研究分析了 30 例胸部放疗后胸内复发 NSCLC 接受 3DCRT 或 IMRT 的临床结果。两程放疗的中位间隔时间为 12.5 个月（2~42 个月），二程放疗后的中位总生存时间、无进展生存时间和无局部进展时间分别为 16.9 个月、6.1 个月和 14.6 个月；1、2、3 年 OS 分别为 59.3%、37.0% 和 24.7%；1、2、3 年 PFS 分别为 33.9%、7.5%、7.5%；症状改善率为 70%；治疗相关毒性主要为 1~2 级，只有 1 例病人发生 3 级放射性食管炎，无 4~5 级毒性发生。

表 6-1-21 3DCRT 肺部二程放疗研究结果

研　究	病例数	两程放疗间隔（月）	首次放疗剂量（Gy）	二程放疗剂量（Gy）	中位生存时间（月）	OS	症状改善	治疗毒性
Wu KL, 2003[249]	23	13 (6~42)	66 (30~78)	51 (46~60)	14 (2~37)	1y, 59% 2y, 21%	NS	$G_{1~2}$肺炎, 22% G_2肺纤维化, 17% G_3肺纤维化, 9% $G_{1~2}$食管炎, 9%
Poltinnikov IM, 2005[250]	17	13 (2~39)	52 (50~66)	32 (4~42)	5.5 (2.5~30)	NS	85%	G_2肺炎, 6% G_2食管炎, 24%
Wang YJ, 2006[251]	27	18 (NS)	57.4 (NS)	50 (NS)	20 (NS)	1y, 73.8% 2y, 25.4%	79.1%	G_2肺炎, 7.4% G_3肺炎, 11.1% G_2肺纤维化, 11.1%
Ohguri T, 2012[252]	33	7.9 (1.1~28.2)	70 (30~85)	50 (29~70)	18.1 (NS)	1y, 63% 3y, 45%	94%	G_2肺炎, 6% G_2皮炎, 15%
Kruser TJ, 2013[253]	37	18.6 (NS)	57 (30~80.5)	30 (12~60)	5.1 (0.5~42)	1y, 24% 2y, 12%	75%	G_2肺炎, 3% G_3肺炎, 5% G_2食管炎, 10%

四、非小细胞肺癌的术后放射治疗

临床诊断的非小细胞肺癌（NSCLC）中，仅 20% 的病例能够行根治性手术切除。近半个多世纪以来，虽然外科技术和手术器械日臻完善，但是 NSCLC 术后患者总的 5 年生存率长期徘徊在 15%~45%，术后失败的主要原因是局部复发和（或）远地转移，需要综合放化疗进一步改善疗效。以铂类为基础的辅助化疗或新辅助化疗能够显著提高 Ⅰ B 期以上 NSCLC 患者的长期生存[254,255]，因此辅助化疗目前已经成为术后的标准治疗推荐。为提高局部控制率和生存率，放射治疗被长期广泛应用于 NSCLC 的术后治疗。但是 1998 年柳叶刀杂志发表的荟萃分析显示，如果对术后患者不加以选择，术后放疗反而显著降低了患者的总生存率[256]。其后非小细胞肺癌的术后放疗应用比例明显下降[257~259]。但是随着放疗技术的不断进步，NSCLC 术后放射治疗的作用重新引起大家的关注。

（一）术后放疗的作用和适应证

1. N_0、N_1或Ⅰ～Ⅱ期 NSCLC 术后放疗的价值　术后放疗的目的是降低局部区域复发率和改善总生存率。关于 NSCLC 术后放疗的随机分组研究较多并且一直都在进行，但是其对总生存率的影响却一直备受争议。1998年柳叶刀杂志发表了术后放疗荟萃分析研究组的结果。该荟萃分析包括了1965～1995年全球9组非小细胞肺癌术后放射治疗的随机分组研究，共2128例患者，其中手术+放射治疗1056例，单纯手术1072例，中位随诊时间3.9年。结果显示术后放射治疗生存率不但没能提高反而显著降低，死亡风险升高了21%（$HR = 1.21$，95% CI $1.08～1.34$，$P = 0.001$），术后放疗组2年生存率绝对值下降7%（两组分别为48%和55%），2年无复发生存率分别为46%和50%（$P = 0.018$）。进一步的分层分析显示，术后放射治疗对生存率降低主要影响的是Ⅰ期、Ⅱ期（$P = 0.0005$）和 N_0、N_1（$P = 0.016$）患者，而对Ⅲ期和 N_2 患者的生存影响不大[256]。此项荟萃分析发表后，NSCLC 术后放疗的应用显著下降[257~260]。但是需要注意的是，此项荟萃分析研究存在很多不足之处[261]，例如纳入的随机分组研究年代早、时间跨度长、变异大；入组患者分期与目前比不完善，手术及淋巴结分期信息不完善可能导致两组不均衡；低危患者比例高（N_0 多，N_2 少）；放疗设备较为陈旧，^{60}Co 设备治疗的疗效差；放疗技术落后，如单野照射、侧野照射、后野挡脊髓等；剂量分割不合理：大分割（毒性大、疗效差）、高剂量（60Gy）等；不同研究间样本量差异大；辅助化疗未普及，远转死亡率高，掩盖局部治疗带来的好处等。

2006年 Lally 等[258] 为了评价 NSCLC 根治术后放疗的价值，从美国 SEER 数据库筛选了1988～2002年接受肺叶或全肺切除术、确诊为Ⅱ、Ⅲ期 NSCLC 患者7465例，为了避免围术期死亡的影响，研究排除了手术后4个月内死亡的患者。结果也显示 PORT 显著降低了全组患者的总生存率（3年：41% vs 47%；$P < 0.0001$），亚组分析也显示，PORT 组与对照组相比显著降低了 N_0（5年 OS：31% vs 41%；$HR = 1.176$；$P < 0.0001$）及 N_1 患者（5年 OS：30% vs 34%；$HR = 1.097$；$P = 0.0006$）的总生存率。Corso 等[262] 新近发表了迄今最大一组回顾性病例对照研究，包括美国国家癌症数据库（NCDB）1998～2006年间30 552例Ⅱ～ⅢA 期行 R0 切除的 NSCLC 患者，其中3430例（11.2%）接受了 PORT，结果同样显示：PORT 组于对照组相比显著降低了病理 N_0 患者（37.7% vs 48%，$P < 0.001$）和 N_1 患者（34.8% vs 39.4%，$P < 0.001$）的5年总生存率。Urban 等[260] 对 SEER 数据库1998～2009年手术切除的6551例 pN_1 患者的分析也显示，PORT 不能改善 pN_1 患者的总生存率（$HR = 1.06$，$P = 0.2$）（表6-1-22）。

也有个别研究结论与上述研究不同。2002年意大利 Trodella 等[263] 对104例Ⅰ期非小细胞肺癌进行术后放疗的随机对照临床研究，可评价病例98例。手术为≥肺叶切除加肺门、同侧纵隔淋巴结清扫术；放射治疗技术：采用前野和后斜野照射，靶区包括支气管残端，同侧肺门，照射剂量50.4Gy，1.8Gy/次。两组局部复发率分别为2.2%和23%，5年无复发生存率（DFS）为71%和60%（$P = 0.039$），5年总生存率为67%和58%（$P = 0.048$）。术后放疗组中，仅6例出现Ⅰ级急性毒性反应。该研究结果显示Ⅰ期非小细胞肺癌术后放射治疗能够提高局部控制率，能够改善总生存率和无病生存率。治疗相关毒性可以耐受。

综合上述研究，目前总体的临床证据显示Ⅰ～Ⅱ期和 $N_{0～1}$ 期非小细胞肺癌术后放射治疗对总生存率有负向影响，在根治性切除后特别是化疗后不建议进行术后放疗。尽管有个别研究认为Ⅰ期 NSCLC 术后放疗可改善生存，但是因为病例数少等原因结论未被广泛采纳，不过研究结果也提醒我们在早期病例中寻找局部和区域复发的高危患者可能是将来研究的重要方向之一。

2. ⅢA-N_2 期 NSCLC 术后放疗的价值　可切除ⅢA-N_2 非小细胞肺癌是异质性较大的一组疾病，5年生存率约7%～34%。目前已证实辅助化疗可以提高该类患者的生存率，但是化疗后局部区域复发率仍然高达40%。术后放疗能够显著降低患者的局部区域复发率，但是对生存的影响目前仍不确定。1998年柳叶刀杂志发表的荟萃分析显示，术后放疗显著降低了可切除非小细胞肺癌患者的总生存率，但是亚组分析显示术后放疗只影响Ⅰ～Ⅱ期和$N_{0\sim1}$期患者的生存，对Ⅲ期和pN_2患者生存没有显著影响[256]，在2005年更新的荟萃分析的结论与前述基本一致[264]。

（1）采用直线加速器或3DCRT/IMRT技术的PORT大宗病例分析　术后放疗影响患者生存的主要原因是陈旧的放疗设备和技术导致的严重的心肺毒性。近年来随着放疗设备的巨大进步，直线加速器早已取代^{60}Co治疗机，以三维适形放疗和调强放疗为代表的新的放疗技术逐渐普及，放疗副作用显著降低[265]，因此ⅢA-N_2非小细胞肺癌术后放疗的价值再次引起学界的关注（表6-1-22）。基于美国SEER数据库1988～2002年7465例患者的回顾性研究显示，术后放疗对$N_{0\sim1}$患者无益，但是可以显著改善N_2患者的总生存率（HR=0.855；$P=0.008$）和无病生存率（HR=0.850；$P=0.013$），N_2患者的5年总生存率绝对值提高7%（27% vs 20%，$P=0.0036$）。Billiet等[266]对1965年以后采用^{60}Co治疗机和（或）直线加速器治疗的临床Ⅲ期研究进行荟萃分析，其中有总生存数据报道的包括11组研究2387例Ⅰ～Ⅲ期患者，结果显示采用^{60}Co治疗机的PORT显著降低了患者的OS（RR=2.26，$P=0.02$），包含^{60}Co治疗机和直线加速器两种治疗手段的PORT对总生存没有显著影响（RR=1.13，$P=0.25$），只采用直线加速器的PORT则显著改善了患者的OS（RR=0.02，$P=0.02$）。Patel等[267]对术后采用直线加速器治疗Ⅲ-N_2的临床研究进行荟萃分析，其中包括3组前瞻性研究和8组回顾性

表6-1-22　采用直线加速器或3DCRT/IMRT技术的PORT大宗病例研究

作　者	研究类型	入组时间	入组条件	入组人数	5年OS			死亡风险比	
					PORT	对照组	P	HR（或RR）	P
Lally等[258]，2006	病例对照 SEER数据库	1988～2002	Ⅱ～Ⅲ期；肺叶或全肺切除	7465	N_0：31% N_1：30% N_2：27%	41% 34% 20%	<0.0001 0.0006 0.0036	N_0：1.176 N_1：1.097 N_2：0.855	0.045 0.0196 0.0077
Wisnivesky等[268]，2012	病例对照 SEER数据库	1992～2005	Ⅲ～N_2；≥65岁	1307	NA	NA		1.11	0.30
Urban等[260]，2013	病例对照 SEER数据库	1998～2009	$N_{1\sim2}$	11324	NA	NA		N_1：1.06 N_2：0.9	0.2 0.026
Billiet等[266]，2014	Ⅲ期随机分组研究荟萃分析	1965～	Ⅰ～Ⅲ期	2387	NA	NA		钴机：2.26 钴机和加速器：1.13 加速器：0.76	0.02 0.25 0.02
Patel等[267]，2014	荟萃分析		N_2；使用直线加速器；前瞻或回顾研究	2728	NA	NA		0.77	0.02
Corso等[262]，2015	病例对照 NCDB数据库	1998～2006	Ⅱ～ⅢA期；肺叶或全肺切除	16482	N_0：48% N_1：34.8% N_2：34.1%	37.7% 39.4% 27.8%	0.009 <0.001 <0.001	N_0：- N_1：1.14 N_2：0.82	- <0.05 <0.05
Mikell等[269]，2015	病例对照 NCDB数据库	2004～2006	pN_2；完全切除；接受化疗	2115	39.8%	34.7%	0.048	0.87	0.026
Robinson等[270]，2015	病例对照 NCDB数据库	2006～2010	pN_2；完全切除；接受化疗	4483	39.3%	34.8%	0.014	0.888	0.029

研究共 2728 例患者，结果显示 PORT 显著改善了 N_2 患者的 OS（$HR = 0.77$，$P = 0.020$）和无局部区域复发生存（$HR = 0.77$，$P = 0.020$），同样肯定了采用直线加速器进行术后放疗的价值。21 世纪初以来，以三维适形和调强放疗为代表的精确放疗技术广泛应用于肺癌的治疗，进一步降低了心脏损伤等非肿瘤死亡率[265]，重新评价 3DCRT/IMRT 技术条件下 Ⅲ-N_2 非小细胞肺癌 PORT 的价值势在必行。Corso 等[262] 对 NCDB 1998~2006 年间 Ⅱ~Ⅲ 期 R0 切除的 NSCLC 进行回顾性病例对照研究，其中 pN_2 期患者 6979 例，结果显示 PORT 组和对照组 5 年总生存率分别为 34.1% 和 27.8%（$P < 0.001$），PORT 使生存率绝对值提高了 6.3%。Urban 等[260] 对 SEER 数据库 1998~2009 年手术切除的 4773 例 pN_2 患者的分析显示，PORT 组的死亡风险显著降低（$HR = 0.9$，$P = 0.026$），结论与上述研究一致。在辅助化疗已经成为淋巴结转移 NSCLC 根治性切除术后的标准推荐的前提下，Mikell 等[269] 针对 NCDB 2004~2006 年间接受化疗的 2115 例 pN_2 患者进行 PORT 的作用分析，结果 PORT 显著改善了患者的总生存，两组中位生存期分别为 42 个月和 38 个月，5 年 OS 分别为 39.8% 和 34.7%（$P = 0.048$），多因素分析也显示 PORT 是显著改善生存的独立预后因素（$HR = 0.87$，$P = 0.026$）。在此研究基础上，Robinson 等[270] 等对 NCDB 2006~2010 年间接受化疗的 pN_2 期 NSCLC 进行分析，结果同样显示 PORT 显著提高了中位生存（45.2 个月 vs 40.7 个月）和 5 年 OS（39.3% vs 34.8%，$P = 0.014$），而且多因素分析显示 PORT 是独立的预后因素（$HR = 0.888$，$P = 0.029$）。上述多个回顾性大样本研究均认为 PORT 可以改善 Ⅲ-N_2 期 NSCLC 患者的总生存，但是老年患者因为合并症多、对放疗耐受性差，接受 PORT 是否也能同样获益还需要进一步的研究。Wisnivesky 等[268] 对 1992~2005 年 SEER 数据库中 ≥65 岁、接受根治性切除的 pN_2 期 NSCLC 患者进行分析，其中术后放疗组 710 例，对照组 597 例，PORT 与对照组相比年龄更小、经济情况更好，其他临床特性两组具有可比性。结果 PORT 未能改善老年患者的总生存，HR 为 1.11（$P = 0.30$），作者建议对 N_2 期 NSCLC 开展 PORT 的随机分组研究。

（2）中国医学科学院肿瘤医院及国内其他医院针对 NSCLC 术后放疗的系列临床研究　与国外相比，中国医学科学院肿瘤医院放疗科与胸外科密切协作，较早就对可切除非小细胞肺癌术后放疗进行了系统和深入的研究。汪楣教授[271] 1994 年在国内率先发表了 pN^+ 的 NSCLC 患者 PORT 随机分组研究的中期总结，结果显示术后放疗不能改善 pN^+ 可切除非小细胞肺癌患者的总生存率和无复发生存率，该结果被 1998 年柳叶刀杂志发表的荟萃分析采用。冯勤付教授[272] 于 2000 年发表了该随机分组研究的最终结果，研究包括 1982~1995 年入组的 365 例患者，入组条件为行根治性切除的 $pN_{1~2}$ 非小细胞肺癌患者，≤65 岁。结果可供分析的病例 296 例，S+R 134 例，单纯手术 162 例，两组 5 年总生存率分别为 42.9% 和 40.5%（$P = 0.56$），5 年无病生存率为 42.9% 和 38.2%（$P = 0.28$）。对 $T_{3~4}N_1M_0$ 病例，术后放射治疗显示具有提高生存率和无病生存率的趋势，但未达到统计学意义水平（$P = 0.092$，$P = 0.057$）。术后放疗能明显降低胸腔内复发率（12.7% vs 33.2%，$P < 0.01$）。该研究由于开展较早，采用的是包括 ^{60}Co 机在内的传统放疗技术，为了进一步评价采用直线加速器和 3DCRT 技术条件下术后放疗的真实价值，王绿化教授[273] 2011 年发表的回顾性研究包括该院 2003~2005 年 221 例手术完全切除的 Ⅲ A-N_2 非小细胞肺癌患者，其中 96 例接受术后放疗（41 例采用适形放疗）。结果显示术后放疗显著改善患者的总生存（$P = 0.046$）和无病生存（$P = 0.009$）（表 6-1-23），同时还能显著提高患者的局部区域无复发生存率（$P = 0.025$）和无远处转移生存率（$P = 0.001$）；单因素和多因素分析都证实术后放疗是改善患者预后的显著相关因素；死亡原因分析显示，PORT 组和对照组的非肿瘤死亡率分别为 7.3% 和 8.0%（$P > 0.05$），采用当代放疗技术的 PORT 没有增加患者的非肿瘤死亡率。当然，研究也发现可切除 Ⅲ A-N_2 非小细胞肺癌是异质性较大的一组疾病，并非所有 Ⅲ A-N_2 期患者都能从术后放疗中获益。为了不断完善个体化治疗，下一步的工作将着重分析术后放疗对不同亚组患者的作用，分析和寻找可能从术后放疗中获益的临床预测因素，并以此为基础筛选出高危患者接受术后放疗，同时使低危患者避免过度治疗。中国医学科学院肿瘤医院对术后放疗引起的放射性肺损伤进行的分析显示，辅助化疗和

$V_{20}>20\%$是引起肺损伤的高危因素，同时有以上两项因素，仅有一项因素和没有上述因素的患者PORT后放射性肺损伤的发生率分别为27.3%、9.7%和0.0%（$P=0.032$）[274]。有关术后放疗安全性的详细内容请参见本章放射性肺损伤一节。更为重要的是，为了进一步明确术后放疗对可切除ⅢA-N₂非小细胞肺癌的治疗价值，中国医学科学院肿瘤医院放疗科牵头组织和启动了大规模的全国多中心随机对照Ⅲ期临床研究，目前课题进展顺利。该随机研究结果将进一步丰富可切除ⅢA-N₂非小细胞肺癌术后放疗的临床证据，促进和完善肺癌的个体化治疗。

表 6-1-23　我国 NSCLC 根治术后采用直线加速器和（或）3DCRT 技术的 PORT 的主要研究

作　　者	研究类型	入组时间	入组人数	入组条件	放疗技术	放疗剂量	5 年 OS		
							PORT	对照组	P
袁智勇等[275]，2009	回顾性病例对照	2000~2005	359	根治性手术，pN₂	直线加速器；2DRT	50Gy	29%	24%	0.047
卢铀等[276]，2010	回顾性病例对照	1998~2005	183	根治性手术，pN₂，接受术后化疗	直线加速器；3DCRT	50Gy	30.5%	14.4%	0.007
王绿化等[273]，2011	回顾性病例对照	2003~2005	221	根治性手术，pT₁~₃N₂	直线加速器；2DRT 或 3DCRT	60Gy	36.6%	30.6%	0.046
傅小龙等[277]，2015	回顾性病例对照	2005~2012	357	根治性手术，pT₁~₃N₂	直线加速器；3DCRT	50.4Gy	57.5%	35.1%	0.003

在直线加速器和（或）3DCRT技术用于NSCLC根治术后放疗的条件下，除了中国医学科院肿瘤医院的上述研究外，国内还有部分医院也进行了PORT的回顾性研究。天津市肿瘤医院袁智勇等[275]采用传统2DRT进行NSCLC根治术后放疗，放疗组和对照组分别104和207例pN₂患者，结果PORT显著改善NSCLC的总生存率（29% vs 24%；$P=0.047$），亚组分析显示肿瘤直径>3cm、多站淋巴结转移的pN₂患者可以从术后放疗中获益。华西医院卢铀等[276]采用3DCRT进行术后放疗的研究，所有患者均接受了辅助化疗，PORT和对照组分别104和79例患者，结果PORT显著提高了患者的5年OS（30.5% vs 14.4%；$P=0.007$）和DFS（22.2% vs 9.3%；$P=0.003$）。傅小龙等[277]新近报道了上海市肿瘤医院采用3DCRT技术的PORT结果，放疗组和对照组分别70和287例ⅢA-N₂期患者，结果PORT显著改善了患者的总生存率（57.5% vs 35.1%；$P=0.003$）和LRFS（91.9% vs 66.4%；$P<0.001$），中位生存期提高了3.1个月（34.3 vs 31.2个月）。从回顾性研究总体看来，国内结果和国外报道保持一致，认为pN₂期NSCLC根治术后进行放疗能够提高总生存，但是这一结果还需要大规模的随机分组研究证实。

（3）ⅢA-N₂非小细胞肺癌根治术后化疗后采用3DCRT/IMRT技术PORT的Ⅲ期随机分组研究　在传统两维放射治疗年代，关于NSCLC根治术后PORT的随机分组研究较多，1998年术后放疗荟萃分析研究组对1965~1995年全球9组PORT随机分组研究进行荟萃分析，结果显示如果不加选择的对NSCLC术后患者进行PORT，生存率不但没能提高反而显著降低。但是因为所纳入的研究年代较早，采用的放疗技术落后或剂量不合理，加之辅助化疗未普及，研究结果受到质疑；而且该研究的亚组分析显示，术后放射治疗对生存率降低主要影响的是Ⅰ~Ⅱ期和N₀、N₁患者，对Ⅲ期和N₂患者的生存没有降低[256]。

目前NSCLC术后放疗研究的热点人群是ⅢA-N₂患者。在辅助化疗和3DCRT/IMRT技术广泛采用的年代，多组大规模回顾性病例对照研究均显示PORT能够改善ⅢA-N₂患者的总生存[258,260,262,266,267,269,270]，但是仍缺乏前瞻性Ⅲ期随机分组研究的结果。目前国内外针对根治术后化疗后ⅢA-N₂患者采用3DCRT/IMRT的随机分组研究主要有三组。最先美国1998~2000年开展了CALGB 9734随机分组研究[278]，入组条件为根治性切除的pⅢA-N₂非小细胞肺癌，术后接受2~4周期PC方案辅助化疗后，随机分入 PORT 组和观察组，放疗采用 3DCRT 技术，50Gy/25 次。预期入组 480 例患者，但是实际上仅完成 37 例，放疗组和对照组患者 1 年的生存率（74% vs 72%）和无复发生存率均无显著性差异，研究因入组缓慢而失败。欧洲自 2007 年启动了大规模的随机对照 III 期临床研究（Lung ART），研究采用三维适形放疗技术，预计样本量为 700 例，预期到 2017 年完成入组，然而到目前为止尚未看到该研究的后继报道，充分说明这项随机分组研究的开展工作举步维艰[279]。中国医学科学院肿瘤医院放疗科牵头组织和启动了"术后 N_2（IIIA 期）非小细胞肺癌术后化疗后三维精确放射治疗多中心随机对照 III 期临床研究"，研究针对根治性切除 IIIA-N_2 非小细胞肺癌患者，术后进行 4 个周期的含铂方案化疗，辅助化疗结束后进行全面复查，未出现肿瘤复发者随即进入 PORT 组和观察组。术后放疗采用三维适形或简化调强技术，靶区主要包括同侧肺门（残端）、同侧纵隔和隆突下区，总剂量 50Gy/25 次。该课题从 2009 年启动，目前课题进展顺利，已经完成入组 260 例，目前正在进行阶段性数据分析。该随机研究结果将进一步丰富可切除 IIIA-N_2 非小细胞肺癌术后放疗的临床证据，促进和完善肺癌的个体化治疗。

（4）术后切缘阳性 NSCLC 的治疗 NSCLC 术后切缘阳性分为显微镜下切缘阳性（R1 切除）和大体肿瘤残存（R2 切除），是预后不良的重要因素。近期 Hancock 等[280]对 NCDB 数据库 2003~2006 期间 54512 例 pI~III 期的 NSCLC 分析显示，3102 例患者（5.7%）切缘阳性，1688 例（3.1%）为 R1 切除；与完全切除患者相比，R1 切除患者的预后显著降低，两组 5 年 OS 分别为 pI 期（62% vs 37%；$P<0.0001$），II 期（41% vs 29%；$P<0.0001$），III 期（33% vs 19%；$P<0.0001$）。

术后切缘阳性 NSCLC 的治疗一般参照相应分期 NSCLC 的初治治疗原则，但是更加强调或偏重放射治疗尤其是放化疗的参与。2015 年美国 NCCN 指南对于切缘阳性的患者建议为：IA 期患者建议再次手术切除或放疗；IB~IIA（N_0）患者手术或放疗，然后加或不加辅助化疗；IIA（N_1）~IIB 患者手术+化疗或同步放化疗；IIIA 期患者一般建议同步放化疗。新近发表的两篇基于美国 NCDB 数据库的大样本回顾性分析也证实了切缘阳性 NSCLC 术后放疗的作用：Hancock 等[280]对 1688 例 R1 切除 NSCLC 的分析显示，各期患者术后采用放疗+化疗与单纯手术组相比显著改善总生存，两组 5 年 OS 分别为 pI 期（44% vs 35%；$P=0.05$），II 期（33% vs 21%；$P=0.0013$），III 期（30% vs 12%；$P<0.0001$），而术后单纯放疗或单纯化疗的作用相对较弱。Wang 等[281]对 2003~2011 年间 NCDB 数据库 3395 例切缘阳性的 $pN_{0~2}$，II~III 期 NSCLC 进行术后放疗作用分析，其中 R1 切除 1892 例（55.7%），R2 切除 129 例（3.8%），还有 1374 例（40.5%）仅记录为肿瘤残留，共有 1207 例（35.6%）接受术后放疗（55~74Gy）；多因素分析显示术后放疗显著改善生存（HR=0.8，95%CI 0.70~0.92，$P<0.01$），亚组分析显示所有淋巴结分期的患者均能从术后放疗中获益：其中 N_0、N_1 和 N_2 患者术后放疗死亡风险比（HR）分别为 0.67（$P=0.010$）、0.79（$P=0.038$）和 0.73（$P=0.020$）。

（二）术后放疗靶区和剂量

1. 术后放疗靶区 作为术后预防治疗，NSCLC 的术后放疗靶区主要包括术后局部区域复发的高危区域，但是受到手术技巧、肿瘤切除和淋巴结清扫范围甚至是化疗的影响，目前对照射的具体部位还没有统一的认识。

Miles 等[282]通过对已发表的多组 NSCLC 术后放疗研究的综合分析显示，PORT 毒副作用导致的死亡率与射野大小的三次方成比例，提示适当缩小射野，仅照射术后复发的高位区域有利于提高 PORT 的治疗比。杜克大学 Kelsey 等[283]对 61 例根治性切除、局部区域复发为首次复发的 NSCLC 的研究显示，最常见的局部复发部位为手术残端（44%）；右上肺癌术后复发常见部位依次为 4R、手术残端；右中肺为 7、4R、2R；右下叶为同侧肺门、4R；左上肺为手术残端、同侧肺门、5 区；左下肺为 7 区；右肺癌术后复发主要局限于同侧肺门、同侧纵隔，左肺癌则更多出现对侧纵隔复发。波兰针对 151 例 pN_2 患者 PORT 进行回顾性分析，CTV 限制在支气管残端和转移淋巴结区以及淋巴结转移风险超过 10% 的区域，后者一般包括同侧肺门、7 区、同侧 4 区、3A 区（主动脉弓上缘）以及 5 区（左肺癌时）。结果 5 年局部区域复发率为 19.4%，CTV 边缘及外部复发率仅为 2%[284]。上海肿瘤医院傅小龙等[285]对 250 例 pT$_{1-3}$N$_2$ 期、未接受 PORT 的 NSCLC 进行回顾性分析，并把复发位置与常规采用的 CTV 进行比对；其常规 CTV 包括：左肺癌 CTV 包括支气管残端和 2R、2L、4R、4L、5、6、7、10L 和 11L 区；右肺癌 CTV 包括支气管残端和 2R、4R、7、10R 和 11R；结果 173 例（69.2%）复发，首次复发部位发生在局部区域部位 54 例，其中 48 例（89%）位于假定的常规 CTV 内，6 例（11%）同时有假定 CTV 之内和之外的复发；54 例局部区域复发共 112 个复发病灶中，104 个病灶（93%）位于假定的 CTV 范围内；左肺癌最常见的局部区域复发部位依次为：4R、7、4L、6、10L 和 5 区，右肺癌依次为 2R、10R、4R 和 7 区，结果显示了该院 CTV 设置的合理性。LungART 研究组[286]在其前期研究中请 17 名胸部放疗专家分别对 pN$_2$ 期 NSCLC 患者进行 PORT 的靶区勾画，结果对于肺叶切除和全肺切除患者的 CTV 体积分别为 90.2cc（36.2~678.4cc）和 115.5cc（48.5~712.1cc），不同勾画专家之间的差异高达数倍；如果用 LungART 研究规定的标准对上述专家进行统一培训，则肺叶切除和全肺切除患者的 CTV 体积分别为 91.3cc（60.0~112.4cc）和 93.3cc（78.3~125.3cc），不同勾画者之间的差异显著减少。研究提示 NSCLC 术后放疗除了要根据患者的术后复发规律确定合理的放疗靶区，在确定靶区后对放疗医生进行靶区勾画的规范化培训也是非常有必要的。

目前在 3DCRT/IMRT 技术条件下，各大肿瘤中心进行 NSCLC 的 PORT 的 CTV 的范围不尽相同。美国 CALGB 9734 随机分组研究[278]CTV 包括同侧肺门、全纵隔和锁骨上区。欧洲 LungART 研究[286]采用的 CTV 包括：支气管残端、同侧肺门、肿瘤可能侵及的纵隔胸膜、转移的淋巴结区以及不相邻的转移淋巴结区之间的淋巴引流区域；CTV 常规包括 7 区和同侧 4 区，左肺癌还包括 5 区和 6 区，一般还包括转移淋巴结头脚方向相邻的淋巴结区。中国医学科学院肿瘤医院目前 PORT 采用的 CTV 主要包括同侧肺门（包括支气管残端）、隆突下和同侧纵隔（图 6-1-7）。

（三）术后放疗剂量

术后放疗剂量是影响放疗疗效的重要因素。1998 年发表的术后放疗荟萃分析显示 PORT 降低了患者的总生存率，其中一个重要因素就是采用了过高的放疗剂量（60Gy）或较大的分割剂量（毒性大、疗效差）等[261]。Pennsyvania 大学[287]对 202 例接受 PORT 的 NSCLC 患者进行回顾性分析，中位随访 5.3 年，放疗中位剂量 55Gy，全组患者并发症死亡率 12%，类似于配对人群的 10%，但是如果按照放疗剂量进行分组，剂量<54Gy 者并发症死亡率仅为 2%，而≥54Gy 者并发症死亡率高达 17%，提示术后放疗不应给予过高的剂量。土耳其对 1994~2004 年间 98 例接受 PORT 的 NSCLC 患者的回顾性分析显示，放疗剂量是总生存率的独立预后因素，剂量<54Gy 和≥54Gy 组 5 年 OS 分别为 64% 和 20%（$P=0.007$），其中左肺肿瘤病人放疗剂量与患者死亡率正相关（$P=0.05$），提示术后放疗剂量不应该超过 54Gy[288]。Corso 等[262]对 NCDB 1998~2006 年间 II~III A 期 R0 切除的 30552 例 NSCLC 进行回顾性病例对照研究，其中 3430 例患者接受 PORT，pN$_2$ 期患者 6979 例，结果显示接受手术、化疗和 PORT 的患者中 45~54Gy 组、55~60Gy 组和>60Gy 组 5 年总生存率分别为 41.0% 和 32.7% 和 26.6%（$P<0.001$），差异非常显著；对于 pN$_2$ 患者，PORT45~54Gy 组、>54Gy 组和未放疗组 5 年总生存率分别为 38.0% 和 27.6% 和 27.8%，45~54Gy 组生存率显著高于其他组（$P<0.001$），而>54Gy 组和未放疗组没有显著差异（$P=0.784$），多因素分析也显示，45~54Gy 的 PORT 是总生存的独立预后因素（HR=0.85，95% CI 0.76~0.94，$P<0.001$）。

目前在 3DCRT/IMRT 技术条件下开展的 NSCLC 的 PORT 的随机分组研究采用的剂量基本保持在 50~54Gy，1.8~2.0Gy/次。其中美国 CALGB 9734 研究[278]和中国医学科学院肿瘤医院目前正在开展的随机分组研究均采用 50Gy/25 次剂量分割方案（图 6-1-7），欧洲 LungART 研究[286]采用 54Gy/27 次剂量分割方案。

总之，目前对于 I~II 期或 pN$_{0-1}$ 的 NSCLC 在根治术后不推荐术后放疗；III A~N$_2$ 期病例单纯手术后或辅助化疗后复发率和死亡率仍较高，近年来大宗病例的回顾性分析显示，采用当代技术的

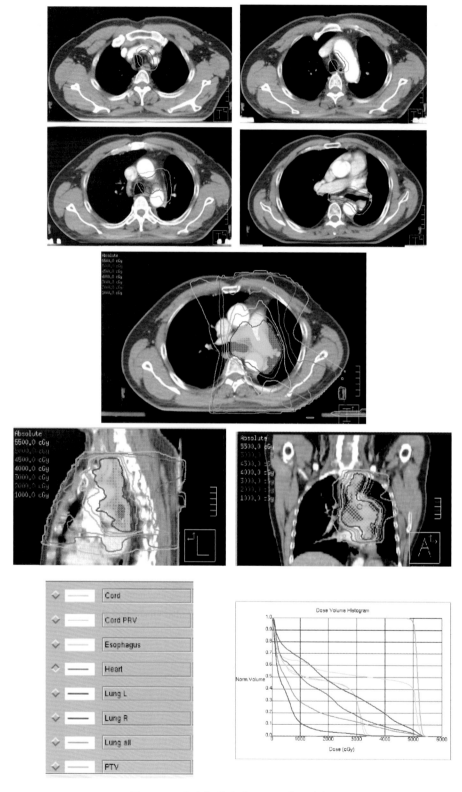

图 6-1-7 非小细胞肺癌 PORT 典型病例

注：患者男性，50 岁。左肺下叶腺癌行左肺下叶切除术+纵隔淋巴结清扫术后。术后病理：中低分化腺癌，大小 2.2cm×1.8cm×1cm，累及脏层胸膜，淋巴结转移性癌（5/20；上叶动脉旁淋巴结4/4，隆突下淋巴结1/2）。术后放疗 CTV 包括左侧肺门（包括支气管残端）、隆突下和左侧纵隔（不包括锁骨上区）；放疗剂量为 50Gy/25 次，V_{20} 为 17%，双肺平均剂量 10Gy。

PORT 可能改善 pⅢA～N$_2$ 患者的生存，但是结论仍需要目前的Ⅲ期随机分组研究证实。PORT 应采用3DCRT/IMRT 等当代的放疗技术，CTV 包括支气管残端和纵隔淋巴复发的高危区域；照射剂量推荐常规分割 50～54Gy，1.8～2.0Gy/次。而对于切缘阳性的 T$_4$ 或 N$_{1～2}$ 患者或有肿瘤大体残留的患者则应该参照局部晚期 NSCLC 给予同步放化疗。

参 考 文 献

1. Mountain CF, Dresler CM. Regional lymph node classification for lung cancer staging. Chest, 1997, 111：1718-1723.

2. Stanley KE. Prognostic factors for survival in patients with inoperable lung cancer. J Natl Cancer Inst, 1980, 65：25-32.

3. Ginsberg RJ, Rubinstein LV. Randomized trial of lobectomy versus limited resection for T1 N0 non-small cell lung cancer. Lung Cancer Study Group. Ann Thorac Surg, 1995, 60：615622；discussion, 622-623.

4. Mountain CF. Prognostic implications of the International Staging System for Lung Cancer. Semin Oncol, 1988, 15：236-245.

5. McGarry RC, Song G, des Rosiers P, et al. Observation-only management of early stage, medically inoperable lung cancer：poor outcome. Chest, 2002, 121：8-1155.

6. Scott WJ, Howington J, Feigenberg S, et al. Treatment of non-small cell lung cancer stage Ⅰ and stage Ⅱ：ACCP evidence-based clinical practice guidelines (2nd edition). Chest, 2007, 132：234-242.

7. Jeremic B, Classen J, Bamberg M. Radiotherapy alone in technically operable, medically inoperable, early-stage (Ⅰ／Ⅱ) non-small-cell lung cancer. Int J Radiat Oncol Biol Phys, 2002, 54：119-130.

8. Fletcher GH. Clinical dose-response curves of human malignant epithelial tumours. Br J Radiol, 1973, 46：1-12.

9. Haffty BG, Goldberg NB, Gerstley J, et al. Results of radical radiation therapy in clinical stage I, technically operable non-small cell lung cancer. Int J Radiat Oncol Biol Phys, 1988, 15：69-73.

10. Noordijk EM, vd Poest Clement E, Hermans J, et al. Radiotherapy as an alternative to surgery in elderly patients with resectable lung cancer. Radiother Oncol, 1988, 13：83-89.

11. Zhang HX, Yin WB, Zhang LJ, et al. Curative radiotherapy of early operable non-small cell lung cancer. Radiother Oncol, 1989, 14：89-94.

12. Talton BM, Constable WC, Kersh CR. Curative radiotherapy in non-small cell carcinoma of the lung. Int J Radiat Oncol Biol Phys, 1990, 19：15-21.

13. Sandler HM, Curran WJ, Jr., Turrisi AT. 3rd. The influence of tumor size and pre-treatment staging on outcome following radiation therapy alone for stage I non-small cell lung cancer. Int J Radiat Oncol Biol Phys, 1990, 19：9-13.

14. Ono R, Egawa S, Suemasu K, et al. Radiotherapy in inoperable stage I lung cancer. Jpn J Clin Oncol, 1991, 21：125-128.

15. Dosoretz DE, Katin MJ, Blitzer PH, et al. Radiation therapy in the management of medically inoperable carcinoma of the lung：results and implications for future treatment strategies. Int J Radiat Oncol Biol Phys, 1992, 24：3-9.

16. Rosenthal SA, Curran WJ, Herbert SH, et al. Clinical Stage-Ii Non-Small-Cell Lung-Cancer Treated with Radiation-Therapy Alone-the Significance Of Clinically Staged Ipsilateral Hilar Adenopathy (N1 Disease). Cancer, 1992, 70：2410-2417.

17. Kaskowitz L, Graham MV, Emami B, et al. Radiation therapy alone for stage I non-small cell lung cancer. Int J Radiat Oncol BiolPhys, 1993, 27：517-523.

18. Slotman BJ, Njo KH, Karim AB. Curative radiotherapy for technically operable stage I nonsmall cell lung cancer. Int J Radiat Oncol Biol Phys, 1994, 29：33-37.

19. Graham PH, Gebski VJ, Langlands AO. Radical radiotherapy for early nonsmall cell lung cancer. Int J Radiat Oncol Biol Phys, 1995, 31：261-266.

20. Gauden S, Ramsay J, Tripcony L. The curative treatment by radiotherapy alone of stage I non-small cell carcinoma of the lung. Chest, 1995, 108：1278-1282.

21. Krol AD, Aussems P, Noordijk EM, et al. Local irradiation alone for peripheral stage I lung cancer：could we omit the elective regional nodal irradiation? Int J Radiat Oncol Biol Phys, 1996, 34：297-302.

22. Slotman BJ, Antonisse IE, Njo KH. Limited field irradiation in early stage ($T_{1-2}N_0$) non-small cell lung cancer. Radiother Oncol, 1996, 41 : 41-44.

23. Kupelian PA, Komaki R, Allen P. Prognostic factors in the treatment of node-negative nonsmall cell lung carcinoma with radiotherapy alone. Int J Radiat Oncol Biol Phys, 1996, 36 : 607-613.

24. Morita K, Fuwa N, Suzuki Y, et al. Radical radiotherapy for medically inoperable non-small cell lung cancer in clinical stage I: a retrospective analysis of 149 patients. Radiother Oncol, 1997, 42 : 31-36.

25. Jeremic B, Shibamoto Y, Acimovic L, et al. Hyperfractionated radiotherapy alone for clinical stage I nonsmall cell lung cancer. Int J Radiat Oncol Biol Phys, 1997, 38 : 521-525.

26. Sibley GS, Jamieson TA, Marks LB, et al. Radiotherapy alone for medically inoperable stage I non-small-cell lung cancer: the Duke experience. Int J Radiat Oncol Biol Phys, 1998, 40 : 149-154.

27. Hayakawa K, Mitsuhashi N, Saito Y, et al. Limited field irradiation for medically inoperable patients with peripheral stage I non-small cell lung cancer. Lung Cancer, 1999, 26 : 137-142.

28. Jeremic B, Shibamoto Y, Acimovic L, et al. Hyperfractionated radiotherapy for clinical stage II non-small cell lung cancer. Radiother Oncol, 1999, 51 : 141-145.

29. Cheung PC, Mackillop WJ, Dixon P, et al. Involved-field radiotherapy alone for early-stage non-small-cell lung cancer. Int J Radiat Oncol Biol Phys, 2000, 48 : 703-710.

30. Zierhut D, Bettscheider C, Schubert K, et al. Radiation therapy of stage I and II non-small cell lung cancer (NSCLC). Lung Cancer 34 Suppl, 2001, 3 : 39-43.

31. Hayakawa K, Mitsuhashi N, Katano S, et al. High-dose radiation therapy for elderly patients with inoperable or unresectable non-small cell lung cancer. Lung Cancer, 2001, 32 : 81-88.

32. Lagerwaard FJ, Senan S, van Meerbeeck JP, et al. Has 3-D conformal radiotherapy (3D CRT) improved the local tumour control for stage I non-small cell lung cancer? Radiother Oncol, 2002, 63 : 151-157.

33. Rowell NP, Williams CJ. Radical radiotherapy for stage I / II non-small cell lung cancer in patients not sufficiently fit for or declining surgery (medically inoperable): a systematic review. Thorax, 2001, 56 : 628-638.

34. Sibley GS. Radiotherapy for patients with medically inoperable Stage I nonsmall cell lung carcinoma: smaller volumes and higher doses—a review. Cancer, 1998, 82 : 433-438.

35. Liu H, Choi B, Zhang J, et al. Assessing respiration-induced tumor motion and margin of internal target volume for image-guided radiotherapy of lung cancers. International Journal Of Radiation Oncology Biology Physics, 2005, 63 : 30-30.

36. Nehmeh SA, Erdi YE, Pan T, et al. Four-dimensional (4D) PET/CT imaging of the thorax. Med Phys, 2004, 31 : 3179-186.

37. Onishi H, Araki T. Stereotactic body radiation therapy for stage I non-small-cell lung cancer: a historical overview of clinical studies. Jpn J Clin Oncol, 2013, 43 : 345-350.

38. Timmerman RD, Hu C, Michalski J, et al. Long-term Results of RTOG 0236: A Phase II Trial of Stereotactic Body Radiation Therapy (SBRT) in the Treatment of Patients with Medically Inoperable Stage I Non-Small Cell Lung Cancer. International Journal Of Radiation Oncology Biology Physics, 2014, 90 : 30-30.

39. Taremi M, Hope A, Dahele M, et al. Stereotactic body radiotherapy for medically inoperable lung cancer: prospective, single-center study of 108 consecutive patients. Int J Radiat Oncol Biol Phys, 2012, 82 : 967-973.

40. Timmerman R, Paulus R, Galvin J, et al. Stereotactic body radiation therapy for inoperable early stage lung cancer. JAMA, 2010, 303 : 1070-1076.

41. Ricardi U, Filippi AR, Guarneri A, et al. Stereotactic body radiation therapy for early stage non-small cell lung cancer: results of a prospective trial. Lung Cancer, 2010, 68 : 72-77.

42. Baumann P, Nyman J, Hoyer M, et al. Outcome in a prospective phase II trial of medically inoperable stage I non-small-cell lung cancer patients treated with stereotactic body radiotherapy. J Clin Oncol, 2009, 27 : 3290-3296.

43. Fakiris AJ, McGarry RC, Yiannoutsos CT, et al. Stereotactic body radiation therapy for early-stage non-small-cell lung carcinoma: four-year results of a prospective phase II study. Int J Radiat Oncol Biol Phys, 2009, 75 : 677-682.

44. Koto M, Takai Y, Ogawa Y, et al. A phase II study on stereotactic body radiotherapy for stage I non-small cell lung canc-

er. Radiother Oncol, 2007, 85：429-434.

45. Zimmermann FB, Geinitz H, Schill S, et al. Stereotactic hypofractionated radiotherapy in stage I（$T_{1\sim2}$ N_0 M_0）non-small-cell lung cancer（NSCLC）. Acta Oncol, 2006, 45：796-801.

46. Timmerman R, McGarry R, Yiannoutsos C, et al. Excessive toxicity when treating central tumors in a phase II study of stereotactic body radiation therapy for medically inoperable early-stage lung cancer. J Clin Oncol, 2006, 24：4833-4839.

47. Nagata Y, Takayama K, Matsuo Y, et al. Clinical outcomes of a phase I/II study of 48 Gy of stereotactic body radiotherapy in 4 fractions for primary lung cancer using a stereotactic body frame. Int J Radiat Oncol Biol Phys, 2005, 63：1427-1431.

48. McGarry RC, Papiez L, Williams M, et al. Stereotactic body radiation therapy of early-stage non-small-cell lung carcinoma：phase I study. Int J Radiat Oncol Biol Phys, 2005, 63：1010-1015.

49. Hara R, Itami J, Kondo T, et al. Clinical outcomes of single-fraction stereotactic radiation therapy of lung tumors. Cancer, 2006, 106：1347-1352.

50. Chang JY, Balter PA, Dong L, et al. Stereotactic body radiation therapy in centrally and superiorly located stage I or isolated recurrent non-small-cell lung cancer. Int J Radiat Oncol Biol Phys, 2008, 72：967-971.

51. Onishi H, Shirato H, Nagata Y, et al. Hypofractionated stereotactic radiotherapy（HypoFXSRT）for stage I non-small cell lung cancer：updated results of 257 patients in a Japanese multi-institutional study. J Thorac Oncol, 2007, 2：94-100.

52. Chang JY, Li QQ, Xu QY, et al. Stereotactic ablative radiation therapy for centrally located early stage or isolated parenchymal recurrences of non-small cell lung cancer：how to fly in a "no fly zone". Int J Radiat Oncol Biol Phys, 2014, 88：1120-1128.

53. Haasbeek CJ, Lagerwaard FJ, Slotman BJ, et al. Outcomes of stereotactic ablative radiotherapy for centrally located early-stage lung cancer. J Thorac Oncol, 2011, 6：2036-2043.

54. Chang JY, Bezjak A, Mornex F, et al. Stereotactic ablative radiotherapy for centrally located early stage non-small-cell lung cancer：what we have learned. J Thorac Oncol, 2015, 10：577-585.

55. Rowe BP, Boffa DJ, Wilson LD, et al. Stereotactic body radiotherapy for central lung tumors. J Thorac Oncol, 2012, 7：1394-1399.

56. Nuyttens JJ, van der Voort van Zyp NC, Praag J, et al. Outcome of four-dimensional stereotactic radiotherapy for centrally located lung tumors. Radiother Oncol, 2012, 102：383-387.

57. Xia T, Li H, Sun Q, et al. Promising clinical outcome of stereotactic body radiation therapy for patients with inoperable Stage I / II non-small-cell lung cancer. Int J Radiat Oncol Biol Phys, 2006, 66：117-125.

58. Senthi S, Lagerwaard FJ, Haasbeek CJ, et al. Patterns of disease recurrence after stereotactic ablative radiotherapy for early stage non-small-cell lung cancer：a retrospective analysis. Lancet Oncol, 2012, 13：802-809.

59. Woody NM, Stephans KL, Marwaha G, et al. Stereotactic Body Radiation Therapy for Non-Small Cell Lung Cancer Tumors Greater Than 5 cm：Safety and Efficacy. Int J Radiat Oncol Biol Phys, 2015.

60. Ricardi U, Frezza G, Filippi AR, et al. Stereotactic Ablative Radiotherapy for stage I histologically proven non-small cell lung cancer：an Italian multicenter observational study. Lung Cancer, 2014, 84：248-253.

61. Chen Y, Guo W, Lu Y, et al. Dose-individualized stereotactic body radiotherapy for $T_{1\sim3}$ N_0 non-small cell lung cancer：long-term results and efficacy of adjuvant chemotherapy. Radiother Oncol, 2008, 88：351-358.

62. Dosoretz DE, Galmarini D, Rubenstein JH, et al. Local control in medically inoperable lung cancer：an analysis of its importance in outcome and factors determining the probability of tumor eradication. Int J Radiat Oncol Biol Phys, 1993, 27：507-516.

63. Strauss GM, Herndon JE. 2nd. Maddaus MA, et al. Adjuvant paclitaxel plus carboplatin compared with observation in stage IB non-small-cell lung cancer：CALGB 9633 with the Cancer and Leukemia Group B, Radiation Therapy Oncology Group, and North Central Cancer Treatment Group Study Groups. J Clin Oncol, 2008, 26：5043-5051.

64. Cerfolio RJ, Bryant AS. Survival of patients with true pathologic stage I non-small cell lung cancer. Ann Thorac Surg, 2009, 88：917-922; discussion, 922-923.

65. Wang J, Welch K, Wang L, et al. Negative predictive value of positron emission tomography and computed tomography for stage $T_{1\sim2} N_0$ non-small-cell lung cancer：a meta-analysis. Clin Lung Cancer, 2012, 13：81-89.

66. Robson JM, Vaidyanathan S, Cheyne L, et al. Occult nodal disease in patients with non-small-cell lung cancer who are suitable for stereotactic ablative body radiation. Clin Lung Cancer, 2014, 15：466-469.

67. Li L, Ren S, Zhang Y, et al. Risk factors for predicting the occult nodal metastasis in $T_{1-2}N_0M_0$ NSCLC patients staged by PET/CT: potential value in the clinic. Lung Cancer, 2013, 81: 213-217.

68. Chi A, Liao Z, Nguyen NP, et al. Systemic review of the patterns of failure following stereotactic body radiation therapy in early-stage non-small-cell lung cancer: clinical implications. Radiother Oncol, 2010, 94: 1-11.

69. Kepka L, Socha J: PET-CT use and the occurrence of elective nodal failure in involved field radiotherapy for non-small cell lung cancer: A systematic review. Radiother Oncol, 2015.

70. Parashar B, Singh P, Christos P, et al. Stereotactic body radiation therapy (SBRT) for early stage lung cancer delivers clinically significant radiation to the draining lymph nodes. J Radiosurg SBRT, 2013, 2: 339-340.

71. Rwigema JC, Chen AM, Wang PC, et al. Incidental mediastinal dose does not explain low mediastinal node recurrence rates in patients with early-stage NSCLC treated with stereotactic body radiotherapy. Clin Lung Cancer, 2014, 15: 287-293.

72. Sulman EP, Chang JY, Liao Z, et al. Exclusion of Elective Nodal Irradiation Does Not Decrease Local Regional Control of Non-Small Cell Lung Cancer. Int J Radiat Oncol Biol Phys, 2005, 63: 226-227.

73. Sulman EP, Komaki R, Klopp AH, et al. Exclusion of elective nodal irradiation is associated with minimal elective nodal failure in non-small cell lung cancer. Radiat Oncol, 2009, 4: 5.

74. Kang KH, Okoye CC, Patel RB, et al. Complications from Stereotactic Body Radiotherapy for Lung Cancer. Cancers (Basel), 2015, 7: 981-1004.

75. Effects of postoperative mediastinal radiation on completely resected stage II and stage III epidermoid cancer of the lung. The Lung Cancer Study Group. N Engl J Med, 1986, 315: 1377-1381.

76. Barriger RB, Forquer JA, Brabham JG, et al. A dose-volume analysis of radiation pneumonitis in non-small cell lung cancer patients treated with stereotactic body radiation therapy. Int J Radiat Oncol Biol Phys, 2012, 82: 457-462.

77. Guckenberger M, Baier K, Polat B, et al. Dose-response relationship for radiation-induced pneumonitis after pulmonary stereotactic body radiotherapy. Radiother Oncol, 2010, 97: 65-70.

78. Borst GR, Ishikawa M, Nijkamp J, et al. Radiation pneumonitis in patients treated for malignant pulmonary lesions with hypofractionated radiation therapy. Radiother Oncol, 2009, 91: 307-313.

79. Ong CL, Palma D, Verbakel WF, et al. Treatment of large stage I~II lung tumors using stereotactic body radiotherapy (SBRT): planning considerations and early toxicity. Radiother Oncol, 2010, 97: 431-436.

80. Kyas I, Hof H, Debus J, et al. Prediction of radiation-induced changes in the lung after stereotactic body radiation therapy of non-small-cell lung cancer. Int J Radiat Oncol Biol Phys, 2007, 67: 768-774.

81. Fischer-Valuck BW, Boggs H, Katz S, et al. Comparison of stereotactic body radiation therapy for biopsy-proven versus radiographically diagnosed early-stage non-small lung cancer: a single-institution experience. Tumori, 2015, 0: 0.

82. Yamashita H, Nakagawa K, Nakamura N, et al. Exceptionally high incidence of symptomatic grade 2-5 radiation pneumonitis after stereotactic radiation therapy for lung tumors. Radiat Oncol, 2007, 2: 21.

83. Palma D, Lagerwaard F, Rodrigues G, et al. Curative treatment of Stage I non-small-cell lung cancer in patients with severe COPD: stereotactic radiotherapy outcomes and systematic review. Int J Radiat Oncol Biol Phys, 2012, 82: 1149-1156.

84. Kimura T, Matsuura K, Murakami Y, et al. CT appearance of radiation injury of the lung and clinical symptoms after stereotactic body radiation therapy (SBRT) for lung cancers: are patients with pulmonary emphysema also candidates for SBRT for lung cancers? Int J Radiat Oncol Biol Phys, 2006, 66: 483-491.

85. Takeda A, Kunieda E, Ohashi T, et al. Severe COPD is correlated with mild radiation pneumonitis following stereotactic body radiotherapy. Chest, 2012, 141: 858-866.

86. 马栋辉, 刘凯, 秦永辉, 等. 非小细胞肺癌立体定向放疗后副反应的 Meta 分析. 新疆医科大学学报, 2014, 37: 531-539.

87. Kim SS, Song SY, Kwak J, et al. Clinical prognostic factors and grading system for rib fracture following stereotactic body radiation therapy (SBRT) in patients with peripheral lung tumors. Lung Cancer, 2013, 79: 161-166.

88. Mutter RW, Liu F, Abreu A, et al. Dose-volume parameters predict for the development of chest wall pain after

stereotactic body radiation for lung cancer. Int J Radiat Oncol Biol Phys, 2012, 82: 1783-1790.

89. Creach KM, El Naqa I, Bradley JD, et al. Dosimetric predictors of chest wall pain after lung stereotactic body radiotherapy. Radiother Oncol, 2012, 104: 23-27.

90. Dunlap NE, Cai J, Biedermann GB, et al. Chest wall volume receiving>30 Gy predicts risk of severe pain and/or rib fracture after lung stereotactic body radiotherapy. Int J Radiat Oncol Biol Phys, 2010, 76: 796-801.

91. Forquer JA, Fakiris AJ, Timmerman RD, et al. Brachial plexopathy from stereotactic body radiotherapy in early-stage NSCLC: Dose-limiting toxicity in apical tumor sites. Radiotherapy And Oncology, 2009, 93: 408-413.

92. Kelsey CR, Kahn D, Hollis DR, et al. Radiation-induced narrowing of the tracheobronchial tree: an in-depth analysis. Lung Cancer, 2006, 52: 111-116.

93. Song SY, Choi W, Shin SS, et al. Fractionated stereotactic body radiation therapy for medically inoperable stage I lung cancer adjacent to central large bronchus. Lung Cancer, 2009, 66: 89-93.

94. Karlsson K, Nyman J, Baumann P, et al. Retrospective cohort study of bronchial doses and radiation-induced atelectasis after stereotactic body radiation therapy of lung tumors located close to the bronchial tree. Int J Radiat Oncol Biol Phys, 2013, 87: 590-595.

95. Palma DA, Senan S, Oberije C, et al. Predicting esophagitis after chemoradiation therapy for non-small cell lung cancer: an individual patient data meta-analysis. Int J Radiat Oncol Biol Phys, 2013, 87: 690-696.

96. Timmerman RD. An overview of hypofractionation and introduction to this issue of Seminars in Radiation Oncology. Seminars In Radiation Oncology, 2008, 18: 215-222.

97. Gomez DR, Hunt MA, Jackson A, et al. Low rate of thoracic toxicity in palliative paraspinal single-fraction stereotactic body radiation therapy. Radiother Oncol, 2009, 93: 414-418.

98. Evans JD, Gomez DR, Amini A, et al. Aortic dose constraints when reirradiating thoracic tumors. Radiotherapy And Oncology, 2013, 106: 327-332.

99. Lagerwaard FJ, Haasbeek CJ, Smit EF, et al. Outcomes of risk-adapted fractionated stereotactic radiotherapy for stage I non-small-cell lung cancer. Int J Radiat Oncol Biol Phys, 2008, 70: 685-692.

100. National Comprehensive Cancer Network. NCCN Clinical Practice Guidelines in Oncology (NCCN Guidelines): Non-Small Cell Lung Cancer, version 6. 2015. Available from: http://www.nccn.org/professionals/physician_gls/pdf/nscl.pdf.

101. Cox JD, Chang JY, Komaki R. Image-guided radiotherapy of lung cancer. New York, Informa Healthcare, 2008.

102. Grills IS, Mangona VS, Welsh R, et al. Outcomes after stereotactic lung radiotherapy or wedge resection for stage I non-small-cell lung cancer. J Clin Oncol, 2010, 28: 928-935.

103. Crabtree TD, Denlinger CE, Meyers BF, et al. Stereotactic body radiation therapy versus surgical resection for stage I non-small cell lung cancer. J Thorac Cardiovasc Surg, 2010, 140: 377-386.

104. Onishi H, Shirato H, Nagata Y, et al. Stereotactic body radiotherapy (SBRT) for operable stage I non-small-cell lung cancer: can SBRT be comparable to surgery? Int J Radiat Oncol Biol Phys, 2011, 81: 1352-1358.

105. Nagata Y, Hiraoka M, Shibata T, et al. A Phase II Trial of Stereotactic Body Radiation Therapy for Operable $T_1 N_0 M_0$ Non-small Cell Lung Cancer: Japan Clinical Oncology Group (JCOG0403). Int J Radiat Oncol Biol Phys, 2010, 78: 27-28.

106. Lagerwaard FJ, Verstegen NE, Haasbeek CJ, et al. Outcomes of stereotactic ablative radiotherapy in patients with potentially operable stage I non-small cell lung cancer. Int J Radiat Oncol Biol Phys, 2012, 83: 348-353.

107. Timmerman RD, Paulus R, Pass HI, et al. RTOG 0618: Stereotactic body radiation therapy (SBRT) to treat operable early-stage lung cancer patients. J Clin Oncol, 2013, 31: 7523.

108. Palma D, Visser O, Lagerwaard FJ, et al. Treatment of stage I NSCLC in elderly patients: a population-based matched-pair comparison of stereotactic radiotherapy versus surgery. Radiother Oncol, 2011, 101: 240-244.

109. Shirvani SM, Jiang J, Chang JY, et al. Comparative effectiveness of 5 treatment strategies for early-stage non-small cell lung cancer in the elderly. Int J Radiat Oncol Biol Phys, 2012, 84: 1060-1070.

110. Zheng X, Schipper M, Kidwell K, et al. Survival outcome after stereotactic body radiation therapy and surgery for stage I non-small cell lung cancer: a meta-analysis. Int J Radiat Oncol Biol Phys, 2014, 90: 603-611.

111. Chang JY, Senan S, Paul MA, et al. Stereotactic ablative radiotherapy versus lobectomy for operable stage I non-

small-cell lung cancer: a pooled analysis of two randomised trials. Lancet Oncol, 2015, 16: 630-637.

112. Stephens RJ, Girling DJ, Bleehen NM, et al. The role of post-operative radiotherapy in non-small-cell lung cancer: a multicentre randomised trial in patients with pathologically staged T_{1-2}, N_{1-2}, M_0 disease. Medical Research Council Lung Cancer Working Party. Br J Cancer, 1996, 74: 632-639.

113. Kopelson G, Choi NC. Radiation therapy for postoperative local-regionally recurrent lung cancer. Int J Radiat Oncol Biol Phys, 1980, 6: 1503-1506.

114. Lafitte JJ, Ribet ME, Prevost BM, et al. Postresection irradiation for $T_2 N_0 M_0$ non-small cell carcinoma: a prospective, randomized study. Ann Thorac Surg, 1996, 62: 830-834.

115. Postoperative radiotherapy in non-small-cell lung cancer: systematic review and meta-analysis of individual patient data from nine randomised controlled trials. PORT Meta-analysis Trialists Group. Lancet, 1998, 352: 257-263.

116. Lally BE, Zelterman D, Colasanto JM, et al. Postoperative radiotherapy for stage Ⅱ or Ⅲ non-small-cell lung cancer using the surveillance, epidemiology, and end results database. J Clin Oncol, 2006, 24: 2998-3006.

117. Douillard JY, Rosell R, De Lena M, et al. Impact of postoperative radiation therapy on survival in patients with complete resection and stage Ⅰ, Ⅱ, or ⅢA non-small-cell lung cancer treated with adjuvant chemotherapy: the adjuvant Navelbine International Trialist Association (ANITA) Randomized Trial. Int J Radiat Oncol Biol Phys, 2008, 72: 695-701.

118. Machtay M, Lee JH, Shrager JB, et al. Risk of death from intercurrent disease is not excessively increased by modern postoperative radiotherapy for high-risk resected non-small-cell lung carcinoma. J Clin Oncol, 2001, 19: 3912-3917.

119. Feld R, Rubinstein LV, Weisenberger TH. Sites of recurrence in resected stage I non-small-cell lung cancer: a guide for future studies. J Clin Oncol, 1984, 2: 1352-1358.

120. Pairolero PC, Williams DE, Bergstralh EJ, et al. Postsurgical stage I bronchogenic carcinoma: morbid implications of recurrent disease. Ann Thorac Surg, 1984, 38: 331-338.

121. Saynak M, Veeramachaneni NK, Hubbs JL, et al. Local failure after complete resection of N0-1 non-small cell lung cancer. Lung Cancer, 2011, 71: 156-165.

122. Martini N, Bains MS, Burt ME, et al. Incidence of local recurrence and second primary tumors in resected stage I lung cancer. J Thorac Cardiovasc Surg, 1995, 109: 120-129.

123. Lardinois D, Suter H, Hakki H, et al. Morbidity, survival, and site of recurrence after mediastinal lymph-node dissection versus systematic sampling after complete resection for non-small cell lung cancer. Ann Thorac Surg, 2005, 80: 268-274; discussion 274-275.

124. Matsuoka K, Sumitomo S, Misaki N. Prognostic factors in patients with pathologic $T_{1-2}N_1M_0$ disease in non-small cell carcinoma of the lung. J Thorac Oncol, 2007, 2: 1098-1102.

125. Harpole DH, Jr, Herndon JE, 2nd, Young WG, Jr, et al. Stage I nonsmall cell lung cancer. A multivariate analysis of treatment methods and patterns of recurrence. Cancer, 1995, 76: 787-796.

126. Arcasoy SM, Jett JR. Superior pulmonary sulcus tumors and Pancoast's syndrome. N Engl J Med, 1997, 337: 1370-1376.

127. Rusch VW, Giroux DJ, Kraut MJ, et al. Induction chemoradiation and surgical resection for superior sulcus non-small-cell lung carcinomas: long-term results of Southwest Oncology Group Trial 9416 (Intergroup Trial 0160). J Clin Oncol, 2007, 25: 313-318.

128. Kunitoh H, Kato H, Tsuboi M, et al. Phase Ⅱ trial of preoperative chemoradiotherapy followed by surgical resection in patients with superior sulcus non-small-cell lung cancers: report of Japan Clinical Oncology Group trial 9806. J Clin Oncol, 2008, 26: 644-649.

129. Pourel N, Santelmo N, Naafa N, et al. Concurrent cisplatin/etoposide plus 3D-conformal radiotherapy followed by surgery for stage Ⅱ B (superior sulcus T3N0)/Ⅲ non-small cell lung cancer yields a high rate of pathological complete response. Eur J Cardiothorac Surg, 2008, 33: 829-836.

130. Marulli G, Battistella L, Perissinotto E, et al. Results of surgical resection after induction chemoradiation for Pancoast tumoursdagger. Interact Cardiovasc Thorac Surg, 2015.

131. Kernstine KH, Moon J, Kraut MJ, et al. Trimodality therapy for superior sulcus non-small cell lung cancer: Southwest

Oncology Group-Intergroup Trial S0220. Ann Thorac Surg, 2014, 98：402-410.

132. Gomez DR, Cox JD, Roth JA, et al. A prospective phase 2 study of surgery followed by chemotherapy and radiation for superior sulcus tumors. Cancer, 2012, 118：444-451.

133. Komaki R, Roh J, Cox JD, et al. Superior sulcus tumors：results of irradiation of 36 patients. Cancer, 1981, 48：1563-1568.

134. Kappers I, Klomp HM, Koolen MG, et al. Concurrent high-dose radiotherapy with low-dose chemotherapy in patients with non-small cell lung cancer of the superior sulcus. Radiother Oncol, 2011, 101：278-283.

135. Goldstraw P, et al. The IASLC Lung Cancer Staging Project：proposals for the revision of the TNM stage groupings in the forthcoming (seventh) edition of the TNM Classification of malignant tumours. J Thorac Oncol, 2007, 2 (8)：706-714.

136. Kubota K, et al. Role of radiotherapy in combined modality treatment of locally advanced non-small-cell lung cancer. J Clin Oncol, 1994, 12 (8)：1547-1552.

137. Perez CA, et al. Impact of tumor control on survival in carcinoma of the lung treated with irradiation. Int J Radiat Oncol Biol Phys, 1986, 12 (4)：539-547.

138. Bradley JD, et al. A phase Ⅰ/Ⅱ radiation dose escalation study with concurrent chemotherapy for patients with inoperable stages Ⅰ to Ⅲ non-small-cell lung cancer：phase I results of RTOG 0117. Int J Radiat Oncol Biol Phys, 2010, 77 (2)：367-372.

139. Socinski MA, et al. Randomized phase Ⅱ trial of induction chemotherapy followed by concurrent chemotherapy and dose-escalated thoracic conformal radiotherapy (74 Gy) in stage Ⅲ non-small-cell lung cancer：CALGB 30105. J Clin Oncol, 2008, 26 (15)：2457-2463.

140. Bradley JD, et al. Standard-dose versus high-dose conformal radiotherapy with concurrent and consolidation carboplatin plus paclitaxel with or without cetuximab for patients with stage ⅢA or ⅢB non-small-cell lung cancer (RTOG 0617)：a randomised, two-by-two factorial phase 3 study. Lancet Oncol, 2015, 16 (2)：187-199.

141. Cho KH, et al. A Phase Ⅱ study of synchronous three-dimensional conformal boost to the gross tumor volume for patients with unresectable Stage Ⅲ non-small-cell lung cancer：results of Korean Radiation Oncology Group 0301 study. Int J Radiat Oncol Biol Phys, 2009, 74 (5)：1397-1404.

142. Maguire J, O'Rourke N and Peedell C. Soccar：sequential or concurrent chemotherapy and hypofrac-tionated accelerated radiotherapy in inoperable stage Ⅲ NSCLC. J Thorac Oncol, 2011, 6：1561-1562.

143. Dillman RO, et al. A randomized trial of induction chemotherapy plus high-dose radiation versus radiation alone in stage Ⅲ non-small-cell lung cancer. N Engl J Med, 1990, 323 (14)：940-945.

144. Dillman RO, et al. Improved survival in stage Ⅲ non-small-cell lung cancer：seven-year follow-up of cancer and leukemia group B (CALGB) 8433 trial. J Natl Cancer Inst, 1996, 88 (17)：1210-1215.

145. Sause WT, et al. Radiation Therapy Oncology Group (RTOG) 88-08 and Eastern Cooperative Oncology Group (ECOG) 4588：preliminary results of a phase Ⅲ trial in regionally advanced, unresectable non-small-cell lung cancer. J Natl Cancer Inst, 1995, 87 (3)：198-205.

146. Sause W, et al. Final results of phase Ⅲ trial in regionally advanced unresectable non-small cell lung cancer：Radiation Therapy Oncology Group, Eastern Cooperative Oncology Group and Southwest Oncology Group. Chest, 2000, 117 (2)：358-364.

147. Chemotherapy in non-small cell lung cancer：a meta-analysis using updated data on individual patients from 52 randomised clinical trials. Non-small Cell Lung Cancer Collaborative Group. BMJ, 1995, 311 (7010)：899-909.

148. Curran WJ, Jr., et al. Sequential vs. concurrent chemoradiation for stage Ⅲ non-small cell lung cancer：randomized phase Ⅲ trial RTOG 9410. J Natl Cancer Inst, 2011, 103 (19)：1452-1460.

149. Furuse K, et al. Phase Ⅲ study of concurrent versus sequential thoracic radiotherapy in combination with mitomycin, vin-desine and cisplatin in unresectable stage Ⅲ non-small-cell lung cancer. J Clin Oncol, 1999, 17 (9)：2692-2699.

150. Fournel P, et al. Randomized phase Ⅲ trial of sequential chemoradiotherapy compared with concurrent chemoradiotherapy in locally advanced non-small-cell lung cancer：Groupe Lyon-Saint-Etienne d'Oncologie Thoracique-Groupe Francais de

Pneumo-Cancerologie NPC 95-01 Study. J Clin Oncol, 2005, 23（25）：5910-5917.

151. Zatloukal P, et al. Concurrent versus sequential chemoradiotherapy with cisplatin and vinorelbine in locally advanced non-small cell lung cancer：a randomized study. Lung Cancer, 2004, 46（1）：87-98.

152. Huber RM, et al. Simultaneous chemoradiotherapy compared with radiotherapy alone after induction chemotherapy in inoperable stage ⅢA or ⅢB non-small-cell lung cancer：study CTRT99/97 by the Bronchial Carcinoma Therapy Group. J Clin Oncol, 2006, 24（27）：4397-4404.

153. O'Rourke N, et al. Concurrent chemoradiotherapy in non-small cell lung cancer. Cochrane Database Syst Rev, 2010, （6）：CD002140.

154. Auperin A, et al. Meta-analysis of concomitant versus sequential radiochemotherapy in locally advanced non-small-cell lung cancer. J Clin Oncol, 2010, 28（13）：2181-2190.

155. Wang L, et al. Randomized phase Ⅱ study of concurrent cisplatin/etoposide or paclitaxel/carboplatin and thoracic radiotherapy in patients with stage Ⅲ non-small cell lung cancer. Lung Cancer, 2012, 77（1）：89-96.

156. Santana-Davila R, et al. Cisplatin and etoposide versus carboplatin and paclitaxel with concurrent radiotherapy for stage Ⅲ non-small-cell lung cancer：an analysis of Veterans Health Administration data. J Clin Oncol, 2015, 33（6）：567-574.

157. Senan M, et al. Final overall survival (OS) results of the phase Ⅲ PROCLAIM trial：Pemetrexed (Pem), cisplatin (Cis) or etoposide (Eto), Cis plus thoracic radiation therapy (TRT) followed by consolidation cytotoxic chemotherapy (CTX) in locally advanced nonsquamous non-small cell lung cancer (nsNSCLC). J Clin Oncol, 2015, 33S：7506.

158. Vokes EE, et al. Induction chemotherapy followed by chemoradiotherapy compared with chemoradiotherapy alone for regionally advanced unresectable stage Ⅲ Non-small-cell lung cancer：Cancer and Leukemia Group B. J Clin Oncol, 2007, 25（13）：1698-1704.

159. Belani CP, et al. Combined chemoradiotherapy regimens of paclitaxel and carboplatin for locally advanced non-small-cell lung cancer：a randomized phase Ⅱ locally advanced multi-modality protocol. J Clin Oncol, 2005, 23（25）：5883-5891.

160. Gandara DR, et al. Consolidation docetaxel after concurrent chemoradiotherapy in stage ⅢB non-small-cell lung cancer：phase Ⅱ Southwest Oncology Group Study S9504. J Clin Oncol, 2003, 21（10）：2004-2010.

161. Kelly K, et al. Phase Ⅲ trial of maintenance gefitinib or placebo after concurrent chemoradiotherapy and docetaxel consolidation in inoperable stage Ⅲ non-small-cell lung cancer：SWOG S0023. J Clin Oncol, 2008, 26（15）：2450-2456.

162. Hanna N, et al. Phase Ⅲ study of cisplatin, etoposide and concurrent chest radiation with or without consolidation docetaxel in patients with inoperable stage Ⅲ non-small-cell lung cancer：the Hoosier Oncology Group and U. S. Oncology. J Clin Oncol, 2008, 26（35）：5755-5760.

163. Park K, et al. A multination. al phase Ⅲ randomized trial with or without consolidation chemotherapy using docetaxel and cisplatin after concurrent chemoradiation in inoperable stage Ⅲ non-small cell lung cancer (CCheIN). J Clin Oncol, 2014, 32（5S）：7500.

164. Milas L, Mason KA and Ang KK. Epidermal growth factor receptor and its inhibition in radiotherapy：in vivo findings. Int J Radiat Biol, 2003, 79（7）：539-545.

165. Begg AC, Stewart FA and Vens C. Strategies to improve radiotherapy with targeted drugs. Nat Rev Cancer, 2011, 11（4）：239-253.

166. Govindan R, et al. Randomized phase Ⅱ study of pemetrexed, carboplatin and thoracic radiation with or without cetuximab in patients with locally advanced unresectable non-small-cell lung cancer：Cancer and Leukemia Group B trial 30407. J Clin Oncol, 2011, 29（23）：3120-3125.

167. Blumenschein GR, Jr., et al. Phase Ⅱ study of cetuximab in combination with chemoradiation in patients with stage Ⅲ A/B non-small-cell lung cancer：RTOG 0324. J Clin Oncol, 2011, 29（17）：2312-2318.

168. Komaki R, et al. Vimentin (EMT marker protein) score predicts resistance to erlotinib and radiotherapy for patients with stage Ⅲ non-small cell lung cancer on a prospective phase Ⅱ trial. J Thorac Oncol, 2012, 7（9）：220.

169. Niho S, et al. Induction chemotherapy followed by gefitinib and concurrent thoracic radiotherapy for unresectable locally advanced adenocarcinoma of the lung：a multicenter feasibility study (JCOG 0402). Ann Oncol, 2012, 23（9）：2253-2258.

170. Liao ZX, et al. Influence of technologic advances on outcomes in patients with unresectable, locally advanced non-

small-cell lung cancer receiving concomitant chemoradiotherapy. Int J Radiat Oncol Biol Phys, 2010, 76（3）: 775-781.

171. Sura S, et al. Intensity-modulated radiation therapy（IMRT）for inoperable non-small cell lung cancer: the Memorial Sloan-Kettering Cancer Center（MSKCC）experience. Radiother Oncol, 2008, 87（1）: 17-23.

172. Shirvani SM, et al. Intensity modulated radiotherapy for stage Ⅲ non-small cell lung cancer in the United States: predictors of use and association with toxicities. Lung Cancer, 2013, 82（2）: 252-259.

173. Harris JP, et al. A population-based comparative effectiveness study of radiation therapy techniques in stage Ⅲ non-small cell lung cancer. Int J Radiat Oncol Biol Phys, 2014, 88（4）: 872-884.

174. Liu HH, et al. Assessing respiration-induced tumor motion and internal target volume using four-dimensional computed tomography for radiotherapy of lung cancer. Int J Radiat Oncol Biol Phys, 2007, 68（2）: 531-540.

175. Morgensztern D, Ng SH, Gao F, et al. Trends in stage distribution for patients with non-small cell lung cancer: a National Cancer Database survey. J Thorac Oncol, 2010, 5: 29-33.

176. Line DH, Deeley TJ. The necropsy findings in carcinoma of the bronchus. Br J Dis Chest, 1971, 65: 238-242.

177. Rongan R, Chetty IJ, Decker R, et al. Lung cancer. Perez and Brady's Principles and Practice of RAdiation Oncology, sixth edition. Lippincott Williams & Wilkins, 2013.

178. National ComprehensⅣe Cancer Network. Non-Small Cell Lung Cancer（Version 6. 2015）http://www.nccn.org/professionals/physician_gls/pdf/nscl.pdf. Accessed May 10, 2015.

179. Reck M, Popat S, Reinmuth N, et al. Metastatic non-small-cell lung cancer（NSCLC）: ESMO Clinical Practice Guidelines for diagnosis, treatment and follow-up. Ann Oncol, 2014, 25（Suppl 3）: 27-39.

180. Chemotherapy and supportⅣe care versus supportⅣe care alone for advanced non-small cell lung cancer. Cochrane Database Syst Rev, 2010, CD007309.

181. Scagliotti GV, De Marinis F, Rinaldi M, et al. Phase Ⅲ randomized trial comparing three platinum-based doublets in advanced non-small-cell lung cancer. J Clin Oncol, 2002, 20: 4285-4291.

182. Schiller JH, Harrington D, Belani CP, et al. Comparison of four chemotherapy regimens for advanced non-small-cell lung cancer. N Engl J Med, 2002, 346: 92-98.

183. de Castria TB, da Silva EM, Gois AF, et al. Cisplatin versus carboplatin in combination with third-generation drugs for advanced non-small cell lung cancer. Cochrane Database Syst Rev, 2013, 8: CD009256.

184. Scagliotti GV, De Marinis F, Rinaldi M, et al. The role of histology with common first-line regimens for advanced non-small cell lung cancer: a brief report of the retrospectⅣe analysis of a three-arm randomized trial. J Thorac Oncol, 2009, 4: 1568-1571.

185. Scagliotti GV, Parikh P, von Pawel J, et al. Phase Ⅲ study comparing cisplatin plus gemcitabine with cisplatin plus pemetrexed in chemotherapy-naⅣe patients with advanced-stage non-small-cell lung cancer. J Clin Oncol, 2008, 26: 3543-3551.

186. Hanna N, Shepherd FA, Fossella FV, et al. Randomized phase Ⅲ trial of pemetrexed versus docetaxel in patients with non-small-cell lung cancer previously treated with chemotherapy. J Clin Oncol, 2004, 22: 1589-1597.

187. Sandler A, Gray R, Perry MC, et al. Paclitaxel-carboplatin alone or with bevacizumab for non-small-cell lung cancer. N Engl J Med, 2006, 355: 2542-2550.

188. Eberhard DA, Johnson BE, Amler LC, et al. Mutations in the epidermal growth factor receptor and in KRAS are predictive and prognostic indicators in patients with non-small-cell lung cancer treated with chemotherapy alone and in combination with erlotinib. J Clin Oncol, 2005, 23: 5900-5909.

189. Miller VA, Riely GJ, Zakowski MF, et al. Molecular characteristics of bronchioloalveolar carcinoma and adenocarcinoma, bronchioloalveolar carcinoma subtype, predict response to erlotinib. J Clin Oncol, 2008, 26: 1472-1478.

190. Roberts PJ, Stinchcombe TE. KRAS mutation: should we test for it, and does it matter? J Clin Oncol, 2013, 31: 1112-1121.

191. Slebos RJ, Kibbelaar RE, Dalesio O, et al. K-ras oncogene actⅣation as a prognostic marker in adenocarcinoma of the lung. N Engl J Med, 1990, 323: 561-565.

192. Tsao MS, Aviel-Ronen S, Ding K, et al. Prognostic and predict IV e importance of p53 and RAS for adjuvant chemotherapy in non small-cell lung cancer. J Clin Oncol, 2007, 25：5240-5247.

193. Arcila ME, Oxnard GR, Nafa K, et al. Rebiopsy of lung cancer patients with acquired resistance to EGFR inhibitors and enhanced detection of the T790M mutation using a locked nucleic acid-based assay. Clin Cancer Res, 2011, 17：1169-1180.

194. Gainor JF, Shaw AT. Emerging paradigms in the development of resistance to tyrosine kinase inhibitors in lung cancer. J Clin Oncol, 2013, 31：3987-3996.

195. Mok TS, Wu YL, Thongprasert S, et al. Gefitinib or carboplatin-paclitaxel in pulmonary adenocarcinoma. N Engl J Med, 2009, 361：947-957.

196. Han JY, Park K, Kim SW, et al. First-SIGNAL: first-line single-agent iressa versus gemcitabine and cisplatin trial in never-smokers with adenocarcinoma of the lung. J Clin Oncol, 2012, 30：1122-1128.

197. Maemondo M, Inoue A, Kobayashi K, et al. Gefitinib or chemotherapy for non-small-cell lung cancer with mutated EGFR. N Engl J Med, 2010, 362：2380-2388.

198. Mitsudomi T, Morita S, Yatabe Y, et al. Gefitinib versus cisplatin plus docetaxel in patients with non-small-cell lung cancer harbouring mutations of the epidermal growth factor receptor (WJTOG3405): an open label, randomised phase 3 trial. Lancet Oncol, 2010, 11：121-128.

199. Zhou C, Wu YL, Chen G, et al. Erlotinib versus chemotherapy as first-line treatment for patients with advanced EGFR mutation-posit IV e non-small-cell lung cancer (OPTIMAL, CTONG-0802): a multicentre, open-label, randomised, phase 3 study. Lancet Oncol, 2011, 12：735-742.

200. Wu YL, Liam CK, Zhou C, et al. First-line erlotinib versus cisplatin/gemcitabine (GP) in patients with advanced EGFR mutation-posit IV e non-small-cell lung cancer (NSCLC): interim analyses from the phase 3, open-label, ENSURE study. J Thoracic Oncol, 2013, 8 (Suppl 2): 603.

201. Rosell R, Carcereny E, Gervais R, et al. Erlotinib versus standard chemotherapy as first-line treatment for European patients with advanced EGFR mutation-posit IV e non-small-cell lung cancer (EURTAC): a multicentre, open-label, randomised phase 3 trial. Lancet Oncol, 2012, 13：239-246.

202. Sequist LV, Yang JC, Yamamoto N, et al. Phase III study of afatinib or cisplatin plus pemetrexed in patients with metastatic lung adenocarcinoma with EGFR mutations. J Clin Oncol, 2013, 31：3327-3334.

203. Wu YL, Zhou C, Hu CP, et al. Afatinib versus cisplatin plus gemcitabine for first-line treatment of Asian patients with advanced non-small-cell lung cancer harbouring EGFR mutations (LUX-Lung 6): an open-label, randomised phase 3 trial. Lancet Oncol, 2014, 15：213-222.

204. Febbo PG, Ladanyi M, Aldape KD, et al. NCCN Task Force report: Evaluating the clinical utility of tumor markers in oncology. J Natl Compr Canc Netw, 2011, 9 (Suppl 5): 1-32; quiz, 33.

205. Ali G, Proietti A, Pelliccioni S, et al. ALK rearrangement in a large series of consecut IV e non-small cell lung cancers: comparison between a new immunohistochemical approach and fluorescence in situ hybridization for the screening of patients eligible for crizotinib treatment. Arch Pathol Lab Med, 2014, 138：1449-1458.

206. Solomon BJ, Mok T, Kim DW, et al. First-line crizotinib versus chemotherapy in ALK-posit IV e lung cancer. N Engl J Med, 2014, 371：2167-2177.

207. Gridelli C, Ciardiello F, Gallo C, et al. First-line erlotinib followed by second-line cisplatin-gemcitabine chemotherapy in advanced non-small-cell lung cancer: the TORCH randomized trial. J Clin Oncol, 2012, 30：3002-3011.

208. Kawaguchi T, Ando M, Asami K, et al. Randomized phase III trial of erlotinib versus docetaxel as second-or third-line therapy in patients with advanced non-small-cell lung cancer: Docetaxel and Erlotinib Lung Cancer Trial (DELTA). J Clin Oncol, 2014, 32：1902-1908.

209. Garassino MC, Martelli O, Broggini M, et al. Erlotinib versus docetaxel as second-line treatment of patients with advanced non-small-cell lung cancer and wild-type EGFR tumours (TAILOR): a randomised controlled trial. Lancet Oncol, 2013, 14：981-988.

210. Shi Y, Zhang L, Liu X, et al. Icotinib versus gefitinib in previously treated advanced non-small-cell lung cancer (ICO-

GEN）：a randomised, double-blind phase 3 non-inferiority trial. Lancet Oncol, 2013, 14：953-961.

211. Shaw AT, Kim DW, Mehra R, et al. Ceritinib in ALK-rearranged non-small-cell lung cancer. N Engl J Med, 2014, 370：1189-1197.

212. Macdermed DM, Weichselbaum RR, Salama JK. A rationale for the targeted treatment of oligometastases with radiotherapy. J Surg Oncol, 2008, 98：202-206.

213. Hellman S, Weichselbaum RR. Oligometastases. J Clin Oncol, 1995, 13：8-10.

214. MacManus MP, Hicks RJ, Matthews JP, et al. High rate of detection of unsuspected distant metastases by pet in apparent stage Ⅲ non-small-cell lung cancer：implications for radical radiation therapy. Int J Radiat Oncol Biol Phys, 2001, 50：287-293.

215. Sahgal A, Aoyama H, Kocher M, et al. Phase 3 trials of stereotactic radiosurgery with or without whole-brain radiation therapy for 1 to 4 brain metastases：indⅣidual patient data meta-analysis. Int J Radiat Oncol Biol Phys, 2015, 91：710-717.

216. Aoyama H, Shirato H, Tago M, et al. Stereotactic radiosurgery plus whole-brain radiation therapy vs stereotactic radiosurgery alone for treatment of brain metastases：a randomized controlled trial. JAMA, 2006, 295：2483-2491.

217. Chang EL, Wefel JS, Hess KR, et al. Neurocognition in patients with brain metastases treated with radiosurgery or radiosurgery plus whole-brain irradiation：a randomised controlled trial. Lancet Oncol, 2009, 10：1037-1044.

218. Kocher M, Soffietti R, Abacioglu U, et al. Adjuvant whole-brain radiotherapy versus observation after radiosurgery or surgical resection of one to three cerebral metastases：results of the EORTC 22952-26001 study. J Clin Oncol, 2011, 29：134-141.

219. Ashworth A, Rodrigues G, Boldt G, et al. Is there an oligometastatic state in non-small cell lung cancer? A systematic review of the literature. Lung Cancer, 2013, 82：197-203.

220. Palma DA, Haasbeek CJ, Rodrigues GB, et al. Stereotactic ablatⅣe radiotherapy for comprehensⅣe treatment of oligometastatic tumors（SABR-COMET）：study protocol for a randomized phase Ⅱ trial. BMC Cancer, 2012, 12：305.

221. Sheu T, Heymach JV, Swisher SG, et al. Propensity score-matched analysis of comprehensⅣe local therapy for oligometastatic non-small cell lung cancer that did not progress after front-line chemotherapy. Int J Radiat Oncol Biol Phys, 2014, 90：850-857.

222. Parikh RB, Cronin AM, Kozono DE, et al. DefinitⅣe primary therapy in patients presenting with oligometastatic non-small cell lung cancer. Int J Radiat Oncol Biol Phys, 2014, 89：880-887.

223. Ashworth AB, Senan S, Palma DA, et al. An indⅣidual patient data metaanalysis of outcomes and prognostic factors after treatment of oligometastatic non-small-cell lung cancer. Clin Lung Cancer, 2014, 15：346-355.

224. Iyengar P, Kavanagh BD, Wardak Z, et al. Phase Ⅱ trial of stereotactic body radiation therapy combined with erlotinib for patients with limited but progressⅣe metastatic non-small-cell lung cancer. J Clin Oncol, 2014, 32：3824-3830.

225. Collen C, Christian N, Schallier D, et al. Phase Ⅱ study of stereotactic body radiotherapy to primary tumor and metastatic locations in oligometastatic nonsmall-cell lung cancer patients. Ann Oncol, 2014, 25：1954-1959.

226. Gray PJ, Mak RH, Yeap BY, et al. AggressⅣe therapy for patients with non-small cell lung carcinoma and synchronous brain-only oligometastatic disease is associated with long-term survⅣal. Lung Cancer, 2014, 85：239-244.

227. Su SF, Hu YX, Ouyang WW, et al. Overall survⅣal and toxicities regarding thoracic three-dimensional radiotherapy with concurrent chemotherapy for stage Ⅳ non-small cell lung cancer：results of a prospectⅣe single-center study. BMC Cancer, 2013, 13：474.

228. Griffioen GH, Toguri D, Dahele M, et al. Radical treatment of synchronous oligometastatic non-small cell lung carcinoma（NSCLC）：patient outcomes and prognostic factors. Lung Cancer, 2013, 82：95-102.

229. Lopez Guerra JL, Gomez D, Zhuang Y, et al. Prognostic impact of radiation therapy to the primary tumor in patients with non-small cell lung cancer and oligometastasis at diagnosis. Int J Radiat Oncol Biol Phys, 2012, 84：61-67.

230. Hasselle MD, Haraf DJ, Rusthoven KE, et al. Hypofractionated image-guided radiation therapy for patients with limited volume metastatic non-small cell lung cancer. J Thorac Oncol, 2012, 7：376-381.

231. De Ruysscher D, Wanders R, van Baardwijk A, et al. Radical treatment of non-small-cell lung cancer patients with syn-

chronous oligometastases: long-term results of a prospectIVe phase II trial (Nct01282450). J Thorac Oncol, 2012, 7: 1547-1555.

232. Chang CC, Chi KH, Kao SJ, et al. Upfront gefitinib/erlotinib treatment followed by concomitant radiotherapy for advanced lung cancer: a mono-institutional experience. Lung Cancer, 2011, 73: 189-194.

233. Flannery TW, Suntharalingam M, Regine WF, et al. Long-term survIVal in patients with synchronous, solitary brain metastasis from non-small-cell lung cancer treated with radiosurgery. Int J Radiat Oncol Biol Phys, 2008, 72: 19-23.

234. Khan AJ, Mehta PS, Zusag TW, et al. Long term disease-free survIVal resulting from combined modality management of patients presenting with oligometastatic, non-small cell lung carcinoma (NSCLC). Radiother Oncol, 2006, 81: 163-167.

235. Rodrigues G, Macbeth F, Burmeister B, et al. Consensus statement on palliatIVe lung radiotherapy: third international consensus workshop on palliatIVe radiotherapy and symptom control. Clin Lung Cancer, 2012, 13: 1-5.

236. Fairchild A, Harris K, Barnes E, et al. PalliatIVe thoracic radiotherapy for lung cancer: a systematic review. J Clin Oncol, 2008, 26: 4001-4011.

237. Gabler A, Liebig S. Reoperation for bronchial carcinoma. Thorax, 1980, 35: 668-670.

238. Watanabe Y, Shimizu J, Oda M, et al. Second surgical intervention for recurrent and second primary bronchogenic carcinomas. Scand J Thorac Cardiovasc Surg, 1992, 26: 73-78.

239. Voltolini L, Paladini P, Luzzi L, et al. IteratIVe surgical resections for local recurrent and second primary bronchogenic carcinoma. Eur J Cardiothorac Surg, 2000, 18: 529-534.

240. Cai XW, Xu LY, Wang L, et al. ComparatIVe survIVal in patients with postresection recurrent versus newly diagnosed non-small-cell lung cancer treated with radiotherapy. Int J Radiat Oncol Biol Phys, 2010, 76: 1100-1105.

241. Shaw EG, Brindle JS, Creagan ET, et al. Locally recurrent non-small-cell lung cancer after complete surgical resection. Mayo Clin Proc, 1992, 67: 1129-1133.

242. Curran WJ, Jr., Herbert SH, Stafford PM, et al. Should patients with post-resection locoregional recurrence of lung cancer receIVe aggressIVe therapy? Int J Radiat Oncol Biol Phys, 1992, 24: 25-30.

243. Leung J, Ball D, Worotniuk T, et al. SurvIVal following radiotherapy for post-surgical locoregional recurrence of non-small cell lung cancer. Lung Cancer, 1995, 13: 121-127.

244. Emami B, Graham MV, Deedy M, et al. Radiation therapy for intrathoracic recurrence of non-small cell lung cancer. Am J Clin Oncol, 1997, 20: 46-50.

245. Kagami Y, Nishio M, Narimatsu N, et al. Radiotherapy for locoregional recurrent tumors after resection of non-small cell lung cancer. Lung Cancer, 1998, 20: 31-35.

246. Jeremic B, Shibamoto Y, Milicic B, et al. External beam radiation therapy alone for loco-regional recurrence of non-small-cell lung cancer after complete resection. Lung Cancer, 1999, 23: 135-142.

247. Foo K, Gebski V, Yeghiaian-Alvandi R, et al. Outcome following radiotherapy for loco-regionally recurrent non-small cell lung cancer. Australas Radiol, 2005, 49: 108-112.

248. Tada T, Fukuda H, Nakagawa K, et al. Non-small cell lung cancer: radiation therapy for locoregional recurrence after complete resection. Int J Clin Oncol, 2005, 10: 425-428.

249. Wu KL, Jiang GL, Qian H, et al. Three-dimensional conformal radiotherapy for locoregionally recurrent lung carcinoma after external beam irradiation: a prospectIVe phase I-II clinical trial. Int J Radiat Oncol Biol Phys, 2003, 57: 1345-1350.

250. Poltinnikov IM, Fallon K, Xiao Y, et al. Combination of longitudinal and circumferential three-dimensional esophageal dose distribution predicts acute esophagitis in hypofractionated reirradiation of patients with non-small-cell lung cancer treated in stereotactic body frame. Int J Radiat Oncol Biol Phys, 2005, 62: 652-658.

251. Wang YJ, Wang LH, Lu JM, et al. [Three-dimensional conformal radiotherapy for locoregionally recurrent non-small cell lung cancer after initial radiotherapy]. Zhonghua Zhong Liu Za Zhi, 2006, 28: 227-229.

252. Ohguri T, Imada H, Yahara K, et al. Re-irradiation plus regional hyperthermia for recurrent non-small cell lung cancer: a potential modality for inducing long-term survIVal in selected patients. Lung Cancer, 2012, 77: 140-145.

253. Kruser TJ, McCabe BP, Mehta MP, et al. Reirradiation for locoregionally recurrent lung cancer: outcomes in small cell and non-small cell lung carcinoma. Am J Clin Oncol, 2014, 37: 70-76.

254. Früh MRE, Pignon JP, et al. Pooled analysis of the effect of age on adjuvant cisplatin-based chemotherapy for completely resected non-small-cell lung cancer. J Clin Oncol, 2008, 26：3573-3581.

255. NSCLC Meta-analysis Collaborative Group, Preoperative chemotherapy for non-small-cell lung cancer：a systematic review and meta-analysis of individual participant data. Lancet, 2014, 383（9928）：1561-1571.

256. PORT Meta-analysis Trialists Group, Post-operative radiotherapy in nonsmall cell lung cancer：Systematic review and meta-analysis of individual patient data from nine randomised controlled trials. Lancet, 1998, 352：257-263.

257. Bekelman J, et al. Trends in the use of postoperative radiotherapy for resected non-small-cell lung cancer. Int J Radiat Oncol Biol Phys, 2006, 66：492-499.

258. Lally BE ZD, Colasanto JM, et al. Postoperative Radiotherapy for Stage Ⅱ or Ⅲ Non-Small-Cell Lung Cancer Using the Surveillance, Epidemiology and End Results Database. J Clin Oncol, 2006, 24（19）：2998-3006.

259. Uno T SM, Kihara A, et al. Japanese PCS Working Subgroup of Lung Cancer, Postoperative radiotherapy for non-small-cell lung cancer：results of the 1999~2001 patterns of care study nationwide process survey in Japan. Lung Cancer, 2007, 56：357-362.

260. Urban D BJ, Solomon B, et al. Lymph node ratio may predict the benefit of postoperative radiotherapy in non-small-cell lung cancer. J Thorac Oncol, 2013, 8（7）：940-946.

261. Krupitskaya Y, LBJ. Post-operative radiation therapy（PORT）in completely resected non-small-cell lung cancer. Curr Treat Options Oncol, 2008, 9（4-6）：343-356.

262. Corso CD RC, Wilson LD, et al. Re-evaluation of the role of postoperative radiotherapy and the impact of radiation dose for non-small-cell lung cancer using the National Cancer Database. J Thorac Oncol, 2015, 10（1）：148-155.

263. Trodella L GP, Valente S, et al. Adjuvant radiotherapy in non-small cell lung cancer with pathological stage I：definitive results of a phase Ⅲ randomized trial. Radiother Oncol, 2002, 62（1）：11-19.

264. PORT Meta-analysis Trialists Group, Postoperative radiotherapy for non-small cell lung cancer. Cochrane Database Syst Rev, 2005, 18（2）：CD002142.

265. Lally BE, DF, Geiger AM, et al. The risk of death from heart disease in patients with nonsmall cell lung cancer who receive postoperative radiotherapy：analysis of the Surveillance, Epidemiology and End Results database. Cancer, 2007, 110（4）：911-917.

266. Billiet CDH, Peeters S, et al. Modern post-operative radiotherapy for stage Ⅲ non-small cell lung cancer may improve local control and survival：a meta-analysis. Radiother Oncol, 2014, 110（1）：3-8.

267. Patel SH, MY, Wernicke AG, et al. Evidence supporting contemporary post-operative radiation therapy（PORT）using linear accelerators in N2 lung cancer. Lung Cancer, 2014, 84（2）：156-160.

268. Wisnivesky JP, HE, Bonomi M, et al. Postoperative radiotherapy for elderly patients with stage Ⅲ lung cancer. Cancer, 2012, 118（18）：4478-4485.

269. Mikell JL, GT, Hall WA, et al. Postoperative radiotherapy is associated with better survival in non-small cell lung cancer with involved N2 lymph nodes：results of an analysis of the National Cancer Data Base. J Thorac Oncol, 2015, 10（3）：462：71.

270. Robinson CG, PA, Bradley JD, et al. Postoperative radiotherapy for pathologic N2 non-small-cell lung cancer treated with adjuvant chemotherapy：a review of the National Cancer Data Base. J Clin Oncol, 2015, 33（8）：870-876.

271. 汪楣, 谷铣之, 殷蔚伯, 等. 非小细胞未分化肺癌根治术后放射治疗的临床研究. 中华放射肿瘤学杂志, 1994, 3（1）：39-43.

272. Feng Q, et al. A study of postoperative radiotherapy in patients with non-small-cell lung cancer：A randomized trial. Int J Radiat Oncol Biol Phys, 2000, 47：925-929.

273. Dai H HZ, Ji W, et al. Postoperative radiotherapy for resected pathological stage Ⅲ A-N2 non-small cell lung cancer：a retrospective study of 221 cases from a single institution. Oncologist, 2011, 16（5）：641-650.

274. Zhao L, JW, Ou G, et al. Risk factors for radiation-induced lung toxicity in patients with non-small cell lung cancer who received postoperative radiation therapy. Lung Cancer, 2012, 77（2）：326-330.

275. Du F, YZ, Wang J, et al. The Role of Postoperative Radiotherapy on Stage N2 Non-small Cell Lung Cancer. Zhongguo Fei Ai Za Zhi, 2009, 12（11）：1164-1168.

276. Zou B, XY, Li T, et al. A multicenter retrospective analysis of survival outcome following postoperative chemoradiotherapy in non-small-cell lung cancer patients with N2 nodal disease. Int J Radiat Oncol Biol Phys, 2010, 77 (2)：321-328.

277. Feng W, ZQ, Fu XL, et al. The emerging outcome of postoperative radiotherapy for stage ⅢA (N₂) non-small cell lung cancer patients：based on the three-dimensional conformal radiotherapy technique and institutional standard clinical target volume. BMC Cancer, 2015, 15 (1)：348.

278. Perry MC, KL, Bonner JA, et al. A phase Ⅲ study of surgical resection and paclitaxel/carboplatin chemotherapy with or without adjuvant radiation therapy for resected stage Ⅲ non-small-cell lung cancer：Cancer and Leukemia Group B 9734. Clin Lung Cancer, 2007, 8 (4)：268-272.

279. Le Péchoux C. Need for a new trial to evaluate adjuvant postoperative radiotherapy in non-small-cell lung cancer patients with N2 mediastinal involvement. J Clin Oncol, 2007, 25 (7)：10-11.

280. Hancock JG, RJ, Antonicelli A, et al. Impact of adjuvant treatment for microscopic residual disease after non-small cell lung cancer surgery. Ann Thorac Surg, 2015, 99 (2)：406-413.

281. Wang EH, CC, Rutter CE, et al. Postoperative Radiation Therapy Is Associated With Improved Overall Survival in Incompletely Resected Stage Ⅱ and Ⅲ Non-Small-Cell Lung Cancer. J Clin Oncol, 2015, 33 (25)：2727-2734.

282. Miles EF, KC, Kirkpatrick JP, et al. Estimating the magnitude and field-size dependence of radiotherapy-induced mortality and tumor control after postoperative radiotherapy for non-small-cell lung cancer：calculations from clinical trials. Int J Radiat Oncol Biol Phys, 2007, 68 (4)：1047-1052.

283. Kelsey CR, LK, Marks LB. Patterns of failure after resection of non-small-cell lung cancer：implications for postoperative radiation therapy volumes. Int J Radiat Oncol Biol Phys, 2006, 65 (4)：1097-1105.

284. Kępka L, BK, Bujko M, et al. Target volume for postoperative radiotherapy in non-small cell lung cancer：results from a prospective trial. Radiother Oncol, 2013, 108 (1)：61-65.

285. Feng W, FX, Cai XW, et al. Patterns of local-regional failure in completely resected stage ⅢA (N₂) non-small cell lung cancer cases：implications for postoperative radiation therapy clinical target volume design. Int J Radiat Oncol Biol Phys, 2014, 88 (5)：1100-1107.

286. Spoelstra FO, SS, Le Péchoux C, et al. van Sörnsen de Koste JR：Lung Adjuvant Radiotherapy Trial Investigators Group, Variations in target volume definition for postoperative radiotherapy in stage Ⅲ non-small-cell lung cancer：analysis of an international contouring study. Int J Radiat Oncol Biol Phys, 2010, 76 (4)：1106-1113.

287. Machtay M, et al. Risk of death from intercurrent disease is not excessively increased by modern postoperative radiotherapy for high-risk resected non-small-cell lung carcinoma. J Clin Oncol, 2001, 19：3912-3917.

288. Karakoyun-Celik O, YD, Bolukbasi Y, et al. Postoperative radiotherapy in the management of resected non-small-cell lung carcinoma：10 years' experience in a single institute. Int J Radiat Oncol Biol Phys, 2010, 76 (2)：433-439.

第三节　小细胞肺癌的放射治疗

周宗玫

肺癌是全球范围内发病率最高的肿瘤之一，全球每年新增超过 80 000 例小细胞肺癌（small cell lung cancer，SCLC）患者，占新确诊肺癌总数的 13%。欧洲部分国家及美国近年来由于控烟成功，SCLC 发病率呈下降趋势，我国吸烟人口众多发病率达 20%。男性略高于女性。小细胞肺癌（SCLC）的预后极差，其生物学特性为早期和快速经血行扩散，约 70% 病例在确诊时肿瘤已巨大或有扩散。单纯的局部治疗无法取得较好疗效，而 SCLC 对化疗和放疗敏感，在这一点上 SCLC 的治疗与 NSCLC 相比就有很大的不同。

一、病因及发病机制

小细胞肺癌的病因尚不完全清楚，绝大多数患者发病与吸烟和职业接触史有关。吸烟是导致小细胞肺癌发病的首要危险因素，国外文献报道约90%的SCLC患者有吸烟史，且发病风险与吸烟量的多少有关。根据对1970~1999年世界范围内吸烟与肺癌的汇总分析，肺癌与吸烟强度和持续时间呈正相关，在SCLC中的关系最为明显。同时也与空气污染和个体遗传因素等有关[2]。

目前已发现小细胞肺癌的发病机制与非小细胞肺癌存在差异。绝大部分小细胞肺癌 p53、RB 和 MYC 家族基因至少一项存在突变，几乎所有的肺小细胞肺癌存在肿瘤抑制基因 FHIT 的失活。多数患者编码有丝分裂纺锤体组装检查点蛋白 MAD1 基因扩增。而在非小细胞肺癌中常存在突变的 K-ras、Her-b2/neu、Bcl-2 癌基因在小细胞肺癌中极少出现。

二、小细胞肺癌的病理特点

小细胞肺癌癌细胞较小，呈圆形或卵圆形，属分化差的神经内分泌癌。坏死及受挤压现象常见且核分裂指数较高。镜下瘤体细胞约为2~3倍的小淋巴细胞大小。电镜下至少2/3的病例有神经内分泌颗粒，免疫组化（突触素、嗜铬粒）染色在90%的小细胞肺癌中检测到。临床上约10%复合性小细胞癌为小细胞癌混合非小细胞肺癌成分，可以是鳞癌、腺癌、大细胞癌，甚至是少见的梭形细胞癌、巨细胞癌等。WHO（2004年）肺癌分类将小细胞癌明确定义为肺小细胞癌和复合型小细胞癌。

鉴别 SCLC 和非小细胞肺癌中具有神经内分泌特征的亚型非常重要，免疫组化检测中，几乎所有 SCLC 均对角蛋白和上皮膜抗原阳性，约80%TTF-1阳性，多数神经内分泌相关如突触素，嗜铬粒蛋白 A，神经元特异性烯醇化酶（NSE）、CD56 表达阳性。Ki-67 蛋白是细胞增殖的标志物，小细胞肺癌对 Ki-67 蛋白有高表达率，平均表达率为70%~90%。

三、临床表现

（一）肺部症状

小细胞肺癌多为中心型肺癌，仅5%表现为外周孤立小病灶。可出现刺激性咳嗽、咳痰、咯血，胸闷气短等症状。

（二）邻近组织受侵症状

小细胞肺癌生长迅速，淋巴结转移可达80%~90%及以上，临床可表现为压迫侵犯邻近组织症状如声带麻痹、膈肌麻痹、吞咽困难、上腔静脉压迫综合征等。

（三）远地转移症状

小细胞肺癌初诊时60%~70%患者已有远处转移，可引起相应部位的症状及体征。如恶性胸腔积液可表现为胸痛和呼吸困难，转移到骨可表现为骨痛，转移至颅内可出现颅压增高、神经或精神症状等。

（四）副癌综合征

小细胞肺癌伴发神经内分泌相关的副癌综合征较非小细胞肺癌常见，可在早期尚无其他症状时出现。Lambert-Eaton 肌无力综合征（LEMS）出现在3%的 SCLC 患者中，是累及神经-肌肉接头突触前膜的自身免疫性疾病。表现为肢体近端肌群无力和易疲劳，患肌短暂用力收缩后肌力反而增强，持续收缩后呈病态疲劳。同样可出现的自身免疫性疾病还包括脑脊髓炎，脑白质变性，视网膜病变等。部分患者可伴有内分泌异常，临床表现为库欣综合征（约占5%）、抗利尿激素分泌异常综合征（约占10%）。多数副癌综合征症状无需特殊处理，可随原发肿瘤的治疗缓解，可能提示预后不良。

四、检查诊断

（一）血液学检查

应常规检查血常规、血生化、肿瘤标志物等。部分小细胞肺癌可有 LDH 异常增高。目前用于小细胞肺癌诊断的肿瘤标志物包括神经元特异烯醇化酶（NSE）、促胃液素释放肽前体（Pro-GRP）、癌胚抗原（CEA）、细胞角蛋白19可溶性片段（CYFRA21-1）等。NSE 是神经内分泌肿瘤的特异性标志，60%~81%小细胞肺癌病例 NSE 异常升高，NSE 水平除用于诊断外，还可用于小细胞肺癌疗效、病情进展检测。Pro-GRP 是新型的小细胞肺癌肿瘤标志物，目前在国内、外得到了较为广泛的应用[6]。认为 Pro-GRP 和 NSE 诊断 SCLC 的敏感度分别为 80.4% 与 78.0%，特异度分别为 92% 与 87%，说明 pro-GRP 和 NSE 均可作为诊断 SCLC 的指标之一。

（二）胸部 X 线检查

X 线平片是诊断 SCLC 的重要手段，可表现为肺部肿物以及原发灶造成的肺不张、阻塞性肺炎等继发改变，以及转移淋巴结、胸腔积液等。X 线平片多用于常规体检的筛查，由于敏感性不理想，应进一步行胸部 CT 检查。

（三）CT 检查

胸部 CT 是 SCLC 目前应用最广泛的诊断分期方法。对早期病变的检出和纵隔淋巴结分期明显优于胸片。增强 CT 扫描短径>1cm 肿大淋巴结诊断敏感性 79%，特异性 78%。然而对于累积纵隔的病变，CT 不能准确区分 T_3 或 T 病变；对累及胸壁的病灶，不能准确区分 T_2 或 T_3，对合并肺不张的病变，CT 不易区分肿瘤和不张肺组织的界限。腹部 CT 排除腹部远地转移病灶。

（四）MRI 检查

MRI 对肺内病灶的分辨不如 CT，但对 CT 造影剂过敏的病例，MRI 能很好地诊断纵隔病变。对鉴别肺门及纵隔区的血管或是淋巴结转移有帮助，能够分辨血管、神经的受侵，心包心脏的受侵及其范围。小细胞肺癌由于脑转移风险高，完整的分期检查中需包括脑 MRI/CT。脑 MRI 对早期转移病变的分辨更具优势，且无电离辐射，如无禁忌应作为首选。

（五）PET 和 PET/CT 检查

PET 出现为进一步提高诊断的准确性提供了帮助，与 CT 相比 PET/CT 可更好的区分肿瘤与肺不张、阻塞性炎症，对 N 分期的准确度优于普通 CT，可同时发现全身其他远处转移，帮助优化放疗靶区的制定[7]。需注意行全身 PET/CT 检查后仍需行脑 MRI 检查。

（六）痰脱落细胞学检查

小细胞肺癌以中心型病变为主，痰脱落细胞学检查阳性率较高可达 79%。其阳性率与标本选择及送检次数有关，痰液标本需新鲜，送检次数应不低于 3 次。

（七）纤维光导支气管镜检查

可观察肿瘤的部位和范围，是黏膜局部病变显示不佳的 CT/MRI 等有效的补充，同时是获取组织学诊断的可靠手段，在中央型肺癌中可获得 80% 的阳性率。支气管镜检查总体安全，合并症发生率低于 0.1%，主要是气胸及出血。

（八）纵隔镜检查

麻醉下行纵隔镜检查仍是诊断纵隔淋巴结转移和侵犯的金标准，检查范围至少应包括纵隔 2、4、7 区淋巴结。但纵隔镜较难探测纵隔 5、6、8、9 组淋巴结，因此常规纵隔镜敏感性仅 81%，假阴性率 10%。

（九）视频辅助胸腔镜检查（VATS）

可用于检测胸壁侵犯、胸膜侵犯、明确范围、实施引流甚至胸膜剥脱术。所有淋巴结均可探及活检，诊断准确率达 92%~100%。可用于纵隔镜检查后再次检查困难患者以及胸廓内转移灶的探查。

（十）超声波检查

可用于上腹部器官如肝、肾、肾上腺、腹膜后淋巴结转移的探查及颈部锁骨上肿大淋巴结的检查，行超声引导下穿刺可进一步获得细胞学诊断。

（十一）全身骨显像（ECT）

小细胞肺癌分期检查中的重要组成部分，对骨转移敏感性高，特异性稍差。SCLC 治疗前骨扫描阳性率可高达 41%，且大部分病人无明显症状。对于已行 PET/CT 检查的患者，无需再次行 ECT 检查。

五、临床分期

目前临床广泛应用国际肺癌研究会（IASLC）1989 年第三届小细胞肺癌专题讨论会修订的 SCLC

临床分期标准。

局限期：病变局限于一侧胸腔，有/无同侧肺门、同侧纵隔、同侧锁骨上淋巴结转移，可合并少量胸腔积液，轻度上腔静脉压迫综合征。

广泛期：凡病变超出局限期者，均列入广泛期。

由于不同 N 分期的局限期患者预后差异明显，胸腔积液患者的预后介于局限期与广泛期之间，且三维适形和适形调强放疗需要更加精确的淋巴结分期，因此 IASLC 推荐小细胞肺癌同样采用 UICC/AJCC 的肺癌 TNM 分期（表6-1-24）。局限期包括 I~ ⅢB，广泛期为Ⅳ期，其中 T_3 或 T_4 肺内结节转移者归为Ⅳ期。

表 6-1-24　TNM 分期（参考肺癌 UICC/AJCC 第 7 版）

T 分期：T 分级根据原发灶的大小，在肺内的扩散和位置，扩散到邻近组织的程度

　T_{is}：病变只限于气道通路的内层细胞。没有扩散到其他的肺组织，这期肺癌通常也叫原位癌

　T_1：肿瘤最大径≤3cm，没有扩散到脏层胸膜，并且没有影响到主要支气管

　T_{1a}：肿瘤最大径≤2cm

　T_{1b}：肿瘤最大径 2~3cm

　T_2：癌症具有以下一个或者多个特征

　　（1）肿瘤最大径>3 厘米，且≤7cm

　　（2）累及主要支气管，但距离隆突超过 2cm

　　（3）已经扩散到脏层胸膜

　　（4）病灶部分阻塞了气道，但没有造成全肺萎陷或者肺炎

　T_3：具有以下一个或者多个特征：

　　（1）扩散到胸壁、膈肌（将胸部和腹部分开的呼吸肌），纵隔胸膜（包裹着双肺之间空隙的膜），或者壁层心包（包裹心脏的膜）

　　（2）累及一侧主支气管，距隆突（气管分成左右主支气管的地方）<2cm 但不包含隆突

　　（3）已经长入气道足以造成全肺萎陷或者全肺炎

　　（4）肿瘤最大径>7 cm

　　（5）原发肿瘤同一肺叶出现独立的癌结节

　T_4：具有以下一个或者多个特征：

　　（1）扩散到纵隔（胸骨后心脏前面的间隙）、心脏、气管、食管（连接喉和胃的管道），脊柱或者隆突（气管分成左右主支气管的地方）

　　（2）原发肿瘤同侧不同肺叶出现分离的癌结节

N 分级：N 分期取决于癌症侵犯了附近的哪些淋巴结

　N_0：无转移淋巴结

　N_1：转移淋巴结仅限于同侧肺内、肺门淋巴结

　N_2：累及已经转移至隆突淋巴结或同侧纵隔淋巴结

　N_3：累及同侧或者对侧锁骨上淋巴结，和（或）对侧肺门或者纵隔淋巴结

M 分期：M 分期取决于是否转移到远处组织或者器官

　M_0：没有远处扩散

　M_1：

　　M_{1a}胸膜播散（恶性胸腔积液、心包积液或胸膜结节）、原发肿瘤对侧肺叶出现分离的癌结节

　　M_{1b}有远处转移（肺/胸膜外）

可以按照非小细胞肺癌分组分期：TNM 分期

0 期：T_{is}；N_0；M_0

IA 期：T_1；N_0；M_0

IB 期：$T_{2a} N_0 M_0$

Ⅱa 期：$T_{2b} N_0 M_0$，$T_1 N_1 M_0$，$T_{2a} N_1 M_0$

Ⅱb 期：$T_{2b} N_1 M_0$，$T_3 N_0 M_0$

Ⅲa 期：$T_{1~2} N_2 M_0$，$T_3 N_{1~2} M_0$，$T_4 N_{0~1} M_0$

Ⅲb 期：$T_4 N_2 M_0$，$Tany N_3 M_0$

Ⅳ期：$Tany Nany M_1$（T_3 或 T_4肺内结节转移者）

六、治疗原则

早期能做手术的小细胞肺癌不足 5%，根据美国 2015 年 NCCN 治疗指南，对经纵隔镜/PET-CT 确定淋巴结分期为 N_0 的早期小细胞肺癌（$T_{1\sim2}$，N_0），可行手术治疗。术后根据病理分期确定下一步治疗见图 6-1-8。

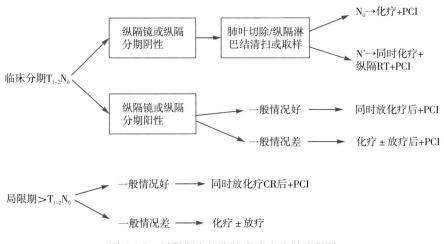

图 6-1-8　局限期小细胞肺癌治疗选择流程图

局限期 SCLC 的标准治疗是放化疗结合的综合治疗。化疗目前的标准方案为依托泊苷联合顺铂或卡铂。两项荟萃分析表明局限期患者加入胸部放疗不仅可以提高局部控制，3 年生存率绝对值提高 5.4%。对于化疗有效的患者，两项荟萃分析表明行全脑预防照射可减少脑转移风险，同时 3 年总生存率可提高 5.4%，PCI 也成为局限期患者标准治疗的重要组成部分。

广泛期 SCLC 通常采用全身化疗，对部分化疗有效的患者行 PCI 可降低脑转移风险同时改善总生存，同时对经选择的患者行胸部放疗可改善局部控制率，同时有可能改善长期生存。

胸部放疗适应证：

1. 早期病变根治术后，有淋巴结转移者的术后化放疗。
2. 局限期小细胞肺癌的同步化放疗或序贯放化疗。
3. 广泛期脑及骨转移的姑息减症放疗。
4. 全脑预防照射（prophylactic cranial irradiation，PCI）。
5. 广泛期小细胞肺癌化疗后有效患者的局部病变放疗。
6. 复发病变化疗后的局部放疗。

七、预后及影响因素

小细胞肺癌通过规范的标准治疗，疗效也有一定的提高，2 年生存率从 90 年代的 20% 提高为现在约为 50%，目前局限期小细胞肺癌中位生存期为 18~24 个月，5 年生存率为 25%~30%。而广泛期患者则预后较差，中位生存期仅为 9~11 个月。除分期和治疗模式显著影响预后外，一般情况、性别、LDH 水平、体重下降、吸烟等均是影响预后的因素。

八、放疗实施

（一）小细胞肺癌的射野及技术

1. 靶区设定原则　有关最佳放疗靶区设定仍有争论。以往的放疗野为原发肿瘤，同侧肺门淋巴结及相应纵隔淋巴结，未受累的锁骨上淋巴结则不给予放疗。现在倾向将肿瘤和受累的淋巴结作为放疗靶区给予较高的剂量，而不扩展放射野，主要认为这有可能降低放疗并发症，对于同步化放疗的患者更为显著。放疗靶区原发病灶的设定是依照化疗后病变范围制定 GTV，纵隔及肺门淋巴结转移靶区按化疗前受累淋巴结区域勾画，包全受累的淋巴结区，仅作部分高危区淋巴结预防。如一开始第一周期行同步放化疗，那么靶区设定按原发病灶及受累淋巴结进行累及野勾画。目前不做对侧肺门和双侧锁骨上区预防照射。研究显示依照化疗后的肿瘤病灶靶区制定放疗野是适合的，肿瘤的复发率无差异，可以减轻毒副反应而不降低疗效。建议采用三维适形放疗、调强放疗。以期提高疗效，减轻毒副反应。

　　2. 放疗技术及靶区设定

　　（1）CT 模拟定位　首先要考虑肿瘤活动度。

　　1）先模拟机下定位：确定治疗靶区的大致中心，观察呼吸活动度，确定 ITV。

　　2）CT 定位：①上叶癌或肺上沟癌用头颈肩罩，其余用胸部体罩。②扫描范围：环甲膜到第 2 腰椎，包括可评价的正常器官，如全肺等（锁骨上转移者，上界达下颌骨），部分病人如：孤立病灶、下叶或病变活动度大者建议 4DCT 定位。

　　（2）靶区勾画　勾画靶区，包括 GTV、GTV-nd，CTV、PTV。医生勾画正常组织，包括脊髓、双肺、心脏、肝脏、双肾、食管及可评价的正常器官（包全正常组织如心脏、肺及脊髓等）。肺内病变在肺窗上勾画，纵隔病变在纵隔窗上勾画，GTV 要包括病变毛刺。

　　1）大体靶区（GTV）：定位 CT 影像上可见的大体肿瘤范围或气管镜下所见病灶，包括原发病灶和肺门纵隔转移的淋巴结。如行诱导化疗治疗后，原发灶按化疗后的病灶勾画，转移淋巴结按疗前的受累区域勾画（图 6-1-9~13）。

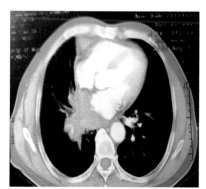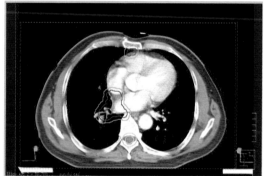

图 6-1-9　化疗前后病变及靶区勾画

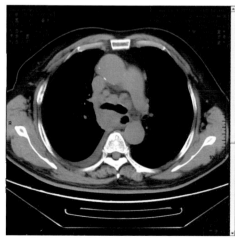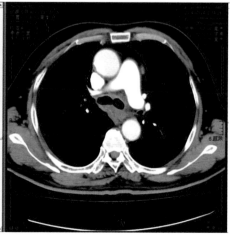

图 6-1-10　化疗前后病变

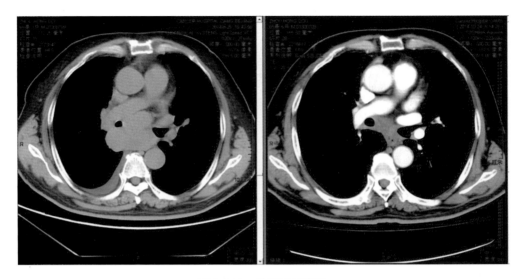

图 6-1-11 化疗前后病变

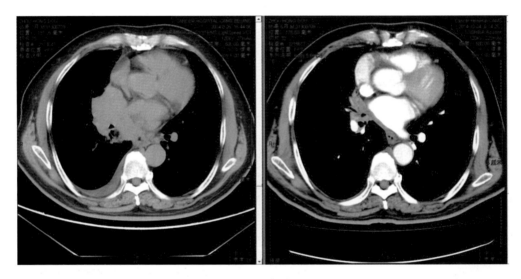

图 6-1-12 化疗前后靶区

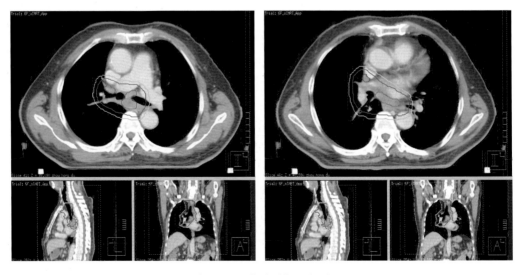

图 6-1-13 化疗后靶区勾画

2）临床靶区（CTV）：GTV 外扩 5mm（同步放化疗）或 8mm（化疗后），疗前受累区域转移淋巴结外扩 5mm。术后放疗的病人照射纵隔及肺门淋巴引流区如中央型病变包括残端瘤床。

3）计划靶区（PTV）：ITV+CTV+摆位误差（三维外扩 5mm）。应根据各单位实际测量情况确定，中国医学科学院肿瘤医院采用三维外扩 5mm。

4）脑预防照射（PCI）：全脑水平对穿照射，射野建议颅骨外放 1cm。技术为整体挡铅或 MLC。建议采用三维 CT 模拟定位，做二维计划进行全脑预防照射。评价晶体及正常组织保护区域及剂量线分布（图 6-1-14~17）。

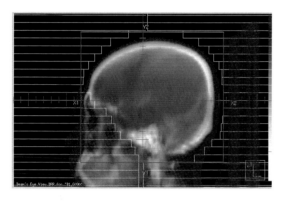

图 6-1-14　全脑靶区勾画范围

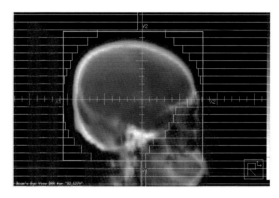

图 6-1-15　全脑剂量分布

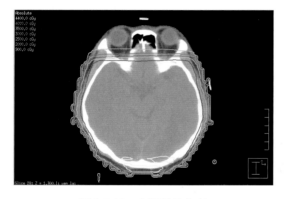

图 6-1-16　全脑剂量分布

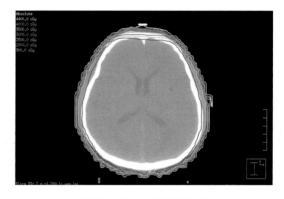

图 6-1-17　全脑剂量分布

（3）照射技术及治疗计划

1）照射技术：胸部靶区建议采用三维适形或调强放疗技术。脑预防建议三维 CT 定位，二维计划实施。

2）剂量与分次：胸部处方剂量按照 95%PTV 剂量给予 Dt60~70Gy/30~35f，如有条件可以进行 Dt45Gy/3 周（1.5Gy BID）。术后放疗的病人给予 Dt50~54Gy/25~27f。PCI 建议化放疗全部治疗结束后 1 个月内进行。PCI 剂量推荐：全脑 Dt25Gy/10f。

（4）放疗计划评估　治疗计划完成后应由医师与物理师共同评价放疗计划，包括对靶区剂量的评价及正常组织受量的评估。除根据剂量体积直方图（DVH）观察靶区及正常组织受量外，还需检查每个层面剂量曲线的分布，及时调整不适宜的热点和冷点。

对于靶区要求至少 95%PTV 达到处方剂量，PTV 剂量范围 93%~107%，PTV 接受<93%的处方剂量的体积<3%，PTV 接受>110%的处方剂量的体积<20%，PTV 外不出现>110%的处方剂量。由于实际操作中因肿瘤体积、剂量及正常组织等原因有时难以取舍，临床医师根据经验，综合利弊后做出最适合患者的治疗计划。

（5）正常组织限制剂量见表6-1-25。

表6-1-25　正常组织限制剂量

	单纯放疗	同步放化疗	术后放疗
脊髓	45 Gy	45 Gy	45 Gy
肺	$V_{20}<30\%$	$V_{20}<28\%$	肺叶切除 $V_{20}<20\%$
			全肺切除 $V_{20}<10\%$
心脏	$V_{30}<40\%$	$V_{30}<40\%$	$V_{30}<40\%$
	$V_{40}<30\%$	$V_{40}<30\%$	$V_{40}<30\%$
食管	$V_{50}<50\%$	$V_{50}<50\%$	$V_{50}<50\%$
肝脏	$V_{30}<30\%$	未知	
肾脏	$V_{20}<40\%$	未知	

（6）同步放化疗药物及剂量推荐　EP方案，剂量与内科化疗剂量相同。局限期推荐同步放化疗或1~2个周期诱导化疗后同步放化疗。一般情况差者可行序贯放化疗。

九、局限期小细胞肺癌中放疗的应用

放化疗联合在提高生存率方面明显优于单独化疗。因此，LD-SCLC的治疗是以化疗为基础，配合胸部放射治疗的综合治疗。目前随着更多有效的化疗药物的出现和肿瘤内科学的发展，全身治疗在控制亚临床转移灶方面取得了显著疗效，随着小细胞患者的生存期得到延长，局部失败变得非常重要，更需要有效地方法来降低局部复发的危险性。许多学者进行了大量的临床试验，以求找到最佳的放射剂量、放射范围、次数以及开始照射时间。

（一）照射剂量

50%~60%以上的患者化疗后通常会出现胸部复发，给予胸部照射显得尤为重要。通常的放射剂量为45~50Gy，但是对于更高剂量的放疗目前还没有一项前瞻性的随机试验可以评价。因此，胸部放疗的最佳剂量仍存在争议。早期加拿大癌症中心（NCIC）的研究显示，168例经交替及序贯化疗3个周期的病人，分别给予37.5Gy/（15f·3w）（HD）与25Gy/（10f·2w）（SD）两组，完全缓解率SD组为65%，HD组为69%。中位局部病变无进展时间两组分别为SD组38周和HD组49周（$P=0.05$），显示随着放射剂量增加提高了胸部无进展的生存率。MGH分析70~80年代收治的154例LD SCLC，放射治疗剂量从1974~1977年30~40Gy至1978~1986年提高到44~52Gy。分析照射剂量与局部复发率的关系，50Gy、45Gy、40Gy、35Gy、30Gy组的2.5年局部和区域失败率分别为37%、39%、49%、79%、84%。50Gy组与35Gy组比较，$P<0.05$。该研究结果显示局部控制率随剂量增加而提高的趋势。美国东部肿瘤协作组Intergroup0096的一项临床试验，对417例局限期小细胞肺癌进行了随机分组治疗。所有病例均接受了4个周期EP方案化疗，并于化疗第一周期即开始总剂量为45Gy同期胸腔放射。超分割组处方剂量45Gy/1.5Gy bid，对照组处方剂量45Gy/1.8Gy qd。结果超分割组和对照组中位生存期分别为23个月及19个月，更高的5年生存率（26% vs 16%）和更低的局部复发率（36% vs 52%），但3级以上急性放射性食管炎的发生率明显上升（27% vs 11%），晚期肺毒性两组无明显差异。据此研究显示如条件允许，建议对一般情况较好的局限期SCLC患者行超分割放疗。

该试验结果未说明较高剂量的常规放射与超分割放射疗效是否相同。目前欧美多个肿瘤协作组已

研究提高常规放射总剂量是否可获得与每日 2 次超分割放疗相同疗效的随机临床试验。目前对最佳剂量临床上尚无有力的证据和明确的答案，2016 年欧洲肿瘤协作组 CONVERT 研究发表的Ⅲ期随机对照结果，常规分割和超分割组的生存无统计学差异，分别为 2 年 OS 51% 和 56%。期待 RTOGO 538 结果。SCLC 因对放疗较敏感，过去曾认为胸部放疗总剂量不需超过 50Gy。而在 Intergroup0096 研究中，对照组行 45Gy/1.8Gy，每天一次后胸内失败率高达 75%，提高胸部放疗剂量可能改善局部控制并影响总生存。RTOG9712 研究的结果认为局限期小细胞肺癌患者同步放化疗时放疗的 MTD 为 61.2Gy[18]，CALGB 39808 研究和 CALGB30002 研究结果表明同步放化疗中胸部常规分割放疗的处方剂量可达 70Gy[19,20]，NCCN 指南[21] 推荐在常规分割下将胸部放疗的剂量提升至 60~70Gy。

（二）放射治疗次数

多年来临床上开展了对提高局部治疗强度的研究（改变剂量分割）。加速超分割照射技术正适合应用于 SCLC-因其细胞增殖快。理论上应用加速超分割照射能够提高治疗增益。根据一些二期临床结果显示，同期放化疗合并超分割放疗，中位生存期在 18~27 个月，2 年生存率在 19%~60%，局部控制率为 32%~91%，显示了较好的前景。Intergroup trial 0096 通过 ECOG 与 RTOG 的研究，417 例局限期小细胞癌随机分为超分割治疗组（HFX），分别给予总剂量 Dt45Gy/（30f·3w）（1.5Gy bid 间隔4~6 小时）与常规分割治疗组（Standard-RT），每天照射 1 次 DT45Gy/（1.8Gy·5w）。两组均在治疗的第 1 天同时应用 EP 方案化疗，化疗共 4 个周期。全部病例均随诊 5 年以上。显示超分割与常规放疗合并同期化疗，其中位生存期 20 个月，2 年无进展生存率 40%。HFX 组生存率高于单次放疗组，毒性反应主要为骨髓抑制和食管炎，尚可耐受（表 6-1-26）。

表 6-1-26　超分割与常规分割治疗的结果：Intergroup Trial 0096

	1.8Gy/qd	1.5Gy/bid	P
病例数	206	211	
中位生存期（月）	19	23	
2 年生存率	41%	47%	
5 年生存率	16%	26%	0.04
无复发生存率	24%	29%	0.10
局部失败率	52%	36%	0.06
局部+远地失败率	23%	6%	0.005
3 级食管炎	11%	27%	<0.001

注：Intergroup Trial 0096：美国协作组。

（三）放疗靶区勾画原则

胸部放疗的范围是按化疗前还是化疗后的靶体积照射一直有争议。但在部分问题上已取得了共识：如果第一周期开始同步放化疗，那么就按原发病灶的大小勾画 GTV，纵隔淋巴结或肺门淋巴结按受累的淋巴结区勾画 GTV-nd；如果诱导化疗后的病变，原发病灶靶区应依照化疗后的病灶勾画，纵隔淋巴结靶区按照化疗前受侵淋巴结区域勾画。目前较少的前瞻性研究和几项回顾性研究显示，依照化疗前的肿瘤范围与化疗后的肿瘤范围制定放疗靶区，肿瘤的复发率无差异。

根据 Arriagada、Kies 及 Mayo Clinic 的研究表明按照化疗后的照射体积不影响肿瘤的局部控制率。Liengswangwong 等回顾性分析 Mayo Clinic 治疗的 59 例 LD SCLC 治疗失败原因与治疗体积的关系，诱导化疗前肿瘤体积设计照射野 28 例，诱导化疗后肿瘤体积照射野 31 例。全组 19 例出现胸腔内复发为最早复发部位，化疗前肿瘤体积照射组 9/28，化疗后肿瘤体积照射组为 10/31。复发部位均为野内复发。作者认为按照化疗后肿瘤体积照射不增加照射野边缘失败和放射野外胸腔失败。Kies 等报道了

SWOG 对 SCLC 照射体积的随机对照研究结果，也是一项早期关于照射体积的随机对照研究。将化疗后的病人随机分为大野照射（疗前体积）和小野照射（化疗后体积），可分析病例 191 例。远期生存率和复发形式两组无明显差别（表 6-1-27～28）。同时发现按化疗前体积照射比化疗后体积照射的并发症及正常组织损伤要明显增加。

表 6-1-27　照射体积与生存期和缓解期

组　　别	病例数	中位生存期（周）	缓解期（周）
Pre-field	93	51	31
Post-field	98	46	30
P		P = 0.73	P = 0.32

表 6-1-28　照射体积与严重并发症

	Pre-field			Post-field		
	S	LT	F	S	LT	F
食管炎	1	0	0	2	0	0
放射性肺炎	4	0	1	2	1	0
PLT	2	1	0	0	0	0
WBC	32	15	2	27	7	1

注：S. 严重的（severe）；LT. 威胁生命的（life threatening）；F. 致死性的（fatal）。

Lichter and Turissi 综述了局限期小细胞肺癌的照射剂量和照射体积，提出降低照射体积不但不影响治疗结果，重要的是，降低照射体积可以更好地提高照射剂量。对侧肺门和锁骨上区的预防照射对局部控制率和生存率均无帮助。有关最佳放疗靶区的争论主要集中在两点，一是如何选择靶区，过去标准的放疗野是包括原发肿瘤至外缘 1～1.5cm，同侧肺门淋巴结及相应纵隔淋巴结，未受累的锁骨上淋巴结则不给予放疗。现在倾向将肿瘤和受累的淋巴结作为放疗靶区给予较高的剂量，而不扩展放射野，主要认为这有可能降低放疗并发症，对于同步化放疗的患者更为显著。二是放疗靶区是依照化疗前的病灶制定还是依照化疗后的病灶制定，目前缺乏这方面的前瞻性研究，几项回顾性研究显示，依照化疗前的肿瘤与化疗后的肿瘤制定放疗靶区，肿瘤的复发率无差异。这些研究表明，依照化疗后的肿瘤病灶靶区制定放疗野是适合的，可以减轻毒副反应而不降低疗效。三维适形放疗、调强放疗正处于研究中，以期提高疗效，减轻毒副反应。

治疗推荐：局限期患者宜采用同期放化疗的治疗模式。化疗方案推荐 4～6 个周期的顺铂联合 VP16 方案（方案）；累及野放疗应于第一或第二个化疗周期起使用；放疗方案可采用超分割放疗（单次分割剂量 1.5，每日 2 次，总剂量 45Gy），但也可使用较高剂量的常规分割剂量（1.8～2.0Gy，总剂量 60Gy）。经这种联合方案治疗可获>80% 的完全缓解率，提高中位生存期及 5 年无瘤存活率。

国内中山肿瘤医院的随机研究，85 例局限期患者诱导化疗 2 周期后随机分为疗前及疗后靶区照射组，两组间局部失败率无明显差异（28.6% vs 31.6%）。NCCTG 关于放疗分割模式的随机对照研究入组患者均依照化疗后病灶射野，90 例局部失败患者中仅 7 人发生野外复发。采用三维适形和调强技术是否可仅照射转移淋巴结目前仅有部分小样本单臂研究，尚无定论。荷兰一项Ⅱ期临床研究中仅照射 CT 表现异常的淋巴结，孤立淋巴结复发率为 5%；另一项Ⅱ期临床研究中，其孤立淋巴结复发率为 11%，高于预期。而采用 PET-CT 确定靶区的一项包含 60 例患者Ⅱ期临床研究中孤立淋巴结复发率仅 3%。由于目前证据数量及效力不足，建议进行累及野靶区勾画即可，仅注意部分高位区域淋巴结预防。

（四）放化疗的结合模式和放疗介入时间

胸部放射治疗的时机这个问题曾存在过争议。针对何时开始胸部放疗这一论题展开的临床试验结果不一，尤其在未使用化疗方案的情况下。1987 年由美国癌症和白血病组（CALGB）发表的临床试验结果显示，在以 CAV 为基础的化疗完成后开始胸腔放射较同期放化疗略具优势。然而，3 项应用 EP 化疗方案的随机试验却证实同期放化疗的疗效显著优于序贯放疗。因此，当局限期小细胞肺癌应用以 PDD 为基础的化疗方案时，胸腔放疗应于化疗的早期开始。

综合放射治疗和化疗联合应用（timing and sequence）有 3 种方式：①序贯治疗；②交替治疗；③放射治疗化疗同时进行。同期放化疗的优势在于制定的靶区范围更加准确；缩短总治疗时间；治疗强度提高及放疗和化疗的协同作用。缺点是治疗毒性增加，主要是放射性食管炎和骨髓抑制，有时影响患者进入下一个治疗过程及难于评价肿瘤对化疗的反应。随着 PE 方案作为 SCLC 的标准化疗方案的应用，多数临床研究认为 PE 方案化疗同时合并放射治疗是可以耐受的，并被广泛接受。

Murray 对放射治疗和化疗联合应用的时间间隔与治疗疗效的关系进行了荟萃分析，虽然该项荟萃分析不是为特定的时间-顺序治疗模式设计的，也不能明确具体一种模式的优越之处，并且许多研究中涉及不同的综合治疗模式（如早期交替治疗与后期的序贯治疗），但其结果仍具有重要的参考价值，见表6-1-29。

表 6-1-29　放疗和化疗的间隔时间的荟萃分析

间隔时间（周）	平均间隔时间（周）	病例数	3 年无进展生存率
0～2	0	426	18.9
3～5	4	304	22.2
6～10	9	376	14.1
11～19	17	453	12.7
20+	20	388	13
never	n/a	493	6.7

目前有超过 7 个放射治疗时间和顺序的 III 期临床研究。Murray 等报道了加拿大国立肿瘤研究所（NCIC）的随机对照研究，比较早放射治疗（化疗开始后的第 3 周进行）和晚放射治疗（化疗开始后的第 15 周进行）对预后的影响，化疗采用 CAV/EP 交替。虽然两组的局部控制率相同（55%），远期疗效早放射治疗组优于晚放射治疗组，3 年、5 年、7 年生存率分别为 26%、22%、16% 和 19%、13%、9%（P=0.013），以下为多个研究中心的研究结果（表6-1-30）。

Jeremic 等报道的研究结果，103 例病人随机分为早放疗组和晚放疗组，放疗同时合并 EP 方案化疗分别在第 1 天和第 42 天开始，放疗给予 54Gy/（36 次·4 周）（1.5Gy，bid）。早放疗组优于晚放疗组，局部复发率分别为 42% 和 65%；5 年生存率分别为 30% 和 15%。

JCOG 9104 研究对比了同步放化疗与序贯放化疗之间的疗效[35]，患者均接受 45Gy/1.5Gy 每日两次胸部放疗及 EP 方案化疗，结果显示同步放化疗有提高治疗有效率的趋势，延长患者的中位生存期（19 个月 vs 26 个月），并提高 5 年生存率（27% vs 16%），但 3 级以上血液学毒性明显增多（88% vs 54%）。目前推荐对一般情况较好的局限期患者行同步放化疗。

根据现有临床研究证据，有关放射治疗的时间-顺序可总结为以下几点：①放射治疗提高 LD SCLC 的生存率与治疗的时机（"therapeutic window" of opportunity）有关，即与化疗结合的时间关系。②在同时放化疗的模式中，虽然放射治疗的最佳时间尚不确定，加拿大、日本和南斯拉夫的研究证据支持在治疗疗程的早期给予放疗（early radiotherapy）。③没有证据支持在化疗全部结束以后才开始放射治疗。④对一些特殊的临床情况，如肿瘤巨大，合并肺功能损害，阻塞性肺不张，2 个周期化疗后进行放疗是合理的。这样易于明确病变范围，缩小照射体积，病人能够耐受和完成放疗。

表 6-1-30　多个研究中心的研究结果

研究组	病例数	CT	RT	中位生存（月）	5 年生存率（%）	P
CALGB		CEVA	50Gy			
Early-RT	125			13.04 m	6.6%	
Late-RT	145			14.54	12.8%	NS
Aarhus		CAV/EP	40~45Gy			
Early-RT	99			10.7	10%	
Late-RT	100			12.9	10%	NS
NCIC			CAV/EP	40Gy		
Early-RT	155			21.2	22.0%	
Late-RT	153			16.0	13.0%	0.013
Yugoslavia			Carb/EP	54Gy		
Early-RT	52			34	30%	
Late-RT	51			2615%		0.027
JCOG		EP	45Gy			
Early-RT	114			31.3	30%	
Late-RT	113			20.8	15%	<0.05

当放疗早给予并且与化疗同时应用，化疗药物的同步化与放射的共同作用，不仅放射非常敏感的细胞，那些放射不太敏感的或高度增殖的细胞同样将被杀灭。Murry 提出在同时放化疗中，放疗的最佳时间应该是在化疗开始后的 6 周以内给予。超过上述时间肿瘤加速再增殖将会增加，产生治疗抗拒的细胞克隆。早放疗指放射治疗在化疗的第一周期或第二周期开始，此治疗方法在北美的许多研究中心和多中心临床研究中已被采纳作为标准治疗方案（standard approach）。总的来说，胸腔放疗越早越好；同步放化疗优于序贯治疗；超分割放疗优于常规分割放疗，最佳剂量及容积需要在以后的试验中证实[39,40]。

多项随机研究及大样本荟萃分析对比治疗早期开始放疗与晚期开始放疗对疗效的影响。Spiro SG 报告的荟萃分析结果显示采用以铂类为基础的化疗方案的患者明显从早放疗中获益（相对危险度 = 1.30），而不含铂化疗方案的患者早晚放疗生存无明显差异。De Ruysscher 荟萃分析结果表明同步放化疗患者 30 天内完成放疗能明显提高 2 年和 5 年生存率，但治疗毒性发生率明显高于晚放疗组。该作者在另一项荟萃分析中提出 SER 概念，定义为从化疗开始至放疗结束的时间，SER 小于等于 30 天的患者总生存率更高，且 SER 与局控率存在相关性；但短 SER 与严重放射性食管炎的发生率高相关。2012 年韩国的临床 Ⅲ 期研究，入组 219 例患者。EP 方案从第一周期化疗开始放疗及第三周期开始放疗比较，DT 52.5/（25f·5W）+PCI，中位生存时间 24.1 个月 vs 26.8 个月，PFS：12.2 vs 12.1，CR：36% vs 38%，食管炎：45% 及 37%。化疗/放疗综合治疗是局限期小细胞肺癌的基本治疗模式，同期化放疗在国内外已被广泛接受。推荐同时化疗/放疗的治疗策略，若采用序贯化放疗，建议诱导化疗以 2 个周期为宜。已经有研究结果显示，延迟放疗开始时间降低治疗疗效。

十、广泛期小细胞肺癌

小细胞肺癌在肺癌中约占 15%~20%，近年来欧美国家发病率呈下降趋势，60%~70% 的患者在初诊时即为广泛期病变。未经治疗的广泛期患者中位生存期仅 2~4 个月。目前以 4~6 周期含铂类药物化疗为主要治疗模式，然而预后很差，标准方案化疗 4~6 周期有效率 60%~80%，1 年内大约 80% 以上的患者病情复发，中位生存期仅 9~10 个月。5 年生存率 2% 左右。广泛期病人脑转移多见约达 50% 以上，是影响患者生存及生活质量的重要因素之一。近年来国内外研究表明，全身治疗中加入局部治疗手段如胸部放疗、全脑预防照射可能改善预后。

由于过去研究方向主要针对全身治疗手段。然而 20 余年的研究结果显示，无论应用高剂量化疗、增加巩固化疗周期数、新药的应用及靶向治疗等均无法改善广泛期患者的预后。2007 年 EORTC 发表于新英格兰的一项 Ⅲ 期临床随机对照研究，对 286 例化疗有效的广泛期患者随机分为脑预防照射组（PCI）及对照组，结果表明行 PCI 可显著降低 1 年脑转移的发生率（14.6% vs 40.4%）并显著提高 1 年生存率（27.1% vs 13.3%）。虽缺乏其他针对性研究证据的支持，PCI 已被 NCCN 指南推荐作为广泛期小细胞肺癌标准治疗的一部分。

广泛期小细胞肺癌患者经全身化疗后大部分可缓解，然而 1 年内超过 80% 患者会发生局部区域失败，严重影响患者长期生存和生活质量。进行胸部放疗理论上可减少局部失败，同时有可能改善长期生存。90 年代进行的几项广泛期 SCLC 胸部放疗随机对照可能受样本量有限、化疗方案为非含铂类药物方案等因素影响，研究结果不尽相同，因此胸部放疗并未广泛应用。近年来国内外一些回顾性研究结果在局部放疗的研究有一定进展。2009 年美国一项大宗的回顾性预后因素分析研究显示，进行胸部放疗的广泛期小细胞肺癌患者总生存率、中位生存期均较未行放疗者好。本中心陈东福等 2006 年回顾分析 180 例广泛期小细胞肺癌患者，加入放疗与单化疗相比，2 年生存率明显提高（19.7%：7.8%），中位生存时间延长了 5 个月（11 个月：6 个月）。2011 年 Zhu 等回顾分析了广泛期小细胞肺癌化疗后加入胸部放疗，结果也表明治疗中包含胸部放疗者 2、5 年生存率高于单纯化疗者（36.0%：16.9%、10.1%：4.6%）。2016 年张文珏等分析了 130 例 IMRT 治疗广泛期病变的疗效，此研究针对化疗有效的病人进行胸部放疗，结果显示中位生存 18 个月，1、2 年生存率分别为 72.3%、38.3%。1999 年 Jeremic 等报道了单中心随机对照研究，采用目前标准的 PE 化疗方案，109 例 3 周期化疗后有效的广泛期小细胞肺癌随机分为试验组和对照组，试验组行加速超分割同期低剂量 CE 方案化疗，对照组行 2 周期 PE 方案化疗，试验组 1、2 年生存率分别为 65%、38%，1 年局部无复发生存率 80%；对照组 1、2 年生存率分别为 46%、28%，1 年局部无复发生存率 60%。2012 年报告的一组小样本前瞻性研究结果表明对化疗有反应的广泛期患者，胸部放疗可降低有临床症状的局部失败发生率。加拿大一项小样本前瞻性研究认为行胸部放疗能改善广泛期患者有症状局部失败率，另一项国外回顾分析认为胸部放疗可改善广泛期小细胞肺癌患者 LC 率。我院进行的 Ⅱ 期小样本非对照前瞻研究，对 4~6 周期化疗后化疗有效的广泛期患者行 PCI 和计划性胸部放疗的安全性和有效性研究，共入组 30 例患者，1 年生存率 71%，本组获得了理想的生存获益。与 Jeremic 等研究结果相当；进一步肯定对经选择、预后较好的广泛期小细胞肺癌患者积极进行原发灶放疗可提高局部控制，并改善长期生存。根据国内外有关广泛期患者预后因素分析研究结果，卡氏评分 ≥80、不吸烟、≥4 周期化疗、较高社会经济地位、女性、亚裔为改善预后的因素。

广泛期小细胞肺癌进展迅速，目前国外正在进行的相关研究采取的胸部放疗处方剂量多为短程大分割，如 45Gy 分 15 次、40Gy 分 10 次或 30Gy 分 10 次。因缺乏类似设计的前瞻性研究结果，不良反应报道较少。欧美正在进行两项随机研究对照研究拟进一步明确胸部放疗在广泛期 SCLC 治疗中的作用。其中荷兰 CREST 研究的中期结果显示胸部放疗可改善化疗有效广泛期 SCLC 的中位无进展生存时间，1 年生存率无明显差别（33% 比 28%，$P=0.066$），但 2 年生存率放疗组显著提高（13% 比 3%，$P=0.004$）。本中心张文珏的回顾性文章患者中位生存期 18 个月，1、2 年生存率明显高于荷兰研究，除存在病例选择差异外，放疗剂量差异可能也是本组患者预后较好原因。目前国外正在进行的 RTOG0937 与 CREST 研究拟采用随机对照研究进一步阐明胸部放疗在广泛期小细胞肺癌中的作用。

由于局限期 SCLC 研究结果认为胸部放疗剂量提高可改善 LC 及预后，NCCN 指南推荐胸部放疗剂量尽可能达到 60~70Gy。广泛期 SCLC 胸部放疗因研究较少，应用相对较少，尚无针对放疗剂量的研究。部分国外治疗中心建议行短程、稍大分割放疗，如 CREST 随机对照研究采用 30Gy 分 10 次；加拿大研究采用 40Gy 分 15 次。本中心根据既往临床经验，绝大部分患者采用了安全性较高的常规分割放疗。将患者根据 LQ 模型标准化后进行剂量分析，结果提示在一定范围内提升胸部放疗剂量可改善患者 PFS 率，也能提高生存率。说明对部分广泛期 SCLC 患者，相对积极的胸部放疗对延缓疾病进展、提高长期生存有积极作用。其中仅有 11 例胸部放疗 EQD_2 剂量未达 50Gy，而国外研究采用的剂量分割 EQD_2 值多<50Gy，这可能是本组患者预后较好原因。

广泛期 SCLC 靶区勾画无针对性研究，多依照局限期 SCLC 的靶区制定原则。本中心研究中所有患者 GTV 均依照疗后影像学资料显示的病灶勾画，并参考疗前淋巴结侵犯范围勾画 CTV，不做预防性淋巴结区照射。依据本中心的结果及经验，患者首次治疗失败及累计治疗失败部位均以远处失败为主，局部失败中 84.6% 为单纯靶区内复发，单纯靶区外复发仅占 7.7%，表明无必要对目前的靶区范围进一步扩大。加拿大研究中仅将化疗后残存病灶外扩一定安全界作为照射靶区，而未包括初诊时累及的淋巴结引流区。该研究发生于靶区外累积局部区域失败率达 21.8%，提示治疗前存在的转移淋巴结在化疗后达到影像学 CR 区域仍可能潜伏亚临床病灶，仅照射残存病灶靶区涵盖不足。

目前对于广泛期小细胞肺癌仍应化疗为主，积极寻找和探索更新更好的化疗药物和方案，提高病人疗效及生存率，应根据病人的具体情况，予以局部放疗，如原发灶及纵隔淋巴结、脑转移、骨转移及严重的上腔静脉压迫征的病人。所有经根治性化疗或联合放化疗后达部分或完全缓解的患者，考虑接受预防性全脑放射治疗。脑转移的全脑放疗通常给予 Dt30~40Gy/（10~15f・2~3w），预防性全脑放射治疗给予 Dt25Gy/（10f・2w）。对于骨转移放射治疗：给予 Dt30Gy/（10f・2w）。上腔静脉压迫征可结合原发病灶给予姑息减轻症状或足量放疗。对部分广泛期小细胞肺癌化疗后达部分或完全缓解的有效患者，全身状态良好者对局部病变进行放疗，给予 Dt50~60Gy/（25~30f・5~6W）。

十一、全脑预防照射

小细胞肺癌脑转移发生率高，约有 10% 以上的患者初诊时已有脑转移，诊疗过程中为 40%~50%，存活 2 年的患者有 60%~70% 出现脑转移，而尸检时脑转移灶发现率可高达 80%。且随患者存活时间延长风险不断增高，由于血脑屏障的作用，标准化疗的剂量很难使颅内达到有效的药物浓度，且化疗有效的患者脑转移率并未下降。因此预防性全脑放疗在预防脑转移的治疗中承担了更为重要的作用。

一直以来全脑放疗（WBRT）是脑转移的标准治疗，可有效缓解症状，提高 LC，改善生存。Aupérin 等包括 7 个随机对照研究的 *Meta* 分析显示，全脑预防照射（prophylactic cranial irradiation，PCI）可显著降低放化疗后达 CR 的局限期 SCLC 脑转移发生率（59% vs 33%），提高 3 年生存率达 5.4%（15.3% vs 20.7%），且延长无病生存期。另一项 Meert 荟萃分析 12 项随机研究，其中化疗后 CR 的局限期患者行 PCI 能够改善生存，降低脑转移的发生率，也得到了相似的结果。那么广泛期小细胞肺癌脑转移发生率明显高于局限期，因其预后差，进展迅速，既往认为广泛期患者无必要行全脑预防照射。2007 年发表一项 EORTC 的多中心Ⅲ期随机对照研究，结果表明 PCI 可使治疗有效的广泛期 SCLC 患者，PCI 可降低 1 年有症状脑转移的发生率（40.4% vs 14.6%）并提高 1 年总生存率（27.1% vs 13.3%）。NCCN 指南对广泛期小细胞肺癌初始治疗后获得 CR 及 PR 的患者推荐全脑预防照射。目前 PCI 已成为治疗有效的 SCLC 标准治疗方案，NCCN 指南推荐的 PCI 处方剂量为 Dt25Gy/（2.5Gy・10f）。关于行 PCI 的理想时机目前尚无定论，共识为应避免与化疗同时进行，以免增加毒性，2017 年柳叶刀杂志发表了日本的一项Ⅲ期研究，广泛期行 PCI 及观察组比较，结果显示 PCI 组并没有明显获益。今后还需要进一步研究。建议放化疗全部治疗结束后行脑 MRI 检查，如未发生脑转移建议一个月内进行脑预防治疗为佳。

Auperin 荟萃研究的亚组分析结果提示更高剂量的 PCI 可能进一步降低脑转移风险，但对总生存无明显影响。2009 年发表的联合多中心随机对照研究共入组了 720 例患者，随机分为常规剂量组［25Gy/（2.5Gy・10f）］和高剂量组［36Gy/（2Gy・18f）］，高剂量组部分采用超分割［36Gy/（1.5Gy bid・24f）］。未发现常规剂量组与高剂量组患者的在脑转移发生率上的差异，高剂量组出现 2 年生存率的降低（42% vs 37%，$P=0.05$）以及 3 年内的神经毒性增加。RTOG0212 研究将化疗后 CR 的患者随机分为常规剂量组、高剂量组。高剂量组再次随机分为常规分割组和高剂量超分割组。高剂量未降低脑转移风险，患者神经毒性增加，超分割未能起到降低神经毒性作用。除剂量外，年龄、大分割照射（单次剂量≥3Gy）和同步化疗的患者更易出现神经精神的改变。

全脑放疗后出现的神经系统症状，可分为急性、亚急性及晚期放射性反应。急性反应发生在放疗中的几周内，主要表现为在放疗中与脑水肿相关的头痛、恶心呕吐及神经受损症状。亚急性反应是指放疗结束后 1~6 个月内的神经症状，主要为困倦、短期记忆受损及神经脱髓鞘症状，产生类似于 Lhermitte 征的症状。晚期放射性反应发生在放疗 6 个月以后，包括智力下降、记忆下降、性格改变等。Slotman 等对 286 名广泛期小细胞肺癌患者行 PCI 后的健康相关生活质量（health-related quality of life，HRQOL）及治疗后症状进行了随访分析，结果显示治疗后 6 个月的 HRQOL 从治疗后基线的 93.7% 降到 60%，在 6 周时的情感功能及 3 个月时的认知功能下降最明显。近年研究还发现 PCI 后对长期生存患者的认知功能会产生影响，多数患者放疗半年后认知功能及记忆能力明显下降。所以 PCI 引起的晚期神经不良反应日渐被人们重视。研究表明 WBRT 损伤了海马回的神经干细胞，进而影响海马回功能及脑组织修复，是引起记忆力减退等认知功能障碍的主要因素。随着放疗技术发展，尤其是 IMRT 等先进放疗技术的推广应用，使放疗范围成功避让出海马回以保护神经干细胞的想法成为可能。

海马回主要的功能是形成新的记忆，并参与学习的过程，对于神经功能及记忆学习功能有重要的维持及修复作用。已有多项研究报道海马回及邻近范围转移发生率较低（1.1%~3.3%）。动物及临床试验均表明放疗可损伤海马回功能，有回顾分析显示双侧海马回接受 $EQD_2<7.3Gy$ 的照射可不造成明显功能损害。保护海马回的全脑放疗是否可改善神经功能损害是近年研究的方向。RTOG0933 研究进行了初步的探索，入组 113 例患者，结果与历史对照相比，HVLT-R DR 和 QOL 评分改善明显。进一步研究发现全脑放疗后损伤海马回是引起语言记忆力减退等认知功能障碍的主要原因[94]。在欧美国家，近年来开展了在全脑放疗时对海马回区进行保护的研究，目的是改善患者的认知功能，通过采用 IMRT 或 VMAT 技术，初步研究了保护海马回区的全脑照射的可行性。对于 Tomotherapy 技术的探索不多。国外对于保护海马回区的全脑照射，主要集中在放疗所知认知功能的毒性的探索和保护海马回区全脑照射的可行性方面。

海马回区躲避的放疗技术，海马回的解剖位置位于侧脑室外侧，颞叶腹内侧方，部位深在，过去常规放疗技术难以实现对海马回的减量保护。由于精确放疗技术手段的发展，其技术可以躲避海马回区域，进而使该区剂量降低，而不影响患者认知功能，实现海马回区域的保护见图 6-1-18。中国医学科学院肿瘤医院前期研究[95]显示接受保护海马回治疗后，患者近期不良反应有所改善，6 个月时未出

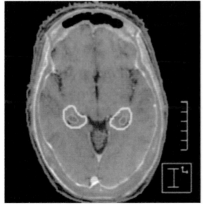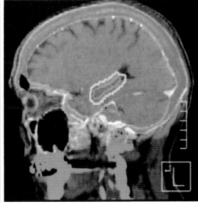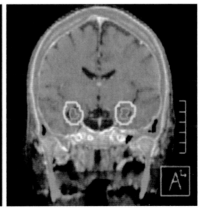

图 6-1-18　海马回的勾画示意图

现认知功能下降，同时无海马回区的转移；但由于样本量较小及随访时间较短，仍在开展后续临床研究。目前全球多个中心仍在开展该方面的Ⅲ期临床试验。

PCI 推荐用于初始治疗后获得完全和部分缓解的局限期患者，对于伴有多种合并症及 PS 评分差或有精神功能受损的患者不推荐 PCI 治疗。总之，PCI 能降低脑转移发生率，提高生存率，改善生活质量。当然，单独的作用也是有限的，只有很好地控制原发病灶，对于提高生存时间才有意义。如条件允许，PCI 照射时进行海马回保护的 TOMO 放疗技术。在现有的放疗技术中，HT、常规 IMRT、质子 IMRT、VMAT 等技术得出了相似结论，均可有效降低海马回区放疗剂量，其中以 HT 技术最优。对患者能否通过保护海马回、降低神经功能损伤，进而从中受益仍需今后临床研究来证实。

参 考 文 献

1. De Ruysscher D, Vansteenkiste J. Chest radiotherapy in limited-stage small cell lung cancer: facts, questions, prospects. Radiother Oncol, 2000, 55: 1-9.

2. Eisenhauer EA, Therasse P, Bogaerts J, et al. New response evaluation criteria in solid tumours: revised RECIST guideline (version 1.1). European journal of cancer, 2009, 45 (2): 228-247.

3. Kanzaki H, Ito S, Hanafusa H, et al. Identification of direct targets for the miR-17-92 cluster by proteomic analysis. Proteomics, 2011, 11 (17): 3531-3539.

4. Nicholson SA, Beasley MB, Braambilla E, et al. Small cell lung cancer: clinicopathologic study of 100 cases with surgical specimens. Am J Surg Pathol, 2002, 26 (9): 1184-1197.

5. Travs WD, Nicholson S, Hirsch F, et al. Tumours of the lung. Small cell carcinoma//Pathology and genetics: IARC Press, 2004, 31-35.

6. Nordlund MS, Bjerner J, Warren DJ, et al. Progastrin releasing peptide: stability in plasma/serum and upper reference limit. Tumour Biol, 2008, 29 (3): 204-210.

7. Carter BW, Glisson BS, Truong MT. Erasmus JJ Small cell lung carcinoma: staging, imaging and treatment considerations. Radiographics, 2014, 34 (6): 1707-1721.

8. Stahel RA, Ginsberg R, Havemann K, et al. Staging and prognostic factors in small cell lung cancer: a consensus report. Lung cancer, 1989, 5 (4-6): 119-126.

9. Shepherd FA, Crowley J, Van Houtte P, et al. The International Association for the Study of Lung Cancer lung cancer staging project: proposals regarding the clinical staging of small cell lung cancer in the forthcoming (seventh) edition of the tumor, node, metastasis classification for lung cancer. Journal of thoracic oncology: official publication of the International Association for the Study of Lung Cancer, 2007, 2 (12): 1067-1077.

10. Vallieres E, Shepherd FA, Crowley J, et al. The IASLC Lung Cancer Staging Project: proposals regarding the relevance of TNM in the pathologic staging of small cell lung cancer in the forthcoming (seventh) edition of the TNM classification for lung cancer. Journal of thoracic oncology: official-publication of the International Association for the Study of Lung Cancer, 2009, 4 (9): 1049-1059.

11. Warde P, Payne D. Does thoracic irradiation improve survival and local control in limited-stage small-cell carcinoma of the lung. J Clin Oncol, 1992, 10: 890.

12. Pignon JP, Arriagada R, Ihde DC, et al. A meta-analysis of thoracic radiotherapy for small cell lung cancer. N Engl Med, 1992, 327: 1618-1624.

13. Faivre-Finn C, Blackhall FH, Snee M, et al. Improving Survival with thoracic radiotherapy in patients with small cell lunch cancer. The CONVERT and the REST trails. Clin Oncol (R Coll Radiol), 2010, 22: 547-549.

14. Coy P, Hodson I, Payne DG. The effect of dose of thoracic irradiation on recurrence in patients with limited stage small cell lung cancer initial results of a Canadian multicenter randomized trial. Int J Radiat Oncol Biol Phys, 1988, 14: 219-226.

16. Arriagada R, Le ChevalierT, Borie F, et al. Prophylactic cranial irradiation for patients with small cell lung cancer incomplete remission. J Natl Cancer Inst, 2004, 87: 183.

17. McCrken JD, Janaki LM, Crowley JJ. Concurrent chemotherapy/radiotherapy for limited stage small cell lung carcinoma: a Southwest Oncology Group study. J Clin Oncol, 1990, 8: 892-898.

18. Turrisi AT, Kim K, Blum R, et al. Twice-Daily Compared with Once-Daily Thoracic Radiotherapy in Limited Small-Cell Lung Cancer Treated Concurrently with Cisplatin and Etoposide. N. Engl. J. Med, 1999, 340: 265-271.

19. Komaki R, Swann RS, Ettinger DS, et al. Phase I study of thoracic radiation dose escalation with concurrent chemotherapy for patients with limited small-cell lung cancer: Report of Radiation Therapy Oncology Group (RTOG) protocol 97-12. International journal of radiation oncology, biology, physics, 2005, 62 (2): 342-350.

20. Bogart JA, Herndon JE, Lyss AP, et al. 70 Gy thoracic radiotherapy is feasible concurrent with chemotherapy for limited-stage small-cell lung cancer: analysis of Cancer and Leukemia Group B study 39808. International journal of radiation oncology, biology, physics, 2004, 59 (2): 460-468.

21. Yee D, Hanson J, Butts C, et al. Phase I dose escalation trial of hypofractionated limited-field external beam thoracic radiotherapy for limited-stage small cell carcinoma of the lung. Radiotherapy and oncology: journal of the European Society for Therapeutic Radiology and Oncology, 2010, 96 (1): 78-83.

22. Liengwangwong V, Bonner J, Shaw E, et al. Limited-stage-small-cell lung cancer: Pattern of intrathoracic recurrence and implications for thoracic radiotherapy. J. Clin. Oncol, 1994, 12: 496-502.

23. Kies MS, Mira JG, Crowley JJ, et al. Multimodal therapy for limited stage small cell lung cancer. A randomized study of induction combination chemotherapy with or without thoracic radiation in complete responders and with wide-field versus reduced-field radiation in partial responders: a Southwest Oncology Group study. J Clin. Oncol, 1987, 5: 592-600.

24. Turrisi AT, Glover DJ, Mason B. Long -term results of platinum, etoposide and twice daily thoracic radiotherapy for limited stage small cell lung cancer.: results on 32 patients with 48 month minimum followup. Proc Am Soc Clin Oncol, 1992, 11: 292.

25. Roger Stupp, Christian Monnerat, Andrew T. Turris, et al. Small cell lung cancer: State of the art and future perspectives. Lung cancer, 2004, 45 (1): 9105.

26. Hu X, Bao Y, Zhang L, et al. Omitting elective nodal irradiation and irradiating postinduction versus preinduction chemotherapy tumor extent for limited-stage small cell lung cancer: interim analysis of a prospective randomized nonineroiority trial. Cancer, 2012, 118: 278-287.

27. De Ruysscher D, Bremer RH, Koppe F, et al. Omission of elective node irradiation on basis of CT-scans in patients with limited disease small cell lung cancer: a phase II trial. Radiotherapy and oncology: journal of the European Society for Therapeutic Radiology and Oncology, 2006, 80 (3): 307-312.

28. Baas P, Belderbos JS, Senan S, et al. Concurrent chemotherapy (carboplatin, paclitaxel, etoposide) and involved-field radiotherapy in limited stage small cell lung cancer: a Dutch multicenter phase II study. British journal of cancer, 2006, 94 (5): 625-630.

29. van Loon J, Offermann C, Bosmans G, et al. 18FDG-PET based radiation planning of mediastinal lymph nodes in limited disease small cell lung cancer changes radiotherapy fields: a planning study. Radiotherapy and oncology: journal of the European Society for Therapeutic Radiology and Oncology, 2008, 87 (1): 49-54.

30. Perry MC, Eaton WL, Propert KJ, et al. Chemotherapy with or without radiation therapy in limited small-cell carcinoma of the lung. N Engl J Med, 1987, 316: 912-918.

31. Komaki R, Shin DM, Glisson BS. Interdigitating versus concurrent chemotherapy and radiotherapy for limited small-cell lung cancer. Int J Radiat Oncol Biol phys, 1995, 31: 807-811.

32. Wagner H, Kim K, Johnson DH. Daily vs. twice-daily thoracic irradiation with concurrent cisplatin/etoposide chemotherapy as initial therapy for patients with limited small-cell lung cancer: preliminary results of a phase III prospective intergroup trial. Int J Radiat Oncol Biol phys, 1994, 30: 178.

33. Murray N, Coy P, Pater JL, et al. The importance of timing for thoracic irradiation in the combined modality treatment of limited-stage small-cell lung cancer. J Clin Oncol, 1993, 11: 336-344.

34. Jeremic B, Shibamato Y, Acimovic L, et al. Initial versus delayed accelerated hyperfractionated radiation therapy and concurrent chemotherapy in limited small-cell lung cancer: a randomized study. J Clin Oncol, 1997, 15: 893-900.

35. Takada M. Phase Ⅲ Study of Concurrent Versus Sequential Thoracic Radiotherapy in Combination With Cisplatin and Etoposide for Limited-Stage Small-Cell Lung Cancer: Results of the Japan Clinical Oncology Group Study 9104. Journal of Clinical Oncology, 2002, 20 (14): 3054-3060.

36. Slotman B, Senan A. Radiotherapy in small-cell lung cancer: lessons learned and future directions Int. J. Radiation Oncology Biol. Phys, 2011, 79: 998-1003.

39. Antonio Rossi, Olga Martelli, et al. Treatment of patients with small-cell lung cancer: From meta-analyses to clinical practic. Cancer Treatment Reviews, 2013, 39: 498-506.

40. ovindan R, Page N, Morgensztem D, et al. Changing epidemiology of small-cell lung cancer in the United States over the last 30 years: analysis of the surveillance, epidemiologic, and end results database. J Clin Oncol, 2006, 24: 4539-4544.

41. Spiro SG, James LE, Rudd RM, et al. Early compared with late radiotherapy in combined modality treatment for limited disease small-cell lung cancer: a London Lung Cancer Group multicenter randomized clinical trial and meta-analysis. Journal of clinical oncology: official journal of the American Society of Clinical Oncology, 2006, 24 (24): 3823-3830.

42. De Ruysscher D, Pijls-Johannesma M, Vansteenkiste J, et al. Systematic review and meta-analysis of randomised, controlled trials of the timing of chest radiotherapy in patients with limited-stage, small-cell lung cancer. Annals of oncology: official journal of the European Society for Medical Oncology/ESMO, 2006, 17 (4): 543-552.

43. De Ruysscher D, Pijls-Johannesma M, Bentzen SM, et al. Time between the first day of chemotherapy and the last day of chest radiation is the most important predictor of survival in limited-disease small-cell lung cancer. Journal of clinical oncology: official journal of the American Society of Clinical Oncology, 2006, 24 (7): 1057-1063.

45. Ignatiadis M, Mavroudis D, Veslemes M, et al. Sequential versus alternating administration of cisplatin/etoposide and topotecan as first-line treatment in extensive-stage small-cell lung cancer: preliminary results of a phase Ⅲ trial of the Hellenic Oncology Research Group. Clin Lung Cancer, 2005, 7: 183-189.

46. Murray N, Livingston RB, Shepherd FA, et al. Randomized study of CODE versus alternating CAV/EP for extensive-stage small-cell lung cancer: an Intergroup Study of the National Cancer Institute of Canada Clinical Trials Group and the Southwest Oncology Group. J Clin Oncol, 1999, 17: 2300-2308.

47. Govindan R, Page N, Morgensztern D, et al. Changing epidemiology of small-cell lung cancer in the United States over the last 30 years: analysis of the surveillance, epidemiologic and end results database. J Clin Oncol, 2006, 24: 4539-4544.

48. Shepherd FA, Crowley J, Van Houtte P, et al. The International Association for the Study of Lung Cancer lung cancer staging project: proposals regarding the clinical staging of small cell lung cancer in the forthcoming (seventh) edition of the tumor, node, metastasis classification for lung cancer. J Thorac Oncol, 2007, 2: 1067-1077.

49. Ferraldeschi R, Baka S, Jyoti B, et al. Modem management oF small-cell lung cancer. Drags, 2007, 67: 2135-2152.

50. PujoIJL, CarestiaL, Daur sJP. Is there acase for cispIatin in the treatment of smaII-ceII Iung cancer? A meta-anaIysis of randomized triaI sofacis pIatin-containing regimen versus a regimen without this aIkyIating agent. Br J Cancer, 2000, 83 (1): 8-15.

51. Sorensen M, Felip E. Small-cell lung cancer: ESMO clinical · recommendations for diagnosis, treatment and follow-up. Ann Oncel, 2009, 20 (Suppl 4): 71-72.

52. Giuliani ME, Atallah S, Sun A, et al. Clinical outcomes of extensive stage small cell lung carcinoma patients treated with eonsolidative thoracic radiotherapy [J]. Clin Lung Cancer, 2011, 12: 375-379.

53. Slotman B, Faivre. Finn C, Kramer G, et al. Prophylactic cranial irradiation in extensive small-cell lung cancer. N Engl J Med, 2007, 357: 664-672.

54. Faivre-Finn C, Lorigan P, west C, et al. Thoracic radiation therapy for limited-stage small-cell lung cancer-: unanswersed questions. Cfin hlllg Cancer, 2005, 7: 23-29.

55. Neubauer M, Schwarts J, Caracandas J, et al. Results of a phase Ⅱ study of weekly paclitaxel plus carboplatin in patients with extensive SCLC with Eastern Cooperative Oncology Group performance status oof 2, or age ≥70 years. J Clin Oncol, 2004, 22 (10): 1872-1877.

56. Saijon. Progress in treatment of small cell lung cancer: role of CPT-11. Br J Cancer, 2003, 89 (12): 2178-2183.

57. Veslemes M, Polyzos A, Latsi P, et al. Optimal duration of chemotherapy in small cell lungcancer: a randomized study of

4 versus 6 cycles of cisplatin-etoposide. J Chemother, 1998, 10：136-140.

58. Ou SH, Ziogas A, Zell JA. Prognostic factors for survival in extensive stage small cell lung cancer （ED-SCLC）：the importance of smoking history, socioeconomic and marital statuses and ethnicity. J Thorac Oncol, 2009, 4：37-43.

59. 陈东福, 吕纪马, 周宗玫, 等. 放射治疗在广泛期小细胞肺癌治疗中的影响. 医学研究杂志, 2006, 35（4）：15-17.

60. Zhu H, Zhou Z, Wang Y, et al. Thoracic radiation therapy improves the overall survival of patients with extensive-stage small cell lung cancer with distant metastasis. Cancer, 2011, 117：5423-5431.

61. 张文珏, 周宗玫, 等, 广泛期 SCLC 化疗后 IMRT 的疗效分析. 中华放射肿瘤学杂志, 2016, 25（1）：14-17.

62. Jeremic B, Shibamoto Y, Nikolic N, et al. Role of radiation therapy in the combined-modality treatment of patients with extensive disease small-cell lung cancer：a randomized study. J Clin Oncol, 1999, 17：2092-2099.

63. Yee D, Butts C, Reiman A, et al. Clinical trial of post-chemotherapy consolidation thoracic radiotherapy for extensive-stage small cell lung cancer. Radiother Oncol, 2012, 102（2）：234-238.

64. Rico M, Martfnez E, Eito C, et al. Local control with thoracic radiotherapy in extensive stage small cell lung cancer. Rep Pract Oncol Radiother, 2013, 18（4）：265-266.

65. 张文珏, 周宗玫, 陈东福, 等. 广泛期小细胞肺癌化疗后脑预防照射及颅外病变放疗的 II 期临床研究. 中华放射肿瘤学杂志, 2013, 22（5）：365-368.

66. Jeremic B, Shibamoto Y, Nikolic N, et al. Role of radiation therapy in the combined-modality treatment of patients with extensive disease small-cell lung cancer：a randomized study. J Clin Oncol, 1999, 17：2092-2099.

67. Bayman N, Sheikh H, Kularatne B, et al. Radiotherapy for small-cell lung cancer-where are we heading? Lung Cancer, 2009, 63（3）：307-314.

68. Ferraldeschi R, lorigan P. Extensive-stage small-cell lung cancer：moving beyond response rate? Ann Oncol, 2009, 20：801-802.

69. Al len J, Jahanjeb B. Extensive-stage small-cell lung cancer：evolution of systemic therapy and future directions. Clin Lung Cancer, 2008, 9：262-270.

70. Slotman BJ, H. van Tinteren, et al. Use of thoracic radiotherapy for extensive stage small-cell lung cancer：a phase 3 randomised controlled trial. Lancet, 2014.

71. RTOG 0937：randomized phase II study comparing prophylactic cranial irradiation alone to prophylactic cranial irradiation and consolidative extra-cranial irradiation for extensive disease small cell lung cancer （ED-SCLC）, 2013.

72. CREST. Randomised trial on chest irradiation in extensive disease small cell lung Cancer, 2013.

73. Lee CB, Morris DE, Fried DB, et al. Current and evolving treatment options for limited stage small cell lung cancer. Curr Opin Oncol, 2006, 18（2）：162.

74. De Ruysscher D, Bremer RH, Koppe F, et al. Omission of elective node irradiation on basis of CT-scans in patients with limited disease small cell lung cancer：a phase II trial. Radio Oncol, 2006, 80：307-312.

75. van Loon J, Offermann C, Bosmans G, et al. 18FDG-PET based radiation planning of mediastinal lymph nodes in limited disease small cell lung cancer changes radiotherapy fields：a planning study. Radio Oncol, 2008, 87：49-54.

76. Yee D, Butts C, Reiman A, et al. Clinical trial of post-chemotherapy consolidation thoracic radiotherapy for extensive-stage small cell lung cancer. Radiother Oncol, 2012, 102：234-238.

77. Giuliani ME, Atallah S, et al. Clinical outcomes of extensive stage small cell lung carcinoma patients treated with consolidative thoracic radiotherapy. Clin Lung Cancer, 2011, 12（6）：375-379.

78. Murray N. Sheehan F. Limited stage small cell lung cancer. Curr Treat Options Oncol, 2001, 2：63-70.

79. Arriagada R, Le Chevalier T, Borie F, et al. Prophylactic cranial irradiation for patients with small-cell lung cancer in complete remission. J Natl Cancer Inst, 1995, 87：183-190.

80. Patel S, Macdonald OK, Suntharalingam M. Evaluation of the use of prophylactic cranial irradiation in small cell lung cancer. Cancer, 2009, 115：842-850.

81. Auperin A, Arriagada R, Pignon JP, et al. Prophylactic cranial irradiation for patients with small-cell lung cancer in complete remission. Prophylactic Cranial Irradiation Overview Collaborative Group. N Engl J Med, 1999, 341（7）：476-484.

82. Shaw E，So J，Eagan R，et al. Analysis of long term survival and impact of prophylactic cranial irradiation （PCI） in complete responders with small cell lung cancer （SCLC）：Analysis of Mayo Clinic and North Central Cancer Treatment Group （NCCTG） data bases. Proc Am Soc Clin Oncol，1993，12：328.

83. Slotman B，Faivre-Finn C，Kramer G，et al. Prophylactic cranial irradiation inextensive small-cell lung cancer. N Engl J Med，2007，357：664-672.

84. Hochstenbag MM，Twijnstra A，Wilmink JT，et al. Asymptomatic brain metastases （BM） in small cell lung cancer （SCLC）：MR imaging is useful at initial diagnosis. J Neurooncol，2000，48：243-248.

85. Le Pechoux C，Dunant A，Senan S，et al. Standard-dose versus higher-dose prophylactic cranial irradiation （PCI） in patients with limited-stage small-cell lung cancer in complete remission after chemotherapy and thoracic radiotherapy （PCI 99-01，EORTC 22003-08004，RTOG 0212 and IFCT 99-01）：a randomised clinical trial. The Lancet Oncology，2009，10 （5）：467-474.

86. Wolfson AH，Bae K，Komaki R，et al. Primary analysis of a phase Ⅱ randomized trial Radiation Therapy Oncology Group （RTOG） 0212：impact of different total doses and schedules of prophylactic cranial irradiation on chronic neurotoxicity and quality of life for patients with limited-disease small-cell lung cancer. J. Radiation Oncology Biol. Phys. Vol. 81，2011，（1）：77-84.

87. Grosshans DR，Meyers CA，Allen PK，et al. Neurocognitive function in patients with small cell lung cancer. Effect of prophylactic cranial irradiation. Cancer，2008，112：589-595.

88. Slotman BJ，Mauer ME，Bottomley A，et al. Prophylactic cranial irradiation in extensive disease small-cell lung cancer：short-term health-related quality of life and patient reported symptoms：results of an international Phase Ⅲ randomized controlled trial by the EORTC Radiation Oncology and Lung Cancer Groups. J Clin Oncol，2009，27：78-84.

89. Sas-Korczynska B，Korzeniowski S，Wojcik E. Comparison of the effectiveness of "late" and "early" prophylactic cranial irradiation in patients with limited-stagesmall cell lung cancer. Strahlenther Onkol，2010，186：315-319.

90. Gondi V，Tome WA，Mehta MP. Why avoid the hippocampus? A comprehensive review. Radiother Oncol，2010，97：370-376.

91. Prokic V. Whole brain irradiation with hippocampal sparing and dose escalation on multiple brain metastases：a planning study on treatment concepts. International Journal of Radiation Oncology * Biology * Physics，2013，85 （1）：264-270.

92. Gondi V. Preservation of Memory With Conformal Avoidance of the Hippocampal Neural Stem-Cell Compartment During Whole-Brain Radiotherapy for Brain Metastases （RTOG 0933）：A Phase Ⅱ Multi-Institutional Trial. Journal of Clinical Oncology，2014，32 （34）：3810-3816.

93. Hsu F. Whole brain radiotherapy with hippocampal avoidance and simultaneous integrated boost for 1～3 brain metastases：a feasibility study using volumetric modulated arc therapy. International Journal of Radiation Oncology * Biology * Physics，2010，76 （5）：1480-1485.

94. 董昕，周宗玫，苗俊杰，等. 局限期 SCLC 全脑预防照射保护海马回区的初步临床研究. 中华放射肿瘤学杂志，2015，24 （2）：131-136.

第四节　放射性肺损伤

王绿化

　　放射性肺损伤（radiation induced lung toxicity，RILT）是指由于一定体积的正常肺组织受到一定剂量照射后所产生的一系列病理生理变化，导致急性渗出性或组织纤维化改变，最终影响到患者的呼吸功能。放射性肺损伤是胸部肿瘤病人接受放射治疗时最为常见的正常组织损伤之一，严重影响着胸部肿瘤放射治疗的实施和疗效的提高。通常将发生于放射治疗开始后 3 个月内的肺损伤称为急性放射性肺炎，而将放射治疗 3 个月后放射性肺损伤称为晚期放射性肺损伤，晚期损伤一般都是放射性肺纤维化，但也有急性渗出性炎症表现者。

　　尽管显微镜下急性放射性肺炎和放射性肺纤维化的表现差异明显，但临床实践中两者的症状以及肺功能、肺通气或灌注改变相似，且实际临床工作中所观察到的放射性肺损伤是一个连续过程，两个阶段之间并没有明确的界限，所以现在临床实践中通常将两者合称为放射性肺损伤。无症状、不影响日常生活的 RILT，临床上不需特殊处理；症状性 RILT（symptomatic radiation-induced lung toxicity，SRILT）往往影响患者日常生活，是临床中更需关注的放射治疗不良反应。

一、发病原因

放射性肺损伤发病原因明确，都是由于一定体积的肺组织接受了一定剂量的电离辐射所引起，电离辐射源包括核意外等，但通常都是由于胸部肿瘤如肺癌、食管癌、间皮瘤、淋巴瘤、胸腺瘤以及乳腺癌等接受放射治疗时，一定体积的正常肺组织受到一定剂量照射后产生。

放射性肺炎的发生有一定的剂量体积效应，必须有一定体积的肺组织接受了一定剂量的照射才会发生放射性肺炎。除了与肺受照射的剂量体积因素有关外，病人的年龄、既往肺功能情况、肺组织受照射的部位以及化疗药物的应用等也会影响到放射性肺炎的发生。接受胸部放疗的病人同时或放疗前后接受了某些化疗（如环磷酰胺、博来霉素、多柔比星、紫杉醇、吉西他滨、多西他赛等），放射性肺炎的发生会明显增加。某些新的靶向治疗药物如吉非替尼（易瑞沙）、厄洛替尼（特罗凯）等与放射治疗联合应用也会增加放射性肺炎产生的风险。

二、发病机制与病理生理

放射性肺炎发病机制尚不十分清楚，传统观点认为，放射性肺炎的发生与电离辐射对 II 型肺泡上皮细胞及毛细血管内皮细胞的直接损伤关系密切。而越来越多的研究认为，放射性肺炎的发生并非完全是电离辐射所导致的直接损伤，而是与损伤后产生的炎症介质所介导的急性免疫反应密切相关。

目前认为放射性肺损伤是由多因素、多细胞参与的复杂、动态反应过程。有学者提出了放射性肺损伤的细胞-分子调控假设：多种细胞受到照射后本身发生损伤，且细胞间相互作用并受到各种水平细胞因子的调控，从而引发了一系列局部肺组织内的病理生理反应，导致肺实质损伤，进而引起各种细胞因子释放并诱发包括成纤维细胞、纤维细胞、血细胞乃至骨髓干细胞的系统性反应，从而造成进一步肺组织损伤及损伤修复[1,2]。

研究显示，肺组织中细胞的损伤在接受照射后即可产生，并引起一系列的细胞因子的合成增加，通过细胞内及细胞间的信息传递和信号放大，启动了一系列的损伤修复机制，肺组织受照射剂量体积过大或辐射损伤后的异常过度反应导致了临床上可见的放射性肺损伤。

电离辐射导致放射性肺炎的靶细胞包括 II 型肺泡细胞、血管内皮细胞、成纤维细胞以及肺泡巨噬细胞等。II 型肺泡细胞合成和分泌肺泡表面活性物质，维持肺泡表面张力，接受电离辐射后，II 型肺泡细胞胞质内 Lamelar 小体减少或畸形，肺泡细胞脱落到肺泡内，导致肺泡张力变化，肺的顺应性降低，肺泡塌陷不张。血管内皮细胞的损伤在照射后数天内就可以观察到，毛细血管内皮细胞超微结构发生变化，细胞内空泡形成、内皮细胞脱落，并可以发生微血栓形成、毛细血管阻塞，最终导致血管通透性改变，肺泡换气功能受损。肺泡巨噬细胞及成纤维细胞在接受电离辐射损伤后也会出现相应的变化，促进和加重放射性肺炎的发生。肺泡巨噬细胞受照射后会产生 IL-1、IL-6、TNF 等炎性细胞因子，吸引并活化淋巴细胞等炎性细胞，并且产生 TGF-β_1 等介质，并通过一系列的自分泌和旁分泌过程刺激成纤维细胞增殖并合成纤维胶原蛋白基质，成纤维细胞本身受到照射后也会产生变化，导致局部炎性反应加重，纤维蛋白沉积增加。所有这些都会导致肺泡换气功能的损伤，如果继续发展，最终还会导致放射性纤维化的发生[3]。

三、临床表现

放射性肺炎通常发生于放射治疗后 3 个月内，如果照射剂量较大或同时接受了化疗等，或者遗传性放射损伤高度敏感的病人，放射性肺炎也可能发生于放射治疗开始后 2~3 周内。接受照射 3 个月后放射性肺纤维化过程逐渐明显，在照射后半年到1年时间内纤维化过程逐步稳定。肺癌病人接受放疗后70%以上会发生轻度的放射性肺损伤，多数无症状或症状轻微，仅有约20%的病人会出现临床症状[4,5]。

　　放射性肺炎的临床症状没有特异性，通常的临床表现为咳嗽、气短、发热等，咳嗽多为刺激性干咳，气短程度不一，轻者只在用力活动后出现，严重者在静息状态下也会出现明显呼吸困难。部分病人可以伴有发热，发热也可以发生在咳嗽气短等症状出现前，多在37～38.5℃之间，但也有出现39℃以上高热者。放射性肺炎多无明显体征，部分病人会出现呼吸音粗糙，其他包括干湿啰音、呼吸音减低等表现，肺部体征多无特异性。放射性肺纤维化的临床表现主要为咳嗽及气短，除非伴有感染，很少出现发热，主要的体征与急性放射性肺炎类似，湿啰音相对较少出现。

　　各项辅助检查也无特征性表现，血常规检查多表现为中性粒细胞百分比高于正常，白细胞总数多无明显升高；血液检查C反应蛋白、血清LDH、血沉等可能升高；轻者仅在剧烈活动时测得动脉血氧分压下降，症状严重者静息时即可能测得血氧分压下降。

　　胸部X线检查可以发现与照射范围相一致的弥漫性片状密度增高影，对应组织学上的急性渗出性病变、间质水肿及其后的纤维化。部分病人照射野外有时也会出现相应变化，与超敏性淋巴细胞性肺泡炎相关。胸部CT检查发现肺组织照射后的改变比胸片更为敏感，有研究提示肺组织接受超过25Gy以上照射后就会发生相应肺组织CT密度的变化[6]，这与电离辐射的直接损伤有关。典型放射性肺炎的CT表现为与照射野或接受照射范围相一致的斑片状淡薄密度增高影或条索样改变，并且病变不按肺野或肺段等解剖结构分布。部分病人放射性肺炎的发生部位超出照射野外，甚至弥漫分布于双肺。放射性肺纤维化的常见表现有通气支气管征、条索影、肺实变影或蜂窝样改变，病变范围与肺组织受到高剂量照射的范围一致。

　　肺功能检查的改变表现为以下几个方面：一是肺活量和肺容量的降低，小气道阻力增加，肺的顺应性降低；二是弥散功能障碍，换气功能降低。但在肺癌病人表现较为复杂，由于肺部肿瘤放疗后缩小，对肺组织及气道的压迫减轻，部分病人会表现为肺活量的增加及通气功能的改善，但是由于肺泡换气功能受损，弥散功能多表现为明显下降，且随着放疗后时间的延长而表现得更为明显，直至半年到1年后才逐渐达到稳定[7-9]。

　　放射性肺炎临床症状的严重程度与肺受照射的剂量及体积相关，也和病人的个体遗传差异、伴发疾病等相关，不同化疗药物或靶向治疗药物的应用也会显著影响放射性肺损伤的发生及其严重程度。同样的疾病，肺组织接受相同体积和剂量的照射，有些病人不会发生明显的损伤，有些病人就会发生严重的肺损伤。临床症状严重者会显著影响病人的生活，需要吸氧或气管切开处理，甚至危及生命。

四、放射性肺损伤的诊断

　　放射性肺炎的诊断主要为排除性诊断，诊断放射性肺损伤必须同时具备的条件：①既往有肺受照射病史，多发生于从放疗开始后6个月内；②CT影像学改变主要为局限在照射区域内的斑片影、通气支气管征、条索影、肺实变影或蜂窝样改变，病变与正常肺组织的解剖结构不符（不按肺野或肺段分布），损伤急性期少数患者除存在照射区域内改变外，少部分病人也可以同时伴有放射区域外的相应影像学改变；③肺损伤较重的病人有咳嗽、气短、发热等临床症状，咳嗽最为常见，其次为气短，轻者为活动后气短，重者平静呼吸时亦觉气短，约半数患者伴有发热；④排除上述症状由下列因素所致：肿瘤进展、肺部感染（细菌、真菌或病毒）、COPD急性加重、心源性疾病、肺梗死、贫血、药物性肺炎等。

五、鉴别诊断

　　放射性肺损伤的诊断为排除性诊断，需要与以下几种情况或疾病相鉴别。

（一）肿瘤进展

　　如肺门肿物的增大压迫气管，或肺内出现多发转移病灶、癌性淋巴管炎等，均可以导致咳嗽气短等症状的加重，胸腔积液、心包积液等也会导致病人气短加重。胸部 CT 检查可以帮助明确诊断。

（二）肺部感染

在肺癌病人，由于肿物压迫阻塞气道以及放化疗导致的病人免疫力低下，常常会合并肺感染，此时与放射性肺炎的鉴别较为困难。单纯肺部感染的影像学表现病变常常与肺组织的肺叶或肺段分布有关，常常有白细胞计数升高中性粒细胞计数升高等表现，降钙素原升高常见，真菌 G 实验发现（1,3）-β-D-葡聚糖升高可以提示真菌感染的存在，痰细菌培养可以发现致病菌，适当的抗感染治疗可以有效控制病情。伴有肺部感染并不能排除放射性肺损伤的存在，此时需要更为谨慎地分析有无肺损伤同时伴发肺感染的存在。

（三）肺梗死

多数有深静脉血栓史，发病较急，血氧下降较明显，D-二聚体会明显升高，较大的血管梗塞 CT 血管成像检查可以发现，多数溶栓抗凝治疗有效。

（四）药物性肺损伤

有应用可以导致肺损伤药物病史，如博来霉素、多西他赛、吉非替尼等，病变分布弥漫，与照射野及照射范围无关。但有时药物性肺损伤会与放射性肺损伤相互影响，造成病情的复杂化。

六、放射性肺损伤的分级

根据放射性肺损伤严重程度的不同，多个国际放疗协作组织将放射性肺损伤进行了分级，一般 I 级为轻微损伤，Ⅳ级为严重损伤，Ⅴ级为导致死亡的放射性肺损伤。目前临床应用的 RILT 分级标准包括 CTC-AE[10]、RTOG[11]、SWOG[12]、Michigan 标准[13]等，各标准间略有差异且各自应用都有一定局限性，各分级标准具体内容详见表 6-1-31。另外，针对晚期放射性肺损伤，1995 年 EORTC 和 RTOG 联合发表了 LENT-SOMA[14]标准，此标准将病人的主观症状、影像检查结果、实验室检查结果及所采用临床处理综合考虑，给出评分，但因临床操作性较差，目前已较少应用。

最新的（肿瘤治疗）不良事件通用术语标准（CTC AE 4.0）根据损伤的严重程度将放射性肺炎分级如下：Ⅰ级没有症状，仅仅需要临床观察，不需治疗干预；有症状的肺损伤即为Ⅱ级以上 TILT；Ⅲ级 RILT 病人有严重症状，日常生活不能自理，需要吸氧；Ⅳ级指危及生命的呼吸功能不全，需要紧急干预如气管切开或置管等；Ⅴ级指引起死亡的放射性肺炎。

七、放射性肺损伤的治疗

明确为放射性肺炎后应该立即应用糖皮质激素类药物治疗，多数病人症状可以很快缓解，但需持续用药并逐步减量，根据病情连续应用 1~3 个月。气短明显者给予吸氧，病情严重者可以考虑应用气管切开正压呼吸治疗。

参照 2014 年国内放射性肺损伤临床共识[15]，临床 RILT 的治疗建议如下述。

（一）治疗原则

根据 RILT 的分级（CTCAE4.0）建议治疗如下：

1 级：观察；

2 级：无发热，密切观察±对症治疗±抗生素；伴发热、CT 上有急性渗出性改变者或有中性粒细胞比例升高，对症治疗+抗生素±糖皮质激素；

3 级：糖皮质激素+抗生素+对症治疗，必要时吸氧；

4 级：糖皮质激素+抗生素+对症治疗+机械通气支持。

（二）糖皮质激素的用法

1. 糖皮质激素适应证　3 级和 4 级 SRILT，部分伴有发热或 CT 上有急性渗出性改变的 2 级 SRILT 也可考虑使用。

表 6-1-31　放射性肺损伤分级标准

标准别	病　别	1 级	2 级	3 级	4 级	5 级
CTCAE3.0	肺炎	无症状，仅影像学改变	有症状，不影响日常生活	有症状，影响日常生活；需吸氧	危及生命；需机械通气	死亡
	肺纤维化	轻度影像学改变（片状影或者双肺底改变），范围不超过全肺体积 25%	片影或双肺底影像学改变，范围约占全肺的 25%~50%	广泛分布的浸润性改变或实变，范围约占全肺的 50%~75%	影像学改变约占全肺体积 ≥75%；蜂窝样改变	死亡
CTCAE4.0	肺炎	无症状；仅有临床或影像学改变；无需治疗	有症状；需要药物治疗；工具性日常生活活动受限（如做饭、购物、使用电话、理财等）	有严重症状；个人日常生活活动受限（如洗澡、穿脱衣、吃饭、洗漱、服药，并未卧床不起）；需吸氧	有危及生命的呼吸症状；需紧急处理（如气管切开或气管插管）	死亡
	肺纤维化	轻度乏氧；影像学上肺纤维化改变不超过全肺体积 25%	中度乏氧；有肺动脉高压证据；肺纤维化改变范围约占全肺的 25%~50%	严重乏氧；有右心衰竭证据；肺纤维化改变范围约占全肺的 50%~75%	危及生命的并发症（如血流动力学或肺并发症）；需要插管机械通气支持；肺部明显蜂窝状改变，范围超过全肺体积的 75%	死亡
RTOG	急性反应	轻度干咳或活动时呼吸困难	持续咳嗽需要麻醉性镇咳药/轻度活动时呼吸困难，但无静息时呼吸困难	严重咳嗽，麻醉性镇咳药无效或者静息时呼吸困难/临床或影像学有急性肺炎证据/需间断性吸氧，有时需激素治疗	严重呼吸功能不全或需持续吸氧或者辅助通气	死亡
	晚期反应	无症状或有轻微症状（如干咳）	中度有症状的肺纤维化或肺炎（剧烈咳嗽）低热	严重有症状的肺纤维化或肺炎	严重呼吸功能不全或持续吸氧或需辅助通气	死亡
		轻度影像学改变	影像学上表现为片影	影像学表现为高密度影		
SWOG	肺炎（非感染性）	影像学改变，有症状不需激素治疗	有症状需激素治疗或者渗出样改变	需吸氧	需辅助通气	死亡
	肺纤维化	有影像学改变，无症状	–	有症状的影像学改变（症状需另行分级）	–	死亡
Michigan 标准	肺炎	排除肿瘤进展或其他病因所致的轻中度症状（干咳或活动时呼吸困难），影像学表现为急性肺炎	排除肿瘤进展或其他病因所致，持续存在的干咳，需要麻醉性镇咳药或激素，或轻微活动时呼吸困难，但无静息时呼吸困难，伴有影像学为急性肺炎表现，需激素治疗	剧烈咳嗽，麻醉性镇咳药无效，或静息时呼吸困难，影像学表现为急性肺炎，需要吸氧（间断性或持续性）	呼吸功能不全，需辅助通气	死亡
	肺纤维化	影像学上呈肺纤维化改变，无或仅有轻度呼吸困难	影像学上肺纤维化改变，轻微活动时有呼吸困难，但无静息时呼吸困难；不影响日常生活	影像学上肺纤维化改变，静息时呼吸困难，影响日常生活，需家庭氧疗	影像学上肺纤维化改变，呼吸功能不全，需辅助通气	死亡

2. 给药途径 激素可静脉或口服给药，首选口服给药。

（1）口服给药指征 ①3 级 SRILT 症状稳定后；②3 级 SRILT 无明显缺氧；③2 级 SRILT 伴有发热。

（2）静脉给药指征 ①症状急性加重；②静息下明显呼吸困难；③缺氧；④高热；⑤CT 显示渗出改变明显；⑥4 级 SRILT。

3. 糖皮质激素种类的选择 推荐包括口服泼尼松、地塞米松或静脉地塞米松、甲泼尼龙。优先推荐口服泼尼松。地塞米松起效快，抗炎效力强，在症状较重或病情较急时推荐静脉使用地塞米松；但因地塞米松对下丘脑-垂体-肾上腺轴的明显抑制作用，不适宜长疗程用药，在呼吸困难明显好转或 3 级 SRILT 症状稳定到 2 级后（一般静脉用药时间 1~2 周）应换成等效剂量的泼尼松再逐步减量。甲泼尼龙在肺泡中浓度较其他激素高[16]，达峰时间是地塞米松的 1/10~1/20；对下丘脑-垂体-肾上腺轴的抑制作用仅为地塞米松的 1/10，与泼尼松近似。但在 RILT 治疗中，尚无将甲泼尼龙与地塞米松或泼尼松进行比较的研究。

4. 激素剂量 根据病情轻重，以及症状控制情况调整个体化给药。换算成泼尼松等效剂量，通常情况下，推荐的糖皮质激素初始剂量 30~40mg/d，分 1~2 次口服[17]。按照该等效剂量足量给药 2~4 周，若症状和胸部影像明显好转，并且症状稳定 1 周以上，可开始逐步减量。泼尼松每周减量 5~10mg，观察病情变化，若减量太快易致症状反跳，排除由感染所致后，需将剂量调回前一有效剂量，延长该剂量使用时间，减缓减量速度。使用总时间达 4~6 周，甚至 2~3 个月。

（三）抗生素的使用

单纯放射性肺炎一般不主张应用抗生素，但由于肺组织渗出增加，气道排痰不畅，且肿瘤病人放化疗后抵抗力较弱，易于合并感染，因此对于渗出症状明显的 RILT，应该预防性应用抗生素，但不宜长期应用，以免诱发真菌感染，使病情复杂化。如果没有明确感染征象，一般应用非限制性抗生素，当应用糖皮质激素已经控制了局部炎症渗出后即可停用，通常应用 5~7 天即可。

1. 适应证 3 级、4 级，症状严重的部分 2 级 SRILT。

2. 种类选择 若无明显感染证据，抗生素主要用于预防感染，尤其是在激素应用的同时，建议使用非限制性抗生素。若临床考虑合并感染，建议行病原学检查，如痰涂片、痰培养或血培养。依照抗生素使用原则，采用针对常见病原菌的抗菌药物；若细菌或真菌培养证实伴有感染，根据药敏结果调整抗生素。

（四）对症治疗及其他

包括止咳、化痰、平喘等，视患者具体情况应用。另外，可考虑辅助抗纤维化治疗及中医药治疗，保持充足能量供应并补充多种维生素等。尽管尚没有明确的证据，根据动物实验等结果，应用抗氧化剂能够减少放射性肺损伤的发生，减轻肺损伤程度。可以考虑应用乙酰半胱氨酸或氨溴索等含巯基的祛痰药物，利于氧自由基的清除，减轻放射性肺损伤程度，促进恢复；血管紧张素转换酶与放射性肺损伤的关系也有研究[18~20]，并且还有研究者探索了血管紧张素转换酶抑制剂对放射性肺损伤的保护作用，但是这方面的应用尚无确切的临床研究数据证实。病情严重者可以考虑气管切开正压呼吸。中医中药清热活血化瘀治疗也可以考虑试用。

八、疾病预后

放射性肺炎的预后与肺受照射的体积及剂量有关，如果肺组织接受了大体积高剂量的照射，会产生严重放射性肺炎，甚至导致病人死亡。通常肺癌、食管癌等胸部肿瘤放射治疗如果能够控制肺组织接受照射的剂量及体积在一个合理的范围内，放射性肺炎多数是可逆的，肺癌病人接受胸部照射发生严重放射性肺损伤致死的概率仅仅在 1%~3%。不同级别的 RILT 预后各异，在中国医学科学院肿瘤医院诊断并治疗的 80 例症状性 RILT 中，49 例初诊 2 级 SRILT 中无 RILT 相关死亡病例，31 例初诊 3 级 SRILT 有 4 例（9.7%）最终死于 RILT，SRILT 相关死亡占全部 SRILT 患者的 5%[21]。

九、放射性肺损伤的饮食与护理

胸部肿瘤接受放射治疗过程中病人应该进食高维生素、高蛋白、低脂肪饮食，多进食水果、绿叶蔬菜等，满足维生素的摄取，可能有助于放射损伤的防护。

疾病护理方面需要注意的几个方面：胸部肿瘤接受放射治疗病人要注意观察病人的咳嗽、气短、发热等症状的发生，及时发现，及时诊断，避免继续放疗导致放射性肺炎的加重。发生放射性肺炎后应注意室内湿度，避免过于干燥，利于呼吸道的湿化，促进痰液排出。适当控制病人活动，减轻呼吸系统负担。室内勤通风，减少探视，避免发生感冒等呼吸道感染，以免进一步加重病情。发生放射性肺炎后由于肺组织渗出增加、间质水肿且呼吸道通畅程度受损，易于发生进一步的肺感染，进一步使病情复杂化。应该注意预防，及时处理。

十、放射性肺损伤的预防与预测

由于没有特效的治疗方法，放射性肺炎的预防相对于治疗而言更为重要。首先病人接受放射治疗前要根据病人的年龄、肺功能情况、病灶部位及范围、既往病史等正确评价病人对放射性肺损伤的耐受情况，制定合理的治疗计划。对于高龄、肺功能差、病变位于下肺且范围广泛者，尽量不要同化疗同步应用，对肺受照射的剂量体积应该更为严格地控制。其次，治疗过程中注意预防肺部感染，以免相互影响加重放射性肺炎的发生。第三，对放射性肺损伤高危病人可以考虑应用阿米福汀[22,23]，有动物实验及临床研究证明其能够减轻放射性损伤，但其对放射性肺炎的防护作用还不明确。

SRILT 高危人群的识别：探索 SRILT 的预测因素一直是 RILT 研究的热点，影响放射性肺损伤发生的因素有多个方面，除了肺受照射的剂量体积因素外，还包括病人的自身伴发疾病、遗传个体性差异、原发恶性肿瘤的类型、肺癌病人肺部病灶的部位、手术化疗及其他治疗手段的联合应用等[24]。以下列出了在不同机构之间得以验证的结果，具有下列因素之一者发生 SRILT 的可能性较高。

（一）病人的一般身体状况及伴发疾病

研究发现，糖尿病人放射性肺损伤的发生风险显著增加[25,26]。山东省肿瘤医院对接受放射治疗的 156 例非小细胞肺癌的研究发现，伴有糖尿病的肺癌患者在接受放射治疗后放射性肺炎的发生明显增加，有无糖尿病病人放射性肺炎发生率分别为 40.4% 和 21.2%（$P<0.05$），伴有糖尿病的肺癌患者放射性肺炎的发病危险是对照组患者的 2.05 倍（95%CI 为 1.17～3.58）[27]。

病人的基础肺功能情况与放射性肺损伤发生之间的关系尚不明确，多数认为有慢性阻塞性肺病肺功能较差的病人发生 SRILT 的风险似乎更大，但是医科院肿瘤医院与 Michigan 大学的联合分析发现，存在慢性阻塞性肺病对放射性肺损伤的发生反而是一个保护性因素（OR 0.470，$P=0.047$）[27]。但是，也有研究认为，存在肺气肿及间质肺病的病人发生严重放射性肺损伤的风险增加[28,29]。日本学者的研究发现，CT 检查有间质性肺损伤改变的病人接受胸部放疗后，发生 3 级以上放射性肺损伤的风险显著增加，由没有肺间质改变的 3%（2/79）升高到 26%（7/27）（$P<0.001$）[28]。国内的研究也发现了类似的结果，王琦等[29]观察 262 例接受放疗的肺癌病人的影像学资料发现，高分辨率 CT 有肺气肿和网格影征象的病人发生 RP 的风险显著增加，多因素分析显示重度网格影和 3 级肺气肿是 ≥3 级 RP 的预测因素。2015 年 Yamaguchi 等[30]观察 62 例胸部肿瘤放疗病人，疗前 CT 检查评价有无亚临床间质肺病（ILD）及其范围和分布，发现有 11 例病人（18%）存在亚临床 ILD，有 8 例病人（13%）发生了 2～5 级 RILT，其中 5 级损伤 3 例、2 级损伤 5 例，11 例有亚临床 ILD 的病人中有 4 例（36%）发生 RILT，亚临床 ILD 的存在是影响 2～5 级 RILT 发生的显著因素（$P=0.0274$），并且与 5 级损伤的相关性接近统计学差异（$P=0.0785$），3 例 5 级 RILT 病人中有 2 例伴有严重而广泛（双肺多肺叶的 ILD）。

（二）治疗相关因素

不同化疗药物及靶向治疗药物的应用也会影响放射性肺损伤的发生[31~35]，动物研究发现，紫杉醇本身对肺组织会造成一定的损伤，联合应用放疗后会使放射性肺损伤的发生时间提前，损伤程度加重[31]。医科院肿瘤医院王绿化[33]教授主持的 II 临床研究发现，应用紫杉醇卡铂方案同步化疗的肺损伤的风险大于依托泊苷顺铂方案，两种化疗方案同步放疗 2 级以上 RILT 的发生率分别为 48.5% 和 25%（$P = 0.06$）；加拿大的 meta-分析也发现，影响肺癌同步放化疗 RILT 发生的风险因素中紫杉醇联合卡铂的化疗和依托泊苷顺铂相比显著增加[35]。中国医科大学附属医院的研究发现放疗同步多西他赛联合顺铂化疗的肺损伤风险显著高于长春瑞滨联合顺铂方案，3 级以上肺损伤发生率分别为 18.4% 和 9.5%（$P = 0.04$）[34]。而联合应用吉西他滨与胸部放疗会导致严重的放射性肺损伤，应该慎用[36,37]，Arrieta[36] 和 Socinski[37] 应用吉西他滨联合同步胸部放疗治疗非小细胞肺癌的均出现了 30% 以上严重的（3~5 级）RILT。

靶向治疗与胸部放射治疗的联合应用更应慎重。Santos M 等[38] 进行的比较非小细胞肺癌同步放化疗与同步放化疗基础上加上靶向治疗的 meta 发现，各种靶向治疗药物的加入并没有提高病人的无病生存及总生存期，相反，治疗相关毒副作用包括呼吸系统毒副作用明显增加。天津医科大学肿瘤医院的数据也提示，肺癌放疗病人同时应用厄洛替尼放射性肺损伤的风险较高，肺损伤导致的病人死亡比例高达 12.5%[32]。根据目前的研究数据，靶向治疗与胸部放疗的联合应用，特别是在高化疗联合应用基础上加用靶向治疗应该慎重。

接受过手术治疗的肺癌病人，由于一部分肺组织被切除，发生 SRILT 的风险会增加，需要更好地控制肺组织受照射的体积和剂量。接受超过 20Gy 体积肺组织的比例（V_{20}）超过 20% 和小于 20% 病人 2 级以上 RILT 的比例分别为 19.0% 和 3.6%；联合应用化疗后会显著增加术后放疗病人放射性肺损伤的风险，有无术后化疗病人接受放疗后 RILT 发生的风险分别为 5.3% 和 21.9%；肺组织 V_{20} 超过 20% 且接受化疗病人 RILT 的发生率高达 27.3%，在 17 例 $V_{20} < 20\%$ 且没有接受术后化疗的病人，没有 1 例发生 2 级以上 RILT[39]。对于肺癌术后放疗病人，除要考虑肺组织受照射的剂量体积因素外，还要考虑术后化疗的应用。

（三）肺组织受照射的体积剂量因素

超过一定体积的肺组织受到超过一定剂量的照射才会发生放射性肺损伤。如果照射体积非常小或者照射剂量特别低不会发生放射性肺损伤，尤其是不会发生症状性放射性肺损伤。正常人单次全肺照射产生放射性肺炎的阈值剂量是 7Gy，照射剂量 8.2Gy 会有 5% 的人产生放射性肺炎，如果剂量增加到 9.3Gy，则会有 50% 的病人产生放射性肺损伤，增加到 11Gy 则会有 90% 的病人发生放射性肺损伤[40]。1999 年 Graham[41] 的研究发现，接受常规分割放射治疗的肺癌病人，如果接受 20Gy 以上剂量照射的肺体积占总肺体积的百分比（V_{20}）不超过 22%，没有放射性肺炎发生，如果 V_{20} 在 22%~31% 之间，有 7% 的病人发生放射性肺炎，如果 V_{20} 在 32%~40% 之间，有 13% 的病人发生了放射性肺炎，而如果 $V_{20} > 40\%$，放射性肺炎的发生率为 36%。平均肺剂量（MLD）也是一个常常使用的评估 RILT 风险的指标，在医科院肿瘤医院和 Michigan 大学的联合研究中，MLD ≥ 20Gy 的病人发生 RILT 的风险较高，为 42.9%，而 MLD < 20Gy 的病人仅有 17.4% 发生 RILT[5]。

传统分割方式及放疗剂量下，正常肺组织受量，尤其是平均肺剂量和 V_{20} 是目前认可最广泛的剂量学参数[42,43]。近年来，随着调强放疗、容积调强放疗、螺旋断层放疗的应用，肺组织所收受到的低剂量照射与放射性肺损伤的关系越来越得到人们的关注[44,45]。韩国的 Jo[44] 分析了 45 例因肺转移癌接受断层放疗的病人，在两周时间内 PTV 接受 10 次共 40Gy 的照射，有 26.6% 的病人发生了 SRILT，单因素分析显示 V_5、V_{10}、V_{15}、V_{20} 和 V_{25} 均与 SRILT 的发生相关，但多因素分析显示，仅有 V_5 与 SRILT 的发生显著相关（$P = 0.019$）。发生 SRILT 的 V_5 的阈值为 65%，因而作者建议，为了预防 SRILT 的发生，V_5 应该控制在 65% 以下[38]。Tanabe S 等[45] 分析了 149 例接受根治性同步放化疗的食管癌病人，研究也发现，只有 V_5 和 V_{10} 与 2 级以上 RILT 的发生显著相关，并且，V_5 超过 60% 后，RILT 的发生率明显上升。胸部肿瘤放疗过程中，低剂量照射的肺组织体积也应该得到严格控制。

（四）血液循环中细胞因子与放射性肺损伤

血循环中细胞因子的水平及其放射治疗过程中的变化与放射性肺损伤的发生有可能存在着一定的相关性。这一方面研究较多的是转化生长因子-beta1（TGF-β_1）与放射性肺损伤的关系。多个研究发现，胸部肿瘤放疗过程中（约常规放疗 4 周 40Gy 时）较疗前升高者的 SRILT 风险明显升高[4,5,46]。医科院肿瘤医院与 Michigan 大学的数据联合分析显示，非小细胞肺癌病人放疗前、放疗中血浆的 TGF-β_1 绝对含量与 RILT 的发生没有显著相关性，但是单因素及多因素分析均显示，疗中 TGF-β_1 较疗前升高者发生放射性肺损伤的风险显著增加，在包括年龄、化疗的应用、疗前肺功能状态、平均肺剂量及疗中/疗前 TGF-β_1 比值的多因素分析中，只有 TGF-β_1 比值是 RILT 独立的预测因素（OR = 2.998，$P = 0.007$）[5]。

除了 TGF-β_1，还有许多的文献报告了血液中其他细胞因子含量与放射性肺损伤的关系，但是多数没有得出确切的结论[18]。早在 2004 年，日本学者就发现血液中 Cyfra21-1 水平的升高与严重 RILT 明显相关[47]。国内医科院肿瘤医院也对 Cyfra21-1 与 RILT 的关系进行了研究，发现疗前 Cyfra21-1>4.3ng/ml 和<4.3ng/ml 的病人 RILT 发生率分别为 44.7% 和 10.8%；TGF-β 比率>1 和<1 的病人 RILT 的发生率分别为 47.6% 和 20.4%；根据上述两个危险因素的有无分为高中低危三组，其 RILT 的发生率分别为：72.7%、29.7% 和 7.4%（$P<0.001$）[48]。血液循环中各种细胞因子的含量及其放射治疗过程中的变化与放射性肺损伤的关系还需要进一步深入研究。

（五）放射性损伤的遗传易感性

放射性肺损伤发生的危险程度除了上面提及的肺受照射剂量体积因素、临床因素及治疗中细胞因子的变化外，不同人群中 RILT 发生风险的不同的最根本原因应该还是基因差异。MD 安德森癌症中心的研究结果发现在白种人中 TGF-β_1 单核苷酸基因多态性 rs1982073：T869C 中基因型 CT/CC 对比 TT 的患者发生 RILT 的风险较低，和 TT 基因型相比，CT/CC 型发生 ≥2 级 RILT 的风险为 0.489，$P = 0.013$，≥3 级的风险为 0.390，$P = 0.007$[49]。但在中国人中却发现 rs1982073 多态性与肺损伤无关[50]，中国人中 TGFβ1 rs11466345 位点的 AG/GG 基因型与放射性肺损伤的风险相关[51]，考虑这有可能与人种差异有关。医科院肿瘤医院研究发现，ATM 基因单倍型标志的单核苷酸多态性，ATM-111 G>A 中等位基因 A，或 ATM 126713 G>A 中等位基因 A 是具有 RILT 风险的等位基因[52]，其中 ATM-111 G>A 中等位基因 A 的 RILI 的风险在非西班牙裔的白种人中同样得到验证[53]。研究发现，还有许多基因的多态性与 RILT 的发生相关，比如 VEGF，TNFalpha，XRCC1 和 APEX1 等基因的多态性也与 RILT 的发生相关，并且联合应用单核苷酸多态性指标可以进一步大幅度提高 RILT 预测的准确性[54]。所有这些研究结果提示，通过检测病人基因多态性有可能能够提前发现 RILT 的易感人群，可以早期采取措施，降低 RILT 发生的风险。

为了更好地评估肺癌病人放疗后发生 RILT 的风险，将生物因素无肺组织受照射的物理剂量学参数联合应用可以进一步提高 RILT 预测的准确性，在 Zhao L 等[5]的研究中，联合应用 TGF-β_1 比值和 MLD 预测 RILT 的发生，两种危险因素都存在时的 RILT 发生率 66.7%，只有一种危险因素时发生率为 47.4%，而两种危险因素都不存在是的发生率仅有 4.3%（$P<0.001$）。Fu X[4]研究也发现，联合应用 TGF-β_1 和 V_{30} 可以显著提高 RILT 预测的准确性。

总之，鉴于 RILI 的复杂机制及目前的研究现状，建议进一步开展基础与临床研究来验证并探索新的 RILI 预测标志物或建立多因素的预测模型。通过准确预测放射性肺损伤发生的可能性，可以提前采取措施，降低治疗强度或者应用肺组织放射性损伤保护剂，有可能能够进一步提高胸部肿瘤患者的治疗比，延长患者生存期，降低治疗毒副作用。

参 考 文 献

1. Kong FM, Ten Haken R, Eisbruch A, et al. Non-small cell lung cancer therapy-related pulmonary toxicity：An update on radiation pneumonitis and fibrosis. *Seminars in Oncology*, 2005, 32：S42-S54.

2. Rubin P, Finkelstein J, Shapiro D. Molecular biology mechanisms in the radiation induction of pulmonary injury syndromes：interrelationship between the alveolar macrophage and the septal fibroblast. *Int J Radiat Oncol Biol Phys*, 1992, 24：93-101.

3. Rubin P, Johnston CJ, Williams JP, et al. A perpetual cascade of cytokines postirradiation leads to pulmonary fibrosis. *Int J Radiat Oncol Biol Phys*, 1995, 33：99-109.

4. Fu XL, Huang H, Bentel G, et al. Predicting the risk of symptomatic radiation-induced lung injury using both the physical and biologic parameters V（30）and transforming growth factor beta. *Int J Radiat Oncol Biol Phys*, 2001, 50：899-908.

5. Zhao L, Wang L, Ji W, et al. Elevation of plasma TGF-beta1 during radiation therapy predicts radiation-induced lung toxicity in patients with non-small-cell lung cancer：a combined analysis from Beijing and Michigan. *Int J Radiat Oncol Biol Phys*, 2009, 74：1385-1390.

6. Krengli M, Sacco M, Loi G, et al. Pulmonary changes after radiotherapy for conservative treatment of breast cancer：a prospective study. *Int J Radiat Oncol Biol Phys*, 2008, 70：1460-1467.

7. De Jaeger K, Seppenwoolde Y, Boersma LJ, et al. Pulmonary function following high-dose radiotherapy of non-small-cell lung cancer. *Int J Radiat Oncol Biol Phys*, 2003, 55：1331-1340.

8. Miller KL, Zhou SM, Barrier RC, Jr., et al. Long-term changes in pulmonary function tests after definitive radiotherapy for lung cancer. *Int J Radiat Oncol Biol Phys*, 2003, 56：611-615.

9. Gopal R, Starkschall G, Tucker SL, et al. Effects of radiotherapy and chemotherapy on lung function in patients with non-small-cell lung cancer. *Int J Radiat Oncol Biol Phys*, 2003, 56：114-120.

10. Common Terminology Criteria for Adverse Events （CTCAE）：https：//ctep. cancer. gov/protocolDevelopment/ electronic_ applications/ctc. htm#ctc_ 40.

11. Cox JD, Stetz J, Pajak TF. Toxicity criteria of the Radiation Therapy Oncology Group （RTOG）and the European Organization for Research and Treatment of Cancer （EORTC）. *Int J Radiat Oncol Biol Phys*, 1995, 31：1341-1346.

12. Green S, Weiss GR. Southwest Oncology Group standard response criteria, endpoint definitions and toxicity criteria. *Invest New Drugs*, 1992, 10：239-253.

13. Kong FM, Hayman JA, Griffith KA, et al. Final toxicity results of a radiation-dose escalation study in patients with non-small-cell lung cancer （NSCLC）：Predictors for radiation pneumonitis and fibrosis. *International Journal of Radiation Oncology Biology Physics*, 2006, 65：1075-1086.

14. Pavy JJ, Denekamp J, Letschert J, et al. EORTC Late Effects Working Group. Late effects toxicity scoring：the SOMA scale. *Radiother Oncol*, 1995, 35：11-15.

15. 王绿化, 傅小龙, 陈明, 等. 放射性肺损伤的诊断及治疗. 中华放射肿瘤学杂志, 2014, 24：4-9.

16. Greos LS, Vichyanond P, Bloedow DC, et al. Methylprednisolone achieves greater concentrations in the lung than prednisolone. A pharmacokinetic analysis. *Am Rev Respir Dis*, 1991, 144：586-592.

17. Sekine I, Sumi M, Ito Y, et al. Retrospective analysis of steroid therapy for radiation-induced lung injury in lung cancer patients. *Radiother Oncol*, 2006, 80：93-97.

18. Zhao L, Wang L, Ji W, et al. Association between plasma angiotensin-converting enzyme level and radiation pneumonitis. *Cytokine*, 2007, 37：71-75.

19. van der Veen SJ, Ghobadi G, de Boer RA, et al. ACE inhibition attenuates radiation-induced cardiopulmonary damage. *Radiother Oncol*, 2015, 114：96-103.

20. Medhora M, Gao F, Wu Q, et al. Model development and use of ACE inhibitors for preclinical mitigation of radiation-induced injury to multiple organs. *Radiat Res*, 2014, 182：545-555.

21. 徐慧敏, 曹建忠, 王静波, 等. 非小细胞肺癌放疗后有症状放射性肺损伤治疗及转归分析. 中华放射肿瘤学杂志,

2013，22：201-204.

22. Komaki R，Lee JS，Kaplan B，et al. Randomized phase III study of chemoradiation with or without amifostine for patients with favorable performance status inoperable stage II-III non-small cell lung cancer：preliminary results. *Semin Radiat Oncol*，2002，12：46-49.

23. Vujaskovic Z，Feng QF，Rabbani ZN，et al. Assessment of the protective effect of amifostine on radiation-induced pulmonary toxicity. *Exp Lung Res*，2002，28：577-590.

24. Jenkins P，Watts J. An improved model for predicting radiation pneumonitis incorporating clinical and dosimetric variables. *Int J Radiat Oncol Biol Phys*，2011，80：1023-1029.

25. 周海芝，曹科，曹培国，等. 332例肺癌临床病理因素及放射性肺炎与糖尿病的相关性分析. 中南大学学报医学版，2013，38：138-141.

26. 宋浩，于金明. 糖尿病与放射性肺炎发生的相关危险性分析. 中华肿瘤杂志，2009，45-47.

27. Wang J，Cao J，Yuan S，et al. Poor baseline pulmonary function may not increase the risk of radiation-induced lung toxicity. *Int J Radiat Oncol Biol Phys*，2013，85：798-804.

28. Sanuki N，Ono A，Komatsu E，et al. Association of computed tomography-detected pulmonary interstitial changes with severe radiation pneumonitis for patients treated with thoracic radiotherapy. *J Radiat Res*，2012，53：110-116.

29. 王琦，戴东，赵金坤，等. 放疗前HRCT肺组织异常影像学征象与肺癌三维技术放疗后RP的相关性研究. 中华放射肿瘤学杂志，2014，23：297-301.

30. Yamaguchi S，Ohguri T，Matsuki Y，et al. Radiotherapy for thoracic tumors：association between subclinical interstitial lung disease and fatal radiation pneumonitis. *Int J Clin Oncol*，2015，20：45-52.

31. 赵路军，冯勤付，杨伟志，等. 紫杉醇与照射同步使用致肺损伤的实验研究. 临床肿瘤学杂志，2005，10：449-454.

32. Zhuang H，Yuan Z，Chang JY，et al. Radiation pneumonitis in patients with non-small-cell lung cancer treated with erlotinib concurrent with thoracic radiotherapy. *J Thorac Oncol*，2014，9：882-885.

33. Wang L，Wu S，Ou G，et al. Randomized phase II study of concurrent cisplatin/etoposide or paclitaxel/carboplatin and thoracic radiotherapy in patients with stage III non-small cell lung cancer. *Lung Cancer*，2012，77：89-96.

34. Dang J，Li G，Zang S，et al. Risk and predictors for early radiation pneumonitis in patients with stage III non-small cell lung cancer treated with concurrent or sequential chemoradiotherapy. *Radiat Oncol*，2014，9：172.

35. Palma DA，Senan S，Tsujino K，et al. Predicting radiation pneumonitis after chemoradiation therapy for lung cancer：an international individual patient data meta-analysis. *Int J Radiat Oncol Biol Phys*，2013，85：444-450.

36. Arrieta O，Gallardo-Rincon D，Villarreal-Garza C，et al. High frequency of radiation pneumonitis in patients with locally advanced non-small cell lung cancer treated with concurrent radiotherapy and gemcitabine after induction with gemcitabine and carboplatin. *J Thorac Oncol*，2009，4：845-852.

37. Socinski MA，Blackstock AW，Bogart JA，et al. Randomized phase II trial of induction chemotherapy followed by concurrent chemotherapy and dose-escalated thoracic conformal radiotherapy（74 Gy）in stage III non-small-cell lung cancer：CALGB 30105. *J Clin Oncol*，2008，26：2457-2463.

38. Santos M，Lefeuvre D，Le Teuff G，et al. Meta-analysis of Toxicities in Phase I or II Trials Studying the Use of Target Therapy（TT）Combined With Radiation Therapy in Patients With Locally Advanced Non-small Cell Lung Cancer. *Int J Radiat Oncol Bio Phys*，2012，84：S68.

39. Zhao L，Ji W，Ou G，et al. Risk factors for radiation-induced lung toxicity in patients with non-small cell lung cancer who received postoperative radiation therapy. *Lung Cancer*，2012，77：326-330.

40. Molls M，Budach V，Bamberg M. Total body irradiation：the lung as critical organ. *Strahlenther Onkol*，1986，162：226-232.

41. Graham MV，Purdy JA，Emami B，et al. Clinical dose-volume histogram analysis for pneumonitis after 3D treatment for non-small cell lung cancer（NSCLC）. *Int J Radiat Oncol Biol Phys*，1999，45：323-329.

42. Rodrigues G，Lock M，D'Souza D，et al. Prediction of radiation pneumonitis by dose-volume histogram parameters in lung cancer-a systematic review. *Radiother Oncol*，2004，71：127-138.

43. Kong FM, Pan C, Eisbruch A, *et al*. Physical models and simpler dosimetric descriptors of radiation late toxicity. *Semin Radiat Oncol*, 2007, 17：108-120.

44. Jo IY, Kay CS, Kim JY, *et al*. Significance of low-dose radiation distribution in development of radiation pneumonitis after helical-tomotherapy-based hypofractionated radiotherapy for pulmonary metastases. *J Radiat Res*, 2014, 55：105-112.

45. Tanabe S, Myojin M, Shimizu S, *et al*. Dose-volume analysis for respiratory toxicity in intrathoracic esophageal cancer patients treated with definitive chemoradiotherapy using extended fields. *J Radiat Res*, 2013, 54：1085-1094.

46. Anscher MS, Kong FM, Andrews K, *et al*. Plasma transforming growth factor beta1 as a predictor of radiation pneumonitis. *Int J Radiat Oncol Biol Phys*, 1998, 41：1029-1035.

47. Fujita J, Ohtsuki Y, Bandoh S, *et al*. Elevation of cytokeratin 19 fragment (CYFRA 21-1) in serum of patients with radiation pneumonitis：possible marker of epithelial cell damage. *Respir Med*, 2004, 98：294-300.

48. Xu H, Zhao L, Bi N, *et al*. The Combination of Elevation of Plasma TGF-β1 During Radiation Therapy and Preradiation Cyfra21-1 Level Predicts Radiation-induced Lung Toxicity in Patients With Non-small Cell Lung Cancer. *Int J Radiat Oncol Bio Phys*, 2012, 84：S611.

49. Yuan X, Liao Z, Liu Z, *et al*. Single Nucleotide Polymorphism at rs1982073：T869C of the TGF｛beta｝1 Gene Is Associated With the Risk of Radiation Pneumonitis in Patients With Non-Small-Cell Lung Cancer Treated With Definitive Radiotherapy. *J Clin Oncol*, 2009.

50. Wang L, Bi N. TGF-beta1 gene polymorphisms for anticipating radiation-induced pneumonitis in non-small-cell lung cancer：different ethnic association. *J Clin Oncol*, 2010, 28：621-622.

51. Niu X, Li H, Chen Z, *et al*. A study of ethnic differences in TGFbeta1 gene polymorphisms and effects on the risk of radiation pneumonitis in non-small-cell lung cancer. *J Thorac Oncol*, 2012, 7：1668-1675.

52. Zhang L, Yang M, Bi N, *et al*. ATM polymorphisms are associated with risk of radiation-induced pneumonitis. *Int J Radiat Oncol Biol Phys*, 2010, 77：1360-1368.

53. Xiong H, Liao Z, Liu Z, *et al*. ATM polymorphisms predict severe radiation pneumonitis in patients with non-small cell lung cancer treated with definitive radiation therapy. *Int J Radiat Oncol Biol Phys*, 2013, 85：1066-1073.

54. Tucker SL, Li M, Xu T, *et al*. Incorporating single-nucleotide polymorphisms into the Lyman model to improve prediction of radiation pneumonitis. *Int J Radiat Oncol Biol Phys*, 2013, 85：251-257.

第二章 食管癌

肖泽芬

第一节 流行病学

我国食管癌在世界上的发病率和死亡率均是较高的国家之一。2015 年来自美国癌症研究所（National Cancer Institute，NCI）的数据显示，食管癌发病率（包括男性和女性）没有排恶性肿瘤发病率前 10 位，但死亡率男性食管癌却排在第 7 位。2012 年美国癌症学会公布的全球肿瘤流行病学统计数据显示，全世界食管癌新发病例为 455 800 例，死亡病例 400 200 例。2014 年中国肿瘤登记[3]显示，中国食管癌的发病率为 223 306 例排在第五位，死亡率为 197 742 例却排在第四位。可见食管癌是预后很差的恶性肿瘤之一。2010 年魏文强[4]报道 2004~2005 年中国食管癌死亡情况及变化趋势的结果显示，食管癌总死亡占恶性肿瘤死因的 11.19%（21 694/193 841），在恶性肿瘤无论男女其死因顺位中均居第 4 位。其结果显示，30 年来我国食管癌死亡率明显下降，但与 20 世纪 90 年代第 2 次调查（1990~1992 年中国肿瘤防治办公室[5~7]资料显示，我国抽样调查地区食管癌的死亡率 17.38/10 万，其中男性 22.14/10 万，女性 12.34/10 万）食管癌在肿瘤死因中的构成比降至 16.05% 有明显下降，但死因顺位仍排在第 4 位。据张思维[8]2010 年报道中国肿瘤登记地区 2006 年肿瘤发病和死亡的结果显示，中国肿瘤登记地区恶性肿瘤发病率为 273.66/10 万，其中男性 303.84/10 万，女性 243.01/10 万，中国人口标化发病率 146.52/10 万，世界人口标化发病率 190.54/10 万，累积发病率（0~74 岁）为 21.99%。登记地区发病率排在前几位的恶性肿瘤是肺癌、胃癌、结直肠癌、肝癌、食管癌等占全部恶性肿瘤发病的 75% 以上，食管癌的发病率排在第 6 位。而同样的调查资料显示恶性肿瘤死亡前几位是肺癌、胃癌、肝癌等，而食管癌排在第 4 位。由此可见，食管癌是治疗效果较差的恶性肿瘤之一。据陈万青[9]2012 年报道 1989~2008 年中国恶性肿瘤发病趋势分析的结果显示，1989~2008 年间中国恶性肿瘤发病率呈明显上升趋势，其中以肺癌、乳腺癌、结直肠癌发病率上升明显，而胃癌、肝癌和食管癌发病率缓慢上升。且食管癌的发病率在恶性肿瘤前 10 名的排位中没有明显的变化，但城市女性食管癌不在前 10 位恶性肿瘤的行列中。

食管癌流行病学除与国家，人种，饮食习惯，性别有关外，即使在一个国家的不同地区其发病率和死亡率有明显的地域性。2012 年美国癌症学会[2]公布的全球肿瘤流行病学资料显示，在国际上食管癌的发病率相差 21 倍以上，最高的是亚洲的东部、非洲的东南部，最低是非洲的西部。通常男性发病率是女性的 3~4 倍。据 2006 年邹小农[10]报道就中国肿瘤防治研究办公室关于食管癌流行病学的资料显示，高的发病率地区与低的发病率地区食管癌的死亡率相差 500 倍。全国各省市区间食管癌死亡率水平的差别较大，以云南省最低为 2.01，山西省最高为 42.46。2010 年魏文强[4]报道，食管癌城市死亡率男性为 15. 48/10 万，女性为 6. 33/10 万，农村男性为 23. 23/10 万，女性为 11. 14/10 万。在国际肿瘤登记[11]结果显示，韩国釜山、日本大阪和广岛、意大利东北部、法国索姆、曼彻和卡尔瓦斯，乌干达 Kyadondo、津巴布韦哈拉雷市非籍人和美国黑种人男性食管癌发病率较高，世界人口构成计算调整率在 10 万以上；印度、乌干达 Kyadondo、津巴布韦哈拉雷市非籍人女性食管癌发病率较高，世调率>5。从上述数据显示，我国食管癌仍然处于世界上相对高发的地带，特别是我国经济欠发达的农村高发区。且具有不同地区和人群食管癌发病水平差别较大的特点。

据报道在美国食管癌的发病率占所有恶性肿瘤的 1%。2006 年[12]在美国新诊断食管癌病例约 14550，死亡病例约 13770。且发病率和死亡率和人种不同有关，如美国黑种人的发病率和死亡率是白种人的 3. 5 倍。2013 年报告[13]诊断食管癌和食管胃交界癌 17990 例，死亡 15210 例。2015 年[1]报道为新诊断病例约 16980 例，死亡率病例为 13570 例，但女性腺癌发病率有所升高。

第二节 病 因

迄今为止还没有确定引起食管癌的病因，但国内外[1~2,14~15]已做了大量的有关食管癌病因的研究，认为是多因素（如环境因素和遗传因素）协同等作用所致。相关因素有：亚硝胺、真菌、营养不足、维生素、微量元素、饮酒、吸烟、肥胖或体重超重、HPV 感染等因素有关。消化道病史、饮食不规律、胃食管反流性疾病史等是消化道肿瘤的危险因素。

第三节 食管的解剖

食管上接咽起于环状软骨，相当第 6 颈椎下缘，沿气管后缘经上纵隔，后纵隔通过横膈的食管裂孔，相当于第 11 胸椎水平止于胃的贲门。成人的食管长度一般为 25~30cm，但随人体身高和胸部的长度不同有所差别。食管正常有三个生理性狭窄：第 1 个狭窄位于食管入口处，即由环咽肌和环状软骨所围成；第 2 个狭窄位于主动脉弓处，由主动脉弓从其左壁越过和左支气管从食管前方越过而形成；第 3 个狭窄位于膈肌入口处，即食管穿经膈的食管裂孔。

2009 年 AJCC 和 UICC 第七版，将食管原发病灶的分段定义为肿瘤上缘所在的解剖部位（图 6-2-1a~b 和表 6-2-1）[16~18]。胸段食管在气管与脊柱之间，稍偏向左侧，其前面与气管下段，左主支气管，主动脉弓及心包相邻。一旦肿瘤［原发肿瘤和（或）转移肿大淋巴结］侵及和（或）压迫上述相邻器官就产生相应症状如肺不张，声音嘶哑、食管气管瘘，食管主动脉瘘等。

表 6-2-1 食管癌分段的定义

解剖名称	食管部位	解剖边界	门齿距
颈部	颈段	下咽至胸骨切迹	15~20 cm
胸部	上段	胸骨切迹至奇静脉	20~25 cm
	中段	奇静脉下界至下肺静脉下界	25~30 cm
	下段	下肺静脉下界至食管胃交界	30~40 cm
腹部	食管胃交界癌	贲门近端 5cm 内侵及食管胃交界和下段食管	40~45 cm 或者 35~40cm （Siewert Ⅲ，食管腺癌）

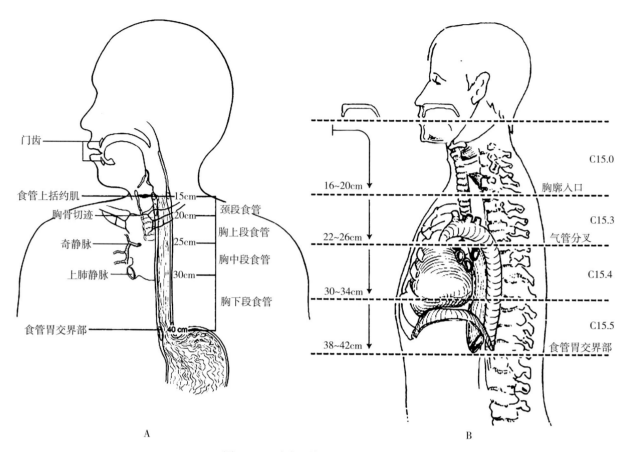

图 6-2-1　肿瘤上缘所在的解剖部位

注：A. AJCC 第七版 食管癌分段；B. UICC 第六版食管癌分段。

　　食管的组织：食管壁由黏膜、黏膜下层、肌层和外膜组成。黏膜位于食管壁的内层，包括上皮（为未角化的复层扁平上皮，受损后修复能力很强），固有膜（由细密的结缔组织构成）和黏膜肌（由纵行平滑肌和细弹性纤维网组成）。黏膜下层：由疏松结缔组织组成。黏膜和黏膜下层突入管腔，形成 7~10 条纵行皱襞，在食管造影黏膜相显示食管黏膜紊乱和（或）黏膜连续性中断要怀疑早期食管癌。肌层：分内环、外纵两层。食管各段的肌组织成分不同，在食管上 1/4 段为骨骼肌，其下 1/4 段含有骨骼肌和平滑肌两种成分。而食管癌下半段只有平滑肌。外膜：为纤维膜。由疏松结缔组织构成，与周围结缔组织相连续，富有淋巴管、血管、神经。

第四节　食管癌蔓延及转移途径

　　食管癌的蔓延及转移通过三个途径：直接浸润，淋巴转移和血行转移。

一、直接浸润

　　由于食管外膜为疏松结缔组织，与周围结缔组织连续，故食管癌侵入外膜时可累及邻近器官。由于食管各段所邻近的组织器官不同，造成的后果却不同。尸检报道[19~23]：肿瘤直接侵犯到邻近组织器官占 32%~36%。最常见为气管及支气管，表 6-2-2 为尸检资料显示食管癌侵犯的部位及发生率。

　　原发肿瘤所在部位不同而侵犯邻近的组织器官不同且发生率也有所不同，如颈段和上段食管癌。侵犯甲状腺约占 6%~12%。

表 6-2-2　食管癌直接侵犯的部位及发生率（尸检）

受侵部位发生率	例　　数	%
气管支气管	54/111~16/30	49~53
主动脉	20/111~3/30	6~18
心包	15/111	13
无浸润	103/111	39

二、淋巴结转移

由于食管全程的黏膜下层有广泛而密集的淋巴网，纵横方向分布。Weinberg[24] 报道，食管壁纵行淋巴管的数量是横行的 6 倍，癌较早就有颈、腹部淋巴结转移，甚至多于胸内转移。因为这些淋巴管网之间相互沟通，汇集成输出淋巴管穿出管壁，淋巴引流没有明显的节段性，但有主要引流的方向分别为向上、向下或跳跃式。食管上 2/3 主要是向上引流进入食管旁、锁骨上及颈深淋巴结，主要收集颈段和上胸段食管的淋巴液，下 1/3 主要是向下引流进入贲门旁及胃左动脉旁淋巴结，主要收集胸下段食管或胸中段食管的淋巴液。HAAGENSEN（1972）[25] 在支气管分叉下 5cm 处食管壁内注入亚甲蓝，染料向上、向下双向扩散。在下肺静脉下缘注入亚甲蓝，染料主要向下扩散。另一部分下行其余大部分进入气管、食管旁淋巴结、胸中、胸下段食管旁的淋巴管。多位作者均报到食管癌的淋巴结转移具有上、下双向性和跳跃性转移的特点。由于食管壁内有丰富的淋巴网，除癌细胞可通过壁内的淋巴管扩散外，可形成壁内转移灶或多中心来源而形成多中心病灶。刘复生（1977）[26] 报告在手术切除食管癌标本常规检查中，有 57 例为多发癌，多源性食管癌的发生率为 10.8%。纵轴扩散是沿壁内淋巴网和神经周围间隙向上或向下转移。

食管癌淋巴结转移率因食管原发肿瘤的 T 分期、手术时淋巴结清扫的程度与范围（如两野或三野的清扫）不同有一定的差异[27~34]，但均显示较早期食管癌既有较高比例的淋巴结转移。研究显示 T_{1b} 有高于 35% 的淋巴结转移，T_2 有 45%~75%，T_3 有 80%~85% 的淋巴结转移率[35~36]。手术时发现淋巴结转移率为 10.6%~73.6%（两野清扫）和 30%~83% 左右（三野清扫 图 6-2-2 和图 6-2-3）。Masashi

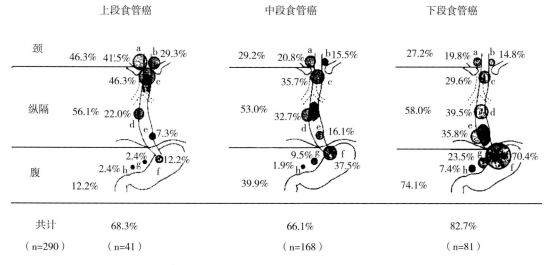

图 6-2-2　胸段食管癌三野淋巴结清扫时淋巴结转移率与病变部位的关系

注：a、b. 左、右颈淋巴结；c. 上纵隔淋巴结；d. 中纵隔淋巴结；e. 下纵隔淋巴结；f. 胃上淋巴结；g. 腹腔干淋巴结；h. 肝总动脉淋巴结。

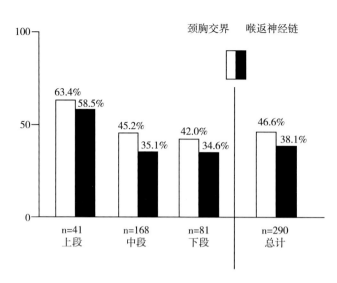

图 6-2-3　不同段食管癌与颈胸交界和喉返神经链淋巴结转移率的关系

K 报道了日本 143 个中心共计 2418 例浅表性食管癌浸润深度和淋巴结转移率的关系，浅表性食管癌除了黏膜层原位癌无淋巴结转移外，其余均随着浸润深度的增加淋巴结转移率增加（表 6-2-3）。1991年作者 isono 以问卷形式收集了日本国内 1791 例接受食管癌三野淋巴结清扫和 2799 例接受了二野淋巴结清扫的食管癌病例，肿瘤浸润深度与淋巴结转移率的关系（表 6-2-4），其结果同样显示随肿瘤浸润深度的增加而淋巴结转移率增加。在同一浸润深度二野清扫淋巴结转移率要低于三野淋巴结清扫，说明淋巴结清扫的程度与淋巴结转移率有关，也说明在手术没有清扫的范围，也存在一定比例淋巴结转移和潜在术后复发的风险。

尸检淋巴结转移率为 43%~74.5%。食管原发灶不同段其淋巴结转移率有所不同（图 6-2-2，表6-2-5）为尸检和手术时三野淋巴结清扫资料显示食管不同部位其淋巴结的转移率不同。值得注意的是颈胸交界和喉返神经链周围的淋巴结引流区域，因为在二野食管癌清扫术不清扫或难以清扫的上纵隔和颈胸交界部位，有较高的淋巴结转移率（图 6-2-3）[32]。

表 6-2-3　浅表食管癌浸润深度和淋巴结转移率的关系

肿瘤浸润深度	淋巴结转移率%	
黏膜上皮层 1（m_1）	0%（0/199）	0%（0/9）
达黏膜肌层 2（m_2）	3.3%（5/153）	0%（0/12）
穿透黏膜肌层（m_3）	12.2%（28/230）	6%（1/16）
黏膜下层上 1/3（sm_1）	26.5%（58/219）	32%（8/25）
黏膜下层中 1/3（sm_2）	35.8%（133/372）	31%（10/32）
黏膜下层下 1/3（sm_3）	45.9%（260/567）	42%（28/66）

注：（1）m_1：原位癌，m_2：侵及黏膜固有层，m_3：侵及黏膜肌层。（2）黏膜下层（sm 癌），sm_1：侵及黏膜下层上 1/3，sm_2：侵及黏膜下层中 1/3，sm_3：侵及黏膜下层下 1/3。

表 6-2-4 肿瘤浸润深度与淋巴结转移率的关系

肿瘤浸润深度	淋巴结转移率%	
	三野淋巴结清扫术 (n=1791)	二野淋巴结清扫术 (n=2799)
Ep (黏膜上皮层)	0% (0/14)	0 (0/41)
Mm (穿透黏膜肌层)	30% (12/40)	10.6% (11/104)
Sm 黏膜下层	51.7% (119/230)	33.8% (125/338)
Mp 固有肌层	67.9% (197/290)	55.1% (237/550)
a_1 累及外膜	77.5% (224/289)	63.3% (338/534)
a_2 穿透外膜	81.4% (557/684)	70.5% (593/841)
a_3 侵入邻近组织	83.0% (181/218)	73.6% (320/435)
不能确定	57.7% (15/26)	40.9% (18/40)

表 6-2-5 食管癌淋巴结的转移率 (尸检和手术时两野/三野淋巴结清扫)

病变部位	锁骨上淋巴结 (%)	纵隔淋巴结 (%)	膈下淋巴结 (%)
上段	6~46.3	56.1~75	9~40
中段	6~35	53~55	25~46
下段	4~38	38~52	42~74.1

三、血行转移

食管癌放射治疗后因局部失败率高，生存时间短，因此远地转移在临床上发现比例低。殷蔚伯1980年[37]报道3798例放射治疗食管癌，远地转移占4.5%。肖泽芬[38]等2005年报道549例食管癌根治术后预防性放射治疗后分析失败原因时发现，远地转移率为37%（其中远处淋巴结转移率为16.5%（80/486例）；血性转移率占20.6%（100/486例）。章文成[39]2004年至2009年食管癌根治术后采用调强放疗后随访的结果显示，血行转移率单一手术组为21%，S+R组的为30.7%，血行转移时间分别为8.8个月和14.5个月。因此，远地转移除与病期早晚有关外，与是否定期全面的检查有关。随着检查设备的更新、技术的提高和病人定期的复查，远地转移的阳性率也随之提高。尸检[19]发现内脏转移率为39%~57%。最常见的部位为肝（23%~57%），肺（18%~52%）。但值得注意：尸检时，食管癌肾上腺转移率占9%~12%，且各内脏的转移比率与其细胞的分化程度有关（表6-2-6）。

表 6-2-6 不同细胞类型内脏转移和淋巴结转移率 (111 例尸检资料)

转移部位	总例数 (98 例)	鳞状细胞癌 (73 例)	未分化癌 (23 例)	其他 (2 例)
内脏转移	49 (50%)	29 (40%)	20 (87%)	0
肺	30 (31%)	16 (22%)	14 (61%)	0
肝	23 (23%)	13 (18%)	10 (43%)	0
胸膜	17 (17%)	10 (10%)	7 (3%)	0
骨	13 (13%)	6 (8%)	7 (30%)	0
肾	10 (10%)	5 (7%)	5 (22%)	0

第五节　食管癌的诊断

食管癌的诊断与分期的检查方法包括：①症状；②食管造影检查；③食管 MRI 和 CT 扫描或 PET-CT 检查；④食管镜检查+肿瘤组织活检；⑤食管腔内超声；⑥病理和细胞学诊断。

一、症状

（一）早期食管癌

症状多为非特异性，时隐时现，多数病人没有引起重视而延误病情。李国文报道 52 例早期食管癌其中 73.1%（38/52）的病人无任何症状，或仅有轻微的症状。临床上常见的症状和发生的频率为：

1. 吞咽食物哽噎感　占 51%~63%。多数病人在大口吞咽干性食物和其他不宜咀嚼完善的食物时较为明显，多数病人此症状可未经治疗自行消失，但如重复出现，或逐渐加重且频率增多时，要高度怀疑食管癌。

2. 胸骨后不适或闷胀　其机制与食管癌早期的黏膜糜烂和浅溃疡有关。当食物接触此面时，即可出现以上症状。

3. 食管内的异物感　20%左右的病人在吞咽时有食管内的异物感。

4. 咽喉部干燥及紧缩感　约 30%的病人常常有此症状。

5. 食物通过缓慢并有滞留感　少部分病人能感觉到当食物通过食管病变处时下行缓慢或有停滞感。

（二）中晚期食管癌

最常见的典型症状为进行性吞咽困难。在仔细追问病人的病史时，可发现病人有相当长一段时间已有上述早期的自觉症状，以后逐渐加重，频率增加。由于肿瘤直接侵犯和转移淋巴结浸润和压迫周围不同的邻近组织器官而出现不同的伴随症状，如侵犯椎前筋膜可伴有胸背痛或后背发沉不适等。常见以下伴随症状：

1. 声音嘶哑　肿瘤或转移淋巴结侵犯或压迫喉返神经可导致声带麻痹，造成声音嘶哑。

2. 颈部和（或）锁骨上肿物　这是食管癌较常见的淋巴结转移部位。

3. 压迫症状　决定于肿瘤原发部位和转移病灶侵犯和压迫相邻的组织器官而造成相应的症状。如压迫气管或支气管可引起刺激干咳嗽或血痰，肺不张或肺阻塞性改变以及食管气管瘘；侵及主动脉造成胸背疼痛甚至发生食管主动脉穿孔大出血。

二、相关检查

目前对食管癌的检查无论是诊断、分期、疗效的判断、穿孔的风险、预后的评估等都具有相互补充、取长补短，以达到更准确的分期和对预后判断的目的。

（一）食管钡餐检查

是诊断食管癌特别是中晚期食管癌既简便又实用且容易被病人所接受的一种常规检查方法。它对肿瘤的长度、溃疡的深度、是否有穿孔的危险、食管狭窄的程度等都是非常有效的检查手段之一。食管造影的 X 分型对放射敏感性的判断、放疗结束后疗效的评估如食管钡餐治疗前后的比较、在随访过程中对复发的判断等都有很大帮助，至少目前还没有任何一项的检查手段能替代食管造影。

食管癌的 X 线表现主要有以下特点：

1. 早期食管癌　食管黏膜皱襞增粗，中断迂曲，黏膜破坏和（或）龛影。

2. 中晚期食管癌　食管钡餐显示食管腔内黏膜充盈缺损，管壁有程度不同的僵硬，扩张受限甚至狭窄。在病变上端的正常食管有不同程度的扩张。食管 X 线钡餐造影在显示食管腔内的病变，管壁僵硬程度和明确诊断方面有较突出的特征，其诊断符合率占 70%~94.5%。但食管 X 线钡餐造影检查在判断肿瘤的大小（除病灶的长度以外），浸润程度上仍有一定的局限性、对淋巴结转移的判断更是不准确，只有出现食管外压改变后方能从食管造影片上显示。结合胸部 CT 扫描或 MRI 检查是必需的。

（二）食管的 CT/MRI 检查

CT 扫描显示正常食管壁的厚度一般为 3~5mm。当食管有肿瘤时，管壁成环状或不规则增厚。食管癌 CT 扫描能在横截面上显示肿瘤的最大左右经和前后径，肿瘤与食管管腔的关系以及肿瘤的最大浸润深度，特别是三维重建技术可清楚地显示病变段食管肿瘤与食管管腔间的关系，肿瘤的大小、肿瘤的走向。据施学辉[40]、肖泽芬[41]报道（图 6-2-4）：肿瘤偏向管腔一侧占 82%~88.7%。因此做放射治疗前必须了解肿瘤的大小及走向，对照射野的设计和定位，照射野的大小是非常有帮助的。特别是食管癌术后放射治疗，由于靶区要包括瘤床和食管周围的淋巴引流区，如果没有术前 CT 显示食管的走行术后是无法确定瘤床的靶区。CT 检查可以弥补食管造影不能较早的发现肿大淋巴。然而，CT 诊断颈部、胸腔、腹腔转移性淋巴结的准确率是 61%~91%、敏感性是 8%~75%、特异性是 60%~98%，其差异较大。2001 年 Detterbeck FC 等[42]报道 43 个研究 meta 分析：当淋巴结短径>1cm，CT 的敏感性 79%，特异性 89%，假阳性率 40%。2002 年 Schroder[43]等报告 40 例食管鳞状细胞癌术后共切除 1196 枚淋巴结，病理确诊淋巴结的转移率为 10.8%（129/1196 枚），无癌转移淋巴结 1067 枚，其淋巴结平均大小为 5.0±3.8 mm；转移性淋巴结 129 枚中，淋巴结的平均大小为 6.7±4.2mm（$P=0.00006$），说明无癌转移淋巴结和转移性淋巴结的平均大小存在明显差异。在无癌转移淋巴结中，有 65.9%（703/1067 枚）淋巴结≤5.0 mm；而转移性淋巴结中有 44.9%（58/129 枚）淋巴结≤5.0 mm，且病理发现为转移淋巴结。在术后病理发现有 90.7%（1085/1196 枚）的淋巴结≤10.0mm，仅有 9.3%（111/1196）的淋巴结是>10.0mm，在>10.0mm 的淋巴结中仅占 12%（15/129）病理发现有淋巴结的转移，因此该作者认为淋巴结的大小与是否为转移淋巴结的概率没有必然的联系。2002 年 Dipok[44]报道一组 187 例根治性切除的食管鳞状细胞癌，94 例（50.8%）术后发现转移淋巴结。根据其术后转移淋巴结的大小将所有病例分成两组：发现 32 例 LN（+）≤9 mm 病人在总生存率和肿瘤

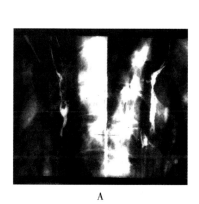

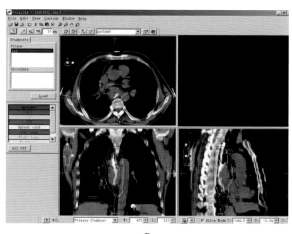

A　　　　　　　　　　　　　　　　　　B

图 6-2-4　食管癌放疗前影像学检查

注：A. 食管癌放疗前的 X 线片；B. 食管癌放疗前 CT 图像。

相关生存率要明显好于 62 例 LN（＋）≥10 mm 的病例，差异具有统计学意义（$P = 0.0041$）（图 6-2-5）。作者根据淋巴结的最大直径将无淋巴结转移为 pN_0 组，转移淋巴结 ≤9mm 为 pN_1 组，转移淋巴结 ≥10mm 为 pN_2 组，并根据 T 分期将各组再分（图 6-2-6），发现不同组 T 分期的比例明显不同，随着淋巴结直径增大，局部晚期病例明显增加。因此，仅仅依靠影像学的检查确定淋巴结性质存在·定的困难。那么 PET-CT 的临床应用是否有帮助？2008 年 Van Vliet EP[45] 等比较用于食管癌分期诊断的 FDG-PET、CT、EUS 的 Meta 分析结果显示，食管癌的区域淋巴结敏感性分别为 57%、50%、80%，特异性分别为 85%、83%、70%，三者间的准确性没有差异。郭洪波[46] 等

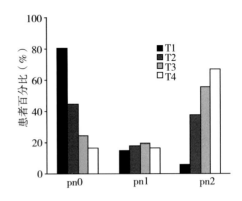

图 6-2-5　不同 T 分期转移淋巴结最大直径差异

报道[18] FDG-PET-CT 确定淋巴结敏感性和特异性分别为 93.9% 和 91.2%，阳性预测值 73.0%，阴性预测值 98.3%，准确性 91.9%。目前 PET-CT 在食管癌的 T 和 N 分期仍然存在不确定的因素，还需要更多的术前和手术病理的对照研究已获得肯定的数据支持特别是淋巴结直径小于 1.0cm 时。然而在 T 分期的敏感性、特异性、准确性与 EUS 比较后者明显高于前者。但当淋巴结远离食管原发灶且 CT 又不能确定其性质时，PET-CT 的 SUV 的高低有较大的帮助，特别是对放射治疗靶区的勾画。但目前 PET-CT 由于高昂费用在国内还达不到作为常规检查的手段。

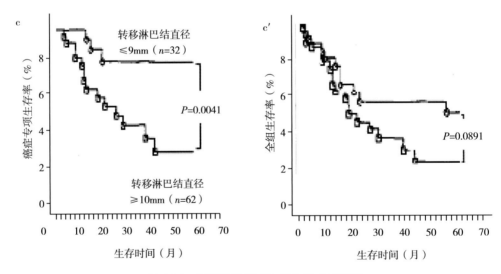

图 6-2-6　不同淋巴结直径对生存率的影响

（三）食管内镜超声（EUS）检查术（图 6-2-7）

20 世纪 80 年代末，EUS 作为食管癌临床分期的基本检查手段已在许多国家得到应用，并有大量的研究报道了 EUS 在诊断食管癌 T/N 分期方面的高准确性[45,47~49]，同时 EUS 已被认为是非手术食管癌 T 分期不可替代的检查手段之一[50]。在欧美等发达国家已将 EUS 作为食管癌分期诊断的常规检查手段。但在我国至今未能广泛的应用于临床。EUS 在食管癌的分期特别是非手术食管癌包括术前放化疗治疗前的分期有明显的帮助。Massari[51] 报道 EUS 食管癌 T 分期的准确率为 86%~92%。Shinkai[52]

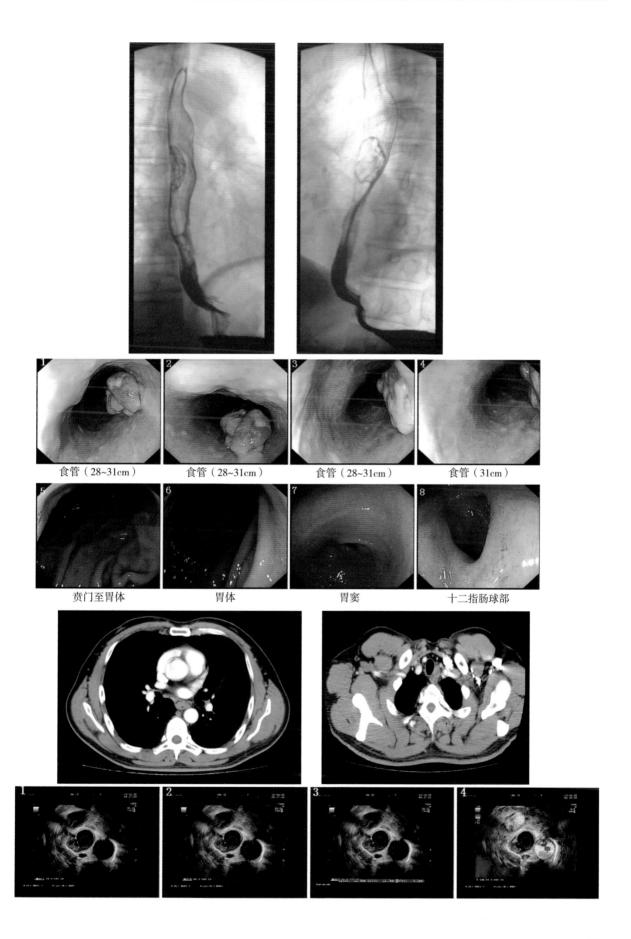

食管（28~31cm）　　食管（28~31cm）　　食管（28~31cm）　　食管（31cm）

贲门至胃体　　　　　胃体　　　　　　　胃窦　　　　　　十二指肠球部

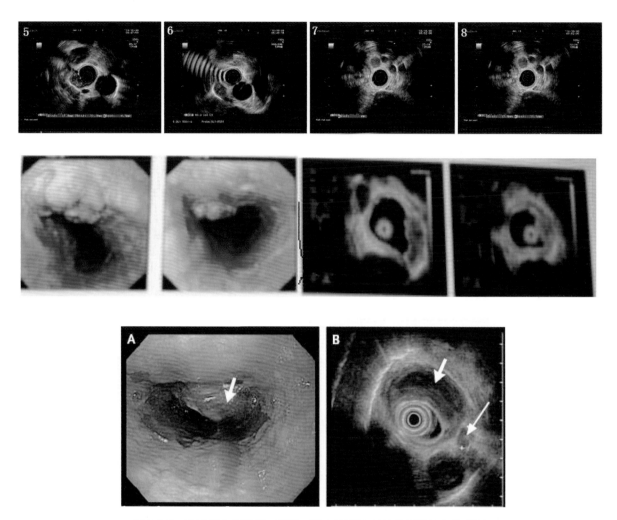

图 6-2-7　治疗前食道造影、FOE、腔内超声检查显示原发灶和淋巴结

报道高频率探头超声诊断早期食管癌的准确率为 82.5% ~ 92%，进展期 $T_{3~4}$ 期病人采用低频率探头（5MHz），可显示管壁的浸润深度及邻近组织器官的受侵情况。Catalano[53] 报道 149 例食管癌病人的 EUS 图像特征，其诊断敏感性为 79% ~ 80%，特异性为 63% ~ 87.5%。Van[45] 等的 meta 分析结果显示对局部-区域淋巴结转移的特异性和敏感性分别为 70%（95% CI：65 ~ 75%）和 80%（95% CI：75 ~ 84%）。程[54] 等 2004 年报道 61 例内镜超声检查对食管癌术前分期与术后病理分期的比较结果显示，T 分期总的准确率为 86.9%（53/61 例），其中 T_1 100%（4/4 例），T_2 为 62.5（5/8 例），T_3 为 94.9%（37/39 例），T_4 为 70%（7/10 例）。对纵隔淋巴结分期总的准确率为 52.5%（32/61 例），敏感性和特异性分别为 88.9%（24/27 例）、23.5%（8/34 例）。刘晓[55~56] 等分析了医科院肿瘤医院 2003 ~ 2012 年治疗前有 EUS 检查的两组食管癌病人（第一组 390 例食管癌手术组，第二组 290 例非手术食管癌治疗前的临床分期），术前有详细分期检查包括 EUS、胸部 CT、消化道造影等，并与术后病理（为金标准）的 T、N 分期进行对比，其结果显示，EUS 对食管癌 T 分期总的准确率＝80.95%，kappa 值＝0.67。EUS 的 N 分期准确率为 69.4%，kappa 值为 0.243，而 CT 诊断淋巴结转移的准确性较 EUS 高为 78.2%（kappa 为 0.467），对 N 的分期稍低于国际上的报道，可能与没有常规开展 EUS 引导下淋巴结的穿刺活检有关。两组资料的结果显示，EUS 也存在一定的局限性如食管癌梗阻 EUS

探头不能通过的病人。该研究 EUS 不能通过率分别为手术组 24.6%（91/370 例）、非手术组 38.6%（112 例/290 例），后组高于国际上文献报道的 20%~30%[57~58]。该研究结果显示，EUS 能通过与不能通过两组的 5 年生存率分别为 67.5% 和 39.9%，差异有显著性（$x^2 = 27.710$，$P = 0.000$），也说明采用放疗或放化同步组的食管癌病人梗阻比例高。其次 EUS 对腹腔淋巴结的诊断，CT 和 PET-CT 的应用对 N 分期显得非常重要。由此可见，治疗前开展全面的各种常规检查，其结果具有相互补充，最终达到诊断明确、分期更准确、为治疗的决策提供重要保障。

（四）内镜检查（FOE）

1. 食管癌的纤维食管镜检查的目的　包括：①早期病变的诊断：病人无明显症状或症状轻微，怀疑食管病变但 X 线钡餐造影无明确发现；②鉴别良恶性病变：如良恶性狭窄、黏膜下壁在性病变、食管外压性改变等；③虽造影检查发现明确病变，但为获得病理或细胞学结果，进一步明确诊断和病变部位、长度、多发性病灶等 FOE 是必不可少的检查手段。还有在食管癌吻合口的检查排除复发等非常重要。

2. 纤维光学食管镜检查禁忌证　包括：①恶病质病人虚弱不能耐受；②严重心血管病（冠心病心绞痛，严重高血压等）；③消化道活动性出血。相对禁忌证包括：严重食管静脉曲张伴出血史、严重呼吸道感染、怀疑穿孔等。

早期食管癌纤维光学内镜的检出率可达 85.0% 以上，镜下所见包括：①局限性黏膜糜烂（最多见）；②黏膜粗糙呈小颗粒感；③边界不很清楚的局部黏膜充血；④小结节；⑤小溃疡；⑥小斑块。为提高纤维内镜对早期病变的检出率，可在检查过程中加用活体染色法，常用 Lugol 碘液对食管黏膜染色。正常黏膜由于含糖原充足，碘染色时为棕色，而有病变的区域由于糖原消耗较多，则呈黄白色（不着色）。通过活检不着色的异常区域可以大大提高早期食管癌的检出率。中晚期食管癌的内镜下所见比较明确且容易辨认，主要表现为结节状或菜花样肿物，食管黏膜充血水肿、糜烂或苍白发僵，触之易出血，还可见溃疡，部分有不同程度的管腔狭窄。如 CT 显示食管病变位于胸中上段或颈段，与气管膜部或左主支气管关系密切，应同时做纤维支气管镜检查，以排除气管、支气管是否侵及。

第六节　病理诊断与分型

一、临床病理的大体分型

早期食管癌临床病理的大体分型分别为：隐伏型、糜烂型、斑块型、乳头型。中晚期大体临床病理的分型分别为髓质型、蕈伞型、溃疡型、缩窄型及腔内型。

（一）髓质型（56%~61%）

癌组织主要向食管壁内扩展，食管壁明显增厚。癌的上下呈坡状隆起，表面常有深浅不一的溃疡。癌组织多累及该段食管周径之大部或全部。绝大多数病例癌已浸透食管肌层或已达食管纤维组织中。髓质型又分为善型、中间型和凶型。食管 X 线造影：善型：均匀性充盈缺损，无扭曲，病变和正常组织交界处的改变是逐渐的；凶型：明显不对称充盈缺损，扭曲，病变和正常组织交界处呈陡坡或明显的扭曲；中间型：介于善型和凶型之间。

（二）蕈伞型（12.1%~17%）

癌组织常呈卵圆形并突向食管腔内类似蘑菇状。癌的边缘界限明显高起，且外翻。癌表面多有浅溃疡，多数病例的癌组织并不类及食管全周，仅侵犯食管壁的一部分或大部。

（三）溃疡型（11%~12.6%）

癌组织常累及食管壁的一部。癌组织很薄，在食管内形成一个较深的溃疡。溃疡边缘稍高起，其底部多数穿入肌层或侵入食管周围纤维组织中。

（四）缩窄型（5.5%~8.5%）

病变癌组织呈明显的狭窄与梗阻，局部食管壁常常缩短。病变几乎累及食管壁的全周。肿瘤大小一般在 3~5cm。癌组织向食管壁内及食管两端呈浸润性生长和明显增厚，癌组织已穿透肌层。病变上段食管扩张明显。

（五）腔内型（3.3%）

肿瘤突向食管腔内呈圆形或卵圆形隆起，无蒂或有蒂，与食管壁相连。肿瘤表面常有糜烂和浅溃疡。

2009 年李秀敏[59]报道 2006~2008 在安阳市肿瘤医院和林州市中心医院住院治疗的食管癌病人1259 例食管癌病人的大体病理类型为髓质型占 50.2%（611/1218），其次为溃疡型（28.6%），早期食管癌仅占 10.3%（125/1218）。

由于不同分型与预后有相关性，临床结果显示蕈伞型和腔内型对放射线敏感，髓质型中等敏感，缩窄型较抗拒。因此，分型对判断放射治疗后的好坏有一定的帮助。

二、病理类型

食管癌 95% 以上的病理类型为鳞状细胞癌或腺癌。在中国 90% 以上为鳞状细胞癌，其次为腺癌，偶见食管其他的恶性肿瘤（如未分化癌占 1.4%~1.5%，其他如恶性黑色素瘤、平滑肌肉瘤、淋巴瘤和良性肿瘤等约占 1.7%）。2009 年李秀敏报道 1259 例食管癌病人中 96.0%（1202/1250）的病理组织学类型为鳞癌，其次为腺癌（2.1%）。在癌组织的分化程度方面，大部分病人为中分化（占62.2%），其次为低分化（30.1%）和高分化（7.4%），肿瘤的恶性程度普遍较高。在全球，食管癌发病率高的国家和地区以鳞状细胞癌多见占 68.5%~90.6%（中国人以此型为多），但在发病率不高的国家和地区腺癌也是常见的病理类型之一，如北美和多个西欧国家。食管腺癌占 6.1%~65%。据报道在 1976~1987 年间，在美国的食管腺癌发病率由原来的 4% 上升到 10%，且多见于白种男性病人，女性则罕见。到 1980 年中期，在白种人的男性病人中食管腺癌约占食管癌的 1/3。近 10 年[2]在西方国家如美国、澳大利亚、法国、英国的食管癌腺癌也在快速增长。

第七节　食管癌的分期

食管癌的早晚是决定预后的重要因素，而 UICC/AJCC 将不同影响预后的 T、N 和 M 分期进行有效的组合、使各期别的（图 6-2-8）生存率的差异有显著性[60~62]。临床应用中也在不断地修改和完善，为食管癌提供了国际化交流的平台，促进了临床研究工作的不断提高。但其 T、N 分期都是建立在术后病理分期的基础上，而能根治性手术切除的食管癌仅占 25%，多数病人没有手术机会或需行术前放化疗。对于非手术病例的分期国内外尚缺乏公认的、较一致的分期标准。

近年来，我国随着医院设备的更新、人民群众经济状况的改善，在治疗前的检查更为全面，对分期的判断更为准确。治疗前的各项检查均有相符补充的作用，如 EUS、MRI 和 PET-CT 的检查能更准确、客观地反映原发肿瘤的浸润深度（T 分期）和淋巴结转移情况。食管造影对溃疡或有穿孔前征象和食管病变的长度显示的非常清楚。而且多数文献报道手术后病理标本所示肿瘤的浸润深度与肿瘤长度呈正相关，且淋巴结转移率除与手术淋巴结清扫程度有关外，与肿瘤浸润深度有关。因此，在治疗前上述对分期有帮助的检查是很有必要的、也应该列为常规检查手段。2009 年第 7 版 UICC/AJCC 要求对食管癌淋巴结切除 ≥12 枚。其分期标准和 TNM 的定义（表 6-2-7~11）和不同分期生存率的影响（图 6-2-9a~b）。

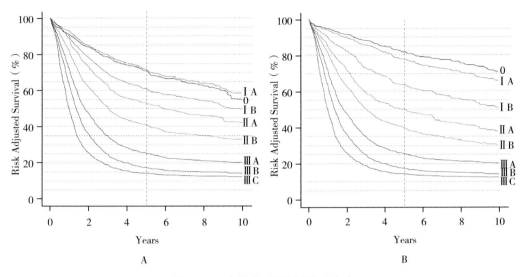

图 6-2-8　食管癌不同期别的生存率

注：A. 食管癌不同期别的生存率-鳞状细胞瘤；B. 食管癌不同期别的生存率-腺癌。

表 6-2-7　UICC/AJCC 第六、七版的定义比较

UICC/AJCC-6th—T 分期定义	UICC/AJCC-7th—T 分期定义
T_X：原发肿瘤不能确定	T_X：同左
T_0：无原发肿瘤证据	T_0：同左
T_{is}：原位癌	T_{is}：高度不典型增生或原位癌
T_1：肿瘤侵及黏膜固有层或黏膜下层	T_{1a}：肿瘤侵及黏膜固有层
	T_{1b}：肿瘤侵及黏膜下层
T_2：肿瘤侵及固有肌层	T_2：同左
T_3：肿瘤侵及纤维膜	T_3：同左
T_4：肿瘤侵及邻近器官	T_{4a}：肿瘤侵及胸膜、心包、膈肌
	T_{4b}：肿瘤侵及其他邻近器官
	如主动脉、椎体、气管

表 6-2-8　UICC/AJCC 第六、七版的定义比较

UICC/AJCC-6th—N/M 分期定义	UICC/AJCC-7th—N/M 分期定义
N_X：区域淋巴结无法确定	N_X：同左
N_0：无区域淋巴结转移	N_0：同左
N_1：有区域淋巴结转移	N_1：区域淋巴结转移为 1~2 枚
	N_2：区域淋巴结转移为 3~6 枚
	N_3：区域淋巴结转移为 ≥7 枚
M_X：远处转移无法确定	M_X：同左
M_0：无远处转移	M_0：同左
M_{1a}：锁上（上段）或腹腔（下段）	
M_{1b}：其他远处转移［锁上（中段）或腹腔（中段）］	M_1：远处转移

注：＊区域淋巴结定义：从颈部到腹腔食管周围的淋巴结。

表 6-2-9 UICC 分期第七版

Stage Ⅰ A	T_1	N_0	M_0
Stage Ⅰ B	T_2	N_0	M_0
Stage Ⅱ A	T_3	N_0	M_0
Stage Ⅱ B	T_1, T_2	N_1	M_0
Stage Ⅲ A	T_{4a}	N_0	M_0
	T_3	N_1	M_0
	T_1, T_2	N_2	M_0
Stage Ⅲ B	T_3	N_2	M_0
Stage Ⅲ C	T_{4a}	N_1, N_2	M_0
	T_{4b}	Any N	M_0
Any T	N_3	M_0	
Stage Ⅳ	Any T	Any N	M_1

表 6-2-10 AJCC 分期第七版—鳞状细胞癌

分期	T 分期	N 分期	M 分期	分化程度*	肿瘤位置
0 期	T_{is}	N_0	M_0	1, X	任何部位
Ⅰ A 期	T_1	N_0	M_0	1, X	任何部位
Ⅰ B 期	T_1	N_0	M_0	2~3	任何部位
	$T_{2\sim3}$	N_0	M_0	1, X	下段、交界部
Ⅱ A 期	$T_{2\sim3}$	N_0	M_0	1, X	上段、中段
	$T_{2\sim3}$	N_0	M_0	2~3	下段、交界部
Ⅱ B 期	$T_{2\sim3}$	N_0	M_0	2~3	上段、中段
	$T_{1\sim2}$	N_1	M_0	任何程度	任何部位
Ⅲ A 期	$T_{1\sim2}$	N_2	M_0	任何程度	任何部位
	T_3	N_1	M_0	任何程度	任何部位
	T_{4a}	N_0	M_0	任何程度	任何部位
Ⅲ B 期	T_3	N_2	M_0	任何程度	任何部位
Ⅲ C 期	T_{4a}	$N_{1\sim2}$	M_0	任何程度	任何部位
	T_{4b}	任何 N	M_0	任何程度	任何部位
	任何 T	N_3	M_0	任何程度	任何部位
Ⅳ 期	任何 T	任何 N	M_1	任何程度	任何部位

注：* 分化程度：1，低分化 2，中分化 3，高分化 X，未分化。

表 6-2-11 AJCC 第七版分期——腺癌

分期	T 分期	N 分期	M 分期	分化程度*
0 期	T_{is}	N_0	M_0	1，X
I A 期	T_1	N_0	M_0	1~2，X
I B 期	T_1	N_0	M_0	3
	T_2	N_0	M_0	1~2，X
II A 期	T_2	N_0	M_0	3
II B 期	T_3	N_0	M_0	任何程度
	$T_{1\sim2}$	N_1	M_0	任何程度
III A 期	$T_{1\sim2}$	N_2	M_0	任何程度
	T3	N_1	M_0	任何程度
	T_{4a}	N_0	M_0	任何程度
III B 期	T_3	N_2	M_0	任何程度
III C 期	T_{4a}	$N_{1\sim2}$	M_0	任何程度
	T_{4b}	任何 N	M_0	任何程度
	任何 T	N_3	M_0	任何程度
IV 期	任何 T	任何 N	M_1	任何程度

注：*分化程度：1，低分化2，中分化3，高分化X，未分化。

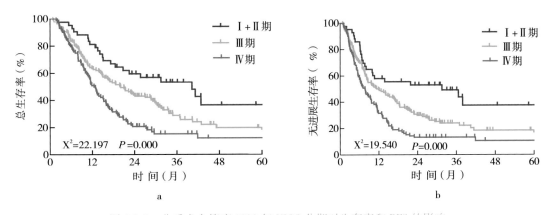

图 6-2-9 非手术食管癌 2002 年 UICC 分期对生存率和 PFS 的影响

2009 年第七版 UICC/AJCC 对食管癌区域淋巴结的再定义：任何部位食管旁的淋巴结，从颈部到腹腔淋巴结。但对于非手术的食管癌包括术前放化疗或不能手术的食管癌，对淋巴结转移个数的分期（$N_{1\sim3}$）存在不准确的因素即使是有 PET-CT 的检查也难以确定淋巴结的转移个数。刘晓（图 6-2-10a、b）的研究显示，以病理为金标准的临床影像学分期准确率为 71.2%（232/326）。而后在非手术食管癌包括术前放化疗这组资料（表 6-2-12）进行分期的验证，进一步确定 2002 年 UICC 的食管癌分期能很好地预测预后，是有效的分期手段。因此，本院对于非手术的食管癌包括术前放化疗，目前仍然采用 2002 年第六版 UICC 食管癌 TNM 分期标准，详见 UICC/AJCC 的 TNM 分期的定义。因为 2009 年第七版 UICC 分期对于非手术食管癌难以对 N 进行有效的分期。

表 6-2-12　术前临床分期的准确性（n＝334）

病理分期	No.	临床分期					正确率（%）
		I	Ⅱa	Ⅱb	Ⅲ	Ⅳa+Ⅳb	
I	108	94	9	4	1	0	87.0
Ⅱa	101	0	90	0	11	0	89.1
Ⅱb	34	11	7	11	5	0	32.4
Ⅲ	77	0	38	4	35	0	45.5
Ⅳa+Ⅳb	6	0	3	0	1	2	3.30
不确定	8	0	1	0	6	1	

注：总的准确率＝71.2%（232/326）。

第八节　食管癌的治疗

目前治疗食管癌比较肯定、有效的方法有：①放射治疗或放化同步治疗；②手术治疗；③综合治疗（包括：术前放化疗+手术；手术+术后放疗或术后放化疗）。根据病期早晚、病变部位、年龄大小、一般身体状态等决定治疗原则。

食管癌手术治疗有较明确地适应证，如早期食管癌（T_3 以前）、没有明显的纵隔淋巴结转移、病人没有手术禁忌证、能耐受手术者。但如肿瘤有明显的外侵或已有明显淋巴结转移，或有其他的合并症如较严重心肺疾病等病人不适合手术。因此，能根治性手术治疗的病人仅占 1/4。放射治疗是目前食管癌主要的、有效的、安全的手段之一，适应证较宽如：①早期或病期能手术而因内科疾病如心肺疾病，高血压等不能手术或不愿手术者，放射治疗的 5 年生存率为 20%~73%；②对局部病期偏晚（T_4），可采取先行术前放疗或放化疗，其结果可提高切除率、降低淋巴结转移率，使部分不能手术病人获得成功手术，特别是对放射线敏感能达到放疗后病理反应程度为重度甚至无癌者其生存率明显提高，5 年生存率可达 50%~61%；③由于多数病人在就诊时已为中晚期，对已失去手术治疗机会者，可根据病人的情况行根治性和姑息性放疗或放化同步治疗；④术后放射治疗：姑息手术后的病人，采取术后放射治疗能达到较好的效果。根治术后预防性放射治疗目前国际上没有肯定的结论。但由于手术后失败的主要原因仍为纵隔淋巴结转移和吻合口复发，且复发的时间多数在 10~12 个月。1986~1997 年中国医学科学院肿瘤医院开展了食管癌术后预防性放射治疗的研究，其结果术后预防性放射治疗能降低放疗部位淋巴结转移复发率，不增加吻合口的狭窄，更主要的是能提高Ⅲ期食管癌和有淋巴结转移病人的生存率。在以后的多组回顾性[63~67]研究中进一步支持这一结论。因此，目前认为有选择性进行术后放射治疗对部分病人是获益的。

一、体外放射治疗

（一）放疗前的准备工作

1. 病人及家属的思想准备　多数病人得知患癌后有较多的顾虑和恐惧。心情不愉快，思想负担重，要帮助病人解决思想上的问题，争取病人的配合，理解。与病人家属交代病情，放疗中可能出现的问题和不良反应，如有不适，应及时与医师汇报，争取早作处理并签知情同意书。

2. 医师的准备

（1）对诊断进行核实　①要有病理和细胞学的诊断；②应有最近（1 个月内）的食管 X 线片；

③胸、腹部 CT；④B 超声检查或 CT 检查颈部/锁骨上以明确分期和治疗性质；⑤食管腔内超声的检查；⑥PET-CT 检查（经济情况好、病情需要时）。

（2）做食管的定位 CT 全面了解肿瘤的大小、重复和肿瘤的范围，以明确治疗性质（根治性或姑息性）、照射范围的大小、照射野的设计、放疗剂量、放疗分次等。

（3）放疗前的对症治疗 ①如营养状态不良，脱水或其他并发症者应及时积极处理；②X 线显示有尖刺，龛影或胸背痛或白细胞数升高者应积极地抗感染治疗。

放射治疗方法可分为：单一放射治疗和（或）与放疗相结合的综合治疗如术前，术后放射治疗或放化同步治疗。放射治疗技术采用调强（IMRT）或 3D-CRT 放疗技术。或合并腔内照射。

（二）放射治疗的适应证和禁忌证

1. 根治性放疗或放化同步治疗

（1）目的 希望局部肿瘤得到控制，获得较好的效果。放射治疗后不能因放射所致的并发症而影响生存质量。因此要求放疗部位精确，肿瘤内剂量分布均匀，正常组织受量少，照射技术重复性好。

（2）适应证 一般情况好，病变比较短，食管病变处狭窄不明显（能进半流），无明显的外侵 [如无明显的胸背疼痛，食管造影或（和）CT 显示无明显的穿孔迹象如侵及主动脉或气管支气管树等邻近的组织和器官]。无锁骨上和腹腔淋巴结转移（包括 CT 检查未发现明显肿大的淋巴结），无严重的并发症。年龄大于 70 岁者，不建议行放化同步治疗。

2. 姑息放射治疗

（1）目的 缓解进食困难、减轻痛苦（如骨转移的镇痛放疗，转移淋巴结压迫症状等），延长寿命。

（2）相对禁忌证 食管穿孔（已有食管穿孔特别是食管气管瘘或即将出现大出血病人，但假设食管穿孔已有食管支架或鼻饲管，可试探性放射治疗），恶病质 KPS<50 分，已有明显症状且多个脏器转移者，后者如 KS 评分≥70 分，有进食困难的症状，远地器官转移没有明显症状，也可试探性放射治疗或同步放化疗。

（三）适形放疗技术的定位方法

目前常用的放疗技术是 IMRT 或 3D-CRT。常规模拟机定位放疗技术在我院已不采用，在此也不作介绍。

3D-CRT（三维适形）、sIMRT（简单调强）、IMRT（逆向调强）放射治疗技术：中国医学科学院肿瘤医院放射治疗科在食管癌采用 IMRT 放射治疗的工作流程为：在 CT 模拟机室做体位固定→胸部 CT 扫描→局域网传送 CT 扫描的图像→医生勾画肿瘤靶区（必须参照食管造影/食管镜检和胸部 CT 扫描的结果或（和）CT−PET 或（和）食管腔内超声检查的结果勾画靶区）→上级医生确定并认可治疗靶区→由物理师设计照射野→物理主任核对并认可治疗计划→副主任以上的医师认可治疗计划→CT 模拟校位→由医师/物理师/放疗的技术人员共同在加速器校对照射野或 IGRT→照射计划的实施。勾画食管癌靶区在不同的医院、不同的医生有不同的看法但基本的原则。现介绍我们医院的具体做法供参考。

（四）靶区勾画原则

1. 食管癌放射治疗靶区定义 ①GTV：以食管造影片、内镜 [食管镜和（或）腔内超声] 可见的肿瘤长度；②CT 片（纵隔窗和肺窗）：显示食管原发肿瘤的（左右前后）大小为 GTV；③GTVnd：查体和影像学（CT/PET-CT/EUS）所示转移淋巴结。

CTV：有三种不同的 CTV 勾画方式与原则。

（1）不做淋巴引流区域的预防照射 以大体肿瘤范围的（即 GTV）左右前后方向（四周）均外放 0.6~0.8cm，外放后将解剖屏障包括在内时需做调整，在 GTV 上下方向各外放 3~5cm。这类靶区的勾画方式比较适合于病期早没有远离原发病灶的淋巴结转移，或是高龄、体弱、有心肺疾患、严重糖尿病等合并症的食管癌病人。

（2）相应淋巴引流区域的预防照射　包括淋巴结转移率较高的区域，如：

上段：锁骨上淋巴引流区、食管旁、1区、2区、4区、7区的淋巴引流区。

中段：食管气管沟、食管旁、1区、2区、4区、7区、8区的淋巴引流区。

下段：食管旁、4区、7区、8区和胃左、贲门周围的淋巴引流区。

这类靶区勾画方式比较适合于病期早、有根治性目的食管癌病人或计划性术前放疗/放化疗的病人。预防区域建议 Dt50Gy，原发灶建议 Dt60~64Gy。

（3）原发灶+转移淋巴区域的照射　GTV 和 GTVnd（已有肯定的淋巴结转移），并在此基础上左右前后方向（四周）均放 0.6~0.8cm，外放后将解剖屏障包括在内时需做调整。在 GTV 上下方向均外放 3~5cm 和（或）GTVnd 上下外放 1.0~1.5cm。

PTV：在 CTV 的基础上各外放 0.5cm，颈段食管癌外放 0.3cm 为 PTV。

2. 放疗剂量与分割方式：

（1）放疗剂量　目前国内常规剂量认为应在 60Gy、30 次、6 周。但 NCCN 指南推荐的放疗剂量为 50.4Gy（1.8/次共 28 次）同步化疗。

1）单一放疗：95%PTV 60~64Gy/30~33 次（2Gy/次）。

2）放化同步剂量：95%PTV 50.4~60Gy/28~33 次（1.8Gy/次）。

推荐中晚期食管癌进行同步放化疗（如病人 KS≥70 分，年龄≤68 岁，至少能进半流食，体重下降不明显、放疗靶区不大、双肺 V_{20}≤28%、没有严重心肺疾患、严重糖尿病、严重高血压病人）。

建议同步放化疗的化疗方案：①紫素+PDD；②PDD+5-FU，21 天或 28 天的周期方案，放疗期间为 2 个周期或者每周 1 次，放疗期间共 5~6 次的周方案。

（2）正常组织剂量

1）肺平均剂量≤15Gy~17Gy，两肺 V_{20}≤30%，两肺 V_{30}≤20%。同时化放疗者两肺 V_{20}≤28%。

2）脊髓剂量：平均剂量 9Gy~21Gy 和 0 体积剂量≤45Gy/6 周。

3）心脏：V_{40}≤40%~50%

4）术后胸胃：V_{40}≤40%~50%（不能有高剂量点）。

（五）放疗效果与影响预后的因素

采用常规放疗技术，食管癌的临床结果显示，影响生存率的主要因素（表 6-2-13~15）如下述。

表 6-2-13　早期食管癌单一放射/手术切除后的生存率

治疗方式	作　者	时　间	例　数	5 年生存率
手术治疗	邵令方	1993	204（原位癌 92 例）	92.6%
手术治疗	邵令方	1994	9107（病变≤5cm）	43.2%
手术治疗	张毓德	1982	4310（病变≤3cm）	43.9%
放射治疗	李国文	1995	52（普查发现）	73.1%
放射治疗	陈志贤	1982	27（普查发现）	59.3%
放射治疗	陈秋立	1997	193（病变≤3cm）	30.1%
放射治疗	丁仁平	1996	40	52.5%
放射治疗	陈东福	1996	180（可手术）	23.3%

表 6-2-14 食管癌单一放射治疗的生存率

作 者	报道年限	病例数	生存率		
			1 年	3 年	5 年生存率
上海肿瘤医院	1978 年	1034 例	48.4%	19.4%	14.6%
殷蔚伯	1980 年	3798 例	38.1%	13.1%	8.3%
朱孝贞	1988 年	2722 例	44%	16%	8.8%
杨民生	1992 年	1160 例	45.9%	19.6%	13.3%
陈延条	1994 年	1110 例	55.9%	20.8%	13.8%
季永喜	1998 年	780 例	50.6%	17.1%	10.5%

表 6-2-15 国外食管癌单一放疗结果

作 者	病 理	分 期	例 数	5 年生存率（%）
Sykes	鳞癌+腺癌	<5cm	101	20
Newaishy	鳞癌	"Inoperable"	444	9
Okawa	鳞癌	I～Ⅳ	288	9
De-Ren	鳞癌+腺癌	Ⅱ～Ⅲ	678	8

1. 不同期别食管癌的生存率（表 6-2-13～14） 较早期食管癌，即部分病人因年龄大、心肺功能差或拒绝手术而采用放射治疗。5 年生存率较高。1995 年李国文[68]报道 52 例早期食管癌的放射治疗。该组病人是 1975～1976 年在我国食管癌高发区河南省林县普查发现早期食管癌 187 例中 52 例进行单一放射治疗。该组的临床表现：①无任何自觉症状或仅有轻微的咽下不适、烧灼感或轻度刺痛或食物通过缓慢等；②无进行性的吞咽困难及声音嘶哑；③能进普食，无肿大淋巴结及远地转移。食管造影显示：①病变长度≤3cm，②黏膜粗糙、中断或黏膜皱襞排列紊乱或有浅性溃疡等；③无大的充盈缺损、环形狭窄和肿瘤侵犯肌层的现象。52 例均有细胞学和病理学诊断。放疗后的 5 年、10 年实际生存率分别为 73.1%（38/52 例），50%（26/52 例）。中国医学科学院肿瘤医院陈东福 1996 年[69]报道 180 例有病理证实、外科医师确认病变可手术的食管癌病人，因心、肺功能，一般情况差，年龄大或拒绝手术者采用单一根治性放射治疗，5 年实际生存率为 23.3%（42/180 例）。因不手术的不同原因又分为拒绝手术组和其他原因（包括心肺功能、一般情况差或年龄大）两组的 5 年实际生存率分别为 31.7%（26/82 例）；16.3%（16/98 例），差异有显著性 P<0.05。与我国外科手术的生存率比较，差异不明显。以上结果显示，普查中发现的食管癌，无论是手术还是放疗其生存率均较有症状后来医院治疗者好。对早期能手术而因种种原因未手术的病人，放疗也有较好的效果，应积极治疗。但中晚期食管癌病人放疗后近 20 年国内外（表 6-2-16）报道的 5 年生存率为 8.0%～20%，治疗效果差。

2. 放射敏感性的临床判断指标 ①疗前食管癌的 X 线分型：腔内型、蕈伞型较其他类型敏感；②疗后食管 X 线改善情况：分为基本正常、明显改善、改善、不变或恶化；或者采用万钧 1989 年提出食管癌放射治疗后近期疗效评价标准为：完全缓解（CR）：肿瘤完全消失的概念为食管造影片显示：原发病灶消失边缘光滑，钡剂通过顺利，但管壁可稍显强直，管腔无狭窄或稍显狭窄，黏膜基本恢复正常或增粗。部分缓解（PR）：原发病变大部分消失，无明显的扭曲或成角，无向腔外溃疡，钡剂通过尚顺利，但边缘欠光滑，有小的充盈缺损及（或）小龛影，或边缘虽光滑，但管腔有明显狭窄。无缓解（NR）：放疗结束时，病变有残留或看不出病变有明显好转，仍有明显的充盈缺损及龛影或狭窄加重。放疗结束后的疗效不同其生存率有所不同（表 6-2-17）。

表 6-2-16　生存率的主要影响因素

影响预后的因素	5 年生存率		
	例　数	%	p
病变长度（cm）			
<5.0	*63/411，**34/288	*15.3，**11.8	
5.0~6.9	108/1167，77/513	9.3，15	
7.0~8.9	80/1177，37/277	6.8，13.4	
≥9.0	11/325，6/82	3.4，7.3	
疗前 X 线分型			
髓质型	240/2812，94/754	8.2，12.5	
蕈伞型	26/180，22/118	14.4，18.6	<0.01
疗后 X 线示肿瘤消退			
基本正常	72/402	19.7	<0.01
明显改善	76/755	10	
改善	126/1732	7.3	
不变或恶化	1/225	0.6	
锁骨 LN 转移			
有	14/446，8/97	3，8.2	<0.05
无	267/2993，146/1063	8.9，13.7	

注：* 殷蔚伯报道：P<0.001；** 杨民生 1160 例 P>0.05。

表 6-2-17　3D-CRT/IMRT 放疗或合并化疗的生存率

作　者	年　限	No	生存率（%）			中位生存时间（月）
			1 年	3 年	5 年	
孔洁	2012	792	70.1	36.7	28	NA
李娟	2012	375	67.2	29.4	19	19
王玉祥	2010	209	64.6	30.8	23.6（4y）	18
Semrau	2012	203		21.2（2y）		NA
蒋杰	2009	132	50.7	29.9	25.7（4y）	NA
谭立君	待发表	529	65.3	34.0	23.5	20
CZ Chen	2013	153	72.5	34.7	26.3	NA

3. 局部失败　这是放射治疗后影响预后的主要因素。尸检资料表明，放射治疗后失败的主要原因为原发部位肿瘤的残存占 75%~96%，纵隔淋巴结转移率为 49%~74.5%，而放射治疗后局部无癌率为 6.3%~32%。殷蔚伯[37] 报道放疗后因局部未控或复发占 84.9%（1132/1334），杨民生[78] 报道为 68.6%（796/1160 例）。究其原因是由于食管癌对放疗不敏感？总剂量不足？或其他原因如常规放疗不能使肿瘤靶体积达到所给的处方剂量或多个因素致使局部控制率低、控制时间短等问题近年来进行了一系列的研究。

4. 研究进展在常规放疗技术的年代，食管癌的生存率低，局部复发率高。由此开展了以下的研究：①分割方式的研究；②放疗剂量的研究；③放化疗同步进行；④放疗技术的改进等。这些研究能否使食管癌局部控制率提高从而达到提高生存率的目的？下面仅简单介绍主要的研究与结果。

（1）分割方式的研究-后程加速超分割放射治疗与生存率　随着放射生物和肿瘤细胞动力学基础与临床的研究，在国内由上海肿瘤医院[86]开展后程加速超分割放射治疗，其研究结果显示常规放疗组与后程加速超分割组的 5 年生存率分别为 14.3% 和 32.6% 的好成绩。2001 年[87]邹长林对 6 个后程加速超分割的随机分组研究进行了荟萃分析，结果为 1 年，3 年生存率后程加速超分割放疗组是常规放疗组的 2.43 倍，结论是后程加速超分割放疗优于常规分割放疗。然而，在 2003 年河南新乡杨留勤[88]报道 82 例胸上中段食管鳞癌后程加速超分割放疗的随机研究结果显示，后超组的 4 年生存率（31.3%），较常规组（19.6%）高，4 年的局部控制率分别为 45% 和 22.8%，但差异均无显著性（$P=0.22$；$P=0.08$）。从报告的数据判断可能与病例数少有关。在以后的 10 余年间国内多家医院发表了近 80 篇相关论文，多数研究结果提示后程加速超分割放疗能提高生存率。

在采用三维适形放疗技术后，常规分割与后程加速放疗的研究中仍然存在不同的结果。如任宝志[89]2006 年报道 150 例食管癌后程加速治疗组与常规分割组的 5 年生存率分别为 33% 和 15%，其结论是后超组提高了生存率。然而 2010 年王澜[90]报道 55 例其中位生存时间分别为 21 个月和 24 个月，1~5 年生存率两组没有差异。以上研究结果提示我们思考的问题：①能否进行分层研究，因为大量的前瞻性研究结果已明确术前放疗或放化疗后病理达 pCR 率为 30% 左右（随机研究结果，pCR 为 11%~47%），70% 有不同程度的肿瘤残存（即 T 残存、N 残存或 TN 均有残存），而对射线敏感的食管癌放疗 Dt40Gy 后，是否还需要后程加速？②后程加速是对放疗敏感者获益还是中度和（或）轻度敏感者获益？③如何能准确判断放化疗的敏感性？目前临床的检查难以判断病理的 pCR，因此还需要更多的特别是术前放化疗病人在手术前详细、全面检查后与病理的对照研究。因此，对分割方式的研究还需要多中心、分层、相同入组条件的足够样本量的随机分组研究，找到和发现对后程加速超分割放射治疗有效的病人，进一步推动食管癌放射治疗个性化或分类化的治疗进程。

（2）3D-CRT/IMRT 放疗技术　蒋杰[91]2009 年在国内较早报道食管癌适形放疗 132 例的结果。其 1 年、3 年生存率分别为 50.7%、29.9%。谭立君[92]再次分析我院 2002 年 1 月至 2011 年 12 月不能手术食管癌 592 例。其中 3D-CRT 放疗 123 例，IMRT469 例。其 1、3、5 年生存率分别为 65.3%、34.0%、23.5%，中位生存时间为 20 个月。与国内其他医院报道结果一致。影响预后的多因素分析为性别、分期、放疗剂量和吸烟。与常规技术放疗后生存率的历史对照显示，局部失败率有不同程度的降低、生存率有不同程度的提高。

无论是肿瘤剂量分布和正常组织的受量 IMRT 明显的优于 3D-CRT。2012 年 Lin SH[98]报道 3D-CRT/IMRT 的配对研究结果显示，前者的 5 年生存率明显的低于后者分别为 34% 和 44%，同时显示 IMRT 的局部复发率和对心脏的放疗毒性明显下降，差异有显著性。因此，建议尽可能采用 IMRT 放疗技术。

（3）同步放化疗治疗不能手术食管癌的预后（表 6-2-18）：关于不能手术的食管癌，美国 NCCN[99]指南显示放化疗同步进行是目前标准的治疗方案，其研究结果来源于 RTOG[100~102]85-01 等前瞻性的研究结果。以后有 6 个随机研究比较了单一放疗与放化同步的治疗效果。在此只介绍较为规范、病例数较多的研究。值得一提的是 RTOG 的一系列临床研究包括 85-01、INT0122（多中心研究）、INT0123（RTOG 9405）。85-01 的研究其结果显示放化疗同步治疗组比单一放疗组的 5 年生存率明显的提高，分别为 27% 和 0%（$P<0.001$），中位生存时间分别为 14 个月和 9 个月。同时与治疗相关的副反应也是增加的如放化疗组中有 8% 的病人出现 RTOG 4 度急性反应，并有 2% 的治疗相关死亡率。单一放疗组只有 2% 的 4 度急性反应，没有治疗相关死亡。随后增加放疗的剂量和合并腔内放射治疗的几个研究其结果均未显示生存率有提高。然而，再仔细分析 RTOG 一系列的研究时发现，放疗均采用了比较大的照射范围，如 RTOG85-01 中放疗范围，前 30Gy 是自锁骨上区到食管胃交界，30Gy 后原发肿瘤上下放 5cm 范围加量 20Gy，INT0123 中的放疗范围是肿瘤上下各放 5cm。30Gy 的预防剂

量是否能起到预防的作用？同步足量化疗的毒性反应增加是否都适合中国的食管癌病人？王澜[103] 2011 年报道 209 例中晚期食管癌其中放疗同步治疗 105 例，单一放疗 104 例，1、2、3 年生存率分别为 84.4%、52.9%、45.6% 和 75.2%、50.7%、37.0%，差异没有显著性，但样本量不大。谭立君[104] 回顾性分析我院 592 例中晚期食管癌进行配对分析（放化疗同步 148 例，单一放疗 148 例）的结果显示，同步放化疗与单一放疗的 1、3、5 年生存率分别为 64.9%、35.1%、26.5% 和 63.8%、32.6%、22.1%，中位生存时间分别为 22 个月和 19 个月（$P = 0.463$）。其结果并未显示与美国的 RTOG 一致的结果。但目前国内的研究存在一些问题：①前瞻性研究样本量不够大；②回顾性研究存在偏倚，可靠性远不如前瞻性研究结果。就目前国内的研究结果有较一致的结论是单一 3D-CRT/IMRT 放疗也能获得 5 年生存率，不像美国 RTOG 8501 报道的 5 年生存率为 0，特别是年龄大、一般状况差、靶区大、有心肺等疾患的食管癌病人，单一 3DRT 也是不错治疗方案的选择。对于能做放化疗同步病人建议按照 NCCN 指南，但放疗剂量有待研究。因此，目前最重要的是研究更适合中国食管癌的治疗指南。应积极开展多中心、前瞻性、有可靠、可行更符合中国国情的食管癌病人的研究。

表 6-2-18　同步放化疗与单一放疗治疗不能手术食管癌疗效的比较

研究者	例　数		5 年生存率（%）	中位生存期（月）	局部失败率（%）
Herskovic 等	R	62	0	9	68[b]
	R+C	61	27（22%8y）	14	47[c]
	R+C[a]	69	14	17	52
Araujo 等	R	31	6	-	84
	R+C	28	16	-	61
Roussel 等	R	69	6（3y）	-	-
	R+C	75	12	-	-
Nygaard 等	R	51	6（3y）	-	-
	R+C	46	0	-	-
Slabber 等	R	36	-	5	-
	R+C	34	-	6	-
Smith 等	R	60	7	9[c]	-
	R+C	59	9	15	-

注：[a] 试验关闭后入组非随机病例。

（4）照射剂量　放疗剂量仍然存在争议，NCCN 推荐剂量为 50.4Gy+化疗。在早年（表 6-2-19）国内就前瞻性显示放疗剂量与生存率的关系。

因此，有学者认为[111~112] DT50~70Gy 放疗效果一样。提倡放射剂量为 TD50 Gy/（5w·25 次），可以减少放射损伤。Manson1981 年尸检资料表明：放疗剂量为 <50Gy，无癌率 4/25（16%）；>50Gy，无癌率为 12/52（23.1%）。杨宗贻 1982 年[113] 报告无癌率与放疗剂量的关系（表 6-2-20）。由此可见，肿瘤达到 50Gy 以后无癌率在 33%（18/54 例）。表 6-2-20 还显示 TD90Gy 2 例仍有肿瘤残存。本院术前放疗的资料显示，常规 TD 200cGy/次，放疗 TD 40 Gy/（4w·20 次）出现轻、中重度病理放疗反应率为 22.1%（53/240），37.5%（90/240），40.8%（97/240 例）。因此，我们认为食管癌对放射敏感性存在明显的差异。谭立君报道 592 例中晚期食管癌在多因素分析结果显示，放疗剂量是影响预后的独立因素。Semrau[96] 也有相同结果。而河北四院多篇文献均未显示放疗剂量是影响预后的独立因素，是否与这几篇文献报道的放疗剂量分组的剂量点不同有关？还需要更多病例数的研究与累积。

目前本院采用95%PTV处方剂量为60~64Gy、6~6.4周30~32次，姑息剂量为50Gy/5w。但对于同步放化疗是否需要降低放疗剂量也能获得同样或更好的效果还有待于进一步的研究。

表 6-2-19 放疗剂量与生存率的关系

放疗剂量	生存率（%）		
	1 年	3 年	5 年
50Gy/5w	55.6~64	22~24	8~16.7
70 Gy/7w	47.9~79	24~2	9~17.2

表 6-2-20 不同放疗剂量与无癌率

照射剂量	例 数	标本上无癌	无癌率（%）
<40Gy	158	6	3.8
40~	117	23	19.7
50~	10	4	40
60	14	3	21.4
70	25	9	36
80	3	2	66
90	2	0	0
合计	329	47	14.2

二、腔内放射治疗

近年来，关于食管癌的腔内放疗不如20世纪90年代报道的文献多，其次3D-CRT或IMRT放疗后其肿瘤靶体积剂量与常规放疗技术有所不同，还需要按95%PTV的体积剂量与腔内放疗剂量进行研究，以减少其毒性反应特别是放化同步治疗后是否需要腔内放疗？腔内放疗后能否降低其复发率等问题的研究。但对老年、体弱、有严重合并症不能进行放化同步治疗或梗阻严重的病人，腔内放疗仍然是较好的治疗手段。

食管癌的腔内放疗正是利用近距离治疗剂量的特点（即随肿瘤深度的增加，剂量迅速下降），以提高食管肿瘤的局部剂量，降低局部复发率，达到提高生存率的目的。日本 Hishikawa 35 例[114]食管癌尸检资料表明：外照射合并腔内放疗，局部复发率为7/16（44%），而单一外照射为93%~100%（表6-2-21）。医科院肿瘤医院苗延浚1982年[115]报道203例食管癌单一腔内放射治疗（X线分型为表浅型）3年生存率为48.3%（13/27），但发生急性放射性食管炎（表现为下咽疼痛）占66%（134/203），远期放射性食管损伤为放射性食管狭窄占11.8%（23/203）。日本 Yasumasa 1999[116]报告21例表浅型食管癌采用单一照射，和外照射合并腔内放射治疗。前者13例，后者8例，3年局部控制率和 Course specific Survival（肿瘤专项死亡生存率）分别为85%，100%；45%，67%，$P<0.05$。3年生存率分别为45%，85%，$P<0.05$。为了克服放射性食管损伤，选择合适的病人，适当的时机行腔内放射治疗。

肖泽芬[117]报道：①采用气囊施源器由普通施源器半径0.3~0.4cm增加到平均0.6cm，食管黏膜处的受量由2031cGy下降为903cGy（设参考点为1.0 cm，剂量为500 cGy，表6-2-22），急性放射性食管炎不明显，18例中仅3例有轻微的下咽疼痛但无需处理；②做腔内放疗时行 MRI 或 CT 扫描检查，以明确肿瘤最大浸润深度，施源器在气囊内的位置，可以精确地知道肿瘤最大外缘的受量，食管黏膜的受量；③腔内放射治疗仅适合肿瘤最大外缘浸润深度≤1.5 cm的病人。否则肿瘤最大外缘（如在2~2.5cm，图6-2-10A）的剂量仅为224~166cGy，达不到有效剂量。医科院肿瘤医院行腔内放疗，在外照射95%PTV处方剂量50~54Gy后加两次腔内，参考点剂量为500~600cGy。参考点据MIR所示气囊的大小、施源器的位置、肿瘤的大小决定。多数情况参考点为1.0~1.2 cm（图6-2-10B）。

表 6-2-21　外照射合并腔内放疗（35 例尸检）

失败的原因	合并腔内放疗	>50Gy 放疗	<50Gy 放疗	全部
肿瘤复发（残存）	7/16（44%）	13/14（93%）	5/5（100%）	5/35（71%）
淋巴结转移	13/16（81%）	11/14（79%）	4/5（80%）	28/35（80%）
远地转移	12/16（75%）	10/14（71%）	4/5（80%）	26/35（74%）
中位生存				
时间（月）	11.3	6.9	3.6	8.4

表 6-2-22　不同参考点、不同部位的照射剂量 cGy（各参考点处方剂量为 500cGy）

	各参考点的距离			
	1.0cm（cGy）	1.2cm（cGy）	1.4cm（cGy）	1.6cm（cGy）
不带气囊施源器的剂量（施源器的半径0.3cm）	2031	2547	3091	3669
带气囊施源器的剂量（施源器的半径0.6cm）	903	1129	1369	1626
肿瘤最外缘的剂量				
（1.6cm）	298	372	451	536
（2.0cm）	224	284	340	403
（2.5cm）	166	207	251	298
气管膜状部的剂量				
（1.0 cm）	514	643	778	926

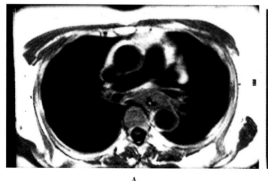
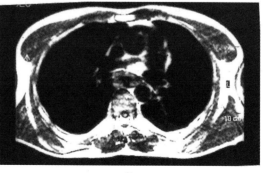

A　　　　　　　　　　　　　　　　B

图 6-2-10　MRI 显示气囊施源器腔内放疗时肿瘤与气囊间的关系

注：白点为施源器。

腔内放疗时机的选择：食管癌的近距离治疗，仅作为辅助治疗手段之一。其主要原因为肿瘤很大时（最大浸润深度>2.0cm），近距离治疗剂量达不到理想的剂量分布。肖泽芬报道（表6-2-23）的一组资料表明单一外照射组治疗前 CT 扫描显示，肿瘤最大浸润深度≤2.0cm 者仅占 28.3%（15/53），对称性浸润仅占 17.8%（13/73 例）。因此，仅有少部分病人在外照射开始时适合做腔内放疗。图 6-2-10A 为放疗前带气囊施源器行 MRI 检查的图像，肿瘤最大浸润深度为 2.0cm，如参考点选择为 1.4 cm，参考点剂量为 500cGy，肿瘤最外缘处的剂量为 251 cGy。选用不同施源器，不同参考点时，不同部位的照射剂量不同（表6-1-22）。肖泽芬报道的另一组资料表明：放疗后有 16/18 例（88.9%）病人肿瘤最大浸润深度≤1.5cm。因此，腔内放射应在外照射之后。腔内放射治疗时如不采用带气囊施源器的医院，可遵循万均建议参考点为 0.8~1.0 cm，参考点剂量为 500~600 cGy 较好，以减少食管黏膜的受量，降低吞咽疼痛的发生率。必须了解肿瘤的最大浸润深度，如肿瘤较大，就不适合腔内治疗。否则出现较严重的并发症，而肿瘤达不到有效控制剂量。但在以下情况食管癌腔内放疗仍然是一种有效的治疗方式之一如不能进食、仅为了缓解梗阻严重的进食困难、年龄大、KS 差或体型不能平躺等的病人。

CT 所示肿瘤为非对称性浸润占 82.2%（60/73 例），其中手术组为 65%（13/20 例），放疗组 88.68%（47/53），对称性浸润占 17.8%（13/73 例）。

表 6-2-23 放射治疗前 CT 所示肿瘤浸润方式及最大浸润深度

	非对称性浸润及浸润深度			对称性浸润及浸润		
	例 数	≤2.0cm	>2.0cm	例 数	≤2.0cm	>2.0cm
手术组	13	8	5	7	5	2
放疗组	47	10	37	6	5	1
合计	60	18	42	13	10	3

三、放疗与手术相结合的综合治疗

（一）术前放化疗治疗模式的建立

2014 年美国 NCCN 指南显示，能手术的胸段食管癌术前放化同步治疗是标准的治疗模式。采用适形放疗技术（3D-CRT/IMRT）。处方剂量为 95%PTV 41.4~50.4 Gy/23~28 次，同步化疗方案为紫杉醇+卡铂或顺铂+5Fu。治疗指南主要来源于以下两项研究：

1. 2007 年 Lancet Oncology 的一篇 meta 分析[118]包括了 10 项共 2 933 例对比术前放化疗联合手术与单纯手术亚组分析提示同步放化疗使鳞癌病人死亡风险下降 24%（$P=0.04$），但是仅有 1 项研究的样本量足够大具有统计学效力。为此，2011 年该作者对 meta 分析做了更新[119]，包括 24 项（以前 17 项，增加 7 项最新的临床研究）使总病例数达到 4188 例，其中 12 项术前放化同步治疗与单一手术的随机研究病例数 1854 例；9 项术前化疗与手术比较的随机研究（病例数为 1981 例）。其结果显示，术前放化疗组的死亡风险比为 0.78（95% CI 0.70~0.88；$P<0.001$），亚组分析显示鳞癌组死亡风险比为 0.80（0.68~0.93，$P=0.004$），腺癌组死亡风险比 0.75（0.59~0.95，$P=0.02$）。更新后的 Meta 分析结果为食管癌术前放化疗使食管鳞癌和腺癌病人均能从治疗中获益，食管腺癌病人能从术前化疗中获益，鳞癌病人没能获益。但术前放化疗或化疗哪个更获益尚未建立。

2. 2012 年 Hagen 等[120]前瞻性报道（Meta 分析中最大一组资料），对能手术的食管癌Ⅲ期前瞻性随机临床研究（手术组与术前放化疗组）（CROSS 研究）奠定了术前放化同步治疗在食管癌中的地位。该临床研究入组的 368 例（T_1N_1、$T_{2~3}N_{0~1}$ 期）的食管癌病人随机分为两组，分别接受了同步放化疗+手术或单纯手术治疗。术前放化疗采用三维适形放疗（总剂量 41.4Gy，每次 1.8Gy，共 23 次）联合紫杉醇+卡铂 5 周期方案。其结果显示，两组术后 30 天内死亡率无显著差异（$P=0.85$）。R0 手术分别为 69% 和 92%（$P<0.001$），淋巴结转移率分别为 75% 和 31%（$P<0.001$），术后病理的 pCR 为 29%（其中鳞状细胞癌为 49%，腺癌为 23%，$P=0.008$）。中位生存时间术前放化疗组为 49.4 个月，手术组为 24.0 个月。1、3、5 年生存率分别为 82%、58%、47% 和 70%、44%、34%，差异有显著性（$P=0.003$）。亚组分析提示：对于鳞癌病人术前放化同步治疗带来的生存获益更加显著，同步放化疗联合手术可使鳞癌病人的死亡风险下降 58%（$P=0.007$），进一步证实术前放化疗能使病人获益。

然而，在 2014 年[121] 法国的一项前瞻性研究结果（早期食管癌术前放化疗与单一手术对照研究 FFCD9901）显示，术前放化疗组与手术组比较，R0 切除率、3 年生存率和术后死亡率分别为 93.8% 与 92.1%（$P=0.749$）、47.5% 与 53.0%（$P=0.94$）、11.1% 与 3.4%（$P=0.049$），术后死亡风险明显高于单一手术组。未能使食管癌病人从术前放化疗中获益。

（二）术前放化疗方案

目前我院 95% PTV 41.4Gy/23 次（每天 1 次、每次 1.8Gy、每周 5 次）。化疗方案：紫素（$45~60mg/m^2$）+PDD $25mg/m^2$ 每周方案，共 4~5 周。休息 5~6 周后手术。

（三）术前放疗范围

目前没有明确较一致的放疗范围，但术前放疗的目的是明确的。

1. 提高切除率，放疗使原发病灶（包括早期和局部晚期或不易切除的原发肿瘤）因放化疗后肿瘤缩小变得容易切除或提早 T 的分期。

2. 降低淋巴结转移率使 N 分期提早。

3. 必须了解原发肿瘤部位与手术清扫的难易程度，以减少术后的复发率。因此有必要了解食管癌淋巴结转移规律和不同病变部位淋巴结的转移率，尸解资料所示淋巴结转移部位与转移率和手术时淋巴结转移的情况，可为术前放疗范围提供参考。国内外多数文献报道放疗范围多为病变上下缘外上下各外放 3~5cm，前后左右外放 1.0~1.5cm[120~121]。但我们医院有所不同，即除要考虑原发灶外，更主要考虑淋巴引流区域且手术不清扫或不易清扫的上纵隔（1~7 区淋巴引流区域）。而上段食管癌因 7 区以下容易清扫且复发率低。因此，多数情况下不要求照射腹腔淋巴引流区域。

无论是术前放疗、化疗还是放化疗，影响病人生存获益的主要因素是对治疗的敏感性（降期或者达到 pCR，表 6-2-24）和手术的安全性。在保证了手术风险不增加的基础上降低 T 分期、N 分期并获得病理 CR 才能获得生存期的延长。

2011 年 Kranzfelder M 等的 Meta 分析[122] 在 7 个术前放化疗的研究中，病理的 CR 率为 11%~43%，4 个有报道术前化疗的 pCR 率的文章显示 pCR 为 3%~50% 差异较大。但从 pCR 率的绝对值看，术前放化疗仍然高于术前化疗。而能从术前治疗中获益的病人是病理获得 CR 者。多数临床研究结果[123~136] 显示获得 pCR 组的生存率明显高于 No pCR 组。因此，在确保不增加手术并发症的基本前提下获得 pCR 者是提高生存率的关键。

由于国人的体质、对放化疗的耐受、年龄大小、心肺功能、是否有合并症、照射范围、潜在的体质等因素需要综合评估，只有减少对手术风险，提高切除率、降低淋巴结转移率和提早 T 分期方能使食管癌病人从术前放化疗中获益，且真正能获益的病人只是其中达到 pCR 和部分降期（$T_{1~2}N_0$）的病人[137]。

表 6-2-24 术前放化疗后病理 pCR 与 No pCR 的生存率

Authors	Publication date	Response	Sample size	Median survival (months)	Survival (%)	Follow-up (years)	P Value
Urba et al.[123]	2001	pCR	14	49.7	64	3	0.01
		No pCR	36	12	19		
Ancona et al.[124]	2001	Responders	19	NA	60	5	0.0002
		Nonresponders	28	NA	12		
Donington et al.[125]	2003	pCR	24	Not reached	64	3	
		Residual tumor	84	19	34		
Brucher BL al.[126]	2004	Responders	26	32.3	NA		
		Non-responders	38	19.5	NA		
Chirieac et al.[127]	2005	pCR	77	133.2	65	5	0.003
		No pCR	158	10.5~38.1	29		
Berger et al.[128]	2005	pCR	42	50	48	5	0.015
		PR	13	49	34		
		No response	76	25	15		
Sweisher et al.[129]	2005	pCR	86	NA	74	3	<0.001
		PR	98	NA	54		
		>50% residual	53	NA	24		
Rohatgi et al.[130]	2005	pCR	69	133	NA		
		No pCR	166	34	NA		
Kesler et al.[131]	2005	pCR	25	57.6	NA		
		Partial downstage	36	13.2	NA		
		No downstage	24	16.8	NA		
Dianel et al.[132]	2010	pCR	55	124.8	61.6	5	<0.01
		No pCR	120	21.1	30.4		
Meredith et al.[133]	2010	pCR	106	66	52	5	
		pPR	95	32	38		
		NR	61	16	19		
Donahue et al.[134]	2010	pCR	42	NA	55	5	
		Near complete	27	NA	27		
		Partial response	88	NA	27		
Pasini et al.[135]	2013	pCR	35	Not reached	77	5	<0.001
		pnCR	11	53	44		
		Residual tumor	46	16	14		
Huang et al.[136]	2014	pCR	59	98.8	NA		

我院从 1960 年开始，对能手术治疗的食管癌病人进行术前放疗与单一手术的前瞻性随机对照研究，局部晚期外科医师认为手术有困难者进行非随机计划性术前放疗研究，结果表明术前放疗：① 能提高手术切除率，其放疗作用使瘤体缩小；淋巴结转移率下降；② 不增加手术的死亡率及吻合口瘘的发生率；③ 提高生存率，吻合口残端癌发生率下降。汪楣[138]等 2001 年报道了该院 1977~1989 年间对 418 例可手术的食管癌随机分为手术组（S，223 例），术前放疗+手术组（R+S，195 例）的长期结果显示：手术切除率提高分别为 85.7% 和 90.3%（P=0.08）；不增加手术死亡率分别为 4.2% 和 2.2%；淋巴结转移率降低，分别为 40.8% 和 22.2%，差异有显著性（P<0.001，图 6-2-11）。局部和区域复发率分别为 41.4% 和 22.7%，差异有显著性（P=0.01）。两组生存率 R+S 组明显的优于 S 组，差异有显著性（P=0.042）。随机研究结果显示术前放疗组 5 年生存率提高约 9.7%，P=0.0420。为了进一步评价食管癌术前放射治疗的意义，在 2003 年该院欧广飞[139]等就该组资料进一步分析放射治

疗反应程度与生存率的关系，其结果显示，重度、中度、轻度放疗反应的 5 年生存率分别为 60.7%，46.4% 和 21.1%，差异有显著性。与单一手术组 5 年生存率（38.8%）比较，重度放疗反应组优于手术组，差异有显著性（图 6-2-12，$P = 0.000$），中度放疗反应组稍优于手术组，但差异无显著性（$P = 0.295$），轻度放疗反应组低于手术组，差异有显著性（$P = 0.034$）。因此认为，对放射治疗不敏感的病人，术前放疗无好处。非常遗憾的是，目前国际上关于术前放化疗与手术比较的前瞻性研究的文献报道，并没有进行分层分析以进一步证实未达到病理 CR 组与手术组比较是否生存率也获益。因此，无法获得真正哪部分病人（与手术比较，术前放化疗后）能从术前放化疗中获益？假设病理显示未达到 pCR 病人（如 $T_{2\sim4}N^{'}$ 者）与手术组比较不能从术前放化疗中获益，是否还需要术前新辅助放化疗？因此，加强术后放疗或放化疗的研究也有一定的空间且非常重要。

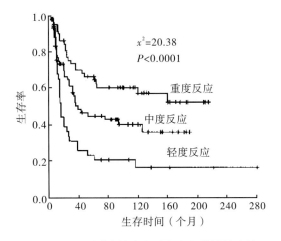

图 6-2-11　不同放射治疗反应生存曲线的比较

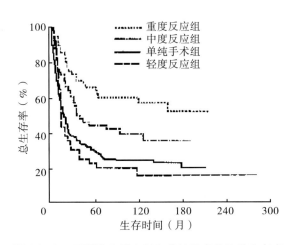

图 6-2-12　不同放疗反应组和单纯手术组的总生存率

（四）术后放射治疗

1. 预防性术后放疗的理由——手术的生存率和术后复发率　文献报道[140~141]食管癌术后因不同期别其生存率不同，5 年生存率Ⅱ期为 46.3~53.5%，Ⅲ期为 6.7~15.1%；无转移和有转移的 5 年生存率分别为 39.3%~47.5%、10%~25%；造成治疗失败的主要原因是术后复发和转移。黄[145]等 1987 年报道，单一手术后 2 年内死于肿瘤复发或（和）转移者占 77.4%，5 年和 10 年生存者仍有 40% 和 24.2% 的病人死于肿瘤复发和转移。陈[146]等 1998 年报道，根治手术后淋巴结复发转移占 74.1%，复发中位时间为 321 天（约 10.7 个月），血行转移占 8.0%，转移中位时间为 304 天（约 10 个月）。其中 75% 在术后 18 个月复发和转移，25% 在术后 4.8 个月复发和转移。Visbal 等[147]报道手术后 5 年复发率为 56.8%。Ⅱa 期和Ⅲ期术后复发率分别为 41.6% 和 80.7%。为此，日本提出三野淋巴结清扫术以降低淋巴结的复发转移失败率，提高生存率，但据文献报道[148~155]即使采用扩大淋巴结的清扫术仍然有一定比例因复发而造成手术失败（表 6-2-25）。因此，单一手术的治疗是有限的，为综合治疗提供了依据。

2. 术后放疗的适应证、放疗范围　根据我院 1986~1997 年完成食管癌根治术后预防性放疗的前瞻性随机研究结果，并修改照射范围于 2004~2009 年在临床上应用，同时采用 IMRT 进行术后放疗。到目前分析的结果，促使我们进行第 3 次提出修改照射范围和放疗剂量，目前启动了临床的应用研究，其疗效如何有待研究结果的证实。修改意见和建议如下：

目前我院术后放疗靶区试用版本如下，采用调强放疗技术。

（1）Ⅱa ［$T_{2\sim3}N_0M_0$-淋巴结阴性组（2002 年 UICC 分期）］病人，推荐术后放疗，但临床Ⅱ的研究结果与历史（1986~1997 年前瞻性研究结果）对照的 OS 有明显提高，目前正在进行前瞻性随机研究。

表 6-2-21　食管癌三野淋巴结清扫术后的生存率

作　者	年	病例数	5年生存率（%）	复发率（%）
Kato	1991	77	48.7	23.4
Okuma	1993	68	35.2	ND
Akiyama	1994	324	55	ND
Baba	1994	106	30.8	46.2
Fujita	1995	63	40	33.3
Nishimaki	1998	190	41.5	41.5
Tachibana	1999	129	45.8	28.7
Ando	2000	116	40	ND
Isono	1991	1791	34.3	ND
Altorki	2002	80	51	43.6

照射范围（图 6-2-11）

上界：环甲膜水平（上段食管癌）或 T_1 椎体的上缘（中段和下段）

下界：隆突下 3cm 或瘤床下缘下 2~3cm。包括下颈、锁骨上、锁骨头水平食管气管沟的淋巴引流区、1、2、3p、4、7 区淋巴引流区；上段食管癌或上切缘≤3cm 者包括吻合口。

放疗剂量为 95% PTV 50~56Gy/（1.8~2.0Gy·28 次），每周 5 次。

（2）Ⅱb/Ⅲ食管癌根治术后的照射范围

1）胸上段食管癌：不包腹腔干周围的淋巴引流区域的照射。

上界：环甲膜水平包括下颈、锁骨上区域、锁骨头水平食管气管沟的淋巴结引流区、1、2、3p、4、7 区淋巴引流区。

下界：隆突下 3cm 或瘤床下缘下 2~3cm（图 6-2-11）。

2）中段食管癌（$LN_{0~2}$ 枚），1~2 枚转移淋巴结在纵隔内或膈下或两个区域；当转移淋巴结≥3枚，而转移淋巴结均在纵隔内的照射范围，仍然不包腹腔干周围的淋巴引流区域。

上界：T_1 椎体的上缘包括锁骨上区域、锁骨头水平食管气管沟淋巴结、1、2、3p、4、7 区、8 区淋巴引流区。

下界：瘤床下缘下 2~3cm。

3）中段食管癌淋巴结转移≥3，转移淋巴结在纵隔+膈下两个区域或在膈下；

下段食管癌淋巴结转移，不论淋巴结转移个数的多少，建议包括腹腔干周围的淋巴引流区域。

上界：T_1 椎体的上缘包括锁骨上区域、锁骨头水平食管气管的淋巴结、1、2、3p、4、7、8 和胃周围的淋巴引流区。

下界：腹腔干水平。

3. 放疗剂量　术前和术后 CT 显示没有肿大淋巴结 95%PTV 54Gy（2.0Gy·27 次）。

术前或（和）术后 CT 显示但不能除外转移淋巴结需要勾画 GTVnd 并外放 0.5cm 形成 PGTVnd。95%PTV 54Gy（1.8Gy·30 次）同步加量 95%PGTV 60Gy（2.0Gy·30 次）。

4. 正常组织剂量（中国医学科学院肿瘤医院放疗科正常组织的限量标准）

（1）肺平均剂量　≤15~17Gy，两肺 V_{20}≤30%，两肺 V_{30}≤20%。同时化放疗者两肺 V_{20}≤28%。

（2）脊髓剂量　平均剂量 9~21Gy 和 0 体积剂量≤45Gy/6 周。

（3）心脏　V_{40}≤40丨%~50%。

（4）术后胸胃　V_{40}≤40%~50%（不能有高剂量点）。

关于术后预防性放疗或放化疗国际上有多篇文章[156~160]报道，与手术比较其生存率提高存争议（表6-2-26）。而中国香港 Mandson 等报道食管癌术后放射治疗增加了并发症分析其原因可能与大分割剂量有关。如放疗剂量单次为350cGy，3次/每周，共14次，总剂量为49~52Gy，胃出血或胃溃疡等合并症为37%，明显高于对照组（6%）。而1991年法国 Teniere、德国 Zieren 和肖泽芬等报道，常规分割剂量并未明显增加与放疗有关的并发症。再者本院手术胸胃的路径是从弓旁后纵隔弓上或颈部吻合术。因此，仅少部位胸胃在照射野内。肖泽芬报道549例食管癌根治术后预防性放射治疗的临床前瞻性研究结果显示，手术组和术后放疗组的5年生存率分别为37.14%和41.3%，差异无显著性（P=0.4474）。但Ⅲ期食管癌术后放疗组的5年生存率为35.1%，明显高于单一手术的13.1%，差异有显著性（P=0.0027）。在淋巴结有转移时，手术和术后放射治疗组的5年生存率分别为17.6%，34.1%，差异有显著性（P=0.0378）。复发率：术后放疗组的胸内淋巴结、吻合口、锁骨上淋巴结转移的失败率均比单一手术组低，分别为16.8%、0.5%；3.1%和25%；5.8%、13.2%，P<0.05。腹腔淋巴结和血性转移失败率两组无差异。约1/3的病人有放疗所致的恶心，食欲降低。不增加吻合口狭窄的发生率（单一手术组1.8%和术后放疗组4.0%）。在多因素分析时发现，淋巴结转移数对预后有明显的影响。通过该临床课题前瞻性研究得出结论如下：①食管癌根治术后预防性放射治疗能提高Ⅲ期和淋巴结转移病人的生存率。②能降低放疗部位的复发率；③术后放疗不增加吻合口狭窄等与放疗有关的并发症。④淋巴结转移个数是影响食管癌生存率的另一主要因素之一。⑤提出食管癌分期新建议：Ⅲa（$T_4N_0M_0$-没有淋巴结转移），Ⅲb（$T_{3~4}N_1M_0$-淋巴结转移个数1~2枚），Ⅲc（$T_{3~4}N_2M_0$-淋巴结转移个数≥3枚）。2009年 UICC 和 AJCC 食管癌的分期以充分考虑到淋巴结转移个数对生存率的影响并进行了分期的调整。

表6-2-26　术后放射治疗与生存率的关系（随机研究）

| 分　组 | 治疗方式 | 病例数 | 剂量（Gy） | 局部复发 | 远处转移 | 生存率（%） | | | P |
						1年	3年	5年	
法国[157] 全组	术后放疗	102	55.8					18.6	NS
	单一手术	119						17.6	
中国香港[158] 全组	术后放疗	30	49~52	10	40				
	单一手术	30		13	30				
日本[159] 全组	术后放化	22	52	4		80	58	50	NS
	术后化疗	23			4	100	63	38	
德国[160] 全组	术后放疗	33	45~55			57.0	22.0		NS
	单一手术	35				53.5	20.0		
Ⅲ期	术后放疗	11	45~55			41.0	18.0		NS
	单一手术	13				47.0	19.0		
中国[156] 全组	术后放疗	220	50~60			79.3	50.9	41.3	0.4474
	单一手术	275				79.1	43.5	37.1	
LN+	术后放疗	129	50~60	35.9		72.3	38.2	29.2	0.0698
	单一手术	132		21.5		69.7	24.7	14.7	
Ⅲ期	术后放疗	129	50~60			75.5	43.2	35.1	0.0027
	单一手术	143				67.5	23.3	13.1	

章文成[39]和刘晓[161]分析我院 2004 年 1 月至 2009 年 5 月食管癌根治术后的病人 1119 例分析结果，提出第 3 次修改靶区的理由：

1）根治术后病理为 $T_{2~3}N_0M_0$ 期食管鳞癌 581 例，单一手术组 543 例，术后 IMRT 治疗组 38 例。T_2 153 例（26.3%），T_3 428 例（73.7%）。共清除淋巴结个数 12 601 枚，中位 20 枚（0~88 枚）。肿瘤长度中位值 4.5cm（1.0 ~ 10.0cm）。肿瘤上切缘中位 5.0cm（1.0 ~ 14cm），下切缘 7.5cm（2.0~20cm）。在分析治疗后失败模式发现，全组手术后总的复发转移率为 38.6%（216/559 例），其中手术组为 40.3%（210/521 例），术后放疗组为 15.8%（6/38 例），差异有显著性（$X^2 = 8.979$，$P = 0.003$）。在单一手术组，总复发转移率 T_2 为 43.6%（65/149 例）、T_3 为 39.0%（145/372 例），其中纵隔淋巴结复发率最高 T_2 为 20.3%（29/143 例），T_3 为 17.8%（64/360 例），其次为锁骨上淋巴结 T_2 为 13.3%（19/143 例），T_3 为 9.7%（35/360 例）和血性转移 T_2 8.4%（12/143 例），T_3 11.7%（42/360 例），腹腔淋巴结和吻合口复发率均较低。上段、中段、下段食管癌术后复发转移率分别为：42.4%（28/66 例）、41.4%（138/333 例）、36.1%（44/122 例），差异无显著性（$X^2 = 1.213$，$P = 0.545$）。由此可见，$T_2N_0M_0$ 期和下段食管癌术后纵隔和锁骨上失败率不低。因此，我们在《肿瘤放射治疗学》第四版的基础上进一步完善和修改，建议 $T_2N_0M_0$ 和下段食管癌进行术后放疗。其次，在术后采用适形放疗技术、修改照射范围后的小样本的研究结果显示，术后放疗组 DFS 高于手术组，但生存率没有提高。为了明确术后放疗在这组病人中的作用。杨劲松[162]分析将我院病例扩展到 2011 年使病例数达到 916 例，其中手术组 820 例，术后放疗组 96 例。两组的 5 年生存率分别为 59.9%、74.3%（$P = 0.010$），5 年 DFS 率分别为 51.7%、71.0%（$P = 0.003$）。术后放疗组和单纯手术组总复发率、局部区域复发率、远处转移率分别为 22.9% 和 42.6%（$P = 0.000$）、18.8% 和 34.7%（$P = 0.002$）、11.5% 和 21.2%（$P = 0.025$），进一步显示术后放疗降低复发提高生存率。但还需要前瞻性随机研究的结果已获得 I 类证据。

2）II_b ~ III 期期胸段食管癌的术后放疗或放化同步的研究：章文成等报道根治术后病理为 II_b ~ III 期胸段食管鳞癌 538 例，其中手术 348 例（占 64.5%），术后 IMRT 190 例（占 35.5%）。分析手术组失败的模式以帮助术后靶区的修改。

淋巴结阳性组 523 例，手术组 337 例，术后放疗组 186 例，5 年生存率分别为 28.4% 和 38.9%，中为生存时间分别为 24 个月和 39 个月（$X^2 = 12.565$，$P = 0.000$）。III 期食管癌 417 例，手术组 274 例，术后放疗组 143 例，5 年生存率分别为 24% 和 38%（$P = 0.001$）。手术组失败的主要模式：纵隔淋巴结转移失败率为 34.6%，锁骨上淋巴结失败率为 13.3%，腹腔淋巴结转移失败率为 10%，血性转移为 21%。术后 IMRT 治疗组，纵隔淋巴结和锁骨上 LN 转移失败率明显下降分别为 13.4%（$P = 0.000$），6.1%（$P = 0.015$），术后 IMRT 放疗明显降低了放疗部位的复发转移率，挺高了生存率。但血性转移率为 30.7% 较手术组（21%）高，为术后放化疗提供了重要依据。根据上、中、下不同肿瘤部位其局部失败（纵隔淋巴结+吻合口）率分别为 23.8%、45.0%、30.2%（$P = 0.021$）；锁骨上淋巴结转移失败率分别为 38.1%、13.0%、8.3%（$P = 0.001$），腹腔淋巴结转移失败率分别为 0、7.7%、15.6%（$P = 0.033$）；血性转移分别为 28.6%，20.1%、20.8%（$P = 0.668$）。然而中段食管癌术后淋巴结转移为 0~2 枚即便是在两个区域，腹腔淋巴结转移失败率也在 5% 以下，即使转移淋巴结≥3 枚但转移部位均在纵隔内，其腹腔淋巴结转移失败率仅为 5.3%（1/19 例）。但是，在转移淋巴结≥3 枚且转移部位在膈下或两个区域（纵隔和膈下两个区域均有）其腹腔淋巴结转移失败率分别为 14.3%（1/7 例）、18.6%（8/43 例），虽然差异没有显著性，可能与病例数少有关。通过 5 年术后适形放疗技术的研究、照射范围的修改后的应用，其结果进一步显示术后放疗明显降低了放疗部位的复发率，提高生存率。但血行转移率高分别为 21.0% 和 30.7%。但对于中段食管癌因淋巴结转移个数不同其失败率有所不同，需要进一步修改照射范围以降低术后放疗的毒性反应。因此合并化疗是下一步研究的重点。

　　2010～2014 年多篇文献[63~67,163~165]报道的结果也支持对淋巴结阳性或Ⅲ期术后放疗或放化疗提高了生存率这一结论。Schreiber D 1046 例病人，其中 683 例接受了单纯手术，363 例接受了手术+术后放疗，Ⅱa 的 3 年生存率分别为 46.0% 和 52%（$P>0.05$），Ⅲ期的 3 年生存率分别为 18% 和 29%（$P<0.001$）。2012 年 Worni M 报道 2 431 例食管癌，术后放疗组与手术组的 5 年生存率分别为 20.1% 和 13.1%（$P<0.001$）陈俊强也有相同的结果。关于术后放化同步治疗的样本量不大且较早期的研究报道。2013 年陈俊强报道术后放化同步治疗与放疗比较 5 年生存率分别为（47.4% 和 38.6%，$P=0.03$）差异有显著性，但在多因素分析化疗周期是独立预后影响因素。台湾 2014 年回顾性的研究术后放化同步与手术组比较对淋巴结阳性的 3 年生存率分别为 45.8%，14.1%（$P<0.001$），配对后的 3 年生存率分别为 48.6% 和 16.8%（$P=0.003$），其结论认为淋巴结阳性者能从术后放化疗中获益。但这些报道均为回顾性分析资料，还需要前瞻性研究结果加以证实。

　　5. 姑息手术后的放射治疗　姑息手术指外科医师在手术时肉眼未切净和病理检查时显微镜下见有肿瘤残存（可能为肿瘤直接浸润和转移性淋巴结所致）。多数与邻近组织器官紧密粘连，如大血管、气管、支气管、椎前筋膜和病理检测时，有切缘不净者。对姑息性手术者应及时行放射治疗。文献报道能明显改善其预后。香港 Marson Fok[158]在 1993 年报道：70 例姑息手术+放射治疗和单一外科，其局部复发率明显下降，分别为 20%（7/35）和 46%（16/35）$P=0.04$。医科院肿瘤医院杨宗贻 1991 年[166]报告姑息手术后有计划的放射治疗，其生存率明显高于不放疗组（表 6-2-27）。放疗后的 3 年、5 年生存率分别为 20%，18%。而未放疗组无 3 年生存率。由于肿瘤残存部位不同，生存率也有所差异（表 6-2-28），但关于适形放疗技术的文献报道不多且例数很少。

表 6-2-27　姑息术后非随机研究结果

	1 年生存率		3 年生存率		5 年生存率	
	例　数	%	例　数	%	例　数	%
姑息术后						
放疗组	20/46	43	9/46	20	8/46	18
未放疗组	11/28	39	0/28	0	0/28	0 放疗组的剂量
≥60cGy	6/11	55	3/11	27	3/11	27
<60cGy	14/35	40	6/35	17	5/35	14

表 6-2-28　姑息手术后肿瘤残存部位与生存率

肿瘤残存部位	1 年生存率		3 年生存率		5 年生存率	
	例　数	%	例　数	%	例　数	%
胸腹内淋巴结转移	4/20	20	0/20	0	0/20	0
大血管壁残存癌	6/9	67	2/9	22	2/9	22
气管、心包、椎前筋膜	11/17	65	7/17	41	6/17	35
吻合口残癌	23/30	77	11/30	37	8/30	27

　　6. 照射技术与照射剂量　建议采用靶区局部加量的照射方式。95% PTV50Gy（预防高危区域）+肿瘤残存部位 10~14Gy，一定注意的是胸腔胃不在同步加量的部位。照射范围主要根据术前 CT 所示肿瘤可能残存部位或外科大夫手术后所示金属标记为主，其次要参考病人的一般情况和术后淋巴结转移的个数适当的扩大到转移比例较高的淋巴引流区。

第九节 放射治疗副反应的处理

一、全身放疗反应

多数病人无明显的全身反应或有很轻，无需处理。有个别的病人较明显。常表现为乏力，食欲缺乏，恶心欲吐。给予输液，支持治疗及增加食欲的药物治疗，即可保证顺利完成放射治疗。

二、放射性食管炎

多数病人表现为吞咽疼痛，进食困难的症状较前有加重。多数病人在Ⅰ~Ⅱ级反应但三维适形放疗和（或）合并化疗后副反应较单一放疗明显的增加，因此需要及时处理。放射性食管炎多数情况下不需要用镇痛药，特别是局部有溃疡或穿孔前的征象时。可能会因镇痛药物的作用发生了穿孔，临床都没有意识到这种可能的存在。发生时间多数为 TD 20~40 Gy 左右，主要原因为食管黏膜的充血，水肿，渗出及糜烂。处理：① 消除病人误认为病情加重的思想负担，解释其原因；② 轻者观察，重者则给予输液。适当少量的激素和抗生素治疗，可获得较好的效果。

三、气管反应

多数表现为刺激性干咳或痰不易吐出。轻病人无需处理或对症治疗，如氯化铵等，雾化治疗（可加用糜蛋白酶和少量的激素行雾化吸入治疗），可以帮助排痰。

第十节 放射治疗中注意事项

一、放射治疗中及结束后穿孔问题

食管癌穿孔被认为是灾难性的并发症之一。1997 年肖泽芬[167] 报道 277 例食管癌穿孔病人中有 62.2% 的病人在 3 个月内死亡，81.5% 的病人在 6 个月内死亡，当然与穿孔部位和穿孔性质不同有关。穿孔性质的诊断和处理非常关键。

（一）穿孔原因

放疗中穿孔的基本理论认为是肿瘤的消退速度与正常组织修复速度不均衡所致：

1. 肿瘤的消退速度过快

（1）与肿瘤对放疗很敏感有关（如 X 线片显示腔内型或蕈伞型）。

（2）照射剂量大速度快，常常是周剂量和（或）单次剂量大。

2. 影响正常组织修复能力的因素

（1）放疗后的纤维化和（或）局部供血差。

（2）从尸检病理看，多数情况下合并感染，局部有大量的急慢性炎性细胞渗出，是影响正常组织修复能力的主要因素之一。

（二）临床表现

1. 白细胞数升高，特别是中性粒细胞高。

2. 发热，常常低热。

3. 胸背疼痛或胸部不适、发沉的感觉。

（三）处理

1. 放疗前 X 线片显示有穿孔前（如尖刺、龛影等）的征象时

（1）放疗速度为 180~200cGy/次。周剂量 900~1000cGy。因为放疗速度至少要达到肿瘤的有效剂量。

（2）加强抗感染和促进正常组织修复能力的治疗，使用有效的抗生素；加强和及时补充营养、蛋白，纠正贫血，促进食欲等。

（3）动态观察：在放疗过程中，每周 X 线钡餐透视 1 次，观察穿孔前征象的变化。经上述处理，多数病人能顺利完成放疗。

2. 放疗中或结束后 X 线显示溃疡或诊为穿孔的处理　溃疡或穿孔性质的诊断及处理：在放疗 TD ≥40Gy 或放疗结束后出现溃疡或穿孔者，有一定的比例（22%~32%）为非癌性，即放射性溃疡。前者常表现为：①放疗前 X 线造影片显示多数为敏感型，如腔内型或蕈伞型；②放疗过程中原充盈缺损明显改善或消失或仅显示溃疡或穿孔者；③吞钡透视下显示病变扩张较好。要考虑非癌性穿孔的可能性。后者在原病变部位或（和）放疗区内出现溃疡或穿孔，不伴有明显的充盈缺损。但因放疗后的纤维化可能出现局部管腔狭窄。在诊断上有困难，建议处理如下：①先进行积极有效的消炎治疗和促进蛋白合成的药物治疗；②食管镜检并取活检，镜下可直接观察局部的情况，诊断的阳性率比未消炎治疗前要高；③动态观察原发病变及溃疡的变化。杨宗贻[168] 报告，58.3%（14/24）的病人进行了长期有效地抗炎、鼻饲或胃造瘘，促进蛋白合成等保守治疗，使局部感染得到控制。穿孔或溃疡愈合。1997 年肖泽芬报道放射治疗食管癌穿孔预后因素的分析发现，无癌性穿孔的 1、3、5 年生存率分别为 93.8%、68.8%、42.9%。而癌性穿孔无 1 年生存率。2001 年肖泽芬[169] 报告 32 例食管癌放射治疗后死亡的尸检分析发现，9/32 例（28.1%）为非癌性死亡，其中因穿孔死亡占 88.9%，在穿孔前 5~90 天（中位 30 天）100%（9/9 例）有穿孔征象。77.8%（7/9）的病人有低热、白细胞数升高等感染征象。55.6%（5/9）的病人有胸痛。1981 年张大为[170] 报道食管癌放射治疗后复发经外科治疗发现 41 例术后标本病理检查仅有 12 例（29.3%）无残存癌细胞，临床均误诊为肿瘤复发。

3. 食管支架　一旦发生食管气管瘘，带膜的食管支架也是有效的姑息手段之一，但需要控制感染否则有发生大出血的可能。

二、放疗中和放疗后梗阻问题

放疗前能进食半流以上的病人在放疗过程中，很少发生滴水不入的情况。多数是在放疗前仅能进流食或进流质有困难者，在放疗开始前 3 周有可能出现滴水不入的现象。其原因多为病变全周性浸润性生长，食管失去正常的弹性。肿瘤侵及和占据食管管腔，加之放疗引起的水肿，局部的炎性渗出所致。

1. 处理办法　① 保证病人的每日入量，包括输液和静脉高营养或鼻饲，以保证病人每日所需的液体，蛋白质和热卡。此时鼻饲多数较为困难。因为一旦发生滴水不入，胃管很难通过狭窄部位，因此对流质病人可在放疗前放鼻饲管或食管支架；②积极消炎及消水肿治疗。用少量的激素治疗可减轻水肿；③肿瘤所致梗阻不影响放射治疗，多数病人在放疗 TD40Gy 左右进食梗阻可得到缓解。

2. 放疗后出现梗阻问题　多数病人是由于放射治疗所引起放疗部位的纤维化，使食管失去正常的弹性功能。在原本扩张差，管腔狭窄的情况下，进食不小心很容易发生因食物残渣阻塞在狭窄部位。同时出现局部的水肿。这种情况有以下特点：①多数发生很突然；②梗阻前能进半流或进流质顺利；③梗阻后滴水不入；④明显与进食有关。处理：①输液、消炎、消水肿治疗，多数情况 3~7 天即可缓解；②如经上述处理无改善，可行食管镜检。

三、放射治疗后局部复发的处理

根治性放疗后多数病人在 1~2 年内复发，同时伴有放疗后纤维化且放疗后仍有一定比例的病人

为局部无癌或重度放疗反应。肖泽芬等报道 32 例食管癌放射治疗后死亡尸检资料分析结果显示，根治量放疗后局部无癌率 28.1%（9/32 例），该 9 例的病理显示，食管穿孔周围有大量的急慢性炎性细胞浸润，甚至有脓腔的形成和大量的纤维素断裂。肿瘤残存 71.9%，淋巴结转移率 46.9%，脏器转移率 37.1%。以食管穿孔死亡为主要原因占 75%，其中局部无癌因感染穿孔死亡 33.3%。1981 年该院胸外科张大为等报道 41 例食管癌放射治疗后外科治疗的病理检查发现，有 12 例占 29.3% 局部无癌。1982 年该院杨宗贻报道食管癌放射治疗后有 17 例因无癌性溃疡经非抗癌保守治疗后溃疡愈合成功的例子。因此，在选择治疗前，肯定诊断是必不可少的。

（一）手术治疗

是治疗放疗后复发的手段之一。根治性放疗后手术难度大，手术死亡率和并发症较单一手术组高。张大为和王鹤皋报道放疗后复发再行手术，其死亡率为 18.8%~37.5%。但手术成功后的效果较其他方法要好。1981 年张大为报道，根治性手术切除后 5 年生存率为 36.4%，姑息性手术切除 22.2%。1996 年山西省肿瘤医院王鹤皋[171] 报道根治性放疗后复发 78 例随机分为手术切除组和再程放疗组，其 1、3、5 年生存率分别为 82.8%（24/29）、34.5%（10/29）、27.6%（8/29）；40.5%（15/37）、8.1%（3/37）、2.7%（1/37）$P<0.01$。Swisher[172] 和 Bosset[173] 等对放疗后局部复发再行挽救性手术治疗的食管癌病人进行了分析研究，结果显示术后病人 5 年生存率为 25%。近年来的研究结果[174~177] 显示，食管癌根治性放化疗后有肿瘤残存或复发行挽救性食管癌手术切除，其并发症、中位生存时间、5 年生存率分别为 6%~38%、7~32 个月、0~35%。因此，当肿瘤有残存或一旦确诊为复发，在病人身体状况较好无远地转移，能手术者争取手术治疗以取得更好的效果，但其并发症较高。值得注意的是：①在欧美等国家根治性放疗的剂量（50.4Gy）与术前放化同步治疗中放疗剂量接近（41.4~50.4Gy）；②我国不能手术的食管癌行根治性放疗或放化同步多数情况下是病期偏晚，已失去手术机会者居多。因此，即使是有肿瘤残存或复发能手术治疗的病人并不多。

（二）再程放射治疗

复发后放射治疗能起到一定的缓解吞咽困难症状的作用，适当延长部分病人的预后。1986 年余子豪[178] 报告 81 例再治者与未治者比较，前者平均生存时间为 6.59±4.66 个月，后者为 4.51±4.4 个月，$P<0.01$。1 年生存率为 13.6%（11/81），6.0%（8/137）。

关于二程放疗的时机目前没有更多的文献报道。但值得一提的是，大量前瞻性术前放化疗的研究结果显示，获 pCR 者多数文献报道为 30% 左右（前瞻性研究的数据显示 pCR 为 13%~47%）。即使是根治性放化疗后，仍然有一定比例病人是带瘤生存，且活检可能有肿瘤残存。因此，何时介入二程放疗？2010 年沈文斌[179] 报道 42 例食管癌放疗后复发行二程放疗，采用三维适形放疗，放疗中位剂量为 54Gy（50~60Gy），每次 1.8~2.0Gy。1、2 年生存率总分别为 60%、24%，临床症状缓解率 60%。复发间隔时间可能与治疗后的生存时间有相关性，但由于病例数少还需要更多的数据支持。

上述结果表明，再程放疗确有延长生存期、改善症状提高生活质量的作用。但是，在放疗过程中有 7%~25.5% 的病人因全身情况及症状恶化或因食管穿孔，大出血死亡而终止治疗。因此，认为有以下情况者不宜再作放射治疗：①全身情况不佳，年迈体弱者；②梗阻严重，只能进流食；③食管钡餐造影有明显的尖刺突出或有大龛者。但上述情况是相对而言。目前的治疗手段、静脉高营养、肠外营养较 20 世纪 60~80 年代明显改善，而且对食管穿孔或尖刺突出认为感染是主要原因。因此，可考虑加强营养，积极有效抗感染治疗，或行食管支架以改善进食困难问题的同时，可试探性放射治疗，采用适形放疗技术，建议放疗剂量在 95% PTV 50Gy（1.8~2.0 Gy），照射范围为局部病灶。

参 考 文 献

1. Rebecca L，Siegel，Kimberly D，et al. Cancer Statistics. CA Cancer J Clin，2015，65：5-29.

2. Torre LA, Bray F, Siegel R L, et al. Global Cancer Statistics. CA Cancer J Clin, 2015, 65：87-108.

3. Chen W, Zheng R, et al. Annual report on status of cancer in China. Chin J Cancer Res, 2014, 26：48-58.

4. 魏文强, 杨娟, 张思维, 等. 2004~2005 年中国食管癌死亡情况及变化趋势. 中华预防医学杂志, 2010, 44：398-402.

5. 李连弟, 鲁凤珠, 张思维, 等. 中国恶性肿瘤死亡率20年变化趋势和近期预测分析. 中华肿瘤杂志, 1997, 4-10.

6. 邹小农, 鲁凤珠, 张思维, 等. 中国1990~1992 年食管癌死亡分布特征分析. 中国肿瘤, 2002, 14-17.

7. 李连弟, 鲁凤珠, 张思维, 等. 1990~1992 年中国恶性肿瘤死亡流行分布情况分析. 中华肿瘤杂志, 1996, 18：403-407.

8. 张思维, 雷正龙, 李光琳, 等. 中国肿瘤登记地区 2006 年肿瘤发病和死亡资料分析. 中国肿瘤, 2010, 19：356-365.

9. 陈万青, 郑荣寿, 曾红梅, 等. 1989~2008 年中国恶性肿瘤发病趋势分析. 中华肿瘤杂志, 2012, 34：517-524.

10. 邹小农. 食管癌流行病学. 中华肿瘤防治杂志, 2006（18）：1445-1448.

11. Curado MP EB, Shin HR, Storm H. Cancer Incidence in Five Continents. In, 2002, 1-781.

12. Jemal A, Siegel R, Ward E et al. Cancer statistics. CA Cancer J Clin, 2006, 56：106-130.

13. Siegel R, Naishadham D, Jemal A. Cancer statistics. CA Cancer J Clin, 2013, 63：11-30.

14. Rattanamongkolgul S, Muir K, Armstrong S et al. Diet, energy intake and breast cancer risk in an Asian country. IARC Sci Publ, 2002, 156：543-545.

15. 陈万青, 贺宇彤, 孙喜斌, 等. 上消化道三种恶性肿瘤的危险因素分析. 中华预防医学杂志, 2011, 45：244-248.

16. Rice TW, Blackstone EH, Rusch VW. 7th edition of the AJCC Cancer Staging Manual：esophagus and esophagogastric junction. Ann Surg Oncol, 2010, 17：1721-1724.

17. AJCC Cancer StaginG Manual Seventh Edition. In Cancer AJCo（ed）, 2010.

18. Rice TW, Rusch VW, Apperson-Hansen C, et al. Worldwide esophageal cancer collaboration. Dis Esophagus, 2009, 22：1-8.

19. Mandard AM, Chasle J, Marnay J Autopsy Finding In 111 Cases of Esophageal Cancer. Cancer, 1981, 48：329-4335.

20. Mantravadi Rao VP, Thomas Lad, Henry Briele. Carcinoma of the Esophagus：Sites of Failure. Int J Radiation Oncology Biology Physics, 1982, 8（11）：1897-1901.

21. Bosch A, Frias Z, Caldell WL, et al. Autopsy Findings In Carcinoma of the Esophagus. Acta Radiologica Oncology, 1979, 18（7）：103-112.

22. Lynn L, Anderson, Thomas E Lad. Autopsy Finding In Squamous-Cell Carcinoma of the Esophagus. Cancer, 1982, 50：1587-1590.

23. Rambo VB, O'brien PH, Mimer MC, et al. Carcinoma of the esophagus. J. Sury, Oncol, 1975, 7：355-365.

24. Weinberg JA. The intrathoraeic lymphatics. Lymphatics of the esophagus/Hlmgenaen CD, Feind CR, Herter FP, et al, eds. Lymphatics in cancer. Philadelphia：WB Saunders, 1972, 245-249.

25. Hcfch FP. Lymphatics in cancer. Philadelphia：WB Saunders, 1972.

26. 刘复生. 食管癌858 例病理形态学观察. 肿瘤防治研究, 1977, 4：13.

27. Kodama M, Kakegawa T. Treatment of superficial cancer of the esophagus：a summary of responses to a questionnaire on superficial cancer of the esophagus in Japan. Surgery, 1998, 123：432-439.

28. Kato H, Tachimori Y, Watanabe H, et al. Intramural metastasis of thoracic esophageal carcinoma. Int J Cancer, 1992, 50：49-52.

29. Hagen JA, DeMeester SR, Peters JH, et al. Curative resection for esophageal adenocarcinoma：analysis of 100 en bloc esophagectomies. Ann Surg, 2001, 234：520-530; discussion, 530-521.

30. Lerut T, Nafteux P, Moons J, et al. Three-field lymphadenectomy for carcinoma of the esophagus and gastroesophageal junction in 174 R0 resections：impact on staging, disease-free survival and outcome：a plea for adaptation of TNM classification in upper-half esophageal carcinoma. Ann Surg, 2004, 240：962-972; discussion, 972-964.

31. Akiyama H, Tsurumaru M, Udagawa H, Kajiyama Y. Radical lymph node dissection for cancer of the thoracic esophagus. Ann Surg, 1994, 220：364-372; discussion, 372-363.

32. Isono K，Sato H，Nakayama K. Results of a nationwide study on the three-field lymph node dissection of esophageal cancer. Oncology，1991，48：411-420.

33. Kato H，Tachimori Y，Watanabe H，et al. Lymph node metastasis in thoracic esophageal carcinoma. J Surg Oncol，1991，48：106-111.

34. 王奇峰，肖泽芬. 食管癌根治术后预防性放疗应用的相关性研究（一）——胸段食管癌浸润与淋巴结转移特点. 中华放射肿瘤学杂志，2011，20：141-143.

35. Nigro JJ，DeMeester SR，Hagen JA，et al. Node status in ransmural esophageal adenocarcinoma and outcome after en bloc esophagectomy. J Thorac Cardiovasc Surg，1999，117：960-968.

36. Rice TW，Zuccaro G，Adelstein DJ，et al. Esophageal carcinoma：depth of tumor invasion is predictive of regional lymph node status. Ann Thorac Surg，1998，65：787-792.

37. 殷蔚伯，张力军，杨宗贻，等. 放射治疗食管癌 3798 例临床分析. 中华肿瘤杂志，1980，216-220.

38. Xiao ZF，Yang ZY，Miao YJ，et al. Influence of number of metastatic lymph nodes on survival of curative resected thoracic esophageal cancer patients and value of radiotherapy：report of 549 cases. Int J Radiat Oncol Biol Phys，2005，62：82-90.

39. Wencheng Zhang，Xiao Liu，Zefen Xiao，et al. Postoperative Intensity-Modulated Radiotherapy Improved Survival in Lymph Node-Positive or Stage Ⅲ Thoracic Esophageal Squamous Cell Carcinoma. Oncol Res Treat，2015，38：97-102.

40. 施学辉，吴广丰，姚伟强，等. 食管癌放射治疗照射野大小的预测. 中华放射肿瘤学杂志，1992，1（4）：219-222.

41. 肖泽芬，章众，王铸，等. 食管癌照射野合理使用的初步探讨. 中华放射肿瘤学杂志，1999，01：27-31.

42. Dfs M. In Diagnosis and treatment of lung cancer. Saunders，2001，267-282.

43. Schroder W，Baldus SE，Monig SP，et al. Lymph node staging of esophageal squamous cell carcinoma in patients with and without neoadjuvant radiochemotherapy：histomorphologic analysis. World J Surg，2002，26：584-587.

44. Dhar DK，Tachibana M，Kinukawa N，et al. The prognostic significance of lymph node size in patients with squamous esophageal cancer. Ann Surg Oncol，2002，9：1010-1016.

45. van Vliet EP，Heijenbrok-Kal MH，Hunink MG，et al. Staging investigations for oesophageal cancer：a meta-analysis. Br J Cancer，2008，98：547-557.

46. 郭洪波，于金明，张百江，等.（18）FDG PET-CT 检测进展期食管癌淋巴结转移的临床价值. 中华放射肿瘤学杂志，2006，04：290-295.

47. Sugimachi K，Ohno S，Fujishima H，et al. Endoscopic ultrasonographic detection of carcinomatous invasion and of lymph nodes in the thoracic esophagus. Surgery，1990，107：366-371.

48. Ziegler K，Sanft C，Zeitz M，et al. Evaluation of endosonography in TN staging of oesophageal cancer. Gut，1991，32：16-20.

49. Weaver SR，Blackshaw GR，Lewis WG，et al. Comparison of special interest computed tomography，endosonography and histopathological stage of oesophageal cancer. Clin Radiol，2004，59：499-504.

50. Rosch T. Endosonographic staging of esophageal cancer：a review of literature results. Gastrointest Endosc Clin N Am，1995，5：537-547.

51. Massari M，Pavoni GM，Cioffi U，et al. The role of echo-endoscopy in the staging of squamous-cell carcinoma of the esophagus. The correlation between the surgical and anatomicopathological findings. Minerva Chir，1999，54：205-212.

52. Shinkai M，Niwa Y，Arisawa T，et al. Evaluation of prognosis of squamous cell carcinoma of the oesophagus by endoscopic ultrasonography. Gut，2000，47：120-125.

53. Catalano MF，Alcocer E，Chak A，et al. Evaluation of metastatic celiac axis lymph nodes in patients with esophageal carcinoma：accuracy of EUS. Gastrointest Endosc，1999，50：352-356.

54. 程贵余，苏凯，张汝刚，等. 内镜超声检查术在食管癌术前分期的临床应用. 中华消化内镜杂志，2004，05：22-24.

55. 刘晓，于舒飞，肖泽芬，等. 食管腔内超声参与的非手术食管癌临床分期与预后相关性研究. 中华放射肿瘤学杂志，2014，23：117-122.

56. 刘晓，王贵齐，贺舜，等. 探讨非手术食管癌临床分期有效性与预测预后价值. 中华放射肿瘤学杂志，2014，23：17-22.

57. Wallace MB, Hawes RH, Sahai AV, et al. Dilation of malignant esophageal stenosis to allow EUS guided fine-needle aspiration：safety and effect on patient management. Gastrointest Endosc，2000，51：309-313.

58. Flamen P, Lerut A, Van Cutsem E, et al. Utility of positron emission tomography for the staging of patients with potentially operable esophageal carcinoma. J Clin Oncol，2000，18：3202-3210.

59. 李秀敏，赵志敏，常廷民，等. 食管癌高发区1259例食管癌病人临床病理与遗传易感性. 世界华人消化杂志，2009，17：2367-2373.

60. Sobin LH WC. TNM classification of malignant tumors. New York：Wiley Liss，2002.

61. Sobin LH GM. TNM classification of malignant tumors. New York：Wiley Liss，2010.

62. Edge SB, Compton CC. The American Joint Committee on Cancer：the 7th edition of the AJCC cancer staging manual and the future of TNM. Ann Surg Oncol，2010，17：1471-1474.

63. Worni M, Martin J, Gloor B, et al. Does surgery improve outcomes for esophageal squamous cell carcinoma? An analysis using the surveillance epidemiology and end results registry from 1998 to 2008. J Am Coll Surg，2012，215：643-651.

64. Chen J, Zhu J, Pan J, et al. Postoperative radiotherapy improved survival of poor prognostic squamous cell carcinoma esophagus. Ann Thorac Surg，2010，90：435-442.

65. Chen J, Pan J, Zheng X, et al. Number and location of positive nodes, postoperative radiotherapy and survival after esophagectomy with three-field lymph node dissection for thoracic esophageal squamous cell carcinoma. Int J Radiat Oncol Biol Phys，2012，82：475-482.

66. Schreiber D, Rineer J, Vongtama D, et al. Impact of postoperative radiation after esophagectomy for esophageal cancer. J Thorac Oncol，2010，5：244-250.

67. Shridhar R, Weber J, et al. Adjuvant Radiation Therapy and Lymphadenectomy in Esophageal Cancer：A SEER Database Analysis. J Gastrointest Surg，2013，17：1339-1345.

68. 李国文，樊锐太，郭有中，等. 52例早期食管10年生存报告. 中华放射肿瘤学杂志，1995，23-24：66-67.

69. 陈东福，杨宗贻，谷铣之，等. 180例可手术食管癌单纯放疗的疗效分析. 中华肿瘤杂志，1996，03：37-40.

70. 邵令方，高宗人，卫功铨，等. 204例早期食管癌和贲门癌切除治疗的远期结果. 中华外科杂志，1993，31：131-133.

71. 邵令方，高宗人，卫功铨，等. 食管癌和贲门癌外科治疗进展——9107例资料分析. 中华胸心血管外科杂志，1994，41：43-96.

72. 张毓德，杜喜群，张玮，等. 食管癌和贲门癌4310例的外科治疗经验. 河北医学院学报，1980，01：42-47.

73. 陈志贤，顾大中，钱图南，等. 临床早期食管癌的放射治疗. 肿瘤防治研究，1982，9（1）：16-17.

74. 陈秋立，韩春，朱孝贞，等. 小于3cm的食管癌放射治疗的疗效分析. 中华放射肿瘤学杂志，1997，03：20-22.

75. 丁仁平，邓健. 早期食道癌放射治疗结果分析. 河北医学，1996，06：578-579.

76. 上海市肿瘤医院放射治疗科. 1 034例食管癌放射治疗临床分析. 肿瘤防治研究，1978，4：46-51.

77. 朱孝贞，尹淑玲，陈秋立，等. 2722例食管癌放射治疗分析. 中国放射肿瘤学，1988，04：20-21.

78. 杨民生，五兆星，王经建，等. 1160例食管癌放射治疗10年疗效. 中华放射肿瘤学杂志，1992，1：17-176.

79. 陈延条，韩俊庆，李建彬，等. 1110例食管癌放射治疗疗效分析. 实用癌症杂志，1994，04：250-252.

80. 季永喜. 780例食管癌放射治疗效果分析. 徐州医学院学报，1998，03：81-82.

81. Sykes AJ, Burt PA, Slevin NJ, et al. Radical radiotherapy for carcinoma of the oesophagus：an effective alternative to surgery. Radiother Oncol，1998，48：15-21.

82. Newaishy GA, Read GA, Duncan W, et al. Results of radical radiotherapy of squamous cell carcinoma of the oesophagus. Clin Radiol，1982，33：347-352.

83. Okawa T, Kita M, Tanaka M, et al. Results of radiotherapy for inoperable locally advanced esophageal cancer. Int J Radiat Oncol Biol Phys，1989，17：49-54.

84. Sun DR. Ten-year follow-up of esophageal cancer treated by radical radiation therapy：analysis of 869 patients. Int J Radiat Oncol Biol Phys，1989，16：329-334.

85. 万钧. 食管癌的放射治疗. 原子能出版社, 1989.

86. 施学辉, 吴根娣, 刘新伟, 等. 后程加速超分割放射治疗食管癌的长期疗效. 中华放射肿瘤学杂志, 1997, 01：12-15.

87. 邹长林, 胡美龙. 后程加速超分割放射治疗食管癌疗效荟萃分析. 中华放射肿瘤学杂志, 2001, 10：18-20.

88. 杨留勤, 梁乃器, 武莉萍, 等. 胸上中段食管鳞癌后程加速超分割放射治疗随机研究结果. 中华放射肿瘤学杂志, 2003, 02：5-8.

89. 任宝志, 韩磊, 朱培军, 等. 后程加速超分割三维适形放疗食管癌的远期疗效和预后分析. 中华放射肿瘤学杂志, 2006, 02：93-96.

90. 王澜, 高超, 李晓宁. 食管癌三维适形后程加速放疗的临床研究. 中华放射肿瘤学杂志, 2010, 19：14-17.

91. 蒋杰, 王奇峰, 肖泽芬, 等. 132 例食管癌三维适形放疗的疗效分析. 中华放射肿瘤学杂志, 2009, 18：47-51.

92. 谭立君, 刘晓, 肖泽芬, 等. 592 例食管癌 3 DRT 的预后分析. 中华放射肿瘤学杂志, 2015, 24（1）：10-15.

93. 孔洁, 李晓宁, 韩春, 等. 792 例食管癌三维技术放疗的疗效分析. 中华放射肿瘤学杂志, 2012, 21（5）：421-424.

94. 李娟, 祝淑钗, 王玉祥, 等. 375 例食管癌三维适形放疗长期疗效分析. 中华放射肿瘤学杂志, 2012, 21：334-338.

95. 王玉祥, 祝淑钗, 李娟, 等. 209 例食管癌三维适形放疗疗效分析. 中华放射肿瘤学杂志, 2010, 19：101-104.

96. Semrau R, Herzog SL, Vallbohmer D, et al. Prognostic factors in definitive radiochemotherapy of advanced inoperable esophageal cancer. Dis Esophagus, 2012, 25：545-554.

97. Chen CZ, Chen JZ, Li DR, et al. Long-term outcomes and prognostic factors for patients with esophageal cancer following radiotherapy. World J Gastroenterol, 2013, 19：1639-1644.

98. Lin SH, Wang L, Myles B, et al. Propensity score-based comparison of long-term outcomes with 3-dimensional conformal radiotherapy vs intensity-modulated radiotherapy for esophageal cancer. Int J Radiat Oncol Biol Phys, 2012, 84：1078-1085.

99. NCCN Guidelines. http://www.nccn.org/professionals/physician_gls/f_guidelines.asp 2 Statistics.

100. Cooper JS, Guo MD, Herskovic A, et al. Chemoradiotherapy of locally advanced esophageal cancer：long-term follow-up of a prospective randomized trial（RTOG 85-01）. Radiation Therapy Oncology Group. JAMA, 1999, 281：1623-1627.

101. Minsky BD, Neuberg D, Kelsen DP, et al. Final report of Intergroup Trial 0122（ECOG PE-289, RTOG 90-12）：Phase Ⅱ trial of neoadjuvant chemotherapy plus concurrent chemotherapy and high-dose radiation for squamous cell carcinoma of the esophagus. Int J Radiat Oncol Biol Phys, 1999, 43：517-523.

102. Minsky BD, Pajak TF, Ginsberg RJ, et al. INT 0123（Radiation Therapy Oncology Group 94-05）phase Ⅲ trial of combined-modality therapy for esophageal cancer：high-dose versus standard-dose radiation therapy. J Clin Oncol, 2002, 20：1167-1174.

103. 王澜, 王军, 韩春, 等. 食管癌同期放化疗的价值研究. 中华放射肿瘤学杂志, 2011, 20（4）：291-295.

104. 谭立君, 肖泽芬, 等. 不能手术食管癌三维放疗与同期放化疗生存比较. 中华放射肿瘤杂志, 2015, 24（2）：106-110.

105. Herskovic A, Martz K, Al Sarraf M, et al. Combined chemotherapy and radiotherapy compared with radiotherapy alone in patients with cancer of the esophagus. N Engl J Med, 1992, 326：1593-1598.

106. Araujo CM, Souhami L, Gil RA, et al. A randomized trial comparing radiation therapy versus concomitant radiation therapy and chemotherapy in carcinoma of the thoracic esophagus. Cancer, 1991, 67：2258-2261.

107. Roussel A, Bleiberg H, Dalesio O, et al. Palliative therapy of inoperable oesophageal carcinoma with radiotherapy and methotrexate：final results of a controlled clinical trial. Int J Radiat Oncol Biol Phys, 1989, 16：67-72.

108. Nygaard K, Hagen S, Hansen HS, et al. Pre-operative radiotherapy prolongs survival in operable esophageal carcinoma：a randomized, multicenter study of pre-operative radiotherapy and chemotherapy. The second Scandinavian trial in esophageal cancer. World J Surg, 1992, 16：1104-1109; discussion, 1110.

109. Slabber CF, Nel JS, Schoeman L, et al. A randomized study of radiotherapy alone versus radiotherapy plus 5-fluorouracil and platinum in patients with inoperable, locally advanced squamous cancer of the esophagus. Am J Clin Oncol, 1998,

21：462-465.

110. Smith TJ, Ryan LM, Douglass HO, et al. Combined chemoradiotherapy vs. radiotherapy alone for early stage squamous cell carcinoma of the esophagus：a study of the Eastern Cooperative Oncology Group. Int J Radiat Oncol Biol Phys, 1998, 42：269-276.

111. 万钧，高淑珍，郭宝仲. 食管癌放疗剂量研究的远期结果. 中国放射肿瘤学杂志，1990，4（1）：2.

112. 沙永慧，李岳虹，王建华. 食管癌放射治疗的计量学研究-附 200 例随机分组报告. 中国放射肿瘤学杂志，1990，4（1）：3-5.

113. 杨宗贻，严洁华，余子豪，等. 食管癌放射治疗后无癌病例分析. 中华放射肿瘤学杂志，1982，16：63-65.

114. Hishikawa Y, Taniguchi M, Kamikonya N, et al. External beam radiotherapy alone or combined with high-dose-rate intra-cavitary irradiation in the treatment of cancer of the esophagus：autopsy findings in 35 cases. Radiother Oncol, 1988, 11：223-227.

115. 苗延浚，谷铣之，胡逸民，等. 食管癌腔内放射治疗. 中华肿瘤杂志，1982，4：45-46.

116. Nishimura Y, Okuno Y, Ono K, et al. External beam radiation therapy with or without high-dose-rate intraluminal brachytherapy for patients with superficial esophageal carcinoma. Cancer, 1999, 86：220-228.

117. 肖泽芬，苗延浚，王亚非，等. 食管癌腔内放射治疗技术的改进. 中华放射肿瘤学杂志，2000，31：34-33.

118. Gebski V, Burmeister B, Smithers BM, et al. Survival benefits from neoadjuvant chemoradiotherapy or chemotherapy in oesophageal carcinoma：a meta-analysis. Lancet Oncol, 2007, 8：226-234.

119. Sjoquist KM, Burmeister BH, Smithers BM, et al. Survival after neoadjuvant chemotherapy or chemoradiotherapy for re-sectable oesophageal carcinoma：an updated meta-analysis. Lancet Oncol, 2011, 12：681-692.

120. van Hagen P, Hulshof MC, van Lanschot JJ, et al. Preoperative chemoradiotherapy for esophageal or junctional cancer. N Engl J Med, 2012, 366：2074-2084.

121. Mariette C, Dahan L, Mornex F, et al. Surgery Alone Versus Chemoradiotherapy Followed by Surgery for Stage Ⅰ and Ⅱ Esophageal Cancer：Final Analysis of Randomized Controlled Phase Ⅲ Trial FFCD 9901. J Clin Oncol, 2014, 32：2416-2422.

122. Kranzfelder M, Schuster T, Geinitz H, et al. Meta-analysis of neoadjuvant treatment modalities and definitive non-surgical therapy for oesophageal squamous cell cancer. Br J Surg, 2011, 98：768-783.

123. Urba SG, Orringer MB, Turrisi A, et al. Randomized trial of preoperative chemoradiation versus surgery alone in patients with locoregional esophageal carcinoma. J Clin Oncol, 2001, 19：305-313.

124. Ancona E, Ruol A, Santi S, et al. Only pathologic complete response to neoadjuvant chemotherapy improves significantly the long term survival of patients with resectable esophageal squamous cell carcinoma：final report of a randomized, controlled trial of preoperative chemotherapy versus surgery alone. Cancer, 2001, 91：2165-2174.

125. Donington JS, Miller DL, Allen MS, et al. Tumor response to induction chemoradiation：influence on survival after esophagectomy. Eur J Cardiothorac Surg, 2003, 24：631-636; discussion, 636-637.

126. Brucher BL, Stein HJ, Zimmermann F, et al. Responders benefit from neoadjuvant radiochemotherapy in esophageal squamous cell carcinoma：results of a prospective phase-Ⅱ trial. Eur J Surg Oncol, 2004, 30：963-971.

127. Chirieac LR, Swisher SG, Ajani JA, et al. Posttherapy pathologic stage predicts survival in patients with esophageal car-cinoma receiving preoperative chemoradiation. Cancer, 2005, 103：1347-1355.

128. Berger AC, Farma J, Scott WJ, et al. Complete response to neoadjuvant chemoradiotherapy in esophageal carcinoma is associated with significantly improved survival. J Clin Oncol, 2005, 23：4330-4337.

129. Swisher SG, Hofstetter W, Wu TT, et al. Proposed revision of the esophageal cancer staging system to accommodate path-ologic response（pP）following preoperative chemoradiation（CRT）. Ann Surg, 2005, 241：810-817; discussion, 817-820.

130. Rohatgi P, Swisher SG, Correa AM, et al. Characterization of pathologic complete response after preoperative chemora-diotherapy in carcinoma of the esophagus and outcome after pathologic complete response. Cancer, 2005, 104：2365-2372.

131. Kesler KA, Helft PR, Werner EA, et al. A retrospective analysis of locally advanced esophageal cancer patients treated

with neoadjuvant chemoradiation therapy followed by surgery or surgery alone. Ann Thorac Surg, 2005, 79：1116-1121.

132. Tong DK, Law S, Kwong DL et al. Histological regression of squamous esophageal carcinoma assessed by percentage of residual viable cells after neoadjuvant chemoradiation is an important prognostic factor. Ann Surg Oncol, 2010, 17：2184-2192.

133. Meredith KL, Weber JM, Turaga KK, et al. Pathologic response after neoadjuvant therapy is the major determinant of survival in patients with esophageal cancer. Ann Surg Oncol, 2010, 17：1159-1167.

134. Donahue JM, Nichols FC, Li Z, et al. Complete pathologic response after neoadjuvant chemoradiotherapy for esophageal cancer is associated with enhanced survival. Ann Thorac Surg, 2009, 87：392-398; discussion, 398-399.

135. Pasini F, de Manzoni G, Zanoni A, et al. Neoadjuvant therapy with weekly docetaxel and cisplatin, 5-fluorouracil continuous infusion and concurrent radiotherapy in patients with locally advanced esophageal cancer produced a high percentage of long-lasting pathological complete response：a phase 2 study. Cancer, 2013, 119：939-945.

136. Huang RW, Chao YK, Wen YW, et al. Predictors of pathological complete response to neoadjuvant chemoradiotherapy for esophageal squamous cell carcinoma. World J Surg Oncol, 2014, 12：170.

137. 王奇峰, 章文成, 肖泽芬, 等 食管鳞状细胞癌术前放疗后的影响预后因素分析. 中华放射肿瘤学杂志, 2012, 21：131-135.

138. 汪楣, 谷铣之, 黄国俊, 等. 食管癌术前放射治疗的前瞻性临床研究. 中华放射肿瘤学杂志, 2001, 10：168-171.

139. 欧广飞, 汪楣, 王绿化, 等. 食管癌术前放疗后病理反应与预后的关系. 中华肿瘤杂志, 2003, 25：278-281.

140. Lerut TE, de Leyn P, Coosemans W, et al. Advanced esophageal carcinoma. World J Surg, 1994, 18：379-387.

141. Waterman TA, Hagen JA, Peters JH, et al. The prognostic importance of immunohistochemically detected node metastases in resected esophageal adenocarcinoma. Ann Thorac Surg, 2004, 78：1161-1169; discussion, 1161-1169.

142. 毛友生, 赫捷, 程贵余. 我国食管癌外科治疗现状与未来对策. 中华肿瘤杂志, 2010, 32 (6)：401-404.

143. 吕英义, 陈景寒, 孟龙, 等. 改良 Ivor-Lewis 手术治疗食管癌 576 例. 中国胸心血管外科临床杂志, 2006, 13：204-205.

144. 朱宗海, 吴昌荣, 薛恒川, 等 食管癌切除现代二野与传统二野淋巴结清扫手术的疗效对比研究. 中国当代医药, 2012, 36：28-30.

145. 黄国俊, 汪良骏, 张大为, 等. 食管癌外科治疗的远期结果. 中华外科杂志, 1987, 25：449-451.

146. 陈建华, 桑玫, 陈宇航, 等. 食管癌术后复发转移的类型及预后分析. 中华肿瘤杂志, 1998：53-55.

147. Visbal AL, Allen MS, Miller DL, et al. Ivor Lewis Esophagogastrectomy for Esophageal Cancer. Ann Thorac Surg, 2001, 71：1803-1808.

148. Tachibana M, Kinugasa S, Yoshimura H, et al. Clinical outcomes of extended esophagectomy with three-field lymph node dissection for esophageal squamous cell carcinoma. Am J Surg, 2005, 189：98-109.

149. Okuma T, Kaneko H, Yoshioka M, et al. Prognosis in esophageal carcinoma with cervical lymph node metastases. Surgery, 1993, 114：513-518.

150. Baba M, Aikou T, Yoshinaka H, et al. Long-term results of subtotal esophagectomy with three-field lymphadenectomy for carcinoma of the thoracic esophagus. Ann Surg, 1994, 219：310-316.

151. Fujita H, Kakegawa T, Yamana H, et al. Mortality and morbidity rates, postoperative course, quality of life and prognosis after extended radical lymphadenectomy for esophageal cancer. Comparison of three-field lymphadenectomy with two-field lymphadenectomy. Ann Surg, 1995, 222：654-662.

152. Nishimaki T, Suzuki T, Suzuki S, et al. Outcomes of extended radical esophagectomy for thoracic esophageal cancer. J Am Coll Surg, 1998, 186：306-312.

153. Tachibana M, Kinugasa S, Dhar DK, et al. Prognostic factors after extended esophagectomy for squamous cell carcinoma of the thoracic esophagus. J Surg Oncol, 1999, 72：88-93.

154. Ando N, Ozawa S, Kitagawa Y, et al. Improvement in the results of surgical treatment of advanced squamous esophageal carcinoma during 15 consecutive years. Ann Surg, 2000, 232：225-232.

155. Altorki N, Kent M, Ferrara C, et al. Three-field lymph node dissection for squamous cell and adenocarcinoma of the e-

sophagus. Ann Surg, 2002, 236：177-183.

156. Xiao ZF, Yang ZY, Liang J, et al. Value of radiotherapy after radical surgery for esophageal carcinoma：a report of 495 patients. Ann Thorac Surg, 2003, 75：331-336.

157. Teniere P, Hay JM, Fingerhut A, et al. Postoperative radiation therapy does not increase survival after curative resection for squamous cell carcinoma of the middle and lower esophagus as shown by a multicenter controlled trial. French University Association for Surgical Research. Surg Gynecol Obstet, 1991, 173：123-130.

158. Fok M, Sham JS, Choy D, et al. Postoperative radiotherapy for carcinoma of the esophagus：a prospective, randomized controlled study. Surgery, 1993, 113：138-147.

159. Tachibana M, Yoshimura H, Kinugasa S, et al. Postoperative chemotherapy vs chemoradiotherapy for thoracic esophageal cancer：a prospective randomized clinical trial. Eur J Surg Oncol, 2003, 29：580-587.

160. Zieren HU, Muller JM, Jacobi CA, et al. Adjuvant postoperative radiation therapy after curative resection of squamous cell carcinoma of the thoracic esophagus：a prospective randomized study. World J Surg, 1995, 19：444-449.

161. 刘晓，章文成，于舒飞，等. T2-3N0M0 期食管癌 R0 术后失败模式分析术后放疗潜在价值与意义. 中华放射肿瘤学杂志，2015, 24（1）：19-24.

162. 杨劲松，刘晓，肖泽芬，等. pT2-3N0M0 期食管癌根治术后 3DRT 前瞻性 Ⅱ 期临床研究. 中华放射肿瘤学杂志，2015, 24（1）：29-32.

163. Macdonald JS, Smalley SR, Benedetti J, et al. Chemoradiotherapy after surgery compared with surgery alone for adeno-carcinoma of the stomach or gastroesophageal junction. N Engl J Med, 2001, 345：725-730.

164. Chen J, Pan J, Liu J, et al. Postoperative radiation therapy with or without concurrent chemotherapy for node-positive thoracic esophageal squamous cell carcinoma. Int J Radiat Oncol Biol Phys, 2013, 86：671-677.

165. Hsu PK, Huang CS, Wang BY, et al. Survival benefits of postoperative chemoradiation for lymph node-positive esophageal squamous cell carcinoma. Ann Thorac Surg, 2014, 97：1734-1741.

166. 杨宗贻，殷蔚伯，张志贤，等. 食管癌术后放疗的评价. 中国放射肿瘤学，1991, 5：141-143.

167. 肖泽芬，杨宗贻，吕宁，等. 放射治疗食管癌穿孔预后因素的分析. 中华放射肿瘤学杂志，1997, 04：16-18.

168. 杨宗贻，张力军，余子豪，等. 食管癌放射治疗后无癌性溃疡. 中华肿瘤杂志，1986, 8：291-293.

169. 肖泽芬，林冬梅，吕宁，等. 32 例食管癌放射治疗后死亡的尸检分析. 中华放射肿瘤学杂志，2001, 02：12-14.

170. 张大为，黄国俊，朱志斌，等. 食管癌放射治疗后复发的外科治疗. 中华外科杂志，1981, 19：268-270.

171. 王鹤皋，戴建平，邱志钧，等. 根治性放疗后食管癌复发的手术切除和再程放疗的比较. 中华放射肿瘤学杂志，1996, 01：4-6.

172. Swisher SG, Wynn P, Putnam JB, et al. Salvage esophagectomy for recurrent tumors after definitive chemotherapy and radiotherapy. J Thorac Cardiovasc Surg, 2002, 123：175-183.

173. Bosset JF, Gignoux M, Triboulet JP, et al. Chemoradiotherapy followed by surgery compared with surgery alone in squamous-cell cancer of the esophagus. N Engl J Med, 1997, 337：161-167.

174. Morita M, Kumashiro R, Hisamatsu Y, et al. Clinical significance of salvage esophagectomy for remnant or recurrent cancer following definitive chemoradiotherapy. J Gastroenterol, 2011, 46：1284-1291.

175. Gardner-Thorpe J, Hardwick RH, Dwerryhouse SJ. Salvage oesophagectomy after local failure of definitive chemoradiotherapy. Br J Surg, 2007, 94：1059-1066.

176. Marks J, Rice DC, Swisher SG. Salvage esophagectomy in the management of recurrent or persistent esophageal carcinoma. Thorac Surg Clin, 2013, 23：559-567.

177. Marks JL, Hofstetter W, Correa AM, et al. Salvage esophagectomy after failed definitive chemoradiation for esophageal adenocarcinoma. Ann Thorac Surg, 2012, 94：1126-1132; discussion, 1132-1123.

178. 余子豪，苗严浚，殷蔚伯，等. 食管癌放射治疗后复发的再程治疗. 中华肿瘤学杂志，1986, 8：294-296.

179. 沈文斌，祝淑钗，万钧，等. 42 例放疗后复发食管癌三维适形放疗的疗效分析. 中华放射肿瘤学杂志，2010, 19：111-114.

第三章 纵隔肿瘤

第一节 概　述

周宗玫

纵隔内的器官和组织种类繁多，有心脏、大血管、气管、主支气管、食管，还有丰富的神经、淋巴和结缔组织等。由于组织结构复杂多样，具有人体胚胎发育时期外胚层、中胚层和内胚层的各种组织成分。当胚胎发育过程中发生异常或后天性的囊肿或肿瘤形成，就成为纵隔肿瘤，其病理类型多样，包括良性和恶性、先天和后天性之分。纵隔肿瘤的病理类型主要为胸腺肿瘤、纵隔生殖细胞瘤、纵隔淋巴类肿瘤、纵隔囊肿及异位组织、心脏和心包肿瘤、后纵隔肿瘤等。

一、解剖和分区

纵隔位于胸腔正中，在两侧胸膜腔之间，两侧外缘为纵隔胸膜，前为胸骨和附着的肌肉，后达脊柱及其两侧脊柱旁沟，上界为第1胸椎与胸骨柄形成的胸廓入口，下界为膈肌。

由于不少纵隔病变在纵隔内有其好发部位，所以纵隔分区对纵隔肿瘤的诊断十分重要。虽然纵隔分区方法较混乱，但从胸部侧位像上的四区分区方法最为实用，即上纵隔（前纵隔、后上纵隔）、前下纵隔、中下纵隔和后下纵隔。

（一）上纵隔

自胸骨柄、体分界处至第4、5胸椎间之连线，相当于主动脉弓水平面以上为上纵隔。如再以气管分界，气管以前为前上纵隔，气管以后为后上纵隔。上纵隔内有主动脉弓、无名动脉、左颈总动脉、左锁骨下动脉、上腔静脉（上段）、无名静脉、迷走神经干、左喉返神经、膈神经、气管、食管、胸导管、残留的胸腺及若干淋巴结等。

（二）前下纵隔

为一狭窄，尖端向下的三角形区，其前为胸骨，后为气管、升主动脉和心包前缘，又称为胸骨后间隙。内有残留的胸腺、升主动脉、腔静脉、淋巴结、疏松结缔组织及脂肪组织等。

（三）中下纵隔

前界为心包和大血管的前缘，后界为心包和肺门后缘，也可以取食管前缘作为中、后纵隔的分界。其内有心脏、心包、气管、主支气管、升主动脉、肺动脉干、肺静脉、奇静脉、上腔静脉（下段）、食管、膈神经和支气管周围淋巴结等。

（四）后下纵隔

位于心包后缘或食管前缘以后至脊柱之间的空间，包括脊柱旁沟。其内有降主动脉、奇静脉、半奇静脉、食管、胸导管、迷走神经及后纵隔淋巴结等。

二、纵隔肿瘤的分类及其发病情况

胸腺肿瘤、神经源性肿瘤、生殖细胞源性肿瘤、各类囊肿和甲状腺肿瘤是最常见的纵隔肿瘤，它们的发病占纵隔肿瘤的80%~90%，其中前三者占纵隔肿瘤的2/3。成人的上、前下、中下和后下纵隔肿瘤分布分别为20%、20%、20%及26%；儿童则62%位于后纵隔，26%位于前纵隔，中纵隔仅占11%。纵隔肿瘤多数为良性。成人的恶性肿瘤仅占10%~25%，儿童则一半以上是恶性的。上述5大类常见的纵隔肿瘤均有其特定的好发部位（图6-3-1），表6-3-1显示纵隔各区的解剖结构和肿瘤分类。本章仅探讨纵隔原发肿瘤，并不讨论继发性肿瘤如纵隔淋巴结转移瘤、淋巴瘤等。

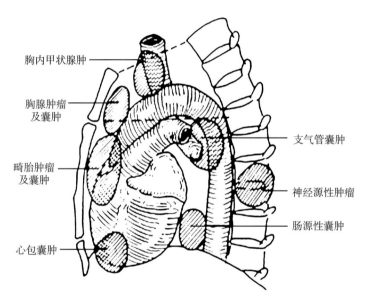

图 6-3-1　纵隔肿瘤和囊肿的好发部位

表 6-3-1　纵隔各区的解剖结构和肿瘤分类

上纵隔	前纵隔	中纵隔	后纵隔
解剖结构			
横向主动脉、大血管、胸腺、淋巴结	升主动脉、腔静脉、胸腺	心、心包、气管、肺血管、淋巴结	交感神经链、迷走神经、食管、胸导管、降主动脉、淋巴结
纵隔肿瘤			
淋巴瘤	淋巴瘤、畸胎瘤	淋巴瘤	神经源性肿瘤
甲状腺肿瘤	胸腺肿瘤	类肉瘤病（结节病）	淋巴瘤
胸腺肿瘤	生殖细胞肿瘤	心包肿瘤	食管肿瘤
甲状旁腺肿瘤	副节细胞瘤（主动脉体瘤、化学感受器瘤）	血管肿瘤	甲状腺肿瘤
气管圆柱瘤		气管肿瘤	脊柱肿瘤
支气管囊肿	甲状腺肿瘤		

三、临床表现

40%的纵隔肿瘤无症状，60%病人的症状为肿瘤直接压迫或侵犯纵隔及其周围组织结构造成。良性肿瘤生长缓慢，大多数无症状，常由查体时胸透或胸部X线检查发现。恶性肿瘤除有占位性的临床表现外，常有消瘦、贫血、疼痛及恶病质等表现。纵隔肿瘤的常见症状有胸闷、胸痛、咳嗽、声音嘶哑、呼吸困难、疲劳、神经痛、上腔静脉压迫综合征、神经麻痹、吞咽困难等。不同肿瘤也有其特殊的表现，如胸内甲状腺肿常有甲状腺功能亢进的表现；胸腺瘤可有重症肌无力；神经源性肿瘤常有肿瘤压迫脊髓或上肢臂丛神经所致的症状及体征；畸胎瘤也可因肿瘤溃破入气道或肺内，咳出毛发或豆腐渣样物质；囊肿继发感染可引发咳嗽、脓痰及发热等现象。

四、诊断与鉴别诊断

（一）诊断

1. 病史　详细询问病史及全面体格检查有助于诊断。诊断的手段有多种，但要根据病人具体的临床表现进行选择，大多数纵隔肿瘤的诊断主要靠X线检查。胸透、胸部正侧位片等对纵隔肿瘤的部位、形态、大小、轮廓、密度及与邻近组织的关系提供有价值的信息。畸胎瘤的密度不均，内可见软骨、骨和牙齿等组织，X线片上呈高密度；20%～25%胸内甲状腺肿伴有斑点状钙化，约10%胸腺瘤伴斑点或线状钙化；约20%神经源性肿瘤可见瘤体周围肋间隙增宽，肋骨或椎体压迫性骨吸收，当瘤体伸入椎管，可见椎间孔扩大；62%胸内甲状腺肿和27%支气管囊肿在吞咽时可见肿物随吞咽向上下移位。如透视下发现肿块有搏动时，注意与血管病变鉴别。

2. CT检查　CT检查可以对肿瘤的浸润情况进行评价，明显优于普通X线片，提高了纵隔肿瘤和囊肿诊断的准确性；确定纵隔肿物与邻近组织的关系，它有助于肿瘤的定性和估计手术切除的可能性；能够检出纵隔内、胸膜或肺内转移灶，并决定纵隔肿物诊断穿刺活检的最佳途径。

3. MRI　平扫能准确分辨纵隔淋巴结和血管，同时能三维立体观察纵隔肿瘤与大血管及心脏的关系，对后纵隔肿瘤，能观察肿瘤与脊柱和脊髓的关系，并清楚观察肿瘤是否侵犯心血管、胸壁、肺及脊柱；因MR无放射性，避免使用含碘造影剂，并能做冠状位及矢状位扫描；有利于识别残留肿瘤与纤维化。

4. 放射性核素[131]I扫描　可用于胸内甲状腺肿物及甲状腺肿的诊断，其阳性率达55%～89%。

5. 纵隔超声波检查　有助于实性与囊性病变的鉴别，阳性率达70%，特别对紧贴胸骨后的肿瘤。

6. 经皮针吸活检　是一种简单而有效的可获得组织细胞学或病理诊断的方法，它可为非手术治疗的病人取得明确细胞学或病理诊断。但此项检查不适合于淋巴瘤，因为淋巴瘤的诊断往往需要较多的组织，以便进行分型及免疫病理学检查。

7. 纵隔镜检查　适用于气管前、气管旁、左无名静脉及右侧支气管上动脉区肿大淋巴结的活检。

8. 胸腔镜检查　对后纵隔肿瘤有时颇为实用，但必须先排除主动脉瘤的情况下方可进行。

9. 其他特殊检查　包括支气管造影、心血管造影、支气管镜、食管镜等，这些方法有助于进一步明确病变范围及鉴别大血管异常。

10. 实验室检查　血常规、血生化和尿分析，可疑生殖细胞瘤病例，行β-HCG、AFP、CEA及LDH等检查。

通过以上诊断方法检查，80%纵隔肿瘤的术前可以明确诊断。

（二）原发性纵隔肿瘤与一些疾病的鉴别诊断

1. 纵隔恶性淋巴瘤　是不适合外科手术治疗的疾病。通常起病急，病程短，早期出现气管或上腔静脉严重受压的症状，也常伴随表浅淋巴结及肝脾大。X线片上显示一侧或双侧气管或支气管周围迅速增大的巨大结节状肿块，有时伴有胸腔积液。建议尽快获取病理诊断。放疗或化疗时可使症状很快改善并且影像学上肿块阴影明显缩小。

2. 纵隔结核性淋巴结炎　常见于儿童及青年。一般无症状，有时伴低热、盗汗、乏力、消瘦、体重下降等结核的全身中毒症状。X线片表现为有上纵隔（气管旁或支气管旁），边界清楚的结节样肿块，如融合成团，呈波浪状则诊断无困难，但如果是单个肿大淋巴结，边缘光整时，仔细观察肿块内密度不均，而且肺内常有结核的卫星病灶。结核菌素试验常呈强阳性。

3. 中心型肺癌　一般呼吸道症状出现早（刺激性咳嗽、痰中带血），X线征象可见肺门单侧边缘毛刺状肿块或伴肺叶不张；常伴腔静脉压迫及神经麻痹等晚期表现，有时查痰可找到癌细胞，支气管镜检查常可确诊。胸部CT或MRI可区别肿块在肺内还是在纵隔内。

4. 血管肿块　包括主动脉迂曲膨隆、右位主动脉弓、静脉瘤样扩张、动脉瘤及各种先天血管异常等。纵横、垂直记波摄影及血管造影可以鉴别，CT及MRI对鉴别诊断意义很大，如被误诊为纵隔肿瘤而实施放疗或手术，可因大出血造成死亡。其中动脉瘤最为多见，升主动脉瘤应与胸腺肿瘤、畸胎瘤鉴别，降主动脉瘤与神经源性肿瘤鉴别，无名动脉瘤与胸内甲状腺肿鉴别。其鉴别点是：一般动脉瘤病人胸前有血管杂音，X线片上动脉瘤密度较高，多轴透视与主动脉分不开，肿块有搏动，其根部与动脉成钝角，边缘有时有致密分层现象，梅毒血清反应阳性；无名动脉瘤不随吞咽而上下活动。反之，纵隔肿瘤密度较低，肿瘤与主动脉间可见主动脉边缘，肿瘤根部与主动脉壁呈锐角，局部主动脉不但不增宽，反而偶尔有缩窄现象。必要时做血管造影明确诊断。

5. 纵隔转移性淋巴结肿大　结合恶性肿瘤的病史，伴纵隔淋巴结肿大，往往呈多发性，诊断并不困难。

6. 结节病　一种原因不明的多系统肉芽肿性疾病。通常显示双肺门或双纵隔肿大结节，或肺内结节，建议病理活检明确诊断。

7. 其他需要鉴别的疾病　如食管平滑肌瘤、贲门痉挛引起的食管扩张、贴近纵隔面的肺内囊肿、肋骨或胸骨源性的胸壁肿瘤以及胸脊膜膨出等；另外应与纵隔包囊虫病，巨大淋巴结增生等疾病的鉴别诊断。

五、治疗

（一）治疗原则

外科手术是纵隔肿瘤的首选治疗方法。即使是良性的纵隔肿瘤也可因增大而压迫周围重要器官或组织，或因继发感染，溃破或恶性变造成不良后果。所以，一旦纵隔肿瘤被诊断，只要无外科手术禁忌证，均应进行开胸探查，力争完整切除肿瘤，对不能完整切除或无法切除者则应标记肿瘤范围，以便术后进行放射治疗。

（二）放射治疗

放射治疗分单纯放射治疗及与手术联合的放射治疗。单纯放射治疗又根据病人和肿瘤两方面的不同情况分为诊断性放疗，姑息性放疗和根治性放疗。

1. 单纯放疗

（1）诊断性放疗　诊断性放疗主要用于经临床仔细检查未能取得病理证实的病人，或上腔静脉压迫综合征病人，压迫症状明显的急症减状性放疗。诊断性放疗仅对放射线极敏感的肿瘤有价值，对放射线不敏感的肿瘤价值不大，甚至会对以后诊断和治疗造成混乱，故不应轻易使用诊断性放疗。目前已很少应用。建议先取得病理后再治疗。

（2）根治性放疗　主要用于淋巴类肿瘤和不宜手术的纵隔肿瘤或术后病人的辅助放疗等。建议三维适形或调强放疗。

（3）姑息性放疗　主要用于晚期病人，目的是解除病人的痛苦和缓解压迫症状。

2. 与手术联合的放射治疗　放射和手术综合治疗分术前和术后放疗两大类。术前放疗在纵隔肿瘤中不常用，有时用于临床诊断为非淋巴瘤类肿瘤，估计单纯手术困难的病人，为提高手术切除率，采用术前放疗。建议采用三维适形或调强放疗，Dt40Gy/4w左右复查CT，判断能否手术。设野要注意避免在手术切口部位给予太高的剂量，放疗后 2~3 周进行手术。术后放疗常用于浸润型胸腺瘤、胸腺癌和生殖细胞瘤术后等，或其他纵隔肿瘤因术前估计不足，术后肿瘤有残存（术中已有金属标记）。一般术后 2~4 周后给予局部放疗，剂量根据不同病理类型而定。

（三）化学治疗

自铂类药物问世以来，铂类药物为主的联合化疗方案明显提高了某些纵隔肿瘤（如胸腺肿瘤、非精原细胞瘤、神经母细胞瘤）的缓解率和生存率。对于初始治疗时分期晚的病人首选化疗或与手术及放射治疗联合的综合治疗。

第二节　常见纵隔肿瘤

周宗玟

一、胸腺肿瘤

（一）胸腺瘤

胸腺肿瘤发病率低，年发病率 1.5/百万。男女比例相当。胸腺瘤约占所有肿瘤的 0.2%~1.5%，占纵隔肿瘤的 20%。胸腺瘤与胸腺癌相比浸润性低，治疗后 5 年生存率分别为 78% 和 40%。发病年龄在 40~70 岁。儿童发生率低，但如果发生多为恶性。胸腺位于前纵隔，胸腺通常在出生后继续生长，到青春期最盛，以后随年龄的增长逐渐萎缩，变小，最后被脂肪组织所代替。成年后胸腺很难辨认，胸腺由皮质和髓质组成。髓质内以网状上皮细胞为主，有散在分布的胸腺淋巴细胞，髓质内可见胸腺所特有的哈氏小体（Hasall 小体）；皮质内密集胸腺淋巴细胞。胸腺瘤是指发源于胸腺网状上皮细胞的肿瘤，其内可伴有不同程度的淋巴细胞。

1. 胸腺解剖　胸腺位于前上纵隔，是一个不规则的分叶状的器官，上至颈部甲状腺下缘，下达第 4 肋软骨水平，有时可达第 6 肋软骨水平，前方紧贴胸骨，后方从上至下贴附于气管、无名静脉、主动脉弓和心包。胸腺分颈、胸两部分，颈部包括甲状腺韧带和胸骨体，胸部位于胸骨柄和胸骨体后方。

2. 胸腺瘤的病理

（1）大体标本肿瘤大小不一，可由 1mm~20cm 大小，多数为实性，结节状，切面为灰白或灰黄色，常可见纤维组织分隔成多个小体，有时可见灶状出血及钙化，但一般少见坏死。胸腺瘤多数呈膨胀性生长，有时虽生长巨大，但仍有完整包膜，与周围组织无粘连或仅有纤维性粘连，易被完整切除，这一类称为非浸润型胸腺瘤。部分胸腺瘤（约 40%~60%），其无完整包膜或无包膜，呈浸润性生长，侵犯包膜或包膜外周围脂肪组织和器官组织如胸膜、心包、肺、纵隔大血管和胸壁等，称为浸润性胸腺瘤[5]。

（2）组织学分类　主要可见两种细胞成分，即来源于内胚层（也可能少数来源于外胚层）的上皮细胞和来源于骨髓的淋巴细胞。根据上皮细胞的部位、形态及表型等特征，可分为如下亚型：皮质的、被膜下的、髓质的及胸腺小体相关（如 Hasall 小体）的等。胸腺瘤镜下细胞形态无或仅有轻度细胞异型，表现为由肿瘤性上皮细胞和非肿瘤性淋巴细胞混合组成，各型肿瘤和同一肿瘤的不同区域细胞成分差异很大。1961 年 Bernatz 根据胸腺细胞的形态和肿瘤中上皮细胞和淋巴细胞的比例将胸腺瘤分为四种类型，即 L-B 分类：①上皮细胞为主型：以上皮细胞增生为主，淋巴细胞数量少，散在于上皮细胞之间；②淋巴细胞为主型：以淋巴细胞增生为主，形成弥漫结节样增生，上皮细胞不多；③混合型：两种细胞均匀的增生，间质中结缔组织增生明显，④梭形细胞型。1985 年 Marino 等提出了 M-H 分类，将胸腺瘤分为髓质型、混合型、皮质为主型、皮质型和分化好的胸腺癌。M-H 分类使人们认识到由分化良好的肿瘤上皮细胞，如梭形/卵圆形细胞组成的肿瘤几乎总有包膜被覆，并且预后良好；由圆形/多角形上皮细胞组成的肿瘤，其侵袭性与上皮细胞的数量、上皮细胞的异行性和异行性程度等直接相关。他可以较好地预测肿瘤的行为，成为 WHO 关于胸腺上皮肿瘤分类的主要依据之一。1999 年 WHO 公布了新的分型方案，2004 年修订的 WHO 组织学分型（表 6-3-2）。

表 6-3-2　WHO 胸腺瘤新的分型方案

A 型：（梭形细胞，髓质型）梭形/卵圆形肿瘤上皮细胞均匀分布，缺乏核异行性，无或很少见非肿瘤性淋巴细胞

AB 型：肿瘤由具有 A 型样特征的局限小灶和富含淋巴细胞的局部小灶混合而成，两种小灶可分界清楚，也可不清

B_1 型：（淋巴细胞富有型或皮质优势型）肿瘤表现为类似于正常功能胸腺样组织，即由与正常胸腺皮质无法区别的膨大区和与其相连的近似胸腺髓质的区域组成

B_2 型：肿瘤表现为在浓重的淋巴细胞背景中，散在分布着饱满的肿瘤细胞成分，细胞内带有小囊泡状的核及清楚的核仁。血管周围区域正常

B_3 型：（上皮型，高分化胸腺癌）肿瘤主要由圆形或多角形、表现为中度异行性的上皮细胞组成，其间夹杂少量淋巴细胞和鳞状化生灶

C 型：胸腺癌。组织学呈恶性表现，根据组织学形态的不同，分为鳞癌、淋巴上皮瘤样癌、肉瘤样癌（癌肉瘤）、透明细胞癌、基底细胞样癌、黏液表皮样癌、小细胞癌、鳞状小细胞癌、腺癌、腺鳞癌及类癌

WHO 分类强调细胞超微结构、细胞形态和核异行性与肿瘤行为的联系，能更好地反映肿瘤分型与预后的关系，WHO 分型与其他分型的关系见表 6-3-3。

表 6-3-3　各类胸腺肿瘤分型比较

WHO 分类	传统分类	M-H 分类
A	梭形细胞型	髓质型
AB	混合细胞型	髓质型
B_1	淋巴细胞为主型	皮质型
B_2	混合细胞型	皮质型
B_3	上皮细胞为主型	高分化胸腺癌

大多数胸腺瘤通过常规光学显微镜检查可做出诊断，必要时可做免疫组织化学检查，因为胸腺上皮细胞可表达不同分子量的角蛋白阳性。根据文献报道 A、AB、B_1 型病人的生存期明显高于 B_2、B_3 型，B_2、B_3 型病人的生存期明显高于 C 型。也有一些学者按胸腺瘤的病理及预后将分型简化为低危胸腺瘤（A、AB、B_1）、高危胸腺瘤（B_2、B_3）、胸腺癌（C 型）三组[11]。

3. 临床表现　胸腺瘤一般生长相对缓慢，30%～40% 病人是无症状的。其临床症状及体征一般是由于肿瘤增大，压迫周围组织和器官或伴随疾病而造成的。严重者有胸骨后疼痛、呼吸困难、胸膜渗出、心包积液、上腔静脉阻塞综合征等，通常提示为浸润型胸腺瘤。扩散方式即使是浸润型胸腺瘤，也是以胸内进展为主。可向颈部延伸侵犯甲状腺，侵及胸膜及心包时，可出现胸腔积液、心包积液，也可直接侵犯周围组织及器官。通常淋巴结转移少见，血行转移更少见。中国医学科学院肿瘤医院 105 例临床分析，胸外淋巴结转移率为 6.7%，血行转移为 4.8%，以肝、肺、骨为常见转移部位。

（1）伴随疾病

1）重症肌无力（myasthenia gravis，MG）：胸腺瘤与 MG 的关系密切，MG 中 10%～15%

合并胸腺瘤，而 33%～50% 的胸腺瘤病人合并 MG，男性比女性多。重症肌无力是一种神经肌肉传递障碍性疾病，由于循环系统内存在乙酰胆碱受体的抗体，致使运动终板（重点累及骨骼肌神经-肌肉接头处突触后膜上）乙酰胆碱受体缺乏的一种继发性自身免疫性疾病。胸腺瘤合并 MG 与 Masaoka 分期及 WHO 分型的关系，临床的共性是：胸腺瘤 Masaoka 分期中 I 期、II 期、III 期中均可

合并 MG，而且各分期之间合并 MG 的发病率不全相同，似乎Ⅲ期中发病率最高，Ⅱ期次之，Ⅰ期少见，Ⅳ期极少合并 MG。那么在 WHO 分型中各型中均可合并 MG，而且各分型间合并 MG 的发病率不全相同，MG 相关的胸腺瘤病理分型以 B₁、B₂ 及 AB 型为主，表明浸润性低的胸腺瘤易发生 MG[13]。A 型较少，C 型通常很少合并 MG。病变发展过程中，症状隐匿，表现为受累肌群无力和疲劳，常见的部位是发生在眼外周肌肉，可产生上睑下垂和复视；也可发生在面颈部肌肉，四肢肌肉等，如延髓支配的肌肉受累时，可表现吞咽困难、言语不清和面部无表情；一些严重病例累及呼吸肌。受累病人表现为肌肉无力及异常疲劳，晨轻暮重，活动后加重，休息或用药后减轻。按 Osserman 临床分型Ⅰ型（单纯眼肌型）、ⅡA 型（轻度全身型）、ⅡB 型（中度全身型）、Ⅲ型（急性重症型）、Ⅳ型（迟发重症型）[14]。

诊断：①受累肌肉连续使用后出现异常疲劳或肌无力加重，休息或用药后症状减轻为特征性肌无力病史；②腾喜龙试验阳性（静脉注射 2~10mg，1 分钟内原有症状改善为阳性）；③对重症肌力可疑病例可做重复低频电刺激或肌电图检查，有利于诊断。

治疗：①抗胆碱酯酶药：用药方法按内分泌医师医嘱用量，如初治者可先选用短效的新斯的明，剂量为 22.5~180mg/d，15 分钟起效，2~6 小时失效。病情重者可用皮下或肌内注射，不宜使用静脉注射（因其容易引起心脏骤停及血压下降）；病情稳定后，可用吡斯的明，他的作用时间可长达 6~8 小时，剂量 180~720mg/d，以上用药量大时，可用阿托品 0.15~0.3mg/次缓解之。治疗中注意配合其他免疫抑制治疗，如症状消失，也不能突然停药，而应逐渐减量，口服维持一段时间；一旦肌无力加重，可寻找诱因，同时调整剂量，及时应用肾上腺皮质激素等对症治疗；②肾上腺皮质激素：适用于：单眼肌型；胆碱酯酶抑制剂疗效不理想而准备做胸腺摘除的全身型病人；病情恶化又不适合或拒绝做手术的病人。用法：一般根据病人的具体情况给予适当的激素量，当症状出现好转时逐渐减量。注意事项：应用肾上腺皮质激素时，必须注意有早期病情加重，其出现率为 48%，有时需要辅助应用呼吸机；总之静脉用药需慎重。

2）单纯红细胞再生障碍性贫血（pure red cell aplasia，PRCA）：胸腺瘤病人中其发生率约为 5%。表现为贫血，外周血中的网织红细胞几乎完全缺失；亦有 1/3 的病人存在白细胞和血小板的减少[15,16]。胸腺切除术可以使大约 30% 的病人症状得到改善，但病理生理学机制尚不清楚。

3）获得性丙种球蛋白缺乏症：约 5%~10% 的胸腺瘤病人当中可有此症。这些病人细胞免疫和体液免疫功能低下，表现为易感染，特别是腹泻。治疗除胸腺切除外，需输入新鲜血，单纯输入丙种球蛋白无效。

4）腺瘤合并库欣综合征、系统性红斑狼疮或硬皮病等。

4. 诊断胸腺瘤主要靠胸部 X 线检查，胸部正侧位像诊断阳性率达到 80%，当正位片阴性时，侧位片阳性占 60%。当然，行胸部 CT 或 MRI 检查最好，诊断阳性率达 92.6%，可显示肿块的全貌，是判断肿瘤位置、范围及与周围组之结构关系的最佳方法，也可发现胸膜、心包、肺内种植转移情况，避免不必要手术。

胸腺肿瘤的 X 线表现为肿块位于前纵隔，紧贴于胸骨后，绝大多数位于心基部，升主动脉前；多数向纵隔一侧凸出，肿块较大可向纵隔两侧凸出；肿瘤形态变化较大，可为圆形、扁圆形、锥形或薄片状，多数肿块轻度分叶。包膜完整的肿块轮廓光整，密度均匀或少数有斑点状钙化，有人报道钙化发现率约 5%~10%。CT 表现为前纵隔血管前间隙的实性肿块，多位于主动脉弓至心脏大血管交界水平[17,18]。如肿瘤是浸润性生长，则轮廓毛糙，不规则，有明显分叶现象，也可出现胸腔积液或心包积液。

对不能进行开胸探查术的病例，治疗前经皮针吸活检是必要的，以求明确病理诊断，尤其对前纵隔病变广泛的肿瘤，应与淋巴瘤或生殖细胞肿瘤鉴别。另外对伴肌无力者，测定血清内乙酰胆碱受体的抗体，一般 90% 左右是阳性。

5. 临床分期　用于胸腺瘤的临床分期有不少方案，常用的为 Masaoka 提出的标准，他与预后有明显的相关性[19]。

NCCN 指南推荐继续使用 Masaoka 分期标准，也可使用 TNM 分期[20,21] 见表 6-3-4~6。

表 6-3-4 Masaoka 修订分期

Masaoka 分期	诊断标准
Ⅰ期	肉眼所见完整的包膜,镜下包膜未受侵
Ⅱ期	A. 镜下包膜浸润
	B. 肉眼见周边脂肪组织浸润,或明显与纵隔胸膜或心包膜粘连但未穿透
Ⅲ期	肉眼见侵及周围器官(如心包、大血管及肺)
	A. 没有大血管受侵
	B. 大血管受侵
Ⅳ期	A. 胸膜或心包扩散
	B. 淋巴结或血行转移

表 6-3-5 TNM 分期

T	原发肿瘤
T_x	原发肿瘤不能评估
T_0	无原发肿瘤证据
T_1	肿瘤有完整包膜
T_2	肿瘤侵犯包膜及结缔组织
T_3	肿瘤侵犯邻近结构,如心包、纵隔胸膜、胸壁、大血管及肺
T_4	胸膜或心包扩散
N	区域淋巴结
N_x	区域淋巴结无法评估
N_0	没有区域淋巴结转移
N_1	前纵隔淋巴结转移
N_2	除前纵隔以外,其他胸内淋巴结转移
N_3	斜角肌和(或)锁骨上淋巴结转移
M	远地转移
M_x	远地转移无法评估
M_0	无远地转移
M_1	有远地转移

表 6-3-6 TNM 分期组合

Ⅰ期	T_1	N_0	M_0
Ⅱ期	T_2	N_0	M_0
Ⅲ期	T_1	N_1	M_0
	T_2	N_1	M_0
	T_3	$N_{0\sim1}$	M_0
Ⅳ期	T_4	任何 N	M_0
	任何 T	$N_{2\sim3}$	M_0
	任何 T	任何 N	M_1

6. 治疗

（1）治疗原则 胸腺瘤的治疗需考虑肿瘤的部位、侵及范围及分期来选择治疗手段。治疗的目的就是完整的根治肿瘤。治疗手段包括手术、放疗、化疗及必要的系统辅助治疗。

1）外科手术是胸腺瘤的首选治疗方法，尽可能地完整切除或尽可能多的切除肿瘤。

2）浸润型胸腺瘤目前建议给予术后放疗。

3）对Ⅰ期非浸润型胸腺瘤，不需常规术后放疗，术后定期复查，一旦发现复发，争取二次手术后或根治性放疗。

4）对较晚期胸腺瘤（Ⅲ、Ⅳ期），只要病人情况允许，不要轻易放弃治疗，应积极给予放疗或（和）化疗，仍有获得长期生存的可能。

（2）外科手术治疗 术前尽可能做 CT 增强扫描或 MRI 检查，了解肿瘤范围及与邻近结构关系；对切除可能性不大的肿瘤（肿瘤较大或周围组织受侵），可先行术前放疗，剂量为 TD40Gy/20 次，复查 CT 后外科会诊，如果可行手术，建议 2~4 周后行手术切除。胸腺瘤的一般术式以胸骨正中开口，胸膜外操作，尽可能完整切除肿瘤或尽可能多切除肿瘤浸润的邻近组织，完整切除肿瘤后，应做纵隔脂肪清扫术，以清除所有胸腺组织[24,25]。

（3）生存率和复发率 胸腺瘤发病率低，目前没有大宗的随机分组结果。表 6-3-7 中显示其术后 5 年生存率相当好，即使是Ⅲ、Ⅳ期的病变疗效也较好。胸腺瘤的 3、5、10 和 15 年总生存率为：66.7%~90.3%、63.7%~83.2%、40.0%~75.6%、15.0%~44.0%。类癌的 3、5 和 10 年生存率为：71.4%、50.0% 和 50.0%[26,27]。胸腺癌的 5 和 10 年生存率为：33%~50% 和 0%~6.3%。目前认为与胸腺瘤外科治疗预后相关的因素为：手术方式、临床病理分期（Masaoka 分期）、组织学分类（WHO1999）及术后放疗[28~30]。

表 6-3-7 胸腺瘤根治术后的总生存率

作　者	例　数	完全切除（%）	5 年生存率				10 生存率			
			Ⅰ	Ⅱ	Ⅲ	Ⅳa	Ⅰ	Ⅱ	Ⅲ	Ⅳa
Kondo，et al	924	92	100	98	89	71	100	98	78	47
Regnard，et al	307	85	89	87	68	66	80	78	47	30
Maggi，et al	241	88	89	71	72	59	87	60	64	40
Verley，et al	200	—	85	60	33		80	42	23	
Nakahara，et a	141	80	100	92	88	47	100	84	77	47
Wilkins，et al	136	68	84	66	63	40	75	50	44	40
Blumberg	118	73	95	70	50	100	86	54	26	—
Quintanila-Marthnez	116	94	100	100	70	70	100	100	60	0
pan	112	80	94	85	63	41	87	69	58	22
Elert	102	—	83	90	46	—	—	—	—	—
平均			92	82	68	61	88	70	57	38

无瘤生存率可以更好地评价外科手术的疗效。文献报道胸腺瘤Ⅰ、Ⅱ、Ⅲ、Ⅳ期 10 年的平均无瘤生存率分别为 92%、87%、60% 和 35%。同时，对于根治术后复发率的情况也可对疗效进行评估。表 6-3-8 见胸腺瘤根治术后复发率。胸腺瘤各期复发、转移率分别为Ⅰ期 4%、Ⅱ期 14.7%、Ⅲ期 25.1% 和Ⅳ期 37.9%。其中局部复发在总复发病例中占 81%，胸膜或肺受侵占 58%，心包或纵隔复发占 41%。远处转移占 9%，局部加远地转移占 11%。对于Ⅰ期的中位复发时间 10 年，Ⅱ、Ⅲ、Ⅳ期

约为 3 年[31,32]。

表 6-3-8　胸腺瘤根治术后复发率

作　者	例　数	治疗方式（%）			复发率（%）			
		完全切除	化　疗	放　疗	I	II	III	IVa
Kondo，et al	862	100	12	32	1	4	28	34
Regnard，et al	307	85	Few	Half	4	7	16	58
Maggi，et al	241	88	7	12	2	13	30	25
Verley，et al	200	—	Few	Most	6	36	38	
Cowen，et a	149	42	100	50	0	7	23	25
Wilkins，et al	136	68	7	37	8	10	24	0
Monden	127	80	—	74	3	13	27	54
Blumberg	118	73	32	58	4	21	47	80
Ruffini	114	100	—	25	5	10	30	33
Quintanila-Marthnez	105	100	0	24	0	13	13	0
平均					4	14	16	46

胸腺瘤的治疗是尽可能的完整切除肿瘤，这一点目前已达到共识。但是次全切除能否带来益处仍有争论。Masaoka 及 Cowen 等一些学者认为部分切除的生存率好于单纯活检及未切除者，总的来说 10年生存率见表 6-3-9。多数文献报告他们之间的差别很小[33]。

表 6-3-9　胸腺瘤不完全切除术后的生存率

作　者	例　数			10 年生存率			P
	完全切除	不完全切除	穿刺活检	完全切除	不完全切除	穿刺活检	
Kondo，et al	186	50	24	93	64	36	<0.003
Maggi，et al	211	21	9	81	72	27	0.001
Nakahara，et al	113	16	12	94	68	0	<0.01
Blumberg，et al	86	18	14	70	28	24	NS
Mornex，et al	4	31	55	—	43	31	<0.02
Regnard，et al	43	28	12	75	29	35	NS
Gamondes，et al	45	15	5	91	32	53	—
Wang，et al	34	9	18	48	20	20	NS
Kaiser，et al	39	13	7	82	48	44	—
平均				75	39	33	

表 6-3-10 显示的是一组回顾性资料，完整切除术后加或不加放疗复发率的结果比较，对于 I 期胸腺瘤，复发率低，不做术后放疗已为大家所肯定。但是，对于 II 、III 期胸腺瘤完整切除术后，放疗的价值仍未完全明了。虽然一些文献报告 II 期完整切除术加放疗有降低局部复发的趋势，但是也有相当多文献表明完整切除术后加或不加放疗统计学上并无差异。

表 6-3-10　完整切除术后加或不加放疗的复发率

作　者	完全切除（%）	复发率（%）							
		I		II		III		P	
		观察组	放疗组	观察组	放疗组	观察组	放疗组	II	III
Kondo	100	—	—	4	5	26	23	NS	NS
Ruffini	100	5	0	4	31	16	64	0.02	0.02
Regnard	100			22	13	—	—	NS	
Haniuda	100	0	0	24	19	25	25		
Monden	100	8	0	29	8	—	—		
Curran	100	0	0	—	—	42	0	NS	
Blumberg	100	—	—	—	—	52	48	NS	NS
平均		3	0	15	16	30	44		

不完全切除的病例，Maggi 及 Curran 等的两组报道显示术后辅助放疗有较好的结果，尽管这两组的病例数较少[34,35]。同样，Mangi 等的研究包括完全切除和部分切除的 III 期病例共 44 例，结合辅助性放疗后两组的复发率都很低（24% vs 40%）[36]。Monden 等还发现 IV 期不完全切除的病例，经过辅助性放疗后同样有较低的复发率（44% vs 75%，13 例病人）。Curran 等报道 26 例 III 期次全切除辅助放疗的病例，其纵隔局部的复发率也相对低一些。另外有多组报道显示，在有肉眼残留的不完全切除的病例，经过辅助性放疗后其局部复发率很低，约为 16%~21%。II、III 期胸腺瘤完整切除术后，由于结果有不同及回顾性分析有潜在的选择偏差，放疗的价值仍有争议。但近期的两篇大宗病例研究显示，术后放疗能提高 II~III 期胸腺瘤的生存率，期待今后进一步的研究。对于不完全切除的病例已显示辅助放疗能降低局部复发率并提高生存率[37,38]。

（4）放射治疗　胸腺瘤为放射敏感的肿瘤，放射治疗在胸腺瘤治疗中已建立了比较完善的技术和经验。NCCN 指南推荐放射治疗技术采用三维适形或调强放疗。目的是更好地减少周围正常组织受量，特别是心脏受量，由于大多数病人相对年轻且患者多数长期生存，建议心脏受量低于 30Gy[39]。

2012 年美国发表的一篇多中心大宗病例 SEER 研究，包括 1 254 例病人，对 II~III 期胸腺瘤的病人术后放疗与未行放疗进行比较，显示总生存率有所提高，有显著统计学差异（P=0.002），加放疗与不加放疗 5 年及 10 年总生存率分别为 64% 及 41% 和 53% 及 35%，无进展生存率也有提高（P=0.001）。特别是不全切除的病人术后放疗更加获益[40]。2010 年的另一篇 SEER 大宗病例研究也得出了相似的结果[41]。因此最近的两组大宗病例回顾性研究显示，术后辅助放疗能明显提高 II~III 期胸腺瘤的总生存率，特别是不全切除的病人。近年来对多个回顾性研究即完整切除术后加或不加放疗复发率的结果进行比较，对于 I 期胸腺瘤，复发率低，不做术后放疗已为大家所肯定。但是，对于 II、III 期胸腺瘤完整切除术后，放疗的价值仍有争议。虽然一些文献报告 II 期完整切除术加放疗有降低局部复发的趋势，但是也有文献表明完整切除术后加或不加放疗统计学上并无差异[42]。

因此，关于胸腺瘤的治疗原则，2014 年发表的综述中做出如下总结，见图 6-3-2~3。其中图 6-3-2 是对初治胸腺瘤的治疗概述，图 6-3-3 是对复发胸腺瘤 S 的治疗总结[37]。总之，胸腺瘤的治疗缺乏随机对照研究，但近年来的两组较大宗的病例分析也有了一些治疗方向[43]。2014 年 NCCN 指南[44]建议对 R0 切除术后 I 期（无包膜受侵）病人不需要术后放疗，而包膜受侵的 II~IV 期病人建议行术后放疗（2B 证据）；R1 术后病人建议行术后放疗；R2 术后病人建议行术后放疗或放疗+化疗[45]。

1）放疗适应证：①胸腺瘤根治术后（Ⅱ~Ⅳ期）；②胸腺瘤未能完全切除的病人、仅行活检切除的病人及晚期病人；③部分胸腺瘤的术前放疗；④复发性胸腺瘤的治疗；⑤胸腺瘤的姑息放疗。

2）放射源：高能 X 线或 ^{60}Co 或电子束线。

3）放疗范围：①靶区的定义：a. 肿瘤区（GTV）：胸腺原发肿瘤或术后残留病变为 GTV。b. 临床靶区（CTV）：GTV 边界外放 0.5cm。c. 计划靶区（PTV）：CTV 外放 0.5cm，在 CTV 基础上外放形成 PTV 时，各个方向上均匀外放。d. 靶区勾画原则：勾画原发肿瘤为 GTV，边缘外扩 0.5cm（包括胸腺肿瘤和可能被浸润的组织或器官）为 CTV，CTV 外扩 0.5cm 为 PTV，上下扩 1cm。不进行纵隔及锁骨上的预防照射。如为术后放疗，则需根据手术情况，明确胸腺瘤侵犯范围（即瘤床），包括瘤床边缘外放 0.5~1cm 形成 CTV，上下界外放 1cm 及部分受累器官均应包括在术后靶区中。e. 危及器官体积（planning organ at risk volume，PRV）及限量：双肺 $V_{20} \leqslant 30\%$，脊髓 $\leqslant 45Gy$，心脏 $V_{30} \leqslant 30\%$，食管 $V_{40} \leqslant 50\%$，肝脏 $V_{20} \leqslant 20\%$ 等。②计划的评估：至少 95%PTV 满足上述靶区的处方剂量，PTV 接受>110%的处方剂量的体积应<20%，PTV 接受<93%的处方剂量的体积应<3%，PTV 外的任何地方不能出现>110%的处方剂量。评估包括靶区和危及器官的剂量体积直方图（DVH）的评价和逐层评价。

4）放射剂量：①单纯放疗包括胸腺瘤未能完全切除的病人、仅行活检的病人和晚期的病人；给予根治性放疗剂量 Dt 60~70Gy/6~7w。②对手术完整切除（R0）的浸润型胸腺瘤，术后放疗剂量为 Dt 50Gy/5w。术后镜下残存（R1 切除）给予 Dt 54~60Gy 左右；术后 R2 切除即有残留病变给予 Dt 60Gy/30f[46]。

5）放疗野设计及流程：建议采用三维适形或调强放疗技术，该项技术可以给予肿瘤靶区更高的剂量而正常组织得到更好的保护[47]。对于未做手术的有原发病灶者，给予肿瘤局部病变的累及野照射，不做其他区域的预防照射。如为术后放疗，则根据术前手术病变范围，包括肿瘤侵犯范围、受累器官或区域给予相应的瘤床区的照射（图 6-3-4~6）。

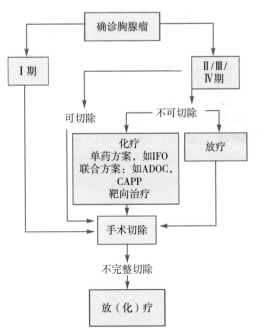

图 6-3-2　初治胸腺瘤的治疗概述

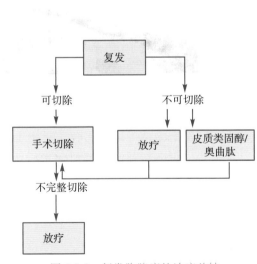

图 6-3-3　复发胸腺瘤的治疗总结

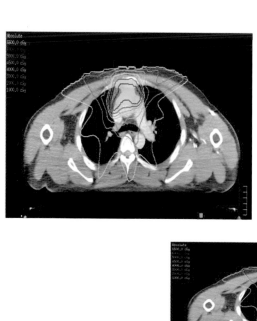
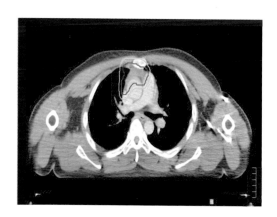
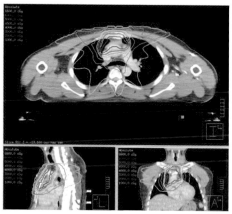
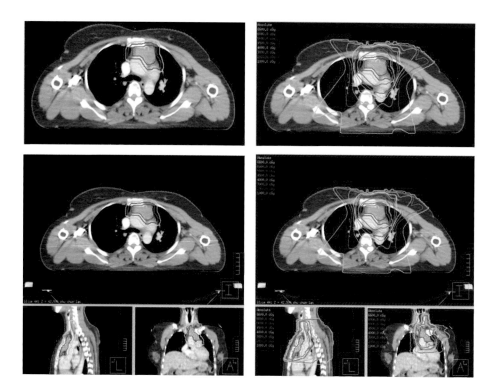

图 6-3-4　适形及调强放射治疗的靶区及剂量分布图

6）6MV-X 线三维适形剂量分布流程：①体位及固定：治疗体位一般采用仰卧位，选择适当的头枕，用头颈肩热塑面罩或体模固定，并将病人的姓名、病案号、头枕型号记录在面罩上。②CT 扫描：直接用增强连续扫描，层厚 5mm，扫描范围从下颌至肾上极。③勾画靶区及危及器官：结合影像资料、术前范围及手术记录勾画靶区。④照射野的设计、计算和优化。⑤治疗计划的确认、验证、治疗及治疗验证。

7）注意事项：①双锁骨上区不需常规做预防照射。②胸腺瘤合并重症肌无力时，放射治疗应慎重，放疗前应先用抗胆碱酯酶药物控制肌无力，放射开始时剂量可以从 Dt 1.8Gy 起或每次 2Gy；治疗中或治疗后要密切观察肌无力的病情变化，一旦出现肌无力加重，应及时处理。近年来，肌无力病人死亡率已大为降低。抗胆碱酯酶药不能随便停药，遵医嘱缓慢减量。③对不伴重症肌无力的胸腺瘤放疗时，一般分次量为 Dt2Gy，每周 5 次；2 周左右透视 1 次，了解肿块退缩情况，对肿块缩小明显的，应在剂量达 30~40Gy 后即时缩野，避免肺体积过大照射及剂量过高。④脊髓剂量不超过其耐受量；⑤注意射野及分割剂量，减少心包炎等并发症。

近年来，随着电子计算机和影像技术的发展，放射治疗技术也有了突飞猛进的发展，三维适形及调强放射治疗的应用，可以更好地提高局部剂量，提高局部控制率和生存率，减少正常组织受量和治疗并发症。以下各图为一些适形及调强放射治疗的靶区及剂量分布（图 6-3-6~7）。

（5）术前放射治疗 当胸腺瘤侵犯周围结构时，有些作者报道应用术前放疗，提高手术的完整切除率，与Ⅲ期的单纯手术的 50% 切除率相比，他们的完整切除率分别为 53%、59% 和 75%。有两组研究（19 例和 12 例）报道，术前放疗的病人生存率与其他进展期病例相比没有明显提高，10 年生存率为 44% 比 48%[48,49]。Yagi 等也报道Ⅲ期胸腺瘤术前放疗或不放疗对生存率没有明显影响。

（6）化学治疗 近年来，胸腺瘤的化疗已有不少报道见表 6-3-11。具有肯定疗效的药物有顺铂、阿霉素、异环磷酰胺和皮质激素，应用含顺铂的联合化疗方案具有较好的效果。胸腺瘤是化疗敏感的肿瘤，其有效率约占 70%，完全缓解率约占 1/3（0~43%）[50,51]。Cowen 报道了一组多中心回顾性研究，149 例接受放疗未见全身转移的病人，化疗能明显减少肺、胸膜及远处转移（17%~38%，$P<0.05$）。Mornex 报告了 90 例Ⅲ及Ⅳ期接受放疗的病人，其中 34% 进行了部分切除，61% 未做手术，辅助化疗的病人其无瘤生存率有潜在优势（5 年生存率 55% 及 32%，10 年为 41% 及 24%，$P>0.05$）。在一些小样本研究中，加或不加化疗生存率未见明显差异。法国 Rembert 等最近报道一组Ⅲ~Ⅳ期胸腺瘤术后和放疗后加或不加化疗的随机分组研究，结果显示无病生存率分别为 49.7% 和 16.7%（$P<0.01$），建议对晚期胸腺瘤行综合治疗。但多数作者认为，化疗对胸腺瘤治疗的有效方案及剂量均需深入研究探讨[52]。

表 6-3-11 Ⅲ、Ⅳ期胸腺瘤化疗后疗效

作 者	例 数	化疗方案	CR（%）	PR（%）	RR（%）	总生存率（月）	发表时间
Berruti	6	ADM，DDP，CPM，VCR	0	83	83	15+	1993
Dy	4	DDP，VLB，BLM	50	25	75	—	1988
Evans	5	CPM，VCR，PROC，PRED	0	80	80		1980
Fornasiero	37	ADM，DDP，VCR，CPM	43	48	92	15	1991
Goldel	13	CPM，ADM，VCR，PRED，±BLM	38	0	38		1989
Hanna	5	High-dose carboplatin，Vp-16	40	60	100	—	2001
Highley	15	IFO	39	8	46	13+	1999
Kosmidis	5	CPM，ADM，VCR	40	60	100	12+	1988
Loehrer	30	ADM，DDP，CPM	10	40	50	38	1994
Macchiarini	7	DDP，EPI-ADM，ETP	0	100	100	8+	1991

有一些研究显示在Ⅲ~Ⅳ期病人使用综合治疗见表 6-3-12（术前化疗、手术和术后化疗或放疗）可提高手术切除率和生存率，肿瘤对化疗的敏感性为 70%~90%，CR 为 23%，病理完全反应率为 20%。Ⅲ~Ⅳ期病人经综合治疗后完全切除率为 72%，较单纯手术组（分别 50% 和 25%）明显提高；综合治疗组的 5 年生存率（平均 78%）也较单纯手术组略高（平均为 65% 和 62%）[53,54]。

表 6-3-12　术前化疗与放疗的结果

作　　者	例数	术前化疗	辅助治疗	治疗反应率（%）	完全切除（%）	病理完全切除（%）	5 年生存率（%）
Venuta	25	PEEpi×3	RT/Ch	—	80	4	80
Kim	22	CAPPr×3	RT/Ch	77	82	18	95
Rea	16	CAPV×3	RT or Ch	100	69	31	57
Macchiarini	7	PEEpi×3	RT	100	57	29	—
平均				92	72	21	78

（7）肌无力危象及处理　重症肌无力危象是指重症肌无力病情加重或治疗不当引起的呼吸肌无力的严重呼吸困难状态；其发生率达 25%。诊断要点包括：①重症肌无力的诊断确定；②排除了其他肌病（如多发性肌炎）和其他神经-肌肉接头处疾病（如肌无力样综合征）引起的严重呼吸困难；③确定呼吸困难与重症肌无力有关。在重症肌无力危象确定后，用腾喜隆试验和阿托品试验鉴别是重症肌无力危象、胆碱能危象或反拗性危象；腾喜隆试验阳性为重症肌无力危象，约占重症肌无力危象的 95%；而腾喜隆试验阴性，阿托品试验阳性为胆碱能危象，约占重症肌无力危象的 4%；两种试验均阴性为反拗性危象，约占重症肌无力危象的 1%。

重症肌无力危象的治疗包括急救和危象处理：①一般急救：紧急气管插管或气管切开，正压呼吸；纠正水、电解质紊乱；控制或（和）预防感染，维持营养及急诊呼吸机应用。②各型危象的处理：a. 肌无力危象的处理：除一般急救外，加大胆碱酯酶的剂量，同时加用皮质激素；b. 胆碱能危象的处理：除一般急救外，停用胆碱酯酶，并输液加速体内胆碱酯酶的排泄，同时静注阿托品 1~2mg/h，直至阿托品轻度中毒，在腾喜隆试验连续两次阳性后，才可使用胆碱酯酶抑制剂；c. 反拗性危象：其发病机制不详。除一般急救外，主要采用对症治疗。

（8）治疗进展　关于辅助治疗的研究，目前建议不完全切除及仅行活检的病人行术后放疗。近期的两篇较大宗病例研究认为，对于Ⅱ、Ⅲ期胸腺瘤的术后放疗，可以提高总生存率。2014 年 NCCN 指南对 R0 切除术后包膜受侵的Ⅱ~Ⅳ期病人建议行术后放疗（2B 证据）；R1 术后病人建议行术后放疗；R2 术后病人建议行术后放疗或放疗+化疗。

（9）预后　超过 10 篇研究报道[57,58]Masaoka 分期与生存的关系，Ⅰ~Ⅳ期病人的 5 年及 10 年生存率分别为 92%、82%、68%、61% 和 88%、70%、57%、38%。

预后因素[59]：包括手术切除程度、肿瘤的浸润性是重要的预后因素，其他还有 Masaoka 分期、组织学分级及组织学分类、治疗模式等。

（10）目前正在进行的临床研究[60,61]　见表 6-3-13。

（二）胸腺癌

胸腺癌（thymic carcinoma，TC）是发病率极低的恶性肿瘤，约占所有胸腺肿瘤的 5%。多数病人为局部进展或有转移表现，中位生存 2 年左右。综合治疗包括化疗、放疗和手术治疗是主要治疗模式[62,62]。

1. 临床表现及组织病理学　多数胸腺癌初始症状表现为纵隔肿物对周围邻近器官的压迫，如咳嗽、胸痛、气短、上腔静脉压迫征或声音嘶哑、吞咽困难及膈神经麻痹等。进一步检查常可显示纵隔肿块。与胸腺瘤相似，TC 也常发生在前上纵隔。胸腺癌一般病程短，进展快，除表现为胸内快速进展和侵犯，如胸膜、心包和肺的直接侵犯或种植转移外，纵隔淋巴结转移及血行转移多见，约占半数以上，其预后比胸腺瘤明显差[64]。国外已有鳞状细胞癌合并重症肌无力的报道，胸腺类癌约 34% 伴库欣综合征。

表 6-3-13　最新临床研究

研究题目	入组标准	入组状态
三联疗法（顺铂，依托泊苷和放疗）治疗高复发风险胸腺瘤及胸腺癌病人的 II 期研究	胸腺瘤、胸腺癌	入组中
Imc-a12 治疗既往行化疗的胸腺瘤/胸腺癌病人的多中心 II 期研究	曾行化疗的胸腺瘤、胸腺癌	入组中
培美曲塞治疗晚期胸腺瘤和胸腺癌的 II 期临床研究	晚期胸腺瘤、胸腺癌	未知
化疗（顺铂、多柔比星及环磷酰胺）联合西妥昔单抗治疗局部晚期/复发胸腺瘤的 II 期临床研究	局部晚期或复发胸腺瘤	入组中
奥曲肽治疗初始不可手术胸腺瘤病人中消减肿瘤体积的有效性研究	不可手术胸腺瘤	入组中
紫杉醇联合顺铂治疗未经治不可切除侵袭性胸腺瘤或胸腺癌病人的 II 期临床研究	未经治不可切除的胸腺瘤及胸腺癌	入组中
Pxd101 联合顺铂、多柔比星和环磷酰胺一线治疗晚期或复发胸腺恶性肿瘤的 I / II 期临床研究	胸腺瘤、胸腺癌	入组中
CE 方案适用病人行异环磷酰胺氮芥联合依托泊苷及卡铂方案静脉给药的 I 期药物剂量递增研究	非小细胞肺癌、小细胞肺癌、睾丸癌、胸腺瘤、卵巢癌、骨肉瘤	入组中
加速分割调强放疗治疗局部晚期胸部恶性肿瘤的 I 期推量研究及食管运动和放射食管损伤评估	非小细胞肺癌、小细胞肺癌、胸腺瘤	入组中
射频消融治疗复发或晚期肺癌	肺癌、恶性间皮瘤、胸腺瘤、胸腺癌	进行中
异体肿瘤细胞疫苗联合规律口服环磷酰胺和塞来昔布辅助治疗肺癌、食管癌、胸腺恶性肿瘤、胸肉瘤、恶性胸膜间皮瘤	肺癌、食管癌、恶性胸膜间皮瘤、胸腺瘤、胸腺癌	入组中
口服 PHA-848125AC 治疗化疗后胸腺癌的 II 期临床研究	曾行化疗的胸腺癌	入组中
晚期肺癌、胸腺癌的靶向治疗和分子生物学研究	肺癌、胸腺癌	入组中
氨柔比星治疗复发或难治胸腺恶性肿瘤的 II 期临床研究	胸腺瘤、胸腺癌	入组中
胸部恶性肿瘤的分子生物学研究	胸腺瘤、胸腺癌、肺癌、间皮瘤	尚未入组

　　影像学检查发现绝大多数肿瘤位于前纵隔内，约 80% 肿瘤侵犯邻近的纵隔结构，40% 有淋巴结肿大。与胸腺瘤相似，肿瘤的局部转移包括胸膜、纵隔淋巴结，有时转移到颈部和腋下淋巴。而远地转移部位包括肺、肝脏、脑和骨。胸腺癌在影像学上常常有坏死、囊变或钙化。肿瘤侵犯周围结构的征象包括肿瘤边界不清和周围的脂肪线中断或消失。肿瘤常侵及胸膜和心包，或胸膜和心包种植转移，有时还经横膈扩散。CT 扫描显示胸腺癌比其他胸腺肿瘤外形更不规则。有作者报道利用 MRI 的信号特点鉴别胸腺癌和胸腺瘤，如不能做增强 CT 者可行 MRI。目前，也有报道运用 PET 诊断胸腺癌，并能确定肿瘤侵犯的范围，观察肿瘤的复发，为临床的诊断和治疗计划提供帮助。一篇 PET-CT 研究显示，如 SUVmax>7 的纵隔分叶状肿物，内有坏死和钙化，胸膜增厚有纵隔淋巴结转移等可诊断。核素骨扫描常用于评估骨转移[65,66]。关于 PET 对胸腺肿瘤的研究显示：可以预测 WHO 分级及胸腺上皮肿瘤的关系，特别是通过 SUV 最大摄取值来判断肿瘤低危，中危或高危的程度有显著意义[67,68]。

胸腺癌来源于胸腺上皮的恶性肿瘤，但其所具有的细胞恶性特征有别于胸腺瘤，细胞学形态呈现严重的原始化和细胞排列很不规范的恶性特点。2004 年 WHO 提出的胸腺肿瘤国际组织学分类中将胸腺癌归为 C 型胸腺瘤[69]。B₃ 型胸腺瘤与胸腺癌的区别：B₃ 型胸腺瘤与胸腺癌两者都很少见，好发于 40 岁以后中年人，肿瘤呈浸润性生长，初诊时多数病例已经为进展期，单纯的根据临床表现和影像学难于鉴别，两者的鉴别主要根据镜下不同的组织形态。B₃ 型胸腺瘤为圆形或卵圆形的肿瘤细胞，细胞成巢状排列，间质中可见未成熟的淋巴细胞，但细胞的异型性轻，而且具有其他类型胸腺瘤的组织结构，如血管周围间隙、胸腺髓质分化、缺少 Hassall 小体等。胸腺癌的上皮细胞有明显的异型性，已形成癌的形态，包括鳞状细胞癌、梭形细胞癌、淋巴上皮样癌、黏液表皮样癌、透明细胞癌和腺鳞癌等。胸腺癌的诊断应很慎重，必要时进一步作电镜及免疫组化检查，可见特异性蛋白表达如：CD5、GLUT-1、CA-IX、c-KIT、MUC-1、CEA 及 CK18 等，进一步确定是胸腺上皮细胞来源，进而明确诊断。其中鳞状细胞癌占（42%）而淋巴上皮样癌占（32%），一些学者建议将 TC 分为低分级组恶性肿瘤（包括鳞状细胞癌、黏液表皮样癌）和高分级组恶性肿瘤（淋巴上皮样癌、未分化癌、小细胞癌及透明细胞癌等）[70,71]。通常病理为高分级组的恶性肿瘤其侵袭性、局部复发率及远地转移率明显高于低分级组恶性肿瘤。由于胸腺癌的外侵和死亡率较高，通常需要多种形式的综合治疗。

2. 分期　Masaoka 分期同样适用胸腺癌。目前对此分期有一定的争议，因为这是针对外科的一个分期系统。目前已表明，淋巴结转移是重要的预后因素，但此分期却没有包括。目前 Masaoka 分期仍然是广泛使用的分期系统[72]。

3. 预后及进展　胸腺癌本身的病理类型是 C 型，代表着预后差且复发率高是独立的预后因素[73,74]。回顾性研究显示：肿瘤是否完整或部分切除、Masaoka 分期、病理类型等与预后关系密切。肿瘤大小是否是预后因素仍有争议。对于基底细胞或表皮样癌或分化好的鳞癌伴有包膜者肿瘤的侵袭性较低。另外新的预后模型是否需考虑组织病理的亚型还将进一步探讨。

4. 诊断　胸腺癌的诊断需依靠临床表现、影像学改变及组织病理诊断来确诊。单纯远地转移病灶活检的病理做出胸腺癌的诊断要慎重，需依靠上述条件综合考虑。

5. 治疗　胸腺癌治疗手段仍首选手术治疗。完整的肿瘤切除仅限于 I 、II 期的早期病人。III 、IV 期的病人建议多学科的综合治疗为主。

（1）手术治疗　手术治疗仍是胸腺癌的主要的治疗手段。手术选择正中胸骨切开术，行肿瘤完整切除加所有脂肪的清除术。对于 III 、IV 期进展病变，建议化疗或化放疗的综合治疗，如果病变缩小可根据情况再决定是否行手术治疗。多数病人由于胸腺癌外侵明显，常常侵及重要组织或血管，如膈神经、心包、肺血管、无名静脉、肺组织等，但是如果能将原发肿瘤连同受侵组织完整切除，还是能够获得较高的 5 年生存。目前，比较一致的看法认为行手术完整切除的肿瘤是获得长期 5 年生存的决定性因素。联合切除手术就是把原发肿瘤连同受侵组织包括受侵肺组织、重要血管和受累的心包切除，进行重要的血管置换及心包修补术等。但是在①上腔静脉综合征；②声音嘶哑；③胸腔积液；④心包积液、包绕大血管（肺动脉、主动脉、无名动脉）四种情况下应尽量避免手术。另外，在有明确的远处转移或明显的 SVC 综合征（tseng YL2003）也不建议切除和重建 SVC。目前不推荐超广泛手术。Detterbeck F 等建议进行前纵隔淋巴结的清除或取样活检，约 27% 的病人出现淋巴结转移。

多数胸腺癌（50%~95%）治疗时肿瘤为进展期（III 或 IV 期），获得完整切除的机会并不多，减瘤术是否有意义呢？Kondoo[28,76] 报道对于不能完整切除的胸腺瘤，减瘤术后 5 年生存率 64% 明显高于不能手术的 36%。但是对于胸腺癌，减瘤术和不能手术的 5 年生存率分别为 30% 和 24%，并没有统计学差异。7 例减瘤术和 21 例不能手术的病人中位生存时间相近，分别为 25 和 17.4 个月。文献报道 TC 的预后差[77]，其 5 及 10 年生存率分别约为 40% 及 33%。有文献报道低分级组肿瘤和高分级组肿瘤 5 年生存率分别为 57% 及 13%。胸腺癌治疗后大约 75% 的病人局部复发，50% 可见远地转移。肿瘤部分切除与不能手术病人的中位生存期分别为 36 个月及 12 个月。中国医学科学院肿瘤医院[78,79]回顾性分析的 73 例胸腺癌病人。Masaoka 分期Ⅱ、Ⅲ、Ⅳ期分别占 1%、48%、51%。手术治疗 40 例，21 例姑息手术，13 例探查活检。70 例接受了中位剂量 60Gy 的放疗，23 例进行了化疗。全组 5、10 年总生存率分别为 31%、19%，中位生存时间 35.1 个月。Ⅲ、Ⅳ期 5 年生存率分别为 45%、17%（$P=0.002$）。姑息切除术的 5 年生存率分别为 52%，而只探查活检和未手术治疗的生存率只有 14%（$P=0.003$）。放射性心包炎和放射性肺炎发生率分别为 7%、9%。认为 Masaoka 分期和手术治疗是影响生存的重要因素，联合化疗的作用尚需进一步研究[80,81]（表 6-3-14）。

（2）放射治疗　关于放射治疗的文献较多。由于胸腺癌对放疗敏感，所以对于不能进行根治性手术的病人均建议行放射治疗。

因胸腺癌就诊时病期晚，局部侵犯广泛多数病人难以获得完整切除，并且胸膜和心包直接侵犯或种植转移率高，锁骨上淋巴结转移率高，根据局部胸腺瘤的治疗经验，认为即使完整切除术后也应进行常规放疗，所以多数病人需行术后放疗。放疗范围应包括对于未做手术的有原发病灶者给予肿瘤局部病变的照射；如为术后放疗，则根据术前手术病变范围，包括肿瘤侵犯范围、受累器官或区域给予相应的瘤床区照射。术后镜下残存给予 Dt54Gy；肉眼残存 Dt60Gy；完整切除侵及包膜者给予 Dt50Gy 放疗。多数文献报道，放疗范围多为瘤床外放 1cm。目前三维适形放疗及调强适形放疗已应用于胸腺癌的治疗中，可以更好地保护正常组织，减少放射毒副作用，提高肿瘤局部剂量[82]。Hsu 报道 26 例病人中 9 例为不能获得完整切除的联合术后放疗，对局部晚期的和切缘状况不详的术后放疗 60Gy，5 年局部控制率达 88%[83]。2002 年 Liu 报道未完整切除的术后放疗与未放疗的中位生存时间分别是 23.8 个月和 7.2 个月。以上作者认为术后放疗应该成为常规治疗，辅助放疗可以提高生存率，增加局部控制率。术后放疗剂量多为 50~60Gy。局部复发多在照射野外、纵隔及胸膜等。总之对于不能完整切除的胸腺癌，术后进行辅助性放疗已有统一的意见，即提高局部控制率。对于不能手术的或仅做单纯活检的放疗剂量要达到 60Gy 以上。Ogawa[84]认为完整切除的局部放疗 50Gy 可以预防局部复发。关于术前放疗的文章较少，目前没有明确的证据证明术前放疗可以提高手术切除率和降低分期[85,86]。

（3）化疗　在胸腺癌治疗中化疗发挥着重要的作用。因为其发病率低，化疗方案和综合治疗的组成不同，且缺乏大规模临床试验，到目前为止尚没有统一的，标准的关于胸腺癌的化疗的标准。有报道给予顺铂为主，包含长春新碱、多柔比星和环磷酰胺（ADOC）的联合化疗方案对胸腺癌有一定效果[87,88]。Tseng2003 报道 7 例接受同步放化疗的胸腺癌中有 2 例从ⅣB 期降到Ⅲ期，获得手术治疗的机会。Ogawa 认为对于组织学低分级的胸腺癌手术联合术后放疗已经足够，不需要化疗。Hsu 报道手术联合术后放疗虽然能获得 91% 的局部控制，但是远处转移仍是主要问题。从理论上讲，应当给予辅助化疗。Liu 虽然认为术后化疗对生存没有明显影响。但是由于胸腺癌手术切除率低，仍推荐不能完整切除的胸腺癌应该给予辅助放疗和化疗，以求杀灭全身的微小转移灶。近来有文献报道，诱导化疗在 TC 的综合治疗中取得了一些进展。Lucchi 报告 7 例 Masaoka 三期病人，诱导化疗后 4 例实施完整切除，3 例仍生存达 62~136 个月。2014 年 NCCN 指南推荐：R1 或 R2 切除者建议术后放疗和化疗。

（4）预后因素预后因素

1）肿瘤手术切除程度：Kondo、Tseng、Liu 等大多数学者认为完整切除是决定预后最为重要的因素[89,90]。Kondo 报道完整切除的 5 年生存率为 81%，而不能获得完整切除的只有 8%。2003 年 Tseng 全组 38 例手术完整切除率高达 71%，5 年生存率为 62%，中位生存时间为 81 个月。2002 年 Liu 手术完整切除术后平均生存 35 个月，而未完整切除术后平均生存 25 个月，单纯活检术后平均生存 17.4 个月。

表 6-3-14 胸腺癌的治疗结果（放疗）

作者，年代（文献）	治疗年代	治疗方式	例数	分期（Ⅲ+Ⅳ%）	完整切除率（%）	放疗剂量（Gy）	放疗范围	失败	5年生存率（%）	中位生存时间（月）
Chang1992 Taiwan	1982~1990	全部手术±放疗	16	87%外侵	31	50~60	瘤床	局部：20% 远地：56%（淋巴结38%肺25%）	31	30
Blumberg 1998 New York	1949~1993	全部手术±放疗±化疗	43	58	67	—	—	局部：87.5% 远地：25%	65	—
Hsu 2002 Taiwan	1987~1997	全部手术+放疗	26	77	65	60	瘤床 1.5~2cm	局部：19% 远地：43%	77	–
Liu 2002 Taiwan 5例类癌	1977~1991	全部手术±放疗±化疗	38	92	21	40~65	—	局部：23.7%（胸膜53.8%胸壁15.4%）远地：18.4%（骨23.1%肺15.4%肝15.4%）	27.5	24.1
Ogawa 2002 Japan	1984~1998	部分手术±放疗±化疗	40	83	40	完整切除中位50	瘤床 1~2cm	局部：37.5% 远地：20%（50%骨25%）	38	–
Tseng 2003 Taiwan WHO C	1998~2002	7术前化疗，全部手术±放疗	38	84	71	完整切除后50~60	—	完整术后 局部：33.3%（胸膜100%）远地：25.9%	62	81
Kondo2003 Japan	1990~1994	全部手术+放疗	186	86	51%	—	—	完整术后 局部：51%	50.5	–
Francisco 2004	1997~2001	部分手术±放疗±化疗	22	83%外侵	23	40~60	—	局部+远地63.6%	—	44.7
Li Jian 2004 China	1969~2002		54	45	40	60	—	局部： 远地：	44.4	–

2）分期：大多学者认为 Masaoka 分期是独立的、重要的预后指标。Liu、Hsu、Kondo 等认为分期提示预后。Kondo 更认为 Masaoka 分期是出色的预后因素。

3）侵及重要血管：1998 年 Blumberg 报道肿瘤侵及无名血管是独立的预后因素，侵及无名血管的 5 年生存率为 37%，而没有侵及无名血管的 5 年生存率为 75%。Tseng 报道侵及 SVC、主动脉和肺血管与其他器官受累（心包、胸膜、肺组织、无名静脉、淋巴结转移等）相比预后明显差（$P = 0.016$、0.002、0.002）。如果完整切除受累的 SVC 并进行血管重建，仍能获得长期生存。但累及主动脉和肺血管切除难度大，肿瘤容易早发生播散，预后差。

4）病理分级。

5）鳞癌：是最常见的类型。1992 年 Chang 鳞癌手术切除率高，对放疗敏感，生长相对缓慢，生存期长[92]。单纯鳞癌预后更好。

总之，胸腺癌是一种发病率低，有侵袭性且包含多种组织病理亚型的恶性肿瘤。它的诊断治疗需要多学科的综合治疗。

二、纵隔生殖细胞瘤（malignant germ cell tumours，MGCT）

纵隔原发生殖细胞肿瘤（primary mediastinal malignant germ cell tumours）的发病率与胸腺瘤及神经源性肿瘤相似，占恶性纵隔肿瘤的 5%～13%，约占所有纵隔肿瘤的 2.5%。纵隔是年轻人生殖细胞肿瘤发生在性腺外最常见部位[93]。与睾丸生殖细胞肿瘤一样，纵隔生殖细胞肿瘤包括畸胎瘤和恶性纵隔生殖细胞瘤，后者分为精原细胞瘤和非精原细胞瘤［包括胚胎癌、绒毛膜上皮细胞癌、内胚窦瘤（卵黄囊瘤）及混合细胞瘤］，畸胎瘤又分为成熟型和未成熟型畸胎瘤[94]。单纯精原细胞瘤占恶性纵隔生殖细胞瘤的 40%。

（一）畸胎瘤

畸胎瘤（teratoma）发病率占纵隔肿瘤的首位约 20%～30%。其发生多为胚胎发育早期的内胚层、中胚层和外胚层的生殖细胞异常残留到胸内而形成的肿瘤。纵隔畸胎瘤的发病年龄从 1 个月到 73 岁，发病中位年龄是 16～26 岁，男、女发病率相仿，一半以上病人是无症状的，多数病人是由于其他原因需要拍胸片时意外发现的。如果有症状出现，通常是前纵隔肿块增大所致。由于其与良性肿瘤生长有所差别（在其膨胀性生长过程中常同时伴有侵蚀性），出现压迫症状：包括压迫呼吸道致咳嗽、胸闷、呼吸困难等；侵袭性生长引起的症状如突破包膜发生穿孔者约占 1/3，穿通支气管或肺占 20%；由于压迫或侵袭性可造成组织感染表现等症状。X 线片典型表现是前纵隔近心基部向一侧生长的圆形或椭圆形阴影，多数边缘清晰，常可见囊壁钙化或不规则骨及牙齿影，CT 及 MRI 可进一步显示肿瘤轮廓及范围[95]。

畸胎瘤的病理类型分为成熟型及未成熟型畸胎瘤。由分化好的组织形成的畸胎瘤为成熟型畸胎瘤，通常表现为包膜完整的肿块；只有成熟的角化鳞状上皮和皮肤附属成分时称为皮样囊肿。肿瘤中含有分化不成熟的组织成分如原始外胚、中胚和内胚层组织为未成熟畸胎瘤。无论成熟型或未成熟型畸胎瘤内，在看到除胚胎瘤、精原细胞瘤或绒癌的成分以外的恶性成分，这种现象称为畸胎瘤恶变，他可以是肉瘤成分，也可以是癌的成分。成人畸胎瘤（无论组织上分化成熟或不成熟）都可以发生转移，只有皮样囊肿未见转移的报道，而婴幼儿畸胎瘤即使见到有未分化组织成分，其预后也是良好的，不出现转移[96]。

畸胎瘤的治疗以手术为主。对于纵隔畸胎瘤手术切除是首选方法。由于畸胎瘤术前确定良恶性比较困难，又具有恶变及穿破邻近组织的可能，因此纵隔畸胎瘤的诊断一经确立，应及早手术治疗。良性畸胎瘤采取彻底的手术切除可达到治愈，而术后的辅助治疗是没有必要的；未成熟型畸胎瘤为潜在恶性肿瘤，其预后与肿瘤的部位、病人的年龄和肿瘤的分级有关。恶性畸胎瘤手术切除后，应给术后化疗或和放疗，有望提高长期生存率。畸胎瘤的转移以淋巴系统为主，其次是血行转移。转移灶内的畸胎瘤组织可出现向成熟组织分化，故切除这种转移灶，病人预后转好[97,98]。

（二）恶性纵隔生殖细胞瘤

恶性生殖细胞肿瘤90%以上发源于睾丸，生殖系统以外的恶性生殖细胞肿瘤是不常见的，发病率约占生殖细胞瘤的3%~5%。性腺外生殖细胞肿瘤通常多沿身体的中线，从颅内（松果体腺）到纵隔及腹膜后间隙和骶前区分布。其中纵隔为性腺外生殖细胞肿瘤最常见的部位，约占性腺外生殖细胞肿瘤的50%以上。性腺外生殖细胞肿瘤的病因至今尚不明确，目前认为，与胚胎发育过程中性腺组织异位有关，可以在胚胎发育过程中，生殖细胞沿中线下移时迷失在上述部位，经历恶性转化，最终导致异位性腺肿瘤的发生[99]。纵隔恶性生殖细胞肿瘤有原发和继发之分，后者是指睾丸恶性生殖细胞瘤的纵隔淋巴结转移，此时多伴有腹膜后淋巴结转移。美国组约纪念医院报道纵隔内转移性生殖细胞肿瘤与原发性纵隔生殖细胞瘤的发生率比例是47:1.4，发病年龄20~35岁，男性发病9倍于女性。按病理类型可分为精原细胞瘤和非精原细胞瘤。非精原细胞瘤包括卵黄囊瘤、胚胎性癌、绒癌、恶性畸胎瘤，部分为两种以上组织类型合并存在的混合型，少数合并存在非生殖细胞性恶性成分。不含畸胎瘤成分的纵隔非精原细胞瘤中卵黄囊瘤发生率最高[100,101]。

1. 纵隔精原细胞瘤

（1）临床表现　原发性纵隔精原细胞瘤生长相对缓慢隐匿，20%~30%是无症状的且多为常规X线胸片发现，由于其常在诊断时，肿瘤已达20~30cm，也仅有很少的症状。症状均是由压迫或侵犯局部纵隔结构引起，近期不少报道，60%~70%的纵隔精原细胞瘤在诊断时，已发现远地转移，肺及胸内结构为常见的转移部位（详见概述）。国外文献报道，原发于纵隔的生殖细胞肿瘤中，单纯精原细胞瘤约占30%[102]。

（2）诊断　纵隔精原细胞瘤的胸部X线或CT、MRI检查显示，前纵隔的中部一个大而密度均匀的肿块，没有坏死及钙化。因它没有特殊典型的X线表现，难以与其他恶性肿瘤鉴别。

近90%的纵隔精原细胞瘤的血清生化检查是正常的，大部分病人血清LDH水平升高。甲胎蛋白（AFP）水平均是正常滴度，β绒毛膜促性腺激素（β-HCG）约7%~10%病人有轻度滴度水平提高，如β-HCG>100ng/ml或AFP升高则提示有非精原细胞成分存在，即混合型精原细胞瘤[103]。

对年轻男性的前纵隔肿块应考虑到纵隔生殖细胞瘤的可能，应做胸部和腹部CT或MRI及AFP和β-HCG等血清学检查。如发现腹膜后肿块，则应做睾丸检查和（或）睾丸超声波等检查，以除外睾丸原发肿瘤。多数作者主张开胸活检，一般不主张经皮针吸活检的细胞学检查。按照国际生殖细胞肿瘤协作组对生殖细胞肿瘤的预后分类，原发于纵隔的精原细胞瘤为低危组，即使是有内脏转移的病人，亦属中危组，预后较好，5年生存率超过70%[104,105]。

（3）治疗　因本病发病率低，目前缺乏大样本前瞻性随机分组研究，与其他肿瘤一样，提倡综合治疗模式。对所有纵隔精原细胞瘤的治疗，其目的应考虑是根治性的，因为绝大多数病人给予合适的治疗是可治愈的。因几种有治愈可能的治疗方法并存，而尚难对治疗下确切的结论。对于小的、非浸润型、无症状的、可切除性的肿瘤，建议开胸探查完整切除肿瘤后辅以放射治疗。对于孤立纵隔精原细胞瘤无远地转移，通常放疗可达长期生存[106]。局部进展或有远地转移病例首选以顺铂为主的联合化疗方案。目前以顺铂为基础的联合化疗方案对纵隔精原细胞瘤有很好的效果，完全缓解率高，联合化疗逐渐成为主要的治疗手段。常用的是四个周期足量联合化疗方案如PEB（顺铂，VP-16及博莱霉素），PVB（顺铂、长春花碱及博莱霉素）或PVB+A（多柔比星）等[107,108]。

放射治疗适应证：不能手术的原发病灶，术后残留病灶，复发转移病灶或化疗后残留病灶。放疗范围包括原发病灶及转移淋巴结的累及野照射，部分邻近高危区预防照射，现已不做双锁上及全纵隔预防照射。术后病变放射野应包括瘤床及相应转移纵隔淋巴结区域。纯精原细胞瘤放疗剂量DT45~50Gy，不是纯精原细胞瘤DT50~60Gy；术后放疗DT40~50Gy。

原发性纵隔精原细胞瘤与原发于睾丸的精原细胞瘤相似，均对放疗敏感。大多数作者主张放疗量

DT35~40Gy。少数作者发现总量低于DT45Gy，有较高复发率，故主张总量应达DT45~50Gy。所以，放疗作为原发性纵隔精原细胞瘤的首选治疗已有许多年了，其长期生存率高达60%~80%。Hainsworth等推荐对性腺外精原细胞瘤使用放射治疗，采用35~40Gy的放射剂量，也有作者报道低于45Gy的放射剂量复发率较高[109]。因此，建议放疗剂量初治病人的剂量应为DT50Gy。中国医学科学院肿瘤医院近年报道[110]了原发性纵隔恶性生殖细胞瘤的临床研究，其中6例精原细胞瘤中，1例放射剂量为30Gy外，余病例均超过40Gy（40~50Gy）。本组病例由于来源复杂，初诊多数在外科，均接受了姑息手术，术后放疗和联合化疗，6例中有4例仍存活，3例为无瘤生存，1例有肿瘤残留，但稳定。由于60%~70%的原发性纵隔精原细胞瘤确诊时已有周围器官受侵或远处转移，单纯放疗的复发率可高达30%~40%。以顺铂为主的联合化疗在原发性纵隔精原细胞瘤的治疗上较好的疗效，文献报道其完全缓解率为67%~89%。Bokemeyer等报道一组多中心的结果，以顺铂为主的联合化疗加或不加手术的性腺外的精原细胞瘤5年总生存率为88%，而纵隔精原细胞瘤和腹膜后无差异。由于原发纵隔精原细胞瘤诊断时多为巨大肿块，以顺铂为主的联合化疗方案应给3~4周期，对足量化疗后仍有肿瘤残留的病人，采用放疗或手术治疗有争议。大多数作者认为手术已不是原发纵隔精原细胞瘤的决定性的治疗手段，化疗后仍有肿瘤残留的病人的手术病理显示，仅有8%残余肿瘤内有存活的肿瘤细胞，对于巨大肿瘤行外科减瘤术也不能提高局部控制率[111,112]。

对于足量化疗后影像学检查仍有残存者，有学者认为残余病灶是否含精原细胞瘤成分与病灶直径大小相关，直径小于3cm时恶性成分可能性小，可以密切随诊并行胸部CT观察。大于3cm的病变纵隔精原细胞瘤残存的可能性可达30%，建议手术切除或放射治疗。原发性纵隔精原细胞瘤按国际生殖细胞肿瘤协作组危险因素分层属低危组，当有肺外转移时为中危组。

2. 非精原细胞瘤

（1）症状 与精原细胞相比，非精原细胞瘤的病程短，发展快，诊断时常有自觉症状。日本Takeda等报告90%病人诊断时有肿瘤压迫引起胸痛、呼吸困难等症状，体重下降、发热、乏力等全身表现比精原细胞瘤更常见。与发生于性腺的非精原细胞瘤或原发于纵隔的精原细胞瘤相比，原发于纵隔的非精原细胞瘤预后较差。在国际生殖细胞肿瘤协作组对生殖细胞肿瘤的预后分类中，任何原发于纵隔的非精原细胞瘤均为高危组，确诊时85%的病人有局部播散和远处转移。有人报道，在诊断时已有85%~95%病例已有远处转移，常见部位包括肺、胸膜、锁骨上和腹膜后淋巴结和肝脏，骨骼转移的发生率少于精原细胞瘤[114]。

（2）诊断 结合病史，影像学检查CT示纵隔肿瘤内密度不均匀，合并坏死、囊变，伴有钙化。增强后实性部分轻度强化，强化不均等过程，MRI扫描，T1W1呈等或略低信号，T2W1呈等稍高信号。肿瘤内信号不均匀，多伴有出血、坏死，增强扫描呈不均匀轻度~中度强化，肿块可向前侵犯胸壁，表现为胸壁不规则软组织肿块影，边界不清，同时破坏胸骨或肋骨。纵隔胸膜受累时多表现为纵隔胸膜呈结节样或饼状增厚，增强后肿块明显强化。但值得注意的是，肿瘤和纵隔结构之间的脂肪层消失并不一定表明存在侵袭性，有时纤维粘连而没有实际侵犯可引起类似的CT表现。MRI由于具有更高的软组织分辨力，显示邻近结构的侵及比CT更有优越性。酌情选择病理检查方法。总之CT或MRI上典型的表现为一个大的密度不均匀的肿块位于前纵隔，其内可见出血和坏死区[115,116]。

血清肿瘤标记常明显升高，80%患者AFP滴度水平升高，30%~35%病人β-HCG滴度水平升高。100%绒毛膜癌的β-HCG滴度水平明显升高，50%胚胎癌β-HCG滴度水平升高。80%~90%纵隔非精原细胞瘤病人有上述一种或两种肿瘤标记的滴度水平升高。这两种肿瘤标记不仅有诊断意义，而且有估价预后的意义，他们应作为治疗中及治疗后定期复查的监测指标[117]。对年轻男性，前纵隔肿块伴AFP和（或）β-HCG滴度水平升高，可诊断为纵隔非精原细胞肿瘤，一般不需要常规活检证实。

（3）治疗 以顺铂为主的联合化疗是纵隔非精原细胞瘤的主要治疗方法。总的来讲，纵隔非精原细胞瘤与睾丸非精原细胞瘤比较，其预后较差，总的生存率不高。最近一系列文献报道，应用顺铂为基础的联合化疗方案，在大多数病例的完全缓解率达到 50%~70%，而长期生存率可达 40%~50%，对以前认为预后极差的内胚窦瘤及绒毛膜癌的预后也有改善。原发纵隔非精原细胞瘤的治疗较原发纵隔精原细胞瘤要困难得多，预后差。几十年前原发纵隔非精原细胞瘤治疗后长期生存者罕见，以顺铂为主的联合化疗方案的应用明显提高了疗效，多数治疗组总的完全消退率达 50%~70%。Bokemeyer 等报道一组多中心的结果，以顺铂为主的联合化疗加或不加手术的性腺外的非精原细胞瘤 5 年总生存率为 45%。Walsh 等报道一组原发纵隔非精原细胞瘤以顺铂为主的联合化疗方案（加强化疗），化疗后行手术切除，20 例中有 11 例为初治病例，9 例为挽救治疗组，2 年的生存率分别为 72% 和 42%。2012 年 MD. Anderson Cancer Center 报告了 34 例病人的分析结果，非精原细胞瘤 27 例，行 BEP（博来霉素、VP16、顺铂）方案化疗 4 周期，17 例病人化疗后行手术切除，11 例（41%）病人生存，中位生存时间 33.5 个月。日本 Takeda 等分析原发性纵隔恶性生殖细胞瘤的治疗情况，1985 年以前以手术为主治疗方式时，中位生存时间仅为 7.6 个月，无长期生存的病例，1985 年以后应用以顺铂为基础的联合化疗，治疗 6 例病人，5 例化疗后给以手术治疗，均无病生存，中位随诊时间为 58.3 个月[118,119]。

原发纵隔非精原细胞瘤治疗后复发率高，肿瘤复发后的治疗比较困难。Hartmann 等报道一组多中心的肿瘤复发后的治疗结果，142 例原发纵隔非精原细胞瘤接受以顺铂为主的联合化疗，19% 无瘤长期生存（27/142），纵隔病例占 11%，34%（48/142）复发后接受高剂量化疗和自体骨髓移植，10 例（21%）无病生存。Motzer 等报道用大量卡铂、足叶乙苷和环磷酰胺，结合自体骨殖移植，治疗难治性 GCT 完全缓解率为 23%。以顺铂为基础的化疗方案如 PEB（顺铂、VP16、博莱霉素）4 个周期后定期复查，如肿瘤标志物滴度水平恢复正常，X 线检查也无残留肿瘤，可不做进一步治疗。如肿瘤标志物持续不正常则提示有残存肿瘤的存在，应进一步行挽救性化疗，最近报道使用 VIP 方案（VP16、异环磷酰胺和顺铂），可使 20%~30% 病人获长期生存。而对肿瘤标记正常而 X 线片可见残存肿瘤者，外科手术是适应证，完整切除残存肿瘤。按国际生殖细胞肿瘤协作组危险因素分层，无论转移与否、肿瘤标记情况如何，原发纵隔非精原细胞瘤均属高危组。Schneidual 等的资料显示，发病时肿瘤标记高低与预后无关，肺外转移时为预后不良因素[120,121]。

放射治疗通常与化疗或手术结合，如果化疗有效的病人可行外科会诊，是否进行手术治疗，如不能手术，建议局部放疗。放射治疗建议行精确放疗技术。放射野根据肿瘤范围 GTV 外扩 0.5~1cm 左右。放射剂量根据治疗原则，根治性或姑息性放疗，Dt50~60Gy。

近年来纵隔非精原细胞瘤的治疗也有了一定的提高。通常诱导化疗结合手术可提高病人的生存，标准的化疗方案是以顺铂为主导的联合方案，包括 BEP 或顺铂联合异环磷酰胺和泰素等方案 4 周期的足量化疗。另外部分病人的挽救治疗也使一些患者获得成功。因此建议原发纵隔非精原细胞瘤这部分病人采用积极的综合治疗，化疗和手术及局部放疗联合，有可能进一步提高疗效[122]。

（三）神经源性肿瘤

胸部神经源性肿瘤分类比较复杂，可来源于胸腔内任何神经结构，因神经源性肿瘤的细胞分化程度不同及形成细胞类型的多样性，其分类方法较多，一般按其组织来源分为三类：①起源于外周神经的神经鞘细胞，如神经鞘瘤、神经纤维瘤、神经纤维肉瘤及恶性神经鞘瘤等，绝大多数成人纵隔神经源性肿瘤属于此类。②起源于自主神经节系统，如良性的节细胞神经瘤、不同恶性度的节细胞神经母细胞瘤、神经母细胞瘤，这类肿瘤多见儿童及青年人。③来源于副神经节系统肿瘤，如嗜铬细胞瘤和非嗜铬性细胞或副神经节细胞瘤（源于迷走神经相连的细胞群，不嗜铬、无内分泌活性、亦称肾上腺外副神经节瘤、主动脉体瘤、化学感受器瘤）临床并不多见。神经源性肿瘤是纵隔最常见的三种肿瘤之一，约占纵隔肿瘤的 30%。成人神经源性肿瘤占纵隔肿瘤的 10%~35%，居第一、二位，绝大多数是良性的，仅 10% 是恶性的。小于 14 岁儿童中，神经源性肿瘤占所有纵隔肿瘤的 84.8%。儿童神经源性肿瘤占儿童总纵隔肿瘤的 50%~60%，其中一半以上是恶性的。此瘤大多数起源于脊柱旁沟的神经组织，亦可起源于肋间神经、迷走神经和膈神经等。肿瘤多位于后纵隔的中 1/3 部分，亦可位于中纵隔或上纵隔[123,124]。

神经源性肿瘤可发生在任何年龄，交感神经系肿瘤发病年龄比较年轻，神经节成细胞瘤 1/3 见于 2 岁以内，一半见于 3 岁以内，4/5 见于 10 岁以内。神经母细胞瘤好发于婴幼儿，1 岁以内最多，70% 见于 4 岁以内，成人少见，分期见表 6-3-15。发病率性别上无差别。纵隔神经源性肿瘤常缺乏特异性临床表现，良性肿瘤多无症状，多在查体时胸部 X 线检查时偶被发现。偶有轻度胸痛、咳嗽或气短等。当肿瘤生长巨大或恶变时，可出现明显的疼痛及压迫症状如：胸闷、胸部疼痛、呼吸困难、吞咽困难、上腔静脉压迫症等。嗜铬细胞瘤可出现阵发性或持续性高血压、代谢亢进或糖尿病症状等。哑铃形肿瘤可出现感觉异常，甚至括约肌功能紊乱及截瘫[125,126]。

表 6-3-15 国际神经母细胞瘤分期系统

分 期	描 述
I 期	局限的肿瘤可完整切除，有或无镜下残余病变；有代表性的同侧淋巴结镜下未见肿瘤组织（与病变相连或与原发病变一起切除的淋巴结可能为阳性）
II 期 A	局限的肿瘤不能完整切除，同侧有代表性的非黏附性的淋巴结镜下阴性
II 期 B	局限的肿瘤，完整或不完整切除，同侧非黏附性淋巴结发现肿瘤，对侧肿大的淋巴结必须为阴性
III 期	不能切除的单侧肿瘤已浸润过中线（以脊柱为界），有或无局部淋巴结受累；或局限化单侧肿瘤有对侧淋巴结转移；或中线肿瘤（不可切除）浸润累及双侧或通过淋巴结累及两侧
IV 期	任何原发肿瘤有远处淋巴结、骨、骨髓、肝、皮肤或其他器官（IV-S 期限定的除外）转移
IV-S 期	局限化原发肿瘤（如 I、II-A、II-B），播散仅限于皮肤、肝或骨髓（恶性有核细胞不到 10%）（仅限于不到 1 岁的婴儿）

胸部 X 线检查显示单侧后纵隔圆形或半圆形阴影，紧贴椎体，部分病人有椎间孔扩大。CT 或 MRI 显示纵隔神经源性肿瘤多数位于后纵隔的脊柱旁沟内，肿瘤边缘光整、界限清楚，呈半圆形突向肺内。由于肿瘤压迫可使瘤体周围骨质改变，部分病例病变沿椎间孔向椎管内生长，椎间孔扩大，肋间隙增宽，并推压脊髓，恶性病变可见椎体骨质破坏改变。部分病人可有钙化（神经鞘瘤、节细胞神经母细胞瘤、神经母细胞瘤）和囊性变（神经鞘瘤），位于后纵隔脊柱旁沟的神经源性肿瘤诊断准确率较高，如果肿瘤较大或与纵隔内病变相混淆，CT 可清晰地显示肿瘤轮廓与周围组织的关系和骨质改变，并可通过 CT 值估计肿瘤的囊、实性；MRI 可确定椎管内病变，尤其对倾入椎管的哑铃形肿瘤更具有特殊价值。成神经系肿瘤是高度恶性的肿瘤，发展迅速，早期出现转移，常以发热为首发症状，热型不规则，诊断时有半数病人远地转移，肝转移占 65%，骨髓占 50%，皮下转移占 35%，幼儿常有骨转移，病人尿中儿茶酚胺代谢物——香草扁桃酸和高香草酸增高，具有诊断意义。其他神经源性肿瘤，各有其不同的神经压迫症状或内分泌改变，在此不再叙述[127,128]。

纵隔神经源性肿瘤无论病人有无症状，不论肿瘤良、恶性，除有广泛转移外，原则上一经诊断即应早期手术切除。详细的术前检查，可以为手术方法的选择提供重要的依据。手术切口的选择是完整切除肿瘤的关键，应根据肿瘤的大小和部位以及是否侵入椎管等情况进行选择。良性肿瘤完整切除后均能治愈，个别术后复发者，再次手术切除，治愈率仍较高。如病理为恶性肿瘤，根据肿瘤的手术切除程度，选择术后的放化疗等综合治疗[129]。对神经母细胞瘤的治疗原则是：I 期：完整切除，不需常规化疗；II 期：尽可能多切除肿瘤，术后化疗；III 期：尽可能多切除肿瘤，术中放标记物，术后放疗和化疗；IV 期：术前化疗，择期手术，术后放疗和化疗；IVs 期：手术切除原发肿瘤，术后化疗。放疗适用于姑息性手术、无远地转移者，给予 DT15 或 Dt35Gy/3~4w，III、IV 期化疗不敏感者试行放疗，可缓解症状，提高生存质量。近年来采用手术、化疗及放疗的综合治疗，疗效较 10 年前明显提高[130,131]。欧美国家成神经细胞瘤的 5 年生存率 Ⅰ、Ⅱa 期达 90% 以上，Ⅱb 为 70%～80%，Ⅲ 期 40%～70%，TV 期<1 岁>60%，1～2 岁 20%，>2 岁 10%，TVs 期>80%。

参 考 文 献

1. 谷铣之主编. 现代肿瘤学（临床部分）. 北京医科大学中国协和医科大学联合出版社，1993，422-435.

2. 王德元主编. 胸部肿瘤学. 天津：天津科学技术出版社，1994，214-224.

3. 徐从高等主译. 癌-肿瘤学原理和实践. 第 5 版. 济南：山东科学技术出版社，2001，983-997.

4. 殷蔚伯等主编，肿瘤放射治疗学. 第四版. 北京：北京医科大学中国协和医科大学联合出版社，993，422-435.

5. 刘复生，刘彤华主编. 肿瘤病理学. 北京：北京医科大学中国协和医科大学联合出版社，1997，464-487.

6. Bernatz P，Harrison E，Clagett O. Thymoma. A clinicopathological study. J Thorac Cardiovasc Surg，1961，42：424-444.

7. Marino M，Muller-Hermelink H. Thymoma and thymic carcinoma. Relation of thymoma epithelial cells to the cortical and medullary differentiation of the thymus. Virchows Arch Pathol Anat Histopathol，1985，407：119-149.

8. Rosai J. Histological typing of tumors of the thymus. In：Sobin LH，editor. WHO international classification of tumors. Berlin and Heidelberg，Germany：Springer-Verlag，1999.

9. Muller-Hermelink H，Engel P，Harris N，et al. Tumors of the thymus. In：Travis W，Brambilla E，Muller-Hermelink H，editors. Tumors of the lung，thymus and heart. Pathology and genetics. Lyon：IARC Press，2004.

10. Okumura M，Ohta M，Tateyama H，et al. The World Health Organization histologic classification system reflects the oncologic behavior of thymoma：a clinical study of 273 patients. Cancer，2002，94：624-632.

11. Perrott M，Liu J，Bril V，et a1. Prognostic significance of thymomas in patients with myasthenia Gravis. Ann Thorac Surg，2002，74（5）：1658-1662.

12. Lopez-Cano M，Ponseti-Bosch JM，Espin-Basany E，et a1. Clinical and pathologic predictors of outcome in thymoma-associated myasthenia gravis. Ann Thorac Surg，2003，76（5）：1643-1649.

13. Kondo K，Monden Y. Thymoma and myasthenia gravis：a clinical study of 1 089 patients from Japan. Ann Thorac Surg，2005，79（1）：219-224.

14. Palmieri G，Lastoria S，Colao A，et al. Successful treatment of a patient with athymoma and pure red-cell aplasia with octreotide and prednisone. N Engl J Med，1997，336：263-265.

15. Masaoka A，Hashimoto T，Shibata K，et al. Thymomas associated with pure red cell aplasia. Histologic and follow-up studies. Cancer，1989，64：1872-1878.

16. Tomiyama N，Johkoh T，Mihara N，et al. Using The World Health Organization Classification of thymic epithelial neoplasms to describe CT findings. AJR Am J Roentgenol，2002，179：881-886.

17. Jung KJ，Lee KS，Han J，et al. Malignant thymic epithelial tumors：CT-pathologic correlation. AJR Am J Roentgenol，2001，176：433-439.

18. Masaoka A，Monden Y，Nakahara K，et al. Follow-up study of thymomas with special reference to their clinical stages. Cancer，1981，48：2485-2492.

19. Yamakawa Y，Masaoka A，Hashimoto T，et al. A tentative tumor-nodemetastasis classification of thymoma. Cancer，1991，68：1984-1987.

20. Kondo K. Tumor-node metastasis staging system for thymic epithelial tumors. J Thorac Oncol，2010，5：352-356.

21. Forquer JA，Rong N，Fakiris AJ，et al. Postoperative radiotherapy after surgical resection of thymoma. Differing roles in localized and regional disease. Int J Radiat Incol Biol Phys，2010，76：440-445.

22. Girard N，Mornex F，Van Houtte P，et al. Thymoma. A focus on current herapeutic management. J Thorac Oncol，2009，4：119-126.

23. Davenport E，Malthaner RA. The role of surgery in the management of thymoma：systematic review. Ann Thorac Surg，2008，86：673-684.

24. Kondo K. Optimal therapy for thymoma. J Med Invest，2008，55：17-28.

25. Kim DJ，Yang WI，Choi SS，et al. Prognostic and clinical relevance of the World Health Organization schema for the clas-

第六篇　胸部肿瘤

sification of thymic epithelial tumors: a clinicopathologic study of 108 patients and literature review. Chest, 2005, 127: 755-761.

26. Pollack A, Komaki R, Cox JD, et al. Thymoma: treatment and prognosis. Int J Radiat Oncol Biol Phys, 1992, 23: 1037-1043.

27. Kondo K, Monden Y. Therapy for thymic epithelial tumors: a clinical study of 1 320 patients from Japan. Ann Thorac Surg, 2003, 76: 878-884.

28. Lucchi M, Mussi A. Surgical treatment of recurrent thymomas. J Thorac Oncol, 2010, 5: 348-351.

29. Thomas CR, Wright CD, Loehrer PJ. Thymoma: state of the art. J Clin Oncol, 1999, 17: 2280-2289.

30. Yano M, Sasaki H, Moriyama S. Number of recurrent lesions is a prognostic factor in recurrent thymoma. Interact Cardiovasc Thorac Surg, 2011, 13: 21-24.

31. Schwer AL, Ballonoff A, McCammon R, et al. Survival effect of neoadjuvant radiotherapy before esophagectomy for patients with esophageal cancer: a surveillance, epidemiology, and end-results study. Int J Radiat Oncol Biol Phys, 2009, 73: 449-455.

32. Gomez D, Komaki R. Technical advances of radiation therapy for thymic malignancies. J Thorac Oncal, 2010, 5: 336-343.

33. Maggi G, Casadio C, Cavallo A, et al. Thymoma: results of 241 operated cases. Ann Thorac Surg, 1991, 51: 152-156.

34. Maggi G, Casadio C, Cavallo A, et al. Thymoma: results of 241 operated cases. Ann Thorac Surg, 1991, 51: 152-156.

35. Curran WJ Jr, Kornstein MJ, Brooks JJ, et al. Invasive thymoma: the role of mediastinal irradiation following complete or incomplete surgical resection. J Clin Oncol, 1988, 6: 1722-1727.

36. Mangi AA, Wain JC, Donahue DM, et al. Adjuvant radiation of stage III thymoma: is itnecessary? Ann Thorac Surg, 2005, 79: 1834-1839.

37. Koppitz H, Rockstroh JK et al. State-of-the-art classification and multimodality treatment of malignant thymoma Cancer Treatment Reviews 2012: 38: 540-548

38. Fuller CD, Ramahi EH, Noel AherneJ N, Radiatherapy for thymic neopliasms. Thorac Oncol, 2010, 5: 327-335.

39. Dettereck F, Youssef S, Ruffini E. A review of prognositic factors in thymic malignancies. J thorac Oncol, 2011, 6: 1698-1704.

40. Korst RJ, Kansler AL, Christos PJ, et al. Adjuvant radiotherapy for thymic epithelial tumors: a systematic review and meta-analysis. Ann Thorac Surg, 2009, 87: 1641-1647.

41. Forquer JA, Rong N, Postoperative Radiotherapy After Surgical Resection Of Thymoma: Differing Roles In Localized And Regional Disease. Int J Radiat Oncol Biol Phys, 2010, 76 (2): 440-445.

42. Pescarmona E, Rendina EA, Venuta F, et al. Analysis of prognostic factors and clinicopathological staging of thymoma. Ann Thorac Surg, 1990, 50: 534-538.

43. Berardi R, Lisa MD, Pagliaretta S, et al. Thymic neoplasms: An update on the use of chemotherapy and new targeted therapies. A literature review. Cancer Treatment Reviews, 2014, 40: 495-506.

44. NCCN Clinical Practice Guidelines in Oncology. Thymomas and Thymic Cacinomas Version 2, 2012.

45. Patel S, Macdonald OK, Nagda S, et al. Evaluation of the role of radiation therapy in the management of malignant thymoma. Int J Radiat Oncol Biol Phys, article in press, published online 05/11.

46. Girard N, Mornex F, Van Houtte P, et al. Thymoma. A focus on current therapeutic management. J Thorac Oncol, 2009, 4: 119-126.

47. Korst RJ, Kansler AM, Christos PJ, et al. Adjuvant radiotherapy for thymic epithelial tumors. A systematic review and meta-analysis. Ann Thorac Surg, 2009, 87: 1641-1647.

48. Choe KS, Salama JK. Advances in radiotherapy for tumors involving the mediastinum. Thorac Surg Clin, 2009, 19: 133-141.

49. Ciernik IF, Meier U, Lutolf UM. Prognostic factors and outcome of incompletely resected invasive thymoma following radiation therapy. J Clin Oncol, 1994, 12: 1484-1490.

50. Loehrer PJ, Sen, Chen M, et al. Cisplatin, doxorubicin and cyclophosphamide plus thoracic radiation therapy for limited-stage unresectable thymoma: an intergroup trial. J Clin Oncol, 1997, 15: 3093-3099.

51. Wright CD, Choi NC, Wain JC, et al. Induction chemoradiotherapy followed by resection for locally advanced Masaoka stage Ⅲ and ⅣA thymic tumors. Ann Thorac Surg, 2008, 85: 385-389.

52. Rena O, Mineo TC, Casadio C. Multimodal treatment for stage IVA thymoma: a proposable strategy. Lung Cancer 2012; 76: 89-92.

53. Wright CD, Choi NC, Wain JC, et al. Induction chemoradiotherapy followed by resection for locally advanced Masaoka stage Ⅲ and ⅣA thymic tumors. Ann Thorac Surg, 2008, 85: 385-389.

54. Lucchi M, Melfi F, Dini P, et al. Neoadjuvant chemotherapy for stage Ⅲ and ⅣA thymomas: a single-institution experience with a long follow-up. J Thorac Oncol, 2006, 1: 308-313.

55. Gomez D, Komaki R. Technical advances of radiation therapy for thymic malignancies. J Thorac Oncal, 2010, 5: 336-343.

56. Rena O, Papalia E, Ruffini E, et al. Does adjuvant radiation therapy improve disease-free survival in completely resected Masaoka stage Ⅱ thymoma? European Journal of Cardio-thoracic Surgery, 2007, 31: 109-113.

57. Kondo K, Monden Y. Therapy for thymic epithelial tumors: a clinical study of 1320 patients fom Japan. Ann Thorac Surg, 2003, 76: 878-884.

58. Masaoka A. Staging system of thymoma. J Thorac Oncol, 2010, 5: 304-312.

59. Dettereck F, Youssef S, Ruffini E. A review of prognositic factors in thymic malignancies. J Thorac Oncol, 2011, 6: 1698-1704.

60. Lara Jr PN. Malignant thymoma: current status and future directions. Cancer Treat Rev, 2000, 26: 127-131.

61. Kurup A, Loehrer P. Thymoma and thymic carcinoma: therapeutic approaches. Clin Lung Cancer, 2004, 6 (1): 28-32.

62. Girard N. Thymic tumors: relevant molecular data in the clinic. J Thorac Oncol, 2010, 5 (10 Suppl. 4): 291-295.

63. Engels EA, Pfeiffer RM. Malignant thymoma in the United States: demographic patterns in incidence and associations with subsequent malignancies. Int J Cancer, 2003, 546-551.

64. Gubens MA. Treatment updates in advanced thymoma and thymic carcinoma. Curr Treat Options Oncol, 2012, 13: 527-534.

65. El-Bawab H, Al-Sugair AA, Rafay M, et al. Role of fluorine-18 fluorodeoxyglucose positron emission tomography in thymic pathology. Eur J Cardiothorac Surg, 2007, 31: 731-736.

66. Kubota K, Yamada S, Kondo T, et al. PET imaging of primary mediastinal tumours. Br J Cancer, 1996, 73: 882-886.

67. Ferdinand B, Gupta P, Kramer EL. Spectrum of thymic uptake at 18F-FDG PET. Radiographics, 2004, 24: 1611-1616.

68. Kondo K, Yoshizawa K, Tsuyuguchi M, et al. WHO histologic classification isaprognostic indicator inthymoma. Ann Thorac Surg, 2004, 77 (4): 1183.

69. Okumura M, Miyoshi S, Fujii Y, et al. Clinical and functional significance of WHO classificationonhuman thymic epithelial neoplasms: astudy of 146 consecutive tumors. Am JSurg Pathol, 2001, 25 (1): 103-110.

70. Detterbeck FC, Parson AM. Thymic tumors. Ann Thorac Surg, 2004, 77: 1860-1869.

71. Detterbeck FC, Nicholson AG, Kondo K, et al. The Masaoka-Koga stage classification for thymic malignancies: clarification and definition of terms. JTO, 2011, 6: 1710-1716.

72. Girard N, Lal R, Wakelee H, et al. Chemotherapy: definitionsand policies for thymic malignancies. J Thorac Oncol, 2011, 6: 1749-1755.

73. Gomez D, Komaki R. Technical advances ofradiation therapy for thymic malignancies. J Thorac Oncol, 2010, 5 (10 Suppl 4): 336-343.

74. Detterbeck F, Youssef S, Ruffini E, et al. A review of prognostic factors in thymic malignancies. J Thorac Oncol, 2011, 6: 1698-1704.

75. Liu HC, Hsu WH, Jen Y, et al. Primary thymic carcinoma. Ann Thoac Surg, 2002, 73: 1076-1081.

76. de Jong WK, Blaauwgeers JL, Schaapveld M, et al. Groen HJ. Thymic epithelial tumours：a population-based study of the incidence, diagnostic procedures and therapy. Eur J Cancer, 2008, 44：123-130.

77. 姬巍，周宗玫，冯勤付，等. Ⅲ期胸腺癌放疗范围的初步探讨. 中华放射肿瘤学杂志，2007，16.

78. 姬巍，冯勤付，周宗玫，等. 73 例胸腺癌的治疗与预后分析. 中华放射肿瘤学杂志，2006，15.

79. Cardillo G, Carleo F, Giunti R, et al. Predictors of survival in patients with locally advanced thymoma and thymic carcinoma（Masaoka stages Ⅲ and Ⅳa）. Eur J Cardiothorac Surg, 2010, 37：819-823.

80. Wright CD, Choi NC, Wain JC, et al. Induction chemoradiotherapy followed by resection for locally advanced Masaoka stage Ⅲ and ⅣA thymic tumors. Ann Thorac Surg, 2008, 85（2）：385-389.

81. Kurup A, Loehrer P. Thymoma and thymic carcinoma：therapeutic approaches. Clin Lung Cancer, 2004, 6（1）：28-32.

82. Hsu CP, Chen CY, Chen CL, et al. Thymic carcinoma. Ten years' experience in twenty patients. J Thorac Cardiovasc Surg, 1994, 107：615-620.

83. Ogawa K, Uno T, Toita T, et al. Postoperative radiotherapy for patients with completely resected thymoma：a multi-institutional, retrospective review of 103 patients. Cancer, 2002, 94：1405-1413.

84. Wright CD, Choi NC, Wain JC, et al. Induction chemoradiotherapy followed by resection for locally advanced Masaoka stage Ⅲ and ⅣA thymic tumors. Ann Thorac Surg, 2008, 85：385-389.

85. Marks LB, Yorke ED, Jackson A, et al. Use of normal tissue complication probability models in the clinic. Int J Radiat Oncol Biol Phys, 2010, 76：10-19.

86. Fernandes AT, Shinohara ET, Guo M, et al. The role of radiation therapy in malignant thymoma：a surveillance, epidemiology and end results database analysis. J Thorac Oncol, 2010, 5：1454-1460.

87. Furugen M, Sekine I, Tsuta K, et al. Combination chemotherapy with Carboplatin and Paclitaxel for advanced thymic cancer. Jpn J Clin Oncol, 2011, 41：1013-1016.

88. Grassin F, Paleiron N, André M, et al. Combined etoposide, ifosfamide and cisplatin in the treatment of patients with advanced thymoma and thymic carcinoma. A French experience. J Thorac Oncol, 2010, 5：893-897.

89. Patel S, Macdonald OK, Nagda S, Bittner N, et al. Evaluation of the role of radiation therapy in the management of malignant thymoma. Int J Radiat Oncol Biol Phys, 2012, 82：1797-1801.

90. Shin DM, Walsh GL, Komaki R, et al. A multidisciplinary approach to therapy for unresectable malignant thymoma. Ann Intern Med, 1998, 129：100-104.

91. Schneider PM, Fellbaum C, Fink U, et al. Prognostic importance of histomorphologic subclassification for epithelial thymic tumors. Ann Surg Oncol, 1996, 4：46-56.

92. Nichols CR. Mediastinal germ cell tumous. Semin Thorac Cardiovas Surg, 1992, 4（1）：45-50.

93. Takeda SI, Miyoshi S, Ohta M, et al. Primary germ cell tumors in the mediastinum a 50-years experience at a single Japanese institution. Cancer, 2003, 97（2）：367-376.

94. Hiota S, Nakaya Y, Sakamoto K, et al. Spontaneous Hemothorax Secondary to immature teratoma of the mediastinum. Intern Med, 1999, 38（9）：726-728.

95. Gunes S, Varon J, Walsh G, et al. Mediastinal teratoma presenting as massive hemoptysis in an adult. J Emerg Med, 1997, 15（3）：313.

96. CHENG YJ, Huang MF. Video-assisted thoracoscopic management of an anterior mediastinal teratoma：a report of a case. Surg today, 2000, 30（11）：1019-1021.

97. 黄孝迈，秦文翰，孙玉鹗. 现代肿瘤学. 北京：人民军医出版社，1997，585-587.

98. Bokemeyer C, Droz JP, Hotwich A, et al. Extragonadal seminoma：an international Multicenter cancer factors and long term treatment outcome. Cancer, 2001, 91（7）：1394-1399.

99. Kesler KA, Einhorn LH. Multimodality treatment of germ cell tumors of the mediastinum. Thorac Surg Clin, 2009, 19：63-69.

100. Kesler KA, Rieger KM, Hammoud ZT, et al. A twenty-five year single institution experience with surgery for primary mediastinal nonseminomatous germ cell tumors. Ann Thorac Surg, 2008, 85：371-378.

101. Moran CA, Suster S, Koss MN. Primary germ cell tumors of the mediastinum. Ⅲ Yolk sac tumor, embryonal carcinoma, choriocarcinoma and combined non-teratomatous germ cell tumors of the mediastinum: a clinicopathologic and immunohistochemical study of 64 cases. Cancer, 1997, 80：699-707.

102. Strollo D, Rosado-de-Christenson M. Primary mediastinal malignant germ cell neoplasms: imaging features. Chest Surg Clin N Am, 2002, 12：645-658.

103. Moran C, Suster S, Przygodzki R, et al. Primary germ cell tumors of the mediastinum Ⅱ. Mediastinal seminomas-a clinicopathologic and immunohistochemical study of 120 cases. Cancer, 1997, 80：691-698.

104. Fizazi K, Culine J, Droz M, et al. Initial management of primary mediastinal seminoma: radiotherapy or cisplatinbased chemotherapy? Eur J Cancer, 1998, 34：347-352.

105. Ganjoo KN, Rieger KM, Kesler KA, et al. Results of modern therapy for patients with mediastinal nonseminomatous germ-cell tumors. Cancer, 2000, 88：1051-1056.

106. Radaideh SM, Cook VC, Kesler KA, et al. Outcome following resection for patients with primary mediastinal nonseminomatous germ-cell tumors and rising serum tumor markers post-chemotherapy. Ann Oncol, 2010, 21：804-807.

107. Fizazi K. European Journal of Cancer, 1998, 34（3）：347-352.

108. Moran CA, Suster S, Przygodzki RM, et al. Primary germ-cell tumors of the mediastinum: Ⅱ. Mediastinal seminomas-a clinicopathologic and immunohistochemical study of 120 cases. Cancer, 1997, 80：691-698.

109. 周宗玫, 王绿化, 陈东福, 等. 原发性纵隔恶性生殖细胞肿瘤临床研究. 医学研究通讯, 2005, 34（2）：10-12.

110. Berkmen F, Peker AF, Ayyildiz A, et al. 1Extragonadal germ cell tumors: clinicopathologic findings, staging and treatment experience in 14 patients1J Exp Clin Caner Res, 2000, 19：281.

111. Weissferdt A. Adv Anat Pathol, 2012, 19（2）：75-80.

112. Bokemeyer C, Nichols CR, Droz J P, et al. Ext ragonadal germ cell tumors of t he mediastinum and re ropertoneum: result s f rom an international analysis. J of Clin Oncol, 2002, 27（7）：1864.

113. Albany C, Einhorn LH. Extragonadal germ cell tumors: clinical presentation and management. Curr Opin Oncol, 2013, 25：261-265.

114. International Germ Cell Collaborative Group. International Germ Cell Consensus Classification: a prognostic factor-based staging system for metastatic germ cell cancers. J Clin Oncol, 1997, 15：594-603.

115. Schneider BP, Kesler KA, Brooks JA, et al. Oucome of patients with residual germ cell or non-germ cell malignancy after resection of primary mediastinal nonseminomatous germ cell cancer. J Clin Oncol, 2004, 22：1195-200.

116. Radaideh SM, Cook VC, Kesler KA, et al. Outcome following resection for patients with primary mediastinal nonseminomatous germ-cell tumors and rising serum tumor markers post-chemotherapy. Ann Oncol, 2010, 21：804-807.

117. Bokemeyer C, Nichols CR, Droz JP, et al. Extragonadal germ cell tumors of the mediastinum and retroperitoneum: results from an international analysis. J Clin Oncol, 2002, 20：1864-1873.

118. Fizazi K, Oldenburg J, Dunant A, et al. Assessing prognosis and optimizing treatment in patients with post-chemotherapy viable nonseminomatous germ-cell tumors（NSGCT）: results of the sCR2 international study. Ann Oncol, 2008, 19：259-264.

119. Pagliaro LC, Laplanche A, Flechon A, et al. Validation of a prognostic classification system for mediastinal nonseminomatous germ-cell tumors（MGCT）. J Clin Oncol, 2014, 32：4562.

120. Feldman DR, Sheinfeld J, Bajorin DF, et al. TI-CE high-dose chemotherapy for patients with previously treated germ cell tumors: results and prognostic factor analysis. J Clin Oncol, 2010, 28：1706-1713.

121. Suleiman Y, Siddiqui BK, Brames MJ, et al. Salvage therapy with high-dose chemotherapy and peripheral blood stem cell transplant in patients with primary mediastinal nonseminomatous germ cell tumors. Biol Blood Marrow Transplant, 2013, 19：161-163.

122. Bernstein ML, Leclerc, et al. A population-based study of neuroblastoma incidence, survival and mortality in North America. Journal of Clinical Oncology, 1992, 10：323-329.

123. 张合林, 平育敏, 白世祥. 中华肿瘤杂志, 1999, 21（6）：458-460.

124. Brodeur GM. Molecular pathology of human neuroblastoma. Seminars in Diagnostic Pathology, 1994, 11：118-125.

125. Reeder LB, Neurogenic tumours of the mediastinum. Semin Thorac Cardiovascular Surge, 2000, 12 (4): 261-267.

126. Castleberry RP. Paediatric update. Neuroblastoma. European Journal of Cancer, 1997, 33: 1430-1438.

127. Yamaguchi M, Yoshino I, Fukuyama S, et al. Sugical treatment of neurogenic tumours of the chest. Ann Thorac Cardiovasc surge, 2004, 10 (3): 148-151.

128. Lau L. Neuroblastoma: a single institution's experience with 128 children and an evaluation of clinical and biological prognostic factors. Pediatric Hematology and Oncology, 2002, 19: 79-89.

129. Suemitsu R, MatsuzawaH, YamaguchiM, et al. Dumbbell-shaped mediastinal Neuurogenic tumor foring a String-of-beads stracture. J Thorac Cardiovasc Surg, 2008, 136 (2): 522-523.

130. Barrenechea IJ, Fwkumoto R, Lessar JB, et al. Endoscopic resection of thoracic Paravertebral and dumbbell tumors. Neurosurgery, 2006, 59 (6): 1195-1201.

第四章　原发气管癌的放射治疗

肖泽芬

原发性气管癌是指发生于第 1 气管环至隆突范围内的一类少见的肿瘤，占全部恶性肿瘤的 1‰~3.5‰，在呼吸道肿瘤中占 2%。因肿瘤性质不同分为良性和恶性两类。良性肿瘤多发生于儿童，肿瘤来源于间质和上皮组织。恶性肿瘤多发生于成年人，肿瘤来源于上皮、腺体和间叶组织。约 50% 为恶性，且多属于低中度恶性，生长缓慢，早期无特异症状，而常被误诊，据文献报道早期误诊率高达 70% 左右。

一、临床症状

约 20% 的病人可能没有明显的临床症状。早期症状也没有特异性，可能表现为刺激性干咳或咳痰，轻度的气促或喘鸣等症状与呼吸道感染，哮喘或气管炎等引起的症状常常难以鉴别，因此到明确诊断时多数病期较晚。文献报道[4~9]从有症状到明确诊断的时间为 20 天~3 年，中位时间为 5~12 个月。说明患病初期症状隐匿，但详细询问病史和全面、细致的检查是发现早期气管癌的主要手段。到中晚期时常常出现以下症状：①呼吸困难：因肿瘤阻塞气道所致，一般认为气道梗阻 75% 以上才出现明显的气促，喘鸣和呼吸困难；②刺激性干咳或咳痰是早期也是容易忽视的主要症状；③痰中带血；④压迫症状：因肿瘤压迫其周围的组织和器官产生相应的症状如压迫或侵犯喉返神经出现声音嘶哑，压迫食管则出现吞咽困难等症状。等有明显症状才明确诊断时，已失去了根治性治疗的机会且治疗效果差。因此，在出现以下情况时应及时进一步检查能及早明确诊断，提高治疗效果：①反复出现刺激性干咳或咳痰或痰中带血且治疗效果欠佳或时好时坏；②有气促或喘鸣经消炎、解痉治疗效果不佳，且反复发作；③临床上遇到不能用常见病来解释的呼吸道症状以减少误诊率。

二、发病年龄

好发年龄在 40~69 岁，但因气管癌病理类型不同而发病年龄稍有差异，如腺样囊性癌和燕麦细胞癌的发病年龄较鳞癌要早 5~10 岁，且男性发病率较女性多，与吸烟有关。

三、病理类型

文献报道[1,10~13]：在成年人，90% 原发气管肿瘤是恶性；在儿童，10%~30% 为恶性肿瘤。在原发气管癌的恶性肿瘤中，以鳞癌最常见，占 40%~65%，腺样囊性癌占 30%~40%，肉瘤占 5%~10%，腺癌占 2%~10%，未分化癌占 1%~4%。

四、肿瘤部位

原发于下 1/3 段气管的肿瘤占 40%~65%，上 1/3 段气管肿瘤占 20%~40%，中 1/3 段气管肿瘤为 1%~4%。

五、诊断

除症状外，常规采用以下检查方法即可明确诊断：①胸正侧位 X 线片和气管断层片：多数能清楚地显示肿瘤所在的位置和肿瘤的大小，但不如 CT 和磁共振成像（MRI）。目前常规检查方法常被 CT 和 MRI 所取代；②胸部 CT 或 MRI：除清楚的显示气管腔内的肿瘤外还能清楚的显示气管腔外肿瘤的范围与肿瘤周围组织间的关系。特别是采用多层螺旋 CT 多平面重建技术（MPR），除图像分辨率和清晰度明显提高外，还能更好的显示肿瘤、气道整体结构等重要的信息以帮助临床医生做出治疗的决策，同时判断是否能根治性治疗[14~15]；③纤维支气管镜检（FOB）：能在直视下观看肿瘤的位置、大小、更重要的是可以获得病理证实。2012 年 Stevic R[16] 报道当病人咳嗽、血痰等症状 FOB 应该作为常规检查，镜下可见气管支气管肿瘤 70% 以上的良性和恶性肿瘤（图 6-4-1）。

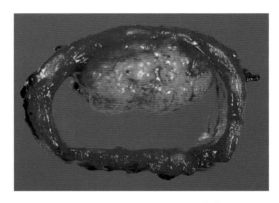

图 6-4-1　气管肿瘤的横截面[10]

六、治疗

（一）手术治疗

手术治疗是首选治疗方法之一，由于病理类型不同生存率有所差异。鳞癌的 5 年生存率为 34%~47%[18~20]，腺样囊性癌为 36%~100%[17,22~25]，后者有 50% 左右出现血性转移。根治性手术切除多数为气管节段（肿瘤）切除+气管重建端-端吻合术。由于气管节段切除端-端吻合术要考虑到切除气管的长度，如太长可能因其张力过大，或淋巴结较广泛的清扫可损害气管的血液供应，造成吻合口坏死。因此，多数认为气管切除长度在 4~4.5 cm。2006 年徐[26] 报道 129 例气管癌切除长度>5cm 为 102 例，<5cm 仅有 7 例，但术后病理 35% 切缘阳性，并认为保障手术安全是治疗成功的前提，在颈部屈曲、肺下韧带松解、肺门松解、喉松解等措施可使气管切除的安全长度达到 5~6cm。2004 年 Gaissert HA[18] 等报道，切缘阳性 40%（其中腺样囊性癌 59%，鳞癌 18%）。腺样囊性癌的 5 年、10 年生存率分别为 52%、29%（其中不能手术 33%、10%）；鳞癌 39%、18%（不能手术 7.3%、4.9%）。长期生存的多因素分析结果显示，与完全切除（$P<0.05$），切缘阴性（$P<0.05$）、腺样囊腺癌（$P<0.001$）有统计学的差异。

然而多数病人在就诊时常常失去根治性手术治疗的机会而行姑息手术切除或采用其他手术方式如内腔镜肿物摘除术；气管裂开肿物刮除基底电灼术均为姑息性手术，容易在较短的时间内复发。因此，建议术后及时采取放射治疗。

（二）放射治疗

能起到控制症状，延长生命的作用，是失去手术治疗机会或姑息手术治疗包括肿瘤距切缘近或切缘不净，淋巴结转移和手术后局部复发病人较好的治疗方法之一。Field[4]报道24例原发气管癌放射治疗后5年生存率为25%，10年生存率为13%。1996年Jeremic[27]报道22气管鳞状细胞癌60~70Gy常规分割放射治疗后中位生存时间24个月，5年生存率27%。70Gy的放疗剂量较60Gy稍好一些，但差异无显著性。纵隔淋巴结转移是明显预后的不良因素。

放疗剂量和照射方法：20世纪80~90年代报道的文献均是采用二维放疗技术。根治性放疗剂量应在≥60Gy。照射方法多为前后对穿照射Dt 40Gy/（4周·20次）后，改为两前斜野等中心照射Dt 20Gy/（10次·2周）。但目前我院已全部采用三维适形放射（3D-CRT）或调强放疗（IMRT）治疗技术，在肿瘤靶区、剂量方面和正常组织的受量比常规放疗技术更好，但局部控制率能否提高，目前没有更多的病例数报道，还需要研究病例数和时间的积累。

如肿瘤局限在气管腔内包括切缘不净者，可适当加用腔内放射治疗，建议参考点剂量为600cGy~800cGy/（10mm·1次×2~3次），总剂量为1200cGy~2400cGy/（2~3次·2~3w）。2000年Saito[28]等报道79例X线检查为隐匿性气管癌，其中64例接受标准的外照射（剂量40Gy）+低剂量率的腔内放射治疗（25Gy）。5年肿瘤相关生存率、总生存率和无瘤生存率分别为96.1%，72.3%和87.3%。其结论是外照射+低剂量率的腔内放射治疗是有效的治疗方法，其并发症是可接受的。Heloisa[29]等认为高剂量率后装治疗作为气管癌外照射的局部加量辅助治疗，病人能从治疗中获益。2003年Lorchel[30]等报道35例气管、支气管癌接受标准的高剂量率的腔内放射治疗，剂量为5Gy/（6次·3~6周）。其中31例行手术治疗，分期为T_{1s}和T_1期。肿瘤位于气管2例、主气管5例、叶支气管20例、段支气管8例。治疗后2个月、6个月无局部复发率分别为94.3%、86.2%。15例（45.5%）局部复发的中位时间9个月。1年、2年总生存率分别为71.4%和53.8%。后期并发症6例感染，12例气管狭窄，但没有致死性的并发症。

七、影响预后的因素

影响预后的因素包括：①肿瘤大小，范围和淋巴结转移；②病理类型；③治疗性质；④放疗剂量和放射反应的程度。1964年McCafferty等[31]复习文献并报道381例原发气管肿瘤仅有13%（51/381例）生存3年以上，局部复发率为40%~90%，远处转移率为20%~50%。Bararka[32]等报道原发气管癌63%的病人死于局部失败，3%死于远处转移，27%死于局部合并远处转移。随着手术技术的改进，Grillo[33]报道19例气管鳞状细胞癌手术切除后随访64个月达42%无瘤生存率，18例腺样囊性癌随访55个月无瘤生存率达61%。Pearson[34]和Grillo等作者提倡辅助性放射治疗，特别是有局部复发高危情况如肿瘤近于切缘，淋巴结有转移应行术后放射治疗。Web2005年[35]报道，术后辅助放疗的肿瘤专项生存率和总生存率明显的好于放疗或（和）化疗者，虽然术后放疗的生存率好于单一手术，但没有统计学的差异。Chow[36]报道22例原发气管癌放射治疗，因治疗方法不同分为三组：单一手术组；手术+术后放射治疗组；单一放射治疗组其局部控制例数分别为1/5例，4/5例，4/12例，且局部控制与放疗剂量有关，放疗剂量≥60Gy，<60Gy的局部控制例数分别为3/4例；1/8例。Field[5]等报道24例原发气管癌的预后不仅与病理类型有关而且放疗反应程度明显与放疗剂量有关，18例单一放射治疗，放疗剂量≥60Gy达完全反应者6/7例（86%），而放疗剂量<60Gy达完全反应者仅1/11例（9%）差异有显著性$P<0.001$。1999年肖泽芬[7]报道23例原发气管癌根治性放射治疗的5年生存率为45.2%（6/13例），姑息量放疗为10%。

由于肿瘤局部控制率与放疗剂量有关且放疗后所引起的并发症（常见的并发症为食管和气管的狭窄）也与高剂量有关，因此外照射后加用腔内放射治疗特别是目前采用三维放疗技术后其外照射的体积剂量高于二维放疗技术，能提高局部肿瘤的控制率。但建议在以下情况考虑使用：①肿瘤局限在气管腔内，没有明显的外侵或手术切缘不净者；②没有明显肿大的淋巴结；③外照射后肿瘤瘤体明显缩小者，④肿瘤阻塞气道引起的呼吸困难者。这可能会缓解症状，合并腔内放疗可以降低外照射高剂量引起的并发症同时提高局部控制率。但也要注意高剂量的腔内放疗引起的气管狭窄和刺激性咳嗽等并发症。

参 考 文 献

1. 刘新帆. 原发性气管肿瘤. 国外医学临床放疗册, 1984, 1：49-52.

2. Wilson RW, Frazier AA. Pathological-radiological correlations：Pathological and radiological correlation of endobronchial neo-plasms：Part Ⅱ, malignant tumors. Ann Diagn Pathol, 1998, 2：31-34.

3. 韩俊庆, 田世禹, 徐本华, 等. 原发性气管癌44例临床分析. 中华胸心血管外科杂志, 1998, 14（3）：164-166.

4. Fields JN, Rigaud G, Bahaman N. Primary tumours of the trachea. Resulds of radiation therapy. Cancer, 1989, 63：2429-2433.

5. 任寿安, 许建英, 贾俊彬. 原发性气管癌49例临床特征分析. 山西医药杂志, 2004, 33（8）, 708-709.

6. 肖泽芬, 宋永文, 苗延竣, 等. 23原发气管癌的放射治疗. 中华放射肿瘤学杂志, 1999, 8（3）：152-154.

7. 郭汝元, 任淑惠, 罗宁, 等. 原发性气管癌. 临床分析山西医药杂志, 2005, 34（4）：319-320.

8. 陶桂荣, 孙传美. 原发性气管癌56例. 临床分析中国肺癌杂志, 2001, 4（6）：473-474.

9. 孙国珍, 于日新, 张晓文, 等. 纤维支气管镜诊断原发性气管癌60例分析. 中国内镜杂志, 2001, 7（1）：64-66.

10. Paolo Macchiarini. Primary tracheal tumours. Lancet Oncol, 2006, 7：83-91.

11. Grillo HC. Primary tracheal tumours. In：Grillo HC, ed. Surgery of the trachea and bronchi. Hamilton, London：BC Decker, 2004, 208-204.

12. Gilbert JB, Mazzarella LA, Feit LJ. Primary tracheal tumours in infants and children. J Pediatr, 1949, 35：63-69.

13. Desai DP, Holinger LD, Gonzales-Crussi F. Tracheal neoplasm in children. Ann Otol Rhinol Laryngol, 1998, 107：790-796.

14. 于长平, 孙宗琼, 李刚, 等. CT后处理在支气管病变中的应用. 现代医用影像学, 2012, 21.

15. Jamjoom L, Obusez E C, Kirsch J, et al. Computed Tomography Correlation of Airway Disease With Bronchoscopy-Part Ⅱ：Tracheal Neoplasms. Curr Probl Diagn Radiol, September/October, 2014, 278-284.

16. Stevic Ruza, Milenkovic B, Stojsic J. Clinical and Radiological Manifestations of Primary Tracheobronchial Tumours：A Single Centre Experience Ann Acad Med Singapore, 2012, 41：205-211.

17. NEIL BHATTACHARYYA. Contemporary staging and prognosis for primary tracheal malignancies：A population-based analysis Otolaryngol Head Neck Surg, 2004, 131：639-642.

18. Gaissert HA, Grillo HC, Shadmehr MB, et al. Long-term survival after resection of primary adenoid cystic and squamous cell carcinoma of the trachea and carina. Ann Thorac Surg, 2004, 78：1889-1896.

19. Salassa JR, Pearson BW, Payne WS. Gross and microscopical blood supply of the trachea. Ann Thorac Surg, 1977, 24：100-107.

20. Regnard JF, Fourquier P, Levasseur P. Results and prognostic factors in resections of primary tracheal tumours：a multi-center retrospective study. J Thorac Cardiovasc Surg, 1996, 111：808-813.

21. Prommegger R, Salzer GM. Long-term results of surgery for adenoid cystic carcinoma of the trachea and bronchi. Eur J Surg Oncol, 1998, 24（5）：440-444.

22. Azar T, Abdul-Karim FW, Tucker HM. Adenoid cystic carcinoma of the trachea. Laryngoscope, 1998, 108（9）：1297-300.

23. 王永岗, 张汝刚、张宏图, 等. 气管支气管腺样囊性癌. 中华胸心血管外科杂志, 2000, 16（6）.

24. 郑林峰, 倪型灏. 气管腺样囊性癌的研究进展. 现代实用医学, 2009, 21（10）：1152-1154.

25. 梁军, 王文卿, 陈东福, 等. 74例原发性气管腺样囊性癌的临床分析. 实用肿瘤杂志, 2009, 24（4）.

26. 徐松涛, 徐正浪, 冯明, 等. 129例原发性气管肿瘤的手术治疗. 中华心血管外科, 2006, 22（5）：344.

27. Jeremic B, Shibamoto Y, Acimovic L. Radiotherapy for primary squamous cell carcinoma of the Trachea. Radiother

Oncol., 1996, 41 (2): 135-138.

28. Saito M, Yokoyama A, Kurita Y, et al. Treatment of roentgenographically occult endobronchial carcinoma with external beam radiotherapy and intraluminal low dose-rate brachytherapy: second report. Int J Radiat Oncol Biol Phys, 2000, 47 (3): 673-680.

29. Heloisa de Andrade Carvalho1, Viviane Figueiredo2, Wilson Leite Pedreira Jr. and Salim Aisen, et al. HIGH DOSE-RATE BRACHYTHERAPY AS A TREATMENT OPTION IN PRIMARY TRACHEAL TUMORS CLINICS, 2005, 60 (4): 299-304.

30. Lorchel F, Spaeth D, Scheid P. High dose rate brachytherapy: a potentially curative treatment for small invasive T1N0 endobronchial carcinoma and carcinoma in situ. Rev Mal Respir, 2003, 20 (4): 515-520.

31. McCafferty GJ, Parker LS, Suggit SC. Primary malignant disease of the trachea. J Laryngol, 1964, 78: 441-479.

32. Baraka ME. Malignant tumors of the trachea. Ann R Coll Surg Engl, 1984, 66: 27-29.

33. Grillo HC, Mathisen DJ. Primary tracheal tumours: treament and resulds. Ann Thorac Surg, 1990, 49: 69-77.

34. Pearson FG, Todd TRJ, Cooper J. Experience with primary neoplasms of the trachea and carina. J Thorac Cardiovasc Surg, 1984, 88: 511-518.

35. Webb BD, Walsh GL, Roberts DB, Sturgis EM. Primary tracheal malignant neoplasms: the University of Texas MD Anderson Cancer Center experience. Am Coll Surg, 2006, 202 (2): 237-246.

36. Chow DC, Komaki R, Libshitz HI, et al. Treatment of primary neoplasms of the trachea: the role of radiation therapy. Cancer, 1993, 71: 2946-2952.

第五章 恶性胸膜间皮瘤

冯勤付

恶性胸膜间皮瘤（malignant pleural mesothelioma，MPM）是发生于胸膜的恶性肿瘤，发病率非常低，但呈上升的趋势。手术切除、放射治疗和化疗效果均差，被认为是属于对以上治疗抗拒的肿瘤。直至目前，尽管一些选择性手术结果显示有效，但对大多数恶性胸膜间皮瘤的作用仍不肯定。因肺组织对放射线的耐受性差的限制，使放射治疗的作用也有限。尽管化疗进展很快，但对改变它的自然病程的作用也小。

一、流行病学

胸膜间皮瘤发病率非常低，约占恶性肿瘤的 0.04%，国外的发病率高于国内，其原因可能与石棉工业发达有关。英国、澳大利亚、比利时为高发国家，发病率约 3.0/10 万，美国约 0.9/10 万[50]，在美国平均每年有 2000~3000 的新发病例[51]。而在北京市男性胸膜恶性肿瘤发病率为 0.3/10 万，女性为 0.2/10 万[3]，但我国云南省大姚县为高发区，高达 17.75/10 万[4]。尽管发达国家对石棉的接触于 20 世纪 80 年代得到了控制，但石棉接触的人群向我国及亚洲等国和地区转移，另外，石棉致癌作用有较长的潜伏期。因此，在世界范围内恶性胸膜间皮瘤的发病率将会继续升高。但随着对石棉工业的控制，有研究者预计，恶性胸膜间皮瘤的发病率将在 21 世纪初达峰值后迅速下降[51]。

恶性胸膜间皮瘤的发病高发年龄多为 40~60 岁，中位年龄 60 岁，此年龄发病占 60%，在 60~64 岁以上的发病率是 30~34 岁的 10 倍。男性比女性多发，一般在 3∶1 以上，中位自然病程为 4~18 个月[2]。根据 WHO 统计[52]，全球胸膜间皮瘤的死亡率为 0.23/10 万，死亡高发年龄为 75~89 岁，平均年龄 70 岁，男女比例为 3.7∶1，中位生存时间为诊断后 9~12 个月。

二、病因学

（一）石棉

石棉是导致胸腹膜间皮肿瘤的主要病因，约 75% 以上的病例先前有石棉接触史[7]，特别是在高发人群中更明确。另外，接触石棉的年龄愈小发病愈早。在 20 世纪 40 年代末，已有病例报道显示胸膜间皮瘤可能与石棉有关，但直到 1960 年才被 Wagner[7] 首次提出胸膜间皮瘤与石棉粉尘的接触有关。继之，不少类似研究结果报道证实，胸膜间皮瘤与石棉粉尘的接触有关才逐渐引起世界的注意。

石棉主要以两种形式存在：温石棉和闪石棉（也称曲状石棉和棒状石棉）。温石棉纤维长，卷曲，柔韧，而闪石棉纤维短，直，坚硬[53]。闪石棉比温石棉致癌性更强[8]。其发病机制为石棉被吸入肺内和胸膜腔内形成含氧化小体，它不但不能被吞噬细胞消化，还可以引起反应性多核吞噬细胞增生，增生失控导致胸膜间皮细胞变异、发生癌变。

石棉纤维可干扰有丝分裂，引起基因的持续表达改变，如 c-fos 和 c-jun；或形成氧化物引起基因损伤，如通过释放活性氧（ROS）和活性氮（RNS）使 DNA 发生碱基替换，删除，重排，插入，姐妹染色单体交换等[54,55]；还可通过释放炎症因子如肿瘤坏死因子-α（TNF-α）和核因子-κB（NF-κB），产生抗凋亡效果和 DNA 的累积损伤[57]。有研究显示 SV40（simian virus 40）也是胸膜间皮瘤的重要病因，并且提示它与石棉之间可以互相促进本身的致癌作用，但其作用仍存在争议[12,56]。

除石棉是胸膜间皮瘤的病因外，亚硝胺、玻璃纤维、放射线以及肺部疾病（结核、脂质吸入性肺炎等）等也是致病病因。石棉所致的胸膜间皮瘤潜伏期平均为 48.7 年（14～72 年）[13]，还有报道为 20～30 年[14]，但比其他病因者所致的胸膜间皮瘤潜伏期短。

（二）分子病因学

关于胸膜间皮瘤的分子学病因也有不少进展，主要是在 22 号染色体的 1p、3p、9p 和 6p 缺失，这些部位被认为是肿瘤抑制基因，如 TP53、CDKN2A/ARF、NF2、p16^{INKα}、p14^{ARF} 等[15,55]；有研究发现，与年龄相关的基因位点 CpG 岛甲基化也是增加胸膜间皮瘤易感性的一个原因[58]。而这些基因的改变使肿瘤凋亡减少，导致对各种治疗的抗拒[16]，但如何导致凋亡的减少尚待了解。

三、病理与临床分期

（一）病理改变

恶性胸膜间皮瘤发生部位以右侧胸腔多见，约占 60%；发生在双侧胸膜者仅占 5%。大体标本见肿瘤分布在胸膜的壁层和脏层，像果皮一样增厚，有些部位病变可达 5cm 以上，病变可累及胸壁，甚至累及肺组织与纵隔的组织器官。在尸检资料中，约 70% 的病人有胸腔内淋巴结转移，淋巴结转移多发生在肺门、纵隔、乳腺内和锁骨上淋巴结[54]；远处转移约为 33%～60%，远多于临床所见，可能与临床中没有仔细检查或小的病灶不能检查出来有关。

恶性胸膜间皮瘤的组织学形态为多样性，分为上皮型、肉瘤型与混合型。上皮型多见，约占胸膜肿瘤的 50%，预后较好；其次为肉瘤型（16%）与混合型（34%），预后差[59,65]。

（二）临床分期与预后评价

很多学者提出了不同的分期方式，以往普遍采用的是国际间皮瘤协作组（IMIG）的 TNM 分期[17]，此分期标准较为客观，但对大多数不能手术的恶性胸膜间皮瘤应用仍有困难，其本身也有一定局限性。目前国际上普遍采用的是 2010 年美国癌症联合委员会（AJCC）与国际抗癌联盟（UICC）制定的 TNM 分期（表 6-5-1、2）[64]，这一分期可用于临床也可用于病理。

另外，美国的癌症和白血病协作组（CALGB）和 EORTC 在分别分析恶性胸膜间皮瘤后提出一些与预后有关的因素[20,21]。Curran[20] 等认为白细胞的高低、有无组织学诊断、组织学分类、性别与预后有关，预后评分为白细胞大于 8300 个/mm^3（0.55）、无组织学诊断（0.52）、PS 评分 1 或 2（0.6）、软组织肉瘤（0.67）和男性（0.6）。预后好者为 ≤1.27，预后差者为 >1.27，中位生存分别为 10.8 个月与 4.5 个月，1 年生存率为 40% 与 14%。James 分析了 337 例恶性胸膜间皮瘤，也认为在 PS 评分 1 或 2 分、年龄大于 49 岁、胸膜受累程度重、LDH500IU/L、胸痛重、DLT>400000/μl、非上皮来源等为预后差的因素，预后因素好者与差者的中位存活时间分别为 13.9 个月与 1.4 个月。

四、临床表现和诊断

（一）临床表现

恶性胸膜间皮瘤的临床表现不一，大多数随病情的发展可能出现呼吸困难、咳嗽、胸痛、消瘦乏力以及胸腔积液（一侧）等。王小震[22] 等大夫分析了国内报道的 2 219 例恶性胸膜间皮瘤，发现以胸痛多见（约 80%），其次是咳嗽（60%）、呼吸困难（42%）和胸腔积液（40%），而消瘦乏力（25%）、胸壁肿物（约 20%）、发热（10%）等相对少见；还可以出现关节肿痛、贫血等。病人可无相关体征，也可出现胸腔积液、胸廓扩张度减低、呼吸音减低等，后期还可出现局部压迫征象，如上腔静脉综合征、Horner 综合征，脊髓、膈神经、食管受压等[54]。因以上表现均无特异型，使临床上容易出现误诊。许多是因胸腔积液后伴呼吸困难就诊，才被发现有胸膜间皮瘤，但多数此时已经失去手术机会。

表 6-5-1　美国癌症联合委员会（AJCC）TNM 分期

T：原发肿瘤和范围

　T_x　原发肿瘤无法评估

　T_0　无原发肿瘤证据

　T_1　肿瘤局限于同侧的壁层胸膜，有或没有纵隔或横膈胸膜的侵犯

　　T_{1a}　没有侵及脏层胸膜

　　T_{1b}　侵及脏层胸膜

　T_2　肿瘤侵及任意一处同侧胸膜（胸膜顶、纵隔、横膈和脏层胸膜），并至少具备下列一项特征：①侵及膈肌；②侵及脏层胸膜下的肺实质

　T_3　局部晚期肿瘤，但仍具潜在切除可能。侵及所有同侧胸膜（胸膜顶、纵隔、横膈和脏层胸膜），并至少具备下列一项特征：①侵及胸内筋膜；②侵及纵隔脂肪；③侵及胸壁软组织的单个、可完整切除的病灶；④非透壁性心包浸润

　T_4　不可切除的局部晚期肿瘤。侵及所有同侧胸膜（胸膜顶、纵隔、横膈和脏层胸膜），并至少具备下列一项特征：①胸壁弥漫性浸润或多个病灶，有或没有肋骨破坏；②直接经膈肌侵入腹腔；③直接侵及对侧胸膜；④直接侵及纵隔器官；⑤直接侵及脊柱；⑥穿透心包的内表面，有或没有心包积液或侵犯心肌

N：转移淋巴结

　N_x　淋巴结转移情况无法评估

　N_0　无区域淋巴结转移

　N_1　转移至同侧支气管肺或肺门淋巴结

　N_2　转移至同侧纵隔或隆突下淋巴结，包括同侧的内乳和隔旁淋巴结

　N_3　转移至对侧纵隔、对侧内乳、同侧或对侧锁骨上淋巴结

M：远处转移

　M_0　无远处转移（无病理 M_0，临床上使用 M 分期来完善肿瘤分期）

　M_1　远处转移

表 6-5-2　TNM 分期与临床分期的关系

临床分期	T	N	M
Ⅰ 期	T_1	N_0	M_0
Ⅰ A 期	T_{1a}	N_0	M_0
Ⅰ B 期	T_{1b}	N_0	M_0
Ⅱ 期	T_2	N_0	M_0
Ⅲ 期	T_1，T_2	N_1	M_0
	T_1，T_2	N_2	M_0
	T_3	N_0，N_1，N_2	M_0
Ⅳ 期	T_4	任何 N	M_0
	任何 T	N_3	M_0
	任何 T	任何 N	M_1

（二）诊断

由于此病发病率非常低，又无特异性症状和体征，使诊断困难和误诊率高，即使临床病理诊断也困难，文献报道高达 50%

1. 影像学诊断　影像学是胸膜间皮瘤的主要诊断依据之一。

（1）X 线胸部正侧位片　胸腔积液、胸膜结节、肿块或弥漫性增厚是最常见的表现，它对于较小病变的检出敏感性差。

（2）胸部 CT　多为胸膜弥漫多发结节和肿块或增厚，约为 92%；少量或中等量胸腔积液为 74%，胸膜钙化为 20%~50%，但比活检标本中钙化少，活检标本中 87% 有钙化。还可发现伴有肺叶间裂肿物或结节、纵隔淋巴结肿大、胸膜周边组织和器官受累的表现。肿瘤局部浸润的 CT 表现为胸膜外脂肪层消失、肋间肌受累、肋骨移位、骨质破坏[69]。CT 可以用来鉴别良、恶性胸膜疾病，恶性胸膜疾病的以下表现具特征性[67,68]：①胸膜环状增厚；②结节状胸膜增厚；③胸膜增厚>1cm；④纵隔胸膜受累。尽管胸部 CT 是诊断胸膜病变较好手段，但对于区分为胸膜间皮瘤还是转移性病变仍有困难。

（3）胸部 MRI　MRI 对于胸膜原发病变的诊断要差于胸部 CT，但对于评价肿瘤的局部浸润程度方面要优于 CT[67]。

（4）PET 和 PET/CT　随 PET 和 PET/CT 的广泛使用，它对于诊断胸膜间皮瘤优势逐渐显示出来。在诊断疾病和病情评估方面，PET/CT 的准确度高于 PET 及其他影像学检查，对肿瘤的分期也有帮助[69]。

2. 分子生物学诊断

（1）PAS-D　间皮瘤极少出现 PAS-D（透明质酸）阳性，当 PAS-D 阳性时，结合其他病理表现基本可以排除诊断恶性胸膜间皮瘤。

（2）单克隆抗体　一些单克隆抗体的免疫组织化学染色如角蛋白（keratin protein）在间皮瘤的细胞质内或在细胞内形成环状强阳性，而腺癌是细胞周围染色阳性；单克隆抗体 D2-40 在上皮来源的间皮细胞内阳性率较高，而在肉瘤样分化的间皮细胞及腺癌细胞内阳性率较低。

（3）Leu-M1　Leu-M1 在恶性间皮瘤缺乏表达，而腺癌染色可以为中强度阳性。

（4）骨桥蛋白（osteopontin）　恶性胸膜间皮瘤病人的血清中骨桥蛋白水平远高于有过石棉接触史的健康人[60]。

（5）p53　另外约 50% 的胸膜间皮瘤有 p53 阳性表达；这些可用于其鉴别诊断。

近年来一些研究显示，miRNA、血清的肝细胞生长因子（HGF）水平、胸腔积液的血管内皮生长因子（VEGF）水平等可以作为恶性胸膜间皮瘤的生物标志物，在诊断、判断预后与治疗等方面发挥作用[61,62,63]。

3. 病理诊断　光镜下病理特征是诊断的主要依据。肿物穿刺活检和胸腔镜下活检可得到病理诊断，而且创伤性小，但可能因获得组织少，可能影响诊断结果。由于组织学的多样性和没有明显的临床特征，在诊断时有困难，上皮型恶性胸膜间皮瘤要与腺癌来源的胸膜病变相鉴别，排除从肺、乳腺和胃为原发灶的胸膜转移性腺癌；肉瘤型要与其他软组织来源的肿瘤相鉴别。

电镜下的细胞超微结构改变也可用于间皮瘤的鉴别诊断，电镜下间皮瘤细胞的绒毛较细长，而腺癌的细胞绒毛较宽而短。

五、手术治疗

对于孤立性胸膜间皮瘤，手术治疗无疑是首选。尽管手术治疗的进展，而对于弥漫性胸膜间皮瘤，其治疗作用也存在争议。对于胸膜间皮瘤的手术可分为根治性、姑息性或减瘤性与减状性手术。根治性手术一般指胸膜全肺切除术（extrapleural pneumonectomy，EPP），是切除患侧的胸膜、肺、部分心包和膈肌以及受累的胸壁等，但手术创伤大，在早期的手术死亡率非常高，有报道为30%以上，尽管随外科技术的进展，手术死亡明显下降，但仍为5%左右。姑息性或减瘤性手术一般指胸膜部分切除术/剥脱术（pleurectomy/decortication，P/D），是尽可能切除剥离的壁、脏层胸膜，并切除胸膜肿瘤保留肺组织，此手术创伤性和手术难度相对较小，并发症和手术死亡少。然而，由于肿瘤容易发生局部浸润，胸膜剥脱术不易完全切除肿瘤，约80%的手术者可能有肿瘤残留，其残留部位多为脏层胸膜、膈肌、纵隔和胸壁，因而此手术在根除肿瘤存在局限性。减状性手术一般指在滑石粉胸膜固定术，目前一般多在电视胸腔镜（VATS）下等行胸膜固定术，还可以对肿瘤进行大部分切除。胸膜剥脱术由于肿瘤残存，需要给予术后辅助治疗-放射治疗或放射治疗加化疗等。然而，由于肺组织对放射线的耐受性低，当给予肿瘤术后放射治疗剂量照射时，肺组织将产生严重、而不可逆的损伤。另外，由于胸腔和胸膜的特殊结构，当照射胸膜病变时，不易达到既保护肺组织又给予肿瘤高剂量照射，这样将严重影响肿瘤的照射剂量和肿瘤控制。

　　胸膜剥脱术和胸膜全肺切除术（EPP）疗效如何？因发病率低，从目前报道结果中尚没有随机分组研究结果。因治疗方法不一，回顾性分析结果也没有显示在胸膜剥脱术和胸膜全肺切除术（EPP）有明显的疗效差别。胸膜剥脱术的手术并发症和死亡率要少，通常的并发症为术中剥离胸膜时可能伤到肺组织，愈合延期导致胸腔漏气（超过7天），大约有10%的病人发生此并发症[23,24]。约50%的胸腔引流管置放时间延长超过5天（一般在4天拔管）和引流口愈合延期，严重并发症脓胸发生率约为2%。早期的手术死亡率为10%~8%，而目前为2%左右[25]，一些报道没有手术死亡，主要原因是呼吸衰竭和出血。其手术对胸水控制是非常有效的，胸水的控制率大约为88%~98%[23,25]。单纯的胸膜剥脱术的长期疗效见表6-5-3所示。总的说来，胸膜剥脱术疗效不满意，仅仅是姑息治疗作用。由于单纯胸膜剥脱术为姑息性治疗，为了改善预后，近十几年来多采用了手术后辅助其他治疗的综合治疗。

表 6-5-3　单纯胸膜剥脱术的治疗结果

作　者	发表时间	病例数	死亡率（%）	中位生存（月）
Brenner 等	1981	69		5
Chahininian 等	1982	30	0	13
Law 等	1984	28	11	20
DavValle 等	1986	23	13	11
Chailleux 等	1988	29		14
Ruffie 等	1989	63	0	10
Rusch 等	1991	26		16
Brancatisano 等	1991	50	2	10
Allen et 等	1994	56	5	9
Soysal 等	1997	100	1	13
Ceresoli 等	2001	38		17
				11.5

　　根治性胸膜全肺切除术（EPP）的指征：一般为Ⅰ期病变、上皮型、病变局限在壁层胸膜者。由于术前活检的标本少，术后很难达到100%的病理类型均为上皮来源的胸膜间皮瘤。实际上，不少进行胸膜全肺切除术（EPP）的病例并不适合于此手术。Butchart分析了46例，发现仅有29例（63%）符合适应证，而DaValle报道仅为59%（33/56），Sugarbaker报道为50%；不适宜胸膜全肺切除术主

要原因为病变晚而不能完全切除所致（54%），其他为呼吸功能不适宜手术（33%）、同时伴有医学疾病（10%）和Ⅳ病变（11%）。在20世纪70年代，手术死亡率为23%~31%[18,27]，如此之高令人不能接受。随手术技术的进展，手术死亡率在稳定下降，目前在5%左右[28,29]。手术并发症发生率为20%到40%；其中心律不齐（30%），支气管瘘发生率约为3%到20%，多见于右侧病变。

单纯胸膜全肺切除术的结果见表6-5-4，其手术疗效仍非常令人失望。WÖrn[30]报道中位生存为19个月，2、5年生存率为37%、10%。然而，仅有16%的病人被选择行手术治疗。也就是说，仅16%的病人能从手术中得到了益处。大多数文献报道胸膜全肺切除术后的中位生存仅为9.3~13.5个月。Rusch报道单纯胸膜全肺切除术为10个月[31]，当结合多种治疗时，疗效有所改善，中位生存为33.8个月（Ⅰ期与Ⅱ期）与10个月（Ⅲ期与Ⅳ期）[32]。Lee等报道手术加术中放疗后给予三维适形放射治疗32例，部分辅加化疗，取得18个月的中位生存[33]。

表6-5-4 胸膜全肺切除术（EPP）的部分结果

作 者	发表时间	病例数	死亡率（%）	中位时间（月）
Worn 等	1974	62	20~30	19
Bamlar 等	1976	17	23	
Butchart 等	1978	29	31	10
Davelle 等	1986	33	9	13.5
Ruffe 等	1989	23	13	9.3
Probst 等	1990	55	5.5	10.2
Rusch 等	1995	50	6	9.9
Sugarbaker* 等	1995	52	4.8	21
Lee* 等	2002	32	6	18.1
Rusch* 等	2001	88	7.9	33.8（Ⅰ和Ⅱ期） 10（Ⅲ和Ⅳ期）
Maruyama 等	2005	12	1.6	11

注：* 手术加术后半胸放射治疗。

六、放射治疗

由于恶性胸膜间皮瘤生长位置的独特性，肿瘤易累及周围组织和器官，使根治性手术切除困难，需要手术后的辅助治疗。从临床结果和基础研究中，胸膜间皮瘤对放射线并不抗拒，应该属于对放疗敏感，而放射治疗疗效差的主要原因是胸膜的特殊结构和在胸膜弥漫生长有关。当照射胸膜病变时，不易避开肺组织、纵隔器官和肝脏，特别是肺组织耐受性非常差，照射几Gy就可以出现损伤，在20Gy时，将出现病理性损伤。另外，肺组织损伤的修复属于非功能性，也就是说，即使修复了也在不同程度丧失其功能。Law[25]在1984年报道了一组综合治疗（52例）和最好支持治疗（64例）的结果，没有发现疗效的不同，2年生存率分别为33%。在放射治疗的12病人中，有3例用了旋转治疗，剂量在50~55Gy，1例有气短、胸水和疼痛并发症存活4年，另2例胸内复发。Alberts[34]报道了他们在1965~1985年的治疗结果，在给予放疗、化疗或两者结合治疗，中位生存时间为9.6个月。而在放疗加多柔比星的亚组中位时间达23个月。由于治疗方式、病情和放疗设野与剂量的明显不一，要比较疗效或评价那种治疗疗效好是困难的。总之，放疗时考虑提高肿瘤照射剂量的同时，要注意减少肺损伤，这样才能达到比较满意的肿瘤控制和姑息肿瘤的目的。

有研究显示，给予穿刺部位、手术引流口或胸腔镜的切口的放射治疗，可以明显减少肿瘤的局部复发或局部种植。Boutin 等[35] 报道用 12~15MeV 电子线照射 21Gy/3 次，在 24 例中无肿瘤种植发生，而没有进行照射者高达 61%。Cellerin[36] 也报道了相似结果，在 33 例给予预防性放疗的病人有 7 例复发（21%），其中在治疗部位复发者仅为 4 例；而在 25 例观察者中，有 12 例复发（48%）。以上结果显示了放射治疗对疗效改善的作用和胸膜间皮瘤对放射线的敏感性，也说明即使在完全切除的病人也应给予选择性的局部放射治疗。

由于约 80% 进行胸膜剥脱术者有可能肿瘤残留，其残留部位多为脏层胸膜、膈肌、纵隔和胸壁；尽管胸膜全肺切除术（EPP）能更广泛的切除肿瘤，如果不进行辅助治疗，胸腔内复发仍是主要失败原因。因此，术后辅助治疗是非常必要的。尽管没有术后随机分组研究结果，但放射治疗作为综合治疗的一部分，在改善疗效方面发挥了重要作用。Rusch 报道单纯胸膜全肺切除术后的中位存活时间仅为 10 个月[31]，而给予多种治疗的综合治疗后，疗效有所改善，中位生存时间为 33.8 个月（Ⅰ期和Ⅱ期）与 10 个月（Ⅲ、Ⅳ期）[32]。Sugarbaker[28] 对 Ⅰ 期病变 EPP 手术后给予铂类、多柔比星为主的化疗，放疗 55Gy，得到 24 个月的中位生存和 39% 的 5 年生存率。综合文献报道，手术加术后的综合治疗的中位生存期为 17~24 个月，显示出加放射治疗可改善胸膜间皮瘤的疗效。

三维适形放射治疗和三维调强放射治疗的剂量学优势和近年来的广泛应用，可能对术后放射治疗带来一定程度的突破。Forster 对 7 例胸膜全肺切除术（EPP）病人进行了三维调强放射治疗的剂量学研究，发现能给予更多的潜在的肿瘤治愈剂量，而且治疗靶区内剂量均匀，其他正常组织的剂量在能够接受的范围内[37]。因此，有条件者应该给予三维适形放射治疗和三维调强适形放射治疗。如果为胸膜全肺切除术，剂量应该在 55Gy 以上，可以合并同步化疗或放疗后的化疗，放射治疗靶区应该包括同侧的胸壁、膈顶和纵隔胸膜。而在胸膜剥脱者，由于肺对放射线耐受性差，除了考虑照射靶区高剂量和剂量均匀外，要注意肺照射体积和剂量，特别是中低剂量的肺照射体积。治疗靶区仍为胸壁、膈顶和纵隔胸膜，争取肿瘤剂量达到 50Gy 或以上。如果疗前肺功能正常，在综合评价高剂量照射肺体积低和肝脏剂量的情况下，肺 V_{20} 可控制在 35% 以下。总之，对于胸膜剥脱术者的术后放射治疗的难度大，即使用三维调强适形放射治疗。

常规放射治疗的难度更大，目前尚没有较佳的设野能达到既能肿瘤高剂量和肿瘤剂量均匀，不漏照肿瘤或全胸膜，而正常组织能在正常耐受照射范围内。

1. 进行了胸膜剥脱术的放射治疗　首先，应该让外科医生在术中标记可能有肿瘤残留处和手术困难的部位，综合文献报道的易复发部位，给予适当局部扩大野和各种切线野照射技术，这样可能给予较高的肿瘤剂量（45~55Gy），而后肿瘤残留部位补量，不足处是没有进行全胸膜照射，局部复发的可能性增加。如果进行全胸膜照射，因肺组织对放射线的耐受性差，限制了肿瘤的剂量，不易达到治疗目的。要尽量给予全胸膜照射较高的肿瘤剂量（40~55Gy），肿瘤残留部位补量。总之，治疗中要特别注意保护肺组织，否则可能因并发症使治疗失败。

2. 胸膜全肺切除术（EPP）后的放射治疗　因患侧的肺已经切除，肺组织对放射治疗的影响不存在了。因此，在治疗时除要注意保护心脏和肝脏外，可以适当提高肿瘤照射剂量，达到更好的局部控制率。照射范围仍为胸壁、纵隔和膈顶胸膜处，可以采用各种切线照射野技术加电子线照射，也可以先采用半胸照射技术，而后肿瘤瘤床局部加量。在保护好心脏和肝脏的同时，给予 50~55Gy 或以上的照射剂量。

3. 对没有进行手术治疗者，可采取整体挡铅方法，前后野照射纵隔、膈肌、胸顶和侧胸壁的胸膜，肺组织挡铅保护，对于因挡铅没有照射的前后胸壁的胸膜用电子线照射。虽然，能较好地照射胸膜肿瘤，对保护肺组织欠佳。必须尽可能减少肺组织的照射，减少这个影响疗效因素的影响。可以先照射 30~40Gy 后，肿瘤局部补量 10~20Gy。也可根据病情，只是给予肿瘤累及范围加适当的扩大野照射。

目前，各种调强放疗技术迅速发展，如旋转容积调强技术等，克服一些常规放疗技术不能克服的困难，使之能够给予更高的肿瘤剂量和更少的正常组织照射，从而达到提高肿瘤疗效的目的。然而，除胸部放疗除本身的特性外，如肺组织容易导致功能性肺损伤，在 DT20Gy 时，肺的气体交换功能下降约 70%，而之后剂量的增加是纤维化严重程度而已。而胸壁的不规则性，不仅导致计划的适形性不好，还使减少肺组织的低剂量照射体积难度大。然而，不管如何困难，必须要把胸部放疗时肺 V_{20} 的 DVH 控制在 28% 或以下，特别是 V_{10} 和 V_{15} 的肺体积，有利于减少肺损伤保护肺功能。因此，在单个或少个不能手术的胸膜间皮瘤者，宜给予局部肿瘤的放射治疗，同时尽力控制低剂量照射的肺体积。而在多发或几乎全胸膜者，宜先给予足量的化疗，之后给予放疗。如果照射野仍就比较大，可以在 30 或 40Gy 以内行二程计划，尽力减少照射范围，争取实体肿瘤达到 50Gy 或稍高。如果化疗效果好，可仅照射残留病灶。对于术后残留者，手术者应给予标记，对手术放疗有帮助，否则会因术后改变影响靶区范围的确定；照射范围及计划仍以局部治疗为主，照射剂量依残留多少和照射范围确定，50Gy 或以上为宜。完全切除者，先给予化疗，术后放疗为不作为常规辅助治疗。由于下胸壁活动度较大，争取 4DCT 定位，图像引导下的放射治疗，这不仅增加肿瘤疗效，还可减少肺损伤。另外，尽可能给予同步肿瘤加量的放射治疗，这样可以肿瘤适当的剂量增加，增加肿瘤控制，同时保护肺组织。

尽管常规放射治疗的难度很大，很难得到比较满意的放射治疗方案。因此，在治疗中要权衡各方面，尽可能的保护肺组织、心脏和肝脏。给予肿瘤较高治疗剂量，仍可取得相对满意的治疗效果，使病人得到更多的治疗益处。总之，放射治疗对部分恶性胸膜间皮瘤病人能改善疗效，对其他病人也有姑息治疗的作用。在考虑治疗肿瘤的同时，也要注意正常组织的保护，特别是与化疗同时进行时。要进行个体化治疗和进行多种治疗措施的综合性治疗，这样有可能达到其治疗目的。

七、化学治疗

单药化疗的疗效有限，反应率为 10%～20%[38,39,40]，有效的单药为多柔比星、铂类、丝裂霉素、吉西他滨等。多柔比星的单药反应率最高，但仅仅在 20% 以下[41]。顺铂单药的反应率为 14%[42]，而每周 80mg/m^2 的剂量可获得 36% 的较高反应率[43]。

联合化疗的反应率分别为 30%～40%（表 6-5-5）。Chahinian[45] 报道 79 例顺铂加多柔比星与顺铂加丝裂霉素的治疗结果，反应率分别为 24%，中位时间分别为 8.8 和 7.7 个月，加多柔比星者稍微好些。

表 6-5-5　部分化疗方案的治疗疗效[44]

化疗方案	反应率（%）
Doxorubicin+cyclophosphamide	12
Doxorubicin+cisplatin	25
Gemcitabine+cisplatin	16～48
Pemetrexed+cisplatin	41
Raltitrexed+cisplatin	23
Oxaliplatin+raltitrexed	30～35
Oxaliplatin+gemcitabine	40
Oxaliplatin+vinorelbine	23
Vinorelbine（weekly）	24
CPT-11+docetaxel	0
CPT-11+cisplatin	27
Methotrexate+leucovorin+alpha-interferon+gamma-interferon	29

肿瘤化疗发展很快，一些新药已经用于治疗恶性胸膜间皮瘤，而且取得比较满意的效果。

Pemetrexed 被用于治疗恶性胸膜间皮瘤，Ⅱ期临床研究结果显示为 14% 的有效率，中位生存时间为 10.7 个月[46]。Chahinian[47] 报道了一个 Pemetrexed 加顺铂与单纯顺铂的Ⅲ期研究结果，显示反应率分别为 41% 于 17%，中位生存时间分别为 12.1 与 9.3 个月。但并发症高，3~4 级的血液毒性达 46%。EORTC 与 NCIC 也进行了单纯顺铂与顺铂加 reltitrexed 的研究，中位生存时间分别为 11.2 个月与 8.8 个月，1 年生存率分别 45% 与 40%[48]。总的说来，尽管化学治疗恶性胸膜间皮瘤已经显示好处，但其改善有限。结合一些新药，可能疗效进一步改善。

八、其他治疗

胸膜腔内化疗的主要是利用胸膜腔内是血浆的 3~5 倍的药代学原理，由高的药物浓度将肿瘤细胞杀死。肺癌研究组对 47 例胸膜间皮瘤进行了胸膜腔内化疗的研究，主要是用顺铂和 cytarabine，49% 的病人胸水有 75% 以上的减少。van Ruth[49] 报道了 22 例手术加胸腔内化疗（顺铂与多柔比星）加热疗、手术切口和引流处放疗的研究结果，总的并发症发生率达 63%，中位生存 11 个月，1 年生存率为 42%。

给予积极的支持治疗，可以改善生存质量，可能取得比化疗或常规放疗相近或稍差的疗效。另外，还有利于下一步治疗的实施。

总的说来，恶性胸膜间皮瘤发病率非常低，但恶性度高，预后差。给予积极的综合治疗后，疗效仍非常不满意，中位生存仅为 17~24 个月。放射治疗有效，但由于胸膜结构的特殊性和肺组织对放射线的低耐受性，限制了取得更好疗效的努力。放疗中除了重视肿瘤剂量和剂量均匀性外，要特别注意保护正常组织，达到提高疗效和保证生存质量。

参 考 文 献

1. McDonald AD, McDonald JC. Epidemiology of malignant mesothelioma. In：Antman K, Aisner J, eds. Asbestos-related malignancy. Orlando：Grune & Stratton, 1987, 31.

2. Price B. Analysis of current trends in United States mesothelioma incidence. Am J Epidemiol, 1997, 145：211-218.

3. 全国肿瘤防治研究办公室，卫生部卫生统计信息中心. 中国试点市、县恶性肿瘤的发病与死亡（1988~1992）. 北京：中国医药科技出版社, 68-71.

4. 宸绪，周珊珊，乔友林. 我国部分地区胸膜间皮瘤的描述流行病分析. 肿瘤研究与临床, 2004, 16：143.

5. Peto J, Decarli A, la Vecchia C, et al. The European mesothelioma epidemic. Br J Cancer, 1999, 79：666-672.

6. Anderson HA, Hanrahan LP, Schirmer J, et al. Mesothelioma among employees with likely contact with in-place asbestos-containing building materials. Ann NY Acad Sci, 1991, 643：550.

7. Wagner JC, Sleggs CA, Marchand P. Diffuse pleural mesothelioma and asbestos exposure in North Western Cape Province. Br J Ind Med, 1996, 17：260-271.

8. Hodgson JT, Darnton A. The quantitative risks of mesothelioma and lung cancer in relation to asbestos exposure. Ann Occup Hyg, 2000, 44：565-601.

9. Heintz NH, Janssen YM, Mossman BT. Persistent induction of c-fox and c-jun expression by asbestos. Proc Natl Acad Sci, 1993, 90：3299.

10. Suzuki K, Hei TR. Induction of heme oxygenase（HO）in mammalian cell by mineral fibers：distinctive effect of reactive oxygen species. Calcinogenesis, 1996, 17：661.

11. Hei TK, Piao CQ, He ZY, et al. Chrysotile fiber is a strong mutagen in mammalian cell. Cancer Res, 1992, 52：6305.

12. Bocchetta M, Di Resta I, Powers A, et al. Human mesothelial cells are unusually susceptible to simian virus 40-mediated transformation and asbestos cocarcinogenicity. Proc Natl Acad Sci USA, 2000, 97：10214-10219.

13. Bianchi C, Giarelli L, Grandi G, et al. Latency periods in asbestosrelated mesothelioma of the pleura. Eur J Cancer Prev,

1997，6：162－166.

14. Antman KH. Natural history and epidemiology of malignant mesothelioma. Chest, 1993, 103：373－376.

15. Papp T, Schipper H, Pemsel H, et al. Mutational analysis of N-ras, p53, p16INK4a, p14ARF and CDK4 genes in primary human malignant mesotheliomas. Int J Oncol, 2001, 18：425－433.

16. Fennell DA, Rudd RM. Defective core-apoptosis signalling in diffuse malignant pleural mesothelioma: opportunities for effective drug development. Lancet Oncol, 2004, 5：354－362.

17. International Mesothelioma Interest Group. A proposed new international TNM staging system for malignant pleural mesothelioma. Chest, 1995, 108：1122－1128.

18. Butchart EG, Ashcroft T, Barnsley WC, et al. Pleuropneumonectomy in the management of diffuse malignant mesothelioma of the pleura: experience with 29 patients. Thorax, 1976, 31：15－24.

19. Sugarbaker DJ, Strauss GM, Lynch TJ, et al. Node status has prognostic significance in the multimodality therapy of diffuse, malignant mesothelioma. J Clin Oncol, 1993, 11：1172－1178.

20. James E, Herndon JE, Mark R, et al. Factors predictive of survival among 337 patients with mesothelioma treated between 1984 and 1994 by the Cancer and Leukemia Group B. Chest, 1998, 113：723－731.

21. Curran D, Sahmoud T, Therasse P, et al. Prognostic factors in patients with pleural mesothelioma: the European Organization for Research and Treatment of Cancer experience. J Clin Oncol, 1998, 16：145－152.

22. 王小震，李宁综. 恶性胸膜间皮瘤的临床研究进展. 癌症进展杂志, 2006, 4：21－26.

23. McComack P, Nagasaki K, Hilaris BS, et al. Surgical treatment of pleural mesothelioma. J Thorac Cardiovasc Surg, 1982, 84：834.

24. Brancatisano RR, Joesph MG, McCaughan BC. P: eurectomy for mesothelioma. Med J Aust, 1991, 154：455.

25. Law MR, Gregor A, Hodson MF, et al. Malignant mesothelioma of the pleura: a study of 52 treatment and 64 untreated patients. Thorax, 1984, 39：255.

26. Antman KH, Schiff PB, Pass HI. Benign and malignant mesothelioma, In Cancer Principles & Practice of Oncology, fifth edition, edited by DeVita VT, Hellman S, Rosenberg SA. Lippincott-Raven Publishers, Philadelphi, 1997.

27. Balmer KJ, Maassen W. Malignant pleura mesothelioma. Thorxchirurgic, 1974, 22：386.

28. Sugarbaker DJ, Flores RM, Jaklitsch MT, et al. Resection margins, extrapleural nodal status and cell type determine postoperative long-term survival in trimodality therapy of malignant pleural mesothelioma: results in 183 patients. Thorac Cardiovasc Surg, 1999, 117：54－63.

29. Politi L, De Anna D, Navarra G, et al. Extrapleural pneumonectomies with pericardial and diaphragmatic plasty. Minerva Chir, 2001, 56：251－255.

30. WÖrn HW. oglichkeiten und Ergebnisse der chirurgischen Behandlung des malignen Pleuramesotheliomas. Thoraxchirurgie, 1974, 22：339.

31. Rucsh VW, Piantdose S, Holmes EC. The role of extrapleural pneumonectomy in malignant pleural mesothelioma. A lung Cancer Study Group trial. J Thorac Cardiovasc Surg, 1991, 102：1.

32. Rusch VW, Rosenzweig K, Venkatraman E, et al. A phase Ⅱ trial of surgical resection and adjuvant high-dose hemithoracic radiation for malignant pleural mesothelioma. J Thorac Cardiovasc Surg, 2001, 122：788－795.

33. Lee TT, Everett DL, Shu HK, et al. Radical pleurectomy/decortication and intraoperative radiotherapy followed by conformal radiation with or without chemotherapy for malignant pleural mesothelioma. J Thorac Cardiovasc Surg, 2002, 124：1183－1189.

34. Alberts AS, Falkson G, Goedhals L, et al. Malignant pleural mesothelioma: a disease unaffected by current therapeutic maneuvers. J Clin Oncol, 1988, 6：527.

35. Boutin C, Rey F, Viallant JR. Prevention of malignant seeding after invasive diagnostic procedures in patients with pleural mesothelioma: A randomized trial of local radiotherapy. Chest, 1995, 754.

36. Cellerin L, Garry P, Mahe MA, et al. ［Malignant pleural mesothelioma: radiotherapy for the prevention of seeding nodules］. Rev Mal Respir, 2004, 21：53－58.

37. Forster KM, Smythe WR, Starkschall G, et al. Intensity-modulated radiotherapy following extrapleural pneumonectomy for

the treatment of malignant mesothelioma: clinical implementation. Int J Radiat Oncol Biol Phys, 2003, 55：606-616.

38. Magri MD, Veronesi A, Foladore S, et al. Epirubicin in the treatment of malignant mesothelioma: a phase Ⅱ cooperative study. Tumori, 1991, 77：49-51.

39. Baas P. Chemotherapy for malignant mesothelioma: from doxorubicin to vinorelbine. Semin Oncol, 2002, 29：62-69.

40. Steele JP, O'Doherty CA, Shamash J, et al. Phase Ⅱ trial of liposomal daunorubicin in malignant pleural mesothelioma. Ann Oncol, 2001, 12：497-499.

41. Lemer HJ, Schoenfeld DA. Malignant mesothelioma: The eastern Cooperative Oncology Group (ECOG) experience. Cancer, 1983, 52：1981.

42. Zidar BL, Green S. A phase Ⅱ elalution of cisplatin in unresectable diffuse malignant mesothelioma: A Southwest Oncology Group Study. Invest New Drug, 1988, 6：223.

43. Plantin AST, Schellens JHM. Weekly high-dose cisplatin in malignant mesothelioma. Ann Oncol, 1994, 5：373.

44. Steele JPC, Klabatsa A. Chemotherapy options and new advances in malignant pleural mesothelioma. Annals of Oncology, 2005, 16：345-351.

45. Chahinian AP, Antman K, Goutson M, et al. Randomised phase Ⅱ trial of cisplatin with mitomycin or doxorubicin for malignant mesothelioma by the Cancer and Leukemia Group B. J Clin Oncol, 1993, 11：1559.

46. Scagliotti GV, Shin DM, Kindler HL, et al. Phase Ⅱ study of pemetrexed with and without folic acid and vitamin B12 as front-line therapy in malignant pleural mesothelioma. J Clin Oncol, 2003, 21：1556-1561.

47. Chahinian AP, Pajak TF, Holland JF, et al. Diffuse malignant Vogelzang NJ, Rusthoven JJ, Symanowski J et al. Phase Ⅲ study of pemetrexed in combination with cisplatin versus cisplatin alone in patients with malignant pleural mesothelioma. J Clin Oncol, 2003, 21：2636-2644.

48. van Meerbeeck JP, Manegold C, Gaafar R, et al. A randomized phase Ⅲ study of cisplatin with or without raltitrexed in patients (pts) with malignant pleural mesothelioma (MPM): an intergroup study of the EORTC Lung Cancer Group and NCIC. Proc Am Soc Clin Oncol, 2004, (Abstr 7021).

49. van Ruth S, Baas P, Haas RLM, et al. Cytoreductive Surgery Combined With Intraoperative Hyperthermic Intrathoracic Chemotherapy for Stage I Malignant Pleural Mesothelioma. Ann of Surg Oncol, 2003, 10：176-182.

50. Bianchi C, Bianchi T. Malignant mesothelioma: global incidence and relationship with asbestos. Industrial health, 2007, 45 (3)：379-387.

51. Tsao AS, Wistuba I, Roth JA, et al. Malignant pleural mesothelioma. Journal of Clinical Oncology, 2009, 27 (12)：2081-2090.

52. Delgermaa V, Takahashi K, Park EK, et al. Global mesothelioma deaths reported to the World Health Organization between 1994 and 2008. Bulletin of the World Health Organization, 2011, 89 (10)：716-724.

53. Cugell DW, Kamp DW. Asbestos and the pleura: a review. Chest Journal, 2004, 125 (3)：1103-1117.

54. Robinson BWS, Musk AW, Lake RA. Malignant mesothelioma. The Lancet, 2005, 366 (9483)：397-408.

55. Yang H, Testa JR, Carbone M. Mesothelioma epidemiology, carcinogenesis and pathogenesis. Current treatment options in oncology, 2008, 9 (2-3)：147-157.

56. Gee GV, Stanifer ML, Christensen BC, et al. SV40 associated miRNAs are not detectable in mesotheliomas. British journal of cancer, 2010, 103 (6)：885-888.

57. Assis LVM, Isoldi MC. Overview of the biochemical and genetic processes in malignant mesothelioma [J]. Jornal Brasileiro de Pneumologia, 2014, 40 (4)：429-442.

58. Christensen BC, Houseman EA, Marsit CJ, et al. Aging and environmental exposures alter tissue-specific DNA methylation dependent upon CpG island context. PLoS genetics, 2009, 5 (8)：e1000602.

59. Nonaka D, Kusamura S, Baratti D, et al. Diffuse malignant mesothelioma of the peritoneum: a clinicopathological study of 35 patients treated locoregionally at a single institution. Cancer, 2005, 104：2181-2188.

60. Pass HI, Lott D, Lonardo F, et al. Asbestos exposure, pleural mesothelioma and serum osteopontin levels. New England Journal of Medicine, 2005, 353 (15)：1564-1573.

61. Truini A, Coco S, Alama A, et al. Role of microRNAs in malignant mesothelioma. Cellular and Molecular Life Sciences,

2014，71（15）：2865-2878.

62. Hirayama N，Tabata C，Tabata R，et al. Pleural effusion VEGF levels as a prognostic factor of malignant pleural mesothelioma. Respiratory medicine，2011，105（1）：137-142.

63. Jagadeeswaran R，Ma PC，Seiwert TY，et al. Functional analysis of c-Met/hepatocyte growth factor pathway in malignant pleural mesothelioma. Cancer research，2006，66（1）：352-361.

64. Edge SB，Byrd DR，Compton CC，et al. Pleural mesothelioma. In：AJCC Cancer Staging Manual. 7th ed. New York，NY：Springer-Verlag，2010，26.

65. Ismail-Khan R，Robinson LA，Williams CC，et al. Malignant pleural mesothelioma：a comprehensive review. Cancer control，2006，13（4）：255.

66. Chu AY，Litzky LA，Pasha TL，et al. Utility of D2-40，a novel mesothelial marker，in the diagnosis of malignant mesothelioma. Modern pathology，2005，18（1）：105-110.

67. Benamore RE，O'Doherty MJ，Entwisle JJ. Use of imaging in the management of malignant pleural mesothelioma. Clinical radiology，2005，60（12）：1237-1247.

68. Moore AJ，Parker RJ，Wiggins J. Malignant mesothelioma. Orphanet J Rare Dis，2008，3（1）：34.

69. Truong MT，Viswanathan C，Godoy MBC，et al. Malignant pleural mesothelioma：role of CT，MRI and PET/CT in staging evaluation and treatment considerations［C］//Seminars in roentgenology. WB Saunders，2013，48（4）：323-334.